# 慢性胰腺炎理论与实践 II

主  编  王 伟

副主编  钟 捷  杨秀疆  花 荣

主  审  沈柏用  龚 彪  金震东  廖 专

绘  图  姜 琳

人民卫生出版社
·北京·

**图书在版编目（CIP）数据**

慢性胰腺炎：理论与实践 . II / 王伟主编 . —北京：人民卫生出版社，2021.10

ISBN 978-7-117-29526-0

I.①慢… II.①王… III.①胰腺炎 – 慢性病 – 诊疗 IV.①R576

中国版本图书馆 CIP 数据核字（2021）第 002477 号

| | | |
|---|---|---|
| 人卫智网 | www.ipmph.com | 医学教育、学术、考试、健康，购书智慧智能综合服务平台 |
| 人卫官网 | www.pmph.com | 人卫官方资讯发布平台 |

慢性胰腺炎：理论与实践 II

Manxing Yixianyan：Lilun yu Shijian II

主　　编：王　伟
出版发行：人民卫生出版社（中继线 010-59780011）
地　　址：北京市朝阳区潘家园南里 19 号
邮　　编：100021
E - mail：pmph @ pmph.com
购书热线：010-59787592　010-59787584　010-65264830
印　　刷：三河市宏达印刷有限公司（胜利）
经　　销：新华书店
开　　本：889 × 1194　1/16　印张：59
字　　数：1828 千字
版　　次：2021 年 10 月第 1 版
印　　次：2021 年 11 月第 1 次印刷
标准书号：ISBN 978-7-117-29526-0
定　　价：398.00 元

打击盗版举报电话：010-59787491　E-mail：WQ @ pmph.com
质量问题联系电话：010-59787234　E-mail：zhiliang @ pmph.com

# 编 者

丁　震　（华中科技大学同济医学院附属协和医院消化科）

王　伟　（上海交通大学医学院附属瑞金医院胰腺疾病诊疗中心）

王　芬　（中南大学湘雅三医院消化内科）

王　剑　（临沂市肿瘤医院放疗一科）

王　婷　（上海交通大学医学院附属瑞金医院病理科）

王一帆　（浙江大学医学院附属邵逸夫医院肝胆胰外科）

王子恺　（中国人民解放军总医院第一医学中心消化内科医学部）

王伟珅　（上海交通大学医学院附属瑞金医院胰腺疾病诊疗中心）

王许安　（上海交通大学医学院附属仁济医院胆胰外科）

王红玲　（武汉大学中南医院消化内科）

王志新　（北京积水潭医院内分泌科）

王建承　（上海交通大学医学院附属瑞金医院胰腺疾病诊疗中心）

王晓蕾　（同济大学附属第十人民医院消化内科）

王雪峰　（上海交通大学医学院附属新华医院普外科）

王晴柔　（上海交通大学医学院附属瑞金医院影像科）

王槐志　（中国科学院大学重庆医院肝胆胰腺外科研究所）

车在前　（上海交通大学医学院附属瑞金医院急诊科）

邓侠兴　（上海交通大学医学院附属瑞金医院胰腺疾病诊疗中心）

邓朝晖　（上海交通大学医学院附属上海儿童医学中心小儿消化科）

卢水蓉　（同济大学附属东方医院消化内科）

叶廷军　（上海交通大学医学院附属瑞金医院细胞室）

田　锐　（华中科技大学同济医学院附属同济医院胆胰外科）

田孝东　（北京大学第一医院普通外科）

田伯乐　（四川大学华西医院胰腺外科）

付志强　（中山大学孙逸仙纪念医院肝胆胰外科）

宁　波　（重庆医科大学附属第二医院消化内科）

成桢哲　（浙江大学医学院附属邵逸夫医院肝胆胰外科和微创外科）

朱　昌　（同济大学附属第十人民医院消化内科）

朱乃懿　（上海交通大学医学院附属瑞金医院影像科）

朱方超 （温州市中心医院消化内科）

朱佳慧 （海军军医大学第一附属医院消化内科）

乔 娜 （河北医科大学第二医院内镜中心）

庄成乐 （同济大学附属第十人民医院胃肠外科）

刘 枫 （同济大学附属第十人民医院消化内科）

刘 亮 （复旦大学附属肿瘤医院胰腺外科）

刘 磊 （上海交通大学医学院附属瑞金医院消化内科）

刘安安 （海军军医大学附属长征医院胰腺胆道外科）

刘淞淞 （中国人民解放军总医院海南医院肝胆外科）

刘渠凯 （上海交通大学医学院附属瑞金医院消化内镜中心暨消化
内科）

刘颖斌 （上海交通大学医学院附属仁济医院胆胰外科）

闫加艳 （上海交通大学医学院附属仁济医院胆胰外科）

许兰涛 （上海交通大学医学院附属瑞金医院北院消化内科）

许志伟 （上海交通大学医学院附属瑞金医院胰腺疾病诊疗中心）

孙 振 （空军杭州特勤疗养中心疗养四区）

孙玉明 （海军军医大学第三附属医院麻醉科）

孙志广 （南京中医药大学第二附属医院消化科）

花 荣 （上海交通大学医学院附属仁济医院胆胰外科）

李 静 （四川大学华西医院消化内科）

杨 柳 （浙江省人民医院肿瘤内科）

杨 奕 （上海交通大学医学院附属瑞金医院胰腺疾病诊疗中心）

杨 峰 （复旦大学附属华山医院胰腺外科）

杨云生 （中国人民解放军总医院第一医学中心消化内科医学部）

杨长青 （同济大学附属同济医院消化内科）

杨文娟 （四川大学华西医院消化内科）

杨尹默 （北京大学第一医院普外科）

杨秀疆 （复旦大学附属肿瘤医院内镜科）

杨海燕 （山东中医药大学图书馆）

肖士郎 （中南大学湘雅三医院消化内科）

肖新华 （北京协和医院内分泌科）

吴 伟 （苏州大学附属第二医院消化科）

吴卫泽 （上海交通大学医学院附属瑞金医院胰腺疾病诊疗中心）

吴文川 （复旦大学附属中山医院胰腺外科）

吴文广 （上海交通大学医学院附属仁济医院胆胰外科）

吴栋文 （中南大学湘雅三医院消化内科）

何 松 （重庆医科大学附属第二医院消化内科）

何 勇 （空军军医大学西京医院肝胆胰脾外科）

何承志 （同济大学附属同济医院消化内科）

余 震 （同济大学附属第十人民医院胃肠外科）

狄 扬 （复旦大学附属华山医院胰腺外科）

邹文斌 （海军军医大学第一附属医院消化内科）

应夏洋 （上海交通大学医学院附属瑞金医院胰腺疾病诊疗中心）

辛 磊 （海军军医大学第一附属医院消化内科）

沙　莎　（上海交通大学医学院附属瑞金医院胰腺疾病诊疗中心）

沈　波　（浙江大学医学院附属邵逸夫医院普外科）

沈子赟　（上海交通大学医学院附属瑞金医院普外科）

沈东杰　（上海交通大学医学院附属瑞金医院卢湾分院普外科）

沈柏用　（上海交通大学医学院附属瑞金医院胰腺疾病诊疗中心）

张　尧　（上海交通大学医学院附属仁济医院消化科）

张　红　（陕西中医药大学基础医学院）

张　静　（上海交通大学医学院附属瑞金医院北院放射科）

张　磊　（复旦大学附属中山医院胰腺外科）

张立超　（河北医科大学第二医院胆胰内镜外科）

张忠涛　（首都医科大学附属北京友谊医院普通外科中心）

张家强　（上海交通大学医学院附属瑞金医院胰腺疾病诊疗中心）

陈　华　（哈尔滨医科大学附属第一医院胰胆外科）

陈　皓　（上海交通大学医学院附属瑞金医院胰腺疾病诊疗中心）

陈丹磊　（海军军医大学附属长征医院胰腺胆道外科暨普外科）

陈乐英　（上海交通大学医学院附属瑞金医院胰腺疾病诊疗中心）

陈达凡　（上海交通大学附属第一人民医院消化科）

陈自力　（贵州医科大学附属医院肝胆外科）

陈汝福　（广东省人民医院　广东省医学科学院胰腺中心）

陈克敏　（上海交通大学医学院附属瑞金医院影像科）

陈昺仔　（南京中医药大学第二附属医院消化科）

邵成浩　（海军军医大学附属长征医院胰胆外科暨普外科）

范　闻　（四川大学华西医院胰腺外科）

林　青　（广东省人民医院　广东省医学科学院胰腺中心）

林晓珠　（上海交通大学医学院附属瑞金医院影像科）

林寰东　（复旦大学附属中山医院内分泌科）

金佳斌　（上海交通大学医学院附属瑞金医院胰腺疾病诊疗中心）

金震东　（海军军医大学附属长海医院消化内科）

周文丽　（中国人民解放军总医院第一医学中心消化内科医学部）

周代占　（同济大学附属东方医院转化医学中心）

周奕然　（上海交通大学医学院附属瑞金医院胰腺疾病诊疗中心）

宛新建　（上海交通大学附属第六人民医院消化内镜中心）

赵　航　（上海交通大学附属第一人民医院消化科）

赵过超　（复旦大学附属中山医院胰腺外科）

赵志云　（上海交通大学医学院附属瑞金医院内分泌科）

赵治锋　（上海交通大学医学院附属瑞金医院普外科）

赵舒霖　（上海交通大学医学院附属瑞金医院胰腺疾病诊疗中心）

贾其稳　（上海交通大学医学院附属瑞金医院消化内科）

胡良皞　（海军军医大学第一附属医院消化内科）

胡端敏　（苏州大学附属第二医院消化科）

钟　良　（复旦大学附属华山医院消化科）

钟　捷　（上海交通大学医学院附属瑞金医院消化科）

侯圣忠　（四川大学华西医院胰腺外科）

侯俊良　（湖南省人民医院消化内科）

侯森林　(河北医科大学第二医院胆胰内镜外科)

施　源　(上海交通大学医学院附属瑞金医院胰腺疾病诊疗中心)

施昱晟　(上海交通大学医学院附属瑞金医院胰腺疾病诊疗中心)

姜　毓　(上海交通大学医学院附属瑞金医院胰腺疾病诊疗中心)

姜翀弋　(复旦大学附属华东医院普外科)

费　健　(上海交通大学医学院附属瑞金医院胰腺疾病诊疗中心)

胥　明　(同济大学附属东方医院消化内科)

秦　凯　(上海交通大学医学院附属瑞金医院胰腺疾病诊疗中心)

秦仁义　(华中科技大学同济医学院附属同济医院肝胆胰研究所、胆胰外科)

袁耀宗　(上海交通大学医学院附属瑞金医院消化内科)

顾建华　(上海市黄浦区东南医院普外科)

柴　丽　(上海交通大学医学院附属瑞金医院影像科)

柴维敏　(上海交通大学医学院附属瑞金医院影像科)

钱家鸣　(北京协和医院消化科)

徐　炜　(上海交通大学医学院附属瑞金医院胰腺疾病诊疗中心)

徐晓蓉　(同济大学附属第十人民医院消化内科)

徐敬慈　(上海交通大学医学院附属瑞金医院北院放射科)

翁原驰　(上海交通大学医学院附属瑞金医院胰腺疾病诊疗中心)

郭　伟　(首都医科大学附属北京友谊医院肝胆胰外科)

郭　滟　(上海交通大学医学院附属瑞金医院病理科)

郭杰芳　(海军军医大学第一附属医院消化内科)

唐欣颖　(海军军医大学第一附属医院消化内科)

唐承薇　(四川大学华西医院消化内科)

黄　靓　(南京大学医学院附属鼓楼医院老年医学科)

黄志养　(温州市中心医院消化内科)

黄路明　(四川大学华西医院消化内科)

龚　彪　(上海中医药大学附属曙光医院消化医学部)

龚婷婷　(上海交通大学医学院附属瑞金医院消化科)

梁　赟　(复旦大学附属华东医院普外科)

彭承宏　(上海交通大学医学院附属瑞金医院胰腺疾病诊疗中心)

蒋　斐　(海军军医大学第一附属医院消化科)

蒋唯松　(上海交通大学医学院附属瑞金医院急诊科)

韩　风　(河南省肿瘤医院肝胆胰腺外科)

韩超群　(华中科技大学同济医学院附属协和医院消化科)

覃山羽　(广西医科大学第一附属医院消化内科)

喻　超　(贵州医科大学附属医院肝胆外科)

程东峰　(上海交通大学医学院附属瑞金医院胰腺疾病诊疗中心)

傅德良　(复旦大学附属华山医院胰腺外科)

曾祥鹏　(海军军医大学第一附属医院消化内科)

谢荣理　(上海交通大学医学院附属瑞金医院普外科)

谢俊杰　(上海交通大学医学院附属瑞金医院胰腺疾病诊疗中心)

蒙　博　(河南省肿瘤医院肝胆胰腺外科)

楼文晖　(复旦大学附属中山医院胰腺外科)

赖雅敏　（北京协和医院消化科）

虞先濬　（复旦大学附属肿瘤医院胰腺外科）

蔡振寨　（温州医科大学附属第二医院消化内科）

廖　专　（海军军医大学第一附属医院消化内科）

缪　飞　（上海交通大学医学院附属瑞金医院影像科）

缪　林　（南京医科大学第二附属医院消化科）

潘　达　（温州市中心医院消化内科）

潘　杰　（温州市中心医院消化内科）

薛　婧　（上海交通大学医学院附属仁济医院干细胞研究中心和癌基
　　　　因及相关基因国家重点实验室）

薛庆生　（上海交通大学医学院附属瑞金医院麻醉科）

戴梦华　（北京协和医院基本外科）

Sarun juengpanich　（浙江大学医学院附属邵逸夫医院肝胆胰外科和微
　　　　创外科）

**该专著获：**

1. 国家重点研发计划"胰腺癌转移的新型阶段化分子特征谱及其机制研究"（项目负责人:王槐志;项目编号:2017YFC1308600）项目资助。

2. 苏州市临床重点病种诊疗技术专项"EUS引导下细针湿抽结合细胞块技术诊断胰腺肿瘤的临床研究"（项目负责人:胡端敏;项目编号:LCZX201707）项目资助。

3. 姑苏卫生人才培养项目"关于超声内镜引导下细针穿刺抽吸术中不同病理方法诊断价值的前瞻性研究"（项目负责人:胡端敏;项目编号:GSWS2019012）项目资助。

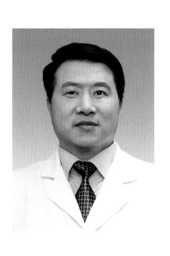

## 王伟

副主任医师,毕业于第二军医大学,博士学位,博士后学历。现就职于上海交通大学医学院附属瑞金医院胰腺疾病诊疗中心。国家自然科学基金通信评审专家,上海市科学技术专家库专家,世界内镜医师协会消化内镜协会理事及内镜临床诊疗质量评价专家委员会委员,中国医师协会胰腺病专业委员会慢性胰腺炎专业学组委员;中国抗癌协会胰腺癌专业委员会第一届青年委员会委员,上海市抗癌协会第一届肿瘤营养支持与治疗专业委员会委员。American Journal of Gastroenterology 等学术杂志编委。

专业方向:胰腺疾病的早期诊断及发病机制、超声内镜与胰腺疾病的诊断与鉴别诊断。主持国内首个慢性胰腺炎遗传学领域国家自然科学基金项目1项,参与胰腺相关国家自然科学项目基金3项。发表胰腺疾病相关论文40篇(含SCI论文13篇)。主编专著两部:《慢性胰腺炎:理论与实践》(人民卫生出版社)、《"胰"路有医》(上海科学普及出版社)。参编胰腺相关专著两部:《消化超声内镜学(第2版)》(科学出版社)、《胰腺影像学》(人民卫生出版社)。

# 副主编简介

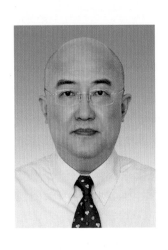

## 钟捷

上海交通大学医学院附属瑞金医院消化内科主任医师、教授、博士生导师。第六、七届中华医学会消化内镜学会全国委员及小肠疾病学组副组长、内外科协作组副组长，中国医师协会消化医师分会常务委员及小肠疾病副组长。1987年毕业于上海第二医学院临床医学系。1997年、2000年于德国Muenster大学医院、美国哈佛大学Brigham and Woman医院消化内镜中心学习。2003年4月率先在国内开展双气囊小肠镜检查，迄今完成5 000例次操作。专注于小肠疾病、炎症性肠病、胃肠间质瘤、神经内分泌肿瘤、不明原因消化道出血诊治。

担任4本专业杂志编委；发表论文176篇（SCI 86篇）。参与多部共识意见制定。主编出版《双气囊电子内镜原理、操作技巧及疾病图谱》《小肠影像学诊断图谱》专著。

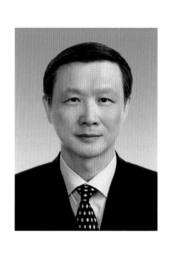

## 杨秀疆

主任医师，教授，硕士生导师，复旦大学附属肿瘤医院内镜科主任。兼任中国抗癌协会肿瘤内镜学专业委员会副主任委员，中华医学会消化内镜学分会超声内镜学组委员，中国医师协会内镜医师分会委员，中国医师协会内镜医师分会消化内镜专业委员会委员，上海市抗癌协会消化内镜专业委员会副主任委员，中国医师协会基本消化内镜医师培训基地主任。

从事大学附属医院医、教、研工作 30 余年。擅长超声内镜及胆胰内镜诊治技术，重点开展了胰腺、胆道良恶性肿瘤的临床及基础研究。在国内率先开展超声内镜引导下腹腔神经丛止痛、假性囊肿穿刺引流、胰腺癌酒精注射消融等多项技术。每年开展超声内镜诊疗相关工作 3 000 多例，穿刺病例占比达 25%，疑难肿瘤诊治占比达 16%，而其中来源于全国诊断不明的疑难病例占比逐年增加，已建立疑难肿瘤内镜诊断学科特色。围绕超声内镜开发多项新理念和新技术，首先提出纵轴超声内镜用于消化系统疾病及消化系统疑难肿瘤诊治的新理念，首先提出超声内镜细针穿刺个性化、立体化理念，保证诊断阳性率位于领先水平。获科技部恩德思医学科学技术奖二等奖、解放军总后勤部医疗成果奖二等奖，主持上海市科委医学引导类（中、西医）科技项目一项，获得发明专利 2 项、实用新型专利 4 项。

## 副主编简介

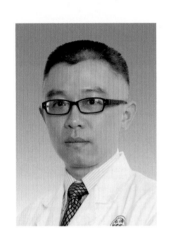

### 花荣

毕业于上海第二医科大学,博士,硕士研究生导师,上海交通大学医学院附属仁济医院胆胰外科副主任医师,上海交通大学医学院附属仁济医院宁波分院普外科执行主任。现为上海医学会普外科专业委员会胰腺外科学组委员,上海市中西医结合学会胰腺病专业委员会委员,上海市抗癌协会胰腺癌专业委员会青年学组委员,上海市抗癌协会肿瘤营养支持与治疗专业委员会委员。

主要研究方向:胰腺肿瘤和慢性胰腺炎的临床与基础研究。擅长:各种复杂胆胰脾及十二指肠疾病的外科手术及微创治疗。近5年发表论文40余篇(含SCI论文20余篇)。获上海市科委、上海市卫生局、上海交通大学科研基金多项。

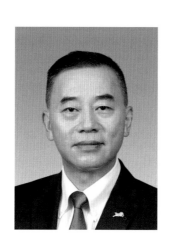

## 沈柏用

主任医师,教授,博士研究生导师,美国外科学院院士(FACS)。上海市科技精英,上海市领军人才,上海市优秀学术带头人。现任上海交通大学医学院附属瑞金医院副院长,上海消化外科研究所副所长,上海交通大学医学院胰腺疾病研究所所长,世界临床机器人外科协会(CRSA)主席。

国务院医学专业学位研究生教育指导委员会委员,国家卫计委规范化培训外科考核专家委员会委员,中国医师协会住院医师规范化培训外科专业委员会委员,中华医学会外科学分会外科手术学组委员,中国医师协会外科医师分会机器人外科医师委员会、微无创医学专业委员会胰腺专业委员会副主任委员,中国医疗保健国际交流促进会外科分会、围术期医学分会副主任委员,中国研究型医院学会普外科专业委员会、机器人与腹腔镜外科专业委员会、糖尿病与肥胖外科专业委员会、微创外科专业委员会副主任委员,中国抗癌协会肿瘤微创治疗专业委员会胰腺癌微创与综合治疗分会副主任委员,中国医疗器械行业协会模拟医学教育分会理事长,上海市医学会普外科专科分会主任委员,上海市医师协会普外科医师分会副会长。

曾获国家科技进步奖二等奖,教育部科技进步奖一、二等奖,华夏医学科技奖一等奖,上海医学发展杰出贡献奖,上海市医学科技奖一等奖,上海市科技进步一等奖。担任《外科理论与实践》杂志执行副主编,《国际外科学杂志》副主编,*World Journal of Surgery* 等十余本杂志编委。

# 主审简介

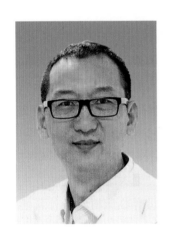

## 龚彪

教授,主任医师,博士生导师。现任国家中医药管理局曙光医院脾胃病重点专科负责人,上海中医药大学附属曙光医院消化医学部部长、消化内科主任、消化内镜中心主任。世界内镜医师协会中国消化内镜分会会长,中国医师协会内镜医师分会全国委员,中华医学会小儿内镜学会全国委员,中华医学会消化内镜学分会微创介入学组全国委员,中国医疗保健国际交流促进会胃病专业委员会常务理事,中国中西医结合学会消化内镜学专业委员会副主任委员,上海市医学会消化内镜专科分会ERCP学组副组长、超声内镜学会委员,上海市抗癌学会理事。十余所市级医院医学顾问、客座教授。

主要研究方向为胆胰疾病的内镜诊治工作及胃镜、肠镜、胆道镜、超声内镜及FNA、胆胰子母镜、胆胰射频治疗、儿童胆胰疾病内镜治疗、共聚焦检查等诊疗工作,近30 000余例ERCP诊治操作经验。培养消化专业研究生10名,国内胆胰内镜诊治人才1 500名。发表SCI论文15篇,核心期刊论文30篇,主编或参编专著6部。主持国家级课题1项,市局级课题2项,参加国家及市局级课题2项,获得军队医疗成果二等奖2次、三等奖1次,上海临床医疗成果三等奖1次,第四届护理科技奖三等奖1次,华夏医学科技进步奖二等奖1次,上海医学科技进步奖三等奖1次,获得国家新型技术专利4项。牵头设立健胰天使慈善基金,获"2018慈善大使"称号。

# 主审简介

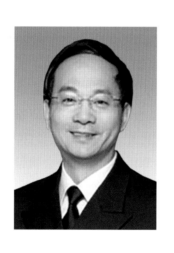

## 金震东

　　海军军医大学附属长海医院消化内科执行主任、主任医师、教授、博士生导师。兼任第十七届国际超声内镜大会执行主席、亚太超声内镜联盟执行委员，国家消化内镜质量控制中心专家委员会委员，中华医学会消化内镜学分会候任主任委员，中国医师协会介入医师分会副会长兼消化内镜介入专业委员会主任委员，中国医师协会消化内镜专业委员会副主任委员，中国医师协会超声内镜专家委员会主任委员，上海市医学会消化内镜专业委员会主任委员，*Endoscopic Ultrasound* 等数个杂志副主编及编委。

　　主要从事超声内镜在消化系统疾病的应用研究。获国家科技进步奖二等奖、军队科技进步奖二等奖等多项。主编主译专著及教程多部：《现代腔内超声学》、《消化超声内镜学》、《消化超声内镜疑难病诊断图解》、《内镜超声学（Endosonography）》第 4 版、消化超声内镜培训系列教程 DVD 多部。

# 主审简介

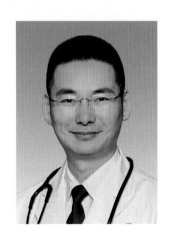

## 廖专

医学博士,主任医师、教授、博士生导师。海军军医大学第一附属医院副院长、消化内科副主任,上海市胰腺病研究所副所长。国家优青、青年长江学者,科技部领军人才。兼任中国医师协会胰腺病学专业委员会常务委员兼副总干事,中国医师协会胰腺病学专业委员会慢性胰腺炎学组组长,中华医学会消化内镜学分会青年委员会副主任委员,中华医学会消化内镜学分会胶囊内镜协作组副组长,《中华胰腺病杂志》通讯编委。

获全国百篇优秀博士学位论文奖,国家科技进步奖二等奖(2 项),国家工信部重大技术发明奖和上海市科技进步奖一等奖。共发表 SCI 论文 103 篇,其中以第一 / 通讯(含共同)72 篇,单篇最高 IF=20.773,总 IF>400,累计被引用 1 400 余次,H 指数 17,相关研究被美国胃肠内镜学会(ASGE)等学会的 20 多部国际指南和共识意见采纳;发表中文论文 70 篇,主编 Chronic Pancreatitis(Springer,2017)、《慢性胰腺炎基础与临床》等专著 4 部,获国家专利授权 10 项,获国家自然科学基金等课题 10 项。先后被评为总后勤部"三星人才 - 优秀青年科技人才扶持对象"、上海市"青少年科技创新市长奖"、"青年科技启明星"、"首届晨光学者"。

# 前 言

著书,永远是一门遗憾的艺术,尤其对胰腺而言。

胰腺疾病病种繁多,表现相似,临床诊疗复杂,困难程度远超一般认知。尽管随着医疗条件的不断改善、医疗投入的不断增加、众多医者的不懈努力,越来越多的胰腺疾病得以检出和良好治疗,但由于一些不良生活习惯或其他未知因素的增加,胰腺疾病发病人数仍呈快速增长的趋势,其对人类健康危害的广度和深度仍日益显著。

感于此,继《慢性胰腺炎:理论与实践》(人民卫生出版社,2012 年 10 月出版,以下简称 2012 年版)出版后,为进一步完善慢性胰腺炎及胰腺疾病的诊疗理论及实践体系,满足广大医者、非医者对胰腺疾病深入了解、深入学习的需求,我们以上海交通大学医学院附属瑞金医院胰腺疾病诊疗中心为基本班底,力邀东西南北中资深一线专家学者及青年才俊,历经 5 年的酝酿、准备,联合编撰了《慢性胰腺炎:理论与实践 Ⅱ》一书。

全书包括正文 80 章及附录 3 章,附 500 余幅以组合图为主的图片(含 280 余幅彩图,彩图集中在篇末)、55 个专业讲座、内镜操作及手术演示视频,以最新临床和基础研究成果为依据,对慢性胰腺炎及众多胰腺疾病的诊断、鉴别及治疗的理论和实践的研究成果进行了系统多角度论述。引言篇:从胰腺疾病的诊断、鉴别、外科及祖国医学、微生态、免疫等多角度,对胰腺疾病涉及的广度、深度、难度和发展做一个基本勾画。第一篇:特殊慢性胰腺炎篇,在 2012 年版的基础上,对自身免疫性胰腺炎的遗传学及病理特征、鉴别及内外科治疗进行了进一步深入阐述,并对青少年慢性胰腺炎及妊娠慢性胰腺炎再次重点介绍。第二篇:诊断与鉴别诊断篇,从 CT、磁共振、超声内镜及实验室检查等,多维、多角度以不同视野系统论述了慢性胰腺炎及各种胰腺疾病的基本特征、诊断和鉴别要点。第三篇:治疗篇,在 2012 年版的基础上,进一步阐述慢性胰腺炎及胰腺众多疾病的治疗及术后并发症的处理,包括内外分泌功能降低或不全的治疗、复杂内镜介入及体外震波碎石(ESWL)治疗、外科治疗术式及选择、机器人及腹腔镜辅助外科治疗、各种治疗术后并发症的诊断及处理、护理等。第四篇:基础机制篇,在 2012 年版的基础上,继续就慢性胰腺炎基础研究方面的新成果进行深入论述。第五篇:附录篇,将最新的相关指南以解读的形式加以介绍。

与 2012 年版比较,本书有两个显著特点,一是每个章节均有摘要,以方便读者迅速抓住章节主旨,理解知识要义。二是图片明显增加,并附 55 个专业视频,扫描二维码即可观看,使全书内容更为生动、形象。

全书适合从事普外科、消化内科、内镜科、急诊科、中医科、病理科、影像科、肿瘤科、麻醉科的众多医师参考,更适合从事胰腺疾病临床实践及基础研究专业人员、内镜医师、外科医师及相关专业人士使用,罹患胰腺疾病的患者及家属、非医疗人士亦可作为科普读物阅读。

需要注意的是,胰腺疾病的病种丰富多样,其诊疗需要大团队多学科协同作战,而本书不可能将所有临床问题一一呈现,故对无医学背景或仅对胰腺一知半解的非专业人士而言,本书仅供参考或科普使用,具体诊疗应前往有丰富诊疗经验的医疗中心听取专业医师的建议,切不可麻痹大意、生搬硬套或自视过高,以至延误诊疗。

本书编者171位,均为长期或正在从事胰腺及相关疾病的临床及科研一线的资深前辈、优秀中青年骨干及在胰腺疾病领域崭露头角的青年才俊,分布于国内东西南北中在胰腺疾病或内镜诊疗方面有较高影响力52家医疗机构的75个科室或临床科研中心,具有较强的代表性和明显的胰腺特色,反映了中国大陆在胰腺疾病诊疗领域整体的最高水平。

非常感谢插画师姜琳女士(Linny.jiang828@gmail.com)为本书精心绘制了数幅精美图片,为本书增色颇多。

胰腺疾病的病种繁杂,影像学表现多样,有兴趣的读者可继续翻阅本人主编的《胰胆线阵超声内镜影像病理图谱(含视频)》一书,继续在胰胆疾病的世界中徜徉。

胰腺疾病的理论和实践内容非常丰富,尽管我们倾尽全力,但限于能力水平有限,书中粗疏不妥之处在所难免,恳请广大读者不吝批评指正(wangwei_0306@163.com)。

王伟

2021 年 6 月

# 目 录

## 引 言 篇

## 第一篇　特殊慢性胰腺炎篇

## 第三篇　治　疗　篇

## 第四篇　基础机制篇

## 第五篇　附　录　篇

引言篇

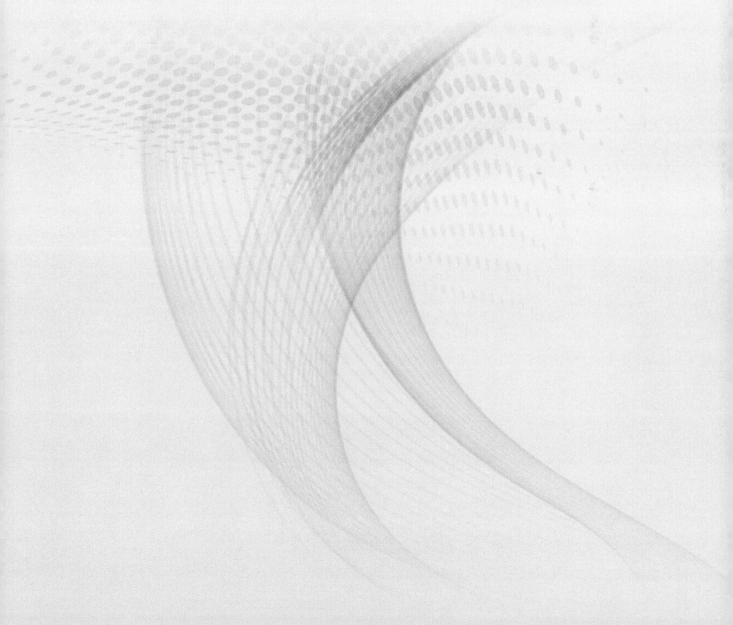

# 第1章

# 慢性胰腺炎暨胰腺疾病的诊断与鉴别

【摘要】慢性胰腺炎(chronic pancreatitis, CP)的诊断与鉴别,在 2012 年版的《慢性胰腺炎:理论与实践》(人民卫生出版社)(后简称 2012 版)中第三篇(诊断篇)有详细论述,现就这个问题,继续进一步深入讨论,内容包括需要医师去关心帮助的中国大陆 CP 患者数量、CP 诊断标准、胰腺钙化与 CP、胰腺钙化的诊断与鉴别、CP 诊断后需要强化和铭记的概念等五个方面。

## 第一节　中国大陆慢性胰腺炎患者数量

患者的数量取决于发病率,后者在各家及各个地区报道的差异很大,大多集中在(5~14)/10 万人口范围,多采用 8/10 万人口这中间一数值,据此演算,以 13.5 亿人口计算,中国大陆每年新增 CP 患者约 10.8 万人。按平均生存期 15~20 年计算,中国大陆估计有 162 万 ~216 万 CP 患者需要专业诊疗。

按 20 年内 CP 癌变率 4% 计算,上述患者中 20 年间会有 6.5 万 ~8.6 万人发生癌变,每年发生胰腺癌数量约为 4 320 人(图 1-1-1)。

上述数字来源于国外资料,是否适用于我国国情,我们可以反过来进行验证。虽然,中国大陆缺乏详细的权威的 CP 患者全国调查数据,但我们肿瘤传报的机制较为完善,要求也很严格,资料可靠可信;来自

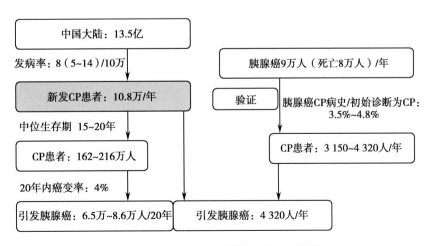

**图 1-1-1　中国大陆慢性胰腺炎患者数量**
(CP:慢性胰腺炎)

陈万青教授等的研究资料显示,中国大陆每年新发胰腺癌病例约为 9 万人,根据前期研究资料,胰腺癌患者中有 CP 病史或初始诊断为 CP 的比例为 3.5%~4.8%,即,每年的 9 万胰腺癌患者中,有 3 150~4 320 人是慢性胰腺炎癌变而来,或初始符合慢性胰腺炎诊断标准而后有胰腺癌检出;此数字与上述 CP 每年发生癌变的 4 320 人这一数字吻合(图 1-1-1)。

因此,发病率 8 人 /10 万人口、每年新增 CP 患者约 10.8 万人,这一估计值是基本准确的:10 万余人的中国大陆每年新增 CP 患者,需要我们专业医师去甄别、去诊断、去处理、去帮助、去安慰、去关心。

## 第二节　现今的慢性胰腺炎诊断标准

疾病诊断的"金标准"无疑是病理组织学,然临床实践中,除有手术适应证或无法排除胰腺癌等方面的手术适应证外(详见本书第 24 章与 59 章等相关章节),不可能将多数或所有胰腺疾病或疑似 CP 病例仅仅为取病理而手术,故 CP 诊断大多主要依据症状及影像学表现确定。

国际上常用的慢性胰腺炎诊断标准有三(表 1-2-1),要求必须有腹痛或腹痛也为重要诊断依据。但临床实践中,有少部分患者无腹痛表现,故为了减少遗漏,有时标准会有所放松,如日本,在进行全国 CP 调查时,只要有典型的影像学表现或特征性的组织学表现,即可确诊;若有不典型或疑似 CP 影像学表现或

表 1-2-1　慢性胰腺炎常用诊断标准

| 标准 | 定义 | 得分 |
|---|---|---|
| 日本胰腺协会(JPS)第三版临床诊断标准 | | |
| 临床标准 | 慢性疼痛,急性复发性胰腺炎,体重下降,脂肪泻 | |
| 加 >1 项下列条件 | | |
| ● 钙化 | CT 或超声 | |
| ● 组织学 | | |
| ● 异常影像学表现 | 剑桥标准Ⅱ~Ⅲ(或≥5 超声内镜标准) | |
| ● 胰泌素试验 | 低[ HCO₃ ]加上 | |
| | 酶分泌量下降或体积减少 | |
| Ammann's 临床诊断标准 | | |
| 临床标准 | 急性复发性胰腺炎 | |
| 加 >1 项下列条件 | | |
| ● 钙化 | 影像学、CT 或超声 | |
| ● 组织学 | | |
| ● 异常影像 | 剑桥标准Ⅱ~Ⅲ(或≥5 超声内镜标准) | |
| ● 脂肪泻 | >7g 脂肪 / 天(>2 年)并且对胰酶替代治疗反应良好 | |
| Mayo 评分系统—临床诊断标准 | | |
| 6 要素评分系统(确诊需要如下标准 >4 点) | | |
| ● 临床标准 | 慢性疼痛,急性复发性胰腺炎,体重下降 | 2 |
| ● 钙化 | 确定 / 可能 | 4 或 2 |
| ● 组织学 | 确定 / 可能 | 4 或 2 |
| ● 异常影像 | 剑桥标准Ⅱ~Ⅲ(或≥5 超声内镜标准) | 3 |
| ● 胰腺外分泌功能 | 胰性脂肪泻(定量或定性) | 2 |
| | 异常 CCK　PFT | |
| ● 糖尿病 | 空腹血糖≥126mg/dl | 1 |

CCK 预测胆囊收缩素;CT,电子计算机断层扫描;PFT,胰腺功能测试

组织学表现,兼有反复上腹痛、血尿淀粉酶异常、胰腺外分泌功能异常、持续日酒精摄入量≥80g 中的两项以上时,亦可确诊。

我国 CP 诊断标准在吸收前期研究精华的基础上,结合我国实际,对诊断标准进行了进一步规范和改进,并对典型和不典型影像学表现和组织学表现进行了定义和规范(表 1-2-1~1-2-3),对规范我国慢性胰腺炎的诊疗、提高学术交流水平、进一步提高慢性胰腺炎的研究水平、促进临床疗效和患者生活质量的提高,无疑具有非常重要的意义。

**表 1-2-2　中国慢性胰腺炎诊断依据**

主要诊断依据:

(1) 影像学典型表现

(2) 病理学典型改变

次要诊断依据:

(1) 反复发作上腹痛

(2) 血 / 尿淀粉酶异常

(3) 胰腺外分泌功能不全表现

主要诊断依据满足一项即可确诊;影像学或者组织学呈现不典型表现,同时次要诊断依据至少满足 2 项亦可确诊。

**表 1-2-3　慢性胰腺炎影像学及组织学特征(中国定义)**

1. 影像学特征性表现:

**典型表现**(下列任何一项)

(1) 胰管结石

(2) 分布于整个胰腺的多发钙化

(3) ERCP 显示主胰管不规则扩张和全胰腺散在不同程度的分支胰管不规则扩张

(4) ERCP 显示主胰管完全或部分梗阻(胰管结石或蛋白栓),伴上游主胰管和分支胰管不规则扩张

**不典型表现**(下列任何一项)

(1) MRCP 显示主胰管不规则扩张和全胰散在不同程度的分支胰管不规则扩张

(2) ERCP 显示全胰腺散在不同程度分支胰管扩张,或单纯主胰管不规则扩张,或存在蛋白栓

(3) CT 显示主胰管全程不规则扩张伴胰腺形态不规则改变

(4) 超声或超声内镜显示胰腺内高回声病变(结石或蛋白栓),或胰管不规则扩张伴胰腺形态不规则改变

2. 组织学特征性表现

**典型表现**:胰腺外分泌实质减少伴不规则纤维化。纤维化主要分布于小叶间隙形成"硬化"样小结节改变

**不典型表现**:胰腺外分泌实质减少伴小叶间纤维化,或小叶内和小叶间纤维化

# 第三节　胰腺钙化远非慢性胰腺炎那么简单

胰腺钙化对 CP 诊疗具有重要意义,上述多个诊断标准也说明了这一点。然而,临床实践是千变万化的、疾病病种是复杂多样的,一部指南只是指出疾病诊疗的基本原则、基本特征,毕竟不能包罗万象;而具体临床实践中,尚有许多 CP 患者并无腹痛等不适,也有部分胰腺钙化最终确诊或是其他胰腺疾病而并非CP,或是 CP 癌变,或是其他胰腺疾病癌变。

"金标准"的组织病理学标准作为诊断标准的大样本病例研究较少,今以上海交通大学医学院附属瑞金医院胰腺病诊疗中心 2003—2017 年的资料为例,进一步探究胰腺钙化与 CP 诊断、鉴别诊断。

## 一、约 33% 的 CP 患者并无腹痛等不适

183 例 CP 中,仅有约 2/3 的患者有腹痛或腰背部痛,消化不良症状或消瘦表现者为 12%,无症状者占13.1%,另有少量患者表现为黄疸或黑便(图 1-3-1)。

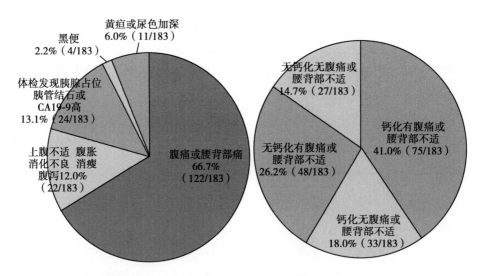

图 1-3-1 瑞金医院胰腺病中心慢性胰腺炎患者临床症状及慢性胰腺炎胰腺钙化者占比与症状

## 二、约 40% 的 CP 患者无胰腺钙化的影像学表现

同样上述患者中,有胰腺钙化者比率不到 60%,且其中约 1/3 患者无腹痛或腰背部不适(图 1-3-1)。

## 三、胰腺钙化为 CP 癌变的风险因素,尤其对肿块型 CP 而言

统计学分析结果显示,在有外科手术适应证的 CP 患者中,出现胰腺钙化为 CP 癌变的风险因素之一,尤其对肿块型 CP 而言,胰腺钙化的出现意味着 CP 癌变风险极大增加。

## 四、有胰腺钙化影像学特征中患者中,约 28% 的诊断并非 CP

共计 152 例胰腺钙化,约 28% 的诊断并非 CP,疾病谱包括实性假乳头状瘤(solid pseudopapillary tumor,SPT)、浆液性囊性肿瘤(serous cystic neoplasm,SCN)、黏液性囊性肿瘤(mucinous cystic neoplasm,MCN)、胰腺神经内分泌肿瘤(pancreatic neuroendocrine tumors,pNETs)、胰腺导管内乳头状瘤(intraductal papillary mucinous neoplasm,IPMN)等疾病(图 1-3-2),与来自国外研究资料类似,但占比有所差异(图 1-3-2)。

在上述疾病中,胰腺钙化总占比为 4.5%,占比最高者为 CP,其次为 SPT,较之国外资料,钙化者占比

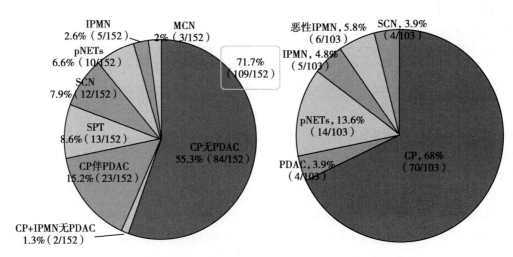

图 1-3-2 胰腺钙化疾病谱(瑞金胰腺病中心 vs 意大利资料)

瑞金胰腺病中心 152 胰腺钙化疾病谱(左侧)与来自意大利的研究资料胰腺钙化疾病谱(右侧)比较(CP,慢性胰腺炎;IPMN,胰腺导管内乳头状瘤;PDAC,胰腺导管腺癌;SPT,实性假乳头状瘤;SCN,浆液性囊性肿瘤;pNETs,胰腺神经内分泌肿瘤;MCN,黏液性囊性肿瘤)

均很低(表 1-3-1)。

表 1-3-1　瑞金胰腺病诊疗中心胰腺钙化病种及在整个病例中的占比情况

| | n | 钙化 | | |
|---|---|---|---|---|
| | | n | % | 国外资料 |
| CP 无癌变 | 158 | 84 | 53.2% | 68% |
| CP 合并 IPMN 无癌变 | 2 | 2 | 100% | / |
| PDAC* | 1 883 | 23 | 1.2% | 4% |
| SPT | 210 | 13 | 6.2% | 30% |
| SCN | 356 | 12 | 3.4% | 30% |
| P-NETs | 302 | 10 | 3.3% | 20%~22% |
| IPMN | 326 | 6 | 1.8% | 20% |
| MCN | 169 | 3 | 1.8% | 15% |
| | 3 397 | 152 | 4.5% | / |

\* 含 CP 癌变 31 例,包括有钙化的 23 例和无钙化 8 例;不含行转流术的 386 例。备注:CP,慢性胰腺炎;IPMN,胰腺导管内乳头状瘤; PDAC,胰腺导管腺癌;SPT,实性假乳头状瘤;SCN,浆液性囊腺瘤;P-NETs,胰腺神经内分泌瘤;MCN,黏液性囊腺瘤

同时,即使在 109 例(71.7%)的 CP 病例中,单纯 CP 且无癌变者占比为 77.1%(84/109),另有癌变病例 23 例、合并 IPMN 者 2 例,在所有 CP 中的占比分别为 21.1%(23/109)和 1.8%(2/109)(图 1-3-2)。

# 第四节　胰腺钙化的鉴别

并非所有钙化均为 CP,即使是 CP,也要注意是否合并有其他胰腺疾病,是否有癌变发生(本节内容另可参见本书第二篇)。

## 一、胰腺实性假乳头状瘤

胰腺实性假乳头状瘤(SPT)基本影像特征如下:

1. 肿瘤内有实性和囊性结构,囊实部分相间分布或实质部分呈附壁结节。

2. 多有完整包膜,增强后强化明显,与胰腺分界清晰;平扫实性结构呈低或等密度,增强后动脉期呈轻度强化,门静脉期呈明显强化,囊性部分在增强前后扫描均呈低密度。

3. 周围结构可受压,但非受侵。

4. 钙化主要位于病灶周边部分,呈细条状或斑点状、蛋壳状(图 1-4-1~1-4-4)。

## 二、浆液性囊腺瘤

浆液性囊腺瘤(SCN)基本影像特征如下:

1. 多发微小囊肿组成,壁薄,生长缓慢,直径一般不超过 2cm。

2. 多囊 / 蜂窝状 / 海绵状:70%/20%/10%。

3. 寡囊 10%,与 MCN、PMN 难以鉴别。

4. 典型的形态学特征包括肿瘤表面轮廓呈多分叶状和中央星状纤维瘢痕,其中 30% 的中央瘢痕可以见到特征性的星芒状钙化(图 1-4-5、1-4-6)。

## 三、黏液性囊腺瘤

黏液性囊腺瘤(MCN)基本影像特征如下:

1. 边界清楚,单囊或多囊,液性密度肿物。

2. 大囊内表面可见多发小子囊。

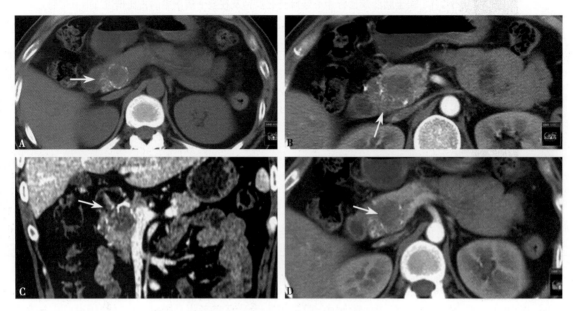

**图 1-4-1　女,34 岁,中上腹不适近半年**

CT 平扫见胰头一椭圆形占位(A),密度均匀,肿瘤边界清晰,病灶周边见点状、蛋壳样钙化;B、C、D 分别为动脉期横断面、冠状面,增强后动脉期轻度强化,边界清晰,肠系膜上静脉受压。Whipple 术后病理:胰头部实性 - 假乳头状瘤

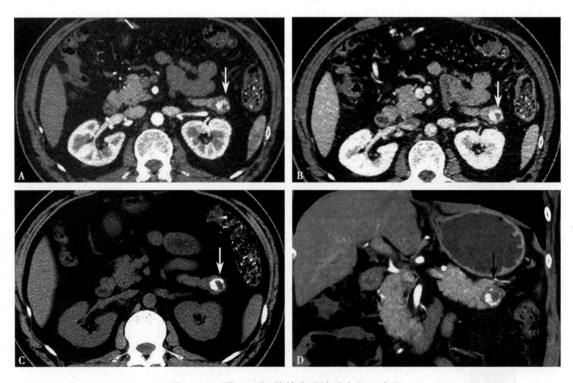

**图 1-4-2　男,47 岁,体检发现胰腺占位 1 个月**

A、B、D 分别为动脉期横断面、冠状面,胰尾见一类圆形肿瘤,增强后动脉期轻度强化,边界清晰;C. 平扫 CT 见一类圆形肿瘤,密度不均匀,肿瘤边界清晰,病灶周边见蛋壳样钙化。胰体尾切除(Kimura 法保脾)术后病理:胰体尾实性 - 假乳头状瘤

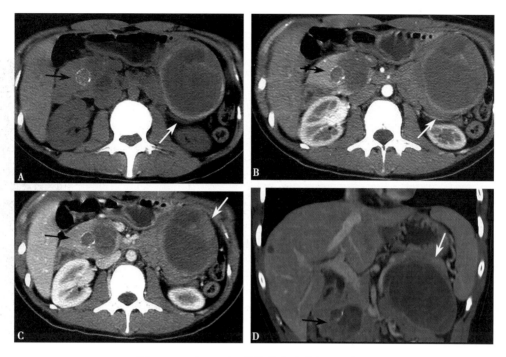

图 1-4-3　女,24 岁,体检发现胰腺占位 4 个月

A. 平扫 CT 胰头、胰体尾见囊实性不均匀低密度灶,其部分囊壁呈蛋壳样钙化;B. 增强动脉期 CT,囊实性结构相间分布,增强后密度不均匀,实性部分轻度强化,分布于囊性病变中,囊性病变中有纤维分隔,包膜完整,未见胰管扩张;C、D 分别为静脉期横断面、冠状面 CT,实性部分进一步强化,肠系膜上静脉、脾动脉、左肾静脉受压推移,管壁光整,但受未侵犯。Whipple 术后病理:胰头实性假乳头状瘤,胰体尾出血性囊性肿块

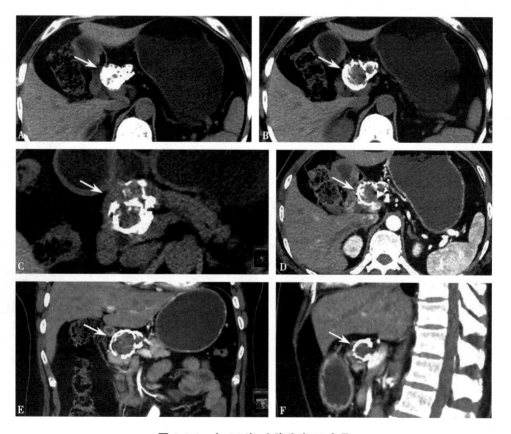

图 1-4-4　女,52 岁,上腹隐痛 12 个月

A、B、C 为平扫 CT 胰头见囊实性不均匀低密度灶,其囊壁呈蛋壳样钙化;D、E、F 分别为增强动脉期 CT 的矢状面、横断面、冠状面,胰头病灶实性结构增强后轻度强化(白箭头)。Child 术后病理:胰腺实性假乳头状瘤

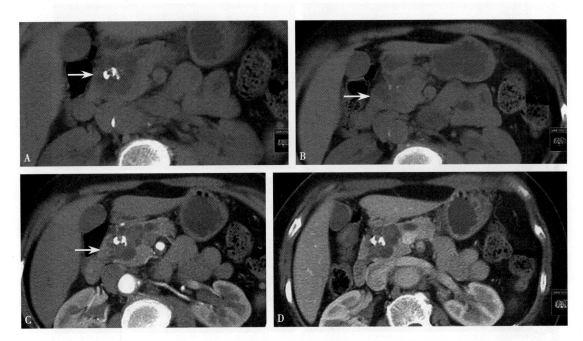

图 1-4-5　女,54 岁,皮肤瘙痒 6 周,入院检查总胆红素和直接胆红素分别为 20.1μmol/L 和 2.9μmol/L

A、B 为平扫 CT 见多分叶状囊性灶(白箭头),其中央见星芒状钙化;C、D 分别为增强 CT 动脉期、静脉期,病灶内见分隔样强化,病灶边界较清晰。Whipple 术后病理:浆液性囊腺瘤

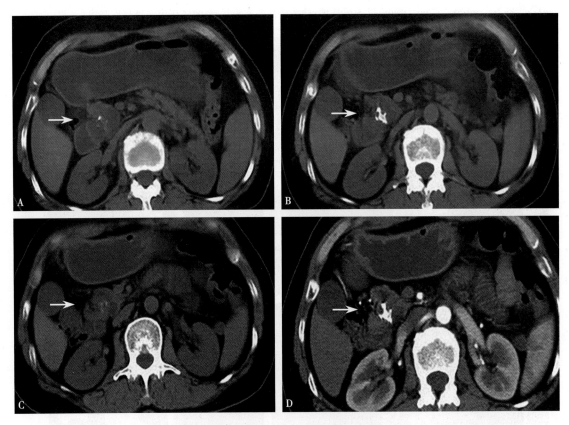

图 1-4-6　女,55 岁,上腹不适 1 个月

A、B、C 为平扫 CT,胰头部见分叶状囊性灶,边界较清晰,其中央见星芒状钙化;图 D 为增强 CT 静脉期,病灶轻度分隔样强化。Whipple 术后病理:浆液性囊腺瘤

3. 多房时各囊腔磁共振信号强度可不同,这主要与出血和蛋白含量不同有关。

4. 囊壁较厚,弧状或蛋壳样。

5. 钙化　囊壁或分隔上,癌变风险高(图 1-4-7、1-4-8)。

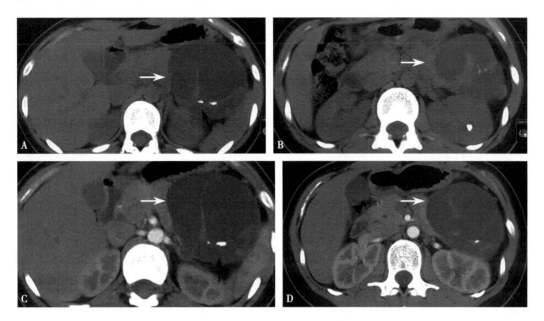

**图 1-4-7　女,22 岁,中上腹饱胀不适 2 个月,发现胰尾占位 10 天**

A、B 为平扫 CT 见多囊状巨大液性肿块(白箭头),其中间分隔厚薄不一,见弧形钙化(黑箭头);C、D 分别为增强 CT 动脉期、静脉期,病灶内见分隔样强化,分隔厚薄不一,病灶边界较清晰。胰体尾 + 脾切除术后病理:黏液性囊腺瘤伴中度异型增生

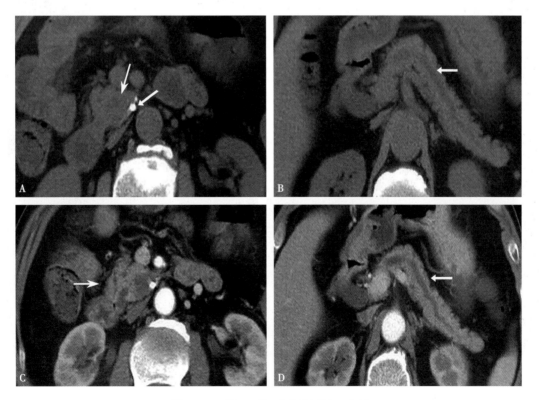

**图 1-4-8　男,65 岁,右上腹不适 1 个月**

A、B 为平扫 CT,胰头部稍低密度灶(细箭),边缘见斑点状钙化(白箭),胰腺体尾部胰管扩张,管壁较光滑;C、D 为增强 CT,胰管均匀扩张(B),胰头见囊性肿块,分隔样强化,间隔厚薄不一(C、D)。Child 术后病理:胰头黏液性囊腺癌

### 四、胰腺神经内分泌瘤

胰腺神经内分泌瘤（P-NETs）基本影像特征如下：

1. 神经内分泌肿瘤根据有无激素分泌活性分为有功能性和无功能性两大类。

2. 有功能性神经内分泌肿瘤，无论良、恶性多为富血供、多血管性肿瘤，典型 CT 表现为增强早期明显（动脉期）强化。

3. 无功能性神经内分泌肿瘤 CT 表现　①较大的肿块，直径一般大于 3cm，病灶中心可出现囊变；②多发生于胰腺体、尾部；③约 20% 出现肿瘤内钙化；钙化形态：粗糙、局灶、不规则，亦可呈孤立结节状；钙化分布：肿瘤中心；④动脉期较明显强化（图 1-4-9、1-4-10）。

### 五、胰腺导管内乳头状黏液腺瘤

胰腺导管内乳头状黏液腺瘤（IPMN）基本影像特征如下：

1. 与主胰管或分支胰管相交通的囊性病灶、瘤体，内可有壁结节和 / 或纤维分隔、大多伴有胰管扩张等征象。

2. 钙化分布　在胰管，实质，或弥漫整个腺体。

3. 钙化形态　点状、粗大钙化；其中，粗大钙化或主胰管内钙化者癌变可能性大（图 1-4-11~1-4-14）。

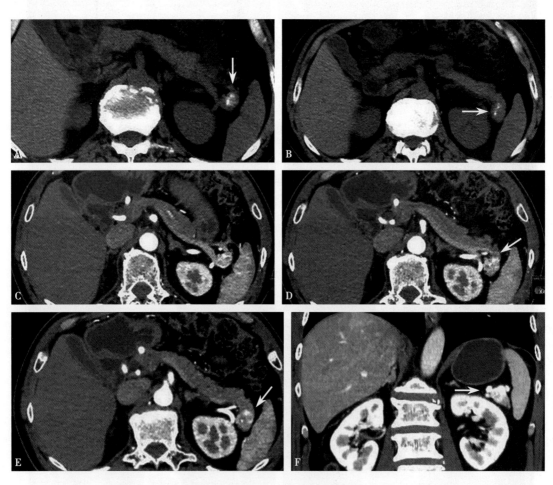

图 1-4-9　男，51 岁，反复乏力 10 年，入院空腹血糖 2.8mmol/L

A、B. 平扫 CT 见胰尾处椭圆形等密度灶，其内见粗大钙化灶；C~F. 增强 CT 动脉期病灶明显强化，边界清晰。

胰体尾（Kimura 法保脾）切除术后病理：胰腺神经内分泌肿瘤

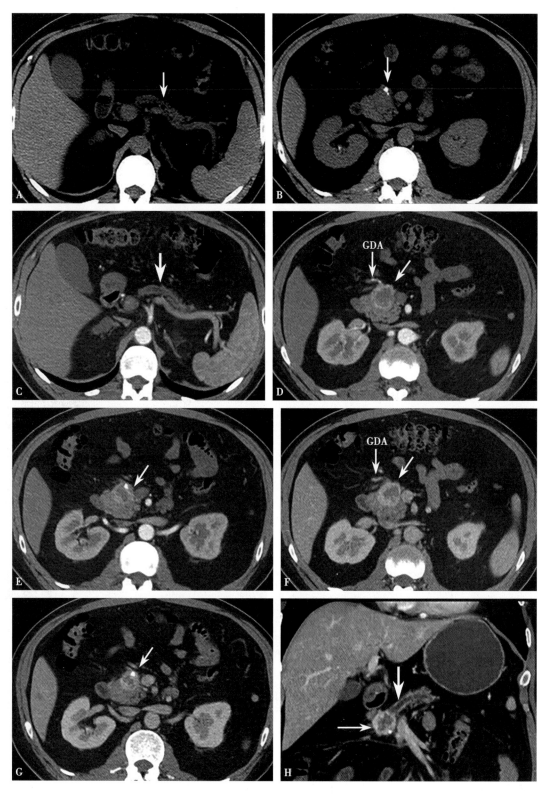

**图 1-4-10　男,43 岁,体检发现胰腺占位 4 天;CA19-9 32.6U/ml**

CT 平扫示胰腺体尾部萎缩(A)、胰头点状钙化灶,头部与体尾部比例明显不匹配(B);CT 增强示胰腺体尾部萎缩、胰管轻度扩张(C,粗白箭头),胰头部一略低密度灶,周围环形强化(细白箭头),并可见与病灶相连的肠系膜上动脉(GDA)、头部点状钙化灶(C、D),F 和 G 为门脉期;冠状面(H)见胰头部病灶(细白箭头)及扩张的胰管(粗白箭头)。局部切除术后病理:胰腺混合性导管 - 内分泌癌

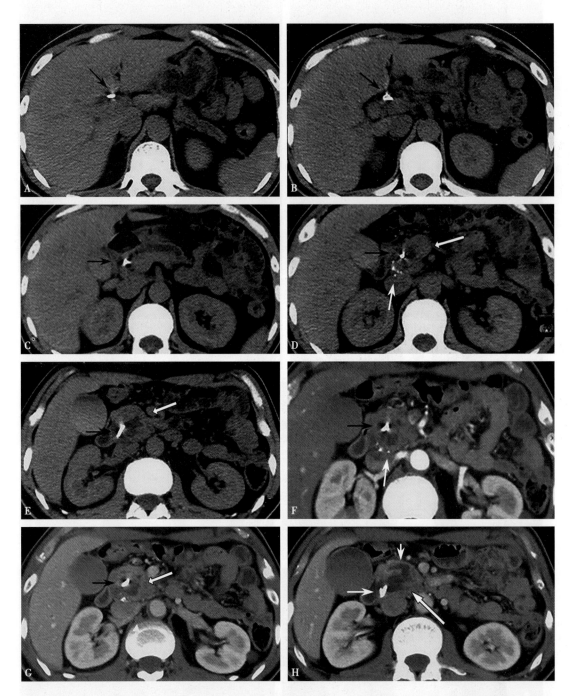

图 1-4-11　男,47 岁,皮肤巩膜黄染 3 个月,胆管支架置入术后;入院检查:总胆红素和直接胆红素分别为 64.2μmol/L、33.0μmol/L,CA19-9 277.6U/L

分别为平扫(A~E)、增强(F)和静脉期(G、H),见胆管支架顺次经十二指肠乳头指向十二指肠(A~C)、体尾部胰管扩张(C)、胰头囊性低密度灶(D~H),该囊性灶在动脉期可见分隔样强化(F),其边缘见散在点状钙化(D、F~H),与主副胰管相通(H,副胰管:短箭头;主胰管:粗长箭头);动脉期(F)尚见胰头内见分隔样强化。Whipple 术后病理:胰腺导管内乳头状黏液腺瘤伴中度异型增生、局灶腺上皮癌变

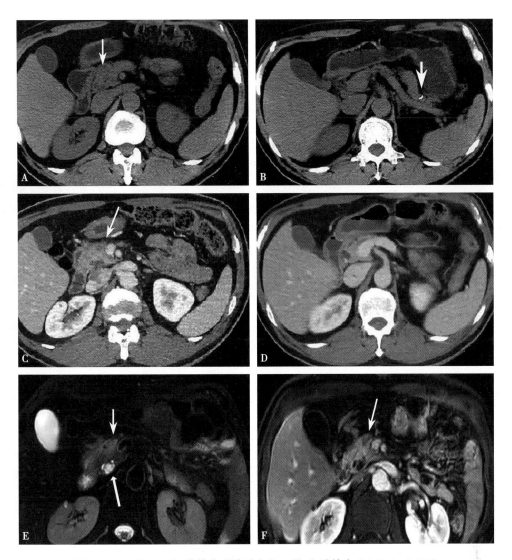

图 1-4-12　男,56 岁,体检发现胰腺占位 2 周;入院检查 CA19-9 <0.8U/L

A~D 为平扫 + 增强 CT,胰头偏前部见稍低强化灶(细箭),边界不清,胰头偏后部见无强化囊性灶,内见分隔,边界清。胰腺尾部见孤立斑点状钙化,主胰管轻度扩张;E~F 为 MRI T$_2$WI 抑脂像和增强,胰头偏后部一见高信号灶,内见分隔,增强后胰头偏前部见一低强化病灶(细箭),胰头后部病灶无强化。Whipple 术后病理示 IPMN(胰头后部病灶)合并导管腺癌 II~III 级(胰头前部病灶)

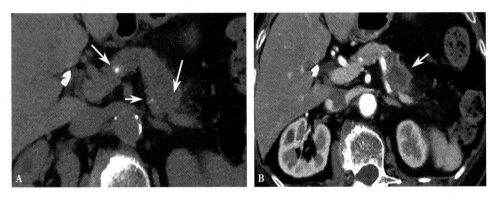

图 1-4-13　女,77 岁,发现 CA19-9 升高一个月;入院检查 CA19-9 为 163.1U/ml

A. 平扫 CT 胰体略低密度肿块,内见细点状钙化(细箭),胰腺头颈部亦可见钙化灶。B. 增强 CT 胰体肿块轻度强化,胰尾实质萎缩明显(该病例肿瘤组织内、非肿瘤胰腺组织内均见钙化灶)。胰体尾 + 脾脏切除术后病理:IPMN 伴浸润癌,后者成分为腺鳞癌

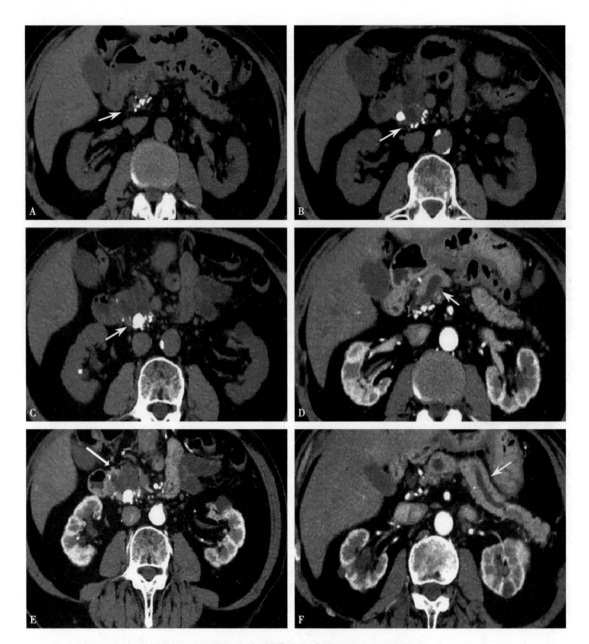

图 1-4-14　男,72 岁,腰背痛 3 个月,CA19-9 182.4U/ml

A~C 为平扫 CT,胰头处见多发斑片状、小圆形钙化灶(细箭),边界较清晰;D~F 为增强 CT,胰腺头部见分叶状囊性灶,无强化(白箭),上游胰管明显扩张,管壁较光滑,胰腺尾部轻度萎缩。Whipple 术后病理证实为 IPMN,合并慢性胰腺炎伴胰管结石

### 六、慢性胰腺炎伴假性囊肿

　　胰腺假性囊肿是指包裹局限化的坏死组织、陈旧性出血及胰腺分泌物等;其壁为最先阻止胰腺炎性组织扩散的组织结构,而后渐渐导致炎性反应而包裹其内容物,形成的肉芽组织进而形成的纤维膜(图 1-4-15~1-4-19)。

　　基本影像特征如下:

　　1. 分布　可以局限于胰腺组织内,也容易向胰腺外扩展到腹腔内的任何部位。

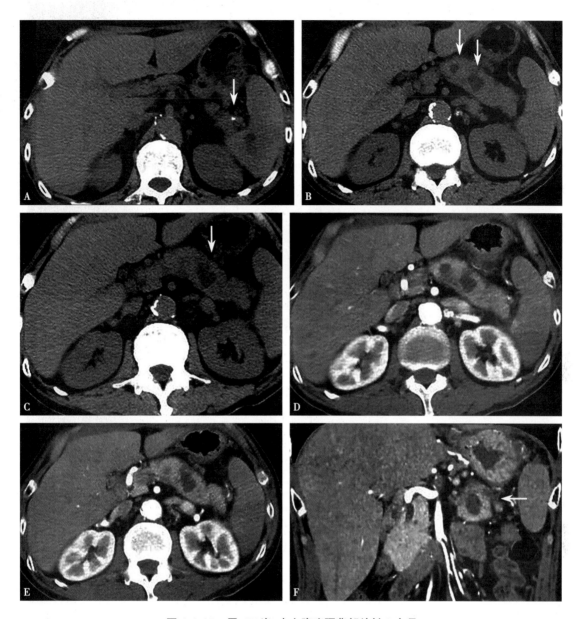

**图 1-4-15　男,57 岁;中上腹痛腰背部放射 2 个月**

A、B、C 为平扫 CT,胰尾处见斑点状钙化灶(A,箭头),胰体尾见两个类圆形、椭圆形水样低密度灶,在胰体下方汇合(白箭头),界清;D、E、F 为增强 CT 动脉期,胰体尾处水样低密度灶增强后强化不明显。胰体尾 + 脾脏切除术后病理:慢性胰腺炎伴假性囊肿

2. 形态　圆形、椭圆形和不规则形,大小从几厘米到几十厘米不等。

3. 大多数为单房,偶尔为多房具有分隔。

4. 囊壁可薄厚不一,但一般较均匀,尤其伴感染时,囊壁常较厚。

5. 通常增强后囊壁强化不明显,甚至不强化,但如果是感染性囊肿,则囊肿壁可有不规则的强化表现。

6. 通常假性囊肿的密度与水相近,感染性和出血性囊肿密度较高,但也有例外。

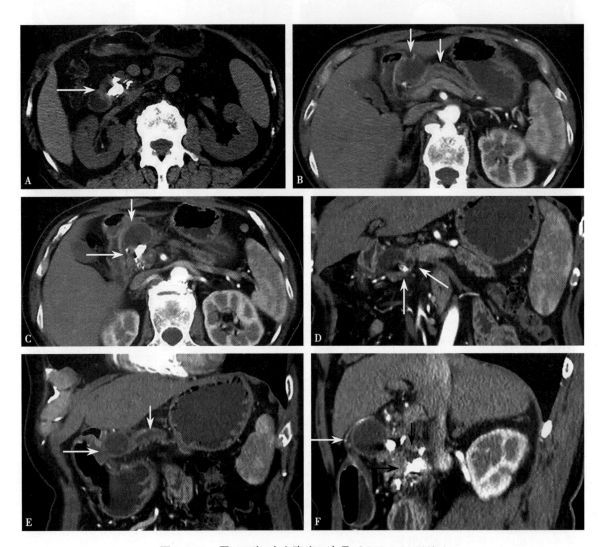

图 1-4-16  男,68 岁,中上腹痛 5 个月;CA19-9 61.9U/ml

A. 平扫 CT 胰头处见多发斑片状、细条状钙化灶及不规则较大钙化灶;B~F. 增强 CT 动脉期,胰头见椭圆形假性囊肿(长白箭头),其囊壁较薄且均匀,未见强化;胰头见不规则较大钙化灶(短黑箭头),远端胰管扩张(短白箭头),相应体尾部胰腺萎缩。Child 术后病理:慢性胰腺炎

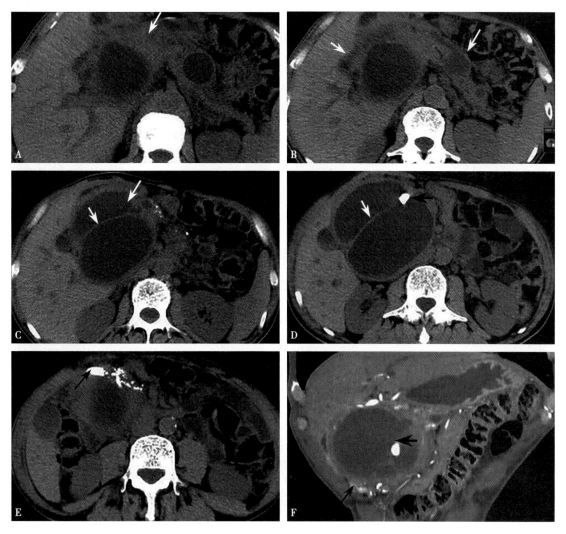

图 1-4-17　男,63 岁,腹痛腹泻 1 天;CA19-9 93.1U/ml

A~E. 平扫 CT,F. 增强 CT 动脉期冠状面,胰周模糊、渗出,胰头区见较大假性囊肿(长白箭头),内见分隔(细白箭头),囊壁较厚,囊壁及分隔见斑点状钙化灶(长黑箭头);胰体、尾见圆形囊性灶,其壁薄(长白箭头),胰体尾段胰管扩张(短白箭头)。胰腺囊肿内引流术后病理:胰腺假性囊肿

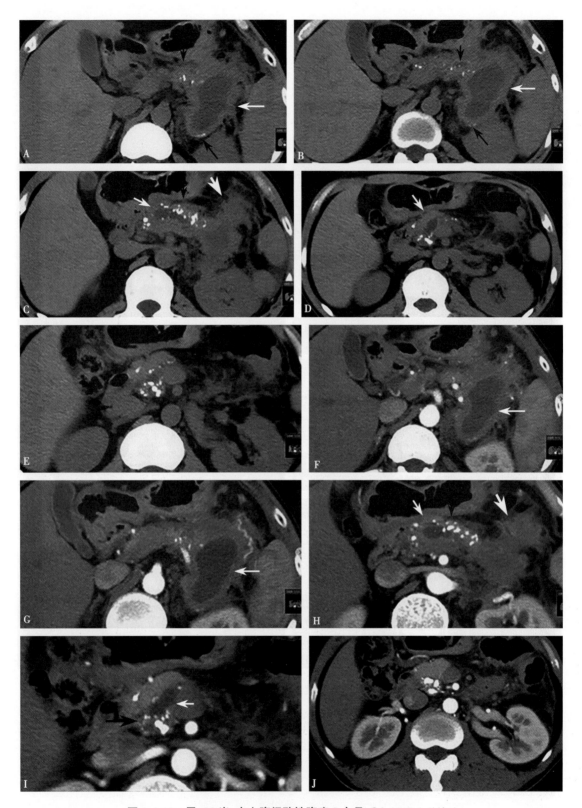

**图 1-4-18** 男,36 岁;中上腹间歇性腹痛 6 个月;CA 19-9 4.4U/ml

A~E. 平扫 CT 胰腺尾部见较大假性囊肿,囊壁较厚,囊壁局部条状钙化(长白箭头),周围见渗出(短粗白箭头,C、G),胰腺散在斑点状钙化灶(短黑箭头),胰管扩张(短白箭头,C、H);F~J. 增强 CT 动脉期,增强后假性囊肿囊壁轻度强化。Frey 术后病理:胰管结石

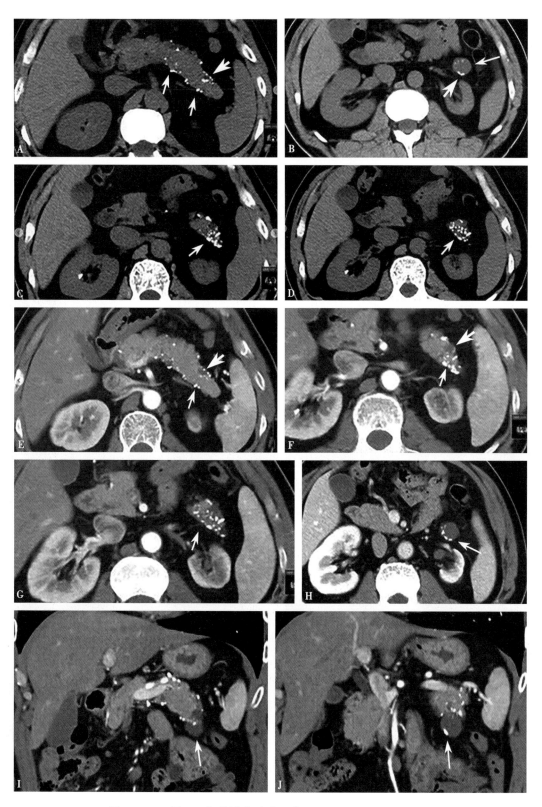

图 1-4-19　男,47 岁;腰背部隐痛 6 个月;CA19-9:12 728.5U/ml

A. CT 平扫示胰腺体尾部散在斑点状钙化灶,远端胰管扩张(粗白箭头);B. 胰尾部类圆形低密度灶(长白箭头),其壁散在斑点状钙化(粗白箭头);C、D 示胰腺尾部多发点状钙化。增强 CT 动脉期:E、F、G 与 A、C、D 基本对应,H~J 示胰尾边缘见类圆形低密度灶,不强化,其囊壁散在点状钙化灶。胰体尾 + 脾脏切除术后病理:胰尾部慢性胰腺炎伴胰管扩张及鳞状上皮化生,胰管内结石形成

### 七、慢性胰腺炎及其癌变

慢性胰腺炎是胰腺持续性的炎性改变,其特征为不可逆的形态学改变,典型表现为疼痛和/或永久的功能丧失。表现为:胰腺体积的变化,局部或弥漫性增大,或萎缩;胰腺边缘不规则;胰管扩张,胰腺钙化或胰管结石(图1-4-20)。

基本影像特征如下:

1. 胰腺癌的钙化可以用先前存在的慢性钙化胰腺炎上的腺癌的发生来解释。

2. 国外3/4的病例钙化在非肿瘤的胰腺组织内,而不是腺癌内。瑞金医院:22例钙化伴癌变:12例在肿块内,10例(45.5%)在肿块外(图1-4-20~1-4-24)。

3. 钙化的存在也可能是由腺癌引起的胰导管梗阻所致。

4. 腺腺癌　4%有钙化。

### 八、少见胰腺钙化及类似胰腺钙化的鉴别

#### (一)其他可出现胰腺钙化的少见胰腺疾病

临床实践中,尚有一些少见胰腺钙化或会出现胰腺钙化的少见疾病,如囊性纤维化、Shwachman-Diamond综合征、腺泡细胞癌、钙化胰腺转移瘤(calcified pancreatic metastases)、胰母细胞瘤等。

另外,注意与由胰腺假性囊肿中的液钙水平引起的钙乳鉴别。其病因不明,有学者推测为假性囊肿造成钙悬浮液停滞、导致钙的分层,从而在CT上呈高密度影(表1-4-1)。

#### (二)注意与血管钙化的鉴别

脾动脉钙化、动脉瘤壁钙化,假性血管钙化等与胰腺钙化相似,注意鉴别(图1-4-25、1-4-26)。

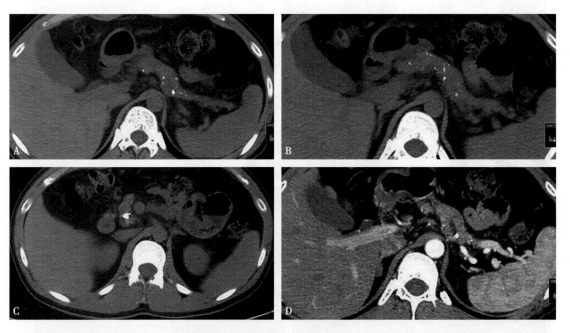

**图1-4-20　男,27岁,反复上腹痛10年**

A、B、C平扫CT胰腺见弥漫性分布斑点状、结节状钙化灶,胰头、胰体段胰管扩张,胰腺体尾部明显萎缩;D示增强CT动脉期胰腺实质均匀强化,多发钙化灶,胰管扩张显示更为清晰。Beger术后病理:慢性胰腺炎

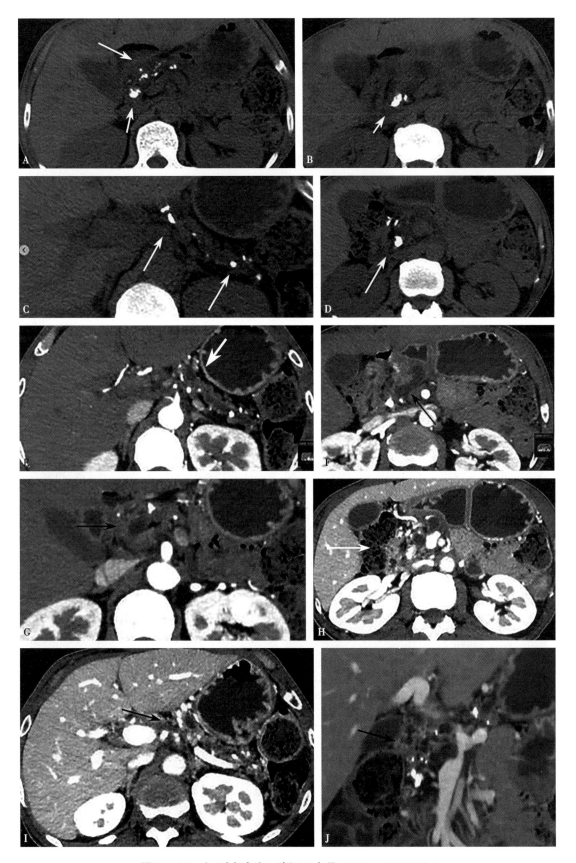

图 1-4-21　女,时有腹痛 + 腹泻 6 个月;CA19-9 162.9U/ml

平扫 CT 示胰腺散在斑点状钙化灶(A~D,长白箭头),体尾部胰管扩张(E,粗白箭头),相应胰腺体尾部萎缩,
胰管扩张(C);E~I 为增强 CT 动脉期、J 为冠状面,可见胰腺多发钙化灶,主胰管扩张,H~J 另见胰头多发囊肿,
腹腔干周围软组织影。钙化在肿块以外。病理证实胰腺导管腺癌Ⅱ~Ⅲ级

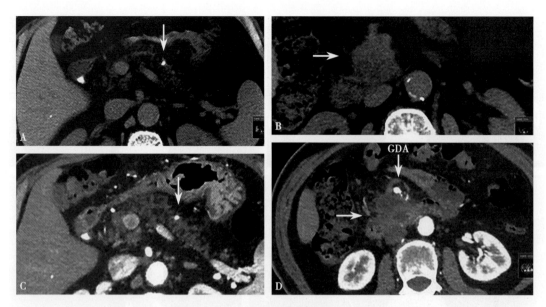

图 1-4-22　男,74 岁;反复腹胀呕吐一周;CA 19-9:1 159.3U/ml

A、B.平扫 CT 胰体尾萎缩,胰体见小圆形钙化灶(短白箭头),胰头不规则软组织肿块,密度欠均;C、D 示增强 CT 动脉期,胰头软组织肿块,增强不均匀轻度强化,与肠系膜上动静脉(GDA)关系密切;病灶内无钙化;Child 术后病理:胰腺导管腺癌

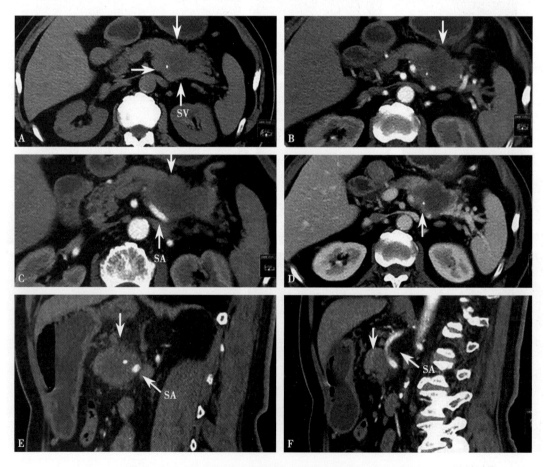

图 1-4-23　男,82 岁;中上腹痛一个月;CA 19-9 11.9U/ml

图 A 示平扫 CT 胰体尾部见软组织肿块,其中央区密度略低,肿块边缘见点状钙化灶;图 B~F 示增强 CT 动脉期,胰体尾癌(白箭头)轻度不均匀强化,以边缘为著,侵犯包绕脾静脉(SV)、脾动脉(SA)。术后病理:胰腺导管腺癌

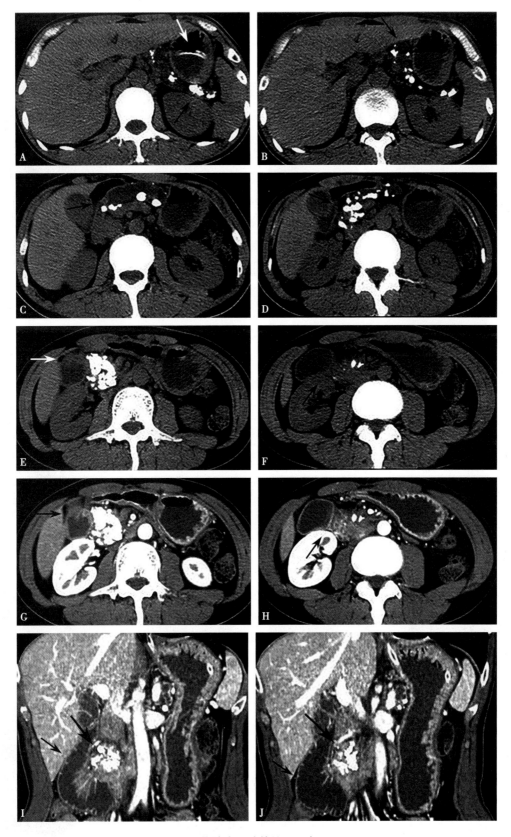

图 1-4-24 男,36 岁;体检发现胰管结石一个月;CA 19-9 16.7U/ml

CT 平扫见胃腔内见导管影(A),体尾部萎缩(A、B),颈体部胰管扩张明显(B、C、D),胰腺头体尾广泛钙化(A~F,以头部为著(E),平扫(E、F)及增强 CT(G~J)胰头下部边界模糊,与十二指肠分界欠清晰,十二指肠降段与水平段结合处肠壁增厚,十二指肠降段扩张;I 及 J 图短粗箭头示胰头钙化。Whipple 术后病理:胰腺导管腺癌

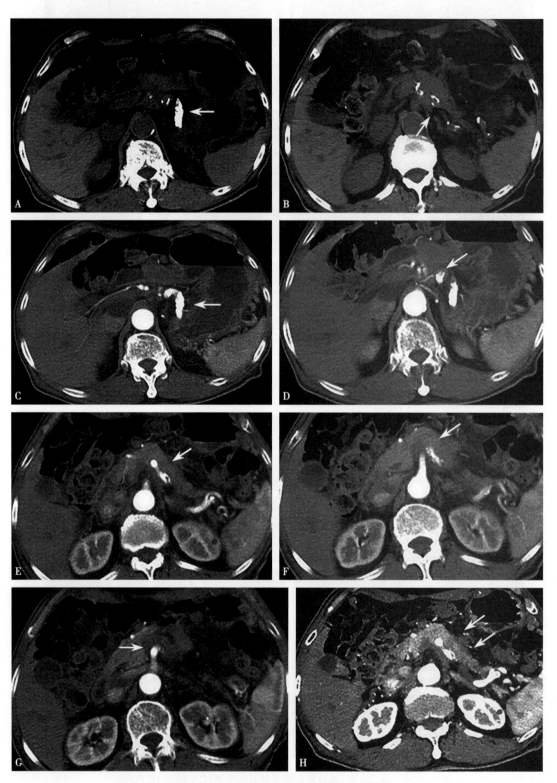

**图 1-4-25　男性,75 岁,恶心呕吐 3 个月**

相邻层面 CT 平扫(A、B)示胰腺后方脾动脉钙化,沿胰体成斑点状向腹腔干方向走行,增强图像(C~G)脾动脉显影明显,逐渐进入到腹腔干,H 示胰腺体部增强后呈相对低强化。术后病理示:胰腺体部腺癌

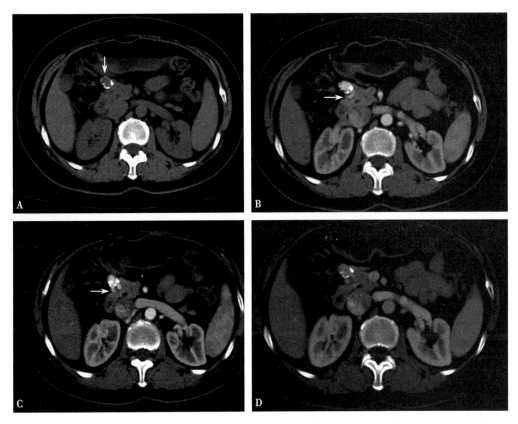

**图 1-4-26　女,55 岁;体检发现"胰腺颈部"环状钙化**

A~D 分别为 CT 平扫、动脉期 2 个层面、门静脉期。A. 平扫图,胰头部前方可见类圆形低密度病灶,边界清晰,伴边缘钙化(白箭头示);B、C、D. 增强后该病灶与胃十二指肠动脉相延续,在动脉期、门脉期与动脉强化程度类似,其旁可见迂曲强化的胃十二指肠动脉影(白箭头示)。诊断:胃十二指肠动脉动脉瘤伴管壁钙化

**表 1-4-1　胰腺钙化的病种及基本特征**

| 疾病种类 | 钙化率(国外) | 钙化特征 | 备注 |
|---|---|---|---|
| **囊性** | | | |
| 假性囊肿 | 罕见 | 边缘点状钙化、钙乳 | 与慢性胰腺炎的其他特征有关 |
| 黏液性囊性瘤 | 15% | 曲线状、点状钙化 | 可能与分隔钙化有关 |
| 浆液性囊腺瘤 | 30% | 中央钙化瘢痕 | 常出现在老年女性 |
| IPMN | 1%~2% | 无胰腺炎的导管内钙化 | 黏液阻滞于导管(能在内镜中找到) |
| **实性** | | | |
| 实性假乳头状瘤 | 30% | 周围和多发点状钙化 | 常出现于年轻女性 |
| **乏血供** | | | |
| 导管腺癌 | 罕见 | 肿块周边可见 | 可能与胰腺炎有关 |
| 局灶性胰腺炎 | 50% | 局灶性钙化 | 实质钙化、导管结石或两者均有 |
| **富血供** | | | |
| 神经内分泌肿瘤 | 30% | 局灶性、粗大、不规则中央钙化 | 在无功能性神经内分泌肿瘤中更常见 |
| 腺泡细胞癌 | 50%~56% | 多样,无特异性的钙化 | 多见于老年男性 |
| **其他肿瘤** | | | |
| 转移性肿瘤 | 非常罕见 | 多样,无特异性的钙化 | 胰腺转移性肿瘤罕见,钙化更稍加少见 |
| 胰母细胞瘤 | 30% | 多样,无特异性的钙化 | 多见于儿童 |
| **鉴别** | | | |
| 结石 | 不定 | 胰管内分散 | 分散的胰管结石与肿块无关 |
| 血管 | 不定 | 涉及血管或动脉瘤 | 与动脉粥样硬化有关 |

## 第五节　慢性胰腺炎诊断后至少还要做哪些工作

诊断为 CP 后,并非诊疗任务的完成,除了给予相应治疗外,仍有许多工作工作需要做,有几个概念一定要有。

### 一、"癌"的概念

#### (一)是否是 CP 癌变

作为胰腺癌的高危因素,来自国内王伟等的研究显示,非特异性胰腺炎可增加 5.1 倍癌变风险,慢性胰腺炎可增加 13~27 倍的癌变风险,遗传性胰腺炎则达 70 倍。国外新近有研究显示,癌变风险似乎较低,且主要发生于慢性胰腺炎确诊后的 2 年之内(16 倍),5 年后癌变风险逐渐降低(8 倍);早有研究显示,胰腺癌病例中,约 3.5% 病例有慢性胰腺炎病史;新近有研究显示,新确诊的 CP 中,2%(44/2 175)的患者在 2 年内被确诊为胰腺癌,3 年内总癌变率为 2.4%(52/2 175)(图 1-5-1)。

#### (二)是否是以 AP、CP 面目出现的胰腺癌

胰腺癌的早期表现非常隐匿,多无症状或不适,待首发症状出现时往往已经晚期;而且,部分有早期症状的胰腺癌往往是以胃肠疾病或胰腺良性疾病的面目示人的,如慢性胃炎、消化不良、消化性溃疡、急性胰腺炎或慢性胰腺炎等,致使临床诊断非常困难。研究显示,急性胰腺炎(acute pancreatitis,AP)的病因中,1%~2% 的病例为胰腺癌引发,有 3% 的胰腺癌病例表现为 AP;新近有研究显示,近 5% 的胰腺癌最初被诊断为 CP,且其中约 2/3 胰腺癌的诊断时 2 个月以后才作出。CP 诊断的困难及复杂性,可见一斑(图 1-5-2、1-5-3)。

#### (三)是否是以胰腺癌的面目出现的 CP

约 9.2% 的术前表现为胰腺癌的病例术后病理证实为非胰腺癌,这些病例包括肿块型 CP、CP 的特殊类型自身免疫性胰腺炎(AIP)或沟槽样胰腺炎(groove pancreatitis)等(详见本书第 9 章、23 章、24 章等相关章节)(图 1-5-4)。

#### (四)癌变的早期甄别、诊断,临床面临诸多困难与尴尬

1. 除了 CP 外,众多胰腺疾病亦有癌变风险　来自中华外科青年医师学术研究社胰腺外科研究组、由国内 16 家胰腺外科中心提供的 2 251 例胰腺囊性肿瘤的患者资料显示,常见的胰腺囊性肿瘤,如胰腺实性假乳头状瘤(SPT)癌变率为 12.3%,黏液性囊腺瘤(MCN)癌变率为 10.4%,胰腺导管内乳头状黏液性肿瘤(IPMN)癌变率为 32.1%;即使是传统认为的胰腺良性疾病:胰腺浆液性囊腺瘤(SCN),其癌变率虽低,仍有癌变风险(0.6%)(表 1-5-1)。

表 1-5-1　16 家胰腺外科中心提供的 2 251 例胰腺囊性肿瘤患者资料的肿瘤类型分布

| 诊断 | 例数 | 男:女 | 年龄 / 岁 | 恶变 / 例 | 恶变率 /% |
|---|---|---|---|---|---|
| 实性假乳头状瘤 | 713 | 1:4.3 | 32.8 ± 13.7 | 88 | 12.3 |
| 黏液性囊腺瘤 | 365 | 1:5.2 | 48.7 ± 13.2 | 38 | 10.4 |
| 浆液性囊腺瘤 | 678 | 1:3.0 | 53.2 ± 12.7 | 4 | 0.6 |
| 导管内乳头状黏液性肿瘤 | 495 | 1:0.5 | 61.5 ± 10.0 | 159 | 32.1 |
| 分支胰管型 | 100 | 1:0.7 | 60.4 ± 10.5 | 17 | 17.2 |
| 主胰管型 / 混合型 | 190 | 1:0.5 | 63.1 ± 9.3 | 81 | 42.6 |
| 未确定胰管来源 | 205 | 1:0.4 | 60.1 ± 10.4 | 61 | 29.8 |

注:4 种胰腺囊性肿瘤的年龄比较,差异有统计学意义($F=3 798.10,p<0.01$);4 种胰腺囊性肿瘤恶变率比较,差异有统计学意义($\chi^2=266.00,p<0.01$)

2. 手术是唯一治愈胰腺癌的方法　随着科技的进步和医学的发展,大型胰腺病诊疗中心内可供患者选择的手术方式越来越多,并发症的防治愈来愈专业(图 1-5-5);不过,由于胰腺手术的高度复杂性,培养一支高效严谨团结的专业医师队伍和建设一流的具有人文情怀的专业胰腺病诊疗中心,是胰腺疾病得以

准确诊疗的关键。

3. 治疗 CP 癌变及胰腺癌,早期诊断、早期治疗是提高疗效的关键　直径小于 1cm 的胰腺癌(小胰腺癌),无论是否有淋巴结转移或胰外浸润,100% 可以手术,术后 5 年生存率可达 75% 或以上,直径小于 2cm(早期胰腺癌),局限于胰腺内,无淋巴结和远处转移;其预后显著优于其他各期(图 1-5-6)。

临床上,胰腺癌的确诊或发现的时机很多已是大胰腺癌(>2cm,$T_2$ 期以上)的中晚期,此时可有症状,影像学或肿瘤学指标多有异常,在此组患者中,可手术治疗的患者 5 年生存率在 10%~30%,此为手术治疗的最后时机,但此时临床症状,如腹痛、消瘦、血糖异常等,往往易与慢性胃炎、消化不良、糖尿病等混淆,多数患者难以想到至医院就诊,然而此时间段很短,仅 4~6 个月,一旦错过这一最后机会进入不可切除阶段后,疗效急剧下降,5 年生存率仅为 5%~6%(图 1-5-6)。

4. 提高胰腺疾病及胰腺癌疗效,临床实践中面临诸多困难及尴尬　临床实践中,即使将所有早中晚期胰腺癌的患者均计入在内,也仅有约 20% 胰腺癌患者有幸得以手术治疗,约 80% 的胰腺癌患者失去了手术机会,在提高疗效的路上,临床实践中面临诸多困难及尴尬,反复的科普尤为重要。

如上所述,胰腺癌的发生发展非常隐匿,早期(原位癌、微小胰腺癌、小胰腺癌,即 Tis 期至 $T_1$ 期)往往无症状或无不适感觉,中晚期诊断与鉴别有时亦非常困难。影像学检查以纵轴高清超声内镜(endoscopic ultrasonography,EUS)检查最为清晰,其次为胰腺增强磁共振检查,小部分可由胰腺增强 CT 检出,CT 平扫或腹部超声对早期表现无能为力,而恰恰在这个阶段,胰腺癌手术治疗疗效最佳,5 年生存率可达 60%~75%,见图 1-5-6。

胰腺疾病早期诊疗的困难之一在于众多胰腺疾病的影像学早期显示往往无异常或无症状,CA19-9 等肿瘤学指标不高,潜在或高危人群很难接受 EUS 检查,常用的增强 CT 检查,仅仅能发现少部分病例,而

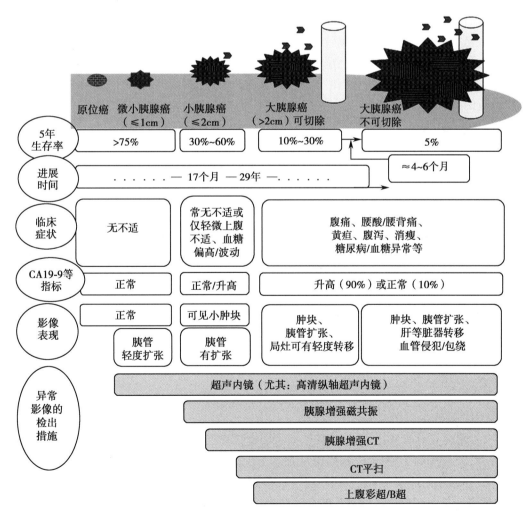

图 1-5-6　胰腺癌进程与临床诊断方法

一旦 CT 未见异常,则患者更难以接受甚至抗拒 EUS 或胰腺增强磁共振检查(图 1-5-6)。

更为困难的是,胰腺疾病稍早期的表现也只是仅仅有轻微"不像正常"的表现,诊断与鉴别诊断困难;对该病的筛查又很容易遭受个别患者的诟病、误解或反感。

毕竟对许多非医者或非专业人员而言,"能吃能喝,哪会有病?"、"CT 都说没事了,哪会还有事?"、"'癌症'指标是好的,做超声内镜没有必要"、"淀粉酶查好多次都是好的,胰腺不可能有问题"等"有不舒服才会有疾病"或"神化"CT、磁共振检查或肿瘤学指标检测等是普遍认知,而多数胰腺疾病早期往往无不适主诉或一般影像学或实验室检查无阳性发现,中晚期(或首发症状)往往又以"慢性胃炎"、"消化不良"、"上腹不适""消瘦""腹泻""腰背部不适""新发糖尿病或血糖不稳""急性胰腺炎""反复腹痛"等诸多面目出现,加之胰腺疾病发病率较上述疾病发病率低,每次高危人群的筛查或检查不可能均有阳性发现,见图 1-5-6。

## 二、超声内镜尤其是纵轴超声内镜的概念

### (一)超声内镜(EUS)尤其是纵轴 EUS 为目前诊断胰腺疾病最敏感的检查方法

早期 CP、CP 癌变、胰腺癌及其他胰腺疾病起病往往非常隐匿(除了急性胰腺炎,该病早期多有腹痛,但需注意,即使是急性胰腺炎,仍有少许病例为 CP 及胰腺癌的伪装面目),常用的筛查方法如肿瘤指标检查、CT、磁共振(MR)以及 PET-CT、PET-MR 等,对小胰腺癌或早期胰腺疾病的诊断准确率较低见图 1-5-6。

1. EUS 为内镜与超声技术完美结合的产物　以超声胃镜为例,对患者或非专业人员而言,感觉像是在做胃镜:一般也是取左侧卧位和一根胃镜一样的镜身滑入患者的胃及十二指肠,而实际上,两者构造有很大差异,最明显的是 EUS 头端"多出来"一个可以观察"消化道黏膜后面"高频超声探头(图 1-5-7),当内镜循体腔滑入欲观察器官或病灶部位后,在医师直接观察消化道黏膜的同时,通过置于内镜头端的微型高频超声探头,更能通过"紧贴""近身"于欲观察的器官或病灶部位,避开了胃腔内气体干扰(正常状态下,胃肠道内都有气体,而超声波是"怕"气体、"喜欢"水的),进行实时超声扫描(图 1-5-8),可清晰获得胆胰及胃肠道的层次结构、组织学特征及周围邻近脏器的超声图像,尤其是具备高清、精细放大功能的纵轴 EUS,对消化道、胆胰及其周围的病变有更高的分辨率,能完成对胆胰微小(5mm)病变的识别。

2. EUS 可精准显示检查区域纹理特征　以胰腺癌为例,其多为低回声,内部回声不均,其边界不规则或呈"蟹足样"改变;同时,EUS 其兼有的高清放大功能可在放大目标区域时不会失去图像细节特征;另外,通过静脉注射微泡造影剂,由于该造影剂直径约 $2.5\mu m$,与红细胞直径类似,故于 EUS 探头探测距离内,通过 EUS 造影可清晰显示病灶或目标区域的微小血管分布。为目前诊断胰腺肿瘤最敏感的方法,前提是规范、认真、精细的扫查(图 1-5-9~1-5-12)。

由于具有上述独特优势,EUS 在诊断胰腺小肿瘤方面的重要性日益引起学界重视。有研究显示,EUS 诊断胰腺小肿瘤的敏感度为 93%,而增强 CT(53%)和磁共振(67%)灵敏度相对较低,提示尽管胰腺 MDCT 的切面更薄,造影剂注入时间更精确,同时对病灶进行多维平面重建,对胰腺小病灶仍差强人意,即仍有 40%~50% 胰腺癌 CT 无法检出。

3. 对于某些特殊表现的小胰腺癌而言,EUS 更是具有独特优势　呈等回声表现或者边界不清或者脂肪胰基础上不易检出的小胰腺癌,其发现和鉴别诊断则更加困难,而 EUS 谐波增强造影成像可以有效地显示胰腺不同病变血管纹理。

弹性成像(elastography)通过实时对组织弹性系数(软硬度)的量化及可视化分析,进一步增强 EUS 的诊断效能,从而提高胰腺癌的早期诊断率。

同时,EUS 的超声探头离病灶的距离更近、通过内镜活检通道使用穿刺针等介入器械;由于通过的正常组织和器官少,大大降低了副损伤,这些都从技术上保障了内镜超声下实现介入治疗的可行性与安全性(图 1-5-2~1-5-13,ER 1-5-1)。

而且,由于 EUS 是由高年资医师进行的实时动态检查,对可疑病灶可反复多角度仔细甄别,使诊断更为清晰、生动、直观,准确率大为提高(图 1-5-14,ER 1-5-2~1-5-4)。

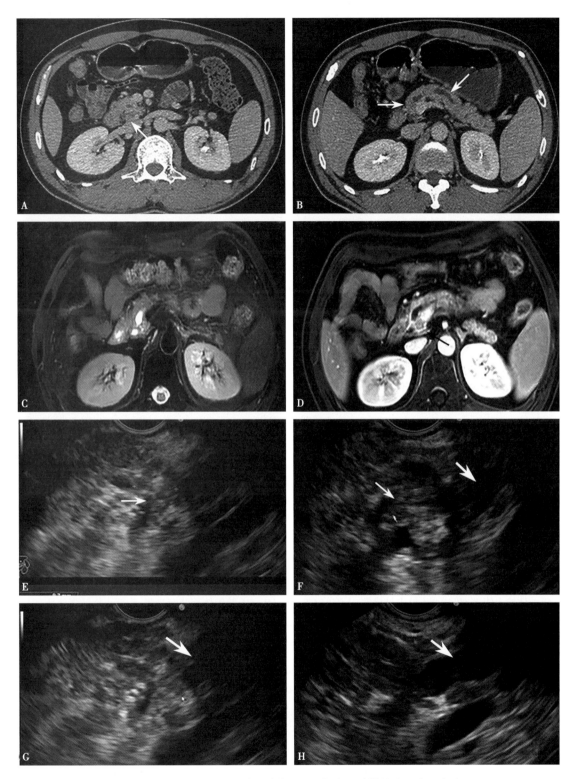

**图 1-5-10　男性,50 岁,体检胸部 CT 平扫发现胰管扩张 1 个月来诊**

上腹部 CT 增强静脉期(A、B)胰头偏后方小片低强化灶(细箭头),伴上游胰管扩张;MRI 增强 $T_2WI$(C)、$T_1WI$(D)
示胰头部略低强化肿块影(黑箭头),局部胰管中断、上游胰管扩张;超声内镜(E~H)示胰头部一直径约 8.7mm
不规则低回声病灶(细箭头),其近端胰管明显扩张(粗箭头)。入院后行胰十二指肠切除术,术后病理示:胰腺
导管腺癌 Ⅱ 级

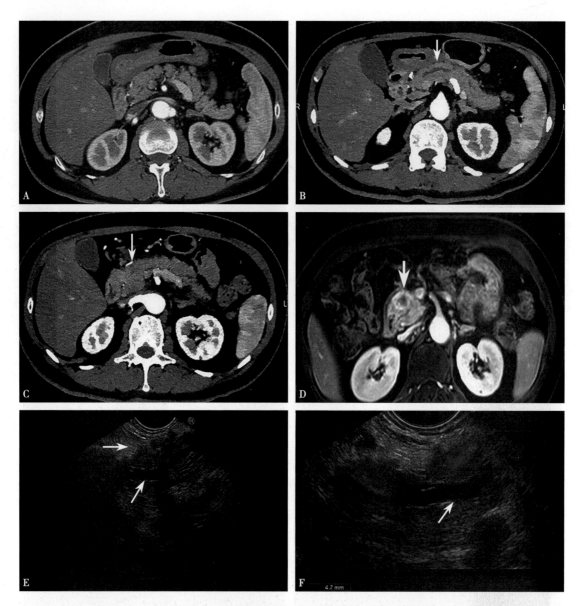

**图 1-5-11　女性,55 岁,反复胰腺炎近半年;CA19-9 43U/ml(参考值 <35U/ml)**

2 年前体检上腹部 CT 增强(A)未见异常;入院前 CT 增强(B、C),胰腺体部胰管扩张,头部小片低强化灶(白箭头);MRI 增强(D)示胰腺头部囊实性肿块影,明显强化,内见坏死(白箭头)。考虑胰腺结节。超声内镜是头颈部胰管扩张,直径 4.7mm(E、F)

**ER 1-5-1　纵轴 EUS 检查与治疗完整过程一例(与图 1-5-13 同一患者)**

为该患者纵轴 EUS 检查与治疗完整过程,其中,①00:00:08-00:03:00 显示腹主动脉 + 腹腔干 +SMA、胰腺体部、门脉汇流、门静脉及胆总管(CBD);②00:06:05-00:06:55 显示胰腺体尾交界处肿块;③00:08:25-00:09:30,肿块弹性成像:质地偏硬;④00:10:00-00:10:50 肿块包饶脾动脉(SA)、门静脉(PV);⑤00:27:40-00:29:40 肿块超声造影:乏血供;⑥00:35:10-00:37:10 腹腔干神经丛阻滞(CPN);⑦00:49:00-00:50:40 于体尾部肿块行超声内镜引导下细针穿刺细胞学检查(EUS-FNA)(操作者:本书编委,中南大学湘雅三医院消化科主任医师王芬教授)

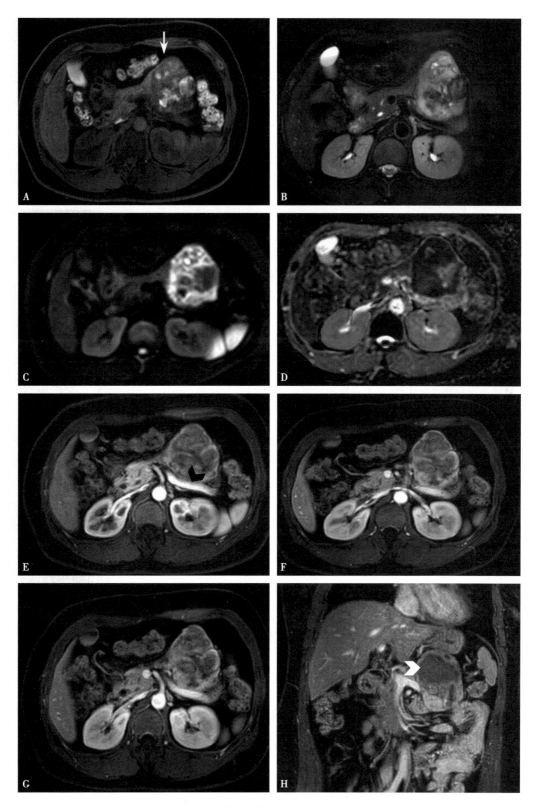

**图 1-5-14　胰腺体尾部囊实性占位：胰腺磁共振图片**

女，47 岁；体检发现胰腺尾部囊实性占位来诊。A~H. 分别为 MRI $T_1WI+fs$、$T_2WI+fs$、DWI（b=800）、ADC 图、$T_1WI+fs$ 增强动脉晚期、门静脉期、延迟期、冠状面重建（门静脉期）；A~D. 胰腺体尾部可见囊实性肿块（白箭头示），形态不规则，内部信号高低混杂不均匀，实性成分在 $T_1WI+fs$ 呈稍低信号、$T_2WI+fs$ 呈高信号，DWI 上呈明显高信号，对应的 ADC 图信号减低，在 $T_1WI+fs$ 上内部可见小片状在呈高信号（出血可能）；E~H. 增强后实性成分及囊壁在动脉期中度强化，门脉期及延迟期渐进性延迟强化，邻近脾静脉管壁光滑，呈推压改变（黑箭头示），门静脉期冠状面示囊性成分未见强化（白箭头示）

ER 1-5-2　胰腺体尾部囊实性占位:EUS 扫查胰尾

ER 1-5-3　胰腺体尾部囊实性占位:EUS 扫查胰尾、胰体

ER 1-5-4　胰腺体尾部囊实性占位:EUS 自胰腺头颈部向体尾部扫查

ER 1-5-2~ER 1-5-4:上述患者李 ×× 之超声内镜检查视频,其中 ER 1-5-2 扫查胰尾、ER 1-5-3 自胰尾向胰体扫查、ER 1-5-4 自头颈部向胰尾扫查,注释参见图 1-5-15。

**(二)EUS 存在的问题**

任何检查都非完美,EUS 同样存在缺陷,主要包括:

1. 检查时间较长(半个小时甚至一个小时或更长时间)。

2. 医师学习周期长、培训难度较大(图 1-5-16)。

3. 为侵入性检查,检查过程中患者不适,术后常有咽喉部不适或疼痛,个别患者术后会出现出血、穿孔、感染、胰腺炎、窒息、心脑血管等意外等并发症风险。

4. 研究显示,即使是最精细的 EUS 细针穿刺细胞学检查或活检,仍可能有 25% 表现为肿块型慢性胰腺炎的病例或癌变病例无法确诊,而建议的一个月内再次复查的建议,常常会被患者忽视甚至引起误解或抵触。

上述缺陷限制了 EUS 的在一定范围内的应用,但其对胆胰结构贴近实时高清扫查的优势无可替代,应用前景广阔。另外,从我们的经验来看,检查前与患者的顺畅沟通、医患默契配合对顺利完成检查、减少患者不适非常重要。

**(三)EUS 概念的强化,并非意味着 CT、磁共振(MR)等传统影像学的退出**

CT、MR、EUS,为胰腺疾病诊疗的"三驾马车",对准确地诊断、鉴别诊断与选择正确的治疗方案有重要意义。

CT、MR 等传统影像学以其方便、无创等特点而在临床广泛应用,其对胆胰结构整体信息的采集方面具有非常好的优势。仅就两者而言,CT 在钙化、血管显示方面更加清晰,MR 对肿块(包括内部结构成分)以及与胆管胰管关系方面优势明显;淋巴结显示方面,两者平分秋色,CT 空间分辨率好,MR 胜在功能成像。

但在细节采集方面,两者均较 EUS 稍弱;原因是 EUS(尤其是高清纵轴 EUS)的高频探头贴近胆胰,使其在显示细节方面具有天然优势(图 1-5-2~1-5-18),缺陷是为侵入性检查,检查过程中患者不适较明显。

因此,对疑似或罹患胆胰疾病而言,首先应进行 CT、MR 等影像学检查,以获取胆胰结构的基本或整体结构信息,进而进行详细评估,以确定是否有 EUS 检查指征,最终达到优势互补、提高检出率、减少检查时间的目的,造福患者。

对 CT 及 MR 检查阴性的高风险患者或疑似胆胰病灶,则推荐一个月内即积极的 EUS 复查和密切随访复查(表 1-5-2、1-5-3,图 1-5-2~1-5-12);其次为胰腺增强 MR;若无上述条件者,可行胰腺动态增强 CT 复查。

### 三、病理诊断及随访复查的概念

**(一)疾病诊断的"金标准"是病理诊断**

胰腺影像学诊断再细致,也是影像诊断,是肉眼借助影像仪器直接取数据,显然与借助于显微镜的病理诊断无法抗衡的。在无病理诊断之前,所作出的诊断为临床诊断,与最终的病理诊断必定是有误差的。以胰腺癌为例,国外的术前诊断胰腺癌术后确定非胰腺癌的比例为 5%~11%;在胰头占位或肿块的病例中,非胰腺癌的比例约为 17%(89/525);来自 Burski 等的研究显示,在 CP 病例中,29%(125/436)的病例为肿块型,随后的随访显示,13%(16/125)的病例为胰腺癌或发生癌变(另可参见本书第 23 章与 24 章)。

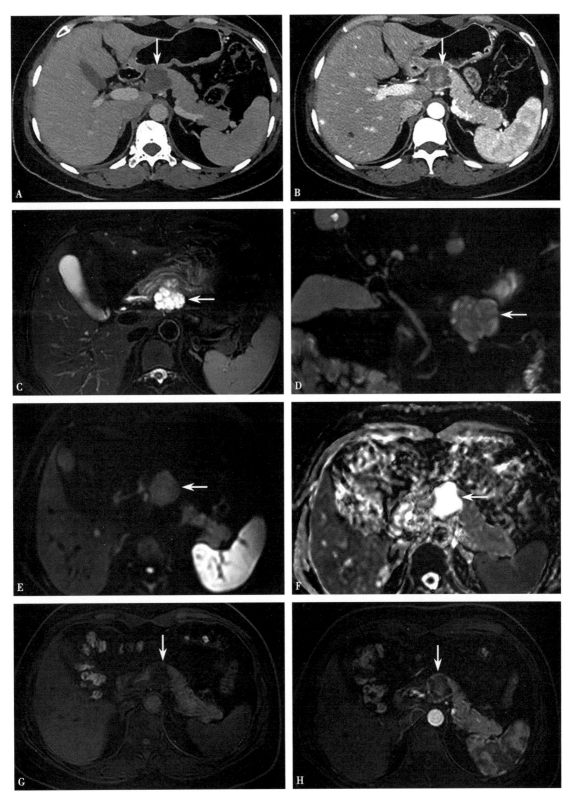

**图 1-5-17　女性,47 岁,发现胰腺占位 2 个月**

腹部 CT 平扫 + 增强(图 A、B)示胰腺体部分叶状低密度灶(白箭头),增强后病灶轻度不均匀强化。MR 平扫 $T_2WI$(图 C)示胰体部分叶状高信号灶,内见多发细分隔(图 C、图 D)。MRCP(图 D)示肿块与胰管关系较密切(箭头),但胰管无明显扩张。DWI 及 ADC(图 E、F)示 DWI 高信号、ADC 高信号,提示无弥散受限。$T_1WI$ 及增强(图 G、H)示病灶增强后囊壁、分隔轻中度强化

表 1-5-2　遗传性疾病与胰腺癌风险

| 风险状态 | 相对危险度 | 70 岁时发病率 | 基因 |
| --- | --- | --- | --- |
| 1. 家族性胰腺癌 | | | |
| 　1 位一级亲属 | 2.3~4.5 | 2% | *PALLD* |
| 　2 位一级亲属 | 6.4 | 3% | *BRCA2* |
| 　3 位一级亲属 | 32 | 16% | *PALB2* |
| 2. 家族性非典型多痣黑色素瘤 | 13~38 | 15%~20% | *CDKN2A/p16* |
| 3. PJ 综合征 | 132 | 11%~60% | *STK11/LKB1* |
| 4. 遗传性胰腺炎 | 50~87 | 30%~75% | *PRSS1* |
| | | | *PRSS2* |
| | | | *SPINK1* |
| | | | *CTRC* |
| 5. 囊性纤维化 | 5.3 | <5% | *CFTR* |
| 6. 家族性乳腺癌 | 3.5~10 | 5% | *BRCA2* |
| | 2.3~3.6 | 1% | *BRCA1* |
| 7. 遗传性非息肉病性大肠癌(Lynch 综合征) | 2.3~8.6 | 3%~4% | *MLH1* |
| | | | *MSH2* |
| | | | *MSH6* |
| 8. 家族性腺瘤性息肉病 | 4.5~5 | 2% | *FAP* |
| | | | *MUTYH* |
| 9. Li Fraumeni 综合征 | 不明 | 1.3% | *TP53* |

表 1-5-3　非遗传性疾病胰腺癌高危人群

1. 慢性胰腺炎病史
2. 糖耐量异常、新发糖尿病、糖尿患者的血糖突然波动或控制不平稳或加重
3. 腹部超声、CT、磁共振等发现胰腺病变或可疑胰腺病变,如胰管扩张、胰腺饱满、密度异常等
4. 影像学检查提示胰腺囊性肿瘤但未进行手术治疗者:导管内乳头状囊腺瘤,黏液性囊腺瘤,浆液性囊腺瘤,实性假乳头状瘤等
5. 肿瘤标志物升高:CA199、CA50、CA242 或 CA724 等
6. 上腹部或背部不适或隐痛不适
7. 黄疸、消瘦、肥胖、脂肪泻或腹泻
8. 烟酒嗜好

　　胰腺癌早期诊断的首要目标是筛查出两种主要的癌前病变:高级别胰腺上皮内瘤变(pancreatic intraepithelial neoplasias,PanIN)及 IPMN。PanIN 可发源于胰管的任何部位,为胰管上皮细胞出现的扁平或乳头状增生性病变,发生后往往伴随胰腺纤维化及胰管改变,有时可为超声内镜或胰腺磁共振甄别出。PanIN 分为三类:PanIN-1A、PanIN-1B、PanIN-2 和 PanIN-3;其中 PanIN-1A 和 PanIN-1B 为低级别,仅为增殖性改变,平面和乳头结构的细胞核无明显异常,PanIN-3 即高级别 PanIN(原位癌),有严重的结构和细胞核异常,但尚未突破基底层,为病灶侵袭的前奏,PanIN-2 为处于上述两者之间的中间状态,即细胞结构和细胞核已经发生了中度异常。另外,PanIN-1A 至 PanIN-3 过程中,胰腺癌相关的基因亦逐渐累积、增多。

　　鉴于胰腺癌极具恶性,故在无法排除胰腺癌或癌变、癌变风险高或发现有疑似癌变迹象时,手术治疗为第一选择(同时可获取胰腺组织进行病理诊断);对无法或拒绝手术的患者,密切随访显然是必要的,随访间隔不超过三个月,有研究直言建议 4 周以内即予以复查;复查手段首选高清纵轴 EUS(有条件可同时予以细针穿刺或活检),其次为胰腺增强 MR 或 CT,血肿瘤学指标检测可予以辅助(图 1-5-6、图 1-5-19~1-5-24)。

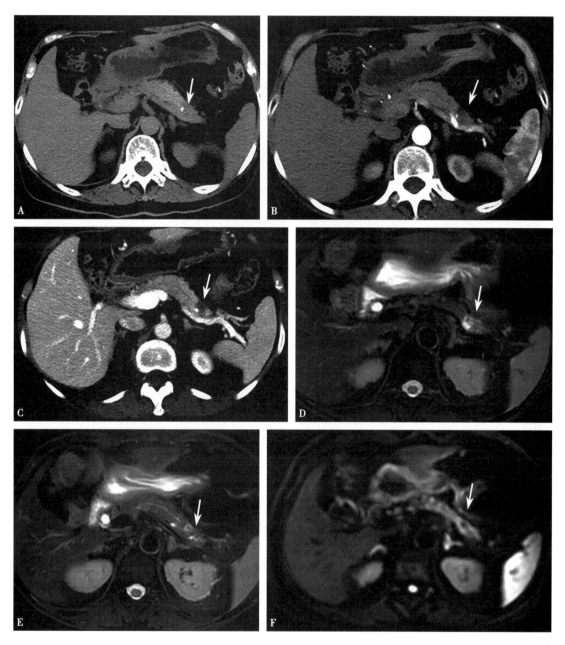

**图 1-5-19　高危人群影像诊断一例（PanIN）（CT、MRI）**

女性，64 岁，发现胰腺尾部占位一年，偶有左上腹腹痛不适，无发热黄疸。4 年前胆囊切除术。入院检查：CA 19-9：3.9U/ml，IgG4：0.37g/L。上腹部 CT 平扫＋增强：平扫示胰腺尾部低密度灶，其内可见点状钙化（图 A）；胰腺实质期（图 B）、门脉期（图 C）显示胰尾部病灶呈囊性不强化。胰腺 MRI 平扫＋增强：T₂WI 示胰尾部高信号灶，边界清，上游胰管轻度扩张，周围胰腺实质呈稍高信号，胰周可见少许渗出影（图 D、图 E）；DWI（图 F）示胰尾部实质信号略增高

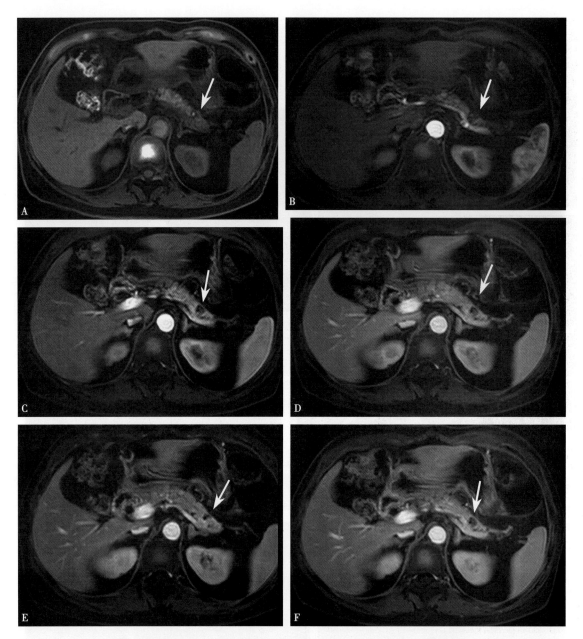

图 1-5-20　高危人群影像诊断一例（PanIN）（CT、MRI）（图 1-5-19 续）
平扫＋动态增强（A~D）：胰尾部囊性灶未见明显强化，囊性灶周围实质呈延迟期强化

**（二）CP 与其他胰腺疾病的共存问题**

除胰腺癌外，CP 偶尔也与其他胰腺疾病，如 IPMN、P-NETs 等共存，这更增加了胰腺疾病的诊断难度，此类病例，由于存在"遮蔽效应"，单纯影像学诊断难以准确完整判读，病理诊断更为重要（详见本书第 28 章"慢性胰腺炎与胰腺导管内乳头状黏液瘤、胰腺神经内分泌瘤的共存"叙述）。

**（三）详细的家族史及个人史**

直接询问患者家中是否有胰腺炎患者，结果显然是常常令人失望的，因为大部分遗传性或家族性 CP 家系成员中，CP 并未得到诊断，这需要医生去发现、去诊断。

专业的问诊应该围绕患者家庭成员中有无"糖尿病患者""不明原因腹痛患者""常年胃病患者""常年胆囊疾病患者""酗酒、吸烟者"等 CP 高危因素，并建议做增强 CT 等检查以明确诊断；同时，询问吸烟饮酒史的问诊亦需注意，当患者否认吸烟饮酒时，一定不要放弃，需再或反复追加"您从出生后就吸烟吗""发病前您喝酒吗"等类似语句，以防遗漏（详见 2012 年版《慢性胰腺炎：理论与实践》第四十四章慢

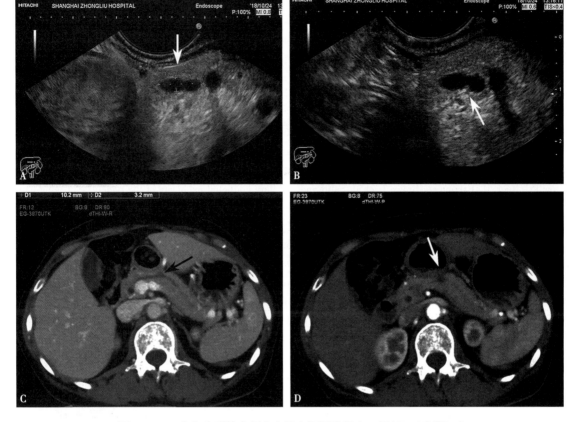

图 1-5-24　高危人群结合超声内镜密切随访复查一例（IPMN）（续 2）

2018-10-24 复查超声内镜示，胰腺头颈部见囊性病灶，大小 10.2mm×3.2mm，内部回声清晰（A），见 2 枚壁结节，较大者直径约 1.7mm（B）；另见囊性病灶似与主胰管相通，主胰管直径 3.9mm，胰周未见异常淋巴结影。诊断：分支型 IPMN。遂收住院，入院后次日 CA 19-9：24.2U/ml；2018-10-30 CT 增强（C、D）显示：胰腺体部可见小囊性灶，边界清晰，并与主胰管相通。次日多学科讨论后行胰腺局部切除术。术后病理示：胰管扩张，局灶区域上皮黏液化生，倾向为导管内乳头状黏液性肿瘤（IPMN）早期

性胰腺炎的诊断标准和分期之第五节：烟酒史及家族史的问诊和病例书写）。

　　一旦确诊遗传性或家族性 CP，胰腺癌的风险陡增，务必注意（详见 2012 年版《慢性胰腺炎：理论与实践》第三十五章慢性胰腺炎遗传学改变的理论核心和实践意义）。

　　**小结：**

　　胰腺疾病的复杂、繁杂、困难程度远超一般认知，即使有明确的诊断标准、指南，实际临床诊疗过程中，仍需要专业医师良好的临床思维、进行大量的鉴别诊断。攻克胰腺疾病，这是一个团队作战，需要多学科医生的持续努力拼搏，需要众多患者及社会鼎力支持。

（王　伟　龚　彪　杨秀疆　金震东　钟　捷　柴维敏　张　静）

# 参 考 文 献

1. 龚彪，王伟 . 慢性胰腺炎：理论与实践 . 北京：人民卫生出版社，2012.

2. Pourhoseingholi MA, Ashtari S, Hajizadeh N. Systematic review of pancreatic cancer epidemiology in Asia-Pacific Region：major patterns in GLOBACON 2012. Gastroenterol Hepatol Bed Bench，2017，10（4）：245-257.

3. Lévy P. Epidemiology of chronic pancreatitis：burden of the disease and consequences. United European Gastroenterol J，2014，2（5）：345-354.

4. Munigala S，Kanwal F，Xian H，et al. New diagnosis of chronic pancreatitis：risk of missing an underlying pancreatic cancer. Am J Gastroenterol，2014，109（11）：1824-1830.

5. Chen W,Zheng R,Baade PD,et al. Cancer statistics in China,2015. CA Cancer J Clin,2016,66(2):115-132.

6. Bansal P,Sonnenberg A. Pancreatitis is a risk factor for pancreatic cancer. Gastroenterology,1995,109(1):247-251.

7. Reddy NG,Nangia S,DiMagno MJ. The Chronic Pancreatitis International Classification of Diseases,Ninth Revision,Clinical Modification Code 577.1 Is Inaccurate Compared With Criterion-Standard Clinical Diagnostic Scoring Systems. Pancreas,2016, 45(9):1276-1281.

8. The seventh nationwide epidemiological survey for chronic pancreatitis in Japan:clinical significance of smoking habit in Japanese patients. Pancreatology,2014,14(6):490-496.

9. 中国医师协会胰腺病专委会慢性胰腺炎专委会.慢性胰腺炎诊治指南.2018,广州.

10. Campisi A,Brancatelli G,Vullierme MP,et al. Are pancreatic calcifications specific for the diagnosis of chronic pancreatitis? A multidetector-row CT analysis. Clin Radiol,2009,64(9):903-911.

11. Buetow PC,Buck JL,Pantongrag-Brown L,et al. Solid and papillary epithelial neoplasm of the pancreas:imaging-pathologic correlation on 56 cases. Radiology,1996,199:707-711.

12. Lesniak RJ,Hohenwalter MD,Taylor AJ. Spectrum of causes of pancreatic calcifications. AJR,2002,178:79-86.

13. Manfredi R,Ventriglia A,Mantovani W,et al. Mucinous cystic neoplasms and serous cystadenomas arising in the body-tail of the pancreas:MR imaging characterization. Eur Radiol,2015,25:940-949.

14. Buetow PC,Parrino TV,Buck JL,et al. Islet cell tumors of the pancreas:pathologic-imaging correlation among size,necrosis and cysts,calcification,malignant behaior,and functional status. AJR,1995,165:1175-1179.

15. Eelkema EA,Stephens DH,Ward EM,et al. CT features of nonfunctioning islet cell carcinoma. AJR,1984,143:943-948.

16. Imhof H,Frank P. Pancreatic calcifications in malignant islet cell tumors. Radiology,1977,122:333-337.

17. Levy AD,Mortele KJ,Yeh BM. Gastrointestinal imaging. New York,NY:Oxford University Press,2015:554.

18. Javadi S,Menias CO,Korivi BR,et al. Pancreatic Calcifications and Calcified Pancreatic Masses:Pattern Recognition Approach on CT. AJR Am J Roentgenol,2017,209(1):77-87.

19. Bansal P,Sonnenberg A. Pancreatitis is a risk factor for pancreatic cancer. Gastroenterology,1995,109(1):247-251.

20. Gambill EE. Pancreatitis associated with pancreatic carcinoma:a study of 26 cases. Mayo Clin Proc,1971,46(3):174-177.

21. Trapnell J. The natural history and management of acute pancreatitis. Clin Gastroenterol,1972,1:147-166.

22. Mayday GB,Pheils MT. Pancreatitis,a clinical review. Med J Austr,1970,1(23):1142-11444.

23. Munigala S,Kanwal F,Xian H,et al. New diagnosis of chronic pancreatitis:risk of missing an underlying pancreatic cancer. Am J Gastroenterol,2014,109(11):1824-1830.

24. Kirkegård J,Mortensen FV,Cronin-Fenton D. Chronic Pancreatitis and Pancreatic Cancer Risk:A Systematic Review and Meta-analysis. Am J Gastroenterol,2017,112(9):1366-1372.

25. Wang W,Liao Z,Li G,et al. Incidence of Pancreatic Cancer in Chinese Patients with Chronic Pancreatitis. Pancreatology,2011, 11(1):16-23.

26. Chari ST.Detecting early pancreatic cancer:problems and prospects. Semin Oncol,2007,34(4):284-294.

27. Luo G,Guo M,Jin K,et al. Optimize CA19-9 in detecting pancreatic cancer by Lewis and Secretor genotyping. Pancreatology, 2016,6:1057-1062.

28. 中华外科青年医师学术研究社胰腺外科研究组.中国胰腺囊性肿瘤外科诊治现状分析:2 251 例报告.中华外科杂志, 2018,56(1):24-29.

29. Egawa S,Takeda K,Fukuyama S,et al. Clinicopathological aspects of small pancreatic cancer. Pancreas,2004,28(3):235-240.

30. Lami G,Biagini MR,Galli A. Endoscopic ultrasonography for surveillance of individuals at high risk for pancreatic cancer. World J Gastrointest Endosc,2014,6(7):272-285.

31. Tsuchiya R,Noda T,Harada N,et al. Collective review of small carcinomas of the pancreas. Annals of Surgery,1986,203:77-81.

32. Furukawa H,Okada S,Saisho H,et al. Clinicopathologic features of small pancreatic adenocarcinoma. A collective study. Cancer,1996,78:986-990.

33. Shimizu Y,Yasui K,Matsueda K,et al. Small carcinoma of the pancreas is curable:new computed tomography finding, pathological study and postoperative results from a single institute. J Gastroenterol Hepatol,2005,20:1591-1594.

34. Ishikawa O,Ohigashi H,Imaoka S,et al. Minute carcinoma of the pancreas measuring 1cm or less in diameter——collective review of Japanese case reports. Hepatogastroenterology,1999,46:8-15.

35. Brat DJ,Lillemoe KD,Yeo CJ,et al. Progression of pancreatic intraductal neoplasias to infiltrating adenocarcinoma of the pancreas. Am J Surg Pathol,1998,22:163-169.

36. Brockie E, Anand A, Albores-Saavedra J. Progression of atypical ductal hyperplasia/carcinoma in situ of the pancreas to invasive adenocarcinoma. Ann Diagn Pathol, 1998, 2: 286-292.

37. Figueiredo FA, da Silva PM, Monges G, et al. Yield ofContrast-Enhanced Power Doppler Endoscopic Ultrasonography and Strain Ratio Obtained by EUS-Elastography in the Diagnosis of Focal Pancreatic Solid Lesions. Endosc Ultrasound, 2012, 1 (3): 143-149.

38. Agarwal B, Abu-Hamda E, Molke KL, et al. Endoscopic ultrasound-guided fine needle aspiration and multidetector spiral CT in the diagnosis of pancreatic cancer. Am J Gastroenterol, 2004, 99: 844-850.

39. DeWitt J, Devereaux B, Chriswell M, et al. Comparison of endoscopic ultrasonography and multidetector computed tomography for detecting and staging pancreatic cancer. Ann Intern Med, 2004, 141: 753-763.

40. Luz LP, Al-Haddad MA, Sey MS, et al. Applications of endoscopic ultrasound in pancreatic cancer. World J Gastroenterol, 2014: 28, 20 (24): 7808-7818.

41. Teshima CW, Sandha GS. Endoscopic ultrasound in the diagnosis and treatment of pancreatic disease. World J Gastroenterol, 2014, 20 (29): 9976-9989.

42. Maguchi H1. The roles of endoscopic ultrasonography in the diagnosis of pancreatic tumors. J Hepatobiliary Pancreat Surg, 2004, 11 (1): 1-3.

43. Chen J, Jiang K, Wu J, et al. Application of intraoperative transluminal core-biopsy for diagnosis of pancreatic head mass: A single center 15-year experience. Pancreatology, 2018, 18 (1): 68-72.

44. Gandhi NS, Feldman MK, Le O, et al. Imaging mimics of pancreatic ductal adenocarcinoma. Abdom Radiol (NY), 2018, 43 (2): 273-284.

45. Burski C, Varadarajulu S, Trevino J. Diagnosing cancer in chronic pancreatitis: The struggle persists. Gastrointest Endosc, 2012, 75: AB193.

46. Smith CD, Behrns KE, van Heerden JA, et al. Radical pancreatoduodenectomy for misdiagnosed pancreatic mass. Br J Surg, 1994, 81 (4): 585-589.

47. Van Gulik TM, Reeders JW, Bosma A, et al. Incidence and clinical findings of benign, inflammatory disease in patients resected for presumed pancreatic head cancer. Gastrointest Endosc, 1997, 46 (5): 417-423.

48. Raimondi S, Lowenfels AB, Morselli-Labate AM, et al. Pancreatic cancer in chronic pancreatitis: aetiology, incidence, and early detection. Best Pract Res Clin Gastroenterol, 2010, 24: 349-358.

49. Téllez-Ávila FI, Villalobos-Garita A, Giovannini M, et al. Follow-up of patients with pseudotumoral chronic pancreatitis: outcome and surveillance. World J Gastroenterol, 2014, 20 (26): 8612-8616.

50. Burski C, Varadarajulu S, Trevino J. Diagnosing cancer in chronic pancreatitis: The struggle persists. Gastrointest Endosc, 2012, 75: AB193.

51. Smith CD, Behrns KE, van Heerden JA, et al. Radical pancreatoduodenectomy for misdiagnosed pancreatic mass. Br J Surg, 1994, 81 (4): 585-589.

52. Van Gulik TM, Reeders JW, Bosma A, et al. Incidence and clinical findings of benign, inflammatory disease in patients resected for presumed pancreatic head cancer. Gastrointest Endosc, 1997, 46 (5): 417-423.

53. Wada K, Takaori K, Traverso LW. Screening for Pancreatic Cancer. Surg Clin North Am, 2015, 95 (5): 1041-1052.

# 第 **2** 章

# 述评：胰腺癌的诊疗

【摘要】胰腺癌是恶性程度最高的消化道肿瘤。发展快，转移早，诊疗难度大，治疗效果差。以多学科协作为主的综合诊疗模式（multidisciplinary team，MDT）是目前胰腺癌主要的治疗策略，并贯穿诊疗全程。基于手术、化疗、放疗三大主流治疗的新兴靶向药物和免疫疗法也在胰腺癌诊治中崭露头角。以精准为目的，以联合为手段的整体策略是胰腺癌未来诊疗的发展方向。

2017 年美国癌症研究协会（AACR）和欧洲肿瘤内科协会（EMSO）公布数据证实全球癌症发病率及死亡率出现"双双下降"的趋势，然而，胰腺癌却作为"逆增长"致死的两大实体肿瘤之一（另一为肺癌）引起广泛关注。2019 年美国癌症协会发布的数据显示，美国胰腺癌新发病例数男性列第 10 位、女性列第 9 位，死亡率居恶性肿瘤第 4 位（Cancer Statistics，2019）。中国国家癌症中心最新统计数据也证实，胰腺癌位列中国城市男性恶性肿瘤发病率的第 8 位，居大城市（如北京、上海）人群恶性肿瘤死亡率的第 6 位（2019 年 1 月，国家癌症中心发布的最新全国癌症统计数据）。

外科手术是患者获得长期生存的唯一希望。但由于胰腺特殊的解剖位置和肿瘤生物学特性，早期诊断极为困难；特别是胰腺癌早期对局部大血管的侵犯，很大程度上增加了手术难度，降低了手术切除的概率。目前临床仅 15%~20% 的胰腺癌患者具有手术切除指征，而超过半数接受手术切除的患者，最终术后病理诊断仍发现镜下残存肿瘤。早诊早治是提高胰腺癌疗效的关键。一系列精密成像技术如 CT、MRI、PET-CT，尤其以超声内镜为主的内窥成像技术在高危及疑似胰腺癌人群中的广泛应用，是目前胰腺癌早期诊断及鉴别诊断最有效的工具，为包括外科手术在内各种综合治疗战略提供了影像学及病理学的首选依据。

胰腺癌的整体疗效至今未有突破性进展，但一系列新发现及新方法近年来凸显希望之光。临床发现，少部分接受根治性手术的 I/Ⅱ期胰腺癌患者，在术后早期出现广泛转移，中位生存期甚至比分期更晚（Ⅲ期）且无法手术的胰腺癌患者还差。提示除传统解剖学因素外，特殊生物学性状是胰腺癌预后极差的关键原因。由此，目前单一倚重外科手术的胰腺癌治疗模式逐渐转向以分子分型为基础的"术前干预 + 个体化手术 + 术后辅助治疗"综合治疗模式，并被证实是提高手术疗效、改善患者生存的有效途径。基于此，以早诊早治为目的开发的诸多检测系统也纷纷提高了对肿瘤生物学特性的关注。一系列基于超声内镜技术发展起来的各种多模态内窥成像系统，如我们与中科院深圳先进院联合研制的"用于胰胆管病变研究的多模态声光融合内窥成像系统"，将光学相干层析成像（OCT）、高频超声成像、促癌免疫细胞靶向性荧光分子成像进行高效融合，依靠超声内镜技术，识别早期胰腺癌极微的结构特征和肿瘤生物学信息。这为外科手术指征的把握，尤其术前治疗的开展和药物选择提供了参考，是包括外科手段在内胰腺癌的整体治疗战略的有效补充。

　　同样作为系统治疗的一个重要组成部分,药物治疗(主要包括化疗药物或基因/免疫治疗药物)疗效也因胰腺癌高度异质的生物学特性受到限制。目前,美国国立综合癌症网络(National Comprehensive Cancer Network,NCCN)推荐的胰腺癌一线化疗方案主要是 ABX+GEM 或 FOLFIRINOX 方案,但多数患者敏感性依然有限,晚期胰腺癌患者的临床获益率仅为 30%~40%。针对胰腺癌唯一有效的靶向药物厄洛替尼,也疗效欠佳,晚期患者中位生存期仅延长 10 天。近年来兴起的免疫检查点抑制剂如 PD1/PDL1 单抗,虽然对黑色素瘤或非小细胞肺癌等疗效满意,也在具有高度微卫星不稳定性(MSI-H)或者错配修复基因缺失(dMMR)的胰腺癌患者中取得良好效果,但检测发现存在 MSI-H 的胰腺癌患者只占总人群的 1% 左右,临床获益面狭窄。2019 年奥拉帕利的横空出世,使具有胚系 BRCA1/2 基因突变的晚期胰腺癌患者,在一线铂类药物有效的基础上采用 PARP 抑制剂进行维持治疗,从而奠定了生物学标记指导下的胰腺癌精准治疗模式。进一步"深挖"提示胰腺癌特殊生物学性状的有效生物标志物,甄别敏感/耐药人群,是目前"精准诊疗"的大势所趋。2020 版美国国立综合癌症网络(National Comprehensive Cancer Network)将基因检测和遗传筛查首次推荐至每一位胰腺癌患者。世界各大中心于是通过全外显子测序、基因组、转录组或代谢组学等多层次、高通量检测手段,对癌细胞特征、间质微环境性状和机体免疫状态进行精准分类,依据相关基因的多态性差异,基因表达差异及差异性代谢物确定分子预测指标,选择特异性药物。然而即便如此,基于超声内镜穿刺或外科手术获取的临床活组织样本仍然是开展"精准"战略的前提或根本;一系列基因检测,分子分型,靶向药物选择等都高度依赖于日益进步的超声内镜诊断或穿刺技术以及各种微创手段包括微创手术的开展。IMPaCT 研究明确指出,只有简便、快速、高效地获取临床肿瘤生物样本,才能使胰腺癌的诊疗更加精准有效。

　　近 10 年来,针对胰腺癌诊疗的基础研究及临床试验数量远超既往 40 年间所有项目的总和,虽任重道远,但前景光明。正确把握胰腺癌诊治的发展方向尤为重要:一方面需要加强基础领域的探索,深入了解胰腺癌发生、发展的分子机制和生物学特性;以解决临床实际问题为导向,注重转化医学研究,更好地将研究成果运用于临床。另一方面,应着眼于临床诊疗技术的开发和应用,有效整合外科,内科,介入科,病理科以及内镜科等综合手段,联合国内外大中心,设计临床试验,开发新型药物,创新技术。相信以多学科联合为手段,个体化诊治为导向,在不远的将来,胰腺癌整体疗效会取得明显进展。

(刘　亮　虞先濬)

# 参 考 文 献

1. Siegel RL,Miller KD,Jemal A. Cancer statistics,2019. CA Cancer J Clin,2019,69(1):7-34.

2. Ferlay J,Colombet M,Soerjomataram I,et al. Cancer incidence and mortality patterns in Europe:Estimates for 40 countries and 25 major cancers in 2018. Eur J Cancer,2018.

3. Chen W,Sun K,Zheng R,et al. Cancer incidence and mortality in China,2014. Chin J Cancer Res,2018,30(1):1-12.

4. Strobel O,Hank T,Hinz U,et al. Pancreatic Cancer Surgery:The New R-status Counts. Ann Surg,2017,265:565-573.

5. Shi S,Liang C,Xu J,et al. The Strain Ratio as Obtained by Endoscopic Ultrasonography Elastography Correlates With the Stroma Proportion and the Prognosis of Local Pancreatic Cancer. Ann Surg,2018.

6. Liu L,Xu H,Wang W,et al. A preoperative serum signature of CEA+/CA125+/CA19-9>/=1 000U/mL indicates poor outcome to pancreatectomy for pancreatic cancer. Int J Cancer,2015,136:2216-2227.

7. Hartwig W,Werner J,Jager D,et al. Improvement of surgical results for pancreatic cancer. Lancet Oncol,2013,14:e476-e485.

8. Kamisawa T,Wood LD,Itoi T,et al. Pancreatic cancer. Lancet,2016,388:73-85.

9. Conroy T,Desseigne F,Ychou M,et al. FOLFIRINOX versus gemcitabine for metastatic pancreatic cancer. N Engl J Med,2011,364:1817-1825.

10. Von Hoff DD,Ervin T,Arena FP,et al. Increased survival in pancreatic cancer with nab-paclitaxel plus gemcitabine. N Engl J Med,2013,369:1691-1703.

11. Moore MJ,Goldstein D,Hamm J,et al. Erlotinib plus gemcitabine compared with gemcitabine alone in patients with advanced pancreatic cancer:a phase Ⅲ trial of the National Cancer Institute of Canada Clinical Trials Group. J Clin Oncol,2007,25:1960-1966.

12. Yamamoto H, Itoh F, Nakamura H, et al. Genetic and clinical features of human pancreatic ductal adenocarcinomas with widespread microsatellite instability. Cancer Res, 2001, 61: 3139-3144.

13. Chantrill LA, Nagrial AM, Watson C, et al. Precision Medicine for Advanced Pancreas Cancer: The Individualized Molecular Pancreatic Cancer Therapy (IMPaCT) Trial. Clin Cancer Res, 2015, 21: 2029-2037.

14. Golan T, Hammel P, Reni M, et al. Maintenance Olaparib for Germline BRCA-Mutated Metastatic Pancreatic Cancer. N Engl J Med, 2019, 381 (4): 317-327.

15. NCCN Guideline. http://www.NCCN.org. 2019.

# 第 3 章

# 述评：胰腺外科的发展与慢性胰腺炎及胰腺良性疾病的诊疗

【摘要】慢性胰腺炎的典型临床表现包括反复发作急性胰腺炎、慢性疼痛和胰腺内外分泌功能障碍。由于慢性胰腺炎的病理生理改变是不可逆的，因此临床治疗均以缓解症状为主要目的。现有的有创治疗措施（包括内镜治疗和手术治疗）的种类很多，且均具有较好的短期疗效，但是都不能达到治愈性的效果，这也成为 CP 外科手术治疗术式繁多的原因之一。

## 一、慢性胰腺炎的手术适应证

慢性胰腺炎的手术治疗疗效并不能逆转胰腺的慢性毁损性病变，所以在选择手术治疗之前，应充分评估患者的疾病状况和全身状况，首先考虑能否采用保守治疗控制症状，以及通过改变生活方式预防急性胰腺炎发作等。

尽管目前学界对何时采取手术干预尚存广泛争议，但是较为一致的意见是，在下列情况下应考虑手术治疗：

1. 保守治疗难以控制的顽固性腹痛，患者出现镇痛药物依赖或酒精依赖。
2. 由于炎性肿块的压迫或者炎性病变的侵袭导致胆总管梗阻、十二指肠梗阻、门静脉狭窄等。
3. 胰腺假性囊肿形成，不宜内镜治疗或内镜治疗失败者。
4. 胰体尾部肿块型胰腺炎致区域性门脉高压者。
5. 胰管广泛结石，内镜治疗失败者。
6. 医源性胸水、腹水，保守治疗效果不佳。
7. 肿块型慢性胰腺炎不能除外恶性病变者。

## 二、慢性胰腺炎的手术方式

大约有半数的 CP 患者经保守治疗效果欠佳，终需接受手术治疗。CP 的手术方式大致分为引流术和切除术两大类。包括：去神经术、单纯引流术、切除术、切除联合引流术、全胰切除联合胰岛自体移植术。

### （一）去神经术

该类手术包括双侧内脏神经切除术、腹腔神经节松解术、胸腰段交感神经节切除术、去神经脾胰瓣术等，这一类术式单纯阻断了胰腺周围的神经传导，借此达到缓解疼痛的目的，不能解决胰腺导管高压和胰腺肿块进展的问题,因此仅考虑作为手术治疗的附加术式,而不宜作为首选术式。

**(二)单纯引流术**

1. Puestow 手术　1958 年 Charles B. Puestow 和 William J. Gillesby 报道了一种用于治疗慢性胰腺炎伴胰管扩张的手术方式。该手术的原则是:切除脾脏和部分胰尾部,尽可能多的向右侧剖开扩张的胰管(通常到肠系膜上静脉水平),剖开的胰管与空肠行结肠后 Roux-en-Y 吻合。之所以要切除脾脏,是因为 Puestow 认为由于胰腺炎症严重导致脾门部血管难以游离,切除脾脏后可以较容易的切除胰尾,从而有助于充分显露胰管。早期的胰腺 - 空肠吻合是采用双层间断缝合方法,并且将胰体尾部游离后与空肠行套入式吻合。后来,Marion C. Anderson 在术中将胆道镜自胰尾部插入主胰管,经过胰颈到达胰头部胰管,如果有胰管结石则采用内镜下液电碎石,清除聚积于胰头部的结石,最后胆道镜经壶腹部进入胆总管,以证实胰管内结石被彻底清除。这是内镜外科技术与传统外科技术相结合治疗慢性胰腺炎的典范。

2. Partington 手术　1960 年 Partington 和 Rochelle 报道了一种 Puestow 的改良术式。这种术式保留了脾脏和胰尾部,在胰腺表面纵向剖开主胰管,其范围自肠系膜血管水平直至尽可能远的胰尾部,而后行空肠 - 胰管的侧侧吻合。Partington 手术的优势在于保留了更多的胰腺的内外分泌功能。但是,Partington 手术对胰头部的引流欠充分,Aranha 等人报道了扩大的 Partington 手术(extended lateral pancreaticojejunostomy),即胰管剖开的范围自距脾门 1~2cm 至距十二指肠 1cm 的范围,以达到包括 Wirsung 管和 Santorini 管在内的全程胰管减压的目的。在此基础上,他们进一步提出了剖开钩突部,彻底清除胰管内结石的原则。这一扩大的 Partington 手术实际上已经逐步接近了 Frey 手术。

3. 切除术

(1)胰十二指肠切除术(pancreaticoduodenectomy,PD)与保留幽门的胰十二指肠切除术(pylorus preserving pancreaticoduodenectomy,PPPD):这两种术式的优点是彻底切除了病灶,尤其是切除胰头部可有效减少疼痛复发,缺点是手术创伤大,破坏了消化道的生理连续性,尤其是切除了对胃肠运动及糖代谢起重要作用的十二指肠。一项长达 15 年的随访研究显示,65% 的术后患者腹痛缓解且不需接受任何形式的镇痛治疗。PD 和 PPPD 术后出现胰腺内外分泌功能不全的比例较高,24%~51% 的患者出现长期的外分泌功能障碍,12%~48% 的患者出现长期的内分泌功能障碍表现。

(2)胰体尾切除术(distal pancreatectomy,DP):胰体尾切除术最早由 Mayo 于 1913 年报道,主要用于治疗主胰管梗阻或狭窄且病变局限于胰体尾部的患者。胰体尾切除的长期疼痛缓解率为 55%~81%。患者若为胰体尾部假性囊肿者则疗效更为显著。据报道术后并发症发生率为 15%~35% 不等,死亡率低于 5%。如果切除的胰腺体积较大,术后可能会出现胰腺内外分泌功能障碍。

4. 切除联合引流术

(1)Beger 手术:Beger 手术最早报道于 1980 年。该术式保留了幽门、十二指肠和肝外胆管的完整性,所以适用于胰头部良性病变的治疗。Beger 手术包括四个要点:

1)于门静脉水平切断胰颈。

2)将胰头部向右侧翻转 90°,充分暴露胰头部肿块。

3)于胰腺段胆总管内侧切除部分胰头,保留胰头背侧的纤维鞘和血管结构。

4)胰腺与空肠行 Roux-en-Y 吻合,其中胰头部残余胰腺和胰体部胰腺断端分别与空肠进行吻合,合并胆总管狭窄者,行胆总管 - 空肠吻合。

与 PD 和 PPPD 相比,Beger 手术在近期缓解疼痛和血糖控制方面占优,而远期疗效无显著差异。

(2)Frey 手术:1987 年 Frey 等报道了一种在 Beger 手术与 Partington 手术基础上的改良手术。该手术不离断胰颈部,只剜除胰头部腹侧炎性组织,纵行剖开主胰管直至胰尾部,胰头部创面和剖开的主胰管与空肠行 Roux-en-Y 侧侧吻合。该手术兼顾主胰管的减压引流并最大限度地保留胰腺组织及其功能,缺点是胰头部切除范围相对较小,无法实现胰腺钩突部的充分减压。因此,该术式适用于胰管扩张伴有胰头部增厚(胰头肿块不明显)的患者。

(3)Berne 改良术:同 Frey 手术一样,Berne 改良术也是一种 Beger 手术的改良术式,称为 Berne

Modification。该手术最早应用于 20 世纪 90 年代，报道于 2001 年。该术式的特点也是不离断胰腺颈部，次全切除胰头部，不切开胰体尾部胰管，胰头部创面与空肠 Roux-en-Y 吻合重建，如果合并有胰腺段胆总管狭窄，则胆肠吻合的方式同 Beger 手术。与 Beger 手术不同，Berne 手术要求行术中胰管探查，如果发现有胰管狭窄，则应切开胰体和胰尾部胰管，行胰管 - 空肠侧侧吻合，类似于 Frey 手术。

5. 全胰切除术联合胰岛细胞移植术（total pancreatectomy with islet autotransplantation，TP-IAT）　下列患者应考虑行 TPIAT，包括：弥漫性小胰管病变的慢性胰腺炎，既往手术后症状复发的慢性胰腺炎，以及遗传性慢性胰腺炎。TPIAT 目前尚属于较新的手术方式，是理论上治疗 CP 的根治性手术，但是其疗效尚需更多的临床实践和严格的临床试验加以检验。

### 三、内镜治疗与外科治疗的评价

既然 CP 是胰腺不可逆的病理性改变，任何治疗都无法逆转 CP 的病程进展，仅仅立足于缓解临床症状，因此，创伤小、可重复性强的内镜治疗自 20 世纪 80 年代开始逐渐在 CP 的治疗中占据了一席之地。特别是随着内镜治疗技术，如内镜下取石、碎石、球囊扩张、支架植入等的不断进步与完善，对于早中期 CP 的治疗，内镜可以达到与外科手术治疗相近的疗效。

但是，受到内镜下操作的限制，内镜治疗是有诸方面的局限性的。首先，内镜治疗的主要手段包括取石、碎石、球囊扩张、支架植入等，这些技术实际上都是为了达到取出结石、解除狭窄、通畅引流的目的，也就是外科手术中"单纯引流术"的目的，而不能解决胰腺炎性肿块的问题，因此只是适用于胰管结石型 CP，不适用于炎性肿块型 CP 以及因 CP 引发的各种并发症，如区域性门脉高压、梗阻性黄疸、十二指肠梗阻等。其次，仅就引流术而言，内镜治疗没有能够充分彻底的开放全程胰管，其治疗的彻底性是十分有限的。因此，随着时间的延长，患者的远期症状复发率较高。一项随访 4.8 年的研究显示，虽然内镜治疗的技术成功率高达 85%，但是在随访期内临床成功率（症状缓解率）仅有 51%。

由此可见，影响内镜治疗疗效的原因主要是 CP 的类型。胰管结石型 CP 采用内镜治疗效果较好，而炎性肿块型 CP 则是内镜治疗的相对禁忌证。近年来，内镜下碎石联合胰管切开技术越来越多应用于前者的治疗，且疗效不断提高。一项针对胰管结石型 CP 疗效的系统分析认为，内镜治疗的近期腹痛缓解率可达 88%，远期缓解率为 67%。由此可见，内镜治疗可作为胰管结石型 CP 的首选方案。

总之，CP 的病理变化复杂，病理类型多样，且尚缺乏满意的临床治疗手段。因此，在制定患者治疗策略时，应充分评估患者的临床状况，采用肝胆外科主导下的，包括消化内科、内分泌科、影像科、营养科等在内的多学科诊疗模式，内外结合，标本兼治，才能使患者最大的获益，推动 CP 治疗水平的不断提高。

（郭　伟　张忠涛）

## 参 考 文 献

1. Puestow CB，Gillesby WJ. Retrograde surgical drainage of pancreas for chronic relapsing pancreatitis. Arch Surg，1958，76：807-898.

2. Partington PF，Rochelle RL. Modified Puestow procedure for retrograde drainage of the pancreatic duct. Ann Surg，1960，152：1037-1043.

3. Aranha GV，Prinz RA，Greenlee HB. Reparations for pancreatitis and pancreatic cancer//Macquarie DG，Humphrey EW，Lee JT，editors，Preoperative General Surgery St. Louis，Mosby，1997，597-619.

4. Croome K P，Tee M，Nagorney DM，et al. Pancreatoduodenectomy for Chronic Pancreatitis—Results of a Pain Relief and Quality of Life Survey 15 Years Following Operation. Journal of Gastrointestinal Surgery，2015，19（12），2146-2153.

5. Mayo WJ I. The Surgery of the Pancreas：I. Injuries to the Pancreas in the Course of Operations on the Stomach. II. Injuries to the Pancreas in the Course of Operations on the Spleen. III. Resection of Half the Pancreas for Tumor. Ann Surg，1913，58：145-150.

6. Gloor B，Friess H，Uhl W，et al. A modified technique of the Beger and Frey procedure in patients with chronic pancreatitis. Dig Surg，2001，18（1）：21-25.

7. Clarke B, Slivka A, Tomizawa Y. Endoscopic therapy is effective for patients with chronic pancreatitis, Clin. Gastroenterol. Hepatol, 2012(10): 795-802.

8. Kaufman M, Singh G, Das S, et al. Efficacy of endoscopic ultrasound-guided celiac plexus block and celiac plexus neurolysis for managing abdominal pain associated with chronic pancreatitis and pancreatic cancer. J Clin Gastroenterol, 2010, 44(2): 127-134.

# 第4章

# 胰腺囊性疾病临床诊疗的基本原则、难点与实践

【摘要】随着影像学诊断技术的进步和广泛使用,胰腺囊性疾病的检出率相对之前来说,有了很大幅度的提升,事实上,在大型有经验的胰腺外科手术中心,过去20年胰腺囊性肿瘤在胰腺外科手术中所占比例明显增加,甚至已经成倍增长。目前胰腺囊性疾病也是研究的热点所在,其产生的病因及其生物学行为迥异,既有明确的良性瘤,也有癌前病变,还有低度恶性或交界性肿瘤,因此,对此类疾病的诊治需要有较明确的可操作性措施。本章一一讲解各种胰腺囊性疾病的特点、诊治难点和治疗措施,间或辅以真实的病例图解,力求对临床有指导意义。

## 第一节 胰腺囊性疾病简介

胰腺囊性疾病(pancreatic cystic lesions,PCL)的临床检出率日益升高,同时关于PCL的研究也越来越多。胰腺囊性疾病一般分为非肿瘤性囊肿和肿瘤性囊肿。前者主要为胰腺假性囊肿(pancreatic pseudocysts,PPC),占70%~80%,后者称为胰腺囊性肿瘤(pancreatic cystic neoplasms,PCNs)。

尽管胰腺囊性病变1830年就有所报道,但对其分类越来越明确则是近30年的事。1978年Compagno和Oertel对胰腺囊性肿瘤进行了大致分类,即富含丰富糖原的良性肿瘤和具有潜在恶性变的黏液囊性肿瘤两大类。1996年WHO对胰腺外分泌肿瘤进行了分类,其依据主要是根据肿瘤囊壁的组织细胞病理学特征来决定。囊壁上皮组织的存在及其特征可将胰腺囊性肿瘤与其非上皮性囊性肿瘤区分开来(淋巴管病、混合样肿瘤或平滑肌瘤),非肿瘤性上皮性病变(淋巴上皮瘤囊肿、潴留性囊肿、肠源性囊肿、黏液性非肿瘤性囊肿、未分化囊肿,以及导管性扩张),非肿瘤性非上皮性病变(假性囊肿),以及其他类似囊性肿瘤的组织病变(慢性胰腺炎、纤维化、自身免疫性胰腺炎等)。按照目前已被广为接受的2010年WHO胰腺肿瘤的分类规则,依据其是否为真性肿瘤,以及组成成分源自胰腺上皮或间质组织,胰腺囊性肿瘤(PCN)的分类见表4-1-1。

表 4-1-1 2010 年 WHO 胰腺囊性肿瘤(PCN)组织学分类

| | |
|---|---|
| **良性病变** | 黏液性囊性肿瘤(高分化发育不良) |
| 腺泡细胞囊性肿瘤 | **恶性病变** |
| 浆液性囊性肿瘤 | 腺泡细胞囊腺癌 |
| **癌前病变** | 导管内乳头状黏液肿瘤伴侵袭癌 |
| 导管内乳头状黏液性肿瘤(低或中分化发育不良) | 黏液性囊性肿瘤伴侵袭癌 |
| 导管内乳头状黏液性肿瘤(高分化发育不良) | 浆液性囊腺癌 |
| 导管内管状乳头状肿瘤 | 实性假乳头状肿瘤 |
| 黏液性囊性肿瘤(低或中分化发育不良) | |

各类 PCN 性质不同,预后完全不同,癌变率也存在较大差异。因此,准确的定性诊断对选择治疗策略意义极大。不同的囊性肿瘤虽有各自好发年龄及影像学特点,但对于不典型患者常难以鉴别诊断。四种主要 PCN 的主要特点见表 4-1-2。

表 4-1-2　四种胰腺囊性肿瘤的主要临床特点

| 肿瘤类型 | 年龄 | 发病率 | 好发部位 | 囊液特征 | 影像学特征 | 恶变倾向 |
|---|---|---|---|---|---|---|
| 浆液性囊腺瘤 | 老年 | 女＞男 | 约 50% 在胰体尾部 | 清亮、稀薄、CEA 和 AMY 水平低 | 多微囊、蜂窝状,囊壁较薄,中心可见星状瘢痕及钙化 | 很低 |
| 黏液性囊性瘤 | 中年 | 女＞男 | 80%~90% 在胰体尾部 | 黏液、常黏稠,CEA 高、AMY 低 | 多单发,囊壁较厚,可见壁结节、蛋壳样钙化及分隔 | 中等较高 |
| IPMN | 老年 | 男＝女 | 胰头、钩突 | 黏液、常黏稠,CEA 中或高、AMY 高 | 胰管扩张,囊实性混合,边界清晰 | 主胰管受累则高,分支胰管受累则中等 |
| SPN | 青年 | 女＞男 | 胰头、体、尾相当 | 血性、CEA 低 | 囊实性占位 | 低度恶性、常局部侵犯 |

# 第二节　胰腺囊性疾病的诊治原则

## 一、胰腺囊性疾病的临床表现

胰腺囊性病变多见于女性,中老年为主,SPN 等亦见于青年女性,肿瘤生长速度较慢,多数无临床症状,在健康体检时发现。随着肿瘤的逐渐增大,压迫邻近器官或肿瘤囊内压力增高,患者出现上腹部疼痛不适或可触及腹部肿块,少数患者可有梗阻性黄疸、消化道出血、急性胰腺炎等表现。此外,胰腺导管内乳头状黏液性肿瘤(intraductal papillary mucinous neoplasm,IPMN)可反复发作胰腺炎,病程长者可表现脂肪泻、糖尿病和体重下降等胰腺内外分泌功能不全的症状。

## 二、胰腺囊性疾病的诊断

胰腺囊性疾病的诊断方式多种多样,各有其优缺点,总体来说,目前的手段可以分为影像学检查、囊液分析和内镜检查三个类别。

### (一)影像学诊断

影像学检查是诊断 PCN 的主要手段。影像学诊断主要关注肿瘤的生长部位、单发或多发、病变大小、胰管直径、病变是否与胰管相通、有无壁结节(是否强化)、有无钙化等。影像学检查手段的选择应以满足检查目的为出发点,同时还需考虑其检出病灶的特异性和灵敏度,结合临床实用性和患者的经济条件等多种因素综合考虑。任何影像学新技术和新方法的应用,必须同时联合成熟的检查手段。腹部超声检查操作简单、价格低廉,可以检测胰腺囊性占位性病变并将之与实性占位性病变相鉴别,可作为初级筛查手段。但由于腹部超声检查极易受肠腔内气体干扰,因此,对明确诊断的价值相对有限,需结合其他检查措施。对于表现不典型的病灶,建议同时采用增强型计算机断层扫描(computed tomography,CT)、磁共振成像(magnetic resonance imaging,MRI)及磁共振胆胰管成像(magnetic resonance cholangiopancreatography,MRCP)等多种检查手段,以提高诊断的准确性。对于仍无法明确诊断者,可依据情况采用内镜超声(endoscopic ultrasonography,EUS)下针吸囊液进行病理学、肿瘤标志物、淀粉酶或分子生物学检测,也可采用密切随访的方式明确诊断。

近年来,MRCP 和 MRI 检查在此类疾病诊断中的应用不断增多,而正电子放射断层造影(positron emission tomography,PET)检查虽对诊断有所帮助,但因其价格昂贵,且仅能通过囊内代谢的高低来初步判断良恶性,不能提供囊实性等其他信息,不宜作为常规检查。EUS 检查在胰腺肿瘤诊断与治疗中的地位日益显现。但对于胰腺囊性疾病,EUS 检查常难以鉴别具体类型,其作用尚不能取代 CT、MRI 及 MRCP

检查,故不推荐其作为单一评估手段用于定性诊断。EUS 检查可对囊性疾病的可切除性提供一定参考依据,尤其对于复杂的 IPMN 患者,术前行 EUS 检查,明确囊壁内是否有乳突状突起或者实性结节,以及病变累及的范围和部位,有助于指导手术切除的范围。中华医学会的指南推荐将 CT 或者 MRI 检查用于胰腺囊性疾病治疗前、中、后情况的评估以及对可疑病灶的随访。

**（二）针吸囊液分析及细胞学检查**

内镜超声下细针穿刺可以获取组织和囊液,进行肿瘤标志物、淀粉酶或分子生物学检测(癌胚抗原、CAl9-9、K-ras 基因突变等),可以对疾病的鉴别诊断提供帮助,但因其为有创检查,目前尚无指南将其推荐为常规检查项目。

**（三）内镜检查**

除 EUS 检查之外,内镜检查技术还包括:内镜下逆行胰胆管造影(ERCP)、胰管镜 Spy-glass 检查、胰腺导管内超声检查、光学相干断层成像检查、激光共聚焦纤维内镜检查等,可根据病情需要选择使用。

### 三、胰腺囊性疾病的治疗原则

胰腺囊性疾病治疗原则可以概括为一句话:个性化。因为治疗方案的制订,取决于对疾病性质、生物学行为的评估,还应考虑患者年龄、一般状况、治疗意愿、医疗及随访条件等诸多因素。

大部分 PCN 为良性,临床上仅需密切观察,对手术指征的把握需谨慎。尽管如此,由于 PCN 对其他治疗均不敏感,因此,手术切除仍是最主要、最关键的治疗手段。如果影像学表现或囊液分析后显示有相应手术指征,则建议尽早行手术治疗。对于有明显症状、确诊或可疑恶性的 PCN,均推荐手术治疗。手术的目的不仅在于切除有明确侵袭性癌的病变,也要切除中度或重度异型增生改变的病变,对于提高长期生存率及缓解症状均有直接效果。但考虑到胰腺手术并发症发生的风险,以及高危、高龄患者高手术风险的客观原因,对于无恶性表现的 PCN,是否必须立刻行外科手术治疗尚存争议。对于肿瘤直径 <3cm,CA19-9 无升高,无临床症状并排除恶变者,可以考虑保守观察的方法,定期随访。

## 第三节　胰腺囊性疾病的难点与实践

胰腺囊性疾病早期多无明显症状,肿瘤标记物检测亦多无异常,术前有时很难准确确定其病理类型,这在某种程度导致了其处理策略的困难,因为不同病理类型的胰腺囊性疾病生物学行为特性不一,因而处理方法也不尽相同。故对于胰腺科医生而言,准确区分胰腺囊性疾病类型以及确定良性与恶性或潜在恶性病变对患者治疗策略的选择及预后非常重要。同时,随着对特定病变的个体生物学知识的进一步了解以及对这些病变的偶然识别的增加,关于这些病变管理的方式转变也应远离常规切除并转向更具选择性的方法。

### 一、诊治方式

#### 浆液性囊性肿瘤

浆液性囊性肿瘤(serous cystic neoplasm,SCN)由非典型立方形、富含糖原的上皮细胞组成,该细胞产生水样液体,几乎总是良性病变。多见于中年妇女,尽管可以发生于胰腺任何部位,但更多见于胰头。由于其在老年女性中的典型表现常常被称为"祖母病变"。SCN 也常见于 von Hippel-Lindau 综合征(VHL)。大多数测量直径小于 4cm 的 SCN 无临床症状,少数可有腹痛、腹胀及腹部包块等非特异性症状,极少因胰头部囊肿压迫出现门静脉高压、梗阻性黄疸等症状。

根据囊肿形态学特征,SCN 可以分为微囊腺瘤、大囊腺瘤、混合囊腺瘤、实性囊腺瘤四大类(图 4-3-1~4-3-4)。

1. 微囊腺瘤　最常见,占 45%。囊壁为立方上皮细胞,糖原染色阳性,囊液清亮、稀薄,囊肿与胰管不相通。囊内有呈辐射状分隔的纤维结缔组织,可伴钙化。囊的数目一般 >6 个,小囊直径 <2cm。

2. 大囊腺瘤　多囊或寡囊,小囊直径 >2cm,无中央纤维瘢痕或钙化,与黏液性囊性肿瘤(mucinous

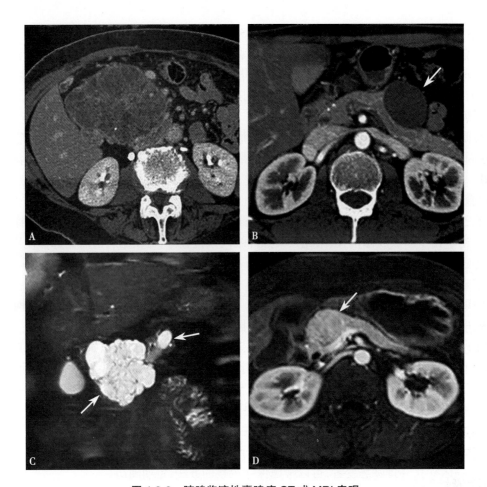

图 4-3-2　胰腺浆液性囊腺瘤 CT 或 MRI 表现

A. 微囊腺瘤；B. 大囊腺瘤；C. 混合囊腺瘤；D. 实性囊腺瘤

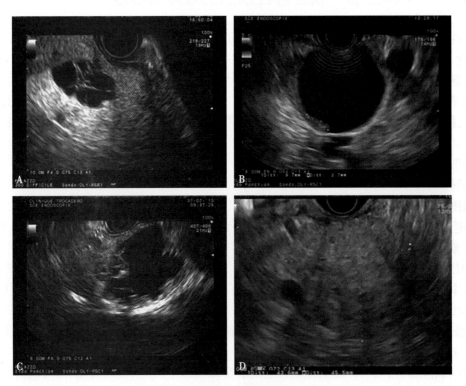

图 4-3-3　胰腺浆液性囊腺瘤 EUS 表现

A. 微囊腺瘤；B. 大囊腺瘤；C. 混合囊腺瘤；D. 实性囊腺瘤

cystic neoplasm，MCN）难鉴别。

3. 混合囊腺瘤 微囊及大囊兼有。

4. 实性囊腺瘤 小囊肿伴厚壁的纤维分隔，中央包裹的小管，基本无腔结构。

SCN 典型 CT 表现为不与胰管相连的微囊性或寡囊性病变，通常由 6 个以上囊肿组成，直径在 2mm~2cm 之间。囊肿被薄的隔膜分开，导致"蜂窝状"外观，可见特征性中央星状瘢痕（Sunburst）伴钙化；MRI 对 SCN 的成像通常也呈蜂巢状，$T_1WI$ 上囊区为低信号，$T_2WI$ 上微囊肿及分隔呈节段性高信号。结合 CT、MRI 表现，以下 5 项中满足任意 4 项有助于 SCN 诊断：囊肿位于胰头、囊壁厚度小于 2mm、外观边界呈轻度分叶状、与胰管不相通、囊壁弱强化等。特别值得注意的是，有时许多个别小囊肿在影像学检查中无法辨别，SCN 可能被误认为是实性肿瘤（如神经内分泌肿瘤，特别是当 SCN 显示出明显的间隔增强时）。而囊性 SCN 与 MCN 或 BD-IPMN 等黏液性病变区分往往也非常困难，通常需要 EUS、EUS-FNA 进行鉴别诊断。EUS 典型表现为蜂窝状或多发小的无回声暗区；细针抽吸（fine needle aspiration，FNA）囊液分析，CEA 及淀粉酶水平均较低，不含黏蛋白。尽管 EUS 分辨率很高，但是单独在形态学上区分黏液性和非黏液性囊肿的准确性还不够，因为在 EUS 上，许多这样的多房囊性病被误认为具有囊壁结节或固体成分，但最终的组织病理学报告中并未作出报告。当术前检查无法作出明确诊断时，可以将这种不确定的囊肿视为黏液性病变来治疗。

SCN 几乎均为良性，预后良好，通常建议患者定期监测和随访，但当肿瘤 >6cm 应积极手术治疗。即使肿瘤 <6cm，若出现以下危险因素亦应行手术治疗：①相关症状（如腹痛、肿块压迫、黄疸、呕吐等）；②肿瘤位于胰头部；③无法完全排除恶变；④出现侵袭性表现如肿瘤侵犯周围组织（血管、胰周淋巴结等）。如为浆液性囊腺癌需手术治疗，术后仍可长期生存。SCN 一般不需要清扫胰周淋巴结。

手术方式可根据部位而定：位于胰头部可行胰十二指肠切除术，胰中部可行胰腺中断切除术，胰尾部可行保留脾的胰体尾切除术，如肿瘤位于胰腺表面，可选择单纯肿瘤剜除术。

## 二、黏液性囊性肿瘤

黏液性囊性肿瘤（mucinous cystic neoplasm，MCN）为胰腺囊性上皮性肿瘤，其占 PCN 手术患者 25% 左右，绝大部分为女性患者（>98%），约 90% 位于胰体尾部，由产生黏液的上皮细胞组成。MCN 一般呈单腔或多腔巨大囊性包块，囊壁环绕致密的蜂巢样间质上皮细胞是其主要病理特征，也是诊断的基本要素，囊液较黏稠，囊肿与胰腺导管不通。值得一提的是，这种囊壁上特殊的间质上皮可以将正常上皮的区域与其他发育异常区域完全分开。因此，病变的活检并不能排除恶性肿瘤的存在，应该检查整个囊肿来作出判定。MCN 患者年龄跨度较大，平均年龄似乎取决于肿瘤恶性程度，因此，典型的胰腺黏液性囊性癌患者年龄一般较大，提示病变从良性逐渐恶变得时间相关性过程。

MCN 的症状与其他囊性肿瘤相比并不具有特征性，常见的是腹部不适或疼痛，不同之处是患者常描述腹痛位于上腹部，并向两侧腰肋部放射，提示病变可能位于胰腺。然而，也可能存在一些非特异性的恶性表现，如体重减轻、厌食、阻塞性黄疸等。从影像学上来判断，厚壁的囊壁、来自囊壁或中间隔乳头状突起、囊壁钙化、周围血管的侵袭，提示病变呈恶性表现。如果在 CT 增强扫描时发现病变组织存在额外囊样延伸，则诊断更易作出。当 MCN 同时存在厚厚的囊壁、增强的中间隔及钙化灶时，其恶变率为 95%。少于上述 3 种征象，则恶变发生率明显下降。当 MCN 无钙化表现、中间隔及囊壁并无增厚，则恶变率几乎为 0。典型的 MCN 在 CT、MRI 上可清晰显示单腔或多腔囊性病变。CT 影像学特点主要表现为界限不清、囊实性为主且多伴有主胰管扩张，分隔和钙化少见；部分病例伴有肝、肾、卵巢等其他脏器囊性病变。MRI 可较好地显示 MCN 囊内分隔、特征以及分布，但不能检测到钙化。EUS-FNA 囊液检测淀粉酶水平较低、CEA 水平较高，恶性时 CA19-9 水平往往升高，发现细胞外黏蛋白有助于 MCN 诊断。

为了指导临床操作，Sendai 指南于 2006 年提出，其在恶性黏液性 PCN 诊断中敏感性高但特异性较低，导致许多不必要的切除。为了提高诊断特异性，Sendai 指南于 2012 年进行修改，即 Fukuoka 指南。新修改的指南提高了外科手术的标准，减少了不必要的切除，使 PCN 管理更倾向于保守治疗。结合我国的医疗形势，中华医学会外科学分会胰腺外科学组于 2015 年也提出了胰腺囊性疾病的相关指南，该指南对不同种类的 PCN 进行分别说明,指出其外科手术的指征,极大方便了临床实践。

MCN 具有恶变潜能,恶性发生率为 17.5%,因此,术前明确诊断为 MCN 患者均建议手术治疗,尤其是有以下几种情况之一者:①病灶引起相关症状;②存在壁结节、实性成分或囊壁蛋壳样钙化者;③肿块直径 >3cm;④囊液细胞学检查证明或提示恶性可能。尽管恶性 MCN 的淋巴结转移率较低,但对于术中快速冷冻切片病理学检查提示恶性者,或术中探查发现肿瘤侵及邻近器官、有周围淋巴结转移时,可行联合器官切除及区域性淋巴结清扫术。手术治疗时,为了避免浸润性癌的不完全治疗,对于任何显示具有高级别异常增生或癌症的影像学特征的 MCN,都应选用标准的肿瘤根治性切除术(90%~95% 的 MCN 远端胰腺切除术和淋巴结清扫和脾切除术),对于术中快速冰冻病理提示恶性者,或术中探查发现肿瘤侵及邻近器官、有周围淋巴结转移时,可行联合脏器切除及区域性淋巴结清扫术。

MCN 与切除 IPMN 的患者不同,已接受 MCN 切除的患者没有胰腺残余新增病变或癌症的风险增加。完整的手术切除对包括原位癌在内的所有病变几乎达到 100% 的治愈率,而据报道侵袭性癌症的存活率为 30%~40%,预后较差。因此,早期发现、及时切除非常重要。值得注意的是,由于多发性神经网膜内的退行性改变,囊性病变内表面的大部分可能会脱落上皮内层,在冷冻切片上可能导致假性囊肿的错误诊断。故为了避免不完全治疗,术中快速冷冻病理应与术前影像学诊断密切结合。而对于肿瘤直径 <4cm、囊壁无结节这些低恶性风险的 MCN,可以用非标准肿瘤切除术(肿瘤剜除术,腹腔镜手术,保存或不保存脾血管的保留脾脏的远端胰腺切除术,或节段性胰腺切除)。但非标准肿瘤切除术,都有肿瘤复发的可能,故应严格把握其适应证。良性 MCN 术后几乎无复发,可不随访,浸润性 MCN 参照胰腺导管腺癌要求随访。

### 三、导管内乳头状黏液性肿瘤

30 年前,导管内乳头状黏液性肿瘤(intraductal papillary mucinous neoplasm,IPMN)被认为是一种胰腺罕见肿瘤,但如今已成为临床实践工作中一种非常常见的疾病,这说明我们需要不断加强对胰腺疾病的认识和理解。现在 IPMN 已经是临床上最常见的良性肿瘤,在我们的医疗实践中,IPMN 是最常见的施行胰腺手术的指征之一。

IPMN 在病理学上被定义为黏蛋白生成细胞的肿瘤性增生,其可以涉及导管系统的单区段、多区段或甚至整个导管系统。上皮趋于形成乳头状结构,主要表征为肠样(形态学上类似于结肠绒毛状腺瘤)或胰胆管样(类似于胆道乳头状瘤)。WHO 根据它们的恶性潜能将 IPMN 分类,从低度不典型增生到中度和高度不典型增生,浸润性癌。IPMN 的检出率随着影像学进步有很大增加,同时也因为其在胰腺囊性疾病所占比例高及其复杂的生物学行为,引起了越来越多的关注。根据肿瘤累及部位,IPMN 可分为主胰管型(MD-IPMN)、分支胰管型(BD-IPMN)及混合型(MT-IPMN)。不同类型的 IPMN 存在的差异不仅对治疗有影响,而且对预后也有影响,因为 MD-IPMN 和 MT-IPMN 恶变倾向高,而 BD-IPMN 趋向于相对惰性的病理特征。目前,主胰管型(主胰管扩张成像)或分支胰管型(无主胰管扩张成像)的影像表现已成为决定手术治疗建议的主要因素。本节我们在回顾相关文献和国际指南的基础上,讨论 IPMN 的鉴别诊断及手术处理。

IPMN 多发于胰头或钩突部,显示没有性别偏好,往往在老年期被发现。临床上常表现为上腹部不适或疼痛(70%~80%),恶心、呕吐(11%~21%)等,少数有消瘦、黄疸等症状,20% 左右患者可出现急性胰腺炎。

CT 或 MRI 扫描可显示 MD-IPMN 为分叶状囊性病变,主胰管呈弥漫性或局限性扩张,增强扫描可见主胰管内实性成分有强化;BD-IPMN 表现为葡萄串样囊性病变,多位于钩突部,与主胰管交通,但主胰管并不扩张;MT-IPMN 常表现为钩突部囊状病灶伴主胰管、分支胰管明显扩张,囊性病灶与扩张主胰管相连。ERCP 十二指肠主乳头呈"鱼嘴状"张开,黏液从乳头开口或囊腔与肠壁之间的瘘口流出可基本诊断 IPMN,部分可见胰管内形成乳头样结节,提示浸润性 IPMN 可能。在整体评估囊肿胰管交通、分隔及附壁结节等方面,MRCP 较 ERCP 和 CT 效果更佳。EUS-FNA 囊液分析淀粉酶水平明显升高,CEA 中等或高等。当出现以下征象时应考虑 IPMN 恶变:主胰管直径 >10mm;囊肿直径 >3cm;囊壁结节或囊内实性成分强化;梗阻性黄疸。

### （一）主胰管型 IPMN

主胰管型 IPMN（main duct IPMN，MD-IPMN）通常为主胰管在没有任何其他明显的梗阻原因情况下，区段性或弥漫性扩张（>5mm），其内充满大量黏蛋白，周围胰腺实质因萎缩而呈粉色或白色，质地较硬。鉴于 MD-IPMN 恶变率高和预后较差的特点，"胰腺囊性疾病诊治指南 2015（中华医学会外科学分会胰腺外科学组）"及"IAP 胰腺囊性疾病诊治共识 2012（国际胰腺病学组）"均建议手术治疗。

### （二）分支胰管型 IPMN

分支胰管型 IPMN（branch duct IPMN，BD-IPMN）通常被认为是与非消化性 MPD 相关的直径 >5mm 的囊性胰腺损害。它们通常较小并倾向于发生在胰头或远端胰腺的周围。BD-IPMN 表现为分支胰管囊性扩张，周围实质一般正常，且与主胰管交通但不侵犯主胰管，部分可多中心发生，恶性转化较少见。

对于分支胰管型 IPMN，由于不侵犯主胰管且恶变倾向相对较低，肿瘤直径≤3cm 者可随访观察。但具有以下恶变高危因素，需积极手术处理：①肿瘤直径 >3cm；②有壁结节；③主胰管扩张 >10mm；④胰液细胞学检查发现高度异型细胞；⑤引起相关症状；⑥肿瘤快速生长≥2mm/ 年；⑦实验室检查 CA19-9 水平高于正常值。主胰管扩张 5~9mm 的患者如合并其他危险因素，根据情况亦可积极手术治疗。对于存在严重合并症的高危、高龄患者，若仅存在肿瘤直径 >3cm 一项高危因素，则可继续观察，但随访频率应相应增加。

当确诊具有手术指征的无可疑恶变单一病灶 BD-IPMN 后，可以根据肿瘤生长部位及深度，进行只切除肿物的局部切除术，如胰腺肿瘤剜除术，胰腺钩突或节段性胰腺切除术，以控制无可疑恶性特征的 BD-IPMN。

BD-IPMN 通常也可以是多中心的，位于胰腺的远端部分。多中心的 IPMN，每个囊肿都是独立出现的，具有各自的生物学行为，因此应该自主治疗。如当囊肿仅限于胰头部和胰尾部，而胰体中段组织正常时，可进行保留胰腺中段的胰头胰尾切除术，以保持胰腺功能，并密切监测其余病灶。当其中一个囊肿怀疑有恶性倾向，可以通过部分胰腺切除术切除疾病进展风险最高的区域，切除的病变应行术中冷冻切片，以评估在横切边缘主要导管受累的可能性。因此，除非在不同病变部位检测到以下危险因素，壁内结节、主胰管直径扩张 >6mm、尺寸迅速增加及与胰腺相关的临床症状（如黄疸，糖尿病，急性胰腺炎）等，否则不能推荐对多中心 BD-IPMN 进行全胰切除术。

这些局限性的胰腺切除术已被提议用于无可疑恶变的胰腺实质，它们不仅保留外分泌和内分泌功能，并且在高容量中心进行此类手术时具有低死亡率和可接受的复发率的特点。当然，有限的切除或局灶性非解剖性切除也会导致一些并发症发生，如胰瘘，黏蛋白渗漏和肿瘤复发。当存在胰脏残留物复发时，可以进行重复胰腺切除术。

### （三）混合型 IPMN

混合型 IPMN（mixed type IPMN，MT-IPMN）指主胰管和分支胰管均有扩张，其符合 MD-IPMN 和 BD-IPMN 各个方面的标准，并且在多达 70% 的病例中具有恶性肿瘤风险，因此它们被认为是高风险恶性肿瘤，并且需要手术切除。

根据 IPMN 患者肿瘤性质、生长的部位及与周围脏器的侵及情况，可能的切除选择包括扩大的胰腺切除术，标准胰腺切除术（全胰切除术、胰十二指肠切除术或远端胰腺切除术），区域性淋巴结清扫术以及负面病理切缘的切除。术中结合超声或胰管镜，可避免遗漏"跳跃性"病灶。在 IPMN 切除过程中，建议术中冷冻切片检查切片边缘以确定合适的切除线。对于无创性 IPMN，冷冻切片用于胰腺保留切除以排除侵袭性恶性肿瘤。对于浸润性 IPMN，切缘的冷冻切片可用于评估胰腺切除范围。在高度不典型增生或浸润性癌的阳性切除边缘的情况下，需要扩大手术切除范围以确保手术切缘至少能达到低度或中度不典型增生，并保留边缘切除或全胰切除的证据。

行全胰切除术时，术前应考虑下列因素，如肿瘤复发风险、患者年龄、合并症的存在以及处理相关并发症（如术后糖尿病和胰腺功能不全）的能力。全胰切除术后并发症多，生活质量严重下降等问题，需谨慎选择。只有当 IPMN 弥漫性地涉及腺体或近端 IPMN 延伸至胰腺体部和尾部，主胰管内的壁内结节沿着胰管进一步生长，以及恶性肿瘤风险增加的患者（即家族性胰腺癌患者）时，才可考虑进行全胰切除术。

非浸润性IPMN术后每年CT或MRI随访两次,之后根据随访结果调整时间间隔;对于浸润性IPMN,则需按照胰腺导管腺癌标准进行随访。主胰管型IPMN因其有较高的恶变概率,均建议手术治疗。主胰管型及混合型IPMN,由于肿瘤在胰管内纵向生长,为保证肿瘤的完整切除,建议常规行术中快速冷冻切片病理学检查证实切缘阴性(亦有国外文献称保证切缘低或中度异性增生即可)。若存在以下情况,则需扩大切除范围甚至切除整个胰腺:

1. 切缘阳性。

2. 切缘显示中高度异型增生。

3. 术中快速冷冻切片病理学检查无法明确需进一步检测者。

**实例:(图4-3-5)**

患者病理:胰胆管型IPMN伴高级别异型增生,局灶囊壁见浸润性癌,最大灶长径约4mm;胃、十二指肠、胰及胆总管切缘均未见癌累犯;所检取肠周淋巴结(0/7)、胰周淋巴结(0/5)及送检"第12组淋巴结"(0/4)均未见癌转移。

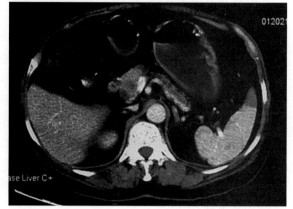

图4-3-5 胰头IPMN

## 四、实性假乳头状肿瘤

实性假乳头状肿瘤(solid pseudopaillary neoplasm,SPN;solid pseudopapillary tumor,SPT)是罕见的上皮性肿瘤,仅占胰腺肿瘤的1%~2%。在过去的十年中,SPN与其他PCN一样,经常被作为附带的小的病变在检查中被发现。SPN具有独特的病理特征,存在固体、囊性/坏死和出血性成分,病变通常呈椭圆形或分叶状,厚胶囊和异形外观。典型的表现为大块状,可能发生在胰腺的任何地方。尽管体积很大,但胰管或胆管阻塞并不常见。SPN是一类增长缓慢、低度侵袭性的肿瘤,即使肿瘤已经发生了恶变,其预后也较好。然而,在首次确诊时即有10%~15%的患者出现远处转移。从流行病学观点分析,绝大多数(>90%)SPN患者为年轻女性。

腹部疼痛是其主要的临床表现,有时也是唯一表现。腹痛时有时还可扪及腹部包块,伴随厌食或体重减轻等症状,但上述任一症状或体征均可单一存在。有时患者就诊时腹部包块并不是就诊的原因,而是描述为饱胀感和腹部不适,只有在医师体检时才扪及腹部包块,特别是左上腹部。

患者就诊时因缺乏临床特异性症状,且常为年轻女性,早期有时难以得到诊断或得到患者支持。对于医师而言,根据肿瘤的解剖定位有助于区分这类患者。根据我们的经验,当肿瘤位于胰体尾时腹痛是更为常见的临床症状。对于部分患者,当肿瘤直径达到8.8cm大小时,其体重减轻和腹部不适与肿瘤有密切关系。当肿瘤直径为5.4cm左右,且位于胰头部时临床上患者几乎无症状,只有4%会出现黄疸,8%会出现胃肠胀气不适。

所有的CT和超声内镜对于诊断SPN更敏感和特异,大多数肿瘤可在手术前用影像学检查证实。SPN的典型CT特征是异质性肿块,通常具有对应于纤维性假包膜的周边对比度增强。出血性成分在平扫CT上表现为高密度,在$T_1$加权成像上表现为高信号。对比剂给药后,肿瘤报告显示出很小或渐进增强。鉴于异构成分,在$T_2$加权成像显示可变信号强度,但在一些情况下囊性部分不明显,特别是直径小于3cm的肿瘤患者。MRI则能更准确地鉴别SPN的囊性部分,固体部分和出血性部分。SPN的鉴别诊断包括胰腺神经内分泌肿瘤,浆液性或黏液性囊性腺瘤,胰腺母细胞瘤和钙化性出血性假性囊肿。尤其要注意,当瘤体很小而且为完全固体成分的时候,经常难以区分SPN与腺泡腺癌和胰岛细胞瘤。最新的研究发现,当女性患者发生肿瘤时,囊性成分更加明显。现在,EUS-FNA在外科医生中越来越受欢迎,特别是对于难以诊断的患者。

SPN具有良好的预后,手术切除是一种安全的治疗方法,切除后死亡率低,5年生存率达到95%。作为最主要和有效的治疗方法,手术切缘阴性的完整切除对胰腺SPN有治愈作用。传统的胰腺切除术(包括胰十二指肠切除术和远端胰腺切除术)可能带来阴性手术切缘,但这也伴随着胰腺实质的广泛切除。

鉴于 SPN 恶性程度低、转移风险低和标准切除后并发症发生率相对较高的特点,故对 SPN 的适当治疗的需求必须与长期内分泌和外分泌功能障碍相结合,这也使得器官实质保留手术成为治疗这种疾病的有利条件。如肿瘤较小,包膜完整且与周围组织界限清楚可行局部剜除术。对周围组织有明显侵犯者,应当予以扩大切除范围以减少术后复发。因极少发生淋巴结转移,故不必常规清扫胰周淋巴结,胰体尾部肿瘤亦可保留脾脏。SPN 无论行根治术与否均存在远处转移或复发可能性,但即使出现远处转移或复发,仍建议积极手术治疗,预后相对较好。临床上 SPN 伴肝转移行手术切除后部分患者生存期可超过 5 年(6 个月 ~17 年)。肿瘤复发主要发生在 SPN 恶变者,但如果得到恰当的治疗,这些患者也可长期生存。

实例(图 4-3-6~4-3-8):

**(一) 手术类型**

依据手术理念及术者操作水平的不同,可选择开腹手术、腹腔镜手术、机器人手术。通常根据肿瘤部位而定,常见的手术方式包括胰十二指肠切除术(Whipple 术)、保留或不保留脾脏的胰体尾切除术、胰腺节段切除(加胰胃吻合或胰肠吻合)、单纯胰腺肿瘤剜除术及全胰切除术等。

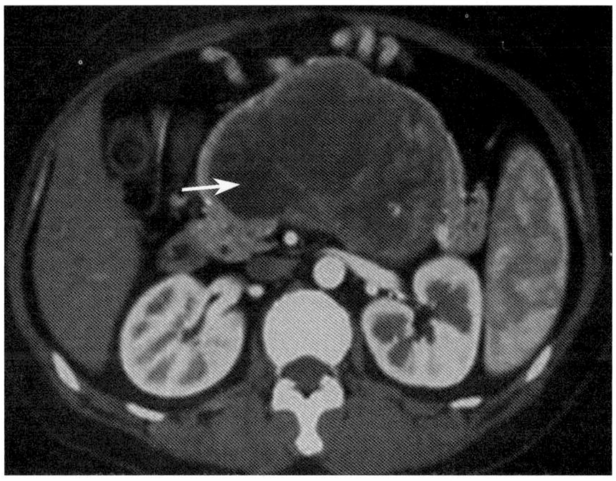

1. 胰头部肿瘤　可行胰十二指肠切除术,保留幽门的胰十二指肠切除术,Beger 手术或钩突肿块局部切除术。具体应根据病变所在胰头部位及术者水平而定,必要时清扫胰周淋巴结。

2. 胰体尾部肿瘤　可视具体情况行肿瘤局部剜

图 4-3-6　增强 CT 示胰颈巨大占位(箭头示)

除术或远端胰腺切除术,后者更为常见。其中良性或交界性肿瘤,瘤体距离脾血管有间隙或易于分离者可行保留脾脏的胰体尾切除术,肿瘤较大或有壁结节和(或)蛋壳样钙化及高度怀疑恶变者,应行联合脾脏的胰体尾切除术,根据术前及术中判断的可能的病理类型来决定是否清扫周围淋巴结。在保留脾脏的胰体尾切除术中,根据肿瘤与脾血管的关系及血管受累情况,若胰体尾部的病变与脾血管粘连,难以从脾血管上将其分离时,则可以采用切除一小段脾血管的保脾胰体尾切除术(Warshaw 法)治疗。如果条件允许,尽量行保留血管的保脾胰体尾切除术(Kimura 法),以减少术后脾梗死的可能性,并完整保留脾脏的免疫功能。机器人胰体尾切除术可有效提高保脾的成功率,并可提高保脾手术中 Kimura 法的成功率,在有条件的单位可以优先考虑。

实例:(图 4-3-9,图 4-3-10)

3. 胰体中段肿瘤　推荐行胰腺中段部分切除术。此类手术虽能最大限度地保留胰腺的内外分泌功能,但术后并发症发生率尤其是胰瘘发生率高于胰十二指肠切除术及胰体尾切除术。至于切除后做胰胃吻合还是胰肠吻合取决于术者的习惯,目前并没有证据指出孰优孰劣。

4. 胰腺边缘性肿瘤　首选单纯肿瘤剜除术。沿被膜局部切除肿瘤,尽可能少地破坏正常胰腺组织。但应注意该手术方式适用于病变为良性或低度恶性、肿瘤较小、位置表浅、距主胰管有一定距离时。

5. 胰腺多灶性肿瘤　多病灶性 IPMN 或 MCN 常见,可行全胰切除术。因其手术风险大、并发症多、术后生命质量严重下降,需谨慎选择。术后需补充胰酶胶囊、皮下注射胰岛素。如病灶仅限于胰腺头部和尾部,而胰体中段组织正常,也可行保留胰腺中段的胰头胰尾切除术。但对于有胰腺癌家族史的多灶性 IPMN,应积极行全胰切除术。

近年来,包括达芬奇机器人手术系统在内的腹腔镜技术发展迅猛,微创技术越来越多地运用于 PCN 的治疗。外科手术总的原则是彻底切除肿瘤、尽量保护胰腺内外分泌功能,术中要全面探查胰腺,必要时使用超声检查定位,避免遗漏小的病灶,同时还可以判断肿瘤与主胰管的关系。虽然 PCN 的总体发病率较低,但近年来随着影像学的进步,其检出率明显增加,越来越受到临床医师的重视,主要是因为此类肿瘤大多为良性或低度恶性,手术切除即可治愈,但手术并发症发生率一直较高。因此,严格把握手术指征,遵循诊断与治疗路径,结合目前的手术临床证据和不同患者的具体情况,制订合理的手术干预方案,对患者创伤最小而疗效最大化始终是制订治疗方案的基石,也是精准医疗的体现。

**(二)非手术治疗**

有一些高龄高危的 PCN 患者,由于存在手术禁忌证、无法耐受手术,部分临床医师选择非手术治疗,如 EUS 引导下注射消融术,光动力疗法,化疗及放疗等。但其疗效及适应证尚缺乏大样本研究支持,因此,国内外指南均不推荐。对于存在手术指征的 PCN 患者,首选的治疗方案仍然是外科手术切除。

## 第四节　胰腺假性囊肿鉴别诊断及手术处理

胰腺假性囊肿(pancreatic pseudocysts,PPC)是慢性胰腺炎的常见并发症,是这类患者中囊性病变的最常见形式,在急性胰腺炎患者中则相对较少。虽然,胰腺囊性肿瘤(pancreatic cystic neoplasms,PCNs)不如 PPC 常见,只有 15% 的胰腺囊性疾病为肿瘤性 - 包括良性肿瘤和恶性肿瘤,有时与 PPC 非常相像,难以鉴别。不过,两种疾病的处理方法不同。PPC 可通过引流手术进行治疗,主要包括内引流或外引流,通常不需行手术切除。而 PCN 根据情况常需行手术切除,因为虽然大多数 PCN 为良性或低度恶性,但有相当比例的可发展为恶性肿瘤,危及患者的生命。因此,尽可能对两种疾病进行准确区分对于制订适当的治疗方案非常重要。

PPC 是含有胰液或丰富胰酶而囊壁缺乏上皮层的一种 PCL,常继发于急慢性胰腺炎或胰腺外伤,6%~18.5% 的急性胰腺炎患者可并发 PPC,而慢性胰腺炎患者比例则更高(20%~40%)。PPC 通常在急性胰腺炎 4~6 周之后出现,典型的 PPC 囊腔单发或多发,大小不一,内部很少出现分隔,可与胰管相通,病史较长者囊壁可增厚且伴有钙化。CT 或 MRI 常显示为类圆形囊性影,胰周脂肪可伴炎症性改变,胰腺实质可有钙化;增强时,囊壁可强化而囊液不强化,无增强结节影。ERCP 和 MRCP 显示囊腔常与胰管相通。EUS 表现为均匀无回声,若有坏死组织碎屑沉积,可表现为絮状回声。囊肿穿刺吸取物颜色一般为黏液性低的黄色或棕色液体,CEA 含量低,但淀粉酶等胰酶含量较高,如果淀粉酶水平低于 250U/L,假性囊肿被有效排除,存在感染时,可含有脓液。

PPC 在术中所见通常与周围组织没有明显界限,胰腺周围组织常有粘连及炎症水肿。病理检查囊肿壁无被覆上皮细胞,是区分假性囊肿和囊性肿瘤的最重要的检查手段。因此,结合病史(慢性胰腺炎、急性胰腺炎或胰腺外伤病史)、影像学检查、囊液淀粉酶检测、术中所见及术中病理,多可对 PPC 作出正确诊断。对于 PPC 的手术处理,术中对囊壁进行快速病理检查是需遵循的核心原则和术中诊断的“金标准”。笔者所在中心曾接诊多例因胰腺囊性疾病于外院初次诊治行囊肿内引流而后发生恶变,给患者带来严重后果的病例,回顾这些病例均未行术中病理检查。

PPC 患者约 60% 可自然吸收,若无症状发作且尺寸 <6cm 的假性囊肿可以在 3~6 个月的间隔内简单地接受 CT 检查;若囊肿体积 >6cm、持续 6 周以上、有压迫症状或存在感染、破裂、出血等可能时,假性囊肿保守治疗的成功率非常低,这时候需要及时行外科手术干预。干预时机一般选择在症状发作 4~6 周后,在此期间,发生纤维壁成熟,使内部引流更容易。

成熟假性囊肿的干预措施一般以引流为主,常用的外科引流方法包括开腹或腹腔镜进行经胃、十二指肠或空肠内引流,具体术式根据囊肿的解剖部位决定,比如直接黏附在胃后壁的胰腺假性囊肿进行胰囊肿胃吻合引流术。当囊肿位于胰头和钩突时进行胰囊肿十二指肠吻合引流术。Roux-en-Y 囊肿空肠吻合引流术适用于所有类型的囊肿。当囊肿破裂和有症状的或已感染的成熟囊肿和身体状况不佳的患者,也可进行透视下经皮穿刺外引流。

手术切除是治疗胰腺假性囊肿次要选择,只有当囊性肿瘤形成,脾静脉受累,上消化道出血以及由于技术限制无法行引流术的位于钩突的假性囊肿,才考虑行手术切除。近年,由于 EUS 引导下穿刺引流的出现,使得 PPC 的治疗手段更加丰富,与外科手术相比,内镜引流具有创伤小,并发症发生率低以及长期治愈率较高等特点,已成为治疗 PPC 的重要方法,当临床上可行时,可以将内镜引流作为胰腺假性囊肿的最佳治疗策略。与手术引流一样内镜引流的目的也是在假性囊肿和消化道之间建立通道。

内镜引流可以通过透壁或直接引流完成。当假性囊肿与胃肠壁之间的距离 <1cm 时,通过胃,十二

指肠或空肠壁进行透壁引流。当假性囊肿腔与胰管沟通时,通过内镜逆行胰胆管造影术进行直接引流。Guenther 等回顾性分析近 27 年 2 485 例 PP 治疗病例结果显示,内镜引流有效率可达 85%,整体并发症发生率达 16%,与之相比,经皮穿刺引流成功率只有 67%,而手术引流并发症发生率则高达 45%。但内镜引流需符合一定的适应证,如对坏死合并感染积脓的患者,手术治疗可能更加合适。

　　总之,得益于检查技术的快速发展,PCL 检出率的不断上升,临床医师对 PCL 的认识也逐步加深,术前根据流行病学、影像学以及囊液检查等综合分析,对 PCL 类型及良恶性评估越来越准确。

　　相信随着更多高质量的随机对照试验开展,PCL 的管理策略将更加完善、规范。当然不单单检查技术在快速发展,手术技术同样也在不断进步和成熟,对于诊断明确的囊性疾病,手术也有越来越多的选择,术者可以根据自身的手术理念及操作水平,选择开腹手术、腹腔镜手术、机器人手术。依据肿瘤部位不同,常见术式包括胰十二指肠切除术(Whipple 术)、保留或不保留脾脏的胰体尾切除术、胰腺节段切除、单纯胰腺肿瘤剜除术及全胰切除术等。相信随着医学的不断进步,会使更多患者从中受益。

(陈丹磊　邵成浩　陈　华)

# 参 考 文 献

1. Becourt PJ BG.Recherches sur le pancreas:ses fonctions et ses alterations organique.In:Strasbourg:FG Levrautl,1830.

2. Compagno J,Oertel JE.Microcystic adenomas of the pancreas(glycogen-rich cystadenomas):a clinicopathologic study of 34 cases. Am J Clin Pathol,1978,69:289-298.

3. Compagno J,Oertel JE.Mucinous cystic neoplasms of the pancreas with overt and latent malignancy(cystadenocarcinoma and cystadenoma).A clinic-pathologic study of 41 cases.Am J Clin Pathol,1978,69:573-580.

4. Kloppel G SE,Longnecker DS,Capella C,et al. Histigicaol typing of tumours of the esocrine pancreas.World Health Organization International Histological Classification of Tumours. Berlin:Springer-Verlag,1996.

5. Bosman FT,Carneiro F,Hruban RH,et al. World Health Organization classification of tumours of the digestive system,4th edn. IARC,Lyon,2010.

6. Tanaka M,Chari S,Adsay V,et al. International consensus guidelines for management of intraductal papillary mucinous neoplasms and mutinous cystic neoplasms of the pancreas.Pancreatology,2006,6(1/2):17-32.

7. Tanaka M,Fernandez-del Castillo C,et al. International consensus guidelines 2012 for management of IPMN and MCN of the pancreas.Pancreatology,2012,12(3):183-197.

8. 彭承宏,郝纯毅,戴梦华,等.胰腺囊性疾病诊治指南(2015).中国实用外科杂志,2015,35(09):955-959.

9. Del Chiaro M,Verbeke C,Salvia R,et al. European experts consensus statement on cystic tumours of the pancreas.Dig Liver Dis, 2013,45(9):703-711.

10. Werner jB,Bartosch-Harlid A,Andersson R.Cystic pancreatic lesions:current evidence for diagnosis and treatment.Scand J Gastroenterol,2011,46(7/8):773-788.

11. Brugge WR,Lauwers GY,Sahani D,et al. Cystic neoplasms of the pancreas.New Engl J Med,2004,351(12):1218-1226.

12. Spinelli KS,Fromwiller TE,Daniel RA,et al. Cystic pancreatic neoplasms:observe or operate.Ann Surg,2004,239(5):651-659.

13. Lee CJ,Scheiman J,Anderson MA,et al. Risk of malignancy in resected cystic tumors of the pancreas<or=3cm in size:is it safe to observe asymplomatic patients? A multi-institutional report.J Gastrointest Surg,2008,12(2):234—242.

14. Pan G,Wan M,Xie K,et al. Classification and Management of Pancreatic Pseudocysts. Medicine,2015,94(24):e960.

15. Spinelli K,Fromwiller T,Daniel R,et al. Cystic Pancreatic Neoplasms Observe or Operate. Annals of Surgery,2004,239(5): 651-657.

16. Xu M,Yin S,Ronald R,et al. Comparison of the diagnostic accuracy of three current guidelines for the evaluation of asymptomatic pancreatic cystic neoplasms. Medicine,2017,96(35):e7900.

17. Kulzer M,Singhi A,Furlan A,et al. Current concepts in molecular genetics and management guidelines for pancreatic cystic neoplasms:an essential update for radiologists. Abdominal Radiology,2018,(9):1-18.

18. Wang P,Wei J,Wu J,et al. Diagnosis and treatment of solid-pseudopapillary tumors of the pancreas:A single institution experience with 97 cases. Pancreatology,2016,(10):117-120.

19. Wang X,Chen Y,Tan C,et al. Enucleation of Pancreatic Solid Pseudopapillary Neoplasm:Short-term and Long-term Outcomes

from a 7-year Large Single-center Experience. European Journal of Surgical Oncology, 2018, 44(5):644-650.

20. European Study Group on Cystic Tumours of the Pancreas. European evidence-based guidelines on pancreatic cystic neoplasms. GUT, 2018, 67(5):789-804.

21. Chin J, Pitman M, Hong T, et al. Intraductal Papillary Mucinous Neoplasm:Clinical Surveillance and Management Decisions. Digestive and Liver Disease, 2014, 24(2):77-84.

22. Marchegiani G, Mino M, Sahora K, et al. IPMN Involving the Main Pancreatic Duct:Biology, Epidemiology, and Long-term Outcomes Following Resection. Annals of Surgery, 2015, 261(5):976-983.

23. Reto M, Käppeli S, Müller B, et al. IPMN:surgical treatment. Langenbecks Arch Surg, 2013, 398(8):1029-1037.

24. AIGO, AISP. Italian consensus guidelines for the diagnostic work-up and follow-up of cystic pancreatic neoplasms. Digestive and Liver Disease, 2014, 46(6):479-493.

25. Stark A, Donahue T, Reber H, et al. Pancreatic Cyst Disease:A ReVIew. American Medical Association, 2016, 315(17):1882-1893.

26. Farrell J. Pancreatic Cysts and Guidelines. Dig Dis Sci, 2017, 62(7):1827-1839.

27. Marchegiani G, Mino M, Ferrone C, et al. Patterns of Recurrence After Resection of IPMN:Who, When, and How?. Annals of Surgery, 2015, 262(6):1108-1114.

28. Castillo C, Thayer S, Ferrone C, et al. Surgery for Small and Asymptomatic Branch-Duct IPMNs. Annals of Surgery, 2014, 259(3):e47.

29. Efishat M, Allen P. Therapeutic Approach to Cystic Neoplasms of the Pancreas. Surgon, 2016, 25(2):351-361.

30. Chiaro M, Verbeke C, Salvia R, et al. European experts consensus statement on cystic tumours of the pancreas. Digestive and Liver Disease, 2013, 45(9):703-711.

31. 张太平, 杨刚, 赵玉沛, 等. 胰腺囊性疾病诊治进展. 国际外科学杂志, 2016, 43(6):364-368.

32. 中华外科青年医师学术研究社胰腺外科研究组. 胰腺囊性肿瘤规范化影像和病理报告的建议. 中华外科杂志, 2018, 56(1):30-34.

33. 中华外科青年医师学术研究社胰腺外科研究组. 中国胰腺囊性肿瘤外科诊治现状分析 2 251 例报告. 中华外科杂志, 2018, 56(1):24-29.

34. 楼文晖, 赵玉沛. 重视胰腺囊性肿瘤诊治过程中存在的问题. 中华外科杂志, 2018, 56(1):2-4.

35. 张太平, 赵玉沛. 胰腺外科发展的机遇与挑战. 中华外科杂志, 2018, 56(1):10-13.

# 第5章

# 慢性胰腺炎与消化道微生态

【摘要】消化道微生态参与人体多种生理及病理过程,是目前消化领域的研究热点。消化道微生态与胰腺疾病,特别是慢性胰腺炎的关系密切,但学术界很少关注。慢性胰腺炎患者易伴发小肠细菌过度生长,后者可促进病情进展;肠道屏障功能受损和细菌易位在急性胰腺炎病理过程中起着重要作用;牙周疾病和口腔微生态变化会增加胰腺癌风险,幽门螺杆菌感染可能也和胰腺癌存在相关性。本章就消化道微生态与慢性胰腺炎及其他胰腺疾病关系的研究进展进行介绍。

## 一、消化道微生态概述

成人胃肠道黏膜面积达 $300m^2$,是人体与外界环境相互作用的最大区域,其表面有大量微生物定植,被认为是尚未被充分认识的人体"器官"。随着消化道微生物基因组学高通量测序和生物信息分析技术的不断发展和应用,人体消化道内已有 1 000 多种微生物被鉴定出来,其中以细菌占绝对优势,另外还存在大量古细菌、真菌和病毒等。细菌中约 90% 以上属于厚壁菌门和拟杆菌门,还有少量来自放线菌门、变形菌门、梭杆菌门和疣微菌门等。

肠道菌群具有强大的基因编码功能。一项研究通过构建来自三个大洲的新队列,建立了一个由 900 多万非冗余基因组成的整合基因集。该基因集是人体自身基因容量的 150 倍,其中仍有大量基因尚未被注释。该团队将基因组分为"个体特异性基因"(只在不到 1% 的人群中出现)和"共同基因"(在 50% 以上人群中出现)两大类。通过 eggNOG 数据库进行功能对比,发现"个体特异性基因"功能集中在细胞壁/膜/包膜生物合成,以及 DNA 复制/重组/修复等方面,而"共同基因"功能主要和信号转导途径、能量产生、碳水化合物和氨基酸的运输代谢等有关。

消化道微生态研究的目的在于了解消化道微生物的功能及其与人体的相互作用机制,而消化道微生物菌群结构和多样性研究为其功能性研究奠定了基础。近年来,随着对消化道微生物功能研究的不断深入,一些消化道微生物的特定功能已被证实,如柔嫩梭菌群具有重要抗炎特性,罗氏弧菌作为肠道内重要的产丁酸菌可降解膳食纤维等。消化道微生物代谢组学分析可以获得更多细菌的功能性信息,进而探寻肠道微生物与宿主潜在的相互作用机制。研究发现膳食纤维可在肠道细菌作用下酵解生成短链脂肪酸(SCFAs),后者是肠道上皮细胞及多种细菌重要的能量来源。

随着对消化道微生物功能研究的不断深入,越来越多的证据表明消化道微生物参与人体健康的维系及诸多疾病的发生发展。人体消化道微生物数量高达 100 万亿,是人体体细胞总数的 10 倍,它们通过肠道黏膜与宿主相互作用。因此,任何破坏影响宿主-微生物平衡的因素,如黏液层变薄、饮食和抗生素使用等,均可通过消化道微生物影响宿主健康状态,且这些因素导致的消化道菌群变化称为"菌群失调"。

消化道微生物与宿主之间相互作用对健康至关重要,而该相互作用形成的关键时期是婴幼儿阶段,即微生物定植的"窗口期"。影响该阶段微生物定植的因素包括分娩方式、母乳喂养和抗生素使用等,而且婴幼儿时期微生物正常定植对免疫系统的成熟具有显著影响。研究发现母乳喂养可以降低生命后期哮喘风险,而生命早期抗生素的使用可以增加罹患炎症性肠病的风险。

## 二、消化道微生态与慢性胰腺炎

慢性胰腺炎(chronic pancreatitis,CP)是由各种原因引起的胰腺慢性、持续性、进展性和炎症性疾病,最终导致胰腺不可逆损害,并造成胰腺外分泌和/或内分泌功能不全。饮酒被认为是 CP 的主要危险因素,但只有 3% 的饮酒患者患有 CP。因此,我们有理由认为存在其他因素可能在 CP 的发生发展中发挥重要作用,如消化道微生态失衡等。有研究发现 CP 患者粪便菌群结构发生改变,而且 CP 伴胰腺外分泌功能不全患者易发生小肠细菌过度生长(SIBO)。自身免疫胰腺炎(AIP)是一种特殊类型的慢性胰腺炎,有研究认为肠道菌群可能介导 AIP 的发生发展。

### (一)粪便微生物群落和慢性胰腺炎

虽然有研究表明 CP 与肠道微生态失衡存在相关性,但 CP 患者肠道菌群结构失衡的具体特征目前研究缺乏且不深入。基于少量 CP 背景下的粪便菌群研究显示 CP 患者肠道菌群多样性显著降低,且 CP 伴有糖尿病的患者肠道菌群多样性降低更明显。现有的人体和动物实验均发现 CP 患者与健康人群相比,肠道内拟杆菌门显著减少,并发糖尿时减少更为显著,CP 伴糖尿病患者疾病持续时间长,营养不良程度更重,这提示肠道菌群变化与疾病持续时间和严重程度密切相关。有研究发现健康对照组,CP 不伴糖尿病组,以及 CP 合并糖尿病组,肠道内普拉梭菌和布氏瘤胃球菌相对丰度依次降低。普拉梭菌是人体肠道中的数量最多的共生厌氧菌之一,亦是肠道内重要的产丁酸菌之一,其有利于结肠上皮细胞能量利用和增殖生长,并可诱导 IL-10 产生及调节性 T 细胞的应答。普拉梭菌还可通过促进黏液合成及紧密连接蛋白生成改善肠道屏障功能。布氏瘤胃球菌具有独特的降解抗性淀粉的能力,是人体结肠内中降解淀粉的关键菌;其在降解淀粉过程中可产生丁酸,同时产生的能量是结肠上皮细胞和其他菌的重要能量来源。普拉梭菌和布氏瘤胃球菌丰度降低均可能会使肠道黏膜屏障完整性受损。

诸多研究发现 CP 患者肠道内双歧杆菌属菌水平降低。双歧杆菌是人体消化道中的主要常驻菌之一,属于糖分解细菌,其在结肠中的碳水化合物发酵中起着重要的作用,其分解糖产生的乳酸盐可以转化为丁酸盐。体外试验表明双歧杆菌可以通过多种机制发挥有益作用,如参与合成 B 族维生素,参与稳定肠黏膜,改善肠道通透性及免疫功能,抑制病原微生物的过度生长,以及产生 SCFAs 和乳酸等。SCFAs 可通过降低肠腔内 pH 来抑制病原微生物增殖及增加营养吸收,并且对肠上皮有营养作用。有研究发现急性胰腺炎(AP)患者肠道内双歧杆菌水平降低,而 AP 反复发作可发生 CP,肠道菌群失衡可能是促进 CP 发生的因素之一。在胰腺存在急慢性炎症状态下,肠道双歧杆菌含量均降低,提示双歧杆菌菌属可能是潜在的微生态治疗干预措施。

有研究发现,CP 患者肠道内肠杆菌科菌相对丰度增多,肠杆菌科菌可能通过促进全身炎症反应进而促进 CP 的发展。研究证实炎症性肠病患者肠道内肠杆菌科水平增加,如克罗恩病患者回肠黏膜相关大肠埃希菌水平增加。有研究从克罗恩病患者的回肠黏膜样本中分离出一种新的具有黏附性和侵袭性的致病菌株,而健康个体回肠标本中不能分离得到该菌株。黏附侵袭性大肠埃希菌具有侵入上皮细胞并在巨噬细胞内复制的能力。肠杆菌科可能通过免疫介导途径参与胰腺疾病的发展。

新近国内学者在慢性胰腺炎肠道菌群研究方面多有突破。上海长海医院的 Zhou 等报道,成人 CP 患者的粪便中肠道菌群的多样性和丰富性方面均发生了不同程度的紊乱,包括厚壁菌门和放线菌的丰富度明显降低,而志贺氏杆菌等增加,其中梭杆菌门、优杆菌属与部分胰腺外分泌功能异常有关。青少年 CP 方面研究,则由上海瑞金医院胰腺疾病诊疗中心的 Wang 等斩获,研究者发现,患者有 19 个菌属丰度降低,9 个菌属丰度增加。其中粪杆菌属、罕见小球菌属、考拉杆菌属、双歧杆菌属、柯林斯菌属和优杆菌属绝对丰度下降最大,影响机体多种糖代谢、核糖核酸生物合成、磷酸转移酶途径等过程。研究者同时发现,不同功能基因突变的比较显示主要菌群同样存在差异:丁酸菌属的丰度在携带 CFTR 基因突变的患者组中明显下降、疣微菌科的丰度在携带 CASR、CTSB、SPINK1 和 / 或 PRSS1 突变的患者中显著下降；在无上述基因突变的患者中，韦荣球菌属的丰度显著增加，考拉杆菌属的丰度显著降低。在动物模型方面，国内东南大学附属中大医院的 Han 等对 C57BL/6 鼠（mice）的 CP 模型中发现，CP 组的结肠标本中，毛螺科菌（Lachnospiraceae）_NK4A136、瘤胃梭菌属（Ruminiclostridium）和罗斯氏菌（Roseburia）的相对丰度降低，而类杆菌属（Bacteroides）、拟普雷沃菌属（Alloprevotella）等相对丰度增加；在菌群群落水平的表现型方面，如厌氧、需氧、兼性厌氧，革兰氏阴性或阳性菌等，亦是差异明显。

### （二）小肠细菌过度生长和 CP

CP 患者胰腺外分泌功能严重不全时，机体会表现出因消化吸收不良导致的一系列症状，如脂肪泻、体重减轻和维生素缺乏等。临床上通常采用口服胰酶替代治疗方法缓解消化吸收不良引起的症状。随着疾病进展，机体对胰酶替代治疗反应性降低，即使增加胰酶剂量，脂肪泻、腹胀和腹痛症状不能有效缓解，这可能和 SIBO 有关。SIBO 被定义为小肠内细菌数量增加（>105CFU/ml），是一种吸收不良综合征，可以导致小肠内过度发酵和炎症，进而导致脂肪泻、维生素 B12 缺乏、腹痛、腹胀和营养不良等。

健康人经口摄入的细菌绝大多数在胃内被胃酸和胃蛋白酶杀灭，小肠运动不断将肠内容物推向结肠，回盲瓣能防止含菌量高的结肠内容物反流入小肠，而且肠道内胆汁酸盐和肠黏膜分泌的免疫球蛋白具有杀菌作用，上述机制共同维持小肠内细菌数量处于正常水平，其中任何机制受损均可诱导 SIBO 的发生。CP 患者存在多种因素破坏以上机制，进而促进 SIBO 的发生，如营养吸收不良，大量饮酒，胰液分泌减少，影响胃肠运动功能药物的使用，质子泵抑制剂的使用，以及外科手术史等。

一项荟萃分析评估了 CP 患者当中 SIBO 的发生率，该研究纳入 9 项病例对照研究和横断面研究，共计 336 例 CP 患者，分析显示 CP 患者的 SIBO 发生率在 14%~92% 之间，这可能和纳入研究所采用的 SIBO 诊断方法及 CP 患者纳入标准不同有关。该荟萃分析显示这些研究在纳入患者数量（11~102），性别比例（男性比例 34%~100%），胰腺外分泌功能不全比例（32%~100%），糖尿病比例（14%~67%），既往手术史，以及 SIBO 诊断方法（6 篇采用葡萄糖氢呼气试验、3 篇采用乳果糖氢呼气试验）等方面存在高度异质性。尽管各项研究报道的 CP 患者 SIBO 的发生率各不相同，但总体上看，SIBO 在 CP 患者当中的发生率均显著高于健康对照组，未来有必要开展更加标准化的研究进一步明确。该荟萃分析纳入 5 项研究评估了 CP 患者伴 SIBO 和 CP 患者不伴 SIBO 两组之间患者症状和营养状态的差异，其中 3 项研究显示 CP 患者伴 SIBO 更易出现腹泻、腹痛、胃肠胀气和恶心等临床症状，而 2 项研究认为无论 CP 患者是否伴有 SIBO，患者营养状态无明显差异。另外，有研究显示伴有 SIBO 的 CP 患者接受利福昔明等抗生素治疗似乎可改善其临床症状。

总之，CP 患者常出现 SIBO，其可能加重患者临床症状，降低胰酶替代治疗反应性。临床上常将 SIBO 与胰腺外分泌功能不全所导致的症状相混淆，而造成胰酶剂量的无意义增加，导致治疗成本提高。我们认为 CP 患者可以进行 SIBO 的临床检测，并开展关于 CP 患者小肠菌群结构和功能变化的深入研究。

### （三）消化道微生态与 AIP

AIP 作为特殊类型的慢性胰腺炎，是一种自身免疫性疾病，与 IgG4 相关性疾病胰腺受累有关，其病因仍不明确。目前有观点认为肠道菌群和多种 IG4 相关性疾病相关。有研究通过将小鼠持续接种大肠埃希菌 8 周，发现胰腺出现以导管为中心的纤维化，唾液腺导管也可出现炎症；接种后小鼠血清内出现抗碳酸酐酶、抗乳铁蛋白抗体和抗核抗体；因此提出了细菌诱导 AIP 的发病机制。另有研究发现大肠埃希菌可以诱导小鼠出现 AIP 样胰腺炎症，接种大肠埃希菌后的小鼠血清中出现高低度的抗乳铁蛋白和抗碳酸肝酶Ⅱ，进一步验证了细菌在 AIP 发生发展中的作用。另外，有观点认为幽门螺杆菌感染与 AIP 关系密切。总之，消化道微生态与 AIP 和其他 IgG4 相关性疾病的关系及相互作用机制值得深入研究。

综上所述，现阶段，不同疾病状态下 CP 患者消化道（小肠和结肠）微生物群落结构和功能变化仍不清楚，消化道微生态失衡在 CP 发生发展中的作用需要开展更为深入的研究明确。现有研究显示 CP 伴有 SIBO 的患者接受抗生素治疗可能具有一定疗效。有动物研究报道，硒代香菇多糖可通过增加肠道有益菌的比例和提高肠道内抗氧化状态，从而阻止 CP 的发展。随着消化道微生态研究的不断深入，其有望成为预防或延缓 CP 疾病进程的干预靶点，如特定益生菌和益生元的使用能否调节肠道菌群失衡、改善胃肠道症状、改善胰腺炎症等需进一步研究。

### 三、消化道微生态与其他胰腺疾病

#### （一）肠道微生态与AP

AP是多种病因导致胰酶激活作用在胰腺组织后产生的局部炎症反应,轻型呈自限性,而重症AP病情危重,病死率高。重症AP早期因大量细胞因子释放可引起全身炎症反应综合征(SIRS)和多器官功能衰竭(MODS),后续因肠道屏障功能障碍和细菌易位,可出现胰腺坏死组织感染等。肠道细菌易位主要涉及肠道屏障功能受损、SIBO和免疫功能紊乱等。基于动物模型的研究显示AP患者细菌易位主要发生于小肠。体内外实验表明AP发生48小时后肠道蠕动和收缩功能均降低,出现肠道运动功能障碍。有研究通过放射性同位素标记的方法显示急性坏死性胰腺炎早期即出现小肠运输速度减慢,急性坏死性胰腺炎时可出现移行性复合运动周期延长。当AP患者肠道运动功能受损达一定程度时小肠开始出现结肠源性细菌定植并大量繁殖,出现SIBO。过度繁殖的细菌主要包括大肠埃希菌和肠球菌属等,同时双歧杆菌等有益菌较健康人群显著减少。革兰氏阴性菌产生的脂多糖在肠道内浓度升高及细菌和肠道屏障功能受损共同作用可导致细菌易位至胰腺组织。肠道细菌易位途径包括血液循环、胆汁反流、淋巴系统、腹膜途径和肠壁途径等,如基于动物模型的研究发现几乎所有AP大鼠的肠系膜淋巴结均有感染,且与胰腺炎症程度和感染率密切相关。肠道细菌易位一方面促进胰腺组织坏死,另一方面可以通过NOD1途径诱导胰腺非感染性炎症。大量动物实验和临床研究显示AP患者存在不同程度的肠道屏障功能障碍,细菌易位和内毒素血症,是导致重症AP患者出现SIRS/MODS等的重要因素。有荟萃分析显示,约3/5的重症AP患者可出现肠道屏障功能障碍,且和疾病严重程度正相关。AP患者肠道微循环障碍导致缺血再灌注损伤,氧自由基释放增多,造成黏液层破坏,对肠道上皮细胞的保护作用减弱;而微循环障碍等可直接损伤肠道上皮细胞,进而导致AP患者肠道通透性显著增加,其在AP患者败血症发生过程中起着关键作用。

目前,关于不同类型和疾病阶段的AP患者肠道菌群结构研究缺乏。一项纳入44例重症AP、32例轻型AP和32例健康人的研究显示,所有AP患者粪便菌群中肠杆菌科和肠球菌属均高于健康人群,但轻型和重症AP患者之间无显著差异;与健康人相比,所有AP患者粪便中双歧杆菌含量均降低;重症AP患者内毒素和炎性细胞因子水平显著高于轻型AP和健康人群。液体复苏和早期肠内营养是重症AP的有效治疗策略,液体复苏可以增加有效循环血量并减少长期缺血,早期肠内营养有助于维持肠道黏膜完整性减少细菌易位,进而降低感染、SIRS和MODS等发生的风险。无论肠内还是肠外营养,均可对肠道菌群产生影响,这也验证了AP患者肠道菌群结构较健康人群存在显著差异。体外试验表明益生菌有助于减少肠道细菌易位发生和减轻AP疾病程度。临床试验表明,布拉酵母菌可以减少感染并发症并改善患者预后。但是一项多中心随机双盲试验报道,给AP患者服用包含2种双歧杆菌、3种乳酸杆菌和1种乳球菌的混合益生菌制剂,AP患者死亡率反而增加,可能因为大剂量益生菌的应用增加了重症AP患者的肠道负荷,促进肠道衰竭使疾病恶化。最近一项关于益生菌治疗AP的荟萃分析并未发现益生菌对AP病程有影响,纳入不同研究所用益生菌种类、浓度和治疗持续时间存在显著异质性。

总体上看,目前关于AP相关消化道微生态研究较少,不同类型和疾病程度的AP患者肠道菌群结构和功能仍不清楚,基于现有的AP患者肠道益生菌属降低的初步认识,未来有望研发具有潜在治疗作用的特定益生菌群/菌株,为AP治疗补充微生态干预策略。

#### （二）消化道微生态与胰腺癌

胰腺癌(PC)恶性程度高,预后差,死亡率高,其发病率有逐年上升趋势。PC早期诊断困难,诊断时往往已错失最佳手术时机。PC的危险因素包括吸烟、大量饮酒、糖尿病和CP等,这些因素均会使胰腺处于炎症状态,而肠道菌群可能在胰腺炎症状态发生中发挥一定作用。肠道菌群和PC发生发展的诸多危险因素,如CP、糖尿病、吸烟、饮酒、身体质量指数、高脂血症等密切相关。最近,我们团队开展的PC患者肠道菌群结构研究显示,PC患者粪便中拟杆菌门相对丰度显著增加,而柔嫩梭菌、直肠真杆菌和罗氏弧菌等有益菌属显著减少。我们利用与PC相关的13种菌构建预测模型,AUC为93.3%,提示肠道菌群对PC患者和健康人群有很好的分类能力。总之,关于PC与肠道微生物的关系目前仍知之甚少,需要开展深入的研究。

现阶段,关于消化道微生态与胰腺癌的研究匮乏,多集中在口腔微生物群落与胰腺癌的关系研究。有研究发现,患有牙周疾病的患者罹患 PC 的风险明显增加,有荟萃分析研究也得出较为一致的结论。有研究报道,PC 患者唾液样本中延长奈瑟菌和草绿色链球菌丰度降低,而毗邻颗粒链菌丰度增加。草绿色链球菌可以抑制龋齿细菌生长,其减少会促进牙周炎发生;毗邻颗粒链菌作为机会致病菌可能与全身炎症状态有关,进而增加罹患 PC 的风险。另一项前瞻性研究通过对 25 种抗口腔细菌抗体进行分析,发现牙龈卟啉单胞菌与 PC 风险增加有关;而抗非病原口腔共生菌抗体与 PC 风险呈负相关。另外有观点认为,幽门螺杆菌感染和 PC 有关,如 PC 患者幽门螺杆菌血清阳性率高于对照组。总之,胃肠道和口腔微生态失衡可能与罹患 PC 的风险增加有关,有必要深入开展 PC 背景下的消化道微生态结构和功能研究,期待未来研发出 PC 诊疗和判断预后的微生物标志物。

新近胰腺癌与胰腺组织内菌群研究逐渐兴起。2017 年 9 月,以色列魏兹曼研究所的 Straussman 教授团队联合哈佛大学、麻省理工学院、剑桥大学等学者报道,具有长链胞嘧啶核苷脱氨酶(cytidine deaminase,CDD)的细菌具有使吉西他滨代谢失活的功能,而绝大部分含长链 CCD 的细菌属于 γ- 变形菌纲;研究者发现,长期被认为无菌的胰腺癌组织内,也存有细菌:76%(86/113)的胰腺癌患者的癌细胞中存在细菌,而正常胰腺细胞中的比例只有 15%(3/20),且在胰腺癌内细菌绝大部分属于 γ- 变形菌纲。

2018 年 4 月,来自美国纽约大学的 Pushalkar 等报道,癌变的胰腺组织所含的菌群较正常的胰腺组织明显丰富,肠道菌群具有显著的促癌变作用,消除这些菌群可以预防侵袭性胰腺导管腺癌的发生,而这一发生过程与胰腺癌微环境中免疫重编程有关,包括骨髓来源的抑制性细胞(myeloid-derived suppressor cells,MDSCs)减少和 M1 巨噬细胞分化增加,进而促进 $CD4^+$ 和 $CD8^+T$ 细胞向 Th1 分化。菌群的消除也改善了免疫检查点抑制剂治疗的有效性。这极大颠覆了既往认知,提示菌群可诱导胰腺癌免疫抑制,有成为治疗靶点的潜能。

2019 年 8 月,来自美国德克萨斯大学 MD 安德森癌症中心临床肿瘤预防研究所的 Florencia McAllister 团队报道,胰腺癌长期生存者(long-term survival,LTS;中位生存期 10.1 年)胰腺肿瘤组织中菌群的 α 多样性较高,LTS 组表现出变形杆菌、假黄单胞菌、放线菌、糖多孢菌和链霉菌的富集;随后统计学分析显示,肿瘤组织内假黄单胞菌、糖多孢菌、链霉菌和克劳斯芽孢杆菌可很好地预测长期生存。进一步研究显示,$CD3^+$ 和 $CD8^+T$ 细胞的密度高、颗粒酶 B+(GzmB)细胞的数量显著增加,其组织密度与胰腺癌患者的总生存率之间存在有显著正相关;研究者还研究收集了 3 例接受手术的胰腺癌患者的粪便、肿瘤标本和邻近正常组织,发现肠道菌群仅代表肿瘤菌群的 25%,显示胰腺癌组织内菌群的独特性,亦提示肠道菌群具有特异性定殖胰腺肿瘤的能力;进一步的人 - 鼠粪便菌群移植(fecal microbiota transplantation,FMT)实验显示,肠道菌群可定殖于胰腺癌病灶内,改变了胰腺癌病灶内的菌群构成,通过调节 $CD3^+$ 和 $CD8^+T$ 细胞等免疫细胞功能,进而影响和决定胰腺癌患者的病程和生存期。

【结语】

消化道微生态与诸多消化系疾病关系密切并且得以深入研究,但是目前关于消化道微生态与胰腺疾病的关系研究仍较少。现有研究显示肠道内低丰度的双歧杆菌属和高丰度的肠杆菌属与胰腺炎症可能存在相关性,消化道菌群失衡、小肠细菌过度生长、肠道屏障功能受损和细菌易位等对急慢性胰腺炎的影响仍需要进一步研究。胰腺癌与口腔微生态的关系目前研究较多,如牙龈卟啉单胞菌和毗邻颗粒链菌等可能是胰腺癌的危险因素,而轻型链球菌可能发挥保护性作用;但是目前消化道微生态与胰腺癌的关系研究缺乏,值得深入开展。总体而言,关于消化道微生态失调和胰腺疾病关系的研究匮乏,随着消化道微生物组在胰腺疾病发展中的作用越来越被人们所认识,我们应进一步研究消化道微生态在胰腺疾病中的潜在作用及机制,这可能为胰腺疾病的诊治提供基于微生态的生物标记物和诊疗策略。

(王子恺　周文丽　杨云生　王 伟)

# 参 考 文 献

1. Turnbaugh P J,Ley R E,Hamady M,et al. The human microbiome project. Chinese Journal of Microecology,2012,52(3):315.

2. Eckburg P B, Bik E M, Bernstein C N, et al. Diversity of the Human Intestinal Microbial Flora. Science, 2005, 308 (5728): 1635.

3. Li J, Jia H, Cai X, et al. An integrated catalog of reference genes in the human gut microbiome. Nature Biotechnology, 2014, 32 (8): 834-841.

4. Mirande C, Kadlecikova E, Matulova M, et al. Dietary fibre degradation and fermentation by two xylanolytic bacteria Bacteroides xylanisolvens XB1AT and Roseburia intestinalis XB6B4 from the human intestine. Journal of Applied Microbiology, 2010, 109 (2): 451-460.

5. Koek M M, Jellema R H, Greef J V D, et al. Quantitative metabolomics based on gas chromatography mass spectrometry: status and perspectives. Metabolomics, 2011, 7 (3): 307-328.

6. De F C, Cavalieri D, Di P M, et al. Impact of diet in shaping gut microbiota revealed by a comparative study in children from Europe and rural Africa. Proceedings of the National Academy of Sciences of the United States of America, 2010, 107 (33): 14691-14696.

7. Round JL, Mazmanian SK. The gut microbiota shapes intestinal immune responses during health and disease. Nature Reviews Immunology, 2009, 9 (5): 313-323.

8. Inger Kull, Catarina Almqvist, Gunnar Lilja, et al. Breast-feeding reduces the risk of asthma during the first 4 years of life. The Journal of Allergy and Clinical Immunology, 2004, 114 (4): 755-760.

9. Med A I. Errors in Figure in: Alcohol Consumption, Cigarette Smoking, and the Risk of Recurrent Acute and Chronic Pancreatitis. Archives of Internal Medicine, 2011.

10. Jandhyala S M, Madhulika A, Deepika G, et al. Altered intestinal microbiota in patients with chronic pancreatitis: implications in diabetes and metabolic abnormalities. Scientific Reports, 2017, 7: 43640.

11. Lopez-Siles M, Khan T M, Duncan S H, et al. Gut Environmental Factors May Shape the Persistence of Faecalibacterium Prausnitzii, in the Healthy and Diseased Large Intestine. Gastroenterology, 2011, 140 (5): S-665-S-665.

12. Louis P, Flint H J. Diversity, metabolism and microbial ecology of butyrate-producing bacteria from the human large intestine. Fems Microbiology Letters, 2009, 294 (1): 1-8.

13. Gorovits E S, Tokareva E V, Khlynova O V, et al. Complex evaluation of intestine microbiocenosis condition in patients with chronic pancreatitis. Zh Mikrobiol Epidemiol Immunobiol, 2013 (4): 73-76.

14. O'Callaghan A, Van S D. Bifidobacteria and Their Role as Members of the Human Gut Microbiota. Front Microbiol, 2016, 7(294): 925.

15. Memba R, Duggan S N, Ni H C, et al. The potential role of gut microbiota in pancreatic disease: A systematic review. Pancreatology: official journal of the International Association of Pancreatology (IAP), 2017, 17 (6): 867.

16. Zhou CH, Meng YT, Xu JJ, et al. Altered Diversity and Composition of Gut Microbiota in Chinese Patients With Chronic Pancreatitis. Pancreatology, 2020, 20 (1): 16-24.

17. Wang W, Xiao Y, Wang X, et al. Disordered Gut Microbiota in Children Who Have Chronic Pancreatitis and Different Functional Gene Mutations. Clin Transl Gastroenterol, 2020, 11 (3): e00150.

18. Han MM, Zhu XY, Peng YF, et al. The alterations of gut microbiota in mice with chronic pancreatitis. Ann Transl Med, 2019, 7 (18): 464.

19. Tan C, Ling Z, Huang Y, et al. Dysbiosis of Intestinal Microbiota Associated With Inflammation Involved in the Progression of Acute Pancreatitis. Pancreas, 2015, 44 (6): 868-875.

20. Pezzilli R, Andriulli A, Bassi C, et al. Exocrine pancreatic insufficiency in adults: A shared position statement of the Italian association for the study of the pancreas. World Journal of Gastroenterology, 2013, 19 (44): 7930-7946.

21. Choung RS, Ruff KC, Malhotra A, et al. Clinical predictors of small intestinal bacterial overgrowth by duodenal aspirate culture. Alimentary Pharmacology & Therapeutics, 2011, 33 (12): 1379-1380.

22. Gabbard S L, Lacy B E, Levine G M, et al. The Impact of Alcohol Consumption and Cholecystectomy on Small Intestinal Bacterial Overgrowth. Digestive Diseases & Sciences, 2014, 59 (3): 638-644.

23. Lo WK, Chan WW. Proton pump inhibitor use and the risk of small intestinal bacterial overgrowth: a meta-analysis. Clinical Gastroenterology and Hepatology, 2013, 11 (5): 483-490.

24. Patrizio Petrone, Grant Sarkisyan, Eileen Coloma, et al. Small Intestinal Bacterial Overgrowth in Patients With Lower Gastrointestinal Symptoms and a History of Previous Abdominal Surgery. Archives of Surgery, 2011, 146 (4): 444-447.

25. Capurso G, Signoretti M, Archibugi L, et al. Systematic review and meta-analysis: Small intestinal bacterial overgrowth in chronic pancreatitis. Pancreatology, 2015, 15 (3): S73-S73.

26. Shah S C,Day L W,Ma S,et al. Meta-analysis:antibiotic therapy for small intestinal bacterial overgrowth. Alimentary Pharmacology & Therapeutics,2013,38(8):925-934.

27. Kummen M,Holm K,Anmarkrud J A,et al. The gut microbial profile in patients with primary sclerosing cholangitis is distinct from patients with ulcerative colitis without biliary disease and healthy controls. Gut,2017,66(4):611-619.

28. Haruta I,Yanagisawa N,Kawamura S,et al. A mouse model of autoimmune pancreatitis with salivary gland involvement triggered by innate immunity via persistent exposure to avirulent bacteria.. Laboratory Investigation,2010,90(12):1757-1769.

29. Yanagisawa N,Haruta I,Shimizu K,et al. Identification of commensal flora-associated antigen as a pathogenetic factor of autoimmune pancreatitis. Pancreatology:official journal of the International Association of Pancreatology (IAP),2014,14(2): 100.

30. Guarneri F,Guarneri C,Benvenga S. Helicobacter pylori and autoimmune pancreatitis:role of carbonic anhydrase via molecular mimicry? . Journal of Cellular and Molecular Medicine,2010,9(3):741-744.

31. Ren G,Yu M,Li K,et al. Seleno-lentinan prevents chronic pancreatitis development and modulates gut microbiota in mice. Journal of Functional Foods,2016,22:177-188.

32. Lichtman S M. Bacterial[correction of baterial]translocation in humans. J Pediatr Gastroenterol Nutr,2001,33(1):1-10.

33. Fritz S,Hackert T,Hartwig W,et al. Bacterial translocation and infected pancreatic necrosis in acute necrotizing pancreatitis derives from small bowel rather than from colon. American Journal of Surgery,2010,200(1):111-117.

34. Hellström P M,Alsaffar A,Ljung T,et al. Endotoxin actions on myoelectric activity,transit,and neuropeptides in the gut. Role of nitric oxide. Digestive Diseases & Sciences,1997,42(8):1640-1651.

35. Leveau P,Wang X,Soltesz V,et al. Alterations in intestinal motility and microflora in experimental acute pancreatitis. International Journal of Pancreatology Official Journal of the International Association of Pancreatology,1996,20(2):119-125.

36. Van Felius I D,Akkermans L M,Bosscha K,et al. Interdigestive small bowel motility and duodenal bacterial overgrowth in experimental acute pancreatitis.. Neurogastroenterology & Motility,2003,15(3):267-276.

37. Minnen L P V,Blom M,Timmerman H M,et al. The Use of Animal Models to Study Bacterial Translocation During Acute Pancreatitis. Journal of Gastrointestinal Surgery,2007,11(5):682-689.

38. Tan C,Ling Z,Huang Y,et al. Dysbiosis of Intestinal Microbiota Associated With Inflammation Involved in the Progression of Acute Pancreatitis. Pancreas,2015,44(6):868-875.

39. Tsuji Y,Watanabe T,Kudo M,et al. Sensing of Commensal Organisms by the Intracellular Sensor NOD1 Mediates Experimental Pancreatitis. Immunity,2012,37(2):326-338.

40. Wu L M,Sankaran S J,Plank L D,et al. Meta-analysis of gut barrier dysfunction in patients with acute pancreatitis. Br J Surg, 2014,101(13):1644-1656.

41. Wall I,Badalov N,Baradarian R,et al. Decreased mortality in acute pancreatitis related to early aggressive hydration.Pancreas, 2011,40(4):547-550.

42. Al-Omran M,Groof A,Wilke D. Enteral versus parenteral nutrition for acute pancreatitis. Cochrane Database Syst Rev,2010,28 (1):CD002837.

43. Akyol S,Mas M R,Comert B,et al. The effect of antibiotic and probiotic combination therapy on secondary pancreatic infections and oxidative stress parameters in experimental acute necrotizing pancreatitis. Pancreas,2003,26(4):363-367.

44. Chiu C. Randomized clinical trial of techniques for closure of the pancreatic remnant following distal pancreatectomy.Br J Surg, 2009,96:602-607.

45. Mcclave S A,Heyland D K,Wischmeyer P E. Comment on:probiotic prophylaxis in predicted severe acute pancreatitis:a randomized,double-blind,placebo-controlled trial. Jpen Journal of Parenteral & Enteral Nutrition,2009,33(4):444.

46. Gou S,Yang Z,Liu T,et al. Use of probiotics in the treatment of severe acute pancreatitis:a systematic review and meta-analysis of randomized controlled trials. Critical Care,2014,18(2):R57.

47. Rahib L,Smith B D,Aizenberg R,et al. Projecting cancer incidence and deaths to 2030:the unexpected burden of thyroid,liver, and pancreas cancers in the United States. Cancer Research,2014,74(14):2913-2921.

48. Michaud D S,Izard J. Microbiota,oral microbiome,and pancreatic cancer. Cancer Journal,2014,20(3):203.

49. Armougom F,Henry M,Vialettes B,et al. Monitoring Bacterial Community of Human Gut Microbiota Reveals an Increase in Lactobacillus in Obese Patients and Methanogens in Anorexic Patients. Plos One,2009,4(9):e7125.

50. Michaud D S,Joshipura K,Giovannucci E,et al. A Prospective Study of Periodontal Disease and Pancreatic Cancer in US Male Health Professionals. Journal of the National Cancer Institute,2007,99(9):738.

51. Maisonneuve P,Amar S,Lowenfels A B. Periodontal Disease,Edentulism and Pancreatic Cancer:A Meta Analysis.. Annals of Oncology Official Journal of the European Society for Medical Oncology,2017,28(5):985.

52. Farrell J J,Zhang L,Zhou H,et al. Variations of oral microbiota are associated with pancreatic diseases including pancreatic cancer. Gut,2012,61(4):582-588.

53. Michaud D S,Izard J,Wilhelmbenartzi C S,et al. Plasma antibodies to oral bacteria and risk of pancreatic cancer in a large European prospective cohort study. Gut,2013,62(12):1764.

54. Xiao M,Wang Y,Gao Y. Association between Helicobacter pylori infection and pancreatic cancer development:a meta-analysis.. Plos One,2013,8(9):e75559.

55. Geller LT,Barzily-Rokni M. Potential Role of Intratumor Bacteria in Mediating Tumor Resistance to the Chemotherapeutic Drug Gemcitabine. Science,2017,357(6356):1156-1160.

56. Pushalkar S,Hundeyin M,Daley D,et al. The Pancreatic Cancer Microbiome Promotes Oncogenesis by Induction of Innate and Adaptive Immune Suppression. Cancer Discov,2018,8(4):403-416.

57. Riquelme E,Zhang Y,Zhang L,et al. Tumor Microbiome Diversity and Composition InfluencePancreatic Cancer Outcomes. Cell,2019,178(4):795-806.

# 第6章

# 慢性胰腺炎的免疫病理机制

【摘要】免疫病理机制是指研究功能异常(或继发性异常)过程中外周/组织器官内免疫应答的变化及其对病理进程的影响。由于胰腺炎患者组织获得的局限性,目前关于胰腺炎病理机制的探索主要依赖于实验动物模型。尽管胰腺炎症反应最初可由腺泡内事件触发(如胰蛋白酶原激活),但其最终依赖于由固有免疫组分诱导的级联放大免疫反应。其中,固有免疫触发的NF-κB激活是胰腺炎症反应的重要特征。此外,免疫细胞尤其是单核/巨噬细胞在慢性胰腺炎病理过程中发挥着关键作用。本章主要介绍胰腺炎病理进展过程中免疫相关信号通路、免疫细胞的功能。

慢性胰腺炎为一种病理性纤维化-炎症综合征,是机体受遗传、环境和/或其他风险因素影响而产生的应对实质损伤/压力的持续性病理反应。不同于自身免疫性胰腺炎,经典的慢性胰腺炎主要为损伤驱动的炎症。损伤-炎症-纤维化是目前公认的慢性胰腺炎病理过程。潜在诱因可能包括毒性因素(如酒精或吸烟),代谢异常,特发性机制,遗传学,自身免疫反应和胆管阻塞性机制等。慢性胰腺炎的病理学特征相当复杂,包括腺泡细胞损伤,腺泡应激反应,导管功能障碍,持续炎症反应和/或神经-免疫系统的交互等(详见人民卫生出版社2012年版《慢性胰腺炎:理论与实践》)。

## 一、胰腺的炎症反应可能不依赖于蛋白酶原的激活——对"胰蛋白酶激活"病理机制的冲击

临床上,慢性胰腺炎早期阶段通常表现为急性胰腺炎的复发性发作,这一点在慢性胰腺炎动物模型中也得到验证,即反复给予急性胰腺炎的诱导会导致慢性胰腺炎的发生。尽管急性胰腺炎和慢性胰腺炎患者的结局大相径庭:大多数急性胰腺炎在解决损伤后可以恢复正常;而慢性胰腺炎的进程可能无法逆转,临床干预只能缓解进展速度和症状。但是人们认为急性胰腺炎和慢性胰腺炎的起始阶段可能存在类似的病理机制。

在过去的20多年里,大量研究发现了胰蛋白酶原异常激活在腺泡损伤和胰腺炎症起始阶段中的重要作用。明确以"胰蛋白酶激活"为中心的病理机制归功于对胰腺炎易感人群基因的分析研究,以及在胰腺炎实验动物模型上的验证。然而随着研究的深入,近些年的研究成果对"胰蛋白酶激活"的中心机制产生了冲击。2011年Saluja教授团队通过对T7型胰蛋白酶原(相当于胰腺炎患者中阳离子胰蛋白酶原)敲除小鼠展开研究发现,该小鼠表现出胰蛋白酶原或胰凝乳蛋白酶激活的缺失,经雨蛙肽诱导后腺泡细胞坏死减少50%左右。然而,通过对中性粒细胞浸润和胰腺组织学评估,这些小鼠表现出与野生型小鼠相当的胰腺和肺部炎症。2013年该团队进一步研究发现,通过数周内反复注射雨蛙肽诱导慢性胰腺炎,T7型胰蛋白酶原缺失小鼠与野生型小鼠也并无明显差异。有意思的是,急性和慢性胰腺炎均可发生在缺乏

T7 胰蛋白酶的小鼠中,并伴随着腺泡细胞中核因子 κB(NF-κB)的早期激活,因此暗示胰蛋白酶原激活非依赖性的炎症反应才是胰腺炎的最重要的起始者。也就是说,虽然胰蛋白酶原的异常激活可造成早期胰腺损伤和炎症,但急性和慢性胰腺炎确实可以在没有这种激活的情况下进行。

## 二、NF-κB 介导的慢性胰腺炎病理机制

固有免疫触发的 NF-κB 激活是胰腺炎症反应的重要特征。大量研究表明胰蛋白酶原的激活与 NF-κB 介导的炎症反应在胰腺炎病理过程中是相对独立的两个部分。

### (一) NF-κB 信号通路

核因子 κB(NF-κB)诱导型转录因子介导数百种基因的表达,介导炎症、免疫、细胞存活、增殖和应激等多种生理和病理过程。RelA/p65 是 NF-κB 经典途径的关键转录因子。在哺乳动物中有 5 个 NF-κB 家族成员:RelA/p65、RelB、c-Rel、p50(源自其前体 p105/NF-κB1)和 p52。NF-κB 蛋白以同源或异源二聚体(如原型 p50-p65)结合其同源 DNA 位点,并激活(在大多数情况下)或负性调节靶基因转录。在大多数"静息"细胞中,NF-κB 通过与其蛋白抑制分子(如 IκB)形成复合物,被隔离在细胞质中保持无活性状态。当细胞受到刺激诱导后,IκB 通过 IκB 激酶(IKK)在特定 Ser 残基上磷酸化,其导致 IκB 泛素化和蛋白酶体介导的降解,从而允许 NF-κB 核易位。NF-κB 迁移进入细胞核后与 DNA 结合并行使其转录激活的功能。IKK 复合体由激酶 IKK1(或 IKKβ)和 IKK2(或 IKKα)以及支架蛋白 NEMO/IKKγ 组成,IKK 激活涉及衔接蛋白的招募和多重泛素化事件。由促炎细胞因子(例如肿瘤坏死因子 -α)触发的主要"经典"途径主要由 IKK2 介导,并导致 p50-p65 的活化,从而诱导调节炎症和细胞存活的基因。NF-κB 二聚体的转录活性也受其翻译后修饰的调节,例如 p65 的 C- 末端磷酸化。因此,NF-κB 活化存在 3 种水平的调节:IKK、IκB 和 NF-κB 二聚体。

### (二) NF-κB 和急性胰腺炎

炎症和实质细胞死亡是胰腺炎的关键病理反应和疾病严重程度的决定因素。虽然引发胰腺炎的机制尚不清楚,但腺泡细胞的损伤被认为是胰腺炎的起始事件。在大多数胰腺炎患者中,胰腺损伤和伴随的炎症反应最终得以解决,但在严重的情况下,持续不断的全身炎症反应综合征导致多器官衰竭(特别是肺),这是导致急性胰腺炎死亡的主要原因。

20 世纪 90 年代在胰腺炎患者和动物模型中都观察到了细胞因子和趋化因子的显著增加。进一步显示,受损的腺泡细胞本身产生并释放各种炎症介质,进而招募炎症细胞介导胰腺和全身炎症反应。在急性胰腺炎雨蛙肽模型以及 CCK 超刺激的离体模型中均观测到经典 NF-κB 通路的激活,随后大量研究利用基因工程小鼠来解析 NF-kB 信号通路在胰腺炎中的作用。最初通过全身敲除小鼠和转基因小鼠的研究发现,抑制 NF-κB 活性可以减轻急性胰腺炎,相应地 NF-κB 过度激活则加重了该疾病的程度。基于以上发现,NF-κB 在胰腺炎中的激活被认为是有害的。

随着组织特异性敲除小鼠(Cre/loxP)技术的发展,关于 NF-κB 信号通路在急性胰腺炎中的作用却变得有所争议。早在 2007 年 Wirth 团队发现腺泡特异性表达持续激活 IKK2 的小鼠会自发急性胰腺炎,并可加重雨蛙肽诱导的急性胰腺炎,这一结果证实了并扩展了之前的发现。然而同年来自 Schmid-Algül 团队的报道发现经过雨蛙肽诱导后,在胰腺特异性敲除 *RelA* 基因的小鼠中会出现更严重的实质坏死及胰腺、肺部炎症。该篇作者的结论是腺泡中 RelA/p65 可保护其免受炎症相关的损伤 / 死亡。随后 2013 年来自不同研究团队,也在同期的胃肠学权威杂志 *Gastroenterology* 上发表了类似相悖的研究结果。这一系列看似相悖的研究结果可能源于失活 NF-κB 通路的不同策略,更多的是一定程度上揭示了急性胰腺炎中 NF-κB 信号通路的两面性:①保护腺泡细胞受损;②促进炎症反应(图 6-0-1)。

### (三) NF-κB 与慢性胰腺炎

NF-κB 的复杂性是否也存在于慢性胰腺炎中? 2011 年 ALGÜL 教授团队研究发现而腺泡中 NF-κB 的失活(RelA 敲除)促进了慢性胰腺炎纤维化进程,这一结果与该团队 2007 年急性胰腺炎中的结果一致,符合了胰腺损伤 - 纤维化的理论。有意思的是,该团队同时发现 NF-κB 在髓系造血细胞(包括单核 / 巨噬细胞)中的失活大大缓解了慢性胰腺炎纤维化进程。这一结果提示了髓系造血细胞,尤其是单核 / 巨噬

细胞在慢性胰腺炎病理过程中的重要地位。

随后很多团队利用不同的策略来进一步证实了腺泡细胞中 NF-κB 信号通路在慢性胰腺炎中的保护作用。其中 2013 年 Karin 教授团队研究发现 IKKα 可通过调控自噬而参与腺泡细胞的稳态维持。胰腺特异性敲除 IKKα 会最终导致自发性胰腺炎的产生。2017 年 Maier 教授团队发现 IKKγ 在胰腺的特异性缺失会放大慢性胰腺过程中的炎症和纤维化程度(图 6-0-2)。

### 三、免疫细胞介导的慢性胰腺炎病理机制

损伤 - 炎症 - 纤维化是目前公认的慢性胰腺炎病理过程。由腺泡细胞损伤触发的级联炎症反应在胰腺炎的病理进程中发挥着重要的作用。相较于急性胰腺炎,免疫细胞在慢性胰腺炎病理过程中作用研究的相对较少。目前研究发现,固有免疫和适应性免疫都在一定程度上参与了慢性胰腺炎的病理过程(图 6-0-3)。

#### (一) 胰腺星状细胞的激活 - 胰腺纤维化的核心事件

慢性胰腺炎中显著的组织学特征包括腺泡细胞萎缩,慢性炎症,变形或阻塞的导管以及与胰腺纤维化相关的胰腺星状细胞(PSC)的激活。其中胰腺星状细胞的发现分离和功能认识增加了我们对慢性胰腺炎纤维形成的理解。胰腺星状细胞重要功能是调节细胞外基质蛋白的合成和降解。在稳态条件下,胰腺星状细胞处于静止状态。病理情况下,星状细胞可被毒性因子(如乙醇及其代谢物)或来源于受损的腺泡细胞、浸润的免疫细胞的炎症因子(如 IL-6,IL-33 等)所激活,诱导其增殖并转化为肌成纤维细胞样细胞,造成大量细胞外基质的堆积。目前大部分的关于 PSC 的研究都旨在开发靶向 PSC 活化的方法,以改善胰腺的纤维化进程。

#### (二) 巨噬细胞 - 胰腺纤维化的重要调控者

巨噬细胞源于单核细胞,受局部微环境因素的影响分化成熟并极化为不同亚型,在机体发育、体内平衡、组织修复和对病原体的免疫反应中都发挥着重要的作用。根据极化后的不同表型,巨噬细胞被分为两类:经典活化(classically activated)的 M1 型和选择性活化(alternatively activated)的 M2 型。不同表型的巨噬细胞在表达受体、分泌产物和功能上都各有不同:M1 型巨噬细胞受 Th1 细胞因子调节(如 IFNγ),高分泌 TNFα、IL-12 和一氧化氮酶等,主要在宿主防御、促炎症反应中发挥重要作用;M2 型巨噬细胞受 Th2 细胞因子调节(如 IL-4/IL-13),高表达 IL-10、TGFβ、精氨酸酶、Fizz1 和 YM1 等,主要促进损伤修复、纤维化和肿瘤发生发展。随着研究的深入,目前认为巨噬细胞的 M1 和 M2 型只是连续变化过程的两个极端,在不同组织、不同生理和病理条件下巨噬细胞的极化状态都各不相同,故而发挥着不同的作用。

在慢性胰腺炎组织中存在大量巨噬细胞的浸润,并且基于组织学实验发现这些细胞与星状细胞非常接近,提出了巨噬细胞在慢性胰腺炎中的潜在作用。2011 年 ALGÜL 教授团队利用髓系特异性敲除小鼠,首次明确了髓系造血细胞(包括单核 / 巨噬细胞)中 NF-κB 的激活在慢性胰腺炎病理过程中的决定性作用。2015 年 Habtezion 团队首次对慢性胰腺炎中巨噬细胞的表型和功能进行了报道。与急性胰腺炎组织中浸润的巨噬细胞主要为 M1 型不同,研究发现大量浸润于人和小鼠慢性胰腺炎组织中的巨噬细胞具有 M2 型的特点。如前所述,M2 型巨噬细胞的极化主要通过 IL-4Rα 信号通路调节。该团队研究发现人和鼠源的星状细胞均可分泌 IL-4Rα 的配体(IL-4 和 IL-13),从而促进了巨噬细胞向 M2 型的极化。反过来 M2 型巨噬细胞又可促进星状细胞的持续激活。利用髓细胞特异性敲除 IL-4Rα 的小鼠,雨蛙肽诱导慢性胰腺炎的纤维化进程明显延缓,且 M2 型巨噬细胞也显著减少。该研究揭示了巨噬细胞 - 胰腺星状细胞的交互作用,及这种交互作用在慢性胰腺炎纤维化进展中的重要作用。

#### (三) T 细胞

慢性胰腺炎病理机制研究中,适应性免疫的作用还鲜有研究。慢性胰腺炎患者组织中 CD4+ 和 CD8+T 细胞的浸润显著增加,提示着这些 T 细胞可能参与该疾病的病理进展。2010 年 Beckhove 团队通过比较慢性胰腺炎患者、胰腺癌患者及健康个体,结果发现 IL-10⁺IFNγ⁺FoxP3⁺ 调节性 T 细胞特异性的在慢性胰腺炎患者的血液,骨髓和胰腺炎病变中增加。这些细胞具有以抗原特异性方式抑制自体常规 T 细胞增殖的潜力,该研究提示慢性胰腺炎与疾病特异的调节性 T 细胞有关。随后也有研究发现辅助性 T 细

胞 Th1，Th2 和 Th17 在慢性胰腺炎患者外周血中显著上升。但这些细胞是否可以直接介导慢性胰腺炎的病理过程，还需要进一步的实验证据。

### 四、风险因素的免疫致病机制

尽管许多疾病与基因突变密切相关，但环境因素在疾病的发生发展中的作用也不容忽视。近年来环境因素对胰腺炎的影响得到了强调和广泛的重视。环境因素可通过多种方式影响疾病的进程，在这里我们将重点介绍环境因素对免疫应答的调控作用。

#### （一）吸烟是慢性胰腺炎的独立风险因素

目前认为吸烟是慢性胰腺炎发展的独立危险因素，吸烟者患慢性胰腺炎的风险高于正常人群的 2~3 倍。临床中通过影像学评估发现，慢性胰腺炎患者继续吸烟会加速其胰腺的钙化。尼古丁是一种选择性胆碱能激动剂，同时也是香烟烟雾中研究的主要化合物之一。胰腺星状细胞被香烟烟雾组分通过乙酰胆碱（a7nAChR）所激活，表明香烟烟雾中尼古丁对胰腺纤维化的促进作用。除了尼古丁外，香烟烟雾还包含 7 000 多种不同的化合物，其中包括 100 多种有害化合物如苯并芘和二噁英，两者都属于芳香烃受体（AhR）的配体，而 AhR 在 T 细胞上表达，并在 T 细胞亚群的激活和分化中起关键作用。2016 年 Habtezion 团队从免疫学角度报道了香烟烟雾化合物通过激活芳香烃受体而促进慢性胰腺炎的致病机制。该研究发现香烟烟雾中的 AhR 配体（苯并芘和二噁英）可诱导胰腺和外周血中 $IL-22^+$ $CD4^+$ 细胞的活化，释放的 IL-22 进一步增强胰星状细胞外基质的表达从而促进胰腺纤维化的进程。通过分析临床样本发现，吸烟的慢性胰腺炎患者（相较于不吸烟的患者）具有更高的血清 IL-22 水平，以及更严重的内分泌功能不全，这表明吸烟介导的 AhR 活化可能加重慢性胰腺炎进程。值得一提的是，具有吸烟史（但戒烟超过一年以上）的慢性胰腺炎患者，其临床表现和血清 IL-22 水平与非吸烟患者相当。该研究为吸烟对慢性胰腺炎的影响提出了潜在的免疫机制，并为戒烟缓解慢性胰腺炎提供了理论依据。

#### （二）肠道菌群 - 免疫应答失衡可能参与慢性胰腺炎的病理机制

肠道微生物群对于黏膜固有和适应性免疫系统的发育和调节至关重要，在肠道完整性、肠道屏障渗透性以及在机体多种生理过程中发挥重要功能。在健康条件下，通过肠道菌群、肠上皮细胞和黏膜免疫系统之间的相互作用创造了控制宿主致病菌群的过度生长并限制外来病原体对肠道定植的环境。肠道菌群，免疫系统和肠上皮屏障之间这种平衡的破坏终将导致生态失调的病理状态。近年来研究发现，一些疾病和功能障碍均与肠道生态失调有关，包括乳糜泻，炎性肠病和肠易激综合征以及其他疾病，但肠道菌群与胰腺疾病的研究仍处于起步阶段。多个研究团队研究发现，部分慢性胰腺炎患者伴随有肠道菌群过度生长的现象，尤其是酒精性和特发性慢性胰腺炎患者。但菌群组成的具体改变、免疫应答的失衡以及它们与慢性胰腺炎病理之间的关系仍有待研究。

### 五、展望

最近的研究报道强调了急性和慢性胰腺炎之间炎症反应的动态性。其如前所述，慢性胰腺炎的模型是建立在胰腺急性损伤上的，其病理发展可能与组织修复信号过度 / 持续激活相关。因而急、慢性胰腺炎的病理机制可能截然不同。时间是关键，需要开发更好的诊断工具和与局部和远处炎症信号相关的生物标志物，以预防和靶向疾病进展。免疫细胞在胰腺炎中至关重要，具有感知微环境的能力，可以对来自内源性和外源性分子的危险信号作出反应。进一步深入研究人类和动物模型中的环境线索和免疫反应可能会提高我们对疾病发病机制的理解，从而提供改变胰腺炎自然病程的手段和策略。

（薛　婧）

## 参 考 文 献

1. Kleeff J.Chronic pancreatitis. Nat Rev Dis Primers，2017，3：17060.
2. Watanabe T，M Kudo，W Strober. Immunopathogenesis of pancreatitis. Mucosal Immunol，2017，10（2）：283-298.

3. Dawra R,et al. Intra-acinar trypsinogen activation mediates early stages of pancreatic injury but not inflammation in mice with acute pancreatitis. Gastroenterology,2011,141(6):2210-2217.

4. Sah RP,et al. Cerulein-induced chronic pancreatitis does not require intra-acinar activation of trypsinogen in mice. Gastroenterology,2013,144(5):1076-1085 e2.

5. Vallabhapurapu S,M Karin. Regulation and function of NF-kappaB transcription factors in the immune system. Annu Rev Immunol,2009,27:693-733.

6. Norman J. The role of cytokines in the pathogenesis of acute pancreatitis. Am J Surg,1998,175(1):76-83.

7. Gukovskaya AS,et al. Pancreatic acinar cells produce,release,and respond to tumor necrosis factor-alpha. Role in regulating cell death and pancreatitis. J Clin Invest,1997,100(7):1853-1862.

8. Steinle AU,et al. NF-kappaB/Rel activation in cerulein pancreatitis. Gastroenterology,1999,116(2):420-430.

9. Rakonczay Z,Jr,et al. The role of NF-kappaB activation in the pathogenesis of acute pancreatitis. Gut,2008,57(2):259-267.

10. Altavilla D,et al. Attenuated cerulein-induced pancreatitis in nuclear factor-kappaB-deficient mice. Lab Invest,2003,83(12):1723-1732.

11. Baumann B,et al. Constitutive IKK2 activation in acinar cells is sufficient to induce pancreatitis in vivo. J Clin Invest,2007,117(6):1502-1513.

12. Algul H,et al. Pancreas-specific RelA/p65 truncation increases susceptibility of acini to inflammation-associated cell death following cerulein pancreatitis. J Clin Invest,2007,117(6):1490-1501.

13. Huang H,et al. Activation of nuclear factor-kappaB in acinar cells increases the severity of pancreatitis in mice. Gastroenterology,2013,144(1):202-210.

14. Neuhofer P,et al. Deletion of IkappaBalpha activates RelA to reduce acute pancreatitis in mice through up-regulation of Spi2A. Gastroenterology,2013,144(1):192-201.

15. Treiber M,et al. Myeloid,but not pancreatic,RelA/p65 is required for fibrosis in a mouse model of chronic pancreatitis. Gastroenterology,2011,141(4):1473-1485.

16. Li N,et al. Loss of acinar cell IKKalpha triggers spontaneous pancreatitis in mice. J Clin Invest,2013,123(5):2231-2243.

17. Apte M,RC Pirola,JS Wilson. Pancreatic stellate cell:physiologic role,role in fibrosis and cancer. Curr Opin Gastroenterol,2015,31(5):416-423.

18. Mosser DM,JP Edwards.Exploring the full spectrum of macrophage activation. Nat Rev Immunol,2008,8(12):958-969.

19. Gordon S. Alternative activation of macrophages. Nat Rev Immunol,2003,3(1):23-35.

20. Xue J,et al. Alternatively activated macrophages promote pancreatic fibrosis in chronic pancreatitis. Nat Commun,2015,6:7158.

21. Habtezion A. Inflammation in acute and chronic pancreatitis. Curr Opin Gastroenterol,2015,31(5):395-399.

22. Xue J V Sharma,and A. Habtezion,Immune cells and immune-based therapy in pancreatitis. Immunol Res,2014,58(2-3):378-386.

23. Zheng L,et al. Role of immune cells and immune-based therapies in pancreatitis and pancreatic ductal adenocarcinoma. Gastroenterology,2013,144(6):1230-1240.

24. Lee B,Q Zhao,Habtezion A. Immunology of pancreatitis and environmental factors. Curr Opin Gastroenterol,2017,33(5):383-389.

25. Lee AT,et al. Alcohol and cigarette smoke components activate human pancreatic stellate cells:implications for the progression of chronic pancreatitis. Alcohol Clin Exp Res,2015,39(11):2123-2133.

26. Xue J,et al. Aryl Hydrocarbon Receptor Ligands in Cigarette Smoke Induce Production of Interleukin-22 to Promote Pancreatic Fibrosis in Models of Chronic Pancreatitis. Gastroenterology,2016,151(6):1206-1217.

27. Pagliari D,et al. Gut Microbiota-Immune System Crosstalk and Pancreatic Disorders. Mediators Inflamm,2018,2018:7946431.

28. Capurso G,et al. Systematic review and meta-analysis:Small intestinal bacterial overgrowth in chronic pancreatitis. United European Gastroenterol J,2016,4(5):697-705.

# 第7章

# 祖国医学对胰脏的认识及对当代医学的影响

【摘要】祖国医学是瑰宝，本章我们邀请的五位中医学专家，对胰腺与中医进行了系统论述。第一节通过整理祖国医学对胰脏的认识，从中医古籍文献的相关记载、当代中医对胰腺认识的发展、对脾脏实体在中西文化背景下的文献及其认知的考察分析等方面，初步探析了胰脏在祖国医学发展过程中的认识脉络；第二节重点介绍了祖国医学对当代胰腺病学的影响。通过探求祖国医学对当代胰腺病学在实验研究、临床研究进展方面的影响，初步得出健脾药物具有促进胰腺分泌及调节胰液质量的功能，并指出中药复方、单味药及提取物等延缓或阻断慢性胰腺炎进程的机制，也介绍了以中医经典方剂柴胡疏肝散、大柴胡汤为基本组方的中药治疗慢性胰腺炎、遏制胰腺纤维化的基本机制：大柴胡汤遏制胰腺炎症反应、抑制巨噬细胞浸润及抗纤维化的效应强于柴胡疏肝散，大柴胡汤的臣药黄芩的主要成分黄芩苷可以明显减轻 CP 小鼠胰腺的炎症反应和纤维化程度，与其抑制 NF-κB 信号通路减少胰腺星状细胞的活化有关。并着重提出了关于祖国医学脾与胰腺功能的相关性还需进一步从脾虚证机制方面入手，多因素、多层次深入研究，可望为提高胰腺炎疗效，促进中西医融合发展，提供有益的借鉴。

## 第一节　祖国医学对胰脏的认识

### 一、中医古籍文献对胰脏的认识相关记载

祖国医学对胰脏的认识，见于中医古籍的文献较少，仅局限于位置和名称上面考究，对于胰腺的功能论述较少，中医书籍虽然没有胰腺之名，但在古代称之为"脺"，即脺脏，脺：见《康熙字典·未集·肉部》：[集韵]促绝切、软易破也。《现代汉语词典》载：[脺（膵）cuì 脏]胰的旧称。最早记载见于《难经-四十二难》："脾重二斤三两，扁广三寸，长五寸，有散膏半斤，主裹血，温五脏，主藏意"，此散膏，实乃现代医学之"胰腺"。张山雷在《难经汇注笺正》中说："胃后右甜肉一条……，所生之汁，如口中津水，则古之所谓散膏半斤，盖即指此古之所称脾者。固并此甜肉而言……。"张山雷不仅考证了"散膏者为胰"，又名"甜肉"，而且提出了甜肉能分泌，其"汁"的功能为"……甜肉之汁，运入小肠，即以化食物中之脂肪质者"。清以来不少人从"散膏"猜想此即胰。参考现代解剖发现，胰藏胃之左后方，与《素问·太阴阳明论》所说"脾与胃以膜相连"相符。而《类经图翼》认为脾"形如刀镰，与胃同膜而附其上之左"。"刀镰"的描绘与"胰"极相近似。关于脾的色泽，《医贯》、《图书编》，皆云脾之色如"马肝赤紫"，大抵符合"胰"之颜色。明代李时珍在《本草纲目》中谈到：胰"生两肾中间，似脂非脂，似肉非肉，乃人物之命门，三焦发源处也，……盖

颐养赖之,故称之颐。……亦作胰"。李时珍把胰认定为人的命门。清·陈珍阁《医纲总枢》中说"生于胃下,横贴胃底,与第一腰椎相齐,头大向右,至小肠头尾尖向左,连脾肉边,中有一管,斜入小肠名曰珑管"。似乎将《难经》认定的"散膏"更具体化了。清代医家王清任《医林改错》讲:"脾中有一管,体象玲珑,易于出水,故名珑管"。清代叶霖所著《难经正义》说:"胰,附脾之物,形长方,重约三四两,横贴胃后,头大向右,尾尖在左,右之大头,与小肠头为界,左之小尾,与脾相接,中有液管一条,由左横右,穿过胰之体,斜入小肠上口之旁,与胆汁入小肠同路,所生之汁,能消化食物,其质味甜,或名之甜肉云"。

## 二、当代中医对胰脏认识

中医称胰腺为脺脏,当代中医学家认为脺脏与肝胆的关系非常密切,其功能属于肝脾两脏,当肝、胆、脾发生病变时,也可发生本病。情志失调,肝失疏泄,肝气横逆犯胃克脾,使脾胃升降失司而发病。暴饮暴食,特别是嗜食肥甘醇酒,损伤脾胃,积滞于中,酿湿化热,邪热食滞互结,可形成阳明腑实证;湿热蕴蒸肝胆,尚可见到黄疸。此外蛔虫内扰,窜入肝胆,使脺脏得津液不得外泄,蕴结而发病。总之本病的病理主要是肝郁气滞,湿热蕴结肝胆脾胃实热按照八纲辨证属阳证、里证、热证、实热。

"三焦"是中医脏象学说中的一个特有名称,首见于《内经》。根据后世医家的描述,三焦分为部位三焦和六腑三焦。部位三焦即上、中、下三焦,上焦为胸隔以上的胸部,即心肺两脏以及头面、上肢部位。中焦为隔以下、脐以上的腹部,即脾胃、肝胆。下焦为脐以下的部位和脏器,包括肾、大肠、小肠、膀胱、女子胞及下肢等;对于六腑三焦,《内经》《难经》及后世医家多提出"有名无形"的学说。《难经·三十一难》云:"三焦者,水谷之道路也,上焦者,在心下,下膈,在胃口下……中焦者在胃中脘,不上不下……下焦者,在膀胱上口……故名三焦。说明了"三焦有名而无形"之说,《灵枢·本输第二》言:"三焦者,中渎之府,水道出焉,属膀胱,是孤之府也"。国内当代中医学者认为,从生理、经络和解剖、急性胰腺炎的症状方面,"三焦"与胰腺有相似之处。西医中的胰腺为混合性分泌腺体,主要有外分泌和内分泌两大功能。它的外分泌主要成分是胰液,内含碱性的碳酸氢盐和各种消化酶,功能是中和胃酸,消化糖、蛋白质和脂肪。内分泌主要成分是胰岛素、胰高血糖素,其次是生长激素释放抑制激素、肠血管活性肽、胃泌素等中医所说的三焦主水功能主要运行体内的水液津微物质。西医所说的胰液和各种消化酶和中医所说的三焦主水液津微物质的功能有相似之处;经络和解剖方面,按照经脉的交接和循行,手少阳三焦经上接手厥阴心包经,下接足少阳胆经。在解剖中,胰腺导管分主胰管和副胰管,主胰管直径为 0.2~0.3cm,从胰尾起始,贯穿整个胰腺至胰头右侧,开口于十二指肠降部左后壁处的十二指肠乳头,约 70% 的胰管在肠壁入口处与胆总管末端汇合成胆道口壶腹,构成胆汁和胰液的"共同通道"。如果胆道口壶腹有梗阻,胆汁可逆流入胰管内,引起急性胰腺炎。相反,胰液也可向上而流入胆总管和胆囊,发生胆总管炎和胆囊炎。经络上三焦经与胆经的相互交接,解剖部位上胰腺与胆囊之间的"共同通道"相互印证,可以说明中医上所说的三焦与西医的胰腺有相似之处;急性胰腺炎所表现的腹部疼痛与《伤寒论》第 149 条和第 137 条中所描述的"心下满而硬痛者""从心下至少腹鞭满而痛不可近者"的结胸病有相似之处,可以将这两处条文中所写的理解为三焦病变的上焦和中焦的病变。《伤寒论》第 165 条和《金匮要略·腹满寒疝食病脉证治第十》所描述的"心中痞硬,呕吐而利者"、"按之心下满痛者"的大柴胡汤证,可以理解为三焦病变的中焦病变和比较严重的下焦病变。另外从症状的表现上可以看出,三焦病变的大陷胸汤证和大柴胡汤证中的症状与急性胰腺炎所表现的症状有诸多相似之处。

1. 都表现为腹部疼痛　急性胰腺炎所表现的腹部疼痛呈上腹部或全腹部压痛,并伴有腹肌紧张,反跳痛,与条文所描述的"从心下至少腹硬满而痛不可近者"的症状相似度非常高。

2. 急性胰腺炎出现发热、恶心、呕吐的症状　与大柴胡汤证所描述的"伤寒发热,汗出不解,心中痞硬,呕吐而下利者"的症状又具有高度的相似。

3. 急性胰腺炎所出现的水肿和炎性渗出　与三焦气机不利,阻碍水液的正常代谢,导致水液的集聚有相似之处。

4. 急性胰腺炎所表现的全身并发症　急性呼吸衰竭、心力衰竭、心律失常、胰性脑病和急性肾衰竭等,与三焦的气机不利,诸气运行失常,不能行津液,水液代谢失常,上波及心、肺所属的上焦,下可以波及肝肾所属的下焦症状相似。故急性胰腺炎应属于中医"腹痛""腹泻""胃脘痛"等范畴,多因情志郁结,暴饮暴食,疲劳过度,肝郁气滞,脾失健运,湿热内蕴,疲阻中焦而成,三焦气机不利,水道不通,而成结胸。湿热互结,蕴酿成毒,中焦闭阻不通,蒸于肝胆致肌肤发黄;热结阳明致痞满燥实等症。热毒伤阴动血,或血热内郁,热毒内陷,可热厥和临床各种危象。这也正符合现代重症胰腺炎的发病机制。指出中医中药在治疗三焦病变时所用的理法方药,也可以在治疗胰腺炎疾病上发挥作用,故可以推断出中医所说的三焦与西医所说的胰腺有诸多相似之处。但是从中医对三焦的解剖位置,经络描述和生理功能来推测,三焦的中焦应包括西医所说的胰腺,而胰腺炎在病理方面所表现出来(轻症和危象)的病症应为整个三焦的病变。

刘旭等学者通过系列研究对脾脏实体在中西文化背景下的文献及其认知进行考察,并就中医经典与现代医学相关论述的比较分析,结果发现:

1.《黄帝内经》《释名》《三国志》等所论之"脾",无论是从解剖或生理、病理及相关疾病角度而言,都与现代解剖学所说的胰腺(pancreas)相似,而与"脾"(spleen)的英译名相去甚远。

2. 文章通过对《难经》中描述脾脏实体的解剖条文描述与现代医学的认知比较分析:《难经》所论之"脾",与现代解剖学所说胰腺(pancreas)与"脾"(spleen)的综合体相对应,《难经》的观点在《黄帝内经》的基础上,更好的协调了五行学说与内脏客观现实的关系。《黄帝内经》和《难经》,其脾脏实体所指的核心,都不离胰腺"pancreas"。隋唐至明代,"脾"与 spleen 对应的思想逐渐形成。

3. 通过对清朝至民国时期医书中描述脾的文献分析 《黄帝内经》、《难经》脾脏实体认知的观点得到了此时期众多医家及清朝官方医学的认可,尤其在西学东渐之后,关于《黄帝内经》、《难经》观点的医家论述尤渐清晰,因此,从历史上看,中医"脾"解剖实体所指的核心不离现代医学的"胰腺"。而非现代医学的"脾脏"。然而由于一些历史原因,中医"脾"的翻译与这个核心相背离。现今中医学界有必要对中医"脾"的翻译或解释进行商讨以形成共识。

北京中医药大学傅延龄教授认为中医药治防胰腺病,应从正名开始。他提出中医学的五脏六腑中没提到胰腺,并不是中医没有认识到胰腺,五脏六腑中的脾指的就是胰腺。胰腺具有外分泌功能和内分泌功能,而脾的主要功能是运化,即对食物进行消化、转化,供人体利用,指出胰腺病的预防,本质上在于护脾。脾主思,多思伤脾,现代人精神压力大,抑郁症为常见病,多发病,一个人抑郁久了,就会气血不畅,这有可能导致胰腺的分泌功能障碍;预防胰腺病在饮食上要记住古人说的三句话九个字:"熟胜生,少胜多,温胜凉"。大意是熟食比没有做熟的生食好,温暖的食物要比凉冷的食物好,吃少一点比吃多一点好。这饮食九字原则的本质是指所吃的食物应该具有易消化、易排空的特点,在食量上不要给脾太多的"压力和负担";唐元瑜等学者回顾中医脾的实体解剖学研究之历史沿革,进一步提出"脾即胰"说;阐明脾主运化的内涵应以升清散精、主司气化为主,助胃化物为辅,旨在将脾主运化与脾(胰)的实体解剖学研究及胰腺的内、外分泌功能有机结合,这对于全面认识中医藏象脾的生理功能,深化脾主运化理论,丰富脾胃学说,指导临床各科实践具有重要意义。刘弘毅对中西医"脾、胰"翻译源流进行考证,通过回顾历史文献,对中西方医学关于"脾""胰"的翻译源流进行了研究。经研究发现,最初传入中国的西方医学认知中,"脾"也为参与消化过程的器官,"胰"则主要是消化方面的功能,因此认为中西医对于脾脏的对译和对于胰腺功能的认知在特定历史背景下具有合理性,其思路对当前中医学认知新事物有一定借鉴意义。

《金匮要略·黄疸病脉证并治》中讲到:"风寒相搏,食谷即眩,谷气不消,胃中苦浊,浊气下流,小便不通,阴被其寒热流膀胱,其身尽黄名曰黄疸"。分有胃疸、谷疸、酒疸、女劳疸、黑疸。安徽蔡氏经方传人蔡文举四代人共同努力,在临床诊治中运用取类比象的方法,论述了谷与胰腺的生理病理,填补"谷"脏,阐述了中医传统五脏为六脏的理论学说,提出谷指的就是西医的胰腺,提出人到晚年的病多和胰腺有关,三阳长期外感,经热长期携带导致入里化热导致胰腺炎、胰腺结石、胆结石、胆道闭锁,肝管结石,十二指肠溃疡,脾肿大、高血脂、高血压、高血糖、冠心病、胃窦炎、结肠炎、尿毒症等。

历代医家对中医脾的外观实体的描述集中在西医学的脾脏和胰腺,而脾的大小和重量的关系却不一致,与现代任何脏器都不相匹配,至今并无人纠正。中医脾病辨证诊断等远超越了解剖实体的概念,与其他四脏相比,脾的实体定位最模糊,抽象性和综合性更强。王彩霞等学者对中医"脾"脏实体的源流进行考证,发现虽然历代医家对脾的实体描述不一,但基本倾向于西医的脾脏和胰腺。经历了由解剖实体到功能脏腑的演化过程,中医的脾已不再是古人最初看到的解剖实体。从现代脾脏象的实验及临床研究来看,中医学的脾的功能包含了西医学的消化系统、神经系统、内分泌系统、造血系统、免疫系统、运动系统等的功能,是一个多系统、多功能的概念,因此,不难理解切除西医的脾脏,而"后天之本"的脾依然存在,生命活动可正常进行。周濒等从中医藏象脾的解剖实体认识藏象脾与现代医学中脾和胰腺生理功能的比较分析和中医藏象脾与现代医学中胰腺相关疾病的关系探究等三个方面探讨分析中医藏象脾的实体指出中医藏象脾与现代医学中的脾和胰腺的高度相关性,并同时论证了慢性胰腺炎胰腺纤维化从脾论治的科学性,认为虽然中医基础理论中并未论及胰腺但根据现代医学所概括的胰腺常见病表现出的黄疸、舌苔黄腻或白腻、脘腹疼痛、脂肪泻、体重减轻等典型症状都与中医学关于脾主运化、主四肢肌肉、主升清和中焦气机功能失调引起的病症有关。因而不少学者认为此病病位在脾病机主要在于脾气亏虚、脾不主运,治疗当以运脾为主。并且进一步指出虽然藏象脾的功能远远超过现代医学中的脾和胰腺的功能,但从其解剖位置及形态结构和主要功能的对比当中尤其是胰腺相关疾病从脾论治的有效性和科学性仍然可确定藏象脾的实体就是解剖学当中的脾和胰腺,而藏象脾的功能之所以远远超过解剖脾和胰腺所具有的功能正是因为两种医学模式截然不同的思想观,中医学的核心思想是整体观,将脾脏放在五脏系统中其功能自然可以延伸很广,但如果据此而认为中医脾脏功能无所不包,那么难免会产生含混而不分主次之嫌。因此如何合理地处理好两种医学思想所产生的差异才是正确认识中医脾脏实体的关键。

## 第二节　祖国医学对当代胰腺病学的影响

近几十年的现代研究表明,祖国医学的脾不单纯是一个解剖学的概念,更是一个生理学、病理学概念,是涉及消化吸收、水液代谢、能量转化、血液、神经、内分泌、免疫等多系统、多器官的综合功能单位。祖国医学认为脾虚即是这些系统功能降低的综合表现,其中以消化道病理改变和功能障碍为主。张永东认为,胰腺外分泌功能失调是脾虚的基本表现,无论脾虚是以消化系统的疾病引起,或以自主神经系统功能紊乱引起,或以免疫功能低下引起等,但只要辨证为"脾虚证",就必然出现消化功能失调的症候和病理变化,这就是异病同证、异病同治的关键所在。

### 一、胰外分泌功能与脾虚证的基础研究

现代研究发现,胰腺外分泌功能降低是脾失健运的重要病理机制。脾气虚证大鼠血清淀粉酶及其胰型同工酶、脂肪酶活性极显著低于正常大鼠,且胰腺外分泌功能下降与脾虚程度呈正相关;脾气虚患者血清淀粉酶及胰淀粉酶同工酶活性明显低于正常大鼠,胰淀粉酶同工酶活性的降低与食欲减退、食后腹胀及大便溏泻三症关系最为密切。预示脾虚时运化失职与淀粉酶之间有着密切关系,并已成为脾虚证临床诊断及疗效判定的首选微观参考指标。用胰功能肽试验作为反映胰腺外分泌功能的指标对临床脾虚患者进行研究时发现,脾虚患者胰腺外分泌功能显著低于健康人。脾运化功能失职,则可出现腹胀、腹泻,此同现代医学胰脏外分泌功能障碍、胰酶不足之"胰源性腹泻"的状况相一致。另外脾虚具有的饱胀消化不良、腹泻等均与胰有关。田在善利用胰功能肽试验来检测糜蛋白酶的活性,以反映胰酶对蛋白质的消化功能,结果表明脾虚患者对氨基苯甲酸排泄率(47.49%)低于正常人(64.9%)。金氏的实验表明,脾虚患者胰功能肽试验低于正常人,尿淀粉酶活性亦降低,提示脾虚患者胰腺功能下降。季凤清等对脾虚大鼠胰腺进行组织化学研究发现,脾虚组胰腺泡细胞的 RNA、琥珀酸脱氢酶、乳酸脱氢酶、三磷酸腺苷酶、葡萄糖 -6- 磷酸酶和硫胺素焦磷酸酶含量和活性均低于对照组,H.E 染色标本中脾虚组胰腺泡细胞中酶原颗粒比对照组减少,表明脾虚证时胰腺外分泌功能减弱可能是导致消化吸收障碍的重要原因之一。研究发现某些健脾药物具有促进胰腺分泌及调节胰液质量的功能。

近年来研究表明,胆囊收缩素、血管活性肠肽等脑肠肽对胰腺外分泌的调节具有重要意义。张永东等研究发现北京鸭实验性脾虚证时十二指肠、空肠 CCK、VIPmRNA 表达均显著降低,这为临床上脾虚时出现的食欲不振、消化功能紊乱提供了理论依据,从分子水平揭示了祖国医学脾与胰腺外分泌的功能结

合点。

## 二、中药防治胰腺炎胰腺纤维化的基础研究

慢性胰腺炎的病理基础为胰腺纤维化。各种原因造成胰腺损伤坏死伴发炎症反应,炎症因子释放并激活胰腺星状细胞(pancreatic satellite cells,PSC),活化的 PSC 可以产生 Ⅰ 型、Ⅲ 型胶原等,继而使以胶原为主的细胞外基质(extracellular matrix,ECM)合成增多降解减少,导致沉积形成并使胰腺纤维化不断发生发展。这一复杂的病理过程受多种细胞因子介导调节,如转化生长因子 β、结缔组织生长因子、氧化应激等。无论是单味中药还是中药复方都有报道称对慢性胰腺炎有较好的预防和治疗作用,其机制主要集中在抑制 PSC 活化、抑制 ECM 合成、促进 ECM 降解、影响易感基因、诱导细胞凋亡、抗氧化等方面。

### (一)单味中药

丹参有活血祛瘀、凉血消痈等作用,其主要成分为丹酚酸 B、丹参酮 ⅡA 等,具有抗炎、抗氧化、抗过敏、抗自由基、防止过氧化脂质形成、扩张冠脉等药理作用。研究表明:丹酚酸 B 可抑制胰腺组织脂质过氧化反应,减少丙二醛(MDA)的产生,抑制 PSC 活化,减少 ECM 的沉积。丹参酮 ⅡA 可增强细胞中超氧化物歧化酶(SOD)水平,降低 MDA 水平,减少细胞中的氧自由基,进而降低血清中的层粘连蛋白(LN)和透明质酸(HA)含量,减轻纤维化程度。黄芪具有补气升阳、健脾益卫、利尿消肿等作用,其主要成分为皂苷类、黄酮类、多糖类化合物,具有促进代谢、抗氧化等药理作用。郭强报道称黄芪注射液干预后的慢性胰腺炎大鼠其胰腺组织纤维化程度降低,血清 LN 含量明显降低,SOD 活性显著提高,并认为可能是通过抑制 PSC、抑制转化生长因子 -β1(TGF-β1)的表达、白细胞介素(IL)-1β、IL-6 的生成、降低活化 T 淋巴细胞 IL-2 mRNA 的表达,调整 ECM 的合成及降解,最终发挥抗纤维化的作用。大黄有泻下攻积、清热解毒、活血化瘀等作用,主要含蒽醌类衍生物,大黄素等,具有解热抗炎、保肝利胆等药理作用。研究表明:大黄酸能够有效降低 PSC 活化,抑制 SHH/GLI1 信号通路;大黄素可以降低抑制物金属蛋白酶组织抑制剂 TIMP-1 的表达,提高基质金属蛋白酶(MMP-2、MMP-9)的表达,促进 ECM 降解,防治胰腺纤维化。另外,叶斌等发现大黄素有明显的利胆作用,可增加胆汁量及改善胆汁成分,减轻慢性胰腺炎发病过程中胆汁淤积所致的自身消化,减缓疾病进展。黄芩具有清热燥湿、泻火解毒等作用,主要含黄芩苷等黄酮类成分,具有抗氧化、抗炎等作用。研究表明:黄芩苷可能通过下调 TGF-β1 水平,抑制 PSC 活化增殖,降低 CTGF 蛋白表达,减少纤维连接蛋白(Fn),减少 TNF-α 和 IL-6 的产生和释放,下调 TNF-α/IL-10 水平,降低氧化应激水平,发挥抗胰腺纤维化作用。此外,黄芩苷还可降低血清 HA 含量,改善胰腺外分泌功能。苦参具有清热燥湿、杀虫利尿等作用,其主要成分为生物碱,如氧化苦参碱、苦参碱等,具有抗炎、抗过敏等作用。研究表明氧化苦参碱可以减少胰腺组织内胶原的生成及 PSCs 的活化,降低 TβRⅡ 含量,抑制 TGF-β 信号传导通路,最终减缓胰腺纤维化的发展。还有报道称氧化苦参碱能诱导胰腺细胞凋亡,明显减轻炎性反应,阻止慢性胰腺炎病程及炎性反应的快速发展。温郁金具有活血止痛、行气解郁、利胆退黄等作用,有效成分主要为姜黄素等,具有抗炎镇痛、护肝利胆等作用。研究表明:温郁金正丁醇提取物能降低胰腺纤维化大鼠血清的 Hyp 含量,抑制胰腺组织 a-SMA 表达水平,减少胰腺胶原纤维面积,抑制 TGF-β1 的产生,缓解 CP 胰腺纤维化的进程。甘草具有补脾益气、祛痰止咳、缓急止痛、清热解毒等作用,其主要成分为甘草酸等,具有抗炎解毒、抗肿瘤、抗溃疡等药理作用。研究表明:甘草酸可通过抑制 Ⅰ 型胶原合成、减少 MMP-2 和 MMP-9 表达等途径抑制 PSCs 活化,调节 ECM 的代谢。甘草酸还能抑制 HMGB1-TLR4-NF-κB 通路激活并降低炎症因子水平,对大鼠胰腺组织具有保护作用。

### (二)中药复方

慢性胰腺炎(chronic pancreatitis,CP)的治疗目前主要围绕疼痛、内外分泌功能不全及并发症,采取内镜、手术及胰岛素、胰酶替代等方法,以缓解症状为主。对于 CP 的重要病理改变胰腺纤维化,目前临床尚缺乏针对性药物。

多年来的临床实践显示:中药是改善 CP 临床症状的有效方法。以柴胡疏肝散、柴胡桂枝汤为基本组方的中药复方治疗慢性胰腺炎已有较长的历史,且临床疗效确切。

祖国医学将慢性胰腺炎归属于"腹痛、胁痛、泄泻、癥瘕"等范畴,长期以来认为本病多为恣食肥甘、长

期嗜酒、损伤脾胃,脾胃虚弱,运化失职;或因砂石阻滞胆道加之情志不畅,致使肝胆失疏、肝失条达、疏泄不利、肝气郁结。脾虚则失于健运,影响肝的疏泄功能,导致气机郁滞,即脾虚肝郁气滞。脾为后天之本,气血生化之源,气为血之帅,气行则血行,气滞则血瘀,故脾虚肝郁气滞日久会导致血瘀。因此,治疗宜用健脾疏肝活血的药物。近年来,以柴胡桂枝汤、柴胡疏肝散、大柴胡汤为基本组方的中药治疗 CP 临床疗效确切,遏制胰腺纤维化的实验研究也取得了良好的结果。

陕西中医药大学基础医学院张红教授等分别研究了柴胡疏肝散和大柴胡汤防治小鼠 CP 胰腺纤维化的作用,发现大柴胡汤遏制胰腺炎症反应、抑制巨噬细胞浸润及抗纤维化的效应均强于柴胡疏肝散(图 7-2-1)。

分析大柴胡汤效优的原因,可能由于:慢性胰腺炎时脾失健运,升降失和,肝胆脾胃功能失调,从而导致湿热瘀结于中焦,中焦气机不畅,继而气滞血瘀,生湿蕴热,邪热壅塞,表现为肝郁气滞、脾胃湿热蕴结为主的实热或湿热瘀结证。故治疗宜在疏肝理气、活血化瘀的基础上使用清热化湿、通里泻热的药物。而大柴胡汤系张仲景《伤寒杂病论》中的名方,全方由柴胡、黄芩、大黄、枳实、半夏、芍药、生姜、大枣组成,方中重用柴胡为君药,配臣药黄芩和解清热,以除少阳之邪;轻用大黄配枳实以内泻阳明热结,行气消痞,亦为臣药;芍药柔肝缓急止痛,助柴胡、黄芩清肝胆之热,与大黄相配可治腹中实痛,与枳实相伍可以理气和血;半夏和胃降浊以止呕逆,生姜、大枣既助半夏和胃止呕,又能调营卫而和诸药。诸药合用,共奏和解少阳、内泻热结之功。

我们用 20% 的 L- 精氨酸复制的小鼠 CP 模型,给予大柴胡汤灌胃后发现:大柴胡汤除了降低胰腺组织 MCP-1 和 MIP-1mRNA 表达水平外,还可以抑制巨噬细胞浸润,对小鼠 CP 胰腺纤维化具有遏制作用(图 7-2-2)。

运用高效液相色谱法检测大柴胡汤治疗后小鼠的血清发现,黄芩苷在血清中的含量处于较高水平。黄芩具有和解清热,除少阳之邪的功效,其主要成分黄芩苷在遏制 CP 胰腺纤维化进展中发挥什么样的作用及其具体作用机制需要进一步探究。黄芩苷(baicalin)是从黄芩的干燥根中提取的一种黄酮类化合物,是黄芩的主要有效成分。黄芩苷具有广泛的药理作用,研究发现:黄芩苷可通过调节炎症微环境,减少急性胰腺炎并发肝损伤时炎症介质 IL-6 的释放,对胰腺及肝损伤发挥保护作用。另外的研究还发现:黄芩苷可减少 CP 时纤维连接蛋白的沉积,具有抗大鼠胰腺纤维化作用,但黄芩苷是否对胰腺纤维化的关键靶标 -PSC 活化具有抑制作用,及其机制仍不清楚。

张红教授课题组研究发现,黄芩苷可以明显减轻 CP 小鼠胰腺的炎症反应和纤维化程度。同时我们分离原代的胰腺星状细胞(pancreatic stellate cells,PSC),采用 TGF-β1 刺激使其活化,观察黄芩苷对 PSC 活化的影响,发现黄芩苷可以剂量依赖地致 PSC 表型呈损伤性变化,使 PSC 活化标志物 α-SMA 表达大幅下降,同时有效抑制 NF-κB p65 的表达(图 7-2-3),提示黄芩苷能够通过抑制 NF-κB 信号通路减少 a-SMA 的表达,从而对纤维化进程起到抑制作用,该研究为黄芩苷及其相关中药复方用于临床治疗慢性胰腺炎胰腺纤维化提供了实验依据。

国内其他中医药学者对中药复方遏制胰腺纤维化的实验研究也取得了一定进展,对推动我国中医药防治胰腺炎作出了一定的贡献。陈玉涛通过实验研究发现,柴胡疏肝散可以提高胰岛素水平和改善外分泌功能,能通过降低 CP 大鼠胰腺 NF-κB 表达,抑制 TNF-α 的转录和合成,抑制胰管和腺泡破坏的发展,改善纤维化、慢性炎症造成的胰腺病理损害。有报道称,小柴胡加减方能够改善 CP 大鼠胰腺外分泌功能。朱颖等认为,虽然早期应用小柴胡汤并不能完全抑制胰腺纤维化的发生,但可通过抗氧化、抑制 PSCs 增生、活化和减少 TGF-β1 的分泌在一定程度上抑制纤维化的进展。苏式兵等研究发现,随着胰腺炎症的发展,引起胰腺 PAP 蛋白增加,而桂枝汤、柴胡桂枝汤可抑制 PAP 的表达,同时调节过氧化物歧化酶的表达相关,对慢性胰腺炎有一定的防治作用。张鹏等研究发现,慢性胰腺炎大鼠肝细胞中存在着转录因子 NF-κB 的高表达,大承气汤可通过多种途径抑制该表达,进而抑制炎性细胞因子 TNF-α、IL-6 的释放,抑制炎症反应,保护器官组织。王丹等报道称,消痰和中方(制天南星、制半夏、鸡内金、茯苓、土鳖虫、炙甘草等)能降低胰腺层粘连蛋白、增强基质金属蛋白酶 -1 的表达,有效改善慢性胰腺炎大鼠的一般情况,抑制胰腺纤维化形成。张天玲等研究和解利湿方(柴胡桂枝汤合茵陈蒿汤),称其能降低 HYP 含量,减少胶原沉积和 ECM 含量、降低 TGF-β1、Smad2、Smad3 和 ERK1 的表达水平,并且抑制 Smad2、3 和 ERK1 的活化,对胰腺纤维化大鼠的病理改善有一定作用,还可以调节胰腺组织 MMP-2 和 TIMP-2 蛋白的表达,起到抗炎抗纤维化的作用。以健脾、疏肝、活血为治则,在四君子汤合复元活血汤加减的基础上确立的胰泰复方,有学者报道称该方可以抑制 TGF-β1 mRNA 的表达,同时上调 Bcl-x 蛋白表达及下调 p53 蛋白表达,减缓慢性胰腺炎胰腺纤维化进程。赵铁华等根据实验研究发现,胆胰宁(柴胡、赤芍、郁金、木香、黄芩、枳壳、甘草等)能够有效提高 CP 大鼠胰腺组织 SOD 活性,降低其血清 HA、TGF-β、MDA 含量,增强大鼠抗氧化能力,减少体内生成氧自由基数量,有效防治 CP 大鼠胰腺组织纤维化。唐晓勇等发现,中药胆胰康能够有效地提高 CP 大鼠胰腺组织 SOD 活性,降低血清 HYP 含量,有效对抗胰腺组织损伤,对慢性胰腺炎有显著的防治作用。胰腺纤维化(pancreatic fibrosis)是多种原因所致 CP 进程中的胰腺组织病理特点。与心、肝、肾等组织相比,胰腺纤维化研究较少。高丽娟等观察,胰泰复方对慢性胰腺炎胰腺纤维化大鼠细胞超微结构的影响,发现胰泰复方可防治慢性胰腺炎胰腺纤维化大鼠胰腺纤维化,既往该团队的研究液证实胰泰复方可从血清Ⅲ型前胶原氨基端肽含量、凋亡相关基因 *Bcl-2*、*Bax* 表达、TGF-β1、Smad7 及 Sm ad2/3 表达等方面防治 CP 胰腺纤维化,有效阻止其至逆转 CP 纤维化的进程,对 CP 胰腺纤维化具有恢复作用,从而达到治疗 CP 的目的。

中药防治慢性胰腺炎,应以防治慢性纤维化、延缓或阻断病程为重点,特别要重视应用益气活血治法的研究,重视有效复方、单味药及提取物的研究,深入探讨中医药治疗慢性胰腺炎的作用机制,并重视其开发价值。

## 三、临床研究

### (一) 中医学对胰腺病病因病机上的认识

1. 中医学对胰腺组织生理学上的认识　依据中医基础理论,脾有后天之本之称,因为脾主运化,其功能与胃相似,将饮食消化,营养物质以输布全身;气、血生化之源即为脾,是统血系统,将水谷消化,汲取后并进入血液,营养全身脏器;水分脾主运化,由它调整是关键,维持水液代谢经过心肺以流体输送到全身各个组织,以起到滋润的作用。脾在人体消化功能方面有重要的作用,这与西医学中认为胰腺胰液中具有各种消化酶并参与消化过程的重要作用认识不谋而合。而西医则认为脾脏是人体最大的淋巴器官,在机体活动中扮演着血液过滤器的作用,此外,脾脏还有"血库"之称,即人体在应激状态下由脾脏将储存的血液输送至全身,以增加血容量,发挥出了"统血"的功效。

2. 中医学对胰腺病病理学上的认识　整体观念是中医学的精髓所在,认为人是一个有机的整体,局部病变都可以牵制全身。五脏六腑都存在千丝万缕的关系,相互制约、相互作用、生克制化以保持动态平衡。五脏的生理功能是"藏",藏精、气、血;六腑的生理功能是"泻",传化水谷、排泄糟粕。唯有"藏"、"泻"得体,才能维持正常活动。如胰所代表的是"命门""三焦",故当胰发生病变时,多系统功能均有相应的生理、病理变化。且胰与肝脾胃关系密切,又可因它们的疾病诱发胰腺疾病。《素问·五常政大论》:"……心痛,胃脘痛,厥逆,膈不通"等,反映了器官之间相互因果的关系。在此基础上,中医外科学基础理论将致病因素归为外感六淫、情志内伤、饮食不节等七个方面。发病机制是致病邪气与机体正气盛衰变化的邪正盛衰、血液亏乏凝滞体内的气血凝滞、"决生死、处百病"的经络阻塞及内脏功能紊乱的脏腑失和。

按照病因的划分,胰腺病的发生主要是以情志内伤、饮食不节、肥甘厚味或停滞蛔虫扰动、湿热交困、犯胃最终导致脾胃功能紊乱。情志内伤,"七情"包括喜悦、愤怒、悲伤、忧虑、惊恐、思念,正常情况下,都属于正常的生理活动范围,如长期过度的精神抑郁或受刺激时,超过了机体的调节范围,均可使气血、经络、脏腑功能失调。在这方面,古代医家认识到情感对脏腑的损伤是致命的,并总结出"喜伤心、怒伤肝、悲伤肺、思伤脾、恐伤肾"的理论。郁怒伤肝,肝气则郁结,郁久则化火;肝气伤胃,导致升降失常,对照症状有腹痛、腹胀、嗳气等;肝郁伤脾,脾失健运,故水谷精微不被传运,导致便溏;痰湿内生,气滞,使火郁,痰湿在经络阻塞,气血凝滞,凝聚,形成痰核引起的疼痛。又如饮食不节,暴饮暴食,超出了胃的承受能力,脾胃虚弱久则可运化失健,导致胃功能紊乱,热和毒进一步演变,最终脾胃亏蚀,气阴两虚。

按照发病机制的划分,胰腺病主要和邪正盛衰和脏腑失和有关。在内部疾病的发展起决定性作用的是邪正盛衰。临床上表现有腹部肿胀、痛、肠鸣音减弱或消失、停止排气、排便,即是邪正盛衰中的腑气不通证;血瘀证因气机运行不畅,血液运行瘀滞,有痛、紫、瘀、块、涩的特点,临床表现可表现为刺痛不移即固定腹痛点,瘀点瘀斑等都与胰腺炎的 Cullen 征、Grey-Turner 征有一定的相似度。红、肿、热、痛为炎症病理反应,其中痛则提示是气血凝滞、阻塞不通,故有了"通则不通,不通则痛"。中医强调"正气存内,邪不可干",说明了正虚是此病的始动因素,邪气是入侵条件,故消邪、祛邪、扶正和攻下是使疾病转归的重要途径。杨晋翔认为,湿、热、癖、毒蕴结中焦,为急性胰腺炎演变的病机核心。急性胰腺炎早期正盛邪轻,胃肠实热,气血淤滞;急性胰腺炎中期为正盛邪实,湿热兼夹;急性胰腺炎晚期为正虚邪实,湿热之邪内陷,长期腑实热结,气滞久则血瘀,中焦枢机不利,水饮停滞,二便不利。

### （二）中医学对胰腺病临床表现上的认识

中医学古代文献对急性胰腺炎的临床表现和治疗也有类似记载。古人急性胰腺炎归属于中医"胃脘痛"、"腹痛"等范畴。主要由情志内伤和饮食不节、过食肥甘厚味或肝气郁结、邪正盛衰、气血凝滞所致。

"腹痛":腹部有"五脏六腑",病因机制较复杂。胃及以下,耻骨毛际部位的疼痛。疼痛的主要原因是寒邪,病变是主要在经脉,疼痛主要涉及气和血阻滞两个因素。寒气客于胃肠,寒凝气滞,导致气机阻滞引起腹痛,胃肠可伴呕吐的症状。大便坚硬不得出,是热气稽留于小肠引起腹痛的表现。腹痛辨证有虚有实,以实证居多,实证者以淤血、热、寒、等病因有关,虚证者多数是气血不足,阴液亏虚,或兼有实邪。如《伤寒论》第一百零三条:太阳病,……,先于小柴胡。呕不止,……,与大柴胡汤;第三百一十七条:少阴,……或腹痛,或干呕,……,通脉四逆汤主之等。总之,腹部疼痛和发病,因冷、热、气虚、气滞、血瘀而起,作用脾、肝、肠、经络等,故腹痛应进行严格区分,找到它的属性来确定位置,治疗上或补或通。

"胃脘痛":胃脘痛系"因胃气郁滞,气血不畅所致"。《素问·常政大论》中:"少阳司天,火气临下…心痛,胃脘痛"。怒、气伤肝,引发肝气疏泄失调,致使肝气横逆犯胃;饮食不节引起胃功能紊乱,气机不利导致胃脘痛;脾受损,脾不运,胃失和降可引起上腹疼痛;长期生病使火郁,或聚唾液痰,或淤滞伤及经络,或是去其阴津,或伤阳。胃腑失去温煦或濡养,失养则痛为虚证;气机阻滞,不通则痛为实证。因此,辨证为"虚实为纲,寒热为目",以通为贵的原则,以辨虚实,然后辨寒热。肝气犯胃多为实,脾胃虚寒多为虚。

### （三）中医学对胰腺炎的辨证分型

根据《中医内科学》有关标准,辨证为"湿热蕴结、气机郁滞、腑气不通"。参照《中医临床病症诊断疗效标准》制定。

1. 主证　①腹痛、腹胀;②恶心、吐逆;③发热;④神疲乏力;⑤舌红,苔薄黄乏津或腻,脉弦细或细数。

2. 次证　①胁痛;②口干口苦;③大便干燥;④腹胀;⑤小便短赤;⑥目黄身黄;⑦肌紧张。

凡是具备主证①、②、③、④项目和次证 3 项,再加上典型的舌脉象者,即可辨证为肝郁火毒瘀痰、气阴受损型。余涛将胰腺炎分为:阳明腑实型、热毒炽热型、肝胆湿热型、脾虚血瘀型。崔乃强将急性胰腺炎的主要病理过程归纳为肝郁气滞及肝病及脾,又发展为湿热、实热等不同证型,将急性胰腺炎的辨证分型分为四种。

### （四）中医学对胰腺病的治疗

根据中医学理论"六腑以通为用"、"痛则不通,通则不痛"原理,临床上治疗胰腺炎应多"以通为用"为总的原则,其次是"以降为顺"。通法是因病情而异,对于本病的治疗是在辨证准确的基础上进行的。近年来,以通治痛治疗急性胰腺炎,取的显著的成效,例如高清使用西医基础治疗为主,复方清胰汤为辅治疗急性胰腺炎 96 例:(柴胡 15g,白芍 12g,胡黄连 10g,生山楂 30g …… )加减。还有柴芍承气汤(生大黄 10g 后下,玄明粉 10g,芒硝 10g,枳实 10g,柴胡 10g,厚朴 10g,白芍 10g,黄芩 10g 冲服)水煎服,100ml/次,口服或经胃管注入,3 次/d,7~10 天 为一个疗程。急性胰腺炎 80 例中 77 例经中西医结合治疗治愈 76 例(95%),1 例(1.25%)转为慢性胰腺炎;3 例(4%)胆源性急性胰腺炎经手术治愈。住院时间 5~26 天,平均14 天,治愈率 98.75%。它们的作用均得到了临床实验的认证。大量试验研究,通下药、清热药、解毒药、活血药、化瘀药的联合应用,缓解肠麻痹,可促进胃肠蠕动能力;加强上皮细胞免疫,降低毛细血管的通透性,减少内毒素的吸收,防治细菌移位,纠正肠道菌群失调,增加肠壁及腹腔脏器的供血,缓解肠梗阻时的缺血、缺氧状态;促进腹膜对炎性渗出的吸收;抑制胰蛋白酶和胰弹力蛋白酶的活性;抗氧化,校正急性胰腺炎脂质氧化平衡,MODS 可被防治;疏肝利胆,降低 Oddi 括约肌的张力,充分引流胆汁、胰液。

1. 中医治疗常用方法

(1) 通里攻下法:攻下法阳明腑实证为中医治疗的主要方法,AP 为典型的阳明腑实证,应用于临床治疗已有近 30 年历史。刘续宝等,在 SAP 合并法、中西医治疗非手术方法,死亡率从 40.5% 到 10.77%,手术率从 77.58% 降低到 19.38%。代表药物为铁扁担、大黄、番泻叶、芒硝、芦荟等。大黄具有泻热通便的功效,生大黄可减少三磷酸腺苷消耗,降低分解代谢水平,阻止 $Na^+$ 从肠腔进入细胞,增加肠腔内容物及其渗透压,刺激肠壁增强其蠕动,使水分从组织转入血液循环,抑制血管通透性增加,促进结肠的蠕动,排出肠道细菌和内毒素,并促进 Oddi 括约肌的松弛和酶活性增强与量的增加等。第七届胰腺外科会议把"大黄"作为常规治疗手段。将芒硝中硫酸钠成分保留肠内为高渗溶液,抑制水被肠道吸收,肠腔容积增大,压力的增加,机械刺激诱导,间接促进胃肠蠕动。郑晓梅对通里攻下药的作用机制归纳为:减少肠源性内毒素的吸收、防治细菌移位;阻断 SIRS;降低 NO 水平及清除氧自由基;抑制胰酶;菌毒并治。陈亚峰还认为,胆道疾病是造成急性胰腺炎的主要原因,通里攻下方剂还有一定的利胆作用。

(2) 活血化瘀法:中医早就有了"病入络为血瘀"的理论。沈宇清,AP 血瘀的形成有以下几个环节:气不能行血,温热内蕴,气机阻遏,热壅则血瘀。代表药物为丹参、当归、赤芍等。其中丹参拥有止痛,促进血液循环,清除心烦,抗凝、改善微循环等药理作用。胰腺微循环障碍及血液流变学异常是胰腺炎加重的因素之一,及时应用丹参注射液可改善以遭受破坏的微循环功能,丹参注射液具有钙拮抗作用,抗自由基、脂质过氧化的作用,能降低血液黏度,抑制血栓形成,减少炎性渗出,促进渗出物的吸收。近代的药理研究报告,活血化瘀法能够舒张血管,使血流量增加,降低血管阻力,从而改善血液循环,亦能抗血栓,改善微循环等作用。

(3) 疏肝利胆法:此法不仅应用于肝胆疾病,因肝脏、胆囊、胰腺、胃、脾关系密切,作用相互,肝脏调理通达,胆汁、胰液运行通畅,脾胃功能皆协同,故同样适用于 AP。方剂代表药物为黄芩、栀子等。黄芩归属于心经、肝经、胆经和大肠经,具有抗菌、抗病毒、抗炎抗过敏药理作用、抗血小板聚集、降低血脂、肝,胆囊、抗癌。马燕等将大鼠分为五组,结果视疏肝利胆颗粒含量、高剂量组的一氧化氮合酶、IL-1、IL-6 等的血清水平,显著降低,降低胰腺损伤程度。现代有研究表明,黄芩是抗胰蛋白酶,有松弛 Oddi 括约肌、增加胆汁酸的毒性分泌的作用,可用于治疗 AP。

(4) 针灸疗法:主要适用于急性水肿型胰腺炎。对腹痛、腹胀、恶心、呕吐症状治疗疗效好。李清云等,对 60 例符合胰腺炎诊断标准的患者进行随机分组,治疗组 3 例针灸 1~2 次腹痛即消失,10 例针灸 3~6 次腹痛消失,96% 的患者针灸后腹痛症状有不痛程度的缓解;12 例针灸 1~3 次恶心呕吐消失,7 例针灸 4~5 次恶心呕吐消失;8 例针灸 2~4 次血、尿淀粉酶恢复正常,16 例针灸 5~7 次血、尿淀粉酶恢复正常,6 例针灸大于 7 次;治疗组 1 例,对照组 2 例转为坏死性胰腺炎,经内科保守治疗痊愈。

(5) 中药灌肠:肠麻痹是急性胰腺炎并发症之一,肠道蠕动能力下降,肠壁通透性增高,为肠道菌群移位及内毒素释放提供了有利条件。尽早地为患者进行中药灌肠,可机械促进胃肠蠕动,抑制肠道病原菌、内毒素吸收,改善肠道血液循环,保护肠黏膜免疫屏障。

2. 中医学对其他胰腺病的治疗与预防　中医临床常见的胰腺病可以分为胰腺分泌物阻塞和分泌功能低下两大类。中医临床遇到的急性胰腺炎患者较多,慢性胰腺炎、胰腺肿瘤也较多见。有一种并不被称为胰腺病的胰腺病,这就是人们熟知的糖尿病。糖尿患者非常多,大约占总人口的百分之十,这是一个庞大的群体。1 型糖尿病主要是胰岛素分泌不足。2 型糖尿病也与胰腺分泌功能相关。中医说的脾虚证,有相当大一部分与胰腺功能低下有关。

即使明确了胰腺病,病位找到了,但还要辨证,四诊合参,辨别虚实寒热:是阴虚还是气虚?用麦冬、地黄还是用人参、黄芪?抑或用柴胡、芍药?用现代医学技术和方法诊病,用中医的技术和方法辨证,强强联合的方式能帮助临床疗效的提高,故应该大力提倡、推广。

对胰腺病的预防,本质上在于护脾。脾主思,多思伤脾。如今人们的生活节奏很快,工作压力大,以至于抑郁已经成为一种社会病。一个人抑郁久了,就会气血不畅,这有可能导致胰腺的分泌功能障碍。《素问·上古天真论》云:"以恬愉为务,以自得为功。"意思是说,如果一个人在外不使身体被事务所劳,在内不让思想有过多的思虑,以恬静快乐为根本,以悠然自得为目的,他的形体就不易衰老,精神就不易耗散,年寿可达百数之限。所以,现代人对心情进行有意识地调整,常常使自己的内心处在一种愉悦的状态,对预防胰腺病或其他疾病的发生有着至关重要的作用。

傅延龄说,预防胰腺病在饮食上要记住古人说的三句话九个字:"熟胜生,少胜多,温胜凉"。大意是熟食比没有做熟的生食好,温暖的食物要比凉冷的食物好,吃少一点比吃多一点好。这饮食九字原则的本质是指所吃的食物应该具有易消化、易排空的特点,在食量上不要给脾太多的"压力和负担"。傅延龄还建设性提出了预防胰腺病的"三本饮食"原则。一是"本人"饮食,每个人的胃肠都有其特殊性,适合一个人胃肠特殊性的饮食就是他"本人"的饮食。一个人如果习惯吃大米,就不要逼迫自己去吃面或者别的自身胃肠不习惯的食物。二是"本地"饮食,凡长寿之乡大都是物流欠发达的地区,当地人多是吃的他们本地的食物,由于自小都吃着本地食物,脾很适应,不会出问题。三是"本分"饮食,人有人的福分,吃的食物不能超越;超越了有可能折福减寿,这样的说法虽然有强烈的宗教色彩,但现实中超越本分的食物会增加胰腺的负担,这却是不争的事实。

胰腺外分泌功能在"脾健运"和"脾失健运"的病理生理过程中的重要作用提示通过调节胰腺外分泌可以达到健脾助消化的目的。关于祖国医学脾与胰腺功能的相关性还需进一步从脾虚证机制方面入手,多因素、多层次深入研究,为研究健脾助消化药的作用机制及临床促消化饲料添加剂开发应用提供新的思路和研究平台。

(孙志广　张　红　杨海燕　孙　振　陈昺仔)

# 参 考 文 献

1. 陈廷敬,张玉书,王宏源.康熙字典.北京:社会科学文献出版社,2008.

2. 中国社会科学院语言研究所词典编辑室.现代汉语词典.北京:商务印书馆,1983.

3. 南京中医学院医经教研组.难经译释.第2版.上海:上海科学技术出版社,1980:115.

4. 张山雷.难经汇注笺正.天津:天津科学技术出版社,2010.

5. 田代华.黄帝内经素问校注.北京:人民军医出版社,2011.

6. 张介宾.类经图翼:附:类经附翼.北京:人民卫生出版社,1965.

7. 赵献可.陈永萍校注.医贯,2005,5.

8.(明)章潢.图书编.上海:上海古籍出版社,1992.

9.(清)赵学敏.本草纲目拾遗.北京:人民卫生出版社,1983.

10. 乔富渠,孟黎明."脾"含胰、脾浅析.陕西中医,2003,24(10):912-914.

11. 王清任,欧阳兵,张成博.医林改错.北京:中国医药科技出版社,2011.

12. 叶霖,吴考槃.难经正义.上海:上海科学技术出版社,1981.

13. 胡熙明.中国中医秘方大全.北京:文汇出版社,1990:372-377.

14. 杨上善,李雲.黄帝内经太素.北京:学苑出版社,2007.

15. 陆渊雷,鲍艳举,花宝金,等.伤寒论今释.北京:学苑出版社,2008.

16. 陆渊雷,鲍艳举,花宝金,等.金匮要略今释.北京:学苑出版社,2008.

17. 金才杰,郭杏斐,李合国.胰腺与中医"三焦"的关系探讨.中医临床研究,2016,8(28):53-55.

18. 刘旭,朱邦贤,诸剑芳,等.脾脏实体之中西文化认知考辨(一)——《黄帝内经》时代对"脾脏"实体的认知.中华中医药杂志,2017,(2):482-486.

19. 刘旭,朱邦贤,诸剑芳,等.脾脏实体之中西文化认知考辨(二)——《难经》的"脾脏"实体认知及"脾"与spleen对应的形成.中华中医药杂志,2017(3):952-955.

20. 刘旭,诸剑芳,马凤岐,等.脾脏实体之中西文化认知考辨(三)——清至民国时期"脾脏"实体的认知迁流及其思考.中华中医药杂志,2017(4):1478-1482.

21. 肖格格,李善举.傅延龄防治胰腺病应注重护脾.中医健康养生,2018,6:74-75.

22. 唐元瑜,纪立金,王尔宁.从中医脾的实体解剖学研究探微脾主运化功能.浙江中医药大学学报,2011,35(6):821-823.

23. 刘弘毅.中西医"脾,胰"翻译源流考.环球中医药,2015,8(12):1476-1478.

24. 季清华,何乃举,谭长涛,等.论"谷病"与"胰腺病"的临床意义.中国中医药现代远程教育,2018,4:036.

25. 王彩霞,崔家鹏,秦微,等.中医"脾"脏实体的源流考证分析.中华中医药杂志,2017(2):438-440.

26. 周灏.中医藏象脾的实体探析.光明中医,2014(1):8-9.

27. 张永东,李志,李玉冰,等.祖国医学脾与胰腺相关性研究进展.中兽医医药杂志,2007(4):23-25.

28. 陆关权.蜂蜜、仙人掌能治慢性胰腺炎.蜜蜂杂志,2004(4):37.

29. 张洪宇.丹参注射液对慢性胰腺炎的治疗作用.山西医科大学,2011.

30. Shimizu K. Pancreatic stellate cells:molecular mechanism of pancreatic fibrosis. J Gastroenterol Hepatol,2008,23(1):S119-121.

31. Blaine SA,Ray KC,Branch KM,et al. Epidermal growth factor receptor regulates pancreatic fibrosis.Am J Physiol Gastrointest Liver Physiol,2009,297(3):434-441.

32. 王玉凤,章学林.中医药防治慢性胰腺炎作用机理研究进展.辽宁中医药大学学报,2011,13(11):55-57.

33. 余晓云,陈婕,侯晓华.丹酚酸B的抗氧化作用对胰腺纤维化形成的影响.中华消化杂志,2007,27(6):409-410.

34. 郭强.黄芪注射液对慢性胰腺炎的治疗作用.山西医科大学,2010.

35. Tsang SW,Zhang H,Lin C,et al. Rhein,a Natural Anthraquinone Derivative,Attenuates the Activation of Pancreatic Stellate Cells and Ameliorates Pancreatic Fibrosis in Mice with Experimental Chronic Pancreatitis. PLoS One,2013,8(12):1-15.

36. 章学林,王玉凤,梁晓强,等.大黄及大黄素对大鼠胰腺细胞外基质降解作用的影响.上海中医药杂志,2012,46(6):95-97.

37. 叶斌,何伟莉,陈利坚,等.大黄素在大鼠慢性胰腺炎模型中对胆的作用.中华中医药学刊,2010,28(2):366-367.

38. 胡小兰.黄芩苷对大鼠胰腺纤维化的保护作用.湖北中医药大学,2010.

39. 李慧艳,赵曙光,赵保民,等.黄芩苷对重症急性胰腺炎TNF-α、IL-6及IL-10的影响.西南国防医药,2009,19(1):26-29.

40. 赵曙光,李慧艳,赵保民,等.黄芩苷对重症急性胰腺炎大鼠胰腺氧化应激的保护作用.胃肠病学和肝病杂志,2009,18(9):863-866.

41. 王昱良,郑永青,夏时海,等.氧化苦参碱对慢性胰腺炎胰腺组织中I型胶原及α-SMA的影响.世界华人消化杂志,2010,18(13):1331-1336.

42. 苏丽婷,夏时海,郑永青.转化生长因子β1 II型受体在大鼠慢性胰腺中的表达及氧化苦参碱对其的影响.世界华人消化杂志,2011,19(2):121-125.

43. 邱瑶,夏时海,齐莉,等.氧化苦参碱诱导慢性胰腺炎大鼠胰腺细胞凋亡的实验研究.武警医学,2010,21(4):327-330.

44. 邱新民,章復龙,徐毅.温郁金提取物对胰腺纤维化模型大鼠血清羟脯氨酸的影响.浙江临床医学,2012,14(2):132-134.

45. 章復龙.温郁金正丁醇提取物对大鼠胰腺纤维化干预的实验研究.浙江中医药大学,2011.

46. 彭晓华.姜黄素对实验性慢性胰腺炎的作用及机制研究.重庆医科大学,2011.

47. 吴恺,徐刚,王兴鹏.甘草酸对胰腺星状细胞细胞外基质代谢调节作用的研究.中华消化杂志,2007,27(11):6.

48. 向珂.HMGB1及其抑制剂甘草酸苷在创伤性胰腺炎中的作用与机制研究.第三军医大学,2015.

49. 向晓辉,夏时海.胰腺星状细胞微环境与慢性胰腺炎.世界华人消化杂志,2017,25(28):2518-2527.

50. 许国铭.应加强慢性胰腺炎的研究.中华内科杂志,2005,44(8):562-563.

51. 李益群,唐元瑜,苏式兵,等.《伤寒论》方在慢性胰腺炎中的应用探讨.江苏中医药,2009,41(2):53-54.

52. 陈永灿,白钰.中医药治疗慢性胰腺炎的进展及思考.陕西中医,2009,30(7):930-932.

53. 牟笑野.健脾疏肝活血法对慢性胰腺炎纤维化大鼠TGF-β1、SMAD2/3、SMAD7的影响.黑龙江中医药大学,2010.

54. 么国旺,张大鹏,赵二鹏,等.慢性胰腺炎的中医相关性研究.中国中西医结合外科杂志,2017(5):567-568.

55. 李益群,唐元瑜,苏式兵,等.《伤寒论》方在慢性胰腺炎中的应用探讨.江苏中医药,2009,41(2):53-54.

56. 盛淑芬,陈学英.大柴胡汤治疗慢性胰腺炎19例.实用中医药杂志,2006,22(4):210.

57. 张晓芹,许小凡,姜婷婷,等.柴胡疏肝散通过抗氧化反应对二氯二丁基酯联合乙醇诱发小鼠胰腺纤维化的防治作用.中国病理生理杂志,2014,30(10):1827-1832.

58. Duan L F,Xu X F,Zhu L J,et al. Dachaihu decoction ameliorates pancreatic fibrosis by inhibiting macrophage infiltration in chronic pancreatitis. World Journal of Gastroenterology,2017,23(40):7242-7252.

59. 陶方泽,周小敏.大柴胡汤方证证治规律研究.中医药导报,2009,15(6):13-18.

60. 方文岩 张,卢成美.论《伤寒论》大柴胡汤的临床应用.辽宁中医药大学学报,2016,18(6):10-12.

61. 金琦,何其勇,董航,等.黄芩苷对急性重症胰腺炎大鼠受损肝组织保护作用的研究.中国现代医学杂志,2014,24(8):26-29.

62. 胡小兰.黄芩苷对大鼠胰腺纤维化的保护作用.湖北中医药大学,2010.

63. 吴楠.NF-κB 在胰腺星状细胞活化中的作用及黄芩苷对其干预机制研究.陕西中医药大学,2017.

64. 王科军,高丽娟,张淼,等.胰泰复方对慢性胰腺炎胰腺纤维化大鼠 TGF-β1mRNA 水平的影响.世界中西医结合杂志,2015,10(1):1593-1595.

65. 王科军,高丽娟,张淼,等.胰泰复方对慢性胰腺炎胰腺纤维化大鼠 Bcl-x 和 p53 表达的影响.中国中医急症,2015,24(10):1705-1707.

66. 刘华生,林旭红,周景华.胰泰复方对慢性胰腺炎胰腺纤维化大鼠血清Ⅲ型前胶原氨基端肽含量的影响.中国中医急症,2007,16(8):971-972.

67. 王丹,矫健鹏,魏品康.消痰和中方对慢性胰腺炎大鼠胰腺纤维化形成及相关蛋白表达的干预作用.中国中医药信息杂志,2013,20(10):32-34.

68. 黄天生,朱生操,何立人,等.中医对于急性胰腺炎发病机制的认识.时珍国医国药,2007,18(8):2041.

69. 杨晋翔.急性胰腺炎的中医药研究现状及发展思路,中华中医药学会脾胃病分会第十九次全国脾胃病学术交流会论文汇编,2007:460-463.

70. 郭子光,熊曼琪,等.现代中医治疗学.成都:四川科技出版社,2002.

71. 张胜.柴胡疏肝散治疗腹痛浅析.中国中医药咨询,2011,3(18):516.

72. 陶春晖.《伤寒论》腹痛浅析.中医药学报,2011,39(2):128-130.

73. 邓志洪,舒宏,丁春.浅析胃脘痛的辨病辨证诊断.湖北中医药大学学报,2012,4(13):44-45.

74. 魏昌伟.胃脘痛辨证心得.中国社区医师,2012,14(298):207.

75. 王净净,龙俊杰.中医临床病症诊断疗效标准.长沙:湖南科学技术出版社,1993.

76. 顾宏刚,张静喆,朱培庭.朱培庭治疗重症急性胰腺炎的经验,2005.

77. 余涛,黄宗文,于迎春,等.中西医结合治疗重症急性胰腺炎 62 例.新中医,2001,33(3):40-41.

78. 崔乃强.中西医结合治疗胰腺炎.武汉:华中科技大学出版社,2009.

79. 高清.中西医结合治疗急性胰腺炎 96 例.亚太传统医药,2011,7(9):95-96.

80. 何东初,薛小红.番泻叶加上莨菪碱治疗急性水肿性胰腺炎疗效观察.中国中西医结合杂志,1997,17(9):563.

81. 夏庆,蒋俊明.通里攻下法治疗急性胰腺炎的机理研究,中国普外基础与临床杂志,2001,8(2):131-133.

82. 刘续宝,蒋俊明,黄宗文,等.中西医结合治疗重症急性胰腺炎的临床研究(附 1 376 例报告).四川大学学报(医学版),2004,35(2):204-208.

83. 中华医学会外科学会胰腺学组.急性胰腺炎的临床诊断分级标准(1996 年第二次方案).中华外科杂志,1997,35(12):773-775.

84. 郑晓梅.通里攻下法治疗急性胰腺炎进展.中国中医急症,2005,14(3):264-265.

85. 陈亚峰.通里攻下法治疗急性胰腺炎的机制研究进展.上海中医药杂志,2008,42(3):75-78.

86. 沈宇清.活血化瘀法治疗急性胰腺炎探析.江苏中医,1999,20(1):7-8.

87. 李安琼.活血化瘀法在中医内科的临床治疗应用.中国医学工程,2012,20(8):168-169.

88. 马燕.疏肝利胆颗粒对急性胰腺炎大鼠的保护作用.中药药理与临床,2012,28(3):103-105.

89. 黄培乐,李西钰,梁军,等.中药清肝利胆汤在重症胰腺炎治疗中的作用.中国中西医结合杂志,2001,21(6):461-462.

90. 李清云.针灸治疗急性胰腺炎 30 例.Shanghai J Acu-mox,2000,19(6):28-29.

91. 林瑜.中药灌肠治疗急性胰腺炎肠麻痹 33 例.福建中医药,2006,37(5):39-40.

92. 肖格格,李善举.傅延龄防治胰腺病应注重护脾.中医健康养生,2018(6):74-75.

93. 季清华,何乃举,谭长涛,等.论"谷病"与"胰腺病"的临床意义.中国中医药现代远程教育,2018,16(4):82-87.

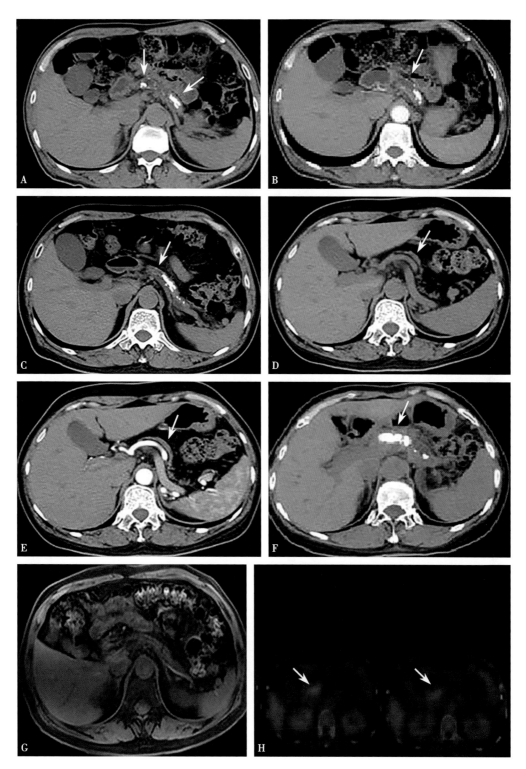

**图 1-5-1　陈 ××,男性,60 岁,2013 年 3 月因反复"胃痛"来诊**

CT 平扫及增强(A、B)示胰腺萎缩伴钙化,胰腺体部胰管扩张显著,无占位,诊断为慢性胰腺炎。行 ERCP 治疗,术后腹痛缓解,复查 CT 胰管结石明显减少,胰管扩张程度减轻(C)。患者家族成员接受检查胰腺建议,其妹妹 CT 平扫及增强(D、E)均示胰腺萎缩显著,呈线状,其姑姑 CT 平扫(F)示胰腺多发钙化灶。遂将该患者诊断进一步细化为遗传性慢性胰腺炎。2015 年 4 月,患者常规复查,CA199 轻度升高(70~80U/ml),建议行超声内镜检查,答应;2015 年 8 月因出现皮肤巩膜黄疸复诊,得知其并未行超声内镜检查,而以胰腺磁共振代替,因磁共振未见肿块或癌变迹象(G)而未进一步检查;遂再次建议患者行超声内镜(拒)及 PET-CT 检查(H),后者示胰头部高代谢病灶。遂行胰-十二指肠切除术,术后病理示:胰腺导管腺癌 Ⅱ 级

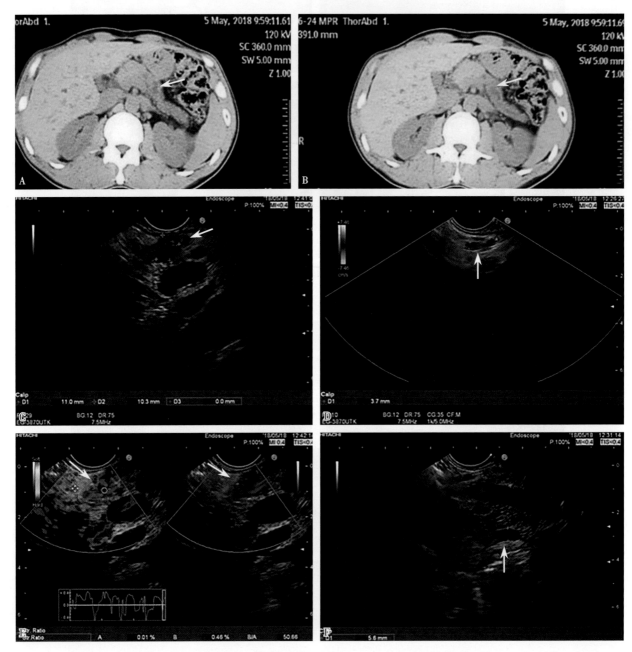

图 1-5-2 顾 ××,男性,51 岁,主诉上腹及右上腹时有隐痛 16 个月,外院诊断慢性胰腺炎;2018 年 5 月 16 日来诊

入院 10 天前外院 CT 平扫(A、B)示胰管轻度扩张,胰腺体部近颈部一侧见一疑似小低密度灶;遂于次日行超声内镜检查,见胰腺体部一大小约 10.3mm×11.0mm 低密度病灶,内部回声稍欠均匀,边界尚规则(C),近端胰管轻度扩张,直径 3.7mm(D),弹性成像示质地硬,SR=50.66(E),余胰腺及胰周血管未见异常,胰头段胆总管直径 5.6mm,管壁光滑(F);遂收住院,行机器人辅助胰体尾 + 脾脏切除术,术后病理示胰腺导管腺癌(普通型),组织学分级:中 - 低分化

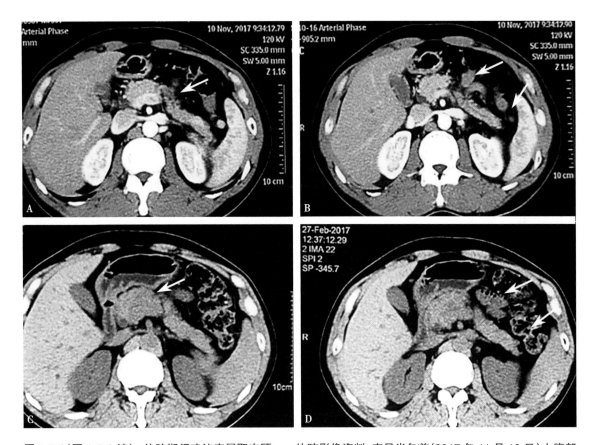

图 1-5-3（图 1-5-2 续）　住院期间建议家属取来顾 ×× 外院影像资料；查见半年前（2017 年 11 月 10 日）上腹部增强 CT 已有胰管轻度扩张，胰腺体部萎缩，体部小片低强化灶，胰头相对肿大，两者比例不匹配（A、B）；15 个月前（2017 年 2 月 27 日）未见胰管扩张或异常信号灶，但胰腺体尾部有萎缩，胰头相对肿大，两者比例并不匹配（C、D）。上述可疑点有时非常难以甄别，需警惕

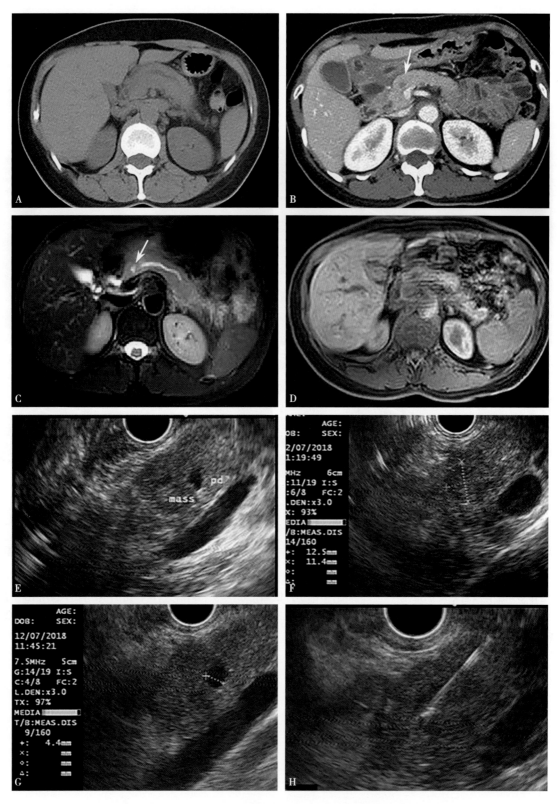

**图 1-5-4　徐××,女性,56 岁,腹痛 4 天,以急性胰腺炎收入院**

上腹部 CT 平扫 + 增强(A、B)胰腺肿胀,胰管轻度扩张,胰腺颈部可疑低强化灶;MRI $T_2WI$(C)、$T_1WI$ 增强(D)示胰腺颈部 $T_2WI$ 稍高信号,增强后局部可疑低强化,考虑存在胰腺占位性病变;超声内镜示头颈部见一大小约 12.5mm×11.4mm 低回声病灶(mass),内部回声较均匀,边界尚规则(E、F),其近端胰管(pd)扩张,直径 4.4mm;超声内镜引导下细针穿刺细胞学检查(EUS-FNA)(H)见少量胰腺异型细胞;入院后行胰 - 十二指肠切除术,术后病理示:慢性胰腺炎

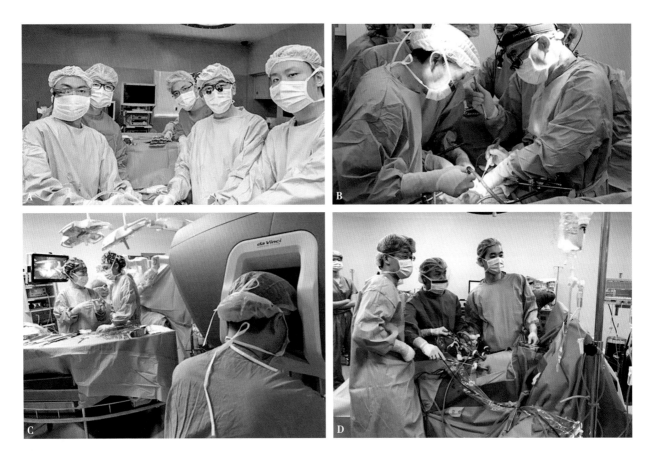

**图 1-5-5　上海瑞金医院胰腺病诊疗中心主要手术分类**

A. 胰腺开腹手术:术前站位:自左至右依次为邓侠兴教授(第一助手)、研究生、金佳斌医师、沈柏用教授(主刀)、施源医师(第二助手);B. 胰腺开腹手术:右侧左侧分别为沈柏用教授、邓侠兴教授;C. 机器人辅助胰腺手术:主刀(背影)邓侠兴教授;D. 腹腔镜胰腺手术:自左至右依次为孙文韬医师、邓侠兴教授(主刀)、翁原驰医师

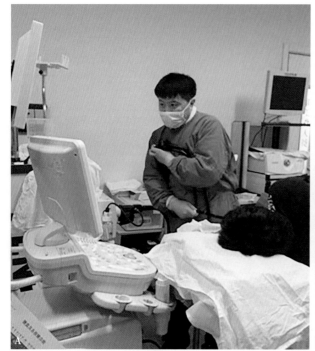

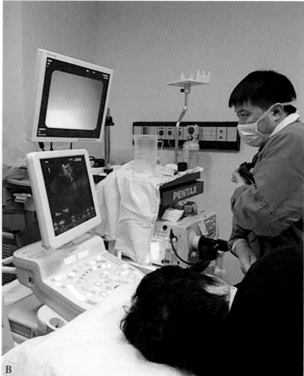

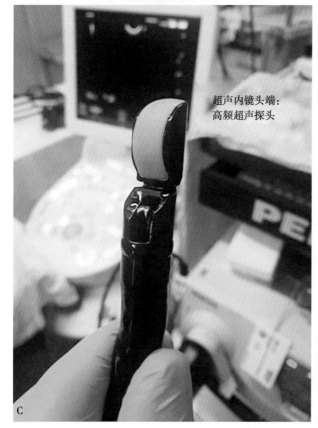

超声内镜头端：
高频超声探头

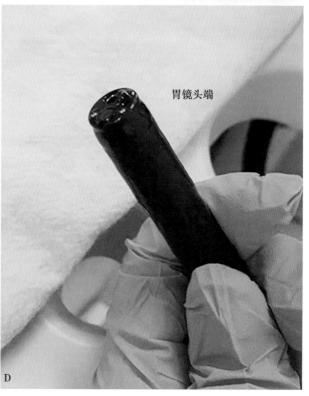

胃镜头端

图 1-5-7　以纵轴超声胃镜检查为例，超声内镜对患者或非专业人员而言，感觉像是在做胃镜（A、B），但两者的头端构造有很大差异（C、D）（操作者：王伟）

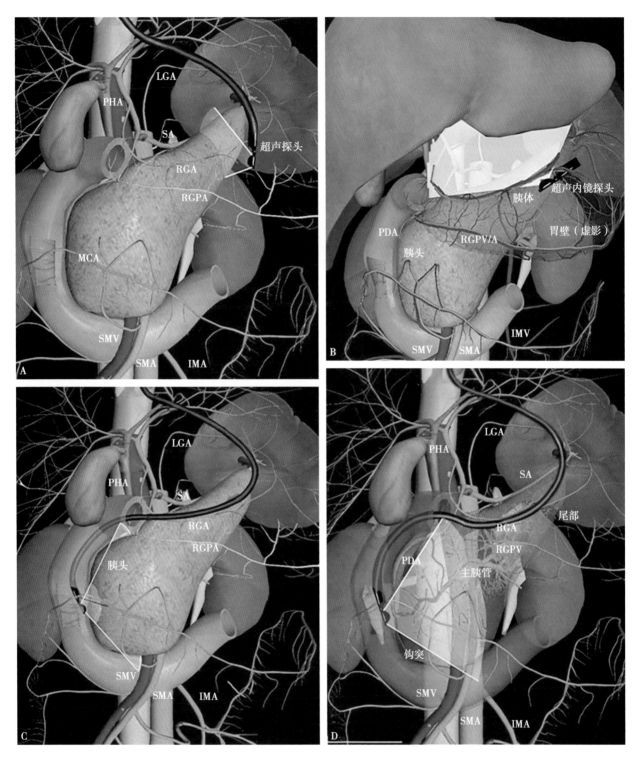

**图 1-5-8　超声内镜避开气体干扰,实现了"紧贴""近身""实时"扫查模式图**

检查胰腺体尾部(A)、检查肝门部、部分肝左叶(B)、于十二指肠乳头处的检查(C、D)(PHA,肝固有动脉;CBD,胆总管;RGA,胃右动脉;GDA,胃十二指肠动脉;PDA,胰十二指肠动脉;RGPV/A,胃网膜右静脉/动脉;SMV,肠系膜上静脉;SMA,肠系膜上动脉;IMV,肠系膜下静脉;MCV/A,中结肠静脉/动脉、IVC,下腔静脉;AO,腹主动脉)(感谢山东数字人科技股份有限公司授权使用原始 3D 解剖截图,超声内镜探头及扫查范围绘图为本书编委卢水蓉)

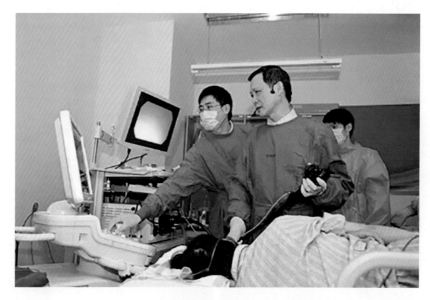

图 1-5-9　规范、认真、精细的扫查对完成超声内镜(EUS)检查非常重要(操作者：杨秀疆教授)

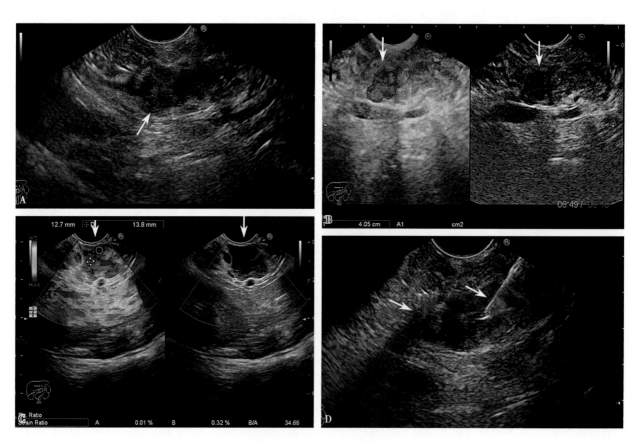

图 1-5-12　图 1-5-11 续

头颈部见一低回声病灶，大小约 12.7mm×13.8mm，边界欠规则，呈蟹足样生长(A)，超声内镜造影病灶更为明显，其中一个截面面积为 4.05cm²(B)，弹性成像是病灶质地较硬，SR=34.66(C)，超声内镜引导下细针穿刺细胞学检查(EUS-FNA)COOK 22G-C 穿刺针(D)见胰腺腺癌细胞；入院后行胰-十二指肠切除术，术后病理示：胰腺头部导管腺癌 Ⅱ 级，局部呈肉瘤样癌图像

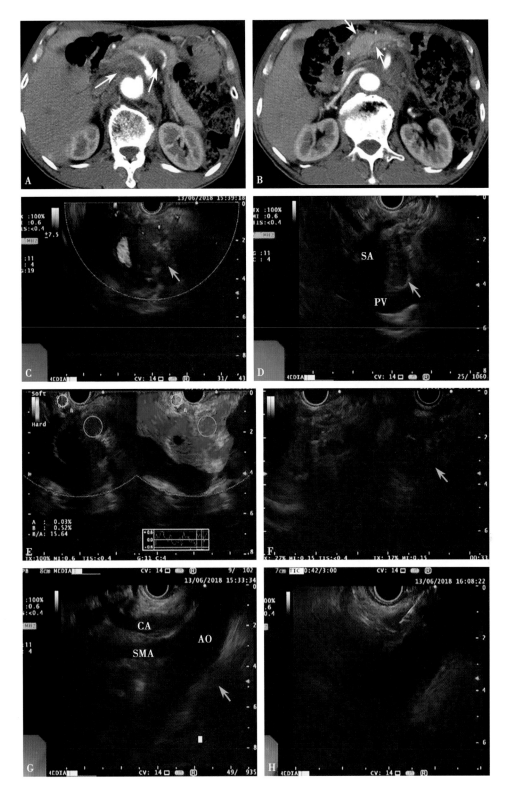

**图 1-5-13　纵轴 EUS 检查与治疗一例**

图 1-5-13　谭××,男,72岁,因腹痛3周入院。既往有外伤后"脾破裂"、行"脾切除"手术史。入院后胰腺增强CT示体尾部低回声占位、腹膜后多发淋巴结肿大、脾脏缺如(A),胰腺头部饱满,颈体部胰管轻度扩张(B)。超声内镜显示胰腺体尾部一大小约17mm×20mm不规则低回声占位(C),包绕脾动脉(SA)及门静脉(PV),(D),弹性成像示质地较硬(E),超声造影示病灶血供不丰富(快进慢出)(F);另于胰腺头部见一45mm×47mm可疑低回声占位。确认病灶及腹腔干位置(G),以22G穿刺针于腹腔干分支处分两点分别注射罗派卡因5ml、无水乙醇5ml、地塞米松2ml(H)继之以22G穿刺针于体尾处病灶穿刺2针,留取少量细胞及组织条送细胞学及病理学检查,结果示:(胰体尾交界占位穿刺涂片)可见肿瘤细胞,导管上皮来源可能,恶性不能排除,可见大量DNA倍体异常细胞

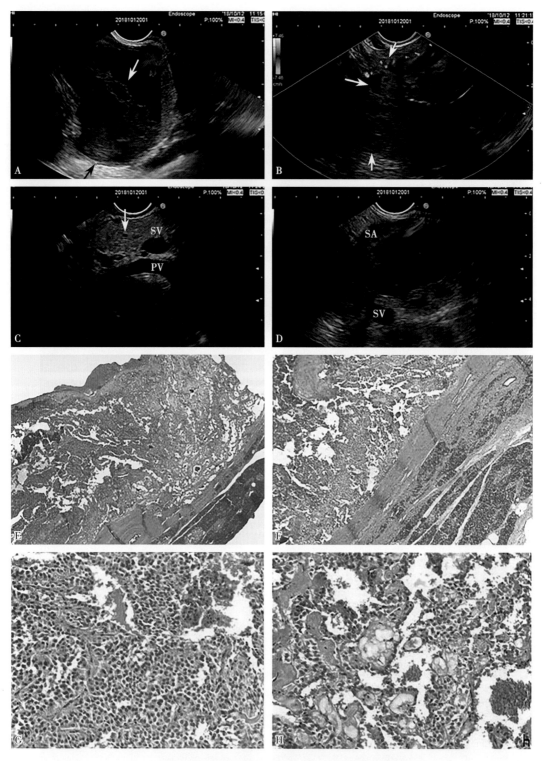

**图 1-5-15　胰腺体尾部囊实性占位:超声内镜及病理图片**

上述患者李 ×× 超声内镜检查及术后病理图片。胰腺体尾部一囊实性占位,尾部以囊肿(无回声病灶)为主(A 图),直径约 43mm,管壁回声较低,厚薄不均,内见内见分布不等的沉积物(黑箭头)及飘带样舞动的凝聚物(白箭头);体尾部以实性成分为主(低回声病灶,短白箭头),内见多个大小不一囊肿(无回声病灶,长白箭头),血流不丰富,内见点或条状高回声,后方隐约见声影(B 图);胰腺颈部胰管显示,无扩张,头颈部门静脉(PV)及脾静脉(SV)正常(C 图);体部脾静脉(SV)被推移,未见明显侵犯及包绕(D 图)。术后病理示:25×(E 图):肿瘤组织(左上)因出血囊性变呈囊壁样,囊内见血凝块(左上)右下为正常胰腺;50×(F 图):肿瘤细胞弥漫呈片状排列,排列松散,见薄层假纤维包膜,右下为正常胰腺;200×(G 图)肿瘤细胞片状排列,细胞黏附性差,见围绕血管形成类似乳头状排列,局部见出血灶;200× 之二(H 图):肿瘤组织中散在胶原化区域及血湖形成。诊断:胰腺实性假乳头状瘤(病理图片供图:本书编委郭滟教授)

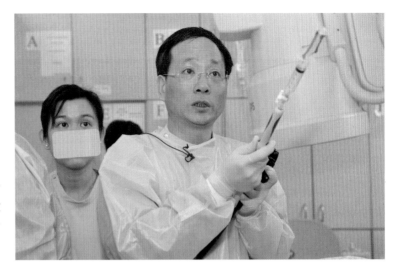

图 1-5-16　超声内镜引导下的细针穿刺活检术（EUS-FNB）的带教与培训（操作＋带教者：金震东教授）COOK ProCore 22G 穿刺针

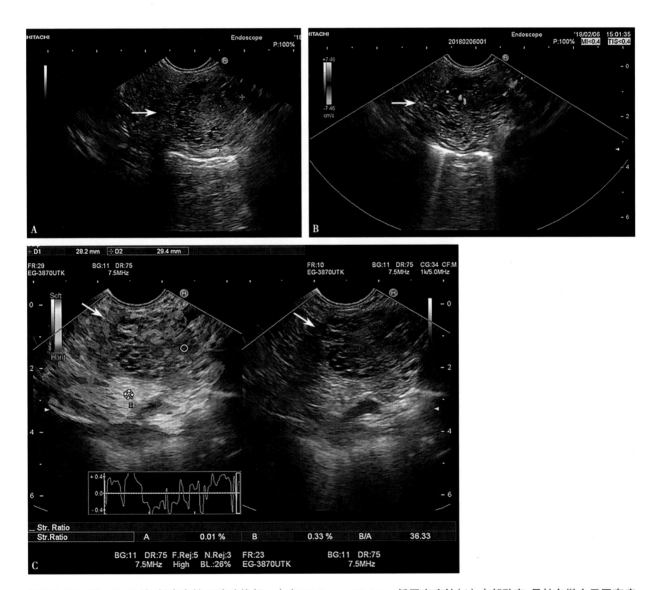

图 1-5-18　图 1-5-17 续，超声内镜示胰腺体部一大小 28.2mm×29.4mm 低回声病灶（A），内部致密，见较多微小无回声病灶，呈蜂窝状改变，血流较丰富（B），弹性成像示质地较硬，SR=36.33（C）。胰腺中段切除手术病理提示：胰腺浆液性微囊腺瘤。对比显见，CT 及 MR 在显示病灶部位及胆胰整体结构方面较好，而在显示病灶细节方面，超声内镜更具优势，其次为 MR，而 CT 最弱

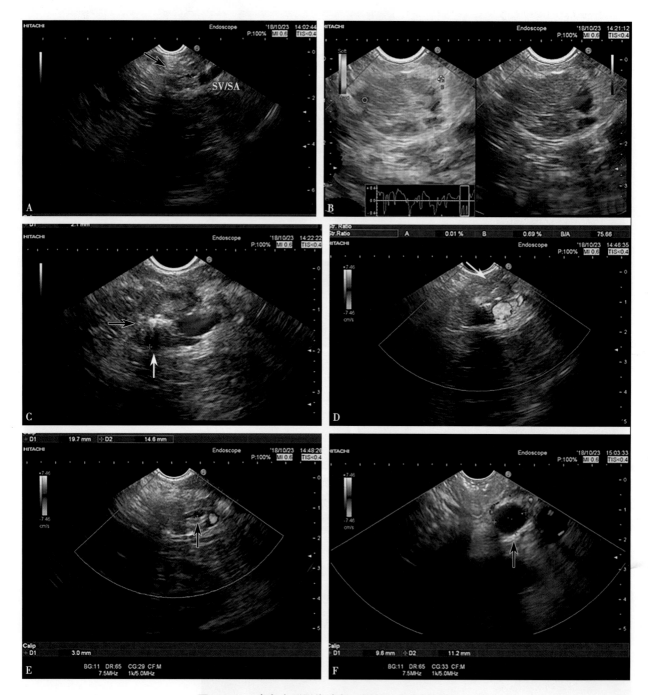

**图 1-5-21　高危人群影像诊断一例（PanIN）（EUS）**

该病例临床手术指征不强,是否接受手术患者亦犹疑不决。行超声内镜检查,于胰腺尾部见一不规则低回声病灶,其中一个截面大小 19.7*14.6mm,部分边界较清晰(图 A~D);质地硬,弹性应变率比值(SR)=75.66(图 B);病灶内见胰管显示及强回声光团,后方伴声影;一侧见三个无回声病灶,直径 6~8mm,部分边缘有强回声,后方伴声影(图 B~D);尾部胰管直径 2.1mm,穿过病灶,局部直径 3.0mm(图 A、图 E);胆总管直径 11.2mm,壁光滑。行 EUS-FNA(图 D)见少量胰腺腺泡细胞、吞噬细胞及囊液,倾向胰腺假性囊肿。诊断:肿块型慢性胰腺炎伴钙化、癌变待排,胰管轻度扩张,胰腺假性囊肿,胆总管扩张(胰腺局部肿块伴钙化:癌变高风险因素)。检查完毕后同患者沟通:基本判断为良性肿块,但有可能即将癌变或已经发生了轻度癌变(原位癌),建议首选手术治疗。2天后行胰腺体尾切除术,术后病理:慢性胰腺炎伴假性囊肿形成,胰管扩张伴结石形成,PanIN 2 级。缩写:SV,脾静脉;SA,脾动脉

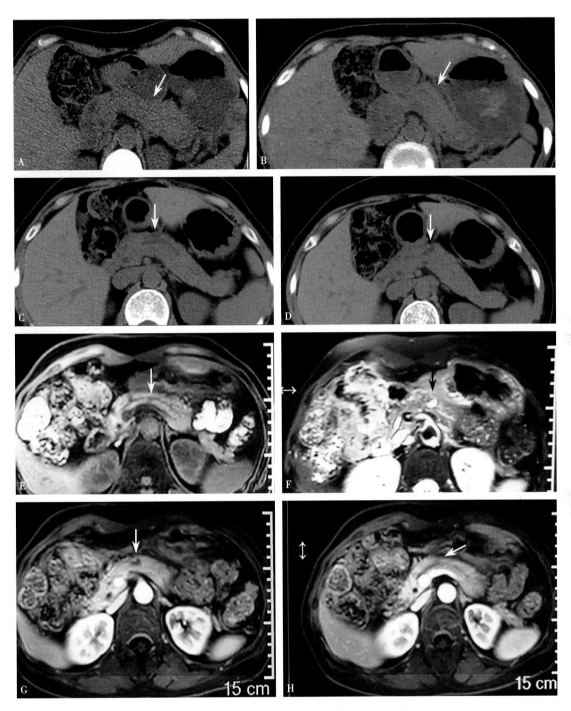

**图 1-5-22　高危人群结合超声内镜密切随访复查一例（IPMN）**

缪××,61 岁,女性。发现胰管扩张 4 个月于 2018 年 9 月 17 日来诊。无糖尿病冠心病,父亲 10 年前胰腺癌去世,无烟酒嗜好。血 CA19-9:26.27U/ml(2018-1-31)、42.19U/ml(2018-4-13)、20.45U/ml(2018-7-18);空腹血糖 4,72U/ml(2018-7-18)

回顾既往仅有的 CT 平扫及磁共振资料:图 A,5 年 8 个月前(2013-01-07)胰管隐约显示;图 B,5 年 5 个月前(2013-04-02)胰管显示较前清晰,无扩张;图 C 及图 D,8 个月前(2018-01-25)胰腺体部可见小囊性灶,边界清晰,胰腺主胰管轻度扩张;图 E~H,4 个月前(2018-05-09)外院 MRI 非同一层面 $T_1WI$、$T_2WI$ 及动脉期增强(G、H)示胰腺体部小囊性病灶(F、G),$T_1WI$ 呈低信号,$T_2WI$ 呈高信号,边界清晰,似与主胰管相通,主胰管轻度扩张(H)

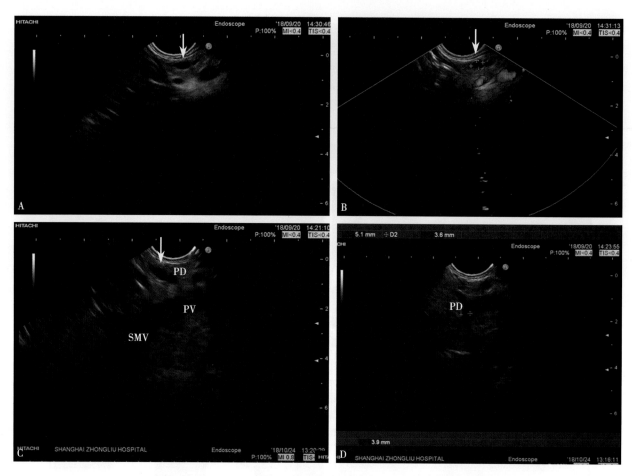

图 1-5-23　高危人群结合超声内镜密切随访复查一例（IPMN）（续 1）

2018-9-20 超声内镜检查（图 A~D）示：胰腺头颈部见囊性病灶，大小 5.1mm×3.6mm，内部回声清晰，壁光滑，病灶隐约与主胰管相通；头颈部胰管直径 3.9mm。胰周未见异常淋巴结影；建议一个月后复查

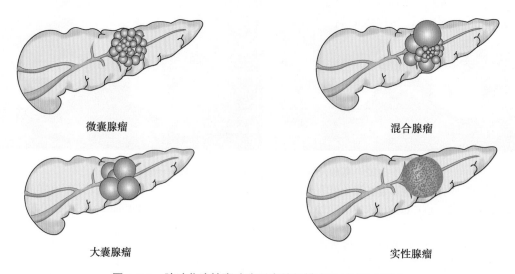

微囊腺瘤 　　　　　　　　　　　　　　　　混合腺瘤

大囊腺瘤 　　　　　　　　　　　　　　　　实性腺瘤

图 4-3-1　胰腺浆液性囊腺瘤形态特征模式图（绘图：姜琳）

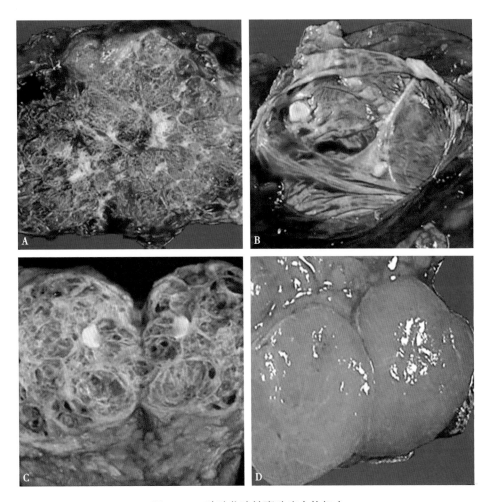

图 4-3-4　胰腺浆液性囊腺瘤大体标本
A. 微囊腺瘤；B. 大囊腺瘤；C. 混合囊腺瘤；D. 实性囊腺瘤

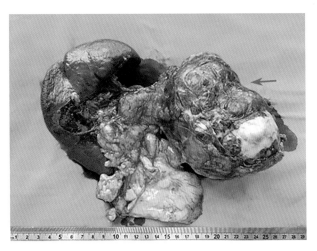

图 4-3-7　瘤标本（胰体尾＋脾脏）

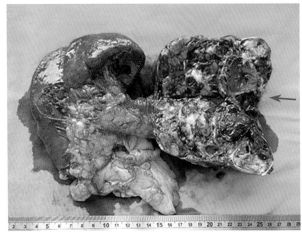

图 4-3-8　肿瘤标本（剖开后）

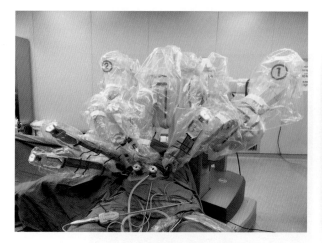

图 4-3-9    机器人胰体尾切除术穿刺孔布局

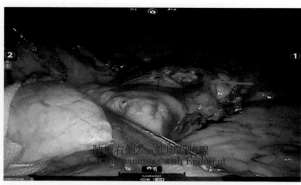

图 4-3-10    机器人胰体尾切除术术中情况（箭头所示为肿瘤）

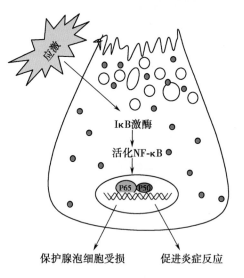

图 6-0-1    NF-κB 在急性胰腺炎中的作用

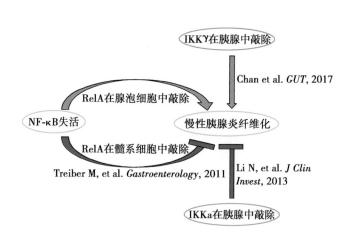

图 6-0-2    NF-κB 在慢性胰腺炎中的作用

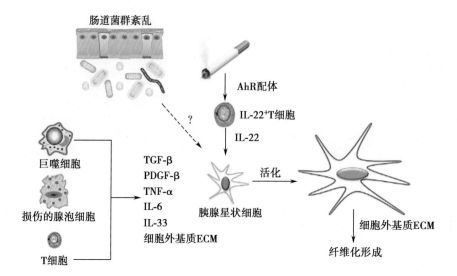

图 6-0-3    免疫细胞在慢性胰腺炎病理中的作用

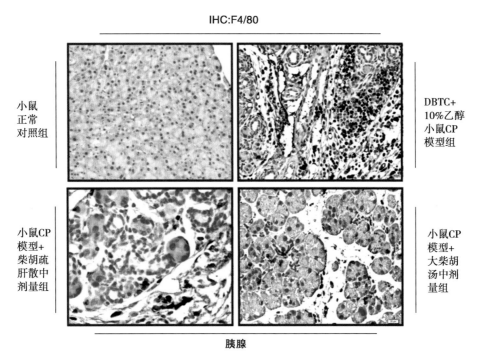

图 7-2-1  小鼠 DBTC 尾静脉注射联合乙醇所致 CP 模型及各治疗组 4W 胰腺 F4/80 表达变化(×200,IHC)

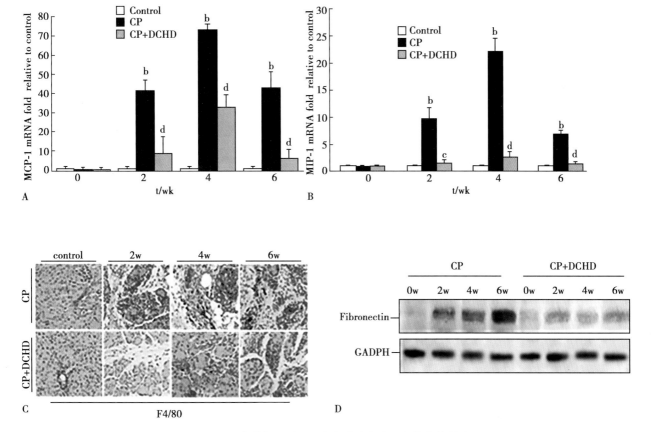

图 7-2-2  大柴胡汤对 CP 小鼠胰腺炎症及纤维化的影响

A、B. 大柴胡汤对 CP 小鼠胰腺 MCP-1 和 MIP-1mRNA 表达的抑制作用;C. 大柴胡汤对 CP 小鼠胰腺 F4/80 表达的抑制作用 (×200,IHC);D. 大柴胡汤对 CP 小鼠胰腺纤维化指标 FN 表达的影响

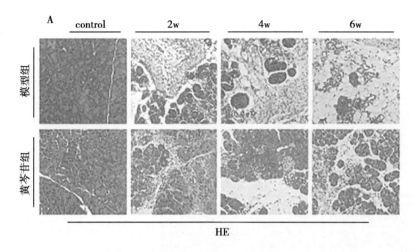

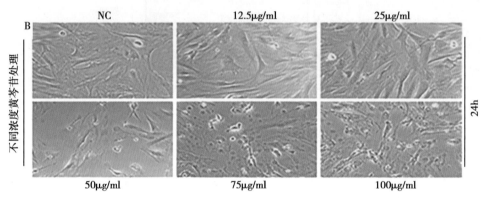

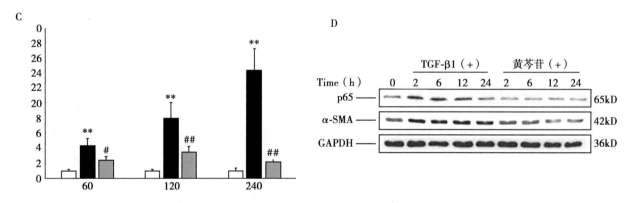

**图 7-2-3　黄芩苷对 CP 小鼠胰腺损伤及 PSC 活化的影响**

A. 黄芩苷对 CP 小鼠胰腺纤维化的影响；B. 不同剂量黄芩苷对 TGF-β1 刺激的原代 PSC 表型的影响；C. 50μg/ml 黄芩苷对 TGF-β1 刺激的原代 PSC 表达 FNmRNA 的影响；D. 50μg/ml 黄芩苷对 TGF-β1 刺激的原代 PSC 表达 NF-κB p65 和 α-SMA 的影响

# 第一篇
# 特殊慢性胰腺炎篇

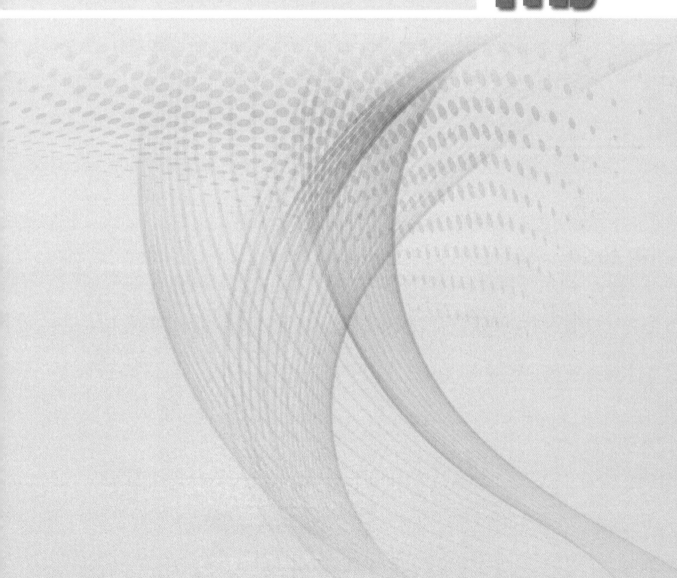

# 第 **8** 章

# 自身免疫性胰腺炎的内科治疗

【摘要】自身免疫性胰腺炎(autoimmune pancreatitis,AIP)的内科治疗包括药物和内镜治疗,近年进展迅速。本文按临床需要将 AIP 的内科治疗按 1 型和 2 型 AIP 分两部分进行介绍。第一部分 1 型 AIP 主要介绍了近来 1 型 AIP 的诊断进展、治疗上的常见问题和难点、药物的治疗的指征和药物治疗方案,在药物治疗方案,既介绍了 AIP 治疗的药物选择,也按临床应用的思路进行了药物治疗选择建议,最后还介绍了内镜相关治疗的内容。第二部分介绍了目前国内少见的 2 型 AIP 的诊断和治疗。

自身免疫性胰腺炎(autoimmune pancreatitis,AIP)是一种以梗阻性黄疸、腹部不适等为主要临床症状的特殊类型的胰腺炎。AIP 由自身免疫介导,以胰腺淋巴细胞及浆细胞浸润并发生纤维化、影像学表现胰腺肿大和胰管不规则狭窄、血清 IgG4 水平升高、激素疗效显著为特征。根据 AIP 的国际共识诊断标准(international consensus diagnostic criteria,ICDC),AIP 被分为 1 型和 2 型 AIP。由于这两种类型存在诸多差异,其治疗方案也随之而不同。因此下文将分别就 1 型 AIP 和 2 型 AIP 的治疗分部分解释。

## 一、1 型 AIP

### (一)1 型 AIP 的诊断

1 型 AIP 目前已被认为是 IgG4 相关疾病(IgG4-related disease,IgG4-RD)的胰腺受累。IgG4-RD 通常表现为弥漫性或局灶性器官肿大与全身多种脏器中的肿块形成/结节状增厚病变,可同时发生也可异时发生。该疾病的确切机制尚不明确,然而,现有研究提示某些免疫学异常参与其中。在 IgG4-RD 中,已知的受累器官/部位有胰腺、胆管、泪腺/唾液腺、腹膜后间隙、中枢神经系统、甲状腺、肺、肝、消化道、肾、前列腺与淋巴结。

临床上,胰腺与肝胆是最常受累的部位。临床症状丰富多样,取决于受累的器官;许多患者对糖皮质激素治疗反应好。病理学上,所有病例呈现相似的特征,即大量 IgG4 阳性浆细胞浸润与纤维。尽管 IgG4 阳性细胞的浸润与外周血 IgG4 水平升高是 IgG4-RD 的特征性改变,各受累器官发生纤维化的严重程度有所不同。席纹状纤维化与闭塞性静脉炎是胰腺与胆管受累时的特征改变,但罕见于唾液腺或淋巴结受累中。尽管大多数患者同时或相继发生多器官系统受累,有 10%~20% 的患者仅表现单器官受累。目前尚不清楚不同器官受累的机制是否有不同。IgG4 相关疾病累及肝胆胰系统时,推荐使用 1 型 AIP(IgG4 相关性胰腺炎)、IgG4 相关性硬化性胆管炎(IgG4-SC)、IgG4 相关性胆囊炎与 IgG4 相关性肝病这几种命名。

根据 ICDC,I 型 AIP 的诊断依据为下列五项核心特征的特定组合:

1. 影像学特征 包括:①胰腺实质(CT 或 MRI 上);②胰管(ERCP 或 MRCP 上)。

2. 血液检查（血清 IgG4）。

3. 胰外器官受累。

4. 胰腺组织病理学。

5. 对激素治疗反应良好。

### （二）1 型 AIP 的治疗

AIP 是一种新发现的少见疾病，人们对它的认识不过数十年而已。时至今日，临床医生对这种疾病的治疗选择仍然存在许多争议和困惑，包括治疗方面：激素仍然是该病的一线治疗办法，但是有文献报道激素停药后的复发率高达 50%~60%。那么复发的危险因素到底是什么？是否还有更为有效的药物？目前的二线治疗 - 免疫制剂是否能减少疾病的复发率？免疫抑制剂的选择顺序以及使用周期是什么？药物的副作用最常见的包括类固醇糖尿病、骨质疏松、肝肾功能损伤等，是否能控制在临床合理的范围之内？上述都是值得关注的问题。然而目前相关的临床数据仍然很有限，相关问题多为个案或小样本数据的报道与讨论，专家共识多于循证指南。本文将根据临床习惯逐一介绍。

### （三）1 型 AIP 治疗的指征

以往的观点是，AIP 活动期是类固醇治疗的指征。目前的观点是一些 AIP 患者（10%~25%）能在没有干预或类固醇治疗的情况下自发缓解，因此"随访观察（watchful waiting）"可能适合于大多数无症状患者。当下根据 2017 年发布的国际 AIP 治疗指南，建议治疗的指征包括：

1. "有症状患者的治疗适应证如下"（B 级）。

胰腺受累：例如梗阻性黄疸、腹痛、背痛。

其他脏器受累（other organ involvement，OOI）：如胆管狭窄引起的黄疸。

2. "无症状患者的治疗适应证如下"（B 级）。

胰腺：影像学上胰腺肿物持续存在。

OOI：IgG4 相关硬化性胆管炎（IgG4-SC）患者存在持续性肝功能异常。

日本共识指南推荐的 AIP 患者进行类固醇治疗的适应证为出现梗阻性黄疸、腹痛、背痛症状及症状性 OOIs。鉴于 1 型 AIP 属于 IgG4-RD，IgG4-RD 的国际治疗共识还建议对导致胆道、肾脏、主动脉、纵隔、腹膜后、肠系膜和其他脏器的严重、不可逆后遗症的亚临床损伤进行类固醇治疗。紧急治疗方面，除了胰腺受累导致不可逆胰腺外分泌和内分泌衰竭之外，合并感染性胆管炎、不可逆肝纤维化和肝硬化的近端胆管狭窄也是适应证。

### （四）1 型 AIP 药物治疗方案

1. 类固醇治疗方案　目前 AIP 的一线治疗是激素治疗。AIP 及 IgG4-RD 的国际共识均建议，泼尼松单药诱导缓解的起始口服剂量为 0.6~1.0mg/（kg·d），服用 2~4 周，然后逐渐减量。使用高剂量糖皮质激素（30~40mg/d）能够比保守用药更快速、平稳地诱导缓解。使用少于 20mg/d 的低剂量的泼尼松龙，诱导缓解率有限，诱导缓解中最低剂量需要大于 20mg/d。虽然不同研究的类固醇减量方案有区别，日本专家共识建议使用初始剂量 2~4 周后，之后的 2~3 个月根据临床表现，血生化（如肝酶和 IgG 或 IgG4 水平）和反复影像学检查（超声、CT、MRCP、ERCP 等），每 1~2 周减量 5mg。许多专家通常每隔 1~2 周减 5~10mg/d，直到减量至 20mg/d，之后每两周减 5mg。另一种日本接受的治疗方案为使用泼尼松 40mg/d，4 周，然后每周减量 5mg 直至减停。诱导治疗的持续时间一般应持续 12 周，不推荐很短期的（<4 周）≥20mg 的高剂量类固醇诱导治疗。

而以美国 Mayo 医学中心提出的方案是激素 40mg/d，4 周，然后在 7 周内将激素减到 5mg/d，最终 11 周后停药。这两套来自于东方和西方的方案的主要差异在于维持治疗的时间上。

总体而言日本在 AIP 的发现和诊治方面均早于西方，发表的文献也更多。西方文献中采用短时停药的 AIP 的复发率可以达到在 50%~60%。有日本研究认为，小剂量长疗程的维持使用激素有利于降低 AIP 的复发率。但同时也有文章批评长期激素治疗 AIP 带来更为严重的副作用，尤其是对复发的患者而言。我国 AIP 的共识草案对这两种方案都进行了阐述，但并未对激素治疗的疗程进行规定。

2. 免疫抑制剂和生物制剂利妥昔单抗　口服糖皮质激素是 IgG4-RD 的首选治疗方式。小剂量激素维持治疗可降低复发率。因此,长期使用小剂量激素或是反复使用激素治疗一度是常用的 AIP 治疗模式。但激素治疗不能避免复发。有报道在维持治疗或停药后复发率为 17%~24%。同时长期的激素治疗也会带来相应的副作用,最常见的就是糖皮质激素性骨质疏松症,如股骨头坏死等。在这种背景之下,免疫抑制剂和生物制剂的作用引人注目。

已有不少研究认为免疫抑制剂包括霉酚酸酯、硫唑嘌呤、环孢素、环磷酰胺和他克莫司可有效降低 AIP 复发率。

霉酚酸酯的临床用药是吗替麦考酚酯(mycophenolate mofetil,MMF),该药口服生物利用度较好,吸收后迅速水解为其活性代谢产物霉酚酸。霉酚酸通过可逆性抑制一磷酸腺苷脱氢酶发挥作用,导致 B 细胞和 T 细胞的增殖减少,从而使抗体生成减少。同时它还具有诱导活化 T 淋巴细胞凋亡,抑制黏附分子表达以及抑制淋巴细胞募集等作用,用于多种风湿性疾病治疗。需要注意的是,MMF 最常见的不良反应为胃肠道(GI)症状和白细胞减少,通过调整剂量通常可使这些症状缓解。治疗最初 1~2 周后需要进行全血细胞计数,如果未发现血细胞减少,随后可每 6~8 周监测一次。MMF 增加早期妊娠丢失率、先天畸形以及其他畸形属于 D 类妊娠用药。MMF 还增加发生感染、淋巴瘤以及其他新生物的风险。MMF 早期用于肾移植术后的抗排斥治疗,总体而言,该药的临床副作用较小,因而临床应用较为广泛。

硫唑嘌呤有显著降低白细胞的副作用。环孢素有肝功能损伤副作用。他克莫司价钱昂贵。除此之外,诸如雷公藤和白芍总苷均有临床使用,但疗效不一,也无更多相关的总结报道。

在最近的临床研究中,利妥昔单抗治疗 IgG4 的疗效和机制得到了多方的验证。但该药目前在国内主要适应证为淋巴瘤化疗,国内尚无 AIP 应用该药的报道。

3. 药物方案选择建议

(1) 诱导缓解:诱导治疗的目的是达到快速和彻底的缓解,同时尽可能避免类固醇的副作用。

除非存在类固醇使用禁忌,类固醇是所有未经治疗的活动性 AIP 患者的一线药物。在没有类固醇禁忌证的情况下,大多数专家通常使用类固醇作为未经治疗的活动性 AIP 患者诱导缓解的一线药物。类固醇治疗在日本研究(类固醇治疗的 AIP 患者的缓解率为 98%,而未治疗患者缓解率为 88%)和国际 AIP 多中心研究[1 型 99.6%(n=684)]中都取得了高缓解率。

在大多数梗阻性黄疸或 OOIs 导致的肾功能不全等器官功能障碍的患者中,早期治疗诱导缓解更完全,且长期并发症更少。

难治性患者的诱导缓解治疗:类固醇小脉冲治疗的替代给药(2 个疗程,甲基泼尼松龙 500mg×3 天,间隔 4 天)可能更有用。

诱导缓解中的疗效评估时机:建议在开始类固醇治疗后 1~2 周内使用影像学检查和血清学化验进行疗效评估。韩国的前瞻性研究提出,对全面检查后仍不能鉴别 AIP 和胰腺癌的困难病例,"两周类固醇试验"评估是最合适的鉴别方法。在类固醇反应不佳的情况下,需要鉴别胰腺癌等其他诊断。

当糖皮质激素单药治疗不能诱导缓解或控制疾病,并且长期使用糖皮质激素的毒性对患者构成高风险时,可用利妥昔单抗单药诱导缓解。除了利妥昔单抗之外,免疫调节剂如硫嘌呤单药诱导缓解的效果较差。早期研究报告使用免疫调节剂如硫唑嘌呤(硫唑嘌呤和 6- 甲氨基嘌呤)和霉酚酸酯有较高的概率维持 AIP 不复发。然而,在一个更大的病例系列研究中,复发患者使用糖皮质激素加一种免疫调节剂治疗和单用糖皮质激素治疗的无复发生存率是相似的。虽然对存在类固醇禁忌的患者而言,利妥昔单抗是一种推荐的替代治疗方法,但当不能使用利妥昔单抗时,可以使用免疫抑制剂。

(2) 维持缓解:虽然没有维持治疗方面的高等级证据,某些患者在成功诱导缓解后可以从维持治疗中获益。主要的维持治疗可能包括低剂量的糖皮质激素或任何一种类固醇缓撤剂(steroid-sparing agents),如免疫抑制剂或利妥昔单抗。亚洲国家的数据主要来自日本(维持治疗组复发率 23%,非维持组的 34%,$p<0.05$)和韩国(非维持组复发率 33%),建议使用激素单药治疗预防缓解后复发。一项日本的回顾性多中心研究(n=459)中,82% 的接受类固醇诱导治疗的 AIP 患者使用类固醇单药维持治疗,剂量为 2.5~7.5mg/d。在回顾性的国际多中心研究中,大多数复发病例发生在接受类固醇治疗的 AIP 患者停药后(67%),多于类固醇减量期间(15%)或维持类固醇治疗期间(18%)的患者。除回顾性研究外,近期日本的一项前瞻性多

中心研究表明,缓解阶段的类固醇维持治疗能带来有利结局。

尽管维持治疗的持续时间仍有争议,许多日本专家建议使用低剂量(2.5~7.5mg/d)的糖皮质激素维持治疗 3 年,在影像学和血清学改善的情况下,再考虑停止治疗。

对于低疾病活动度的患者,例如单独累及胰腺有胰腺节段 / 灶性病变而没有任何 OOIs,并且类固醇治疗可以快速达到 IgG/IgG4 水平正常、影像学完全缓解,类固醇可以在 3 个月内逐渐减量,而不进行维持治疗。另一方面,建议治疗后有胰腺弥漫性肿大、影像学延迟缓解或血清 IgG4 水平持续增高(>2×UNL),或治疗前有大于两个 OOIs(≥2×OOIs)或有近端 IgG4-SC 的 1 型 AIP 患者使用低剂量的类固醇、免疫调节剂或利妥昔单抗维持治疗。

然而有些患者缓解后停用类固醇却没有复发,有些患者在类固醇减量过程中复发,或需要相对高剂量的维持治疗。因此,为了确定维持治疗的适应证,在诱导治疗期间评估疾病活动是很重要的。

4. 内镜治疗　是否需要在激素治疗前进行胆道引流一直有争议。国际共识中认为,胆道引流术对预防胆道感染有帮助,且刷检和细胞学可以鉴别 IgG4-SC 与胆道恶性肿瘤(B 级)。但"在一些没有感染征象的轻度黄疸病例中,类固醇单药治疗可以在没有胆道支架的情况下安全地进行"(B 级)。

日本临床指南建议对有梗阻性黄疸的患者行胆道引流,并进行活检或细胞学检查,并在类固醇诱导治疗前控制糖尿病患者的血糖水平。另一方面,国际多中心研究显示,一些黄疸患者非必须使用胆道支架置入(71% 的 1 型和 77% 的 2 型 AIP)来达到缓解。在日本 AIP 阻塞性黄疸患者中,使用类固醇单药[ 0.60 ± 0.12mg/(kg·d)(mean ± SD)]治疗的患者和使用胆道引流加类固醇治疗(0.60 ± 0.17md/(kg·d))的患者相比,两者的初始泼尼松龙剂量无显著性差异。在一些没有感染征象的轻度黄疸病例中,类固醇单药治疗可以在没有胆道支架的情况下安全地进行。

5. 1 型 AIP 内科治疗复发率、预测及用药选择

(1) 复发率和预测:国外报道 1 型 AIP 的复发率在 20%~50% 之间。有关 AIP 复发的危险因素的研究非常少。Yokoyama 等通过对 79 例 IgG4-RD 患者的长期随访数据发现:在没有器官受累的 IgG4-RD 患者中,复发相关的危险因素包括男性和年轻发病。而 AIP 患者的复发率大约在 20%,属于 IgG4-RD 中的高复发类型。然而他们的研究中 AIP 的例数较少,没能进行进一步的统计学分析。此外,既往复发似乎是未来再次复发的高危因素。多项研究表明,类固醇治疗后持续高水平的血清 IgG4,以及诊断时为弥漫性胰腺肿大的类型或与 OOIs 相关,包括硬化性胆管炎和阻塞性黄疸,可能是 AIP 复发的预测因素。在日本多中心研究中,在类固醇治疗后血清 IgG4 持续高水平的患者复发率显著升高(30% vs 10% 的正常血清 IgG4 患者)。另一方面,一项国际研究中,类固醇治疗后血清 IgG4 水平持续不正常的患者和血清 IgG4 水平正常的患者有相似的复发率(分别为 32.7% vs 31.4%,p=0.77),初始弥漫性(42/440,32.3%)或灶性胰腺实质肿大(92/285,32.3%,p=0.99)的患者复发率也相似。相反,与 IgG4 相关 SC 的患者中 96/171(56.1%)至少有一次复发,而没有 IgG4 相关 SC 的受试者只有 142/551(25.7%)复发(p<0.001)。韩国的一项研究也报道,复发性 IgG4-SC 的特点是更频繁的胰腺外和多胆管狭窄,受累胆管节段增多,胆管壁更厚,与 AIP(AIP)相关的频率更低(p≤0.016)。因此,这种情况下,与 IgG4-SC 近端类型相关可能是复发的危险因素。此外,54 例复发患者中 37 例(69%)显示复发前血清 IgG4 水平再次升高。在 AIP 和 IgG4-SC 的诊断中,较高的血清 IgG4 水平敏感性较高。除了血清 IgG4 水平外,循环免疫复合物被报道为复发的早期预测因子。

综上所述,可能预测复发的因素包括:①治疗前血清 IgG4 水平显著升高(如 >4×UNL);②类固醇治疗后血清 IgG4 水平持续升高;③胰腺的弥漫性肿大;④近端型 IgG4-SC;⑤广泛的多脏器受累(≥2×OOI)"(B 级)。

(2) AIP 复发后的用药:AIP 患者的药物选择有多种观点。有观点认为再次使用激素仍然有相当高的诱导缓解率。有研究认为免疫抑制剂包括霉酚酸酯、硫唑嘌呤、环孢素和他克莫司可有效降低 AIP 复发。也有少数实验数据表明,环孢素 A 和西罗莫司可能比硫唑嘌呤更有效。在最近的临床研究中,利妥昔单抗治疗 IgG4 的疗效和机制得到了多方的验证。综合考虑到患者的费用、疗效,激素单用或激素联合免疫抑制剂治疗是目前临床医生的常用选择,前者更为普遍,后者的顾虑主要在于免疫抑制剂种类的选用和其副作用。后者的常见用法是:病情缓解后,巯基嘌呤和霉酚酸盐需要与类固醇重叠 6~8 周,再停用类固

醇。回顾性研究显示,加用硫唑嘌呤后 68 例复发患者中 56 例(85%)成功诱导,在接受免疫调节剂治疗的患者中 86% 在随访中成功缓解。虽然作为难治性患者的二线治疗,免疫调节剂可能会变得越来越重要,但这些药物与严重的副作用相关,应谨慎考虑。

与免疫抑制剂相比,利妥昔单抗单药治疗在复发的诱导缓解治疗中效果更好。利妥昔单抗也被成功用于治疗 IgG4-RD 患者,包括对类固醇和免疫调节剂抵抗或有副作用的 1 型 AIP 患者。利妥昔单抗也可能作为单药治疗用于活动期 AIP 患者。然而,因为利妥昔单抗起效较慢,对黄疸的患者而言,使用类固醇治疗 4~6 周可能是有必要的。

在有隐匿乙肝病毒(HBV)感染的患者中,HBV 可以在使用免疫抑制药物后重新激活,如使用利妥昔单抗、免疫调节剂、类固醇或抗癌药物。抗 -HBs 或抗 -HBc 抗体阳性,但 HBs- 抗原阴性的患者,应在应用免疫抑制药物过程中监测 HBV-DNA。综合以上内容,2017 年国际 AIP 治疗指南提出了 AIP 的诊治流程图。这一流程以东西方专家的意见为基础,作为全球 AIP 标准化治疗推荐。由于每个国家的医疗水平和医疗保险制度不同,可根据当地具体情况进行调整。

## 二、2 型自身免疫性胰腺炎(2 型 AIP)

2004 年,主要来自欧美的文章报道了一种组织病理学特点有别于 IgG4(免疫球蛋白 G 的第 4 亚类)升高型的胰腺炎,称为"特发性导管中心性胰腺炎"或"伴有粒细胞上皮变的胰腺炎"。其最显著病理学特点是含有大量粒细胞上皮样变,常伴有胰管的破坏和闭塞。这种新类型的 AIP 与经典型区别还在于:既无血清 IgG4 升高,也无自身抗体阳性,病理上无或仅有极少的 IgG4 阳性浆细胞浸润,以及少有胰外器官受累(仅有约 30% 的 2 型 AIP 患者合并炎性肠病)。2010 年,ICDC 将 AIP 的分为 2 种亚型。其中 1 型即 IgG4 相关 AIP,2 型为粒细胞上皮病变(特发性导管中心性慢性胰腺炎)。很快日本也报道了 2 型 AIP 的病例。此后,2 型 AIP 逐渐得到越来越多的认识和重视。2 型 AIP 的确切发病率尚鲜见报道,但 2 型 AIP 的已知发病比例均低于 1 型 AIP。有报道总结了 10 个国家共 1 064 例 AIP 患者,其中 2 型仅占 8.08%。

"2 型自身免疫性胰腺炎"这一术语的提出,源于美国与欧洲的病理学家对手术切除的慢性非酒精性胰腺炎标本的观察;他们报道了一种组织病理学特点有别于 1 型 AIP 的胰腺炎,称为"特发性导管中心性胰腺炎(IDCP)"或"伴有粒细胞上皮变的胰腺炎(AIP with GEL)"。粒细胞上皮变是 2 型 AIP 的最显著特点,常伴有胰管的破坏和闭塞。2 型 AIP 病理上有胰腺肿胀,但无或仅有极少的 IgG4 阳性浆细胞浸润;其临床谱与 1 型完全不同,即无 IgG4 升高,无自身抗体阳性,罕见除炎性肠病外的胰外器官受累(约 30% 的 2 型 AIP 患者合并炎性肠病)。不同于 1 型 AIP,2 型 AIP 似乎并无特异性外周血标志物。然而,1 型与 2 型 AIP 中都可见补体 C3c 和 IgG 沉积于胰腺导管和腺泡基底膜,提示免疫复合物介导的导管和腺泡破坏是一个共同的机制。尽管对于是否应将此两种病理亚型的胰腺炎归为同一临床病种尚存争议,国际上已有关于这两种亚型及相关诊断标准的共识。中国现在也有 2 型 AIP 的报道。

诊断 2 型 AIP 要求 AIP 的五项核心特征中的除血液检查以外的四项的特定组合,即:①影像学特征:包括胰腺实质(CT 或 MRI 上)与胰管(ERCP 或 MRCP 上);②胰外器官受累为溃疡性结肠炎;③胰腺组织病理学;④对激素治疗反应良好。

国内关于 2 型 AIP 方面的报道很少。来自北京协和医院的研究显示:2001—2016 年 2 型 AIP 共 6 例,占同期所有 AIP 的 3%,包括男性 4 例和女性 2 例,平均发病年龄 38.4 岁;其中 67.7%(4/6)的患者合并溃疡性结肠炎,另 33.3%(2/6)的患者无症状(体检发现);治疗方面,5 例接受了激素药物治疗,均表现为症状和影像学不同程度的缓解。1 例接受了胰腺部分切除术(经 3D 腹腔镜粘连松解、胆囊切除、根治性胰体尾 + 脾切除),目前处于随访中,尚未再用药治疗。

由于临床表现和影像学表现不特异,缺乏特异性的血清学诊断标准,2 型 AIP 的发病率有可能被低估,也是至今其临床报道较少的重要原因。此外,不同于 1 型,在激素治疗后复发率很低,因此有关 2 型 AIP 的治疗方式的研究非常少。由于 2 型 AIP 常常合并 IBD,而 IBD 患者也常使用激素治疗,量化研究 2 型 AIP 的标准治疗方案存在条件限制。截至目前的文献报道,2 型 AIP 的治疗仍然参考 1 型 AIP 的类固醇诱导缓解方案,而无需维持缓解方案。

(赖雅敏　钱家鸣)

# 参 考 文 献

1. Witt H,Apte MV,Keim V,et al. Chronic pancreatitis:challenges and advances in pathogenesis,genetics,diagnosis,and therapy. Gastroenterology,2007,132(4):1557-1573.

2. Chen Y,Zhao JZ,Feng RE,et al. Types of Organ Involvement in Patients with Immunoglobulin G4-related Disease. Chin Med J (Engl),2016,129(13):1525-1532.

3. Webster GJ. Autoimmune Pancreatitis-A Riddle Wrapped in an Enigma. Digestive diseases(Basel,Switzerland),2016,34(5):532-539.

4. Yamamoto M,Nojima M,Takahashi H,et al. Identification of relapse predictors in IgG4-related disease using multivariate analysis of clinical data at the first visit and initial treatment. Rheumatology,2015,54(1):45-49.

5. 吴晰,杨爱明,钱家鸣,等.自身免疫性胰腺炎的内镜超声表现.中华消化内镜杂志,2008(3):134-137.

6. 钱家鸣,自身免疫性胰腺炎//潘国宗,中华医学百科全书:临床医学消化病学.北京:中国协和医科大学出版社,2015:489-491.

7. 舒慧君,钱家鸣.自身免疫性胰腺炎.中华消化杂志,2011(9):640-642.

8. 钱家鸣,李景南,田自力,等.215例慢性胰腺炎病因学分析.胃肠病学,2001(3):150-153,155.

9. 吕红,蒋卫忠,钱家鸣,等.自身免疫性胰腺炎16例的临床分析.中华胰腺病杂志,2010(3):155-158.

10. 李骥,钱家鸣.自身免疫性胰腺炎的治疗进展.临床肝胆病杂志,2013(7):496-498.

11. 赖雅敏,朱亮,常晓燕,等.2型自身免疫性胰腺炎的临床特点.基础医学与临床,2017(9):1308-1312.

12. 赖雅敏,吴东,杨红,等.1型自身免疫性胰腺炎的流行病学及临床特点.基础医学与临床,2017(11):1607-1610.

13. 赖雅敏,郭涛,丁辉,等.北京协和医院346例慢性胰腺炎人口学特征、病因变迁及临床特点.协和医学杂志,2015(2):89-95.

14. 郭涛,杨爱明,钱家鸣.自身免疫性胰腺炎的超声内镜特征表现及相关诊断进展.中华胰腺病杂志,2017(2):137-139.

15. 丁辉,钱家鸣,吕红,等.自身免疫性胰腺炎激素治疗的疗效及预后研究.中华消化杂志,2010(10):721-724.

16. Meng Q,Xin L,Liu W,et al. Diagnosis and Treatment of Autoimmune Pancreatitis in China:A Systematic Review. PLoS One,2015,10(6):e0130466.

17. Kamisawa T,Okazaki K,Kawa S,et al. Amendment of the Japanese Consensus Guidelines for Autoimmune Pancreatitis,2013 Ⅲ. Treatment and prognosis of autoimmune pancreatitis. J Gastroenterol,2014,49(6):961-970.

18. Okazaki K,Chari ST,Frulloni L,et al. International consensus for the treatment of autoimmune pancreatitis. Pancreatology:official journal of the International Association of Pancreatology(IAP),2017,17(1):1-6.

19. Khosroshahi A,Wallace ZS,Crowe JL,et al. International Consensus Guidance Statement on the Management and Treatment of IgG4-Related Disease. Arthritis & Rheumatology,2015,67(7):1688-1699.

20. Vasaitis L. IgG4-related disease:A relatively new concept for clinicians. European journal of internal medicine,2016,27:1-9.

21. Zhang L,Chari S,Smyrk TC,et al. Autoimmune pancreatitis(AIP) type 1 and type 2:an international consensus study on histopathologic diagnostic criteria. Pancreas,2011,40(8):1172-1179.

22. Smit W,Barnes E. The emerging mysteries of IgG4-related disease. Clinical medicine(London,England),2014,14 Suppl 6:s56-60.

23. Kubota K,Kamisawa T,Okazaki K,et al. Low-dose maintenance steroid treatment could reduce the relapse rate in patients with type 1 autoimmune pancreatitis:a long-term Japanese multicenter analysis of 510 patients. J Gastroenterol,2017,52(8):955-964.

24. Shimizu S,Naitoh I,Nakazawa T,et al. Correlation between long-term outcome and steroid therapy in type 1 autoimmune pancreatitis:relapse,malignancy and side effect of steroid. Scandinavian journal of gastroenterology,2015,50(11):1411-1418.

25. 中华胰腺杂志编委会.我国自身免疫性胰腺炎共识意见草案.中华胰腺杂志,2012,12(2):410-418.

26. Pieringer H,Parzer I,Wohrer A,et al. IgG4-related disease:an orphan disease with many faces. Orphanet J Rare Dis,2014,9:110.

27. de Pretis N,Amodio A,Bernardoni L,et al. Azathioprine Maintenance Therapy to Prevent Relapses in Autoimmune Pancreatitis.

Clinical and translational gastroenterology, 2017, 8 (4) : e90.

28. Seleznik G, Graf R. Alternatives to steroids？！ Beneficial effects of immunosuppressant drugs in autoimmune pancreatitis. Gut, 2014, 63 (3) : 376-377.

29. Buechter M, Klein CG, Kloeters C, et al. Tacrolimus as a reasonable alternative in a patient with steroid-dependent and thiopurine-refractory autoimmune pancreatitis with IgG4-associated cholangitis. Zeitschrift fur Gastroenterologie, 2014, 52 (6) : 564-568.

30. Hart PA, Topazian MD, Witzig TE, et al. Treatment of relapsing autoimmune pancreatitis with immunomodulators and rituximab: the Mayo Clinic experience. Gut, 2013, 62 (11) : 1607-1615.

31. Carruthers MN, Topazian MD, Khosroshahi A, et al. Rituximab for IgG4-related disease: a prospective, open-label trial. Annals of the Rheumatic Diseases, 2015, 74 (6) : 1171-1177.

32. 朱建伟, 王雷, 储怡宁, 等. 图像分析技术在自身免疫性胰腺炎与慢性胰腺炎超声内镜鉴别诊断中的应用. 中华消化内镜杂志, 2015 (4) : 225-228.

33. Uchida K, Mitsuyama T, Yanagawa M, et al. The Difference in Mechanisms of Neutrophil Infiltration between Type 1 and Type2 Autoimmune Pancreatitis. Pancreas, 2015, 44 (8) : 1421-1421.

# 第**9**章

# 自身免疫性胰腺炎的外科治疗

【摘要】自身免疫性胰腺炎(AIP)是一种罕见疾病,因典型临床表现为体重下降及无痛性黄疸,且多发生于老年男性,常被拟诊为胰腺癌而收入外科治疗。虽然 AIP 的诊治需要多学科联合讨论(MDT),但是肝、胆、胰外科往往是 AIP 首诊科室。AIP 影像学可表现为局部胰腺或全胰占位,尤其局部 AIP 与胰腺癌鉴别困难。虽然 AIP 通常采用类固醇治疗效果尚佳,但是未排除恶性或类固醇效果不佳者需要外科干预;对不接受手术的患者,以纵轴超声内镜(EUS)为代表的密切随访监测非常必要。在本章,我们主要探讨 AIP 外科干预的时机、术式及预后。

IgG4 相关性疾病(IgG4-related disease,IgG4-RD)是近年来新发现的由免疫机制参与的系统性疾病,可累及全身大部分器官,包括胰腺、胆囊、唾液腺、泪腺、前列腺、垂体、肺、肾等。

自身免疫性胰腺炎(autoimmune pancreatitis,AIP)是一种特殊类型的慢性胰腺炎,以胰腺肿大及胰管不规则狭窄为主要特征。尽管 AIP 是一种胰腺炎症,但与急性或慢性胰腺炎的典型表现不尽相同。据 Sah 等人报道,AIP 患者中有 24% 表现为急性胰腺炎而 11% 表现为慢性胰腺炎。因急、慢性胰腺炎而在梅奥医学中心随访超过 18 个月患者中,仅有 3.5%(7/178)为 AIP。AIP 患者可有胰腺外分泌及内分泌功能不全表现,如脂肪泻及糖尿病。弥漫性 AIP 的症状可与慢性胰腺炎类似,而局灶性 AIP 可表现为假性及胆管梗阻。多达 75% 的 AIP 患者表现为梗阻性黄疸。AIP 的主要临床特征:临床表现:黄疸,体重下降,腹痛,营养不良及脂肪泻;既往史:糖尿病,炎症性肠病,Sjogren 综合征,原发性硬化性胆管炎,腹膜后纤维化,Riedel 甲状腺炎,纵隔淋巴结肿大,间质性肾炎,无酗酒史。

AIP 可分为两种亚型,1 型 AIP 很可能是一种系统性 IgG4 相关性疾病,也可累及胰腺以外的器官。其血清 IgG4 水平通常升高,胰腺组织的 IgG4 免疫组化染色明显。1 型 AIP 可累及胆管、后腹膜、肾脏、淋巴结及唾液腺。当胆管系统受累时,常与原发性硬化性胆管炎或胆管癌相混淆。IgG4 相关性疾病也可不累及胰腺,已有 IgG4 胆管炎的病例报道。目前我们对 2 型 AIP 知之甚少。2 型 AIP 的血清 IgG4 水平不高。目前 2 型 AIP 尚无可用的血清标志物,需要组织学检查确诊。

AIP 患者一般多为弥漫性,胰腺组织被浸润的淋巴细胞、浆细胞及纤维化组织替代,引起胰腺弥漫性肿大,影像表现为走形僵硬,失去了正常胰腺锯齿状结构,而呈"腊肠样"外观改变。CT 平扫为胰腺肿胀,密度均匀性减低,MRI 表现为 $T_1WI$ 信号明显降低、$T_2WI$ 信号升高,压脂序列为高信号,信号均匀一致。少数为局部浸润,可发生于胰腺任何部位,以胰头和 / 或钩突常见,影像表现为局灶性肿大或肿块样表现,类似胰腺癌的表现,影像学难以鉴别。病变侵犯胰管时,胰腺导管周围肌纤维细胞增生导致主胰管不规则狭窄,狭窄段通常比较长,远端胰管的扩展程度较轻。炎症累及胰周脂肪组织,炎细胞及局部纤维化,周围无渗出或局限性少量渗出,导致病变区周围出现围绕胰腺增厚的包膜样结构,影像学表现为刀鞘样改变,有文献称为"盔甲征",增强后见延时强化。由于胰腺外分泌组织的破坏、萎缩、闭塞性脉管炎、静脉周围炎及纤维化,增强后动脉期病灶病变区域胰腺实质动脉血流灌注降低,强化程度减弱,多期动态增强扫描出现渐进性延迟强化。

AIP 已有 3 种诊断标准,分别为亚洲标准、美国梅奥 HISORt 标准及意大利标准。亚洲标准要求,诊断 AIP 需要相应的影像学证据和高 γ- 球蛋白血症,或者病理结果提示胰腺组织染色见大量 IgG4 阳性细胞。由美国梅奥医学中心制定的 HISORt 标准规定,AIP 的诊断需要根据组织学(H)、影像学(I)、血清学(S)、其他器官累及情况(O)以及对激素治疗的临床效果(Rt)等综合判断。意大利标准认为,诊断 AIP 需满足以下 4 项中的 3 项:①组织学或细胞学检查应排除胰腺癌,可提示存在粒细胞上皮损伤;②影像学检查阳性发现;③合并其他自身免疫性疾病或有胰外器官累及;④激素治疗有效。目前为止,尚无针对简便的检验诊断方法。AIP 的术前评估指标:①IgG 或 IgG4 升高;②CT/MRI 提示弥漫性胰腺肿大;胰腺轮廓光滑;早期帽状边缘强化;③ERCP/MRCP 提示:主胰管细小;胰管狭窄。组织学改变:IgG4 染色阳性细胞(>10/HPF);席纹状纤维化;导管周围淋巴浆液细胞浸润;闭塞性静脉炎。

## 一、治疗方式选择

根据《2016 年国际胰腺病协会共识:自身免疫性胰腺炎的治疗》中提出 AIP 的治疗指征(表 9-0-1)。

表 9-0-1　自身免疫性胰腺炎(AIP)治疗指征

| 治疗指征 |
| --- |
| 有症状患者的治疗指征: |
| 胰腺受累:如梗阻性黄疸、腹痛、背痛 |
| 其他器官受累(other organ involvement,OOI):如胆管狭窄继发黄疸 |
| 无症状患者的治疗指征: |
| 胰腺受累:影像学提示持续存在的胰腺占位 |
| OOI:伴有 IgG4- 相关硬化性胆管炎(IgG4-related sclerosing cholangitis,IgG4-SC)且肝功能持续异常的患者 |

鉴于部分 AIP 患者(10%~25%)无任何干预或仅类固醇激素治疗即可自行缓解,大部分无症状患者可行"等待观察"策略。日本共识推荐 AIP 患者类固醇激素的治疗指征为有梗阻性黄疸、腹痛、背痛或 OOI 症状者。同样,IgG4-RD 的国际共识也推荐因亚临床病灶导致胆管、肾脏、主动脉、纵隔、后腹膜、肠系膜或其他脏器出现严重、不可逆病变时开始类固醇激素治疗。对于急性胆管狭窄所致的化脓性胆管炎,不可逆性的肝纤维化和肝硬化,以及胰腺受累所致的不可逆性胰腺外分泌或者内分泌功能不全等,亦为治疗指征。

## 二、类固醇激素治疗

对于所有未经治疗或处于活动期的 AIP 患者,类固醇激素是无使用禁忌证患者诱导治疗的一线药物。对于存在类固醇激素使用禁忌证的患者,利妥昔单抗单药治疗也可诱导缓解。除了利妥昔单抗,其他激素替代性药物如硫嘌呤类单药诱导治疗效果较差。未经治疗或处于活动期的 AIP 患者,如无使用禁忌,推荐类固醇激素作为诱导治疗的一线药物。日本国内的(激素治疗组及观察组缓解率分别为 98% 及 88%)以及国际性的多中心研究[1 型 AIP 患者(n=684)缓解率 99.6%,2 型 AIP 患者(n=52)缓解率 92.3%]均表明激素治疗可取得很高的缓解率。多数有梗阻性黄疸或者其他器官功能衰竭(如肾衰竭)的患者,尽快治疗可更好地避免长期并发症并获得更高的完全缓解率。

试行激素治疗是验证是否满足 AIP 诊断的最后一步。Moon 等人对 22 名疑诊 AIP 的患者进行为期 2 周的试验性激素治疗,所有患者均已通过检查排除恶性疾病。在该研究中,2 周内对激素治疗无效的所有患者(7/22)均诊断为胰腺癌。在研究期间,共有 1 091 例患者被诊断为胰腺癌,其中 348 例患者行胰腺切除术。除非通过各种检查方法均不能诊断胰腺癌,否则强烈不建议通过试验性激素治疗来确诊 AIP。因为激素治疗也可对胰腺癌病灶周围组织的炎症产生作用,所以不能仅由激素治疗效果确诊 AIP,而应作为其他诊断证据的补充。另外,激素可以加速胰腺癌的进展(参见本书第 8 章)。

### 三、外科干预适应证

目前尚无针对 AIP 外科治疗的指南。良恶性未明或疑似恶性疾病或难治性的患者存在外科治疗指征。试验性激素治疗 2 周后,若病情无客观改善(如主胰管狭窄缓解和胰腺肿块缩小)则仍需外科治疗。此即诊断性切除手术,也可具有治疗效果。由于 AIP 可有全身表现,因此在术中诊断该病的患者应指导后期随访。同时,将 AIP 与普通慢性胰腺炎相鉴别,可使残余胰腺在复发时有非手术治疗的机会。

#### (一)胆道引流术

胆道引流有助于预防胆道感染,同时可刷取脱落细胞以鉴别诊断 IgG4-SC 和胆道恶性疾病。胆道引流术主要包括 ERCP+ 胆管支架置入术和 PTCD+ 胆管支架置入术。由于经内镜逆行胆道支架置入术(ERCP)具有创伤小、操作简便等优点,一般会首先选用该方法。但是 ERCP 对于部分身体状况差或者年龄比较大,尤其是心、肺等脏器功能差的患者,对于切除大部分胃行空肠 - 胃吻合的患者以及由于十二指肠闭塞使其生理通道发生改变的患者不适用,使其在临床上的应用范围受到了一定限制。而经皮经肝穿刺胆道支架置入术(PTCD)在应用过程中却没有这种局限性,可以有效改善由于胆汁淤滞对患者肝功能造成的损害,明显改善肝脏血流,全面解除胆道压力,进而使肝脏的代谢功能增强,促进血清总胆红素的水平降低。

采用 ERCP 往往可能由于乳头结构不清或者进镜困难等原因而使手术不成功,并且在对部分低位梗阻的患者插管时也很容易失败。此外,支架是否能置入成功,主要取决于导丝是否能通过胆管的狭窄段,这就需要导丝具备很大的灵活度。

采用 PTCD 能够准确选择目标胆管,避免盲目穿刺,该方法支架置入的路径比较短,大约只有 20cm,远远小于经内镜的 80cm,并且经过的生理弯曲也比较少,使导丝可以更加容易地通过胆管的狭窄段,而经内镜却需要经过幽门、咽喉、十二指肠乳头和降部等弯曲部位,使导丝的灵活度受到很大的限制。此外,由于经内镜的操作是逆行的,而经皮经肝穿刺的方向与胆汁的流向相同,并且导丝具有亲水性,可以进一步促进其通过狭窄部。

研究显示,PTCD 和 ERCP 患者的支架置入成功率分别为 93.5%、77.4%,研究组明显高于对照组($p<0.05$)。ERCP 往往需要对患者的乳头括约肌进行预切开术,并且支架置入的位置要超出括约肌,会使括约肌功能丧失,对胰管产生压迫,造成肠液回流。另外,在置入支架时需要经过十二指肠,尽管内镜及其附件等设备都要进行严格消毒,但是由于该途径为消化通道,会存在相关细菌,被污染的设备很可能将细菌带到梗阻位置以上的胆管内,如果引流不充分,很容易使胆道发生感染。

另外,在操作过程中,如果向梗阻位置以上的胆管注入过多造影剂,并且引流不充分也会使胆道发生感染,进而引发相关术后并发症。而 PTCD 支架置入的位置不会超出十二指肠乳头的范围,并且还能够保留括约肌功能,能够有效防止压迫胰管和肠液回流,减少感染机会。研究显示,PTCD 组和 ERCP 组患者术后并发症的总发生率分别为 22.6%、42.0%,($p<0.05$),表明采用 PTCD 可以有效减少患者术后并发症的发生。

对于无感染迹象的轻症黄疸患者,激素单药治疗安全,无需留置胆道支架。日本临床指南推荐梗阻性黄疸患者行胆道引流同时做组织或细胞学检测。但另有国际多中心研究表明,部分黄疸患者并不需要留置胆道支架(71% 的 1 型患者和 77% 的 2 型患者)。日本的研究中,合并梗阻性黄疸的 AIP 患者初始即单用激素治疗[泼尼松龙$(0.60 \pm 0.12)$ mg/$(kg \cdot d)$],与胆道引流和激素治疗联用[泼尼松龙$(0.60 \pm 0.17)$ mg/$(kg \cdot d)$]者比较并无显著差异。部分无感染迹象的轻症黄疸患者,激素单药治疗安全,无需留置胆道支架。

#### (二)胰腺切除术

常用的手术方式如表 9-0-2。

胰腺切除术的难度由病灶位置和胰腺累及程度决定。已发表研究中的绝大多数患者接受胰十二指

表 9-0-2　AIP 外科干预时常用的手术方式

| 指征 | 手术方式 |
| --- | --- |
| 胰体尾占位 | 胰体尾切除术 |
| 胰头占位 | 胰十二指肠切除术 |
| 胰头占位未侵犯胆总管,且手术团队有足够技术准备 | 保留十二指肠的胰头切除术 |
| 全胰占位或胰头占位伴胰体尾重度萎缩 | 全胰切除术 |
| 术中发现胰头占位包裹肠系膜上动脉 | 胰腺活检 + 胆肠吻合术 |

肠切除术。在 MSKCC 系列病例研究中,Weber 等人报道 79% 的患者行胰十二指肠切除术(23/29)、14% 的患者行胰体尾切除术(4/29)、7% 的患者行全胰切除术(2/29)。另有 2 例患者因在术中发现肠系膜上动脉及门静脉已被病灶包裹而未予切除。约翰霍普金斯医院的一项关于 AIP 手术记录的回顾性综述认为,对于 71% 的患者来说,行胰十二指肠切除术存在困难,而该情况在胰腺恶性肿瘤患者仅有 44%。AIP 患者术中失血量多于胰腺癌患者,但是两组术后并发症发生率及死亡率相似。Schnelldorfer 等人对 8 例 AIP 与慢性胰腺炎患者进行小型病例研究,发现两组患者间的手术时间、失血量、围手术期并发症发生率均无明显差异。

一篇关于外科治疗经验的回顾性综述提到,梅奥医学中心和马萨诸塞州综合医院在 1986—2011 年共有 69 例患者因 AIP 行胰腺切除术,其中 47 例为男性患者(68%),中位年龄 60 岁。术前诊断包括恶性肿瘤 54 例(78.3%)、胰腺炎 9 例(13.0%)、术前活检或细针穿刺结果提示恶性肿瘤 4 例(5.8%)、诊断不明 2 例(2.9%)。另有 1 例患者因药物治疗 AIP 后复发而行胰体尾切除术。大多数患者行标准胰十二指肠切除术(36 例,52.2%)或保留幽门的胰十二指肠切除术(18 例,26.1%),13 例行胰体尾切除术(18.8%),2 例行全胰切除术(2.9%)。术后 15 例患者(21.7%)使用激素治疗,6 例患者(8.7%)行晚期二次手术(距首次手术时间大于 30 天),7 例患者行内镜治疗(胰管支架 3 例,胆管支架 4 例)。5 年和 10 总生存率分别为 89.1% 和 80.5%。

## 四、术后疾病复发情况及生活质量

对于接受胰腺切除术的胰腺癌患者和 AIP 患者,围手术期并发症发生率相似,而术后的长期效果研究较少。对此医生和 AIP 患者是应该庆幸其为良性疾病,还是感叹对这样一种疾病实施了可能致命的手术?

在 MSKCC 癌症中心的 29 例 AIP 患者中,8 例患者在行胰腺切除术后因症状复发并需要干预。没有胰腺实性占位以及接受胰体尾切除的患者更容易出现术后并发症,几乎所有复发的患者(7/8)均行内镜下或经皮胆管引流。仅 1 例患者予以激素治疗控制症状。没有患者需要手术干预。杨永生等分析了胰头肿块型 AIP 手术治疗的临床效果:19 例患者均获得随访,中位随访时间为 28.2 个月(11.0~36.0 个月)。8 例未行胰十二指肠切除术的患者出院后口服泼尼松 1 个月,每日 1 次,每次 30mg,1 个月后每周减量 5mg,直至 10mg 维持剂量。复查胰腺 CT 或 MRI,均提示胰头肿块减小或消失。其余 11 例行胰十二指肠切除术患者均健康生存。Schnelldorfer 等报道 8 例 AIP 患者中,2 例患者行胰腺切除术后黄疸复发。1 例患者在术后早期出现胆管感染致败血症,另 1 例患者在术后第 6 个月复发。这 2 例患者均未行激素治疗。然而,有 2 例患者因持续性腹痛行激素治疗后无明显效果。所有患者均未行再次手术治疗。Kensuke Takuma 等长期随访了 50 例 AIP 患者,其中 10 例行手术治疗(6 例胰十二指肠切除术,4 例胆肠吻合手术),术后均未予激素治疗,2 例分别因广泛淋巴结肿大和腹膜后纤维化后期加用激素治疗。其余未手术的 40 例患者均先后行激素治疗。

作为胰腺癌的高危因素,来自国内王伟等的研究显示,慢性胰腺炎可增加约 27 倍的癌变风险;国外新近有研究显示,癌变风险似乎较低,且主要发生于慢性胰腺炎确诊后的 2 年之内(16 倍),5 年后癌变风险逐渐降低(8 倍);另有研究显示,胰腺癌病例中,约 3.5% 病例有慢性胰腺炎病史,大约 4.8% 的胰腺癌起初是被诊断为慢性胰腺炎的。

作为慢性胰腺炎特殊类型的 AIP,其比其他类型的慢性胰腺炎患者具有更高的癌变发生率,Ikeura 等进行的一项回顾性研究显示,AIP 癌变率为 0~4.8%,与普通慢性胰腺炎相仿;另有研究表明,AIP 患者比正常患者更易发生 K-ras 基因突变,这些证据均提示 AIP 与 PaC 密切相关。

由此上述,激素是治疗 AIP 首选,然而长期服用激素带来的较多副作用,如骨质疏松、股骨头坏死、免疫力下降、库欣综合征、消化道溃疡等,也困扰患者。国内外有研究显示,行手术干预的 AIP 患者部分可以免除服用激素;随着医疗技术发展,手术成功率更高和术后恢复正常生活更快,考虑到胰腺癌一旦漏诊后果严重,故在无法排除恶性胰腺病变或 AIP 恶变的情况下,应首先建议行手术治疗,以使整体患者更大获益。

对无法排除恶性胰腺病变或 AIP 恶变风险而不接受手术的患者,密切随访显然是必要的,随访间隔主要根据患者癌变风险因素或胰腺癌风险大小考虑,如 3~4 周或 4~6 周(一般不建议超过 3 个月),复查手段首选纵轴超声内镜(EUS)检查或纵轴超声内镜引导下细针穿刺和活检(EUS-FNA/FNB),条件不具备者可选用胰腺增强 CT 或增强磁共振检查(平扫检查无意义)及 CA19-9 等肿瘤学指标的复查等;需要指出的是,胰腺增强 CT 或增强磁共振对胰腺小肿块或小胰腺癌(小于 2cm,尤其是小于 1cm 者)有时无法或难以与正常胰腺组织甄别,有报道胰腺 CT 对小于 2cm 胰腺肿块漏诊率达 40%,应予注意。

## 五、病例回顾分析

### (一) 病例 1

男,56 岁,身目黄染 10 余天。外院血总胆红素(TBIL)最高 309μmol/L。我院总胆红素(TBIL)100μmol/L,癌胚抗原(CEA)6.0ng/ml,IgG4 4.91g/L。MR:①胰腺弥漫性信号异常并胰头肿大,胆总管下段及胰管近端狭窄,考虑自身免疫性胰腺炎可能(图 9-0-1);②肠系膜血管周围多发肿大淋巴结。给予泼尼松 40mg,每周减 5mg,10 天后总胆红素(TBIL)28.15μmol/L。5mg 维持一年后复发黄疸;继续加量致 30mg,每周减 5mg,5mg 维持一年后停药;至今 3 年未见复发。

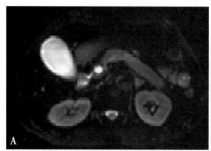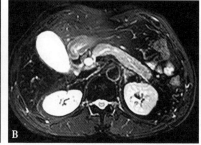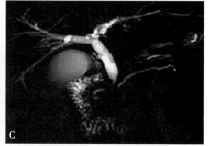

图 9-0-1　病例 1 影像资料

胰腺头、体尾部弥漫性信号异常,$T_1WI$ 呈低信号,$T_2WI$ 呈高信号,胰头体积增大,未见明确肿块,增强后胰腺均匀性强化

### (二) 病例 2

男,62 岁,上腹部隐痛伴身目黄染半个月。入院辅助检查:总胆红素(TBIL)275.4μmol/L,直接胆红素(DBIL)160.1μmol/L,间接胆红素(IBIL)115.3μmol/L;糖类抗原 19-9(CA19-9)44.4U/ml;IgG4 10.4g/L,IgG 27.90g/L,κ 链 8.69g/L,λ 链 3.07g/L,总 IgE 1 000IU/ml;CT:胰头钩突部占位性病变,考虑胰腺癌,伴胆总管、肝内、外胆管明显扩张;MR:胰头部占位性病变,考虑胰头癌(图 9-0-2)。给予 PTCD 引流 30 天后行胰腺组织活检 + 胆肠吻合 + 剖腹探查术。病理:胰腺重度慢性炎症,纤维组织增生,较多淋巴细胞和浆细胞浸润,IgG 和 IgG4 阳性。

诊断:①IgG4 相关性自身免疫性胰腺炎;②右侧颈部、右颌下、右肺门、纵隔多发淋巴结肿大查因:IgG4 相关性自身免疫性淋巴结炎;③2 型糖尿病;④颌下肿物;⑤青光眼。

术后未服用激素,术后 4 年至今未发病,生活质量良好。

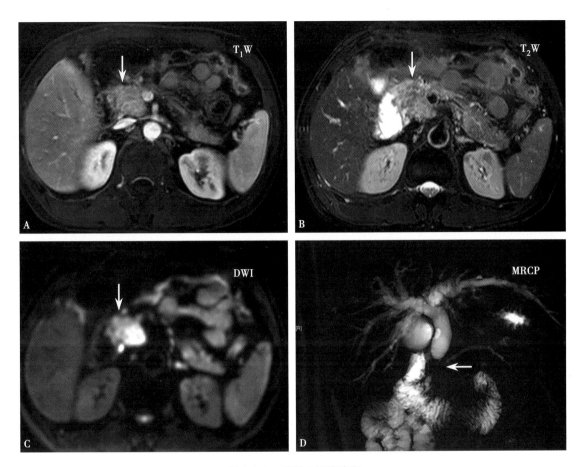

**图 9-0-2　病例 2 影像资料**

MR 表现:胰腺钩突部体积增大,内信号稍不均匀,$T_2$ 压脂相上呈稍高信号,$T_1$ 压脂呈稍低信号,DWI 上弥散明显受限,增强后轻度强化,相邻胆总管及肝内外胆管明显扩张,胰管轻度扩张。MRCP:全程胆总管、肝内胆管、肝总管明显扩张,胆总管最宽处约 2.0cm,胆道内未见明显充盈缺损影;胆囊体积增大,未见明确充盈缺损;胰管稍扩张

## (三) 病例 3

男,73 岁,腰背痛 1 个月余,身目黄染 10 余天。入院辅助检查:IgG4:13.2g/L;TBil:709.5μmol/L;DBil:400.7μmol/L;IBil:308.8μmol/L;CA19-9:2 275U/ml。CT 及 MR 提示胰头占位(图 9-0-3、9-0-4)。

定位诊断:占位性病变,原发于胰腺钩突部。

定性诊断:乏血供;胰管、肝内外胆管扩张,胰腺体尾萎缩,可疑累及十二指肠降段;结合 CA19-9 升高显著,考虑:原发于胰腺钩突部恶性肿瘤,胰腺癌可能性大。

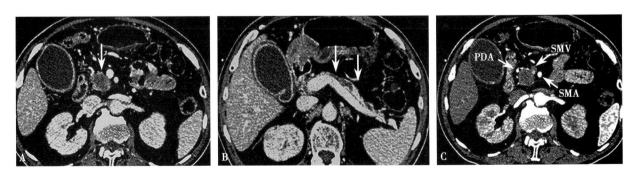

**图 9-0-3　病例 3 影像资料**

CT 表现:胰腺钩突部类圆形稍低密度软组织肿块,呈低强化,与十二指肠降段内侧壁分界不清;胰腺体尾部明显萎缩,胰管节段性扩张及狭窄;肝内外胆管轻度扩张;胆囊增大(PDA,胰十二指肠上动脉;SMV,肠系膜上静脉;SMA,肠系膜上动脉)

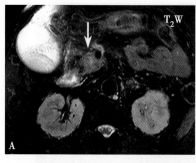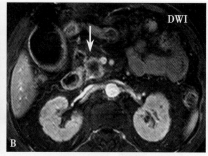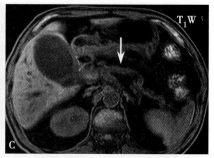

图 9-0-4　病例 3 影像资料

MR 表现：$T_2WI$ 示：肿块不均匀稍高信号，边缘毛糙；肝内胆管扩张；DWI 示：肿块明显弥散受限；增强扫描：边缘明显强化，中心区无强化；胰腺体尾部明显萎缩，DWI 未见明显弥散受限；周围脂肪间隙清楚，增强体尾部强化尚均匀

诊断：

1. 梗阻性黄疸：胰头癌

2. IgG4 相关自身免疫性胰腺炎

3. 药物性肝炎

4. 胆管炎

5. 原发性高血压（1 级高危）

入院后治疗方案：

1. 行 PTCD 管引流，并予抑酸护肝、纠正凝血异常、营养支持、抗炎等治疗。

2. 泼尼松 15mg，每天 2 次，至手术前一天，围手术期改为静脉用甲泼尼龙 40mg，每天 1 次，3 天。

3. PTCD 术后 40 天行腹腔镜全胰十二指肠切除术（图 9-0-5~9-0-7）。

预后：患者术后恢复情况，IgG4 降至 2.8g/L，CA19-9 降至 170U/ml；DBIL 仍超过 300μmol/L，患者无诉明显不适。术后继续给予甲泼尼龙 15mg，每天 2 次治疗，1 个月黄疸降至正常停药，并加用替吉奥 40mg，每天 2 次。术后 2 个月患者肝脏发现多发转移瘤，CA19-9 1 200U/ml。

（四）思考与讨论

随着对 AIP 疾病的认识逐渐提高，外科医生在诊治 AIP 的过程中担任的角色越来越关键。大部分怀疑 AIP 的患者实为胰腺癌。胰腺肿瘤的 MDT 团队通常以外科医生为主导，包括了影像科、消化内科、肿瘤内科、病理科等。MDT 能够提供高质量影像学检查和阅片，个体化的组织取材方案和更精准的病理学诊断，有助于在术前明确 AIP 诊断。

2 周短期的激素疗程谨慎用于严格符合指征的患者。胰腺切除后的标本的病理诊断仍然是明确 AIP

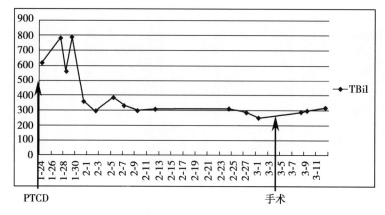

图 9-0-6　病例 3 PTCD 引流后 Tbil 水平

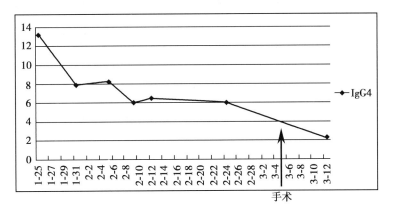

激素治疗后IgG4水平

图 9-0-7　病例 3 激素治疗后 IgG4 水平

的"金标准"。

对于确诊的 AIP,胰腺切除术的作用未明确阐述。为数不多的研究认为,AIP 不会增加胰腺切除术后的并发症率和死亡率。外科医生应在术中预知 AIP 所在炎症范围无明确界限,因此在胰腺切除术过程中需紧贴毗邻结构(如门静脉)。激素为治疗 AIP 的首选方案,仅少数复发性 AIP 患者(0~28%)会因症状反复发作而需要行手术治疗,当然,术后患者仍需严密监测病情变化,尤其是癌变方面的监测(详见本章"四、术后疾病复发情况及生活质量"部分及本书相关章节)。

关于术后激素治疗的问题,该方面研究很少,但激素治疗可能在控制疾病和改善症状方面有一定作用。在现有的长期随访中,对于激素治疗失败、多次复发或行激素治疗后仍有持续性胆管或胰管梗阻的患者,外科医生在治疗中的角色和地位未被明确阐述。AIP 患者需要个体化治疗和护理,这需要一个由对该疾病足够认识的胰腺外科、影像科和消化内科医生组成的多学科团队共同完成。

(陈汝福　付志强　林　青　王　伟)

# 参 考 文 献

1. Yoshida K,Toki F,Takeuchi T,et al. Chronic pancreatitis caused by an autoimmune abnormality. Proposal of the concept of autoimmune pancreatitis. Dig Dis Sci,1995,40:1561-1568.

2. Gazale A,Chari ST,Zhang L,et al. Immunoglobulin G4-associated cholangitis:clinical profile and response therapy. Gastroenterology,2008,134:706-715.

3. 唐能,罗东,刘国栋,等. 自身免疫性胰腺炎 25 例分析. 中国实用外科杂志,2018,38(4):435-438.

4. Hart PA,Kamisawa T,Witzig TE,et al. Long term outcomes of autoimmune pancreatitis:multicenter,international analysis. GUT,2013,62:1771-1776.

5. López-Serrano A,Crespo J,Pascual I,et al. Diagnosis,treatment and long-term outcomes of autoimmune pancreatitis in Spain based on the International Consensus Diagnostic Criteria:A multi-center study. Pancreatology,2016,16:382-390.

6. Hirano K,Tada M,Isayama H,et al. Long-term prognosis of autoimmune pancreatitis with and without corticosteroid treatment. GUT,2007,56:1719-1724.

7. Kubota K,Iida H,Fujisawa T,et al. Clinical factors predictive of spontaneous remission or relapse in cases of autoimmune pancreatitis. GIE,2007,66:1142-1151.

8. Kubota K,Kamisawa T,Okazaki K,et al. Low-dose maintenance steroid treatment could reduce the relapse rate in patients with type 1 autoimmune pancreatitis:a long-term Japanese multicenter analysis of 510 patients. J Gastroenterol,2017,52:955-964.

9. Shimosegawa T,Chari ST,Frulloni L,et al. International Association of Pancreatology. International consensus diagnositic criteria for autoimmune pancreatitis:guidelines of the international association of pancreatology. Pancreas,2011,40:352-358.

10. Masaki Y,Sugai S,Umehara H. IgG4-related diseases including Mikulicz's disease and sclerosing pancreatitis:diagnostic insights. J Rheum,2010,37:1380-1385.

11. Kamisawa T, Okazaki K, Kawa S, et al. Amendment of the Japanese consensus guidelines for autoimmune pancreatitis, 2013 Ⅲ. Treatment and prognosis of autoimmune pancreatitis. J Gastroenterol, 2014, 49:961-970.

12. Culver EL, Sadler R, Simpson D, et al. Elevated Serum IgG4 Levels in Diagnosis, Treatment Response, Organ Involvement, and Relapse in a Prospective IgG4-Related Disease UK Cohort. Am J Gastroenterol, 2016, 111:733-743.

13. Kubota K, Watanabe S, Uchiyama T, et al. Factors predictive of relapse and spontaneous remission of autoimmune pancreatitis patients treated/not treated with corticosteroids. J Gastroenterol, 2011, 46:834-842.

14. Hirano K, Tada M, Isayama H, et al. Outcome of long-term maintenance steroid therapy cessation in patients with autoimmune pancreatitis. J Clin Gastroenterol, 2016, 50:331-337.

15. Masamune A, Nishimori I, Kikuta K, et al. Randomised controlled trial of long-term maintenance corticosteroid therapy in patients with autoimmune pancreatitis. GUT, 2017, 66:487-494.

16. Okazaki K, Chari ST, Frullori L, et al. International consensus for the treatment of autoimmune pancreatitis. Pancreatology, 2017, 17:1-6.

17. Robert S. Weinstein. Glucocorticoid-Induced Bone Disease Robert S. Weinstein. N Engl J Med, 2011, 365:62-70.

18. Bi Y, Hart PA, Law R, et al. Obstructive jaundice in autoimmune pancreatitis can be safely treated with corticosteroids alone without biliary stenting. Pancreatology, 2016, 16:391-396.

19. Kanai K, Maruyama M, Kameko F, et al. Autoimmune Pancreatitis Can Transform Into Chronic Features Similar to Advanced Chronic Pancreatitis With Functional Insufficiency Following Severe Calcification. Pancreas, 2016, 45:1189-1195.

20. Buijs J, Cahen DL, van Heerde MJ, et al. The Long-Term Impact of Autoimmune Pancreatitis on Pancreatic Function, Quality of Life, and Life Expectancy. Pancreas, 2015, 44:1065-1071.

21. Miura H, Miyachi Y. IgG4-related retroperitoneal fibrosis and sclerosing cholangitis independent of autoimmune pancreatitis. A recurrent case after a 5-year history of spontaneous remission. JOP, 2009, 10:432-437.

22. 赵旭东, 马永蘅, 杨尹默. 2016 年国际胰腺病协会共识:自身免疫性胰腺炎的治疗. 临床肝胆病杂志, 2017, 33(4):623-627.

23. Kamisawa T, Okamoto A. Autoimmune pancreatitis:proposal of IgG4-related sclerosing disease. J Gastroenterol, 2006, 41:613-625.

24. Ectors N, Maillet B, Aerts R, et al. Non-alcoholic duct destructive chronic pancreatitis. Gut, 1997, 41:263-268.

25. Notohara K, Burgart LJ, Yadav D, et al. Idiopathic chronic pancreatitis with periductal lymphoplasmacytic infiltration: clinicopathologic features of 35 cases. Am J Surg Pathol, 2003, 27:1119-1127.

26. Zamboni G, Luttges J, Capelli P, et al. Histopathological features of diagnostic and clinical relevance in autoimmune pancreatitis: a study on 53 resection specimens and 9 biopsy specimens. Virchows Arch, 2004, 445:552-563.

27. Kloppel G, Detlefsen S, Chari ST, et al. Autoimmune pancreatitis:the clinicopathological characteristics of the subtype with granulocytic epithelial lesions. J Gastroenterol, 2010, 45:787-793.

28. Sah RP, Chari ST, Pannala R, et al. Differences in clinical profile and relapse rate of type 1 versus type 2 autoimmune pancreatitis. Gastroenterology, 2010, 139:140-148. quize12-13.

29. Shimosegawa T, Chari ST, Frulloni L, et al. International consensus diagnostic criteria for autoimmune pancreatitis:guidelines of the International Association of Pancreatology. Pancreas, 2011, 40:352-358.

30. Sandanayake NS, Church NI, Chapman MH, et al. Presentation and management of post-treatment relapse in autoimmune pancreatitis/immunoglobulin G4-associated cholangitis. Clin Gastroenterol Hepatol, 2009, 7:1089-1096.

31. Ghazale A, Chari ST, Zhang L, et al. Immunoglobulin G4-associated cholangitis:clinical profile and response to therapy. Gastroenterology, 2008, 134:706-715.

32. Hamano H, Kawa S, Ochi Y, et al. Hydronephrosis associated with retroperitoneal fibrosis and sclerosing pancreatitis. Lancet, 2002, 359:1403-1404.

33. Kaji R, Takedatsu H, Okabe Y, et al. Serum immunoglobulin G4 associated with number and distribution of extrapancreatic lesions in type 1 autoimmune pancreatitis patients. J Gastroenterol Hepatol, 2012, 27:268-272.

34. Stone JH, Khosroshahi A, Deshpande V, et al. Recommendations for the nomenclature of IgG4-related disease and its individual organ system manifestations. Arthritis Rheum, 2012, 64:3061-3067.

35. Zhang L, Smyrk TC. Autoimmune pancreatitis and IgG4-related systemic diseases. Int J Clin Exp Pathol, 2010, 3:491-504.

36. Plaza JA, Garrity JA, Dogan A, et al. Orbital inflammation with IgG4-positive plasma cells:manifestation of IgG4 systemic disease. Arch Ophthalmol, 2011, 129:421-428.

37. Chari ST,Smyrk TC,Levy MJ,et al. Diagnosis of autoimmune pancreatitis:the Mayo Clinic experience. Clin Gastroenterol Hepatol,2006,4:1010-1016. quiz 934

38. Chari ST,Takahashi N,Levy MJ,et al. A diagnostic strategy to distinguish autoimmune pancreatitis from pancreatic cancer. Clin Gastroenterol Hepatol,2009,7:1097-1103.

39. Kamisawa T,Okazaki K,Kawa S. Diagnostic criteria for autoimmune pancreatitis in Japan. World J Gastroenterol,2008,14:4992-4994.

40. Kwon S,Kim MH,Choi EK. The diagnostic criteria for autoimmune chronic pancreatitis:it is time to make a consensus. Pancreas,2007,34:279-286.

41. Okazaki K,Kawa S,Kamisawa T,et al. Clinical diagnostic criteria of autoimmune pancreatitis:revised proposal. J Gastroenterol,2006,41:626-631.

42. Pearson RK,Longnecker DS,Chari ST,et al. Controversies in clinical pancreatology:autoimmune pancreatitis:does it exist? Pancreas,2003,27:1-13.

43. Schneider A,Lohr JM. Autoimmune pancreatitis. Internist,2009,50:318-330. Ghazale A,Chari ST,Smyrk TC,et al. Value of serum IgG4 in the diagnosis of autoimmune pancreatitis and in distinguishing it from pancreatic cancer. Am J Gastroenterol,2007,102:1646-1653.

44. Kino-Ohsaki J,Nishimori I,Morita M,et al. Serum antibodies to carbonic anhydrase I and II in patients with idiopathic chronic pancreatitis and Sjogren's syndrome. Gastroenterology,1996,110:1579-1586.

45. Kim KP,Kim MH,Song MH,et al. Autoimmune chronic pancreatitis. Am J Gastroenterol,2004,99:1605-1616.

46. Deshpande V,Mino-Kenudson M,Brugge W,et al. Autoimmune pancreatitis:more than just a pancreatic disease? A contemporary review of its pathology. Arch Pathol Lab Med,2005,129:1148-1154.

47. Uchida K,Okazaki K,Konishi Y,et al. Clinical analysis of autoimmunerelated pancreatitis. Am J Gastroenterol,2000,95:2788-2794.

48. Frulloni L,Lunardi C,Simone R,et al. Identification of a novel antibody associated with autoimmune pancreatitis. N Engl J Med,2009,361:2135-2142.

49. Suzuki K,Itoh S,Nagasaka T,et al. CT findings in autoimmune pancreatitis:assessment using multiphase contrast-enhanced multisection CT. Clin Radiol,2010,65:735-743.

50. Huggett MT,Culver EL,Kumar M,et al. Type 1 autoimmune pancreatitis and IgG4-related sclerosing cholangitis is associated with extrapancreatic organ failure,malignancy,and mortality in a prospective UK cohort. Am J Gastroenterol,2014,109:1675-1683.

51. Takahashi N,Fletcher JG,Hough DM,et al. Autoimmune pancreatitis:differentiation from pancreatic carcinoma and normal pancreas on the basis of enhancement characteristics at dual-phase CT. Am J Roentgenol,2009,193:479-484.

52. Sahani DV,Kalva SP,Farrell J,et al. Autoimmune pancreatitis:imaging features. Radiology,2004,233:345-352.

53. Yang DH,Kim KW,Kim TK,et al. Autoimmune pancreatitis:radiologic findings in 20 patients. Abdom Imaging,2006,31:94-102.

54. Nakamoto Y,Saga T,Ishimori T,et al. FDG-PET of autoimmune-related pancreatitis:preliminary results. Eur J Nucl Med,2000,27:1835-1838.

55. Sugumar A,Levy MJ,Kamisawa T,et al. Endoscopic retrograde pancreatography criteria to diagnose autoimmune pancreatitis:an international multicentre study. Gut,2011,60:666-670.

56. Kalaitzakis E,Levy M,Kamisawa T,et al. Endoscopic retrograde cholangiography does not reliably distinguish IgG4-associated cholangitis from primary sclerosing cholangitis or cholangiocarcinoma. Clin Gastroenterol Hepatol,2011,9:800-803,e2.

57. Levy MJ,Reddy RP,Wiersema MJ,et al. EUS-guided trucut biopsy in establishing autoimmune pancreatitis as the cause of obstructive jaundice.Gastrointest Endosc,2005,61:467-472.

58. Kanno A,Masamune A,Fujishima F,et al. Diagnosis of autoimmune pancreatitis by EUS-guided FNA using a 22-gauge needle:a prospective multicenter study. Gastrointest Endosc,2016,84:797-804.e1.

59. Iwashita T,Yasuda I,Doi S,et al. Use of samples from endoscopic ultrasound-guided 19-gauge fine-needle aspiration in diagnosis of autoimmune pancreatitis. Clin Gastroenterol Hepatol,2012,10:316-322.

60. Deshpande V,Zen Y,Chan JK,et al. Consensus statement on the pathology of IgG4-related disease. Mod Pathol,2012,25:1181-1192.

61. Zhang L,Notohara K,Levy MJ,et al. IgG4-positive plasma cell infiltration in the diagnosis of autoimmune pancreatitis. Mod

Pathol,2007,20:23-28.

62. Park DH,Kim MH,Chari ST. Recent advances in autoimmune pancreatitis.Gut,2009,58:1680-1689.

63. Wallace ZS,Deshpande V,Stone JH. Ophthalmic manifestations of IgG4-related disease:single-center experience and literature review. Semin Arthritis Rheum,2014,43:806-817.

64. Ohno K,Sato Y,Ohshima K,et al. IgG4-related disease involving thesclera. Mod Rheumatol,2014,24:195-198.

65. Inoue D,Zen Y,Sato Y,et al. IgG4-Related Perineural Disease. Int J Rheumatol,2012,2012:401890.

66. Baer AN,Gourin CG,Westra WH,et al. Rare diagnosis of IgG4-related systemic disease by lip biopsy in an international Sjogren syndrome registry. Oral Surg Oral Med Oral Pathol Oral Radiol,2013,115:e34-39.

67. Himi T,Takano K,Yamamoto M,et al. A novel concept of Mikulicz's disease as IgG4-related disease. Auris Nasus Larynx,2012,39:9-17.

68. Watanabe T,Maruyama M,Ito T,et al. Clinical features of a new disease concept,IgG4-related thyroiditis. Scand J Rheumatol,2013,42:325-330.

69. Dahlgren M,Khosroshahi A,Nielsen GP,et al. Riedel's thyroiditis and multifocal fibrosclerosis are part of the IgG4-related systemic disease spectrum. Arthritis Care Res,2010,62:1312-1318.

70. Zen Y,Kasashima S,Inoue D. Retroperitoneal and aortic manifestations of immunoglobulin G4-related disease. Semin Diagn Pathol,2012,29:212-218.

71. Nishi S,Imai N,Yoshida K,et al. Clinicopathological findings of immunoglobulin G4-related kidney disease. Clin Exp Nephrol,2011,15:810-819.

72. Inokuchi G,Hayakawa M,Kishimoto T,et al. A suspected case of coronary periarteritis due to IgG4-related disease as a cause of ischemic heart disease. Forensic Sci Med Pathol,2014,10:103-108.

73. Zen Y,Harada K,Sasaki M,et al. IgG4-related sclerosing cholangitis with and without hepatic inflammatory pseudotumor,and sclerosing pancreatitis-associated sclerosing cholangitis:do they belong to a spectrum of sclerosing pancreatitis? Am J Surg Pathol,2004,28:1193-1203.

74. Buijs J,van Heerde MJ,Rauws EA,et al. Comparable efficacy of lowversus high-dose induction corticosteroid treatment in autoimmune pancreatitis. Pancreas,2014,43:261-267.

75. Hart PA,Topazian MD,Witzig TE,et al. Treatment of relapsing autoimmune pancreatitis with immunomodulators and rituximab:the Mayo Clinic experience. Gut,2013,62:1607-1615.

76. Moon SH,Kim MH,Park DH,et al. Is a 2-week steroid trial after initial negative investigation for malignancy useful in differentiating autoimmune pancreatitis from pancreatic cancer? A prospective outcome study. Gut,2008,57:1704-1712.

77. Majumder S,Mohapatra S,Lennon RJ,et al. Rituximab maintenance therapy reduces rate of relapse of pancreaticobiliary immunoglobulin G4-related disease. Clin Gastroenterol Hepatol. 2018,16(12):1947-1953.

78. Majumder S,Takahashi N,Chari ST. Autoimmune Pancreatitis. Dig Dis Sci,2017,62:1762-1769.

79. Shiokawa M,Kodama Y,Yoshimura K,et al. Risk of cancer in patients with autoimmune pancreatitis. Am J Gastroenterol,2013,108:610-617.

80. Schneider A,Hirth M,Munch M,et al. Risk of cancer in patients with autoimmune pancreatitis:a single-center experience from Germany. Digestion,2017,95:172-180.

81. Hart PA,Kamisawa T,Brugge WR,et al. Long-term outcomes of autoimmune pancreatitis:a multicentre,international analysis. Gut,2013,62:1771-1776.

82. Kamisawa T,Shimosegawa T,Okazaki K,et al. Standard steroid treatment for autoimmune pancreatitis. Gut,2009,58:1504-1507.

83. Ryu JK,Chung JB,Park SW,et al. Review of 67 patients with autoimmune pancreatitis in Korea:a multicenter nationwide study. Pancreas,2008,37:377-385.

84. 杨永生,孙宝震,李航,等. 胰头肿块型自身免疫性胰腺炎手术治疗的临床效果. 中华消化外科杂志,2014,13(11):856-858.

85. Takuma K,Kamisawa T,Tabata T,et al. Short-term and long-term outcomes of autoimmune pancreatitis. Eur J Gastroenterol Hepatol,2011,23(2):146-152.

86. Kamisawa T,Okazaki K,Kawa S,et al. Japanese consensus guidelines for management of autoimmune pancreatitis:Ⅲ. Treatment and prognosis of AIP. J Gastroenterol,2010,45:471-477.

87. Kamisawa T,Chari ST,Giday SA,et al. Clinical profile of autoimmune pancreatitis and its histological subtypes:an international

multicenter survey. Pancreas,2011,40:809-814.

88. Levy MJ,Smyrk TC,Takahashi N,et al. Idiopathic duct-centric pancreatitis:disease description and endoscopic ultrasonography-guided trucut biopsy diagnosis. Pancreatology,2011,11:76-80.

89. Bansal P,Sonnenberg A. Pancreatitis is a risk factor for pancreatic cancer. Gastroenterology,1995,109(1):247-51.

90. Munigala S,Kanwal F,Xian H,et al. New diagnosis of chronic pancreatitis:risk of missing an underlying pancreatic cancer. Am J Gastroenterol,2014,109(11):1824-1830.

91. Ikeura T,Miyoshi H,Shimatani M,et al. Long-term outcomes of autoimmune pancreatitis. World J Gastroenterol,2016,22(34):7760-7766.

92. Kirkegard J,Mortensen FV,Cronin-Fenton D. Chronic Pancreatitis and Pancreatic Cancer Risk:A Systematic Review and Meta-analysis. Am J Gastroenterol,2017,112(9):1366-1372.

93. Wang W,Liao Z,Li G,et al. Incidence of Pancreatic Cancer in Chinese Patients with Chronic Pancreatitis. Pancreatology,2011,11(1):16-23.

94. Maguchi H1. The roles of endoscopic ultrasonography in the diagnosis of pancreatic tumors. J Hepatobiliary Pancreat Surg,2004,11(1):1-3.

# 第10章

# 自身免疫性胰腺炎与胰腺癌、胆管炎、胆管癌的鉴别

【摘要】自身免疫性胰腺炎（autoimmune pancreatitis, AIP）从以前的非特异性慢性胰腺炎中被区分出来，是一个显著的进步，早期不少病例报道描述过该疾病的表现，如慢性硬化性胰腺炎、淋巴浆细胞浸润性硬化性胰腺炎和胆管炎、硬化性胰胆管炎、非酒精性胆管阻塞性慢性胰腺炎、伴主胰管不规则狭窄的慢性胰腺炎和假瘤性胰腺炎等。说明 AIP 可以表现为类似于慢性胰腺炎、胆管炎等多种疾病，同时，AIP 最常见的临床表现是阻塞性黄疸，在其急性期又可类似于胰腺癌或胆管癌表现。因为 AIP 对激素的治疗反应较好，因此早期识别 AIP 在临床上具有重要的意义，基于此，本章将从临床表现、影像学、超声内镜及实验室检查等多方面重点介绍 AIP 与胰腺癌、胆管炎、胆管癌的鉴别内容。

## 第一节　临床表现的鉴别诊断

### 一、胰腺表现

自身免疫性胰腺炎（autoimmune pancreatitis, AIP）起病隐匿，临床症状多样，常见的症状为腹痛，黄疸和体重减轻，部分患者可无明显症状。腹痛一般位于上腹，可向背部放射，疼痛程度普遍较轻，常被患者描述仅为"腹部不适"，往往持续数周到数月。患者也可出现体重减轻，以及周身不适、乏力、恶心、呕吐等非特异性症状。体征主要有皮肤巩膜黄染、上腹部轻压痛。少数患者可有浅表淋巴结肿大，也可无阳性体征。

最常见表现为无痛性阻塞性黄疸，也是患者通常就诊的原因。根据文献统计，黄疸症状在 AIP 患者中高达 70%~80%，多为轻、中度，也可为重度黄疸，可呈进行性或间歇性，少数患者可伴全身皮肤瘙痒，通常是因为并发胰胆管共同通道的狭窄所致。绝大多数患者的临床表现与胰腺癌类似：无痛性黄疸和胰腺肿大或巨大肿块。所以在无手术治疗获取病理组织学诊断前，许多 AIP 患者首先会被诊断为胰腺或胆道的恶性肿瘤。有研究认为 AIP 在因无法排除胰腺或胆道恶性肿瘤而行外科手术者可高达 91%。而原发性硬化性胆管炎（primary sclerosing cholangitis, PSC）虽属胆汁淤积性疾病，但梗阻性黄疸少见。这几种疾病之间的鉴别，除了临床症状以外，还需要高度重视胰腺外器官的病变。

## 二、胰腺外表现

两种类型的 AIP 在胰腺外表现上有很大差别。I 型 AIP 与特征性的组织学改变淋巴浆细胞硬化性胰腺炎(lymphoplasmacytic sclerosing pancreatitis，LPSP)类似，常见胰腺外器官受累。II 型 AIP 不出现其他器官受累，并且没有富集 IgG4 阳性细胞浸润及血清 1gG4 水平升高等表现。合并炎症性肠病较为常见，可见于 16%~30% 的 II 型 AIP 患者。

多器官受累是 I 型 AIP 的特异性表现，对 I 型 AIP 有诊断意义。研究显示 60% 的 I 型 AIP 存在胰腺外器官受累，如胆管、腹膜后、淋巴结、肾脏、泪腺和唾液腺，并通常与其他自身免疫性疾病共存，比如类风湿关节炎、干燥综合征、系统性红斑狼疮、自身免疫性肝炎、原发性硬化性胆管炎、自身免疫性甲状腺病等，并出现相应的症状和体征，如口干和眼干、腹膜后纤维化、眼眶假瘤、弥漫性或局灶性淋巴结肿大等。潜在的胰腺外靶器官抗原也可存在于乳腺、肾脏，乳腺和肾脏的炎症肿块可在自身免疫性胰腺炎患者检测到，并且能检测到淋巴浆细胞浸润及大量 IgG4 阳性浆细胞，而胆管癌及胰腺癌胰腺外器官受累少见。

另有证据提示，13%~60% 的 PSC 患者患有骨质疏松症(代谢性骨病)，且 PSC 患者的唾液腺和胃黏膜下基质中可见刚果红染色的嗜酸性粒细胞，提示存在淀粉样变性，即系统性淀粉样变性。因此，临床上遇到难以区分的 AIP 和 PSC 患者，若并发代谢性骨病和系统性淀粉样变性，通常考虑 AIP 的可能性较小。

## 三、胆管表现

70%~90% 的 AIP 会出现胆道系统的累及。日本 Hirano 等在 2003 年率先报道了 AIP 的胆管受累情况，他们对 AIP 患者进行了平均 4 年的随访研究，通过生化指标及胰腺影像学对胰腺外胆管的变化进行监测，结果发现 100% 的患者都观察到主胰管弥漫性或局灶性狭窄，75%AIP 患者观察到胰外胆管变化，包括胰腺外胆总管不规则、胆管壁增厚、胆囊壁增厚、肝门胆管狭窄、肝内胆管狭窄和扩张等。

Nishino 等为了进一步明确 AIP 中胆管受累的病理生理机制，对 16 例 AIP 患者进行了临床表现、影像学评估和组织病理学检查，以及类固醇激素治疗干预。结果显示，胆管管周 CD8+ 和 CD4+ 淋巴细胞和 IgG4 阳性浆细胞浸润导致的炎症和显著的纤维化，是造成 AIP 胆管狭窄的主要原因。随着对该疾病认识的加深，关于组织 IgG4 表达的文献报道也逐渐增多。组织学显示富集 IgG4 的淋巴浆细胞浸润在所有受累器官中都可以见到，受累的器官往往有着同样的 I 型 AIP 的标志性的组织学特征。AIP 相关性硬化性胆管炎与胰腺发病在时间上并无固定的先后关系。当胆管受累先于胰腺发生，临床表现可类似于胆(总)管癌。

# 第二节　影像学检查的鉴别诊断

## 一、CT/MRI

典型的 AIP 患者，CT 和磁共振成像(MRI)显示胰腺弥漫性肿大，即所谓的"腊肠样"表现(图 10-2-1)，无显著钙化、出血及坏死。在 CT 平扫、动脉期、静脉期和延迟期 AIP 病变的胰腺组织密度都比较均匀，这与胰腺癌表现为不均匀密度不同；另外，AIP 患者因为受到炎症和纤维化的影响，累及了胰腺周围脂肪组织，部分患者胰腺周围会出现胶囊样边缘(环形囊样影)，在 CT 或 $T_2$ 加权 MRI 下表现为低密度区域，亦有部分病例出现胰周"鞘膜"征，即增强扫描时，动脉期胰周密度略低，延迟期密度逐渐升高，呈渐进式强化，这与正常胰腺的强化特点不同，也不累及邻近系膜，同时界限十分清晰。AIP 的增强 CT 延迟强化的特点是由其病变特点引起的：增生的纤维组织压迫胰腺内微血管，使血管管腔变窄，血流速度变慢，造影剂缓慢进入病变组织，缓慢流出。胰腺假性囊肿和钙化极少见到。

不典型的患者可出现局灶性胰腺肿大，该表现与胰腺癌患者的影像学特征较为相似，易于胰腺癌混淆，患者主要表现为胰头或者钩突部位的局限性肿大，主要呈现方式为低密度或者等密度，部分患者出现胰头周围及腹膜后淋巴结肿大。目前研究表明 AIP 有可能与胰腺癌共存，使两者影像学表现重叠。文献报道，相当一部分 AIP 患者血清 CA19-9 水平异常升高，但升高的程度低于胰腺癌患者。因此，临床疑似诊断 AIP 患者应常规检测血清 CA19-9,当其水平显著升高时,要想到合并胰腺癌的可能。合并的胰腺癌病灶因缺乏血供,增强动脉期较 AIP 或正常胰腺组织呈相对低密度或低信号(图 10-2-2),DWI 呈相对低信号,有助于癌灶的诊断和鉴别诊断(图 10-2-3)。

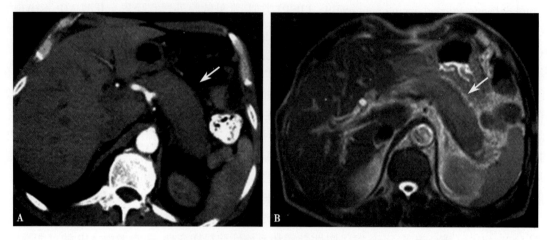

图 10-2-1 自身免性胰腺炎胰腺弥漫性增大,呈现"腊肠样"肿胀改变

A. CT;B. MRI

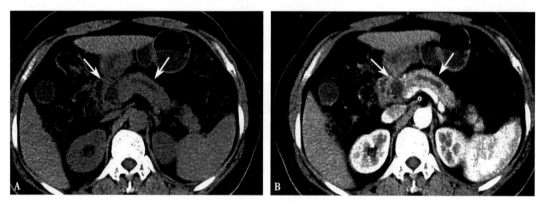

图 10-2-2 胰腺癌 CT

胰头轮廓饱满,强化程度略减低,胆总管胰头段及胰管区密度不均匀,胆总管偏心性管壁增厚,明显强化,局部管腔明显狭窄,胆总管扩张,胰管扩张

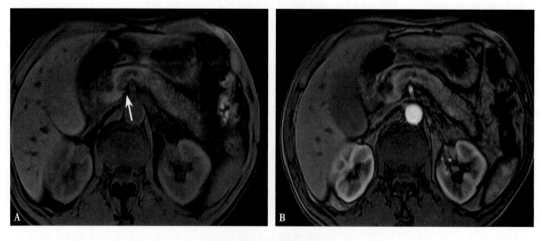

图 10-2-3 胰腺癌 MRI

胆总管下段 - 胰头部形态饱满,胰腺钩突偏前缘可见一稍长 $T_1$ 稍长 $T_2$ 信号影,内部信号欠均匀,边界不清,DWI 未见明显弥散受限改变,增强扫描相对不均匀弱强化表现,邻近胆总管胰腺段及主胰管局限性缩窄,上方胆总管、肝内外胆管及主胰管稍扩张

　　胆管是胰外最常受累的结构,被称作 IgG4 相关硬化性胆管炎(图 10-2-4),多见于胆总管胰腺段。AIP 患者受累胆总管常狭窄且伴胆管壁强化及明显增厚,其主胰管呈弥漫性或节段性不规则狭窄:呈无显著上行性扩张的主胰管跳跃性狭窄和"胰管贯穿征",可能为 AIP 患者的显著特征。胆总管胰腺段受累时,明显扩张的胆总管与轻度扩张的肝内胆管不成比例。而胰腺癌导致的胆总管常下段呈浸润性不规则狭窄,远端突然中断,梗阻末端呈喙突状。主胰管常出现截断,狭窄段较短,远端胰管明显扩张,胰管扩张 >0.5cm。所以当出现胰胆管截断时我们基本可以排除 AIP 的诊断,但当出现胆管壁增厚并伴有强化时,则高度提示 AIP 可能。

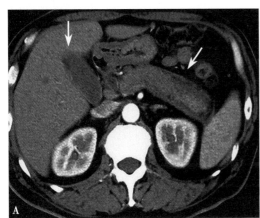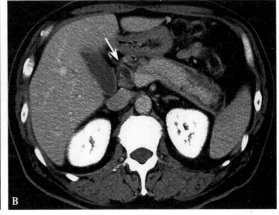

**图 10-2-4　AIP 硬化性胆管炎胆管**
肝内外胆管、胆总管轻度扩张,管壁增厚。胆囊底增厚,胆囊底部壁强化较明显,胰腺饱满,周围脂肪间隙密度增高,增强扫描强化尚均匀

## 二、ERCP/MRCP

　　ERCP 被证实是诊断 AIP 的有效方法,并有助于 AIP 与慢性胰腺炎、胰腺癌、胆管癌的鉴别。但 ERCP 作为有创检查,其操作难度大、费用高、可能出现术后胰腺炎等严重并发症,因而对于 ERCP 在 AIP 中的诊断价值有待进一步探讨。近 10 年来陆续出现多个 AIP 诊断标准,其中多数的亚洲诊断标准,包括 JPS 标准、Kim 标准需要 ERCP 等胰胆管影像学资料,为必备条件,而美国 Mayo 医学中心的 HISORt 标准重在组织学诊断,ERCP 并不作为常规诊断检查。因此,日本、韩国学者在 JPS 标准、Kim 标准的基础上,制定了 AIP 诊断的亚洲标准。此亚洲标准较为符合亚洲病例病变的特点,因此是目前在亚洲范围应用最为广泛的标准。

　　ERCP 显示 AIP 的主要特征为:①胰管长段狭窄大于总胰管长度 1/3;②狭窄上游胰管无扩张;③胰管狭窄段侧支出现;④胰管多段狭窄。

　　这几点是倾向于 AIP 而非胰腺癌的特征,相对于单个特征,上述特征的同时出现则更强烈提示为 AIP。胰管狭窄的模式和程度是胰腺各种不同的淋巴浆细胞浸润和纤维化导致胰管受压的直接结果,主胰管不规则狭窄通常直径小于 3mm,部分患者可出现主胰管节段性狭窄,相比胰腺癌而言,其上游胰管扩张无扩张或扩张较轻。AIP 中胆管狭窄可类似于胆管癌(图 10-2-5)、胰腺癌(图 10-2-6)、早期原发性硬化性胆管炎以及几乎所有的阻塞性黄疸,均表现为管腔狭窄或其上方胆管显著扩张。比胰管或胆管的外观更有诊断价值的是侧支胰管生成,这些在其他类型的胰胆疾病中比较罕见。

　　MRCP 并不能充分地显示主胰管的狭窄段,但它能充分显示胆道狭窄和上游胆管的扩张。影像学并不能区分 AIP 的两个亚型,但Ⅱ型 AIP 更倾向于发现局灶性病变。在 MRCP 上胰管可呈"串珠样"改变(图 10-2-7),胆总管上段呈"枯枝状"或"残根状",胆总管下段由大变小逐渐过渡,病变范围长,边缘光整,部分患者可有"双管征"。胆囊受累时,表现为胆囊壁弥漫性增厚(厚度常超过 2mm)和延迟强化,无胆囊结石。我们认为胆囊壁增厚是自身免疫性疾病累及胆道系统的一种表现形式,可以作为与胰腺炎的鉴别诊断征象之一。胆管癌主要表现为狭窄处胆管内不规则肿块,MRCP 示胆管狭窄,狭窄呈突然性,胆管内可有表面不光整的充盈缺损(图 10-2-8),肝内胆管可明显扩张呈"软藤征",并可浸润门静脉。而胰腺癌 MRCP 可表现为胰管扩张,多数扩张胰管在胰头或占位处截断,可伴有胆总管扩张,其机制多为胰头癌以癌肿或胰头区淋巴结压迫胆总管所致(图 10-2-9)。

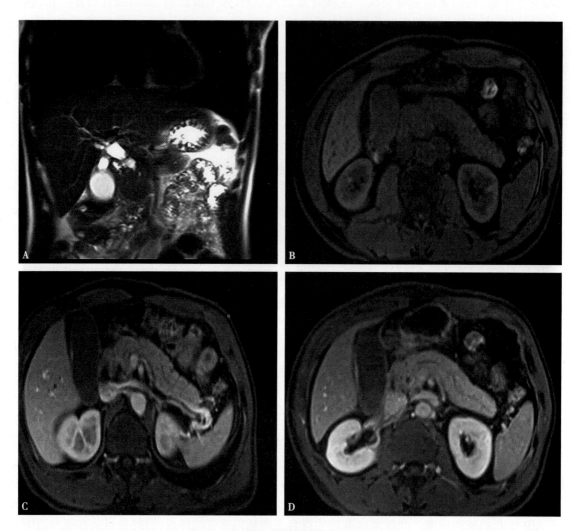

**图 10-2-7    自身免疫性胰腺炎 MRI 表现**

胰头部普遍性略肿胀,边缘平滑,以胰头为显著,T$_1$ 信号降低,T$_2$ 信号影增高,信号均匀,增强扫描渐进性强化,主胰管呈串珠状改变;胰头上缘水平胰管明显狭窄伴肝内外胆管扩张;符合 IG4 相关性自身免疫性胰腺炎表现伴胆总管胰头段梗阻、肝内外胆管扩张、胆囊扩张

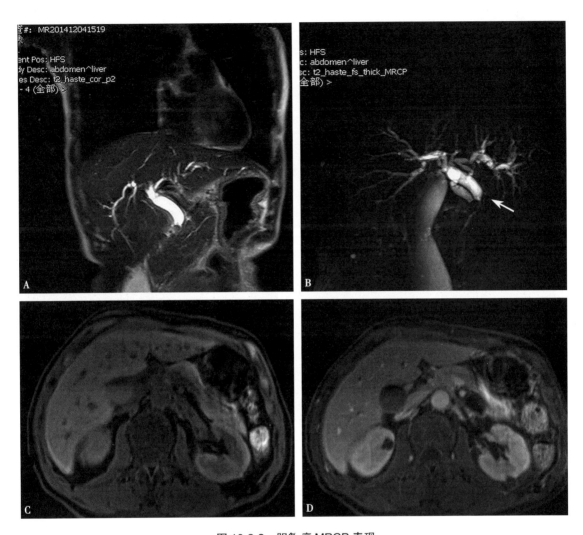

**图 10-2-8 胆总管癌 MRCP 表现**

胆总管下段腔内见杯口状充盈缺损,增强扫描可见强化,其上胆总管及肝内胆管扩张,胰管扩张不明显

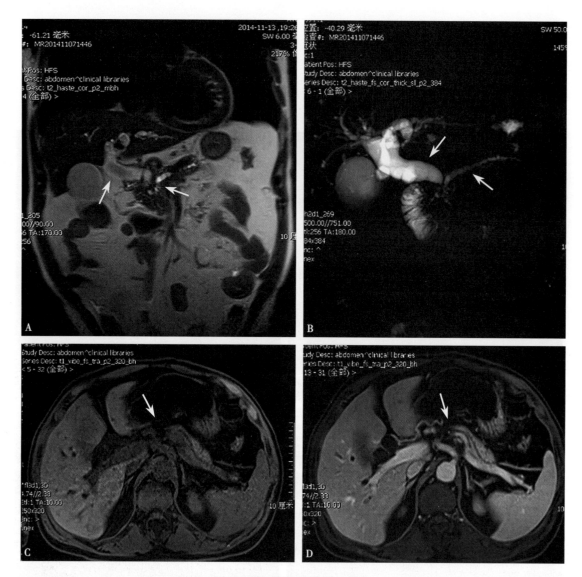

图 10-2-9　胰头癌 MRCP 表现

胰头部可见一约 20mm 的结节,增强强化弱于邻近胰腺实质,胰管及胆总管扩张呈"双管征"表现,肝内外胆管扩张

## 第三节　超声内镜检查的鉴别诊断

　　AIP 特征性 EUS 表现主要是胰腺弥漫性(腊肠样)或局限性肿大、胰体回声减低,并伴有胆总管管壁显著均匀性增厚,胰腺钙化、萎缩、胰管结石及假性囊肿罕见。由于局灶性 AIP 通常累及胰头部,又以低回声肿块为主要表现,同时出现胆总管扩张、淋巴结肿大和血管受侵,故有时无法与胰腺癌鉴别。EUS 引导下组织细针穿刺活检(EUS-fine needle aspiration/biopsy,EUS-FNA/B)对于确立 AIP 的诊断和鉴别诊断有重要意义。

### (一) 胰腺 EUS 表现

　　由于炎性细胞的浸润,AIP 呈现胰腺弥漫性肿大,回声明显减低,可伴有类似早期或轻度慢性胰腺炎的强回声条带和强回声灶,慢性胰腺炎典型的表现,如钙化、萎缩、胰管结石等改变相对少见。但在晚期 AIP,也可出现囊肿、钙化或结石。另外,在弥漫性肿大的胰周可出现低回声的包鞘状外缘,类似于"腊肠样"外观(图 10-3-1A)。研究认为其对诊断 AIP 具有高度的特异性(100%),但敏感性欠佳(26.7%)。AIP 在 EUS 下也可表现为胰头肿大伴实质回声减低(病灶多数位于胰头部),易与胰腺癌相混淆(图 10-3-2)。

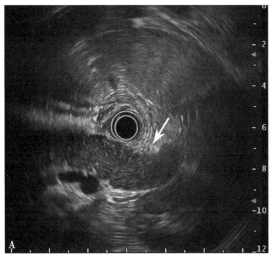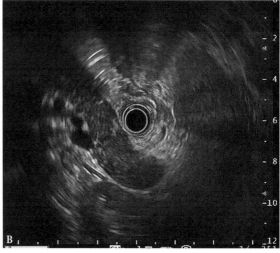

图 10-3-1 EUS 示自身免疫性胰腺炎胰腺弥漫性增大呈腊肠样改变,可见散在高回声光斑(A),主胰管纤细狭窄(B)

由于胰管受炎性细胞浸润或肿大的胰腺压迫,EUS 下胰管的典型表现为主胰管不规则节段性或弥漫性狭窄,同时管壁增厚且回声改变(增强或减低)。需要注意的是,AIP 的胰管腔狭窄,通常是直径变细,管壁增厚,且累及范围较长(主胰管全程纤细具有特异性)(图 10-3-1B),而不同于胰腺癌的胰管截断性狭窄、梗阻,导致胰管的压力性扩张(图 10-3-3),因此,弥漫性 AIP 胰管扩张少见。但在局灶性的 AIP,狭窄的胰管上游也可出现扩张(图 10-3-4)。研究发现 EUS 下主胰管不规则狭窄,伴有主胰管壁增厚,其诊断 AIP 的准确性、敏感性、特异性、阳性预测值及阴性预测值分别为 98.3%、93%、99.3%、96.3%、98.6%;且增厚的主胰管管壁回声性质与 AIP 的分型有关,主胰管壁呈高回声增厚多见于 Ⅰ 型 AIP(92.3% vs 33.3%,$p<0.05$),管壁呈低回声增厚多见于 Ⅱ 型 AIP(83.3% vs 23.1%,$p<0.05$)。

**(二)胰腺外 EUS 表现**

AIP 常伴有胰周淋巴结肿大(图 10-3-5,ER 10-3-1)。肝门部淋巴结是 AIP 最常见的胰外淋巴结受累组织,部分患者腹腔干及纵隔也可观察到肿大淋巴结。恶性淋巴结 EUS 下的特点(如短轴径 >1cm、低回声结节、圆形或类圆形以及边缘锐利光滑等)很难与 AIP 肿大的淋巴结相鉴别,但 EUS 在 AIP 淋巴结肿大的检出率方面可能优于 CT(72% vs 8%)。另外,由于 AIP 炎症浸润可以累及邻近中等或大血管(门静脉或肠系膜上静脉)的管壁,故 EUS 下观察到血管受侵犯并不能完全排除 AIP。有研究报道发现 EUS 对血管受侵犯的检出率为 21%,优于 CT(14%)。

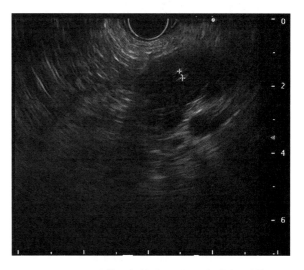

图 10-3-4 AIP 胰体尾部饱满,呈低回声肿胀,胰管全程迂曲,狭窄的胰管上游可伴有出现扩张的胰管

ER 10-3-1 AIP 伴胰周淋巴结肿大

男性,70 岁。超声内镜扫查,胰腺呈低回声不均匀肿胀,胰腺钩突见一无回声病灶,大小 7.8mm×8.1mm,胰腺颈部见一无回声病灶,大小 8.1mm×5.3mm。多普勒均未见血流信号。胰头、胰体及胰尾部胰管均未见明显扩张,胰周见多发低回声结节。胆总管管壁增厚,管腔扩张,直径约 9.7mm。胆囊内见泥沙样结石。诊断:胰腺低回声不均匀肿胀、胰腺钩突胰颈无回声占位、胰周多发肿大淋巴结、胆囊泥沙样结石、胆总管增厚并扩张

### （三）胆管 EUS 表现

胆总管是 AIP 最常见的胰外受累器官。EUS 下胆总管的典型表现为胆总管胰内段狭窄伴上游胆管扩张，胆总管管壁均质，呈显著、规则、均匀性增厚，需要注意的是，AIP 患者形成的胆总管扩张主要是由于炎症侵犯胆管壁引起胆管壁明显增厚，扩张的是管壁，管腔正常，而胰头癌引起的胆总管扩张属于压力性扩张，胆管壁更薄（图 10-3-6），两者在 EUS 下的不同表现对于两种疾病的鉴别非常有帮助。而胆管癌 EUS 下特点通常表现为胆总管内低回声占位、胆管壁高回声外缘可中断，严重时可侵犯胆总管周围脏器，包括腹腔干、肠系膜上动脉等。EUS 下增厚的胆管壁超声特点有两种不同的类型：

1. 胆总管管壁增厚，呈现"实质样"回声，规则、均匀性增厚（图 10-3-7）。

2. 增厚的胆总管管壁，低回声的中间层连同高回声内外层，呈现典型的"三明治"样改变（图 10-3-8）。

另外，AIP 患者的胆囊壁也可呈现弥漫性增厚及典型的"三明治"样改变（图 10-3-9）。有研究发现胰腺弥漫性低回声肿大、胰腺外周包鞘状外缘、胆总管管壁增厚三个特征在 AIP 的检出率显著高于胰腺癌，提示其最具特征性。

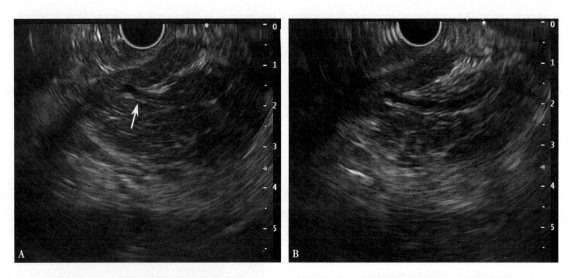

图 10-3-8　超声扫查全胰腺弥漫性肿大，呈均质低回声，胆总管胰腺段管壁呈"三明治"改变

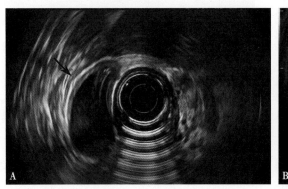
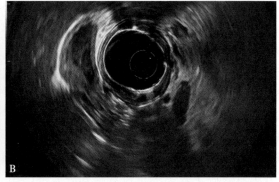

图 10-3-9　EUS 示 AIP 患者胆囊壁呈现弥漫性增厚及典型的"三明治"样改变

### （四）EUS-FNA

对 AIP 患者肿大的胰腺进行 EUS-FNA，可以获得充足的标本对 AIP 进行组织病理学诊断，病理可发现胰腺纤维化和淋巴浆细胞浸润，与手术病理结果有很好的相关性，可进一步提高单独 EUS 诊断的准确性（ER 10-3-2~ER 10-3-5）。然而研究也表明 EUS-FNA 对 AIP 诊断的准确性存在着较大的差异 43%~80%。有学者认为对 EUS-FNA 获取的标本进行涂片镜检，若能在间质碎片中观察到大量炎性细胞浸润（如淋巴细胞、浆细胞及中性粒细胞），上皮细胞少且无异型性，则 AIP 可能性大。因此，如在胰腺占

ER 10-3-2　EUS-FNA 之一

女性,58 岁。超声内镜示胰腺实质回声均匀,胰腺颈部见不规则低回声占位,脾动脉穿过病灶,受压侵犯;胰周见一低回声结节,切面大小约 1cm,与胰腺颈部病灶毗邻,以19G 穿刺针(5ml 负压)穿刺低回声结节及胰腺占位,组织条分别送交病理及细胞学检查。胰周未见液性暗区。诊断:胰腺颈部低回声占位并脾动脉累及

ER 10-3-3　EUS-FNA 之二

女性,60 岁。超声内镜扫查见胰头部一切面大小约4.12cm×3.45cm 不均匀低回声占位,内部见无回声病变。胰头部胰管扩张明显,病变与周围门静脉、脾静脉管腔内分界不清。以 COOK-19G 穿刺针在多普勒超声内镜引导下对病灶进行穿刺 3×30 次,取得组织碎片及液基送病理及细胞学检查。诊断:胰头占位性病变

ER 10-3-4　EUS-FNA 之三

男性,53 岁。EUS 扫查胰腺见胰头部一大小约 2.68cm×2.68cm 低回声占位性病变,边界不规则,彩色多普勒扫查显示病变压迫门静脉,内部少许血流信号。以 COOK-22G穿刺针、5ml 负压在超声引导下分别经十二指肠壁及胃壁对病变处穿刺 1×30 次,取得组织碎片及穿刺液分别送病理及细胞学检查。诊断:胰头低回声占位累及门静脉及胃十二指肠动脉

ER 10-3-5　EUS-FNA 之四

男性,57 岁。超声扫查胰腺可见胰头胰大小约 5.5cm×4.6cm 不均匀低回声占位性病变,内部见条片状高回声影,多普勒扫查内部见少许血流信号,探查病变位于门静脉后方,门静脉内见直径约 1.25cm 稍高回声占位。予以COOK-22G 穿刺针 4×30 次穿刺胰腺占位,得取组织送病理及细胞学检查。诊断:胰腺占位并病变累及门静脉(瘤栓?)

位性病变 EUS-FNA 获取标本涂片中发现炎性细胞浸润,未发现异型细胞,则需谨慎作出胰腺癌的诊断。此外,对活检标本进行 IgG4 免疫组化染色,如能发现 IgG4 阳性的浆细胞则可进一步提高诊断的准确性。AIP 患者 EUS-FNA 标本中 IgG4 阳性浆细胞平均计数为 13.7 个 / 高倍视野。

### (五) EUS 鉴别诊断新技术

超声内镜弹性成像技术(quantitative-elastography,QE-EUS)是近年来发展的一种新技术,可通过超声内镜检查反映组织的弹性情况。其原理是对生物组织加压使其变形,由于组织的弹性及软硬度存在差异,在相同压力作用下质地柔软、弹性大的组织加压后形变大、质地硬、弹性小的组织形变小,实时组织弹性成像能有效地分辨不同硬度的物体。研究发现与胰腺癌和正常胰腺的"硬度模式"(stiffness pattern)均显著不同,局灶性 AIP 表现为病灶区域和周围胰腺实质的"硬度模式"各自呈现均匀一致的特征性改变。一项最新的 Meta 分析显示 EUS 弹性成像技术鉴别胰腺良恶性实性肿瘤的敏感性和特异性分别为 0.90($95\%CI$,0.83~0.95) 和 0.76($95\%CI$,0.67~0.84)。

另外一项新技术超声造影增强(contrast-enhanced harmonic,CEH-EUS)是一种用于提高低速血流小血管显示的技术。其造影剂通常由微气泡构成,可产生高回声,微小气泡的大小与红细胞相近,这使其在静脉注射后限制在血管系统内,因此,可通过造影剂所产生的高回声分布情况有效地显示血流组织灌注情况。研究显示,造影剂注射后,82%~90% 的 AIP 表现为特征性的树状富血管增强模式,而 100% 的胰腺癌表现为少血管增强模式,CEH-EUS 能够准确地鉴别 AIP 和胰腺癌。

最新的研究表明,QE-EUS 结合 CEH-EUS 诊断胰腺实性占位的准确性为 91.9%(95% $CI$:82.5~96.5);不仅如此,CEH-EUS 对于 AIP 与胆管癌同样具有鉴别诊断价值,在对比剂增强的条件下,与胆管癌低增强的肿瘤模式不同,AIP 的胆总管管壁呈现从早期阶段开始的长时间持续性增强的炎症模式。

## 第四节  实验室检查的鉴别诊断

AIP 最重要的血清学表现为免疫球蛋白亚型 IgG4 水平升高及一批自身抗体的出现,总体有如下表现:①血常规:嗜酸性粒细胞总数及分类升高;②血清淀粉酶:约半数早期有血淀粉酶轻度升高,但升高达正常值 3 倍以上者极少,晚期可下降,类似于干燥综合征中唾液淀粉酶的变化,血脂肪酶多正常或轻度升高;③肝功能:多数患者出现胆红素和淤胆性肝功能酶系异常;④γ 球蛋白以及血清多种自身抗体阳性表达;⑤其他:可检测到轻度的营养不良和胰腺内分泌、外分泌功能受损,如血清白蛋白降低,血糖升高,部分病例可有 CA19-9 轻度升高。

### 一、IgG4

AIP 血清学的重点是 IgG4 水平的升高。IgG4 是 IgG 中最少见的亚型,只占到总 IgG 的 3%~6%。约 80% 的 I 型 AIP 患者有出现血清 IgG4 水平升高。这种与 IgG4 及多个胰腺外器官受累相关联的系统性疾病,被称为 IgG4 相关性疾病(IgG4RD)。I 型 AIP 是 IgG4 相关性疾病在胰腺的表现,又称为 IgG4 相关性胰腺炎。文献报道,IgG4 水平的升高诊断 AIP 的敏感性和特异性 >95%,对于鉴别胰腺的其他疾病或胆道疾病有着重要价值,尤其是 IgG4 高于正常值 2 倍(>280mg/dl)强烈提示 AIP(其敏感度高达 99%)。

尽管在 I 型 AIP 受累的器官中都可见到富集的 IgG4 阳性细胞浸润,但仍有一部分患者并不出现血清 IgG4 水平升高,约有 20% 确诊为 I 型 AIP 患者血清 IgG4 水平为正常;对血清 IgG4 阴性的 I 型 AIP 的认识是很重要的,需要避免将该类型患者划归到 II 型 AIP。而且必须注意的是大约有 10% 的胰腺癌患者也有 IgG4 的升高。所以 IgG4 水平升高并不能作为诊断自身免疫性胰腺炎的单独指标,但 IgG4 目前仍是对于 AIP 诊断最有价值的血清标志物。

AIP 患者胰头部的组织 IgG4 淋巴浆细胞浸润可延伸到十二指肠乳头。获取十二指肠乳头的组织切片,进行 IgG4 免疫染色,有助于对 AIP 的正确诊断。十二指肠乳头组织 IgG4 免疫染色阳性,对诊断 AIP 具有高度的特异性和敏感性,尤其是对于血清 IgG4 阴性的患者,十二指肠乳头的组织病理学更具有诊断价值。

### 二、自身抗体

I 型 AIP 患者血清中可检测到一些自身抗体,如乳铁蛋白抗体(anti-lactoferrin antibody,ALF)、抗 II 型碳酸酐酶抗体(anti-carbonic anhydrase II,ACA II)、抗 IV 型碳酸酐酶抗体(anti-carbonic anhydrase IV,ACA IV)、抗核抗体(antinuclear antibody,ANA)、类风湿因子(rheumatoid factor,RF)、核周抗中性粒细胞胞质抗体(perinuclear antineutrophil cytoplasmic antibody,p-ANCA)、抗线粒体抗体(anti-mitochondrial antibody,AMA)、抗平滑肌抗体(anti-smooth muscle antibody,anti-SMA)、抗甲状腺球蛋白(anti-thyroglobulin antibody,ATG)、抗纤溶酶原结合蛋白(plasminogen-binding protein,PBP)、多肽抗体(peptide antibody)、抗 α- 淀粉酶抗体(anti-amylase-alpha antibody)、抗胰腺分泌型胰蛋白酶抑制因子(anti-pancreas secretory trypsin inhibitor,anti-PSTI)、抗胰蛋白酶原(anti-trypsinogens)、抗热休克蛋白 10(anti-heatshock protein peptide 10,anti-HSP10)等。这些抗体都不具有显著的疾病特异性,但对 AIP 的诊断以及胰腺癌、胆管炎、胆管癌的鉴别诊断具有一定的参考价值。

## 第五节  特殊类型自身免疫性胰腺炎的鉴别诊断

### 一、AIP 伴硬化性胆管炎

AIP 伴硬化性胆管炎有时可表现为较轻的胰腺病变,甚至无胰腺病变,因而容易与原发性硬化性胆管炎鉴别困难。主要表现为胆管下段(胰腺内)狭窄,但有时候狭窄段广泛分布于胆道系统,显示为从肝门部到肝外胆管的狭窄和肝内胆管的多发狭窄。胆管下段的狭窄需要和胰腺癌(胰头癌)和胆总管癌鉴别,而肝内胆管和肝门部病变则分别需要和原发性硬化性胆管炎和胆管癌相鉴别。

### (一)AIP 伴硬化性胆管炎与原发性硬化性胆管炎的鉴别

AIP 伴硬化性胆管炎上段胆管改变主要见于肝门部和肝内胆管系统,这与原发性硬化性胆管炎类似,但 AIP 相关性硬化性胆管炎多见于老年男性,常合并阻塞性黄疸,而原发性硬化性胆管炎多见于中青年患者,可并发炎症性肠病。影像学显示 AIP 相关性硬化性胆管炎存在胆管下段狭窄,和相对较长的狭窄段,从肝门部到肝内胆管,并伴有远端胆管扩张。PSC 显示特征性的带状狭窄(band-like stricture,短段狭窄,1~2mm 以内),珠状外观(beaded appearance)"修剪树枝样改变(pruned-tree appearance)"和"憩室样改变(diverticulum-like outpouching)"(图片参见《慢性胰腺炎:理论与实践》2012 年版,人民卫生出版社,第 550页,图 45-4)。

AIP 伴硬化性胆管炎相关性炎症可见于胆管壁全层(图 10-5-1A、B),原发性硬化性胆管炎相关性炎症主要见于内层胆管壁,而外层胆管壁仅有轻微炎症改变。两个疾病的胆道内超声都可表现为内层低回声区增厚,然而,原发性硬化性胆管炎胆道内超声显示轻微高回声、极少腔性扩张和出现不规则表面,这与 AIP 伴硬化性胆管炎有所不同。AIP 伴硬化性胆管炎特征性的胆道内超声表现为内层低回声区增厚,以及管腔和外层高回声区的保留。胆管壁病理学检查结果与胰腺组织相似。肝活检显示 AIP 伴硬化性胆管炎可见汇管区大量 IgG4 阳性浆细胞浸润。而原发性硬化性胆管炎仅有少量 IgG4 阳性浆细胞浸润。

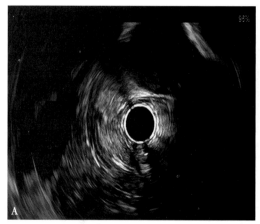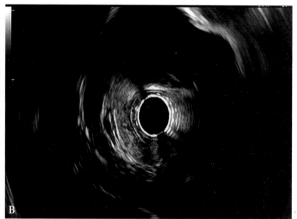

图 10-5-1　EUS 示 AIP 伴硬化性胆管炎患者胆总管全程纤细,管壁均匀性增厚

### (二)AIP 伴硬化性胆管炎与胆管细胞癌的鉴别

AIP 伴硬化性胆管炎出现局部胆管狭窄,需要与胆管癌鉴别。AIP 伴硬化性胆管炎包括下段胆管和上段胆管狭窄,上段胆管狭窄主要见于肝门部和肝内胆管系统,这与原发性硬化性胆管炎类似,下段胆管狭窄的机制包括两方面:胰头肿胀的外在压迫和胆管壁自身的增厚。相比胆管癌,AIP 伴硬化性胆管炎的胆道内超声显示胆管壁同心增厚和延迟强化。AIP 伴硬化性胆管炎与胆管癌的鉴别要点有:

1. 疾病发生部位存在差异　胆管癌分为肝内胆管癌、肝门部胆管癌及肝外胆管癌,AIP 肝内外胆管均可累及,管壁增厚常为弥漫性(图 10-5-2A、B)。

2. 胆管癌所致胆管壁增厚常于相应区域发生管腔狭窄或其上方胆管显著扩张(图 10-5-3A、D);AIP管壁增厚部位与管腔狭窄部位相对独立并不一致,且管腔未见闭塞。

3. 胆管癌多表现为肝转移及周围淋巴结转移,AIP 累及胆道系统,通常合并其他 IgG4 相关疾病。

4. 胆管壁 IgG4 阳性浆细胞浸润支持 AIP 伴硬化性胆管炎诊断。

## 二、局灶性 AIP 与胰腺癌的鉴别诊断

一般而言,胰腺癌的 EUS 表现为胰腺呈不规则、低回声占位,周边可见肿大的低回声结节以及邻近血

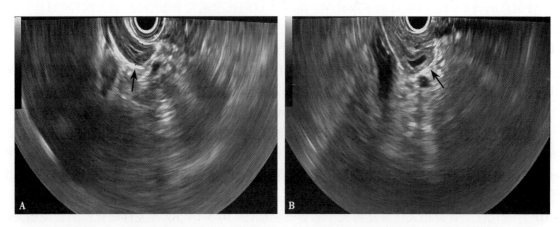

图 10-5-2　AIP 患者胆总管和胆囊管壁明显增厚,管腔无明显扩张,胰腺未见明显肿大

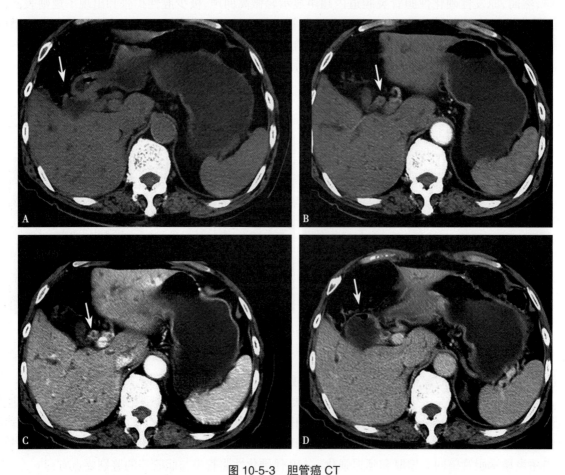

图 10-5-3　胆管癌 CT

肝总管、胆总管上段壁节段性增厚,明显强化,其以上水平肝内胆管明显扩张,胰腺形态规则,主胰管轻度扩张

管受侵犯等 ER 10-5-1A~C,但这些特征与局灶性 AIP 的鉴别能力并不高,邻近血管侵犯对于良、恶性的鉴别特异度也仅为 70%~78%。另外,胰头局灶性 AIP 同时合并 IgG4 相关的硬化性胆管炎也可以导致梗阻性黄疸,与胰头癌合并梗阻性黄疸往往难以鉴别。AIP 的胆总管为规则的均匀性狭窄,狭窄或非狭窄段胆管壁都呈现显著而均匀的增厚,在胰头部,常发现同时扩张的胆总管,体尾部胰管扩张相对少见。而胰头癌的胆总管为不规则的浸润性狭窄或截断,狭窄段和非狭窄段的胆管壁增厚均不明显,体尾部胰管通常出现不同程度的扩张;根据上述不同的特点,通过 EUS 或 CEH-EUS 可以对两者进行鉴别,在临床上两者

之间实难鉴别时,EUS-FNA 有助于获得明确的诊断,从而有利于后续治疗。

　　综上所述,典型的 AIP 具有特征性的影像学以及 EUS 表现(包括胰腺和胆总管),容易被检查者所识别,但大部分 AIP 患者的诊断还需要通过综合分析临床资料、影像学表现、EUS 检查、实验室检查及激素治疗的效果作出判断,特别是 EUS 特征,在不典型的胰腺占位病变的诊治过程中,胰腺、淋巴结或胆总管管壁 EUS-FNA 的结果,能进一步支持 AIP 的诊断,警惕 AIP 的可能性。

ER 10-5-1　胰腺癌的 EUS 表现

女性,70 岁。超声扫查见胰头部低回声占位,内部回声不均匀,切面大小 44mm×25mm,边缘不光滑,压迫门静脉,门静脉内未见异常回声,胆总管直径 7.8mm,体尾部胰管扩张

（韩超群　丁　震）

# 参 考 文 献

1. Okazaki K, Uchida K. Autoimmune Pancreatitis: The Past, Present, and Future. Pancreas, 2015, 44 (7): 1006-1016.

2. Omiyale AO. Autoimmune pancreatitis. Gland surgery, 2016, 5 (3): 318-326.

3. Proctor RD, Rofe CJ, Bryant TJ, et al. Autoimmune pancreatitis: an illustrated guide to diagnosis. Clinical radiology, 2013, 68 (4): 422-432.

4. Fritz S, Bergmann F, Grenacher L, et al. Diagnosis and treatment of autoimmune pancreatitis types 1 and 2. The British journal of surgery, 2014, 101 (10): 1257-1265.

5. Senosiain Lalastra C, Foruny Olcina JR. [Autoimmune pancreatitis]. Gastroenterologia y hepatologia, 2015, 38 (9): 549-555.

6. Xin L, He YX, Zhu XF, et al. Diagnosis and treatment of autoimmune pancreatitis: experience with 100 patients. Hepatobiliary & pancreatic diseases international: HBPD INT, 2014, 13 (6): 642-648.

7. Hart PA, Kamisawa T, Brugge WR, et al. Long-term outcomes of autoimmune pancreatitis: a multicentre, international analysis. Gut, 2013, 62 (12): 1771-1776.

8.《中华胰腺病杂志》编委会. 我国自身免疫性胰腺炎诊治指南(草案 2012, 上海). 中华胰腺病杂志, 2013, 13 (1): 43-45.

9. Meng Q, Xin L, Liu W, et al. Diagnosis and Treatment of Autoimmune Pancreatitis in China: A Systematic Review. PloS one, 2015, 10 (6): e0130466.

10. De Lisi S, Buscarini E, Arcidiacono PG, et al. Endoscopic ultrasonography findings in autoimmune pancreatitis: be aware of the ambiguous features and look for the pivotal ones. JOP: Journal of the pancreas, 2010, 11 (1): 78-84.

11. Lindor KD, Kowdley KV, Harrison ME. ACG Clinical Guideline: Primary Sclerosing Cholangitis. The American journal of gastroenterology, 2015, 110 (5): 646-659.

12. Kato T, Komori A, Bae SK, et al. Concurrent systemic AA amyloidosis can discriminate primary sclerosing cholangitis from IgG4-associated cholangitis. World journal of gastroenterology, 2012, 18 (2): 192-196.

13. Kawa S, Okazaki K, Kamisawa T, et al. Amendment of the Japanese Consensus Guidelines for Autoimmune Pancreatitis, 2013 Ⅱ. Extrapancreatic lesions, differential diagnosis. Journal of gastroenterology, 2014, 49 (5): 765-784.

14. Hirano K, Shiratori Y, Komatsu Y, et al. Involvement of the biliary system in autoimmune pancreatitis: a follow-up study. Clinical gastroenterology and hepatology: the official clinical practice journal of the American Gastroenterological Association, 2003, 1 (6): 453-464.

15. Nishino T, Toki F, Oyama H, et al. Biliary tract involvement in autoimmune pancreatitis. Pancreas, 2005, 30 (1): 76-82.

16. Uehara T. [Pathophysiology and Assessment of IgG4-Related Disease-Focus on Autoimmune Pancreatitis]. Rinsho byori. The Japanese journal of clinical pathology, 2015, 63 (10): 1202-1206.

17. Vijayakumar A, Vijayakumar A. Imaging of focal autoimmune pancreatitis and differentiating it from pancreatic cancer. ISRN radiology, 2013, 2013: 569489.

18. Maruyama M, Watanabe T, Kanai K, et al. International Consensus Diagnostic Criteria for Autoimmune Pancreatitis and Its Japanese Amendment Have Improved Diagnostic Ability over Existing Criteria. Gastroenterology research and practice, 2013, 2013: 456965.

19. Chang MC, Liang PC, Jan S, et al. Increase diagnostic accuracy in differentiating focal type autoimmune pancreatitis from pancreatic cancer with combined serum IgG4 and CA19-9 levels. Pancreatology: official journal of the International Association of Pancreatology (IAP), 2014, 14 (5): 366-372.

20. Schneider A, Hirth M, Munch M, et al. Risk of Cancer in Patients with Autoimmune Pancreatitis: A Single-Center Experience from Germany. Digestion, 2017, 95 (2): 172-180.

21. Lee LK, Sahani DV. Autoimmune pancreatitis in the context of IgG4-related disease: review of imaging findings. World journal of gastroenterology, 2014, 20 (41): 15177-15189.

22. Sun GF, Zuo CJ, Shao CW, et al. Focal autoimmune pancreatitis: radiological characteristics help to distinguish from pancreatic cancer. World journal of gastroenterology, 2013, 19 (23): 3634-3641.

23. Otsuki M, Chung JB, Okazaki K, et al. Asian diagnostic criteria for autoimmune pancreatitis: consensus of the Japan-Korea Symposium on Autoimmune Pancreatitis. Journal of gastroenterology, 2008, 43 (6): 403-408.

24. Kamisawa T, Okazaki K. Role of endoscopic retrograde cholangiography in autoimmune pancreatitis. Pancreatology: official journal of the International Association of Pancreatology (IAP), 2016, 16 (5): 798-799.

25. Naitoh I, Nakazawa T, Okumura F, et al. Endoscopic retrograde cholangiopancreatography-related adverse events in patients with type 1 autoimmune pancreatitis. Pancreatology: official journal of the International Association of Pancreatology (IAP), 2016, 16 (1): 78-82.

26. Palazzo M, Palazzo L, Aubert A, et al. Irregular narrowing of the main pancreatic duct in association with a wall thickening is a key sign at endoscopic ultrasonography for the diagnosis of autoimmune pancreatitis. Pancreas, 2015, 44 (2): 211-215.

27. Hur BY, Lee JM, Lee JE, et al. Magnetic resonance imaging findings of the mass-forming type of autoimmune pancreatitis: comparison with pancreatic adenocarcinoma. Journal of magnetic resonance imaging: JMRI, 2012, 36 (1): 188-197.

28. Dite P, Uvirova M, Bojkova M, et al. Differentiating autoimmune pancreatitis from pancreatic cancer. Minerva gastroenterologica e dietologica, 2014, 60 (4): 247-253.

29. Kanno A, Masamune A, Shimosegawa T. Endoscopic approaches for the diagnosis of autoimmune pancreatitis. Digestive endoscopy: official journal of the Japan Gastroenterological Endoscopy Society, 2015, 27 (2): 250-258.

30. Kamisawa T, Okamoto A. Autoimmune pancreatitis: proposal of IgG4-related sclerosing disease. Journal of gastroenterology, 2006, 41 (7): 613-625.

31. Kubota K, Kato S, Akiyama T, et al. A proposal for differentiation between early- and advanced-stage autoimmune pancreatitis by endoscopic ultrasonography. Digestive endoscopy: official journal of the Japan Gastroenterological Endoscopy Society, 2009, 21 (3): 162-169.

32. Gleeson FC, Rajan E, Levy MJ, et al. EUS-guided FNA of regional lymph nodes in patients with unresectable hilar cholangiocarcinoma. Gastrointestinal endoscopy, 2008, 67 (3): 438-443.

33. Hoki N, Mizuno N, Sawaki A, et al. Diagnosis of autoimmune pancreatitis using endoscopic ultrasonography. Journal of gastroenterology, 2009, 44 (2): 154-159.

34. Farrell JJ, Garber J, Sahani D, et al. EUS findings in patients with autoimmune pancreatitis. Gastrointestinal endoscopy, 2004, 60 (6): 927-936.

35. Koyama R, Imamura T, Okuda C, et al. Ultrasonographic imaging of bile duct lesions in autoimmune pancreatitis. Pancreas, 2008, 37 (3): 259-264.

36. Deshpande V, Mino-Kenudson M, Brugge WR, et al. Endoscopic ultrasound guided fine needle aspiration biopsy of autoimmune pancreatitis: diagnostic criteria and pitfalls. The American journal of surgical pathology, 2005, 29 (11): 1464-1471.

37. Iwashita T, Yasuda I, Doi S, et al. Use of samples from endoscopic ultrasound-guided 19-gauge fine-needle aspiration in diagnosis of autoimmune pancreatitis. Clinical gastroenterology and hepatology: the official clinical practice journal of the American Gastroenterological Association, 2012, 10 (3): 316-322.

38. Kanno A, Ishida K, Hamada S, et al. Diagnosis of autoimmune pancreatitis by EUS-FNA by using a 22-gauge needle based on the International Consensus Diagnostic Criteria. Gastrointestinal endoscopy, 2012, 76 (3): 594-602.

39. Jung JG, Lee JK, Lee KH, et al. Comparison of endoscopic retrograde cholangiopancreatography with papillary biopsy and endoscopic ultrasound-guided pancreatic biopsy in the diagnosis of autoimmune pancreatitis. Pancreatology: official journal of the International Association of Pancreatology (IAP), 2015, 15 (3): 259-264.

40. Lu Y, Chen L, Li C, et al. Diagnostic utility of endoscopic ultrasonography-elastography in the evaluation of solid pancreatic masses: a meta-analysis and systematic review. Medical ultrasonography, 2017, 19 (2): 150-158.

41. Hocke M，Ignee A，Dietrich CF. Contrast-enhanced endoscopic ultrasound in the diagnosis of autoimmune pancreatitis. Endoscopy，2011，43（2）：163-165.

42. Kobayashi G，Fujita N，Noda Y，et al. Vascular image in autoimmune pancreatitis by contrast-enhanced color-Doppler endoscopic ultrasonography：Comparison with pancreatic cancer. Endoscopic ultrasound，2014，3（Suppl 1）：S13.

43. Iglesias-Garcia J，Lindkvist B，Larino-Noia J，et al. Differential diagnosis of solid pancreatic masses：contrast-enhanced harmonic （CEH-EUS），quantitative-elastography（QE-EUS），or both？ United European gastroenterology journal，2017，5（2）：236-246.

44. Hyodo N，Hyodo T. Ultrasonographic evaluation in patients with autoimmune-related pancreatitis. Journal of gastroenterology，2003，38（12）：1155-1161.

45. Aithal GP，Breslin NP，Gumustop B. High serum IgG4 concentrations in patients with sclerosing pancreatitis. The New England journal of medicine，2001，345（2）：147-148.

46. Paik WH，Ryu JK，Park JM，et al. Clinical and pathological differences between serum immunoglobulin G4-positive and -negative type 1 autoimmune pancreatitis. World journal of gastroenterology，2013，19（25）：4031-4038.

47. Dai C，Cao Q，Jiang M，et al. Serum Immunoglobulin G4 in Discriminating Autoimmune Pancreatitis From Pancreatic Cancer：A Diagnostic Meta-analysis. Pancreas，2018，47（3）：280-284.

48. Moon SH，Kim MH，Park DH，et al. IgG4 immunostaining of duodenal papillary biopsy specimens may be useful for supporting a diagnosis of autoimmune pancreatitis. Gastrointestinal endoscopy，2010，71（6）：960-966.

49. Chiba K，Kamisawa T，Kuruma S，et al. Major and minor duodenal papillae in autoimmune pancreatitis. Pancreas，2014，43（8）：1299-1302.

50. Kubota K，Kato S，Watanabe S，et al. Usefulness of endoscopic biopsy using FOXP3+ Treg up-regulation in the duodenal papilla in the differential diagnosis between autoimmune pancreatitis and pancreatic cancer. Journal of hepato-biliary-pancreatic sciences，2011，18（3）：414-421.

51. Yamashita H，Naitoh I，Nakazawa T，et al. A comparison of the diagnostic efficacy in type 1 autoimmune pancreatitis based on biopsy specimens from various organs. Pancreatology：official journal of the International Association of Pancreatology（IAP），2014，14（3）：186-192.

52. Yanagisawa N，Haruta I，Shimizu K，et al. Identification of commensal flora-associated antigen as a pathogenetic factor of autoimmune pancreatitis. Pancreatology：official journal of the International Association of Pancreatology（IAP），2014，14（2）：100-106.

53. Sanchez-Castanon M，de Las Heras-Castano G，Gomez C，et al. Differentiation of autoimmune pancreatitis from pancreas cancer：utility of anti-amylase and anti-carbonic anhydrase Ⅱ autoantibodies. Auto-immunity highlights，2012，3（1）：11-17.

54. Talar-Wojnarowska R，Gasiorowska A，Olakowski M，et al. Utility of serum IgG，IgG4 and carbonic anhydrase Ⅱ antibodies in distinguishing autoimmune pancreatitis from pancreatic cancer and chronic pancreatitis. Advances in medical sciences，2014，59（2）：288-292.

55. Su T，Yang L，Cui Z，et al. Concurrent IgG4-related tubulointerstitial nephritis and IgG4 myeloperoxidase-anti-neutrophil cytoplasmic antibody positive crescentic glomerulonephritis：A case report. Medicine，2017，96（20）：e6707.

56. Nishimori I，Akisawa N，Miyaji E，et al. Serum antibody to carbonic anhydrase Ⅱ in patients with chronic viral hepatitis：a review of its prevalence in liver diseases. Hepatology research：the official journal of the Japan Society of Hepatology，2004，30（4）：210-213.

57. Rodriguez EA，Williams FK. A mass in the junction of the body and tail of the pancreas with negative IgG4 serology：IgG4-related disease with negative serology. The American journal of case reports，2015，16：305-309.

58. Komatsu K，Hamano H，Ochi Y，et al. High prevalence of hypothyroidism in patients with autoimmune pancreatitis. Digestive diseases and sciences，2005，50（6）：1052-1057.

59. Culver EL，Smit WL，Evans C，et al. No evidence to support a role for Helicobacter pylori infection and plasminogen binding protein in autoimmune pancreatitis and IgG4-related disease in a UK cohort. Pancreatology：official journal of the International Association of Pancreatology（IAP），2017，17（3）：395-402.

60. Kizilgul M，Wilhelm JJ，Dunn TB，et al. The prognostic significance of glutamic acid decarboxylase antibodies in patients with chronic pancreatitis undergoing total pancreatectomy with islet autotransplantation. Diabetes & metabolism，2019，45（3）：301-305.

61. Kahler KC，Eigentler TK，Gesierich A，et al. Ipilimumab in metastatic melanoma patients with pre-existing autoimmune disorders. Cancer immunology，immunotherapy，2018，67（5）：825-834.

62. Sah RP, Chari ST. Serologic issues in IgG4-related systemic disease and autoimmune pancreatitis. Current opinion in rheumatology, 2011, 23 (1): 108-113.

63. Ku Y, Hong SM, Fujikura K, et al. IL-8 Expression in Granulocytic Epithelial Lesions of Idiopathic Duct-centric Pancreatitis (Type 2 Autoimmune Pancreatitis). The American journal of surgical pathology, 2017, 41 (8): 1129-1138.

64. Smyk DS, Rigopoulou EI, Koutsoumpas AL, et al. Autoantibodies in autoimmune pancreatitis. International journal of rheumatology, 2012, 2012: 940831.

65. Xiao J, Xu P, Li B, et al. Analysis of clinical characteristics and treatment of immunoglobulin G4-associated cholangitis: A retrospective cohort study of 39 IAC patients. Medicine, 2018, 97 (8): e9767.

66. Blaho M, Dite P, Bojkova M, et al. [ A contribution to the differential diagnostics of sclerosing cholangitides ]. Vnitrni lekarstvi, 2017, 63 (1): 50-55.

67. Nakazawa T, Shimizu S, Naitoh I. IgG4-Related Sclerosing Cholangitis. Seminars in liver disease, 2016, 36 (3): 216-228.

68. Kawa S, Okazaki K, Kamisawa T, et al. Japanese consensus guidelines for management of autoimmune pancreatitis: II. Extrapancreatic lesions, differential diagnosis. Journal of gastroenterology, 2010, 45 (4): 355-369.

69. Okazaki K, Kawa S, Kamisawa T, et al. Japanese consensus guidelines for management of autoimmune pancreatitis: I. Concept and diagnosis of autoimmune pancreatitis. Journal of gastroenterology, 2010, 45 (3): 249-265.

# 第11章

# 自身免疫性胰腺炎的遗传学特征

【摘要】自身免疫性胰腺炎（autoimmune pancreatitis, AIP）是一种与免疫系统密切相关的胰腺炎类型，根据不同的组织学表现将其分为 1 型自发性慢性胰腺炎和 2 型以导管为中心的特发性慢性胰腺炎。目前对自身免疫性胰腺炎（AIP）的发病机制尚不清楚，推测其发病可能来自于免疫失调和遗传易感性两个方面。随着基因组学的发展，基因测序技术的不断完善，目前在自身免疫性胰腺炎患者群体中筛选出了多个与 AIP 发病有关的基因：一部分基因与免疫相关，如 HLA DRB1*0405-DQB1*0401 单倍型、Fc 受体样基因（*FCRL3*）、细胞毒性 T 淋巴细胞抗原 CTLA4 等；一部分是慢性胰腺炎易感基因，如阳离子胰蛋白酶原基因（*PRSS1*）、丝氨酸蛋白酶抑制因子 Kazal 1 型基因（*SPINK1*）、囊性纤维化跨膜传导调节因子 CFTR 等。目前关于 AIP 的易感基因的研究缺乏大样本多中心的结果，且研究主要来自日本、中国等亚洲国家。从遗传学角度着手，有助于阐明 AIP 的发病机制，进而从根本上进行精准治疗和高危人群防治。

1995 年，Yoshida K 等人提出的一种与免疫系统密切相关的胰腺炎类型，称为自身免疫性胰腺炎（autoimmune pancreatitis, AIP），临床表现为梗阻性黄疸，形态学上胰腺弥漫性或局灶性增大、主胰管不规则狭窄，血清学指标为血清 γ- 球蛋白、IgG 和 / 或 IgG4 水平和自身抗体的存在，且可通过类固醇进行治疗。AIP 分为两个亚型：1 型和 2 型，具有不同的临床和病理形式。组织病理学上，1 型 AIP 通常表现为密集的周围淋巴浆细胞炎症，产 IgG4 的浆细胞浸润，形成硬化性纤维化和闭塞性静脉炎，是 IgG4 相关疾病（IgG4-RD）的胰腺表现。2 型 AIP 主要表现以管道为中心的炎症改变，粒细胞浸润和粒细胞上皮病变，也称为"以导管为中心的特发性慢性胰腺炎"（idiopathic duct-centric chronic pancreatitis, IDCP）。根据 Etemad 和 Whitcomb 的研究结果，AIP 占所有形式慢性胰腺炎的 4.6%~6%，并且通常与其他自身免疫性疾病同时存在，好发于男性（男女比例为 2∶1），平均年龄为 59.1~59.4 岁。目前对自身免疫性胰腺炎（AIP）的发病机制尚不清楚，推测其发病可能来自于免疫失调和遗传易感性两个方面。最先发现的与 AIP 的潜在遗传倾向有关的基因是在日本人群中发现的 HLA 血清型：DRB1*0405 和 DQB1*0401。接着，*CTLA4*，*FCRL3*，*PRSS1* 等相继被报道与 AIP 有关。但也有部分自身免疫性疾病的相关基因在 AIP 患者中并不相关，如编码淋巴特异性蛋白酪氨酸磷酸酶的 *PTPN 22* 基因中的 rs 2476601 的错义 SNP 一直与各种自身免疫性疾病相关，但与 AIP 的易感性无关。目前关于 AIP 的易感基因的研究缺乏大样本多中心的结果，研究主要来自日本、中国等亚洲国家。

研究 AIP 易感基因的研究方法大致上可分为两类：候选基因筛选和全基因组关联研究（genome-wide association study, GWAS）分析。另外，研究顺序有所差异，部分研究先检测突变后再进行临床表型、血清学、影像学等分析，确定其为自身免疫性胰腺炎；大多数研究是先确定患者为自身免疫性胰腺炎再进行基因分析研究。总之,研究方法趋向于系统化,包括 DNA 测序、蛋白质组学和代谢组学,目的在于阐明 AIP 的发病机制,进而从根本上进行精准治疗和高危人群防治。

## 一、HLA DRB1*0405-DQB1*0401 单倍型

HLA(human lymphocyte antigen,人类淋巴细胞抗原)系统是目前所知的人体最复杂的多态系统,主要具有靶功能、识别功能以及抗原呈递功能。它受控于人类主要组织相容性复合体(MHC)的基因簇,定位于第 6 对染色体短臂 6P21.31 区,如图 11-0-1。

Kawa 等人早在 2002 年就发现 DRBI*0405-DQBI*0401 单倍型与日本人群中的自身免疫性胰腺炎有关,与健康受试者相比,AIP 患者中 DR4 显著增加;DRBI*0405-DQBI*0401 单倍型与 HLA I 类抗原无显著关联,但是在 AIP 患者中 DRBI*0405-DQBI*0401 的频率显著高于慢性钙化性胰腺炎患者。

Ota 等人为探究 DRBI*0405 和 DQBI*0401 以外的 AIP 易感位点,利用微卫星标记技术(STR 技术)、SNPs 标记技术,将 AIP 易感基因定位于两个区域:一个位于 HLA-DRB1 和 HLA-DQB1 之间的着丝粒部分;另一个 ABCF1 基因,接近 C3-2-11,在 MHCI 区端粒部分的 HLA-E 和 HLA-A 之间。前者除含有已确定的 DRBI*0405 和 DQBI*0401 单倍型之外,还含有 21kB 着丝粒定位的基因,编码的蛋白受 TNF-α(炎症和自身免疫反应中的主要细胞因子)调节。后者部分区段参与调节抗 AChR 自身抗体或影响体液反应的应答,推测 C3-2-11 的等位基因 219 可能会影响 AIP 患者血清 IgG4 浓度或疾病活性。AIP 的 HLA 连锁遗传基础似乎受两个遗传因子 DRB1*0405-DQB1*0401 和 ABCF1 基因区域控制的结论。与 AIP 相关的 HLA 等位基因,汇总数据如表 11-0-1。

表 11-0-1　与 AIP 相关的显著 HLA 等位基因

| HLA 等位基因 | 位置 | AIP(n=220)(%) | 对照(n=386)(%) | OR(95% CI) | P |
| --- | --- | --- | --- | --- | --- |
| HLA-A | 02:06 | 7(0.032) | 41(0.106) | 0.28(0.80~0.16) | 0.001 1 |
| | 24:02 | 72(0.327) | 86(0.233) | 1.7(1.17~2.45) | 0.004 8 |
| HLA-DRB1 | 04:05 | 62(0.282) | 52(0.135) | 2.52(1.68~3.79) | 0.000 008 4 |
| | 13:02 | 29(0.132) | 29(0.074) | 1.87(1.09~3.20) | 0.023 0 |
| HLA-DQB1 | 04:01 | 61(0.277) | 49(0.127) | 2.64(1.74~3.98) | 0.000 003 9 |

Freitag 等人为避免基因连锁带来的干扰,研究单个 HLA 基因在 AIP 进展中的作用,建立 HLA-DR*0405 转基因的 Ab0 非肥胖糖尿病(NOD)小鼠模型。由于转基因小鼠并未阻止 CD4+T 细胞缺陷的 AIP 的进一步发展,因此得出结论 HLA-DR*0405 是 HLA-DRB1*0405/DQB1*0401 单倍型上 AIP 的重要因素。这一动物模型为研究 AIP 的免疫遗传发病机制、诊断与治疗建立了人源化小鼠模型。此外,Guarneri 等人发现人类胰腺导管细胞分泌的碳酸酐酶 II 与幽门螺杆菌的 α- 碳酸酐酶之间存在显著的同源性,且同源片段含有 HLA 分子 DRB1*0405 的结合基序,结合之前研究证明 DRB1*0405 与 AIP 关系密切,由此可推断出微生物导致 AIP 的新的致病途径。

## 二、囊性纤维化跨膜传导调节因子(CFTR)

囊性纤维化跨膜转导调节因子(cystic fibrosis transmembrane conductance regulator,CFTR)是一类 ATP 门控的、cAMP 依赖激活的氯离子通道,其基本生理功能是调控以氯离子为主的多种离子运输,广泛表达于胰管、胆管、肺、汗腺、肠道、唾液腺、泪腺、睾丸等多种器官组织。自身免疫性胰腺炎患者的主要组织学病理学表现为与免疫功能异常有关,也与导管细胞功能不全有关,而 CFTR 突变会导致导管细胞分泌功能障碍,因此推测 CFTR 与 AIP 之间可能存在一定关联。

Chang 等人使用二代测序法检测了 89 例 AIP 患者的 CFTR 基因的突变情况,共在 25 名 AIP 患者中发现了如 I556V、5T、S42F、I125T、R31C、R553X、S895N 和 G1069R 等 26 种 CFTR 常见突变。通过比较携带和不携带 CFTR 基因突变 AIP 患者的影像组织和血清学特征,认为 CFTR 基因突变与 AIP 密切相关。在日本、印度、西班牙等国家的 AIP 患者群中也相继发现了 R75Q、5T,F508d 等 CFTR 突变与 AIP 相关。

口服皮质类固醇近来已被确立为 AIP 的治疗方案之一，但类固醇如何作用的尚未解决。Ko 等的研究对比类固醇（糖皮质激素）治疗三个月前后的 AIP 患者胰腺外分泌功能和组织学的改变，发现 IgG4 阳性浆细胞数量减少，受损的碳酸氢根和消化酶分泌功能得到改善。皮质类固醇治疗 AIP 可纠正 CFTR 蛋白的定位，将胞内的 CFTR 蛋白定位于包膜上，从而改善 $HCO_3^-$ 和消化酶的分泌，促进腺泡细胞的再生。说明 *CFTR* 基因可能与自身免疫性胰腺炎发病有关。

此外，Zeng 等利用 NOD 小鼠、MRL/Mp 小鼠和 MRL/Mp-Fas 小鼠作为 AIP 动物模型，使用 CFTR 校正剂 C18 和增效剂 VX770 进行处理，通过组织学评估炎细胞浸润降低和离子通道的表达水平提高证明对 AIP 小鼠起到治疗效果。由此推测 CFTR 参与 AIP 最有可能的机制为自身免疫性疾病引发导管周围的炎症，导致导管持续性降解 CFTR，从而使导管液分泌的抑制和导管堵塞导致增加炎症，阻碍腺泡细胞分泌物质的流动，抑制包括 IP3 受体通道、钙离子通道和水通道蛋白 -5 在内的腺泡细胞蛋白的降解，导致腺泡细胞受损，通过前馈效应，进一步破坏胰腺实质，该研究为 AIP 的治疗提供了新的思路。

## 三、转化生长因子 TGF-β

TGF-β 是一种包含 59 个氨基酸残基的二聚体碱性蛋白，分子量为 25kD，两个结构相同或相近的亚单位由二硫键连接而成。其基因位于人染色体 19q13.2，包括 7 个外显子以及增强子活性区、负调控区和启动子区组成的调控区域。一般来说，TGF-β 对间充质起源的细胞起刺激作用，而对上皮或神经外胚层来源的细胞起抑制作用。在机体内，它主要通过 TGF-β/Smad 和 TGF-β/MAPK 两条途径发挥作用，可作为一种重要的炎症因子，维持上皮细胞的稳定，调节细胞周期、细胞分化和细胞外基质的合成等过程，具有多功能、效率高、作用强和机制复杂等特点。同时 TGF-β 与免疫系统关系也十分密切，可抑制多种免疫细胞的增殖，抑制细胞因子如 PBMC 中 IFN-γ 和 TNF-α 的产生。TGF-β 的失调表达或反应涉及多种疾病过程，包括自身免疫性疾病、纤维化和慢性炎症、神经退行性疾病和致癌作用。

研究发现部分自身免疫性胰腺炎可能与 TGF-β 信号转导通路的阻断有关。Hahm 等通过仅在胃、十二指肠和胰腺上皮细胞中表达的三叶肽启动子，在 pS2 小鼠的胰腺中过度表达负性突变的 TGF-β II 型受体，阻断胰腺组织内的 TGF-β 信号，探究 TGF-β 基因表达异常与胰腺炎症之间的关系。结果显示转基因小鼠显示胰腺腺泡细胞中 MHC II 类分子和基质金属蛋白酶表达显著增加。MHC II 类分子通常表达于 Th 细胞中如 B 淋巴细胞，活化的 T 淋巴细胞和巨噬细胞，树突细胞，神经胶质细胞和胸腺上皮细胞等。在特定的自身免疫性疾病中也可发现 MHC II 类分子的异常表达。结合雨蛙肽诱导后转基因小鼠血清中出现针对胰腺细胞的 IgG 型自身抗体和针对胰腺导管上皮的 IgM 型抗体以及胰腺水肿、炎细胞浸润、T 细胞和 B 细胞的过度活跃等自身免疫性胰腺炎的现象，推测 TGF-β 的正常表达可维持机体免疫系统的稳态。

Choi 等采用免疫组化的方法，检测自身免疫性胰腺炎及慢性酒精性胰腺炎患者的胰腺组织切片的 TGF-β1，MMP-2 和 TMP-2 表达，结果发现 TGF-β1 在自身免疫性胰腺炎及慢性胰腺炎患者的胰腺导管上皮细胞和单核细胞中的表达明显弱于慢性酒精性胰腺炎患者。显示 AIP 患者 Treg 细胞功能可能受损，受损 Treg 的类型还有待进一步研究。Watanabe 等人将患有免疫球蛋白 G4 相关肾病（IgG4-RKD）伴 AIP 的患者和仅患肾细胞癌患者进行比较，发现在仅患肾细胞癌的患者中存在显著高水平的 IL-10 和 TGF-β 的 mRNA 表达。

## 四、Fc 受体样基因（*FCRL3*）

*FCRL3*（Fc receptor-like 3）基因定位在染色体 1q21.2-22，是免疫球蛋白 G 有关的 Fc 受体家族中的一员。*FCRL3* 基因作为一种免疫调节基因，主要在 B 淋巴细胞中表达。FCRL3 是一种 I 型跨膜蛋白，在细胞外结构域含有六个 Ig 样结构域，在第 650、662、692 和 722 氨基酸位点处包含四个酪氨酸残基，为免疫受体酪氨酸酶激活和抑制序列，通过激活或抑制酪氨酸激酶进行细胞信号转导。

FCRL3 在 B 细胞成熟早期和 T 细胞活化的过程中发挥重要的作用，但它对自身免疫疾病的影响机制尚不清楚。目前 FCRL3 已被证实与类风湿关节炎、系统性红斑狼疮、自身免疫性甲状腺病、Graves 病等多种自身免疫性疾病有关，在不同种族中相关性不尽相同。常见于基因启动子区的 −169T/C 位点突变，可通过改变与核因子 NF-κB 的亲和力从而调节基因的转录。−169C 等位基因型与 *FCRL3* 基因启动子较高的转录活性以及疾病表型的严重程度显著相关。目前较为常见突变的 SNP 为 rs7528684、rs11264799、rs945635、rs3761959。

日本 Umemura 等共检测了 59 名自身免疫性胰腺炎患者,62 名慢性钙化性胰腺炎患者,和 97 名健康对照样本的 *FCRL3* 基因区域位点,包括 2169、2110、+358 和 +1381 位点,发现自身免疫性胰腺炎患者中 2110G 等位基因的阳性率显著降低,而自 2110A/A 等位基因频率显著高于对照组。推断 FCRL32110 或其相邻的连锁基因突变位点与 AIP 易感性有关。

## 五、核转录因子 κB(NF-κB)

NF-κB 是一种在 B 淋巴细胞核中的核因子,因能与免疫球蛋白 Kappa 基因上的 κB 位点特异性结合,故取名为 NF-κB,通常所说的 NF-κB 指的是 p50/p65。Rel/NF-κB 家族各自都拥有一个 Rel 同源区,长约 300 个氨基酸,位于肽链 N 末端,称为 RHD(Rel homology domain)。该同源区是 NF-κB 发挥生物学作用的核心区域,其中包括核定位信号(NLS)区、DNA 结合区以及二聚体形成必要区域。当其受到刺激因子作用时,IKB 激酶(IKB kinase,IKK)诱使 IKB 发生磷酸化而导致 NF-κB 与 IKB 解离,即从无活性的 p50/p65/IKB 三聚体转变成有活性的 p50/p65 二聚体。二聚体进入细胞核,与相应的靶序列结合,调节相关基因的表达。相应的靶基因有:肿瘤坏死因子 -α(TNF-α)、免疫受体、生长因子、白介素 -1(IL-1)、IL-6、IL-8 等。

Haber 等通过研究胰腺纤维化动物模型及人慢性胰腺炎术后标本,证实胰腺纤维化与胰腺星状细胞(PSCs)的激活密切相关。而存在于 PSCs 内的 NF-κB 活化后可上调炎性因子(如 TNF-α、IL-1)以及细胞间黏附分子 -1(ICAM-1)等细胞因子的表达,从而激活胰腺星状细胞,引起胰腺的纤维化。

## 六、*KCNA3* 基因

电压依赖性 $K^+$ 通道 Kv1.3(voltage-dependent K+ channel Kv1.3,KCNA3)在机体免疫系统中起重要作用。KCNA3 蛋白通过调节 $Ca^{2+}$ 通道进入胞内的膜电位和驱动力来控制白细胞生理活动,具体过程如图 11-0-2 所示。

KCNA3 的异常表面表达与自身免疫性疾病的发展相关。患有多发性硬化症和其他自身免疫功能障碍的患者,其效应 T 记忆细胞的细胞膜上的 KCNA3 通道数量增加。Nicolaou 等研究表明,系统性红斑狼疮细胞表现出 KCNA3 的异常表面分布。相反,免疫抑制可能与 Kv1.3 细胞表面表达的损害有关。存在于免疫系统中的 KCNE4 可能充当白细胞中 KCNA3 通道的非常强的显性负调节亚基,掩盖 KCNA3 上最近的 KCN3-KCNE4 复合体,从而削弱了质膜靶向。

Ota 等人首次提出证据表明 KCNA3 与 AIP 相关。他们利用平均间距为 10.8cM(厘摩尔)的 400 个微卫星标记进行关联分析,分析 64 名自身免疫性胰腺炎患者和 104 名健康对照的 *KCNA3* 基因周围 20kB 区域内的 7 个单核苷酸多态性(SNPs)位点,确定 6 个与 AIP 有显著相关的标志物(D1S2726,D5S410,D6S460,D10S548,D15S128 和 D20S186)。通过在 *KCNA3* 基因 SNP 基因分型中的进一步分析显示,4 个 SNP(rs2840381、rs1058184、rs2640480、rs1319782)与 AIP 易感性显著相关。

## 七、细胞毒性 T 淋巴细胞抗原(CTLA4)

*CTLA4*(cytotoxic lymphocyte antigen 4,*CTLA4*)是细胞毒性 T 淋巴细胞中发现的第四种特异性抗原基因,位于人类第 2 号染色体的 2q33 位置,基因全长 6 174bp,含有 3 个外显子和 2 个内含子。CTLA4(又称 CD152)定位于细胞毒性 T 淋巴细胞膜上,胞外段的主要功能是与其相关配体 B7 分子结合,竞争性阻断 CD28 与 B7 的结合,同时直接产生负调节信号,降低 T 细胞的功能。目前研究证实,同之前提到的 HLA 及 Fc 受体样基因 3(*FCRL3*)等免疫耐受调节基因类似,*CTLA4* 基因多态能改变 CTLA4 与 B7 分子结合的活性,从而增加相关免疫疾病(如 1 型糖尿病,自身免疫性甲状腺疾病,自身免疫性肝炎和原发性胆汁性肝硬化)发生的危险度。另外,AIP 的典型组织学特征即为淋巴浆细胞的浸润,包括 CD4+ 和 CD8+ 的 T 细胞,因此 *CTLA4* 可能与 AIP 有关。

Umemura 对五个常见突变位点(−1722、−658、−318、+49、+6230)进行检测,发现最为常见的突变位

点 +49G 等位基因与 AIP 无关联,而 +6230G/G 基因型与 AIP 存在关联($OR=2.48,P=0.011$),+6230A 基因的 $OR$ 值为 0.49,+49A/A($OR=5.45,P=0.038$)和 +6230A/A($OR=12.66,P=0.022$)基因型与复发风险增加相关,分析结果如表 11-0-2 所示。同时发现 AIP 患者血清 sCTLA4(缺少外显子 3 的 CTLA4 mRNA)水平显著升高,sCTLA4 升高的人群中 AIP 的总发生率更高,但未发现 sCTLA4 和 IgG4 之间的相关性。关于 sCTLA4 表达量与 +6230G/G 基因之间是否有关,目前还未有定论。另外,sCTLA4 的表达与 HLA DRB1*0405-DQB1*0401 单倍型之间无直接遗传关联,推测可能是两者有不同的作用途径。

表 11-0-2　日本人群中 AIP 和 CTLA-4 基因多态性关系

| CTLA-4 多态性位点 | 突变 | 主要等位基因频率 n | | $p$ | OR |
| --- | --- | --- | --- | --- | --- |
| | | AIP(n=59) | 对照(n=102) | | |
| +6230 | G>A | 92(78.0) | 113(65.2) | 0.016 | 1.89(1.12~3.18) |
| | GG/AA+AG | | | 0.006 5 | 2.48(1.28~4.81) |
| +49 | G>A | 77(65.8) | 113(55.4) | 0.08 | 1.51(0.95~2.41) |
| −318 | C>T | 101(85.6) | 184(90.2) | 0.21 | 0.64(0.32~1.28) |
| −1722 | T>c | 72(61.0) | 72(61.0) | 0.51 | 0.85(0.53~1.36) |

在中国 AIP 患者的基因分析中,Chang 等人却发现与 Umemura 不同的结论,通过 40 例 ACP 患者、38 例 CCP 患者、46 名 AIP 患者的 *CTLA4* 基因测序,发现 *CTLA4* 49A 多态性可使患 AIP 的风险增加(与 CCP 相比,$OR=7.20$;$p<0.000\ 1$),318C/49A/CT60G 单倍型与 AIP 的易感性相关($OR=8.53$;$p<0.001$)。今后还需增加其他地区和人种关于 *CTLA4* 和 AIP 相关性的研究报道,以便全面了解 *CTLA4* 与 AIP 易感性之间的关联。

## 八、阳离子胰蛋白酶原(PRSS1)

Frossard 等在一例 AIP 患者中检测到了 *PRSS1* 突变,p.A16V。*PRSS1* 的前两大常见突变为 R112H 和 N29I,它们的损伤机制为增强胰蛋白酶的自动激活,而 p.A16V 则通过增加胰凝乳蛋白酶进而调节多肽激活比例,最终导致胰蛋白酶原的加速激活。Gao 等人通过对 14 例 AIP 患者,56 例慢性胰腺炎患者,254 例胰腺癌患者和 120 例正常对照者进行研究。发现 14 例 AIP 患者中有 4 例携带 *PRSS1* 突变,分别为 p.81Leu→Met 和 p.91Ala→Ala。研究者通过比较野生型表达系统与 p.81Leu→Met 突变体研究 AIP 的致病机制,测量发现 AIP 患者胰蛋白酶/淀粉酶的比例(0.658)显著高于胰腺癌患者(0.163)和其他胰腺炎患者(0.133)。而一些 *PRSS1* 突变增强胰蛋白酶原自激活,显著增加了胰蛋白酶的催化活性,甚至导致胰蛋白酶原激活途径发生变化(p.81Leu→Met),解释 AIP 患者胰蛋白酶相对较高的原因。

Löhr 等人获取 12 例自身免疫性胰腺炎患者和 8 例慢性胰腺炎患者的胰腺组织,分别进行基因芯片、蛋白质组学、免疫组化、Western blotting 和免疫分析检测。AIP 患者中存在 272 个上调基因,包括免疫球蛋白编码基因,趋化因子及其受体编码基因等,86 个下调基因,包括胰腺相关的蛋白酶。胰蛋白酶原和其他胰酶的表达显著减少,且胰蛋白酶阳性腺泡几乎消失。用 Western blotting 检测出 PRSS1 和 PRSS2 的自身抗体而无 PRSS3 的自身抗体,提示 *PRSS1* 和 *PRSS2* 基因参与 AIP 的发病。同时在 AIP 的动物模型中检测到胰蛋白酶原减少和类似的蛋白表达模式,推测检测胰蛋白酶原自身抗体可能有助于 AIP 的诊断。

Chang 等人通过 DNA 测序对 118 名 AIP 患者和 200 名对照受试者的 *PRSS1* 基因外显子 2 和 3 进行测序分析,AIP 患者共发现 19 个 *PRSS1* 突变(16.1%),包括 1 个 K92N、9 个 R116C、7 个 T137M、1 个 C139S 以及 1 个 C139F,在对照受试中未发现 *PRSS1* 突变个体。*PRSS1* 突变携带者 AIP 复发率更低。比较之前实验得到的 ICP 的 *PRSS1* 基因的突变率仅为 4.6%,显著低于 AIP 中的 *PRSS1* 的突变率($p<0.001$),但两者中发现的 *PRSS1* 突变基本相同。之前报道称胰腺肿大和近端胆管受累与 AIP 的复发率增加有关,但研究显示,在单变量分析中,使用免疫抑制剂和 *PRSS1* 突变是 AIP 复发率降低的预测指标;在多变量分析中,PRSS1 突变是唯一的 AIP 复发率降低的预测因子。进而推测,*PRSS1* 突变错误折叠蛋白导致的内质网应激,可能暴露出更多的自身抗原或诱导更多的免疫反应,从而造成胰腺功能不全导致 AIP,相关分子机制还在进一步研究中。

## 九、丝氨酸蛋白酶抑制因子 Kazal 1 型（SPINK1）

SPINK1 丝氨酸蛋白酶抑制因子 Kazal 1 型（serine protease inhibitor Kazal type 1，SPINK1）是蛋白酶抑制剂家族中最主要的成员之一，包含 56 个氨基酸多肽，由胰腺腺泡细胞分泌。它既是一种急性反应蛋白，又可抑制胰腺中胰蛋白酶原的非正常性激活，保护胰腺组织。*SPINK1* 基因位于 5 号染色体，包含 4 个外显子，当其发生功能性突变时，SPINK1 蛋白不能合成或合成降低，使本来未被激活的胰蛋白酶原被激活，从而触发了胰腺的自身消化，导致了胰腺炎的产生。其中最常见的突变为 N34S 突变，多见于特发性慢性胰腺炎，且与胰腺炎反复发作有关。

目前已经有较多临床证据表明，*SPINK1* 突变与慢性胰腺炎或是特发性胰腺炎有关。Löhr 等实验中的 12 名 AIP 患者的 Western blotting 结果显示，AIP 患者血清含有针对胰蛋白酶抑制剂 PSTI 的自身抗体。Kume 等在对日本人群的研究中，提取 80 例慢性胰腺炎患者（包括自身免疫性、酒精性、特发性、家族性等）DNA，通过 PCR 进行所有外显子和启动子的测序，发现自身免疫性胰腺炎 N34S 和 IVS1-37T>C 的突变率为 33%，显著高于对照组（0.6%），提示自身免疫性胰腺炎发病可能与 *SPINK1* 基因突变有关。

## 十、*K-ras* 基因

*K-ras* 基因位于染色体的 12p12 区段，长度约 45 000 个 bp，编码 p21-ras 偶联蛋白。Ras 蛋白为膜结合型的 GTP/GDP 结合蛋白，通过 GTP 和 GDP 的相互转化可以调节 p21-ras 偶联蛋白对信号系统的开启和关闭，完成生长分化信号传入细胞内的过程。*K-ras* 基因点突变一般指发生在密码子 12、13、61 上的点突变，可使 *K-ras* 基因激活。*ras* 基因激活构成癌基因，其表达产物 Ras 蛋白发生构型改变，功能也随之改变，与 GDP 的结合能力减弱，和 GTP 结合后不需外界生长信号的刺激便自身活化。活化状态的 Ras 蛋白通过 ras-raf-MEK-MAPK、ras-ral/cdc42-MEKK1-JNK/SAPK 及 ras-PI 3K-Akt 细胞信号传导途径，造成细胞不可控制地增殖、恶变。另外，*K-ras* 基因能下调经 DPC4-SMADs-TGF2B 途径产生的抑制生长和诱导凋亡的效应，导致细胞生长失控。

1988 年，美国 Almoguera 等在研究人体胰腺癌中发现有 95% 的胰腺癌组织存在着 *c-K-ras* 基因第 12 密码子点突变，而后又陆续有大量证据证明 *K-ras* 基因突变与胰腺癌关系十分密切，与 C19-9 可用于胰腺癌的早期诊断。自身免疫性胰腺炎和胰腺癌在临床特征上有一定的相似性。Zhang X 等人发现在 105 例胰腺导管腺癌（PDAC）患者中，有 10 例（9.5%）表现为 AIP 的组织学特征，包括纤维化、淋巴浆细胞浸润、闭塞性静脉炎或粒细胞上皮病变，3 例患者在良性 AIP 样区域表现出 *K-ras* 突变和 / 或 SMAD4 表达缺失，提示 AIP 中的 *K-ras* 突变和 PDAC 关系密切。Kamisawa 等对 8 例自身免疫性胰腺炎患者、10 例慢性胰腺炎患者的胰腺组织和 9 例自身免疫性胰腺炎患者的胆囊组织，进行 *K-ras* 基因突变和免疫组化分析，结果发现 5 例自身免疫性胰腺炎患者胆总管和 4 例自身胰腺炎患者的胆囊上皮中检测到了 *K-ras* 突变，因而推测自身免疫炎患者的胆道和胰腺是 *K-ras* 基因突变的高发区域。而且推测免疫性胰腺炎可能是胆道、胰腺恶性肿瘤的高发因素。在 Kamisawa 另外一项的研究中，对 AIP 患者的胆管、胆囊、十二指肠乳头、胃黏膜、结肠黏膜、胰腺进行 *K-ras* 分析或免疫组化分析，发现在 AIP 患者的 *K-ras* 突变最常见于胆管区域，其次是十二指肠乳头和胃和结肠黏膜，提示自身免疫性胰腺炎可能是胰胆管癌的危险因素，同时 AIP 患者有患胃癌和结肠癌的风险。

（朱佳慧　辛磊　邹文斌　廖专）

## 参 考 文 献

1. Hart P A，Zen Y，Chari S T. Recent Advances in Autoimmune Pancreatitis. Gastroenterology，2015，149（1）：39-51.

2. Watanabe R，Yasuno T，Hisano S，et al. Distinct cytokine mRNA expression pattern in immunoglobulin G4-related kidney disease associated with renal cell carcinoma. Ckj Clinical Kidney Journal，2014，7（3）：269-274.

3. Amos W，Driscoll E，Hoffman J I. Candidate genes versus genome-wide associations：which are better for detecting genetic susceptibility to infectious disease？. Proceedings of the Royal Society B Biological Sciences，2011，278（1709）：1183.

4. Ota M,Umemura T,Kawa S. Immunogenetics of IgG4-Related AIP. Curr Top Microbiol Immunol,2016,401:35-44.

5. Kawa S,Ota M,Yoshizawa K,et al. HLA DRB1*0405-DQB1*0401 haplotype is associated with autoimmune pancreatitis in the Japanese population. Gastroenterology,2002,122(5):1264-1269.

6. Freitag T L,Cham C,Sung H H,et al. Human risk allele HLA-DRB1*0405 predisposes class II transgenic Ab0 NOD mice to autoimmune pancreatitis. Gastroenterology,2010,139(1):281-291.

7. Guarneri F,Guarneri C,Benvenga S. Helicobacter pylori and autoimmune pancreatitis:role of carbonic anhydrase via molecular mimicry?. Journal of Cellular & Molecular Medicine,2005,9(3):741.

8. Ko S B,Mizuno N,Yatabe Y,et al. Corticosteroids correct aberrant CFTR localization in the duct and regenerate acinar cells in autoimmune pancreatitis. Gastroenterology,2010,138(5):1988-1996.

9. Miller F A,Hayeems R Z,Bytautas J P,et al. Testing personalized medicine:patient and physician expectations of next-generation genomic sequencing in late-stage cancer care. European Journal of Human Genetics Ejhg,2014,22(3):391.

10. Chang M C,Jan I S,Liang P C,et al. Cystic fibrosis transmembrane conductance regulator gene variants are associated with autoimmune pancreatitis and slow response to steroid treatment. Journal of Cystic Fibrosis Official Journal of the European Cystic Fibrosis Society,2015,14(5):661.

11. Peltonen H,Kiljunen M,Kiviranta H,et al. Combination of CFTR gene mutation and autoimmune pancreatitis presenting as necrotizing pancreatitis. Pancreas,2012,41(6):970-971.

12. Gao F,Li Y,Wang C,et al. Identification of a novel frame-shift mutation in PRSS1 gene in Han patients with autoimmune pancreatitis. Current Molecular Medicine,2014,14(3):340-348.

13. Zeng M,Szymczak M,Ahuja M,et al. Restoration of CFTR Activity in Ducts Rescues Acinar Cell Function and Reduces Inflammation in Pancreatic and Salivary Glands of Mice. Gastroenterology,2017,153(4):1148.

14. Vaquero E C,Salcedo M T,Cuatrecasas M,et al. Autoimmune pancreatitis type-1 associated with intraduct papillary mucinous neoplasm:report of two cases. Pancreatology. 2014,14(4):316-318.

15. Gu W,Fukuda T,Isaji T,et al. α1,6-Fucosylation regulates neurite formation via the activin/phospho-Smad2 pathway in PC12 cells:the implicated dual effects of Fut8 for TGF-β/activin-mediated signaling. Faseb Journal Official Publication of the Federation of American Societies for Experimental Biology,2013,27(10):3947.

16. Lin H K,Bergmann S,Pandolfi P P. Deregulated TGF-beta signaling in leukemogenesis. Oncogene,2005,24(37):5693-5700.

17. Markowitz S D,Roberts A B. Tumor suppressor activity of the TGF-beta pathway in human cancers. Cytokine Growth Factor Rev,1996,7(1):93-102.14. Kulkarni AB,et al. h. Proc Natl Acad Sci USA,1993,90:770-774.

18. Kulkarni A B,Huh C G,Becker D,et al. Transforming growth factor beta 1 null mutation in mice causes excessive inflammatory response and early death. Proc Natl Acad Sci U S A,1993,90(2):770-774.

19. Hahm K B,Im Y H,Lee C,et al. Loss of TGF-beta signaling contributes to autoimmune pancreatitis. Journal of Clinical Investigation,2000,105(8):1057-1065.

20. Watanabe R,Yasuno T,Hisano S,et al. Distinct cytokine mRNA expression pattern in immunoglobulin G4-related kidney disease associated with renal cell carcinoma. Ckj Clinical Kidney Journal,2014,7(3):269-274.

21. Yang Y,Su X W,Zhang K,et al. The Fc receptor-like 3 gene polymorphisms and susceptibility to autoimmune diseases:An updated meta-analysis. Autoimmunity,2013,46(8):547-558.

22. Umemura T,Ota M,Hamano H,et al. Genetic association of Fc receptor-like 3 polymorphisms with autoimmune pancreatitis in Japanese patients. Gut,2006,55(9):1367.

23. Ludovicfleury,Beatesick,Gertzumofen,et al. High photo-stability of single molecules in an organic crystal at room temperature observed by scanning confocal optical microscopy. Molecular Physics,1998,95(6):1333-1338.

24. Haber P S,Keogh G W,Apte M V,et al. Activation of pancre-atic stellate cells in human and experimental pancreatic fibrosis. Am J Pathol,1999,155(4):1087-1095

25. 刘飞,孙宏伟,崔彦. NF-κB 生物学特性及其在胰腺疾病中的表达研究. 胃肠病学和肝病学杂志,2011,20(11):1000-1003.

26. Panyi G,Vámosi G,Bodnár A,et al. Looking through ion channels:recharged concepts in T-cell signaling. Trends in Immunology,2004,25(11):565-569.

27. Ota M,Ito T,Umemura T,et al. Polymorphism in the KCNA3 gene is associated with susceptibility to autoimmune pancreatitis in the Japanese population. Disease Markers,2011,31(4):223.

28. Beeton C,Wulff H,Standifer N E,et al. Kv1.3 Channels Are a Therapeutic Target for T Cell-Mediated Autoimmune Diseases. Proc Natl Acad Sci U S A,2006,103(46):17414-17419.

29. Solé L,Roig S R,Vallejo-Gracia A,et al. The carboxy terminal domain of Kv1.3 regulates functional interactions with the KCNE4 subunit. Journal of Cell Science,2016,6(22):4265-4277.

30. Kang J A,Park S H,Jeong S P,et al. Epigenetic regulation of Kcna3-encoding Kv1.3potassium channel by cereblon contributes to regulation of CD4+ T-cell activation. Proc Natl Acad Sci U S A,2016,113(31):8771-8776.

31. Chandy K G,Wulff H,Beeton C,et al. K+,channels as targets for specific immunomodulation. Trends in Pharmacological Sciences,2004,25(5):280-289.

32. Nicolaou S A,Szigligeti P,Neumeier L,et al. Altered dynamics of Kv1.3 channel compartmentalization in the immunological synapse in systemic lupus erythematosus. Journal of Immunology,2006,119(1):346-356.

33. Varga Z,Hajdu P,Panyi G. Ion channels in T lymphocytes:an update on facts,mechanisms and therapeutic targeting in autoimmune diseases. Immunology Letters,2010,130(1-2):19-25.

34. Villalonga N,David M,Bielanska J,et al. Immunomodulation of voltage-dependent K+ channels in macrophages:molecular and biophysical consequences. Journal of General Physiology,2010,135(2):135-147.

35. Umemura T,Ota M,Hamano H,et al. Association of autoimmune pancreatitis with cytotoxic T-lymphocyte antigen 4 gene polymorphisms in Japanese patients. American Journal of Gastroenterology,2008,103(3):588-594.

36. Ueda H,Howson J M M,Esposito L,et al. Association of the T-cell regulatory gene CTLA4 with susceptibility to autoimmune disease. Nature,2003,423(6939):506-511.

37. Anjos S M,Shao W,Marchand L,et al. Allelic effects on gene regulation at the autoimmunity-predisposing CTLA4 locus:a re-evaluation of the 3'+6230G>A polymorphism. Genes Immun,2005,6(4):305-311.

38. Chang M C,Chang Y T,Tien Y W,et al. T-Cell Regulatory Gene CTLA-4 Polymorphism/Haplotype Association with Autoimmune Pancreatitis. Clinical Chemistry,2007,53(9):1700-1705.

39. Frossard J L,Dumonceau J M,Pastor C,et al. Concomitant autoimmune and genetic pancreatitis leads to severe inflammatory conditions. World Journal of Gastroenterology,2008,14(16):2596-2598.

40. Löhr J M,Faissner R,Koczan D,et al. Autoantibodies Against the Exocrine Pancreas in Autoimmune Pancreatitis:Gene and Protein Expression Profiling and Immunoassays Identify Pancreatic Enzymes as a Major Target of the Inflammatory Process. American Journal of Gastroenterology,2010,105(9):2060.

41. Chang M,Jan I,Liang P,et al. Human cationic trypsinogen but not serine peptidase inhibitor,Kazal type 1 variants increase the risk of type 1 autoimmune pancreatitis. Journal of Gastroenterology & Hepatology,2015,29(12):2038-2042.

42. Schnãor A,Beer S,Witt H,et al. Functional effects of 13 rare PRSS1 variants presumed to cause chronic pancreatitis. Gut,2014,63(2):337-343.

43. Chang M C,Chang Y T,Tien Y W,et al. Association of tumour necrosis factor αpromoter haplotype with chronic pancreatitis. Gut,2006,55(11):1674.

44. Gao F,Li Y M,Hong G L,et al. PRSS1_p.Leu81Met mutation results in autoimmune pancreatitis. World Journal of Gastroenterology,2013,19(21):3332-3338.

45. Cleary SP,Gryfe R,Guindi M,et al. Prognostic factors in resect ed pancreatic adenocarcinoma:analysis of actual 5-year su rvivors. J Am Colll Surg,2004,198(5):722-731.

46. Saha D,Datt a PK,Beauchamp RD. Oncogenic ras represses transf orming grouth factor-bata/Smad signaling by degrading tumor suppressor Smad4.J Biol C hem,2001,276(31):29531-29537.

47. Gu J,Wang D,Huang Y,et al. Diagnostic value of combining CA 19-9 and K-ras gene mutation in pancreatic carcinoma:a meta-analysis. International Journal of Clinical & Experimental Medicine,2014,7(10):3225-3234.

48. Zhang X,Liu X,Joseph L,et al. Pancreatic ductal adenocarcinoma with autoimmune pancreatitis-like histologic and immunohistochemical features. Human Pathology,2014,45(3):621-627.

49. Ohtani H,Ishida H,Ito Y,et al. Autoimmune pancreatitis and biliary intraepithelial neoplasia of the common bile duct:a case with diagnostically challenging but pathogenetically significant association. Pathology International,2011,61(8):481-485.

50. Kamisawa T,Sasaki T. IgG4-related sclerosing disease,including its relation to carcinogenesis. Gan to Kagaku Ryoho Cancer & Chemotherapy,2011,38(3):347-352.

51. Kamisawa T,Horiguchi S,Hayashi Y,et al. K-ras mutation in the major duodenal papilla and gastric and colonic mucosa in patients with autoimmune pancreatitis. Journal of Gastroenterology,2010,45(7):771.

52. Kamisawa T,Tsuruta K,Okamoto A,et al. Frequent and significant K-ras mutation in the pancreas,the bile duct,and the gallbladder in autoimmune pancreatitis. Pancreas,2009,38(8):890-895.

53. Park J K,Paik W H,Song B J,et al. Additional K-ras mutation analysis and Plectin-1 staining improve the diagnostic accuracy of pancreatic solid mass in EUS-guided fine needle aspiration. Oncotarget,2011,8(38):64440-64448.

54. 辛磊,彭国林,廖专,等. 自身免疫性胰腺炎 81 例临床特征分析. 中华胰腺病杂志,2012,12(5):294-298.

# 第12章

# 自身免疫性胰腺炎的临床病理特征

【摘要】自身免疫性胰腺炎是一组罕见的免疫介导的胰腺慢性炎性纤维化疾病,并对激素治疗有效,根据不同的临床病理特征主要分为Ⅰ型和Ⅱ型自身免疫性胰腺炎。本章节就自身免疫性胰腺炎的定义、特征、流行病学、发病机制做了简单概述,重点对Ⅰ型和Ⅱ型自身免疫性胰腺炎的临床病理特征、国际公认的诊断标准、治疗及预后进行了详细介绍,并涉及主要鉴别诊断要点。

## 第一节　自身免疫性胰腺炎概述

### 一、定义、流行病学与病因

#### （一）定义及主要特征

自身免疫性胰腺炎（autoimmune pancreatitis，AIP）是一组免疫介导的,以胰腺慢性炎症性纤维化为特征的疾病。早在 1961 年就有该类疾病的记载和描述,但其正式命名由 Yoshida 于 1995 年提出,又被称为淋巴浆细胞硬化性胰腺炎、原发性硬化性胰腺炎、特发性导管中心性慢性胰腺炎。2004 年 Zamboni 等发现了该类疾病中部分病例存在粒细胞上皮病变(这一组织形态学发现现已成为Ⅱ型 AIP 诊断的标志),并具有与经典 AIP 不尽相同的临床特征,从而意识到 AIP 中存在两种不同临床病理类型,为Ⅰ型和Ⅱ型 AIP 的划分奠定了基础。

AIP 的主要特征为:

1. 以伴或者不伴胰腺肿块形成的梗阻性黄疸为临床特征。

2. 具有淋巴浆细胞浸润及纤维化的特征性形态学改变。

3. 类固醇类激素治疗有效。相似的纤维炎症性过程通常可累及胆管、涎腺、后腹膜、淋巴结等其他器官,并可与其他自身免疫性疾病伴行。

#### （二）流行病学

由于 AIP 被归类为胰腺炎中特殊一型的历史并不长,目前尚缺乏有力的发病率及流行病学数据。日本 2002 年统计数据显示其 AIP 患病率为 0.82/100 000,占所有慢性胰腺炎的 5%~6%,而因术前诊断为胰腺癌而进行胰腺切除术的病例中,6%~8% 被证实为 AIP。近年来由于诊断标准的修订及对本病认识度的增加,AIP 发病率呈现出了增长态势,在慢性胰腺炎病例中的比例占到了 10%。然而由于仍有大量病例未能确诊,难以得到实际的发病率和精确流行病学数据。

虽然 AIP 患者的年龄分布广(16~83 岁不等),但主要患者集中在 50 岁及以上人群。在 AIP 的两种主要临床病理类型中，Ⅰ型 AIP 于全球范围更为多见，日本、韩国的 AIP 病例几乎均为Ⅰ型，Ⅰ型 AIP 在美国及欧洲其发病率也远高于Ⅱ型，据统计美国Ⅰ型 AIP 病例占到所有 AIP 的 80%；Ⅱ型 AIP 在欧美更多见，一组来自梅奥的数据显示在手术切除的 AIP 病例中Ⅱ型占 33%，而在欧洲，这一数字可达到 40%。

### （三）发病机制

AIP 是以基因异常和免疫因子为主导，多因素共同作用导致的疾病。发病机制涉及在基因易感人群中幼稚调节 T 细胞及 Th1 细胞因子水平下降，诱导了自身免疫性抗体的产生，从而产生最初始的免疫反应；疾病进展由记忆调节 T 细胞和 Th2 免疫反应介导，最终导致血清总 IgG 和 IgG4 水平升高，激活经典补体途径，导致组织损伤和纤维化。分子拟态导致的胰腺抗原与其他潜在病毒、细菌性抗原发生交叉反应，可能是潜在的机制。

## 二、临床特点

AIP 临床表现多变，最常见的症状为较其他慢性胰腺炎稍轻、无需镇痛药也可忍受的腹痛。多达 1/3 患者出现体重减轻，48%~86% 患者表现为无痛性梗阻性黄疸。由于常以腹痛、体重下降、黄疸的三联征起病，本病关键要与症状类似但更为常见的胰腺癌相鉴别。确诊本病前数月患者可以反复发作的胆管炎为症状，也可呈无胆道侵犯表现的反复发作性急性胰腺炎，但较为少见。最初 AIP 被认为原发于胰腺并可累及其他器官，近年来发现 AIP 与其他免疫介导的疾病如 IgG4 相关硬化性胆管炎、涎腺紊乱、纵隔纤维化、腹膜后纤维化、肾小管间质疾病、炎症性肠病相关。AIP 通常伴有血清抗核抗体（ANA）水平升高及胰酶水平升高，部分病例伴血清 IgG4 升高。影像学表现为弥漫或节段性胰腺增大伴延迟强化，弥漫或节段性的不规则导管狭窄。目前尚不清楚 AIP 是一种慢性疾病还是属于急性疾病的长病程表现，抑或在不同患者间病程长短不一。AIP 对激素治疗总是有效，6%~26% 的患者中可有复发。

随着对 AIP 认识的深入，现已逐步明确 AIP 实际上为一组异源性疾病，根据其不同的临床病理表现以及与系统性 IgG4 相关性疾病的相关性，被分为Ⅰ型和Ⅱ型。在 AIP 临床病理类型中，Ⅰ型为 IgG4 相关系统性疾病的胰腺累及，多数Ⅰ型 AIP 患者以无痛性梗阻性黄疸为临床特征，并伴有胰腺外器官累及和血清、组织内高 IgG4 水平，激素治疗后常有复发并以胆胰系统为重；Ⅱ型 AIP 病变仅局限于胰腺内，患者主要症状为不伴有血清学改变的慢性胰源性疼痛，激素治疗有效并罕有复发。两种亚型的 AIP 在临床表现、与胰腺外疾病的关系、复发概率等方面的主要不同见表 12-1-1。

表 12-1-1　Ⅰ型及Ⅱ型 AIP 的临床特点比较

| | Ⅰ型 | Ⅱ型 |
| --- | --- | --- |
| 发病年龄 | 70 岁左右 | 50 岁左右 |
| 性别分布 | 男性为主［(4~7.5)∶1］ | 均等 |
| 临床表现 | | |
| 梗阻性黄疸 | 75% | 50% |
| 急性胰腺炎 | 15% | 33% |
| 影像学表现 | | |
| 弥漫性腊肠样肿大,边缘强化 | 40% | 15% |
| 局灶性改变 | 60% | 85% |
| IgG4 水平 | | |
| 血清 | 常升高 | 无变化 |
| 组织 | 常升高 | 偶见升高 |
| 胰腺外器官受累 | 有(约 50%) | 无 |
| 对激素治疗的反应 | ~100% 有效 | ~100% 有效 |
| 伴发特发性炎症性肠病 | 2%~5% | ~30% |
| 复发概率 | 普遍(20%~60%) | 较少(<10%) |

## 三、病理改变

AIP 因其不同分型有着各自特异性的形态学特点,此处就其共同病理特征作简单概述。

### (一)胰腺大体形态特征

通常胰腺正常分叶状结构消失,呈弥漫性肿大,质硬;部分 AIP 患者胰腺仅见局部受累,形成局限性肿块,似胰腺癌。主胰管常呈弥漫性或节段性狭窄,与其他慢性胰腺炎相比钙化少见,无假性囊肿形成。多达 60% 的患者可见胰头受累,导致胆总管胰腺段狭窄、管壁纤维炎性增厚,这也是梗阻性黄疸发生的主要原因。这些肉眼观变化可能在影像学检查中被怀疑为恶性病变。

### (二)胰腺组织学形态特征

AIP 的三个主要特点为胰管周围淋巴细胞、浆细胞浸润及纤维化,腺泡实质炎症,炎性改变的片状分布。AIP 通常比普通型慢性胰腺炎有更多的炎细胞浸润,大片显著的胰管周围慢性炎症累及中等到大的小叶间胰管(图 12-1-1)。炎症细胞浸润至胰腺导管壁下,甚至包括上皮在内全层受累。病变胰管管腔常狭窄,截面呈不规则星状。炎性浸润主要为 T 淋巴细胞及零星分布或聚集成团的 B 细胞;浆细胞数量较多且有时可为主要的炎症细胞;嗜酸性粒细胞少到中等量分布,但在某些病例可达到多量;巨噬细胞常散在分布。病变伴有纤维化,累及胰管周围胰腺腺泡甚至胰腺周围软组织(图 12-1-2),纤维化程度在疾病后期更为显著,炎性细胞浸润随着纤维化延伸。

腺泡实质炎症是 AIP 的又一代表性特征。腺泡内浸润的炎症细胞主要为淋巴细胞与浆细胞,亦可见片状分布的嗜酸性粒细胞、中性粒细胞,后者主要见于Ⅱ型 AIP。小叶间炎症改变相对轻微,片状分布更为明显。实质炎性改变常伴有胰腺腺泡的逐渐萎缩与纤维化。

AIP 的第三个特点是炎性改变的片状分布。尽管肉眼观胰腺的病变可以是弥漫性或局限性的,其镜下炎症改变分布往往呈片状,其强度与程度在区域间可有显著不同。

## 四、AIP 的治疗及预后

皮质类固醇治疗是 AIP 的首选治疗方案,对Ⅰ型及Ⅱ型 AIP 都有显著的临床缓解效果,也被用作尝试性治疗性诊断,即对于尚未确诊的临床上伴有梗阻性黄疸、腹痛或有提示为 AIP 的影像特征的病例试行皮质类固醇治疗。有研究表明,如果激素治疗有效,两周内胰腺及胰腺外组织器官的影像学上会有改善。需要强调的只有在胰腺恶性肿瘤的诊断被排除后、包括穿刺活检结果阴性,诊断性激素治疗才可以被尝试。

AIP 几乎不危及患者生命,5 年生存率为 100%,但可复发,其病程和复发率与分型、病变累及范围、基因易感性等多种因素有关,对于Ⅰ型 AIP 患者,复发率可高达 60%,且 90% 以上的复发都出现在缓解后的前三年内;而Ⅱ型 AIP 复发率则小于 5%。血清高免疫复合体水平($>10\mu g/dl$)、易感性人类白细胞抗原(HLA)的出现及细胞毒性 T 细胞相关蛋白 4 多态性为 AIP 复发的有效预测因素。大多数学者提倡通过监测血清肝酶生化来发现早期复发病例,并给予短期大剂量激素治疗防止复发。

另外,在接受普通保守治疗的 AIP 患者中,有 24%~55% 可出现自发缓解,即便如此,胰胆管病变仍然存在巨大的进展风险,并会导致不可逆的胰腺功能丧失和继发性硬化性胆管炎,因此目前还是建议对 AIP 患者进行早期激素治疗以促进疾病好转并降低复发率。

少数文献报道了 AIP 相关胰腺癌,主要发生于胰体尾部。在一项超过 1 000 人的大宗 AIP 病例分析中,只有 5 名患者同时发现有胰腺癌,其与 AIP 的相关性尚未知。7% 的 AIP 患者有胰管结石形成,且往往发生于复发病例。

# 第二节　Ⅰ型自身免疫性胰腺炎

Ⅰ型 AIP(Type 1 autoimmune pancreatitis)被认为是 IgG4 相关的自身免疫性全身性疾病的胰腺表现形式,故又被称为 IgG4 相关性胰腺炎(IgG4-related pancreatitis)。这类 IgG4 相关性疾病(IgG4-related disease)还包括 IgG4 相关性硬化性胆管炎、硬化性涎腺炎、纵隔纤维化、腹膜后纤维化、肾小管间质疾病等。

由于Ⅰ型AIP通常伴有特征性的纤维化硬化表现,炎症细胞成分以淋巴细胞和浆细胞为主,也被称为淋巴浆细胞性硬化性胰腺炎(lymphoplasmacytic sclerosing pancreatitis,LPSP)。

## 一、临床特征

Ⅰ型AIP在所有年龄段均可发病,但是平均年龄为62~64岁,较Ⅱ型AIP大16岁左右。男女比例通常为(4~7.5)∶1,老年男性患者多见。临床表现为无痛性梗阻性黄疸,局灶性胰腺肿块、弥漫性胰腺肿大,体重减轻,腹部隐痛,脂肪泻和易疲乏等,很少出现急性胰腺炎症状。其中,梗阻性黄疸为最常见表现。伴有胰腺肿块的Ⅰ型AIP在临床上易与胰腺癌患者混淆,但是,Ⅰ型AIP运用类固醇治疗通常有效,复发率为6.0%~26.0%。

有研究认为,通过临床分析和影像学广泛评价,超过90%的Ⅰ型AIP患者会伴有不同程度的胰腺外表现。包括肺门部淋巴结肿大(78.3%)、硬化性胆管炎(77.8%)、胰周或腹主动脉旁淋巴结肿大(57.0%)、硬化性胆管炎(77.8%)、泪腺或唾液腺病变(47.5%)、腹膜后纤维化(19.8%)、肾脏病变(14.4%)、前列腺病变(10.0%)等。

2015年一项706例中国AIP患者系统性回顾研究中发现:75.0%的Ⅰ型AIP患者临床表现为梗阻性黄疸,41.0%的患者临床表现为腹痛。而2014年关于100例中国AIP患者研究中发现:77.0%的Ⅰ型AIP患者合并有胰腺外病变,其中最突出的表现是胆道受累(占64.0%)。

## 二、胰腺大体形态特征

Ⅰ型AIP的病变胰腺组织体积通常弥漫性增大、质地变硬,切面呈灰白色至黄白色,正常的分叶状结构不明显,可伴有胰管及胆总管狭窄。病变范围广泛,大多以胰头部最为突出。这类胰腺炎通常不形成假性囊肿,结石亦不常见,即使有也似乎发生在疾病晚期。

有时病变胰腺组织内可形成单个或多个小结节,甚至形成直径达3.0cm的较大结节,这类实性灰白结节易与胰腺癌混淆。有助于鉴别的是,Ⅰ型AIP结节状病变通常界限清楚,并且结节周围有不明显的胰腺实质围绕。

## 三、胰腺组织学形态特征

Ⅰ型AIP的病理形态特征包括炎症和纤维化两部分,它们共同作用,对器官造成损伤。虽然在不同的病变之间,炎症的严重性和纤维化的严重性存在差异,但在同一病变的不同区域,这两种病变的严重程度相对一致。最重要的三个组织学特点,或称为"三联征"为:①淋巴细胞、浆细胞浸润;②席纹状、漩涡状或层状的纤维化表现;③闭塞性静脉炎(obliterative phlebitis)。由于几乎在所有的胰腺炎中都会出现淋巴细胞、浆细胞浸润的情况,所以这一组织学特点并不具有特异性,而特殊的纤维化和闭塞性脉管炎在诊断Ⅰ型AIP时更有价值。

胰腺基本的小叶结构被炎症纤维化破坏,出现大量炎症细胞浸润胰腺主胰管和小叶间导管周围,而在疾病晚期,也可累及小导管(图12-2-1)。浸润的炎症细胞主要为多克隆的浆细胞和淋巴细胞,并伴随受累免疫母细胞或是浆母细胞。组织内嗜酸性粒细胞增多也是一种常见表现。与Ⅱ型AIP不同,即使是在急性期,组织内也很少出现中性粒细胞浸润。此外,通过免疫组化显示,炎症和纤维化区域还有较多的巨噬细胞反应。这些炎症细胞完全围绕导管、压迫管腔,导致腔内上皮折叠,管腔呈"星状",可以出现腔内上皮脱落,但缺乏"粒细胞上皮病变"(granulocytic epithelial leision,GEL)。有时,增生的淋巴组织可以形成大小不等的淋巴滤泡样结构。随着炎症的进展,胰腺腺泡进一步遭到破坏,从而消失,这是导致患者在接受类固醇治疗后出现胰腺萎缩的原因之一。而胰岛可以被保存下来,甚至出现胰岛增生,这点类似于其他类型的慢性胰腺炎。Ⅰ型AIP通常不会出现以下几种情况,如果检测到至少一个发现,需要怀疑Ⅰ型AIP的诊断:①广泛的中性粒细胞浸润;②脓肿形成;③坏死;④弥散分布的肉芽肿;⑤坏死性脉管炎。

IgG和IgG4的免疫组化染色有助于更好的确认浸润性浆细胞的特征(图12-2-2)。由于在恶性肿瘤或是其他炎症中,也可以出现IgG4(+)浆细胞。所以,为了避免过度诊断,必须对IgG4(+)浆细胞的进行仔细解读。I 型 AIP 时,IgG4(+)浆细胞通常弥漫分布,较为均匀。而在其他疾病中,IgG4(+)浆细胞通常呈片状或是局灶分布。值得注意的是,IgG4 相关性疾病的概念已被广泛接受,I 型 AIP/IgG4 相关性胰腺炎只是其中的一部分,不能仅通过 IgG(+)浆细胞浸润来诊断这类疾病,需要密切联系临床的各类表现综合判断。

I 型 AIP 时,胰腺小叶间的纤维化更为显著,炎症纤维病变呈席纹状或是车辐状、漩涡状、层状等,这类纤维化在胰腺周围区域更易被观察到(图 12-2-3)。当炎症纤维病变延伸至胰腺周围脂肪组织时,可以形成影像学上所谓的“胶囊样边缘”(a capsule-like rim)。当炎症纤维病变通过胆胰系统累及壶腹部时,可以导致壶腹部增大,需要与壶腹肿瘤鉴别。

闭塞性静脉炎是 I 型 AIP 中更具特征性的组织学特点,指在炎症纤维化病变过程中,小静脉出现部分或完全性闭塞的表现。需要注意的是,静脉闭塞在其他部位的炎性疾病中也可以出现,但通常不伴有炎症。邻近动脉的小的炎性结节是识别闭塞性静脉炎的重要组织学征象。通过弹力纤维染色,更易发现炎性结节中的闭塞静脉(图 12-2-4、12-2-5)。

目前,已有的研究尚不清楚 I 型 AIP 是否会增加患者罹患胰腺癌的风险。但是,值得注意的是,胰腺癌与 I 型 AIP 可以同时发生。因此,病理医生在识别 I 型 AIP 组织学形态时,需排除合并胰腺癌的可能性。

## 四、胰腺外表现

大部分 I 型 AIP 患者可以出现其他器官受累,临床表现为相应的器官受损症状。常见的受累表现包括:①胆管光滑狭窄伴远端轻度扩张;②肾脏弥漫性皮质病变或肿块状病变,肾盂尿路上皮增厚;③腹膜后纤维化;④腹部、纵隔、肺门部和颈部淋巴结肿大;⑤硬化性涎腺炎;⑥眼眶假性淋巴瘤等。

此外,患者还可出现肝脏炎性假瘤、睾丸旁假瘤、主动脉炎和自身免疫性前列腺炎等。肠道受累罕见,约 1% 的 I 型 AIP 容易并发炎症性肠病,特别是溃疡性结肠炎。这一比例在 II 型 AIP 患者中较高,约占 16%。

## 五、I 型 AIP 的诊断标准

公认的国际诊断共识(the International Consensus Diagnostic Criteria,ICDC)强调了 AIP 诊断的五个基本特征(表 12-2-1):①胰腺实质和胰腺导管的影像学表现;②血清 IgG4 水平;③IgG4 相关疾病的其他器官表现;④胰腺组织学特点(包括穿刺活检标本或切除标本);⑤对激素治疗的反应。

表 12-2-1 ICDC I 型 AIP 分级标准

| 缩写 | 标准 | 1 级 | 2 级 |
|---|---|---|---|
| P | 胰腺实质影像表现 | 典型影像学表现:胰腺弥漫增大伴延迟强化 | 不典型影像学表现:胰腺节段性或局灶增大伴延迟强化 |
| D | 导管影像表现(ERCP) | 广泛或多灶狭窄,不伴近端导管扩张 | 节段性或局灶狭窄,不伴近端导管显著扩张(直径 <5mm) |
| S | 血清学指标 | IgG4 水平 > 正常值上限的 2 倍 | IgG4 水平为正常值上限的 1~2 倍 |
| OOI | 其他器官累及 | 满足如下典型的组织学或是影像学条件(A 或 B)<br>A. 胰腺外器官的组织学特征<br>同时满足以下任意三项:<br>(1) 典型的淋巴细胞浆细胞浸润伴纤维化,没有粒细胞浸润<br>(2) 席纹状纤维化<br>(3) 闭塞性静脉炎<br>(4) 丰富的 IgG4 阳性浆细胞(>10 个 /HPF)<br>B. 典型的影像学特征<br>至少满足以下任意一项:<br>(1) 胆管近端或远端多灶性或节段性狭窄(肝门或肝内)<br>(2) 腹膜后纤维化 | 满足如下组织学或是影像学条件(A 或 B)<br>A. 胰腺外器官的组织学特征,包括胆管的内镜组织活检<br>必须同时满足以下两项:<br>(1) 显著的淋巴细胞浆细胞浸润,没有粒细胞浸润<br>(2) 丰富的 IgG4 阳性细胞(>10 个 /HPF)<br>B. 影像学特征<br>至少满足以下任意一项:<br>(1) 唾液腺或泪腺腺体对称性增大<br>(2) 与 AIP 相关的肾脏受累的影像学依据 |

续表

| 缩写 | 标准 | 1级 | 2级 |
|---|---|---|---|
| H | 胰腺组织学 | 淋巴浆细胞性硬化性胰腺炎(穿刺活检或切除)<br>同时满足以下任意三项:<br>(1) 导管周围淋巴细胞浆细胞浸润,没有粒细胞浸润<br>(2) 闭塞性静脉炎<br>(3) 席纹状纤维化<br>(4) 丰富的 IgG4 阳性浆细胞(>10 个/高倍视野) | 淋巴浆细胞性硬化性胰腺炎(穿刺活检)<br>满足以下任意两项:<br>(1) 导管周围淋巴细胞浆细胞浸润,没有粒细胞浸润<br>(2) 闭塞性静脉炎<br>(3) 席纹状纤维化<br>(4) 丰富的 IgG4 阳性细胞(>10 个/HPF) |
| Rt | 激素治疗反应 | 诊断性激素试验:迅速的(≤2 周)的胰腺或是胰腺外器官的影像学或临床缓解 | |

注:HPF= 高倍镜视野

前四项特征被归类为 1 级和 2 级发现,这取决于诊断的可靠性。

ICDC 将 AIP 的诊断划分为"确诊"和"可能"诊断(表 12-2-2)。患者具有 I 型 AIP 典型的 CT 影像学表现,同时有血清学(血清 IgG4 水平升高)支持或是胰腺外其他器官受累,即可确诊为 I 型 AIP,而无需 ERCP的支持。ICDC 限定了胰腺外器官的受累范围,包括胆管近端受累、腹膜后纤维化、唾液腺增大和肾脏受累,这是因为以上这些器官具有与 I 型 AIP 更相似的表现。如果无法区分 AIP 的两种类型,则诊断为"AIP,非特指型"。

表 12-2-2　ICDC I 型 AIP 诊断标准

| 主要诊断证据 | 影像学证据 | 其他证据 |
|---|---|---|
| 确诊 I 型 AIP | | |
| 组织学 | 典型或不典型的胰腺实质影像表现 | 组织学明确的淋巴细胞浆细胞硬化性胰腺炎(1 级 H) |
| 影像学 | 典型胰腺实质影像 | 不包括 D 的所有其他 1、2 级证据 |
| 激素治疗反应 | 不典型胰腺实质影像 | 两种或以上的 1 级证据(+2 级 D)* |
| | 不典型 | 1 级 S,或 OOI+Rt,或 1 级 D+2 级 S,或 OOI 或 H+Rt |
| 可能 I 型 AIP | 典型或不典型影像表现 | 2 级 S,或 OOI,或 H+Rt |

*:2 级 D 此处按 1 级证据计算

注:D= 导管影像表现,S= 血清学指标,H= 胰腺组织学,OOI= 其他器官受累,Rt= 激素治疗反应

需要注意的是,ICDC 诊断共识要求的 I 型 AIP 中 IgG4 阳性浆细胞 >10 个/高倍视野,但近年来病理学者对 IgG4 阳性浆细胞绝对计数进行了更新,认为在切除标本的组织学切片中 IgG4 阳性浆细胞 >50 个/高倍视野,活检标本中 IgG4 阳性浆细胞 >10 个/高倍视野,对诊断 I 型 AIP 有指导意义。此外,由于免疫球蛋白染色常会出现背景过深的现象,影响阳性细胞数目的判读。目前,实际工作中,也可以用 IG4 阳性浆细胞占总浆细胞数的比例来代替绝对数值,推荐的 I 型 AIP 的诊断标准是:IgG4 阳性浆细胞/IgG 阳性浆细胞 >40%。这类新的判读标准获得较大范围的认可。不久的将来,ICDC 诊断共识的相关内容可能也作出会相应更新。

## 六、治疗及预后

I 型 AIP 对激素治疗敏感,但是复发率为 15%~60%,其中约 90% 的患者在治疗后三年内复发。I 型AIP 复发的独立预测因素包括:IgG4 相关性胆管炎累及近端胆管和胰腺弥漫性肿胀。此外,较高的 IgG4水平(>10μg/dl),出现易感性白细胞抗原和细胞毒性 T 细胞相关蛋白 4 的多态性也是有用的 AIP 复发预测因素。

# 第三节 Ⅱ型自身免疫性胰腺炎

Ⅱ型 AIP（type 2 autoimmune pancreatitis）亦被称作"特发性导管中心性胰腺炎"（idiopathic duct-centric pancreatitis，IDCP），由于病例较少，目前 IDCP 发病机制尚未明确。在"Ⅱ型 AIP"的命名被确定前，此类疾病被称作"非酒精性导管破坏性胰腺炎"、粒细胞上皮病变胰腺炎或导管中心性慢性胰腺炎，所有这三种命名都强调了该类病变的"导管中心性"本质。患者血清 IgG4 水平往往正常，几乎不伴发胰腺外的 IgG4 相关性疾病和系统性累及。组织学上通常有粒细胞上皮病变（granulocytic epithelial lesion，GEL）；伴或不伴有腺泡内粒细胞浸润；无 IgG4 阳性浆细胞（0~10 个 /HPF）。

## 一、临床表现

Ⅱ型 AIP 患者平均年龄比Ⅰ型 AIP 更年轻（平均发病年龄分别为 50 岁左右），男女发病率相当。临床表现往往局限于胰腺，最常见的症状为急性胰腺炎和梗阻性黄疸。较少见的症状为腹痛，然而缺乏胰腺炎的生化检测证据。Ⅱ型 AIP 胰腺导管及间质的影像学异常表现与Ⅰ型相似，然而不同于Ⅰ型 AIP，Ⅱ型 AIP 缺乏 IgG4 升高的血清学特异表现，也不累及其他器官。即便如此，Ⅱ型 AIP 可伴发炎症性肠病。国际多中心研究比较了 204 例Ⅰ型 AIP 患者及 64 例Ⅱ型 AIP 患者，发现 2 型 AIP 更容易伴发炎症性肠病，尤其是溃疡性结肠炎，Ⅱ型与Ⅰ型患溃疡性结肠炎比例为 16%：1%。

## 二、胰腺组织学形态特征

由于Ⅱ型 AIP 不伴血清 IgG4 升高，也不累及其他器官，因此组织学检查仍为Ⅱ型 AIP 确诊的唯一标准，必须行胰腺组织活检以避免误诊为胰腺癌。然而由于目前Ⅱ型 AIP 病例较少，超声或 CT 引导下穿刺活检诊断Ⅱ型 AIP 的经验仍然缺乏。

以胰腺导管为中心的炎症细胞浸润、GEL 为Ⅱ型 AIP 最具特征性的病理表现，具有诊断意义。病变侵及小至中等的胰管，以镜下可见中性粒细胞浸润为特点，中性粒细胞不仅见于胰管周围的慢性炎性浸润，还特征性地表现为胰管内衬上皮浸润，致使上皮发生退行性变：上皮细胞聚集成簇，显示反应性细胞不典型性并可游离脱落。进一步发展成胰腺导管破坏，管腔内中性粒细胞与细胞碎屑的混合物沉积，微脓肿形成。在某些病例，这一退行性变可致腔内发生微栓塞。在 GEL 时，中性粒细胞通常在数量上占多，中性粒细胞较少所代表的意义尚不可知。需要注意的是 GEL 并不是Ⅱ型 AIP 的特异性表现，约 27% 的Ⅰ型 AIP 也可存在，因此Ⅱ型 AIP 的诊断还要结合临床血清学及其他系统情况。

粒细胞浸润也存在于小叶内和小叶间的炎性细胞中，胰腺腺泡亦可受累，但在这些结构通常不会出现微栓塞。病灶内仅有极少量 IgG4 阳性浆细胞（不高于 10 个 /HPF）。纤维化亦以导管中心性分布为主，很少见小叶内成纤维细胞增生，另外阻塞性静脉炎和席纹状纤维化也较Ⅰ型 AIP 少见。

## 三、Ⅱ型 AIP 的诊断标准

近年来国际专家组制定的 AIP 诊断标准不断更新，由于临床表现的证据是基于概率的，因此需要病理组织形态学证据作为主线，以支持 AIP 的诊断。目前公认的国际诊断共识（the International Consensus Diagnostic Criteria，ICDC）将 AIP 的诊断划分为"确诊"和"可能"诊断。

ICDC 将"GEL 合并 IgG4+ 浆细胞计数低下 / 缺如"为Ⅱ型 AIP 确诊的有力组织学证据。胰腺腺泡炎性浸润且含有中性粒细胞，但无粒细胞性上皮受损，IgG4+ 浆细胞计数亦未见升高（不高于 10 个 /HPF），则考虑可能为Ⅱ型 AIP。Ⅱ型 AIP 的 ICDC 诊断标准详见表 12-3-1 及表 12-3-2。应该强调的是，在"可能"诊断为Ⅱ型 AIP 的病例中，最终作出诊断需要其他的临床症状、血清学、影像学相关依据支持，这一点在作出正确诊断的过程中至关重要，这几方面有任何相矛盾的表现，都应在多学科背景下作出决断。

还应谨记的是，即便组织形态学证据未达到"可能"诊断的标准，也不能完全排除Ⅱ型 AIP 的诊断。

表 12-3-1　ICDC II 型 AIP 分级标准

| 缩写 | 标准 | 1 级 | 2 级 |
|---|---|---|---|
| P | 胰腺实质影像表现 | 典型影像学表现:胰腺弥漫增大伴延迟强化 | 不典型影像学表现:胰腺节段性或局灶增大伴延迟强化 |
| D | 导管影像表现（ERCP） | 广泛或多灶狭窄,不伴近端导管扩张 | 节段性或局灶狭窄,不伴近端导管显著扩张(直径 <5mm) |
| OOI | 其他器官累及 | 无 | 临床确诊为炎症性肠病 |
| H | 胰腺组织学（穿刺活检或切除） | 同时满足以下两条:<br>(1) 粒细胞浸润胰腺导管壁,伴或者不伴有腺泡受累<br>(2) 无或者极少量(0~10 个细胞 /HPF)IgG4 阳性浆细胞浸润 | 同时满足以下两条:<br>(1) 胰腺腺泡粒细胞及淋巴、浆细胞浸润<br>(2) 无或者极少量(0~10 个细胞 /HPF)IgG4 阳性浆细胞浸润 |
| Rt | 诊断性激素疗法:迅速的(≤2 周)的影像学或临床缓解 | | |

表 12-3-2　ICDC II 型 AIP 诊断标准

| 主要诊断依据 | 影像学证据 | 其他证据 |
|---|---|---|
| 确诊 II 型 AIP | 典型或不典型影像表现 | 组织学明确的导管中心性胰腺炎(1 级 H)或临床确诊的炎症性肠病 +2 级 H+Rt |
| 可能 II 型 AIP | 典型或不典型影像表现 | 2 级 H 或<br>临床确诊的炎症性肠病 +Rt |

注:H= 胰腺组织学,Rt= 激素治疗反应

## 四、治疗及预后

II 型 AIP 对激素治疗敏感,治疗后炎症可迅速消退,症状缓解。与 I 型 AIP 不同,其治疗后复发不多见(<10%),即使复发,病变仍然局限于胰腺并仍对激素治疗有效。长期并发症,如胰腺功能不全、胰管结石、恶变亦罕见。

## 五、非特指的 AIP

偶尔可出现确诊为 AIP、但不能依据现有的诊断标准清楚划分为 I 型或 II 型的病例,一种可能性为患者血清 IgG4 阴性、无胰腺外器官受累,但影像学结果存在胰腺典型改变,组织病理学表现为两种亚型共同的特征,而缺乏粒细胞性上皮受损与 IgG4+ 浆细胞。因此有学者认为此类患者应被归为非特指的 AIP (AIP-not otherwise specified),以便开展类固醇类激素的治疗。

# 第四节　自身免疫性胰腺炎的鉴别诊断

## 一、胰腺导管腺癌

临床上 AIP 最重要的鉴别诊断为胰腺导管腺癌。胰腺导管腺癌伴随的炎症、纤维性变,通常又称为"癌周胰腺炎",与 AIP 在特点上有相同之处。在找不到导管中心性炎性变或静脉炎等诊断性特点的情况下,鉴别两者可有难度。正是在这种情况下,IgG4 免疫组化染色发挥了重要作用。染色后 IgG4+ 浆细胞的数量和分布这两点的不同,可有助于作出正确诊断。AIP 的炎性改变(慢性炎性细胞浸润)呈片状分布,IgG4+ 浆细胞在病变严重区域更具连续性。相较之下,在癌周胰腺炎病灶中,零星或小群的 IgG4+ 浆细胞常被大片无 IgG4 染色的组织所隔开。

在 AIP 和导管腺癌,不同区域的 IgG4+ 浆细胞数量都可以差异较大;但在病变最严重部位,AIP 的

IgG4+ 浆细胞计数常显著高于癌周胰腺炎。在最近的一项基于临界值 >50 IgG4+ 浆细胞计数 /HPF 的研究中,热点区域内三个以上视野取平均数据显示,1 型 AIP 的 IgG4 染色的灵敏度为 84%,特异性达 100%。

## 二、其他类型慢性胰腺炎

AIP 与酒精性胰腺炎、慢性梗阻性胰腺炎等其他种类慢性胰腺炎的区别,可基于下述的观察结果。在后两种胰腺炎,胰管常扩张而管腔轮廓呈圆形,而 AIP 胰管狭窄、轮廓呈不规则星状。酒精性或慢性梗阻性胰腺炎的管腔内常有蛋白栓子与结石,而 1 型 AIP 胰管内空盈,2 型 AIP 胰管内为混杂炎性导管上皮细胞碎屑的中性粒细胞。胰管周围纤维化显著见于此三种胰腺炎,但在酒精性和慢性梗阻性胰腺炎,纤维化病灶细胞较少、多为胶原。类似于此,炎性细胞浸润在这两种胰腺炎要显著轻于 AIP。非自身免疫性的胰腺炎也可以存在非特异性的动静脉内膜纤维化与管壁增厚,但闭塞性脉管炎仅见于 AIP。滤泡萎缩与小叶结构紊乱在三种胰腺炎都可存在,但局部的小叶结构完全消失,更常见于病变严重的 AIP,而不多见于酒精性或慢性梗阻性胰腺炎。

## 三、炎性假瘤及炎性肌纤维母细胞瘤

炎性假瘤目前被视为非肿瘤性的器官组织增殖性进程,临床特性和放射学表现均与肿瘤生长进程类似。炎性假瘤又以纤维假瘤、浆细胞性肉芽肿、局限性淋巴浆细胞性胰腺炎、淋巴浆细胞性硬化性胰腺炎等称谓见诸报道。已报道过的病例所具共同特点,为与 AIP 相似的三联征:淋巴细胞和浆细胞弥漫性浸润,肌纤维母细胞增生及静脉炎。基于这种形态学上的相近之处,伴随发生的自身免疫性疾病(Sjögren 综合征,硬化性胆管炎,腹膜后纤维化)及应用糖皮质激素后有时会出现的瘤体缩小,炎性假瘤(至少是肝脏、胰腺的炎性假瘤)被认为属 AIP 和 IgG4 相关性疾病损害的后果之一。炎性假瘤与 AIP 的主要区别为边界清楚的结节状病灶。炎性肌纤维母细胞瘤亦可有与 AIP 相似的组织形态学特点,尤其是淋巴浆细胞性浸润和纤维化;但在炎性肌纤维母细胞瘤中,ALK 与 P53 阳性更易见到,Ki67 增殖指数更高,不到 5% 的组织内可见闭塞性脉管炎,IgG4+ 浆细胞计数多低于 10 个 /HPF,IgG4+/IgG+ 比值多低于 40%。

(郭 滟　王 婷)

# 参 考 文 献

1. Sarles H,Sarles JC,Camatte R,et al. Observations on 205 confirmed cases of acute pancreatitis,recurring pancreatitis,and chronic pancreatitis. Gut,1965,6(6):545-559.

2. Yoshida K,Toki F,Takeuchi T,et al. Chronic pancreatitis caused by an autoimmune abnormality. Proposal of the concept of autoimmune pancreatitis. Dig Dis Sci,1995,40(7):1561-1568.

3. Chari ST,Klöppel G,Zhang L,et al. Histopathologic and clinical subtypes of autoimmune pancreatitis:The Honolulu consensus document. Pancreas,2010,39:549-554.

4. Shimosegawa T,Chari ST,Frulloni L,et al. International consensus diagnostic criteria for autoimmune pancreatitis. Guidelines of the International Association of Pancreatology. Pancreas,2011,40:352-358.

5. Zhang L,Chari S,Smyrk TC,et al. Autoimmune pancreatitis (AIP) type 1 and type 2. An international consensus study on histopathological diagnostic criteria. Pancreas,2011,40:1172-1179.

6. Deshpande V,Zen Y,Chan JKC,et al. Consensus statement on the pathology of IgG4-related disease. Mod Pathol,2012,25:1181-1192.

7. Dhall D,Suriawinata AA,Tang LH,et al. Use of immunohistochemistry for IgG4 in the distinction of autoimmune pancreatitis from peritumoral pancreatitis. Hum Pathol,2010,41:643-652.

8. Shimosegawa T,Chari ST,Frulloni L,et al. International consensus diagnostic criteria for autoimmune pancreatitis. Guidelines of the International Association of Pancreatology. Pancreas,2011,40:352-358.

9. Zamboni G,Luttges J,Capelli P,et al. Histopathological features of diagnostic and clinical relevance in autoimmune pancreatitis: a study on 53 resection specimens and 9 biopsy specimens. Virchows Arch,2004,445:552-563.

10. Nishimori I,Tamakoshi A,Otsuki M. Prevalence of autoimmune pancreatitis in Japan from a nationwide survey in 2002. J

Gastroenterol,2007,42(suppl 18):6-8.

11. Kim KP,Kim MH,Lee SS,et al. Autoimmune pancreatitis:it may be a worldwide entity. Gastroenterology,2004,126:1214.

12. Sah RP,Chari ST. Autoimmune pancreatitis:an update on classification,diagnosis,natural history and management. CurrGastroenterol Rep,2012,14:95-105.

13. Okazaki K. Autoimmune pancreatitis is increasing in Japan. Gastroenterology,2003,125:1557-1558.

14. Kamisawa T,Chari ST,Giday SA,et al. Clinical profile of autoimmune pancreatitis and its histological subtypes:an international multicenter study. Pancreas,2011,40:809-814.

15. Sugumar A,Kl.ppel G,Chari ST. Autoimmune pancreatitis:pathologic subtypes and their implications for its diagnosis. Am JGastroenterol,2009,104:2308-2310;quiz,2311.

16. Notohara K,Burgart LJ,Yadav D,et al. Idiopathic chronic pancreatitis with periductallymphoplasmacytic infiltration: clinicopathologic features of 35 cases. Am J SurgPathol,2003,27:1119-1127.

17. Moon SH,Kim MH,Park DH,et al. Is a 2-week steroid trial after initial negative investigation for malignancy useful in differentiating autoimmune pancreatitis from pancreatic cancer? A prospective outcome study. Gut,2008,57(12):1704-1712.

18. Hart PA,Kamisawa T,Brugge WR,et al. Long-term outcomes of autoimmune pancreatitis:a multicentre,international analysis. Gut,2013,62:1771-1776.

19. Sah RP,Chari ST,Pannala R,et al. Differences in clinical profile and relapse rate of type 1 versus type 2 autoimmune pancreatitis. Gastroenterology,2010,139:140-8;quiz e12-e13.

20. Shimosegawa T,Chari ST,Frulloni L,et al. International Consensus Diagnostic Criteria for autoimmune pancreatitis. Pancreas, 2011,40:352-358.

21. Kawa S,Hamano H,Ozaki Y,et al. Long term follow-up of autoimmune pancreatitis:characteristics of chronic disease and recurrence. ClinGastroenterolHepatol,2009,7:S18-S22.

22. Yadav D,Notahara K,Smyrk TC,et al. Idiopathic tumefactive chronic pancreatitis:clinical profile,histology,and natural history after resection. ClinGastroenterolHepatol,2003,1:129-135.

23. Nakazawa T,Ohara H,Sano H,et al. Cholangiography can discriminate sclerosing cholangitis with autoimmune pancreatitis from primary sclerosing cholangitis. Gastrointest Endosc,2004,60:937-944.

24. Clark CJ,Morales-Oyarvide V,Zaydfudim V,et al. Short-term and long-term outcomes for patients with autoimmune pancreatitis after pancreatectomy:a multi-institutional study. J Gastrointest Surg,2013,17:899-906.

25. Kawa S,Hamano H,Ozaki Y,et al. Longterm follow-up of autoimmune pancreatitis:characteristics of chronic disease and recurrence. ClinGastroenterolHepatol,2009,7:S18-S22.

26. Kubota K,Iida H,Fujisawa T,et al. Clinical factors predictive of spontaneous remission or relapse in cases of autoimmune pancreatitis. Gastrointest Endosc,2007,66:1142-1151.

27. Kubota K,Watanabe S,Uchiyama T,et al. Factors predictive of relapse and spontaneous remission of autoimmune pancreatitis patients treated/not treated with corticosteroids. J Gastroenterol,2011,46:834-842

28. Hirano K,Tada M,Isayama H,et al. Longterm prognosis of autoimmune pancreatitis with and without corticosteroid treatment. Gut,2007,56:1719-1724.

29. Takuma K,Kamisawa T,Tabata T,et al. Short-term and long-term outcomes of autoimmune pancreatitis. Eur J Gastroenterol Hepatol,2011,23:146-152.

30. Weber SM,Cubukcu-Dimopulo O,Palesty JA,et al. Lymphoplasmacyticsclerosing pancreatitis:inflammatory mimic of pancreatic carcinoma. J Gastrointest Surg,2003,7(1):129-137.

31. Hardacre JM,Iacobuzio-Donahue CA,Sohn TA,et al. Results of pancreaticoduodenectomy for lymphoplasmacyticsclerosing pancreatitis. Ann Surg,2003,237(6):853-859.

32. Detlefsen S,Klöppel G. G4-related disease:with emphasis on the biopsy diagnosis of autoimmune pancreatitis and sclerosing cholangitis. Virchows Arch,2018,472(4):545-556.

33. Madhani K,Farrell JJ. Autoimmune Pancreatitis:An Update on Diagnosis and Mangement. Gastroenterol Clin North Am,2016, 45(1):29-43.

34. Okazaki K,Uchida K. Autoimmune Pancreatitis:The Past,Present,and Future. Pancreas,2015,44(7):1006-1016.

35. Sureka B,Rastogi A. Autoimmune Pancreatitis. Pol J Radiol,2017,25(82):233-239.

36. Majumder S,Takahashi N,Chari ST. Autoimmune Pancreatitis. Dig Dis Sci,2017,62(7):1762-1769.

37. Uchida K,Okazaki K. Clinical and pathophysiological aspects of type 1 autoimmunepancreastitis. J Gastroenterol,2018,53(4):

475-483.

38. Kawa S. Current Concepts and Diagnosis of IgG4 Related Pancreatitis (Type 1 AIP). Semin Liver Dis, 2016, 36 (3): 257-273.

39. Hart PA, Krishna SG, Okazaki K. Diagnosis and Management of Autoimmune Pancreatitis. Curr Treat Options Gastroenterol, 2017, 15 (4): 538-547.

40. Xin L, He YX, Zhu XF, et al. Diagnosis and treatment of autoimmune pancreatitis: experience with 100 patients. Hepatobiliary Pancreat Dis Int, 2014, 13 (6): 642-648.

41. Meng Q, Xin L, Liu W, et al. Diagnosis and treatment of autoimmune pancreatitis in China: A systematic review. PLoS One, 2015, 10 (6): e0130466.

# 第 **13** 章

# 青少年慢性胰腺炎

【摘要】青少年慢性胰腺炎有它的特殊性,具有发病早、病程迁延,影响儿童营养状态和生长发育的特点。发病机制与成人有所不同,特发性和遗传因素占主导地位,其他病因学还包括解剖学异常、遗传代谢等。临床特点以腹痛和反复胰腺炎发作为主要表现,诊断需进一步结合典型影像学。相对成人来讲,儿童慢性胰腺炎病程短,胰腺内外分泌功能受损程度小,脂肪泻、糖尿病、上消化道出血的表现不多见。慢性胰腺炎的治疗存在一定难度,包括支持治疗、疼痛管理,内镜治疗,外科手术等,ERCP在儿童慢性胰腺炎的诊断和治疗中的地位日渐重要。对于确诊为慢性胰腺炎的患儿应定期随访胰腺内外分泌功能,监测亚临床消化不良和胰源性糖尿病的发展。

慢性胰腺炎(chronic pancreatitis,CP)是指胰腺组织局部或弥漫性慢性炎症以及纤维化,具有进行性、持续性、不可逆性,最终引起胰腺实质损害以及胰管狭窄、扩张,胰腺内、外分泌功能进行性衰退。儿童和青少年慢性胰腺炎在儿科疾病中发病率较低,根据发病年龄,典型的反复胰腺炎病史和影像学可以诊断,但对一些早期以及影像学变化不明显患儿的诊断存在一定难度。随着各种检测手段在儿科应用,儿童慢性胰腺炎的诊断率逐年上升。既往对儿童慢性胰腺炎的研究多为个案和小样本研究,因此具体发病率不详。Chowdhury 对印度儿童胃肠病专科就诊的 3 887 名患儿的研究中,诊断为慢性胰腺炎的为2.5%,其中男性占 60.6%。而中国目前暂无大样本研究,其中长海医院对 427 名 CP 患者的分析中,儿童患者占 9.8%。

慢性胰腺炎疾病开始年龄小于 5 岁被定义为早发型慢性胰腺炎,文献报道该类患儿在青少年慢性胰腺炎中占 18.5% 左右。病因学以及基因突变类型和其他年龄段类似,表现为胰腺炎发作次数更频繁,需要外科干预的概率更高。

## 一、病因学

在成人,滥用酒精和胆石症是引起胰腺炎的两大主要原因。儿童发病机制较为复杂,病因学与成人有所不同,主要为特发性、遗传因素、解剖异常等,在不同国家、地区,流行病学有所差异。根据文献报道,对儿童慢性胰腺炎的主要病因学概括如下:

### (一)特发性胰腺炎

即没有明确病因的一类慢性胰腺炎,在青少年慢性胰腺炎中所占比例较高,为 30%~60%。另外,热带胰腺炎主要发生在某些特定地区,如印度、非洲、中美洲等,好发于青少年,其确切致病机制不清楚,可能与严重营养不良以及饮食因素相关,因此,很多学者也将其归为特发性胰腺炎,也有部分研究认为基因突变可能是热带胰腺炎的危险因素。

**（二）遗传性因素**

遗传性胰腺炎发病较早的特点决定了基因突变在儿童慢性胰腺炎的发病机制中占有重要地位。目前文献报道的基因突变主要是 *PRSS1*、*SPINK1*、*CFTR*、*CLDN2* 等，各年龄段遗传表型无明显差异。*PRSS1* 是最常见的基因突变，与遗传性胰腺炎关系密切。*SPINK1* 突变与胰管结石及胰腺钙化表现相关。2016 年 Grzegorz 等对 265 例儿童慢性胰腺炎住院患儿进行遗传学筛查，基因突变率为 38% 左右，其中诊断为遗传性胰腺炎（hereditary pancreatitis，HP）的患儿占 15.5%，遗传性胰腺炎患儿有 88% 有家族史且临床表现重于非遗传性胰腺炎，而且遗传性胰腺炎在成人期发生胰腺癌的风险明显增加。

**（三）解剖学异常**

胰腺先天结构解剖异常最终引起慢性胰腺炎发生，其中以胰腺分裂最常见，在人群的发病率为 2.7%~22%，国内儿童 CP 中胰腺分裂占 11.9%。其他结构异常还包括胰胆管汇合异常、胰腺发育不良、环状胰腺、胆总管缺失、胆结石等。胰腺分裂与胰腺炎的关系目前尚存在争论，有学者认为它是引起慢性胰腺炎的重要原因。但胰腺分裂只有部分患者出现症状，因此也有学者认为胰腺分裂只是正常变异，在意大利一项多中心研究中，865 例慢性胰腺炎有 6% 的患者存在胰腺分裂，通过相互关系假设的验证，认为胰腺分裂本身不是胰腺炎的病因，需要遗传等其他因素诱发胰腺炎的发生。

**（四）其他**

其他因素还包括代谢性异常，如高脂血症、高钙血症、脂营养不良、α-1 胰蛋白酶缺乏，以及腹部外伤、自身免疫性疾病等，但并非常见因素。

## 二、临床表现

**（一）腹痛**

儿童慢性胰腺炎的症状不具特异性，最主要的症状是腹痛，疼痛部位多位于上腹部，表现为间歇性或持续性的轻、中度腹痛，向腰背部或左肩放射，可伴有恶心、呕吐等，大部分予禁食或药物治疗后症状可好转。胰管梗阻导致的胰管内压和胰腺组织压增加被认为是腹痛主要的因素，也是内镜介入治疗慢性胰腺炎的基础，随着病情进展，疼痛可缓解甚至消失。

**（二）吸收障碍和发育不良**

由于疾病的反复发作、疾病进展至胰腺功能低下影响脂肪和蛋白质的吸收，以及因餐后腹痛而进行饮食限制等因素影响患儿的营养状态，可出现体重不增、消瘦、生长发育落后、维生素缺乏和骨质疏松等表现。波兰一项对慢性胰腺炎住院患儿的统计分析，不同程度营养不良占到 25% 左右，随着病程进展、年龄增长，营养不良程度加重。

**（三）其他**

相对成人而言，儿童慢性胰腺炎病程短，胰腺内外分泌功能受损程度小，脂肪泻、糖尿病、上消化道出血的表现不多见，我国脂肪泻发生率约 9.5%，糖尿病更少，国内尚无报道，国外发生率为 9.1%。并发症主要包括胰腺假性囊肿、动脉瘤、脾静脉栓塞、胆总管梗阻、肠梗阻、胰瘘，甚至胰腺肿瘤的发生。

## 三、诊断依据

根据患儿反复胰腺炎发作病史、胰腺内外分泌功能不足等，以及典型的影像学征象，可对慢性胰腺炎作出诊断。儿童慢性胰腺炎的诊断应包括下列其中一点：

1. 周期性胰源性腹痛或胰酶升高，并有不可逆的典型影像学表现，包括弥漫性或局灶性胰组织破坏、钙化，胰管结石、狭窄、扩张等改变。

2. 胰腺内分泌功能不足，伴有不可逆的典型影像学改变。

3. 胰腺外分泌功能不足，伴有不可逆的典型影像学改变。

## 四、辅助检查

### （一）实验室检查

慢性胰腺炎的实验室检查很有限,血清淀粉酶、脂肪酶在慢性胰腺炎患儿中可以完全正常,淀粉酶和脂肪酶在慢性胰腺炎中呈3倍升高的患者仅分别占23.4%和13.8%,在慢性胰腺炎急性发作时两者可进行性升高。对慢性胰腺炎患儿进行胰腺外分泌功能评估有一定价值。"金标准"是直接测量法:外源性刺激促胰液素或胆囊收缩素分泌,测量胰管中胰液碳酸氢根和胰酶浓度。特异性和敏感度可达90%~100%。但由于操作复杂,限制了它在儿科临床的应用。另外,测定粪便中胰弹性蛋白酶含量也可间接反映胰腺外分泌功能。

### （二）影像学检查

1. 腹部平片　可见到胰腺钙化或胰管结石影,该检查简单便捷,但对慢性胰腺炎的评估价值有限。

2. B超　可以观察胰腺大小、形态、结石、钙化,胰管是否扩张,假性囊肿形成等改变,主要针对疾病中晚期,诊断的敏感性为50%~80%,特异性为90%。检查经济方便,对早期病灶意义有限。

3. 腹部CT　敏感性高于腹部超声,是胰腺炎的一线影像学检查,对于胰腺炎轻重程度和预后、发现并发症有重要价值,对胰管结石、胰腺钙化敏感性优于MRI,但对胰管显像不如MRI。

4. 磁共振胰胆管造影（MRCP）　MRCP可以显示1mm以上的胰管形态学变化,儿童慢性胰腺炎MRCP诊断的敏感性和阳性预测值分别为77.1%和90%,对先天性胆总管囊肿和胆胰管汇合畸形诊断准确性分别为100%和40%~83%,另外因为无创、无放射性,在儿童慢性胰腺炎的诊断中价值较高。

5. 内镜逆行胰胆管造影（ERCP）　ERCP是胰管形态学、慢性胰腺炎的严重度和进展评价的"金标准",对胰管扩张、病理改变、早期胰腺癌的发现敏感性高。在儿童慢性胰腺炎中,因其为侵入性操作、有辐射、费用高等缺点,不建议单纯应用ERCP进行儿童慢性胰腺炎的诊断,主要用于介入治疗,包括乳头括约肌、胰管括约肌切开,支架内引流,鼻胰管外引流,球囊扩张,取石等操作。ERCP术后并发症发病率为3%~11%,有介入操作时增加至17%,最常见的是术后胰腺炎,消化道出血、穿孔、感染等,并发症发生的风险主要与操作时间、反复显影、插管困难、造影剂过量等因素相关。

## 五、治疗

儿童慢性胰腺炎的治疗包括保守治疗、介入治疗和手术治疗,多采用前两种方法,主要通过控制饮食,支持治疗,疼痛管理,补充胰酶等方法,如保守治疗不能有效控制疼痛可考虑介入或手术治疗。总的治疗目标是减轻痛苦,缓解和预防胰腺内外分泌功能障碍。

### （一）支持治疗

发生营养不良在慢性胰腺炎患儿中非常普遍,全身营养状况对儿童体格生长发育至关重要,因此在确定存在营养风险的患儿应提供膳食咨询和营养干预。总体应遵循的原则是健康均衡饮食,少食多餐,适当脂肪含量摄入。慢性胰腺炎患儿消化吸收不良较常见,常存在脂溶性维生素缺乏,影响钙的吸收,预防措施是足量补充钙质、维生素,保障热量和蛋白水平的供给。酶替代疗法对有症状以及亚临床伴有功能不全的患儿都是有益的,当出现脂肪泻、体重不增、消瘦时,要警惕胰腺外分泌功能不足。

### （二）疼痛管理

对于儿童慢性胰腺炎控制疼痛很重要,可用甾体类或非甾体药物止痛,补充胰酶控制胆囊收缩素分泌等方法,吗啡类药物可引起Oddi括约肌痉挛不推荐使用。症状较轻的患儿一般可通过限制胰酶分泌减轻疼痛。对于难以控制的疼痛,可内镜下或外科手术解除胰管梗阻。

### （三）内镜介入治疗

ERCP以及内镜下胰管支架植入术在儿童的应用,为儿童慢性胰腺炎的治疗提供了有效手段。疼痛是儿童慢性胰腺炎内镜治疗的主要指征,欧洲胃肠内镜协会推荐8岁以上儿童慢性胰腺炎同成年患者一样,内镜治疗应作为一线治疗方案。手术方式包括行乳头括约肌切开术、胰管取石及主副乳头扩张术、胰管支架植入等。适应证为胆胰管结石,肝移植后吻合口胆道狭窄,胆道损伤,复发性或慢性胰腺炎（图13-

0-1、13-0-2)。近年来,随着内镜以及辅助设备的改进以及内镜医师操作水平的提高,儿童内镜治疗越来越多应用于慢性胰腺炎和胰管解剖异常的患儿,可明显减少每年胰腺炎的发作次数和腹痛程度、减少住院次数,国内一项研究数据显示儿童 ERCP 治疗后腹痛缓解率为 81.1%,随访 2~3 年有 64.9% 完全缓解,因此对于疼痛明显的慢性胰腺炎患儿,内镜治疗可以尽早考虑。对于存在胰管狭窄,伴有阻塞性胰管结石的患儿可行胰管支架植入,并按需更换支架,针对大于 4mm 的结石可结合体外冲击波碎石术。如连续 12 个月单个支架植入后主胰管仍持续狭窄的患儿可建议同时放置多个、并排的胰管支架。目前相关文献对不良事件的评价分析提示胰管支架在儿童慢性胰腺炎的应用是安全有效的(ER 13-0-1、ER 13-0-2)。

ER 13-0-1　儿童慢性胰腺炎内镜治疗:胰管结石取石术　　　　ER 13-0-2　儿童慢性胰腺炎内镜治疗:副乳头插管

### (四) 外科手术

对于胰管解剖异常、胆道疾病引起的慢性阻塞性胰腺炎,内镜治疗效果不佳,以及引起十二指肠梗阻,疑似恶性肿瘤的患儿,可选择外科手术。手术方式有胰腺括约肌切开、胆道及胰腺导管引流。全胰腺切除术加胰岛细胞自体移植,可以较好地缓解慢性疼痛以及对止痛药物的依赖,儿童自体胰岛细胞移植总的效果较成人好,对于遗传性胰腺炎的青少年患者,随着年龄增长,20 岁后超过 18% 的患儿有糖尿病,推荐这类患儿随访影像学评估胰腺纤维化程度,判断手术切除和自体移植的最佳时机,但目前国内该技术在儿童的应用经验尚不足。

## 六、随访

儿童慢性胰腺炎有它的特殊性,发病年龄早,病程迁延进展,影响患儿的生长发育、营养状态、生活质量,无法正常上学和参加童年活动,与成人在病因、表现、治疗等方面存在一定差异(表 13-0-1)。对于确诊为慢性胰腺炎的患儿,应该每年进行一次胰腺内外分泌功能、脂溶性维生素等指标以及影像学方面的评估,监测亚临床消化不良和胰源性糖尿病的发展。因受发病率、经验水平、统计学资料等因素的限制,我们对儿童慢性胰腺炎仍存在很多未知,目前的诊疗主要建立在成人的经验和基础之上,因此多中心、多学科收集儿童慢性胰腺炎患儿资料、进行经验总结、制定针对儿童慢性胰腺炎标准管理的国际共识意见显得尤为重要。

表 13-0-1

| 类别 | 青少年 | 成人 |
| --- | --- | --- |
| 病因 | | |
| 酒精性 | 0 | 70%~90%(国外),20%~30%(国内) |
| 特发性 | 60%~70% | 10%~30% |
| 遗传性 | 10%~40% | 1%~2% |
| 胆道系统疾病 | 12% | 26%~36% |
| 是否腹痛 | | |
| 有腹痛 | >98% | 80%~90% |
| 无腹痛 | <2% | 10%~20% |
| 腹痛程度 | | |
| 轻中度 | 70% | 30% |
| 重度 | 30% | 70% |

续表

| 类别 | 青少年 | 成人 |
| --- | --- | --- |
| 介入治疗 | | |
| 　内镜治疗 | 50%~80%* | 65% |
| 　外科手术 | 60%~80%# | 60%~80% |
| 预后 | | |
| 　糖尿病 | 2% | 20%~60% |
| 　胰腺癌 | 0 | >1% |
| 　死亡 | 0 | >5% |

　　* 为王伟教授统计近 20 余年 34 篇国内外关于青少年内镜治疗慢性胰腺炎的临床随访资料,涉及病例 448 例;# 已发表文献中包含例数过少,尚需大样本随访资料

## 七、先天性十二指肠隔膜病、十二指肠重复囊肿与胰腺炎

　　先天性十二指肠隔膜病占先天性小肠闭锁的 40%,发生率为出生婴儿的 1/(6 000~10 000)。隔膜好发于十二指肠的第二段(85%~90%),其次是第三和第四段。隔膜有黏膜和黏膜下层形成,无肌层缺损。由于膜样物的存在,通常在出生后数天即可出现胆汁性呕吐等梗阻症状,症状出现时间与膜样物上的小孔大小有关,孔较大的多在成年后发病。腹部平片检查可以看到"双泡征",上消化道造影可在梗阻水平看到光滑、圆形末端。另外,该病有时可合并环状胰腺、肠旋转异常、内脏全转位等畸形。

　　内镜检查时,可通过膜样物破孔进入十二指肠远端观察,吸气、送气时可见伞状开合现象。部分患者由于膜样物的长期牵拉,导致十二指肠乳头移位,Vater 壶腹不通畅,胰管内压增高,胆汁、胰液反流,可导致急性胰腺炎反复发作。

　　传统的治疗主要是通过手术切除隔膜,十二指肠与十二指肠或空肠吻合,近些年也有开展内镜下膜样物切除、球囊扩张等。无论选择何种治疗方式,治疗前必须充分确认十二指肠乳头位置,切忌损伤十二指肠乳头。

　　十二指肠重复畸形是一种罕见的先天性疾病,其发病率约为出生婴儿的 1/100 000。通常出现在小肠,十二指肠为最少见的部位。Ladd 等对消化道重复畸形定义如下:①由一层或数层平滑肌包绕;②内面有消化道上皮覆盖;③与正常消化道连接部位共有肠壁。在形态学方面,根据与十二指肠壁位置的关系分为腔内型、壁内型、腔外型、胰内型。

　　十二指肠重复畸形最常见的症状是腹痛,伴或不伴恶心呕吐,最常见的并发症是胰腺炎,累及胆道少见,少部分患者会表现为黄疸。如果伴有异位胃黏膜可引起消化性溃疡,导致出血和穿孔。儿童患者多出现呕吐、腹部肿块;成人患者多发生上腹痛。儿童期确诊的病例与成年后确诊的病例并无明显差异。

　　目前针对有症状的十二指肠重复畸形患者进行手术切除或内镜下开窗减压术治疗。治疗过程中均需确认十二指肠乳头位置,避免损伤十二指肠乳头。无症状的患者可随访观察。

(邓朝晖　龚婷婷)

## 参 考 文 献

1. Chowdhury SD,Chacko A,Ramakrishna BS,et al. Clinical profile and outcome of chronic pancreatitis in children. Indian Pediatr,2009,50(11):1016-1019.

2. Wang W,Liao Z,Li ZS,et al. Chronic pancreatitis in Chinese children:etiology,clinical presentation and imaging diagnosis. J Gastroenterol Hepatol,2009,24(12):1862-1868.

3. Wejnarska K,Kolodziejczyk E,Wertheim-Tysarowska K,et al. The Etiology and Clinical Course of Chronic Pancreatitis in Children With Early Onset of the Disease. J Pediatr Gastroenterol Nutr,2016,63(6):665-670.

4. Rajesh G,Elango EM,Vidya V,et al. Genotype-phenotype correlation in 9 patients with tropical pancreatitis and identified gene mutations. Indian J Gastroenterol,2009,28(2):68-71.

5. Murugaian EE,Ram Kumar RM,Radhakrishnan L,et al. Novel mutations in the calcium sensing receptor gene in tropical chronic pancreatitis in India. Scand J Gastroenterol,2008,43(1):117-121.

6. Oracz G,Kolodziejczyk E,Sobczynska-Tomaszewska A,et al. The clinical course of hereditary pancreatitis in children-A comprehensive analysis of 41 cases. Pancreatology,2016,16(4):535-541.

7. Xiao Y,Yuan W,Yu B,et al. Targeted Gene Next-Generation Sequencing in Chinese Children with Chronic Pancreatitis and Acute Recurrent Pancreatitis. J Pediatr,2017,191:158-63 e3.

8. Pezzilli R. Pancreas divisum and acute or chronic pancreatitis. JOP,2012,13(1):118-119.

9. Oracz G,Cukrowska B,Kierkus J,et al. Autoimmune markers in children with chronic pancreatitis. Prz Gastroenterol,2014,9(3):142-146.

10. Kolodziejczyk E,Wejnarska K,Dadalski M,et al. The nutritional status and factors contributing to malnutrition in children with chronic pancreatitis. Pancreatology,2014,14(4):275-279.

11. Fayyaz Z,Cheema HA,Suleman H,et al. Clinical Presentation,Aetiology and Complications of Pancreatitis in Children. J Ayub Med Coll Abbottabad,2015,27(3):628-632.

12. Nydegger A,Couper RT,Oliver MR. Childhood pancreatitis. J Gastroenterol Hepatol,2006,21(3):499-509.

13. Kolodziejczyk E,Jurkiewicz E,Pertkiewicz J,et al. MRCP Versus ERCP in the Evaluation of Chronic Pancreatitis in Children:Which Is the Better Choice? Pancreas,2016,45(8):1115-1119.

14. Yildirim AE,Altun R,Ocal S,et al. The safety and efficacy of ERCP in the pediatric population with standard scopes:Does size really matter? Springerplus,2016,5:128.

15. Rasmussen HH,Irtun O,Olesen SS,et al. Holst M. Nutrition in chronic pancreatitis. World J Gastroenterol,2013,19(42):7267-7275.

16. Oracz G,Pertkiewicz J,Kierkus J,et al. Efficiency of pancreatic duct stenting therapy in children with chronic pancreatitis. Gastrointest Endosc,2014,80(6):1022-1029.

17. Talukdar R,Nageshwar Reddy D. Endoscopic therapy for chronic pancreatitis. Curr Opin Gastroenterol,2014,30(5):484-489.

18. Li ZS,Wang W,Liao Z,et al. A long-term follow-up study on endoscopic management of children and adolescents with chronic pancreatitis. Am J Gastroenterol,2010,105(8):1884-1892.

19. Dzakovic A,Superina R. Acute and chronic pancreatitis:surgical management. Semin Pediatr Surg,2012,21(3):266-271.

20. Sacco Casamassima MG,Goldstein SD,Yang J,et al. The impact of surgical strategies on outcomes for pediatric chronic pancreatitis. Pediatr Surg Int,2017,33(1):75-83.

21. Deie K,Uchida H,Kawashima H,et al. Laparoscopic side-to-side pancreaticojejunostomy for chronic pancreatitis in children. J Minim Access Surg,2016,12(4):370-372.

22. Gariepy CE,Heyman MB,Lowe ME,et al. Causal Evaluation of Acute Recurrent and Chronic Pancreatitis in Children:Consensus From the INSPPIRE Group. J Pediatr Gastroenterol Nutr,2017,64(1):95-103.

23. F Bertuzzi,B Antonioli,MC Tosca,et al. Islet Transplantation in Pediatric Patients:Current Indications and Future Perspectives. Endocrine Development,2016,30(1):14-22.

24. Krieg EG.Duodenal diaphragm. Ann Surg,1937,106:33-41.

25. Grosfeid O'Neil,Fonkalsrud Coran. Pediatric Surgery. 第6版. 吴晔明,译. 北京:北京大学医学出版社,2009:1286-1293.

26. 程鑫,严志龙. 以胰腺炎为首发病的儿童十二指肠隔膜狭窄1例. 临床小儿外科杂志,2011,10(2):159-159.

27. Ladd WE. Surgical treatment of duplication of the alimentary tract. Surg Gynecol Obstet,1940,70:295-307.

28. Antaki F,Tringali A,Deprez P,et al. A case series of symptomatic intraluminal duodenal duplication cysts:presentation,endoscopic therapy,and long-term outcome(with video) Gastrointest Endosc,2008,67(1):163-168.

29. Chen JJ,Lee HC,Yeung CY,et al. Meta-analysis:the clinical features of the duodenal duplication cyst. J Pediatr Surg,2010,45(8):1598-1606.

# 第 **14** 章

# 妊娠与慢性胰腺炎

【摘要】妊娠合并慢性胰腺炎(CP)临床少见,病情凶险,严重威胁母婴健康,在病因、诊断和治疗上存在特殊性。在胰腺慢性炎症及纤维化的基础上,妊娠期体内内分泌的变化及妊娠子宫机械压迫加重了的对机体的影响,更易诱发胰腺、胆管系统疾病,并且引起激素、糖、脂肪代谢紊乱。腹部 B 超、超声内镜(EUS)和磁共振胰胆管造影术(MRCP)对诊断具有重要的价值。EUS、内镜逆行胰胆管造影术(ERCP)联合 Oddi 括约肌切开术、胰胆管支架置入术在治疗妊娠期 CP 并发症发挥出越来越大的作用。本章节将围绕妊娠合并 CP 的病因、生理病理、临床诊断、并发症的处理、治疗手段的选择及围产期的管理进行讨论。

## 第一节　妊娠合并慢性胰腺炎的病因

妊娠期胰腺炎十分罕见,研究显示发病率为 1∶12 000~1∶1 000,胰腺疾病在孕产妇中占 0.3%,其中 89% 的患者为急性胰腺炎(AP),仅 0.003% 为 CP。我国近 10 年的研究结果发现 CP 呈逐年增加趋势,女性占 CP 患者 34.9%,男女比例 1.86∶1,女性平均发病年龄(49.3+15.3)。孕产妇病死率及围生儿病死率为 20% 和 50%,对母亲的最大威胁是急速的多器官功能衰竭,胎儿不仅有致畸的风险,其流产、早产、胎儿生长受限概率也较高,不良妊娠结局多。

CP 是胰腺实质进行性炎症反应,正常的胰腺实质被破坏并被纤维组织取代,导致胰腺组织结构和功能不可逆的损害,常伴有胰腺萎缩、胰管狭窄、扩张及结石形成,并在临床上表现为反复发作的上腹痛,不同程度的内、外分泌功能减退。妊娠期 CP 文献罕有报道。经历多次妊娠 CP 患者病情容易反复,在各种诱发因素的作用下可急性发作,病情恶化者,可危及母婴生命,因此对于妊娠期 CP 的早期识别,早期干预及治疗,对妊娠的安全进程及胎儿、新生儿的健康起着至关重要的作用。

妊娠期 CP 多由 AP 未彻底治愈发展而来。而在妊娠这个特殊时期,在不同致病因素及高危因素的影响下 CP 亦会发生 AP,虽然 CP 和 AP 病因、发病机制、临床表现、治疗方法等均有所不同,但两者之间又互为因果,密不可分。

妊娠合并 CP 的病因如表 14-1-1 所示:

表 14-1-1

| 致病因素 | |
| --- | --- |
| 化学、代谢 | 酒精、高血钙、高脂肪、孕期脂肪肝 |

续表

| 致病因素 | |
| --- | --- |
| 梗阻因素 | 胆囊结石、胆管结石、胆总管结石、SOD |
| | 胰管狭窄、胰脏分裂症和胰胆管汇合异常 |
| 炎症与损伤 | 急性胰腺炎、胰腺创伤 |
| 免疫 | 自身免疫性胰腺炎、热带性胰腺炎、干燥综合征 |
| | 原发性胆管炎、原发性胆汁性肝硬化 |
| 遗传因素 | 阳离子糜蛋白原基因的突变 |
| | 囊性纤维化跨膜调节基因调节因子的突变 |
| 特发症 | 热带性胰腺炎症 |

# 第二节　妊娠合并慢性胰腺炎的生理与病理

妊娠是一种特殊而复杂的生理过程,为满足胎儿在胚胎期、器官分化发育期和成熟期的需要,母体的代谢及能量需求显著增加,其激素水平、糖、脂肪等代谢均会发生一系列相应的生理性变化以适应妊娠需求。胰腺是人体第二大消化腺,为重要的外分泌及内分泌器官之一,胰腺组织中含有雌激素受体,其生理功能亦涉及糖类、脂肪及蛋白质消化吸收及代谢等诸多方面,糖代谢、脂代谢和胰腺功能之间相互影响、反馈,形成动态平衡。在孕期,高雌激素环境下,当机体出现代谢紊乱或相关组织的病理变化时,极易引起胰腺功能的改变。而妊娠合并胰腺疾病,又将进一步影响机体糖、脂代谢,可能导致全身多器官功能障碍,严重威胁母婴健康。因此了解妊娠期胰腺的生理和病理,对诊治处理妊娠合并胰腺疾病具有重要意义。

## 一、妊娠慢性胰腺炎的生理

胰腺组织中含有雌激素受体,在孕期高雌激素环境下使妊娠合并胰腺炎的风险增高。在孕早期,血清淀粉酶和脂肪酶下降,其具体机制尚不明确。胰岛细胞的变化包括分泌产物的增加及胰岛素的分泌。母体内的胰岛素水平至孕晚期会上升至正常水平的 2 倍,胰岛素分泌的增加保证了在外周组织存在胰岛素抵抗的情况下可以有足够量的蛋白合成。外周组织的胰岛素抵抗主要位于肝脏、脂肪组织和肌肉组织。

胰岛素抵抗由胎盘激素水平的升高所致,特别是雌孕激素和胎盘生乳素,其次是泌乳素及皮质醇,而受血清葡萄糖水平变化的影响最小。在孕晚期,尽管基础胰岛素水平是升高的,母体的血糖值仍然保持非孕期水平。餐后胰岛素水平的升高抵消了胎盘激素的胰岛素抵抗效应。因此,如果孕妇在餐后没有相应能抵消这种抵抗效应的胰岛素分泌增加,即会出现糖代谢的异常致使糖耐量的异常,甚至发生糖尿病。孕期胰岛素的产生和外周组织对其反应的变化,在整个孕期的糖和脂肪代谢中是至关重要的。在早孕阶段,胰岛素的分泌增加多受血糖水平的调控,而胰岛素敏感性改变较少,脂肪组织中胰岛素受体的增加、维持,甚至加强了机体的糖耐量。这个时期,肝脏对三酰甘油的合成及分泌增加,同时血清三酰甘油的清除率维持正常水平或者轻微提高,从而产生了大量脂肪储备于组织中。在孕晚期,血胰岛素水平的升高,脂肪组织中胰岛素受体水平减少至非孕期水平,及胰岛素抵抗的增加导致组织对糖及三酰甘油吸收的减少,而更多地将这些物质运送给胎儿,同时增加了脂肪的降解。最终的净效应是降低母体血清葡萄糖水平,增加糖代谢的循环,增加了母体对依赖脂肪分解供能的需求。

## 二、妊娠期慢性胰腺炎的病理

在病理情况下,常见的妊娠合并胰腺疾病主要为胰腺炎。由于妊娠期母体各系统的代偿变化,其消化系统的解剖及生理学的改变使得孕期胰腺炎的风险增加,其生理高危因素主要包括以下几方面。

## （一）慢性酒精中毒

酒精是 CP 的常见病因（超过 80%），多有长期酗酒史，研究发现 CP 发生的危险性与摄入酒精的量与时间明显相关。近 10% 的酗酒者最终发展成 CP，在发达国家 60%~90% 的 CP 由乙醇引起。

酒精性慢性胰腺炎（alcoholic chronic pancreatitis，ACP）诊断标准：男性酒精摄入量超过 80g/d 或女性酒精摄入量超过 60g/d，持续 2 年以上。ACP 多见于男性，女性较为少见，文献报道酒精导致的 CP 占孕妇的 0.02%~0.1%。

由于建立酒精性 CP 的动物模型较为困难等原因，其发病机制尚不完全清楚。现就关于研究的最新进展加以介绍：①胰腺能通过氧化和非氧化两个途径代谢乙醇，氧化途径主要依赖乙醛还原酶（ADH），可能还有细胞色素 P4502EI（CYP2E1）的参与，生成乙醛；非氧化途径主要依靠脂肪酸乙酯合成酶，生成脂肪酸乙酯（FAEE）；②乙醇的致敏作用，乙醇可导致胰腺腺泡细胞减少、胰腺星状细胞激活伴胰腺纤维化、慢性炎症细胞浸润及细胞外基质蛋白增加；③遗传易感性，临床上经常发现并非所有长期饮酒者均能导致 ACP，事实上大概仅 10% 左右的长期饮酒者出现 CP。研究表明 ACP 可能有囊性纤维化跨膜通道调节因子（cFTR）基因、阳离子胰蛋白酶（PRSS1）基因、Kazal 1 型丝氨酸蛋白酶抑制剂（SPINK1）基因及酒精代谢酶基因缺陷有关。④胰腺星状细胞（PSCs），位于胰腺腺泡的基底部，其伸展的胞质突环绕基底部的胰腺腺泡细胞，在正常胰腺中，PSCs 处于休眠状态，胞质中含有维生素 A 的脂肪滴，免疫染色可发现细胞骨架蛋白如索蛋白及胶质纤维酸性蛋白（GFAP）。PSCs 激活时的特征性表现是 α 平滑肌肌动蛋白（α-SMA）染色阳性及胞质中脂肪滴消失。PSCs 能合成细胞外基质（ECM）蛋白，例如胶原 I 和 III、纤维结合素及层粘连蛋白等。体内外实验均证明 PSCs 在 ACP 发病机制中起关键作用。

## （二）胆道系统疾病

妊娠胰腺炎多发生于经产妇的妊娠晚期三个月，近年来研究表明，妊娠合并 AP 的病因以胆道疾病最为多见，约占 50%，其中胆石症占 67%~100%。经久不愈的 AP 易发展为 CP，但在孕妇中的发病率未见报道。在孕中晚期，胆固醇含量增加形成过饱和胆汁。由于孕激素对平滑肌组织的作用使得胆囊肌肉的张力和活动性降低，造成胆囊容量的上升和排空率的下降，特别是孕 14 周以后，胆囊在空腹时的容量及排空后的残余容量均为非孕期的两倍，空腹时容量的增加可能与胆囊黏膜对水分的吸收降低有关，因此易形成胆固醇结晶和胆结石且易伴发 Oddi 括约肌压力增高胆汁引流不畅，增加了胆石症的易患因素。同时在雌激素的作用下，胆囊黏膜上皮钠泵的活性降低从而导致水分吸收的下降。这就造成胆汁的稀释从而降低了对胆固醇的溶解率，增加了胆固醇结晶并形成结石的风险。妊娠胰腺炎大部分患者接受保守治疗，部分患者若未能有效控制病情易导致妊娠晚期及产后 CP。

## （三）高钙血症

高钙血症是指血清离子钙浓度的异常升高。当进入细胞外液的钙（肠、骨）或摄入量过多超过了排出的钙（肠、肾）则发生高钙血症，血钙浓度高于 2.75mmol/L。研究表明血液中钙浓度升高可刺激胰腺分泌胰酶，持续地高钙血症会过度刺激胰腺腺泡导致胰腺炎。高钙血症会降低胰管和组织间隙中屏障作用，使钙离子更多地渗入胰液中，胰液中钙离子浓度的升高易在碱性胰液中形成沉积，造成胰管结石。胰腺实质中钙浓度升高也易激活胰酶造成胰腺炎反复发作，所以高钙血症是 CP 的好发因素。

有研究发现 CYP24A1 基因变异失能导致 1,25- 二羟胆钙化醇水平升高及高钙血症。这些女性患者易并发受孕困难、肾钙质沉着、肾石症，部分患者可隐性发病直至妊娠出现胰腺炎。在孕期 1,25- 二羟胆钙化醇及血钙水平会普遍升高，尤其是孕晚期，与蜕膜组织、胎盘及胎儿肾脏的分泌物及代谢产物有关，对于 CYP24A1 基因变异的孕妇可能对额外升高的 1,25- 二羟胆钙化醇较为敏感，原因是因为缺乏 1,25- 二羟胆钙化醇的降解途径。在非孕期该类患者之所以能保持相对正常的血钙水平是因为该类基因状态仅能维持规律平稳的 1,25- 二羟胆钙化醇水平。因此对于无法解释的高钙血症导致的胰腺炎应该检测 CYP24A1 是否变异。

孕期并发内分泌系统疾病如原发性、继发性甲状旁腺功能亢进的患者易导致高钙血症。但最常见的原因是在备孕期、孕早中期患者盲目补钙及滥用维生素。因此，教育孕妇进行孕前及孕期口服维生素及钙剂的正确使用是必不可少的，VitD 每日限量为 10μg，钙剂每日限量为 1.2~1.5g。

### （四）高三酰甘油血症

高三酰甘油血症可以作为单基因疾病或多种三酰甘油相关基因的多基因组合疾病遗传,生活方式在高三酰甘油血症的表型表达中起着重要的作用。内源性或外源性雌激素通过抑制脂蛋白脂肪酶(LPL)成为高三酰甘油血症罕见的病因之一,已经有很多报道关于雌激素和严重的三酰甘油血症性胰腺炎存在着密切的关系。

当三酰甘油 >11mmol/L 即可诊断高三酰甘油血症,临床特征可表现为疹样黄腺瘤、视网膜脂血症、胰腺炎,单基因形式包括 LPL 缺失,其激动剂、载脂蛋白(apo)C-Ⅱ,或糖基磷脂酰肌醇为靶点的高密度脂蛋白结合蛋白 1 缺失。研究显示严重的高三酰甘油血症可能是因为三酰甘油代谢有害基因突变所致。而且当患者并发代谢紊乱或大量饮酒后表型会明显加重。

有研究发现,严重的高三酰甘油血症患者存在一系列的不同的杂合性 *GCKR* 基因突变,由此可导致葡萄糖激酶的抑制减弱,从而使糖酵解增加,最终促进三酰甘油的合成。严重的高三酰甘油血症导致胰腺炎的机制尚不明确。在孕早期及孕中期,大量胰岛素、孕激素及皮质醇促进脂肪的生成和储存,抑制脂肪的降解利用,至孕晚期,受胎盘生乳素升高的影响,脂肪的生成和降解趋于平衡,随着孕期脂肪储存趋于稳定,血清中的游离脂肪酸水平逐渐上升,可引起胰腺细胞的急性脂肪浸润,并致胰腺小动脉和微循环急性脂肪栓塞,引起胰腺坏死。

另外雌激素的过量使用,包括连贯性体外受精多次加倍使用雌激素、口服避孕药,排卵剂克罗米酚柠檬酸可通过增加肝脏代谢,减少清除使三酰甘油和胆固醇水平增高。这个机制可能是 LPL 功能受损所致。对于多次体外受精并发胰腺炎并未发生死亡病例,但医生在决定加大雌激素剂量时应意识到患者是否患存在有患三酰甘油血症的易发因素。

在妊娠晚期,雌激素可诱导三酰甘油及胆固醇增高,但孕期三酰甘油一般不超过 11mmol/L,严重的高三酰甘油血症导致的并发症包括胰腺囊肿、脓肿、假性囊肿形成,腹膜炎甚至休克。远期并发症包括先兆子痫、流产甚至胎儿死亡,据国外文献报道因高三酰甘油血症导致的胰腺炎导致母亲或胎儿的死亡率分别是 20% 和 50%。通常情况下脂蛋白紊乱并未列入孕妇筛选项目,孕期高脂血症往往是暂时的,然而,大量病例报道证实血脂在高风险妊娠中应该予以足够重视。

### （五）高脂、高蛋白、高热量饮食

在孕期大部分患者为了满足胎儿的生长发育,尽可能地补充营养,甚至暴饮暴食,高脂、高蛋白、高热量饮食可使胃液、胆汁及胰液分泌增加,孕期孕激素的增加导致胆道平滑肌松弛,Oddi 括约肌痉挛,从而使胆汁及胰液排出受阻,进一步激活胰蛋白酶原变成胰蛋白酶,导致胰腺炎的发生。

### （六）机械压迫

由于增大的子宫(特别在妊娠晚期)机械性压迫了胆管及胰管而使胆汁及胰液排出受阻,并可与肠液沿胰管逆流进入胰腺,从而激活胰蛋白酶原变成胰蛋白酶,胰腺在各种病因作用下,自身防御机制受破坏而使胰腺自溶,胰管内压力增高,胰腺组织充血、水肿、渗出。

### （七）其他因素

妊娠期甲状旁腺细胞增生,使血清甲状旁腺素水平升高,引起高钙血症而刺激胰酶分泌,活化胰蛋白酶及增加形成胰管结石的机会,同时甲状旁腺素对胰腺有直接毒性作用。妊娠期高血压疾病子痫前期时,胰腺血管长期痉挛合并感染亦可导致胰腺炎的发生。

## 第三节　妊娠合并慢性胰腺炎的临床症状及体征

### 一、妊娠慢性胰腺炎诊断标准

(1) 典型的临床表现:反复发作上腹痛或胰腺内外分泌功能不全等;

(2) 影像学检查:提示胰腺钙化、胰管结石、胰管狭窄或扩张等;

(3) 病理学有特征性改变;

（4）有胰腺内外分泌功能不全表现。

具备（2）或（3）可确诊；具备（1）和（4）为拟诊。

## 二、妊娠慢性胰腺炎的临床症状

主要是腹痛和胰腺内、外分泌功能不全。

### （一）腹痛

CP 最常见的症状是腹痛，见于 60%~100% 的患者。多位于左、中上腹，伴腰背放射痛时呈束腰带状。病情稳定期间上腹部常持续不适或隐痛，若病情加重腹痛剧烈，发作频度和持续时间不一。患者采取坐位、屈膝时疼痛可缓解，但当躺下时疼痛则加剧，这种体位即所谓胰腺体位。腹痛机制尚不明确，可能由于胰管阻塞使胰管内压增高、胰腺组织内神经受炎症产物刺激、胰腺周围神经炎症细胞浸润、脊髓与中枢神经对疼痛的敏感性增高所致。

妊娠 CP 导致的腹痛应与以下几种情况加以鉴别：

1. 急性阑尾炎　是孕期常见的外科并发症，表现为腹痛、恶心、呕吐、低热。由于妊娠子宫的逐渐增长，阑尾的位置也不断上升，疼痛部位不像非孕期那样典型。

2. 急性胆囊炎一般既往有发作史，疼痛在右肋下放射到右肩部，疼痛剧烈，绞痛、恶心、呕吐，胆道受阻时可出现黄疸。

3. 胎盘早剥　多发生在孕晚期，常见于妊娠高血压综合征、慢性高血压病、腹部外伤，下腹部撕裂样疼痛是典型症状，多伴有阴道流血。胎盘剥离在怀孕末期的发生率为 0.5%~1%，一般较好发于有高血压、抽烟、多胞胎和子宫肌瘤的孕妇身上。当胎盘剥离超过 50% 时，通常会引起孕妇的凝血机制失常以及胎儿的死亡。

4. 先兆子宫破裂　在妊娠晚期或分娩过程中子宫体部或子宫下段发生的破裂，是直接威胁产妇及胎儿生命的产科并发症。没有开过刀的子宫，发生破裂的机会极为罕见。但孕妇若有下列情况，即使子宫未开过刀，也有可能发生子宫破裂的情况，如子宫有先天畸形的孕妇，在使用过量催生药物或产道有阻碍的情况下、侵蚀黏生性胎盘。

### （二）胰腺外分泌功能不全（PEI）表现

当胰腺外分泌功能丧失 90% 以上时才会引起明显的外分泌功能不全。PEI 的发生率为 42%~99%，与 CP 的病程阶段有关。既往研究发现，PEI 将增加不成熟动脉粥样硬化、心血管事件、骨质疏松、骨折、免疫相关性疾病及感染性疾病等发生风险。PEI 可导致碳水化合物、蛋白质、脂肪及脂溶性物质的吸收障碍，可增加包括营养不良、代谢相关性心血管病变的风险。CP 并发 PEI 并不少见，但由于部分 CP 患者 PEI 程度较轻，症状隐匿，临床诊断较为困难，当患者出现脂肪泻时已处于重度 PEI，临床干预效果欠佳。孕期脂肪泻易导致孕妇营养缺乏症状如夜盲症、皮肤粗糙、出血倾向等，胎儿方面则会影响生长发育导致发育迟缓，甚至是早产流产等胎儿不良事件的发生。因此对高危人群施行 PEI 的早防、早诊、早治，是临床亟待解决的问题。

脂肪泻的诊断标准：①临床标准为慢性腹泻伴松散、多脂、恶臭的粪便；②实验室诊断标准为连续 3 天粪便脂肪定量检测结果显示粪便中脂肪含量超过 14g/d。临床表现有食欲减退，食后上腹饱胀及腹胀，不耐受油腻性食物、体重减轻等。由于脂肪酶和蛋白酶分泌减少，食物不能被充分消化、吸收而出现脂肪泻，患者每日大便频数，次数 3~30 次不等，色淡量多，带有泡沫和恶臭。镜检可见脂滴和肌纤维。

### （三）胰腺内分泌功能不全表现

CP 时，胰腺组织长期受炎症刺激引起胰腺结缔组织增生纤维化，也可能使胰岛 β 细胞变性、数量减少，出现胰岛素分泌不足、糖耐量降低、血糖升高、尿糖阳性等症状。胰腺疾病导致的血糖增高倾向，将在妊娠期生理性高血糖和胰岛素抵抗状态的基础上，进一步加重机体本身原有的病情。CP 的女性在孕前或孕中均可发生糖代谢异常。

CP 继发糖尿病的诊断具体标准与 1、2 型糖尿病标准一致：糖尿病症状加上随机血糖 ≥11.1mmol/L，或空腹血糖 ≥7.0mmol/L，或 OGTT 2 小时血糖 ≥11.1mmol/L。但在妊娠期存在其特殊性，需对孕妇妊娠前及妊娠期血糖及并发症给予充分的评估。详见后续妊娠 CP 继发糖尿病章节。

## 三、体征

孕期 CP 患者病情稳定可无任何阳性体征,急性发作时临床表现和 AP 相同,主要表现为急性病容,膝胸卧位后疼痛缓解。腹部可有压痛,若并发胰源性腹膜炎可表现为反跳痛、肌紧张。

孕期 CP 患者出现腹水少见,此类腹水多系自胰腺假性囊肿或狭窄、扩张的胰管漏入腹腔所致。腹水多顽固,大多非血性,腹水内蛋白含量常大于 25g/L,炎细胞较少,所含淀粉酶常显著增高,且血清淀粉酶低于腹水淀粉酶。

部分少数患者可出现黄疸,查体可见皮肤、巩膜黄染。如果黄疸持续不退,可能是胰头部假性囊肿形成压迫胆总管,或胰头部慢性炎症侵及胆总管下段造成胆总管下段狭窄所致。此外,肿大的胰腺假性囊肿可压迫胃、十二指肠和门静脉,可产生消化性溃疡、上消化道梗阻和门静脉高压(胰源性 / 区域性 / 左侧门静脉高压)的表现。

## 四、妊娠合并慢性胰腺炎的并发症

由于胰腺处于腹膜后的位置,慢性炎症不仅致胰管本身狭窄、扩张或结石形成,而且还可累及邻近脏器,出现多种多样的并发症。对于孕期妇女常见并发症有胰腺假性囊肿、非糖尿病酮症酸中毒、胆道梗阻、脾静脉栓塞、消化道出血、十二指肠梗阻、消化性溃疡及胰腺癌等。

### (一)非糖尿病性酮症酸中毒

在妊娠早期,呕吐系体内绒毛膜促性腺激素(HCG)增多,肾上腺功能低下,皮质激素分泌不足等因素导致胃酸分泌减少,胃排空时间延长所致,继而体内水及糖类代谢紊乱,妊娠 12 周随着体内 HCG 水平下降症状多自然消失。但长期呕吐可导致非糖尿病性酮症酸中毒。在大部分病例中,呕吐原因未能早期识别及治疗,并伴随代谢功能紊乱的发生,从而会导致胎儿宫内窘迫、早产甚至流产的发生。

### (二)胰腺假性囊肿

CP 在发展过程中可有假性囊肿形成,多继发于 AP,大多为直径小于 6cm 的假性囊肿。假性囊肿在 AP 患者发生率为 50%~71.5%,CP 患者为 20%~40%。多见于急性复发性胰腺炎,且长期酗酒者发生率较高。囊肿的体积可大小不等,大者甚至可影响妊娠。

AP 与 CP 引起的假性囊肿在发生机制上有所不同,重症 AP 后由于胰腺和胰周组织坏死溶解,局限包裹后形成假性囊肿,这种囊肿多数不与胰管相通。而在 CP 患者,假性囊肿为胰管阻塞或狭窄引起的胰管内部压力增大,导致囊性扩张,这种囊肿常与胰管相通。因此,对 CP 伴假性胰腺囊肿患者进行慎重评估后方行 EUS、ERCP。如果不能自然消退,影响妊娠及胎儿生长发育,可在 ERCP 下行胰管支架置入术(囊肿与胰管相通)、EUS 下胃造瘘术及双蕈头支架置入术(囊肿与胰管不相通),或经皮肝穿刺胆道引流(PTCD)、外科内引流术。

### (三)静脉栓塞

妊娠及产褥期女性由于特殊的生理改变,多存在血液高凝状态、血流淤滞及血管内皮损伤三个经典的血栓形成要素。妊娠期母体为了适应分娩过程中胎盘剥离,预防产后出血,血液中凝血系统及抗凝系统均发生相应生理学改变:促凝系统逐渐活化,凝血酶生成增多;蛋白 S 抗凝活性减低,蛋白 C 抗凝活性反馈性升高,抗凝系统活性减低;同时纤溶系统活性降低,这些生理改变共同导致妊娠女性血液处于高凝状态,尤以孕 36 周达高峰。此外,产褥期由于长期卧床或并发感染,血栓形成风险进一步增加。

妊娠晚期易出现脾静脉栓塞,在众多与胰腺相关的血管病变中,脾静脉与胰腺的关系十分密切。文献报道血管造影显示约 54% 的患者可见脾静脉有改变,24% 的患者存在静脉阻塞,阻塞后出血发生率为 12%~69%。合并 CP 的孕妇由于胰腺周围硬化或囊肿压迫,门静脉及脾静脉阻塞、血栓形成,造成门脉高压或区域性门脉高压,后者通过胃短静脉及胃网膜左静脉形成侧支循环,出现孤立性胃底静脉曲张,可破裂出血。区域性门脉高压的临床特征主要有:①慢性上腹痛及腰背部疼痛;②脾肿大;③胃底和食管下端静脉曲张,可伴上消化道出血;④肝功能正常。以往外科通常采用脾切除术治疗。

### （四）脾动脉瘤

脾动脉瘤的发生非常罕见，是继肾下动脉瘤及髂动脉瘤后的第三大腹腔动脉瘤，多发生于女性，男女比例为 1 : 4，其发病机制及性别差异尚不清楚。脾动脉瘤可能是因动脉中层钙化、局部动脉炎而非动脉粥样硬化，与动脉纤维发育不良、脾脏增大导致的门脉压力增高以及多次妊娠有关，而且妊娠本身也是引起脾动脉瘤的易患因素。其他病因也见于腹部外伤、感染性心内膜炎、结节性多动脉炎、阶段性内侧动脉炎。孕期 CP 的炎性纤维组织使胰腺体尾部与脾脏、胃体后壁广泛粘连，部分患者脾动脉瘤膨大后压迫胃体后壁导致胃体黏膜缺血坏死而形成溃疡，继而上消化道出血，甚至穿孔。部分患者脾动脉破裂至胃体或破裂至腹腔后导致失血性休克，若抢救不及时甚至会危及母体生命。对于胎儿轻者早产、流产，重者可直接导致死亡。

### （五）胆道梗阻

在妊娠 CP 合并胆道梗阻通常为胆总管远端狭窄，多数由于胰头部硬化、瘢痕所致，少数由于囊肿压迫所致。90% 的胆道梗阻患者可合并 AP，可发生于妊娠各期，但妊娠晚期和产褥期多见，发生率约为 0.8‰，胆总管结石常常是其主要病因。有的患者无症状而仅有碱性磷酸酶（ALP）和 / 或胆红素升高，也有的患者以化脓性胆管炎为主要症状。黄疸、胆管炎、高胆红素血症、持续 ALP 升高为胆管狭窄常见的临床表现。ALP 升高 2 倍常提示胆管狭窄。

### （六）消化性溃疡

妊娠晚期增大的子宫在腹腔内上移后可机械性压迫胰腺，若 CP 患者并发纤维性变或胰腺巨大假性囊肿，后者可压迫胃壁导致局部胃黏膜的缺血坏死从而形成胃溃疡。

有研究报道 CP 合并十二指肠球部溃疡（DU）者占 21.15%，国内报道较少。可能由于胰腺外分泌腺萎缩，进入十二指肠的碳酸氢盐浓度降低，中和胃酸的能力下降，以及小肠抑制胃酸分泌机制的阻断或胃泌素抑制多肽减少，导致胃泌素过多分泌所致。酒精性慢性胰腺炎（ACP）患者，DU 发生率为 14%，患者出现糖尿病脂肪泻与 DU 发生率呈相关趋势。伴有 DU 的 CP 患者，其幽门螺杆菌（Hp）感染率（86.7%）显著高于不伴有 DU 的 CP 患者的感染率（54.3%），认为 Hp 感染在 ACP 引起的 DU 中起主要作用。消化性溃疡可用抑酸剂与根除 Hp 治疗，若出现出血及穿孔、内科治疗无效、影响母体及胎儿的生命危险，可行胃大部切除术。

### （七）消化道出血

由于妊娠 CP 的纤维性变或胰腺假性囊肿的压迫，可致脾静脉受压或血栓形成而导致胃底静脉曲张及脾脏增大，曲张静脉破裂则发生消化道出血。消化道出血也可因胰腺假性囊肿壁的大血管或动脉瘤被消化酶的侵蚀破坏至上消化道而产生，甚至可发生假性囊肿腔内出血或胆道出血。

### （八）十二指肠梗阻

CP 常引起邻近十二指肠结构的变化，导致胃排空障碍，反复出现呕吐，患者常出现营养吸收障碍。虽然十二指肠的异常发生率为 17.7%，但仅 3.2% 的患者有十二指肠功能性狭窄，并且这种梗阻通常是暂时性的。顽固的十二指肠梗阻罕见，可能和假性囊肿压迫有关，囊肿引流可以解除梗阻。

### （九）胰腺癌

CP 主要表现为胰腺进行性炎症和纤维化的形成，从而引起胰腺结构和功能性不可逆的损伤，CP 持续 10~15 年后往往发展为胰腺癌。并且 CP 患者的胰腺外肿瘤的发生率也比正常人群高，这与营养不良及免疫力低下有关。同时，胰腺癌也可以由于胰管阻塞，引流不畅引起 CP。

CP 及胰腺癌病因复杂，遗传基因异常在两者发病中的作用成为国内外研究的热点，但目前尚无一致性定论。有学者研究发现囊性纤维跨膜转运调节因子（cystic fibrosis tansembrane conductance rregulato，CFTR）及丝氨酸蛋白酶抑制剂 Kazal 1 型（Serie protease inhbitor Kazaltype1，SPNK1），是新近发现的与 CP 及胰腺癌相关的两种基因蛋白。CFTR 是一种氯离子通道蛋白，调节 $Na^+$-$Cl^-$ 交换。SPNK 是一种胰蛋白酶抑制剂。国外研究者已发现 *CFTR* 及 *SPINK1* 基因突变及多态性与 CP 密切相关。

妊娠合并胰腺癌更为少见，为产科罕见的合并症，国内尚未见报道，由于早期缺乏典型临床表现，早期诊断和鉴别诊断十分困难，往往发现时已是肿瘤晚期。妊娠早期出现恶心呕吐、食欲不振等消化道症状，与早孕反应难以鉴别。妊娠中、晚期出现黄疸，易诊断为妊娠合并胆囊炎或胆石症，妊娠期肝内胆汁淤积症等,而此时出现中重度黄疸多提示胰腺癌已近晚期,预后极差。妊娠合并胰腺癌的治疗较为复杂,应权衡利弊,根据胎次、病情的危重程度以及妊娠期期限选择适当的手术时机以及手术方式,以控制病情的发展。临床上遇到以黄疸为主要表现的孕妇,应警惕本病的发生,及早行腹部 B 超、肝功能、CA19-9、MRCP 及 ERCP 等相关检查。

### 五、妊娠慢性胰腺炎的诊断

妊娠期 CP 通过临床症状、实验室检查、影像学检查即可诊断。

#### (一)实验室检查

检验包括血常规、CRP、淀粉酶、脂肪酶、三酰甘油、肝功能等。血淀粉酶及脂肪酶同时检测可提高胰腺炎的诊断率达到94%,单独淀粉酶检测的诊断率仅为81%。在孕期,碱性磷酸酶水平可上升至正常3倍。当血清淀粉酶及脂肪酶升高至正常的 3 倍以上具有诊断价值。

#### (二)影像学检查

1. 腹部 B 超　不管是 AP 还是 CP 腹部 B 超是最理想的检测方法,然而对于发现胆管结石或泥沙样结石却无能为力。腹部 CT 扫描存在放射风险,孕期不推荐使用。磁共振胰胆管造影(MRCP)和超声胃镜(EUS)可以用于胆源性胰腺炎及 CP。

2. MRI 及 MRCP　可提供急慢性胰腺炎的很多信息及存在的并发症,如胰腺的大小、是否存在肿胀、炎性渗出、坏死出血、脓肿、假性囊肿的形成,胆管是否扩张、胆管结石或泥沙样结石,胰管是否存在扩张、狭窄、变形以及结石形成等。造影剂通常使用以钆螯合物对比剂的 $T_1$ 增强剂,代替常规的含碘造影剂,该方法对胎儿无毒副作用。MRCP 为非侵入性且不需使用麻醉药品的一项诊断性检查。

3. EUS　具有前瞻性的诊断价值,在诊断胆管结石、胰管结石更为敏感,其优点主要是没有放射性,但是需要静脉注射镇静剂,以及只有经过长期专业训练、经验丰富的超声内镜医师操作完成。

如果 EUS 发现胆管结石,可立即行内镜逆行胰胆管造影(ERCP)+ 乳头切开术 + 取石术,不需要重复使用镇静剂。持续性的胆总管梗阻可增加 AP 的严重程度,易感染化脓性胆管炎。ERCP+ 乳头切开术可引流出细菌感染的胆汁,在允许的条件下可取出胆管结石,若结石较大难以短时间取出,可置入胆管支架,待妊娠结束后再行 ERCP 将结石取出。CP 导致的胰管结石亦可以采用同样的方法,暂时置入胰管支架起到引流胰液的作用。有报道认为,只要尽量减少造影时间到最小范围及胎儿允许的最大辐射剂量,再用铅衣遮盖母体骨盆,ERCP 在孕期是安全的。

MRCP 和 EUS 能够帮助医生甄别哪些患者需要治疗性的 ERCP,从而有效降低妊娠期妇女 ERCP 的操作比例。

## 第四节　妊娠合并慢性胰腺炎的围生结局

CP 合并妊娠时母儿预后较差。研究显示,CP 时 45.5% 患者发生早产,其中40% 分娩于 35 周之前,无一例孕产妇和围生儿死亡,但有 9.1% 的患者需入 ICU 监护,且有 81.8% 的患者反复发作。由于营养障碍和长期炎症影响,可造成胎儿生长受限和低出生体重。

### 一、胆石症对妊娠结局的影响

很难评价导致 CP 的不同病因对妊娠预后造成的影响,有研究认为酒精引起的胰腺炎更容易在妊娠期复发。一般来说,胆石症引起的胰腺炎预后要好于其他原因引起者,后者更倾向于提前终止妊娠,容易发生早产,也更容易形成胰腺假性囊肿。但胆石症引起的胰腺炎在妊娠期容易复发,复发率高达 70%,而其他原因引起者则无一例复发,并且保守治疗失败的所有患者中,均发现或大或小的胆石症存在。

### 二、高脂血症对妊娠结局的影响

在妊娠晚期,雌激素可诱导三酰甘油及胆固醇增高,但孕期三酰甘油一般不超过 11mmol/L,严重的高三酰甘油血症导致的并发症包括胰腺囊肿、脓肿、假性囊肿形成，腹膜炎甚至休克。远期并发症包括先兆子痫、流产甚至胎儿死亡，据报道，因高三酰甘油血症导致的胰腺炎导致母亲或胎儿的死亡率分别是 20% 和 50%。

### 三、糖尿病对妊娠结局的影响

早产是妊娠期 CP 合并糖尿病常见并发症，发生率为 10%~25%，足月前患者可并发子痫或胎儿窘迫，为抢救孕妇和胎儿生命会造成医源性早产。有研究表明妊娠期 CP 合并糖尿病患者胎盘氧化应激性增高，胎盘的结构和功能受损，导致胎盘供血供氧能力不足，胎儿的长期高血糖状态及高胰岛素血症致胎儿的耗氧量增加，进一步加重胎儿宫内缺氧，甚至胎死宫内。有文献报道即使孕期血糖控制满意，仍有少部分患者并发巨大儿，考虑其他物质如胰岛素样生长因子(IGF)-Ⅰ、IGF-Ⅱ、瘦素以及氨基酸、脂肪与胎儿过度发育均有一定联系。妊娠期 CP 合并糖尿病孕妇血清高血糖可通过胎盘血供缓慢刺激胎儿胰岛 β 细胞增生，胎儿体内胰岛素分泌增多，出生后失去母体供给，体内高水平胰岛素促进糖异生及代谢消耗，导致低血糖发生。妊娠期 CP 合并糖尿病孕妇胎儿畸形发生率也高于非糖尿病孕妇，与受孕后最初数周高血糖水平密切相关，以心血管畸形和神经系统畸形最常见。

### 四、妊娠期 CP 糖尿病合并高三酰甘油(TG)血症对妊娠结局的影响

妊娠期 CP 糖尿病合并高三酰甘油血症增高了妊娠期高血压和大于胎龄儿(LGA)等发生的风险。高三酰甘油(TG)加重了糖脂代谢的紊乱程度，从而进一步加重了患者的病情，高脂血症本身就是心脑血管疾病的重要危险因素，当高脂血症与胰岛素抵抗合并存在时，心脑血管病发生的危险程度就会增加，脂质代谢异常促进动脉粥样硬化、高血压的形成。有研究显示，孕妇血清 TG 水平及孕前体质指数(BMI)可作为新生儿出生体重的独立预测因子，故建议所有孕妇常规测定血清 TG 水平。糖尿病控制不好的孕妇，三酰甘油、ApoB 均较高，但是 ApoA、HDL 和磷脂较低。巨大儿的血脂水平，载脂蛋白和脂蛋白较高。糖尿病母亲的后代的远期并发症包括生长速度快、青春期肥胖、糖耐量受损或糖尿病和神经心理敏感受损等，与母亲在妊娠期间血糖水平高所致胎儿高胰岛素血症，孕末期脂代谢紊乱有关。由于患糖尿病的母亲其后代有血胆固醇过高的倾向，应长期追踪其患动脉粥样硬化的危险性是否增加。

### 五、诊断时机对妊娠结局的影响

妊娠合并 CP 的早期诊断，关系到胰腺炎的预后以及母儿结局。多数情况下妊娠合并 CP 临床症状并不典型，且临床症状和体征呈现多样化特征；并发高脂血症时，血清淀粉酶、脂肪酶也常常出现假阴性结果，均增加了早期诊断的困难，最常诊断为先兆早产、临产、胎盘早剥、急性胃肠炎等。磁共振成像、胰胆管造影、内镜超声逆行胰胆管造影、CT 检查等，虽对诊断有一定帮助，但妊娠期的应用受到一定的限制，孕产妇胰腺疾病死亡率较高，其原因即是难以诊断的患者较多，误诊率 28.6%，因此导致死亡患者的 50%，可见提高对胰腺炎的识别和诊断意识非常重要。

### 六、治疗性 ERCP 的 X 线对妊娠结局的影响

治疗性 ERCP 的疗效非常显著，不仅解决了胆道梗阻所引起的黄疸、化脓性胆管炎及胆源性胰腺炎等相应并发症问题，还为同时有胆囊结石的患者后期行腹腔镜胆囊切除争取了时间。但由于治疗性 ERCP 绝大多数是在 X 线辅助下进行的，故目前争议的焦点是射线的暴露及内镜干预可能对孕妇及成熟中的胎儿存在潜在的影响。虽然目前短期随访结果显示 ERCP 治疗过程中使用 X 线对孕妇及胎儿影响甚微；但放射线对胎儿的长远负面影响还是个未知数，应该受到足够的重视。

射线对胎儿的影响主要包括流产、早产、死胎、宫内发育迟滞、畸形及儿童期癌症等。辐射暴露时间与剂量直接威胁胎儿的正常发育。国际放射保护协会认为，同孕期其他危险因素相比，剂量 5cGy 以下的放射线照射的致畸危险性可以被忽略。从临床上看，胎儿接受 5cGy 以下的放射剂量不应是终止妊娠的依据，在超过 5cGy 甚至到 10cGy 时也可能是安全的，但需采取一些措施防范 X 线对胎儿的直接

照射。

有学者建议,胰急腹症孕妇行治疗性 ERCP 时应采取以下 4 项防范措施:①用铅衣遮盖孕妇子宫;②尽量缩短 X 线暴露时间;③调整 X 射机,缩小透视时的 X 线照射范围;④除非必要,尽量不行摄片。以最大限度地减少胎儿对射线的暴露。

ERCP 中经过测量得出所有胎儿术中的平均放射剂量为 310mRads,远低于胎儿的致畸剂量 10Rads。因此使用以上防护措施后至少短期来看对胎儿是安全的,但缺少长期随访资料,且射线对儿童的致癌剂量仍不明确。

## 七、治疗方式对妊娠结局的影响

关于胰腺炎的治疗,主要采取保守治疗和外科手术两大措施。

### (一) 保守治疗

妊娠期的治疗对于胰腺炎预后也有不利影响,尤其是用药物种类的限制和药代动力学的改变。均对妊娠期的治疗造成相当大的限制,例如抗生素和生长抑素的应用,关于后者目前尚缺乏对胎儿安全性研究的病例报道。对于轻型胰腺炎,通常倾向于保守治疗,一般的保守治疗即可获得较好临床效果,但高复发率以及外科手术治疗,尤其是腹腔镜和十二指肠镜微创手术的良好效果对保守治疗的价值提出了挑战。对胆石症所致胰腺炎因保守治疗后复发概率高,建议应尽早干预,首选经十二指肠镜下行 Oddi 括约肌切开取石及胆总管引流,已被证实对母亲和胎儿相对安全。保守治疗过程中除密切观察母体病情变化外,要兼顾胎儿的宫内状况,同时应考虑到药物对胎儿的影响,尽可能确保母儿安全。

妊娠合并 CP 急性发作并不是引产、分娩的指征,但如保守治疗未见好转,应考虑终止妊娠,并以保全孕妇的生命为首要目标,终止妊娠的方法应选择对母体影响最小者。早中期妊娠合并轻型者经适当保胎治疗常能顺利维持妊娠,妊娠晚期轻型胰腺炎可在保守治疗下自然分娩,但需加强胎儿监护,出现胎儿窘迫现象时应尽早行剖宫产术,术中可仅放置腹腔引流,而不扰动胰腺。

对于重症胰腺炎患者,应把孕妇的生命安全作为选择治疗方式的依据。如保守治疗有效可维持妊娠,否则在外科治疗的同时终止妊娠。如估计胎儿不能存活或已胎死宫内,病情允许可予引产,对病情较重或估计胎儿有存活希望的,应尽早剖宫产,同时探查胰腺病灶并处理。

### (二) 手术治疗

下列情况应早期手术:术前难以排除其他原因所致急腹症;合并胆道梗阻者;急性反应期腹腔内大量渗出,腹内压增高,迅速出现多脏器功能受损者。有学者认为,手术干预应仅限于病情恶化患者,对于早中孕期发病者可在孕中期手术,孕晚期发病者可在产后手术。也有学者认为整个孕期均可进行手术。近年,全胃肠外营养用于 AP 的治疗达到了良好效果,研究证明全胃肠外营养不增加胰腺的分泌,使病情得到明显改善,认为值得推广。

## 八、ERCP 对妊娠结局的影响

随着影像诊断技术的不断进步及影像设备的不断改进及更新,内镜下逆行胆胰管造影术(ERCP)已成为目前公认的诊断胰胆管疾病的“金标准”。诊断胆管结石敏感性在 95%。诊断的准确率高,同时又能对部分患者进行微创治疗,微创治疗近年来得到了广泛应用。在妊娠期 ERCP 对于缓解胆道胰管梗阻同样是一种安全有效的技术,是临床诊断和治疗胆胰疾病的重要手段,对胰管狭窄可采用胰管括约肌切开术,气囊扩张术及胰管支架置放术。文献报道,孕妇在妊娠的前 3 个月行 ERCP 风险最高,因并发症而要求采取干预措施时导致的早产率可达 20.0%,低出生体重率达 21.4%,足月产率只有 73.3%;而妊娠第 4~6 个月最安全,可能与此时胎儿已渐发育成熟且子宫大小不干扰手术视野等有关。因此。有些学者认为,ERCP 也应该选在妊娠的第 4~6 个月最安全。另有学者经过大量临床研究认为如果假设妊娠的前 3 个月流产率高,那么在此期进行的 ERCP 只能适用于那些指征非常明确或延迟内镜干预治疗风险大于收益的孕妇。但在他们的研究中,妊娠的前三个月行治疗性 ERCP,均未出现相关并发症,这足以证明妊娠的前 9 个月行 ERCP 是比较安全的。不会给孕妇及胎儿带来致命的影响。

### 九、超声胃镜（EUS）对妊娠结局的影响

文献报道，妊娠期 EUS 较 ERCP 的操作更安全，不存在 ERCP 导致胎儿的放射风险，但妊娠的前 3 个月行 EUS 的风险也是最高的，主要是因为 EUS 术前一般常规使用一些镇静药可能会对胎儿造成影响。该类药物可缓解患者紧张、焦虑和恐惧感，可降低整个操作过程中因患者不配合而带来的并发症。常规使用的药物包括咪哒唑仑、芬太尼、哌替啶和丙泊酚，文献报道孕三个月后只要控制好药物剂量，使用上述药物不会引发孕妇及胎儿的不良反应，如组织缺氧、低血压、心动过缓及心律不齐等。

对于孕妇行 EUS 除了需要掌握操作时机，同时需要经验丰富的内镜医师完成，尽量缩短操作时间，从而减少镇静药物对胎儿及孕妇的不良影响。

# 第五节　妊娠合并慢性胰腺炎的治疗

妊娠合并 CP 少见，治疗主要以非手术保守治疗为主。

## 一、外分泌功能不全

治疗目的在于预防并消除营养不良及其对健康的长期影响。

治疗方法：包括饮食管理、胰酶替代治疗等。

### （一）饮食控制

避免暴饮暴食，鼓励患者戒酒，饮食配伍要少脂肪、高蛋白、高维生素，糖的需要则要根据糖尿病治疗的要求进行限制。

### （二）胰酶替代治疗（PERT）

采用胰酶制剂治疗的目的有 2 个：改善胰腺外分泌功能不全和缓解胰源性疼痛。无论何种病因导致的 PEI，PERT 均是治疗 PEI 所致消化不良的标准治疗方法。PERT 旨在进食同时提供充足的活性酶至十二指肠腔，以恢复营养物质的消化，帮助吸收。PERT 指征包括体重减轻、每日粪脂排出 >15g（每日饮食含大约 100g 脂肪）、出现脂肪泻的外分泌功能不全患者。

1. 常用胰酶制剂　现代化胰酶制剂包括封装在微小片剂或具有 pH 敏感的肠溶包衣的超微微粒球体内的胰腺提取物。这些酶在胃内与食糜混合，且由于肠溶包衣的保护而避免被胃酸降解。然后这些酶与食糜一起同时从胃内排空。在十二指肠高 pH 环境下肠溶包衣降解，在适当位点释放胰酶帮助消化和吸收。

2. 剂量胰酶制剂应与食物同服　胰酶需要量与存在吸收消化不良之间并不呈线性相关。因此，胰酶剂量需要依个体递增至最低有效剂量。成人推荐的初始剂量 25 000~40 000IU 脂肪酶 / 餐。随后递增至最大剂量 75 000~80 000IU 脂肪酶 / 餐。

3. 抑酸剂的辅助治疗　在胃内 pH<4 时，胰蛋白酶可被胃酸不可逆地灭活。口服胰酶制剂后，胃液中存在的脂肪酶一般少于口服时的 8%，胰蛋白酶少于 22%。在胰腺功能不全时，由于胰腺分泌碳酸氢盐不足，十二指肠内酸度可升高，因此胰酶制剂在十二指肠内可继续被胃酸灭活，使胰酶浓度更低。为了达到保护胰酶的目的，餐后胃内 pH>4，至少应持续 60 分钟，十二指肠内 pH>4.0 至少应持续 90 分钟。质子泵抑制剂有类似作用，有报道在囊性纤维化患者，胰酶替代治疗的同时加用奥美拉唑使粪便中脂肪量进一步减少。

抑酸剂包括 $H_2$ 受体阻滞剂、质子泵抑制剂（PPI）。$H_2$ 受体阻滞剂可经胎盘到达胎儿体内；乳汁内浓度高于血液浓度。有资料显示，母亲在妊娠前 3 个月内应用本品新生儿中存在重度畸形率为 4.3%，因此禁止孕期使用。PPI 包括兰索拉唑、雷贝拉唑、泮托拉唑、奥美拉唑等，有研究发现，在器官形成期应用奥美拉唑不增加重度畸形的发生率，孕期应用奥美拉唑不增加自然流产、低出生体重儿或围生期并发症的发生率。虽然目前不能完全排除本药的致畸作用，但可以认为在孕早期应用本药的个体危险性是较低的。虽然兰索拉唑、雷贝拉唑、泮托拉唑未发现药物对动物的生育能力和胎儿有不良影响，然而，在妊娠妇女中尚缺乏有说服力的临床研究结果。由于动物繁殖研究并不能完全预测药物在人体的情况，因此妊娠妇

女最好是在必要时服用兰索拉唑。

## 二、内分泌功能不全

妊娠 CP 继发糖尿病主要表现为:胰岛素分泌不足、糖耐量降低、血糖升高、尿糖阳性等症状。因涉及内容较多,故单独设定章节进行讲解。

## 三、妊娠 CP 的特殊治疗

### (一)妊娠合并胰腺假性囊肿的治疗

妊娠 CP 合并胰腺假性囊肿很罕见,由于假性囊肿可以自行消退,以前认为如囊肿 <6cm,病程 <6 周,宜密切观察,部分囊肿会自行吸收。但是,目前理论提出以下情况时应该排除在外:囊肿有扩大、产生囊内高压及囊肿压迫症状(如疼痛、腹胀、黄疸等)、出现并发症(感染、出血、破裂、引起梗阻)或疑似恶变。对于这些特例的治疗可在产前经皮或超声内镜(EUS)下引流。随着内镜技术的不断完善,对于多发、巨大的囊肿,疑似或伴 CP 其他并发症的假性囊肿,仍然可以选择在中晚期妊娠 EUS 引导下行双蕈头支架引流术,若引流效果不佳者可考虑手术治疗。分娩时建议剖宫产,以防止大的假性囊肿破裂。

### (二)妊娠合并胆道梗阻的治疗

在妊娠期 ERCP 对于缓解胆道梗阻同样是一种安全有效的技术。常规 ERCP 通常在 X 线透视监测下进行。虽然目前短期随访结果显示 ERCP 治疗过程中使用 X 线对孕妇及胎儿影响甚微;但放射线对胎儿的长远负面影响还是个未知数。因此在妊娠期应充分考虑胎儿因素,无 X 线辅助下行 ERCP 治疗更具意义。

1. 无 X 线辅助下的 ERCP 该方法国内外均有文献报道,术中主要靠操作者的 ERCP 操作经验,在不使用 X 线辅助的情况下凭感觉进行胆胰管插管的治疗方法。有学者认为胆道插管及取石成功与否可依据实验室、声像学指标及临床症状的改善加以确认。对患胆总管结石的孕妇需分两阶段进行 ERCP 治疗:第一阶段于妊娠前 9 个月在无 X 线辅助下置入胆道内支架,成功引流胆汁;第二阶段于患者分娩后 4 周进行 ERCP 治疗,先取出胆道内支架,再行胆管造影了解胆道情况,发现胆管结石以网篮清扫,巨大结石者行机械碎石,若多发巨大结石者取出困难真可再行外科手术治疗。

2. B 超引导下的 ERCP 无 X 线辅助下 ERCP 存在诸多难点,临床急需一种能替代 X 线的设备为无 X 线辅助下 ERCP 操作时指明方向。从文献报道来看 B 超或已成为可能。

3. 肠内营养 妊娠期 CP 若病情稳定可以不予肠内营养,除非并发 CP 急性发作,孕晚期部分患者易受多种易患因素导致 AP,因其超高代谢和严重应激反应,会引起患者的代谢紊乱、营养障碍,进一步导致病情恶化。因此需要供给患者足够的营养支持,传统观点认为,为了让胰腺得到充分的休息,此时需禁食、抑制胰酶分泌及实行全肠外营养,但全肠外营养(TPN)会影响肠道黏膜屏障功能。长期的 TPN 会降低肠道免疫力导致肠源性感染机会增加,随着营养支持理论的发展,越来越多的学者认为,早期肠内营养能维持肠道内膜的正常组织结构,保持肠道内正常菌群的生长,降低肠道内膜屏障功能损害和细菌内毒素易位、促进肠蠕动、增加内脏血液循环,能减少肠源性内毒素和炎性因子,促进淋巴细胞的增殖,从而改善患者机体的免疫能力,促进炎症反应消退及减少并发症。因此,对妊娠合并 AP 的患者在纠正内环境紊乱之后即可根据具体情况适当给予肠内营养支持。

中华医学会重症医学分会推荐意见:妊娠合并急性重症胰腺炎的患者,初期复苏后条件允许时可开始营养支持,并优先考虑经空肠营养。这样可以在充足的营养支持下不至于引起肠源性胰液分泌,从而促进炎症反应消退、减少并发症及早产率改善患者病情。

4. 外科手术 有下列情况者,可考虑在妊娠中期行手术治疗:经非手术疗法仍不能解除的难以忍受的顽固性疼痛;有胆总管梗阻、持续性黄疸;并发直径大于 5cm 的胰腺假性囊肿 EUS 引流失败影响妊娠者;十二指肠梗阻;并发脾静脉栓塞或胃底静脉曲张;内科治疗无效的胰源性胸腹水;无法排除胰腺癌。

手术治疗的原则是纠正原发疾病,解除胰管梗阻,解除或缓解疼痛。

5. 若妊娠 CP 在诱发因素的作用下并发急性发作,则按 AP 的诊治流程操作(图 14-5-1)。

6. 妊娠 CP 的诊治流程,见图 14-5-2。

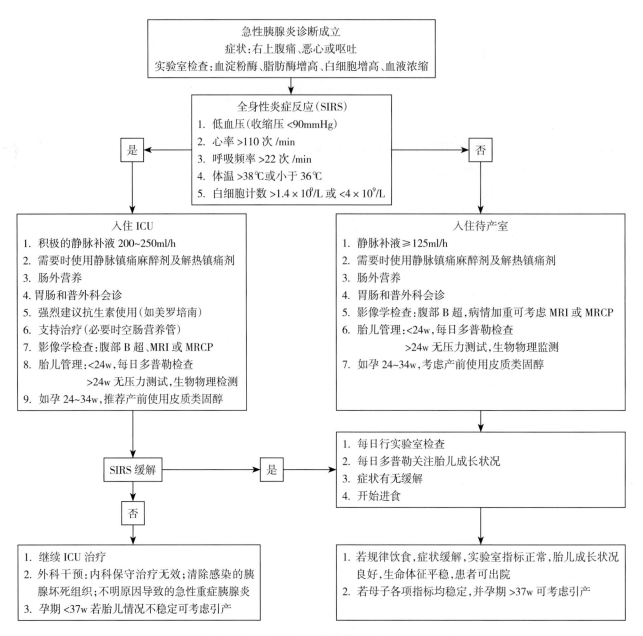

图 14-5-1　妊娠 CP 的急性发作诊治流程

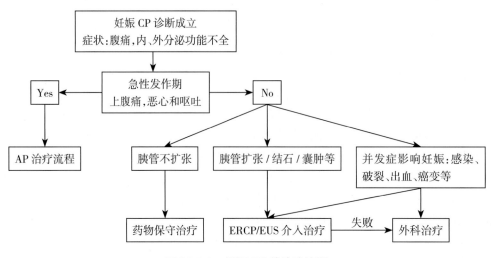

图 14-5-2　妊娠 CP 的诊治流程

## 第六节　妊娠慢性胰腺炎继发糖尿病的治疗

目前糖尿病共分为 4 种类型：1 型糖尿病、2 型糖尿病、其他类型糖尿病（3 型）以及妊娠糖尿病（4 型）。其中 3 型糖尿病根据发病机制不同，又分为 8 个亚型，依次为 A~H，继发于胰腺外分泌功能不全的患者为 3c 型，又称胰源性糖尿病，不同于妊娠糖尿病，是继发于原发胰腺疾病之上的一种严重的临床并发症。其发病机制可能是胰岛素不足与胰岛素抵抗共同作用的结果，并且是以抵抗为主，不足为辅。

### 一、妊娠期 3c 型糖尿病的临床特点

#### （一）脆性糖尿病

临床上 3c 型糖尿病患者常血糖波动幅度大，易发生低血糖，血糖很难控制平稳。系因肝细胞胰岛素抵抗，外周胰岛素敏感性增高所致。当外源性胰岛素过多时易发生低血糖，加之胰岛 α 细胞破坏，胰高血糖素分泌不足，低血糖拮抗调节机制受损，以及部分患者酗酒、依从性差等因素也导致血糖波动较大。尤其在妊娠的特殊时期，如分娩期及围手术期、产后，血糖波动大，发生低血糖的危险性更大，且并发症较重，故治疗上也不像 1、2 型糖尿病那样追求血糖的强化控制，宁愿保持相对高血糖的状态。患者同时伴随的腹痛、营养障碍、脂肪泻等也为妊娠带来了新的问题，为 3c 型糖尿病的治疗增加了新的难度。

#### （二）维生素 D 等营养物质缺乏

妊娠期 3c 型糖尿病患者由于胰腺外分泌功能不全，常存在蛋白质、脂肪等营养物质吸收障碍，体内多种脂溶性维生素以及钙、镁、锌等矿物质缺乏。有文献报道约 93% 的胰腺外分泌功能不全患者可并发维生素 D 缺乏，而在 CP 患者中骨质疏松及骨量减少的发生率分别高达 25% 和 40%。妊娠早中期妇女维生素 D 充足率仅占 2.84%。

维生素 D 具有广泛的生物学效应，可以调节 60 多种靶基因的表达，不仅影响经典的钙磷代谢途径，而且还有调节免疫及各种组织细胞生长、分化、凋亡的作用，是维持细胞生长代谢和人体健康不可或缺的物质。有研究表明，维生素 D 缺乏与骨骼代谢疾病、自身免疫性疾病、糖尿病、心血管疾病等密切相关。维生素 D 与糖尿病相关可能通过与胰岛 β 细胞的维生素 D 受体结合，调节胰岛素的分泌和敏感性，从而参与糖代谢，故维生素 D 的缺乏会增加糖尿病发生风险。

由于胎儿体内的维生素 D 完全由母体通过胎盘提供，因此孕妇维生素 D 营养状况决定了胎儿的维生素 D 水平，母体维生素 D 缺乏在妊娠期就开始对胎儿的生长发育产生不良影响，增加早产、巨大儿等不良妊娠结局的发生率，婴幼儿期和儿童期更易患佝偻病。

### 二、妊娠期 3c 型糖尿病的诊断标准

妊娠期 3c 型糖尿病的诊断标准如下：

1. 存在胰腺外分泌功能不全　通过粪弹力蛋白酶 -1 检测或直接的胰腺功能检测。
2. 存在胰腺组织改变的影像学表现　内镜超声、磁共振、CT。
3. 1 型糖尿病相关性自身免疫标志物阴性。

#### （一）产前咨询

3c 型糖尿病可能发生于妊娠前及妊娠的任何一个时期，因此对该类患者需进行产前咨询及评估，妊娠期不明原因的突发性糖尿病需早期识别及诊断。从而为妊娠做好充足的准备。

妊娠前与妊娠期需对所有计划妊娠的 3c 型糖尿病、糖耐量受损（impaired glucose tolerance，IGT）或空腹血糖受损（impaired fasting glucose，IFG，即糖尿病前期）的妇女，进行妊娠前咨询。糖尿病患者需在计划妊娠前评价是否存在并发症，如糖尿病视网膜病变（diabetic retinopathy，DR）、糖尿病肾病（diabetic nephropathy，DN）、神经病变和心血管疾病等。已存在糖尿病慢性并发症者，妊娠期症状可能加重，需在妊娠期检查时重新评价。

糖尿病并发症的评价

（1）DR：糖尿病患者计划妊娠或明确妊娠时应进行一次眼科检查，并评价可能加重或促使 DR 进展的危险因素。有适应证时，如增殖性 DR，采取激光治疗可减少 DR 病变加重的危险。妊娠期应密切随访眼底变化，直至产后 1 年。妊娠前及妊娠期良好的血糖控制，可避免病情发展。

（2）DN：妊娠可造成轻度 DN 患者暂时肾功能减退。肾功能不全对胎儿的发育有不良影响；较严重的肾功能不全患者（血清肌酐 >265mmol/L），或肌酐清除率 <50ml/（min·1.73m$^2$）时，妊娠可对部分患者的肾功能造成永久性损害。因此，不建议这部分患者妊娠。DN 肾功能正常者，如果妊娠期血糖控制理想，对肾功能影响较小。

（3）糖尿病的其他并发症：糖尿病神经相关病变包括胃轻瘫、尿潴留及体位性低血压等，可进一步增加妊娠期间糖尿病管理的难度。如潜在的心血管疾病未被发现和处理，妊娠可增加患者的死亡风险，应在妊娠前仔细检查心血管疾病证据并予以处理。计划妊娠的糖尿病妇女的心功能应达到能够耐受运动试验的水平。

（二）妊娠前药物的合理应用

3c 型糖尿病孕期妇女妊娠前应停用妊娠期禁忌药物，如血管紧张素转换酶抑制剂（angiotensin converting enzyme inhibitor，ACEI）和血管紧张素 II 受体拮抗剂等。如果妊娠前应用 ACEI 治疗 DN，一旦发现妊娠，应立即停用。产前咨询时应告知患者，妊娠前或妊娠期停用 ACEI 后蛋白尿可能会明显加重。

1. 3c 糖尿病合并慢性高血压的孕妇　妊娠期血压控制目标为收缩压 110~129mmHg（1mmHg=0.133kPa），舒张压 65~79mmHg。现有证据表明，妊娠早期应用拉贝洛尔、钙离子通道阻滞剂等药物，均不明显增加胎儿致畸风险，可在妊娠前以及妊娠期应用。ACEI 类药物在妊娠早期应用，不增加胎儿先天性心脏病的发生风险，但妊娠中及晚期禁忌使用 ACEI 及血管紧张素 II 受体拮抗剂。

2. 3c 型糖尿病患者妊娠前和妊娠早期应补充含叶酸的多种维生素。

## 三、妊娠期 3c 型糖尿病的治疗

### （一）口服药物治疗

1. 轻度血糖升高　可注意饮食调理，无需药物治疗。

2. 因 CP 的主要病因是慢性酒精中毒，因此各种口服降糖药物对 CP 患者均不适宜，在治疗中尽量不选用 α- 糖苷酶抑制剂，可能加重胃肠道症状；磺脲类药物可能加速 β 细胞功能损伤及增加低血糖风险。

目前对于妊娠 CP 使用二甲双胍仍存在争议，有学者认为慢性酒精中毒导致 CP 在治疗中尽量不选用双胍类药物，以减少乳酸酸中毒。然而另有研究显示二甲双胍具有降糖及抗肿瘤双重作用，在许多地方被推荐作为一线药物使用，二甲双胍可将胰腺癌发生风险降低约 70%，且在妊娠期间使用是安全的，不会对孕妇造成不良影响，也不会引起胎儿的不良结局、新生儿的出生缺陷、妊娠相关并发症或疾病。

3. 对于妊娠期血糖明显升高者　强化胰岛素方案仍是 3c 型糖尿病治疗的首选。而胰岛素及其促泌剂，在治疗过程中除可能发生致死性的低血糖外，还将导致恶变风险增高。需要临床严密监测血糖及病情的变化。

### （二）胰岛素的治疗

1. 胰岛素治疗方案　最符合生理要求的胰岛素治疗方案为：基础胰岛素联合餐前超短效或短效胰岛素。基础胰岛素的替代作用可持续 12~24 小时，而餐前胰岛素起效快，持续时间短，有利于控制餐后血糖。应根据血糖监测结果，选择个体化的胰岛素治疗方案。

（1）基础胰岛素治疗：选择中效胰岛素睡前皮下注射，适用于空腹血糖高的孕妇；睡前注射中效胰岛素后空腹血糖已经达标但晚餐前血糖控制不佳者，可选择早餐前和睡前 2 次注射，或者睡前注射长效胰岛素。

（2）餐前超短效或短效胰岛素治疗：餐后血糖升高的孕妇，进餐时或餐前 30 分钟注射超短效或短效人胰岛素。

（3）胰岛素联合治疗：中效胰岛素和超短效或短效胰岛素联合，是目前应用最普遍的一种方法，即三餐前注射短效胰岛素,睡前注射中效胰岛素。由于妊娠期餐后血糖升高显著,一般不推荐常规应用预混胰岛素(表 14-6-1)。

表 14-6-1　胰岛素制剂作用时间

| 胰岛素制剂 | 起效时间 | 作用达峰时间 | 有效作用时间 | 最长持续时间 |
| --- | --- | --- | --- | --- |
| 超短效人胰岛素类似物 | 10~20min | 30~90min | 3~4h | 3~5h |
| 短效胰岛素 | 30~60min | 2~3h | 3~6h | 7~8h |
| 长效胰岛素 | 2~4h | 6~10h | 10~16h | 14~18h |

2. 妊娠期胰岛素应用的注意事项

(1) 胰岛素初始使用应从小剂量开始,0.3~0.8U/(kg·d)。每天计划应用的胰岛素总量应分配到三餐前使用,分配原则是早餐前最多,中餐前最少,晚餐前用量居中。每次调整后观察 2~3 天判断疗效,每次以增减 2~4U 或不超过胰岛素每天用量的 20% 为宜,直至达到血糖控制目标。

(2) 胰岛素治疗期间清晨或空腹高血糖的处理:夜间胰岛素作用不足、黎明现象和 Somogyi 现象均可导致高血糖的发生。前两种情况必须在睡前增加中效胰岛素用量,而出现 Somogyi 现象时应减少睡前中效胰岛素的用量。

(3) 妊娠过程中机体对胰岛素需求的变化:妊娠中、晚期对胰岛素需要量有不同程度的增加;妊娠 32~36 周胰岛素需要量达高峰,妊娠 36 周后稍下降,应根据个体血糖监测结果,不断调整胰岛素用量。

(三) EUS、ERCP、分娩期及围手术期胰岛素的使用原则

1. 使用原则　EUS、ERCP、手术前后、产程中、产后非正常饮食期间,需停止使用所有皮下注射胰岛素,改用胰岛素静脉滴注,以避免出现高血糖或低血糖。同时给予孕产妇提供足够的葡萄糖,以满足基础代谢需要和应激状态下的能量消耗;保持适当血容量和电解质代谢平衡。

2. 胰岛素使用方法　每 1~2 小时监测 1 次血糖,根据血糖值维持小剂量胰岛素静脉滴注。妊娠期应用胰岛素控制血糖者计划分娩、EUS、ERCP、手术时,前 1 天睡前正常使用中效胰岛素;引产当日停用早餐前胰岛素,并给予 0.9% 氯化钠注射液静脉内滴注;正式临产或血糖水平 <3.9mmol/L 时,将静脉滴注的 0.9% 氯化钠注射液改为 5% 葡萄糖/乳酸林格液,并以 100~150ml/h 的速度滴注,以维持血糖水平在 5.6mmol/L(100mg/dl);正式临产如血糖水平 >5.6mmol/L,则采用 5% 葡萄糖液加短效胰岛素,按 1~4U/h 的速度静脉滴注。血糖水平采用快速血糖仪每小时监测 1 次,用于调整胰岛素或葡萄糖输液的速度。也可按照表五的方法调控血糖(表 14-6-2)。

表 14-6-2　EUS、ERCP、手术、产程中小剂量胰岛素的应用标准

| 血糖水平(mmol/L) | 胰岛素用量(U/h) | 静脉输液种类 * | 配伍原则(液体量 + 胰岛素用量) |
| --- | --- | --- | --- |
| <5.6 | 0 | 5% 葡萄糖/乳酸林格液 | 不加胰岛素 |
| ≥5.6~<7.8 | 1.0 | 5% 葡萄糖/乳酸林格液 | 500ml+4U |
| ≥7.8~<10.0 | 1.5 | 0.9% 氯化钠注射液 | 500ml+6U |
| ≥10.0~<12.2 | 2.0 | 0.9% 氯化钠注射液 | 500ml+8U |
| ≥12.2 | 2.5 | 0.9% 氯化钠注射液 | 500ml+10U |

注:* 静脉输液速度位 125ml/h

(四) 产后处理

1. 产后胰岛素的应用　产后血糖控制目标以及胰岛素应用,参照非妊娠期血糖控制标准。

(1) 妊娠期应用胰岛素的产妇因 EUS、ERCP、手术、引产等原因禁食或未能恢复正常饮食期间,予静脉输液,胰岛素与葡萄糖比例为 1∶(4~6),同时监测血糖水平及尿酮体,根据监测结果决定是否应用并调整胰岛素用量。

(2) 妊娠期应用胰岛素者,一旦恢复正常饮食,应及时行血糖监测,血糖水平显著异常者,应用胰岛素

皮下注射,根据血糖水平调整剂量,所需胰岛素的剂量一般较妊娠期明显减少。

(3) 妊娠期无需胰岛素治疗的产妇,产后可恢复正常饮食,但应避免高糖及高脂饮食。

2. 产后复查　产后 FPG 反复 >7.0mmol/L,建议转内分泌专科治疗。

3. 鼓励母乳喂养　产后母乳喂养可减少产妇胰岛素的应用,且子代发生糖尿病的风险下降。

4. 新生儿处理

(1) 新生儿出生后易发生低血糖,严密监测其血糖变化可及时发现低血糖。建议新生儿出生后 30 分钟内行末梢血糖检测。

(2) 新生儿均按高危儿处理,注意保暖和吸氧等。

(3) 提早喂糖水、开奶,必要时以 10% 葡萄糖液缓慢静脉滴注。

(4) 常规检查血红蛋白、血钾、血钙及镁、胆红素。

(5) 密切注意新生儿呼吸窘迫综合征的发生。

# 第七节　妊娠慢性胰腺炎的产科处理

妊娠合并 CP 时母儿预后较差。有研究显示,CP 早产率 45.5%,在妊娠 22~28 周,每延迟 1 天出生的新生儿,其生存率可提高 3%,若延迟妊娠达 30 周,则新生儿生存率可上升至 90%。宫缩抑制剂的应用对延长孕周,进而改善围生儿结局有重要作用。

## 一、预防早产

妊娠期合并 CP 患者因子宫受炎性刺激异常收缩,易致早产或死胎,早产是围生儿患病及死亡的主要原因,因此在积极治疗胰腺炎的同时应注意保胎治疗。目前早产的治疗包括卧床及应用糖皮质激素、宫缩抑制剂、广谱抗生素,同时每日密切观察胎儿心率、孕妇宫缩及阴道分泌物的变化,并进行胎动计数及 B 超监测胎儿发育情况、羊水量、胎盘成熟度、生物物理评分等,以评估胎儿是否存在早产迹象。建议孕妇取左侧卧位,间歇吸氧,每天 2~3 次,每次 30 分钟。并行胎心监护,测定血及尿雌三醇(E3)、尿 E/C、胎盘生乳素等,了解胎盘功能,避免阴道检查和肛检,减少腹部检查。

### (一) 缩宫素受体拮抗剂

阿托西班是一种抗利尿激素和缩宫素的混合受体拮抗剂。目前,阿托西班是欧洲药物总署批准用于治疗早产的唯一具有特异性作用的宫缩抑制剂,对子宫具有高度的特异性,因此较其他宫缩抑制剂的心血管等不良反应发生率明显降低,更为安全。因不良反应轻微、无明确的禁忌证,该药被英国皇家妇产科学院推荐为用于治疗早产的一线用药。初始剂量为 6.75mg,7.5mg/ml 注射液注射给药;紧接着用 7.5mg/ml 浓缩持续 3 小时大剂量(每分钟 300μg)输注;然后以 7.5mg/ml 浓缩液低剂量(每分钟 100μg)输注,最多达 45 小时。持续治疗应不超过 48 小时。整个疗程中,总剂量不宜超过 330mg。治疗应在确诊早产后尽快开始。宫缩持续存在时,应考虑替换疗法。

### (二) 应用宫缩抑制剂

1. β2 肾上腺素受体激动剂　在治疗早产方面效果显著,β2 肾上腺素受体激动剂既能使子宫平滑肌细胞内钙离子的浓度降低,从而抑制子宫平滑肌收缩,还具有 β1 受体的弱兴奋作用,用药后具有明显的心血管不良反应,限制了其在临床上的应用,代表药如利托君 0.05~0.2mg/min 静脉滴注,宫缩被抑制后改为 10mg 口服,每日 4 次。

2. 硫酸镁　硫酸镁作为目前临床一线宫缩抑制剂,能够延长孕期 48 小时以上,可以尽可能为改善新生儿预后争取时间。但是,对于存在明确病因的先兆早产,如胎膜早破、宫内感染、多胎妊娠等,应用硫酸镁保胎的疗效仍不确定。硫酸镁对于新生儿预后的影响,关键在于硫酸镁的宫内暴露剂量。小剂量硫酸镁可对神经系统产生保护作用,而大剂量的硫酸镁会增加新生儿颅内出血(IVH)和新生儿死亡的风险。目前对于硫酸镁的安全剂量仍没有明确报道。初步研究认为硫酸镁暴露剂量应 <45~50g/24h,目前应用于预防早产及子痫的常规硫酸镁剂量并不增加新生儿不良结局的产生。

## 二、终止妊娠

### (一) 终止妊娠时机的选择

对于孕期 CP 患者,若病情稳定可维持到自然生产,若病程进展及恶化可能会影响胎儿发育,在母子各项指标相对稳定的情况下,孕期 >37 周可考虑引产。到底胰腺炎的妊娠患者什么时候是最佳的引产时机尚不明确,但对于病情稳定的患者在孕 37~39 周实施引产是相对比较安全的。

终止妊娠可使 CP 缓解,如保守治疗未能使病情好转,应及时终止妊娠。不要将终止妊娠列为治疗胰腺炎的手段。妊娠 CP,是否终止妊娠主要应根据非产科因素,即妊娠是否为主要诱因,胎儿是否存活等。胎儿死亡可影响孕妇的预后。因此对妊娠晚期的患者,如预计胎儿出生后可以存活,应在做好术前准备后立即终止妊娠。孕早中期的患者应加强对胎儿的监测,一旦发现胎儿死亡应及早采取措施,排出死胎。否则,无明确手术指征,一般不必终止妊娠。

对有下列情况应尽快终止妊娠:①明显的流产或早产征象;②胎儿窘迫或死胎;③已到临产期。

在终止妊娠的决策过程中,应以保全孕妇的生命为首要目标,不应为了胎儿而过分延误,也不应因为治疗胰腺炎的需要而盲目伤害胎儿,导致最佳治疗时机的丧失。

### (二) 终止妊娠的方法

应选择最快、对母体影响最小的方法,一般应选择剖宫产,如果孕妇已临产、胎儿正常或产程进展很顺利,可考虑经阴道分娩,胎儿窘迫者应及时剖宫产分娩抢救胎儿。

(卢水蓉　胥明)

## 参 考 文 献

1. Eddy JJ, Gideonsen MD, Song JY.et al. Pancreatitis in pregnancy: a 10 year retrospective of 15 midwest hospitals. Obstet Gynecol, 2008, 112 (5): 1075-1081.

2. Gilbert A, Patenaude V, Abenhaim HA. Acute pancreatitis in pregnancy: a comparison of associated conditions, treatments and complications. J Perinat Med, 2014, 42: 565-570.

3. Hacker FM, Whalen PS, Lee VR, et al. Maternal and fetal outcomes of pancreatitis in pregnancy. Am J Obstet Gynecol, 2015, 213: 568.e1-5.

4. Padmavathi Mali.Pancreatitis in pregnancy: etiology, diagnosis, treatment, and outcomes.Hepatobiliary Pancreat Dis Int, 2016, 15: 434-438.

5. Sumayah Aljenedil, Robert A Hegele, Jacques Genest. Estrogen-associated severe hypertriglyceridemia with pancreatitis.Journal of Clinical Lipidology, 2017, 11: 297-300.

6. Turhtm AN, GfnenP M, Kapan S.Acute biliary pancreatitis related with pregnancy: a 5-year single center experience.Ulus Travma Acil Cerrahi Der, 20l0, 16: 161-164.

7. Francis M Hacker, Phoebe S Whalen. Maternal and fetal outcomes of pancreatitis in pregnancy.Am J Obstet Gynecol, 2015, 213: 568.e1-5.

8. Sumayah Aljenedil, Robert A Hegele. Estrogen-associated severe hypertriglyceridemia with pancreatitis.Journal of Clinical Lipidology, 2017, 11: 297-300.

9. Sandip Pal, Ebby George Simon, Anoop K Koshy.Spontaneous choledochal cyst rupture in pregnancy with concomitant chronic pancreatitis.Indian J Gastroenterol, 2013, 32 (2): 127-129.

10. Lamba M, Veinot JP, Acharya V, et al. Fatal Splenic Arterial Aneurysmal Rupture Associated with Chronic Pancreatitis.The American Journal of Forensic Medicine and Pathology, 2002, 23 (3): 281-283.

11. Diane J. Angelini.Gallbladder and Pancreatic Disease During Pregnancy.J Perinat Neonat Nurs, 2002, 15 (4): 1-12.

12. Danielle Dray, Joshua D. Dahlke.Recurrent Pancreatitis in Pregnancy After Preconception Whipple for Pseudopapillary Pancreatic Tumor.Obstet Gynecol, 2014, 124: 469-471.

13. Wu Z, Shen W. Progsterone inhibits L-type calcium currents in gallbladder smooth muscle cells. J Gastroenterol Hepatol, 2010, 25: 1838-1843.

14. Kwong WT,Fehmi SM.Hypercalcemic Pancreatitis Triggered by Pregnancy With a CYP24A1 Mutation.Pancreas Journal,2016,45(6):31-32.

15. Trezevant MS,Winton JC,Holmes AK.Hypercalcemia-Induced Pancreatitis in Pregnancy Following Calcium Carbonate Ingestion.Journal of Pharmacy Practice,2019,32(2):225-227.

16.  Apiratpracha W,Yoshida EM,Charles SH.Chronic pancreatitis:a sequela of acute fatty liver of pregnancy.Hepatobiliary Pancreat Dis Int,2008,7:101-104.

17. Hassan I,Thangaratinam S,O'Mahony F,et al. Inferior vena cava thrombosis and recurrent pancreatitis in pregnancy.Journal of Obstetrics and Gynaecology,2006,26(4):372-373.

18. Yael Sciaky-Tamira,Shoshana Armony.Prolonged TPN during pregnancy in a cystic fibrosis patient with chronic pancreatitis. European Journal of Obstetrics & Gynecology and Reproductive Biology,2009,43:61-63.

19. Singh H,Gupta R,Dhaliwal L.Spontaneous choledochal cyst perforation in pregnancy with co-existent chronic pancreatitis.BMJ Case Rep. doi:10.1136/bcr-2014.

20. 苏松,徐茂锦,李兆申.胰源性糖尿病最新研究进展.中华胰腺病杂志,2016,16(3):214-216.

21. 李兆申,廖专.慢性胰腺炎基础与临床.上海:上海科学技术出版社,2013.

22. 潘晨萍,管金丽,祁玲娥.妊娠早期2 5-羟维生素不足对妊娠期糖尿病的预测价值.中国计划生育学杂志,201,25(4):260-266.

23. 陈方方,吴瑛婷,王怡.妊娠早中期妇女维生素D营养现状分析.检验医学,2016,31(12):1026-1630.

24. 中华胰腺病杂志编委会中华医学会消化内镜学分会.慢性胰腺炎诊治指南(2012,上海).中华消化内镜杂志,2012,29(6):301-303.

25. 郭妍,廖专,李兆申.慢性胰腺炎内分泌功能不全的研究进展.中华胰腺病杂志,2009,9(6):4427-4429.

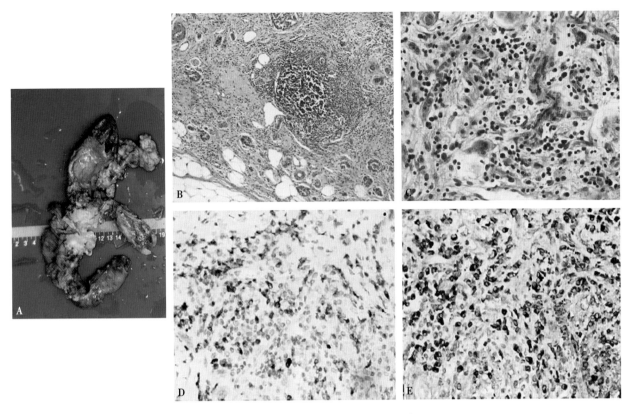

图 9-0-5 病例 3 术后图片及病理图片

左上 HE 10×,右上 HE 40×,左下 IgG4,右下 IgG。术后病理:胰腺低分化导管腺癌,侵犯胰腺周围脂肪组织,并侵犯胆总管,浸润神经纤维束,未见明确脉管内癌栓,十二指肠、胃、胆总管断端未见癌,胰腺旁淋巴结(0/3)未见癌转移。慢性胰腺炎(胰腺腺泡萎缩,较多淋巴浆细胞浸润,轻度间质纤维化);增殖指数 Ki67 约 20%(+);P53(−);IgG4 阳性的浆细胞增多,>50 个 /HPF;IgG4/gG >40%

图 10-2-5 胆管癌

ERCP 示胆总管末端狭窄,狭窄段上方胆总管显著扩张,内镜下行乳头小切开后沿导丝置入胆道全覆膜可回收金属支架,支架置入后胆汁流出顺畅,而 IgG4 相关硬化性胆管炎 ERCP 也可表现(图 10-2-6D)胆总管末端狭窄,狭窄段上方胆总管显著扩张

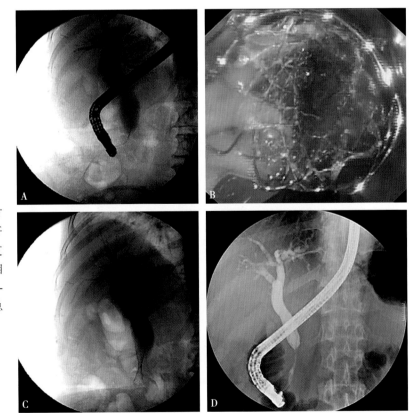

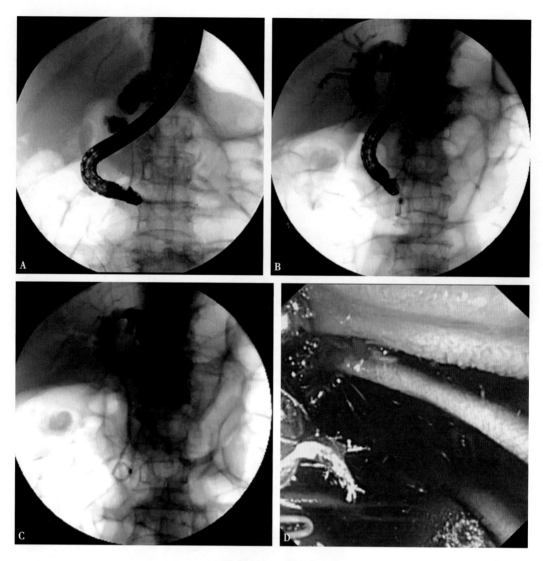

**图 10-2-6   胰腺癌**

ERCP 示选择性插管至胰管,造影后显示胰管胰头部不显影,胰体尾部直径 15mm 以上,后选择性插管至胆管,造影后胆总管中下段不显影,胆总管上段及肝内胆管明显扩张,导致引导置入全覆膜金属支架,支架释放后见大量胆汁流出

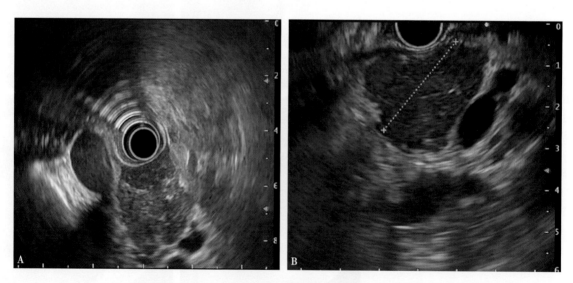

**图 10-3-2    自身免疫性胰腺炎 EUS 下也可表现为胰头不规则、低回声肿块伴实质回声减低**

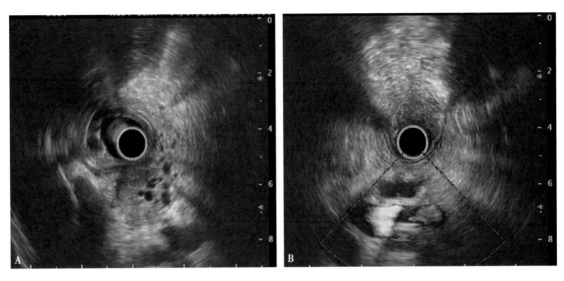

图 10-3-3　胰腺癌 EUS
胰腺钩突部见一低回声占位,内可见多个无回声区,主胰管扩张明显,最大径约 6.3mm

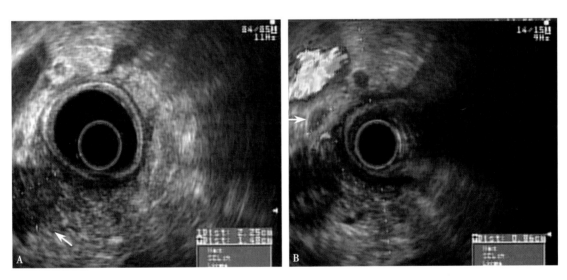

图 10-3-5　AIP
EUS 胰头见一低回声占位,局部突破胰腺包膜,占位旁见一肿大淋巴结

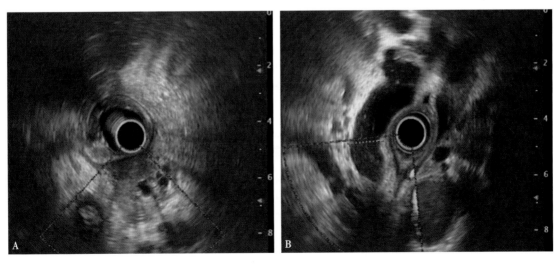

图 10-3-6　胰腺癌:EUS 示胰腺钩突部见一低回声占位,胆总管明显扩张,直径约 18mm

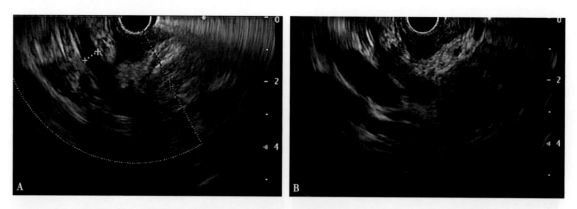

图 10-3-7　自身免疫性胰腺炎 EUS 示胆总管管壁均质,呈显著、规则、均匀性增厚

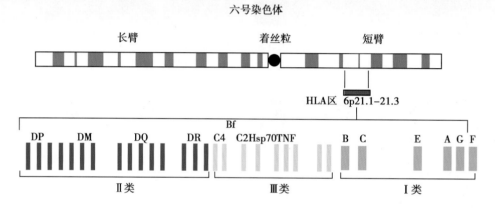

图 11-0-1　HLA 基因簇位置

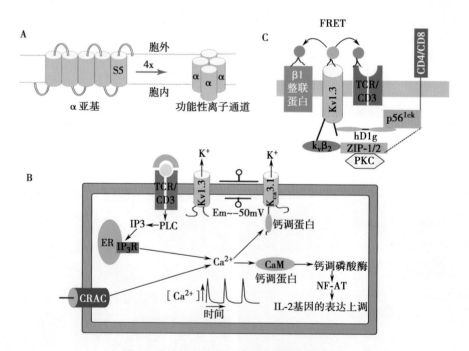

图 11-0-2　T 细胞中 KCNA3 的结构和功能

A. 功能性 $K^+$ 通道由四个相同的成孔 α 亚单位组成,每个亚单位由六个跨膜 α 螺旋和胞内环、胞外环连接组成。连接第五和第六螺旋的环,以及来自每个 α 亚基的第六螺旋的片段形成钾离子的渗透途径;B. $K^+$ 和 $Ca^{2+}$ 通道和淋巴细胞活化,用抗原肽(紫色)刺激 T 细胞受体复合物(TCR-CD3)导致磷脂酶 Cγ(PLCγ)的激活和肌醇 1,4,5- 三磷酸(IP3)的产生;C. T 细胞信号复合体中的 Kv1.3 通道 CaM,钙调蛋白;Em,膜电位

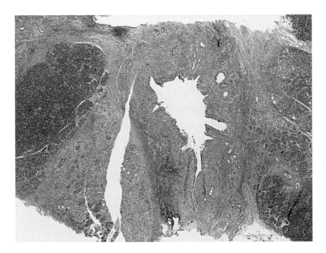

图 12-1-1 胰管周围慢性炎症及纤维化 ×25

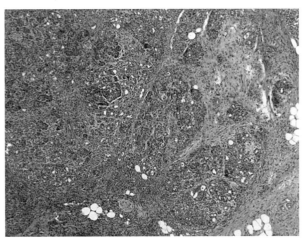

图 12-1-2 纤维化累及胰腺腺泡及胰腺周围软组织(右下) ×100

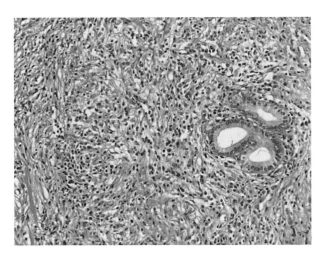

图 12-2-1 胰腺实质内大量淋巴细胞浆细胞浸润 ×200

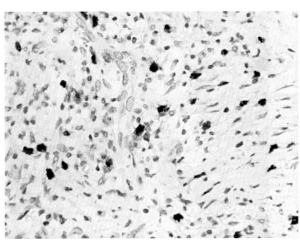

图 12-2-2 IgG4 免疫组化染色示较多 IgG4 阳性浆细胞浸润 ×400

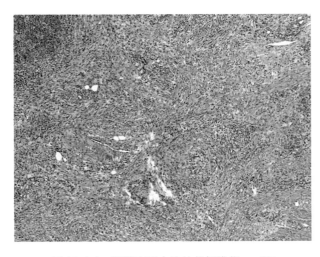

图 12-2-3 胰腺实质内席纹状纤维化 ×25

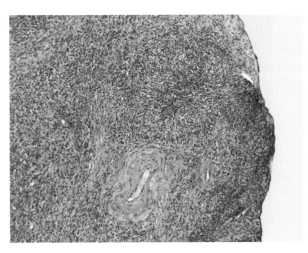

图 12-2-4 闭塞性静脉炎 ×100

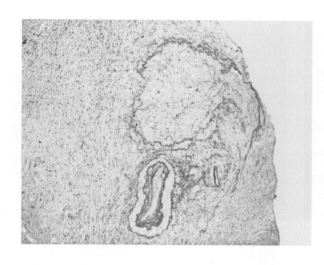

**图 12-2-5　闭塞性静脉炎**
连续切片弹力纤维染色,上方为闭塞的静脉,下方为伴行动脉　×100

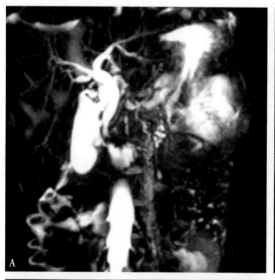

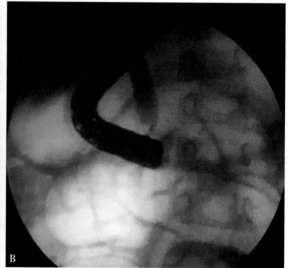

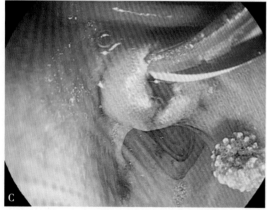

**图 13-0-1　女,3 岁,间断腹痛 1 年余,诊断为慢性胰腺炎**
入院后查血淀粉酶、脂肪酶升高,MRCP 示左右肝管、肝总管、胆总管扩张伴结石,胆胰汇合畸形(A);内镜下行胆管造影,提示壶腹部嵌顿结石,胰管未显影(B);经十二指肠乳头括约肌切开并取石(C),术后淀粉酶、脂肪酶恢复正常,腹痛缓解

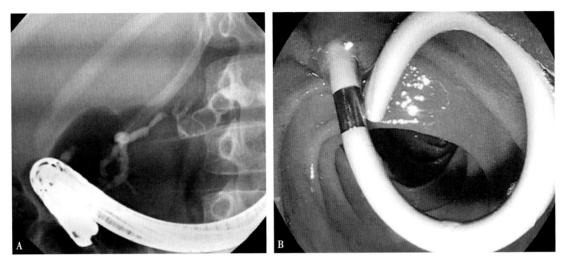

图 13-0-2　女性,8 岁,诊断为慢性胰腺炎

A. 内镜下胰管造影示胰管狭窄,伴多发结石;B. 经十二指肠乳头植入 7F 塑料胰管支架

# 第二篇
# 诊断与鉴别诊断

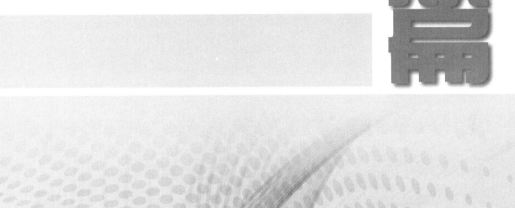

第 **15** 章

# 胰腺囊性占位的 CT、MRI 诊断与鉴别

【摘要】胰腺囊性病变包括肿瘤性病变与非肿瘤性病变,肿瘤性病变包括浆液性囊性肿瘤、黏液性囊性肿瘤、导管内乳头状黏液性肿瘤等,非肿瘤性病变包括真性囊肿、假性囊肿、寄生虫性囊肿等,慢性胰腺炎患者常可伴发潴留囊肿或假性囊肿。胰腺囊性病变患者多无特征性临床表现,诊断依赖影像学检查。胰腺各类囊性病变的转归和良恶性不一,预后不同,临床处置原则不同,影像学检查对胰腺囊性病变的准确定性,将有助于临床合理决策处置方案的制订。CT 和 MRI 成像目前已成为胰腺疾病影像学检查的常用检测手段,在鉴别胰腺囊性病变时应结合病变部位、数目、囊壁及分隔的形态、壁结节、囊液成分、强化模式、病变与胆胰管关系、生长方式等影像学特征。MRI 成像相较于 CT 成像其软组织分辨率更高,对胰腺病变定性诊断具有更多的帮助。下文将围绕胰腺浆液性囊腺瘤、黏液性囊腺瘤、导管内黏液性乳头状瘤、实性假乳头状瘤等的影像学表现进行阐述,并讨论与慢性胰腺炎的鉴别。

## 第一节　胰腺浆液性囊性肿瘤

### 一、一般概况

胰腺浆液性囊性肿瘤(serous cystic neoplasm,SCN)又名胰腺浆液性囊腺瘤(serous cyst adenoma, SCA),是一种少见的胰腺肿瘤,仅占所有胰腺肿瘤的 1%~2%,好发于中年女性。大部分患者无临床症状,常在体检或其他疾病诊治中意外发现,病灶体积较大者可压迫邻近脏器导致腹痛、恶心、黄疸等相关症状。患者血生化指标通常无异常。浆液性囊腺瘤是一种良性肿瘤,预后好。大部分患者经长期随访,病灶大小稳定或增大缓慢,少部分患者病灶可自发性缩小。病灶生长速度与其大小密切相关,病灶直径大于 4cm 者生长速度明显要快于不足 4cm 者。

胰腺浆液性囊腺癌(serous cystadenocarcinoma)罕见,仅占所有胰腺浆液性囊性肿瘤的 0.1%。WHO(2010 版)分类定义胰腺浆液性囊腺癌为伴有非胰内或胰周的远处转移的胰腺浆液性囊性肿瘤。

### 二、组织病理学

浆液性囊腺瘤按照大体分型分为四大类:微囊型(microcystic type)、大囊型(macrocystic type)、混合型(mixed type)、实性型(solid type)。微囊型最常见,约占所有浆液性囊腺瘤的 60%,表现为由多个直径小于 2cm 的囊腔聚集形成的囊性肿块,切面呈蜂窝状,肿块中央可见由玻璃样变性组织及少许小囊腔构成的中央瘢痕(central scar)。大囊型表现为单房单囊、或由数个直径大于 2cm 的囊腔聚集而成。混合型同时

由直径大于 2cm 及小于 2cm 的囊腔构成。实性型最为罕见,仅占所有浆液性囊腺瘤的不足 5%,肿块由无数微小囊腔构成,间质丰富,大体切面呈实性、半透明白色,囊腔结构仅显微镜下可见。

镜下,肿瘤囊壁由单层、排列规整的扁平或立方上皮构成,细胞核圆、无异型性,核分裂象罕见。细胞质清亮、富含糖原,PAS 染色阳性。免疫组化:EMA、CK7、CK8、CK18、CK19(+),CgA、Syn(-)、α-lnhibin、MUC6、MUC1 部分阳性表达。

浆液性囊腺癌的大体、镜下表现与浆液性囊腺瘤类似,细胞核分裂象比例无明显增多。浆液性囊腺癌诊断不能单一依靠组织病理学,需要结合临床及影像学明确患者同时伴有胰外远处转移,方能作出诊断。

## 三、临床处置原则

浆液性囊腺瘤无恶性倾向,肿瘤生长缓慢,致死率几乎为零。随着近年来对浆液性囊腺瘤这种良性生物学行为的认识,国内外各中心对浆液性囊腺瘤的手术切除率逐年下降,对于大部分浆液性囊腺瘤患者推荐以随访观察为主。国外指南推荐对以下几种情况的浆液性囊腺瘤患者行手术治疗:①影像学检查高度提示浆液性囊腺瘤诊断,但病灶体积大,并导致患者出现相关压迫症状;②影像学检查考虑浆液性囊腺瘤可能,但不能排除其他胰腺交界性或恶性肿瘤诊断。我国指南目前以肿瘤大小作为重要参考因素,对于直径大于 6cm 的浆液性囊腺瘤推荐手术治疗,对于直径小于 6cm,但存在压迫症状,或不能完全除外其他交界性或恶性肿瘤,或随访中肿瘤进行性增大的患者,可推荐手术治疗。

## 四、影像学表现

### (一)直接征象

浆液性囊腺瘤好发于胰尾,平均直径约 3cm 左右,大部分为单发,希佩尔·林道综合征(Von Hippel-Lindau disease,VHL)患者可表现为多发。肿块边界清晰,形态呈圆形、类圆形或分叶状。微囊型、大囊型、混合型浆液性囊腺瘤在影像学上均表现为以囊性成分为主的肿块,囊壁均匀、菲薄。微囊型浆液性囊腺瘤表现为多囊单房样,囊腔数目多、可达数十个以上,各囊腔直径均 <2cm,结构紧密,囊腔内分隔细小、均匀、完整,呈蜂窝样(图 15-1-1、15-1-2),或多个分隔向囊腔中央聚拢形成相对粗大的中央瘢痕(图 15-1-3)。大

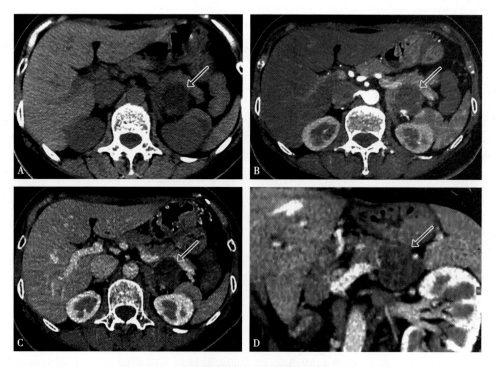

**图 15-1-1　胰腺微囊型浆液性囊腺瘤(女性,58 岁)**

A~C. CT 横断面平扫、增强动脉期及门脉期。D. CT 增强门脉期斜冠状面重建。胰尾部一枚大小 3.5cm×3.2cm 的类圆形囊性低密度灶(空心箭头),囊壁薄,腔内多发细小分隔,增强扫描病灶呈蜂窝样轻度强化

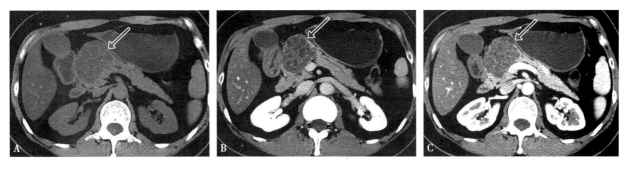

图 15-1-2 胰腺微囊型浆液性囊腺瘤（女性，51 岁）

A~C. CT 平扫、增强动脉期及门脉期，胰头颈部见一枚类圆形囊性低密度灶（空心箭头），边界清，增强扫描病灶内部轻度蜂窝样强化，动脉期、门脉期密度均低于邻近胰腺实质

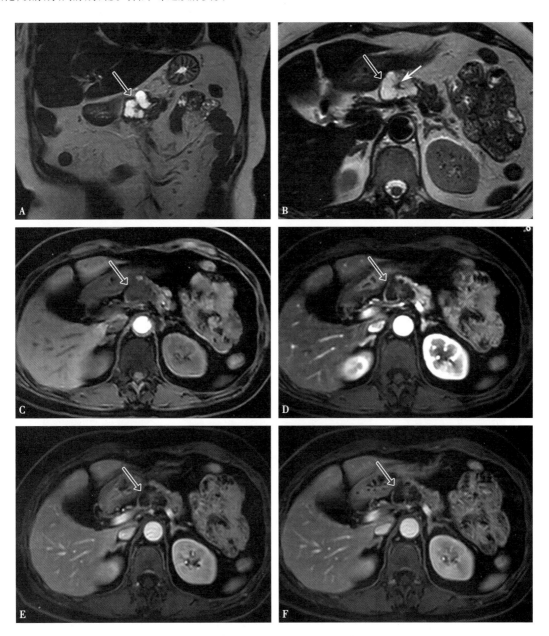

图 15-1-3 胰腺微囊型浆液性囊腺瘤（女性，58 岁）

A、B. MRI 冠状面、横断面 T_2WI 序列，胰颈部一分叶状薄壁囊性灶（空心箭头），囊腔内多发纤细小分隔，病灶内部见中央瘢痕显示（白箭头）；C~F. MRI 横断面 T_1WI+fs 平扫、增强动脉期、门脉期、延迟期序列，T_1WI+fs 平扫病灶（空心箭头）呈低信号，增强扫描囊壁及分隔轻度强化、信号等或低于邻近胰腺实质

囊型浆液性囊腺瘤囊腔数目少于微囊型浆液性囊腺瘤,囊腔直径 >2cm,囊腔内分隔纤细、均匀、完整(图15-1-4、15-1-5),囊腔内亦可出现中央瘢痕改变,但该征象出现概率低于微囊型浆液性囊腺瘤。部分大囊型

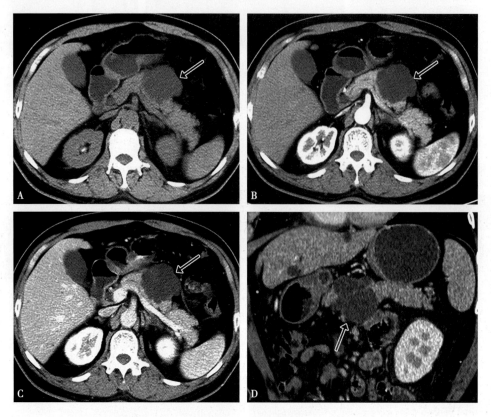

**图 15-1-4　胰腺大囊型浆液性囊腺瘤(男性,64 岁)**

A~C. CT 横断面平扫、增强动脉期及门脉期;D. CT 增强门脉期斜冠状面重建.胰体部一枚分叶状囊性低密度灶(空心箭头),囊壁薄,腔内多发轻度强化纤细分隔,各囊腔直径大于 2cm

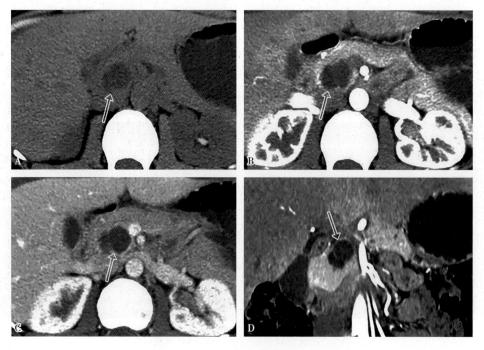

**图 15-1-5　胰腺大囊型浆液性囊腺瘤(女性,27 岁)**

A~C. CT 横断面平扫、增强动脉期及门脉期;D. CT 增强门脉期冠状面重建.胰头部见一枚浅分叶状薄壁囊性低密度灶(空心箭头),腔内见少许轻度强化的纤细分隔,未见附壁结节

浆液性囊腺瘤表现为单囊单房样,囊腔内无分隔(图 15-1-6)。微囊型与大囊型浆液性囊腺瘤囊腔内均无附壁结节。混合型兼具以上两者的特点。囊腔的蜂窝样结构、中央瘢痕对浆液性囊腺瘤诊断具有高度特异性,该征象在微囊型、混合型浆液性囊腺瘤中出现概率>60%,MRI 及 EUS 对于该征象的检出优于 CT、US 成像。

在 CT/MRI 上,病灶囊壁、分隔均表现为软组织密度/信号,MRI 显示囊壁、分隔的形态结构优于 CT 成像。增强扫描,囊壁、分隔强化不明显或轻度强化,增强各期强化程度均低于邻近胰腺实质。

病灶钙化少见,可表现为点状、条状或斑片状,中央瘢痕出现日光放射状钙化对诊断具有高度特异性(图 15-1-7)。CT 平扫显示钙化最佳。

病灶各囊腔囊液密度/信号一般均匀、一致,表现为水样密度/信号。少数病灶各囊腔囊液密度/信号可不一致,这是由于部分囊腔囊液浓缩,导致囊液蛋白含量相对增高所致,在 CT 上表现为囊液密度高、低不一,

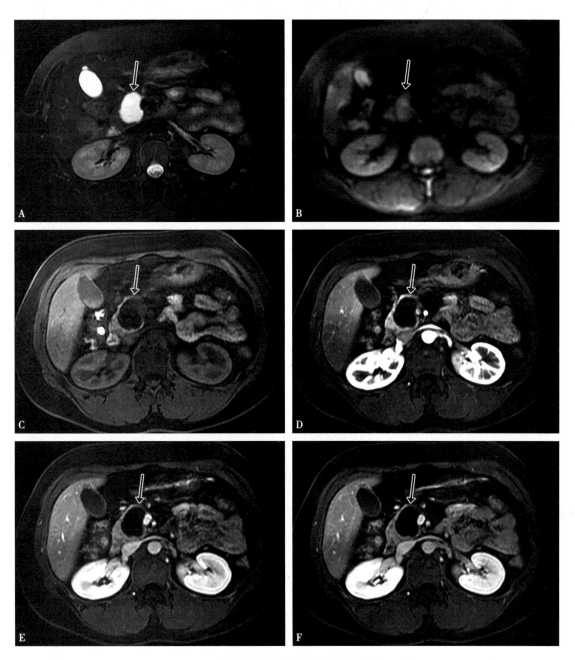

图 15-1-6　胰腺大囊型浆液性囊腺瘤(女性,33 岁)

A~C. MRI $T_2WI$+fs、DWI、$T_1WI$+fs 序列,胰头部一单房单囊灶(空心箭头),囊壁菲薄、均匀,囊腔内未见分隔或附壁结节,囊液呈均匀 $T_1$ 高、$T_2$ 低信号;D~F. MRI $T_1WI$+fs 增强动脉期、门脉期、延迟期序列,增强扫描病灶囊壁轻度强化,病灶紧贴肠系膜上静脉、血管管壁光滑

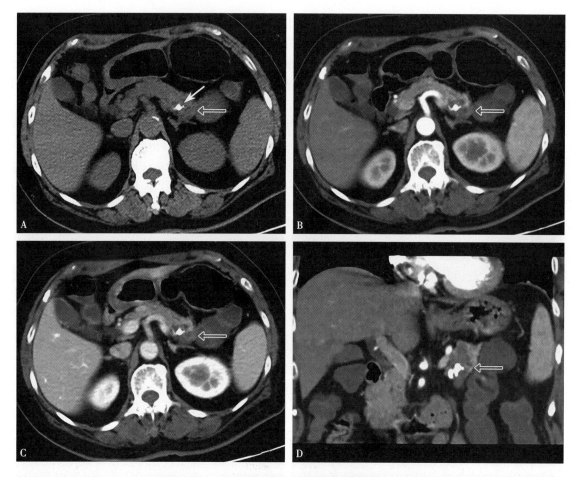

**图 15-1-7　胰腺微囊型浆液性囊腺瘤(女性,66 岁)**

A~C. CT 横断面平扫、增强动脉期及门脉期;D. CT 增强动脉期冠状面重建。胰体部一分叶状薄壁囊性低密度
灶(空心箭头),囊腔内多发轻度强化的纤细小分隔,病灶中央见日光放射状钙化(白箭头)

MRI 对这种囊液蛋白含量的改变更敏感,表现为 $T_1WI+fs$ 序列信号增高,$T_2WI+fs$ 序列信号降低(图 15-1-8)。

胰腺实性型浆液性囊腺瘤(图 15-1-9)在 CT/MRI 上表现为实性肿块,囊腔结构过于微小、难以显示。CT 平扫病灶呈软组织密度或水样低密度,CT 值小于 20HU 可提示囊性肿瘤诊断。MRI 成像,由于病灶含水量丰富,表现为与水信号相仿的 $T_1WI+fs$ 低信号、$T_2WI+fs$ 高信号,$T_2WI+fs$ 序列病灶内部隐约见细小点、条状相对低信号,反映肿瘤内部间质。DWI 序列病灶信号不高或呈稍高信号、ADC 图呈明显高信号,反映病灶内部富含大量弥散运动不受限的自由水分子,该征象鉴别实性型浆液性囊腺瘤与其他胰腺实性肿瘤具有一定特征性。CT/MRI 增强扫描,由于病灶间质血管丰富,动脉期呈明显均匀或不均匀强化,密度 / 信号高于邻近胰腺实质,门脉期及延迟期病灶对比剂有所廓清,密度 / 信号稍高于胰腺实质或与胰腺实质接近,有时病灶在门脉期或延迟期内部可隐约见蜂窝样改变,对于鉴别诊断具有一定意义。

**(二) 间接征象**

1. 胰管　浆液性囊腺瘤不与主胰管相通,极少引起上游胰管扩张。某些体积较大者可压迫主胰管并导致上游扩张,但扩张程度一般很轻。CT 薄层扫描结合 MPVR、CR 技术有利于多方位、多角度观察胰管与病灶关系。MRI $T_2WI+fs$、MRCP 成像显示病灶与主胰管关系最佳。

2. 胰腺实质　胰腺实质质地正常,无炎症或纤维化表现。

3. 胆管　浆液性囊腺瘤极少导致胆道系统梗阻扩张,发生于胰头部的、体积较大的浆液性囊腺瘤可压迫胆总管并导致其上游肝内外胆管轻度扩张。

4. 胰周　浆液性囊腺瘤呈膨胀性生长,胰周脂肪间隙清晰,无胰周血管或脏器侵犯。

5. 淋巴结　无腹腔、腹膜后淋巴结肿大。

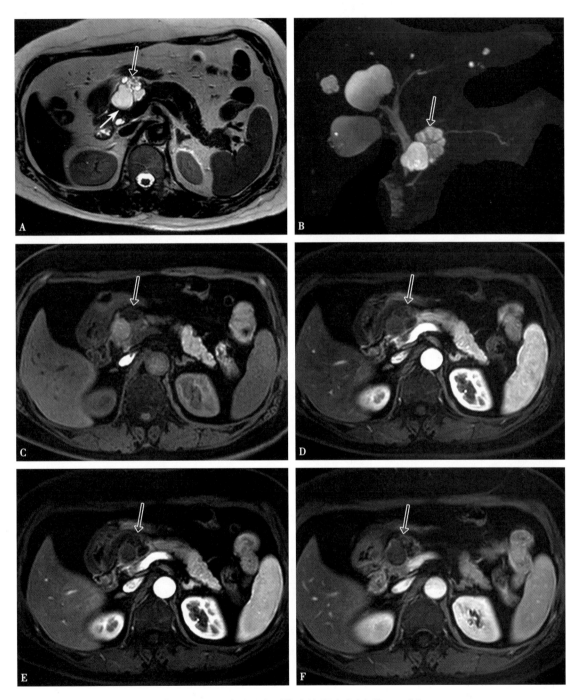

**图 15-1-8　胰腺混合型浆液性囊腺瘤(女性,56 岁)**

A~C. MRI $T_2WI+fs$、MRCP、$T_1WI+fs$ 序列,胰头部见一大小约 3.4cm×2.6cm 的薄壁多囊单房灶(空心箭头),囊腔大小不一,$T_1WI+fs$ 示各囊腔囊液信号高、低不一,$T_2WI+fs$ 示各囊腔囊液呈高信号,较大一囊腔偏背侧部囊液信号偏低伴分层样改变(白箭头);D~F. MRI $T_1WI+fs$ 增强动脉期、门脉期及延迟期,病灶(空心箭头)囊壁及分隔轻度强化

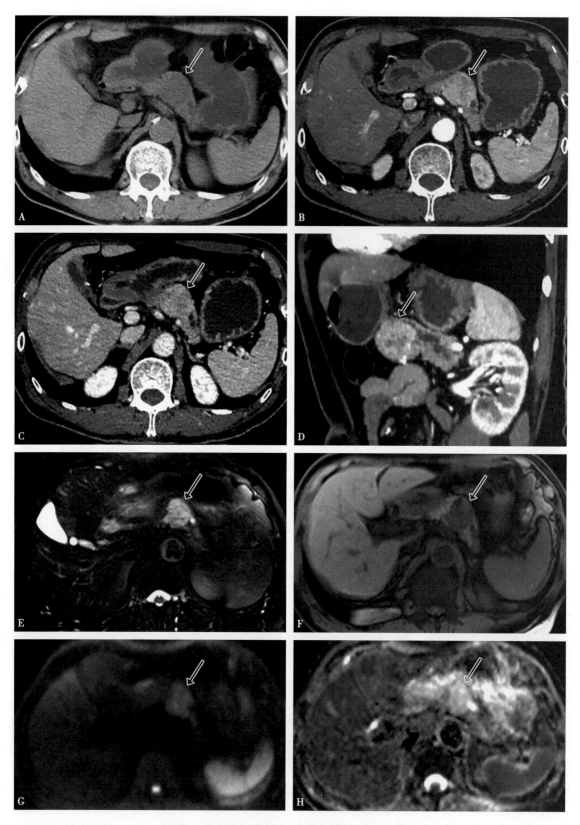

图 15-1-9　胰腺实性型浆液性囊腺瘤(男性,74 岁)

A~C. CT 平扫、增强动脉期、门脉期横断面 . 胰体部见一大小约 3.2cm×3.1cm 的类圆形低密度灶(空心箭头),
边界清,平扫 CT 值约 23HU,增强后病灶(空心箭头)不均匀明显强化,动脉期、门脉期 CT 值分别为 149HU、
115HU。D. CT 增强门脉期斜冠状面重建,胰体部主胰管受压上移,伴上游主胰管扩张;E~H. MRI $T_2WI+fs$、
$T_1WI+fs$、DWI、ADC 序列 $T_2WI+fs$ 序列病灶(空心箭头)呈高信号伴内部点条状低信号,$T_1WI+fs$ 序列呈低信号,
DWI 序列呈稍高信号、ADC 图呈高信号

### （三）局灶侵袭性浆液性囊腺瘤与浆液性囊腺癌

　　文献报道少数浆液性囊腺瘤具有局部侵袭性（locally aggressive），CT/MRI 表现为病灶突破胰腺包膜，浸润胰周脂肪间隙并侵犯邻近腹腔大血管或脏器，包括肝、胃、小肠、脾脏等，其侵袭性相对胰腺癌为低。Michelle D.Reid 等人回顾性分析 193 例浆液性囊腺瘤，发现这类具有侵袭性表现的病灶一般体积偏大、合并出血或炎症，组织病理学上肿瘤细胞分化良好、无恶性征象，患者预后良好，因此推测这类浆液性囊腺瘤在影像学上的侵袭性表现可能反映了肿瘤与周围组织的炎性粘连，而非真正意义上的肿瘤侵袭。

　　浆液性囊腺癌的诊断一直以来存在争议。影像学上，胰腺原发灶与前述浆液性囊腺瘤表现相仿，患者同时伴有肝内囊性肿块，肝内病灶与胰腺原发灶形态特征相仿。部分学者认为浆液性囊腺癌诊断存疑，主要原因有以下几点：①目前报道的浆液性囊腺癌患者，组织病理学上肿瘤细胞无恶性征象，且患者术后预后良好，术后肿瘤复发转移或致死者未有报道；②肝脏是目前报道的唯一发生浆液性囊腺癌转移的脏器，但肝脏本身亦可有原发囊腺类肿瘤，因此胰腺、肝脏同时发生囊腺瘤患者，不能除外两者均为原发可能。

### 五、影像学诊断要点

　　胰腺浆液性囊腺瘤典型表现为多囊单房的囊性肿块，病灶内部可呈蜂窝样囊腔结构，中央瘢痕、日光放射状钙化则对诊断具有高度特异性。病灶不与主胰管相通。MRI 成像显示囊壁及分隔形态、囊液成分、与主胰管关系均优于 CT 成像。

### 六、影像学鉴别诊断

　　潴留囊肿（retention cyst）：慢性胰腺炎（chronic pancreatitis，CP）伴潴留囊肿（图 15-1-10），需要与微囊型、大囊型或混合型浆液性囊腺瘤进行鉴别。慢性胰腺炎伴潴留囊肿是因胰管炎性狭窄、结石等导致分支胰管或腺泡囊状扩张形成的真性囊肿，一般为多发，而浆液性囊腺瘤通常为单发。潴留囊肿体积偏小，囊腔数目明显少于微囊型浆液性囊腺瘤，无浆液性囊腺瘤特征性的蜂窝样和中央瘢痕表现。慢性胰腺炎伴潴留囊肿者，背景胰腺实质有炎症纤维化表现，$T_1WI+fs$ 序列信号降低，$T_2WI+fs$、DWI 序列信

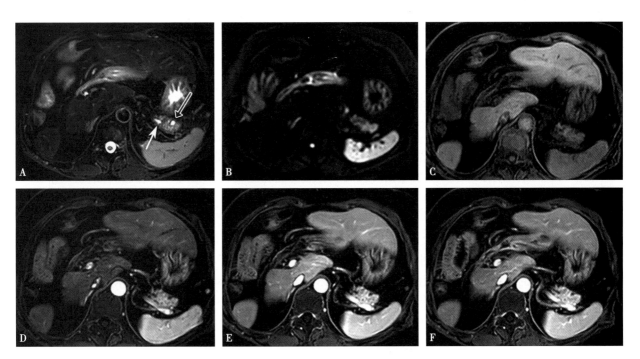

**图 15-1-10　慢性胰腺炎伴胰尾部潴留囊肿（女性，71 岁）**

A、B. MRI $T_2WI+fs$、DWI 序列 胰体尾部实质萎缩伴信号异常，$T_2WI+fs$、DWI 序列信号不均匀增高，主胰管（白箭头）节段性扩张，胰尾部见小圆形薄壁囊性信号灶（空心箭头）；C~F. MRI $T_1WI+fs$ 平扫、增强动脉期、门脉期及延迟期序列 $T_1WI+fs$ 平扫胰腺实质信号降低，增强扫描呈轻度进行性延迟强化，胰尾部囊性灶强化不明显

号增高,CT/MRI 增强扫描胰腺实质呈轻度进行性延迟强化,浆液性囊腺瘤背景胰腺质地正常。慢性胰腺炎主胰管节段性狭窄、扩张伴串珠样改变,可与潴留囊肿相通,而浆液性囊腺瘤与胰管不通、且极少伴胰管扩张。

假性囊肿(pseudocyst):慢性胰腺炎继发假性囊肿需要与大囊性浆液性囊腺瘤鉴别。假性囊肿可位于胰内和 / 或胰外,分布范围跨度大,囊壁较厚、均匀或不均匀,内壁光滑而外壁毛糙伴周围炎性反应,而浆液性囊腺瘤囊壁菲薄、内外壁均光滑。假性囊肿因含有坏死、出血等物质,囊液成分相对混杂,囊腔底部不规则的碎屑样坏死物沉积较具特征性,而浆液性囊腺瘤囊液均匀、一般呈水样密度 / 信号。假性囊肿与主胰管相通或不相通,而浆液性囊腺瘤不与胰管相通。慢性胰腺炎继发假性囊肿患者,背景胰腺符合慢性胰腺炎表现,胰周及假性囊肿周围常伴炎性渗出,而浆液性囊腺瘤背景胰腺质地正常、胰周无炎症反应。

## 第二节　胰腺黏液性囊性肿瘤

### 一、一般概况

胰腺黏液性囊性肿瘤(mucinous cystic neoplasm,MCN)包括黏液性囊腺瘤(mucinous cystadenoma,MCA)和黏液性囊腺癌(mucinous cystadenocarcinoma,MCC),是一种起源于胰腺导管上皮的罕见胰腺囊性肿瘤,好发于 40~50 岁的中年女性,男女比例达 1∶20。

临床表现缺乏特异性,其症状与肿瘤大小、部位相关,病灶体积较小者一般无症状,较大者可压迫邻近脏器产生相应压迫症状,如腹痛、腹胀、黄疸等,少数患者可有糖尿病表现。肿瘤学指标多正常,少数 CEA、CA199 可升高。

### 二、组织病理学

胰腺黏液性囊性肿瘤是一种交界性或低度恶性肿瘤,2010 版 WHO 胰腺肿瘤分类按照良恶性将其分为黏液性囊腺瘤伴低 - 中度不典型增生、黏液性囊腺瘤伴重度不典型增生、黏液性囊腺瘤伴浸润性癌。

大体上,黏液性囊腺瘤表现为囊性或以囊性成分为主的囊实性肿块,圆形或类圆形,囊壁厚或略厚、不均匀,呈单房单囊或多房单囊。囊腔内囊液黏稠,有时可伴有血性、坏死物质。黏液性囊腺瘤伴重度不典型增生或浸润性癌者,囊腔内壁常可见乳头样突起。

镜下,肿瘤囊壁由高柱状黏液上皮与其所被覆的卵巢样间质构成,上皮细胞可伴有假幽门腺化生、肠上皮化生以及鳞状上皮化生。

免疫组化,肿瘤上皮 CK7、CK8、CK18、CK19、EMA、CEA 均为阳性,并表达 MUC5AC、DUPAN-2、CA19-9。肿瘤上皮所被覆的卵巢样间质表达 SMA,部分表达孕酮受体、雌激素受体。

黏液性囊性肿瘤生长缓慢,侵袭性相对较低。黏液性囊腺癌转移途径与导管腺癌类似,胰周淋巴结及肝脏为首发转移部位。

### 三、临床处置原则

黏液性囊性肿瘤属于低度恶性肿瘤,临床处置推荐以手术切除作为首选治疗方案。对于体积小于 4cm 且无壁结节的患者,发生浸润性癌的风险小于 15%,因此,对于老年、合并症多、手术风险相对较高的患者可推荐随访观察。黏液性囊腺瘤不伴浸润性癌患者术后预后好,一般无复发转移,无需随访。黏液性囊腺瘤伴浸润性癌患者,术后随访方案与导管腺癌相同。我国指南推荐对于有症状、肿瘤直径 >3cm、存在壁结节及囊壁蛋壳样钙化或细胞学检查提示恶性的患者,采取手术治疗。

### 四、影像学表现

#### (一)直接征象

黏液性囊腺瘤一般单发,好发于胰体尾,边界清晰,体积偏大,平均直径在 6~10cm 之间,形态呈圆形、类圆形或分叶状。病灶表现为以囊性成分为主的囊性或囊实性肿块，囊壁厚或略厚，厚薄不均匀。部分病灶呈单房单囊（图 15-2-1），部分病灶呈多房单囊，囊腔内分隔纤细或略厚，厚薄均匀或不均匀，分隔有时

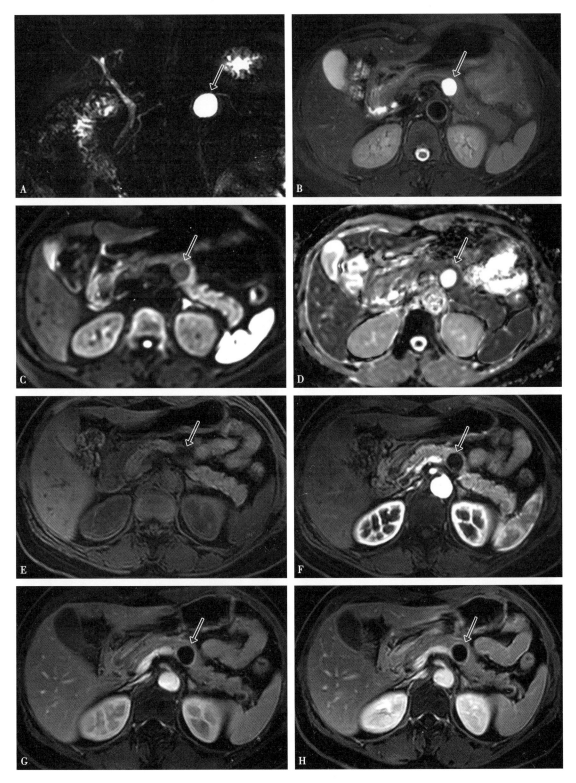

**图 15-2-1　胰腺黏液性囊腺瘤（女性，51 岁）**

A、B. MRI MRCP、T₂WI+fs 序列 胰体部一枚大小约 1.8cm×1.5cm 的类圆形单房单囊灶（空心箭头），囊壁略厚，腔内未见附壁结节，主胰管与病灶紧贴、未见相通；C、D. MRI DWI、ADC 序列 病灶（空心箭头）囊壁 DWI 呈高信号、ADC 图信号降低；E~H. MRI T₁WI+fs 平扫、增强动脉期、门脉期及延迟期序列 增强扫描病灶（空心箭头）囊壁进行性强化，动脉期信号与邻近胰腺实质相近，门脉期及延迟期信号高于邻近胰腺实质

可不完整,或呈子囊样改变(图 15-2-2)。CT/MRI 上囊壁及分隔均表现为软组织密度信号,MRI T₂WI+fs、MRCP 序列显示囊壁、分隔形态特征优于 CT 成像。囊壁、分隔有时可伴点状、条状或蛋壳样钙化,CT 平扫可清楚显示钙化。

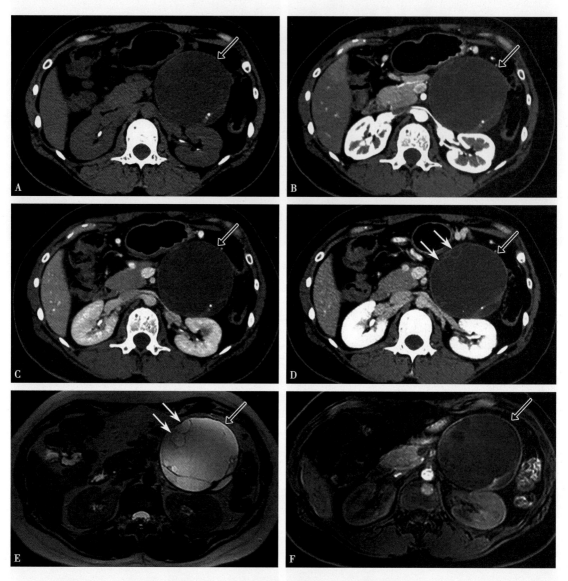

**图 15-2-2   胰腺黏液性囊腺瘤(女性,28 岁)**
A~D. CT 平扫、增强动脉期、门脉期及延迟期,胰体尾部一枚大小约 9.2cm×8.8cm 的多房单囊灶(空心箭头),囊壁略厚,分隔厚薄不均、部分呈子囊样改变(白箭头),分隔见斑点状钙化,增强扫描囊壁及分隔呈轻中度强化;E、F. MRI T₂WI、T₁WI+fs 序列 T₂WI 序列囊腔内囊液呈均匀高信号,T₁WI+fs 序列各囊腔囊液信号高低不一致,呈低或稍低信号

黏液性囊腺瘤囊液在 CT/MRI 上表现为水样密度 / 信号,当囊液内黏蛋白含量较高时,囊液在 T₁WI+fs 序列上信号偏高,T₂WI+fs 序列上信号偏低,且因重力作用,这种囊液信号的表现以囊腔偏背侧部相对明显。黏液性囊腺瘤若合并出血,平扫 CT 囊液密度增高,T₁WI+fs、T₂WI+fs 序列信号高、低混杂不均匀,并可显示液 - 液平面。

增强扫描病灶囊壁、分隔、壁结节呈轻中度进行性强化,强化程度可等或略高于胰腺实质。

**(二)间接征象**

1. 胰管   黏液性囊腺瘤很少引起主胰管扩张,当肿块较大时可压迫主胰管导致上游管腔轻度扩张。

黏液性囊腺瘤几乎不与主胰管相通,目前国内外文献报道的经病理证实与主胰管相通的黏液性囊腺瘤非常少见,可能为肿瘤与胰管形成内瘘所致。

2. 胰腺实质　黏液性囊腺瘤背景胰腺质地通常正常或呈慢性炎症纤维化改变。

3. 胆管　黏液性囊腺瘤极少引起胆道系统梗阻扩张,发生于胰头部、体积较大且与胆总管距离近的黏液性囊腺瘤,可压迫胆总管导致其上游管腔轻度扩张。

4. 胰周　黏液性囊腺瘤大多呈良性生长方式,胰周脂肪间隙清晰,无炎症渗出或侵袭性表现。当黏液性囊腺瘤体积较大时,部分可自发性或因外力作用破裂,此时病灶周围脂肪间隙模糊并伴炎症渗出,此类现象相当少见(图 15-2-3)。

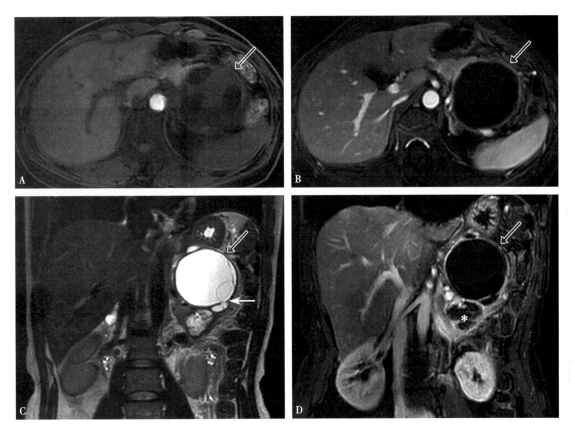

**图 15-2-3　胰体尾部黏液性囊腺瘤破裂伴假性囊肿形成(女性,46 岁)**

A、B. MRI 横断面 T₁WI+fs 平扫、增强门脉期 胰体尾部见一类圆形厚壁囊性灶(空心箭头),腔内见数个子囊样结构,增强扫描囊壁、分隔中度强化;C、D. MRI 冠状面 T₂WI、T₁WI+fs 增强延迟期 病灶下壁局部不完整(白箭头),病灶下缘见假性囊肿形成伴周围多发炎性渗出(*)

5. 血管　病灶一般无胰周血管侵犯,病灶体积很大时可推压邻近血管。

6. 淋巴结　通常无腹腔及腹膜后淋巴结肿大。

**(三) 黏液性囊腺癌与黏液性囊腺瘤的鉴别**

黏液性囊腺癌体积一般较黏液性囊腺瘤大,平均直径在 10cm 左右,病灶实性成分所占比例相对黏液性囊腺瘤为多,囊壁、分隔厚且不均匀,最厚处一般 >3mm,囊腔数目较多(>4 个)。黏液性囊腺瘤伴中重度不典型增生或浸润性癌者囊腔内多见附壁结节,该征象对诊断较具意义(图 15-2-4)。壁结节形态可呈点状、乳头状、菜花样或不规则状,小者仅几毫米,大者可至几厘米。囊壁蛋壳样钙化是否有助于 MCN 的良恶性鉴别尚有不同看法。

黏液性囊腺癌出现侵袭性生长或远处转移,是诊断恶性的主要依据。在影像学上病灶周围脂肪间隙模糊伴条索状影,提示胰周脂肪间隙浸润。病灶与受侵的血管或脏器脂肪间隙消失,交界面处血管或脏器轮廓毛糙、不规则,提示肿瘤侵犯(图 15-2-5)。黏液性囊腺癌可发生胰周淋巴结、肝脏转移,但概率较低,

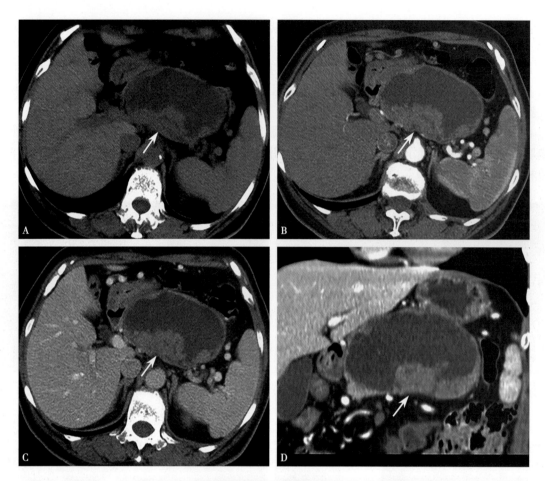

图 15-2-4　胰腺黏液性囊腺瘤伴浸润性癌（女性,64 岁）

A~C. CT 横断面平扫、增强动脉期及门脉期；D. CT 增强门脉期冠状面重建。胰颈体尾部见一大小约 10.1cm×7.2cm 的囊实性团块,囊壁厚、不规则,腔内见数个大小不等的附壁软组织结节影（白箭头）,较大之一约 7.0cm×2.6cm,病灶实性成分增强扫描呈轻中度强化

肝脏转移发生概率约为 15%。肝脏转移灶影像学表现与胰腺原发病灶相仿。

## 五、影像学诊断要点

在影像学上,黏液性囊性肿瘤典型表现为单囊多房样肿物,囊壁及分隔不均匀、略厚,囊腔内可有附壁结节,病灶不与主胰管相通,结合上述特点诊断一般并无困难。此外,黏液性囊性肿瘤具有明显性别偏倚,对男性患者诊断应慎重。

## 六、影像学鉴别诊断

潴留囊肿:黏液性囊腺瘤一般为单发,病灶体积较大,而潴留囊肿直径一般小于 2cm。黏液性囊腺瘤典型表现为多房单囊样,而潴留囊肿以单房单囊居多。黏液性囊腺瘤囊壁相对潴留囊肿为厚且不均匀,囊腔内若有强化的附壁结节,则高度提示黏液性囊腺瘤诊断。此外,黏液性囊腺瘤与胰管相通者罕见,潴留囊肿可与胰管相通。

假性囊肿:假性囊肿（图 15-2-6）与黏液性囊腺瘤均可表现为厚壁囊性肿物,假性囊肿囊壁厚薄相对均匀,外壁模糊伴周围炎症渗出、内壁光滑,而黏液性囊腺瘤囊壁厚薄不均,内壁常不规则并伴附壁结节。假性囊肿与黏液性囊腺瘤囊液均可不均匀,相较而言假性囊肿囊液内含出血、坏死物,MRI 成像信号更混杂,$T_2WI+fs$ 序列囊腔偏背侧部沉积的低信号碎屑样坏死物对诊断较具价值。此外,假性囊肿有时可与胰管相通,而黏液性囊腺瘤罕见与胰管相通。

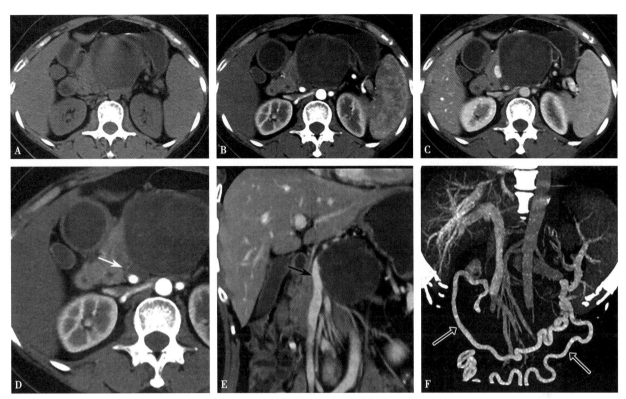

**图 15-2-5　胰腺黏液性囊腺瘤伴浸润性癌（女性,49 岁）**

A~C. CT 横断面平扫、增强动脉期及门脉期,胰颈体部见一大小约 7.2cm×6.5cm 的类圆形囊实团块,囊壁略厚,囊腔内见轻度强化的不规则软组织密度影;D. CT 横断面增强动脉期,病灶包绕肠系膜上动脉（白箭头）;E、F. CT 增强门脉期冠状面重建、MIP 重建,病灶侵犯肠系膜上静脉（黑箭头）、管腔狭窄,脾静脉管腔闭塞,伴侧支静脉开放（空心箭头）

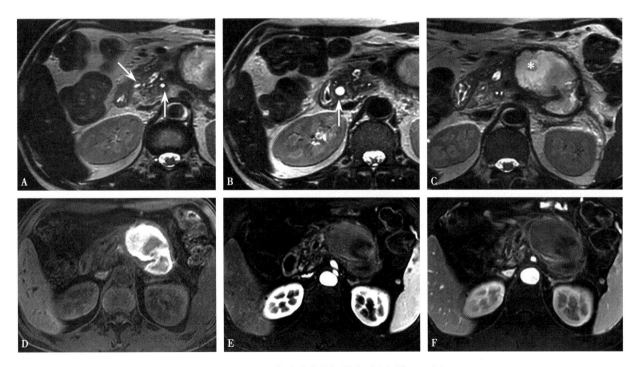

**图 15-2-6　慢性胰腺炎伴假性囊肿（女性,49 岁）**

A~C. MRI $T_2WI$ 序列 胰体尾部假性囊肿（*）形态欠规则,囊壁厚,囊腔内囊液信号高、低混杂;胰头部另见数个潴留囊肿（白箭头）,主胰管扩张,$T_2WI$ 序列示扩张管腔内多发低信号小结石;D~F. MRI $T_1WI$+fs 平扫、增强动脉期及门脉期,胰体尾部假性囊肿囊壁轻度强化,$T_1WI$+fs 胰腺实质信号降低,增强后呈轻度进行性强化

# 第三节　胰腺导管内乳头状黏液性肿瘤

## 一、一般概况

胰腺导管内乳头状黏液性肿瘤(intraductal papillary mucious neoplasm,IPMN)是一种起源于主胰管或分支胰管、分泌大量黏液的上皮性肿瘤,肿瘤上皮常呈乳头样生长。IPMN 好发于老年男性,临床表现无特异性,部分患者表现为腹痛、消瘦、黄疸等,部分患者无临床症状,仅因其他疾病诊治或体检意外发现。血清学标记物对于诊断 IPMN 无特异性,IPMN 伴恶变患者,CEA、CA125、CA199 等可有升高。

## 二、组织病理学

大体观,根据肿瘤起源部位 IPMN 分为主胰管型、分支型和混合型。主胰管型 IPMN 好发于胰头,并可沿主胰管向远端延伸、累及全胰,表现为主胰管不规则扩张、管腔内充满大量黏液。分支型 IPMN 好发于胰头钩突部,可单发或多发,表现为葡萄串样的多囊或单囊性肿物,囊壁薄,附壁常见乳头样突起。

镜下,IPMN 根据组织学形态分为四型,即胃型、肠型、胆胰型和嗜酸细胞型。胃型多见于分支型IPNN,肿瘤上皮呈轻中度异型性。肠型多见与主胰管型 IPMN,肿瘤上皮呈中重度不典型增生。胆胰型及嗜酸性相对少见,肿瘤上皮呈重度不典型增生。

IPMN 根据良恶性可分为 IPMN 伴轻度不典型增生、IPMN 伴中度不典型增生、IPMN 伴重度不典型增生及浸润性癌。IPMN 恶变可为局灶性或多灶性,肿瘤恶变为胶样癌或管状腺癌,前者起自肠型 IPMN,后者起自胆胰型或肠型 IPMN,管状腺癌组织学形态与导管腺癌相似。

## 三、临床处置原则

IPMN 不伴浸润性癌者预后较好,术后 5 年生存率可达 90% 以上,而 IPMN 伴浸润性癌者预后相对较差,5 年生存率仅在 20%~60% 之间。IPMN 伴浸润性癌的发生率占 30%~40%,而主胰管型 IPMN 恶变风险约在 60% 左右。由于主胰管型及混合型 IPMN 恶变风险高,临床推荐以手术切除为首选治疗方案。目前,欧洲放射学界提出的关于胰腺 IPMN 的绝对手术指征包括:①患者有黄疸症状;②细胞学提示恶性;③肿瘤内出现实性肿块;④肿瘤内壁结节≥5mm;⑤主胰管管径≥10mm。相对手术指征包括:①患者出现新发糖尿病或相关急性胰腺炎发作;②患者无黄疸情况下,CA199>37U/ml;③肿瘤直径≥40mm;④肿瘤增长≥5mm/ 年;⑤主胰管管径在 5.0~9.9mm 之间;⑥存在壁结节、直径 <5mm。我国指南对主胰管型、混合型IPMN 均推荐手术治疗,对于分支型 IPMN,肿块 <3cm 者推荐随访,肿块 >3cm 或肿块 <3cm 但伴有以下高危因素的患者推荐手术治疗,包括:①患者有 IPMN 所致的相关症状;②CA199 增高;③存在壁结节;④主胰管管径 >10mm;⑤细胞学提示恶性;⑥肿瘤增大≥2mm/ 年。

对于暂无手术指征的患者,推荐采用 MRI 检查进行长期随访。对于初次发现 IPMN 的患者,第 1 年每 6 个月复查一次,之后可延长至每年复查一次。对于有相对手术指征但因其他原因不能行手术的患者,应酌情增加随访频率。

## 四、影像学表现

### (一)分支型 IPMN

分支型 IPMN 起源于分支胰管导管上皮,单发或多发,表现为以囊性成分为主的囊性或囊实性肿块。病灶形态呈类圆形、条管状、分叶状或不规则。病灶一般呈多囊单房样,囊壁菲薄、均匀、光整,囊腔结构松散,腔内数个纤细、均匀的分隔,有时囊腔内可见一些细小的附壁结节影(图 15-3-1)。部分病灶可表现为薄壁的单房单囊性肿块,与单纯性囊肿、大囊型浆液性囊腺瘤、潴留囊肿鉴别相对困难。

在 CT/MRI 上,病灶囊壁、分隔、壁结节均表现为软组织密度 / 信号,增强扫描轻度强化,增强各期强化程度均不高于邻近胰腺实质。MRI T$_2$WI+fs、MRCP 序列显示囊腔结构及壁结节较 CT 成像敏感。囊液

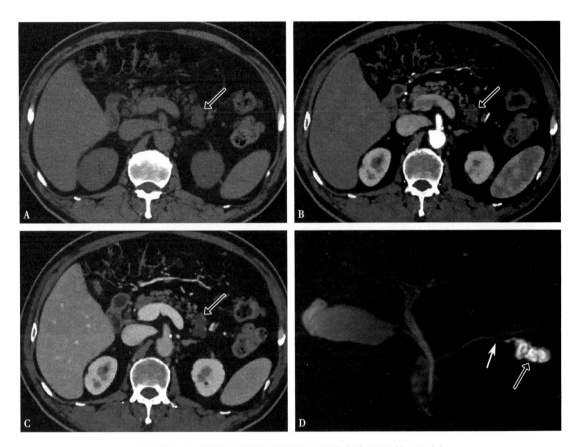

图 15-3-1　胰尾分支型导管内乳头状黏液性瘤（男性，58 岁）

A~C. CT 平扫、增强动脉期及门脉期，胰尾部一枚大小约 3.3cm×1.4cm 的不规则囊性低密度灶（空心箭头），囊壁薄，腔内见数个纤细分隔，腔内未见附壁结节，增强扫描囊壁及分隔轻度强化；D. MRI MRCP 序列，主胰管显示、未见扩张，主胰管与胰尾部病灶（空心箭头）相通（白箭头）

呈均匀水样密度 / 信号。CT 平扫病灶内钙化偶可见。

分支型 IPMN 与主胰管相通，肿瘤分泌大量黏液并经由胰管排出，由于黏液黏稠度较高，胰管胰液排泌通而不畅，导致下游主胰管扩张，其扩张程度一般较轻。

**（二）主胰管型 IPMN**

主胰管型 IPMN 起源于主胰管导管上皮，病灶可为局灶性、亦可累及全胰。在 CT/MRI 上主要表现为主胰管节段性或弥漫性扩张，管腔扩张相对分支型 IPMN 更明显，管径可达数个厘米，扩张胰管管径粗细不均匀伴囊状改变。除 IPMN 伴浸润性癌或合并导管腺癌发生，主胰管形态连续、无中断。

主胰管型 IPMN 的肿瘤实体为附着于扩张主胰管管壁上的乳头样结构，大部分患者乳头结构微小，CT/MRI 成像难以显示。当乳头大小达到数个毫米以上时，在 CT/MR 上表现为主胰管附壁、突向管腔内的结节状充盈缺损，增强扫描轻中度强化（图 15-3-2）。

另外，主胰管型 IPMN 分泌大量黏液经十二指肠大乳头排泌入十二指肠腔内，可导致大乳头开口增宽、扩大，由于黏液造成大乳头开口处排泌不通畅，亦可导致上游胆道系统扩张。

**（三）混合型 IPMN**

混合型 IPMN 兼具分支型与主胰管型 IPMN 的影像学特征，在此不再赘述。

**（四）胰腺实质**

分支型 IPMN 背景胰腺实质质地通常正常。混合型及主胰管型 IPMN 由于向下游主胰管排泌大量黏稠的黏液，常常导致胰管及十二指肠大乳头开口处排泌不畅，继发急、慢性胰腺炎。急性胰腺炎发作表现为胰腺形态肿大，$T_2WI+fs$、DWI 序列因组织细胞、间质水肿，信号增高，增强扫描胰腺实质强化不均匀减低。慢性胰腺炎表现为胰腺形态萎缩，胰腺腺泡细胞破坏、减少，纤维组织增生，在 $T_1WI+fs$ 序列信号减低，

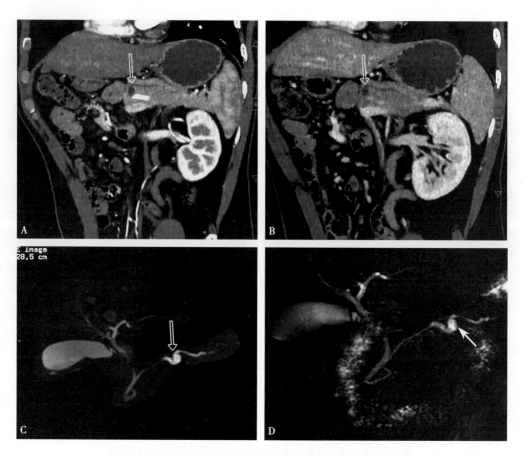

**图 15-3-2　胰腺主胰管型导管内乳头状黏液性瘤（男性，48 岁）**
A、B. CT 增强动脉期、门脉期斜冠状面重建，主胰管不均匀扩张伴囊状改变（空心箭头），胰体部主胰
管最宽处管径约 7.9mm；C、D. MRI MRCP 序列，扩张主胰管内见少许细小低信号附壁结节（白箭头）

增强扫描胰腺实质呈轻度进行性延迟强化。

**（五）导管内黏液性乳头状癌**

胰腺 IPMN 具有一定的恶性风险，其中主胰管型 IPMN 的恶性风险在 60%~70% 左右，分支型 IPMN 的恶性风险在 25% 左右。在 CT/MR 上，随着病灶逐渐向浸润性癌进展，病灶内部实性成分所占比例逐渐增多，囊壁、分隔增厚不规则，壁结节增大、增多或伴实性软组织团块形成，病灶阻塞胰胆管并伴上游管腔梗阻扩张。病灶可浸润胰周脂肪间隙，侵犯邻近腹腔脏器及大血管（图 15-3-3）。胰腺导管内黏液乳头状癌可伴有淋巴结转移及远处转移，转移病灶影像学表现与原发灶相仿。

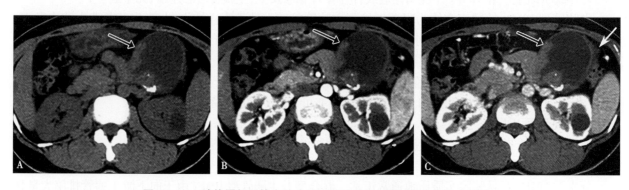

**图 15-3-3　胰体尾部导管内乳头状黏液性瘤伴浸润性癌（女性，46 岁）**
A~C. CT 平扫、增强动脉期及门脉期 胰体尾部见大小约 8.9cm×7.7cm 的囊实性团块（空心箭头），囊壁厚、不均匀，并见斑片状钙化，囊腔附壁见几枚强化的结节样充盈缺损，较大者约 2.4cm×2.1cm，病灶外壁毛糙并见条索影（白箭头），提示病灶浸润胰周脂肪间隙

（六）继发内瘘

　　2%~7% 的胰腺 IPMN 可与邻近脏器发生内瘘,按照内瘘发生概率高低依次为十二指肠降段、胃、胆管、结肠或小肠,IPMN 可与同一脏器或不同脏器同时形成多个瘘管。主胰管型、混合型 IPMN 发生内瘘的概率高于分支型 IPMN。良恶性 IPMN 均可发生内瘘,良性 IPMN 发生内瘘与肿瘤对邻近脏器的机械性压迫以及富含胰酶的黏液对脏器的侵蚀有关,恶性 IPMN 除上述因素外、另有肿瘤对周围脏器的侵袭作用,因此发生内瘘概率比良性 IPMN 更高。CT 成像结合多平面重建对显示瘘管部位、数目有较大帮助(图15-3-4)。

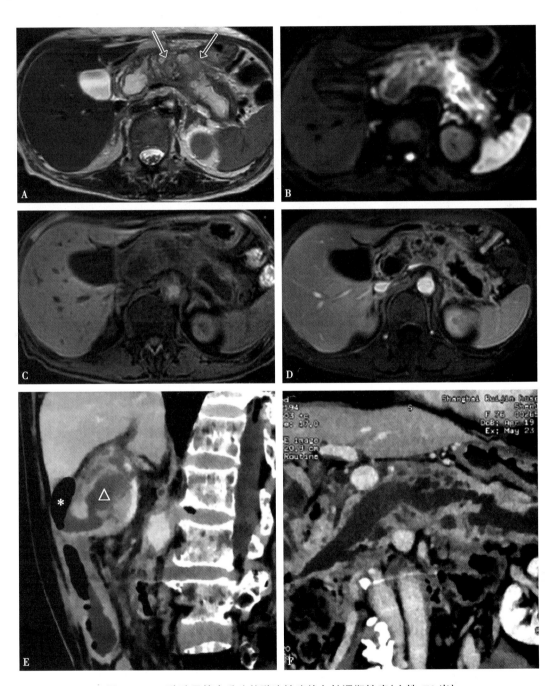

**图 15-3-4　胰腺导管内乳头状黏液性瘤伴多灶浸润性癌(女性,76 岁)**

A~D. MRI T$_2$WI、DWI、T$_1$WI+fs 平扫及增强门脉期序列 主胰管全程不均匀囊状扩张、管径最大约 1.9cm,胰腺实质明显萎缩伴多发团片、结节状异常信号灶(空心箭头),边界不清,T$_1$WI+fs 呈低信号,T$_2$WI 呈稍高信号,DWI 呈高信号,增强扫描不均匀轻度强化;E、F. CT 增强门脉期斜矢状面重建、曲面重建 扩张主胰管(△)与胃窦(*)相通,提示内瘘形成

### （七）IPMN 合并胰腺导管腺癌或其他胰外脏器恶性肿瘤

部分胰腺 IPMN 患者可同时合并胰腺导管腺癌,在影像学或组织病理学上,这种表现有时与 IPMN 恶变较难区分。此外,20%~30% 的胰腺 IPMN 患者同时合并有胰外其他脏器恶性肿瘤。胰腺 IPMN 合并胰腺导管腺癌或胰外恶性肿瘤可为同时性,亦可为异时性,有些甚至发生于胰腺 IPMN 手术切除之后(图15-3-5)。

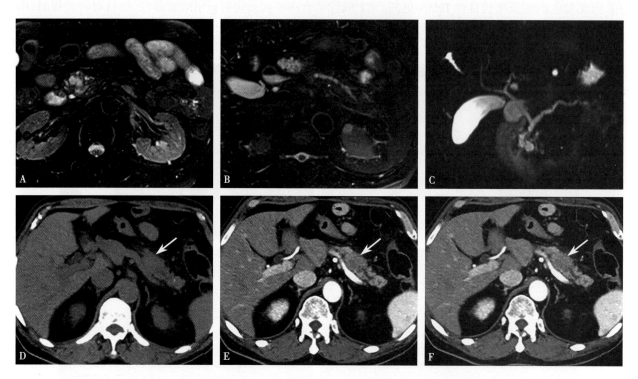

图 15-3-5    胰腺导管内乳头状黏液性瘤术后、残余胰体部导管腺癌(男性,59 岁)

A、B. MRI T$_2$WI+fs 序列;C. MRI MRCP 序列,胰头部见不规则薄壁囊性信号灶,囊腔内见数个纤细分隔,主胰管全程不规则扩张、管径最大约 1.4cm,胰头部病灶与主胰管相通;D~F. 同一患者行胰十二指肠切除术后 4 年,CT 平扫、增强动脉期及门脉期,残余胰体部见一大小约 3.2cm×2.7cm 的软组织结节(白箭头),增强后呈轻度进行性强化,病灶处主胰管中断伴其上游管腔扩张,胰尾部实质萎缩

### （八）影像学诊断要点

分支型 IPMN 表现为以囊性为主的囊性或囊实性肿块,呈单房多囊样,常伴胰管扩张并与胰管相通,主胰管型 IPMN 表现为主胰管的不均匀囊状扩张,病变累及范围广,若病灶囊腔内或扩张胰管内见强化附壁结节,则诊断多无困难。混合型 IPMN 兼具上述两者特点。

### （九）影像学鉴别诊断

潴留囊肿:慢性胰腺炎伴潴留囊肿者需要与分支型 IPMN 进行鉴别,两者均可表现为胰腺多发薄壁囊性灶。相较于潴留囊肿,分支型 IPMN 的囊腔结构更复杂,囊腔内分隔数目更多,而潴留囊肿常为单房单囊。IPMN 囊腔内可见强化的附壁结节,而潴留囊肿内则可伴不强化的小结石。慢性胰腺炎伴潴留囊肿与分支型 IPMN 均可伴主胰管扩张,但 IPMN 患者扩张主胰管无节段性狭窄表现,管壁柔软光滑,而慢性胰腺炎伴潴留囊肿患者主胰管为多发节段性狭窄、扩张表现,管壁毛糙,走行僵硬。

假性囊肿:假性囊肿(图 15-3-6)与分支型 IPMN 均可表现为与主胰管相通的囊性肿物,两者需要互相鉴别。IPMN 囊壁菲薄、光滑,钙化罕见,而假性囊肿囊壁相对较厚、外壁毛糙,偶伴弧形或蛋壳样钙化。IPMN 囊腔内囊液密度/信号均匀,与水相近,而假性囊肿囊液不均匀,可见碎屑样坏死物沉积。若病灶囊腔见强化附壁软组织结节,则可提示 IPMN 诊断。

慢性胰腺炎:主胰管型 IPMN 与慢性胰腺炎均表现为主胰管弥漫性不均匀扩张,常常容易混淆。主胰

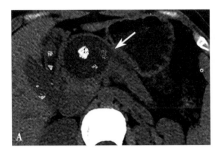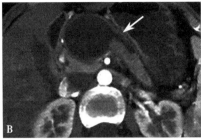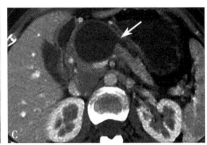

图 15-3-6　胰腺假性囊肿（女性，29 岁）

A~C. CT 平扫、增强动脉期及门脉期，胰头颈部见一枚类圆形囊性低密度影，囊壁厚、均匀，腔内未见分隔或壁结节，增强扫描病灶囊壁轻度强化。病灶上游主胰管扩张，与病灶相通（白箭头）

管型 IPMN 的胰管扩张常伴囊状改变、管径可达 10mm 以上，管壁柔软光滑，而慢性胰腺炎者主胰管扩张同时伴有多节段狭窄，管壁毛糙、走行僵硬，胰管管径很少达 1cm 以上。主胰管型 IPMN 由于向下游排泌大量黏液，可以继发十二指肠乳头开口处扩张，而慢性胰腺炎无该表现。如在扩张主胰管内找到强化的附壁结节，则高度提示 IPMN 诊断，如胰管内伴有多发结石或胰腺内见多发钙化，则更倾向慢性胰腺炎诊断。有时，对于主胰管扩张程度轻，胰管内既无附壁结节亦无结石的患者，CT、MRI 成像难于对两者进行鉴别。

# 第四节　胰腺实性假乳头状瘤

## 一、一般概况

胰腺实性假乳头状瘤（solid pseudopapillary neoplasm，SPN）是一种起源不明的少见低度恶性肿瘤，约占胰腺囊性肿瘤的 0.9%~2.7%。SPN 好发于年轻女性，患者一般无临床表现，偶可导致腹部不适、呕心、呕吐等，黄疸少见，外伤所致肿瘤出血者可表现为急腹症症状。患者血生化检查无异常。

## 二、组织病理学

SPN 体积较大，质地柔软，各 SPN 之间囊实性成分所占比例各不相同，体积小者实性成分所占比例较体积大者更高。大体切面肿瘤实性区呈淡黄色，常伴出血、坏死，肿瘤边缘有纤维包膜环绕、界清。镜下，肿瘤细胞形态一致，呈巢状或假乳头状环绕玻璃样变性的纤维血管轴心。肿瘤细胞胞质呈嗜酸性或空泡状，细胞核圆形或椭圆形，染色质稀疏或呈锯齿状。虽然 SPN 大体观与周围胰腺界限清，但在镜下肿瘤细胞略向周围胰腺实质内浸润，包绕腺泡及胰岛，血管及神经侵犯罕见。免疫组化，α1 抗胰蛋白酶、α1 抗糜蛋白酶、波形蛋白、CD10、β-catenin 蛋白、嗜铬颗粒蛋白等阳性表达。

## 三、临床处置原则

SPN 是一种具有低度恶性的肿瘤性病变，少数肿瘤可表现出低度侵袭性或发生远处转移，因此目前对于 SPN，临床推荐手术作为首选治疗方案。

## 四、影像学表现

### （一）直接征象

SPN 一般为单发，多发偶见。按照肿瘤囊实性成分所占比例，可分实性、囊性和囊实性三类，其中以囊实性 SPN 居多、约占所有 SPN 的 80% 左右。

SPN 形态呈圆形、类圆形或分叶状，平均大小为 8~10cm。囊性 SPN（图 15-4-1）表现为厚壁囊性肿物，囊壁厚薄不均匀、内壁欠规则，囊腔内分隔少见、无附壁结节。囊实性 SPN（图 15-4-2）的实性成分多呈片状、云絮状或不规则,分布于病灶边缘,结节样改变少见,肿瘤边缘常见较完整的纤维包膜。实性 SPN(图 15-4-3)表现为实性肿物,体积相对偏小,肿瘤边界光整、无包膜。SPN 实性成分在 CT 上表现为软组织密度,在 MRI $T_1WI$+fs 序列呈低信号,$T_2WI$+fs 序列呈稍高信号,DWI 呈高信号、ADC 图信号降低,CT/MRI 增强扫描呈轻中度渐进性强化,增强扫描各期强化程度等或低于邻近胰腺实质、一般不明显高于胰腺实质。

约 29%~65% 的 SPN 可伴有钙化,呈斑点、条片或团块状,SPN 包膜出现蛋壳样钙化对诊断具有较高特异性(图 15-4-4)。

SPN 常伴出血,是所有胰腺肿瘤中最易合并出血的肿瘤。在 CT 平扫上,新鲜出血 CT 值达 60~80HU,易于辨识,但有时肿瘤内部出血成分新旧不一或趋于慢性,CT 值在 60HU 以下,平扫与肿瘤实性成分或液化坏死难于区分,应注意对照平扫及增强图像进行观察。MRI 成像具有较高的软组织分辨力,对肿瘤内部出血的敏感性高于 CT 成像,新鲜出血表现为 $T_1$ 高、$T_2$ 低信号,当出血成分新旧不一时,$T_1WI$+fs、$T_2WI$+fs 序列囊液信号高、低混杂,可伴液 - 液平显示。

**(二)间接征象**

1. 胰胆管　SPN 较少引起主胰管的梗阻扩张,当病灶体积较大时可因压迫导致上游主胰管轻度扩张。

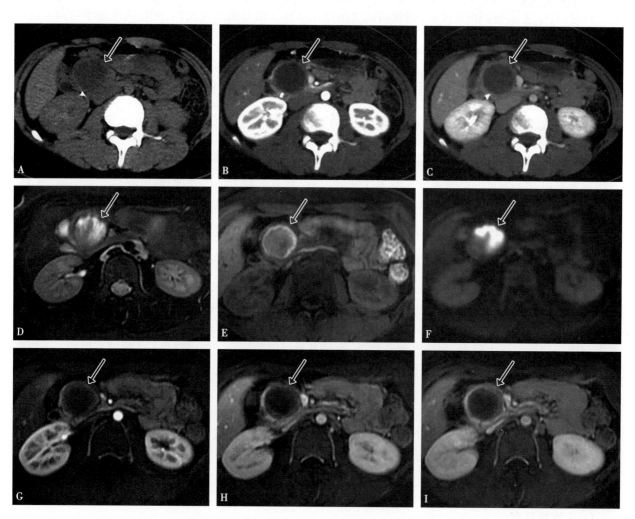

**图 15-4-1　胰腺实性假乳头状瘤伴出血(女性,11 岁)**

A~C. CT 平扫、增强动脉期及门脉期 胰头部一枚大小约 4.2cm×3.7cm 的类圆形厚壁囊性灶(空心箭头),囊壁厚薄不均,囊液 CT 值约 27HU,增强扫描囊壁轻度强化;D~F. MRI $T_2WI$+fs、$T_1WI$+fs、DWI 序列 病灶(空心箭头)囊壁呈 $T_1$ 低、$T_2$ 稍高信号,DWI 呈稍高信号,囊腔内囊液信号高、低混杂;G~I. MRI $T_1WI$+fs 增强动脉期、门脉期及延迟期序列 增强扫描病灶(空心箭头)囊壁轻度进行性延迟强化,肠系膜上静脉受压、管腔变扁

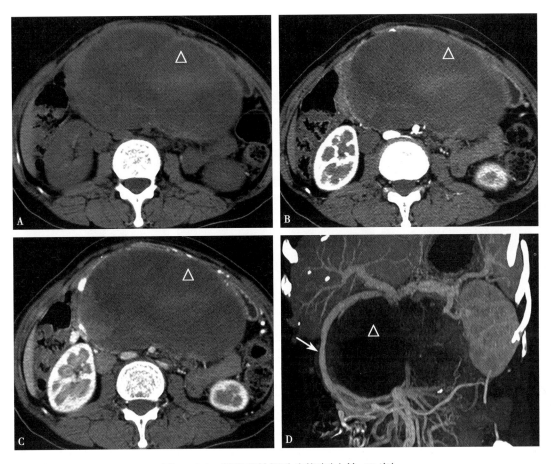

**图 15-4-2　胰腺实性假乳头状瘤（女性，49 岁）**

A~C. CT 平扫、增强动脉期及门脉期，胰腺内见一大小约 16.3cm×9.2cm×10.9cm 的囊实性团块灶（△），密度不均匀，实性成分呈片状分布于病灶内，平扫、增强动脉期及门脉期 CT 值分别为 29HU、44HU、68HU；D. CT 增强门脉期 MIP 重建 肠系膜上静脉受侵、闭塞伴侧支开放（白箭头）

2. 胰腺实质　背景胰腺实质质地正常。

3. 胰周　SPN 大多表现为类似良性肿瘤的膨胀性生长方式，边界清晰，当肿瘤体积较大时，可压迫周围脏器及大血管。少部分 SPN 对周围脏器及大血管表现出低度侵袭性。

4. 远处转移　5%~15% SPN 患者可发生远处转移，转移部位以肝脏、腹膜居多（图 15-4-5），淋巴结转移少见。

## 五、影像学诊断要点

SPN 典型表现为轻中度强化的囊实性占位，出血、坏死多见，包膜蛋壳样钙化具有特征性，病灶呈良性或低度侵袭性生长。

## 六、影像学鉴别诊断

假性囊肿：以囊性成分为主的 SPN 需要与假性囊肿鉴别。囊性 SPN 内部常伴大量出血，肿瘤张力高，形态呈圆形或类圆形，而假性囊肿形态可更不规则、横跨胰内及胰外。SPN 肿瘤边界清，瘤周无炎性渗出，而假性囊肿外壁毛糙、模糊，急性期病灶周围渗出积液，慢性期周围常见纤维条索影，为炎性反应残留所致。囊性 SPN 不与胰管相通，假性囊肿可与主胰管相通。结合患者病史及影像学表现鉴别诊断多无困难。

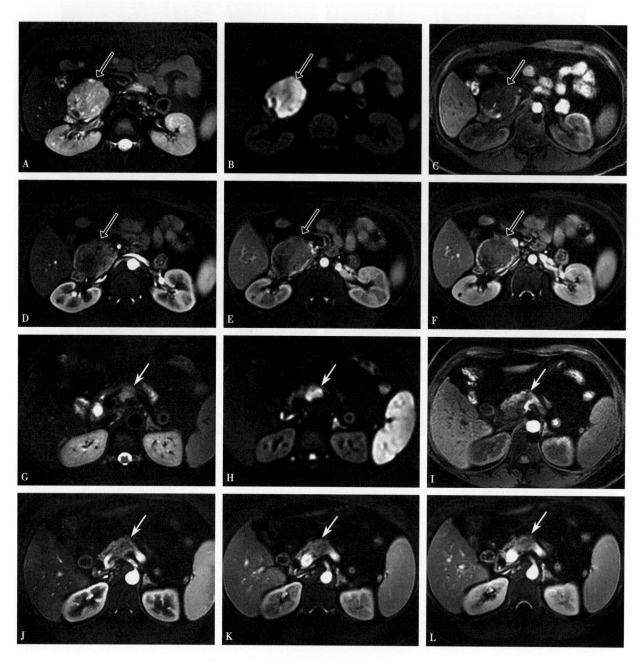

**图 15-4-3 胰腺实性假乳头状瘤(女性,47 岁)**

A、B. MRI $T_2WI+fs$、DWI 序列,胰头部一枚 5.4cm×4.3cm 的软组织团块(空心箭头),边界清,$T_2WI+fs$ 呈稍高信号,DWI 呈高信号;C~F. MRI $T_1WI+fs$ 平扫、增强动脉期、门脉期及延迟期序列 病灶(空心箭头)$T_1WI+fs$ 呈低信号,增强扫描呈轻中度进行性强化,病灶边缘见环形延迟强化包膜影;G~L. 同前 A-F 图,胰颈部另见一枚大小约 2.1cm×1.2cm 的软组织结节(白箭头),各序列信号特征与胰头部病灶相仿

肿块型胰腺炎(focal pancreatitis):实性或囊实性 SPN 与肿块型胰腺炎(图 15-4-6)均表现为胰腺局灶性的乏血供肿块,需要互相鉴别。肿块型胰腺炎好发于胰头,而 SPN 可发生在胰腺任何部分、无明显差异性。肿块型胰腺炎的 MRI 信号具有一定特征性,在 $T_1WI+fs$ 序列上低信号内伴多发斑片高信号,这些高信号区域为残留的腺泡组织,而 SPN 实性成分呈低信号。$T_2WI+fs$ 序列肿块型胰腺炎信号多种多样,可因

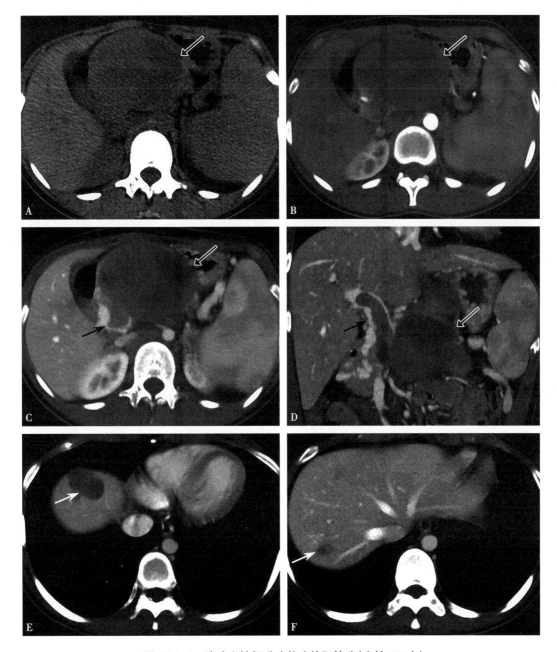

**图 15-4-5　胰腺实性假乳头状瘤伴肝转移（女性，22 岁）**

A~C. CT 平扫、增强动脉期及门脉期；D. CT 增强门脉期冠状面重建 胰头颈体部一枚大小约 9.3cm×6.5cm
的囊实性团块（空心箭头），增强扫描病灶呈不均匀轻度进行性强化，病灶边界不清，侵犯门静脉及肠系膜
上静脉，门静脉主干内见长度约 6cm 的瘤栓（黑箭头）；E、F. CT 增强门脉期 肝右叶见 2 枚囊实性结节，增
强扫描轻度强化（白箭头）

内部纤维成分丰富导致信号相对偏低，而 SPN 实性成分呈稍高信号。肿块型胰腺炎并非真正意义上的占
位性病变，对胆胰管不具占位效应，病灶内若能看到穿行的胆胰管，对诊断特异性高，而 SPN 具有占位效
应、对胆胰管表现为压迫推移。肿块型胰腺炎胰周常伴有轻度炎性渗出，而 SPN 瘤周脂肪间隙清晰。

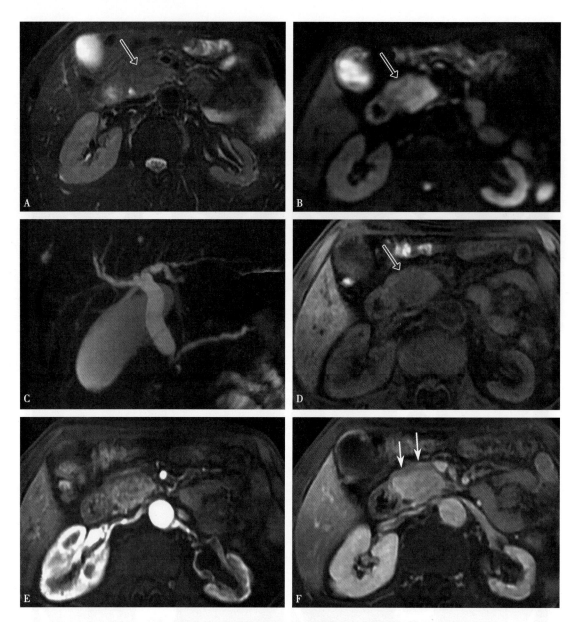

**图 15-4-6　胰头部肿块型胰腺炎（男性，65 岁）**

A、B. MRI T$_2$WI+fs、DWI 序列 胰头部形态增大并见团块状异常信号（空心箭头），T$_2$WI+fs 呈等和稍高信号，DWI 呈高信号；C. MRCP 序列 胰头水平胆总管、胰管变细中断，伴其上游胆胰管轻度扩张；D~F. T$_1$WI+fs 平扫、增强动脉期及门脉期 T$_1$WI+fs 序列病灶呈不均匀稍低信号，增强扫描病灶中度强化伴其内雪片状相对低信号，胰头周围脂肪间隙模糊并见少量低信号渗出（白箭头）

（王晴柔　陈克敏）

# 参 考 文 献

1. Buerke B, Domagk D, Heindel W, et al. Diagnostic and radiological management of cystic pancreatic lesions: Important features for radiologists. Clinical Radiology, 2012, 67: 727-737.

2. Ning Zhong, Lizhi Zhang, Naoki Takahashi, et al. Histologic and imaging features of mural nodules in mucinous pancreatic cysts. Clinical Gastroenterology and Hepatology, 2012, 10: 192-198.

3. Masao Tanaka, Carlos Fernández-del Castillo, Volkan Adsay, et al. International consensus guidelines 2012 for the management of IPMN and MCN of the pancreas. Pancreatology, 2012, 12: 183-197.

4. Wataru Kimura, Toshiyuki Moriya, Keiji Hanada, et al. Multicenter study of serous cystic neoplasm of the Japan Pancreas Society. Pancreas, 2012, 41 (3): 380-387.

5. Matthias Barral, Philippe Soyer, Anthony Dohan, et al. Magnetic resonance imaging of cystic pancreatic lesions in adults: an update in current diagnostic features and management. Abdom Imaging, 2014, 39: 48-65.

6. Simon Ravauda, Valérie Laurenta, Francois Jaussetb, et al. CT and MR imaging features of fistulas from intraductal papillary mucinous neoplasms of the pancreas to adjacent organs-A retrospective study of 423 patients. European Journal of Radiology. Eur J Radiol, 2015, 84 (11): 2080-2088.

7. Giovanni Marchegiani, Mari Mino-Kenudson, Cristina R. Ferrone, et al. Patterns of recurrence after resection of IPMN, who, when, and how? Ann Surg, 2015, 262 (6): 1108-1114.

8. Michelle D. Reid, Hye-Jeong Choi, Bahar Memis, et al. Serous neoplasms of the pancreas A Clinicopathologic analysis of 193 cases and literature review with new insights on macrocystic and solid variants and critical reappraisal of so-called "serous cystadenocarcinoma". Am J Surg Pathol, 2015, 39 (12): 1597-1610.

9. 缪飞, 尹其华, 王明亮, 等. 胰腺影像学. 北京: 人民卫生出版社, 2015.

10. Jais B, Rebours V, Malleo G, et al. Serous cystic neoplasm of the pancreas: a multinational study of 2622 patients under the auspices of the International Association of Pancreatology and European Pancreatic Club (European Study Group on Cystic Tumors of the Pancreas). Gut, 2016, 65 (2): 305-312.

11. Pergolini I, Sahora K, Ferrone CR, et al. Long term risk of pancreatic malignancy in patients with branch duct intraductal papillary mucinous neoplasm in a referral center. Gastroenterology, 2017, 153 (5): 1284-1294.

12. Carr RA, Yip-Schneider MT, Simpson RE. Pancreatic cyst fluid glucose: rapid, inexpensive, and accurate diagnosis of mucinous pancreatic cysts. Surgery, 2018, 163 (3): 600-605.

13. Weixun Zhou, Trustin Saam, Yihua Zhou, et al. Pancreatic mucinous cystic neoplasm communicating with main pancreatic duct: an unrecognized presentation of pancreatic mucinous neoplasm? Anticancer Research, 2017, 37: 7017-7021.

14. European Study Group on Cystic Tumours of the Pancreas. European evidence-based guidelines on pancreatic cystic neoplasms. Gut, 2018, 67 (5): 789-804.

15. 中华医学会外科学分会胰腺外科学组. 胰腺囊性疾病诊治指南 (2015). 中华实用外科杂志, 2015, 35: 955-959.

16. Jiyoung Hwang, Young Kon Kim, Ji Hye Min. Comparison between MRI with MR cholangiopancreatography and endoscopic ultrasonography for differentiating malignant from benign mucinous neoplasms of the pancreas. Eur Radiol, 2018, 28 (1): 179-187.

17. Chu LC, Singhi AD, Haroun RR, et al. The many faces of pancreatic serous cystadenoma: Radiologic and pathologic correlation. Diagn Interv Imaging, 2017, 98 (3): 191-202.

18. Peng-Fei Yu, Zhen-Hua Hu, Xin-Bao Wang, et al. Solid pseudopapillary tumor of the pancreas: A review of 553 cases in Chinese literature. World J Gastroenterol, 2010, 16 (10): 1209-1214.

19. Gopinathan Anil, Junwei Zhang, Nawal Ebrahim Al-Hamar, et al. Solid pseudopapillary neoplasm of the pancreas: CT imaging features and radiologic-pathologic correlation. Diagn Interv Radiol, 2017, 23: 94-99.

20. Lee JH, Yu J-S, Kim H, et al. Solid pseudopapillary carcinoma of the pancreas: differentiation from benign solid pseudopapillary tumour using CT and MRI. Clinical Radiology, 2008, 63: 1006-1014.

21. Scott J, Martin I, Redhead D, et al. Mucinous cystic neoplasms of the pancreas: imaging-features and diagnostic difficulties. Clinical Radiology, 2000, 55: 187-192.

22. Di Paola V, Manfredi R, Mehrabi S, et al. Pancreatic mucinous cystoadenomas and cystoadenocarcinomas-differential diagnosis by means of MRI. Br J Radiol, 2016, 89 (1057): 20150536.

23. Crippa S, Pergolini I, Rubini C, et al. Risk of misdiagnosis and overtreatment in patients with main pancreatic duct dilatation and suspected combined/main-duct intraductal papillary mucinous neoplasms. Surgery, 2016, 159 (4): 1041-1049.

24. Kousei Ishigami, Akihiro Nishie, Yoshiki Asayama, et al. Imaging pitfalls of pancreatic serous cystic neoplasm and its potential mimickers. World J Radiol, 2014, 6 (3): 36-47.

25. Lww JH, Kim JK, Kim TH, et al. MRI features of serous oligocystic adenoma of the pancreas: differentiation from mucinous cystic neoplasm of the pancreas. The British Journal of Radiology, 2012, 85: 571-576.

26. Ip IK, Mortele KJ, Prevedello LM, et al. Focal cystic pancreatic lesions: assessing variation in radiologists' management recommendations. Radiology, 2011, 259: 136-141.

27. Hwang J, Kim YK, Min JH, et al. Comparison between MRI with MR cholangiopancreatography and endoscopic ultrasonography

for differentiating malignant from benign mucinous neoplasms of the pancreas. Eur Radiol, 2018, 28:179-187.

28. Shimizu Y, Yamaue H, Maguchi H, et al. Predictors of malignancy in intraductal papillary mucinous neoplasm of the pancreas: analysis of 310 pancreatic resection patients at multiple high-volume centers. Pancreas, 2013, 42:883-838.

29. Han Y, Lee H, Kang JS, et al. Progression of pancreatic branch duct intraductal papillary mucinous neoplasm associates with cyst size. Gastroenterology, 2018, 154:576-584.

30. Ogawa H, Itoh S, Ikeda M, et al. Intraductal papillary mucinous neoplasm of the pancreas: assessment of the likelihood of invasiveness with multisection CT. Radiology, 2008, 248:876-886.

31. Seong Hyun Kim, Jae Hoon Lim, Won Jae Lee, et al. Macrocystic pancreatic lesions: Differentiation of benign from premalignant and malignant cysts by CT. European Journal of Radiology, 2009, 71:122-128.

32. Kensei Hayashia, Ritsuko Fujimitsua, Mikiko Ida, et al. CT differentiation of solid serous cystadenoma vs endocrine tumor of the pancreas. European Journal of Radiology, 2012, 81:203-208.

# 第16章

# 胰腺小(<2cm)实性占位的传统影像学诊断与鉴别

【摘要】胰腺实性肿块最常见类型包括导管腺癌、神经内分泌肿瘤、实性假乳头状肿瘤,也是胰腺小(<2cm)实性占位的最常见类型,其他还包括特殊类型胰腺癌(腺泡细胞癌、腺鳞癌),以及转移性肿瘤等。胰腺小实性肿块起病隐匿,症状、体征不明显,主要依靠影像学手段检出。常用的胰腺小肿块的影像学检查包括计算机体层摄影(computer tomography,CT),磁共振成像(magnetic resonance imaging,MRI),超声内镜(endoscopic ultrasonography,EUS),其中 MRI、EUS 更具优势。不同类型胰腺实性小肿块的影像学表现各具特点,大体与同类型的胰腺大(>2cm)实性肿块类似,但也有不同之处,而各种类型实性小肿块影像学表现也有重叠,有时鉴别较困难,需综合临床资料、影像学检查、实验室检查及病理组织学明确诊断。

由于胰腺本身解剖位置深在,胰腺病变早期无特异性体征,检出率不高;随着多种影像学技术的发展,胰腺肿瘤,尤其对胰腺小肿瘤的检出率日渐提高,使胰腺肿瘤手术切除率提高,患者生存率随之提高。尤其是 MRI,被认为是发现和评估胰腺实性肿瘤(PDAC、NET、SPT)首选检查方法,推荐用于胰腺小肿瘤的筛查。MRI $T_1W$ 压脂图像上,胰腺小肿瘤常为低信号而胰腺背景为高信号,两者形成鲜明对比,DWI 图像对于肿瘤的检出敏感性更高,$T_2W$ 图像可显示胰胆管异常,结合 MRI 增强图像,使胰腺实性小肿瘤的确诊率大大提高。

胰腺小肿瘤仅是从形态学上对大体肿瘤的径线上加以限定,与病理学显微镜下所见早期肿瘤不属于同一概念。目前对小肿瘤的标准尚无完全统一,一般以 <2cm 或 3cm 为多见,有文献报道,>2cm 的胰腺癌,大多已出现微转移灶,而 >3cm 的胰腺小肿瘤,手术难度增加,影响患者预后。因此对于胰腺小肿瘤早期诊断至关重要,主要依靠影像学检查手段检出,而仅针对胰腺小肿瘤的影像学表现的相关文献较少,故收集、回顾性分析本中心≤2.0cm 胰腺实性小肿瘤病例共 419 例。其中,以手术病理大体标本测量胰腺实性小肿瘤,其中长径在 1~2cm 之间肿瘤 394 例,小于 1cm 肿瘤 58 例。

## 一、临床资料

由于胰腺小肿瘤起病隐匿,病灶较小,通常患者可无任何临床症状及体征,仅为体检发现胰腺占位,部分患者有黄疸、胃肠道症状、神经内分泌症状、肿瘤指标(CA199)升高。

## 二、病理资料

常见的胰腺小肿瘤的病理组织学分类为:胰腺导管腺癌最为常见,占 57.38%,第二位为神经内分泌肿瘤,多数为 G1、G2 期肿瘤,占 34.05%,其次依次为实性假乳头状肿瘤(6.19%)、腺鳞癌(1.19%)、转移性肿瘤(0.71%)及腺泡细胞癌(0.48%)。不同病理类型肿瘤,影像学表现各不相同。

## 三、影像学检查

### (一) CT、MRI

1. 导管腺癌(ductal adenocarcinoma,DA)　小胰腺癌仅是胰腺导管腺癌发展过程中的一个阶段,其病理特点仍符合一般胰腺癌的表现:少血供、无包膜实性肿瘤,浸润性生长。近 70% 胰腺癌发生在胰头,是由于位于胰头的小肿瘤出现症状早,最常见的症状为压迫胆总管致胆道梗阻,引起黄疸,易于被发现。

小胰腺癌的平均发现年龄为 49.23 岁,女性多于男性。最常见的发生部位为胰头部(62.5%),其次为尾部(17.19%)、体部(14.06%)、颈部(6.25%),CT 平扫多数为稍低密度 / 等密度影,边界不清,形态呈类圆形或不规则形,平扫往往难以发现病灶,而仅为胰腺轮廓的改变。由于胰腺癌为乏血供肿瘤,增强后大多数呈轻至中度、渐进性强化,可为不均匀强化或环形强化,强化程度始终低于胰腺周围实质,部分位于胰头的病灶始终与胰腺组织呈同步强化,或延迟期呈略高密度影,从而导致无法观察到肿块本身,但由于位于胰头部的病灶常伴有胰胆管扩张或单纯胰管 / 胆管扩张,可提示肿瘤的存在。若单纯性引起胆管扩张,则易于被诊断为胆总管下段癌。此时 MRI 检查体现其对肿瘤定位、定性的优势:通常 DWI 图像上肿块呈高信号而容易被发现;MRI 平扫 $T_1WI$ 呈稍低或等信号,$T_2W$ 也对肿瘤的显示较为敏感,呈稍高或等信号,增强后呈轻 - 中度渐进性强化。病灶均无坏死、囊变、出血、钙化,除此之外,小胰腺癌(≤2.0cm)本身影像学特点与大胰腺癌(>2.0cm)无明显差异,也可伴有胰胆管扩张、周围血管侵犯、淋巴结转移及其他脏器侵犯、转移。

小胰腺癌需要与肿瘤性病变(壶腹癌、胆总管下段癌)以及非肿瘤性病变(胰腺炎、胆总管下段炎症)相鉴别。壶腹癌表现为十二指肠壶腹部软组织突起,肿瘤质地较软,黄疸出现要早于胰腺癌,影像学上增强后肿块强化程度高于胰腺癌,预后也好于胰腺癌。胆总管下段癌与胰头部胰腺癌累及胆总管下段很难鉴别。而胰腺、胆总管下段炎症时也会引起胰胆管扩张,容易与胰头癌混淆,需借助 MR 胆胰管成像(MRCP)观察胆胰管形态。炎症时,胆总管下段狭窄较为光滑,逐渐变细,胰管扩张多呈不规则、串珠样,可伴有胰管结石,与胰腺癌的胆胰管截然中断不同,以此鉴别(图 16-0-1,16-0-2)。

2. 神经内分泌肿瘤(pancreatic neuroendocrine tumors,PNET)　神经内分泌肿瘤为一类异质性肿瘤,发病率占胰腺肿瘤的 1%~2%。根据 2010 世界卫生组织(WHO)消化系统肿瘤分类指南,将 PNET 分为神经内分泌瘤(neuroendocrine tumor,NET),包括 $G_1$ 期(低度恶性)、$G_2$ 期中度恶性,以及神经内分泌癌(neuroendocrine carcinoma,NEC),即 $G_3$ 期(高度恶性)。美国国家综合癌症网络发布的 2016 年第 2 版神经内分泌肿瘤的指南推荐,无功能性 PNET 和胰岛素瘤均推荐多期 CT 或 MRI 为首选检查方法。

PNET 多为单发,可发生于胰腺任何部位,以体尾部多见。也有认为高级别 NET 多位于胰头,但内部常为囊实性。

小神经内分泌肿瘤发生的平均年龄 62.57 岁。肿瘤发生部位多见于头部(35.14%)、之后依次为体部(24.32%)、尾部(18.92%)、颈部(13.51%)、体尾交界部以及胰腺多发(8.11%)。$G_1$ 期肿瘤最多见,其次为 $G_2$ 期肿瘤,$G_3$ 期肿瘤相对少见。

$G_1$、$G_2$ 期肿瘤多呈圆形、类圆形,CT 平扫呈稍低密度或等密度,显示欠清,增强后大多数病灶动脉期强化明显,呈均匀强化或环形强化,门脉期强化程度略有下降,也可持续强化,但强化程度始终高于周围胰腺组织,少数病灶平扫、增强均呈等密度或稍低密度,对病灶的定位定性诊断困难。

MRI 检查可提高胰腺小神经内分泌肿瘤的检出率。MRI 平扫 T1WI 呈低信号,与胰腺实质稍高信号背景分界清楚,对胰腺小神经内分泌肿瘤定位诊断价值大,T2WI 呈稍高或高信号,DWI 呈高信号,增强后最为常见的强化方式为动脉期强化明显,强化程度始终高于胰腺组织;也可见肿瘤与胰腺实质同步或渐进性强化,强化程度始终略低于胰腺组织。由于肿瘤较小,均为实性,未见明显坏死、囊变、出血、钙化。MRI 较 CT 更能较好地显示 $G_1$、$G_2$ 期肿瘤之间影像学表现差异,$G_1$、$G_2$ 期肿瘤在病灶直径、边缘、胰腺外侵犯、转移、平扫 MRI 信号均值程度上可存在差异,但增强后信号强度差异不明显。

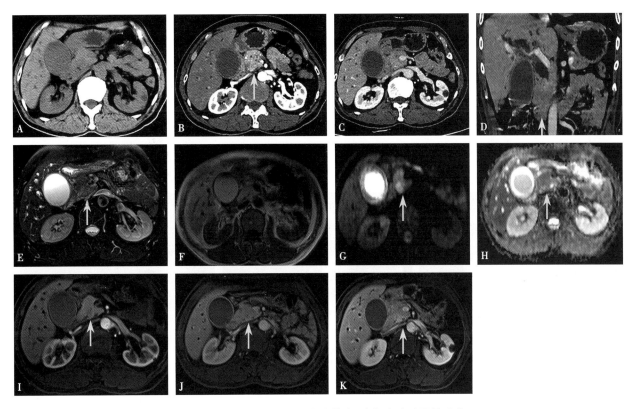

**图 16-0-2　男性，58 岁，低热伴黄疸，诊断为胰腺导管腺癌**

腹部 CT 平扫（A）胰头区未见明显异常密度影；增强（B~D）仅见胰头区斑片状强化，未见确切肿瘤，胆总管扩张明显，胰管未见扩张。MRI $T_2WI$（E）示胰头区稍高信号灶，边界不清，$T_1WI$（F）显示欠清，DWI 可见胰头区明显高信号，清晰显示肿块的存在，ADC 图（H）肿块位置 ADC 值明显降低，增强后各期（I~K）肿块渐进性、轻度强化。手术病理示胰腺低分化导管腺癌，浸润至胰周脂肪组织并累及胆总管黏膜

　　$G_3$ 期肿瘤形态不规则，边界不清，CT 平扫呈低密度灶，MRI T1WI 呈低信号，T2WI 呈稍高信号，增强后呈渐进性强化，强化程度低于周围胰腺实质。可侵犯血管，周围淋巴结肿大。位于胰头/钩突肿瘤可引起胰管、胆管扩张。小的 $G_3$ 期肿块与胰腺导管腺癌较难鉴别。

　　Lewis 等认为，神经内分泌肿瘤的大小与恶性度相关，肿瘤越大，恶性程度越高，直径小于 <3cm 的肿瘤恶性度相对较低，血供丰富，呈明显强化，而 >3cm 肿瘤恶性程度高，血供相对较差，强化减弱（图 16-0-3~16-0-7）。

　　3. 实性假乳头状肿瘤（solid pseudopapillary tumor，SPT）　SPT 为低度恶性胰腺外分泌肿瘤，预后良好，很少转移或复发。多发生于年轻女性。临床症状无特异性，大多数以腹部疼痛不适就诊或体检发现。SPTP 可发生于胰腺任何部位，儿童多发生于胰头，成人多位于胰体、尾部。

　　小 SPT 病例，年轻女性多见。肿块多位于胰腺颈部（46%），其次为体部、尾部，头部最少见；肿块呈圆形、卵圆形，边界欠清，CT 平扫密度均匀，病灶 CT 值范围为 36.5~49.2Hu，增强扫描呈轻度/中度渐进性强化，强化程度始终弱于周围胰腺实质，动脉期、门脉期 CT 值范围分别在 59.3~95Hu、78.9~128.6Hu，小SPTP 的强化方式与较大 SPT 强化方式一致，即轻度/中度渐进性强化，被认为是 SPT 的特征性影像学表现。病灶内可见出血，无明显坏死、囊变，未见明显包膜显示（较大 SPT 可见完整/不完整包膜）；也未见明显病灶内钙化，较大 SPT（>2cm）肿瘤以囊实性为常见，钙化多见（30%），而小 SPT（<3.0cm）影像学表现多不典型。

　　MRI T1W 呈低/稍低信号，T2W 呈稍高/高信号，ADC 值可明显减低或稍减低，增强后强化方式同CT；MRI 对于肿瘤内出血显示较敏感，小 SPT 亦可出现出血，T1W 呈高信号，T2W 呈低信号，DWI 信号稍高，增强后轻度强化，瘤内出血无强化，未见胰管、胆总管扩张，未见血管受侵犯及周围肿大淋巴结。

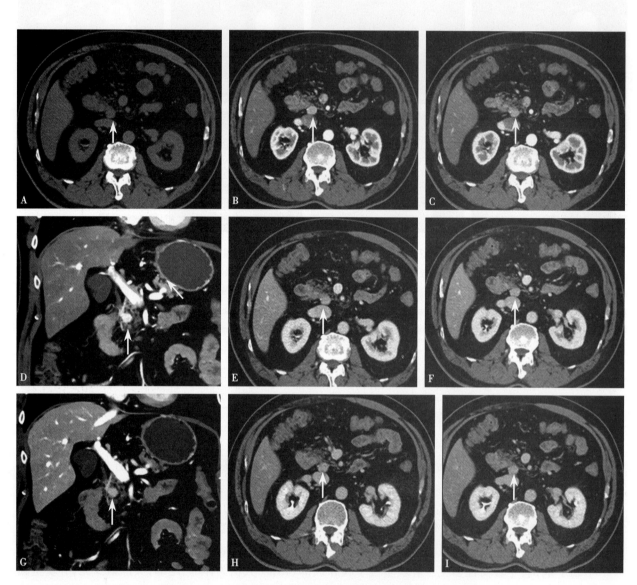

**图 16-0-3　男性,55 岁,低血糖发作,诊断为胰腺神经内分泌瘤**

腹部 CT 平扫(A)胰腺脂肪浸润明显,胰头区后缘可见等密度结节状突起软组织影,增强后动脉期(B~D)明显均匀强化,强化程度明显高于周围胰腺组织;门脉期(E~G)、延迟期(H~I)肿块持续强化,强化程度仍高于周围胰腺实质。手术病理示神经内分泌瘤(G1),肿瘤直径 1.5cm

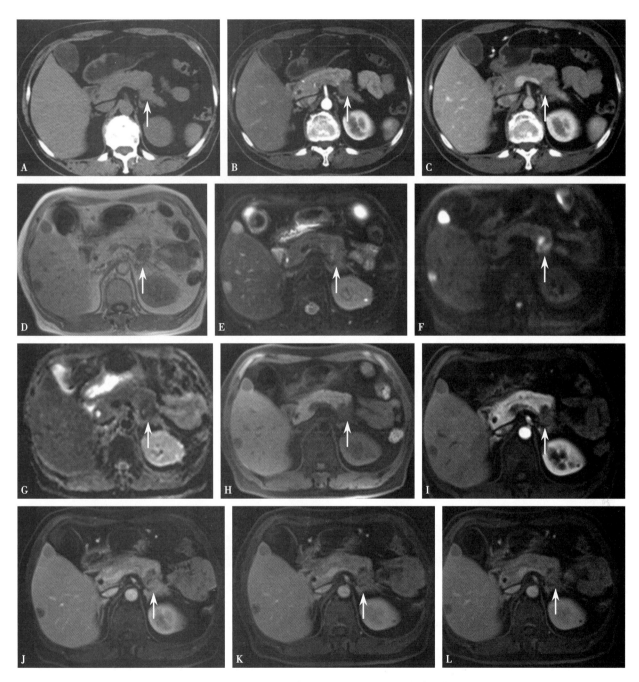

图 16-0-4　女,60 岁,左上腹隐痛 1 年,诊断为胰腺神经内分泌癌

腹部 CT 平扫(A)胰体部稍低密度影,边界不清;腹部 CT 增强(B~C)病灶呈中度渐进性不均匀强化,强化程度低于周围胰腺组织。腹部 MRI 示胰体部病灶呈 $T_1WI$(D)低信号,$T_2WI$(E)稍高信号,DWI(F)呈明显高信号,ADC 图(G)信号减低,动态增强(H~L)肿瘤中度渐进性强化,与周围组织分界不清,脾静脉受侵犯。手术病理:胰腺神经内分泌癌,$G_3$

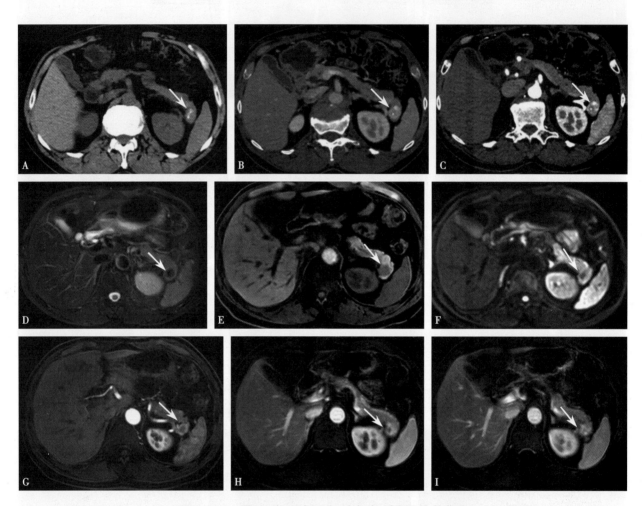

**图 16-0-5 男,51 岁,反复乏力 10 年余,诊断为胰岛素瘤**

腹部 CT 平扫(A)胰尾部稍低密度结节,其内斑片状钙化;腹部 CT 增强(B~C)病灶呈中度渐进性不均匀强化。腹部 MRI 示胰尾部病灶呈 $T_1WI$(E)低信号,$T_2WI$(D)低信号,DWI(F)呈等信号中央低信号,动态增强(G~I)肿瘤中度渐进性强化。手术病理:胰腺神经内分泌肿瘤,$G_1$,符合胰岛素瘤

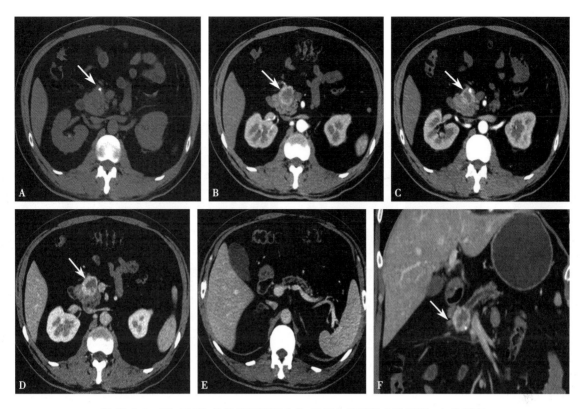

图 16-0-6　男，43 岁，体检发现胰腺占位，诊断为胰腺混合性导管 - 内分泌癌

腹部 CT 平扫（A）胰头部等密度结节，其内点状钙化；腹部 CT 增强（B~F）病灶呈中度渐进性环形强化，胰腺体尾部实质萎缩伴胰管扩张。手术病理：胰腺混合性导管 - 内分泌癌

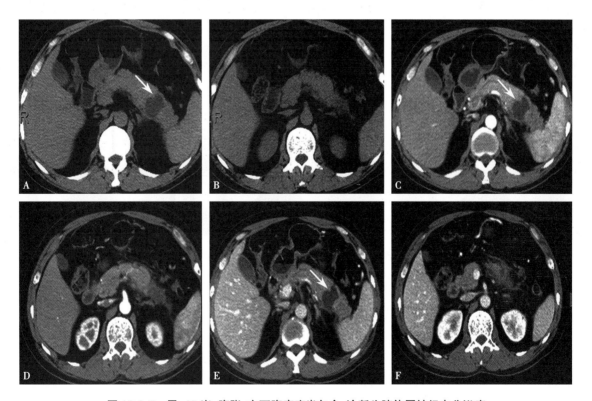

图 16-0-7　男，45 岁，腹胀，右下腹疼痛半年余，诊断为胰体尾神经内分泌瘤

腹部 CT 平扫（A、B）胰腺外形饱满肿胀，体尾部不规则囊性灶，增强后（C~F）未见明显强化，远端胰腺组织强化程度减低；胰管显示，未见明显扩张。CT 未见胰腺明显强化病灶。手术病理：慢性胰腺炎伴假性囊肿，胰体尾神经内分泌瘤（病灶直径 0.1cm）

　　需要鉴别实性小肿瘤：神经内分泌肿瘤、导管腺癌。神经内分泌肿瘤与 SPT 均较少引起胰胆管扩张，但 SPT 动脉期及胰腺实质期强化程度不及神经内分泌肿瘤，也缺乏相应激素过度表达引起的内分泌症状及体征。胰腺癌导致胆胰管扩张较常见，且有肿瘤标志物 CA199 升高，易出现邻近结构侵犯和早期转移（图 16-0-8）。

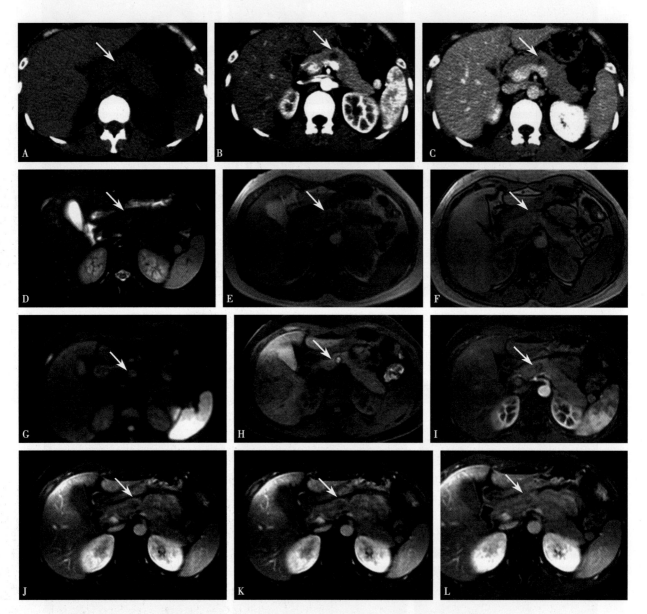

**图 16-0-8　女性，31 岁，腹胀 3 个月，诊断为胰腺实性假乳头状瘤**
腹部 CT 平扫（A）示胰体部见稍低密度影，CT 增强各期（B~C）肿块呈轻度强化，与周围胰腺实质分界清；MRI T2WI（D）胰体部病灶呈混杂信号，T1WI（E~F、H）低信号病灶内可见片状高信号，提示出血，DWI（G）呈高信号，增强各期（I~L）病灶轻度强化，周边强化明显，平扫内高信号未见强化。手术病理示：胰腺实性假乳头状瘤

　　4. 腺鳞癌（pancreatic adenosquamous carcinoma）　胰腺腺鳞癌，又称胰腺棘皮癌、黏液表皮样癌，为少见类型胰腺外分泌肿瘤，是导管细胞癌的多个变异型之一，预后较普通导管细胞腺癌更差。其病理学诊断标准是鳞癌成分占肿瘤组织 >30%。

　　腺鳞癌平均年龄为 66.8 岁（60~80 岁）。可无临床症状、体征，也可以腹部疼痛、不适、黄疸就诊。血清实验室检查中，CA199 可有不同程度升高（40~1 740U/ml），CA199 也可正常。病灶大多位于胰头 / 钩突，为卵圆形或不规则形，肿块大小在 1.5~2cm 之间，CT 平扫呈稍低密度影，可伴有囊变坏死呈更低密度影，被认为是鳞腺癌的特征性表现,小肿块也容易发生坏死囊变,该特征被认为是与胰腺导管细胞腺癌相鉴别之处,肿瘤出血钙化少见。增强后呈环形、渐进性强化,强化程度低于周围胰腺组织。MRI 表现为 $T_1WI$ 呈稍低信号,$T_2WI$ 呈稍高或等信号,DWI 呈稍高信号,增强后强化方式同 CT 一致。位于胰头部位的肿块可致胰管、胆管扩张,胰腺实质未见明显萎缩,淋巴结转移较 DA 更易发生(图 16-0-9)。

5. 转移性肿瘤(metastatic pancreatic tumor) 胰腺转移性肿瘤较少见,约占胰腺肿瘤 2%。常见的胰腺转移性肿瘤为肾透明细胞癌、肺癌、乳腺癌、结直肠癌、皮肤黑色素瘤、胃癌等。

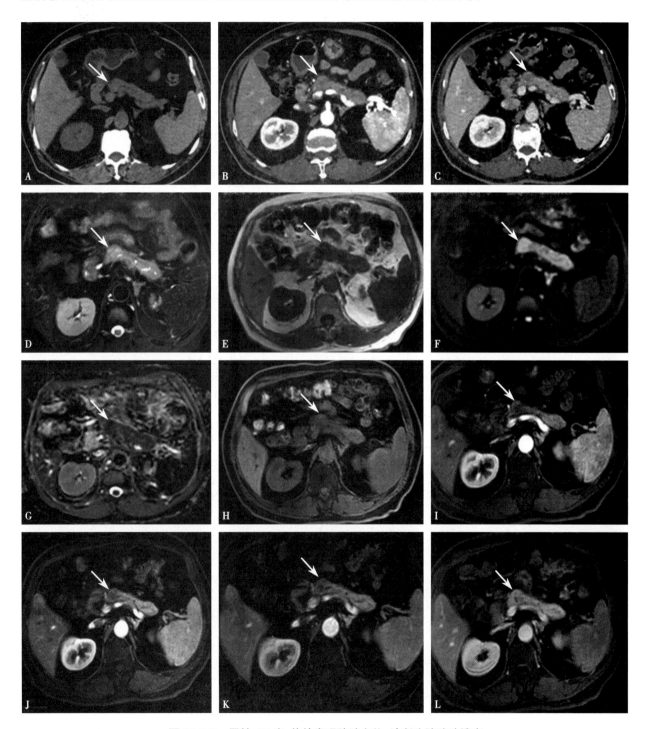

**图 16-0-9 男性,62 岁,体检发现胰腺占位,诊断为胰腺腺鳞癌**

CT 平扫(A)胰体部局部轮廓结节状突起,CT 增强(B~C)肿块边界不清,呈轻 - 中度强化;MRI,胰体部 T2WI(D)等 - 稍高信号、$T_1WI$(E)稍低信号灶,DWI(F)呈高信号,ADC 图(G)呈低信号,动脉增强各期(H~L)肿块轻度强化,低于周围胰腺实质,胰体尾部胰管轻度扩张。手术病理:胰腺腺鳞癌

　　胰腺转移性肿瘤分为单发结节型、多发型、弥漫型，以单发结节型多见，胰腺转移瘤发生部位无特异性，各个部位均可发生。转移灶大部分 <4cm，呈类圆形，平扫多呈低及稍低密度，增强扫描多呈轻度环形强化，边缘尚清晰但欠光整，小部分转移灶 >4cm，呈分叶状，边缘欠清或模糊，平扫呈均匀或不均匀低密度，增强扫描呈均匀或不均匀轻度强化。

　　肾透明细胞癌胰腺转移，有肾癌切除病史。平均年龄 63 岁。肾癌胰腺转移的 CT 表现通常分为 3 种类型，多发病灶、胰腺弥漫性病变、单发结节型。单发转移较少见，发生率仅为 1%~3%。可发生于胰腺任何部位。病灶为类圆形，CT 平扫为低密度、等密度影，增强后动脉期明显强化，强化程度高于周围胰腺组织，门脉期强化程度减弱，呈"速升速降"型，强化程度仍高于周围胰腺组织。MRI 对于病灶的发现与显示要优于 CT，平扫 $T_1WI$ 呈低信号，$T_2WI$ 呈稍高或高信号，DWI 呈稍高信号，增强后强化方式同 CT。病灶无周围血管侵犯，未见胰胆管扩张。病灶信号/密度及强化方式与原发肿瘤相似，而与乏血供、低强化的胰腺癌容易鉴别。其他需要鉴别的有胰腺神经内分泌肿瘤、胰腺内副脾结节（图 16-0-10）。

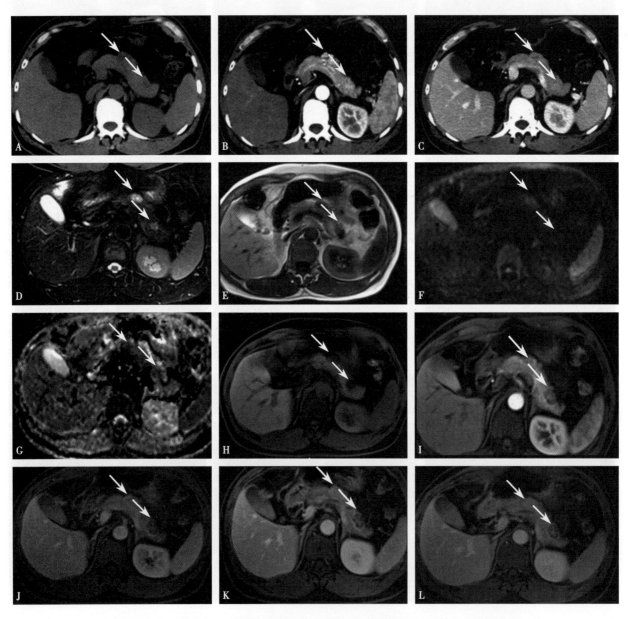

**图 16-0-10　男，54 岁，肾透明细胞癌术后 1 年，发现胰腺占位，诊断为透明细胞癌**

腹部 CT 平扫(A)胰腺体部、尾部可见稍低密度影，CT 增强示 2 枚病灶动脉期(B)明显不均匀强化，门脉期(C)持续不均匀强化，较周围胰腺组织强化程度稍高、等、低不等。腹部 MRI 胰体部、尾部病灶 T2WI(D)分别为高信号、稍高信号，T1WI(E)呈低信号，DWI(F)呈稍高信号，ADC 图(G)略减低，动态增强各期(H~L)强化方式同 CT。手术病理示透明细胞癌

6. 腺泡细胞癌（pancreas acinar cell carcinoma，PACC）　胰腺腺泡细胞癌为罕见胰腺外分泌恶性肿瘤，起源于胰腺腺泡细胞和终末分支胰管，发病率不到胰腺原发肿瘤的1%。手术效果及预后均好于 DA。该病好发于老年男性，临床表现可有腹痛、黄疸，血清肿瘤指标常阴性。PACC 可发生于任何部位，以胰头、胰颈部多见，位于胰头、钩突部者一般稍小而呈实性类圆形，病灶形态不规则，边界不清，密度欠均匀，CT 平扫呈稍低密度影，增强后中度强化，强化程度始终低于周围胰腺实质，为"乏血供"肿瘤，MRI $T_1WI$ 呈稍低信号，$T_2WI$ 呈稍高信号，DWI 呈稍高信号，ADC 值减低，增强后强化方式与 CT 增强一致；胰管明显扩张，胰腺实质萎缩。位于胰头部的 PACC，MRI 对于肿块边界的显示更为清晰。

文献报道的 PACC 单发多见，外生型膨胀性生长，一般瘤体较大，位于胰体、尾部常见，肿瘤平均瘤体大小要明显大于胰腺导管腺癌，易累及周围脂肪间隙，胰胆管及周围血管神经受侵不显著，瘤体内易发生囊变坏死，胰胆管扩张少见；CT、MRI 增强后实性部分呈轻 - 中度强化，多数有包膜，包膜强化明显。小 PACC，一般缺乏影像学典型特征，故与 DA 难以鉴别。其他需要鉴别的肿瘤包括神经内分泌肿瘤、实性假乳头状肿瘤（图 16-0-11、图 16-0-12）。

## （二）超声内镜（EUS）

被认为是目前诊断胰腺小肿瘤最敏感的检查手段，可用于发现病灶以及观察 CT、MRI 所无法观察到的病灶细节特征。

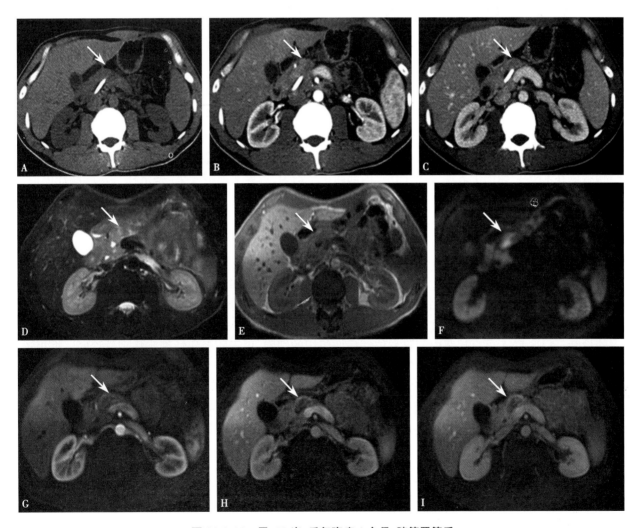

**图 16-0-11　男，38 岁，反复腹痛 4 个月，胰管置管后**

CT 平扫（A）未见异常密度影，CT 增强（B~C）胰头部稍低密度影，边界不清。MRI 示胰头部病灶 $T_2WI$（D）呈稍高信号，$T_1WI$（E）呈稍低信号，DWI（F）用于发现病灶敏感性高，呈高信号，增强后 G~I 病灶轻度强化，低于周围胰腺组织。手术病理示腺泡细胞癌

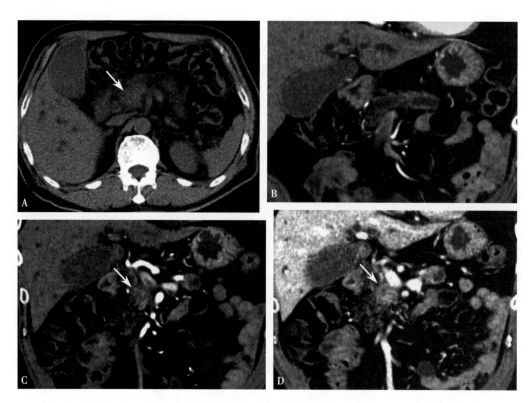

图 16-0-12 男,61 岁,乏力伴黄疸 1 周

CT 平扫(A)胰腺脂肪浸润背景下,胰头部病灶清晰显示呈软组织密度影,增强后(C~D)肿块中度强化,胰管明显扩张(B)手术病理示:腺泡细胞癌

　　EUS 对于小胰腺癌诊断的灵敏度和特异性分别达 91.2%、94.4%,最小可发现小于 0.5cm 的胰腺癌。小胰腺癌在 EUS 声像图上表现为:低回声,内部回声不均匀,边界不规则或呈"蟹爪样"改变,病灶周边可呈"火焰状"。EUS 上提示胰腺癌的 3 个特征为:肿瘤边缘不规则、主胰管扩张、胰头部肿瘤。EUS 还可观察周围血管侵犯及淋巴结转移情况。

　　据统计,大约有 30% 的功能性神经内分泌肿瘤无法通过传统体表超声、CT、MRI 检查进行术前准确定位。神经内分泌肿瘤的 EUS 主要表现为均质性回声或低回声,少见为无回声区。Lshikawa 等进行了 EUS、CT 和腹部超声(US)对 PNET 术前定位的比较,对于胰腺头部的病变,EUS、CT、US 定位准确率分别为 100.0%、86.3% 和 54.5%,对于胰腺体尾部的病变定位准确率分别为 92.5%、77.5% 和 40.0%。

　　随着超声内镜技术的发展,EUS 引导下细针穿刺活检(EUS-FNA)在临床上被广泛应用于胰腺小肿瘤的诊断。EUS-FNA 可直接获取胰腺占位性病变组织的细胞,用于胰腺病灶细胞病理学诊断。据报道,EUS-FNA 的诊断敏感度和准确度从 75%~95% 不等。最近的一项 Meta 分析结果表明 EUS-FNA 诊断胰腺实性占位病变的敏感度为 85%,特异度为 98%。

　　总之,需要结合临床病史及综合运用各种影像学检查手段,以提高胰腺小肿瘤的检出率;总结分析各类胰腺小肿瘤的影像学特点,以提高对胰腺小肿瘤的认识;提高手术切除率,改善患者预后,提高生存率。

(朱乃懿　柴维敏)

# 参 考 文 献

1. Park HJ,Jang KM,Song KD,et al. Value of unenhanced MRI with diffusion-weighted imaging for detection of primary small (≤20mm)solid pancreatic tumours and prediction of pancreatic ductal adenocarcinoma. Clin Radiol,2017,72(12):1076-1084.

2. Barral M,Taouli B,Guiu B. et al. Diffusion-weighted MRI of the pancreas:current status and recommendations. Radiology,2015,274:45-63.

3. Yao XZ,Yun H,Zeng MS. et al. Evaluation of ADC measurements among solid pancreatic masses by respiratory-triggered diffusion-weighted MRI with inversion-recovery fat-suppression technique at 3.0T. Magn Reson Imaging,2013,31:524-528.

4. Jang,KM,Kim SH,Kim YK,et al. Imaging features of small（≤3cm）pancreatic solid tumours on gadoxetic-acid-enhanced MRI and diffusion-weighted imaging:an initial experience. Magn Reson Imaging,2012,30:916-925.

5. Jang KM,Kim SH,Lee SJ,et al. Differentiation of an intrapancreatic accessory spleen from a small（<3-cm）solid pancreatic tumor:value of diffusion-weighted MRI. Radiology,2013,266:159-167.

6. Schmid-Tannwald C,Schmid-Tannwald CM,Morelli JN,et al. Comparison of abdominal MRI with diffusion-weighted imaging to 68Ga-DOTATATE PET/CT in detection of neuroendocrine tumors of the pancreas. Eur J Nucl Med Mol Imaging,2013,40:897-907.

7. Park MJ,Kim YK,Choi SY,et al. Preoperative detection of small pancreatic carcinoma:value of adding diffusion-weighted imaging to conventional MRI for improving confidence level. Radiology,2014,273:433-443.

8. Koh DM,Collins DJ,Orton MR. Intravoxel incoherent motion in body diffusion-weighted MRI:reality and challenges. AJR Am J Roentgenol,2011,196:1351-1361.

9. Ansari NA,Ramalho M,Semelka RC,et al. Role of magnetic resonance imaging in the detection and characterization of solid pancreatic nodules:an update. World J Radiol,2015,7:361-374.

10. O'Neill E,Hammond N,Miller FH. MRI of the pancreas. Radiol Clin North Am,2014,52:757-777.

11. Scialpi M,Reginelli A,D'Andrea A,et al. Pancreatic tumours imaging:an update. Int J Surg,2016,28:142-155.

12. Park HJ. Value of unenhanced MRI with diffusion-weighted imaging for detection of primary small（≤20mm）solid pancreatic tumors and prediction of pancreatic tumors and prediction of pancreatic ductal adenocarcinoma. Clin Radiol,2017,72（12）:1076-1084

13. 周诚,叶晓华,杨正汉. 小胰腺癌的 CT/MRI 诊断与鉴别诊断. 中国医学计算机成像杂志,2002,8（4）:256-259.

14. Zhou XJ,Fan XS. Interpret the system tumor WHO 2010 digestive classification. Chin J Clin Exp Pathol,2011,27（4）:341-346.

15. National Comprehensive Cancer Network. NCCN clinical practiceguidelinesinoncology:neuroendocrinetumorsversion 2.2016［EB/OL］.（2016-01-01）［2016-06-30］.http://www.nccn.org.

16. Alexakis N,Neoptolemos JP. Pancreatic neuroendocrine tumours. Best Prac Res Clin Gastroenterol,2008,22（1）:183-205.

17. Manfredi R,Bonatti M,Mantovani W,et al. Non-hyperfunctioning neuroendocrine tumours of the pancreas:MR imaging appearance and correlation with their biological behavior. Eur Radiol,2013,23（11）:3029-3039.

18. 王明亮,纪元,谢艳红,等. 胰腺神经内分泌肿瘤的 MRI 征象及与病理分级的对照研究. 中华放射学杂志,2017,51（2）:136-140.

19. Lewis RB,Lattin GE Jr,Paal E. Pancreatic endocrine tumors radiologic-clinic pathologic correlation. Radiographics,2010,30（6）:1445-1464.

20. Lee SE,Jang J Y,Hwang D W,et al. Clinical features and outcome of solid pseudopapillary neoplasm differences between adults and children. Arch Surg,2008,143（12）:1218-1221.

21. Choi J Y,Kim M J,Kim J H,et al. Solid pseudopapillary tumor of the pancreas:typical and atypical manifestations. Am J Roentgenol,2006,187（2）:178-186.

22. Kim Y H,Saini S,Sahani D,et al. Imaging diagnosis of cystic pancreatic lesions:pseudocyst versus nonpseudocyst. Radiographics,2005,25（3）:671-685.

23. 王红梅,金晨望,敦旺欢,等. 胰腺实性假乳头状瘤的 CT 表现及鉴别诊断. 实用放射学杂志,2015,31（6）:1037-1040.

24. 刘庆余,高明,林笑丰,等. 胰腺实性假乳头状肿瘤的 MR 影像特点分析. 中国医学影像技术,2011,27（6）:1223-1226.

25. Baek JH,Lee JM,Kim SH,et al. Small（≤3cm）solid pseudo—papillary tumors of the pancreas at multiphasic multidetector CT.Radiology,2010,257（1）:97-106.

26. 王玉涛,汪建华,张建,等. 胰腺腺鳞癌的多排螺旋 CT 检查特征. 中华消化外科杂志,2015,14（8）:677-681.

27. Boyd CA,Benarroch Gampel J,Sheffield KM,et al. 415 patients with adenosquamous carcinoma of the pancreas:a population-based analysis of prognosis and survival.J Surg Res,2012,174（1）:12-19.

28. Komatsu H,Egawa S,Motoi F,et al. Clinicopathological features and surgical outcomes of adenosquamous carcinoma of the pancreas:a retrospective analysis of patients with resectable stage tumors.Surg Today,2015,45（3）:297-304.

29. Madura JA,Jarman BT,Doherty MG,et al. Adenosquamous carcinoma of the pancreas.Arch Surg,1999,134（6）:599-603.

30. Tfikudanathan G,Dasanu CA.Adenosquamous carcinoma of the pancreas:a distinct clinicopathologic entity.South Med J,2010,103（9）:903-910.

31. Yin Q,Wang C,Wu Z,et al. Adenosquamous carcinoma of the pancreas:multidetector-row computed tomographic manifestations and tumor characteristics.J Comput Assist Tomogr,2013,37(2):125-133.

32. Imaoka H,Shimizu Y,Mizuno N,et al. Clinical characteristics of adenosquamous carcinoma of the pancreas:a matched case—control study.Pancreas,2014,43(2):287-290.

33. Sellner F,Tykalsky N,De Santis M,et al. Solitary and multiple isolated metastases of clear cell renal carcinoma to thepancreas:an indication for pancreatic surgery. Ann Surg Oncol,2006,13:75-85.

34. Sakamoto Y,Sakaguchi Y,Sugiyama M,et al. Surgical indications for gastrectomy combined with distal or partial pancreatectomy in patients with gastric cancer.World J Surg,2012,36:2412-2419.

35. Nakamura E,Shimizu M,Itoh T,et al. Secondary tumors of the pancreas:clinicopathologlcal study of 103 autopsy cases of Japanese patients.Pathol Int,2001,51:686-690.

36. Scatarige JC,Horton KM,Fishman EK,et al. Pancreatic parenchyma metastases:observation on helical CT.AJR,2001,176(3):695-699.

37. 李相生,赵心明,周纯武,等.胰腺转移瘤的 CT 诊断.中国医学影像技术,2006,22(3):442-444.

38. 蒋廷宠,毛小明,林坚.胰腺转移性肿瘤的 CT.诊断放射学实践,2011,26(6):613-615.

39. Tsitouridis I,Diamantopoulou A,Michaelides M,et al. Pancreatic metastases:CT and MRI findings.Diagn Interv Radiol,2010,16(1):45-51.

40. Stankard C E,Karl R C. The treatment of isolated pancreatic metastases from renal cell carcinoma:a surgical review. Am J Gastroenterol,1992,87(11):1658-1660.

41. Hirota T,Tomida T,Iwasa M,et al. Solitary pancreatic metastasis occurring eight years after nephrectomy for renal cell carcinoma. A case report and surgical review. Int J Pancreatol,1996,19(2):145-153.

42. Raman SP,Hruban RH,Cameron JL,et al. Acinar cell carcinoma of the pancreas:computed tomography features—a study of 15 patients. Abdom Imaging,2013,38(1):137-143.

43. 马小龙,蒋慧,汪建华,等.胰腺腺泡细胞癌的 CT 特征分析.中华放射学杂志,2012,46(8):693-696.

44. 玄飞,丁玉芹,何德明,等.胰腺腺泡细胞癌的 CT 和 MRI 诊断.实用放射学杂志,2014,30(7):1150-1153.

45. 许舒航,杨秋霞,吕衍春.胰腺腺泡细胞癌的 CT、MRI 表现特征.中华放射学杂志,2015,49(11):848-851.

46. Kitano M,Kudo M,Yamao K,et al. Characterization of small solid tumors in the pancreas:the value of contrast enhanced harmonic endoscopic ultrasonography. Am J Gastroenterol,2012,107(2):303-310.

47. Hanada K,Okazaki A,Hirano N,et al. Effective screening for early diagnosis of pancreatic cancer. Best Pract Res Clin Gastroenterol,2015,29(6):929-939.

48. Furukawa H,Okada S,Saishoh,et al. Clinicopathologic features of small pancreatic adenocarcinoma. A collective study. Cancer,1996,78(5):986-990.

49. Yasuda I,Iwashita T,Doi SP,et al. Role of EUS in the early detection of small pancreatic cancer. Dig Endosc,2011,23(Suppl 1):22-25.

50. Aso A,Ihara E,Osoegawa T,et al. Key endoscopic ultrasound features of pancreatic ductal adenocarcinoma smaller than 20mm. Scand J Gastroenterol,2014,49(3):332-338.

51. Pais SA,Aihadda M,Mohanadnejad M,et al. EUS for pancreatic neuroendocrine tumors:a single-center,11-year experience. Gastrointst Endosc,2010,71(7):1185-1193.

52. Okabayashi T,Shima Y,Sumiyoshi T,et al. Diagnosis and management of insulinoma. World J Gastroenterol,2013,19(6):829-837.

53. Kannn PH,Kann B,Fassbender WJ,et al. Small neuroendocrine pancreatic tumors in multiple endocrine neoplasia type 1 (MEN1):least significant change of tumor diameter as determined by endoscopic ultrasound(EUS)imaging. Exp Clin Endocrinol Diabetes,2006,114(7):361-365.

54. Xu MM,Sethi A.Diagnosing biliary malignancy.Gastrointest Endosc Clin N Am,2015,25(4):677-690.

55. Ishikawa T,Itoh A,Kawashima H,et al. sefulness of EUS combined with contrast enhancement in the differential diagnosis of malignant versus benign and preoperative localization of panereatic endocrine tumors.Gastmintest Endosc,2010,7l:951-959.

第 **17** 章

# 超声内镜与胰腺良恶性实性占位的
# 诊断与鉴别

【摘要】腺实性占位(solid pancreatic lesion)类型较多,有胰腺癌、胰腺神经内分泌肿瘤、胰腺结核、转移性胰腺癌等,临床治疗措施及预后差异较大,故准确的诊断可避免不必要的手术。EUS、CT及 MRI 等多种影像学辅助检查对典型病灶可提供重要信息,病灶鉴别困难时,超声内镜引导下细针穿刺技术可提供准确的病理信息,是目前诊断胰腺实性占位的重要方法,同时联合其他辅助检查能进一步的提高诊断的准确性。

随着检查手段的不断进步,胰腺占位性病变的发现率明显提高。胰腺占位性病变分为实性、囊实性和囊性三种,上一章节我们已经讲述了胰腺常见囊性疾病的影像学特点及鉴别要点,此章节主要讲述胰腺常见实性或囊实性疾病的影像学特点。

胰腺实性占位按病因和病理表现分为肿瘤性、炎症性和异位组织等三类,其中肿瘤性多见,约占70%,而囊实性占位主要见于实性占位合并坏死所致,其常见的疾病主要由以下几种。

## 一、胰腺癌

胰腺癌是胰腺实性占位中最常见的类型,在我国 2015 年统计的恶性肿瘤发病率和死亡率中排名第 9和第 6,其最常见病理类型为胰腺导管细胞癌,其他少见的病理类型有腺鳞癌、胶样癌、腺泡细胞癌等。

胰腺癌平扫 CT 多表现为等密度,仅局限性胰腺轮廓改变或没有改变,故平扫 CT 检查易漏诊,但有时可发现间接征象,如局限性的胰腺萎缩、胰管不同程度的扩张或伴有假性潴留性囊肿形成。增强扫描时表现为乏血供,动脉晚期表现为均匀或不均匀的低密度病灶,早期胰腺癌可呈圆形的低密度病灶,此时较难与胰腺神经内分泌肿瘤鉴别,病灶较大时边缘呈规则或不规则的环状强化,静脉期或延迟期仍为低密度,但与正常胰腺的对比不如动脉期明显,病灶多容易侵犯周边血管,此时可发现病灶与血管之间的脂肪间隙消失,血管被包绕、狭窄、移位或闭塞,常累及肠系膜上动脉、肠系膜上静脉、腹腔干、脾静脉、门静脉;病灶累及主胰管可导致引流区域胰腺实质萎缩,胰管扩张,原发病灶较小时,此时容易临床诊断为胰腺囊性肿瘤,尤其是导管内乳头状黏液性肿瘤。MRI 表现为边界不清的肿块,多发生在胰头部;肿块在 $T_1WI$呈稍低信号,$T_2WI$ 呈稍高信号,早期病灶类似神经内分泌肿瘤,呈类圆形;较大的病灶中央可发生坏死,此时中央 $T_2WI$ 呈高信号,表现为囊实性占位。增强扫描后,早期肿瘤的强化低于胰腺实质,呈低信号,5~10分钟后呈等信号或稍高信号。肿瘤侵犯周边血管及组织时其表现类似与 CT。EUS 显示胰腺实质内边缘不规则、呈锯齿样浸润性生长的不均质的低回声肿块,有时内部可见囊性坏死,高回声表现少见,部分病灶胰腺实质萎缩,胰管囊性扩张,累及周边组织及血管可出现类似 CT、MRI 的间接征象(图 17-0-1~17-0-3 和 ER 17-0-1,图 17-0-4~17-0-6 和 ER 17-0-2B、C,图 17-0-7~17-0-9 和 ER 17-0-3A、B)。

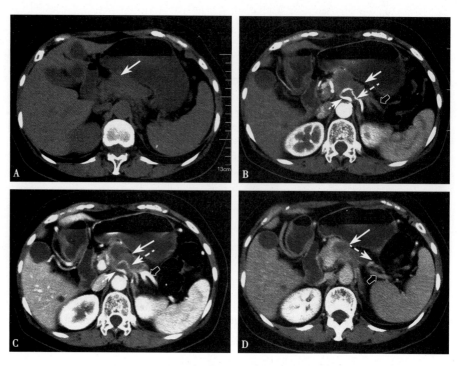

图 17-0-1　胰腺癌病例之一:CT 平扫 + 增强

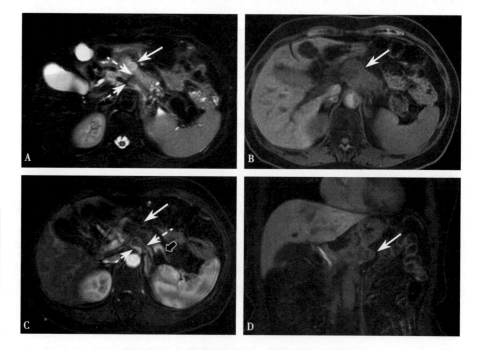

ER 17-0-1　胰腺癌病例之一
的 EUS 操作视频

图 17-0-2　胰腺癌病例之一:MRI 平扫 + 增强

图 17-0-1、17-0-2,胰腺癌病例之一。患者,女性,考虑胰腺癌。CT 平扫胰腺体部可见低密度软组织影(图 17-0-1A,病灶:细长白色实箭头),增强扫描病灶轻度欠均匀强化,强化程度低于周边正常胰腺组织,腹腔干、脾动脉及脾静脉受累(图 17-0-1B~D,腹腔干:细短白色虚箭头;脾动脉:细长白色虚箭头;脾静脉:短粗黑实箭头);MRI 提示胰腺体部见不规则团块,团块 T₂W-SPAIR 呈稍高信号(图 17-0-2A,病灶:细长白色实箭头)、T1WI 呈等低信号(图 17-0-2B,病灶:细长白色实箭头),增强扫描可见病灶呈轻度渐进性强化,病灶累及腹腔干及其分支(图 17-0-2C、D,腹腔干:细短白色虚箭头;脾动脉:细长白色虚箭头;脾静脉:短粗黑实箭头)

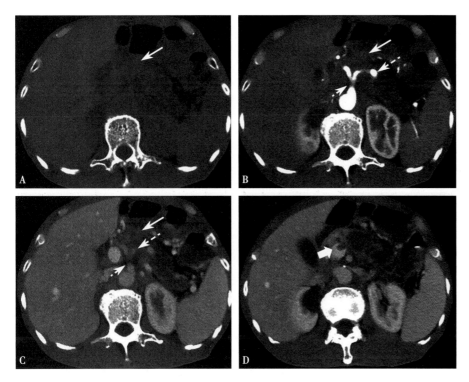

图 17-0-4　胰腺癌病例之二:CT 平扫 + 增强

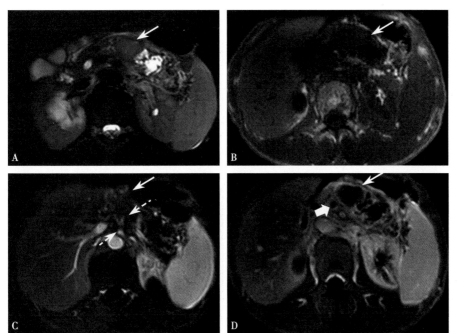

图 17-0-5　胰腺癌病例之二:MRI 平扫 + 增强

ER 17-0-2　胰腺癌病例之二
的 EUS 操作视频

图 17-0-4、17-0-5,胰腺癌病例之二。患者,男性,62 岁,胃大部切除术后,考虑胰腺癌。CT 平扫胰腺体部可见低密度软组织
影(图 17-0-4A,病灶:细长白色实箭头),增强扫描病灶轻度强化,强化程度低于周边正常胰腺组织,病灶内可见腹腔干及脾
动脉通过,同时脾静脉受累(图 17-0-4 B、C,腹腔干:细短白色虚箭头;脾动脉:细长白色虚箭头),门静脉局部可见癌栓(图
17-0-4D,癌栓:粗短白实箭头);MRI 提示胰腺体部见不规则团块,团块 T₂W-SPAIR 呈稍高信号(图 17-0-5A,病灶:细长白色
实箭头)、T₁WI 呈等低信号(图 17-0-5B,病灶:细长白色实箭头),增强扫描可见病灶呈不均匀性强化,强化程度低于正常胰
腺组织,病灶累及腹腔干及其分支、脾静脉(图 17-0-5C,腹腔干:细短白色虚箭头;脾动脉:细长白色虚箭头),门静脉可见癌
栓(图 17-0-5D,癌栓:粗短白实箭头)

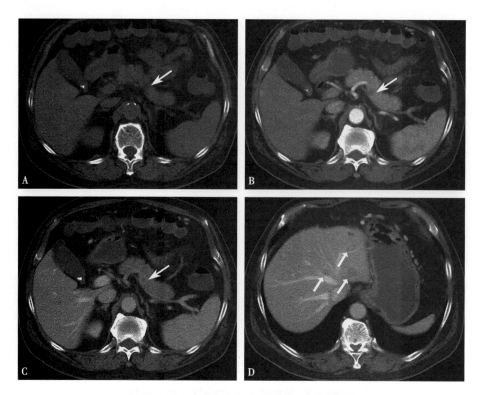

图 17-0-7  胰腺癌病例之三:CT 平扫 + 增强

ER 17-0-3  胰腺癌病例之三
的 EUS 操作视频

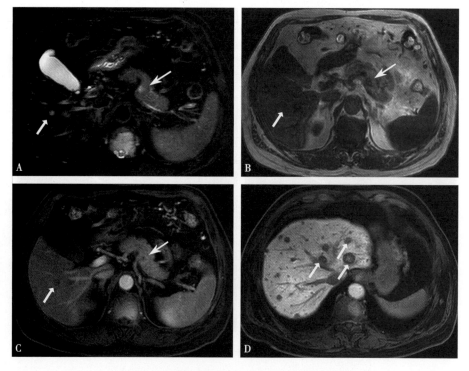

图 17-0-8  胰腺癌病例之三:MRI 平扫 + 增强

图 17-0-7、8 胰腺癌病例之三。患者,男性,70 岁,考虑胰腺癌。CT 平扫胰腺体部背侧可见类圆形等密度结节,周边界限清晰(图 17-0-7A,病灶:细长白色实箭头),增强扫描病灶动脉期低强化、静脉期中等强化、延迟期明显强化,肝脏可见多发转移结节(图 17-0-7B~D,病灶:细长白色实箭头,肝脏转移灶:粗长白实箭头);MRI 胰腺体部背侧见一片状 $T_2$W-SPAIR 高信号(图 17-0-8A,病灶:细长白色实箭头)、$T_1$WI 稍低信号灶(图 17-0-8B,病灶:细长白色实箭头),肝脏可见散在的类圆形 $T_2$W-SPAIR 高信号、$T_1$WI 低信号灶(肝脏转移灶:粗长白实箭头),增强扫描可见病灶呈渐进性环形强化,肝脏内病灶未见明显强化(图 17-0-8 C、D,病灶:细长白色实箭头;肝脏转移灶:粗长白实箭头)

## 二、胰腺神经内分泌肿瘤

胰腺神经内分泌肿瘤分为功能性与非功能性,主要包括胰岛细胞瘤、胃泌素瘤、血管活性肠肽瘤、生长激素释放抑制因子瘤等,以前两者多见。CT 扫描时因神经内分泌肿瘤为富血管瘤体,故增强扫描时病灶明显强化。MRI 表现为 $T_1WI$ 呈低信号,$T_2WI$ 呈高信号;病灶体积小时呈均匀强化;体积大时信号不均,环形强化,可见囊变、坏死。EUS 多表现为边界清楚的低回声结节,但极少数可表现为高回声的结节,因肿瘤血管丰富,故超声造影检查时内部可见丰富的血管,此特点可与转移性胰腺癌、早期胰腺癌、慢性炎症鉴别;病灶较大时中央可发生坏死,病灶呈囊实性(图 17-0-10、17-0-11 及 ER 17-0-4A、B,图 17-0-12~17-0-16 及 ER 17-0-5)。

ER 17-0-4　胰腺神经内分泌肿瘤病例之一操作视频

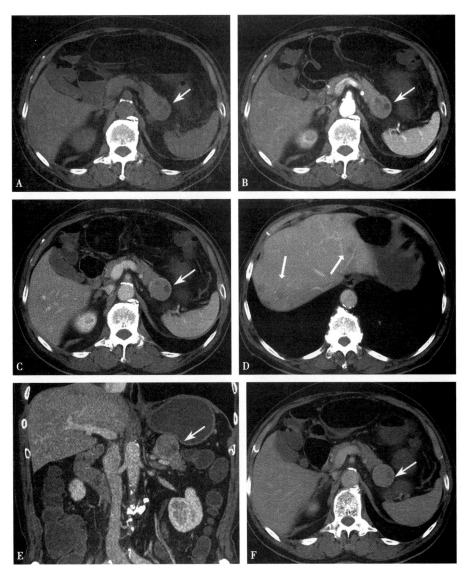

**图 17-0-10　胰腺神经内分泌肿瘤病例之一:CT 平扫 + 增强**

胰腺神经内分泌肿瘤病例之一。患者,男性,77 岁,考虑胰腺神经内分泌肿瘤。CT 平扫胰腺体部可见一类圆形低密度肿块(A,病灶:细长白色实箭头),增强扫描病灶呈不均匀性强化,肝脏可见多发转移结节(A~F,病灶:细长白色实箭头;肝脏转移灶:粗长白实箭头)

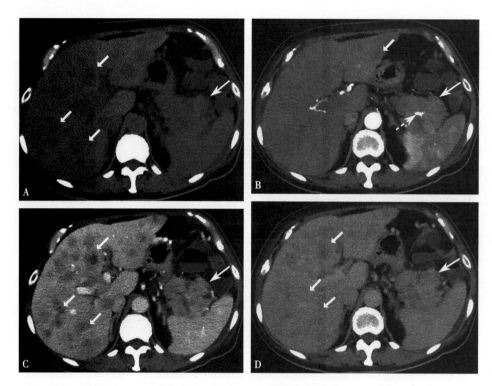

图 17-0-12    胰腺神经内分泌肿瘤病例之二：CT 平扫 + 增强

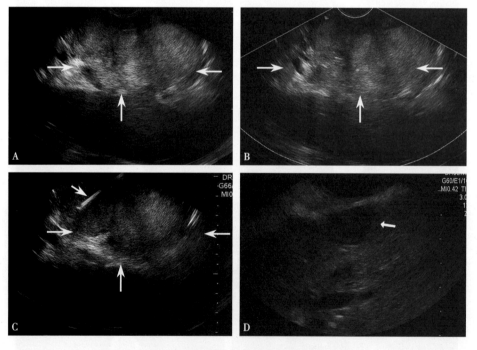

图 17-0-13    胰腺神经内分泌肿瘤病例之二：EUS

图 17-0-12（CT 图片）、17-0-13（EUS 图片），胰腺神经内分泌肿瘤病例之二。患者，女性，64 岁。考虑胰腺神经内分泌肿瘤。
CT 平扫胰尾部可见软组织块，内部密度不均匀，肝脏可见多发低密度结节（图 17-0-12A，病灶：细长白色实箭头；肝脏转移
灶：粗长白实箭头），增强扫描病灶呈不均匀性强化，其内部可见不强化密度影，病灶累及脾动脉，肝脏内可见多发转移性结
节（图 17-0-12B~D，病灶：细长白色实箭头；肝脏转移灶：粗长白实箭头；脾动脉：细长白色虚箭头）；EUS 提示胰尾部高回声
病灶，似有包膜（图 17-0-13A、B，病灶：细长白色实箭头），肝左叶邻近胃壁可见低回声的转移结节（图 17-0-13D，肝脏转移灶：
粗长白实箭头）；胰腺病灶穿刺（图 17-0-13C，穿刺针：细短白实箭头）病理提示神经内分泌肿瘤；肝脏病灶穿刺病理提示转
移性胰腺神经内分泌瘤

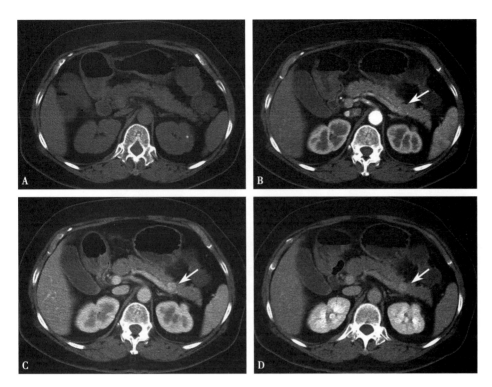

图 17-0-14　胰腺神经内分泌肿瘤之三:CT 平扫 + 增强

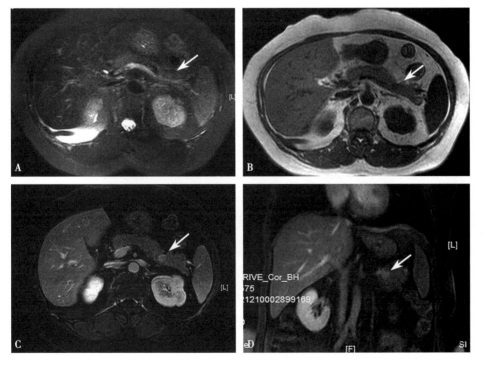

图 17-0-15　胰腺神经内分泌肿瘤之三:MRI 平扫 + 增强

ER 17-0-5　胰腺神经内分泌肿瘤之三的 EUS 操作视频

胰腺神经内分泌肿瘤之三。患者,女性,56 岁,考虑胰腺神经内分泌肿瘤。CT 平扫胰尾部病灶不明显(图 17-0-14A),但增强扫描可见胰尾部类圆形病灶,病灶明显强化,边界清晰(图 17-0-14B~D,病灶:细长白色实箭头);MRI 提示胰尾部 T₂WI 稍高信号(图 17-0-14A,病灶:细长白色实箭头)、T₁WI 稍低信号(图 17-0-14B,病灶:细长白色实箭头),增强扫描明显强化(图 17-0-15 C、D,病灶:细长白色实箭头)

### 三、胰腺结核

胰腺结核 CT 及 MRI 平扫表现为局限增大呈略低密度及信号异常灶,无胰管扩张,有时可导致胆总管下段梗阻引起胆管扩张,增强扫描后动脉期未见强化,静脉期轻度强化,但强化幅度低于胰腺,没有血管包埋征象。EUS 表现为边界清楚的低回声占位,病灶往往不规则,有时呈分叶状(图 17-0-17~17-0-19)。

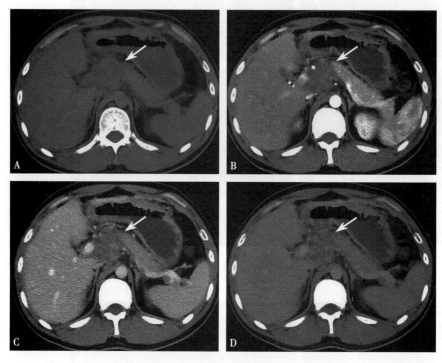

图 17-0-17  胰腺结核病例:CT 平扫 + 增强

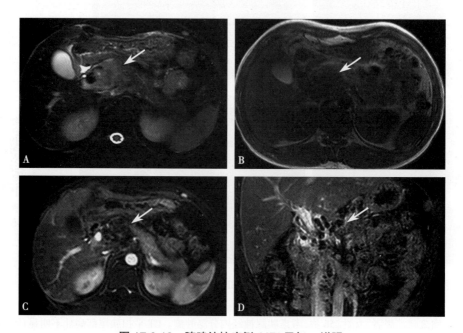

图 17-0-18  胰腺结核病例:MRI 平扫 + 增强

胰腺结核病例。患者,男性,考虑胰腺结核。CT 平扫胰头见低密度影,边界欠清晰(图 17-0-17A,病灶:细长白色实箭头),增强扫描病灶呈不均匀性强化,强化后边界清(图 17-0-17B~D,病灶:细长白色实箭头);MRI 提示胰头部 $T_2WI$ 稍高信号(图 17-0-18A,病灶:细长白色实箭头)、$T_1WI$ 稍低信号灶(图 17-0-18B,病灶:细长白色实箭头),增强扫描可见病灶呈环形强化(图 17-0-18 C、D,病灶:细长白色实箭头)

### 四、转移性胰腺癌

　　转移性胰腺癌,多数为单发,少数可多发或呈弥漫性分布。CT 转移性胰腺癌多呈圆形或卵圆形,也有分叶状的,边界清楚,边缘不连续,有些肿瘤内含囊性成分,或以囊性为主;增强后,大多数肿瘤明显强化,强化不均一。MRI 表现 $T_1WI$ 低或等信号,$T_2WI$ 呈混杂高信号,强化不明显。EUS 多表现为边界清楚的低回声结节,内部血流不丰富(图 17-0-20、17-0-21 及 ER 17-0-6A、B)。

ER 17-0-6　转移性胰腺癌病例的 EUS 视频

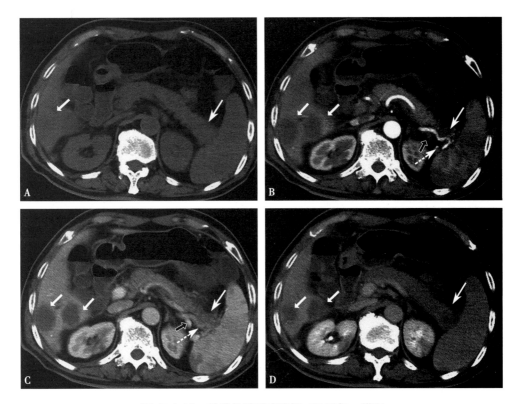

图 17-0-20　转移性胰腺癌病例:CT 平扫 + 增强

转移性胰腺癌病例。患者,男性,考虑转移性胰腺癌。CT 平扫肝脏可见多发低密度影,胰尾部可见软组织影,与脾脏周边界限不清(A,病灶:细长白色实箭头;肝脏转移灶:粗长白实箭头),增强扫描肝脏低密度影呈明显的环形强化,胰腺软组织灶呈轻度强化,强化程度低于周边正常胰腺组织,病灶累及脾动脉,脾静脉未累及(B~D,病灶:细长白色实箭头;肝脏转移灶:粗长白实箭头;脾动脉:细长白色虚箭头;脾静脉:短粗黑实箭头)

(胡端敏　吴　伟)

## 参 考 文 献

1. 中华医学会外科学分会胰腺外科学组.胰腺癌诊治指南(2014).中华普外科杂志,2015,30(1):73-79.

2. 中华医学会肿瘤学分会胰腺癌学组(筹).胰腺神经内分泌肿瘤诊治专家共识.中华肿瘤杂志,2014,36(9):717-720.

3. 金震东,李兆申.消化超声内镜学.北京:科学出版社,2017.

4. 龚洪翰,吕农华.腹部病变 CT 与 MR 对比临床应用.北京:人民卫生出版社,2011.

5. 郭启勇.MRI 磁共振成像鉴别诊断学.沈阳:辽宁科学技术出版社,2007.

6. Rustagi Tarun,Farrell James J.Endoscopic diagnosis and treatment of pancreatic neuroendocrine tumors.J Clin Gastroenterol,2014,48(10):837-844.

7.  Zimmer T,Scherübl H,Faiss S,et al. Endoscopic ultrasonography of neuroendocrine tumours.Digestion,2000,62(1):45-50.

8.  Lee W-K,Van Tonder F,Tartaglia C J,et al. CT appearances of abdominal tuberculosis.Clin Radiol,2012,67(6):596-604.

9.  De Backer A I,Mortelé K J,Bomans P,et al. Tuberculosis of the pancreas:MRI features,2005,184(1):50-54.

10.  Echenique Elizondo M,Amondarain Arrat í bel J,Compton C C,et al. Tuberculosis of the pancreas,2001,129(1):114-116.

# 第18章

# 胰腺 EUS-FNA 细胞学对慢性胰腺炎及
# 胰腺良恶性疾病的诊断与鉴别

【摘要】随着影像学技术的发展,人们将多普勒技术逐步应用到内镜检查中。超声内镜(endoscopic ultrasonography,EUS)是将内镜与超声技术相结合的消化道检查技术,这一技术将微型高频探头安置在内镜顶部,当内镜进入体腔后,观察消化道黏膜病变的同时,可利用超声实行实时扫描,使得病变部位可视化效果更好,清晰的辨别病变周围组织与血管的相互关系,肿瘤浸润的情况,从而提高了内镜和超声的诊断水平。超声内镜不仅对胃肠道腔内病变,而且能够更好地显示胸腔和腹腔内、胰、肝、左肾、脾和肾上腺等部位的病变。

然而,仅依靠 EUS 技术的影像资料仍难以区分肿瘤病变的良恶性。借助 EUS 技术,对人体深部肿瘤的细针穿刺抽吸(fine needle aspiration,FNA)取材技术得以实现。两者相结合能为临床提供极具价值的信息,收集足够量的细胞学数据,能快速而准确地定性肿瘤良恶性以及掌握转移的证据。

现 EUS-FNA 技术以广泛应用于胰腺,食管,十二指肠,后腹膜肿块等人体的深部器官检查。随着 EUS-FNA 样本量的逐渐增多,如何获取足够且优质的细胞标本来提高 EUS-FNA 技术的准确率,则需依靠细胞病理医师和内镜医师的紧密合作及沟通。如何做好 EUS-FNA 技术的规范化,则是细胞学医师和临床医师相互达成的共识,也是提高诊断效率的唯一途径。

## 第一节　EUS-FNA 操作技术对细胞学诊断的
## 影响及细胞学评估

EUS-FNA 成功的基础是获得足够的细胞数量,只有取得较理想细胞数量才可作出最有效的诊断。因此,需要充分考虑到 EUS-FNA 细胞病理学的结果。

### 一、超声操作技术的影响因素

理想的情况是,在实施 EUS-FNA 前,应有一名对其有经验的病理学家参加,这对于内镜医生操作时获取一定细胞量有利。内镜医生的操作经验是决定性因素,比如超声内镜套件的位置、所选用的穿刺针的类型、病变的位置,组织软硬度,辅助人员涂片的经验都是决定的关键(表 18-1-1)。

### (一) 细针穿刺抽吸技术

EUS-FNA 细针穿刺抽吸取材通常涂在载玻片上,由此形成的单层细胞被固定、干燥、染色。细针穿刺

表 18-1-1

| 内镜医生 EUS-FNA 应考虑到影响细胞学诊断的因素 | |
| --- | --- |
| 因素 | 细节 |
| 活检类型 | 空针芯组织学或者细针穿刺细胞学 |
| 细针型号选择 | 25G、22G、19G 或者其他 |
| 选用 FNA 穿刺细胞的检测类型 | 直接涂片,液基细胞学,细胞块 |
| 涂片类型 | 空气干燥,乙醇固定或者同时使用这两种方法 |
| 人员技能 | 培训过的 GI 相关医师,实验室人员 |
| EUS-FNA 的细胞学评估 | 细胞病理学家,细胞学技师,高年资的受训者 |
| 细胞学信息数据库存文件 | 诊断,取材次数,病理学家名称,准备涂片的类型,可用的细胞块细胞数量 |

获得的材料一般是单个或一簇细胞团,而不是完整的组织。因此在制备过程中不需要有石蜡切片,涂片上的细胞都是完整的,它们分布状态可呈成堆或散在分布,这要看标本的处理方式。从细针活检中获得的单层细胞涂片非常关键,要使它变成可以看到细胞核和细胞质,这些细节都需操作者的经验与技巧。

**(二)穿刺针的选择**

常用细针一般选用 22G 或更小的针进行活检。市场上现有各种大小的 EUS 配件和穿刺针,针的选择也可能影响细胞学结果。例如,斜面边缘与圆形的边缘比较,需要的穿刺力度较小。同样,穿刺针的规格对组织样本的采集方式具有一定影响。穿刺针大小的选择应当取决于取材的部位和病变的类型。选择适当的穿刺针取材时,要了解患者是否有凝血病史,病变部位是否有囊性液体存在。因穿刺创伤引发的并发症会增加组织损害,特别是富有血管的脏器或病灶处。较小的穿刺针可减少潜在的并发症,比如出血而导致血液进入组织或者血液稀释、混淆细胞学标本。较小的穿刺针导致的组织损伤也小,因此可能减少术后胰腺炎风险。

**(三)抽吸和负压法**

施加负压抽吸和抽吸均是为了增加获取细胞的数量。抽吸的目的不是将组织吸入穿刺针,而是要在靠近针尖的组织挖一个洞,而且应该在撤针前停止抽吸。负压法是不通过抽吸来获得细胞,针尖直接穿过组织进行切割动作及毛细作用,针芯管腔内就可以充满细胞。在一般情况下,均采用对穿刺针进行加压抽吸来增加获得的细胞数量,其缺点是同时也会增加人为的液体和血细胞,尤其是在血管较多的病变器官。因为权衡利弊之后增加细胞数量的标本还是更好一些。一些医师尝试通过至多 3 遍没有抽吸的穿刺获得标本,如果获得的细胞数量过少再通过更多的有抽吸的穿刺获得标本。

**(四)穿刺次数**

穿刺次数的多少,决定于针尖定位于病灶的部位,通常做 10 次或以上的针头来回往复运动,可获得诊断的标本。标本量的多少与内镜医生操作经验、病变部位、病变的类型、病变的细胞构成、并发症的风险等诸多因素有关。90% 以上的病例在 5 次穿刺后即可获得诊断所需的细胞量。对于胰实质病变,一般病灶(25mm)与较大病灶比较,进行较少的穿刺次数就可以获得足以确立诊断所需的细胞。如淋巴结经过 5 次穿刺后,则难以继续获得诊断所需细胞。对于淋巴结诊断而言,平均只要 3 次穿刺就可以获得诊断所需细胞。实时影像特别是 EUS 引导下的穿刺术,选择肿瘤的进针部位非常重要。肿瘤坏死中心活检可能不具有诊断性,而肿瘤的边缘可能含有存活的肿瘤细胞。相反,胰腺癌的边缘的活检,可能只显示慢性胰腺炎,这是一个常见的肿瘤周围胰腺组织的应激性变化。

FNA 技术的主要优点是可以在不同方向上穿刺针进行往复运动对病变采样。采样针头可以形成一个扇形的采样区域,可以保证在每次操作的时候都能够最大限度获取病灶部位的样本。

**二、细胞学评估事项**

**(一)细胞学的快速评估**

为了在 FNA 操作中最大限度地获取足够的病理诊断细胞数量,对涂片的内容和质量提供实时回馈,减少不确定诊断或不典型活检的数量,并最大限度地提高操作效率,应由超声内镜医师进行涂片并初步评估、细胞病理学方面则由高年资细胞学技师或高级学员参与。也可采用远程可视细胞学会诊评估。理想的标本,必须是取材于病灶部位或病灶边缘、获得评估所需细胞内容,涂片没有破碎、不干燥、不染色、没有其他人为因素的干扰或者没有混入血液、没有炎症或者坏死。

### (二) 影像细胞学制备相关的因素

EUS-FNA 引导下的活检及细胞取材:可以用许多不同的方法进行制备、均有不同的优缺点。常用的几种类型的制备方法均可用于同一标本。我们将常用的空气干燥和酒精固定的涂片制备、细胞块制备和各种细胞特征所使用的染色加以描述。

### (三) 细胞涂片和细胞团块

细针穿刺活检获取的细胞用细胞涂片是一种标准方法。正如同血涂片那样,取材被分散或者涂抹到载玻片上,染色,镜检就可见单个的细胞,在 EUS-FNA 中,当穿刺针从内镜中拔出后,将针尖放在被标记的载玻片靠近磨砂的一端,缓慢地将针芯推出,可将单一小滴的团块涂抹在载玻片上。如果用力过大组织滴落距离过远、载玻片的一端标本较少则可很快干燥,无法进行均匀的推片,带来不必要的人为误差。第二次涂片时,尽量将组织滴在一个点上,目的是为了将组织变成单层的。涂片过厚时,细胞就会因另外一层细胞的重叠使涂片背景变得模糊不清。如果涂片过程施压过大,则会发生细胞微体系结构被破坏或细胞自身裂解。较差的涂片制备可能会降低诊断质量。

细胞块是与涂片不同的另一种诊断方法,这种方法是将细胞放置到液体介质或固定剂中,运送到实验室经过离心沉淀后,制成团块,甲醛溶液固定,石蜡包埋切片,苏木精 - 伊红(HE)染色。这种采用常规的甲醛溶液固定和石蜡包埋的方式不能较好地保证正常细胞学详细结构。细胞块往往是用从穿刺针冲洗出的残留物离心沉淀制成。如果在操作结束时,再进行一次额外的定向穿刺,这种细胞块作为诊断的阳性率可得到一定程度提高。建议采用这种操作流程来满足特殊病例的检测,特别是对于可能需要特殊染色的病变。

### (四) 空气干燥或者乙醇固定的涂片

EUS-FNA 取材的涂片既可以用空气干燥也可以用乙醇固定。空气干燥的涂片要迅速染色(用改良的 Romanowsky 染色,比如快速染色液),HE 染色或者快速的巴氏(Pq)染色。

快速染色:干燥涂片后既可进行快速染色,不需乙醇固定。乙醇固定导致细胞萎缩、聚拢,但保留了核的功能特征,其优点是细胞核结构非常清晰,浆内和细胞外可见。快速镜检后的标本还要做巴氏染色或 HE 染色,用于作出明确的诊断结论。巴氏染色突出强调细胞核细节和核染质,以及清晰显示鳞状细胞的角质化。在巴氏染色切片中细胞质显得更加透明。做巴氏染色的切片可以通过浸泡或喷涂酒精固定。巴氏染色和快速染色液对显示细胞形态是互补的。当同时用乙醇和空气干燥涂片制备来自 FNA 的组织时可以呈现最优化的细胞细节。

### (五) 细胞量的大体评估

穿刺抽吸出的取材必须包含细胞,当取材放置于载玻片并被涂片之后,肉眼可清楚地看到颗粒状物质。相反,细胞比较少或者仅是血涂片,观察到材料稀疏且光泽柔和。涂片放置在固定液中时候,常常呈现可辨识的颗粒状物质或者云雾状物质。黏液、脓液和坏死物质也可从外观上初步分辨出来(图 18-1-1、18-1-2)。

### (六) 细胞量的镜下评估

在显微镜下观察时,应首先评价涂片的细胞数量是否充足。排除人为技术干扰后,应当包含足够的细胞量,应当从细胞结构的整体来判断细胞数量是否充足,排除 FNA 方面可能会产生因素,例如抽吸神经内分泌腺瘤常常会出质量比较好的细胞学涂片,而胃肠道间质瘤(GIST)的抽吸物的细胞数较少,但是这两者都能够确立诊断,但评估要分别对待(图 18-1-3、18-1-4)。

### (七) 涂片的诊断性评价

细胞学技师或病理学家都要先评估涂片上的细胞类型、细胞排列和细胞特征。细胞学诊断的核心是观察细胞的核和细胞质的特点,这些显然和取材的靶病灶相关。如胰腺细针穿刺时超声内镜经胃或十二指肠到达胰腺取样,样本中可以见到正常的胃上皮或十二指肠上皮细胞。若样本中仅有胃上皮或十二指肠上皮细胞,则为不满意样本,证明未抽取到病变部位的细胞。对于高分化胰腺导管癌细胞与正常胃或十二指肠上皮细胞有时较难区别;若为囊性病变,仅有囊内容成分,未见上皮细胞,样本也为合格,但必须在报告中应注明"仅见囊内容成分"。对于特殊性恶性肿瘤的诊断,要将细胞类型、细胞微架构、细胞核和细胞质的特点相结合才能确定诊断。了解常见的病理诊断和取样区域内正常组织特征对作出正确的诊断极其重要(表18-1-2)。

**表 18-1-2　EUS 引导下 FNA 的必要条件**

| 阶段 | 描述 |
|---|---|
| 准备 | 在准备穿刺时,有条件的单位应有细胞学技术人员和病理专家在场。在操作开始时,要和病理专家讨论临床症状及术前其他影像学检查,所发现的病灶部位或其他细节 |
| 针头准备 | 将针芯 EUS-FNA 穿刺针(19G/22G/25G)头完全拔出,检查穿刺针的针头及通畅性;重新放置针芯,穿刺针就准备好了 |
| EUS 及 EUS-FNA | 首先使用线阵型超声内镜找到病灶部位,确定穿刺途径,辅以彩色多普勒明确穿刺途径中有无血管,若有血管,操作者通过调整探头位置避开血管。EUS-FNA 穿刺针插入活检孔道,并稍稍超出镜头至胃肠腔内,将针芯稍退回针道内,在超声引导下将穿刺针穿入目标病灶内复位针芯后再完全撤出针芯,接入负压针筒,并开始进行穿刺取材。在病灶区域,可通过调整穿刺针刺入靶组织的不同部位(扇形区域)以提高取材质量 |
| 制作取材涂片 | 细胞学技师将抽取的标本滴注于载玻片上,使取材样本从针尖释放出来,然后进行涂片。也以将取材放到载玻片或者放到培养基内。生理盐水冲洗穿刺针头,使得其余的取材物被注入液态基质中 |
| 细胞学涂片的制备和染色 | 根据取材的数量来制备涂片。用清洁的玻片尽可能快地将标本推开。部分用空气干燥,其余的立即用 95% 乙醇固定后用于巴氏染色。空气干燥的涂片用快速染色剂进行形态学染色后交病理学专家评估。细胞团块的制备将细胞悬浮状态的材料经离心制成颗粒,并添加凝血酶。清除产生的血凝块,用擦镜纸包起来,放到组织盒内,甲醛溶液固定,然后常规石蜡包埋,HE 染色或者免疫组化染色 |
| 即刻细胞学评估 | 病理学家、高年资学员或有经验的细胞学技师对空气干燥和快速染色,立即对评估样本量是否足够。告知内镜医师可能选择继续使用原位置或者改变针头位置以便取得更多的组织,进行进一步研究 |

### 三、穿刺标本的处理基本要求

穿刺标本制备的类型包括直接涂片、液基细胞学检测、细胞块,如组织标本多还可用印片技术,因内镜穿刺的细胞及组织较少,为了达到较理想诊断,一般应首先选择细胞直接涂片。剩余的标本再用于液基或细胞块(因液基细胞和细胞块处理会丢失掉许多有诊断价值成分,如胰腺黏液性肿瘤、胰腺囊性病变等,易造成漏诊或误诊)。直接涂片时应注意保护细胞不受人为因素的损坏,推片时应成 45° 轻推,这样不易造成细胞破损。涂片应在空气中晾干,及时放入 95% 乙醇固定 15 分钟后送病理检测。

总之,细胞病理学医生和实验室工作人员应较全面了解内镜医生在 EUS 操作中的职责和患者管理流程,在有条件的病理实验室收到送检 EUS-FNA 标本时,应及时进行选取其中的部分涂片进行快速染色,镜观。然后将初步结果口头报告给内镜医生,确保每一病例取得满意诊断标本用于诊断。为内镜医生对 EUS 操作提供适当的支持和诊断提供帮助。

**(一)常用的细胞病理学染色(附)**

1. HE 染色

(1)将 EUS-FNA 穿刺的涂片标本固定于 95% 乙醇中 15 分钟。

(2)取出固定好的细胞涂片在空气中晾干,放入苏木精溶液中染色 10 分钟。

(3)取出后流水冲洗,1% 的盐酸酒精分化 30 秒。

(4)流水冲洗 8 分钟,直至细胞核呈深蓝色。

(5)入 1% 的伊红溶液中染色 30 秒。

(6)依次放入梯度酒精脱水,清洗。

(7) 将染色好的涂片用树胶封固,镜检。

结果:细胞核呈蓝色,细胞质呈红色,细胞质,核分界清晰。

2. 巴氏染色

(1) 将涂片放入固定液中固定 10~15 分钟。

(2) 涂片投入 95% 乙醇→80% 乙醇→70% 乙醇→蒸馏水中,各环节 1 分钟。

(3) 涂片置入已过滤好的苏木精染液中 5~10 分钟。

(4) 涂片放入自来水中冲洗多余染液。

(5) 涂片置入 1% 盐酸乙醇溶液分化约 4 秒。

(6) 涂片自来水中冲洗返蓝 10 分钟,或 3% 稀碳酸锂碱化 30 秒,自来水洗 3 分钟。

(7) 涂片依次置入 70%,80%,90% 乙醇(1)(2)各 1 分钟。

(8) 涂片置于橘黄 -G 液中染色 1~2 分钟。

(9) 依次在 95% 乙醇中(1)(2)。

(10) 涂片置入 EA 类染液(EA36、EA50、EA65)选其中一种染色 3~5 分钟。

(11) 依次在 95% 乙醇中(1)(2)。

(12) 无水乙醇(1)(2)漂洗脱水各 1 分钟。

(13) 依次在二甲苯(1)(2)透明 1 分钟。

(14) 用中性树胶封固涂片,编号贴标签。

结果:角化细胞呈粉红色,全角化细胞呈橘黄色。角化前细胞呈浅蓝色或浅绿色,细胞核呈蓝紫色。

3. 快速瑞氏染色

(1) 将 EUS-FNA 穿刺的涂片标本晾干。

(2) 加滴刘 A 溶液(0.5~0.8ml)染色 30 秒钟。

(3) 再将刘 B 溶液加滴于 A 液上(滴加量为 A 液的 2 倍);混匀,使液面覆盖于整个标本,染色 1 分钟。

(4) 水洗(冲洗时不能先倒掉染液,应以流水冲洗,以防有沉渣沉淀在标本上),湿片或干燥均可镜检。

结果:细胞核呈紫红色,核仁染呈蓝色,细胞质随分化程度的不同,其嗜碱性程度变化。

根据取材量的多少及临床诊断需要,可将涂片或细胞切片进行免疫组化染色。有条件可进行分子病理学检测。

**(二) EUS-FNA 穿刺胰腺的非肿瘤性病变**

EUS-FNA 检查中正常的胰腺组织胰腺样本涂片可见胰腺导管上皮细胞及腺泡细胞,而胰岛细胞几乎很少见到,胰腺组织多数是由腺泡组成的,伴有相对较少的导管结构,并且在 FNA 涂片上常常呈现出小岛样结构。胰腺腺泡上皮也根据器官不同的特点呈现出分化好的细胞有序排列在涂片上(图 18-1-5、18-1-6,表 18-1-3)。

表 18-1-3　常见 EUS-FNA 穿刺部位的细胞种类鉴别

| 经消化道腔内获取胰腺或胃肠道黏膜细胞 | | |
| --- | --- | --- |
| EUS 方法 | 胰腺病灶 | 污染样本的胃肠道黏膜细胞 |
| 经胃 | 胰腺体尾部,极少情况下可以扫查到胰腺钩部 | 小凹细胞,壁细胞,主细胞,平滑肌细胞 |
| 经十二指肠 | 胰头和钩突部 | 绒毛,Bruner 腺体和平滑肌 |

**(三) 胰腺组织增生**

腺泡细胞增生为一比较常见的病变,常为偶然发现。低倍镜下,这些增生的结节易与胰岛混淆。腺泡细胞增生可出现不典型增生。有人认为可能为腺泡细胞癌的前驱病变。胰腺的良性腺泡上皮也根据器官不同的特点呈现出分化的不同,穿刺涂片可反映出不一样的细胞类型。增生的胰腺组织往往在穿刺涂片有较多腺泡,镜下可见腺泡增多,排列紊乱,肿胀等特点。而其他病变的胰腺穿刺腺泡较少(图 18-1-7、18-1-8)。在诊断经验不足的情况下会把胰腺组织增生诊断为胰腺癌或胰腺内分泌肿瘤。

### （四）慢性胰腺炎（chronic pancreatitis，CP）

慢性胰腺炎是多次反复发作的轻度炎症、其显著特征胰腺腺泡组织逐渐转变呈纤维组织。病因有胰腺阻塞（癌或结石）、酗酒、甲状旁腺功能亢进、遗传因素、结节性多动脉炎、腮腺感染、结节病、结核病、软斑病、原发性硬化性胆管炎累及胰腺、HIV 感染等。常见于中年男性。目前发病机制不完全清楚，大部分以肿瘤和结石造成胰管的阻塞，酒精刺激也可使胰腺分泌较多的胰液，形成胰管的阻塞，造成胰腺炎。慢性胰腺炎与囊性纤维化基因突变的密切关系提示此基因改变与慢性胰腺炎的发病有关。研究表明约 50% 的慢性胰腺炎有 K-ras 的突变。组织学可将慢性胰腺炎分为阻塞性慢性胰腺炎和慢性钙化性胰腺炎两型。阻塞性慢性胰腺炎多为主胰管靠近壶腹 2~4cm 处的结石或肿瘤阻塞所致。慢性钙化性胰腺炎占慢性胰腺炎的 95%。细胞学则很难加区分。

大体标本中胰腺呈结节状弥漫性变硬变细。灰白色、质硬韧、有时与周围分界不清。病变可局限于胰头，但通常累及全胰腺。切面分叶不清，大小导管均呈不同程度的扩张，腔内充满嗜酸性物质 - 蛋白质丰富的分泌物，可有钙化。胰腺周可有不同程度的纤维化，有时可导致血管、淋巴管、胆管和肠道的狭窄。

EUS-FNA 检测涂片镜下可见腺泡组织呈不同程度的萎缩，见中性粒细胞，少量淋巴细胞、浆细胞浸润。有时可见内含嗜酸性物质或白色结石。胰管上皮可受压变扁，或有增生和鳞化。应注意慢性胰腺炎的细胞形态有的和恶性肿瘤细胞学相类似，镜下有时可见非典型细胞，包括细胞增大，伴随退行性空泡的核扩大，单个细胞，偶见有丝分裂。慢性胰腺炎还会出现部分区域坏死现象，特别要观察早期假囊性变图像。此外，常因外分泌胰腺组织的萎缩而呈相对集中的形态，应注意与胰岛增生鉴别（图 18-1-9、18-1-10）。

### （五）自身免疫性胰腺炎（autoimmune pancreatitis，AIP）

目前包括自身免疫相关性胰腺炎、非酗酒性导管破坏性慢性胰腺炎和淋巴浆细胞性硬化性胰腺炎。自身免疫性胰腺炎可同时合并其他自身免疫性疾病，如干燥综合征、原发性硬化性胆管炎、原发性胆汁性肝硬化、慢性特发性炎性肠病（克罗恩病和溃疡型结肠炎）、系统性红斑狼疮、糖尿病等。发病男性稍多于女性，血清中胰酶含量增高、高丙种球蛋白血症及自身抗体阳性，如抗核抗体（ANA），抗乳肝褐质（ALF），抗碳酸苷酶Ⅱ、ACA-Ⅱ和类风湿因子等均可增高或呈阳性。胰腺弥漫肿大，胰腺导管可出现局灶性狭窄或硬化。

EUS-FNA 检查涂片镜下见萎缩的胰腺腺泡伴少量淋巴细胞浸润，其中以 T 细胞为主，可见嗜酸性粒细胞、中性粒细胞、巨噬细胞，典型的可有淋巴滤泡形成。炎症导致导管上皮的退变，显示出明显的间质反应，常见其有浸润的上皮细胞族群，细胞可表现为反应性非典型病变的特征（图 18-1-11、18-1-12）。

当 EUS 显示特征性影像以及 EUS-FNA 提示有淋巴细胞浆细胞浸润时，应考虑诊断为自身免疫性胰腺炎。当诊断有疑问时，可进一步检测血清中免疫球蛋白，比较总 IgG 水平，如果发现 IgG 水平升高，对诊断有重要提示。另外 IgG4 的检测对疾病的诊断也有帮助。

### （六）胰腺单纯性囊肿与假性囊肿

1. 胰腺单纯性囊肿（pancreatic congenital cyst，PCC）　诊断主要是依据影像学资料，单纯性囊肿是胰腺少见的囊性病变，包括单发或多房性囊肿，异常发育形成的囊肿。囊肿一般较小，呈单房或多房性改变，囊内一般为淡黄色液体，部分较稠，囊性病灶不与胰管相通。囊壁有单层柱状上皮或立方形上皮组织被覆。病灶与周围的胰腺组织无粘连。

EUS-FNA 检查表现为，抽出的囊液一般呈淡黄色，少量液体会较浓稠。涂片可见吞噬细胞及血细胞，红细胞碎片，中性粒细胞等物质。HE 染色呈淡染的红色背景。部分病例有少量的结晶体（图 18-1-13）。

2. 胰腺假性囊肿（pancreatic pseudocysts，PPC）　是继发于急慢性胰腺炎，外伤或胰腺术后的并发症。一般为血液，腹腔渗出液，胰液引起周围纤维组织增生，将液体包裹而形成。因炎症刺激造成纤维组织增生并将其包绕而成，所有囊壁无胰腺上皮细胞，故称之为假性囊肿。假性囊肿在儿童和青少年主要原因为胰腺遗传性疾病和外伤性胰腺炎，中老年则为急慢性胰腺炎。西方国家的酒精性胰腺炎与假性囊肿发生有相关性，占所有假性囊肿的 59%~78%。其次是胆源性胰腺炎和胰腺损伤。

大体标本囊壁厚且不规则，内面粗糙不平，囊内容物浑浊或为血性。胰腺假性囊肿的囊壁为纤维性假膜,此种囊壁实际上是周围器官的壁,本身无上皮细胞衬托,它将液体包裹形成假性囊肿,仅囊壁的部分后壁与胰腺相连,囊壁内面无胰腺上皮细胞为其特点,假性囊肿可与胰腺导管相通。囊液因含有陈旧性出血和坏死组织可呈黄色或褐色的(图 18-1-14)。囊液内的淀粉酶、脂肪酶和胰岛素水平多显著升高,而且囊液淀粉酶水平多高于血清。

### (七) 胰腺脓肿

胰腺脓肿(pancreatic abscess)实质为胰腺坏死感染,是急性胰腺炎严重感染后的并发症,通常发生在坏死性胰腺炎 2~3 周。另一种是胰腺假性囊肿继发感染,邻近胰腺部位的腹腔积液及胰腺局限性坏死液化感染。往往在胰腺炎发病后 4~6 周形成。少数来自长期激素,免疫功能低下及结节动脉周围炎,脂类代谢障碍的疾病。

EUS-FNA 检查表现:抽出的物质常见黏稠性淡黄色液体或乳白色。涂片可见多量中性粒细胞,少量淋巴细胞(图 18-1-15、18-1-16)。

### (八) 胰腺淋巴组织增生

胰腺淋巴组织在胰腺穿刺中较少见,但有许多胰腺病例中穿刺可见淋巴细胞,淋巴组织增生发生的原因可能是长期炎症刺激或原发性淋巴造血系统肿瘤引发的淋巴细胞浸润所致。影像学上可见肿块形成,界限不清楚,有些病例呈弥漫性分布。多数病例均有胰腺炎或胰腺其他疾病史。

EUS-FNA 检查涂片中见多量成熟的淋巴细胞为主,部分幼稚淋巴细胞,无核分裂象及少量中性粒细胞。整个视野的淋巴细胞均匀一致。细胞核清晰,细胞质少。常伴有部分浆细胞(图 18-1-17、18-1-18)。

### (九) 胰腺结核 (pancreatic tuberculosis,PTB)

胰腺结核是腹腔较少见的病例,发病率极低,仅有 0.47%,目前为止国内外均无较多的统计病例。此病常以梗阻性黄疸相伴,往往无临床特异性症状,容易被诊断为胰腺肿瘤。影像学表现为实性病灶,囊性病灶或局灶性脓肿,一般难以诊断。EUS-FNA 穿刺为诊断胰腺结核提供有效途径。

EUS-FNA 检查表现:穿刺液一般呈淡黄色或乳白色,黏稠。镜下可见多核巨细胞,上皮样细胞及坏死,HE 染色呈红色背景的黏液物质(图 18-1-19、18-1-20)。如穿刺适当可见典型的结核节。诊断此病较容易,有上述的镜下图像即可作出明确诊断。必要时可进行抗酸染色观察抗酸杆菌。

### (十) 胰腺良性肿瘤病变

正常胰管组织及胆管组织:胰管组织由单层扁平上皮细胞构成,胰管闰管一端与腺泡腔内形成泡心细胞,直接汇合出为单层立方上皮的小叶内导管。小叶间导管,管壁由有单层立方上皮逐渐移行为单层柱状上皮细胞。胆管上皮细胞为矮立方状或高柱状,常呈片状或条索状分布,紧密而规则的蜂窝状排列,有时也可见到管状或腺泡状结构。细胞质淡染,染色质均匀,核圆形规则,核仁不明显(图 18-1-21、18-1-22)。

### (十一) 胰管上皮内瘤变 (pancreatic ductal intraepithelial neoplasia,Pan IN)

常发生于直径 <5mm 的小胰管,胰管上皮的增生和不典型增生,显微镜下表现为扁平或乳头状的非侵袭性病变。根据结构和细胞核的异型性将 PanIN 分为三个等级,PanIN-1(低度异型,包括 PanIN-1A 和 PanIN-1B)、PanIN-2(中度异型)及 PanIN-3(高度异型),所包含的有过去称之为黏液细胞化生或称黏液细胞肥大和单纯性增生这样一些导管上皮的不典型增生。近年来研究表明,胰腺导管腺癌中的分子改变如 K-ras 及 c-erB-2 癌基因的活化也在 PanIN 被发现。

EUS-FNA 检查涂片形态表现,PanIN-1A 型黏液细胞肥大,未见乳头状上皮增生,单纯性增生,上皮由高柱状细胞组成,胞质有丰富黏液(图 18-1-23、18-1-24)。PanIN-1B 则开始出现导管上皮乳头状增生或腺瘤样导管增生。PanIN-2 型的上皮改变可以说扁平,但大多数为乳头状病变。细胞出现核的异常改变,包括极性消失、排列拥挤、核增大。当细胞核失去极性,出现杯状细胞,异常核分裂,核不规则及核仁增大,则提示病变为 PanIN-3 型。

### (十二) 导管内管状乳头状瘤 (intraductal tubulopapillary neoplasm,ITPN)

是发生在胰腺导管内的上皮类肿瘤,大体呈囊实性,随导管分化伴乳头状结构形成。生长缓慢,多数病例在肿瘤形成很大时才发现。EUS-FNA 检查细胞学特点:ITPN 与 IPMN 极为相似,可伴有重度不典型增生或导管上皮分化(图 18-1-25、18-1-26),但 ITPN 较少见管内黏液及细胞内形成黏液。ITPN 常呈管状生长,具有乳头结构形成。常有坏死,有粉刺样结构。免疫组化标记MUC5AC在多数IMPN中表达呈阳性,而ITPN多数呈阴性。

### (十三)胆管上皮内皮瘤变(intraepithelial neoplasia)

EUS-FNA检查细胞学镜下特点为复层核的异常上皮细胞,可有微乳头突向管腔异常细胞核/浆比增高,部分核极性消失,深染。可分为低级别或高级别病变。一些胆管周围腺体也可有不典型增生。EUS-FNA穿刺涂片可见排列紊乱的上皮细胞,核异型性较小,很少见无核分裂象(图18-1-27、18-1-28)。

### (十四)胰腺浆液性囊腺瘤

浆液性囊腺瘤(serous cyst adenoma,SCA),又名浆液性囊性肿瘤(serous cystic neoplasm,SCN),亦称微囊性腺瘤或糖原丰富的腺瘤,为一种罕见的胰腺良性肿瘤。常发生在胰体尾部,老年多见。肿瘤大体分界清楚,一般直径1~25cm不等,平均达10cm。切面呈蜂窝状,由多个1~2mm的小囊构成。纤维间隔可形成特征性的中心瘢痕,钙化较少见。囊内含有透明液体,但无或很少黏液。

EUS-FNA检查细胞学取材不太容易获取较满意的标本,其镜下可见囊壁由单层立方上皮衬覆,细胞胞质透明、富含糖原(图18-1-29、18-1-30)。囊液的CEA含量很低。浆液性囊腺瘤一般无症状,故常为偶然发现,部分患者以腹部肿块或腹部不适为主要症状。发生在胰头者偶尔可引起梗阻性黄疸或消化道梗阻。有人认为此病可检测到VHL肿瘤抑制基因的等位基因缺失和突变。此瘤的恶性型称为浆液性或微囊型腺癌,形态上与微囊型腺瘤相似,但可转移到肾和肝。

### (十五)胰腺黏液性囊性肿瘤(mucinous cystic neoplasms,MCN)

胰腺的黏液性囊性肿瘤,多见于女性,发病年龄高峰为40~60岁。多见于胰体尾部,肿瘤不与主胰管相通。常为大的多囊或偶尔单囊的肿物,肿瘤直径2~30cm不等。

黏液性囊性肿瘤可分为良性、交界性和恶性。良性黏液性囊腺瘤一般较小,EUS-FNA检查细胞学特点为上皮为规则的高柱状黏液上皮,乳头不明显。黏液性囊腺瘤当其上皮有中度不典型增生时称为交界性黏液性囊腺瘤。交界性黏液性囊腺瘤大数为多囊性肿物,平均直径常大于10cm,常有较厚的包膜,囊一般与胰管不相通。囊的间隔通常较薄,囊内常有乳头形成,囊内含有黏液。EUS-FNA检查细胞学特点为囊衬覆上皮通常为高柱状黏液上皮,腔缘有丰富的胞质,有些地方可以为立方上皮,此时胞质黏液较少,常有卵巢样间质。与良性的黏液性囊腺瘤不同的是,交界性黏液性囊腺瘤的衬覆上皮为复层,显示有中度不典型增生,即核增大,部分极性紊乱或形成无轴心的小乳头(图18-1-31~18-1-34)。当上皮出现明显的异型性、核增大、排列极性消失、出现明显的核仁,为黏液性囊腺癌。胰腺的黏液性囊性肿瘤生长缓慢,分界清楚,一般易于切除。偶尔发生转移,即使转移也多限于腹腔,远处转移罕见。组织化学上,此瘤表达MUCSA、MUC2,而不表达MUCI。黏液性囊腺癌时可表达P53、Her2/NEU、EG-FR及DPC4的缺失表达。

### (十六)胰腺导管内乳头状黏液囊性肿瘤(intraductal papillary mucinous neoplasms,IPMN)

IPMN一般在男性患者的胰头位置被发现。EUS和其他影像学方法发现和主胰管相通的囊肿,常伴有胰管扩张。两者相通,内镜下可见在十二指肠降段黏液从瓦特壶腹处渗出。肿瘤主要位于主胰管(主胰管型)或其主要分支内(分支导管型)。肿瘤可单个,也可为多中心性。严重者可累及整个胰管系统伴有明显的胰管扩张。影像学上可见明显的胰导管扩张特征。

对病灶进行穿刺活检,它们特征性变现为较大的乳头上皮细胞群,并且在黏液中心伴有纤维血管核心。肿瘤细胞呈柱状细胞并且缺失细胞极性。可看到少数单个细胞。单个细胞有显著的形态学改变(图18-1-35、18-1-36)。EUS-FNA检查细胞学特点,肿瘤的衬覆上皮为黏液柱状上皮,上皮可分为两型;肠型占85%,形态与胃肠道的绒毛状腺瘤相似。胰胆管型占15%,此型乳头分支复杂,含立方细胞,核仁明显。免疫组化表达此两型不同,胰胆管型表达乳腺型黏液MUCL,而肠型多表达MUC。

### (十七)导管内乳头状黏液性腺瘤(交界性)(intraductal papillarymucinous border-line tumor,IPMB)

IPMB的组织学表现为细胞中度不典型增生。其与IPMN的细胞学区别是肿瘤的内衬覆中度异型增生的上皮细胞,细胞排列拥挤,细胞质及细胞核比较均匀,有时可见极少的核分裂象;当镜下见高度异型细胞增生伴有黏液图像时,为IPMB,否则为IPMN。

**（十八）胰腺囊性病变诊断与评估**

1. 诊断　有关对囊性病变实施 FNA 以及相关的形态学诊断指南一直在修改变化中，因此，并不是所有的囊性病变都应该进行穿刺活检。细胞病理学家的观念也在不断改变。囊性病变的诊断需要多专业团队的密切协作。病理学在针对胰腺 5 大囊性病灶的评估时，要有特征性的人口统计学，EUS 表现和细胞特征。如果单纯考虑临床特征，EUS 表现和细胞学特征，就不能提高诊断的准确率。需要对囊液进行癌胚抗原（CEA），转氨酶和脂肪酶的检测对诊断具有较高参考价值。

2. 评估　诊断程序对于鉴别常见的胰腺囊性病变是有用的。研究证实了囊泡的分子检测有助于提高囊性病灶的诊断：对 DNA 质量和数量的测定，K-ras 突变杂合子的缺失和扩增，以及其他 7 个位点的突变，根据检测数据可以把囊性病变区分出肿瘤性和非肿瘤性。

需要注意的是：有时抽吸的细胞较少，对囊泡内的抽吸常常会抽吸细胞含量较少。在这种情况下就不能明确地诊断黏液性囊腺瘤。黏液性囊腺瘤也会表现出黏膜脱落。这样实行的抽吸活检只能看到无细胞碎片或者伴有炎症细胞的坏死碎片，会将其诊断为胰腺假性囊肿（或无法与假性囊肿鉴别）。

要对内衬细胞有正确的认识，当抽吸物的涂片中看到杯状细胞时，要将这些细胞和十二指肠的细胞加以区分，掌握这一点，对于在阅片时避免作出假阴性结论是非常重要的。

# 第二节　胰腺外分泌恶性肿瘤

**（一）胰腺癌（pancreatic carcinoma）**

指胰腺外分泌部发生的癌。胰腺癌在全世界均呈上升趋势。因其诊治困难，预后不良，西方国家排在恶性肿瘤死亡的第四位。东方国家发病率明显上升。我国胰腺癌的死亡率是第八位。由于其发病隐匿，很难早期发现和治疗，五年存活率不足 2%。发病原因较多，化学因素，家族遗传性，胰腺炎症，基因突变等均可引发胰腺癌。虽然胰腺癌可发生于年轻人，但多见于 50 岁以上的人群，男性略多（男女比为 1.6∶1）。胰头、胰体、胰尾和全胰腺均可发生。胰头癌占 60%~70%，胰体癌占 20%~30%，胰尾癌占 5%~10%，全胰癌约占 5%，约 20% 为多发灶性。仅约 14% 的胰腺癌可手术切除。临床上胰头癌大多数因累及胆总管而表现为进行性阻塞性黄疸。体尾部癌则更为隐蔽，发现时多已有转移。约 1/4 患者出现外周静脉血栓，是肿瘤组织中的巨噬细胞可分泌 TNF、白介素 -1、白介素 -6 以及癌细胞本身分泌的促凝血物质共同作用的结果。

大多数胰腺癌质地硬韧，与周围组织界限不清，切面灰白色或黄白色，有时因有出血、囊性变和脂肪坏死而夹杂有红褐色条纹或斑点，胰腺的结构消失，胰头癌体积一般较小，仅见胰头轻度或中度肿大，有时外观可很不明显。胰头通常早期浸润胰内胆总管和胰管，使胆总管和胰管管腔狭窄以致闭塞。胰管狭窄或闭塞后，远端胰管扩张、使胰腺萎缩和纤维化，少数胰头癌可穿透十二指肠壁在十二指肠腔内形成菜花样肿物或不规则的溃疡。

**（二）导管腺癌（ductal adenocarcinoma）**

占胰腺癌的 80%~90%，穿刺细胞学特点：肿瘤细胞有单层柱状导管上皮形成不规则排列，呈紧密或疏松的片状，栅栏状排列，胞质大小不一，核增大，核膜不规则。高分化导管腺癌主要由分化好的导管样结构构成，内衬高柱状上皮细胞，有的为黏液样上皮，这种癌性腺管有时与慢性胰腺炎时残留和增生的导管很难鉴别。中分化者由不同分化程度的导管样结构组成，有的与高分化腺癌相似，低分化导管腺癌则仅见少许不规则腺腔样结构，大部分为实性癌巢（图 18-2-1~18-2-6）。

**（三）胰腺腺泡细胞癌（acinar cell carcinoma，ACC）**

腺泡细胞癌很少见，仅占胰腺癌的 1%~2%。常见于 60 多岁的老人，以男性较多，偶见于儿童。腺泡细胞癌通常较大，实性，分界清楚，包膜完整，常有广泛的坏死和囊性变，故常质地较软。

EUS-FNA 检查细胞学特点为癌细胞密集，排列呈腺泡状。细胞可成多角形，圆形或矮柱状，胞质丰富，嗜酸性颗粒状，核仁明显，核分裂多少不等（图 18-2-7、18-2-8）。淀粉酶消化后 PAS 阳性染色对确诊很有帮助，免疫组化证实胰蛋白酶、脂肪酶、糜蛋白酶的分泌对诊断有重要价值。常见的 K-ras、P53、P16 或 DPC4 等改变。约 1/4 的患者有 APC 基因改变，30% 的病例有 11P 的等位基因丢失。

#### （四）胰腺小细胞癌（small cell carcinoma of pancreas）

小细胞癌形态上与肺小细胞癌相似，占胰腺癌的 1%~3%。肿瘤由一致的小圆细胞或燕麦样细胞构成，胞质很少、核分裂很多，常有出血坏死，此癌应注意同淋巴瘤等小细胞恶性肿瘤鉴别。

EUS-FNA 检查细胞学特点为低倍镜下瘤细胞类似中性粒细胞，细胞小，成堆成片分布，松散。细胞核深染，细胞质较少。在细胞量较少的情况下往往会诊断为炎症细胞。高倍镜下瘤细胞呈圆形，核深染，多数瘤细胞核偏位，可见呈条索状排列。胞质少，类似小淋巴细胞（图 18-2-9、18-2-10）。此型胰腺癌的细胞学诊断极易与炎症无法鉴别，也是造成发病率较低的原因之一。NSE 免疫组织化学染色阳性，此型预后很差。诊断胰腺的小细胞癌应格外慎重，只有在除外肺小细胞癌转移的情况下才能诊断。

#### （五）胰腺腺泡细胞囊腺癌（acinar cell cystadenocarcinoma）

大体上似微囊型腺瘤，表现为明显的囊性肿物，囊之间的肿瘤细胞与腺泡细胞癌相同。EUS-FNA 检查细胞学特点为瘤细胞呈柱状，胞质丰富淡染。核极性尚可，但核有皱褶。有时特别容易同良性腺体混淆。最特征性的改变为胞质泡沫状，囊中含有细胞碎屑和黏液。这些空泡由多发的胞质内腔融合而成。局灶性的空泡细胞很像脂肪细胞或印戒细胞。胞质顶端形成的薄层类似刷状缘的浓染区（图 18-2-11、18-2-12）。尖端区黏液标记阳性，而微囊状胞质阴性，良性黏液性导管病变 PAS 阳性，P53 在这些泡沫腺体的细胞核亦为阳性。借此鉴别良性黏液性导管病变。

#### （六）胰腺黏液性囊腺癌（pancreatic mucinous cystadenocarcinoma）

黏液性囊腺癌与黏液性囊腺瘤在细胞学上较难区分，其肿瘤细胞衬覆上皮通常均为高柱状黏液上皮，腔缘有丰富的胞质，有些地方可以为立方上皮，此时胞质黏液较少。只有上皮出现明显的异型性、核增大、排列极性消失、出现明显的核仁（图 18-2-13、18-2-14），为黏液性囊腺癌。黏液性囊腺癌常可有乳头形成。组织化学上，此瘤表达 MUCSA、MUC2，而不表达 MUCI，黏液性囊腺癌时可有表达 P53、HER2/NEU、EG-FR 及 DPC4 的缺失表达。

#### （七）导管内乳头状黏液癌（intraductal papillary mucinous carcinoma）

EUS-FNA 穿刺的细胞学特点为衬覆上皮为主的黏液柱状上皮细胞，并伴有 IPMN 的图像，形态类似绒毛状腺癌，细胞呈高度异型增生，癌细胞呈小乳头或伴有黏液的乳头（图 18-2-15、18-2-16）。由于大量的黏液及细胞高度增生，形成黏液堆集。大体上形成较大结节性肿块。此类肿瘤愈后较好，术后五年生存率达 75%。

#### （八）胰腺实性假乳头状瘤（solid-pseudopapillary tumor carcinoma）

又称乳头状 - 囊性肿瘤或乳头状上皮性肿瘤或胰腺囊实性肿瘤，是少见的胰腺肿瘤。可发生于任何年龄组，多见于青春期及青年女性［男女比例为 1∶（3~4.2），平均年龄 30 岁］。临床上可无症状或仅有上腹不适。肿瘤多为分界清楚的肿块，直径常达 10cm。黄褐色到红褐色，多质脆、较软。有明显囊变区。囊不规则，内含不规则碎屑。极端囊性变者很像假囊肿。

目前对肿瘤的分化方向尚不清楚，但有些病例可呈现 CD56 阳性，且偶有突触索的表达，有人认为有内分泌分化倾向，但 CgA 总是阴性。腺泡和导管的标志也总为阴性，一半以上的病例也无角蛋白的表达，而波形蛋白和 αl- 抗胰蛋白酶和 αl- 抗糜蛋白酶、p-catenin M 和 CD10 常阳性，这些标记物尚不能说明其向什么方向分化。免疫组化 CgA 阴性，而波形蛋白弥漫阳性对除外内分泌肿瘤很有帮助。

EUS-FNA 检查细胞学特点为细胞丰富，瘤细胞单一，往往以血管轴心形成乳头状，远离血管轴心的细胞出现退变。背景可见多量单个散在的瘤细胞，胞质空泡状或颗粒状，核圆形或卵圆形。有胞质外观（图 18-2-17、18-2-18）。

#### （九）胰腺巨细胞癌（large cell pancreatic carcinoma）

巨细胞癌又称未分化癌或间变性癌，它的恶性程度极高。其细胞学特征为细胞异型性明显，核分列象多见，胞体呈梭形或多形性（图 18-2-19、18-2-20）；有的病例中可见散在非肿瘤性破骨细胞样巨细胞。免疫组化标记 CD68，溶菌酶等这些巨细胞为阳性。上皮标记为阴性。绝大部分病例在一年内死亡。

#### （十）胰腺恶性肿瘤与慢性胰腺炎的鉴别诊断

慢性胰腺炎导管上皮增生出可见密集聚集在一个平面的导管细胞，细胞重叠现象较少。边界清楚，细胞核伴有圆形规则的核膜,核仁不明显。某些情况下,可能有显著的细胞核增多,散在细胞分布较多和偶见的细胞学异常。慢性胰腺炎也可能具有致密的纤细结缔组织和一些慢性炎症细胞。而胰腺癌的细胞图像恰恰相反。

需要强调的是,在评估胰腺恶性肿瘤的标本时,应注意相对单一的细胞群为主的图像或以多种形态细胞图像,并要引起足够的重视。EUS-FNA 取材是通过胃肠道途径到达胰腺占位。使用 EUS 到达胰腺病灶的途径是根据解剖部位不同而确定的。另外,EUS-FNA 穿刺针在到达病灶刺穿以慢性胰腺炎为背景的组织。所以涂片上有多种细胞成分,并且可能对多形态细胞产生错误印象。内镜医师穿刺的胰腺不同部位标本以及病理医师观察到的图像是否相符。

细胞结构增多是鉴别分化良好的腺癌和慢性胰腺炎的一个标准。取材的细胞构成受多种因素影响,包括操作者的技术和肿瘤的解剖部位。经验丰富的医生可在 EUS-FNA 获得多量标本,其操作技巧包括探头靠近病灶,使病灶显影更清晰可见。在鉴别慢性胰腺炎和分化良好的腺癌时,如果将细胞结构作为诊断标准,特别是当样品是通过 EUS-FNA 取材时,判断应当更加慎重。

假阴性诊断的原因:假阴性诊断可能由技术困难、取材误差或阅片错误造成。对于细胞病理学家来说,较少细胞标本容易造成假阴性的诊断。取材误差从技术上来讲穿刺到肿瘤有困难导致的,比如肿瘤位于胰腺钩突位置,也可能是胰腺腺癌导致周围组织粘连,造成了取材不充分或者得出非结论性的诊断(不典型或者诊断为可疑恶性),无论上述哪种情况都需要进一步的研究或者重复穿刺检查。

阅片方面造成假阴性诊断的原因包括:肿瘤混有其他形态细胞、少数肿瘤细胞伴有慢性胰腺炎的细胞。高分化胰腺癌细胞形态学变化非常容易导致鉴别困难。在这种情况下,可采用免疫组化标记帮助鉴别增生性导管上皮细胞和癌细胞。

## 第三节　胰腺神经内分泌肿瘤及其他肿瘤

### (一) 胰腺神经内分泌肿瘤

胰腺神经内分泌肿瘤(pancreatic neuroendocrine tumors,pNETs)是一组起源于肽能神经元和神经内分泌细胞的异质性肿瘤,可发生于全身多器官和组织,包括胃肠道,胰腺,胆管和肝脏,支气管及肺,肾上腺髓质,副神经节,甲状腺,甲状旁腺及其他部位的神经内分泌细胞。以胃肠、胰腺神经内分泌肿瘤多见。约占所有神经内分泌肿瘤的 55%~70%。胰腺神经内分泌肿瘤,常发生在胰腺及小肠的上部。最多见的是胰腺胰岛细胞瘤,它分为功能性和非功能性两种,多发生在胰尾。EUS-FNA 检查细胞学特点为细胞丰富,呈单个散在的细胞或疏松的细胞团,可形成腺泡样或滤泡样结构,也可有假菊花团,细胞有浆细胞样形态,核偏位,细胞质可见颗粒,核圆形(图 18-3-1、18-3-2),可分为轻,中度异型,染色质呈典型的"椒盐"样。有 1~3 个小核仁,有时可见淀粉样物质。

### (二) 淋巴瘤

胰腺 EUS-FNA 检查常见的淋巴瘤为霍奇金淋巴瘤或非霍奇金淋巴瘤两类。霍奇金淋巴瘤可分结节型、结节硬化性经典型、富于淋巴细胞型、混合型经典型、淋巴细胞消减型等。

### (三) 霍奇金淋巴瘤

霍奇金淋巴瘤(Hodgkin lymphoma,HL)EUS-FNA 检查细胞学为镜下找到 R-S 细胞,一般 R-S 细胞为直径 15~45μm 的巨细胞,胞质丰富,嗜双染性。具有两个形同的核,状如鹰眼"镜影"核。圆形或卵圆形。最典型的细胞为各个核均有一个大而红染的核内包涵体样的核仁,边界清晰,周围有空晕围绕(图 18-3-3、18-3-4)。诊断要与淋巴反应性增生的免疫母细胞,转移癌细胞鉴别,因上述两种病变均可出现类似的细胞。

### (四) 非霍奇金淋巴瘤

胰腺 EUS-FNA 检查出的非霍奇金淋巴瘤(non-Hodgkin lymphoma,NHL)绝大多数为 B 细胞淋巴瘤,B 细胞淋巴瘤可分为:①前体 B 细胞肿瘤:即前体 B 淋巴母细胞白血病 / 淋巴瘤;②外周 B 细胞肿瘤:包括 B 淋巴细胞性白血病 / 前淋巴细胞性白血病 / 小淋巴细胞淋巴瘤、淋巴浆细胞样淋巴瘤 / 免疫母细胞外套细胞淋巴瘤、滤泡中心淋巴瘤、浆细胞瘤/浆细胞骨髓瘤、弥漫大 B 细胞淋巴瘤等。

弥漫大 B 细胞淋巴瘤是胰腺常见淋巴瘤,其镜下特点为:瘤细胞大,核圆或卵圆,根据细胞类型分类的不同,可呈现多种形态(图 18-3-5、18-3-6)。REAL 分类把大裂生发中心细胞淋巴瘤、大无裂生发中心淋巴瘤、B 免疫母细胞性淋巴瘤和 B- 间变大细胞淋巴瘤归并在一起,统称"弥漫大 B 细胞淋巴瘤"。所以细胞大小的标准以瘤细胞核大于两个小淋巴细胞的核或组织细胞核为界。

胰腺淋巴瘤的诊断要点及注意事项:

EUS-FNA 检查判断胰腺的原发性淋巴瘤或转移性肿瘤是一种方法上的转变,可以减少不必要的手术。EUS-FNA 的方法可以提供包括肉芽肿、感染、淋巴瘤(非霍奇金淋巴瘤,霍奇金淋巴瘤)的原发病灶的鉴别诊断。胰腺穿刺显示很多的单形性淋巴群(小、中、大都有),那么淋巴瘤诊断的可能性较大,应予以考虑,为了获得进一步辅助研究应当再次取样。

诊断误区:弥漫性大 B 细胞非霍奇金淋巴瘤有着碎片样胞质,因此常可看到大的胞质剥脱的细胞核。免疫组化染色或基因重排的研究可能对确立诊断有所帮助。小淋巴细胞淋巴瘤是另外一种类型。涂片可能只显示小的,成熟的淋巴细胞。这些病灶和成熟淋巴细胞不易区分,淋巴细胞为主型霍奇金淋巴瘤或其他小淋巴细胞形态的淋巴瘤(例如套细胞或边缘区淋巴瘤)。因此,在多组淋巴结肿大的患者,最好是获得一个额外取样以便进行辅助研究。

### (五)胆管癌

胆管癌(cholangiocarcinoma)在胰腺穿刺中往往易见,多数为继发性肿瘤浸润胰腺组织。胆管癌可分为肝内胆管癌和肝外胆管癌,胰腺穿刺均属肝外胆管癌。细胞学特点:胞体呈立方状或柱状,细胞异型性大,细胞核染色粗而深染,分布不均。核浆比增高,核仁明显,典型的标本可见同心圆结构,部分伴有黏液,由于肿瘤细胞的类型不同,上皮可见化生或出现小细胞神经内分泌癌的改变。常伴有坏死背景(图 18-3-7、18-3-8)。

### (六)胰腺转移性癌

胰腺转移癌比较少见,仅占胰腺恶性肿瘤的 2%~5%,国外资料其发生率占晚期恶性肿瘤的 1.6%~11%。胰腺继发性肿瘤常见于肾癌、肺癌、乳腺癌、结肠癌等。国外以肾癌、肺癌居多。国内以肺癌、胃肠道居多,肾癌极少见。转移的恶性肿瘤的细胞特点大多数仍保持着原恶性肿瘤的特征,结合病史,方可作出较明确的诊断(图 18-3-9、18-3-10),必要时可采用免疫组化辅助诊断。

结束语:随着 EUS-FNA 技术的广泛应用,改变了以往深部恶性肿瘤的检测手段,特别是对胰腺癌的诊断产生了影响。EUS-FNA 穿刺的胰腺细胞病理经济、快捷、准确等优点,已被临床广泛接受,然而要形成一个良好的诊断程序,需要内镜医生及细胞病理医生的密切合作才能对大多数病例作出正确的诊断。同时内镜医生和细胞病理医生对应该认识到 EUS-FNA 穿刺获得标本具有一定的局限性。需要认真对待,尽可能提高诊断正确率。

(叶廷军)

## 参 考 文 献

1. Jhala N,Jhala D. Gastrointestinal tract cytolo advancing horizons. Adu Anal Pahol,2003,10(5):261-277.

2. Jhala NC,Jhala DN,Chhieng DC,et al. Endoscopic ultrasound-guided fine-needle aspiration:a cytopathologist's perspective. Am J Clin Parhol,2003,120(3):351-367.

3. Luo Y,Hu G,Ma Y,et al. Acinar cell carcinoma of the pancreas presenting as diffuse pancreatic enlargement:Two case reports and literature review. Medicine(Baltimore),2017,96(38):79.

4. Fisher L,Segarajasingam DS,Stewart C,et al. Endoscopic ultrasound guided fine needle aspiration of solid pancreatic lesions performance and outcomes. J Gastroenterot Hepatol,2009,24(1):90-96.

5. Hollerbach S,Juergensen C,Hocke M,et al. EUS-FNA:how to improve biopsy results? An evidence based review. Z Gastroenterol,2014,52(9):1081-1092.

6. Bardalei RH,Stelow EB,Mallery S,et al. Review of endoscopic ultrasound-guided fine-needle aspiration cytology. Diagn

Cytopathol,2006,34(2):140-175.

7. Eltoum JA,Chhieng DC,Jhala D,el al. Cumulative sum procedure in evaluation of EUS,guided FNA cytology the learning curve and diagnostic performance beyond sensitivity and specificity. Cytopathology,2007,18(3):143-150.

8. Kalogeraki A,Papadakis GZ,Tamiolakis D,et al. EUS-Fine-Needle Aspiration Biopsy(FNAB)in the Diagnosis of Pancreatic Adenocarcinoma:A Review. Rom J Intern Med,2016,54(1):24-30.

9. Sakamoto H,Kitano M,Komaki T,et al. Prospective comparative study of the EUS guided 25-gauge FNA needle with the 19-gauge Trucut needle and 22-gauge FNA needle in patients with solid pancreatic masses. 1 GastroenterolHepatot,2009,24(3):384-390.

10. Siddiqui UD,Rossi F,Rosenthal LS,et al. EUS-guided FNA of solid pancreatic masses a prospective,randomized trial comparing 22-gauge and 25-gauge needles. Gastrointest Endosc,2009,70(6):1093-1097.

11. Centpno BA,Fnkpmann SA,Coppola D,et al. Classification of human tumors using gene expression profiles obtained after microamy analysis of fine-needle aspiration biopsy samples. Cancer,2005,105(2):101-109.

12. Fusaroli P,Napoleon B,Gincul R,et al. The clinical impact of ultrasound contrast agents in EUS:a systematic review according to the levels of evidence. Gastrointest Endosc,2016,84(4):587-596.

13. Storch I,Jorda M,lhurer R,et al. Advantage of EUS Tr ucut biopsy combined with Ene-needle aspiration without immediate on site cytopatholoexamination. Castrointest Endosc,2006,64(4):505-511.

14. Puri R,Vilmann P,Saftoiu A,et al. Randomized controlled trial of endo-scopic uluasound-guided fine-needle sampling with or without suction for better cytological diagnosis. Sclmd J Gasnoenterol,2009,44(4):499-504.

15. Jhala NC,Jhala D,Eltoum I,et al. Endoscopic ultrasound-guided fine-needle aspiration biopsy a powerful tool to obtain samples from small lesions. Cancer,2004,102(4):239-246.

16. Aso A,Ihara E,Osoegawa T,Nakamura K,et al. Key endoscopic ultrasound features of pancreatic ductal adenocarcinoma smaller than 20mm. Scand J Gastroenterol,2014,49(3):332-338.

17. Ardengh JC,de Paulo GA,Ferrari AP. Pancreatic carcinomas smaller than 3.0cm:endosonography(EUS)in diagnosis,staging and prediction of resectability.HPB(Oxford),2003,5(4):226-230.

18. Erickson RA,Sayage-Rabie L,Beissner RS. Factors predicting the number of EUS-guided fine-needle passes for diagnosis of pancreatic malignandes.Gastrointest Endosc,2000,51(2):184-190.

19. Akimoto Y,Kato H,Matsumoto K,et al Pancreatic Hepatoid Carcinoma Mimicking a Solid Pseudopapillary Neoplasm:A Challenging Case on Endoscopic Ultrasound-guided Fine-needle Aspiration. Intern Med,2016,55(17):2405-2411.

20. Eioubeidi M,Tamhane A,Jhala N,et al. Agreement between rapid onsite and final cytologic interpretations oF EUS-guided FNA specimens implications for the endosonographer and patient management. Am J Gastroenterol,2006,101(12):2841-2847.

21. Matsuo H,Ikoma H,Morimura R,et al [A Case Report of an Undifferentiated Pancreatic Carcinoma Diagnosed as a Solid Pseudopapillary Neoplasm before Surgery]. Gan To Kagaku Ryoho. 2016 Nov;43(12):2350-2352.

22. Gu M,Ghafari S,Lin F,Ramzy I. Cytological diagnosis of endocrine tumors of the pancreas by endoscopic ultrasound-guided fine-needle aspiration biopsy. Diagn Cyroprlthol,2005,32(4)204-210.

23. Alomari AK,Ustun B,Aslanian HR,et al Endoscopic ultrasound-guided fine-needle aspiration diagnosis of secondary tumors involving the pancreas:An institution's experience. Cytojournal. 2016 Jan 28;13:1.

24. Duconseil P,Gilabert M,Gayet O,et al. Transcriptomic analysis predicts survival and sensitivity to anticancer drugs of patients with a pancreatic adenocarcinoma. Am J Pathol,2015,185(4):1022-1032.

25. Bardales RH,Centeno B,Mallery JS,et al. Endoscopic ultrasound-guided fine-needle aspiration cytology diagnosis of solid-pseudopapillary tumor of the pancrea a rare neoplasm of elusive origin but characteristic qno-moipho ]ogic features. Am l Clin Pathol,2004,121(5):654-662.

26. Notohara K,Hamnzaki S,Tsukayama C,et al. Solid-pseudopapillary tumor of the pancrea immunohistorhpmiral localization of neuroendocrine markers and CD10. Am J Surg Pathol,2000,24(10):1361-1371.

27. Costache MI,Iordache S,Costache CA,et al. Molecular Analysis of Vascular Endothelial Growth Factor(VEGF)Receptors in EUS-guided Samples Obtained from Patients with Pancreatic Adenocarcinoma. J Gastrointestin Liver Dis,2017,26(1):51-57.

28. Gayet O,Loncle C,Duconseil P,et al. A subgroup of pancreatic adenocarcinoma is sensitive to the 5-aza-dC DNA methyltransferase inhibitor. Oncotarget,2015,6(2):746-754.

29. Endo S,Saito R,Ochi D,et al. Effectiveness of an endoscopic biopsy procedure using EUS-FNA and EMR-C for diagnosing adenocarcinoma arising from ectopic pancreas:two case reports and a literature review. Intern Med,2014,53(10):1055-1062.

30. Pitman MB,Lewandrowski K,Shen J,et al. Pancreatic cysts:preoperative diagnosis and clinical managemeiu. Cancer

Cytopathol,2010,118(1):1-13.

31. Pitman MB,Michaels pl,Ueshpande V,et al. Cytological and cyst fluid analysis of small(<3cm)branch duct intraductal papillary mucinous neoplasms adds value to patient management decisions. Pancreatology,2008,8(3):277-284.

32. Shen J,Brugge wR,Dimaio cj,Pitman MB. Molecular analysis of pancreatic cyst Huid:a comparative analysis with current practice of diagnosis. Cancer Cyzopathol,2009,7(3):217-227.

33. Pugh JL,Jhala NC,Eloubeidi MA,et al. Diagnosis of deep-seated lymphoma and lpukemia by endoscopic ultrasound-guided fine-needle aspira-tion biopsy. Am J Clin Pathol,2006,125(5):703-709.

34. Al-Haddad M,Savabi MS,Sherman S,et al. Role of endoscopic uluasound-guided fine-needle aspiration with now cytomeuy to diagnose lymphoma a single center experience.Gastroenlerol Hepatol,2009,24(12):1826-1833.

35. Hirooka Y,Kawashima H,Ohno E,et al. Comprehensive immunotherapy combined with intratumoral injection of zoledronate-pulsed dendritic cells,intravenous adoptive activated T lymphocyte and gemcitabine in unresectable locally advanced pancreatic carcinoma:a phase I/II trial. Oncotarget,2017,9(2):2838-2847.

36. Eloubeidi m Varadarajulu S,Eltoum I,et al Transgastric endoscopic uluasound-guided fine-needle aspiration biopsy and flow cytometry of suspected lymphoma of the spleen. Entloscopy,2006,38(6)617-620

37. Fazei A,Moezardalan K,Varadarajulu S,et al. The utility and the safety of EUS-guided FNA in the evaluation of duplication cysts. Gastrointest Endose,2005,62(4):575-580.

38. Yoshida S,Yamashita K,Yokozawa M,et al. Diagnostic findings of ultrasound-guided fine-needle aspiration cytology for gastrointpstinal stromal tumors:proposal of a combined cytology with newly defined featuresand histology diagnosis. Pathol Int,2009,59(10):712-719.

39. Crowe DR,Eloubeidi MA,Chhipng DC,et al. Fine-needle aspiration biopsy of hepatic lesions:computerized tomographic-guided vgrsus endo-scopic ultrasound-guided FNA. Chncer,2006,108(3)180-185.

40. Meara RS,Jhala D,Eloubeidi MA,et al. Endoscopic ultrasound-guided FNA biopsy of bile duct and gallbladder. Analysis of 53 cases. Cytopatlzolow,2006,17(1)42-49.

41. Stelow EB,Debol SM,Stanley MW,ei al. Sampling of the adrenal glands by endoscopic ultrasound-guided fine-needle aspiration. Dirrgn Cytopatltol,2005,33(1):26-30.

42. VI gliar E,Troncone G,Bracale U,et al. CD10 is useful to identify gastrointestinal contamination in endoscopic ultrasound-guided fine needle aspiration(EUS-FNA)cytology from pancreatic ductal adenocarcinoma. Cytopathology,2015,26(2):83-87.

43. Samad A,Conway AB,Attam R,et al. Cytologic features of pancreatic adenocarcinoma with"vacuolated cell pattern."report of a case diagnosed by endoscopic ultrasound-guided fine-needle aspiration. Diagn Cytopathol,2014,42(4):302-307.

44. Xu C,Wallace MB,Yang J,et al. ZIP4 is a novel diagnostic and prognostic marker in human pancreatic cancer:a systemic comparison between EUS-FNA and surgical specimens. Curr Mol Med,2014,14(3):309-315.

45. Kato K,Kamada H,Fujimori T,et al. Molecular Biologic Approach to the Diagnosis of Pancreatic Carcinoma Using Specimens Obtained by EUS-Guided Fine Needle Aspiration. Gastroenterol Res Pract,2012,2012:243524.

46. Kubiliun N,Ribeiro A,FNA YS,et al. EUS-FNA with rescue fluorescence in situ hybridization for the diagnosis of pancreatic carcinoma in patients with inconclusive on-site cytopathology results. Gastrointest Endosc,2011,74(3):541-547.

47. Hashimoto Y,Sasaki Y,Yokoyama et al. A Case of Synchronous Double Cancers of the Liver and Pancreas Treated Using Pancreaticoduodenectomy and Liver Resection.Gan To Kagaku Ryoho,2016,43(12):1994-1996.

# 第 **19** 章

# 胰腺囊性占位的超声内镜诊断与鉴别

【摘要】胰腺囊性占位病变的疾病谱广,大部分胰腺囊性占位病变属于良性病变,IPMN、MCN和 SPN 可能是恶性病变或具有恶性潜能,超声内镜具有高分辨率,对于胰腺囊性占位性病变的诊断和鉴别诊断有独特的优势,EUS 图像联合囊液细胞学、囊液肿瘤标记物等的联合应用可用于胰腺囊性占位性病变的鉴别诊断。

随着医学影像学的发展,胰腺囊性占位病变的检出率较前有了大幅度提高。由于胰腺囊性占位病变涵盖的病因及其生物学行为差异极大,既有明确的良性肿瘤,也有癌前病变,还有交界性或恶性肿瘤,所以对此类疾病治疗决策的制订者提出了更高的要求。现今,CT 检查已经基本普及,MRCP 和 MRI 近年来在此类疾病诊断中的应用不断增多,超声内镜(endoscopic ultrasonography,EUS)在胰腺疾病诊治中的地位也日益显现。

研究及实践表明,在显示胰腺疾病细节方面,如囊壁内是否有乳头状突起或实性结节、病变累及的范围和部位等,EUS 具有更高的价值,同时,超声内镜引导下细针穿刺(EUS-FNA,EUS-guided fine needle aspiration)抽取囊液、穿刺囊内实性成分对胰腺囊性占位性病变的鉴别诊断具有重要价值。不过,行 EUS检查的要求很高,需要有丰富经验的医师仔细认真检查方能完成(图 19-0-1)。

## 一、胰腺囊性占位性病变的分类

胰腺囊性占位性疾病指由胰腺上皮和/或间质组织形成的肿瘤或非肿瘤性(单发或多发的肿瘤样)含囊腔的病变,主要包括胰腺假性囊肿(pancreatic pseudocysts,PPs)和胰腺囊性肿瘤(pancreatic cystic neoplasms,PCNs)。PPs 的发病率为 1.6%~4.5%,急性胰腺炎患者有 10%~26% 继发 PPs,慢性胰腺炎患者有20%~40% 并发 PPs。此外,胰腺外伤和外科术后也可以出现 PPs。PPs 因存在的部位和大小不同而有不同的临床表现,可以无症状,或出现腹胀、腹痛、感染等症状。

胰腺囊性肿瘤按病理可分为良性、交界性、恶性肿瘤。本病发展缓慢,一般没有明显症状,多数患者是影像学检查时偶然被发现的。如病灶体积增大,临床上会出现上腹部隐痛不适、肿块压迫症状。良性胰腺囊性肿瘤主要包括浆液性囊腺瘤、VHL 相关囊性肿瘤、良性神经内分泌肿瘤囊性变、腺泡细胞囊腺瘤、囊性畸胎瘤(皮样囊肿)、表皮样囊肿、囊性错构瘤。交界性囊性肿瘤有交界性导管内乳头状黏液瘤、交界性黏液性囊腺瘤、交界性实体假乳头状肿瘤。恶性囊性肿瘤主要包括导管内乳头状黏液癌、黏液性囊腺癌、胰腺癌囊性变、胰腺母细胞瘤囊性变、囊性转移性上皮来源肿瘤、神经内分泌癌囊性变。胰腺囊性肿瘤多数无症状,在体检时发现。但随着肿瘤逐渐增大,可出现上腹部疼痛不适或腹部肿物,少数病例可有梗阻性黄疸、消化道出血、急性胰腺炎等表现。胰腺囊性肿瘤主要分为以下四种,即浆液性囊性肿瘤（serous cystic neoplasm，SCN）、黏液性囊性肿瘤（mucinous cystic neoplasm，MCN）、胰腺导管内乳头状黏液性肿瘤（intraductal papillary mucinous neoplasm，IPMN）、实性假乳头状肿瘤（solid pseudopaillary neoplasm，SPN）。

在外科手术中，IPMN、MCN、SCN 分别占囊性肿瘤切除病例的 50%、16% 和 12%，PPs 所占比例 <10%。SPN、胰腺导管腺癌、实性肿瘤囊性变和胰腺神经内分泌瘤占切除比例的 1%~9%。另有文献报道，胰腺囊性肿瘤中 SCN 和 MCN 发病率逐渐减少，而 IPMN 发病率不断上升，已成为最常见胰腺囊腺瘤。其中，IPMN 占 27%~48%，SCN 占 12%~13%，MCN 占 11%~23%，SPNs 和囊性神经内分泌瘤 1%~4%。

## 二、胰腺囊性占位性病变的超声内镜声像学表现

### （一）胰腺假性囊肿

1. 病变特征　PPs 是胰腺囊性占位病变最常见的类型，是急、慢性胰腺炎的并发症。真性囊肿和假性囊肿的区别在于假性囊肿缺乏真正的上皮层，囊壁是由炎性和纤维组织构成。假性囊肿主要表现为圆形或类圆形的囊性病灶，大小不一，部分假性囊肿可与主胰管相通。急性胰腺炎发作史或胰腺病灶内有钙化灶有利于 PPs 的诊断。PPs 可表现为腹胀、腹痛、呕吐、黄疸等不适，如囊内感染，可表现为发热。

2. 超声内镜声像图表现　超声内镜下 PPs 表现为圆形或类圆形的囊样无回声病灶，后方伴增强效应。囊腔内如有坏死或感染组织，可表现为囊样无回声病灶内出现片状、絮状高回声区。假性囊肿分隔较少见（图 19-0-2、19-0-3）。

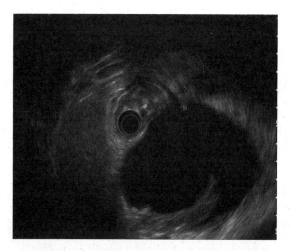 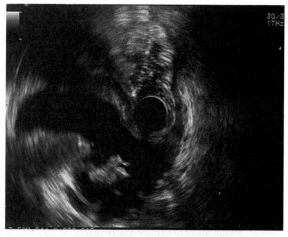

图 19-0-2　胰腺假性囊肿囊壁伴少量坏死组织　　　　图 19-0-3　胰腺假性囊肿伴囊内大量坏死物质

### （二）浆液性囊性肿瘤

1. 病变特征　肿瘤呈圆形，边界清晰，边缘平滑，整体回声稍高，内部为大量直径数毫米的无回声小囊，呈密集多房结构，中心可有强回声伴声影，提示钙化。肿瘤后方回声衰减不明显，或稍增强。本病极少有恶变，约 60% 病例无特异性表现，多数在行腹部影像学检查时偶然发现。仅 27% 病例表现为非特异性腹痛。

2. 超声内镜声像图表现　根据囊肿形态特征可分为微囊型囊腺瘤、大囊型囊腺瘤、混合型囊腺瘤、实性囊腺瘤。约 70% 的 SCN 以微囊型为主，表现为典型的蜂窝状多囊结构，囊的数目一般 >6 个，小囊直径均在 2cm 以下，有时也表现为囊实混合性低回声。囊内可见薄分隔，约 20% 病例可出现分隔汇合而成的特征性"中央星形瘢痕"伴或不伴有钙化。囊壁上无结节，囊肿不与胰腺导管交通。大囊型占 20%~30%，表现为多囊或寡囊结构，小囊直径多大于 2cm（图 19-0-4、19-0-5）。

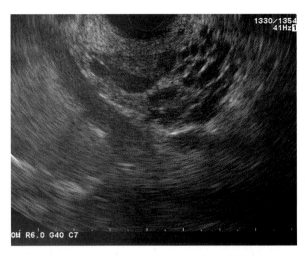

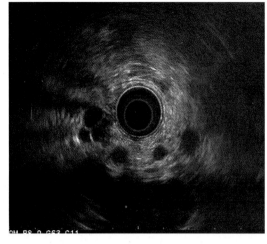

图 19-0-4　微囊型胰腺浆液性囊腺瘤　　　　图 19-0-5　胰腺浆液性囊腺瘤可见"中央星形瘢痕"

**（三）黏液性囊腺瘤**

1. 病变特征　肿瘤呈类圆形或分叶状,边界欠清,整体回声稍低,肿瘤内有单个或多个分房的囊肿,每个房的直径相对较大。囊壁薄厚不等,囊内壁欠清晰,壁上可有点状钙化,有时可见突起的乳头样结构。常有后壁增强效应。肿瘤恶变时,边界模糊,内部回声杂乱,囊内乳头样增生明显,向邻近器官浸润生长,伴周围淋巴结肿大。黏液性囊性肿瘤为潜在恶性肿瘤,恶变率为 9%~22%。

2. 超声内镜声像图表现　较大的囊性病灶,内部有或无分隔,其分隔多为细的条状影,但也可粗细不均匀,囊壁通常比较光整,可见壁结节,局部的囊壁增厚提示恶性可能(图 19-0-6、19-0-7)。

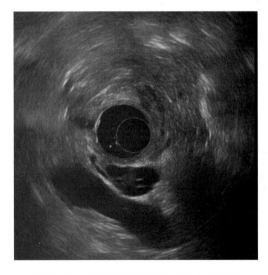

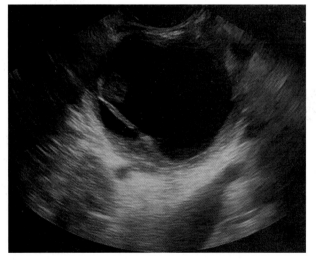

图 19-0-6　胰腺黏液性囊腺瘤中央伴分隔　　　　图 19-0-7　胰腺黏液性囊腺瘤伴壁结节

**（四）胰腺导管内乳头状黏液瘤**

1. 病变特征　IPMN 按照大体解剖部位可分为主胰管型(MD-IPMN)、分支胰管型(BD-IPMN)和混合型(Mix-IPMN)。MD-IPMN 特征为排除其他梗阻因素后,主胰管局限性或弥漫性地扩张,直径 >5mm;BD-IPMN 特征为胰腺囊性病灶 >5cm,且与主胰管相通,Mix-IPMN 特征为上述两种特征兼具有。有研究报道,行外科手术的 IPMN 患者高风险及浸润性癌的发生率为 45%~60%,且 MD-IPMN 和 Mix-IPMN 比 BD-IPMN 的风险更高。

2. 超声内镜声像图表现　MD-IPMN 表现为局限性或弥漫性主胰管扩张,主胰管内可见结节或乳头样改变;BD-IPMN 可见多个囊样无回声病灶互相交通,呈"葡萄状"样改变,可伴有主胰管轻度扩张;Mix-IPMN 表现为兼有上述两种特征,且主胰管和分支胰管之间有侧支形成。越来越多的证据表明,IPMN 存在恶变的风险。因此,IPMN 患者胰腺实质内探及低回声团块及胰管附壁结节提示病灶存在恶变可能(图 19-0-8~19-0-11)。

**(五)实性假乳头状瘤**

1. 病变特征　SPNs 好发于年轻女性,无特异性症状,通常行 CT 或 MRI 检查时偶然发现,可表现为出现在胰头、胰体或胰尾部的囊实性病灶。SPNs 具有恶变潜能,因此建议诊断明确的患者均行外科手术切除治疗。

2. 超声内镜声像图表现　SPNs 在超声内镜下表现为实性或囊实混合性病灶,通常边界清晰,病灶周围可伴有钙化(图 19-0-12)。

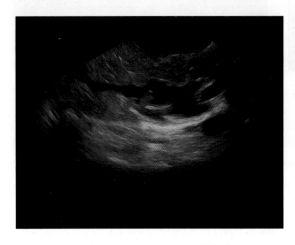

图 19-0-9　MD-IPMN 主胰管扩张

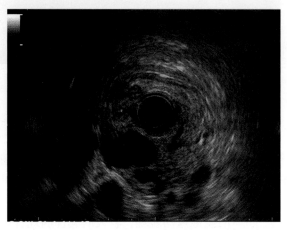

图 19-0-10　BD-IPMN 分支胰管扩张

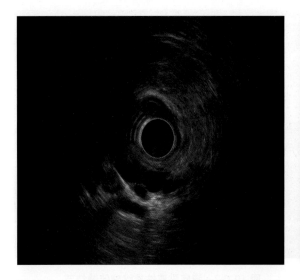

图 19-0-11　Mix-IPMN 主胰管分支胰管均扩张伴分支胰管内乳头状改变

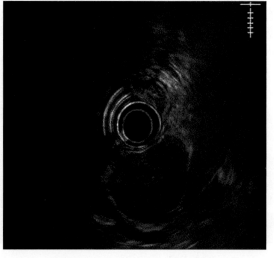

图 19-0-12　实性假乳头状瘤

## 三、胰腺囊性占位性病变的鉴别诊断

**(一)病史**

大部分 PPs 患者有较为明确的急性胰腺炎发作史,部分 MD-IPMN 患者也可因黏液堵塞胰管引起急性胰腺炎发作。SCNs、MCNs、SPNs 则一般无急性胰腺炎发作史。

**(二)超声内镜下囊性占位性病变特征鉴别**

超声内镜能够动态观察囊性占位病变的结构特征及形态变化,从而对病灶性质进行相对准确的判断。超声内镜可提供如下信息:病灶的大小,部位,与周围血管的关系及病灶周围淋巴结情况。此外,还可细化到囊壁的厚度、囊内是否有分隔,囊内是否有高回声样改变,囊壁是否存在壁结节及乳头,主胰管的直径及是否与病灶相通,主胰管内是否存在结节样改变。如出现囊壁增厚、胰腺实质内低回声占位,胰管内结节均应考虑恶变可能(表 19-0-1)。

表 19-0-1　胰腺囊性占位病变的特征

| | 假性囊肿 | 浆液性囊腺瘤 | 黏液性囊腺瘤 | 导管内乳头状黏液瘤 | 实性假如头状瘤 |
|---|---|---|---|---|---|
| 部位 | 任何部位 | 任何部位 | 体/尾 | 源于主胰管或侧支胰管 | 任何部位 |
| 恶变倾向 | 无 | 极低 | 中度 | 主胰管型中度 | 中度 |
| EUS 征象 | 多为单囊,大小不一,壁厚度不一,囊内可有片状高回声改变,病灶可与主胰管相通 | 多发小囊,呈蜂窝状,中央有纤维化或钙化,病灶于主胰管不通 | 多为单囊,囊壁附有结节或乳头状隆起,病灶很少与主胰管相通 | 主胰管或分支胰管扩张,伴有壁结节或低回声肿块 | 囊性或囊实性团块,与主胰管不通 |

### (三)超声内镜穿刺囊液分析

1. 囊液细胞学分析　大多数研究表明囊液细胞学分析应用于胰腺囊性肿瘤诊断的特异性较高,但在不同研究中其敏感性各异。Utomo 等回顾性分析了 115 例手术切除的胰腺囊腺瘤患者,术前诊断正确率达 96.2%,囊液细胞病理学分析诊断正确率为 73%。研究认为将细胞学分析与囊液生化学分析结合有助于黏液性囊腺瘤和非黏液性囊腺瘤的鉴别。Al-Haddad 从临床表现、影像学、超声胃镜、细胞病理学和外科学等方面对比分析了 37 例胰腺囊性病变的性质,EUS-FNA 下细胞刷检较单纯 EUS-FNA 能够提供充足的黏液上皮样本,对部分胰腺囊性占位病变性质的诊断有所帮助。

2. 囊液淀粉酶检测　囊液淀粉酶测定可用于判断胰腺囊性占位病灶的性质。囊液淀粉酶水平升高常见于 PPs、IPMN,部分 MCNs 淀粉酶水平也常较高。小样本研究提示,囊液淀粉酶 <250U/L 时可诊断为浆液性囊腺瘤、黏液性囊腺瘤或黏液性囊腺癌,诊断的敏感性和特异性为 44% 和 98%。另有研究表明,将囊液淀粉酶临界值设为 479U/L,大于该值诊断 PPs 的特异性为 90%,敏感性为 73%。因此囊液淀粉酶区分 PPs 和非炎性囊性病灶具有较高敏感性,但鉴别 PCLs 的良恶性意义不大。

3. 囊液肿瘤标志物检测　囊液肿瘤标志物测定包括 CEA、CA19-9、CA125、CA724 等,应用最广泛的是 CEA。CEA 是鉴别胰腺囊性病灶最为敏感的指标,以临界值 >192ng/ml 为标准,该值对于黏液性肿瘤与非黏液性肿瘤的诊断的准确性达 79%,明显优于单独的超声内镜形态学(51%)或细胞学(59%)。此外,荟萃分析表明,CEA>800μg/ml 首先可考虑诊断黏液性囊腺瘤或黏液性囊腺癌,敏感性特异性均为 48%,而囊性 CEA<5ng/ml 则可诊断为非黏液性囊性肿瘤。虽然 CEA 水平被认为是区分黏液性和非黏液性囊性病灶的最佳指标,但仍不能区分囊性病灶的良恶性(表 19-0-2)。

表 19-0-2　胰腺囊性占位病变囊液分析

| | 假性囊肿 | 浆液性囊腺瘤 | 黏液性囊腺瘤 | 导管内乳头状黏液瘤 | 实性假乳头状瘤 |
|---|---|---|---|---|---|
| 细胞学 | 炎性细胞、细胞碎片 | Bland 糖原阳性细胞 | 黏液性高柱状上皮,恶变时伴有黏液性恶性细胞 | 柱状或立方上皮细胞,恶变时伴有不典型增生细胞或恶性细胞 | 异型乳头状细胞 |
| 囊液性质 | 黄色清稀,如有感染则颜色加深 | 黄色清稀 | 混浊稠厚 | 混浊稠厚 | 棕褐色或血性 |
| 囊液淀粉酶 | 高 | 低 | 低 | 可变 | 低 |
| 囊液 CEA | 低 | 低 | 通常高 | 可变 | 未知 |

4. 囊液黏度检测　有研究报道,EUS-FNA 过程中囊液"线样征"试验可用于黏液性囊性肿瘤的诊断。"线样征"阳性的定义为囊液线 >1cm 且持续时间 >1 秒。联合"线样征"、囊液细胞学检查、CEA 水平检测对黏液性肿瘤诊断的敏感性高达 96%,特异性为 90%。

5. 囊液基因检测　研究表明,胰腺黏液性囊性肿瘤进展为黏液性癌与基因突变及染色体的缺失有关。胰腺囊液 DNA 分析,如 K-ras、GNAS 基因突变,肿瘤抑制基因的杂合性缺失(LOH)等,可用于鉴别病灶的良恶性。对囊液进行胰胆管肿瘤常见的突变分子检测可提高诊断的准确性,可用于鉴别黏液性、非黏液性囊性病变及检测恶性肿瘤。

有文献报道,CEA 对于黏液性囊性肿瘤诊断的特异性为 100%,但 NGS 基因检测较之有更高的敏感性(86% 比 57%)。Nikiforova 等回顾分析了 618 例胰腺囊液性病变囊液 K-ras 基因的突变情况,其中 603 例患者经 EUS-FNA 获得足够的囊液进行进一步分析,232 例患者(38%)囊液存在 K-ras 基因突变,K-ras 基因突变鉴别黏液性病变的特异性和敏感性分别为 100% 和 54%,其中 IPMN 和 MCN 的敏感性分别为 100% 和 54%。另有研究表明,囊液 K-ras 基因突变、GNAS 基因突变和等位基因失衡(LOH)等检测联合 EUS 检查、囊液 CEA、细胞学分析可以更好地判读胰腺囊性肿瘤的恶性潜能。

6. 新型囊液标志物　由于囊液细胞学、肿瘤标志物等对于胰腺囊性病灶性质的判断存在不足,新型囊液标志物也应运而生。目前具有研究前景的两大生物标记物为黏蛋白和微小 RNA(micro-RNA)。

胰腺黏蛋白是高度糖基化的高分子糖蛋白,黏蛋白分析诊断具有恶变潜能癌前病变或恶性病变较细胞学、囊液 CEA 更为准确,诊断的准确性分别为 97.5%、71.4% 和 78%。

胰腺黏液性病变囊液 miR-21、miR-221 和 miR-17-3p 的表达显著高于非黏液性病变,在高度异型增生的 IPMN 囊液中发现了 miR-21 和 miR-15518。另有研究报道,胰腺囊液中 miR-21 和 miR-221 水平与上皮内瘤变的程度呈正相关。

超声内镜成像清晰,能够清晰显示胰腺囊性占位性病灶内部结构、分隔及囊内的实性成分,而且多个临床研究亦证明它对胰腺囊性病灶的检测准确率高于其他影像学检查。但是在胰腺囊腺占位病变的诊断中,单一应用 EUS 仍不能获得足够的诊断依据,需要联合临床病史评估、囊液检测分析作出最终准确的判断。

(金震东　蒋　斐)

# 参 考 文 献

1. Andalib I,Dawod E,Kahaleh M. Modern Management of Pancreatic Fluid Collections. J Clin Gastroenterol,2018,52:97-104.

2. 中华医学会外科学分会胰腺外科学组. 胰腺囊性疾病诊治指南(2015). 中国实用外科杂志,2015,35(9):955-959.

3. Valsangkar NP,Morales-Oyarvide V,Thayer SP,et al. 851 resected cystic tumors of the pancreas:a 33-year experience at the Massachusetts General Hospital. Surgery,2012,152:S4-12.

4. Brugge WR,Lauwers GY,Sahani D,et al. Cystic neoplasms of the pancreas. N Engl J Med,2004,351(12):1218-1226.

5. Tanaka M,Fernández-del Castillo C,Adsay V,et al. International Association of Pancreatology. International consensus guidelines 2012 for the management of IPMN and MCN of the pancreas. Pancreatology,2012,12(3):183-197.

6. Utomo WK,Braat H,Bruno MJ,et al. Cytopathological Analysis of cyst Fluid Enhances Diagnostic Accuracy of Mucinous Pancreatic Cystic Neoplasms. Medicine(Baltimore),2015,94(24):e988.

7. Al-Haddad M,Gill KR,Raimondo M,et al. Safety and efficacy of cytology brushings versus standard fine-needle aspiration in evaluating cystic pancreatic lesions:a controlled study. Endoscopy,2010,42(2):127-132.

8. van der Waaij LA,van Dullemen HM,Porte RJ. Cyst fluid analysis in the differential diagnosis of pancreatic cystic lesions:a pooled analysis. Gastrointest Endosc,2005,62(3):383-389.

9. Ryu JK,Woo SM,Hwang JH,et al.Cyst fluid analysis for the differential diagnosis of pancreatic cysts. Diagn Cytopathol,2004,31(2):100-105.

10. Maire F,Couvelard A,Hammel P,et al. Intraductal papillary mucinous tumors of the pancreas:the preoperative value of cytologic and histopathologic diagnosis. Gastrointest Endosc,2003,58(5):701-706.

11. Bick BL,Enders FT,Levy MJ,et al. The string sign for diagnosis of mucinous pancreatic cysts. Endoscopy,2015,47(7):626-631.

12. Winner M,Sethi A,Poneros JM,et al. The role of molecular analysis in the diagnosis and surveillance of pancreatic cystic neoplasms. JOP,2015,16(2):143-149.

13. Jones M, Zheng Z, Wang J, et al.Impact of next-generation sequencing on the clinical Diagnosis of pancreatic cysts. Gastrointest Endosc, 2016, 83 (1): 140-148.

14. Nikiforova MN, Khalid A, Fasanella KE, et al. Integration of KRAS testing in the diagnosis of pancreatic cystic lesions: a clinical experience of 618 pancreatic cysts. Mod Pathol, 2013, 26 (11): 1478-1487.

15. Kung JS, Lopez OA, McCoy EE, et al. Fluid genetic analyses predict the biological behavior of pancreatic cysts: three-year experience. JOP, 2014, 15 (5): 427-432.

16. Jabbar KS, Verbeke C, Hyltander AG, et al. Proteomic mucin profiling for the identification of cystic precursors of pancreatic cancer. J Natl Cancer Inst, 2014, 106 (2): 439.

17. Maker AV, Katabi N, Gonen M, et al. Pancreatic cyst fluid and serum mucin levels predict dysplasia in intraductal papillary mucinous neoplasms of the pancreas. Ann Surg Oncol, 2011, 18 (1): 199-206.

18. Ryu JK, Matthaei H, Dal Molin M, et al. Elevated microRNA miR-21 levels in pancreatic cyst fluid are predictive of mucinous precursor lesions of ductal adenocarcinoma. Pancreatology, 2011, 11 (3): 343-350.

19. Farrell JJ, Toste P, Wu N, et al. Endoscopically acquired pancreatic cyst fluid microRNA 21 and 221 are associated with invasive cancer. Am J Gastroenterol, 2013, 108 (8): 1352-1359.

# 第20章

# 超声内镜与胰腺内外科疾病

【摘要】超声内镜(endoscopic ultrasonography,EUS)或称内镜超声,是一种结合超声和内镜技术于一体的消化道内镜检查技术,将微型高频超声探头安置于内镜头端,在内镜观察消化道黏膜的同时,进行实时超声扫描,以获得消化道的各层次的结构特征以及周围邻近脏器的超声图像。经过30余年的发展,超声内镜在现代胃肠道内镜技术中已经占据了重要的地位,不仅广泛应用于胃肠道疾病的诊治中,在胰腺疾病的诊治中也扮演了愈发重要的角色。近年来,随着超声内镜技术的不断发展,其应用领域也从原先的疾病诊断拓展到超声内镜引导下的各种治疗手段,逐渐形成一门新兴的介入超声内镜学科。以下我们将就超声内镜在胰腺内外科中各种胰腺疾病诊治中的应用作一概述。

## 一、急性胰腺炎

急性胰腺炎的诊断主要依靠腹痛等临床表现、血尿淀粉酶和/或脂肪酶升高和 CT 提示胰腺肿胀和胰周渗出积液。超声内镜并非急性胰腺炎诊断的必要手段,同时在急性胰腺炎的严重度评估方面,超声内镜与各个临床评分系统和 CT 评分系统相比并无优势。

然而超声内镜在确定急性胰腺炎的发病原因方面有其独特作用。急性胰腺炎中最常见的是胆源性胰腺炎,目前主流的胆石通过学说认为结石从胆道进入十二指肠的过程中,刺激 Oddi 括约肌,导致其充血、水肿、痉挛甚至逆向收缩,形成暂时性的梗阻,引起胆汁反流,从而诱发胰腺炎。大部分胆源性胰腺炎的诱发因素是胆管小结石或微结石,可以自行排出至十二指肠,此类轻症胰腺炎属于自限性疾病,无需过度治疗。因此在急性胆源性胰腺炎起病时,明确有无胆总管小结石的持续嵌顿才是诊断的重点,同时也决定了是否需要行内镜逆行胰胆管造影(endoscopic retrograde cholangiopancreatography,ERCP)。EUS 在判断胆总管结石上有很高的灵敏度(94%)和特异性(95%),远高于经腹超声、CT 和磁共振胰胆管成像(magnetic resonance cholangiopancreatography,MRCP)。事实上由于 EUS 诊断胆总管结石的阴性预测值高达 95%,如果 EUS 检查阴性的胆源性胰腺炎患者无需再行 ERCP。ERCP 术前行 EUS 检查,可以避免近70% 的 ERCP,同时显著降低了 ERCP 术后胰腺炎等相关并发症。对于反复发作的未明确病因的"特发性"急性胰腺炎患者,EUS 也有非常大的价值,EUS 可以发现各种囊性或实性占位导致的主胰管受压、主胰管狭窄、壶腹部肿瘤、环状胰腺和胰腺分裂症等。

胰腺液体积聚(pancreatic fluid collections,PFC)是急性胰腺炎的常见并发症,介入超声内镜技术在PFC 处理中的应用是目前研究的热点之一。根据 2012 年修订版的急性胰腺炎亚特兰大共识,急性胰腺炎按形态学特征分为间质水肿性胰腺炎和坏死性胰腺炎,PFC 主要分为以下四类:间质水肿性胰腺炎发作 4 周内导致的胰周积液称为急性胰周液体积聚(acute peripancreatic fluid collections,APFC),4 周后可形成界限清楚的假性囊肿（pseudocysts）；坏死性胰腺炎发作 4 周内发生的坏死物质和液体的积聚称为急性坏死性积聚（acute necrotic collections，ANC），4 周后常形成界限清楚的包裹性坏死（walled-off necrosis，WON）。大部分 PFC 可以自行吸收，仅有部分有症状的假性囊肿或包裹性坏死才需要处理，主要包括：持续腹痛、腹腔其他脏器受压、胆道受压梗阻和感染。传统的 PFC 引流以外科手术引流为主，往往创伤大风险高，近年来越来越多的微创技术用于 PFC 引流，并取得了相当好的疗效，同时减少了并发症的发生，内镜技术因其安全性好、成功率高，是目前应用最广泛的技术，并已经写入多个指南。内镜技术的基本步骤是在 EUS 引导下，穿刺已形成包裹的 PFC，经扩张后建立经胃或十二指肠的窦道，然后在窦道中留置支架（塑料猪尾支架或者覆膜金属支架）达到持续引流的效果，其原理实际上就是内镜下囊肿 - 胃 / 十二指肠内引流术（图 20-0-1）。该技术的优势是操作简便安全、疗效确切、创伤小且支架可取出，如果 WON 中坏死物多还可将胃镜经窦道进入囊腔行直视下坏死物清除术。但需注意的是，APC 包裹未完全形成、距离胃 / 十二指肠壁较远（>1~2cm）、穿刺点周围有难以避开的血管，不建议行 EUS 引导下囊肿引流。此外建议行气管插管麻醉，以防囊肿内容物反流误吸。操作时注意无菌原则，减少细菌进入囊腔导致感染的机会，建议预防性应用抗生素。使用支架建议：假性囊肿可放置 7F 或 8.5F 塑料猪尾支架 2 根，包裹性坏死除了放置 2 根塑料猪尾支架或者一根全覆膜金属支架，还应放置一根鼻囊肿管进行坏死物冲洗。至于支架的留置时间，目前尚无定论，一般认为至少要复查影像学确定 PFC 完全消失，部分病例由于 PFC 与主胰管相通，可能留置时间更长，但仍有复发可能。对于较大的或者有分隔的 PFC，可在囊肿不同位置穿刺放置支架或鼻囊肿管，以提高引流成功率。最近一种新型的全覆膜双蘑菇头金属支架开始用于 EUS 引导

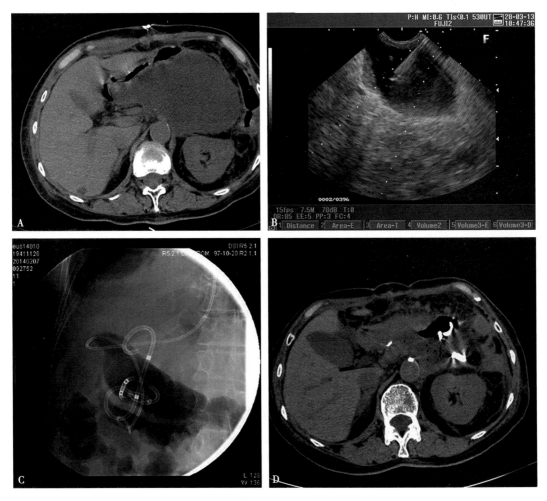

**图 20-0-1　EUS 引导下假性囊肿内引流术**

A. 术前 CT 示胰腺假性囊肿形成；B. X 线透视下置入 2 根塑料双猪尾支架；C. EUS 引导下囊肿穿刺；D. 术后 CT 显示假性囊肿基本消失

下的 PFC 引流,该支架两端均为膨出的蘑菇头样结构,分别固定于囊壁与胃/肠壁,防止支架移位,初步研究表明该支架操作更为简便,引流效果更好,不久的将来有望在国内开始应用。

## 二、慢性胰腺炎

慢性胰腺炎(chronic pancreatitis,CP)临床症状缺乏特异性,可表现为腹痛、腰痛、背痛、黄疸、腹泻、糖尿病等,很难与消化系统及其他系统疾病相鉴别。腹部超声、CT、ERCP、MRI、MRCP 等目前常用影像学技术,对炎症性病变缺乏足够的分辨能力,敏感度和特异性都不高,而 EUS 分辨率高,可以对胰腺细微结构的变化作出判断,从而提高了对 CP 的诊断准确率。

EUS 主要从胰腺实质和胰管两方面的异常表现来诊断 CP,多数研究认为至少有 5 项异常表现可以诊断为典型的 CP。但是少于 5 项异常表现是否能诊断 CP,特别是早期 CP,目前仍有争议(表 20-0-1)。

表 20-0-1　慢性胰腺炎的 EUS 诊断标准

| 胰腺实质表现 | 胰管表现 | 胰腺实质表现 | 胰管表现 |
| --- | --- | --- | --- |
| 高回声灶(钙化) | 钙化(胰管结石) | 小囊肿(水肿) | 主胰管管壁高回声(纤维化) |
| 高回声条带(纤维化) | 主胰管扩张 | | 胰管管壁不规则 |
| 小叶状分隔(纤维化) | 分支胰管扩张 | | |

最近又有一项专家共识(Rosemont 分级)提出将 CP 的 EUS 表现分为主要表现 A(高回声灶伴声影、主胰管结石)、主要表现 B(蜂窝状小叶分隔)和次要表现(小囊肿、主胰管扩张≥3.5mm、主胰管管壁不规则、分支胰管扩张≥1mm、胰管管壁高回声、高回声条带、高回声灶不伴声影、不连续的小叶状分隔),并且根据各种表现分为较肯定(1 项主要 A + >3 项次要、1 项主要 A + 主要 B、2 项主要 A)、可疑(1 项主要 A + <3 项次要、主要 B + 3 项次要、≥5 项次要)、不确定(3~4 项次要、仅主要 B)和正常(≤2 项次要),共 4 级 CP 的诊断分级。但是 Rosemont 分级过于复杂,而且不同 EUS 操作者的主观判断差异较大,无法做到客观统一的标准,因此该分级目前推广仍有困难。随着 EUS 成像质量的提高,EUS 发现很多没有任何临床表现的人也有这些慢性胰腺炎的 EUS 表现,这部分人是否可诊断为早期 CP,尚需进一步大样本研究。

随着弹性成像(elastography)技术用于 EUS 检查,CP 的诊断准确率有了一定的提高。该技术通过对组织施加一个外力后,比较加压前后组织变形的程度即弹性信息来判断组织的僵硬度,协助诊断病变性质。正常胰腺组织柔软弹性好,慢性胰腺炎或肿块往往较硬弹性差,但是弹性成像技术受操作者主观影响较大,目前在 EUS 检查中只是起辅助作用。最近有报道定量弹性成像技术(quantitative elastography)可以自动计算组织变形比率,得出弹性分数。初步研究显示,定量弹性成像技术在 CP 诊断中填补了传统 EUS 的不足,对 CP 特别是早期和无症状的 CP 诊断有一定提高,有可能改写 CP 的 EUS 诊断标准。

慢性胰腺炎通常是胰腺全程的弥漫性病变,因此 EUS 引导下细针穿刺活检(EUS-FNA)在 CP 诊断中的价值有限,仅在怀疑有占位性病变和一些特殊胰腺病变中应用,例如自身免疫性胰腺炎。自身免疫性胰腺炎(autoimmune pancreatitis,AIP)作为一种特殊类型的慢性胰腺炎,其特点有三个:临床上常表现为梗阻性黄疸、伴或不伴胰腺实质肿块;组织学上表现为淋巴浆细胞浸润及慢性纤维化;治疗上表现出对激素类药物的高度敏感。我国 AIP 患者多为 1 型,即淋巴浆细胞硬化性胰腺炎(lymphoplasmacytic sclerosing pancreatitis,LPSP),发病率占慢性胰腺炎的 2%~11%,组织学表现是其重要的诊断依据。1 型 AIP 的典型组织学表现为:胰管周围淋巴浆细胞浸润,无中性粒细胞浸润;闭塞性静脉炎;席纹状纤维化;大量 IgG4 阳性细胞浸润(>10/HP)。满足其中 3 项是 1 级证据,满足 2 项为 2 级证据。EUS 图像上 AIP 的典型表现为胰腺弥漫性或局灶性增大,回声显著降低,可有强回声条带和强回声灶,但钙化少见。在弥漫性肿大的胰腺周围可见低回声的包裹外鞘,也称为"腊肠样"改变。不同于其他 CP 的胰管扩张,AIP 的胰管通常为节段性或弥漫性不规则狭窄,伴有主胰管管壁增厚且回声增高,因此按 CP 的 9 项 EUS 诊断标准,AIP 通常不满足 4 项,因此认为传统的 CP 标准不适用于 AIP。单凭 EUS 图像无法诊断 AIP,需行穿刺活检,但是常规的 FNA 由于组织量少不足以满足免疫组织化学染色检测,通常需使用组织穿刺针(Tru-cut 或者 Procore 穿刺针等)(图 20-0-2)。

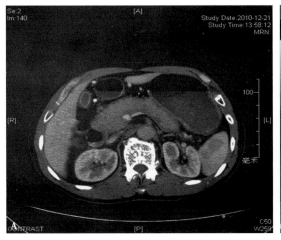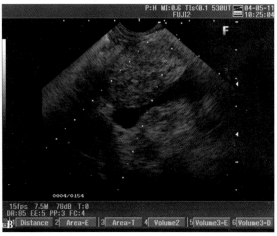

图 20-0-2 自身免疫性胰腺炎

A. CT 示胰腺弥漫性肿大;B. EUS 示胰腺弥漫性肿大,回声均匀但显著降低

### 三、胰腺囊性病变

随着近年来 CT、MRI 等腹部影像学技术的广泛应用,无症状患者中胰腺囊性病变的检出率提高,有报道称在行腹部影像学检查的人群中,胰腺囊性病变的发生率高达 2.4%~13.6%,大部分患者并无腹痛等临床表现,而是偶然发现的。在这些囊性病变中,非肿瘤性病变,如少见的单纯囊肿、潴留囊肿、淋巴上皮囊肿和常见的假性囊肿,通常不会恶变,可以长期随访;肿瘤性病变中,浆液性囊腺瘤(serous cyst adenoma,SCA)也都是良性的,而黏液性肿瘤,如导管内乳头状黏液性肿瘤(intraductal papillary mucinous neoplasm,IPMN)、黏液性囊腺瘤(黏液性囊性肿瘤,mucinous cyst neoplasm,MCN),则有恶变的可能。因此,术前判断胰腺囊性病变的性质、制订随后的诊疗策略甚为重要。

EUS 检查下,部分囊性病变有其特征性的表现,如囊液性囊腺瘤的中央钙化(星状瘢痕)、IPMN 中的导管壁乳头样结构等,但是并非所有的囊性病变都有这些特征性表现,单靠 EUS 仅能准确判断 51% 的胰腺囊性病变。因此 EUS-FNA 进行囊液分析常用来提高诊断准确率,最常用的分析方法是检测囊液癌胚抗原(carcinoembryonic antigen,CEA)和囊液淀粉酶。临床上囊液 CEA 的 cut-off 值多为 192ng/ml,但实际上该数值的敏感度和特异性均不令人满意,只有在非常高(>800ng/ml)的时候提示黏液性肿瘤可能,或是很低(<5ng/ml)的时候提示非黏液性肿瘤。囊液淀粉酶主要用于判断囊肿是否与胰管相通,如 IPMN 或假性囊肿中淀粉酶可能升高。此外囊液中细胞数量通常不足以进行细胞学检测,因此应用较少,美国胃肠病学会(AGA)2015 年指南建议,囊肿大小≥3cm、主胰管扩张和出现实质性成分,3 项中有 2 项即为 EUS-FNA 的指征。而囊液的 DNA 分析,如 K-ras 突变等有一定价值,但尚未在临床普及。最近出现的细针型共聚焦激光显微内镜技术(needle-based confocal laser endomicroscopy),将共聚焦探头通过 FNA 19G 穿刺针孔道送入囊性病变内部,可以直观的辨别囊壁结构而判断病变性质,其应用前景尚待时间检验。

2012 年,国际胰腺病学会(IAP)对 IPMN 和 MCN 诊治的国际共识进行了更新,MCN 或者主胰管型 IPMN(MD-IPMN)首选手术,部分高危的分支胰管型 IPMN(BD-IPMN)也建议手术,高危因素包括:梗阻性黄疸、囊内实质性成分、主胰管直径≥10mm。如果 BD-IPMN 出现以下可疑表现时:囊肿大小≥3cm、主胰管直径 5~9mm、囊壁增厚或强化、附壁结节、主胰管直径突然截断伴远端胰腺萎缩,必须进行密切随访。因此,EUS 在胰腺囊性病变诊断中的价值在于:初诊时协助判断病变性质,随访时密切观察以上可疑表现的变化(图 20-0-3~20-0-5)。

此外,EUS 引导下的消融治疗也开始应用于胰腺囊性病变的治疗中,主要原理是通过 FNA 将无水乙醇或聚桂醇注射到囊内,破坏囊壁分泌囊液的结构,使囊肿缩小甚至消失,该技术还需接受长期随访的检验。

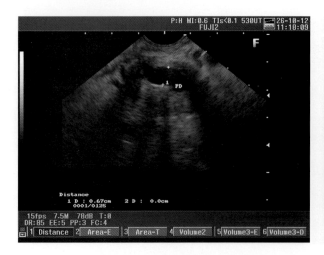

图 20-0-4   胰腺囊性病变:胰管扩张

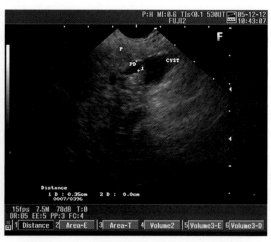

图 20-0-5   胰腺囊性病变:病变与胰管相通

## 四、胰腺实性病变

最近 20 年,EUS-FNA 在胰腺肿瘤诊断中的重要地位无法撼动,因为 FNA 是获取胰腺病理诊断的最简便安全的途径,是术前明确诊断的首选方法,也是胰腺癌辅助治疗前的必要手段。实际上,除了 FNA 之外,EUS 在胰腺肿块的诊治中还有很多应用场景。

首先,在胰腺实质性肿块的诊断和鉴别诊断中,EUS 拥有比 CT 更高的敏感度和特异性,特别是 <3cm 的小病灶。同时 EUS 还拥有极高的阴性预测值,也就是说如果 EUS 检查阴性,可以很放心地排除胰腺占位性病变。如果 EUS 有阳性发现,可以同时行 FNA 来诊断或鉴别胰腺癌、神经内分泌肿瘤和其他胰腺占位。需要指出的是,如果患者有慢性胰腺炎病史,EUS 中胰腺图像会有回声不均或降低,高回声伴声影的钙化灶也会掩盖某些小病灶,总之慢性胰腺炎会降低 EUS-FNA 诊断占位的敏感度(图 20-0-6~20-0-8)。

其次,EUS 不仅可以诊断胰腺癌,在肿瘤 TNM 分期上也有很大帮助。在 T 分期中,EUS 判断血管受肿瘤侵犯的能力与增强 CT 相仿;在 N 分期中,EUS 在判断淋巴结是否转移方面略优于 CT,如果同时行 FNA 则可进一步提高 N 分期的准确率;在 M 分期上,与 CT 相比,EUS 可以发现更小的肝脏、腹壁、网膜等部位的转移灶,还可同时行 FNA 明确病理,但应注意的是 EUS 也有其盲区,所以应结合 CT 等其他影像学检查(图 20-0-9~20-0-11)。

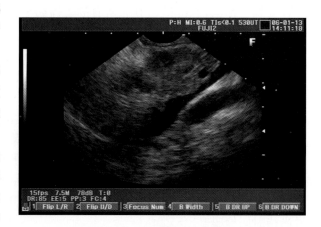

图 20-0-9   肿瘤侵犯门静脉

此外,弹性成像技术(elastography)和对比增强超声内镜(contrast-enhanced EUS,CE-EUS)等图像增强技术在很大程度上拓展了 EUS 的应用范围。弹性成像技术通过对组织加压来测量其相对硬度,并据此判断病变的良恶性,但该技术受操作者主观影响较大,最近出现的定量弹性成像技术对此作出了较大的改进。最近的 meta 分析表明,弹性成像技术有较高的敏感度,可以用来发现肿瘤,但特异性较低,意味着发现病灶后仍需行 FNA 确诊。CE-EUS 技术是通过静脉注射造影剂,结合多普勒超声显示组织的血流灌注状态。由于胰腺导管腺癌多为乏血供肿瘤,神经内分泌肿瘤为富血供肿瘤,CE-EUS 可据此发现病灶并初步判断病变性质。CE-EUS 无法取代 FNA,但是有助于选定穿刺部位,特别是等回声病灶,常规 EUS 未能发现病灶,或者怀疑良性病变可能。

EUS 在胰腺肿瘤的治疗领域也大有可为,例如 EUS 引导下腹腔神经丛阻滞 / 毁损术(celiac plexus block and neurolysis,CPB/CPN)。进展期胰腺癌和慢性胰腺炎均可导致慢性上腹部疼痛,严重影响患者生活质量。大部分患者需要长期服用镇痛药物,且剂量大,易成瘾。为了减少镇痛药物的用量,阻断疼痛信号传导通路是常用手段,以往 CPB/CPN 是在 CT 定位下经皮穿刺神经丛周围,但难度大风险高,限制了其临床应用。EUS-CPN 是在 EUS 引导下经胃穿刺腹腔动脉旁的腹腔神经丛,分别注射局麻药(常用布比卡因)和神经毁损药(无水酒精),以达到腹腔神经丛毁损的目的。近来,有研究发现,腹腔神经节毁损术(celiac ganglia neurolysis,CGN)可以获得比 CPN 更强更持久的疗效。总的来讲,无论 CPN 或是 CGN 在胰腺癌患者中可以取得较好的效果,但在慢性胰腺炎患者中却不甚满意,这可能与疼痛的病因、机制以及患者的心理、环境的因素有关。

　　EUS 引导下胆道引流术(EUS-guided biliary drainage,EUS-BD)近年来成为 ERCP 胆道引流失败后的一种备选方案,主要分为经胃穿刺肝内胆管引流和经十二指肠穿刺肝外胆管引流两类。胆瘘是其主要并发症,为防止胆汁外漏,通常在穿刺窦道内放置全覆膜金属支架。作为一项新技术,仍有很多问题需要研究,包括穿刺途径的选择、远期支架移位率等,由于对操作内镜医师要求较高,目前尚难以在临床广泛应用。

　　还有一些新技术也刚刚开始探索,如 EUS 引导下胰腺肿瘤射频消融、EUS 引导下胰腺肿瘤药物注射、EUS 引导下金属粒子/放射性粒子植入等,为胰腺肿瘤的诊治提供了新途径、新方法,效果如何有待深入研究。

　　综上所述,EUS 已经成为胰腺疾病诊治中的重要手段,不仅在各种疾病的诊断和鉴别诊断中体现了不可替代的优势,在多种疾病的治疗中也体现了独特的优势。在不远的将来,随着微创技术的进一步发展,EUS 在未来必将大有作为。

(狄　扬　钟　良)

# 参 考 文 献

1. Tse F,Liu L,Barkun AN,et al. EUS:a meta-analysis of test performance in suspected choledocholithiasis. Gastrointest Endosc,2008,67:235-244.

2. Maluf-Filho F,Dotti CM,Halwan B,et al. An evidence-based consensus statement on the role and application of endosonography in clinical practice. Endoscopy,2009,41:979-987.

3. Ortega AR,Gómez-Rodríguez R,Romero M,et al. Prospective comparison of endoscopic ultrasonography and magnetic resonance cholangiopancreatography in the etiological diagnosis of "idiopathic" acute pancreatitis. Pancreas,2011,40:289-294.

4. Napoléon B,Dumortier J,Keriven-Souquet O,et al. Do normal findings at biliary endoscopic ultrasonography obviate the need for endoscopic retrograde cholangiography in patients with suspicion of common bile duct stone？ A prospective follow-up study of 238 patients. Endoscopy,2003,35:411-415.

5. Petrov MS,Savides TJ. Systematic review of endoscopic ultrasonography versus endoscopic retrograde cholangiopancreatography for suspected choledocholithiasis. Br J Surg,2009,96:967-974.

6. De Lisi S,Leandro G,Buscarini E. Endoscopic ultrasonography versus endoscopic retrograde cholangiopancreatography in acute biliary pancreatitis:a systematic review. Eur J Gastroenterol Hepatol,2011,23:367-374.

7. Mariani A,Arcidiacono PG,Curioni S,et al. Diagnostic yield of ERCP and secretin-enhanced MRCP and EUS in patients with acute recurrent pancreatitis of unknown aetiology. Dig Liver Dis,2009,41:753-758.

8. Banks PA,Bollen TL,Dervenis C,et al. Classification of acute pancreatitis—2012:revision of the Atlanta classification and definitions by international consensus. Gut,2013,62:102-111.

9. van Brunschot S,Bakker OJ,Besselink MG,et al. Treatment of necrotizing pancreatitis. Clin Gastroenterol Hepatol,2012,10:1190-1201.

10. Gardner TB. Endoscopic management of necrotizing pancreatitis. Gastrointest Endosc,2012,76:1214-1223.

11. Freeman ML,Werner J,van Santvoort HC,et al. Interventions for necrotizing pancreatitis:summary of a multidisciplinary consensus conference. Pancreas,2012,41:1176-1194.

12. Yamamoto N,Isayama H,Kawakami H,et al. Preliminary report on a new,fully covered,metal stent designed for the treatment of pancreatic fluid collections. Gastrointest Endosc,2013,77:809-814.

13. Stevens T, Parsi MA. Endoscopic ultrasound for the diagnosis of chronic pancreatitis. World J Gastroenterol, 2010, 16:2841-2850.

14. Stevens T, Dumot JA, Zuccaro G, et al. Evaluation of duct-cell and acinar-cell function and endosonographic abnormalities in patients with suspected chronic pancreatitis. Clin Gastroenterol Hepatol, 2009, 7:114-119.

15. Gardner TB, Levy MJ. EUS diagnosis of chronic pancreatitis. Gastrointest Endosc, 2010, 71:1280-1289.

16. Catalano MF, Sahai A, Levy M, et al. EUS-based criteria for the diagnosis of chronic pancreatitis: the Rosemont classification. Gastrointest Endosc, 2009, 69:1251-1261.

17. Janssen J, Schlörer E, Greiner L. EUS elastography of the pancreas: feasibility and pattern description of the normal pancreas, chronic pancreatitis, and focal pancreatic lesions. Gastrointest Endosc, 2007, 65:971-978.

18. Iglesias-Garcia J, Domínguez-Muñoz JE, Castiñeira-Alvariño M, et al. Quantitative elastography associated with endoscopic ultrasound for the diagnosis of chronic pancreatitis. Endoscopy, 2013, 45:781-788.

19. 孙备, 冀亮. 2016年国际胰腺病学协会《自身免疫性胰腺炎治疗专家共识》解读. 中华实用外科杂志, 2017, 37(2):153-155.

20. 韩朝飞, 左朝晖, 赵佳正, 等. 自身免疫性胰腺炎的国际统一诊断标准. 中华胰腺病杂志, 2012, 12(1):67-70.

21. 郭涛, 杨爱明, 钱家鸣. 自身免疫性胰腺炎的超声内镜特征表现及相关诊断进展. 中华胰腺病杂志, 2017, 17(2):137-139.

22. Lee KS, Sekhar A, Rofsky NM, et al. Prevalence of incidental pancreatic cysts in the adult population on MR imaging. Am J Gastroenterol, 2010, 105:2079-2084.

23. Brugge WR, Lewandrowski K, Lee-Lewandrowski E, et al. Diagnosis of pancreatic cystic neoplasms: a report of the cooperative pancreatic cyst study. Gastroenterology, 2004, 126:1330-1336.

24. Tanaka M, Fernández-del Castillo C, Adsay V, et al. International consensus guidelines 2012 for the management of IPMN and MCN of the pancreas. Pancreatology, 2012, 12:183-197.

25. Oh HC, Brugge WR. EUS-guided pancreatic cyst ablation: a critical review (with video). Gastrointest Endosc, 2013, 77:526-533.

26. Othman MO, Wallace MB. The role of endoscopic ultrasonography in the diagnosis and management of pancreatic cancer. Gastroenterol Clin North Am, 2012, 41:179-188.

27. Klapman JB, Chang KJ, Lee JG, et al. Negative predictive value of endoscopic ultrasound in a large series of patients with a clinical suspicion of pancreatic cancer. Am J Gastroenterol, 2005, 100:2658-2661.

28. Mei M, Ni J, Liu D, et al. EUS elastography for diagnosis of solid pancreatic masses: a meta-analysis. Gastrointest Endosc, 2013, 77:578-589.

29. Sahai AV, Lemelin V, Lam E, et al. Central vs. bilateral endoscopic ultrasound-guided celiac plexus block or neurolysis: a comparative study of short-term effectiveness. Am J Gastroenterol, 2009, 104:326-329.

30. Levy M, Rajan E, Keeney G, et al. Neural ganglia visualized by endoscopic ultrasound. Am J Gastroenterol, 2006, 101:1787-1791.

31. 王晟, 孙思予, 刘香, 等. 内镜超声引导下胆道穿刺引流技术的应用. 中华消化内镜杂志, 2015, 32(6):378-381.

# 第21章

# 胰腺囊性病变共聚焦内镜的诊断与鉴别

【摘要】我国胰腺肿瘤的发病率有逐年增高的趋势,胰腺肿瘤的准确诊断是确定治疗方案的必要前提。超声内镜引导下的细针穿刺活检技术(EUS-FNA)的广泛运用,使胰腺实质性肿瘤的诊断水平有了显著的提高,但是胰腺囊性病变的准确诊断仍然是临床难题。胰腺囊性病变(pancreatic cystic lesions,PCLs)曾被认为是少见疾病,但随着近年来CT、MRI在临床上的广泛应用,大量的PCLs得以在无相关症状时就被检出,其发病率远高于预期。

近年来出现的细针式共聚焦激光显微内镜(needle-based confocal laser endomicroscopy,nCLE),将共聚焦激光显微探头缩小至可以通过19G穿刺针,实现病变部位的实时高分辨显微成像。国内外文献报道,EUS-nCLE有助于提高胰腺囊性和实质性病变的诊断准确性,接下来我们就此新技术的临床应用进展给大家作个简单介绍。

胰腺囊性病变(pancreatic cystic lesions,PCLs)指胰腺上皮、间质组织形成的含囊腔的病变,主要由非肿瘤性的囊肿(cyst)和肿瘤性病变(又称胰腺囊性肿瘤)组成,其中囊肿占其80%~90%,胰腺囊性肿瘤则占10%~20%。胰腺囊肿分为胰腺真性囊肿(pancreatic true cyst)和假性囊肿(pseudocyst,PC)。胰腺囊性肿瘤的形成机制是胰管或腺泡组织的上皮细胞增生导致分泌物的积聚所形成的肿瘤性囊性病变。2000年WHO将其分为三类,浆液性囊性肿瘤(serous cystic neoplasm,SCN)、黏液性囊性肿瘤(mucinous cystic neoplasm,MCN)和导管内乳头状黏液性肿瘤(intraductal papillary mucinous neoplasm,IPMN)(图21-0-1)。其中黏液性的IPMN与MCN有较高的恶变几率,故鉴别是否为黏液性尤为重要。一些实质性肿瘤出现坏死或出血囊性变后,也会表现为胰腺囊性病变,如:胰腺导管腺癌(pancreatic ductal adenocarcinoma,PDAC)、实性假乳头状瘤(solid pseudopapillary tumor,SPT)、神经内分泌肿瘤(neuroendocrine tumor,NET)等。此外,在无法通过手术获取组织进行病理诊断前,胰腺假性囊肿经常被诊断为胰腺囊性肿瘤。复旦大学附属华山医院统计了2002—2012年因胰腺囊性病变而行胰腺切除手术的患者,约30%的患者术后病理是浆液性囊腺瘤或假性囊肿,这部分患者接受了不必要的切除手术,承担了额外的手术风险和经济负担。因此对于胰腺囊性病变,术前准确诊断和分型十分重要,但临床上又非常困难。

## 一、胰腺囊性病变的诊断现状

胰腺囊性病变的临床症状包括腹痛、胰腺炎、黄疸、消瘦、恶心等,但很多患者可无任何不适,在体检中才发现。CT和MRI广泛应用后,PCLs的检出率明显提高。据报道,有1.2%~2.6%和2.4%~13.5%的PCLS患者分别在CT和MRI检查中偶然发现病变,但一项尸检研究提示PCLs的患病率达24.3%,并且CT和MRI难以区分黏液性或非黏液性PCLs。EUS集超声波与内镜检查为一体,探头可紧贴十二指肠或胃壁获得清晰的胰腺占位的成像。在PCLs的诊断中,EUS成像的诊断准确率报道各异,在40%~96%之间。单用EUS鉴别黏液性和非黏液性PCLs,敏感度(56%)和特异度(45%)均较低,准确率仅51%。

EUS引导下的细针抽吸术(EUS-guided fine-needle aspiration,EUS-FNA)可安全取得实性病灶组织或囊性病灶内的囊液等,获取病理学、分子生物学等依据,目前是胰腺占位的标准检查。两项Meta分析评估了EUS-FNA细胞学在区分黏液性和非黏液性PCLs的作用,得到的敏感度分别为63%和54%,特异度为88%和93%。囊液的肿瘤标志物分析中最有意义的是癌胚抗原(carcino-embryonic antigen,CEA),其诊断黏液性PCLs的敏感度为63%,特异度为88%。其余标志物如CA19-9,CA 125,CA 72-4和CA 15-3准确率更低,淀粉酶水平亦缺乏特异性。因此,EUS-FNA的囊液分析敏感性欠佳。

## 二、共聚焦激光显微内镜的技术特点

共聚焦激光显微内镜是将传统实验室使用的共聚焦激光显微镜原理应用于内镜中产生的一项新技术。不同于传统内镜,共聚焦激光显微内镜并不是对图像进行简单的放大成像,而是在超声内镜显像的基础上,将低能量的激光汇聚于某一特定的目标组织层,激发含有荧光剂的组织发出荧光,该荧光被捕获后将光信号转变为电信号,经计算机系统处理后转变为电子图像,最终形成一系列灰度像素,显示该目标组织平面的图像。由于该系统的照明系统和检测系统位于同一焦点平面,因此称之为"共聚焦"。

20世纪90年代,共聚焦激光显微内镜问世,当时为硬管式,主要适用于皮肤、宫颈、腹腔脏器及直肠;2003年,Pentax首先将可弯曲的整合式共聚焦内镜(endoscope-based CLE,eCLE)应用于结肠癌和结肠上皮内肿瘤的诊断;2006年,可放大1 000倍的共聚焦激光应用于临床;2013年,探头式共聚焦激光显微内镜(probe-based CLE,pCLE)技术逐步进入中国。pCLE将共聚焦显微镜集成于探头之上,可通过内镜活检孔道到达消化道管腔,与胃肠镜、十二指肠镜、超声内镜配合使用,扩展了临床应用范围(图21-0-2)。

pCLE的主要优点在于:①成像速度快,达到12帧/s快速动态成像,实现了对组织结构的实时动态观察;②放大倍数达1 000倍;③与组织病理有良好的相关性,当场可获得诊断,被称为"光学活检";④无创或微创,可发现微小病变实现"靶向活检";⑤可与各种内镜匹配。pCLE的激光发射波长为488nm,光学切片厚度为7μm,分辨率为0.7μm,对黏膜表面及黏膜下观察深度为0~250μm,常使用荧光素钠作为显影剂。pCLE已在Barrett食管、幽门螺杆菌感染、炎症性肠病、结肠息肉等方面得到应用,逐渐扩展到胆胰腺疾病、肝脏疾病等,其他专业包括呼吸科及泌尿科等也有报道。

nCLE是将共聚焦探头进一步微型化缩小至可通过19G穿刺针使用的一种pCLE,尤其适用于胰腺占位性病变的探查。该技术首先由法国Mauna Kea Technologies公司推出,主要设备包括Cellvizio®共聚焦微探头影像仪及胆胰专用探头。该探头外径为0.91mm(可以通过19G穿刺针),弹性好、可弯曲,成像频率在0.08s/帧,长4m,其成像深度为40~70μm,最大视场为325μm,分辨率为3.5μm,每个探头可重复使用10次左右检查。对胰腺囊性病灶进行检查时,常用探测深度为50μm,此时图像质量更高,稳定性更好(图21-0-3,21-0-4)。

## 三、EUS-nCLE的适应证、禁忌证及并发症

### (一)适应证

理论上来讲,EUS-nCLE适用于各种胰腺实性、囊性或混合性病变,近年来对于腹腔及纵隔淋巴结、肝脏、脾脏等其他器官的研究也屡有报道。目前临床上主要用于胰腺囊性病变,特别是怀疑黏液性肿瘤的患者应尽早检查,临床诊断为浆液性囊腺瘤拟长期随访的患者也建议行EUS-nCLE检查以减少后续复查次数。

### (二)禁忌证

常规内镜检查禁忌证(心肺功能不全、已知或怀疑内脏器官穿孔、未禁食患者或消化道梗阻、患者不能配合),穿刺相关禁忌证(严重凝血功能障碍、大量腹水、急性胰腺炎发作期),其他(荧光素钠过敏、妊娠及哺乳期患者、肾功能不全)。此外对于主胰管的病变(主要为主胰管型IPMN),因其穿刺后有较高的胰腺炎风险,能否行nCLE目前尚有争议。

## （三）并发症

穿刺相关并发症（囊内出血、感染、穿孔、胰腺炎），荧光素钠过敏，总的并发症发生率为 9%。主要表现为一过性腹痛、一过性腹泻和发热等，大多可自行好转或通过对症治疗后好转，极少需外科手术干预。为减少并发症的发生，术中应注意固定好锁定装置，尽量缩短扫描时间（一般不超过 10 分钟），避开主胰管，避免穿刺过多的正常胰腺组织，尽量避免多次穿刺。囊内出血一般没有症状，仅在影像学检查或手术时发现。对于怀疑有术后胰腺炎发作的患者应及时检查淀粉酶和脂肪酶，如果出现持续的腹痛，应当行腹部 CT 检查。对于囊肿较大或者怀疑假性囊肿有感染可能的，可以术后给予抗感染治疗。

## 四、nCLE 诊断胰腺囊性病变的操作过程

### （一）检查前准备

检查前常规嘱患者禁食、禁水，术前进行小剂量荧光素钠过敏测试。将 0.5ml 10% 荧光素钠用 0.9% 氯化钠稀释至 5ml，抽取 1ml 缓慢予静脉推注后观察 15 分钟，观察患者有无全身或局部过敏反应。如有过敏反应，立即予地塞米松静脉注射，并取消 nCLE 检查。

过敏试验阴性的患者，常规建立静脉通路，麻醉医师进行麻醉前基本评估后，给予静脉麻醉，操作过程应持续心电监护，检查室内常规准备抢救设施。

术前应停用华法林等抗凝药物 3 天以上；停用氯吡格雷等抗血小板药物一周以上；是否术前静脉使用广谱抗生素预防感染目前仍有争议，建议囊性病变较大或者假性囊肿可能的患者术前预防性使用抗生素。

### （二）检查步骤

操作由富有经验的内镜操作医师执行。

1. EUS　首先进行胰腺常规 EUS 检查，将超声探头置于胃体后壁或（及）十二指肠扫描胰腺各部分，观察是否存在胰腺占位性病变，确定其位置、大小、形态、边缘、回声强度，初步判断其性质，同时观察周围淋巴结有无肿大，在多普勒超声的辅助下，明确病变与周围血管的关系，避开血管，选择恰当的穿刺路径和深度。

2. nCLE　其次进行 nCLE 检查的操作。退出 19G 穿刺针的针芯，将 AQ-Flex19 微探头预先置入，并将光纤连接于固定器，然后缓慢插入穿刺针中。在微探头推进到头端超过穿刺针尖约 1mm 时，锁定固定装置以确定稍后微探头进入的深度。将探头和固定装置同时退出穿刺针尖约 2cm 后，在 EUS 的引导下对囊性病变进行穿刺（在穿刺之前就将微探头代替针芯预置在针内，而不使用后置 - 即在穿刺后插入微探头的方式，因为穿刺针可能在体内有弯曲度导致微探头不能顺利置入，之前的可行性试验也表明过预置较后置成功率更高）。当穿刺针进入病变内到达预定观察处时，予 10% 荧光素钠 2.5~3.0ml 静脉推注，随即将 nCLE 微探头推入至超过针尖约 1mm 时，锁定固定器。此时打开共聚焦成像设备开始进行图像采集，全程录像。医师此时可通过屏幕即时观察病变在 nCLE 下的表现，并根据需要小幅度移动探头以观察得尽可能全面。视频采集完成后，退出 nCLE 微探头及固定器。

3. 观察部位　在胰腺囊性病变中，微探头应调整至其头端与囊腔内壁紧密接触，并选择多个不同的位置，以扇形分布进行观察。若有实质性成分，医师将也对其进行观察。

4. 囊液采集及活检　nCLE 检查和录像完毕后，根据情况，用穿刺针负压抽吸囊液送实验室化验，或在有实性成分的囊性病变中行 FNA 组织条获取并送病理学检查。操作结束后缓慢抽出穿刺针，观察穿刺点，若无出血则退镜。活检组织条浸泡于 10% 甲醛溶液，送检后进行石蜡包埋及苏木精 - 伊红染色（hematoxylin and eosin staining，HE 染色）等，需要时行必要的免疫组织化学染色。组织切片由病理科医师进行病理诊断。

### （三）检查后监测

患者苏醒后留观，监测患者生命体征，观察有无检查后即刻发生的腹痛、恶心等不良反应，如有发生则应及时处理。安全返回病房后，观察有无发生消化道出血、穿孔、腹痛、发热、恶心呕吐等。术后 3 小时及次日晨常规检测血清淀粉酶，以及时发现胰腺炎。部分患者可能会在注射完荧光素钠后可出现皮肤或

尿液黄染,这是正常表现,一般在 24 小时内就可自行消退,偶有患者可能会有皮肤瘙痒等轻微的副作用,嘱患者多饮水可促进药物排泄。

### (四) nCLE 诊断标准

综合目前已完成的 INSPECT、DETECT、CONTACT 等 3 项前瞻性研究,我们制定了 nCLE 典型图像的判读标准(表 21-0-1)。

表 21-0-1　EUS-nCLE 显示胰腺正常结构及常见病变的图像

| 实质性结构 | |
| --- | --- |
| 血管 | 粗 / 细白色条带,有时呈网络状 |
| 腺泡细胞 | 深灰色“咖啡豆”样结构,常聚集呈小叶 |
| 脂肪细胞 | 灰色椭圆形结构 |
| 胰腺导管上皮 | 细长的深灰色条带 |
| 纤维成分 | 极细的明亮条带,常密集平行排列 |
| 上皮样结构 | |
| 绒毛样结构 | “手指样”乳头形态,带白色中心的深灰色环状结构(横断面) |
| 囊壁(纤维) | 细胞和血管少见 |
| 肿瘤细胞 | 形态不规则的深灰色细胞,常聚集成团 |
| 囊液成分 | |
| 炎症细胞 | 透亮均一的悬浮颗粒,常成簇分布 |
| 红细胞 | 均一的小黑颗粒 |
| 细胞或组织碎片 | 大小各异的亮白颗粒或大圆形悬浮颗粒 |

1. 正常胰腺组织　血管表现为浅色带状图形,粗细不一,内可见流动的深色颗粒,即红细胞。胰腺腺泡细胞表现为典型的深色咖啡豆样结构。脂肪细胞表现为卵圆形结构,大小约 60μm。纤维组织表现为极细的浅色丛状条索结构,可互相平行或互相交错(图 21-0-5、21-0-6)。

2. 浆液性囊腺瘤(SCN)　SCN 特有的血管组织结构被总结为“浅表血管网”(superficial vascular network,SVN),表现为紧密连接的不同宽度的血管网络,密集而迂曲,根据血管内血细胞密度和荧光素对比度的不同,它可以表现为黑色或灰色背景上的白色血管,或清晰浅色背景上的黑色血管;它可呈现出西瓜形或树状的外观,或类似蕨类植物。血管内可见密集的动态循环流动的血细胞(图 21-0-7)。

病理镜下可见囊壁或多囊的分隔内邻近较密的小血管的横切面。

3. 导管内乳头状黏液肿瘤(IPMN)　IPMN 的特异性表现是手指或乳头样突起,纵截面上可见一个乳头状突起中央有浅色的血管核心,上覆柱状上皮,边缘颜色加深,有时所见为两条平行的粗大条带,中间是浅色血管核心。若截取横截面,则显示为中空的暗环。一般没有表面血管网或漂浮的明亮不均颗粒(图 21-0-8)。

病理镜下可见囊壁的柱状上皮曲折形成的乳头状结构。

4. 黏液性囊性肿瘤(MCN)　MCN 则表现为平面拼接结构和上皮边界或带有细黑色线条的灰色条带,欠规则的粗大血管,约 20μm 较均匀的细胞巢(病理学的“卵巢样基质”是 MCN 特征),明亮的簇状颗粒(图 21-0-9)。

MCN 囊壁由分泌黏液的柱状上皮组成,有致密卵巢样基质,是其病理特点,可有较厚的纤维壁,有时伴有乳头状突起。

5. 胰腺假性囊肿(PC)　胰腺假性囊肿表现为视野中深色背景上满布白色或灰色的颗粒,分布不均,大小不等,形态各异。病理镜下可见囊腔和没有上皮组织的“囊壁”(图 21-0-10)。

6. 胰腺导管腺癌(PDAC)　nCLE 下所见深色细胞聚集体形成的暗团块,细胞团块间的白色纤维带。

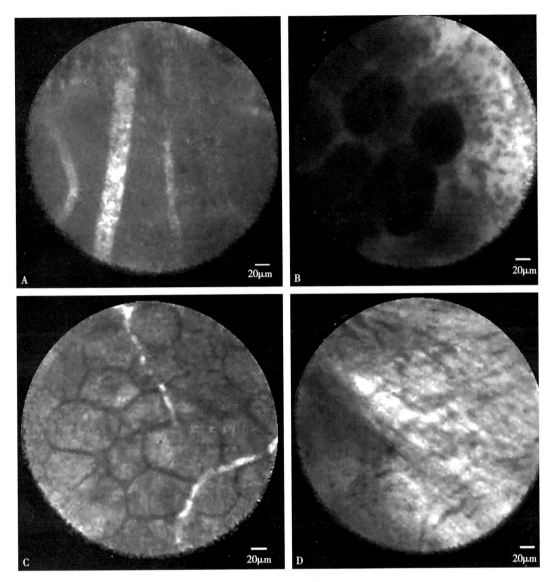

**图 21-0-5　正常胰腺共聚焦图像**
A. 血管；B. 腺泡细胞；C. 脂肪细胞；D. 纤维组织

病理标本所见肿瘤细胞巢和周围密集的纤维组织（图 21-0-11）。

### 五、国内外临床应用的进展及展望

2011 年，Konda 等完成了首个 nCLE 用于胰腺占位性病变的临床研究，证实了 nCLE 用于诊断胰腺占位性病变的可行性，并首次提出 nCLE 镜下所见绒毛样结构可提示 IPMN。2013 年 Konda 等进一步开展了"INSPECT"试验，研究了黏液性 PCLs（IPMN、MCN）在 nCLE 下的表现，以此为标准诊断黏液性 PCLs 的特异度和阳性预测值均高达 100%，但敏感度、阴性预测值不高。2015 年，Nakai 等开展了"DETECT"研究，结合了 SpyGlass 光纤探头与 nCLE 进行检查，总结了 IPMN、MCN、SCA 的特异性表现，并得出结合 SpyGlass 光纤探头和 nCLE 时敏感度则可达 100%。同年，Napoléon 等在"CONTACT"研究中提出了 SCN 的诊断标准。次年，该团队进一步提出了 MCN 的 nCLE 表现和胰腺假性囊肿、胰腺神经内分泌肿瘤的特征。Krishna 等提出应辅以 EUS-FNA 组织学、囊液分析来帮助鉴别诊断。

长海医院金震东最早将 EUS-nCLE 技术引入国内，复旦大学附属华山医院钟良等率先开展了 nCLE 应用于胰腺囊性及实性病变诊断的相关研究。尽管如此，目前国内外发表的临床研究中样本量均较少，且样本中取得手术病理的患者数量更少，nCLE 在 PCLs 的诊断价值尚需大样本的临床研究来证明。

　　胰腺实质性肿瘤中 nCLE 尝试比较滞后，Giovannini 等已经做了探索性研究，对于实性肿瘤目前尚无公认的诊断标准。原因可能在于 EUS-FNA 技术已经获得了较高的诊断效率，nCLE 未能进一步提高诊断准确率。此外 EUS-nCLE 在腹腔淋巴结、肝脏、脾脏等其他脏器的研究也屡见报道。

　　EUS-nCLE 作为一种新型诊断工具，仍处于研究探索和完善阶段。尚待解决的问题之一是荧光剂，目前临床上普遍应用的是荧光素钠，但是荧光素钠无法进入细胞核，因此只能从血管、细胞大小和形态方面来进行诊断，无法从细胞器水平进行判断。动物实验中曾使用吖啶黄作为荧光剂，但其具有致癌作用而无法进行静脉注射，目前仅有在黏膜表面局部喷洒的临床报道。nCLE 另一问题在于图像成像质量，现有技术只能将光信号转化为灰度信号，对比度受到了限制，如有新的荧光剂或者不同波长激光的应用，将有可能改善成像质量。昂贵的价格也是目前限制其临床广泛应用的主要因素，特别是在总体医疗支出仍较低的我国，如果有更多的国内公司投身于这一领域的研究，打破国外公司的垄断及技术壁垒，nCLE 技术将造福更多的患者。

　　随着光学显微镜技术以及生物计算机图像处理技术的进一步发展，相信 nCLE 技术将在胰腺疾病诊治中发挥越来越重要的作用。

（狄　扬　钟　良）

# 参 考 文 献

1. 吕炎，张小文. 胰腺囊性肿瘤的分类与诊断. 临床肝胆病杂志，2016，32（5）：968-971.

2.《中华胰腺病杂志》编辑委员会. 我国胰腺囊性肿瘤共识意见（草案 2013，上海）. 中华胰腺病杂志，2013，13（2）：79-90.

3. 李骥，王晓乙，傅德良，等. 胰腺囊性病变 161 例外科诊治分析. 中国实用外科杂志，2013，33（6）：493-496.

4. Kimura W，Nagai H，Kuroda，et al. Analysis of small cystic lesions of the pancreas. Int J Pancreatol，1995，18（3）：197-206.

5. De Jong K，Nio CY，Mearadji B，et al. Disappointing interobserver agreement among radiologists for a classifying diagnosis of pancreatic cysts using magnetic resonance imaging. Pancreas，2012，41（2）：278-82.

6. ASGE Standards of Practice Committee. The role of endoscopy in the diagnosis and treatment of cystic pancreatic neoplasms. Gastrointest Endosc，2016，84（1）：1-9.

7. Goh BK. Diagnosis of pancreatic cystic neoplasms：a report of the cooperative pancreatic cyst study. Gastroenterology，2005，128（5）：1529.

8. Thosani N，Thosani S，Qiao W，et al. Role of EUS-FNA-based cytology in the diagnosis of mucinous pancreatic cystic lesions：a systematic review and meta-analysis. Dig Dis Sci，2010，55（10）：2756-2766.

9. Thornton GD，Mcphail MJ，Nayagam S，et al. Endoscopic ultrasound guided fine needle aspiration for the diagnosis of pancreatic cystic neoplasms：a meta-analysis. Pancreatology，2013，13（1）：48-57.

10. Park WG，Mascarenhas R，Palaez-luna M，et al. Diagnostic performance of cyst fluid carcinoembryonic antigen and amylase in histologically confirmed pancreatic cysts. Pancreas，2011，40（1）：42-45.

11. Kiesslich R，Burg J，Vith M，et al. Confocal laser endoscopy for diagnosing intraepithelial neoplasias and colorectal cancer in vivo. Gastroenterology，2004，127（3）：706-713.

12. 黄颖秋. 共聚焦内镜在消化系疾病中的诊断价值. 世界华人消化杂志，2008，16（16）：1711-1715.

13. Nakai Y，Isayama H，Shinoura S，et al. Confocal laser endomicroscopy in gastrointestinal and pancreatobiliary diseases. Dig Endosc，2014，26：86-94.

14. Almadi MA，Neumann H. Probe based confocal laser endomicroscopy of the pancreatobiliary system. World J Gastroenterol，2015，21（44）：12696-12708.

15. Fuchs FS，Zirlik S，Hildner K，et al. Fluorescein-Aided Confocal Laser Endomicroscopy of the Lung. Respiration，2011，81（1）：32-38.

16. Wiesner C，Jäger W，Salzer A，et al. Confocal laser endomicroscopy for the diagnosis of urothelial bladder neoplasia：a technology of the future？ BJU International，2011，107（3）：399-403.

17. ASGE Technology Committee. Confocal laser endomicroscop. Gastrointest Endosc，2014，80（6）：928-938.

18. Konda VJ，Aslanian HR，Wallace MB，et al. First assessment of needle-based confocal laser endomicroscopy during EUS-FNA procedures of the pancreas（with videos）. Gastrointest endosc，2011，74（5）：1049-1060.

19. Konda VJ, Meining A, Jamil LH, et al. A pilot study of in vivo identification of pancreatic cystic neoplasms with needle-based confocal laser endomicroscopy under endosonographic guidance. Endoscopy, 2013, 45 (12):1006-1013.

20. Napoléon B, Lemaistre AI, Pujol B, et al. A novel approach to the diagnosis of pancreatic serous cystadenoma: needle-based confocal laser endomicroscopy. Endoscopy, 2015, 47 (1):26-32.

21. Nakai Y, Iwashita T, Park DH, et al. Diagnosis of pancreatic cysts: EUS-guided, through-the-needle confocal laser-induced endomicroscopy and cystoscopy trial: DETECT study. Gastrointest Endosc, 2015, 81 (5):1204-1214.

22. Napoléon B, Lemaistre AI, Pujol B, et al. In vivo characterization of pancreatic cystic lesions by needle-based confocal laser endomicroscopy (nCLE): proposition of a comprehensive nCLE classification confirmed by an external retrospective evaluation. Surg Endosc, 2016, 30 (6):2603-2612.

23. Krishna SG, Lee JH. Appraisal of needle-based confocal laser endomicroscopy in the diagnosis of pancreatic cysts. World J Gastroenterol, 2016, 22 (4):1701-1710.

24. 徐灿,王东,陈洁,等. 内镜超声穿刺引导下的激光共聚焦显微内镜在胰腺囊性疾病中的应用. 中华消化内镜杂志, 2015, 32 (4):253-254.

25. 狄扬,郝思介,徐蔚佳,等. 内镜超声引导下细针型共聚焦显微内镜检查在胰腺肿瘤诊断中的初步应用. 中华消化内镜杂志, 2017, 34 (8):549-553.

26. Giovannini M, Caillol F, Monges G, et al. Endoscopic ultrasound-guided needle-based confocal laser endomicroscopy in solid pancreatic masses. Endoscopy, 2016, 48 (10):892-898.

# 第22章

# PET/CT、PET/MRI 与胰腺良恶性疾病的鉴别

【摘要】非特异性肿瘤显像 $^{18}$F-FDG PET/CT（平扫低剂量 CT）在胰腺良恶性病变鉴别中的价值局限，因为胰腺良恶性病变的 SUV 值有较大的交叉覆盖。18F-FDG PET/CT 在胰腺中的主要应用价值为胰腺癌远处转移、淋巴结转移的显像、胰腺神经内分泌肿瘤全身显像以及自身免疫性胰腺炎的全身显像。$^{18}$F-FDG PET/MR 由于 MRI 的软组织分辨率较高，对于胰腺病变的显示具有独特优势，可以区分胰腺不同的囊性病变、囊实性病变以及实性病变，加上 $^{18}$F-FDG 显像，能够进一步区分病变的良恶性。胰腺神经内分泌肿瘤由于其独特的分子生物特点，PET 显像需要多种显像剂联合应用，分别对细胞表面受体表达、肿瘤细胞糖代谢、氨基酸代谢等进行显像，从而达到微小肿瘤检测、肿瘤分化程度及恶性程度的评估。

## 第一节 概 述

正电子发射显像仪（positron emission tomography，PET）是一种功能代谢显像仪，以发射正电子的放射性核素及其标记化合物作为显像剂评估脏器或组织的功能和代谢情况。氟代脱氧葡萄糖（18F-fluorodeoxyglucose，$^{18}$F-FDG）是目前应用最广泛的 PET 显像剂，FDG 是天然的葡萄糖类似物，通过葡萄糖转运蛋白扩散入细胞，并在己糖激酶（hexokinase，HK）的作用下磷酸化为 6- 磷酸脱氧葡萄糖（FDG-6-PO$_4$），由于 FDG-6-PO$_4$ 不能去磷酸化运出细胞，亦不会参加糖酵解而分解，使它停留于细胞内而被仪器探测。研究证明肿瘤的恶性程度与其摄取 FDG 的能力呈正相关，这是由于肿瘤细胞的生物学原则使其对葡萄糖的利用率增加而造成的。通过研究交流，PET/CT 检查在肿瘤领域的应用价值已达成了共识，目前已广泛应用于肿瘤的诊治中，胰腺肿瘤亦是其中之一。继 PET/CT 在临床工作中的成功应用，研究人员更关注能否实现 PET/MR 同机融合检查。一体化 PET/MR 是将两个成像原理和硬件设备完全不同的成像系统整合在一台仪器内。与 CT 相比，MR 具有更高的组织分辨度，故 PET/MR 可在肿瘤诊断准确性方面有所提高。除了 PET 显像注射显像剂的辐射外，MR 没有辐射，更适合于无症状人群的肿瘤筛查。一体化 PET/MR 以同一参照系为标准，在一次扫描中同时获得 MR 和 PET 数据，避免了二次扫描带来的定位偏差，使图像融合更准确，且对于高代谢灶更能精确定位（图 22-1-1、22-1-2）。

最大标准化摄取值（maximum standardised uptake value，SUVmax）是目前公认较便捷和稳定的评价参数，但由于不同类型的胰腺肿瘤摄取 FDG 的差异较大，与病理类型、分化程度、肿瘤大小、炎性反应细胞浸润程度等相关，目前还无法达成统一标准。部分研究显示，双时相法 FDG PET/CT 显像可以提高胰腺肿瘤良恶性鉴别的准确性。该方法利用了良性肿瘤（如炎性肉芽肿）不易于滞留 FDG 的特性，在延迟显像

时(注射 FDG 后 2 小时),病灶 SUVmax 值较早期显像(注射 FDG 后 1 小时)无明显改变或下降;而恶性肿瘤延迟显像 SUVmax 值多明显增高。

目前 PET 用于胰腺癌的诊断还没有明确的阳性标准,临床工作大多采用目测法,即病灶放射性摄取高于正常组织定义为阳性。部分学者提出以 SUVmax=3.5 作为区分胰腺肿块良恶性的界值,诊断准确性较高(灵敏度 92.6%,特异性 76.9%)。另有研究报道,胰腺肿瘤如 IPMN 或 pNET 有不同的分级和恶性度,SUVmax 的阈值 2.5 是鉴别胰腺肿瘤良恶性比较合适的值。除了量化指标 SUV 值外,放射性分布特点也是判断病灶良恶性的参考依据,局灶性摄取增高倾向于恶性诊断,弥漫性摄取需考虑胰腺炎的可能。由于肿块型胰腺炎 FDG 摄取也增高,因此 FDG-PET 对胰腺癌与胰腺炎的鉴别能力也存在局限。FDG-PET 对胰腺癌最大的应用价值在于 FDG 摄取与肿瘤侵袭性的强相关性、预测远处转移和生存。

## 第二节 胰腺癌与胰腺炎的鉴别

### 一、概述

胰腺癌细胞与正常细胞相比,对葡萄糖摄取增多,且由于蛋白酶的上调促进了葡萄糖代谢,使肿瘤细胞放射性摄取增多而表现为高浓聚,从而使胰腺肿块累及的范围及其活性在 PET 图像上达到可视化的目的。通常,当胰腺 FDG 摄取超过背景时认为是阳性结果、提示恶性病变,而胰腺 FDG 摄取低于或等于背景时认为是阴性结果、提示良性病变。$^{18}$F-FDG PET/CT 显像在胰腺癌的检测方面具有较高的灵敏度,但这种方法诊断特异性比较低;一些胰腺良性肿瘤或非肿瘤性疾病也能明显摄取 FDG,如胰腺神经内分泌肿瘤、活动性胰腺炎及自身免疫性胰腺炎等,是胰腺肿瘤鉴别诊断的难点。因为半定量摄取值在癌和炎症中有交叉覆盖的现象,以摄取模式反映的定性诊断和以 SUV 值反映的定量诊断是互相补充的,但有些情况下两者是互相矛盾的,关于这方面的研究数据尚很缺乏。

PET/CT 诊断胰腺癌的特异性较低,约 80%,其最主要的原因是由于恶性细胞和炎性细胞均摄取 FDG,只是摄取的程度和分布范围不同:恶性组织放射性分布局限,SUVmax 增高,而炎性组织放射性分布呈弥漫性,SUVmax 相对较低,但准确区分良恶性的 SUVmax 的界值因受影响因素较多(如外环境因素、不同中心仪器设置参数、检查疾病种类等),仍未统一;部分学者提出双时相检查,即注射 FDG 后 1 小时和 2 小时分别进行全身和局部显像,测量 SUVmax 的变化,如 SUVmax 不变或降低,倾向良性诊断,如 SUVmax 值明显增高,考虑恶性病变可能性大。全身显像也是 PET/CT 检查的一大优势,因为自身免疫性胰腺炎有典型的胰腺外病变,且复杂多样,如硬化性胆管炎和硬化性涎腺炎,使 FDG 积聚在相应部位;急性胰腺炎由于坏死渗出,常累及肠系膜和肝门淋巴结,而胰腺癌淋巴结转移多位于胰周和腹膜后,所以准确评估胰腺外病灶有助于鉴别胰腺炎和胰腺癌。有研究显示,FDG 摄取方式有助于鉴别壶腹周围及胰腺的良恶性肿块;SUVmax 阈值设为 2.8 时,其诊断的敏感度和特异性分别为 87.5% 和 45%。但胰腺结核的 SUV 也可以很高,因此诊断不能单纯依靠 SUVmax 阈值(图 22-2-1、22-2-2)。

### 二、慢性肿块型胰腺炎(chronic mass form pancreatitis,CMFP)

慢性肿块型胰腺炎是慢性胰腺炎的特殊表现形式,是一种难以确切定义的胰腺慢性炎症性病变。目前认为慢性肿块型胰腺炎系指各种致病因素导致的胰腺的慢性进行性炎症过程,以胰腺实质(包括腺泡和胰岛组织)进行性破坏及广泛性纤维化为特征,形成局限性肿块,被称之为慢性肿块型胰腺炎或局限性胰腺炎。慢性肿块型胰腺炎主要与胰腺癌鉴别,对于典型的慢性肿块型胰腺炎一般诊断不难,但对于不典型的慢性肿块型胰腺炎,我们发现无论是临床表现还是影像学特征两者都非常相似,鉴别诊断仍是临床工作的难题之一(图 22-2-3、22-2-4)。

有研究显示胰腺癌与肿块型胰腺炎 FDG 摄取方式没有明显差异,虽然,当 SUVmax 值较高(1 小时 SUVmax>7.7 或 2 小时 SUVmax>9.98)或较低(1 小时 SUVmax<3.37 或 2 小时 SUVmax<3.53)时鉴别胰腺癌或肿块型胰腺炎是有可能的,但由于两者的 SUVmax 有较多的重合,因此 FDG-PET/CT 鉴别无转移的胰

腺癌与肿块型胰腺炎是比较困难的。也有研究显示,胰腺癌($5.98+/-2.27$)的SUVmax高于肿块型胰腺炎($2.58+/-1.81,p<0.05$)。$^{18}$F-FDG PET/CT鉴别胰腺癌和肿块型胰腺炎的敏感度、特异性和准确率分别为95%,60%,83.3%。胰腺癌($917.44+/-1\,088.24$)的CA19-9明显高于肿块型胰腺炎($19.09+/-19.54,p<0.05$)。$^{18}$F-FDG PET/CT结合CA19-9鉴别胰腺癌与肿块型胰腺炎的敏感度、特异性和准确率分别为90%,90%,90%。

胰腺炎性肉芽肿需与外生为主的胰腺癌相鉴别,前者在胰周病变范围相对较大且边缘模糊,代谢轻度至中度活跃;后者范围相对较局限,PET图像上病灶代谢中度至高度活跃,呈结节状放射性浓聚。

### 三、自身免疫性胰腺炎(autoimmune pancreatitis,AIP)

自身免疫性胰腺炎同钙化及梗阻引起的胰腺炎类型不同,分为两个类型,即I-AIP、II-AIP,I-AIP型为淋巴浆细胞硬化性胰腺炎,其特点是受累组织器官大量浆细胞(富含免疫性球蛋白IgG4)浸润;对类固醇类激素治疗敏感;II-AIP型为导管中心型胰腺炎,其特征是以胰腺导管为中心、粒细胞上皮内浸润性病变,不伴有系统性疾病。AIP常表现为胰腺弥漫性肿大,腺体饱满,呈现"腊肠样"外观;有时自身免疫性胰腺炎可表现为局限性胰腺肿大,在无手术获取组织病理诊断前,局灶性AIP易诊断为胰腺癌,AIP FDG摄取增高,往往表现为长条状,胰腺癌FDG摄取增高往往表现为局灶性。研究表明胰腺肿块FDG摄取形态、SUVmax、胰外病灶的数目和位置在AIP和胰腺癌之间存在差异,当活检未能获得确定的诊断时,PET/CT能够检测其余的系统性炎性病灶、从而有助于AIP的诊断。自身免疫性胰腺炎有许多胰腺外表现,最常见于胆道、肾脏及后腹膜脏器。在PET/CT全身显像中表现为两侧腮腺对称性放射性浓聚,纵隔、肺门等多组淋巴结肿大,肝脾及双肾增大等,强烈提示自身免疫性疾病,而胰腺只是其中的一个靶器官,需与胰腺癌相鉴别。胰外胆管、腮腺、前列腺异常摄取更易见于AIP患者;同时出现胰腺弥漫性FDG摄取和前列腺倒V形FDG摄取仅见于AIP患者。当遇到非典型自身免疫性胰腺炎时,通过胰腺外表现能诊断此病。

### 四、PET/MR的价值

PET/MR在胰腺癌诊断中最大的特点是精细的解剖结构和代谢分布的准确对位。胰腺是腹膜后脏器,与众多组织、器官关系密切,周围结构复杂。由于MR对解剖结构的显示较CT具有更高的分辨率,对评估胰腺癌周围结构侵犯程度(如血管、淋巴结、胆管等)更准确,可用于术前评估和术后随访。Mitsuaki Tatsumi等对比了PET融合$T_1$WI和$T_2$WI序列图像诊断胰腺恶性病变的准确性分别为93%和90.7%。Shigeki Nagamachi等把胰腺肿块分为实性和囊性两类,分别进行了统计分析,结果如下:PET/MR诊断胰腺实性恶性病变的灵敏度为98.7%,特异性为92.6%,阳性预测值为98.7%,阴性预测值为92.9%,准确性为97.7%;诊断胰腺囊性恶性病变的灵敏度为100.0%,特异性为77.8%,阳性预测值为91.7%,阴性预测值为100.0%,准确性为93.5%。

## 第三节　胰腺导管内乳头状黏液性肿瘤和黏液性囊性肿瘤的良恶性鉴别

### 一、胰腺导管内乳头状黏液性肿瘤

胰腺导管内乳头状黏液性肿瘤(intraductal papillary mucinous neoplasm,IPMN)是胰腺导管上皮来源的良性、交界性或低度恶性肿瘤,其肿瘤细胞为高柱状的富含黏液的上皮细胞,可伴有或不伴有乳头状突起,广泛侵犯主胰管和/或主要分支胰管,造成囊性扩张。组织学上,导管内乳头状黏液性肿瘤包括导管内乳头状黏液瘤(良性)、中度不典型增生导管内乳头状黏液性腺瘤(交界性)和导管内乳头状黏液癌(恶性),恶性又进一步分为原位癌及侵袭性癌。

IPMN良恶性的鉴别主要从结节的大小和形态、结节的强化程度和峰值出现的时间、胰管扩张的程度、随访肿瘤生长的速度、转移、临床症状和实验室检查等几个方面进行鉴别。IPMN的结节可呈点状、结节状、扁平状和乳头状,部分患者导管内出现明确的肿块样结构。一般认为<3mm的乳头状突起难以显示,

增强扫描有助于显示结节和微小结节,大多数微小结节强化明显,少数呈轻中度强化。良性结节多较小,呈点状或小结节,恶性病变直径较大,呈大结节、扁平状或乳头状。扁平状不仅提示恶性,且多呈浸润性。部分管壁上的乳头状突起较小且扁平而不易显示,较大病灶因含较多黏液成分亦摄取 FDG 不明显,故 IPMN 是 PET/CT 显像需鉴别的假阴性病变之一。SUVmax 阈值设为 2.5 时,预测 IPMN 恶变的似然比为 5.49。恶性 IPMN（4.7+/-3.0）的 SUVmax 明显高于良性 IPMN（1.8+/-0.3,$p$ =0.001 1）。SUVmax 值与 IPMN 的组织学类型相关（腺瘤 / 交界性 / 原位癌 / 浸润癌）（Spearman 等级相关系数 0.865,$p<0.000\,1$）。SUVmax 阈值为 2.5 时诊断的特异性、敏感度和准确率最好（100%,93%,96%）。研究显示双期 FDG-PET/CT 显像能有助于判断 IPMN 恶变。恶性 IPMN 比良性 IPMN 早期 SUVmax 更高（3.5 +/-2.2 vs 1.5 +/-0.4,$p< 0.001$）,将早期 SUVmax 阈值设为 2.0 时,诊断恶性 IPMN 的敏感度、特异性和准确率为 88%。恶性 IPMN 与良性 IPMN 的滞留指数分别为 19.6 +/-17.8、-2.6 +/-12.9。将早期 SUVmax 阈值设为 2.0、滞留指数为 -10.0 时,诊断恶性 IPMN 的敏感度、特异性和准确率分别为 88%、94% 和 90%。有关 IPMN 良恶性病变结节大小的标准差异很大,有研究显示,壁结节≥3mm 的恶性 IPMN 的 SUVmax 大于良性 IPMN（2.7 +/-0.6 vs. 1.9 +/-0.3,$p< 0.01$）;同时,两者间壁结节直径及主胰管宽度均没有显著差异。FDG PET/CT 结合壁结节对于鉴别良恶性 IPMN 可以获得较好的结果,取 SUVmax 阈值为 2.3 时,其敏感度、特异性、阳性预测值、阴性预测值和准确率分别为 77.8%、100%、100%、77.8%、87.5%;取 SUVmax 阈值为 2.0 时,其敏感度、特异性、阳性预测值、阴性预测值和准确率分别为 100%、57.1%、75.0%、100%、81.3%。因此 FDG-PET 结合常规影像学方法及壁结节大小能够有助于 IPMN 良恶性鉴别。有病例报道 PET/MR 在显示 IPMN 异常高代谢区域时较 PET/CT 更为明显而精确。

## 二、胰腺黏液性囊性肿瘤

根据上皮细胞的层次、排列方式、乳头形成、细胞核的位置、细胞核的异型性等,将黏液性囊腺瘤分为黏液性囊腺瘤伴轻度或中度不典型增生、黏液性囊腺瘤伴重度不典型增生和黏液性囊腺瘤伴浸润性癌。黏液性囊腺瘤出现间质浸润时则称为黏液性囊腺瘤伴浸润性癌,此时病灶常较大,呈多囊型,囊内常见乳头突起或壁结节。一般来说,黏液性囊腺瘤与黏液性囊腺瘤伴浸润性癌较难区分,当肿瘤出现侵袭征象,诊断不难,但对侵袭性征象不明显的黏液性囊腺瘤,当实性成分增多则高度提示为恶性病变,出现厚壁和 / 或间隔的钙化,恶性风险也增加。胰腺囊腺癌因主要成分为黏液和坏死组织,不摄取 FDG,往往无法与胰腺假性囊肿和囊腺瘤鉴别。也有研究表明,$^{18}$F-FDG PET/CT 能够准确区分良性与恶性胰腺囊性灶,建议对于诊断困难的病例可以采用 $^{18}$F-FDG PET/CT 以辅助诊断。FDG PET 诊断胰腺恶性囊性肿瘤的敏感度和特异性为 100% 和 93.75%,准确率为 95%,优于 CT 和 EUS,有助于临床决策。

# 第四节　胰腺神经内分泌肿瘤的诊断与鉴别

PET/CT 诊断胰腺神经内分泌肿瘤多联合使用多种正电子显像剂,包括 $^{11}$C/$^{18}$F-DOPA、$^{11}$C-5-HTP 和 $^{68}$Ga 标记的生长抑素类似物等。由于胰腺神经内分泌肿瘤（PNENs）常常过度表达生长抑素受体（胰岛素瘤除外）,采用生长抑素受体显像结合断层影像可以协助 PNENs 的定位诊断和分期。生长抑素受体显像主要是针对分化好的肿瘤,分化差的神经内分泌肿瘤基本不表达生长抑素受体,分化差的 PNEN 在 FDG-PET/CT 上显示糖代谢增高,容易检出。$^{68}$Ga- 标记生长抑素类似物 -PET 显像,通常可以确定 CT 或 MRI 不能显示的病灶,而 $^{18}$F-FDG-PET 仅用于高级别神经内分泌癌的显像。

## 一、$^{18}$F-FDG

$^{18}$F-FDG 是最常用的肿瘤显像剂,反映肿瘤的糖代谢情况,与细胞的增殖活性密切相关。Nakamoto 等总结了 19 例 pNET,发现 $^{18}$F-FDG PET 对检出肿瘤的灵敏度与超声、CT 和 MR 检查相近,但同时也强调对于直径 8mm 以下的肿瘤,$^{18}$F-FDG PET 有较大的局限性。且大多数 pNET 分化良好且生长缓慢,糖代谢水平低,所以 $^{18}$F-FDG 不是诊断 pNET 理想的显像剂。但研究显示分化程度低、生长迅速、具有生物侵

袭力等恶性潜能表现的 pNET 在 ¹⁸F-FDG PET 图像上仍可以表现为高代谢,且 FDG 摄取越高,预后越差。故 ¹⁸F-FDG PET 可作为二线检查方案协助肿瘤良、恶性的鉴别和分化程度的判断,预测肿瘤转移的风险(图 22-4-1~22-4-5)。

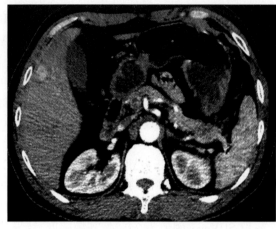
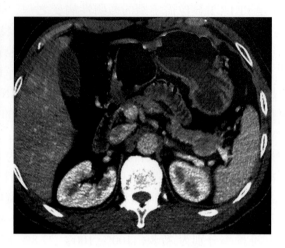

图 22-4-4  增强 CT 动脉期                      图 22-4-5  增强 CT 门脉期

男性,51 岁,神经内分泌肿瘤(胰岛素瘤),G₂,肝脏转移。图 22-4-4 为增强 CT 动脉期,图 22-4-5 为增强 CT 门脉期,均示胰腺尾部见类圆形结节影,大小约为 3cm×2.7cm,呈较明显强化;肝右叶前下段见团块状低密度影,边界欠清,大小约为 6.5cm×3.7cm,增强后内见结节状轻中度强化影

## 二、¹¹C/¹⁸F-DOPA

¹¹C 或 ¹⁸F 标记的左旋多巴经由氨基酸转运体进入细胞内,在芳香族氨基酸脱羧酶(AADC)的作用下转化为多巴胺滞留于细胞的囊泡中。基于该机制,¹¹C/¹⁸F-DOPA 可用于研究胰岛 B 细胞增生及各类神经内分泌肿瘤(NENs)。目前已有多篇报道显示 ¹⁸F-DOPA 在类癌、副神经节瘤、嗜铬细胞瘤等神经内分泌肿瘤的诊断方面具有良好的应用前景,对 pNET 的诊断灵敏度也较 ¹⁸F-FDG 明显提高。在注射显像剂前服用 DOPA 脱羧酶抑制剂(卡比多巴)可增加病灶对显像剂的摄取,而胰腺的正常生理性摄取几乎完全被阻断,提高了肿瘤 / 正常组织的对比度,使病灶易于显示。具体机制还有待进一步的研究。

## 三、¹¹C-5-HTP

¹¹C-5-HTP 是血清素的前体物质,可被血清素神经内分泌细胞摄取、脱羧,以特异 ¹¹C- 血清素的形式不可逆地存储于细胞囊泡中。注射显像剂前亦需服用卡比多巴增加肿瘤 / 正常组织的对比度,改善图像清晰度。据研究显示,¹¹C-5-HTP PET 显像可能成为诊断 pNET 的最佳手段,其最小可分辨的肿瘤直径达 5mm,诊断灵敏度超过 95%。

## 四、⁶⁸Ga 标记的生长抑素类似物

核素标记的生长抑素类似物是基于 pNET 细胞表面过表达的生长抑素受体(SSTR),目前应用最多的是 ⁶⁸Ga-DOTA 肽类物质,如 ⁶⁸Ga-DOTA-NOC、⁶⁸Ga-DOTA-TATE、⁶⁸Ga-DOTA-TOC。该类显像剂对 SSTR 亲和性好,故对诊断 pNET 的灵敏度高,能够发现微小病灶,并具有半衰期较长、可快速聚集在肿瘤组织、周围本底低、图像对比度高等优点,具有良好的发展前景。

副脾是指存在于正常脾以外,与脾结构相似、功能相同的一种先天性异位脾组织,最常见的副脾位于脾门,其次常见于胰尾,发生在胰腺尾部时称为胰腺内副脾(intrapancreatic accessory spleen,IPAS),IPAS 是一种极其罕见的良性疾病。由于其罕见且临床表现缺乏特异性,大多数临床医生和影像诊断医生对其影像学表现的诊断经验不多,很容易诊断为无功能的神经内分泌肿瘤或其他富血供肿瘤。胰腺副脾与神经内分泌肿瘤鉴别困难,根据文献报道,胰腺内副脾是 ⁶⁸Ga-DOTATATE PET/CT 诊断神经内分泌肿瘤假阳

性的因素之一,采用 Tc-99m 标记的热变性红细胞 SPECT/CT 显像有助于鉴别。

随着一体化 PET-MR 的逐渐应用于临床,分子影像有望逐步临床化,对于 PNENs 的检测及良恶性鉴别诊断或可更加快捷、敏感而准确。

(林晓珠)

# 参 考 文 献

1. Yoshioka M,Uchinami H,Watanabe G,et al. F-18 fluorodeoxyglucose positron emission tomography for differential diagnosis of pancreatic tumors. Springerplus,2015,4:154.

2. Rijkers AP,Valkema R,Duivenvoorden HJ,et al. Usefulness of F-18-fluorodeoxyglucose positron emission tomography to confirm suspected pancreatic cancer:a meta-analysis. Eur J Surg Oncol,2014,40(7):794-804.

3. Santhosh S,Mittal BR,Bhasin D,et al. Role of (18)F-fluorodeoxyglucose positron emission tomography/computed tomography in the characterization of pancreatic masses:experience from tropics. J Gastroenterol Hepatol,2013,28(2):255-261.

4. Kato K,Nihashi T,Ikeda M,et al. Limited efficacy of (18)F-FDG PET/CT for differentiation between metastasis-free pancreatic cancer and mass-forming pancreatitis. Clin Nucl Med,2013,38(6):417-421.

5. Gu X,Liu R. Application of 18F-FDG PET/CT combined with carbohydrate antigen 19-9 for differentiating pancreatic carcinoma from chronic mass-forming pancreatitis in Chinese elderly. Clin Interv Aging,2016,11:1365-1370.

6. Zheng L,Xing H,Li F,et al. Focal Autoimmune Pancreatitis Mimicking Pancreatic Cancer on FDG PET/CT Imaging. Clin Nucl Med,2018,43(1):57-59.

7. Cheng MF,Guo YL,Yen RF,et al. Clinical Utility of FDG PET/CT in Patients with Autoimmune Pancreatitis:a Case-Control Study. Sci Rep,2018,8(1):3651.

8. Zhang J,Shao C,Wang J,et al. Autoimmune pancreatitis:whole-body 18F-FDG PET/CT findings. Abdom Imaging,2013,38(3):543-549.

9. Kamisawa T,Takum K,Anjiki H,et al. FDG-PET/CT findings of autoimmune pancreatitis. Hepatogastroenterology,2010,57(99-100):447-450.

10. Zhang J,Jia G,Zuo C,et al . (18)F- FDG PET/CT helps differentiate autoimmune pancreatitis from pancreatic cancer. BMC Cancer,2017,17(1):695.

11. Lee TY,Kim MH,Park DH,et al. Utility of 18F-FDG PET/CT for differentiation of autoimmune pancreatitis with atypical pancreatic imaging findings from pancreatic cancer. AJR Am J Roentgenol,2009,193(2):343-348.

12. Tatsumi M,Isohashi K,Onishi H,et al. 18F-FDG PET/MRI fusion in characterizing pancreatic tumors:comparison to PET/CT. International journal of clinical oncology,2011,16(4):408-415.

13. Nagamachi S,Nishii R,Wakamatsu H,et al. The usefulness of (18)F-FDG PET/MRI fusion image in diagnosing pancreatic tumor:comparison with(18)F-FDG PET/CT. Annals of nuclear medicine,2013,27(6):554-563.

14. Baiocchi GL,Bertagna F,Gheza F,et al. Searching for indicators of malignancy in pancreatic intraductal papillary mucinous neoplasms:the value of 18FDG-PET confirmed. Ann Surg Oncol,2012,19(11):3574-3580.

15. Tomimaru Y,Takeda Y,Tatsumi M,et al. Utility of 2-[18F] fluoro-2-deoxy-D-glucose positron emission tomography in differential diagnosis of benign and malignant intraductal papillary-mucinous neoplasm of the pancreas. Oncol Rep,2010,24(3):613-620.

16. Saito M,Ishihara T,Tada M,et al. Use of F-18 fluorodeoxyglucose positron emission tomography with dual-phase imaging to identify intraductal papillary mucinous neoplasm. Clin Gastroenterol Hepatol,2013,11(2):181-186.

17. Takanami K,Hiraide T,Tsuda M,et al. Additional value of FDG PET/CT to contrast-enhanced CT in the differentiation between benign and malignant intraductal papillary mucinous neoplasms of the pancreas with mural nodules. Ann Nucl Med,2011,25(7):501-510.

18. Huo L,Feng F,Liao Q,et al. Intraductal Papillary Mucinous Neoplasm of the Pancreas With High Malignant Potential on FDG PET/MRI. Clin Nucl Med,2016,41(12):989-990.

19. Kauhanen S,Rinta-Kiikka I,Kemppainen J,et al. Accuracy of 18F-FDG PET/CT,Multidetector CT,and MR Imaging in the Diagnosis of Pancreatic Cysts:A Prospective Single-Center Study. J Nucl Med,2015,56(8):1163-1168.

20. Zhang Y,Frampton AE,Martin JL,et al. 18F-fluorodeoxyglucose positron emission tomography in management of pancreatic cystic tumors. Nucl Med Biol,2012,39(7):982-985.

21. Nakamoto Y,Higashi T,Sakahara H,et al.Evaluation of pancreatic islet cell tumors by fluorine-18 fluorodeoxyglucose positron emission tomography:comparison with other modalities. Clin Nucl Med,2000,25(2):115-119.

22. Rufini V,Inzani F,Stefanelli A,et al. The Accessory Spleen Is an Important Pitfall of 68Ga-DOTANOC PET/CT in the Workup for Pancreatic Neuroendocrine Neoplasm. Pancreas,2017,46(2):157-163.

23. Bostanci EB,Oter V,Okten S,et al. Intra-pancreatic Accessory Spleen Mimicking Pancreatic Neuroendocrine Tumor on 68-Ga-Dotatate PET/CT. Arch Iran Med,2016,19(11):816-819.

24. Barber TW,Dixon A,Smith M,et al. Ga-68 octreotate PET/CT and Tc-99m heat-denatured red blood cell SPECT/CT imaging of an intrapancreatic accessory spleen. J Med Imaging Radiat Oncol,2016,60(2):227-229.

# 第23章

# 术前拟诊胰腺癌术后确诊为非胰腺癌的胰腺疾病

【摘要】胰腺癌和慢性胰腺炎是两种临床表现和影像学特征极为相似的疾病,有观点认为慢性胰腺炎是胰腺癌的癌前病变,同时胰腺癌患者容易合并胰腺炎,两者存在病因、病理上的密切联系。术前拟诊胰腺癌而术后病理提示为胰腺炎的病例并不罕见,相反术前拟诊胰腺炎而术后病理提示为胰腺癌的病例也不在少数。各种类型的慢性胰腺炎均可增加胰腺癌发病的危险性,而胰腺癌发生的早期常常伴有胰腺炎症。由于胰腺癌和慢性胰腺炎临床表现和影像学特征的相似性,早期诊断和鉴别诊断非常困难,目前尚无敏感性和特异性高的鉴别诊断方法,给临床工作带来了很大的难题。在临床工作中,常有慢性胰腺炎术前无法除外恶性,拟诊胰腺癌的患者进行了手术治疗,而术后病理确诊为非胰腺癌。主要包括以下几类疾病:肿块性胰腺炎、沟槽胰腺炎、自身免疫性胰腺炎及慢性胰腺炎合并胰腺癌。

近年来随着人民生活水平及诊断技术的不断提高,胰腺癌和慢性胰腺炎的发病率也在逐年提高。慢性胰腺炎(chronic pancreatitis,CP)是胰腺内外分泌腺体发生进行性和不可逆性损害、胰腺实质被纤维组织取代的炎症过程,病程通常呈反复发作性,多表现为复发性腹痛,严重影响患者的生活质量。部分胰腺炎患者可在患病10~20年内发生胰腺癌,且胰腺炎患者的胰腺癌发生率高于正常人群。胰腺癌是一种恶性程度高,难于早期诊断和治疗的消化道恶性肿瘤,约90%为起源于腺管上皮的导管腺癌。有观点认为慢性胰腺炎是胰腺癌的癌前病变,同时胰腺癌患者容易合并胰腺炎,两者存在病因、病理上的密切联系。

众所周知,慢性胰腺炎和胰腺癌是两种临床表现和影像学表现极为相似的疾病,目前尚无敏感性和特异性高的鉴别诊断方法。临床上,慢性胰腺炎与胰腺癌有时很难鉴别,因为胰腺癌时出现的上腹饱胀、腹痛、腹泻及消瘦等症状同样可见于慢性胰腺炎。除上述症状外,两种疾病还均可出现体重下降、脂肪泻等症状,无论哪种症状在表现上均不具有特异性。慢性胰腺炎也可以表现为胰腺癌常见的阻塞性黄疸及胰头肿块,甚至手术中用手触摸,两者质地均较硬,亦难以鉴别,特别是慢性胰腺炎合并胰腺癌者就更难以区分。影像学检查诸如腹部B超和CT是最常规的检查手段,但难以发觉直径较小的病变。相比之下ERCP及超声内镜鉴别胰腺炎及胰腺癌的准确性较高,明显优于腹部B超及CT,但是其准确性有赖于技术掌握者的熟练程度。

通常来说,胰腺癌的患者一旦明确诊断,需要尽早进行根治性手术治疗,以延长患者生存期。常规的术前检查如血淀粉酶、肿瘤标记物、增强CT、ERCP及胰液细胞基因水平检测等,对于鉴别诊断具有重要意义,但是对于上述检测方法仍不能除外恶性的病例,应该考虑行剖腹探查术、胰十二指肠切除术或胰体尾切除术。通过术后病理学分析,可明确疾病的性质。约翰霍普金斯的Abraham等回顾性分析其中心440例术前拟诊恶性肿瘤行胰十二指肠切除术的患者中,有40例(9.2%)术后证实为非胰腺癌。

# 第一节　肿块型胰腺炎

慢性胰腺炎可能进展成为胰腺癌,特别是好发于胰头部位的肿块型胰腺炎(mass forming pancreatitis, MFP)。肿块型胰腺炎指胰头部慢性炎症持续发展,形成胰头部的局限性肿块,压迫胰胆管下端及十二指肠,临床上可出现顽固性的上腹部疼痛、梗阻性黄疸、十二指肠梗阻及消瘦等表现。肿块型胰腺炎在影像学及临床表现方面有时很难与胰头癌相鉴别,其所引起的胆管、肠道及胰管梗阻也直接影响患者的生活质量,因此,成为临床医生的诊断与治疗的一个难题。

诸多肿块型胰腺炎病例术前很难判断,往往被认为是胰腺癌,或无法除外为胰腺癌的风险。有报道对于术前及术中不能定性的病例可行胰十二指肠切除术,或保留十二指肠的胰头肿物切除术,待术后病理以明确诊断。

目前影像学鉴别胰腺癌与胰腺炎的技术手段较多,包括腹部 B 超、腹部增强 CT、MRI、ERCP 及超声内镜等。首先,在超声图像上,肿块型胰腺炎较多见于胰头部,多为不均匀低回声肿块,边界不清,相反胰腺癌的超声表现往往多为均匀低回声。在增强超声检查中,胰腺癌病灶表现为低回声,但仍然可在一些患者中表现为等回声或是高回声;相比之下,慢性胰腺炎的患者可表现出胰腺实质回声的增强。但是有些时候,肿块型胰腺炎的超声图像在发病部位、肿块边界轮廓、内部回声、邻近血管的变化及肿块内血流特征等方面与胰腺癌极为类似,存在较多重叠而难以鉴别。

腹部增强 CT、MRI 等影像学检查常用于临床诊断,其鉴别不同疾病的重点多集中于胰管形态方面。一般情况下,胰腺癌胰管扩张程度明显较慢性胰腺炎重,多呈现光滑的连续性扩张,而胰腺炎的胰管外形多表现为粗细不均的串珠样扩张。另一方面,"胰管穿通征"在诊断方面亦有很大价值,多见于局灶性自身免疫性胰腺炎患者,是指在病变内部主胰管狭窄但不中断,病变远端的主胰管扩张不明显,相反胰头癌的重要特征多为病灶处出现胰管截断征、肿块远端胰管平直、扩张多。有研究表明,4mm 为鉴别胰腺炎和胰腺癌主胰管扩张程度的 cutoff 值,当主胰管直径小于 4mm 时考虑诊断胰腺炎,灵敏度为 100%,特异性为 76%,ROC 曲线下面积为 0.88(95% CI,0.789~0.951)。除此之外,"双管征"是临床诊断胰头恶性肿瘤较可靠的征象,系胰头癌早期侵犯胆总管下端引起胆总管梗阻,胰管及下段胆管均受累扩张,胰腺炎多无此征象。

此外,ERCP 是临床上观察胰管最可靠的影像学诊断方法,ERCP 可清楚显示胰管及胆管的一般状况,还可吸取胰液或刷取细胞作细胞学活检。但是慢性胰腺炎和胰腺癌可同时存在,胰腺炎可能为胰腺癌的高危因素,仅仅通过细胞学诊断具有一定的局限性。另一方面,由于 ERCP 的操作过程中可能存在穿孔、感染、出血等风险,美国国立卫生院发布的 ERCP 诊治指南中明确指出 ERCP 不推荐作为胰腺癌和慢性胰腺炎的一线诊断手段。MRCP 对主胰管病变的显示与 ERCP 相似,且能显示梗阻胰管远端病变。肿块型胰腺炎 MRCP 上主胰管呈非阻塞性的狭窄或主胰管穿过肿块,联合 MRI 可进一步了解胰腺实质及胰周组织的病变。虽然 MRCP 有时能够取代 ERCP,但是 ERCP 的优势为检查发现病变后同时进行治疗,如放置胆管、胰管支架等。

超声内镜(EUS)可以清晰详细地观察到胰腺实质、导管及周围邻近的结构。在超声内镜检查中,肿块型胰腺炎常显示为胰腺实质内的不均匀低回声肿块,其典型表现包括钙化、假性囊肿及分支胰管的不规则扩张,其对胰腺炎诊断的灵敏度较高。但是当出现淋巴结肿大时,其与胰腺癌表现相似,往往难以区分。EUS 缺点为受操作者的经验及操作水平影响很大,对于不熟练的内镜医生,EUS 诊断的准确性大大降低。

除此之外,EUS-FNA 对诊断亦有一定的价值,虽然此方法穿刺路径最短,受外界干扰较小,但是其操作难度大、费用高。Agarwal 等回顾性分析 110 例腹部 CT 或 MRI 提示胰头肿大或胰管扩张的病例,行 EUS 或 EUS-FNA,结果显示诊断胰腺肿瘤方面准确率达 99.1%,敏感性为 88.8%。在临床诊疗过程中,CT 引导经皮穿刺、腹腔镜活检术、胰管镜活检术、开腹探查细针穿刺术及切除活检术对两者的鉴别也具有一定的临床意义。

　　综上所述,肿块型胰腺炎与胰头癌临床表现相似,鉴别困难,有时甚至无法鉴别。对于术前及术中不能定性的,不能除外恶性肿瘤的,或拟诊为胰腺癌的,积极的外科干预十分必要,可行胰十二指肠切除术。虽然胰十二指肠切除术是腹部外科中创伤最大的手术,但是随着外科手术技术的进步,微创技术的成熟,全国众多医院均已经开展此手术多年,因此胰十二指肠切除术可认为是一种安全有效的治疗方法。

【病例简介】

　　患者女性,18 岁,1 个月前无明显诱因出现上腹痛,伴恶心呕吐,无发热,无黑便,当地医院考虑胃炎,予药物治疗(具体不详)后好转。后患者发现巩膜黄染,遂于当地医院行腹部 CT 提示胰头钩突区占位,恶性不除外,肝内胆管及胆总管扩张,胆囊体积增大,提示胆道梗阻。腹部 MRI 增强提示胰头后方占位病变,肝内外胆管扩张,胰腺癌待除外。实验室检查:ALT 289U/L,TBil 80.28μmol/L,DBil 63.30μmol/L,CA19-9 39.98U/ml,IgG1 6.90g/L,IgG2 3.69g/L,IgG3 0.07g/L,IgG4 0.18g/L。现患者为进一步诊治,就诊于我院。既往史(−)。查体可见巩膜轻度黄染,腹平软,未见腹壁静脉曲张、胃肠型及蠕动波,无皮疹、瘢痕、腹纹及色素沉着。全腹软,未及包块,无明显压痛、反跳痛,肝脾肋下、剑突下未及,胆囊点、麦氏点无明显压痛,移动性浊音(−)。肠鸣音 3 次/min。

【诊疗经过】

　　患者入我院后行腹部超声结果提示胰头见低回声,大小 5.6cm×5.6cm×4.2cm,形态欠规则,边界尚清,CDFI:内部及周边见少许条状血流信号,胰体厚 1.7cm,胰尾厚 2.2cm,胰管中段内径 0.28cm,考虑胰腺实性占位。后进一步完善腹部增强 CT 提示胰头饱满,不除外胰腺占位性病变;胰腺周边少许线性低密度影,积液可能;胰管略扩张;肝内外胆管及胆囊管明显扩张(图 23-1-1)。目前病变为胰腺恶性肿瘤可能性大,经会诊后决定行超声内镜穿刺,胰头穿刺组织病理结果提示炎性渗出物中见少许轻度异型性腺体。综合患者病史及辅助检查结果,考虑患者胰头病变明确,有梗阻性黄疸表现,恶性不能除外,胰十二指肠切除术为最佳手术方案。遂于全麻下行腹腔镜保留幽门胰十二指肠切除术,术后恢复顺利。石蜡病理提示胰腺组织显示重度急性及慢性炎症,腺泡萎缩,伴纤维组织增生,可见大量淋巴细胞、浆细胞及中性粒

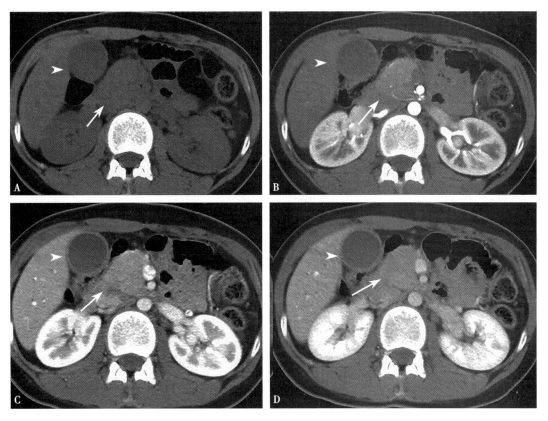

图 23-1-1　胰头占位

A、B、C、D 分别为 CT 平扫、动脉、静脉期、延迟期

细胞浸润,多个小导管内可见小脓肿形成,淋巴组织显示慢性炎症。免疫组化:CD138(散在 +),CD20(散在 +),CD3(散在 +),CD19(+),SMA(+),IgG4(散在 +),IgG(散在 +),IgG4/IgG<40%。

**【点评】**

该患者术前 B 超、CT、增强 CT 及 MRI 均高度怀疑胰头肿物为恶性肿瘤,但疑点是该患者为青年女性,非胰腺癌高发年龄,CT、MRI 及 B 超均显示远端胰管轻度扩张,胰管直径 <4mm,诊断上首先考虑局灶性 AIP 可能性大,但鉴于 IgG4 水平不高,进一步超声内镜穿刺结果可见轻度异型性腺体,免疫组化显示 IgG4 表达较低,不能完全除外胰腺癌可能,具有行腹腔镜胰十二指肠切除术的指征,然而术后病理提示为肿块型胰腺炎。临床工作中,常常碰到肿块型胰腺炎与胰头癌临床表现相似,鉴别困难,有时甚至无法鉴别,外科干预是必要的方法。

# 第二节　沟槽胰腺炎

1973 年德国学者 Becker 首次提出沟槽胰腺炎(groove pancreatitis,GP)的概念。沟槽胰腺炎为一种特殊类型慢性胰腺炎,指在胰头背部、胆总管下段和十二指肠之间长期慢性炎症形成的纤维瘢痕组织。之后有学者提出了十二指肠旁胰腺炎(paraduodenal pancreatitis)的概念来描述沟槽状胰腺炎,同时包括许多不同名称,如异位胰腺囊性营养不良、环状十二指肠壁囊肿和十二指肠胰腺错构瘤等。此种类型的胰腺炎使得许多患者无法除外胰腺恶性肿瘤而行胰十二指肠切除术。沟槽状胰腺炎可分为单纯型和节段型,单纯型只影响胰头沟部,胰腺实质正常,节段型表现为瘢痕组织位于沟部且胰头明显受累。

目前国内外关于沟槽胰腺炎的文献报道较少见,主要原因是其发病率极低。该病在中年男性群体中多发,目前病因及发病机制尚不明确,可能与慢性饮酒史、胆道疾病、消化道溃疡、胃切除病史等相关。发病机制可能是由于十二指肠小乳头功能障碍或发育不全致胰液经副胰管排出不畅引起节段性的胰腺炎,部分沟槽胰腺炎的患者十二指肠壁内或沟槽区域可见异位胰腺。

沟槽胰腺炎在临床表现及影像学特点方面与胰头部肿瘤极其相似,术前鉴别诊断困难。临床表现方面,胰腺癌患者常有梗阻性黄疸,而沟槽胰腺炎多无明显黄疸。影像学检查方面,沟槽胰腺炎的腹部超声图像可见胰头与十二指肠间的不均匀低回声肿块,浸润十二指肠壁,部分可钙化或囊性变。腹部 CT 扫描中可见"片状样"低密度、低强化肿块,胆总管可有轻度扩张;在动态强化扫描中,多呈强化延迟。沟槽胰腺炎的 MRI 影像具有特征性的表现是"薄片状"肿块位于胰头及十二指肠之间并且伴有十二指肠壁的增厚,$T_1$ 相为低信号影,$T_2$ 相为低信号至稍高信号影,在增强扫描中表现为一种延迟、渐进性、不均匀的强化。MRCP 可清晰显示胆道的扩张及胰管系统,主胰管增粗并有分支扩张。除此之外,高分辨率的超声内镜有助于诊断,可以观察胰腺的全貌和胰腺的细微结构,可以发现 B 超和 CT 无法探及的微小肿块,不受肠气干扰,是发现早期胰腺实质损害的敏感方法。有时在超声内镜下对病变区行 FNA 常提示轻 - 中度炎症,往往无特异性表现。但是当穿刺结果不确定,临床高度怀疑胰腺癌时,大多数患者仍需行手术切除以明确诊断。

在鉴别诊断上,沟槽胰腺炎除了要与其他特殊类型慢性胰腺炎如自身免疫性胰腺炎、营养不良性胰腺炎、结核性胰腺炎、遗传性胰腺炎等相鉴别外,最重要并且难度最大的是要与胰头癌相鉴别。沟槽胰腺炎术前拟诊为胰头肿瘤而行手术探查的原因可能与此病在影像学里常常表现为"可切除的"胰头肿物有关,也可能与我们对沟槽状胰腺炎的认识不足有关。

**【病例简介】**

患者 37 岁,男性,于 2015 年 9 月 7 日凌晨无明显诱因突发上腹痛,伴后背放射痛,VAS 6 分,活动时加重,休息时可稍缓解。患者就诊于外院,查腹部超声:胆囊炎性改变;胃镜示:慢性非萎缩性胃炎;结肠镜:回肠末端及结直肠未见明显异常。予禁食禁水、止疼、输液治疗后好转,此后仍间断发作。2016 年 5 月 14 日饮酒后再发腹痛,大致同前,就诊于外院,查 AMY 79U/L,LIP 513U/L。2016 年 5 月 17 日外院行腹部增强 CT 提示胰头区可见混杂密度影,边界不清,密度不均,不均匀强化,包绕十二指肠,周围脂肪间隙模糊,腹膜后未见明显淋巴结肿大。既往史:脂肪肝 8 年;饮酒史 10 年。查体:生命体征平稳。全身皮肤巩膜未见黄染,全身浅表淋巴结未及肿大,心肺(−),上腹部压痛明显,无反跳痛,肝脾肋下未及,双下肢无水肿。

【诊疗经过】

患者入我院后行 MRI 提示肝内可见类圆形长 $T_2$ 信号结节,肝内外胆管未见明显扩张。胆囊不大,壁不厚。胰腺走行形态未见明显异常,胰头与十二指肠降段之间边界模糊的条片状低强化病变,病变相对于胰腺实质呈 $T_1$ 较低信号、$T_2$ 较高信号。十二指肠降段内侧壁内存在囊性病灶,呈水样的长 $T_1$ 长 $T_2$ 信号(图 23-2-1)。后为进一步明确病变性质,该患者行腹盆腔增强 CT,结果提示十二指肠球、降段与胰头钩突区间不均匀稍低密度影伴轻度强化,局部侵入胰腺钩突,恶性病变不除外(图 23-2-1)。PET-CT 示十二指肠球部及降部代谢增高伴肠壁水肿,考虑炎性病变可能性大,为进一步明确诊断行超声内镜。超声内镜检查结果提示胰头钩突区可见不规则低回声病变,边界不清,内部回声不均,可见片状强回声,病变与

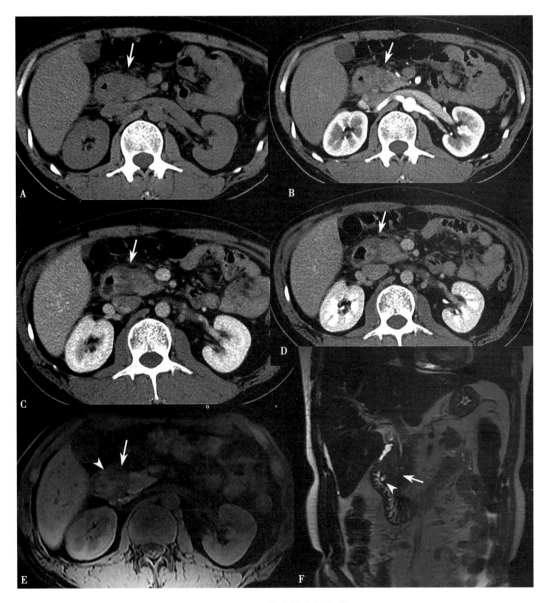

图 23-2-1　胰腺钩突部占位

A、B、C、D、E、F 分别为胰腺 CT 平扫、CT 增强胰腺实质期、CT 增强门脉期、CT 增强延迟期、MRI 的 $T_1$WI
压脂相(轴位)、MRI 的 $T_2$WI(冠状位)。腹盆增强 CT 及 MRI 腹盆增强 CT 提示十二指肠与胰头钩突区间
不均匀稍低密度影,伴轻度强化;MRI 示胰头与十二指肠降段之间边界模糊的条片状低强化病变(白色箭
号)。病变相对于胰腺实质呈 $T_1$ 较低信号、$T_2$ 较高信号。MRI 更清晰地显示增厚的十二指肠降段内侧壁
内存在囊性病灶(白色箭头),呈水样的长 $T_1$ 长 $T_2$ 信号

十二指肠壁关系密切,胰周可见 0.8cm 肿大淋巴结。十二指肠降部乳头侧黏膜明显充血水肿伴隆起。细胞学病理(超声引导下胰头钩突穿刺)涂片:可疑恶性肿瘤细胞,涂片中见少数异型增生的导管上皮细胞,细胞退变,可疑导管腺癌。TCT:可疑恶性肿瘤细胞。组织学病理:(胰头钩突)纤维素性渗出物中见少许腺体,有异型性,考虑腺癌。目前结合患者病例及各项辅助检查结果,考虑患者胰腺癌诊断明确,行胰十二指肠切除术。但是其术后病理回报(十二指肠球、降段,胰头背部)慢性胰腺炎伴急性炎,多处胰管内蛋白栓子形成,可见多量嗜酸性粒细胞浸润,胆总管上皮呈中度不典型增生,胆总管断端、胰腺断端、小肠断端、腹膜后切缘、门静脉沟切缘及(胆管断端)未见特殊;淋巴结反应性增生(12A0/0,8A0/3,第 5 组 0/0,12B0/0,12P0/1,16a0/5,胰周 0/16);慢性胆囊炎。

【点评】

该病例术前通过 CT、腹盆腔增强 CT 及超声内镜下胰头钩突穿刺活检等检查手段,术前拟诊断胰腺癌,行胰十二指肠切除术。但是术后病理结果却提示为沟槽胰腺炎,此类病例临床并不少见。虽然对患者进行了手术治疗,但是有时候手术可能是鉴别良恶性的唯一有效手段,因此是有必要的。

# 第三节　自身免疫性胰腺炎

## 自身免疫性胰腺炎(autoimmune pancreatitis,AIP)

自身免疫性胰腺炎(autoimmune pancreatitis,AIP)是一种特殊类型的慢性胰腺炎,病理以胰管周围淋巴浆细胞浸润伴纤维化为特征。临床上将自身免疫性胰腺炎分为I型和II型 2 种亚型。I型自身免疫性胰腺炎称为淋巴浆细胞硬化性胰腺炎,该亚型在亚洲 AIP 患者中占绝大多数,通常发生于老年男性,伴有多系统的纤维炎性反应及胰腺外器官受累,I型 AIP 胰腺外的损伤主要涉及泪腺或唾液腺、肺、肾、前列腺和腹膜后纤维化,其对激素治疗敏感。在临床上,该亚型被认为是 IgG4 相关疾病在胰腺的局部表现。II型 AIP 缺乏这些特征,在年轻人中更常见,无明显性别倾向,对激素敏感,但容易复发,病理上多表现为粒细胞上皮病变,很少有 IgG4 阳性浆细胞浸润。

临床上,需鉴别自身免疫性胰腺炎与胰腺癌的情形并不少见,Sugumar 报道称在术前诊断疑似胰腺肿瘤行胰腺切除的患者中,自身免疫性胰腺炎的发生率为 6%~8%。Macinga 报道了 295 例术前拟诊胰腺癌的患者,术后 15 例(5.1%)为自身免疫性胰腺炎,且 6 例为 AIP 和胰腺癌合并出现的患者。更为复杂的是自身免疫性胰腺炎的全身多系统表现与胰腺癌的全身转移有时也难以判断,Schmitz 等报道了一例拟诊断胰腺癌合并肺转移的患者,最终经术后病理诊断证实为 IgG4 相关的全身性疾病伴自身免疫性胰腺炎和肺部侵犯。

由于自身免疫性胰腺炎的临床表现缺乏特异性,术前多被拟诊为胰腺癌。AIP 最常见的临床症状是上腹痛及黄疸,其中I型 AIP 最具特征性的临床表现为梗阻性黄疸,而胰头癌往往也表现为梗阻性黄疸。AIP 的黄疸多为无痛性进行性梗阻性黄疸,以局灶性病变为表现者同样有胰腺局部肿大、主胰管不规则、近端梗阻并扩张等表现,难以与胰腺癌相鉴别。

在实验室检查方面,血清中 IgG4 水平是具有较高准确性的鉴别 AIP 与胰腺癌的指标,是目前最有价值的血清诊断标志物。尽管在I型自身免疫性胰腺炎受累器官中可见到富集的 IgG4 阳性细胞浸润,但仍有一部分患者并不出现血清 IgG4 水平升高,大约有 20% 的自身免疫性胰腺炎患者的血清 IgG4 为正常值。AIP 患者血清 CA199 明显低于胰腺癌患者,将 CA199 与 IgG4 结果结合起来用于鉴别 AIP 及胰腺癌可提高诊断的敏感度及特异性。但对于 CA199 阴性的胰腺癌,往往难以鉴别。Ngwa 等报道 548 例胰腺癌患者中有 10.1% 血清 IgG4 升高,因此当血清 IgG4 用于区分胰腺癌和 AIP 时可能会混淆。另外,IgG4 在其他疾病诸如皮炎、天疱疮或哮喘中也会升高,Ghazale 等的研究发现,血清 IgG4 升高 2 倍以上对 AIP 的诊断准确性更高。因此到目前为止,还没有一个简单的血清学标志物可以非常准确地鉴别诊断胰腺癌和 AIP。此外,近年来发现一批新的抗体,诸如抗纤溶酶原结合蛋白多肽抗体、胰分泌性胰蛋白酶抑制剂及抗淀粉酶 α 抗体等,有望成为自身免疫性胰腺炎的诊断标记物。

目前 AIP 诊断标准主要有日本胰腺协会标准、韩国 Kim 标准、美国 Hisort 标准、日韩联合制定的亚洲标准及 2010 年制定的 AIP 诊断标准的国际共识（ICDC）。ICDC 的敏感性、特异性和准确性均高于 HISORt 和亚洲标准。在所有这些诊断标准中，除了影像学、血清学、病理学方面的特征外，都要求除外胰腺癌或胆管癌，若影像学特征未达到诊断标准，缺乏血清学证据，则按照胰腺癌的诊疗流程来处理。虽然采用糖皮质激素试验作为 AIP 的诊断标准提高了诊断的敏感性，但是如果患者本身是恶性肿瘤患者，糖皮质激素试验可能会导致手术的延迟，进而使肿瘤进展。

在影像学表现方面，自身免疫性胰腺炎典型的 CT 影像是胰腺弥漫性肿大，呈"腊肠样"，以胰头为主，胰腺小叶间隔消失。部分患者中出现局灶性的胰腺肿大，类似胰腺癌的表现，常见为胰头和钩突的局灶性肿大或肿块样表现，呈现等密度或低密度。另一方面，自身免疫性胰腺炎的动态增强 MR 扫描见胰腺实质均匀延迟强化、主胰管和 / 或胆总管狭窄、主胰管上段扩张≤5mm。MRI 上 AIP 的表观扩散系数（ADC）明显低于胰腺癌，Choi 等报道鉴别 AIP 和胰腺癌的 ADC 最优 cut-off 值为 $0.940\,7 \times 10^{-3}\,mm^2/s$。AIP 的 ERCP 典型特点是主胰管的不规则狭窄，主胰管的狭窄引起近端胰管的扩张往往比肿瘤性胰管狭窄引起的近端胰管的扩张轻，而对于胰腺癌患者，常见的表现是胰管的完全闭塞伴远端管道的扩张。磁共振胰胆管成像（MRCP）由于其具有高质量的图像和非侵入性的优点而被广泛使用，但由于其在 AIP 和胰腺癌的焦点形式上的敏感性较低，因此不能完全替代 ERCP。MRCP 可显示胰管狭窄、胆总管狭窄、近端胆管扩张及胆囊增大。

PET/CT 扫描在 AIP 和 PC 鉴别诊断中的意义也仍有待检验。Cheng 等的队列研究结果提示在 AIP 和胰腺癌的 PET/CT 比较中，发现胰腺肿瘤摄取形态、最大标准化摄取值、高阶原发肿瘤纹理特征和胰腺外病灶的数目和位置具有显著差异，其敏感性、特异性、阳性预测值和阴性预测值分别为 90.6%、84%、87.9% 和 87.5%，具有较高的敏感性。然而，Nanni 等报道使用 PET/CT 鉴别 AIP 和恶性肿瘤，AIP 有时会表现出摄取增加，其 SUV 数值类似于恶性肿瘤。但是在一些患者中，若存在唾液腺、颌下腺、肾脏和其他胰腺外器官的摄取增加，也有助于区分 AIP 和恶性肿瘤。

虽然 AIP 和胰腺癌可能具有相似的表现，但治疗方法不同。通常情况下如果 AIP 被诊断，治疗的主要措施是使用皮质类固醇的免疫抑制剂，通常能使得症状迅速消退和缓解，可使患者免于手术。相反，如果胰腺癌是症状的原因，唯一有效的治疗手段是早期行根治性手术治疗。

总之，AIP 是一种特殊类型的慢性胰腺炎，AIP 的诊断取决于血清学、影像学、组织学、其他器官侵犯和类固醇反应。日本、韩国及美国的 AIP 诊断标准均要求患者首先进行增强 CT 扫描，若诊断仍有疑问，则应进行磁共振胰胆管造影或内镜逆行胰胆管造影术。有条件者可通过内镜或经皮穿刺活检获得胰腺组织标本以评估淋巴浆细胞浸润等情况，最终一步为接受病理学诊断。虽然 AIP 对类固醇激素的反应良好，但类固醇在维持治疗和复发方面仍然存在争议。由此可见，自身免疫性胰腺炎有时的确难以与胰腺癌进行鉴别，故临床上往往可见拟诊胰腺癌而行手术的 AIP 患者。AIP 的诊断与鉴别诊断对临床医生是一个挑战。正是由于 AIP 的临床表现缺乏特异性，一些情况下无法与胰腺癌明确鉴别，所以不少患者甚至要等到胰腺手术切除后方能确诊。

【病例简介】

患者男性，60 岁，2 个月前体检彩超发现胰腺尾后方可测及大小约 1.7cm × 1.6cm 低回声肿物，建议进一步检查。患者否认明显腹痛、腹胀、反酸、嗳气等症状，亦无恶心、呕吐、发热、乏力、盗汗、寒战、食欲缺乏等。后为进一步检查，患者就诊于我院门诊，腹部超声：胰腺体尾部交界处见低回声 3.2cm × 2.4cm，边界欠清，形态欠规则，CDFI：内未见明确血流信号。超声造影：上述病灶动脉期可见稍低增强；静脉期快速减退，呈边界欠清晰的低增强，范围 3.9cm × 2.4cm。胰腺实性占位，超声造影提示癌可能性大。后患者进一步完善腹部增强 CT 提示胰体局部小叶间隔消失，平扫呈等 - 稍低密度，最大截面约 19mm × 18mm，增强后胰腺实质期呈低强化团块影，伴远端主胰管扩张，门脉期该病灶与周围胰腺实质呈大致等强化，延迟期呈稍高强化。胰腺体部小片状低密度影，边界欠清晰，最大截面约 19mm × 18mm，其远端胰管略扩张。胰腺体部小片状低密度影，边界欠清晰，恶性不除外（图 23-3-1）。血清 IgG4 0.34g/L（0.01~1.5g/L）。患者为进一步治疗，以"胰腺占位，恶性不除外"收入院。既往史：高血压、糖尿病病史，无肿瘤家族史。查体：生

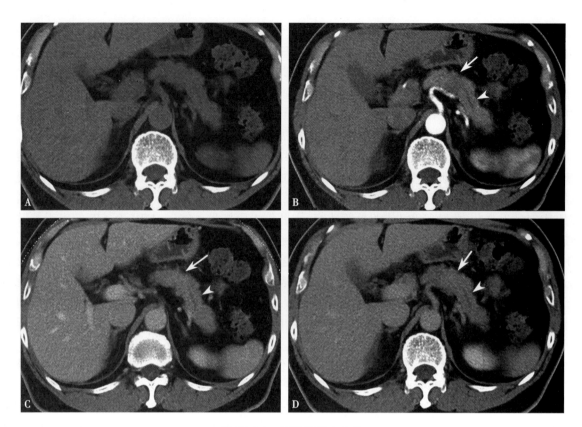

**图 23-3-1　胰腺体部小占位**

A、B、C、D 分别为胰腺平扫 CT、增强 CT 胰腺实质期、增强 CT 门脉期、增强 CT 延迟期。显示胰腺体部局部小
叶间隔消失,平扫呈等 - 稍低密度,增强后胰腺实质期呈低强化团块影(白色箭号),伴远端主胰管扩张(白色
箭头)。门脉期该病灶与周围胰腺实质呈等强化,延迟期呈稍高强化

命体征平稳。全身皮肤巩膜未见黄染,全身浅表淋巴结未及肿大,心肺(-),上腹部压痛明显,无反跳痛,
肝脾肋下未及,双下肢无水肿。

【诊疗经过】

入院后结合患者病史及辅助检查结果,拟诊胰腺恶性肿物,于全麻下行剖腹探查、粘连松解根治性胰
体尾 + 脾切除术。术后患者恢复顺利,石蜡病理回报:(胰体尾)胰腺组织内可见较多淋巴细胞及浆细胞
浸润,导管周浆细胞较多,部分胰腺腺泡萎缩,纤维组织明显增生,结合免疫组化,病变符合自身免疫性胰
腺炎;胰腺断端未见特殊;脾脏未见特殊;淋巴结显示慢性炎症(胰周 0/8)。免疫组化结果显示:CD138(+),
IgG(部分 +),IgG4(部分 +)。

【点评】

自身免疫性胰腺炎有时的确难以与胰腺癌进行鉴别,因此对于高度怀疑胰腺癌的患者,有必要进行
胰腺穿刺活检或胰腺切除术。另外,大约有 20% 的自身免疫性胰腺炎患者的血清 IgG4 为正常值,本例患
者的 IgG4 水平即为正常,也使得临床医师容易忽略 AIP 的可能性。患者虽然术后病理提示为自身免疫
性胰腺炎,但有时候术后取得病理是鉴别的最可靠手段。

## 第四节　胰腺炎合并胰腺癌

由于胰腺癌和慢性胰腺炎临床表现和影像学特征的相似性,往往很难清楚地鉴别开来,给临床工作
带来了很大的难题。术前拟诊胰腺癌而术后病理提示为胰腺炎的病例并不罕见,相反术前拟诊胰腺炎而
术后病理提示为胰腺癌的病例也不在少数。有些情况下,胰腺炎与胰腺癌可同时出现,这更进一步说明
了这两种疾病较高的相似程度和鉴别诊断的困难程度。国内外主流观点认为慢性胰腺炎是胰腺癌的癌

前病变,同时胰腺癌患者容易合并胰腺炎,国内报道的相关病例早期常无特殊症状,以胰腺炎为首发表现,术后病理提示胰腺癌合并重症胰腺炎,国外 Hirano 等对 95 例自身免疫性胰腺炎的患者随访 1 年,其中 2 例发展为胰腺癌。有研究表明,外周血浆 *K-ras* 基因突变可用于胰腺癌的辅助诊断和胰腺癌高危人群的筛选,戴梦华等曾报道胰腺癌患者外周血浆 *K-ras* 基因突变率为 73%(11/15),明显高于非胰腺癌组,Kamisawa 等在 8 例 AIP 患者的胰腺导管上皮中也检测到了高频 *K-ras* 突变,这表明在 AIP 患者中胰腺癌的相对危险性很高。另一方面,对于肿块型慢性胰腺炎来说,微小胰腺癌可隐匿于其中,通过普通影像学难以发现,即使采用超声内镜下穿刺活检,也存在因取材较少,无法取到癌变部位的风险,难以明确诊断。临床上,一些患者可因胰腺占位而就诊,手术切除后病理回报胰腺癌合并慢性胰腺炎,还有一些患者可以胰腺炎的症状为首发,术后病理同时找到了异型性的腺体。张慧敏等回顾性分析了 19 例急性胰腺炎合并胰腺癌患者及 27 例胰腺炎患者的临床资料,结果提示后者的恶心呕吐、腹痛、腹胀的发生率明显升高,实验室检查方面后者白细胞、胰淀粉酶及脂肪酶、血糖明显升高,影像学两组比较,前者较后者更易出现胰管不规则扩张。赵丹丹等 38 分析了胰腺癌合并慢性胰腺炎的 MRI 表现,结果表明胰腺癌合并慢性胰腺炎出现胰腺局部变形伴肿块、肿块远端胰腺萎缩、胰腺实质在 $T_1WI$ 信号强度减低、胰腺实质增强高峰后延等征象明显多于单纯胰腺癌及单纯慢性胰腺炎组。由此可见,胰腺疾病复杂多样,即使充分结合患者的症状体征、实验室检查或影像学表现的情况下,仍然存在无法明确诊断的情况,未来还需要对胰腺疾病进行更深入的研究。

## 【总结】

综上所述,自 20 世纪 80 年代以来,外科学、内科学、影像学及病理学的学者们在各自学科领域对慢性胰腺炎的研究取得不同程度的进展,但是尚没有系统的阐释慢性胰腺炎的全部病理机制和临床特征。各种类型的慢性胰腺炎均可增加胰腺癌发病的危险性,胰腺癌发生的早期常常伴有胰腺炎症,炎症持续的时间可能影响肿瘤良恶性的转化。两者联系密切,表现相似,早期诊断和鉴别诊断非常困难。慢性胰腺炎的表现如与胰腺癌几乎相同,则可能导致患者接受不必要抗肿瘤治疗;胰腺癌的表现如与慢性胰腺炎几乎相同,将使胰腺癌患者延误治疗时机。如何准确地鉴别胰腺癌和慢性胰腺炎,指导临床制订合理的治疗方案,影像学诊断起着不可替代的重要作用。对于怀疑有胰腺恶性病变的患者,可先行无创超声检查,如无法鉴别两种疾病,可继续行腹部增强 CT、MRI、ERCP 及 EUS 等检查。如果仍然难以明确,则可进一步行 EUS-FNA 以确定良恶性。必要时可行腹腔镜及剖腹探查等进一步的诊断治疗方法。在使用各种检查手段鉴别慢性胰腺炎和胰头癌时,除了要考虑到检查费用和效果的双重因素,也要考虑到检查的安全问题。由于胰腺手术创伤较大,并可以造成消化道生理环境改变,所以一定要结合具体患者的病情,制订相对应的治疗策略。但是有些时候,手术切除病变进行病理学检查又是明确诊断的最有效方法。相信随着对胰腺癌及慢性胰腺炎研究的不断深入,诊断设备及技术的提高,新的诊断技术问世可能会改变现有的诊断模式,例如分子诊断和液体活检技术等,人们会更好地来区分胰腺癌和胰腺炎,并明确两者之间的相互关系。

(戴梦华)

## 参 考 文 献

1. Duell EJ, Lucenteforte E, Olson SH, et al. Pancreatitis and pancreatic cancer risk: a pooled analysis in the International Pancreatic Cancer Case-Control Consortium (PanC4). Ann Oncol, 2012, 23 (11): 2964-2970.

2. Ekbom A, McLaughlin JK, Nyren O. Pancreatitis and the risk of pancreatic cancer. N Engl J Med, 1993, 329 (20): 1502-1503.

3. Abraham SC, Wilentz RE, Yeo CJ, et al. Pancreaticoduodenectomy (Whipple resections) in patients without malignancy: are they all 'chronic pancreatitis' ? Am J Surg Pathol, 2003, 27 (1): 110-120.

4. 张波, 倪泉兴. 胰头部肿块型胰腺炎与胰腺癌的关系. 中国实用外科杂志, 2009 (08): 652-654.

5. 赵玉沛, 李秉璐. 慢性胰腺炎与胰腺癌的关系及诊治现状与展望. 中国普外基础与临床杂志, 2003 (06): 521-522.

6. D'Onofrio M, Barbi E, Dietrich CF, et al. Pancreatic multicenter ultrasound study (PAMUS). Eur J Radiol, 2012, 81 (4): 630-638.

7. Domagk D, Wessling J, Reimer P, et al. Endoscopic retrograde cholangiopancreatography, intraductal ultrasonography, and

magnetic resonance cholangiopancreatography in bile duct strictures: a prospective comparison of imaging diagnostics with histopathological correlation. Am J Gastroenterol, 2004, 99 (9): 1684-1689.

8. Kim T, Murakami T, Takamura M, et al. Pancreatic mass due to chronic pancreatitis: correlation of CT and MR imaging features with pathologic findings. AJR Am J Roentgenol, 2001, 177 (2): 367-371.

9. Muhi A, Ichikawa T, Motosugi U, et al. Mass-forming autoimmune pancreatitis and pancreatic carcinoma: differential diagnosis on the basis of computed tomography and magnetic resonance cholangiopancreatography, and diffusion-weighted imaging findings. J Magn Reson Imaging, 2012, 35 (4): 827-836.

10. NIH state-of-the-science statement on endoscopic retrograde cholangiopancreatography (ERCP) for diagnosis and therapy. NIH Consens State Sci Statements, 2002, 19 (1): 1-26.

11. Agarwal B, Krishna NB, Labundy JL, et al. EUS and/or EUS-guided FNA in patients with CT and/or magnetic resonance imaging findings of enlarged pancreatic head or dilated pancreatic duct with or without a dilated common bile duct. Gastrointest Endosc, 2008, 68 (2): 237-242, 334, 335.

12. Becker V, Mischke U. Groove pancreatitis. Int J Pancreatol, 1991, 10 (3-4): 173-182.

13. Adsay NV, Zamboni G. Paraduodenal pancreatitis: a clinico-pathologically distinct entity unifying "cystic dystrophy of heterotopic pancreas", "para-duodenal wall cyst", and "groove pancreatitis". Semin Diagn Pathol, 2004, 21 (4): 247-254.

14. Zaheer A, Haider M, Kawamoto S, et al. Dual-phase CT findings of groove pancreatitis. Eur J Radiol, 2014, 83 (8): 1337-1343.

15. 苏文松, 陆敏强. 沟槽状胰腺炎诊治现状. 中华普通外科学文献 (电子版), 2012 (01): 75-77.

16. Okazaki K, Tomiyama T, Mitsuyama T, et al. Diagnosis and classification of autoimmune pancreatitis. Autoimmun Rev, 2014, 13 (4-5): 451-458.

17. Zamboni G, Luttges J, Capelli P, et al. Histopathological features of diagnostic and clinical relevance in autoimmune pancreatitis: a study on 53 resection specimens and 9 biopsy specimens. Virchows Arch, 2004, 445 (6): 552-563.

18. Al-Hawary MM, Kaza RK, Azar SF, et al. Mimics of pancreatic ductal adenocarcinoma. Cancer Imaging, 2013, 13 (3): 342-349.

19. Bang SJ, Kim MH, Kim DH, et al. Is pancreatic core biopsy sufficient to diagnose autoimmune chronic pancreatitis? Pancreas, 2008, 36 (1): 84-89.

20. Sugumar A, Chari S. Autoimmune pancreatitis: an update. Expert Rev Gastroenterol Hepatol, 2009, 3 (2): 197-204.

21. Macinga P, Pulkertova A, Bajer L, et al. Simultaneous occurrence of autoimmune pancreatitis and pancreatic cancer in patients resected for focal pancreatic mass. World J Gastroenterol, 2017, 23 (12): 2185-2193.

22. Schmitz D, Kloppel G, Esinger W, et al. [IgG4-related systemic disease with autoimmune pancreatitis and lung involvement primarily presenting as pancreatic cancer with pulmonary metastases]. Z Gastroenterol, 2013, 51 (3): 290-295.

23. Ngwa T, Law R, Hart P, et al. Serum IgG4 elevation in pancreatic cancer: diagnostic and prognostic significance and association with autoimmune pancreatitis. Pancreas, 2015, 44 (4): 557-560.

24. Ghazale A, Chari ST, Smyrk TC, et al. Value of serum IgG4 in the diagnosis of autoimmune pancreatitis and in distinguishing it from pancreatic cancer. Am J Gastroenterol, 2007, 102 (8): 1646-1653.

25. Kamisawa T, Imai M, Yui CP, et al. Strategy for differentiating autoimmune pancreatitis from pancreatic cancer. Pancreas, 2008, 37 (3): e62-e67.

26. Chari ST, Takahashi N, Levy MJ, et al. A diagnostic strategy to distinguish autoimmune pancreatitis from pancreatic cancer. Clin Gastroenterol Hepatol, 2009, 7 (10): 1097-1103.

27. Otsuki M, Chung JB, Okazaki K, et al. Asian diagnostic criteria for autoimmune pancreatitis: consensus of the Japan-Korea Symposium on Autoimmune Pancreatitis. J Gastroenterol, 2008, 43 (6): 403-408.

28. Lee LK, Sahani DV. Autoimmune pancreatitis in the context of IgG4-related disease: review of imaging findings. World J Gastroenterol, 2014, 20 (41): 15177-15189.

29. Choi SY, Kim SH, Kang TW, et al. Differentiating Mass-Forming Autoimmune Pancreatitis From Pancreatic Ductal Adenocarcinoma on the Basis of Contrast-Enhanced MRI and DWI Findings. AJR Am J Roentgenol, 2016, 206 (2): 291-300.

30. Sugumar A, Levy MJ, Kamisawa T, et al. Endoscopic retrograde pancreatography criteria to diagnose autoimmune pancreatitis: an international multicentre study. Gut, 2011, 60 (5): 666-670.

31. Carbognin G, Girardi V, Biasiutti C, et al. Autoimmune pancreatitis: imaging findings on contrast-enhanced MR, MRCP and dynamic secretin-enhanced MRCP. Radiol Med, 2009, 114 (8): 1214-1231.

32. Cheng MF, Guo YL, Yen RF, et al. Clinical Utility of FDG PET/CT in Patients with Autoimmune Pancreatitis: a Case-Control Study. Sci Rep, 2018, 8 (1): 3651.

33. Nanni C, Romagnoli R, Rambaldi I, et al. FDG PET/CT in autoimmune pancreatitis. Eur J Nucl Med Mol Imaging, 2014, 41 (6): 1264-1265.

34. Hirano K, Tada M, Sasahira N, et al. Incidence of malignancies in patients with IgG4-related disease. Intern Med, 2014, 53 (3): 171-176.

35. 戴梦华, 赵玉沛, 蔡力行, 等. 外周血 K-ras 基因突变和 CA19-9 的联合检测在胰腺癌诊断中的作用. 中华外科杂志, 2003 (05): 15-18.

36. Kamisawa T, Tsuruta K, Okamoto A, et al. Frequent and significant K-ras mutation in the pancreas, the bile duct, and the gallbladder in autoimmune pancreatitis. Pancreas, 2009, 38 (8): 890-895.

37. 张慧敏, 金梦, 钱家鸣, 等. 胰腺癌合并急性胰腺炎和单纯急性胰腺炎诊断分析. 中国实用内科杂志, 2017 (02): 145-147.

38. 赵丹丹, 李娜, 刘玥. 胰腺癌合并慢性胰腺炎 MRI 诊断. 医学影像学杂志, 2016 (03): 453-456.

# 第**24**章

# 肿块型慢性胰腺炎与胰腺癌的鉴别与处理

【摘要】慢性胰腺炎是一类严重的疾病,不仅影响着患者的生活质量,还可能因为远期并发症危及生命。患者长期受到疼痛、胰腺外分泌功能不全、糖尿病的困扰,导致营养不良,且面临着癌变的风险。在慢性胰腺炎基础上出现的肿块隆起称为肿块型慢性胰腺炎。在病史、临床表现、实验室检查及影像学检查上,肿块型慢性胰腺炎与胰腺癌均存在着较大的重叠,作出明确的鉴别诊断是临床上的难点;其次,如何根据患者的临床表现、肿块的部位做相应的治疗也是临床上争论的热点。

本章分为三节,第一节将重点介绍肿块型慢性胰腺炎与胰腺癌鉴别诊断的方法,其中牵涉到影像学及实验室检查的相似点与不同点。第二节中以目前常用的临床指南及现有的临床证据作为基础,重点介绍肿块型慢性胰腺炎的治疗方法。第三节中,笔者结合本单位以往的病例,分享肿块型慢性胰腺炎的治疗经验。

## 第一节　肿块型慢性胰腺炎与胰腺癌的鉴别

肿块型慢性胰腺炎(mass-forming pancreatitis,MFP)虽然看似是一种特殊类型的胰腺炎,但实际上是由不同病因造成的、具有类似影像学表现的一组疾病,不同患者间存在着相当的异质性。正因如此,在慢性胰腺炎的诊疗常规中一直缺少 MPF 的一席之地。笔者回顾了近年各大权威机构的慢性胰腺炎诊疗指南,无论是 2012 中华医学会消化内镜分会版、2014 中华医学会外科学分会胰腺外科学组版,还是 2015 日本胃肠病学会版、2017 欧洲胃肠病学联盟版,均未提及 MFP(包括 mass-forming chronic pancreatitis,focal pancreatitis 等相关术语)这一术语;在诊断慢性胰腺炎的影像学特征中,也并没有提示胰腺肿块。只有 2014 美国胰腺病学会制定的慢性胰腺炎实践指南:循证诊断指南中在慢性胰腺炎的 CT 表现时提及:约 30% 的慢性胰腺炎可表现为胰腺的局部增大,姑且认为是现行的指南中对 MFP 仅有的一点认识。由此可见,目前对 MFP 的病因、发病机制及诊疗常规都存在着一定的盲区。

随着影像学检查的普遍开展,由健康检查偶然发现的胰腺肿块日益增多;另一方面,由于对疾病认识的深入,过去对无症状或伴有梗阻性黄疸的胰腺肿块往往只考虑胰腺的良恶性肿瘤,而现在越来越多的临床医师会针对 MFP 进行有意识的鉴别。然而,正如前文所述,对于 MFP 和胰腺导管腺癌(pancreatic ductal adenocarcinoma,PDAC)的鉴别,目前并没有公认的、行之有效的方法。由于两者的预后和治疗方法相去甚远,因此正确的诊断就显得十分重要。如果说为能够通过药物治疗治愈或控制的胰腺炎患者实施外科手术后患者获益为利弊参半的话;那为胰腺癌的患者采用胰腺功能支持治疗乃至针对自身免疫性胰腺炎（autoimmune pancreatitis，AIP）的激素治疗则很可能导致肿瘤进展，弊远大于利。

本节将从病史和临床表现、实验室检查以及影像学检查三方面展开论述，探讨 MFP 与 PDAC 的鉴别诊断的要点及研究进展。

## 一、病史与临床表现

由于肿块型胰腺炎的病因多样，涵盖了 AIP、酒精性胰腺炎、胆石性胰腺炎等几乎慢性胰腺炎的所有类型，因此，传统认为：既往有反复发作胰腺炎、胆道结石或感染、长期饮酒史、严重高脂血症等病史的患者应高度怀疑肿块性胰腺炎可能。然而，由于酒精、高脂高蛋白饮食本身即是胰腺癌的高危因素，而胰腺癌引起的胆道、胰管梗阻也可引发胰腺炎或胆道感染，因此病史只能作为鉴别诊断的线索。I 型 AIP 由于是 IgG4 相关性系统性疾病，约 50% 以上的患者合并有硬化性胆管炎、自身免疫性溶血、自身免疫性涎腺炎等胰外自身免疫性疾病；另有少部分 AIP 患者（包括I型和II型）合并炎症性肠病。这可能是有助于鉴别肿块型 AIP 的重要依据。

MFP 和 PDAC 均可造成腹痛、梗阻性黄疸、消化不良、糖尿病、体重减轻等胰腺内外分泌功能受损表现，故临床表现在鉴别诊断中没有特异性。

## 二、实验室检查

### （一）CA19-9

CA19-9 作为经典的肿瘤标志物，虽然有部分患者因 Lewis 酸抗原阴性而无法表达，但仍是目前为止临床用于诊断及术后随访 PDAC 最有效的血清标志物。不同的研究报道 CA19-9 用于鉴别 MFP 及 PDAC 的敏感度在 56%~87.5%，特异性在 60%~95%，但其临界值从 37U/ml（正常参考值）到 306.75U/ml（根据 ROC 曲线计算所得）不等。不难理解：其临界值越高，敏感度越低，而特异性越高；反之亦然。必须注意的是，由于胆管和胰管的上皮也可以表达 CA19-9，因此梗阻性黄疸亦可以造成 CA19-9 明显升高。对于存在梗阻性黄疸的患者，解除胆道梗阻后再次评估其 CA19-9 水平可能对鉴别具有更大的意义。

### （二）IgG4

IgG4 作为 I 型 AIP 相关的血清标志物，对于 AIP 的诊断具有重要作用。根据修订的 HISORt 标准，IgG4 高于 2 倍正常上限为诊断 AIP 的高度怀疑证据，在正常上限的 1~2 倍间为提示证据。根据我们的经验，建议对所有胰腺肿块的患者进行 IgG4 检查，如发现明显升高，应积极鉴别是否为 AIP，避免不必要的手术；但由于少部分 PDAC 患者有不同程度的 IgG4 升高，因此绝不可因为 IgG4 升高而排除 PDAC 的诊断。

### （三）其他

AIP 患者中可有 IgG、嗜酸性粒细胞比例升高；II型 AIP 部分患者可检出抗核抗体和抗中性粒细胞胞浆抗体。慢性胰腺炎患者可有血淀粉酶、脂肪酶、胰岛素、C 肽等的降低，提示胰腺内外分泌功能受损。但上述指标均不具有特异性，故仅作为诊断参考。

## 三、影像学检查

由于 PDAC 组织中间质成分丰富，纤维化严重，缺乏正常胰腺细胞成分，而 MFP 的纤维化程度多不及 PDAC，且组织中尚存部分腺泡细胞，故从理论上，其影像学表现，尤其是使用了对比剂后的增强模式会存在一定的差异。然而从临床实践来看，两者的影像学表现往往十分类似，仅少数患者具有特征性的"腊肠征"、"盔甲征"等表现，因此常规阅片往往较难鉴别。事实上，影像学检查不仅是 MFP 与 PDAC 鉴别中的重点也是难点：除了结合相应病史及实验室检查综合判断，定量及半定量的影像学评估方法也为胰腺肿块的鉴别提供了新思路。

## （一）计算机断层扫描

计算机断层扫描（computed tomography，CT）的最大优势在于扫描速度快，空间分辨率高，对精细解剖结构及肿瘤血管侵犯的判断优于其他影像学检查，且对钙化灶的显像优于磁共振，因此目前对 PDAC 术前可切除性的评估主要依赖于 CT。然而，MFP 和 PDAC 在 CT 平扫及增强期的表现十分类似，一般多表现为：平扫低密度或等低密度，动脉相及静脉相强化低于或等于胰腺实质的肿块。常规的增强 CT 尚难以鉴别 MFP 和 PDAC，只能从肿块内部是否存在钙化、周围是否存在水肿、是否侵犯血管、主胰管的扩张程度、主胰管梗阻的范围等间接征象辅助判断。部分 MFP 周围可出现水肿带或晕环，且累及胰管的长度更长，而近端胰管的扩张程度却不如 PDAC。

典型 AIP 的 CT 影像特征是胰腺弥漫性肿大，呈"腊肠样"（sausage like），以胰头为主，密度均匀，增强后中度强化，64%~81% 的患者具有这些特征；胰周脂肪间隙变小，使周边呈低密度囊状缘，类似一个包膜，称"晕环"征（halo sign），18%~42% 的患者具有此特征。容易与胰腺癌混淆的是肿块型 AIP，如何将肿块型 AIP 与胰腺癌鉴别是我们面临的主要问题，作出明确诊断，仍需要与胰腺实质影像、主胰管影像、血清学和胰外病变、组织学、激素治疗反应等相结合，综合分析。

新的 CT 数据处理技术已逐渐成为研究的方向，采用软件对增强 CT 进行定量化灌注分析（即灌注 CT）可以将肿块的增强程度转化为血流、血容量、渗透性、增强峰值、达峰时间等数据，进而对 PDAC 与 MFP 进行鉴别。有多项研究发现，PDAC 的血流、血容量、渗透性和峰值均低于 MFP，达峰时间迟于 MFP，且绝大多数差异具有统计学意义。

## （二）磁共振成像

相比 CT，磁共振成像（magnetic resonance imaging，MRI）虽然空间分辨率相对较低，扫描时间更长，但同时也能提供更多的组织信息，为鉴别诊断提供帮助。鉴于扫描时间相对长，故图像的质量有赖于患者的配合程度，对于难以长时间屏气的患者其成像质量堪忧。目前，绝大多数胰腺中心的 MRI 均能常规开展 $T_1$ 加权成像、$T_2$ 加权成像、弥散加权成像（diffusion weighed imaging，DWI）、表观弥散系数（apparent diffusion coefficient，ADC）、脂肪抑制等序列的检查，这些序列能从不同的角度间接反映胰腺肿块的组织结构特点，故有助于肿块的鉴别诊断。PDAC 与 MFP 的 MRI 表现见表 24-1-1。

表 24-1-1　PDAC 与 MFP 在 MRI 上的表现

| MRI 表现 | PDAC | MFP |
| --- | --- | --- |
| $T_1$ 加权 | 低信号或等信号 | 低信号或等信号 |
| 增强模式 | 动脉期强化多低于胰腺实质；静脉期及延迟期持续偏低或等于胰腺实质；强化多不均匀 | 动脉期、延迟期强化多等于或高于胰腺实质；病灶内强化一般较均匀 |
| 血管侵犯 | 可见，并可引起胰源性门脉高压 | 少见 |
| $T_2$ 加权 | 等信号或略高信号 | 等信号或略高信号 |
| DWI | 弥散受限 | 弥散受限 |
| ADC | 低 | 较低 |
| 周围正常胰腺 | 可有远端胰腺萎缩 | 周围可有水肿环，偶有钙化 |
| 胆管、胰管表现 | 突然截断伴近端明显扩张 | 受累胰管范围较大但扩张程度轻；可伴有胆管硬化 |

虽然有提供较多信息的优势，但通过阅片也不一定能发现其中的细微差异。故近年来，越来越多的研究探讨了各种定量或半定量的增强 MRI 对于提高鉴别效率的价值。和灌注 CT 如出一辙，Zhang 等采用图像处理软件计算了注射造影剂后 5 个时间点的病灶强化程度，并根据达峰时间早晚的不同，将强化模式分为 5 型：1 型为 18 秒时达到最强，之后快速减退；2 型为相对较快达到峰值（45 秒），之后缓慢减退；3、4、5 型则分别在 45 秒、2.5 分和 4 分才达到峰值。他们的结果发现，PDAC 多表现为 3、4、5 型的强化；而

MFP 有半数表现为 1、2 型,半数表现为 3、4 型。另外,PDAC 多表现为不均匀强化,而 MFP 多为均匀性强化。Kim 等将增强 MRI 转化为彩色信号强度图(signal intensity color mapping,SICM),同时也分为五种强化模式,其结果发现 MFP 主要为门脉期或延迟期的均匀性强化,强化信号高于胰腺实质,而 PDAC 多为持续性或进行性地强化低于胰腺实质,联合肿块在 $T_1WI$、$T_2WI$ 上的表现和胆胰管梗阻的情况,鉴别 MFP 与 PDAC 可以到达 78% 的敏感度和 99.3% 的特异性。

由于纤维化会限制水分子的热运动,故 PDAC 和 MFP 在 DWI 和 ADC 上会产生不同的表现。在 $b$ 值较大的情况下($b$ 值越大,对小分子和小距离的弥散就越敏感,但同时会降低信噪比),PDAC 的 ADC 值一般会低于正常胰腺,而 MFP 由于炎症进展程度的不同导致其 ADC 值可高可低。在一项研究中,当 $b$ 值设为 600s/$mm^2$ 时,MFP 在 DWI 上表现为与胰腺实质难以区分的均匀信号灶,而 PDAC 在 DWI 上均为高信号病灶;另外,MFP 的 ADC 值也要显著高于 PDAC。总体来说,MFP 的弥散表现与非病灶区的胰腺类似,而 PDAC 则会有明显区别。Zhang 等的研究也有类似的结果。这可能是由于 MFP 的周围胰腺组织存在慢性炎症的背景,而 PDAC 周围的胰腺组织相对正常,因此造成了上述差异。一项纳入了 12 项研究($b$ 值选取 0、500、1 000s/$mm^2$ 不等,部分研究含有多个 $b$ 值)的荟萃分析提示:定量 DWI 用于鉴别胰腺肿块良恶性的敏感度和特异性可以达到 91% 和 86%,表现出了较好的诊断效能。亚组分析发现,$b$ 值≥500s/$mm^2$ 和 $b$ 值 <500s/$mm^2$ 的受试者曲线下面积分别为 0.96 和 0.90,虽有趋势,但两组间无显著差异。一项定量分析 ADC 的研究则发现 PDAC 与 MFP 的 ADC 值均小于周围正常胰腺组织。该研究将病灶区域的 ADC 值从低到高按 0%、30%、50%、100% 的百分位排序,并比较 PDAC 与 MFP 各个百分位 ADC 值的差异,结果提示两者的 $ADC_{50}$ 与 $ADC_{100}$ 存在着显著性差异。即便如此,不同研究中比较两者 ADC 的方法与结果仍存在一定的差异,相对 DWI 仍需进一步的研究来证实其价值。

（三）内镜超声

内镜超声(endoscopic ultrasonography,EUS)可以将超声探头置于胃内,紧贴胃壁观察胰腺,故具有较高的诊断价值,甚至能较常规影像学检查更早地发现复发灶。另一方面,由于可以联合进行细针抽吸(fine needle aspiration,FNA)或细针活检(fine needle biopsy,FNB),且并发症率相对经腹壁穿刺更低,故为细胞学或组织学诊断取材的首选方法。目前的 EUS-FNA(采用 22~25G 针)能做到 75%~98% 的灵敏度和 71%~100% 的特异性,EUS-FNB(19G 针)还能将准确率提升 10% 左右。当然,超声及穿刺的结果有赖于操作者的经验与技术,以及穿刺针的粗细、穿刺时加以的负压、穿刺的次数以及现场细胞病理学家的配合等。

两项新技术正被越来越多地应用于采用超声以及 EUS 鉴别胰腺肿块的良恶性。其一是增强超声/增强 EUS:半定量分析发现,增强 EUS 下 AIP 的峰强度和最大回声强度均显著高于 PDAC,提示增强 EUS 或有助于 MFP 与 PDAC 的鉴别。另一项是肿块弹性测定技术:通过 EUS 进行胰腺肿块的弹性测定,较经腹超声可更准确地判断肿块性质。虽然 MFP 与 PDAC 的弹性均差于正常胰腺组织(即肿块较硬),且两者的弹性没有统计学差异,但两者与周围正常胰腺组织弹性见的差值存在显著差异,PDAC 较周围胰腺的弹性差异明显高于 MFP。

（四）正电子发射断层成像(positron emission tomography,PET)

PET/CT 的最大优势在于能够评估肿块的代谢特征,同时发现全身其他部位的远处转移灶,因此对鉴别诊断有一定的价值。大部分的 PDAC 及 MFP 肿块存在着糖代谢增高,但其诊断的参考值尚无定论。虽然有 PET/CT 发现了增强 CT 未发现的胰腺肿瘤的病例,但总体的阴性预测值仍较低,对于能否判断肿块的性质也未达成共识。一项来自解放军总医院的研究发现,PDAC 患者的 SUVmax 显著高于 MFP,且具有 95% 的敏感度 60% 的特异性和 83.3% 的准确率,但该研究并未提及其测量 SUVmax 的时间,且研究对象针对 65 岁以上的老年中国人。Dong 等回顾了 PET/CT 中高代谢的胰腺病灶,发现局部的急、慢性胰腺炎、AIP 和慢性胰腺炎是造成误判肿块为胰腺癌的主要因素。Kato 等对怀疑 PDAC 或 MFP 的患者分别测量了注射氟 -18- 氟代脱氧葡萄糖后 1 小时和 2 小时的 SUVmax,发现注射后 1 小时的 SUVmax 具有统计学差异,而 2 小时的 SUVmax 则没有差异(虽然该研究将检验水平定在了 0.01),且 1 小时的 SUVmax 仍有较多的重叠,故临床实践中仍恐难以区分。

【小结】

MFP 与 PDAC 在病史、临床表现、实验室检查及影像学检查各方面均存在着较大的重叠,故而其鉴别诊断存在着一定的难度。就临床实践而言,除 EUS-FNA/FNB 能够取得肿块组织并获得病理学诊断外,并没有什么理想的鉴别方法。EUS 活检能取到的组织有限,诊断也依赖内镜医师和病理学家的经验。CA19-9 和 IgG4 作为相对特异的血清标志物,应当作为胰腺肿块鉴别的常规检查。影像学检查是鉴别诊断的重头戏,MRI 能够提供更多的组织信息,尤其是 DWI 序列,但对患者的配合程度要求更高。无论 CT、MRI 还是 EUS,PDAC 和 MFP 的增强模式都存在着相对独特的规律,可能有助于鉴别诊断。

虽然许多研究证明定量或半定量的灌注 CT、增强 MRI、DWI、增强 EUS 等特殊影像学检查能够有助于鉴别 PDAC 及 MFP,但各研究在方法学和判断的临界值上仍有一定的差异,缺乏一致性,且多为单中心小样本的研究,恐怕难以立即用于临床。因此笔者认为,当无创检查难以获得令人信服的诊断时,EUS-FNA/FNB 是必要的辅助检查。综合临床实验室及影像线索,对其进行综合评分,可能是有效的鉴别策略,但仍需进一步评估、验证。另外,多学科团队(multidisciplinary team,MDT)的诊疗模式能够让临床医师、影像学家、病理学家等共同制订诊疗方案,既有利于从不同学科的角度共同收集资料、探讨病情,也能高效地为患者提供有针对性的诊疗措施,可能是提高诊断准确率的发展方向。

# 第二节　肿块型慢性胰腺炎的处理

慢性胰腺炎(chronic pancreatitis,CP)是一类严重的疾病,不仅影响着患者的生活质量,还可能因为远期并发症危及生命。患者通常长期受到疼痛、胰腺外分泌功能不全(pancreatic exocrine insufficiency,PEI)、糖尿病的困扰,导致营养不良,且面临着癌变的风险。在病理结构上,CP 表现为进行性、不可逆的胰腺组织破坏,逐渐被纤维组织替代的慢性炎症。MFP 是在 CP 基础上出现的肿块隆起。MFP 因为有潜在癌变的风险,有不少学者提倡手术切除。然而,在国内患者往往难以接受因为炎症而进行手术,尤其是胰头部肿块型慢性胰腺炎行胰十二指肠切除术,胰腺手术并发症发生率较高,国内医生对于胰腺慢性炎症进行手术也通常采取较慎重的态度。炎症与肿瘤的预后不一致,不计后果地将所有胰腺肿块都进行根治性手术,影响患者的生活质量亦不可取,如何制订合理的治疗措施就显得尤为重要。

## 一、MFP 的处理

### (一)术前鉴别的重要性

MFP 是 CP 的特殊类型,起病隐匿,位于胰头部时可以阻塞或压迫胰管、胆管及十二指肠,并与肠系膜上静脉和门静脉发生粘连,位于胰体尾部时,可以因炎症累及后腹膜和周围脏器,引起腰背痛,及因胰腺慢性炎症改变而出现胰腺内外分泌功能不全,从临床表现上,无法与胰腺癌进行准确区分。影像学检查在对于胰腺肿块的鉴别上有重要作用。MFP 的鉴别诊断详见本章第一节。

### (二)MFP 的手术治疗

1. MFP 的手术指征　对于 CP 造成的胰腺实质破坏,目前无法通过治疗逆转,所以 CP 的治疗目的是缓解症状,改善内外分泌功能。目前尚没有单独针对 MFP 的手术指征,参考 2014 年胰腺外科学组制定的慢性胰腺炎诊治指南(2014)CP 的手术指征包括:①保守治疗不能缓解的顽固性腹痛;②胰管狭窄、胰管结石伴胰管梗阻;③并发胆道梗阻、十二指肠梗阻、胰源性门静脉高压、胰源性胸腹水及假性囊肿等;④不能排除恶性病变。可以说基本包括了 MFP 的手术指征。

2. MFP 的手术时机　如果仅考虑缓解疼痛,那么慢性胰腺炎早期进行手术的效果要明显好于在进展期时进行手术。欧洲胃肠病学会(United European Gastroenterology,UEG)慢性胰腺炎诊断和治疗循证医学指南指出在发病 3 年内进行手术治疗,PEI 发生率要低于在进展期进行手术,且生活质量较高。目前尚没有证据支持早期手术有助于胰腺内分泌功能的保护。

3. 慢性胰腺炎的常用手术方式

(1) 胰十二指肠切除术:适用于胰头部炎性肿块伴胰管、胆管及十二指肠梗阻;不能排除恶性病变;胰头分支胰管多发性结石;不能纠正的 Oddi 括约肌狭窄者。常用术式包括胰十二指肠切除术(pancreaticoduodenectomy,PD)和保留幽门的胰十二指肠切除术(pylorus preserving pancreaticoduodenectomy,PPPD)。两种术式在缓解疼痛和解除压迫梗阻方面效果确切,疼痛长期缓解率高。

(2) 胰体尾切除术:适用于炎性病变、主胰管狭窄或胰管结石集中于胰体尾部的慢性胰腺炎。术式包括联合脾脏切除的胰体尾切除术或保留脾脏的胰体尾切除术。

(3) 中段胰腺切除术:适用于胰腺颈体部局限性炎性包块,胰头组织基本正常,胰尾部病变系胰体部炎性病变导致的梗阻性改变。

(4) 全胰切除术:适用于全胰腺炎性改变、胰管扩张不明显或多发分支胰管结石;其他切除术式不能缓解症状者。

(5) Beger 术及改良术式:又名保留十二指肠的胰头切除术(duodenum-preserving pancreatic head resection,DPPHR)(图 24-2-1),适用于胰头肿块型慢性胰腺炎,合并胰头颈部胰管结石及梗阻,胆总管胰腺段狭窄梗阻或十二指肠梗阻者。于胰腺颈部切断胰腺,切除胰头大部组织,空肠分别与胰腺颈体部及胰头部创面行 Roux-en-Y 吻合,其优点在于切除胰腺病变的同时保持了消化道的连续性,然而该术式对外科医师要求高,术后容易出现十二指肠缺血,且有两个胰肠吻合口导致胰瘘的发生率较高。国内常采用其改良术式,即保留十二指肠的胰头次全切除,切除更多的胰头部组织,仅行空肠与胰腺颈体部 Roux-en-Y 吻合。

(6) Frey 术:适用于胰头炎性肿块较小,合并胰体尾部胰管扩张伴结石,胰腺段胆总管狭窄梗阻者。不离断胰腺颈部,切除胰头部腹侧胰腺组织,同时纵行切开主胰管向胰体尾部延伸,纠正胰管狭窄并取石,胰腺创面及胰管与空肠行 Roux-en-Y 侧侧吻合,优点在于保留了十二指肠的血供,创伤较小,而缺点在于,切除胰头范围较小,对于较大的病灶,可能无法去除腹痛的始动因素(图 24-2-2)。

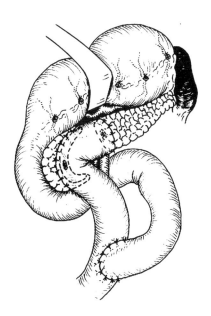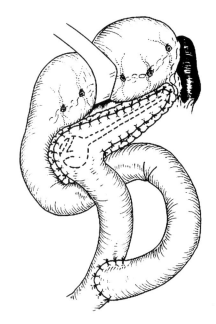

图 24-2-1　Beger 术示意图　　　　图 24-2-2　Frey 术示意图

(7) Izbicki 术(改良 Frey 术):适用于胰管、胆管无明显扩张,合并胰管结石和胰腺组织广泛纤维化、钙化,长期严重腹痛病史者。与 Frey 术相比,胰头切除的范围扩大,包含钩突中央部分,沿胰管长轴 V 形切除部分腹侧胰腺组织,引流范围扩大,使主胰管、副胰管及分支胰管充分引流,同时与空肠行 Roux-en-Y 侧侧吻合(图 24-2-3)。

(8) Berne 术:切除部分胰头组织,确保胆管和胰管引流,保留背侧部分胰腺组织,不切断胰腺;如合并黄疸可切开胰腺段胆总管前壁,与周围胰腺组织直接缝合,最后完成胰头创面—空肠 Roux-en-Y 吻合(图 24-2-4)。

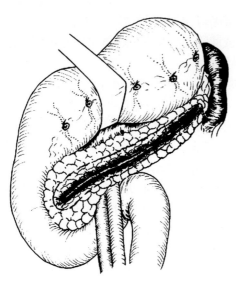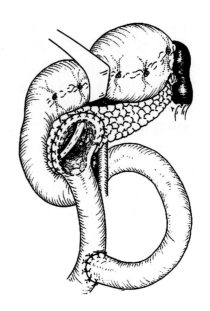

图 24-2-3　Izbicki 术示意图　　　　　　图 24-2-4　Berne 术示意图

4. MFP 的术式选择　当病灶位于胰头部时,究竟应该选择何种术式尚无定论,在 UEG 循证指南中,对其中几个术式做了比较:

(1) DPPHR 与常规 PD 相比:现有数据显示两者在减轻术后疼痛方面同样有效。经过短期随访,内分泌和外分泌功能不全两者相似,但 DPPHR 与 PD 相比,长期生活质量明显改善。

(2) 改良的 DPPHR 手术和 Berne 手术相比:术后发病率和病死率相同;然而,Berne 手术时间和住院时间明显优于改良的 DPPHR 手术。

(3) DPPHR 与常规 PD 进行比较:15 年的随访数据显示,两组之间患者在疼痛缓解和长期生活质量上没有差异,内外分泌功能亦类似,但是 DPPHR 可更早地恢复工作。

(4) Berger、Berne 和 Frey 术之间的长期随访结果没有差异。

(5) 无论何种手术都不能阻止 CP 进展为胰腺内分泌和外分泌失代偿。

**(三) MFP 的保守治疗**

MFP 由于可能有癌变风险,若保守治疗,需密切随访,随访内容应包括症状、影像学检查观察胰腺病变形态,胰酶水平,胰腺内外分泌功能监测。其次,因 CP 可处于不同阶段,所以保守治疗措施根据病因、是否有症状、症状严重程度会存在个体差异。活动、严重度和分期不同而呈个体化,此外生活方式(尤其是饮酒)对治疗措施也有影响。

1. MFP 伴随疼痛的药物治疗　疼痛是 CP 最常见的症状,经常为上腹部的钝痛或锐痛,并向后背放射,进食后加重。戒烟、戒酒较药物治疗更为重要,若 CP 为其他原因导致,则需积极去除病因。疼痛的药物治疗应遵循 WHO 提供的"疼痛三阶梯"原则,除此之外,日本胃肠病学会(The Japanese Society of Gastroenterology,JSGE)2015 年慢性胰腺炎循证指南中推荐了一种要素饮食(elemental diet,ED)疗法,要素饮食脂肪含量极低且易于吸收,可显著减少对胰腺的刺激,从而缓解 CP 的疼痛症状。

2. MFP 伴随糖尿病的治疗　糖尿病是 CP 的常见并发症,由于病因、发病时间、地域差异而导致报道的发病率相差较大。随着手术切除或发病时间的增加,患者罹患糖尿病的风险相应提高。2003 年欧洲糖尿病协会制定了糖尿病(diabetes mellitus,DM)的诊断和分类标准,其中指出继发于胰腺外分泌功能不足的 DM 称为胰源性 DM 或 T3cDM。EWALD 等在 2013 年系统提出了胰源性 DM 的诊断标准:主要标准(必须符合):①胰腺外分泌功能不全(粪弹性蛋白酶测定或直接胰腺外分泌功能试验阳性);②EUS,MRI、CT

提示胰腺病理性改变;③排除 T1DM。次要标准:①PP 分泌不足;②肠促胰岛素分泌受损;③胰岛素抵抗;④β 细胞功能受损;⑤血清脂溶性维生素 A、D、E、K 降低。与其他类型的糖尿病相比,T3cDM 没有胰腺多肽对混合营养摄入的反应。T3cDM 的诊断至关重要,因为患者可能有低血糖或酮症酸中毒的风险进而危及生命,在 T3cDM 的患者中,高达 25% 的患者患有"脆性糖尿病",血糖水平波动大。对于轻度血糖升高或疑似病例,可考虑应用二甲双胍治疗,在严重营养不良的患者中,胰岛素治疗应为首选,因为胰岛素可以帮助此类特殊类型的糖尿病患者进行合成代谢,目前针对 T3cDM 暂无其他推荐的口服降糖药物。

3. MFP 伴随 PEI 的治疗  MFP 的发病过程中,将出现胰酶和 / 或碳酸氢钠分泌不足,也就是所谓的 PEI,前者是反映腺泡的功能,而后者是反映腺管的功能,由于胰腺的储备功能强大,轻至中度的 PEI 可以被代偿,当胰腺脂肪酶的分泌降低至正常的 10% 以下,则会出现失代偿。无论是代偿期或失代偿期,患者均面临着营养缺乏的风险,尤其是脂溶性维生素的缺乏,随着 PEI 的加重,营养缺乏风险亦增加。目前临床诊断 PEI 的方法首先选择非侵入性胰腺功能检查,粪弹力蛋白酶I测试临床上使用较广泛,$^{13}$C 混合三酰甘油呼气试验($^{13}$C-MTG-BT)是另一种检查手段。影像学检查中,s-MRCP 技术可以显示胰管的形态改变,而且可以给出功能变化的半定量数据信息,可作为补充的检查方式。目前治疗 PEI 的方法为胰酶替代疗法(pancreatic enzyme replacement therapy,PERT)。目前有多种胰酶制剂可以选择,尚没有充分证据证明孰优孰劣。UEG 循证指南中推荐胰酶应配合正餐一起口服,每顿正餐的最低脂肪酶使用剂量 4 万 ~5 万 PhU。而在 PEI 失代偿期,由于消化、吸收障碍,患者脂肪泻导致大量脂类丢失,而这时亦不应强求低脂饮食,而应在进行 PERT 过程中适当补充脂肪。由于碳酸氢钠分泌减少,因此近端空肠的 pH 下降,餐后空肠内 pH 降至 4 以下,会影响脂肪酶活性,故对于此类患者,在补充胰酶的同时需要给予抑酸剂。而进行 PERT 治疗后,需要再次进行 PEI 的评估以判断效果,若仍有 PEI,则需加大胰酶的剂量。

### (四) MFP 的其他治疗方式

内镜治疗(endoscopic therapy,ET)主要用于单纯性疼痛的 CP 和 / 或伴有主胰管扩张的患者。虽然早期手术较 ET 更能有效缓解症状和防止 PEI 的发生,然而,由于 ET 创伤较小,故有不少学者建议在 CP 手术前仍尝试 ET,在 JSGE 指南中,对于没有主胰管扩张的 CP,ET 治疗仍被优先考虑。目前没有明确证据证明,MFP 的患者应优先选择手术或者 ET 治疗,然而对于体力状况差,不能耐受手术 MFP 患者,ET 治疗无疑是缓解症状的有力措施。体外冲击波碎石(extracorporeal shock wave lithotripsy,ESWL)是针对胰管结石的一种治疗手段,MFP 合并胰管结石的患者可考虑使用,对于≥5mm 的结石,ESWL 治疗是第一步,而随后是内镜取石,2~5mm 的胰管结石进行 ESWL 可能效果更佳。对于 ESWL 有丰富经验的医疗中心,这类方法可能成本最低。

## 二、特殊类型的 MFP

沟槽胰腺炎(groove pancreatitis,GP)是发生在胰头上部、十二指肠降部和胆总管下段之间的沟槽区的局限性慢性胰腺炎,表现与胰腺癌相似,甚至可以与胰腺癌同时存在。长期酗酒、抽烟可能与 GP 发病相关。GP 的发病率较低,戒烟、戒酒、药物治疗、内镜引流可能偶有帮助,而当这些治疗措施无效的时候,应行胰十二指肠切除术。

## 三、MFP 的治疗流程

由于目前没有临床指南针对 MFP 的治疗,结合现有证据以及 CP 的治疗,笔者总结了 MFP 的治疗流程,见图 24-2-5。

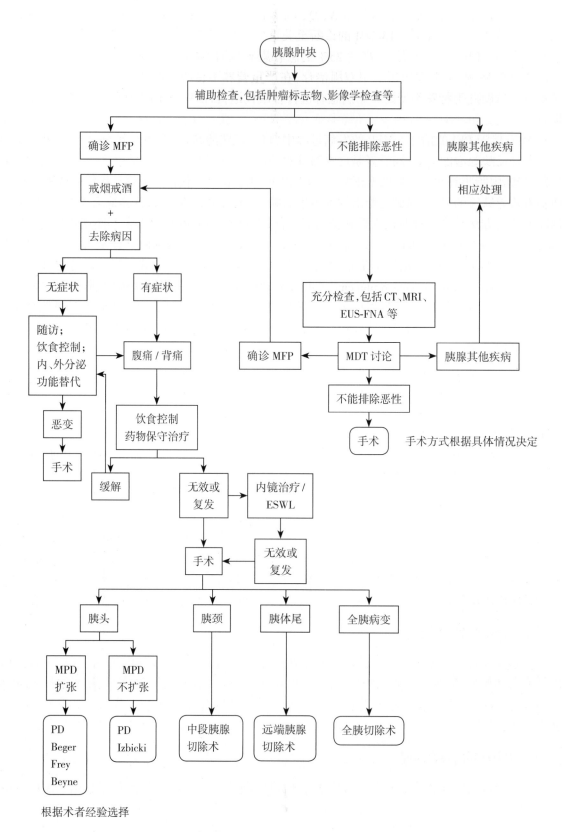

图 24-2-5　MFP 的治疗流程图

## 第三节 肿块型慢性胰腺炎典型病例

### 一、病例 1

男,45 岁,因"反复胰腺炎发作半年,皮肤巩膜黄染 2 个月"入院。患者大约半年前因反复胰腺炎发作,外院就诊治疗,当时 CT 发现胰颈部有囊性病灶,考虑假性囊肿可能。否认腹泻、脂肪泻、黑便症状,2 个月前患者出现皮肤巩膜黄染。

既往史:无。

体格检查发现:患者皮肤巩膜黄染,腹部体征阴性。

实验室检查(括号内为正常参考值):免疫球蛋白 G4:0.15g/L(0.03~2.00g/L);总胆红素:61.6μmol/L(3.4~20.4μmol/L);结合胆红素:54.5μmol/L(0~6.8μmol/L);γ 谷氨酰转移酶:1 873U/L(10~60U/L);肿瘤坏死因子:10.9pg/ml(<8.1pg/ml);糖类抗原 19-9:66.6U/mL(<37U/ml);神经元特异烯醇化酶:17.9ng/ml(<15.2ng/ml);血红蛋白:116g/L(130~175g/L)。

术前 CT 检查(图 24-3-1 A~C):胰头钩突见一结节状略低密度(白粗箭头),边界不清,动脉期轻度强化,门脉期轻度填充性强化。胰颈还可见一小囊状无强化灶(白细箭头),边界清。考虑胰腺恶性肿瘤可能。

术前 MRI 检查(图 24-3-1 D~H):胰头钩突见一结节状异常信号(白粗箭头),T$_1$WI 不均匀略低信号,T$_2$WI 等和略高信号,DWI 略高信号,ADC 图等和略高信号,反相位图像信号无减低,动脉期轻度强化,门

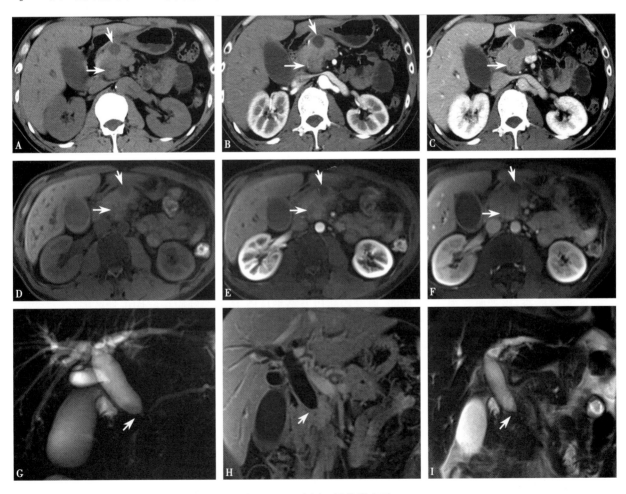

图 24-3-1 病例 1 影像学表现

A~C 分别为 CT 平扫、CT 动脉期、CT 静脉期;D~F 分别为 MRI 平扫、MRI 动脉期、MRI 静脉期;G~I 分别为 MRCP、MRI 静脉期冠状位、MRI T$_2$ 加权像

脉期和延迟期轻度填充样性强化;胰颈见一无强化囊性灶(白细箭头);肝内外胆管和胆囊扩张,考虑胰腺恶性肿瘤可能。

术前 PET-CT 检查:胰腺钩突软组织增厚,最大 SUV 值 2.2,延迟 1 小时后最大 SUV 值为 2.1,考虑胰腺恶性肿瘤可能,炎症不除外。

这名患者术前影像学检查报告均提示为胰腺恶性肿瘤,同时 CA19-9 轻度升高,合并有胆管、胰管的梗阻,所以我们选择进行手术探查。术中探查发现腹腔无腹水,胆囊增大,张力略高,胆总管略增粗约1cm,胰腺钩突部位可触及约 2.0cm 大小的质地偏硬的肿块,界限不清,胰腺颈部直径约 1.0cm 囊性包块,整个胰腺组织质地略韧,未及明显肿块。探查其余腹盆腔、腹膜、肝脏无殊。肠系膜上静脉、下腔静脉、门静脉、结肠中动静脉、腹主动脉、肠系膜上动脉、腹腔干、肝总动脉、肝固有动脉均无明显累及。考虑可切除,遂行胰十二指肠切除术。

术后病理:(胰十二指肠)病变区胰腺组织胰腺小叶间纤维组织明显增生,伴少量淋巴细胞浸润,部分胰腺导管扩张,管腔内可见结石,部分胰腺腺泡萎缩,考虑慢性胰腺炎伴间质纤维组织增生。另见囊肿性病变,未见内衬上皮,囊壁内伴较多淋巴细胞,中性粒细胞浸润,嗜酸性粒细胞及组织细胞反应,可见胆固醇结节,考虑假性囊肿。

免疫组化:B-cat(膜 +),CK7(上皮 +),Ki-67(1% 阳性),MSA(−),DES(−),CD117(−),S-100(灶 +),EMA(上皮 +),SMA(间质 +),IgG(少数 +),IgG4(少数 +)。

分析:因为这名患者有梗阻性黄疸表现,CT 表现为动脉期及静脉期相对低密度的胰腺钩突病灶,PET-CT 亦提示病灶糖代谢轻度升高,所以我们术前诊断考虑为胰腺恶性肿瘤,由此可见 MFP 与胰腺癌在临床表现相似,极易与之混淆。然而通过仔细观察影像学资料,可以看到 CT 影像中,动脉期及门脉期,胰头病灶尽管仍呈相对低密度状态,但较平扫仍有呈轻度强化表现。MRCP 显示胆管和胰管较佳,近病变处的胆总管和主胰管逐渐变窄,胆总管下端鸟嘴样变细(图 24-3-1G 白色箭头),主胰管不均匀扩张,与胰腺癌所致胰管或胆管突然截断并不完全符合。此外,MFP 可以有钙化,远端胰腺可有钙化和萎缩,胆总管和主胰管可相交于乳头,肿块很少侵犯周围血管和器官。而胰头癌累及胆总管和主胰管通常表现为管道截断,胆总管和主胰管不相交,上游主胰管均匀扩张,T1WI 均匀低信号。动脉期无强化或轻度强化。胰腺癌有嗜血管性,容易包绕侵犯周围血管。当然,影像学只是辅助诊断,对于不能排除恶性肿瘤病例,我们仍应积极手术探查。

## 二、病例 2

男,53 岁,因"腹部隐痛伴腰背部疼痛 5 个月"入院。患者 5 个月前进食后开始出现腹痛,位于中上腹部偏右侧,隐痛,伴有腰背部放射。无恶心、呕吐,否认腹泻、黑便。入院后诉近 2 周来有进食哽咽感。

既往史:无。

体格检查无阳性发现。

实验室检查:患者血常规,肝肾功能,血淀粉酶以及糖类抗原 19-9 等肿瘤指标均正常范围。

影像学检查:CT 提示胰头见多发结节状钙化,胰体部胰管轻度扩张,其内见斑点钙化灶,胰管结石可能(图 24-3-2 D~F 白色箭头),胰腺实质内见多发点状钙化影,胰头为著(图 24-3-2 A~C 白色箭头),增强后胰头强化不均。

分析:患者入院后,经我院胰腺团队 MDT 讨论,考虑患者存在腹痛伴腰背痛的症状,CT 表现中存在胰头病灶多发钙化,上游胰腺实质萎缩,胰管扩张,有可疑的胰管结石,考虑为 MFP。只是患者有进食哽咽感无法通过 MFP 解释,故予以胃镜检查,提示食管癌(图 24-3-3)。考虑到食管癌需积极治疗,而 MFP 可考虑保守治疗,所以我们给予该患者 PERT 治疗,并转入胸外科进一步诊治。

## 三、病例 3

男,52 岁,因"上腹胀痛 2 周"入院。进食后疼痛加重,饥饿时疼痛可缓解,疼痛为持续胀痛,不伴有腰背部疼痛,无恶心、呕吐及腹泻症状。

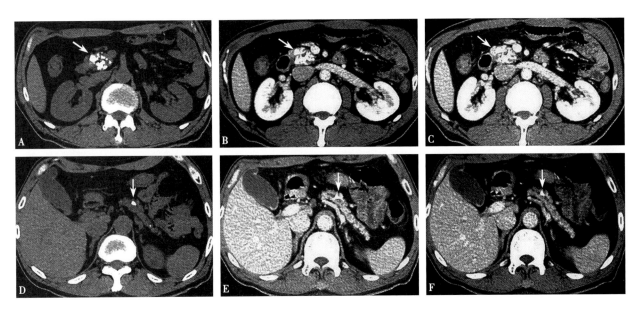

**图 24-3-2　典型病例 2 CT 图像**

A~C 显示胰头部病灶;D~F 显示胰体部胰管结石

否认既往病史;吸烟 20 余年,每天一包;否认酗酒。

体格检查无阳性发现。

实验室检查:血常规,肝肾功能,空腹血糖,肿瘤标志物,IgG4 等指标均正常范围。

CT 提示:胰腺体尾部见 6.0cm×2.7cm 低密度灶(白色箭头),界限欠清,周围少许渗出,增强后强化,稍低于正常胰腺。考虑胰腺体尾部恶性肿瘤,炎症病变待排除(图 24-3-4 A~C)。

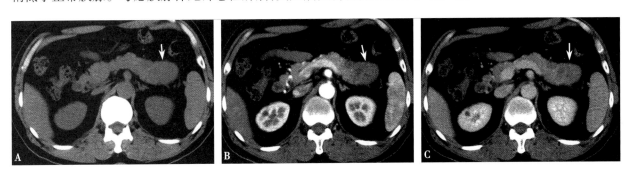

**图 24-3-4　典型病例 3 影像学检查**

PET/CT 提示:胰体尾部见糖代谢异常增高的低密度病灶,大小约 52.3mm×32.6mm,最大 SUV 值 14.5,周围脂肪间隙模糊(图 24-3-5)。

考虑到患者胰体尾病灶恶性肿瘤可能,我们予以手术探查,术中发现肝脏,盆腔,网膜,腹壁未见明显占位。分离胃结肠韧带后,探查胰腺,胰腺中脂肪组织浸润,触及胰腺肿块位于胰体部近胰尾部,约 6cm×3cm,腹腔干及肠系膜上动脉均未受累。考虑肿瘤可切除,遂行远端胰腺切除术。

术后病理:肿物镜下胰腺腺泡萎缩,间质纤维组织增生,见较多嗜酸性粒细胞浸润,并见淋巴细胞、浆细胞浸润,考虑为炎症性病变。

免疫组化:CK7(胰腺导管 +),CK20(−),SMAD4(部分 +),CD68(组织细胞 +),SMA(−),Calponin(−),p63(−),S-100(部分 +),Muc-1(−),LCA(淋巴细胞 +),MPO(+),CD138(浆细胞 +),CD38(浆细胞 +),CD3(淋巴细胞 +),LCA(淋巴细胞 +),CD30(淋巴细胞 +),λ(少量淋巴细胞 +),κ(少量淋巴细胞 +),IgG(+),IgG4(少数 +),CD15(淋巴细胞 +),ki-67(约 10% 阳性)

分析:MFP 虽多见于胰头,然而胰腺其他部位亦可出现。在该病例的个人史中,有长期吸烟病史,临床表现中,有腹痛,进食后加重,符合 MFP 的症状,但是无法通过临床表现与胰腺癌相鉴别。在 CT 表现中,胰体尾病灶为相对低密度表现,周围有渗出,与胰腺癌表现亦类似,PET-CT 中表现为糖代谢异常增高的病灶,最大 SUV 值为 14.5,该表现不完全符合典型的胰腺癌的 PET-CT 表现,然而无法排除胰腺癌。鉴于此,我们进行手术探查,术后病理提示胰腺炎症性病变,最终诊断考虑 MFP。

(楼文晖 吴文川 张 磊 赵过超)

# 参 考 文 献

1. Conwell DL, Lee LS, Yadav D, et al. American Pancreatic Association Practice Guidelines in Chronic Pancreatitis: evidence-based report on diagnostic guidelines. Pancreas, 2014, 43 (8): 1143-1162.

2. Zhang TT, Wang L, Liu HH, et al. Differentiation of pancreatic carcinoma and mass-forming focal pancreatitis: qualitative and quantitative assessment by dynamic contrast-enhanced MRI combined with diffusion-weighted imaging. Oncotarget, 2017, 8 (1): 1744-1759.

3. Sah RP, Chari ST. Autoimmune pancreatitis: an update on classification, diagnosis, natural history and management. Curr Gastroenterol Rep, 2012, 14 (2): 95-105.

4. Gu X, Liu R. Application of 18F-FDG PET/CT combined with carbohydrate antigen 19-9 for differentiating pancreatic carcinoma from chronic mass-forming pancreatitis in Chinese elderly. Clin Interv Aging, 2016, 11: 1365-1370.

5. Zhang H, Han W, Jin M, et al. Establishment and Verification of a Scoring Model for the Differential Diagnosis of Pancreatic Cancer and Chronic Pancreatitis. Pancreas, 2018, 47 (4): 459-465.

6. Yan T, Ke Y, Chen Y, et al. Serological characteristics of autoimmune pancreatitis and its differential diagnosis from pancreatic cancer by using a combination of carbohydrate antigen 19-9, globulin, eosinophils and hemoglobin. PLoS One, 2017, 12 (4): e0174735.

7. Wu WC, Yao XZ, Jin DY, et al. Clinical strategies for differentiating autoimmune pancreatitis from pancreatic malignancy to avoid unnecessary surgical resection. J Dig Dis, 2013, 14 (9): 500-508.

8. Naitoh I, Nakazawa T, Hayashi K, et al. Clinical differences between mass-forming autoimmune pancreatitis and pancreatic cancer. Scand J Gastroenterol, 2012, 47 (5): 607-613.

9. 楼文晖. 自身免疫性胰腺炎:外科医生的挑战与困惑. 中国实用外科杂志, 2011, 31 (09): 791-794.

10. Lu N, Feng XY, Hao SJ, et al. 64-slice CT perfusion imaging of pancreatic adenocarcinoma and mass-forming chronic pancreatitis. Acad Radiol, 2011, 18 (1): 81-88.

11. Yadav AK, Sharma R, Kandasamy D, et al. Perfusion CT - Can it resolve the pancreatic carcinoma versus mass forming chronic pancreatitis conundrum. Pancreatology, 2016, 16 (6): 979-987.

12. Kim M, Jang KM, Kim JH, et al. Differentiation of mass-forming focal pancreatitis from pancreatic ductal adenocarcinoma: value of characterizing dynamic enhancement patterns on contrast-enhanced MR images by adding signal intensity color mapping. Eur Radiol, 2017, 27 (4): 1722-1732.

13. Balci NC, Perman WH, Saglam S, et al. Diffusion-weighted magnetic resonance imaging of the pancreas. Top Magn Reson Imaging, 2009, 20 (1): 43-47.

14. Fattahi R, Balci NC, Perman WH, et al. Pancreatic diffusion-weighted imaging (DWI): comparison between mass-forming focal pancreatitis (FP), pancreatic cancer (PC), and normal pancreas. J Magn Reson Imaging, 2009, 29 (2): 350-356.

15. Niu XK, Bhetuwal A, Das S, et al. Meta-analysis of quantitative diffusion-weighted MR imaging in differentiating benign and malignant pancreatic masses. J Huazhong Univ Sci Technolog Med Sci, 2014, 34 (6): 950-956.

16. Ma X, Zhao X, Ouyang H, et al. Quantified ADC histogram analysis: a new method for differentiating mass-forming focal pancreatitis from pancreatic cancer. Acta Radiol, 2014, 55 (7): 785-792.

17. Ikemoto J, Hanada K, Minami T, et al. Prospective Follow-up Study of the Recurrence of Pancreatic Cancer Diagnosed at an Early Stage: The Value of Endoscopic Ultrasonography for Early Diagnosis of Recurrence in the Remnant Pancreas. Pancreas, 2018, 47 (4): 482-488.

18. Storm AC, Lee LS. Endoscopic ultrasound-guided techniques for diagnosing pancreatic mass lesions: Can we do better. World J Gastroenterol, 2016, 22 (39): 8658-8669.

19. Imazu H, Kanazawa K, Mori N, et al. Novel quantitative perfusion analysis with contrast-enhanced harmonic EUS for differentiation of autoimmune pancreatitis from pancreatic carcinoma. Scand J Gastroenterol, 2012, 47 (7): 853-860.

20. Park MK, Jo J, Kwon H, et al. Usefulness of acoustic radiation force impulse elastography in the differential diagnosis of benign and malignant solid pancreatic lesions. Ultrasonography, 2014, 33(1):26-33.

21. Dong A, Dong H, Zhang L, et al. Hypermetabolic lesions of the pancreas on FDG PET/CT. Clin Nucl Med, 2013, 38(9):e354-e366.

22. Kato K, Nihashi T, Ikeda M, et al. Limited efficacy of(18)F-FDG PET/CT for differentiation between metastasis-free pancreatic cancer and mass-forming pancreatitis. Clin Nucl Med, 2013, 38(6):417-421.

23. Lowenfels AB, Maisonneuve P, Cavallini G, et al. Pancreatitis and the risk of pancreatic cancer. International Pancreatitis Study Group. N Engl J Med, 1993, 328(20):1433-1437.

24. Kamisawa T, Tu Y, Egawa N, et al. The incidence of pancreatic and extrapancreatic cancers in Japanese patients with chronic pancreatitis. Hepatogastroenterology, 2007, 54(77):1579-1581.

25. 苗毅, 刘续宝, 赵玉沛, 等. 慢性胰腺炎诊治指南(2014). 中国实用外科杂志, 2015, 35(03):277-282.

26. Ahmed AU, Nieuwenhuijs VB, van Eijck CH, et al. Clinical outcome in relation to timing of surgery in chronic pancreatitis:a nomogram to predict pain relief. Arch Surg, 2012, 147(10):925-932.

27. Löhr JM, Dominguez-Munoz E, Rosendahl J, et al. United European Gastroenterology evidence-based guidelines for the diagnosis and therapy of chronic pancreatitis(HaPanEU). United European Gastroenterol J, 2017, 5(2):153-199.

28. Hoang HP. Results of treatment for chronic pancreatitis by the combined Frey and Beger procedure. J Visc Surg, 2015, 152(2):93-97.

29. Bachmann K, Tomkoetter L, Erbes J, et al. Beger and Frey procedures for treatment of chronic pancreatitis:comparison of outcomes at 16-year follow-up. J Am Coll Surg, 2014, 219(2):208-216.

30. Ito T, Ishiguro H, Ohara H, et al. Evidence-based clinical practice guidelines for chronic pancreatitis 2015. J Gastroenterol, 2016, 51(2):85-92.

31. Report of the expert committee on the diagnosis and classification of diabetes mellitus. Diabetes Care, 2003, 26 Suppl 1:S5-20.

32. Ewald N, Hardt PD. Diagnosis and treatment of diabetes mellitus in chronic pancreatitis. World J Gastroenterol, 2013, 19(42):7276-7281.

33. Lin YK, Johnston PC, Arce K, et al. Chronic Pancreatitis and Diabetes Mellitus. Curr Treat Options Gastroenterol, 2015, 13(3):319-331.

34. Pallisera-Lloveras A, Ramia-Ángel JM, Vicens-Arbona C, et al. Groove pancreatitis. Rev Esp Enferm Dig, 2015, 107(5):280-288.

# 第**25**章

# 胰腺神经内分泌肿瘤

【摘要】胰腺神经内分泌肿瘤(pancreatic neuroendocrine tumors,pNETs),为来源于胰腺多能神经内分泌干细胞的肿瘤,又称为胰岛细胞瘤,临床很少见,年发病率一般不超过百万分之二,可发生于任何年龄。根据其临床病理特征,可将其分为无功能性 pNETs 和功能性 pNETs 两大类,前者是指肿瘤虽然分泌某种激素但不引起任何内分泌紊乱的表现,后者是指具有内分泌功能紊乱的肿瘤。无功能 pNET 较为多见,占所有 pNET 的 75%~85%。功能性 pNETs 主要包括:胰岛素瘤、胃泌素瘤、胰高血糖素瘤、血管活性肠肽瘤、生长抑素瘤等。

　　pNETs 具有一些共同的特点:①均起源于胰小管的多能干细胞,均能产生肽及胺;②均具有类似的病理特点;③多数胰腺神经内分泌肿瘤恶性程度高(胰岛素瘤除外),但总体来说生长缓慢,病程较长;④CT、MRI、超声内镜以及血管造影术等是常规影像学检查,手术切除是主要治疗手段。

　　近来内镜诊疗技术的飞速发展在神经内分诊治方面发挥重大作用。超声内镜相比上述传统影像学检查具有有独特优势,特别适合 <1cm 的小病灶的发现。同时超声内镜还可通过穿刺、引流、注射及粒子种植等方法进行治疗,创伤小,安全性高且疗效显著。

## 第一节　神经内分泌肿瘤

　　胰腺神经内分泌肿瘤(pancreatic neuroendocrine tumors,pNETs)又称胰岛细胞瘤(islet cell tumor),是源于胰腺神经内分泌系统多能干细胞的一类异质性肿瘤。根据激素分泌状态及患者临床表现可将 pNETs 分为无功能性和功能性,无功能性 pNETs 占 75%~85%;功能性 pNETs 以胰岛素瘤最为常见,其次是胃泌素瘤,血管活性肠肽瘤,胰高血糖素瘤,生长抑素瘤等。

### 一、流行病学

　　pNETs 发病率约为 0.4/10 万人,占临床诊断胰腺肿瘤的 2%~5%,男女比例相近,多数呈散发(约90%)。中位生存时间为 139.0 个月,5 年生存率为 73.4%,10 年生存率为 55.3%。

### 二、病因和发病机制

　　目前,pNETs 的病因未明,发病机制尚未完全明确。与 pNETs 有关的遗传变异包括染色体改变、渐进性改变及单个基因的突变。性染色体丢失与 pNETs 侵袭性行为(即局部侵犯或转移)有强相关。在散发的分化良好的 pNETs 中,最常见的突变基因有 *MEN1* 肿瘤抑制基因(35%~40%),相互排斥的 *DAXX*

和 *ATRX* 基因(约 40%)以及 mTOR 通路基因(约 15%),其中 *MEN1* 基因突变是 pNETs 最为相关的异常。*DAXX/ATRX* 突变似乎促进了染色体端粒的延长和提高了染色体的不稳定性。特异性 micrRNA(miR-21)过表达与 pNETs 侵袭性临床行为强烈相关。MiR-21 靶基因 *PTEN* 的表达可减少随后的 microRNA 上调,导致 mTOR 活性改变。

肿瘤抑制途径和染色质再修饰是 pNETs 发生的最主要机制。肿瘤抑制通路上的基因负责染色质再形成和维持基因谱的稳定性。这些缺陷通路的直接后果是染色体持续性改变,其标志物是 pNETs 形成。

## 三、生理功能

胰腺是整个消化道内最重要的分泌腺,根据细胞组成和功能不同,可分为内分泌部和外分泌部。胰腺内分泌部又称胰岛,主要分泌胰岛素、胰高血糖素、生长抑素、胰多肽等。外分泌部由腺泡和导管构成,腺泡细胞是外分泌部的主要功能细胞,可分泌多种消化酶;导管上皮细胞则主要分泌水和电解质。胰腺的内、外分泌部相互影响,相互作用,共同调节着机体的能量平衡,并参与胰腺的正常生理和胰腺相关疾病的发生。

## 四、病理

50% 左右的 pNETs 位于胰体和/或胰尾。肉眼观察,pNETs 多为单个,少数可多发。一般体积较小,为圆形或椭圆形的实性小结,大多数界限清楚,无明显胞膜,切面浅灰红色或粉白色,可由于钙化而变硬,也可由于出血坏死而变软,也可发生囊性变。显微镜下,pNETs 为上皮性肿瘤,约 90% 是低、中分化肿瘤。细胞较小而一致,胞质嗜酸或嗜双色性,有细颗粒,血管丰富是典型表现,主要有以下组织学类型:索状型、腺管型、腺泡型、菊形团型、带状型或脑回型、髓样型。一个肿瘤内往往有两种甚至三种结构同时存在。

对于 pNETs 患者来说为了进行预后评估,其病理报告必须包括疾病的分类、分期、分级(表 25-1-1)。

表 25-1-1　2017 年内分泌器官肿瘤 WHO 分类

| 名称 | 编码 |
|---|---|
| 无功能性(非综合征)神经内分泌肿瘤 | |
| 胰腺内分泌微小腺瘤 | 8150/0 |
| 无功能性神经内分泌肿瘤 | 8150/3 |
| 胰岛素瘤 | 8151/3 |
| 胰高血糖素瘤 | 8152/3 |
| 生长抑素瘤 | 8156/3 |
| 胃泌素瘤 | 8153/3 |
| 血管活性肠肽瘤(VIP 瘤) | 8155/3 |
| 产生 5- 羟色胺伴或不伴类癌综合征 | |
| 产生 5- 羟色胺肿瘤 | 8241/3 |
| 产生促肾上腺皮质激素(ACTH)伴 Cushing 综合征 | |
| 产生促肾上腺皮质激素(ACTH)肿瘤 | 8158/3* |
| 胰腺神经内分泌癌(低分化神经内分泌肿瘤) | 8246/3a |
| 小细胞神经内分泌癌 | 8041/3 |
| 大细胞神经内分泌癌 | 8013/3 |
| 混合性神经内分泌 - 非神经内分泌肿瘤 | 8154/3 |
| 混合性导管 - 神经内分泌癌 | |
| 混合性腺泡 - 神经内分泌癌 | |

注:形态学代码来自肿瘤学国际疾病分类(ICD-O)编码。生物学行为编码:0 代表良性,1 代表不确定、交界性或生物学行为未定,2 代表原位癌/上皮内瘤变Ⅲ级,3 代表恶性。鉴于对一些疾病认识的变化,对先前的 WHO 肿瘤组织学分类进行了一些修订。* 代表临时 ICD-O 编码,由 IARC/WHO 委员会编码批准;a:该 ICD-O 编码不应用于高分化胰腺神经内分泌肿瘤 G₃,而分别使用功能性或非功能性胰腺神经内分泌肿瘤的编码

目前,胰腺神经内分泌肿瘤存在三种国际临床分期,即欧洲神经内分泌肿瘤协会(European Neuroendocrine Tumor Society System,ENETS)临床分期、美国癌症联合委员会(American Joint Committee on Cancer,AJCC)第 8 版临床分期(AJCC 第 8 版分期采用了 ENETS 分期)以及 2017 年中国胰腺神经内分泌肿瘤学组在 ENETS 分期及 AJCC 第 7 版分期基础上提出的改良 ENETS 分期(modified ENETS staging system,mENETS)。其中欧洲神经内分泌肿瘤协会分期系统中没有正确的体现出 pNENs 侵犯邻近脏器对预后的不良影响要超过淋巴转移,且在这个分期系统中Ⅰ期和ⅡA 期患者预后相似,ⅢA 期患者预后竟差于Ⅲ B 期患者;而美国癌症联合委员会第 7 版分期则直接采用了胰腺癌的分期系统,认为肿瘤侵犯邻近大血管对预后的不良影响要超过侵犯邻近脏器和淋巴转移,然而大部分 pNENs 侵袭性弱,较少侵犯邻近大血管,在这个分期系统中Ⅲ期肿瘤仅占所有肿瘤的 2%。再者,ENETS 及 AJCC 第 7 版分期均不能有效反映 pNENs 的预后(表 25-1-2~25-1-4)。

表 25-1-2  胰腺神经内分泌肿瘤的 TNM 分期(AJCC 第 7 版)

| T:原发肿瘤 | | N:区域淋巴结 | | M:远处转移 |
|---|---|---|---|---|
| $T_1$ 肿瘤局限于胰腺内,直径≤2cm | | $N_0$ 无区域淋巴结转移 | | $M_0$ 无远处转移 |
| $T_2$ 肿瘤局限于胰腺内,直径 >2cm | | $N_1$ 有区域淋巴结转移 | | $M_1$ 有远处转移 |
| $T_3$ 肿瘤超出胰腺,但未侵犯腹腔干或肠系膜上动脉 | | | | |
| $T_4$ 瘤侵犯腹腔干或肠系膜上动脉 | | | | |
| 病理分期 | T | | N | M |
| ⅠA | $T_1$ | | $N_0$ | $M_0$ |
| ⅠB | $T_2$ | | $N_0$ | $M_0$ |
| ⅡA | $T_3$ | | $N_0$ | $M_0$ |
| ⅡB | $T_{1\sim3}$ | | $N_1$ | $M_0$ |
| Ⅲ | $T_4$ | | 任何 N | $M_0$ |
| Ⅳ | 任何 T | | 任何 N | $M_1$ |

表 25-1-3  胰腺神经内分泌肿瘤的 TNM 分期(ENETS 版)

| T:原发肿瘤 | | N:区域淋巴结 | | M:远处转移 |
|---|---|---|---|---|
| $T_1$ 肿瘤局限于胰腺内,直径≤2cm | | $N_0$ 无区域淋巴结转移 | | $M_0$ 无远处转移 |
| $T_2$ 肿瘤局限于胰腺内,直径 2~4cm | | $N_1$ 有区域淋巴结转移 | | $M_1$ 有远处转移 |
| $T_3$ 肿瘤局限于胰腺内,直径 >4cm,或侵犯十二指肠或胆管 | | | | |
| $T_4$ 侵犯邻近器官,如胃、脾、结肠、肾上腺,或大血管壁 | | | | |
| 病理分期 | T | | N | M |
| Ⅰ | $T_1$ | | $N_0$ | $M_0$ |
| ⅡA | $T_2$ | | $N_0$ | $M_0$ |
| ⅡB | $T_3$ | | $N_0$ | $M_0$ |
| Ⅲ A | $T_4$ | | $N_0$ | $M_0$ |
| Ⅲ B | 任何 T | | $N_1$ | $M_0$ |
| Ⅳ | 任何 T | | 任何 N | $M_1$ |

表 25-1-4 胰腺神经内分泌肿瘤的 TNM 分期(改良 ENETS 版)

| T:原发肿瘤 | N:区域淋巴结 | M:远处转移 |
|---|---|---|
| $T_1$ 肿瘤局限于胰腺内,直径 ≤2cm | $N_0$ 无区域淋巴结转移 | $M_0$ 无远处转移 |
| $T_2$ 肿瘤局限于胰腺内,直径 2~4cm | $N_1$ 有区域淋巴结转移 | $M_1$ 有远处转移 |
| $T_3$ 肿瘤局限于胰腺内,直径 >4cm;或侵犯十二指肠或胆管 | | |
| $T_4$ 侵犯邻近器官,如胃、脾、结肠、肾上腺,或大血管壁 | | |

| 病理分期 | T | N | M |
|---|---|---|---|
| IA | $T_1$ | $N_0$ | $M_0$ |
| IB | $T_2$ | $N_0$ | $M_0$ |
| IIA | $T_3$ | $N_0$ | $M_0$ |
| IIB | $T_{1-3}$ | $N_1$ | $M_0$ |
| III | $T_4$ | 任何 N | $M_0$ |
| IV | 任何 T | 任何 N | $M_1$ |

上海肿瘤医院虞先濬团队分析了 ENETS 和 AJCC 第 7 版分期系统的优、缺点,巧妙结合 ENETS 中 TNM 的定义以及 AJCC 中肿瘤分期的建立,解决了两种临床分期系统的缺陷,建立了 mENETS 分期。研究表明,mENETS 分期系统有更好的比例分布(I 期,32.1%;II 期,36.4%;III 期,8.9%;IV 期,22.7%),且预后呈一定的梯度分布(以 I 期为参照,II 期 HR 为 1.92;III 期 HR 为 3.26;IV 期 HR 为 5.36)。因此,mENETS 分期具有良好的临床可行性,能更好地分别出不同预后的人群,更适合于指导临床应用。当然,新的分期系统仍存在一定缺陷,包括淋巴转移分期不详细、未纳入 Ki-67 和分化程度指标以及新的预后分子 DAXX 和 ATRX 的使用等,因此仍需要进一步探索更为完善的分期系统以指导临床。

相对于 2010 年 WHO 的消化道肿瘤分类,2017 年 WHO 胰腺神经内分泌肿瘤的分类有了实质性的改变:①用于区分神经内分泌肿瘤 $G_1$ 和 $G_2$ 的 Ki-67 指数阈值发生变化,现为 3%;②新增了神经内分泌肿瘤 $G_3$ 这一分类;③用于指定神经内分泌和非神经内分泌联合肿瘤的术语:已由混合神经内分泌-非神经内分泌肿瘤(MiNEN)取代混合腺神经内分泌癌(MANEC)(表 25-1-5)。

表 25-1-5 2017 年 WHO 胰腺神经内分泌肿瘤分级标准

| | |
|---|---|
| 神经内分泌肿瘤 G1<br>分化良好<br>核分裂象 <2 个 /10HPF 和 Ki-67 指数 <3%<br>神经内分泌肿瘤 G2<br>分化良好<br>核分裂象 2~20 个 /10HPF 和 / 或 Ki-67 指数 3%~20%<br>神经内分泌肿瘤 G3<br>分化良好 | 核分裂象 >20 个 /10HPF 和 / 或 Ki-67 指数 >20%<br>神经内分泌癌<br>分化较差<br>大细胞<br>小细胞<br>核分裂象 >20 个 /10HPF 和 / 或 Ki-67 指数 >20%<br>混合神经内分泌-非神经内分泌肿瘤(MiNEN) |

## 五、治疗总论

对于局限性神经内分泌肿瘤,以手术根治性切除为主。对于局部晚期或转移性胰腺神经内分泌肿瘤的治疗则需要联合外科手术、内科治疗、放射介入治疗、肽受体介导的放射性核素治疗(peptide receptor radionuclide therapy,PRRT)等综合性个体化治疗,依赖于多学科的共同协作。

**(一)手术治疗**

手术切除是胰腺神经内分泌肿瘤治疗的主要手段。对于局限性肿瘤,推荐手术根治性切除。手术方式可选肿瘤剜除、节段性胰腺切除、胰体尾切除、胰十二指肠切除等。

胰腺神经内分泌肿瘤手术淋巴结清扫指征目前仍有争议。目前美国国立综合网络指南对于肿瘤直径 <2cm 的肿瘤可不常规行区域淋巴结清扫,而直径 >2cm 或影像学提示淋巴结转移的患者建议行区域淋巴结清扫。淋巴结清扫范围目前亦不明确,Partelli 等通过回顾性研究显示胰头无功能神经内分泌肿瘤根治性切除至少需清扫 13 枚淋巴结。

对于转移性胰腺神经内分泌肿瘤,外科手术仍是重要的治疗手段。胰腺神经内分泌肿瘤最主要的转移部位是肝脏。若转移灶与原发病灶可切除,应行胰腺原发病灶及肝转移灶联合切除。

减瘤手术在晚期胰腺神经内分泌肿瘤治疗中的意义仍有争议。目前适合减瘤手术的患者应满足:①分级为 $G_1$ 或 $G_2$ 的胰腺神经内分泌肿瘤;②胰腺原发病灶可切除;③无不可切除的肝外转移;④肝脏肿瘤负荷 <25%;⑤术前影像学评估至少可切除 70% 的肝转移病灶。回顾性研究发现对于肝肿瘤负荷 <25%、分化良好的转移性胰腺神经内分泌肿瘤患者,单纯切除原发病灶或许有生存获益,但仍缺乏大样本前瞻性研究支持。

肝移植治疗晚期胰腺神经内分泌肿瘤的米兰标准包括:①患者年龄 <55 岁;②移植前疾病稳定至少持续 6 个月;③肝肿瘤负荷 <50%;④胰腺原发病灶已根治性切除;⑤分化良好的低级别肿瘤。目前肝移植治疗神经内分泌肿瘤肝转移的 5 年总体生存率在 60%~80%。

**(二)内科治疗**

内科治疗包括生物治疗、靶向治疗和化学治疗。在内科治疗药物的选择上需综合考虑肿瘤功能状态、生长抑素受体表达情况、病理分级、肿瘤分期和药物毒性谱。

1. 生物治疗　胰腺神经内分泌肿瘤的生物治疗包括干扰素(IFN)α-2β 和生长抑素类似物(somatostatin analogues,SSAs)。

IFN 自 20 世纪 80 年代开始用于胰腺神经内分泌肿瘤的治疗,干扰素可结合Ⅰ型 IFN 受体并激活 JAK-STAT 信号通路,刺激 T 细胞活化,诱导细胞周期停滞于 $G_1$ 和 $G_0$ 期,抑制血管生成并诱导生长抑素受体上调。回顾性研究显示 IFN 可缓解神经内分泌肿瘤相关内分泌症状,但Ⅲ期随机对照临床研究未证实 IFN 可改善神经内分泌肿瘤患者预后。2016 年版欧洲神经内分泌肿瘤学会(European Neuroendocrine Tumor Society,ENETS)指南推荐其与 SSAs 联合用于难治性功能性胰腺神经内分泌肿瘤激素相关症状的控制。

生长抑素类似物(SSAs)通过与神经内分泌肿瘤细胞表达的生长抑素受体(somatostatin receptor,SSTR)结合抑制激素分泌同时通过抑制控制肿瘤细胞增殖、凋亡的细胞信号通路而直接发挥抗肿瘤作用。SSTR 属于 G 蛋白偶联型受体超家族,包括 SSTR1、SSTR2、SSTR3、SSTR4、SSTR5 共 5 种亚型,各成员间的氨基酸序列存在着 39%~57% 的同源性。80%~100% 的神经内分泌肿瘤表达 SSTR,其中 2 型及 5 型在胰腺神经内分泌肿瘤中为优势受体。

临床应用的 SSA 类药物包括长效奥曲肽(Octreotide LAR)、兰瑞肽(Lanreotide)及帕瑞肽(Pasireotide)。长效奥曲肽及兰瑞肽均通过结合 SSTR2/5 受体而发挥作用,而帕瑞肽则可结合 SSTR1/2/3/5。SSAs 与 SSTR 结合激活 Gi/Go 蛋白直接抑制外分泌囊泡外流,cAMP 活性被抑制进而抑制外分泌囊泡外流,细胞膜钾通道激活引起细胞超极化,引起细胞内钙离子浓度下降而减少外分泌囊泡外流,通过以上机制 SSAs 可抑制肿瘤激素分泌。

SSAs 是控制功能性神经内分泌肿瘤激素相关症状的一线治疗。SSAs 还可抑制神经内分泌肿瘤生长,其机制包括激活的 SSTR 抑制腺苷酸环化酶并最终抑制 ERK 信号通路,SSTR 激活 PTPs 而抑制促有丝分裂信号通路,激活 SSTR 亦可抑制 PI3K-AKT 通路。随机双盲、前瞻性、安慰剂对照的Ⅲ期临床试验 PROMID 研究奠定了 SSA 类药物在神经内分泌肿瘤治疗中的地位。PROMID 研究评估了长效奥曲肽对转移性分化良好的中肠神经内分泌肿瘤生长的抑制作用,研究结果表明长效奥曲肽(30mg/28 天)可显著延长患者至肿瘤进展时间(time to tumor progression,TTP),长效奥曲肽治疗组中位 TTP 可达 14.3 个月,而安慰剂组仅为 6.0 个月。来自中国的多中心回顾性数据显示长效奥曲肽治疗晚期胃肠胰神经内分泌肿瘤的中位 TTP 可达 20.2 个月。在评价长效兰瑞肽治疗中高分化的晚期胃肠胰神经内分泌肿瘤效果的 CLARINET 研究中,兰瑞肽治疗组可显著延长其无进展生存时间(progression free survival,PFS)。基于以上研究结果,目前 SSAs 是高中分化的进展期胰腺神经内分泌肿瘤的一线治疗方案。

2. 靶向药物治疗 胰腺神经内分泌肿瘤治疗的靶向药物主要包括两类:哺乳动物雷帕霉素靶蛋白(mammalian target of rapamycin,mTOR)抑制剂和受体酪氨酸激酶抑制剂(receptor tyrosine kinase inhibitor,rTKI)。

mTOR 主要调控细胞代谢、生长、增殖和血管生成。神经内分泌肿瘤中可通过多种机制激活 mTOR 通路,神经内分泌肿瘤细胞表达胰岛素样生长因子 -1(IGF-1)、TSC1/TSC2 及 PTEN 功能缺失突变可激活 mTOR 通路。近期基因测序结果也发现了激活 mTOR 信号通路的新机制,如 mTOR 信号通路抑制基因 *DEPDC5* 的功能缺失突变、*EWSR1* 融合基因及 RET 受体配体 PSPN 扩增。随机双盲、前瞻性、安慰剂对照的 III 期临床试验 RADIANT-3 研究评估了 mTOR 抑制剂依维莫司(10mg/ 天)在晚期中高分化的胰腺神经内分泌肿瘤中的治疗作用,结果显示相比于安慰剂对照组,依维莫司可显著延长患者的无进展生存期。目前指南推荐依维莫司作为晚期分化良好的胰腺神经内分泌肿瘤的一线治疗药物。

舒尼替尼是一种小分子多靶点受体酪氨酸激酶抑制剂,具有抗肿瘤血管生成及抗肿瘤细胞生长的作用。目前也被批准用于晚期分化良好的胰腺神经内分泌肿瘤的治疗。III 期临床随机对照研究显示舒尼替尼治疗晚期分化良好的胰腺神经内分泌肿瘤可显著延长肿瘤无进展生存期。但是需要注意的是上述两项研究显示舒尼替尼和依维莫司治疗晚期胰腺神经内分泌肿瘤的客观缓解率(objective response rate,ORR)均较低,分别为 9.3% 和 5%。在讲求个体化及精准治疗的原则下,究竟哪些患者可从依维莫司治疗中获益目前仍不清楚,通过基因测序分析 mTOR 及其他信号通路相关基因突变或许可帮助临床医生选择合适的靶向治疗方案。

3. 细胞毒化疗药物 细胞毒化疗药物对于不同分化程度的胰腺神经内分泌肿瘤均有一定的疗效,但是需根据肿瘤分化程度选择不同的化疗方案。

链脲霉素(streptozocin,STZ)是最早应用于神经内分泌肿瘤化疗的细胞毒药物。链脲霉素联合 5- 氟尿嘧啶(5-fluorouracil,5FU)可用于分化良好的胰腺神经内分泌肿瘤的治疗,客观缓解率可达 40%~70%,而链脲霉素联合阿霉素的客观缓解率可达 69%,但链脲霉素联合阿霉素的不良反应更严重。

替莫唑胺(temozolomide)为咪唑并四嗪类具有抗肿瘤活性的烷化剂。替莫唑胺在生理 pH 条件下经快速非酶催化转变为活性化合物 MTIC,MTIC 主要通过 DNA 鸟嘌呤的 O-6 和 N-2 位点上的甲基化发挥细胞毒作用,是治疗神经系统胶质瘤的一线药物。

近年来,替莫唑胺也逐渐应用于治疗晚期胰腺神经内分泌肿瘤,研究显示替莫唑胺联合卡培他滨方案客观缓解率为 20%~70%,替莫唑胺联合抗血管生成药物如贝伐单抗或沙利度胺的客观缓解率在 33%~45%。DNA 修复酶 O-6 甲基鸟嘌呤 DNA 甲基转移酶(O-6-methylguanine DNA methyl transferase,MGMT)表达缺失可能是替莫唑胺疗效较好的预测因子。

铂类为基础的化疗方案主要用于分化差的胰腺神经内分泌癌的一线化疗,包括顺铂或卡铂联合依托泊苷或伊立替康方案。奥沙利铂联合 5 - 氟尿嘧啶 / 亚叶酸钙(FOLFOX)或伊立替康联合 5 - 氟尿嘧啶 / 亚叶酸钙(FOLFIRI)方案可作为一线治疗失败的胰腺神经内分泌癌患者的二线治疗。NORDIC 研究纳入 252 例食管、胃肠胰和不明原发灶的 NEC 患者病历资料进行回顾性分析,显示以铂类为基础的化疗其 ORR 为 31%,中位总体生存期为 11 个月。高增殖活性胰腺神经内分泌肿瘤药物治疗目前仍有争议。

**(三)核医学治疗**

肽受体放射性核素治疗(peptide receptor radionuclide therapy,PRRT)成为近年来在神经内分泌肿瘤治疗领域的重要进展。放射性核素标记的生长抑素类似物与神经内分泌肿瘤细胞表达的 SSTR 结合,放射性核素标记的生长抑素类似物被细胞内吞并持续累积,放射性核素通过破坏肿瘤细胞双链 DNA 进而引起肿瘤细胞死亡。目前用于标记的放射性核素包括 $^{111}$ln、$^{90}$Y、$^{177}$Lu。Ⅲ期临床随机对照试验 NETTER-1 研究评估了 $^{177}$Lu-Dotatate 治疗手术不可切除的 SSTR 阳性的中肠神经内分泌肿瘤在长效奥曲肽 30mg 治疗失败后的治疗作用,与长效奥曲肽增量治疗相比,PRRT 治疗可显著延长患者的无进展生存期,长效奥曲肽组中位无进展生存期为 8.4 个月,而 PRRT 治疗组其中位无进展生存期未达到。NETTER-1 研究奠定了 PRRT 在晚期神经内分泌肿瘤治疗领域的地位。目前 PRRT 主要用于 SSA 药物治疗失败的晚期神经内分泌肿瘤的二线治疗。

### (四) 介入治疗

TAE 或 TACE 是晚期神经内分泌肿瘤的一种肝脏局部治疗手段。神经内分泌肿瘤肝转移病灶通常动脉血供丰富,这也是 TAE 或 TACE 治疗神经内分泌肿瘤的基础。TAE 或 TACE 用于胰腺神经内分泌肿瘤肝转移可改善症状,控制肿瘤生长。主要禁忌证为门静脉癌栓及肝功能不全。由于 TAE 或 TACE 主要针对肝转移病灶的局部治疗,因此对于存在肝外病灶的患者还应联合其他药物治疗。局部消融治疗是治疗神经内分泌肿瘤肝转移病灶的另一种手段,主要包括射频消融(radiofrequency ablation,RFA)、冷冻消融和乙醇消融术。主要适用于:①肝脏转移无法手术切除者,且非弥漫分布,RFA 可作为全身药物治疗的联合治疗以达到降低肿瘤负荷、控制症状的目的;②与手术治疗联合应用提高肿瘤完整切除率。RFA 受肿瘤转移部位和范围影响,对于肿瘤直径 >5cm、位于肝表面、邻近重要结构以及邻近胃、结肠和膈肌,RFA 治疗将受限。其他消融技术相对于 RFA 临床应用较少,但对于不适合 RFA 治疗的患者,例如肿瘤直径 >5cm、邻近重要结构或血管等,可考虑冷冻或乙醇消融治疗。

### (五) 超声内镜治疗

EUS 现已经越来越多地应用到消化内镜领域,为疾病诊断与治疗提供了更多、更精确的依据与参考。EUS 对 pNETs 术前定位的敏感性和特异性都在 90% 左右。在此基础上结合细针穿刺细胞学检查更有助于鉴别胰腺实性占位病变的性质。此外,从单纯的检查发展为 EUS 引导下的各种介入治疗,为胰腺疾病的介入治疗提供了新方法。覃山羽团队通过对 EUS-FNI 与外科手术治疗胰岛素瘤进行术中出血、术后并发症、术后住院时间及住院费用等之间比较,发现 EUS 引导下无水乙醇注射治疗胰岛素瘤的明显优势。EUS 引导下的治疗具有疗效确切、安全、微创、经济、术后恢复快和适用范围广等优点。

# 第二节    胰 岛 素 瘤

胰岛素瘤(insulinoma)90.0% 以上为胰岛 B 细胞的良性肿瘤,约 90.0% 为单发,约 90.0% 的瘤体直径 ≤2cm,约 90.0% 肿瘤位于胰腺,胰头、体、尾部的发生率各占 1/3。胰岛素瘤的主要临床表现是低血糖症状和高胰岛素血症。5%~10% 为多发性内分泌肿瘤Ⅰ型(multiple endocrine neoplasia1,MEN1)相关胰岛素瘤。MEN1 是常染色体显性遗传疾病,其外显率为 95% 以上,性别分布均衡。MEN1 最常发生的 3 个内分泌器官分别为甲状旁腺、胰腺和垂体。胰岛素瘤占胰腺神经内分泌瘤的 70.0%~80.0%,占胰腺肿瘤的 1.0%~2.0%。年发病率为(1~4)/100 万,任何年龄均可发病,多见于中青年(30~50 岁),女性患者发病率略高于男性。

## 一、病因和发病机制

胰岛素瘤病因尚不清楚,可能与基因突变、细胞凋亡、神经递质、生长因子、胃肠激素等因素相关。位于染色体 11q13 的 *MEN1* 癌基因异常是导致 MEN1 的分子遗传学基础。MEN1 的发生遵循二次打击的学说,即 MEN1 患者遗传了一个突变的基因拷贝,该突变基因在患者所有的组织中均存在。携有突变 *MEN1* 基因的患者的另一野生型的等位基因在出生后发生 LOH 或发生突变(11q13LOH 更多见),使得 *MEN1* 基因完全失活从而导致基因功能丧失从而导致肿瘤的发生。

## 二、临床表现

胰岛素瘤典型的临床表现为"Whipple 三联征"或胰岛素瘤三联征即：①阵发性低血糖或昏迷，往往在饥饿或劳累时发作；②急性发作时血糖低于 2.8mmol/L；③补充葡萄糖后，症状缓解。临床症状与血糖浓度无正相关。

当血糖迅速下降时，因机体代偿而出现交感神经过度兴奋的症状，如软弱无力、冷汗、心悸、饥饿感、恶心、呕吐、手足颤抖、皮肤苍白、口渴和心动过速等。当血糖持续下降时，因脑细胞供糖不足会出现神经精神症状，如人格改变、精神失常、癫痫发作、颜面抽动、角弓反张、反应迟钝、定向力障碍、视物模糊、复视或呆视、一过性偏瘫、大小便失禁及昏迷等。若多次低血糖发作可引起大脑营养不良性退行性改变，出现慢性症状如狂躁、抑郁、痴呆、肌肉萎缩等。出现慢性的低血糖症，则症状不典型，患者常有不自觉的性格改变，记忆力减退，理智丧失，步态不稳和视物不清，有时出现狂躁、幻觉及行为异常，与精神病表现几乎相同，难以区分。少见的尚有周围神经病变和进行性肌肉萎缩；有的患者为避免饥饿或缓解症状，而频繁进食，故可出现"肥胖症"，有报道 25% 患者出现体重增加。胰岛素瘤患者病程长，进展缓慢，初发时症状轻，时间短，每年 1~2 次。

因肿瘤体积较小通常并不引起症状，但若肿瘤较大或位置较特殊时，也可能引起压迫症状，如阻塞性黄疸。若为恶性胰岛素瘤，还可能出现肿瘤转移所引起的症状，如转移到肝脏可引起肝区疼痛和肝脏肿块。

## 三、诊断

### （一）定性诊断

Whipple 三联征是胰岛素瘤定性诊断的依据，反复测定空腹血糖如 <2.8mmol/L，IRI>25U/ml，空腹或发作时周围静脉血的胰岛素和血糖（IRI/G）的比值 >0.3，诊断即可确立。特别是低血糖发作时胰岛素仍高于正常则更具有诊断意义。如腺垂体功能减退、肾上腺皮质功能不足、严重的肝病和肿瘤等均有 Whipple 三联征，可参考以下方法帮助诊断。

1. C 肽测定　胰岛素和 C 肽由胰岛 B 细胞分泌，C 肽在外周血中降解较胰岛素慢，于是外周血中 C 肽和胰岛素以等克分子浓度相比，C 肽要高数倍，故 C 肽更能反映 B 细胞的分泌功能。

2. 口服葡萄糖耐量试验（OGTT）　胰岛素瘤患者 OGTT 曲线低平。

3. 甲苯磺丁脲刺激试验法　胰岛素瘤患者甲苯磺丁脲刺激后血糖下降明显。血浆胰岛素水平升高明显，可超过 150U/ml。

4. 饥饿和运动试验　72 小时饥饿试验是诊断胰岛素瘤病变的敏感而可靠的方法。从国外文献资料来看，几乎 100% 的患者在禁食 72 小时之内会诱发低血糖症状。

5%~10% 的胰岛素瘤患者合并 MEN1，对于有甲状旁腺功能亢进和 / 或垂体瘤的胰岛素瘤患者，应详细询问患者的内分泌疾病史和家族史，条件许可时可行 *MEN1* 基因测序。

### （二）定位诊断

手术切除肿瘤是治疗胰岛素瘤的最佳选择，定位诊断是手术治疗成功的关键。术前应明确肿瘤的部位、单发或多发、有无转移。临床上常用的定位诊断方法包括术前定位诊断和术中定位诊断，而术前定位诊断又包括侵入性检查和非侵入性检查。

术前定位

（1）非侵入性检查

1）超声检查：B 超检查阳性率 <30%，但由于其有无创、安全、方便等特点，所以仍为目前常用方法。

2）CT 检查：目前常规 CT 检出率低（17%~40%）。胰腺薄层三期增强扫描（动脉期、胰腺期、门静脉期）的进步提高了 CT 定位的准确性，定位准确率为 63%~75%。CT 平扫为等密度或稍低密度，密度均匀或不均，较大肿瘤可见囊变、坏死或钙化；增强扫描呈富血供肿瘤表现，在动脉期强化明显，多呈圆形或椭圆形、直径为 1.0cm 左右，边界清楚，边缘光滑锐利，有"快进、快出"的特征性表现，多为均匀性强化，也可为不均匀性强化或环行强化(图 25-2-1)。

　　3) 磁共振成像(MRI)检查:MRI 对胰岛素瘤的定位诊断价值与 CT 相当,$T_1WI$ 脂肪抑制呈低或等信号,$T_2WI$ 和 STIR 呈高信号,DWI 一般为高信号,ADC 值减低;肿瘤太小时不能显示。$T_1WI$ 增强大多数为富血供肿瘤,表现为动脉期高信号;均匀或环形强化;延迟扫描 $T_1WI$ 脂肪抑制序列表现为均匀强化。薄层增强 CT 与 MRI 是目前最为推崇的无创检查方法。

　　4) PET/CT 检查:正电子发射计算机断层显像 PET/CT 对于 ICT 的定性诊断、原发灶探及、发现远处转移灶、用于肿瘤的分期、评价治疗效果都具有明显的优势;其次,近几年还发明了肽放射性核素治疗,为晚期患者的治疗提供新选择。[68]Ga 标记的生长抑素受体显像是近年来被批准使用的神经内分泌瘤的检查方法。

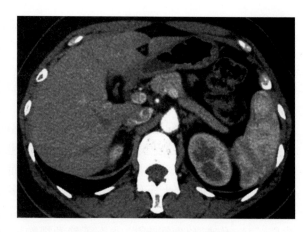

图 25-2-1　胰岛素瘤 CT 图像
胰头可见一低密度影,边界清,大小约 1.0cm × 0.8cm

　　(2) 侵入性检查

　　1) 内镜超声检查(endoscopic ultrasonography,EUS):EUS 是经内镜将高频超声探头送入胃及十二指肠从而对胰腺进行检查,其优点是能克服由于胰腺位置较深,受肠襻积气的干扰,同时能行穿刺活检,术前可以明确病变的良恶性。在国外一些中心机构常选择内镜超声作为常规非侵入性影像学定位检查胰岛素瘤阴性时的补充手段。文献报道内镜超声检查可以检测到 0.3~0.5cm 大小的病灶,定位胰岛素瘤的准确率为 80%~90%。超声内镜引导细针穿刺(EUS-guided fine needle aspiration,EUS-FNA)获取穿刺液作常规细胞学涂片、液基细胞学涂片与细胞块检查特异性标志物(如突触素、嗜铬粒素 A、Ki-67),大大地提高了胰岛素瘤诊断的特异性。EUS-FNA 已经成为一项成熟的细胞学诊断技术,并被视为胰腺肿瘤术前诊断特异性最高的手段,研究表明其诊断准确率、敏感度、特异性均高于腹部 B 超和 CT 引导下经皮细针穿刺术。薄层螺旋 CT 联合 EUS 或联合超声内镜引导下的细针穿刺(EUS-FNA)被认为是对胰岛素瘤最有效的检查手段,其敏感性可高达 100%。但 EUS 对胰尾部肿瘤定位准确率仅为 37%~50%(图 25-2-2、25-2-3)。

　　2) 选择性动脉钙剂刺激静脉采血测岛素(selective arterial calcium stimulation with heptic venous sampling,ASVS):ASVS 对于小胰岛素瘤,特别是其他影像学检查阴性的隐匿性胰岛素瘤术前定位是一项有益的补充定位手段。ASVS 对于单发胰岛素瘤定位准确率高,对于多发胰岛素瘤的定位诊断则有一定的局限性。

　　3) 术中超声检查(intraoperative ultrasonography,IOUS):术中超声可以发现触摸不到的肿瘤,还可提供恶性肿瘤的影像学变化,有助于手术切除方式的选择,减少手术并发症;对再次手术的病例,还可区别瘢痕或肿瘤。术中超声结合细致的术中探查,并可在超声引导下进行细针穿刺以确诊,正确率可达 90%~100%。

　　(三) 病理

　　1. 大体病理　肉眼观察,胰岛素瘤直径多为 0.5~5cm,且大多患者肿瘤直径 <2cm,肿瘤组织切面呈结缔组织多寡不一,大多呈灰白色或紫红色,边界清楚但大多无包膜,质较正常胰组织为软,表面不平,血供丰富,瘤体小。如肿瘤大并有钙化则提示恶性可能。

　　2. 显微镜观察　显微镜下,胰岛素瘤瘤细胞形似胰岛细胞,呈小圆形、短梭形或多角形,形态较一致,细胞核呈圆或椭圆形、短梭形,染色质细颗粒状,可见小核仁,核分裂少见,偶见巨核细胞。瘤细胞排列形式多样,有的呈岛片状排列(似巨大的胰岛)或团块状,有的呈脑回状、梁状、索带状、腺泡和腺管状或呈菊形团样结构,还可呈实性、弥漫、不规则排列及各种结构混合或单独排列。其间为毛细血管,可见多少不等的胶原纤维分隔瘤组织,可有黏液淀粉样变性、钙化等继发改变。

　　对产生胰岛素或胰岛素原的胰岛良性肿瘤称为胰岛素瘤,恶性肿瘤则称为恶性胰岛素瘤或胰岛细胞癌,在胰岛素瘤中约占 10%。从组织学角度区分胰岛素瘤的良恶性有很大困难,因为一般恶性肿瘤的组织学标准,如肿瘤与周围正常组织界限不清、出血和坏死、血管或淋巴管内出现瘤细胞、瘤巨细胞以及核分裂等变化也可以出现在良性经过的胰岛素瘤中。只有当肉眼观察明显地看出肿瘤浸润和局部淋巴结或肝内已有转移时才能定为性胰岛素瘤。

3. 免疫组化　几乎所有的胰岛素瘤都表达胰岛素和胰岛素原,但免疫反应的强度和范围与血液循环中的胰岛素水平无相关关系。约 50% 的胰岛素瘤表达多种激素,胰高血糖素、生长抑素、胰多肽等可呈免疫阳性。CD31 染色可显示是否有血管侵犯。免疫组化不能有效检测出胰岛素时,可用原位杂交等方法证实其 mRNA 的存在。

**（四）鉴别诊断**

胰岛素瘤应与以下一些疾病相鉴别:

1. 无功能性胰岛细胞瘤　无功能性胰岛细胞瘤一般瘤体较大,可达到 10cm 以上,且多发生于胰腺体尾部,头部较少见。且肿瘤中心坏死、囊变的较多,肿瘤形态较规则,大多数有完整的包膜且边界清楚,肿瘤为富血供肿瘤,多表现为病灶周边强化,少数肿瘤可均匀强化,且极少向胰腺外侵犯。

2. 胰腺囊腺癌　肿瘤多呈囊实性肿块,常呈多房性,可见厚薄不均匀的囊壁,并可见到壁结节,囊内可有分隔,增强后囊壁、壁结节及囊内分隔可强化为较特征性表现。

3. 胰腺癌　胰腺癌约 80% 发生于胰头部,肿瘤边缘常不规则,边界不清楚,约 60% 的胰头癌侵犯腹腔动脉干及肠系膜上动脉,较早向胰周脂肪间隙侵犯。胰头癌多为少血供肿瘤,增强扫描强化程度明显低于胰腺实质。本病有时与下列疾病难鉴别:癫痫、脑血管意外、抑郁症、精神分裂症、直立性低血压、脑膜炎、脑炎、脑瘤、糖尿病酸中毒、高渗性昏迷、肝性脑病、垂体功能减退症、Addison 病、甲状腺功能减退症、自身免疫性低血糖症、药物性低血糖症及功能性低血糖症等,需注意。

**（五）治疗**

1. 手术治疗

（1）手术切除:是当前公认的治疗胰岛素最有效的方法,其整体的治愈率为 75%~98%。腹腔镜及机器人切除胰岛素瘤手术也逐渐在临床上开展,与开腹手术相比,其最大缺点是术者无法进行触诊探查,致使术中定位的准确性降低,而目前腹腔镜超声检查的应用解决了这一难题,分辨率高,可以发现≤1cm 的隐匿病灶,有助于鉴别多发肿瘤。

（2）胰岛素瘤合并 MEN1 的处理:5%~10% 的病例为多发肿瘤,而且此类患者多合并 MEN1,因此对其处理要仔细慎重,避免术中遗漏肿瘤,应开腹仔细探查,结合术中超声和血糖监测,争取去除全部病灶。

2. 非手术治疗

（1）常用药物包括:①抑制胰岛 B 细胞分泌的药物:二氮(氯甲苯噻嗪)、氯丙嗪、普拉洛尔(心得宁)、苯妥英钠等;②钙离子拮抗药:包括维拉帕米和地尔硫草等;③化疗药物:对高龄、体弱不能手术的恶性胰岛细胞瘤患者,可采用二氧偶氮或链佐星,减少低血糖发作的频率,减小肿瘤体积及延长患者存活时间。另外,对恶性胰岛细胞瘤的治疗可试用氟尿嘧啶、普卡霉素、多柔比星、干扰素 α、门冬酰胺酶、链黑霉素等。

（2）HIFU 刀:是一种体外非侵入性的治疗方法,其治疗胰岛素瘤不受肿瘤位置及大小的限制,整个治疗达到完全无创。所以 HIFU 刀作为一种体外非侵入性的治疗方法,对胰岛素瘤的治疗具有潜在的优势是一种可以代替传统手术的安全有效的新兴技术。

（3）超声内镜下治疗:超声内镜引导下无水酒精瘤内注射作为一种新的微创治疗方法,其适用范围广、无辐射、价格低、术后并发症少,适用年老患者或者一般情况差不适合手术治疗的患者。2013 年,国内广西医科大学第一附属医院覃山羽在完成首例超声内镜引导下无水酒精瘤内注射治疗胰岛素瘤,疗效显著。迄今为止完成 28 例,全部患者症状消失,血糖趋于正常,没有严重并发症,减少了治疗费用和住院时间(ER 25-2-1)。2016 年该团队据超声内镜下无水酒精注射治疗胰岛素瘤的经验,首次报道采用了 10ml∶100mg 聚桂醇作为硬化剂,在超声内镜引导下共向瘤体内注射 0.9ml 的病例。患者未再出现低血糖发作,实验室检查示胰岛素及 C 肽较治疗前呈下降趋势,未发生出血、穿孔、胰瘘、胰腺炎等并发症(图 25-2-4、25-2-5)。

如胰腺内多发病灶者或者胰岛素瘤复发者,可分多个、多次瘤内少量注射治疗;如恶性胰岛素瘤已发

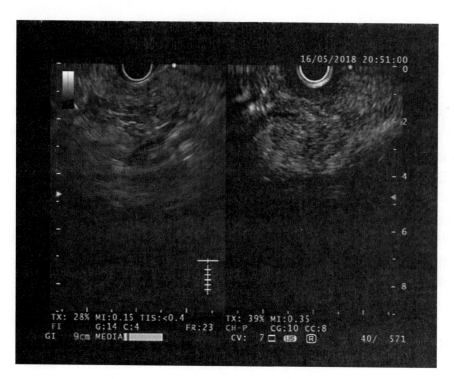

**图 25-2-5 胰岛素瘤治疗后 CE-EUS 图像**

胰头病灶注射造影剂后呈乏血供,快进快退

生肝转移患者,鉴于超声内镜下引导无水酒精注射肝脏病灶技术已成熟,为避免再次手术,可进行肝脏内超声内镜引导下无水酒精注射、射频消融术治疗来延长患者生存时间,提高生活质量。

对于恶性的胰岛素瘤患者,也可以采用超声内镜引导下无水酒精注射治疗,只要能发现病灶,无论是原发灶还是转移灶,就应进行无水酒精注射,最大限度地杀灭肿瘤,以提高治疗效果和患者的生活质量。

ER 25-2-1 超声内镜引导下无水酒精注射治疗良性胰岛素瘤视频

EUS 也用来进行其他消融术,这些手段包括射频消融术、光动力疗法、短程放射疗法。Lakhtakia 等在 3 例胰岛素瘤患者身上试行 EUS 引导下射频消融术,术后症状均得到快速改善,并维持了 11~12 个月的无症状期。也有短程放射疗法已在患者身上进行了初步研究的报道,这些研究显示放射性粒子 I 在超声引导下置入晚期胰腺癌患者体内,有少数患者病情得到部分缓解。

# 第三节 胃泌素瘤

胃泌素瘤(gastrinoma)又称为佐林格 - 埃利森综合征(Zollinger-Ellison syndrome,ZES),是一种具有分泌胃泌素功能的肿瘤,其临床表现为胃液和胃酸分泌过多、高胃泌素血症、慢性难治性消化性溃疡和腹泻的综合征群。年发病率为(0.1~15)/100 万,60%~90% 为恶性。中年人多见,男女比例为 3:2。胃泌素瘤多位于胰腺及十二指肠,80%~90% 位于胃泌素三角区内。该三角区域以胆囊管与胆总管交汇处为上点,十二指肠第二三部分接合部为下点,胰腺颈体接合部为中点所围成。胃泌素瘤 60%~90% 为恶性。

## 一、病因及发病机制

胃泌素瘤可由分泌胃泌素的肿瘤(胃泌素瘤)或胃窦 G 细胞增生所引起。由前者引起的现称为 Zollinger-Ellison 综合征Ⅱ型,而由后者引起的则称为Ⅰ型。

## 二、临床表现

胃泌素瘤患者的主要临床表现为溃疡相关的腹痛、腹泻、腹上区不适、消化道出血、呕吐及反酸、消化道穿孔等。合并多发性内分泌腺瘤I型（multiple endocrine neoplasm，MEN-I）者还伴有多汗、心悸、骨折、复视及泌乳等症状，并有明确家族史。

### （一）腹痛及消化性溃疡相关症状

90%~95% 的胃泌素瘤患者在病程中可发生消化性溃疡。约 75% 分布于十二指肠壶腹部，14% 发生于降部和水平部，11% 发生于空肠，此外尚可见于食管和结肠溃疡。溃疡大多为单发和中小溃疡，直径一般 <1cm，少数可 >2cm，但多发溃疡和巨大溃疡远比普通溃疡病多见。常见症状为上腹疼痛、反酸、烧心、恶心、呕吐、呕血和 / 或黑便等，通常较为持续或呈进行性，症状不易被常规治疗所控制。40%~50% 的患者可产生消化性溃疡的并发症，如出血、穿孔、幽门梗阻和胃 - 空肠 - 结肠瘘等。患者在胃大部切除术后，溃疡极易迅速复发，常发生于吻合口或吻合口远端的复发性溃疡。本病溃疡的特点是：顽固、多发、非典型部位，并发症的发生率高，胃大部切除术后溃疡迅速复发。

### （二）腹泻

发生率为 30%~73%，腹泻为分泌性，兼具以下特点：①呈大量水样和脂肪泻，每日可 10~30 次，其量可达 2 500~10 000ml。常为间歇性并随溃疡症状的起伏而变化，夜间腹泻多见，严重时可产生水及电解质紊乱，而出现脱水、低钾血症和代谢性酸中毒等症状。②抑制胃酸可缓解腹泻，如应用抑酸剂或经鼻胃管抽吸胃液。③粪便肉眼无黏液、脓血，镜下无白细胞和红细胞。④停用抑酸剂后可迅速复发。

### （三）MEN-I

10%~40% 患者中可并发其他内分泌肿瘤。累及内分泌腺的分布依次为甲状旁腺、胰腺、垂体、肾上腺、甲状腺，并出现相关临床表现，如发作性低血糖昏迷、消化性溃疡、甲状旁腺功能亢进、闭经泌乳、嫌色细胞瘤、肢端肥大症、腹泻、脂肪泻、库欣综合征等。

## 三、诊断

### （一）定性诊断

胃泌素瘤的定性诊断：患者具有 ZES 临床症状，且有以下生化指标改变：胃 pH<2，且空腹血清胃泌素 >1 000pg/ml；或空腹血清胃泌素在 100~1 000pg/ml，基础胃酸排泄量 >15m Eq/h，促胰液素试验（+）。胃泌素测定前 10~14 日应谨慎地停用 PPI，或以 H2RA 受体拮抗剂作为替代治疗。

胃泌素瘤的诊断主要依靠胃镜取组织行病理检查明确，相关检验检查帮助诊断和分型分期。

国际/国内共识的病理免疫组化标记物是嗜铬类素 A（chromogranin A，Cg A）和突触素（synaptophysin，Syn），两者用来定性诊断，增殖活性标记物 Ki-67 和核分裂象数用来明确分类和分级，此外还有 CD56、PGP9.5 和 NSE、SSTR2、CK7 和 CK20 等标记物。血清或血浆 CgA 是公认的最有价值的肿瘤标志物，敏感度和特异性均为 70%~100%。

### （二）定位诊断

首先是原发灶的定位；其次是明确原发灶后判断是否存在转移灶。胃泌素瘤的发生部位有一定的特征性，主要发在胰腺，但也可发生在胰腺外其他部位，大部分好发于"胃泌素瘤三角"区，即胆囊管与胆总管汇合处，十二指肠降段、水平段，和胰腺颈、体交界区所围成的区域内。在影像学定位前，每位患者均应先行生化检查。目前推荐首先行上胃肠道内镜仔细检查十二指肠，随后视具体情况再行 CT、MRI 和 SRS 检查。如上述检查均为阴性，则可行 EUS，它可发现大多数胰腺胃泌素瘤。胃泌素瘤肝转移患者中发生骨转移者约占 1/3 以上，对此类患者应行 SRS 和脊椎 MRI 检查。

1. 腹部超声、CT、MRI　属非侵入性检查方法。腹部 B 超对胃泌素瘤的检出率为 14%~25%，CT 为 20%~60%，MRI 为 20%。单纯 B 超检查对肿瘤直径 <2cm 的胃泌素瘤的诊断阳性率较低，而多排螺旋 CT 检查对该病的诊断阳性率 >50%。CT 及 MRI 检查可对肿瘤局部侵犯及远处转移情况进行评估，两者对肝转移灶均有较高的特异性和敏感性，可为临床分期提供依据。对于评估有肝转移的胰腺内分泌肿瘤，MRI

是首选的影像学检查。

2. 超声内镜 EUS 是 PNET 术前定位诊断评估病变浸润深度及区域淋巴结转移情况的最佳检查方法。敏感性达 77%~95%，尤其是对直径 <1cm 的小病灶。内镜超声能准确显示胰腺，对胰腺内小的腺瘤有高度的敏感性，还能发现上消化道溃疡和膜皱襞的变化，以及能直接发现存在于胃、十二指肠内的肿瘤。有报道，超声内镜对胰腺神经内分泌肿瘤的诊断敏感性高于超声、CT、MRI 等影像学检查，尤其对诊断胰头部肿瘤有独特的优势，在超声内镜引导下行细针穿刺活检，有利于胰腺内分泌瘤及胰腺癌的鉴别诊断。

3. 十二指肠胃泌素瘤的定位诊断 约 80% 散发的胃泌素瘤和 90% 伴 MEN1 的胃泌素瘤均发生于十二指肠。十二指肠胃泌素瘤平均大小 <1cm，发生于 MEN1 者往往为多发；胰腺胃泌素瘤平均大小 3~4cm，好发于胰头部。国外报道 70%~80% 的胃泌素瘤位于十二指肠壁内，其中 71% 位于第一段，21% 位于第二段，8% 位于第三段，对顽固性溃疡或术后溃疡复发的患者应常规行胃十二指肠镜检查，要查到十二指肠的第三段。

4. 合并 MEN-I 的定位诊断 合并 MEN-I 的患者，同时也有甲状旁腺、垂体、肾上腺、皮肤、甲状腺、中枢神经系统和平滑肌的肿瘤或增生，故应进行特殊的甲状旁腺定位检查、MRI 检查蝶鞍区、CT 检查胸 / 腹部器官。对于小的肿瘤（尤其在胰头 / 体部的），EUS 比其他断层影像学检查更为敏感。

## 四、病理

### （一）大体病理

肉眼观察，胃泌素瘤大小 0.1~20.0cm 不等，多发性胃泌素瘤多位于十二指肠，占 20%~70%。肿瘤体积多小于 1.0cm，胰腺胃泌素瘤多为单发，体积较大。

### （二）显微镜观察

显微镜下，界限通常清楚，但无包膜，由大小较一致的小圆形细胞组成，细胞核及细胞质均匀一致，核分裂象少见，可分为实巢状、小梁状、腺管状和混合性 4 种组织学类型，一般管状分化较明显。肿瘤中钙化和透明变性也较常见。在组织学方面不能鉴别肿瘤的良恶性，只有通过非镜检发现肿瘤侵犯血管，或手术发现有淋巴结和肝转移才能断定为恶性。

### （三）免疫组化

普通的神经内分泌标记（NSE、Syn、CgA 等）为阳性，但胃泌素呈阳性反应才是诊断依据，肿瘤细胞呈大部分弥漫或散在成团阳性。部分肿瘤还会分泌两种以上激素，如生长抑素、胰多肽、神经降压素、血管活性肠肽、胰岛素、神经元特异性烯醇酶等。

## 五、鉴别诊断

存在以下几点应重点考虑胃泌素瘤的可能性：①顽固性、多发性、不典型部位的消化性溃疡；②消化性溃疡合并腹泻或高钙血症；③内镜提示胃、十二指肠黏膜增厚；④家族性内分泌病史，尤其是 MEN-I 型综合征。

## 六、治疗

胃泌素瘤的治疗目的：抑制胃酸过多，去除临床症状；切除肿瘤转移，提高生存质量，减缓转移多灶的生长速度，提高患者远期生存率。

### （一）非手术治疗

适用于肿瘤不能根根治切除的患者或剖腹探查未发现肿瘤的病例。

1. H₂ 受体拮抗剂 如有雷尼替丁和法莫替丁等，但 H2 受体拮抗剂不是对每例患者均有效，治疗失败率为 19%~65%。

2. 质子泵抑制剂 高选择性抑酸药，抑制壁细胞膜 $Na^+$-$K^+$-ATP 酶，其抑胃酸分泌的作用超过 H2 受体抑制剂，且持续时间长，抑制胃酸作用持续时间至少可达 48 小时。

3. 长效生长抑素类似物　如长效奥曲肽,单独使用或与 α 干扰素合用可减少15%~20%的肿瘤体积。生长抑素类似物还可用于肝转移者及 MEN-I 胃泌素瘤患者,但长期应用本药可发生胆囊结石,甚至出现腹泻、腹部不适等症状。

4. 化疗　适用于转移性恶性胃泌素瘤治疗,目前最佳化疗方案是阿霉素、5-FU、链佐星。

5. 对于根治有困难的患者可采用姑息性切除、动脉栓塞术、乙醇注射等方法。

（二）手术治疗

1. 术式选择　肿瘤切除术式的选择依赖于术前对肿瘤的定位,术中应首先对"胃泌素瘤三角"进行探查,并纵行切开十二指肠降部,进一步直视下进行探查。

胰头部表浅、单发的肿瘤可行肿瘤摘除术;如肿瘤较深、有浸润性表现则应行胰十二指肠切除术;胰体尾的单发肿瘤应行胰体尾切除术;同时存在多发胰腺胃泌素瘤和十二指肠胃泌素瘤的患者,可实施胰十二指肠切除术。无论采用何种术式,均应行区域淋巴结清扫。

十二指肠胃泌素瘤常位于十二指肠降部的黏膜下层,肿瘤直径多 <1cm,应纵向切开十二指肠降部,充分探查肠黏膜及内侧壁,发现十二指肠胃泌素瘤后,对直径 <1cm 的肿瘤可连同表面黏膜一并摘除,较大者则应切除包括足够厚度的十二指肠壁在内的肿瘤组织,并行区域淋巴结清扫。Bausch 等回顾性分析了 48 例因胃泌素瘤手术的患者,发现进行系统性淋巴结清扫的患者比选择性或未进行淋巴结清扫的患者对生物化疗疗法的反应要好,而且进行系统性淋巴结清扫的患者预后要好于未行系统行淋巴结清扫患者。

2. MEN-I 型胃泌素瘤的治疗　目前对 MEN-I 型胃泌素瘤的治疗仍存在不同看法。许多学者发现,合并甲状旁腺功能亢进的 MEN-I 型病例在甲状旁腺切除后胃泌素瘤症状有自限现象。此外,对胃泌素瘤的患者应同时检查甲状旁腺、垂体与肾上腺功能,以除外 MEN-I 的存在。MEN-I 型胃泌素瘤的治疗应有整体化治疗的概念,而不应单纯局限于胃泌素瘤。

# 第四节　胰高血糖素瘤

胰高血糖素瘤(glucagonoma)是起源于胰岛 A 细胞的内分泌肿瘤,非常罕见。胰高血糖素瘤年发病率为(0.01~0.1)/10 万。女性多于男性,男女比例 1∶(2~3),平均发病年龄为 52 岁(范围为 19~73 岁)。

## 一、病因和发病机制

胰岛 A 细胞不受控制地分泌大量胰高血糖素,大量胰高血糖素经门静脉进入肝脏导致糖原分解增加、血糖升高和糖异生增强,进而使血氨基酸水平明显降低,影响蛋白质代谢,脂肪合成减少且分解增加,这系列异常代谢变化构成了胰高血糖素瘤的病理生理基础。

## 二、临床表现

胰高血糖素瘤早期较难发现,大多数患者因其他疾病或体征到医院检查时偶然发现。本病临床特征表现为坏死性游走性红斑(82% 患者),疼痛性舌炎,唇炎,角膜炎,正常色素性正常细胞性贫血(61%),体重减轻(90%),轻度糖尿病(80%),低钠血症,低锌水平,深静脉血栓形成(50%)和抑郁症(50%)。

（一）糖尿病表现

多数胰高血糖素瘤病例会出现糖尿病,但糖尿病通常较轻,原因可能与胰腺激素之间的相互制约有关,其具体机制可能为:

1. 胰高血糖素促进肝糖原分解,血糖升高,高血糖刺激胰岛素分泌增加,这一反馈抑制机制防止血糖升高过多。

2. 增多的胰高血糖素导致 D 细胞分泌内源性生长抑制激素增加,起到抑制肿瘤细胞分泌胰高血糖素的作用,从而降低血糖。

### （二）皮肤坏死性移行性红斑

胰高血糖素瘤最具特征性的临床表现是反复出现的、经久不愈的皮肤坏死性移行性红斑,其典型特征为:

1. 好发部位　为面部、腹部、腹股沟、下肢、下腹部等皮肤皱褶易摩擦部位及口角等处。

2. 通常皮疹初起时为高出皮面的红斑,其后中心逐渐苍白,出现水疱,继而水疱破溃、结痂,痂壳脱落后遗留皮肤色素沉着,一次皮损过程为 1~2 周。

3. 皮损范围不断向外扩展,新老皮疹交替出现,临床上可以见到红斑、水疱、结痂、色素沉着并存的情况。

4. 皮损活检特点　为上层表皮坏死溶解,角质层部分浮起形成水疱,而表皮下层和真皮层正常。

### （三）深静脉血栓

患者可出现深静脉血栓,也有肺栓塞、脑动脉和肾动脉血栓形成的报道,这在 PETs 中是较为独特的临床表现。

### （四）贫血

一般为正细胞性正色素性贫血。长期低氨基酸血症、高分解代谢和消耗、营养不良等因素是造成贫血的常见原因,此外有学者还认为胰高血糖素可抑制红细胞生长。这类患者骨髓穿刺检查一般不出现红细胞生成异常,其血清铁、维生素 $B_{12}$ 和叶酸水平也正常,常规铁剂及维生素 $B_{12}$ 治疗不能纠正贫血。进展期恶性胰高血糖素瘤和合并肝转移患者的贫血程度更加严重。

### （五）口舌炎

口舌炎也是该病较为常见的症状之一,可表现为口角溃烂、舌质绛红、开裂状如牛肉,口腔疼痛影响进食,经久不愈,如此也可导致贫血及消瘦。

### （六）低氨基酸血症及消瘦

胰高血糖素瘤患者均有低氨基血症,血中氨基酸水平可比正常低一半以上。由于氨基酸分解代谢增加、产生负氮平衡,以及恶性消耗、糖尿病,再加上痛性舌炎影响进食等因素,胰高血糖素瘤患者通常会出现消瘦。

### （七）其他

抑郁、出现头发变薄、脱发和指甲萎缩,不常见的还有皮肤牛皮癣样病变,在极少数情况下,胰高血糖素瘤可能会导致扩张型心肌病,肿瘤切除后可逆转。

## 三、诊断

### （一）临床诊断依据

胰高血糖素瘤患者有其临床特殊的"4D"综合征,即 diabetes（糖尿病）、dermatitis（皮炎）、deep venous thrombosis（深静脉血栓）和 depression（抑郁症）。70% 的胰高血糖素瘤患者中会出现坏死性移行性红斑,需透彻认识坏死性移行性红斑的具体特点,并进行皮损活检,与其他皮肤病相鉴别。

血清胰高血糖素水平测定 70%~90% 的胰高血糖素瘤患者血浆胰高血糖素含量大于 1 000pg/ml。空腹血清胰高血糖素浓度超过 1 000pg/ml 就足以确诊胰高血糖素瘤。血清胰高血糖素水平为 500~1 000pg/ml,且患者有典型的胰高血糖素症状和体征时,尚不能排除该肿瘤。

### （二）其他实验室检查

空腹血糖、糖耐量试验、血浆清蛋白水平和血浆氨基酸谱分析等实验室检查均有助于胰高血糖素瘤的确诊。糖原性氨基酸浓度低于正常的 25% 即有诊断意义。

### （三）定位诊断

影像学检查:生长抑素受体显像在诊断神经内分泌肿瘤中有其独特的优势,其敏感性优于其他影像学方法。CT 是胰腺肿瘤的首选检查方法,其次是 B 超。对于较小肿瘤,超声内镜是最佳的定位检查方法,肿瘤检出率为 82%,特异性高达 95%。确诊后的患者需根据情况行 X 线胸片、骨扫描检查;胃肠镜检查以除外转移灶。

## 四、病理

### （一）肉眼观察

多数胰高血糖素瘤直径 >4cm（范围为 0.4~35cm），切面呈棕红色或粉红色，质地较软。90% 为单发，几乎 100% 发生于胰腺（仅有 1 例报道发生在十二指肠），50%~80% 发生在胰体尾部，50%~80% 为恶性，50% 患者就诊时已有肝转移。

### （二）显微镜下

胰高血糖素瘤为分化较好的内分泌肿瘤，形态无显著的特征性改变。胞质丰富，呈淡染颗粒，排列成梁状至实性混合性形态。由于肿瘤通常体积较大、呈实质性肿块、约 92% 胰高血糖素瘤是高度血管化的肿瘤，具有丰富的血液供应，故较其他胰腺内分泌肿瘤容易作出定位诊断及判断有无转移。

### （三）免疫组化

免疫组化肿瘤细胞表达胰高血糖素阳性有诊断价值，提示肿瘤来源于胰岛 A 细胞。此外，还可见到大量 PP 免疫阳性的细胞。

## 五、鉴别诊断

因为胰高血糖素瘤相当少见，临床医师易于疏忽，即使出现典型的 NME 亦常被当作皮肤病治疗。通常需与皮肤损害性疾病进行鉴别，如湿疹、银屑病、系统性红斑狼疮、脂溢性皮炎、天疱疮等。其次，原发性糖尿病、库欣综合征等内分泌疾病也需与本病鉴别，因 GCGN 本质上是一种神经内分泌肿瘤，且常表现为血糖升高。同时，GCGN 也应与其他恶性肿瘤相鉴别，如胰腺癌、肝细胞癌等。

## 六、治疗

### （一）手术治疗

手术切除肿瘤目前仍是胰高血糖素瘤最为理想的治疗方法。良性胰高血糖素瘤切除可治愈。但胰高血糖素瘤多为恶性，诊断时多已发生肝或其他部位的转移，只有 30% 的患者可因手术切除肿瘤获益。术式主要有胰体尾切切除、胰腺部分切除、肿瘤摘除术、Whipple 术等。由于胰高血糖素瘤通常较大且多发于胰尾部，故胰体尾切除术最为常用，必要时可同时切除脾脏。对于肝转移病灶应尽量切除，再辅以肝动脉化疗栓塞术亦可达到降低血中胰高血糖素水平、提高氨基酸浓度、改善症状，甚至延长寿命的目的。国外也有行全胰切除、肝移植的尝试。随着腹腔镜技术的提高，腹腔镜手术微创治疗胰高血糖素瘤是可行的。

### （二）非手术治疗

1. 化疗　晚期失去手术时机的病例可以试行化疗，可采用链佐星、阿奇霉素、达卡巴嗪、5-FU 等、丝裂霉素等，选择性腹腔动脉和 / 或肝动脉灌注给药较周围静脉给药效果为好，对原发肿瘤及转移病灶都有一定的控制作用。达卡巴嗪被认为是控制胰高血糖素瘤最有效的药物。用链佐星和 5-FU 的有效率可达到 60%~70%，目前主张联合用药。

2. 药物治疗　生长抑素长效类似物如奥曲肽能使 67% 患者的皮疹好转，75% 患者血胰高血糖素水平下降，但由于随时间延长其疗效会逐渐下降，而用药量需要不断增加，继而其副作用也增加，其治疗价值仍待进一步验证。

干扰素单用或与生长抑素合用对控制肿瘤生长及缓解症状有较好的效果。

由于近 1/3 的胰高血糖素瘤患者会出现深静脉血栓，因此对于这部分患者可以考虑用肝素进行预防性治疗。

经静脉补锌、氨基酸及必需脂肪酸常能有效控制症状减轻皮疹、改善营养状况、纠正贫血，并不能改变血清氨基酸和脂肪酸浓度，也不能使肿瘤缩小及缓解其他症状。但对肿瘤本身无作用。

# 第五节　血管活性肠肽瘤

血管活性肠肽瘤(vasoactive intestinal peptide tumors, VIP)是一种较为罕见的胰腺内分泌肿瘤,以水样腹泻、低钾血症、胃酸缺乏为主要临床表现,称为VIP三联征,胰体尾部是病变的主要部位。90%的VIP位于胰腺,胰外VIP主要发生在结肠、支气管、肾上腺、肝脏和神经中枢。儿童VIP几乎均由神经节瘤引起。VIP绝大多数为散发,仅6%的VIP与MEN-I相关。VIP的恶性率为40%~70%,胰外VIP恶性率为10%,明显低于胰内VIP(50%~70%),VIP诊断时60%~80%已发生转移。血管活性肠肽瘤年发病率估计为1/1 000万。男女比例1.2∶1;发病年龄27~71岁,平均年龄50.9岁,病程最短为1周,最长为10余年。

## 一、临床表现

### (一)腹泻

大量分泌性腹泻为本病最突出的临床特点,几乎发生于所有患者,主要表现为水样便黏液少,无脓液或血,大便检查一般无臭、无脓血、呈淡茶水样,脂肪泻少见或轻微。其显著特点是禁食48~72小时后分泌性腹泻症状无缓解。病程长短不一,2个月~15年不等。早期为间断性或突发性,并逐渐加重;晚期肿瘤发生恶变时为持续性腹泻。腹泻频繁而量增加意味着病情的进展。腹泻时无腹痛、里急后重等肠道炎症症状,应用消炎或止泻药物治疗多无效果。VIP出现严重水泻的原因主要是由于肿瘤产生大量的VIP导致血中的VIP浓度升高,强有力地促进肠道分泌水和钾、钠、氯、碳酸氢盐等电解质。大量水样腹泻可导致严重的电解质紊乱和脱水,甚至引起休克、酸中毒和心肾功能不全而导致死亡。

### (二)低血钾

VIP患者由于肠道大量排钾,所致的低血钾严重而持续,且不易纠正。在缓解期血钾可有不同程度的升高,但达不到正常水平,即使大量补钾也很难纠正,只有切除肿瘤才能治愈。由于水泻丢失大量钾,患者往往有低血钾的表现,恶心、呕吐、嗜睡、肌无力等。

### (三)低或无胃酸

约占30%的VIP患者为无胃酸,其余患者为低胃酸。

### (四)其他

包括:①高血糖;②高血钙;③皮肤红斑;④部分VIP还分泌胰多肽、5-羟色胺、前列腺素E2等,可引起相应症状;⑤其他如周期性背痛、结肠息肉等,重者可出现代谢性酸中毒、肾功能不全甚至昏迷等,但罕见。

## 二、诊断

VIP的诊断需要明确:①是否有大量分泌性腹泻;②是否有血浆VIP的明显升高;③明确胰内或胰外有无肿瘤的存在。

### (一)定性诊断

1. 重点人群　对于具VIP三联征,即腹泻、低血钾和无(低)胃酸的患者应怀疑VIP可能。其中,周期性分泌性腹泻是诊断VIP的要点,成年人每日水样泻在700ml以上,持续3周;顽固性腹泻经积极治疗效果不佳时,应考虑本病。如果在没有治疗的情况下,大便量<700ml/d,可基本排除VIP的可能。

2. 血浆VIP测定　采用放射免疫分析法测定血浆胰血管活性肠肽值是确诊本病的重要依据。

文献报道,正常人血浆VIP值为0~190ng/L,若>200ng/L有定性诊断价值。由于VIP并非持续性分泌VIP,对于阴性病例亦不能轻易排除诊断,在腹泻症状明显时测定更有意义。检测血浆VIP还可以作为判定肿瘤切除是否彻底、术后肿瘤有无复发以及药物治疗是否有效的依据。

3. 其他神经内分泌标志物　如胃泌素、胰多肽、嗜铬粒蛋白A等,有助于判断。由于VIP产生大量的VIP,可抑制垂体腺苷酸环化酶激活肽I(VPAC1)受体的生长,在体内测定VPAC1受体,有助于诊断。测定血清钙、甲状旁腺素(PTH)、胃泌素、催乳素(PRL)等激素水平以排除多发性内分泌肿瘤(MEN)。

### （二）定位诊断

1. 超声内镜检查　VIP 定位诊断首选内镜超声（EUS）。EUS 可检出 80% 以上直径 <2cm 的微小胰腺神经内分泌肿瘤病灶，CT 联合超声内镜（endoscopic ltrasonography，EUS）或联合 EUS 引导下的细针穿刺（fine-needle aspiration，FNA）被认为是最有效的检查手段，尤其对恶性胰腺血管活性肠肽瘤的诊断。

2. CT 检查　CT 能显示有无肿瘤、肿瘤的部位及大小、数量，了解有无邻近脏器及周围淋巴结侵犯、有无转移，并对临床手术指征和随访具有重要价值。

3. MRI　MRI 对胰内小肿物与周围组织有良好的分辨率，恶性肿瘤敏感性为 85%。

4. 奥曲肽同位素扫描　依据肿瘤的局限性和分期，通过奥曲肽扫描的生长抑素受体闪烁描记法，被认为是最佳的影像诊断技术。有报道同位素扫描可发现 91% 的原发灶，75% 的转移灶。

## 三、病理

### （一）肉眼观察

VIP 没有本身的肉眼特征，一般单发，罕见病例伴有 MEN-I 综合征。肿瘤边界清楚，但无包膜，直径 2~20cm。切面呈棕红色或灰白色，可呈灶性出血、纤维间隔、囊性变、甚至大片钙化。

### （二）显微镜下

肿瘤细胞圆形或多角形，分界清楚，胞质呈细颗粒状，嗜酸性。细胞核较规则，偶见轻度多形性。核非典型性没有预后意义。肿瘤呈器官样生长，排列呈实性、梁状或管泡状。间质从纤细的纤维血管间隔到宽的富于血管的胶质纤维束不等。目前认为 VIP 有两种主要病理类型：①胰岛内分泌肿瘤：多发生在成年，包括腺瘤、腺癌及增生；②神经节瘤和成神经节细胞瘤：多发生在儿童，包括瘤与母细胞瘤。

### （三）免疫组化

除表达一般神经内分泌标记外，87%VIP、57% 组氨酸蛋氨酸肽、50% 生生长激素释放激素、48% 绒毛膜促性腺激素免疫反应呈阳性。

## 四、鉴别诊断

分泌性腹泻是本病的首要症状，腹泻量可 >1L，且禁食 2 天后每日便量仍 >500ml。

以下几点支持本病诊断：①血浆 VIP 明显升高；②大便中含有大量的钾、钠、$HCO_3^-$ 等电解质，大便的渗透压为等渗；③明确胰腺内或胰腺外有无肿瘤存在；④其他，包括体重下降、腹部痉挛、皮肤潮红等。本病主要鉴别疾病为各种原因引起的分泌性腹泻，如感染性腹泻、霍乱或副霍乱、渗透性腹泻、胃泌素瘤、嗜铬细胞瘤、类癌等。

## 五、治疗

### （一）对症治疗

首先要改善全身状态，应积极改善脱水、纠正电解质及酸碱平衡紊乱。有报道显示口服补液可促进空肠吸收水和电解质，减少大便中体液的丢失，较静脉输液治疗效果更佳。

### （二）手术治疗

手术切除是血管活性肠肽瘤最有效的治疗方法，一旦确诊即应手术，力求根治。对于良性肿瘤患者，根治性切除后多能获得痊愈。根据肿瘤的大小和部位，采取不同的方案。如术中未能找到肿瘤，应仔细探查肠系膜根部及后腹膜等隐匿部位。有研究表明胰腺 VIP 行外科手术的总的 5 年生存率为 68.5%。如术中发现有肿瘤转移，不能行根治性切除者可行减瘤手术，改善症状，提高生活质量。若肿瘤发生肝脏转移，可行肝动脉栓塞、射频消融、冷冻疗法及静注放射性生长抑素等方法。对于多次肝内复发的患者，可考虑采用肝移植治疗。

### （三）药物治疗

生长抑素及其类似物为首选药物，术前使用可控制症状或术后可减轻残余肿瘤所致的腹泻，还能够缩小肿瘤的体积。奥曲肽以及其他长效生长抑素类似物是目前最有效的药物，可使 90% 患者的腹泻减轻。

有报道认为,血管紧张素有一定治疗作用。此外,也有报道提出甲氧氯普胺能降低 VIP 释放,吲哚美辛可抑制前列腺素合成,对肿瘤合成前列腺素增多的病例有缓解水样腹泻的作用。肾上腺皮质激素可增强肠道吸收和抑制肠液分泌,可暂时缓解腹泻。

### (四)化疗

有报道联合链佐星和多柔比星脂质体治疗恶性或转移性 VIP 是安全有效的,效果可与联合链佐星和阿霉素相比较,然而,心脏毒性者倾向于与脂质体药物的联合应用。也有研究认为,链佐星、5- 氟尿嘧啶和阿霉素在转移性内分泌肿瘤是应用最广泛的化学治疗药物,但其对恶性 VIP 的疗效有限,且副作用明显。一项舒尼替尼的随机双盲对照试验显示其对 VIP 具有很好的化疗效果且不良反应小。

### (五)放疗

对于多发或转移性 VIP 且对高剂量奥曲肽无反应可使用 0Y DOTATATE 通过肽受体的放射性核素进行治疗,能达到一定的治疗效果。

# 第六节　生长抑素瘤

生长抑素瘤(somatostatinoma)是来源于胰岛 D 细胞的肿瘤。由于肿瘤释放大量的生长抑素(somatostatin,SS),引起脂肪泻、糖尿病、胃酸过少和胆石症等综合病症,又称为生长抑素瘤综合征。生长抑素瘤是最罕见的功能性内分泌肿瘤之一。生长抑素瘤患者男女比例为 1 : 2,好发年龄为 40~60 岁。

## 一、临床表现

### (一)糖尿病

本病的大多数患者会发生糖尿病或糖耐量减低,其严重程度从血糖轻微升高到显著的酮症酸中毒。

### (二)胃酸过少

由于生长抑素抑制了促胃液素的分泌以及胃的泌酸功能,使所有患者都导致胃酸过少,部分患者甚至出现无胃酸症。患者表现为消化不良症状和进食后腹上区饱胀。

### (三)胆石症

有 26%~65% 的患者会发生胆石症,其中约 16% 的患者伴有皮肤和巩膜黄染。

### (四)腹痛

胰腺生长抑素瘤腹痛的发生率为 53%,肠道生长抑素瘤腹痛的发生率为 39%,其发生机制可能有:①营养吸收障碍;②胃肠道蠕动缓慢;③肿瘤压迫或激发感染。

### (五)腹泻

本病有 26% 的患者有腹泻表现,发生脂肪泻者约占 19%,有糖尿病、胆石症和脂肪泻称之为生长抑素瘤的"三联症"。仅有约 20% 患者存在上述典型临床表现。

### (六)相关的内分泌疾病

约 50% 的生长抑素瘤患者同时患有其他内分泌疾病。

## 二、诊断

生长抑素瘤是一种罕见的疾病,十二指肠以及胰头部是最常见发生的部位。不同于胰型生长抑素瘤,十二指肠型生长抑素瘤很少导致生长抑素瘤综合征,而多伴有多发性神经纤维瘤病(von Recklinghausen disease)。1982—1986 年,密西根大学筛查 1 199 例疑似生长抑素瘤的患者,仅 8 例被确诊。

### (一)定性诊断

生长抑素瘤是分化良好的胰岛细胞或类癌,具有生长抑素阳性和嗜铬粒蛋白 A(CGA)免疫组化。测定血浆生长抑素增加可诊断。生长抑素瘤是分化良好的胰岛细胞或类癌,具有生长抑素阳性和嗜铬粒蛋白 A(CGA)免疫组化,以及胰岛素、降钙素、胃泌素、VIP、促肾上腺皮质激素(ACTH)、前列腺素 E2 等。

## （二）定位诊断

1. **B 超、CT 或 MRI 检查**　生长抑素瘤的影像学表现与其他胰腺神经内分泌肿瘤类似,表现为实质性肿块,密度均匀,增强后明显强化,肿瘤较大时强化不均匀。由于本病瘤体通常较大,常可发现胰腺原发肿瘤及肝脏转移性肿瘤,定位诊断率高。

2. **选择性腹腔动脉造影**　能显示胰腺多血供肿瘤及其肝脏转移灶,对本病的定位诊断意义与 B 超、CT 和 M1RI 相仿,诊断率 >85%。

3. **ERCP**　对于胰腺占位性病变,ERCP 可以显示胰管的结构改变,但不能作出定性诊断。

4. **EUS 病理组织学检查**　是确诊生长抑素瘤的"金标准"。内镜超声引导下的细针穿刺活检,可提高生长抑素瘤的术前确诊率。

5. **放射性核素扫描**　In-DTPA- Octreotide 的半衰期长,已经应用于临床,这种方法的最大优点是可用于远处播散的诊断,特别是淋巴结、肺和骨。

## 三、病理

### （一）肉眼观察

多呈圆形,有分界,为 1.5~10cm,平均 5cm。有 90% 的肿瘤呈单个孤立性分布。60% 生长抑素瘤发生于胰腺,40% 发生于十二指肠和空肠。其中起源于胰腺的生长抑素瘤,位于胰头部约占 50%,位于胰腺尾部者占 25%,另外 25% 可广泛分布于整个胰腺实质,有相当数量的生长抑素瘤来源于胰腺外器官。大多数生长抑素瘤为恶性肿瘤,其中 3/4 的患者在诊断时已有转移,常见的转移部位为肝脏、胰腺周围淋巴结和骨髓等。

### （二）显微镜下

应用普通染色在光学显微镜下检查,难以分辨细胞的类型和性质,故不能确定诊断;应用电子显微镜技术检查,可见分化良好、含有 D 细胞颗粒的胰岛细胞;应用免疫荧光技术检查,对生长抑素具有阳性反应。后两者为诊断本病的主要病理学依据。

### （三）免疫组化

几乎所有的肿瘤细胞呈 Syn 弥漫强阳性,CgA 表达略低。

## 四、鉴别诊断

生长抑素瘤应与其他能引起生长抑素升高的肿瘤相鉴别,如甲状腺髓样瘤、肺小细胞癌、嗜铬细胞瘤和其他分泌儿茶酚胺的肾上腺外副神经节瘤等。

## 五、治疗

由于该病非常罕见,缺乏长期随访的资料,因而目前还很难确定最优的治疗方法,如有可能,首选治疗是手术,行外科根治性切除,可以延长生存期、控制症状和防止局部并发症。

### （一）手术治疗

外科手术是治疗生长抑素瘤的首选方法。但是,由于高转移率,手术切除率并不很高。对于直径小于 20mm 的肿瘤,局部切除非常有效。已无法行根治性切除的巨大肿瘤或肝脏转移性肿瘤,采用姑息性减容术,也常能达到减轻症状、延长生命的目的。对于单个肝转移灶患者,可行肝部分切除术;仅肝转移者,有部分中心开展肝移植治疗。

### （二）非手术治疗

生长抑素类似物是其标准治疗方案。对于奥曲肽抵抗的可单独或联用干扰素改善腹泻症状。近期有报道应用放射性标记生长抑素类似物治疗,可达 2% 完全反应率,28% 部分反应率。亦有分子长靶向制剂治疗内分泌肿瘤的临床研究,效果尚需评估。对于有多发肝转移者,可选择射频或冷冻消融、TACE、TAE 等治疗。链佐星对播散的生长抑素瘤有效,5- 氟尿嘧啶,链佐星、多柔比星对某些病例有数。

# 第七节  无功能胰腺神经内分泌肿瘤

无功能胰岛细胞瘤(nonfunctioning pancreatic neuroendocrine tumor,NF-pNET)是少见的神经内分泌源性胰腺肿瘤,是指具有胰腺神经内分泌肿瘤的组织学特征,但无特殊内分泌紊乱,即临床表现与激素产生过量无关的胰岛细胞肿瘤。其中 50%~75% 可分泌大量胰多肽(pancreatic polypeptide,PP),又称为产胰多肽瘤(Poma)。直径 <0.5cm 的 NF-pNETs 称为微腺瘤。无功能 pNET 患者女性明显多于男性,国内报道男女性别比为 1∶3。平均发病年龄女性约为 32 岁,男性约为 50 岁。

## 一、病因和发病机制

多数学者认为无功能胰岛细胞瘤并非无分泌功能,只是由于:①仅分泌极微量的激素不足以引起明显的临床表现,如分泌的 PP;②所分泌物质不具有生物活性;③分泌多种功能相拮抗的激素;④肿瘤细胞有缺陷,只能合成激素或其无活性的前体,但不能分泌;⑤肿瘤细胞只能合成激素原而不能进行进一步加工修饰;⑥或者所分泌的肽类物质目前尚未被识别。

## 二、临床表现

NF-pNET 起病隐匿,病程较长,进展缓慢,缺乏特异性临床表现,故不易早期诊断,从首发症状出现到最后确诊的时间间隔平均为 0.5~2.7 年。症状多因原发肿瘤逐渐长大压迫、牵拉周围器官所致。

最常见的症状是无痛性或痛性逐渐长大的腹部肿块及腹部疼痛不适,疼痛大多位于中上腹部和 / 或腰背部。

此外由于肿瘤压迫、推移、牵拉及侵及邻近器官如胃、十二指肠、胆系或胰管等,可引起上腹饱胀不适、食欲不振、恶心、呕吐、上消化道出血、梗阻性黄疸或急性胰腺炎发作等。

肿瘤位于胰头或钩突部者出现症状相对较早,位于胰尾部者出现症状最晚。胰尾肿瘤可致脾静脉闭塞引起节段性门静脉高压性静脉曲张出血。

囊内出血破溃时可表现为急腹症。尚有部分患者无任何症状,常因其他疾病行剖腹探查时偶然被发现,恶变者病程晚期可有恶病质、发热、精神萎靡等。

体格检查常在腹上区扪及肿块,肿块多光滑、活动度小而触痛不明显。Fugazolla 认为胰腺癌罕有直径大于 10cm 者,故若胰腺肿瘤直径超过 10cm,更倾向于 NF-pNET。恶变转移后可有肝大、腹水、表浅淋巴结肿大等晚期癌肿的表现。

## 三、诊断

### (一)实验室检查

除伴有梗阻性黄疸或并发急性胰腺炎的患者可有相应的血清胆红素、转氨酶、AKP、GGT、淀粉酶、脂肪酶等升高外,多数患者的常规实验室检查、血糖、淀粉酶及脂肪酶等均在正常范围内。

有研究显示,至少约 75% 的 NF-pNET 患者血浆中 PP 含量升高,但同时 22%~71% 的 NF-pNET 患者及非胰类癌患者中 PP 含量亦有不同程度的升高。

目前尚未发现特异性 NF-pNET 肿瘤标志物,p27、Ki-67、神经源特异性烯醇化酶及嗜铬蛋白(A、B 或 C)等肿瘤标志物为研究的热点,尤其是后两者可以作为较为特异的神经内分泌肿瘤标志物。

### (二)影像学检查

国内大样本分析表明:无功能性 pNETs 的 B 超检出率 83.6%、CT 扫描检出率 88.9%、MRI 检出率 75.4%。

1. 超声检查  腹部 B 超探查 NF-pNET 的发现率为 50%~100%,可清晰显示胰腺轮廓与肿块界限,并可见肿块内坏死、出血或液化以及囊性变。NF-pNET 大多为中等大小,圆形或卵圆形,包膜较完整,内部呈低回声,常伴无回声区。肿瘤较小时,呈圆形低回声,内部回声较均匀,即使恶变也不例外;瘤体中等大小时,常呈圆形、卵圆形,内部回声常不均匀,可伴无回声区,恶变时形态常不规则;瘤体大时,则呈分叶状,内部回声不均匀,伴无回声区。若肿块内出现坏死、液化或出血时,可呈不均质多个分隔的液性暗区。彩色多普勒超声检查可探及动脉型血流速度曲线,阻力指数为 0.51~0.82。

超声检查的缺点是当瘤体很大时,若压迫周围器官,则难以显示肿瘤与周围脏器的关系,尤其是肿瘤向外生长或侵犯胃后壁与胃之间无呼吸时的相对运动者,对其来源有时很难判定,此时可进行超声内镜检查,但不易与胰腺囊腺瘤或囊腺癌鉴别(图 25-7-1)。

2. CT 检查　可以发现肿瘤的部位、数目、大小及是否有转移性病灶,对鉴别肿瘤的良恶性具有重要意义,并有助于与胰腺癌等的鉴别。平扫病灶通常较功能性 pNETs 大,尤其是比胰岛素瘤和胃泌素瘤大,平均大小为 5~6cm,其定位诊断准确率为 82%。NF-pNET 血供丰富,增强 CT 时动脉期和静脉期均呈高密度影,伴囊性变时,强化常延迟至静脉期或门静脉期。巨大肿瘤增强后,表现为肿瘤边缘环状强化和中央轻度不规则强化。螺旋 CT 在动脉期和门静脉期均有强化表现,可增加原发肿及继发肝转移瘤的检出率,有利于肿瘤的早期发现和良恶性的鉴别(图 25-7-2)。

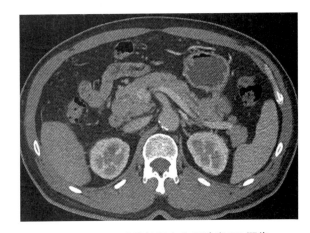

**图 25-7-2　无功能神经内分泌肿瘤 CT 图像**

胰头可见一低密度影,边界清,大小约 0.6cm×0.5cm,包膜完整

3. MRI 检查　可以显示肿瘤及血管受侵犯和转移等。肿瘤多为结节状,呈圆形或类圆形,有包膜,多数肿瘤 $T_1WI$ 呈稍低信号,$T_2WI$ 呈稍高信号,部分其内可见分隔及混杂钙化、囊变等异常信号。

4. ERCP 造影检查　可显示主胰管呈弓形受压、移位,胰管受压部位光滑,主胰管僵硬或显影不良,远端主胰管扩张等多种表现,肿瘤生长入主胰管非常罕见,但有报道。对手术时选择手术方式具有重要意义,此类患者术中有可能损伤主胰管,故应行包括肿瘤在内的胰腺部分切除术。若肿瘤向外生长,主胰管未受压时,ERCP 可无任何阳性发现,另在与腺癌鉴别方面,ERCP 临床意义亦极为有限。

5. 数字减影血管造影(DSA)　大多数 NF-pNET 血液供应很丰富,因此 DSA 具有更高的定位诊断价值,结合选择性动脉内刺激试验(ASVS)后对原发灶和有转移灶者的阳性率可分别达到 85.17% 和 92.19%,可以显示隐匿的原发灶和肝转移灶。特别是对于缺乏激素过度分泌所引起临床症状的恶性无功能胰岛细胞瘤和胰腺癌的鉴别诊断尤为重要。

6. 生长抑素受体核素显像检查　80%~90% 的胰腺神经内分泌肿瘤生长抑素受体表达阳性(胰岛素瘤除外),SRS 对内、外分泌肿瘤的鉴别诊断和定位也具有突出的价值,并可发现肝外的转移病灶及作为生长抑素治疗的依据。在显示恶性 NF-pNET 远处转移灶方面较 CT、B 超检查等更具有优越性,对不能切除的肿瘤来说,该方法还可以指导生长抑素的应用,以控制肿瘤的发展而缓解症状。

7. 超声内镜检查　超声内镜(EUS)可将超声探头置于内镜头端,由于胰腺紧邻胃及十二指肠,因此可获得比 B 超更清晰的胰腺图像,对胰腺微小病灶的检出率更高,EUS 及 EUS 引导下细针穿刺活组织检查是目前最敏感的定位手段,据文献报道,超声内镜定位胰腺神经内分泌肿瘤的敏感性达 93%~100%。

## 四、病理

肉眼观察,无功能胰岛细胞瘤多为圆形或椭圆形,表面不平或呈分叶状,切面呈灰白色或灰红色,可有出血或囊性变。一般多见于胰头,占 50%;体积较大,可为囊性、实性或混合性,质均,常有完整包膜,但往往向胰外生长。

①显微镜下,肿瘤细胞小,核单一;异型性不明显、有丝分裂象少见是本病的重要特征。肿瘤细胞可分为以下 3 种类型。胰岛细胞型:瘤细胞成片状或团状排列,与毛细血管紧密相连。②类基底细胞型:瘤

细胞依间质毛细血管排列成索条状、小梁状、脑回状或巢状。③混合型。

### 五、鉴别诊断

主要应与非内分泌性胰腺肿瘤及功能性 pNET 进行鉴别。

#### （一）胰腺癌

好发年龄 40 岁以上，肿块形态不规则，好发于胰腺头、颈部，肿块内出血、坏死、液化等致肿瘤信号不均匀，多为乏血供病变，强化程度较轻，低于正常胰腺实质强化。胰腺癌亦引发梗阻症状，如胰管、胆管扩张，患者可有梗阻性黄疸的表现。胰腺癌恶性程度较高，可出现肠系膜上动、静脉，门静脉、脾静脉甚至下腔静脉受压变窄，被包绕，形成瘤栓等，李昱骥等认为：胰腺癌 >3cm，经常侵犯邻近血管。晚期还可出现淋巴结转移、肝转移、腹水等转移征象。虽然肿瘤的大小、形态和有无血管受侵对鉴别诊断具有较大价值，但主要是根据增强后肿瘤强化表现作出诊断。

#### （二）胰腺假囊肿

患者有胰腺炎病史，病灶边界清晰，壁完整，$T_1WI$ 呈低信号，$T_2WI$ 呈高信号，增强后无明显强化，1 个月左右复查，病变无明显变化。

胰腺癌等非内分泌性胰腺肿瘤血浆中 PP 含量不升高，可资两者的鉴别。一般而言，PP 细胞约占胰岛细胞总量的 10% 左右，有报道显示 45% 的多种功能性 pNET 患者血浆中 PP 含量超过 1 000pg/ml，其中血管活性肠肽瘤为 74%，胰高血糖素瘤为 57%，类癌为 45%，生长抑素瘤为 33%，胃泌素瘤为 32%，胰岛素瘤为 21%。但 FICT 患者临床上均有各种相应激素分泌过多导致的特异性临床综合征，而且血浆中各种相应激素水平升高及组织学检查可见相应的免疫阳性细胞，有助于与 NF-pNET 鉴别。

#### （三）排除可引起血浆 PP 水平升高的其他原因

1. 某些消化道激素可以引起 PP 释放，如胆囊收缩素、泌素、素及蛙皮素等。

2. 迷走神经兴奋可促进 PP 合成及释放，如胰岛素引起低血糖反应时，由于迷走神经兴奋将导致血浆 PP 含量升高，但这种升高反应可被阿托品抑制，NF-pNET 时由于失去迷走神经控制，阿托品试验阴性。

3. 年龄增长、肠切除术后、大量饮酒、感染、慢性非感染性炎症、慢性肾衰竭、糖尿病及慢性复发性胰腺炎时血浆 PP 含量亦可有不同程度的升高，应注意鉴别。

### 六、治疗

目前对 NF-pNET 的手术指征仍存在争议，缺乏标准化方案，但手术切除疗效确切，此外超声内镜引导下肿瘤注射治疗不失为 NFC 治疗的选择且效果显著（图 25-7-3、25-7-4）。对 NF-pNET 的治疗原则是一旦确诊后应早期彻底切除。NF-pNETS 表现个体差异明显，应根据肿瘤的不同部位、良恶性、转移情况及肿瘤与周围脏器的关系选择不同的手术方案。如无特殊禁忌证均应做手术探查，必要时于术中做冰冻切片可依病理结论来选择术式。据报道，恶性 NF-pNET 术后 5 年存活率为 60%，无淋巴结转移者存活期平均超过 10 年，有转移者，中位生存期平均为 75 个月。对无法行根治性手术的患者仍应积极治疗，姑息性减量手术对控制症状、延长生存期和提高化疗治疗效果也非常有意义。常用的化疗药物有氯脲霉素、链佐霉素、氟尿嘧啶、阿霉素等。有学者曾报道奥曲肽与化疗药物联合应用可使肿瘤缩小。化疗期间应注意肝肾损害等副作用。放射治疗对原发性肿瘤和转移病灶均有一定疗效，可改善病情、缓解症状并延长生存期。

## 第八节    多发性内分泌肿瘤I型

多发性内分泌肿瘤型（MEN1）是常染色体遗传病，由染色体上的 11q13 基因突变引起的显性遗传病。MEN1 的特征是几乎 100% 终生有并发原发性甲状旁腺功能亢进症（pHPT）的风险，有超过 80% 的概率发生十二指肠胰腺神经内分泌肿瘤（dP-NETs），而垂体瘤（PIT）的发生概率为 70%。在 MEN1 患者中，30%~80% 的患者出现神经内分泌肿瘤症状并可能分泌或不分泌激素。此外，MEN-1 患者伴随神经内分泌肿瘤的发病年龄比散发性疾病患者早(表 25-8-1)。

表 25-8-1　130 例 MEN1 患者发生各种内分泌肿瘤的比例

| 肿瘤种类 | 出现比例 | 肿瘤种类 | 出现比例 |
|---|---|---|---|
| 1. 甲状旁腺瘤 | 88%~100% | 3. 垂体瘤 | 47%~80% |
| 2. 胰腺神经内分泌肿瘤 | 41%~66% | 4. 类癌 | 3.6%~30% |
| 胃泌素瘤 | ≤54% | 5. 肾上腺皮质肿瘤 | 5%~36% |
| 胰岛素瘤 | 12%~21% | | |
| 无功能胰腺神经内分泌肿瘤 | 80%~100% | | |
| 胰高血糖素瘤、生长抑素瘤和 VIP | 4% | | |

## 一、临床表现

MEN1 患者的肿瘤发病高峰年龄比散发性肿瘤发生的时间早 20 年左右,但是 MEN1 相关的垂体泌乳素瘤的发病年龄与散发性泌乳素瘤的发病年龄没有差别。女性 MEN1 患者多为 30 岁以后出现 MEN1 相关症状,较男性早 10 年。MEN1 相关症状、体征为(按发生频率由高到低排列):高血钙、肾结石、消化道溃疡、低血糖、头痛、视野减小、垂体功能低下、肢端肥大、乳溢 - 月经不调以及较为少见的库欣综合征(Cushing syndrome)。

### (一)甲状旁腺

是 MEN1 最常见受累的内分泌器官,约 95% 的 MEN1 患者有甲状旁腺瘤,故甲状旁腺功能亢进为 MEN1 最常见症状,也可较长时间内无临床表现。85% 以上 MEN1 患者以甲状旁腺功能亢进为首发表现,其余不足 15% 的患者首发表现为无功能胰腺神经内分泌肿瘤或泌乳素瘤。患者有高血钙、低血磷、PTH 水平升高或异常。有的甲状旁腺肿瘤无症状,仅通过生化或影像检查发现。有的患者也可有:肾结石、多尿、夜尿、肾功能损害、消化性溃疡、口渴、便秘、腹部绞痛、疲乏、骨痛等。最近的一项研究比较了 14 例 MEN1 甲状旁腺癌和 104 例散发性甲状旁腺癌患者的骨密度测量结果,MEN1 患者腰椎、全髋关节和股骨颈的 Z 值明显降低,术后 1 年骨密度恢复较散发组慢。

### (二)胰腺

是 MEN1 第二常见受累的腺体。文献报道 30%~80% 的患者出现胰腺神经内分泌肿瘤,最为常见的是无功能胰腺神经内分泌肿瘤,其次包括胃泌素瘤(>50%)、胰岛素瘤(1/3)、VIP 瘤、胰血高糖素瘤(图 25-8-1~25-8-5)。

### (三)垂体

30%~50% 的 MEN1 患者出现垂体前叶肿瘤,女性发生率较高。垂体前叶肿瘤包括泌乳素瘤(60%)、生长激素瘤(25%)、促肾上腺皮质瘤(5%)、TSH-oma 及无功能腺瘤(约 5%)。MEN1 患者的垂体瘤主要为 85% 的大腺瘤,并且 39% 的病理表现为多瘤样表达。临床表现与肿瘤分泌激素、肿瘤局部占位压迫邻近组织有关。如压迫视交叉颞侧视野缺损或垂体受压而致垂体功能减退的症状和体征。根据肿瘤是否有功能并分泌过多的激素而在临床上产生闭经、不孕、泌乳、阳痿、肢端肥大症或库欣综合征等临床症状。在 MEN1 的垂体瘤中,催乳素瘤最为常见,其次为生长激素瘤。

### (四)其他

如肾上腺腺瘤、胸腺、支气管、肺以及胃肠的神经内分泌肿瘤,有的患者甚至可能出现脂肪瘤、面部血管纤维瘤、胶原瘤。10%~30% 的 MEN1 患者出现肾上腺皮质肿瘤,这些肾上腺肿瘤多数是良性且无功能,但是功能性的肾上腺皮质肿瘤可表现为高皮质醇血症(Cushing syndrome)、原发性醛固酮增高(Conn's syndrome)。

胸腺、支气管与肺及胃的神经内分泌肿瘤:15% 的 MEN1 患者出现前肠的神经内分泌肿瘤,例如发生于胸腺、呼吸道、上胃肠等部位。MEN1 相关的胸腺神经内分泌肿瘤多见于男性患者,病情进展迅速并有较高的死亡率。患者起初可能无症状,但是肿瘤转移时可能出现类癌综合征(如面部潮红、支气管痉挛、难治性腹泻等)。支气管神经内分泌肿瘤还可出现呼吸系统表现,如咳嗽、喘息、咯血等。

MEN1 患者中,类癌不常见,但较 MEN2 型患者明显增多。类癌可发生在胸腺、肺、胃或十二指肠,据报道,MEN1 患者中胸腺类癌的发生率为 3.6%~8.4%,男性高于女性,这可能与性激素促进 MEN1 综合征胸腺细胞的增殖和成熟有关,此外胸腺癌与吸烟史有关,女性则多见于肺部。半数以上类癌可有局部浸润或远处转移,尤其是胸腺类癌。患者可有潮红、腹泻、腹痛、心瓣膜病变、支气管哮喘等类癌综合征的表现,但多数 MEN1 患者的类癌无症状。当胃、肠类癌的患者出现潮红等症状时往往提示有了肝转移。MEN1 相关的胃泌素瘤患者中 7%~30% 合并胃部类癌。在非胃泌素瘤患者中,这些类癌很少发生。胃部类癌起源于嗜铬样(enterochromaffin-ike,ECL)细胞,原发类癌通常为多发,发病过程缓慢,仅 18% 的类癌发生转移。MEN1 患者中有不到 10% 的比例发生胸腺类癌,这种类癌在男性患者中多见,几乎没有临床症状。与胃部类癌相反,胸腺类癌发病进展迅速,易发生远端转移因而增加男性 MEN1 患者的死亡率。虽然是 MEN1 患者发生胸腺类癌,但是这些肿瘤中未见 *MEN1* 基因发生 LOH,提示该类癌发生的分子病理学机制可能与其他的 MEN1 肿瘤有不同。支气管类癌在 MEN1 患者中的发生率不到 10%,多为良性,80% 为女性。

## 二、诊断

### (一)实验室检查

1. 甲状旁腺 测定患者的血及尿钙、磷含量,血 PTH 浓度。

2. 胰腺神经内分泌肿瘤 铬粒素 A、铬粒素 B、胰多肽、神经降压素的水平会有所升高。胃泌素瘤患者测定空腹血清胃泌素水平、胃酸水平,刺激试验(胃泌素升高 100pmol/L,或者比基线水平升高 50%以上)。

胰岛素瘤患者测定空腹及饥饿时血糖、胰岛素、C-肽水平,有文献报道诊断胰岛素瘤的金标准为 48小时空腹试验,以 β-羟丁酸和磺酰脲类为阴性对照、胰岛素原≥22pmol/L 为判断标准。

测定空腹血清或血浆胰高血糖素、VIP、生长抑素等相关激素水平及相应的血尿生化检查,如查血糖、钙、磷、钾、钠等,亦可帮助诊断上述胰腺肿瘤。

3. 垂体 如为功能性垂体肿瘤的患者,除有特殊体征提示临床诊断外,测定血清催乳素、生长激素、生长激素释放激素、促肾上腺皮质激素(ACTH)、促肾上腺皮质激素释放激素(CRH)、血及尿皮质醇水平等可提供确诊诊断的依据。如为无功能性垂体肿瘤,可分别测定肾上腺、甲状腺、性腺等各相关激素水平是否低下,以判断有关腺垂体功能减退。

4. 其他 如怀疑肾上腺腺瘤可测定醛固酮水平;怀疑嗜铬细胞瘤可测定血、尿儿茶酚胺与 3-甲氧基肾上腺素;支气管 NET 可测定尿羟吲哚乙酸水平等。对于有症状的或者功能性肿瘤应做激素功能的检查。最近有文献报道高表达的 p27[kip1] 和低表达的 p18[Ink4c] 可见于大多数 MEN1 相关的胰腺神经内分泌肿瘤,这有可能成为诊断 MEN1 相关胰腺神经内分泌肿瘤的两个重要标志物。

### (二)影像学检查

1. CT 检查可以显示胰腺神经内分泌肿瘤、周围淋巴结和肝脏转移,其优点在于可以确定肿瘤的部位有利于手术切除,缺点是不能反映肿瘤的组织学和功能状态。一项前瞻性的研究认为在早期 PETs 的诊断中,CT 检查的敏感性不如生化和激素检测。因此,当动态检测 PETs 时,CT 的作用有限,然而当生化检测诊断确立后,需确定肿瘤的解剖部位时,CT 的作用很重要。

2. 放射性核素显像

(1)生长抑素受体核素显像(somatostatin receptor scintigraphy,SRS):P-NETs 通常高度表达生长抑素受体(特别是 2 和 5 亚型),而这些受体可以与多种人工合成的生长抑素类似物高度结合。这个特点可以被用于检测 P-NETs,在临床上常用 [111]In-DTPA-D-Phel 标记的奥曲肽。它对于检测腹腔外的转移也有非常高的敏感性。通过与单光子发射计算机断层摄影(SPECT)相结合可以显著提高 SRS 的准确性。

SRS 可以检测全身和局部的肿瘤病变。SRS 的优点在于能够根据肿瘤的大小和生长抑素受体的浓度来得知肿瘤的功能状态。SRS 的缺点是不能提供关于肿瘤大小、位置、和周围组织相关性以及可切除性的信息。而且它对于胰岛素瘤和分化差的 P-NETs 敏感性较差,这主要是由于这些肿瘤的生长抑素受体水平较低。而 SRS 和 CT 扫描相结合是定位诊断 PETS 的很好策略。

(2) 甲状旁腺 MIBI 显像:有助于甲状旁腺肿瘤的定位。可选用特异性及灵敏度较高的 $^{68}$ 镓标记生长抑素的 PET-CT,用于辅助确定原发病灶及转移灶。

3. 超声内镜(endoscopic ultrasound,EUS) 超声内镜是检测胰腺神经内分泌肿瘤最敏感的手段之一。

文献记载 EUS 测到的肿瘤平均大小为 1.5cm,范围是 0.6~6.5cm,其中不少肿瘤用其他影像学检查(如 CT)无法检测到。在 MEN1 患者中 EUS 的重要性越来越得到大家的认同。它已经被证明是一种极佳的可用于检测和定位位于胰腺头部的小尺寸 P-NETs 的检查手段,特别是对于位于十二指肠壁的胃泌素瘤有较好的效果,CT 和 MRI 对于这一部位的肿瘤通常效果不佳。这主要是由于 EUS 具有高分辨率的图像。而且,它可以检测胰腺周围的淋巴结肿大。

通过超声内镜的指引,细针穿刺(FNA)能够提供 P-NETs 的组织病理学诊断。胰岛素瘤一般很小(80%<2cm,47%<1cm),EUS 检出率为 70%~95%。EUS 的优点除敏感性外,其精确定位胰和胰腺旁的淋巴结肿瘤,为手术切除肿物提供了极为有用的解剖定位信息。EUS 的局限性是不易发现肿瘤的肝转移。此外,胃泌素瘤在 MEN1 中很常见,而 40%~50% 的胃泌素瘤原发部位在十二指肠,但是 EUS 不容易发现十二指肠肠壁的胃泌素瘤(图 25-8-6、25-8-7)。

4. MRI Gd 增强前与增强后对比,是诊断垂体肿瘤最敏感的检查。

5. 超声 甲状旁腺术前超声联合血清人全段甲状旁腺素(i-PTH)水平可辅助区分甲状腺结节与甲状旁腺肿瘤。血液循环中 iPTH(1~84)在肝及肾脏分解成为 PTH(1~34)和 PTH(35~84)及其他片段,构成了血液循环中 PTH 的多相性或不均匀性。iPTH 分子经腺体内外的蛋白水解反应产生 PTH 片段,因此循环中的 PTH 是混杂的,包括 iPTH 和 PTH 片段。

### 三、病理

MEN1 患者可出现多个内分泌器官或组织的病变,可表现为:

1. 甲状旁腺的四个腺体有弥漫性或结节性增生,不对称生长,但至少有一个正常大小的腺体。

肿瘤细胞丰富,含有相对少量的实质内脂肪。以主细胞增生为主,细胞核比较单一,圆形,居中,核仁不明显,部分细胞质淡染,可呈透明状。肿瘤细胞排列成束状、巢状、腺样或实性的结节状增生。

2. 胰腺的病变特征是遍布胰腺的微腺瘤,偶尔也有大腺瘤。

腺瘤可分泌多种激素,但通常以一种激素为主。胰腺内分泌细胞常呈小巢状从导管出芽,或作为形状粗劣的胰岛细胞簇,细胞不规则。

3. 十二指肠通常在黏膜层和黏膜下层有多发的小的(直径 <1cm)神经内分泌肿瘤,通常为胃泌素瘤,瘤细胞几乎均表达胃泌素。

4. 垂体病变常为单个的腺瘤,极少见弥漫性增生。

在 MEN1 患者中可见到所有类型的腺瘤,大部分为催乳素腺瘤(67%),其次是生长激素腺瘤,无功能腺瘤罕见。

5. 肾上腺皮质病变中的大部分是弥漫性、结节性增生或多发腺瘤,大多为无功能性腺瘤,肿瘤直径平均约 3cm。

6. 皮肤病变常呈不同的组织学类型,最常见的是胶原瘤、面部血管纤维瘤和脂肪瘤等,而咖啡斑及五彩纸屑样低色素斑点等病变并不常见。

### 四、治疗

因内分泌腺体病变为肿瘤或增生,因此手术治疗为首选方案,但 MEN1 型患者具有各内分泌腺体和 / 或多发性病变特点,因此在治疗某个单内分泌腺体疾病时,临床医生应了解此特点。

当多个腺体受累时,治疗的顺序应决定于病变的严重程度、病情的轻重缓急及其疗效的好坏。

对于 MEN1 相关的功能性 PETs,如胰高血糖素瘤、胰岛素瘤、VIP 瘤、生长抑素瘤治疗方法与相应的非 MEN1 相关肿瘤无明显区别,手术、超声内镜治疗可为其选择。Laurence 等通过对 51 例多发内分泌肿瘤(MEN1)患者进行 EUS 检查,结果 28 例检出胰腺病变,对其中 16 例进行随访,发现 37.5% 患者病灶有增多或增大,从而认为胰腺非功能性肿瘤的发病率较高,且 EUS 可用于监测 MEN1 的进展(图 25-8-8、25-8-9)。

术前应尽可能地处理相应的临床综合征,例如使用抑酸药治疗溃疡和腹泻,使用生长抑素类似物奥曲肽或其他长效的生长抑素类似物来治疗胰高血糖素瘤和血管活性肠肽瘤。

超过 80% 的胃泌素瘤同时位于十二指肠与胰腺,如果想彻底切除肿瘤则不可避免地会造成术后并发症,手术治疗需要平衡两者之间的利害关系。

全胰十二指肠切除术患者易发糖尿病及消化不良,目前已不常规推荐。 小样本短期随访数据显示部分胰十二指肠切除术和保留胰腺的全十二指肠切除术(PPTD)可以恢复超过 70% 的患者胃泌素水平。氢离子泵抑制剂可以显著降低胃肠道穿孔和出血的概率,10 年存活率超过 85%。

若胃泌素瘤出现在胰腺或者 >2cm 时则建议手术,因为肿瘤 >2cm 或位于胰腺的胃泌素瘤均预后不好。另外,钙能促进胃泌素的分泌,因此胃泌素瘤患者应首先考虑有无甲状旁腺功能亢进,抑制甲状旁腺功能亢进可能明显减轻高胃泌素瘤血症和胃酸分泌。

对于 MEN1 型相关的无功能的胰腺神经内分泌肿瘤手术治疗仍存有争议。目前专家达成共识的是肿瘤 <1cm 仅需随访,如肿瘤 >2cm 则手术切除胰腺神经内分泌肿瘤。无手术治疗指征时,可选择生物治疗(如生长抑素类似物奥曲肽、干扰素治疗)、化疗、多肽受体放射核素治疗等,可同时联合针对肝和骨转移的治疗。

最近针对晚期、分化好的(分级为 $G_1$ 和 $G_2$)、不能手术的胰腺神经内分泌肿瘤的患者可以采用分子靶向药物的治疗,如依维莫司和索坦。无功能 P-NETs 的恶性程度与直径显著相关,小于 1cm 的转移率只有 4%,而大于 3cm 转移率则高达 43%,2cm 以上的转移率为 18%。对于直径在 1~2cm 之间的肿瘤,虽然转移率有 10%,但 3 年随访数据显示未手术患者的死亡率并未下降。因而,ENETs 指南推荐手术切除大于 2cm 的肿瘤,而 2012 年 MEN1 临床指南则推荐手术切除大于 1cm 的肿瘤。同样,目前亟需大样本的循证医学数据,以确定 MEN1 P-NETs 的最佳手术方案及时机。

(覃山羽　姜 毓　金佳斌)

# 参 考 文 献

1. 楼文晖,吴文铭. 胰腺神经内分泌肿瘤治疗指南(2014 版). 中国实用外科杂志,2014,13(12):919-922.

2. 罗国培,金凯舟,程合,等. 改良胰腺神经内分泌肿瘤分期的临床解读. 中国癌症杂志,2017,27(5):321-325.

3. Luo G,Javed A,Strosberg JR,et al. Modified Staging Classification for Pancreatic Neuroendocrine Tumors on the Basis of the American Joint Committee on Cancer and European Neuroendocrine Tumor Society Systems. Journal of Clinical Oncology,2017,35(3):274-280.

4. Corbo V,Beghelli S,Bersani S,et al. Pancreatic endocrine tumours:mutational and immunohistochemical survey of protein kinases reveals alterations in targetable kinases in cancer cell lines and rare primaries // University of Manchester,2012 :127-134.

5. Arnold CN,Sosnowski A,Schmitt-Gräff A,et al. Analysis of molecular pathways in sporadic neuroendocrine tumors of the gastro-entero-pancreatic system. International Journal of Cancer,2007,120(10):2157-2164.

6. Jiao Y,Shi C,Edil BH,et al. DAXX/ATRX,MEN1 and mTOR Pathway Genes are Frequently Altered in Pancreatic Neuroendocrine Tumors. Science,2011,331(6021):1199-1203.

7. Corbo V,Dalai I,Scardoni M,et al. MEN1 in pancreatic endocrine tumors:analysis of gene and protein status in 169 sporadic neoplasms reveals alterations in the vast majority of cases. Endocr Relat Cancer,2010,17(3):771-783.

8. Moore PS,Missiaglia E,Antonello D,et al. Role of disease-causing genes in sporadic pancreatic endocrine tumors:MEN1 and VHL. Genes Chromosomes & Cancer,2001,32(2):177-181.

9. Scarpa A,Chang DK,Nones K,et al. Whole-genome landscape of pancreatic neuroendocrine tumours. Nature,2017,543(7643):65-71.

10. CM H,RF dW,Y J,et al. Altered telomeres in tumors with ATRX and DAXX mutations. Science,2011,333(6041):425.

11. Roldo C,Missiaglia E,Hagan JP,et al. MicroRNA expression abnormalities in pancreatic endocrine and acinar tumors are associated with distinctive pathologic features and clinical behavior. Journal of Clinical Oncology Official Journal of the American Society of Clinical Oncology,2006,24(29):4677.

12. Peters J,Jürgensen A,Klöppel G. Ontogeny,differentiation and growth of the endocrine pancreas. Virchows Archiv,2000,436(6):527-538.

13. 方三高. WHO(2017)内分泌器官肿瘤分类. 诊断病理学杂志,2018(3):239-240.

14. 陈洛海,周志伟,陈洁. 美国癌症联合委员会(AJCC)第 8 版胃肠胰神经内分泌肿瘤分期解读及评价. 中华胃肠外科杂志,2017,20(9):972-976.

15. Scoazec JY,Couvelard A,Tenpath R. Classification des tumeurs neuroendocrines pancréatiques:nouveautés introduites par la classification OMS 2017 des tumeurs des organes endocrines et perspectives. Retour Au Numéro,2017,37(6):444-456.

16. 黄强,朱成林. 胰腺神经内分泌肿瘤的临床分期与外科治疗. 肝胆外科杂志,2017(6):403-406.

17. Han X,Xu X,Ma H,et al. Clinical relevance of different WHO grade 3 pancreatic neuroendocrine neoplasms based on morphology. Endocrine Connections,2018,7(2):355-363.

18. 王明亮,纪元,谢艳红,等. 胰腺神经内分泌肿瘤的 MRI 征象及与病理分级的对照研究. 中华放射学杂志,2017,51(2):136-140.

19. Yang M,Ke NW,Zhang Y,et al. Functional and non-functional pancreatic neuroendocrine tumours:ENETS or AJCC TNM staging system? Oncotarget,2017,8(47):82784-82795.

20. Kim JY,Hong SM,Ro JY. Recent updates on grading and classification of neuroendocrine tumors. Annals of Diagnostic Pathology,2017,29:11.

21. 楼文晖,吴文铭,赵玉沛.《胰腺神经内分泌肿瘤治疗指南(2014)》解读. 中华外科杂志,2014,52(12):894-896.

22. 段小玲,陈自谦,许尚文,等. 胰腺神经内分泌肿瘤的影像表现及病理分级. 医学影像学杂志,2016,26(3):464-467.

23. 盛伟琪. 胃肠胰神经内分泌肿瘤病理诊断的规范和进展. 中国癌症杂志,2013,23(6):401-407.

24. 中国胃肠胰神经内分泌肿瘤病理诊断共识专家组. 中国胃肠胰神经内分泌肿瘤病理诊断共识(2013 版). 中华病理学杂志,2013,42(10):691-694.

25. Sun J. Pancreatic neuroendocrine tumors. Endocrine Research Communications,2011,36(1):35-43.

26. Frankel WL. Update on pancreatic endocrine tumors. Archives of Pathology & Laboratory Medicine,2006,130(7):963.

27. 覃凤燕,覃山羽,姜海行. 超声内镜引导下射频消融治疗胰岛素瘤的研究进展. 微创医学,2016,11(4):547-550.

28. 刘国强,邱法波,曲玉虎,等. 胰岛素瘤的流行病学特征及诊治经验调查 3 524 例. 世界华人消化杂志,2010,18(15):1620-1623.

29. Agarwal SK. Multiple Endocrine Neoplasia Type 1. Frontiers of Hormone Research,2013,41(4):1-15.

30. Burgess JR,Giles N,Shepherd JJ. Malignant thymic carcinoid is not prevented by transcervical thymectomy in multiple endocrine neoplasia type 1. Clinical Endocrinology,2010,55(5):689-693.

31. Thakker RV,Newey PJ,Walls GV,et al. Clinical Practice Guidelines for Multiple Endocrine Neoplasia Type 1(MEN1). J Clin Endocrinol Metab,2012,97(9):2990-3011.

32. Vasen HFA,Lamers CBHW,Lips CJM. Screening for the Multiple Endocrine Neoplasia Syndrome Type I:A Study of 11 Kindreds in the Netherlands. Archives of Internal Medicine,1989,149(12):2717-2722.

33. Anlauf M,Schlenger R,Perren A,et al. Microadenomatosis of the endocrine pancreas in patients with and without the multiple endocrine neoplasia type 1 syndrome. American Journal of Surgical Pathology,2006,30(5):560.

34. Carroll RW. Multiple endocrine neoplasia type 1(MEN1). Asia-Pacific Journal of Clinical Oncology,2013,9(4):297-309.

35. Schmitt AM,Marinoni I,Blank A,et al. New Genetics and Genomic Data on Pancreatic Neuroendocrine Tumors:Implications for Diagnosis,Treatment,and Targeted Therapies. Endocrine Pathology,2016,27(3):200-204.

36. Marinoni I,Kurrer AS,Vassella E,et al. Loss of DAXX and ATRX are associated with chromosome instability and reduced survival of patients with pancreatic neuroendocrine tumors. Gastroenterology,2014,146(2):453-460.e455.

37. 周叶,蒋雨平,沈力行,等. 经病理证实胰岛素瘤累及神经系统损害 16 例患者临床资料分析. 中国临床神经科学,2014,22(3):276-281.

38. Grozinsky-Glasberg S,Mazeh H,Gross DJ. Clinical features of pancreatic neuroendocrine tumors. Journal of Hepato-Biliary-Pancreatic Sciences,2015,22(8):578-585.

39. 郭晓钟,钱家鸣,王兴鹏. 胰腺肿瘤学. 北京:人民军医出版社,2012.

40. Chen X, Ren H, Chi Y, et al. Resection of postoperative liver metastasis from pancreatic neuroendocrine tumors: report of one case. Transl Gastroenterol Hepatol, 2016, 1: 47-47.

41. Zeng Z, Hu S, Shao S. An observational analysis of insulinoma from 1 single institution. Qjm, 2018.

42. Qin S, Liu Y, Ning H, et al. EUS-guided lauromacrogol ablation of insulinomas: a novel treatment. Scandinavian Journal of Gastroenterology, 2017: 1-5.

43. Belfiori G, Wiese D, Partelli S, et al. Minimally Invasive Versus Open Treatment for Benign Sporadic Insulinoma Comparison of Short-Term and Long-Term Outcomes. World Journal of Surgery, 2018, (2): 1-8.

44. 田珊珊, 肖康, 司成海, 等. 胰腺神经内分泌肿瘤的 MSCT 诊断. 吉林医学, 2017, (12): 2334-2335.

45. 缪飞. 胰腺影像学. 北京: 人民卫生出版社, 2015.

46. Jeon SK, Lee JM, Joo I, et al. Nonhypervascular Pancreatic Neuroendocrine Tumors: Differential Diagnosis from Pancreatic Ductal Adenocarcinomas at MR Imaging-Retrospective Cross-sectional Study. Radiology, 2017, 284 (1): 160586.

47. 高娟娟, 王清. 胰岛细胞瘤的 PET/CT 诊断新进展. 中国实验诊断学, 2018, (2): 351-354.

48. 刘子君, 朱宇, 王峰, 等. 68Ga 生长抑素受体显像在功能性胰岛细胞瘤定位诊断中的应用 (附 4 例报告). 江苏医药, 2018, (2): 172-174.

49. 张杰峰, 郭伟, 张艳林, 等. 16 例胰岛素瘤的诊断及治疗. 重庆医学, 2017, 46 (24): 3346-3347.

50. K Ãb. Management of functional neuroendocrine tumors of the pancreas. Gland Surg, 2018, 7 (1): 20-27.

51. Furnica RM, Istasse L, Maiter D. A severe but reversible reduction in insulin sensitivity is observed in patients with insulinoma. Annales Dendocrinologie, 2017.

52. Thompson SM, Vella A, Service FJ, et al. Selective Arterial Calcium Stimulation with Hepatic Venous Sampling in Patients with Recurrent Endogenous Hyperinsulinemic Hypoglycemia and Metastatic Insulinoma: Evaluation in Five Patients. Journal of Vascular & Interventional Radiology, 2017, 28 (12): 1745-1749.

53. 李兆申, 陈汝福, 胡先贵. 整合胰腺肿瘤学. 上海: 上海科学技术出版社, 2015.

54. Noone TC, Hosey J, Firat Z, et al. Imaging and localization of islet-cell tumours of the pancreas on CT and MRI. Best Practice & Research Clinical Endocrinology & Metabolism, 2005, 19 (2): 195-211.

55. Câmara-De-Souza AB, Toyoshima MTK, Giannella ML, et al. Insulinoma: A retrospective study analyzing the differences between benign and malignant tumors. Pancreatology, 2018, 18 (3): 298-303.

56. 王强修. 现代内分泌肿瘤临床病理学. 北京: 中国医药科技出版社, 2011.

57. 韩波, 张定, 张桂枝. 功能性胰岛素瘤的 CT 诊断. 影像研究与医学应用, 2017, 1 (18): 119-121.

58. Ito T, Igarashi H, Jensen RT. Pancreatic neuroendocrine tumors: clinical features, diagnosis and medical treatment: advances. Best Practice & Research Clinical Gastroenterology, 2012, 26 (6): 737-753.

59. Ohmoto A, Rokutan H, Yachida S. Pancreatic Neuroendocrine Neoplasms: Basic Biology, Current Treatment Strategies and Prospects for the Future. International Journal of Molecular Sciences, 2017, 18 (1): 143.

60. Schurr PG, Strate T, Rese K, et al. Aggressive surgery improves long-term survival in neuroendocrine pancreatic tumors: an institutional experience. Annals of Surgery, 2007, 245 (2): 273.

61. Mori H, Kaneoka Y, Maeda A, et al. Laparoscopic distal pancreatectomy for a large insulinoma with a glucagonoma component. Suizo, 2016, 31 (2): 145-149.

62. 郭磊, 张晓飞, 肖颖, 等. 胰腺神经内分泌肿瘤的诊疗进展. 国际外科学杂志, 2018, (1): 69-72.

63. Takehiro O, Yasuo S, Tatsuaki S, et al. Diagnosis and management of insulinoma. World Journal of Gastroenterology, 2013, 19 (6): 829-837.

64. Prakash L, Bhosale P, Cloyd J, et al. Role of Fluorouracil, Doxorubicin, and Streptozocin Therapy in the Preoperative Treatment of Localized Pancreatic Neuroendocrine Tumors. Journal of Gastrointestinal Surgery, 2016, 150 (4): 1-9.

65. Kouvaraki MA, Ajani JP, Wolff R, et al. Fluorouracil, doxorubicin, and streptozocin in the treatment of patients with locally advanced and metastatic pancreatic endocrine carcinomas. Journal of Clinical Oncology Official Journal of the American Society of Clinical Oncology, 2004, 22 (23): 4762.

66. Kulke MH, Lenz HJ, Meropol NJ, et al. Activity of sunitinib in patients with advanced neuroendocrine tumors. Journal of Clinical Oncology, 2008, 26 (20): 3403-3410.

67. O'Toole SM, Drake WM. Response to Somatostatin Analog Therapy in a Patient With von Hippel-Lindau Disease and Multiple Pancreatic Neuroendocrine Tumors. Pancreas, 2017, 46 (7): e57.

68. 艾亮. 术中 HIFU 对正常胰腺损伤及其转归的研究. 重庆医科大学, 2002.

69. Sizdahkhani S, Feldman MJ, Piazza MG, et al. Somatostatin receptor expression on von Hippel-Lindau-associated hemangioblastomas offers novel therapeutic target. Sci Rep, 2017, 7:40822.

70. 张喆, 金成兵, 周崑, 等. 自发性低血糖胰岛素瘤 HIFU 刀治疗的初步临床观察. 重庆医学, 2017, 46(36):5062-5064.

71. Kongkam P, Al-Haddad M, Attasaranya S, et al. EUS and clinical characteristics of cystic pancreatic neuroendocrine tumors. Endoscopy, 2008, 40(7):602-605.

72. 覃山羽, 姜海行, 雷荣娥, 等. 超声内镜引导下无水酒精瘤内注射治疗胰岛细胞瘤的观察研究. 微创医学, 2013, 8(6):669-671.

73. Andersen DK. Current diagnosis and management of Zollinger-Ellison syndrome. Annals of Surgery, 1989, 210(6):685-703.

74. 赵刚, 吴志勇. 胃泌素瘤诊治现状. 肝胆胰外科杂志, 2007, 19(1):60-62.

75. Hung PD, Schubert ML, Mihas AA. Zollinger-Ellison syndrome. Current Treatment Options in Gastroenterology, 2003, 6(2):163-170.

76. Fendrich V, Bartsch DK, Langer P, et al. Zollinger-Ellison syndrome. Der Chirurg, 2005, 76(3):217-226.

77. Anderson CW, Bennett JJ. Clinical Presentation and Diagnosis of Pancreatic Neuroendocrine Tumors. Surgical Oncology Clinics of North America, 2016, 25(2):363-374.

78. 李梅, 潭煌英. 胰腺胃泌素瘤伴肝多发转移 1 例. 中日友好医院学报, 2016, 30(2):122-123.

79. Aerts M, Reynaert H. Disease Control on Lanreotide Autogel® 120mg in a Patient with Metastatic Gastrinoma: A Case Report. Case Rep Gastroenterol, 2017, 11(3):616-623.

80. 原琴, 尹春梅, 张丽香, 等. 胃神经内分泌瘤伴多发转移 1 例. 山西医科大学学报, 2018(3):316-331.

81. Kos-Kudła B, Hubalewska-Dydejczyk A, Kuśnierz K, et al. Pancreatic neuroendocrine neoplasms - management guidelines (recommended by the Polish Network of Neuroendocrine Tumours). Endokrynologia Polska, 2013, 64(6):459.

82. Chen Y, Deshpande V, Ferrone C, et al. Primary lymph node gastrinoma: A single institution experience. Surgery, 2017, 162(5):1088-1094.

83. Abu GM, Abuamr K, Sadeddin E, et al. Severe chronic diarrhoea secondary to primary lymph node gastrinoma. Bmj Case Rep, 2017, 2017:S72-S73.

84. 李晓波, 钱家鸣. 胃泌素瘤临床病理分析. 中国医学科学院学报, 1998, 20(6):419-422.

85. Hiraide S, Ono S, Kato S. Long-Term Efficacy of S-1 Chemotherapy plus Administration of Octreotide for a Patient with Metastatic Neuroendocrine Tumor (Gastrinoma). Case Rep Oncol, 2017, 10(2):420-427.

86. Ichimura T, Kondo S, Okushiba S, et al. A Calcitonin and vasoactive intestinal peptide-producing pancreatic endocrine tumor associated with the WDHA syndrome. International Journal of Gastrointestinal Cancer, 2003, 33(2-3):99-102.

87. Pavel ME, Hainsworth JD, Baudin E, et al. Everolimus plus octreotide long-acting repeatable for the treatment of advanced neuroendocrine tumours associated with carcinoid syndrome (RADIANT-2): a randomised, placebo-controlled, phase 3 study. Lancet, 2011, 378(9808):2005-2012.

88. Song S, Shi R, Li B, et al. Diagnosis and treatment of pancreatic vasoactive intestinal peptide endocrine tumors. Pancreas, 2009, 38(7):811-814.

89. Guarnotta V, Martini C, Davì MV, et al. The Zollinger-Ellison syndrome: is there a role for somatostatin analogues in the treatment of the gastrinoma? Endocrine, 2018, 60(1):15-27.

90. Norton JA, Fraker DL, Alexander HR, et al. Surgery increases survival in patients with gastrinoma. Annals of Surgery, 2006, 244(3):410-419.

91. Gupta RA, Udwadia FE, Agrawal P, et al. Pancreatic glucagonoma with pancreatic calcification. Pancreatology, 2013, 13(3):327.

92. 曾玉琴, 朱建勇, 胡伟林, 等. 胰高血糖素瘤的诊治: 附病例报告. 中国全科医学, 2012, 15(15):1737-1738.

93. Vinik A, Feliberti E, Perry RR. Glucagonoma Syndrome. E Ndotext Com, 2000.

94. Martínez MÁ, Balsalobre Salmerón MD, García López MA, et al. Psoriasiform lesions: Uncommon presentation of glucagonoma. Gastroenterologia Y Hepatologia, 2017.

95. Chang-Chretien K, Chew JT, Judge DP. Reversible dilated cardiomyopathy associated with glucagonoma. Heart, 2004, 90(7):e44.

96. Song X, Zheng S, Yang G, et al. Glucagonoma and the glucagonoma syndrome. Oncology Letters, 2018, 15(3):2749-2755.

97. 何小芳, 黄洁, 杨觅, 等. 胰腺胰高血糖素瘤 1 例报道并文献复习. 肿瘤学杂志, 2017, 23(8):739-742.

98. 王卓才, 黄小让, 赖日权, 等. 胰高血糖素瘤临床病理诊断与鉴别诊断. 广东医学, 2004, 25(9):1040-1042.

99. Han X, Wang D, Kuang T, et al. Glucagonoma syndrome: report of one case. Translational Gastroenterology & Hepatology, 2016,

1:70.

100. Mountjoy L, Kollmorgen D. Glucagonoma-Associated Rash. New England Journal of Medicine, 2017, 376 (10): e18.

101. Daly DM, Thompson B, Low J, et al. Emergency pancreatic resection for glucagonoma associated with severe necrolytic migratory erythema. Anz Journal of Surgery, 2019, 89 (5): 599-602.

102. Fung C. Case 77: Glucagonoma // Zaheer A, Fishman E, Pittman M, et al. Pancreatic Imaging. Berlin: Springer, Cham, 2017.

103. Stacpoole PW. The glucagonoma syndrome: clinical features, diagnosis, and treatment. Endocrine Reviews, 1981, 2 (3): 347-361.

104. 刘毫, 吴诚义, 朱之坤, 等. 胰高血糖素瘤的诊治现状. 中华内分泌外科杂志, 2014, 8 (3): 243-245.

105. Ghaferi AA, Chojnacki KA, Long WD, et al. Pancreatic ViPomas: subject review and one institutional experience. Journal of Gastrointestinal Surgery Official Journal of the Society for Surgery of the Alimentary Tract, 2008, 12 (2): 382.

106. Ectors N. Pancreatic endocrine tumors: diagnostic pitfalls. Hepato-gastroenterology, 1999, 46 (26): 679.

107. Jensen RT. Pancreatic endocrine tumors: Recent advances. Annals of Oncology Official Journal of the European Society for Medical Oncology, 1999, 10 Suppl 4 (4): 170.

108. Perry RR, Vinik AI. Clinical review 72: diagnosis and management of functioning islet cell tumors. Journal of Clinical Endocrinology & Metabolism, 1995, 80 (8): 2273-2278.

109. 周耿, 刘莉, 李永杰. 胰腺血管活性肠肽瘤 1 例报告并国内文献复习. 中国普通外科杂志, 2013, 22 (9): 1207-1211.

110. 蔺武军, 毕玉田, 陈东风. 胰腺神经内分泌肿瘤的诊治进展. 胃肠病学和肝病学杂志, 2017, 26 (2): 234-238.

111. André R, Koessler T, Polet D, et al. ViPomaâ: a rare etiology of diarrhea with hypokalemia. Rev Med Suisse, 2018, 14 (592): 289-293.

112. Belei OA, Heredea ER, Boeriu E, et al. Verner-Morrison syndrome. Literature review. Romanian journal of morphology and embryology, 2017, 58 (2): 371.

113. Niu L, Li J, Zeng J, et al. Percutaneous Irreversible Electroporation for Pancreatic ViPoma: A Case Report. Pancreas, 2017, 46 (1): 135.

114. 欧迪鹏, 杨连粤, 华东, 等. 胰腺血管活性肠肽瘤的外科诊治. 中南大学学报 (医学版), 2014, 39 (10): 1045-1048.

115. Abuzaid A, Azzam A, Abudan Z, et al. Sporadic pancreatic vasoactive intestinal peptide-producing tumor (ViPoma) in a 47-year-old male. Hematology/oncology & Stem Cell Therapy, 2014, 7 (3): 109-115.

116. 狄忠民, 杨卫平, 蔡伟耀, 等. 胰血管活性肠肽瘤的诊断和治疗. 中国实用外科杂志, 2002, 22 (1): 55-57.

117. Matthew HKMD, Haesook KPD, Jeffrey WCMD, et al. A Phase II trial of gemcitabine for metastatic neuroendocrine tumors. Cancer, 2010, 101 (5): 934-939.

118. Modlin IM, Mkidd P. Review article: somatostatin analogues in the treatment of gastroenteropancreatic neuroendocrine (carcinoid) tumours. Alimentary Pharmacology & Therapeutics, 2010, 31 (2): 169-188.

119. Williamson JML. Somatostatinoma. Springer Berlin Heidelberg, 2015.

120. 庄岩, 高红桥, 杨尹默. 罕见胰腺神经内分泌肿瘤诊断和治疗. 中国实用外科杂志, 2014, 34 (6): 521-524.

121. Kilambi R, Singh AN, Das P, et al. Somatostatinoma Masquerading as Chronic Pancreatitis. Pancreas, 2018, 47 (4): e19.

122. Vinik A, Pacak K, Feliberti E, et al. Somatostatinoma. South Dartmouth (MA): MDText.com, Inc, 2017.

123. Jara Letelier DI, Bonotto ML, Ardengh JC. Somatostatinoma of the minor duodenal papilla associated with pancreas divisum treated by endoscopic papillectomy. Endoscopy, 2016, 48 (S 01): E135-E137.

124. Oberg KE, Lamberts SW. Somatostatin analogues in acromegaly and neuroendocrine tumours: past, present and future. Endocr Relat Cancer, 2016, 23 (12): R551-R566.

125. French JB, Pawa R. Somatostatinoma of the Ampulla: An Incidental Postoperative Finding Following Colorectal Cancer Resection. Acg Case Reports Journal, 2016, 3 (2): 109-111.

126. 陈泓磊, 陈创奇, 马晋平, 等. 生长抑素瘤的临床病理特征与诊治分析. 消化肿瘤杂志 (电子版), 2012, 4 (2): 112-115.

127. Yazawa N, Imaizumi T, Okada K, et al. Nonfunctioning pancreatic endocrine tumor with extension into the main pancreatic duct: report of a case. Surgery Today, 2011, 41 (5): 737-740.

128. 张圣杰, 任贺, 唐勇, 等. 70 例无功能胰岛细胞瘤的临床病理特征及预后分析. 中国肿瘤临床, 2013, (9): 539-542.

129. Kouvaraki MA, Solorzano CC, Shapiro SE, et al. Surgical treatment of non-functioning pancreatic islet cell tumors. Journal of Surgical Oncology, 2005, 89 (3): 170-185.

130. Cloyd JM, Poultsides GA. Non-functional neuroendocrine tumors of the pancreas: Advances in diagnosis and management. 世界胃肠病学杂志: 英文版, 2015, 21 (32): 9512-9525.

131. Xu B, Wang Y, Li X, et al. Nonfunctional pancreatic neuroendocrine tumor masked as anemia: A case report. Medicine, 2017, 96(27): e7441.

132. 孙莉, 孙玥, 李江红, 等. 非功能性胰岛细胞瘤的 MR 诊断分析. 新疆医学, 2014, 44(3): 75-76.

133. 洪礼钊. 无功能性胰腺神经内分泌肿瘤的临床分析. 福建医科大学, 2015.

134. Guopei L, Zuqiang L, Meng G, et al. A comprehensive comparison of clinicopathologic and imaging features of incidental/symptomatic non-functioning pancreatic neuroendocrine tumors: A retrospective study of a single center. Pancreatology, 2015, 15(5): 519-524.

135. Kimura H, Ohtsuka T, Fujimoto T, et al. Date KDifferent Hormonal Expression Patterns Between Primary Pancreatic Neuroendocrine Tumors and Metastatic Sites. Pancreas, 2016, 45(7): 947-952.

136. Bettini R, Partelli S, Boninsegna L, et al. Tumor size correlates with malignancy in nonfunctioning pancreatic endocrine tumor. Surgery, 2011, 150(1): 75-82.

137. Falconi M, Bartsch DK, Eriksson B, et al. ENETS Consensus Guidelines for the Management of Patients with Digestive Neuroendocrine Neoplasms of the Digestive System: Well-Differentiated Pancreatic Non-Functioning Tumors. Neuroendocrinology, 2012, 95(2): 120-134.

138. Sang HH, Han IW, Jin SH, et al. Laparoscopic versus open distal pancreatectomy for nonfunctioning pancreatic neuroendocrine tumors: a large single-center study. Surgical Endoscopy, 2017, 32(1): 1-7.

139. Chandrasekharappa SC, Guru SC, Manickam P, et al. Positional cloning of the gene for multiple endocrine neoplasia-type 1. Science, 1997, 276(5311): 404-407.

140. Kouvaraki MA, Lee JE, Shapiro SE, et al. Genotype-phenotype analysis in multiple endocrine neoplasia type 1. Arch Surg, 2002, 137(6): 641-647.

141. Trump D, Farren B, Wooding C, et al. Clinical studies of multiple endocrine neoplasia type 1 (MEN1). Qjm Monthly Journal of the Association of Physicians, 1996, 89(9): 653.

142. de Laat JM, Rb VDL, Pieterman CR, et al. MEN1 redefined, a clinical comparison of mutation-positive and mutation-negative patients. Bmc Medicine, 2016, 14(1): 182.

143. Triponez F, Dosseh D, Goudet P, et al. Epidemiology Data on 108 MEN 1 Patients From the GTE With Isolated Nonfunctioning Tumors of the Pancreas. Annals of Surgery, 2006, 243(2): 265.

144. Marx SJ. Multiple endocrine neoplasia type 1 (MEN1). Endocrine Journal, 2010, 57: S211-S211.

145. Thakker RV. Multiple endocrine neoplasia type 1. Endocrinology & Metabolism Clinics of North America, 2000, 44(7): 390-390.

146. Silva AM, Vodopivec D, Christakis I, et al. Operative intervention for primary hyperparathyroidism offers greater bone recovery in patients with sporadic disease than in those with multiple endocrine neoplasia type 1&ndash related hyperparathyroidism. Surgery, 2017, 161(1): 107-115.

147. Trouillas J, Labat-Moleur F, Sturm N, et al. Pituitary tumors and hyperplasia in multiple endocrine neoplasia type 1 syndrome (MEN1): a case-control study in a series of 77 patients versus 2509 non-MEN1 patients. American Journal of Surgical Pathology, 2008, 32(4): 534-543.

148. Christakis I, Qiu W, Silva Figueroa AM, et al. Clinical Features, Treatments, and Outcomes of Patients with Thymic Carcinoids and Multiple Endocrine Neoplasia Type 1 Syndrome at MD Anderson Cancer Center. Hormones & Cancer, 2016, 7(4): 279-287.

149. Li X, Li M, Shi T, et al. Clinical implication of MEN1 mutation in surgically resected thymic carcinoid patients. Journal of Thoracic Disease, 2018, 10(2): E125-E129.

150. Van RL, Pieterman C, Bleiker E, et al. High fear of disease occurrence is associated with low quality of life in patients with Multiple Endocrine Neoplasia type 1 (MEN1): Results from the Dutch MEN1 Study Group. J Clin Endocrinol Metab, 2018.

151. Conemans EB, Raicu-Ionita GM, Crc P, et al. Expression of p27Kip1 and p18Ink4c in human multiple endocrine neoplasia type 1-related pancreatic neuroendocrine tumors. Journal of Endocrinological Investigation, 2017, (9): 1-7.

152. Kim GY, Kim S, Ong R, et al. Simultaneous Glucagon and Vasoactive Intestinal Peptide Producing Pancreatic Neuroendocrine Tumors in a Patient With Multiple Endocrine Neoplasia Type 1: A Case Report and Literature Review. Pancreas, 2018, 47(1): e1.

153. Wang BP, Tian WJ, Zhang J, et al. Nonfunctional pancreatic endocrine tumor in the peripancreatic region in a Chinese patient with multiple endocrine neoplasia type 1. Journal of International Medical Research, 2017, 46(2): 300060517728653.

154. Tamagno G, Scherer V, Caimo A, et al. Endoscopic Ultrasound Features of Multiple Endocrine Neoplasia Type 1-Related versus Sporadic Pancreatic Neuroendocrine Tumors: A Single-Center Retrospective Study. Digestion, 2018, 98(2): 112.

155. Keutgen XM, Nilubol N, Agarwal S, et al. Reoperative Surgery in Patients with Multiple Endocrine Neoplasia Type 1 Associated Primary Hyperparathyroidism. Annals of Surgical Oncology, 2016, 23(Suppl 5): 1-7.

156. Lehy T, Cadiot G, Mignon M, et al. Influence of multiple endocrine neoplasia type 1 on gastric endocrine cells in patients with the Zollinger-Ellison syndrome. Gut, 1992, 33(9): 1275-1279.

157. Lopez CL, Falconi M, Waldmann J, et al. Partial pancreaticoduodenectomy can provide cure for duodenal gastrinoma associated with multiple endocrine neoplasia type 1. Annals of Surgery, 2013, 257(2): 308-314.

158. 陈妙研, 蔡建庭. 超声内镜在胆胰疾病诊治应用中的研究进展. 国际消化病杂志, 2007, 27(4): 287-289.

159. 叶蕾. MEN1 胰腺神经内分泌肿瘤的临床诊治进展及挑战. 中华内分泌代谢杂志, 2016, 32(5): 353-355.

# 第**26**章

# 胰腺导管内乳头状黏液性肿瘤与胰腺导管内管状乳头状瘤

【摘要】胰腺导管内肿瘤有两种,一种为胰腺导管内乳头状黏液性肿瘤(intraductal papillary mucinous neoplasm,IPMN),另一种为胰腺导管内管状乳头状瘤(intraductal tubulopapillary neoplasms,ITPN)。

IPMN 是一种来源于胰腺主胰管和/或分支胰管细胞能够产生黏液并具有潜在恶性倾向的肿瘤。诊断主要依赖影像学手段,治疗手段主要是严密随访,对于有适应证的患者要尽早积极手术治疗,对于不能手术或者有禁忌的患者,可以选择内镜介入治疗。

## 第一节　胰腺导管内乳头状黏液性肿瘤的病因、诊断与内镜治疗

胰腺导管内乳头状黏液性肿瘤(intraductal papillary mucinous neoplasm,IPMN)是一种发生在胰腺导管内上皮细胞的肿瘤,类似于结肠腺瘤发生于结肠内黏膜表面,在内镜下可以见到胰腺导管内呈绒毛状或长短不一的短棒状或鱼蛋样瘤体组织。该瘤体组织可以分泌大量黏稠的黏液,造成胰管的阻塞和扩张,伴或不伴远端胰腺萎缩。因大量黏液阻塞,患者易出现反复发作的胰腺炎,胰腺尤其是胰头部囊肿形成,十二指肠乳头开口扩张呈典型的鱼嘴样,可以见到果冻样黏液至开口流出。如果不经治疗干预,IPMN 容易逐渐进展通过不典型增生至癌变的方式最终转变成为侵袭性胰腺导管腺癌(pancreatic ductal adenocarcinoma,PDAC)。因此,准确诊断、及时评估 IPMN 风险并及早干预尤为重要。

### 一、病因

目前 IPMN 发病病因及机制并不十分明确。尽管有文献报道 IPMN 与家族性息肉病有一定的相关性,但是现有的研究并没有发现与 IPMN 发病明确相关的基因和遗传倾向。在 IPMN 腺瘤向侵袭性 IPMN 腺癌进展的过程中,有关基因的变化也并不十分明确,但是目前认为其发病机制与胰腺导管腺癌并不相同。现有研究发现如下基因可能参与了上述过程。IPMN 最突出的特点就是大量黏蛋白的表达。研究发现,除了类似于胰腺导管腺癌表现为含有侵袭性管状成分的 IPMN 以外,大多数 IPMN 表达黏蛋白 MUC2,而不表达 MUC1。在混合型 IPMN,两种黏蛋白均有表达。另有研究报道,IPMN 有增殖细胞核抗原(proliferating cell nuclear antigen,PCNA),肿瘤蛋白 p53(tumor protein,p53)和血管内皮生长因子(vascular endothelial growth factor,VEGF)的基因表达异常,尤其是具有高潜在恶性的 IPMN 中。GTP 酶 K-Ras(K-ras)突变被认为是 IPMN 形成过程中的关键事件,*K-ras* 突变后导致继发的一系列与 IPMN 发生发展有关基因的异常,

其中包括肿瘤抑制因子细胞周期依赖的激酶抑制因子 2A(p16)的失活(cyclin-dependent kinase inhibitor 2A)以及肿瘤蛋白 $p53$ 基因及其表达产物的异常。

IPMN 是主胰管或分支胰管内含黏液的新生肿瘤细胞在导管内成乳头瘤样增生形成的一种胰腺外分泌肿瘤。病理学上可见到胰管增宽及囊性占位,如果合并存在胰腺纤维化及狭窄等因素,胰管也可以不增宽。胰管内可见黏液阻塞。IPMN 占所有胰腺肿瘤的 10%,其好发部位为胰头(50%),胰尾(7%),钩突(4%),其他 39% 则散发于胰腺其他各处。现有的国际分类系统将 IPMN 分为侵袭性的腺癌和非侵袭性的腺瘤,非侵袭性的腺瘤又分为低级别和中度不典型增生(这两者临床表现并无本质差异)以及高度不典型增生或原位癌。目前大多数学者认为 IPMN 进展成为恶性肿瘤的过程比较缓慢,时间为 3~6.4 年。与胰腺导管腺癌相比,恶变的 IPMN 淋巴结转移率较低仅有约 22%,并且预后相对较好。根据细胞结构特点和免疫表型,IPMN 组织学上分为 4 种类型:肠型(intestinal type,18%~36%),胃型(gastric type,49%~63%),胰胆管型(pancreaticobiliary type,7%~18%)和嗜酸细胞型(oncocytic type,1%~8%)。累及主胰管的 IPMN (MD-IPMN)大多数是肠型,表达尾型同源盒 2(caudal type homeobox 2,CDX2)和 MUC2,胶冻状的瘤体组织比管状的预后好。对于累及分支胰管的 IPMN(BD-IPMN)则以胃型居多,黏蛋白 MUC5AC 表达阳性而 MUC1 阴性,胃型多数为低级别不典型增生,仅有少部分会进展为恶性腺癌。

## 二、诊断

IPMN 的诊断手段包括非侵入性的影像学成像技术手段如 CT 和 MRI,非侵入性的 EUS 声像图形评估以及进一步的侵入性的 EUS 引导的细针活检(EUS-FNA 和 EUS-FNB)。最后,经口胰管镜能够提供直观的胰管内鱼蛋样新生物的图像并能在直视下进行活检。这些手段均能提供给临床医师胰腺囊性病变的很多形态学的特征,如囊肿的大小、部位、疾病的阶段、恶变征象的情况和风险评估等。囊液的分子生物学分析也能更进一步提供更多胰腺囊性病变的鉴别诊断信息。

IPMN 可由腹部隐痛,剑突下腹胀等非特异性的一些临床表现行检查发现,但更多的是因其他疾病行腹部超声、CT 或者 MRI 检查偶然发现。这些检查除了能发现病变外,还能提供鉴别诊断的信息,恶变的征象以及疾病分期等。IPMN 通常表现为小到中等大小的囊性病变,腹部超声表现为无回声的囊性结构,但是腹部超声一般不容易发现 IPMN。大多数情况下,IPMN 是由 CT 发现的,表现为一个或者数个聚在一起的囊肿。CT 能够评价 IPMN 的大体特征,其中包括病变位置(胰头、胰体、胰尾,节段性或者弥漫性等),主胰管扩张情况,有无增厚/强化的囊壁或者壁结节,周围淋巴结的情况,胰腺有无萎缩等。但是,就腹部超声和 CT 而言,囊肿相互之间和囊肿与主胰管之间有无交通却很难明确。除此之外,腹部超声和 CT 还有助于明确是否存在慢性胰腺炎(钙化,胰管扩张,主胰管改变等),通过监测病灶的大小、形态的改变以及是否出现囊壁结节等来进行恶变风险的评估。

腹部超声和 CT 通常是发现 IPMN 的最初手段,但是通常不能明确诊断。在这种情况下,对病灶具有高分辨力的检查如 EUS 和 MRI 就能发挥作用了。磁共振胆胰管成像/磁共振成像(magnetic resonance cholangio-pancreato-graphy/magnetic resonance imaging,MRCP/MRI),由于无创及高敏感性,因此是 IPMN 诊断和评估最重要的检查,尤其是 MRCP 能够显示胰管的扩张(节段性或者弥漫性全程扩张)以及胰管与囊肿交通的情况。多数指南均认为对于主胰管型 IPMN 主胰管宽度达到 5~9mm 时其恶变风险明显增加,需要进一步详细评估及必要时手术,达到 10mm 及以上时恶变概率非常高,已经具有手术的指征。MRCP/MRI 由于 $T_2$ 序列信号对体内静态的液体尤其是胆汁和胰液非常敏感,因此能够提供非常精确的 IPMN 形态学特征。胆胰管成像利用 3 000 毫秒以上的弛豫时间(TE)能够非常准确地显示节段性或者弥漫性扩张的主胰管(MD-IPMN),分支胰管(BD-IPMN),或者两者共存的扩张(混合型 IPMN,Mix-IPMN)。同时还能显示囊肿的大小、位置以及其与胰管的关系,囊肿间有无交通等。通过注射含碘的顺磁性造影剂和 $T_1$ 序列成像,MRCP/MRI 也能够显示 IPMN 形态的恶变特征,囊实性成分及壁结节等。通过静脉注射促胰素等药物,MRCP 能够更好地显示主胰管及分支胰管的全程,囊肿及相互交通,甚至整个胰管系统,提供更多的诊断信息(图 26-1-1)。

超声内镜(endoscopic ultrasonography,EUS)作为二线影像学手段主要用于确诊 MRCP/MRI 拟诊 IPMN 的患者。EUS 能够整合 MRCP/MRI 的影像学特征,提供囊肿和胰管有关的更多信息和细节。EUS

通常在腹部超声和 CT 发现胰腺囊肿病灶后进行,也可以在 MRCP/MRI 明确有关诊断后进行,结合病灶形态学特点及解剖部位等信息后进一步明确有关情况。EUS 和 MRCP/MRI 一样都能精确地显示囊肿的解剖结构特点和周围结构的关系。此外,EUS 在显示主胰管及其分支的走行和多样性,囊肿和胰管间隐秘的交通连接等地方具有独到的价值。EUS 在显示一些 IPMN 恶变的特征上也有独到的地方,比如壁结节的形成,囊壁或囊肿间隔的增厚,形态的不规则以及这些结构中不正常的血管结构等。有研究显示,EUS 和 MRCP/MRI 在检测囊肿 - 主胰管交通连接方面两者价值相等。EUS 还可以通过细针穿刺抽取囊液进行分子生物学、生化及细胞学的评估,这有益于胰腺囊性肿瘤病变的诊断和鉴别诊断以及 IPMN 恶变的评价。相对而言,EUS 更加容易发现 IPMN 恶变征象,因此在 2012 FUKUOKA 指南中将其作为比 CT 及 MRCP/MRI 更加

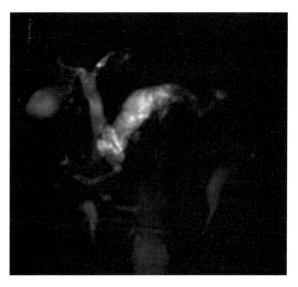

图 26-1-1　MRCP 显示扩张的体尾部主胰管,内部有果冻样黏液填充使得其内信号不均质

敏感的诊断手段进行推荐。MRCP/MRI 及 EUS 作为首选手段推荐用于 IPMN 的诊断。如果因为某些原因上述检查有禁忌,比如患者安装心脏起搏器、有幽闭恐惧症以及年龄较大多脏器功能不全不能耐受检查时,CT 可以作为替代诊断手段。

有关 [18]F-Flude-Oxyglucose 正电子发射断层显像(18FDG-PET-CT)在 IPMN 患者中的诊断价值目前尚有争论。目前有文献认为 18FDG-PET-CT 在鉴别良性及具有恶变特征的侵袭性 IPMN 中具有一定的价值。尽管如此,PET-CT 在 IPMN 的诊断中使用并不广泛。

内镜逆行胰胆管造影术(endoscopic retrograde cholangiopancreato-graphy,ERCP)在 IPMN 的诊断中既能够进一步提供有关胰管解剖结构的信息,也能够抽取胰液进行有关检测,尤其是怀疑胰液中含有黏液成分时,进行胰液成分的有关分析能够提供诊断和鉴别诊断的价值。在 IPMN 的诊断过程中,ERCP 能够通过独特的侧面视野提供乳头的信息,比如特征性的鱼嘴样 / 鱼眼样外观及自乳头流出的胶冻状胰液。此外,ERCP 还能够通过侵入性的手段诊断性质不明的胰腺囊性肿瘤,比如,通过 ERCP 切开胰管括约肌后如果见到胶冻状的液体流出,就能有助于明确 IPMN 的诊断。对于不能手术并反复发作胰腺炎的患者,ERCP 通过切开乳头促进引流能够达到治疗的目的。ERCP 由于是一种侵入性的手段及其相对较高的并发症,并不推荐作为首选诊断手段,仅用于诊断不明或者带有治疗目的的操作(图 26-1-2、26-1-3)。

近年来,经口胰管镜(per-oral pancreatoscopy,POP)通过 ERCP 内镜等手段将胰管镜直接深入到扩张的胰管内进行直视下的检查,能够直观地观察到 IPMN 胰管内新生的肿瘤呈鱼蛋样外观,如果发现新生异常的血管则提示恶变可能,并能够提供直视下的活检。POP 由于有导致胰腺炎发作的风险,因此其应用多限于鉴别诊断一些比较困难的病例,比如慢性胰腺炎,胆胰管不明原因狭窄及扩张等。

到目前为止,尚没有血清标志物能够提示 IPMN 的存在,也没有能够用于筛查和随访的类似指标。在较大的 IPMN 因囊肿占位压迫,可能出现血清淀粉酶、脂肪酶和 ALP、GGT 的增高。血清 CA19-9 水平可用作相对危险的指标在 IPMN 的随访过程中作为判断是否恶变的标志,并作为外科切除术的相对指征。也有些研究报道了另外一些预测 IPMN 恶变的指标,如中性粒细胞与淋巴细胞的比率(neutrophil-to-lymphocyte ratio,NLR)和血小板与淋巴细胞的比率(platelet-to-lymphocyte ratio,PLR)。他们作为炎性因子在 IPMN 恶变后会升高,但其应用并不广泛,其价值有待进一步研究。

通过 EUS-FNA 抽取囊液和获取组织进行检测是目前非常常用的判断 IPMN 危险程度和进行鉴别诊断的方法。如囊液中 CEA 的水平有助于鉴别黏液性囊性病变(IPMN 和黏液性囊腺瘤)和浆液性囊性病变(浆液性囊腺瘤和假性囊肿)的鉴别,但是囊液 CEA 水平与 IPMN 恶变风险并不相关。囊液的另一个检测指标是淀粉酶水平,因 IPMN 囊肿与胰管相同,其囊液淀粉酶升高具有诊断价值。目前通过 EUS-FNA

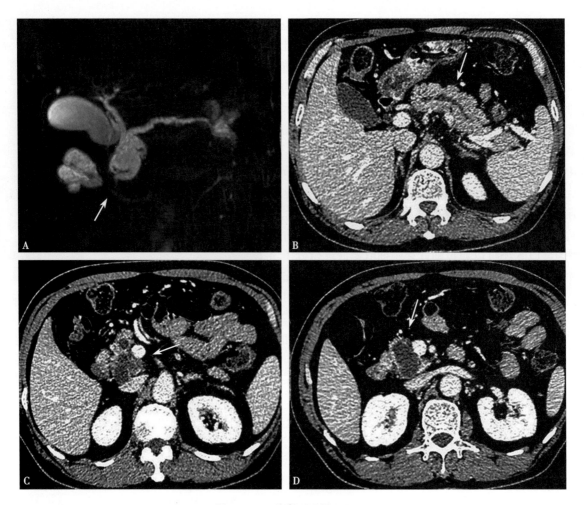

**图 26-1-2　腹部 CT 及 MRCP**

IPMN 患者,胰头部囊性占位与扩张的主胰管相通,患者反复发作胰腺炎,因年龄等高危风险因素,患者拒绝手术,采用 ERCP 乳头切开及支架置入缓解病情

对囊液进行 CEA 和淀粉酶的检测是最具经济效益比的诊断方式。

此外,一些研究发现对囊液进行分子生物学的检测能提供更多的诊断和预测信息,尤其是囊液中有关 IPMN 发病过程中涉及的癌基因和抑癌基因突变的分析,其中包括 K-ras 基因,细胞周期依赖激酶抑制因子 2A(cyclin-dependent kinase inhibitor 2A,p16/CDK2A),肿瘤蛋白 p53 基因等。其中 K-ras 基因突变是 IPMN 发生过程中的关键事件。利用第二代测序技术对囊液中的生物大分子进行测序分析 K-ras/GNAS 突变,能够提供有关 IPMN 诊断和预测的信息。K-ras 和 GNAS 突变容易出现在 IPMN 高度不典型增生的部位,但其用于诊断的敏感性和特异性有待进一步明确。其他一些可能用于诊断的基因突变分析包括癌基因 BRAF,其突变提示 IPMN 恶变可能。另一些抑癌基因的突变被认为也与 IPMN 恶变有关可作为预测的指标如 TP53,NOTCH1 和 SMAD4 等。抑癌基因 VHL 见于浆液性囊腺瘤而 IPMN 表达缺失,可作为鉴别诊断指标。

有研究发现囊液中非整倍体细胞增多导致的 DNA 指数(DNA Index)增高大于 1.3 有助于判断 IPMN 是否存在中/高度不典型增生。IPMN 通常具有人类染色体 8q24 单个核苷酸多态性(single nucleotide poly- morphisms,SNPs)水平的下降,因此也可用于 IPMN 的诊断。

对囊液进行细胞学分析可以发现囊液中含大量黏蛋白,部分炎性细胞甚至肿瘤细胞(表现为单个,数个聚集成团,或者形成乳头状结构和黏液上皮结构)。黏蛋白的表达与 IPMN 生物学行为及预后有关。通过免疫组化检测 MUC1 表达多见于胰胆管型和嗜酸细胞型,其细胞通常具有高度异型性,MUC2 主要表达于肠型,其细胞具有中/高度异型性,MUC5AC 表达见于胃型、肠型、胰胆管型和嗜酸细胞型,通常提示细胞异型性不高,MUC6 主要见于嗜酸细胞型,提示细胞高度异型性。胃型具有比其他几种类型更低的生存率。

通过 EUS 活检穿刺针（EUS-FNB）获得囊肿壁结节或者增厚的囊壁进行组织学检测也是诊断 IPMN 恶变的主要手段。最近，一种新型的微小活检钳 Moray micro-forceps 通过 19G 的活检穿刺针能够获得囊壁组织进行病理学诊断和评估。EUS 引导的以穿刺针为基础的荧光共聚焦系统能够通过 EUS 穿刺进入囊腔将囊壁细胞放大 1 000 倍进行观测，该技术比较昂贵目前仍在研究中。

### 三、内镜治疗

对于有胰腺炎、腹痛等临床症状且患者因高龄或者其他禁忌不能行手术切除的患者，通过 ERCP 行 EST 切开乳头或者置入支架促进引流可以改善患者症状。此外，还可以进行一些 EUS 介导的姑息性治疗，如 EUS 穿刺囊肿内注射酒精或者紫杉醇，射频消融，冷冻消融技术等，目前仅限于大的临床中心开展临床研究，缺乏安全性和有效性的证据。

IPMN 基本诊治流程如图 26-1-4 所示：

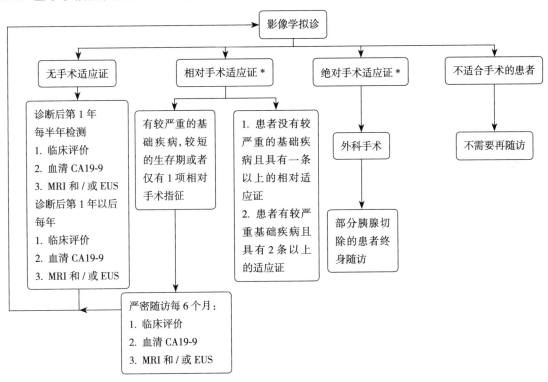

图 26-1-4　IPMN 诊治流程

\* 绝对手术适应证：细胞学检查阳性（高级别上皮内瘤变或者癌），实性包块，肿瘤相关的黄疸，增强 CT 发现大于 5mm 的壁结节，主胰管扩张大于等于 10mm。相对手术适应证：生长速度大于等于 5mm 每年，血清 CA19-9 增高（大于等于 37U/ml），主胰管扩张直径 5~9.9mm，新发的糖尿病，IPMN 导致的急性胰腺炎发作，增强 CT 发现不大于 5mm 的壁结节

## 第二节　胰腺导管内乳头状黏液性肿瘤的外科手术治疗的时机、术式及预后

IPMN 好发于老年人群，胰头及钩突部位为好发部位。影像学上以胰管扩张，囊实性混合，边界清晰为特征。其分为三个类型：主胰管型 IPMN（main duct IPMN，MD-IPMN）、分支胰管型 IPMN（BD-IPMN）以及混合型 IPMN。

### 一、IPMN 基本特点

主胰管型 IPMN（MD-IPMN）以节段性或者弥漫性的主胰管扩张为特点，主胰管弥漫扩张伴胰头部囊性占位,亦可节段性累及部分主胰管(图 26-2-1),主胰管扩张 >5mm 且无其他导致梗阻因素存在。之所以采用 5mm 作为诊断标准,是因其有着更好的放射学诊断敏感性和特异性。

分支胰管型 IPMN(BD-IPMN)源于分支胰管,多位于钩突部,表现为局部胰管的多发囊状扩张(图 26-2-2)。胰腺囊性病变直径 >5mm 且与主胰管相通者为 BD-IPMN 的主要表现,这一点也可用于与胰腺炎后的胰腺假性囊肿相鉴别。

## 二、IPMN 手术指征及手术方式

IPMN 手术指征及手术方式见表 26-2-1 和表 26-2-2。需要指出的是:①临床对于 IPMN 的处理,应首先依据福冈指南进行危险度分层,高危组推荐外科手术,低危组可随访监测,而对于中危组,应结合个体化原则,综合考虑各项危险因素,包括黄疸、年龄、主胰管直径等,在适当的时候进行外科手术干预。②无论选择何种手术方式,根据理念及术者水平,上述各手术方式均可以传统开腹手术、腹腔镜手术或机器人手术完成。

表 26-2-1　IPMN 手术指征

| IPMN 分型 | 医疗建议 |
| --- | --- |
| 主胰管型及混合型 | 均有较高恶变率,故都建议采取手术治疗 |
| | 注意:需术中冷冻证实切缘阴性,若术中病理提示切缘阳性、伴有中高度异形增生或术中冷冻无法明确,均需进一步行扩大切除甚至行全胰腺切除 |
| 分支胰管型 | 存在以下高危因素时积极手术 |
| | 1) 肿瘤直径 >3cm |
| | 2) 有附壁结节 |
| | 3) 主胰管扩张 >10mm |
| | 4) 细胞学检查发现高度异型细胞 |
| | 5) 有相关症状 |
| | 6) 肿瘤生长速度≥2mm/ 年 |
| | 7) CA19-9 升高 |
| | 8) 福冈指南:主胰管 5~9mm(相对危险因素) |
| | 　　　　　主胰管≥10mm(极度高危) |
| | 注意:高危高龄患者,仅有肿瘤直径 >3cm 一项高危因素,可继续监测随访。年龄越大,适应证越窄 |

表 26-2-2　IPMN 手术方式

| 病灶部位 | 手术方式 |
| --- | --- |
| 胰头部 | 1) 胰十二指肠切除术 |
| | 2) 保留幽门的胰十二指肠切除术 |
| | 3) 保留十二指肠胰头切除术 |
| | 4) 钩突肿瘤切除术 |
| 胰体尾部 | 1) 保脾: |
| | Kimura 法(保留脾血管的胰体尾切除术) |
| | Warshaw 法(不保留脾血管的胰体尾切除术) |
| | 2) 切脾:合并以下情况者,应联合脾脏切除。 |
| | ①瘤较大;②有壁结节;③蛋壳样钙化;④高度怀疑癌变;⑤清扫淋巴结 |
| 胰体中段 | 1) 可行胰腺中段部分切除术 |
| | 2) 最大限度保留胰腺内外分泌功能 |
| | 3) 胰瘘发生率较高 |
| | 4) 如胰尾萎缩,可行胰体尾切除或旷置胰尾 |
| 胰管全段受累,切缘病理提示中高度异形增生 | 全胰腺切除术 |

### 三、IPMN 预后

IPMN 恶性程度相对较低且进展缓慢,发病年龄偏高,部分患者可无任何临床表现。

IPMN 病理分为腺瘤、交界性肿瘤、原位癌及浸润性癌。前三者一般统称为非浸润性癌。与胰腺导管腺癌相比,浸润性 IPMN 早期病例多见,较少出现淋巴结转移、血管侵犯及神经侵犯等情况;早期浸润性IPMN 预后好于早期胰腺癌,而中晚期病例与同期导管腺癌比较并无明显差异。

淋巴结转移:淋巴结阴性患者预后明显好于阳性患者,可见淋巴结转移为浸润性 IPMN 预后差的危险因素。

在外科手术组中,高危组和中危组在术后 5 年生存率上差异无统计学意义(73.9% 对比 77.0%,$p$=0.830)。而在未手术组中,高、中及低危组的 5 年生存率则显著不同(49.5% 对比 85.7% 及 100.0%,$p$ =0.025)。

IPMN 多生长缓慢,然而一旦进展为浸润性癌后,患者生存率将明显下降,故应采取积极的治疗态度。对暂不行手术治疗的分支胰管型患者,亦应严密随访观察。由于 IPMN 起源于胰腺导管上皮,病变可沿胰管连续或跳跃生长,因此无论非浸润性或浸润性 IPMN,行部分胰腺切除术后均有复发报道。因此,对IPMN 患者,无论是否行手术治疗,均应制订长期的随访计划,每6 个月复查腹部 B 超和血清肿瘤标志物,必要时行 CT 或 MRI 检查,严密观察病灶变化及有无新发肿瘤出现(图 26-2-3)。

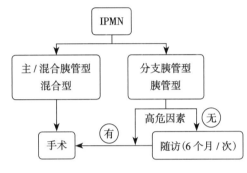

图 26-2-3　IPMN 的外科处理基本原则

## 第三节　胰腺导管内管状乳头状瘤

胰腺导管内管状乳头状瘤(intraductal tubulopapillary neoplasm,ITPN)是一种非常罕见的胰腺肿瘤。据估算,ITPN 占胰腺所有外分泌肿瘤的比例不足 1%,占所有胰腺导管肿瘤的比例约为 3%。其表现为导管内管状乳头状增生、胰管分化、缺少细胞内黏液以及细胞不典型增生。ITPN 最早在 2009 被首次报道。根据 2010 年世界卫生组织提出的胰腺肿瘤分类,共有两种胰腺导管内肿瘤,分别为胰腺导管内乳头状黏液腺瘤(intraductal papillary mucinous neoplasms,IPMN)和胰腺导管内管状乳头状腺瘤。

### 一、流行病学

ITPN 发病率在性别上无明显差异,年龄分布在 25~80 岁的人群中,病灶主要集中于胰腺头部及体部。

### 二、病理表现

在组织学上,肿瘤发生自主胰管。细胞呈管状及乳头状结构背对背排列,形成小孔样区域。这些细胞表现为高度不典型增生。细胞不分泌黏液。肿瘤细胞核 β-catenin 染色呈阴性。Ki-67 增生率 70%。嗜铬粒蛋白、突触素、CD56、胰蛋白酶以及糜蛋白酶呈阴性(表 26-3-1)。

表 26-3-1　ITPN 的病理学鉴别诊断

| | MUC1 | MUC6 | MUC2 | MUC5 | Trypsin | β-Catenin | Synaptophysin | Chromogranin | CD56 |
|---|---|---|---|---|---|---|---|---|---|
| ITPN | + | + | – | – | – | – | – | – | – |
| IPMN 胆胰型 | + | – | – | + | – | – | – | – | – |
| IPMN 肠型 | – | – | + | + | + | – | – | – | – |
| IPMN 胃型 | – | – | – | + | – | – | – | – | – |
| 腺泡细胞癌 | – | – | – | – | + | – | – | – | – |
| 实性假乳头瘤 | – | – | – | – | – | + | – | – | – |
| 神经内分泌肿瘤 | – | – | – | – | – | – | + | + | + |

### 三、临床表现

ITPN 主要的临床症状包括腹痛、发热、背痛、恶心、呕吐、脂肪泻以及体重减轻。由于肿瘤堵塞胰管，可引起胰管扩张、阻塞性胰腺炎，从而导致患者上述症状的发生。

### 四、影像学表现

增强 CT 以及磁共振表现为胰腺囊性病灶以及主胰管的不规则扩张，但不具有黏液。然而 IPMN、PanIN、黏液性囊腺瘤、腺泡细胞癌、实性假乳头状瘤和转移性肾透明细胞癌也有相类似的影像学表现，ITPN 很难在 CT 上和其他的胰腺囊性肿瘤鉴别。超声胃镜引导下的细针穿刺可以对 IPTN 的诊断提供帮助（图 26-3-1~26-3-3）。

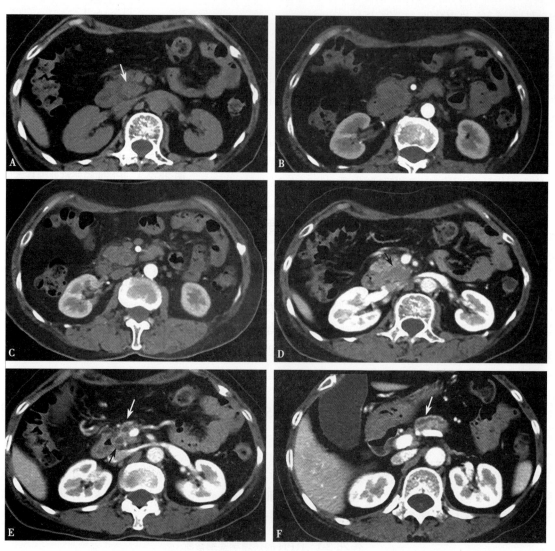

**图 26-3-1  ITPN 一例之 CT**

朱 ××，腹部隐痛 2 周余入院，CA19-9 46.10U/ml。CT 平扫见胰腺钩突部可见稍低密度病灶（A）；图 B~F 示胰腺钩突部病灶（白箭头示）增强后动脉轻度强化，门脉期延迟强化（各期强化均低于胰腺实质强化），胰腺头部周围脂肪间隙模糊，胆总管及上游主胰管轻度扩张（黑、白箭头示），胰腺体尾部实质萎缩

### 五、预后

根据 37 例 ITPN 患者的随访显示，1 年、3 年、5 年的生存率分别为 97.3%、80.7%、80.7%，接受手术治疗的侵袭性 ITPN 患者 5 年生存率为 81.5%，非侵袭性 ITPN 患者生存率为 77.8%。ITPN 预后较 IPMN 合

并胰腺癌的患者更好,因此,早期的手术治疗有可能改善 ITPN 患者的预后。

(何　松　宁　波　谢俊杰　赵舒霖)

# 参 考 文 献

1. Pagliari D,Saviano A,Serricchio M L,et al. Uptodate in the assessment and management of intraductal papillary mucinous neoplasms of the pancreas. European Review for Medical and Pharmacological Sciences,2017,21:2858-2874.

2. Nguyen A H,Toste P A,Farrell J J,et al. Current Recommendations for Surveillance and Surgery of Intraductal Papillary Mucinous Neoplasms May Overlook Some Patients with Cancer. J Gastrointest Surg,2015,9(2):258-265.

3. The European Study Group on Cystic Tumours of the Pancreas. European evidence-based guidelines on pancreatic cystic neoplasms. Gut,2018,67:789-804.

4. Farrell JJ. Pancreatic Cysts and Guidelines.Dig Dis Sci,2017,62(7):1827-1839.

5. Roch AM,Schmidt CM. Management of Mixed-Type Intraductal Papillary Mucinous Neoplasm.Adv Surg,2016,50(1):1-15.

6. Tanaka M,Fernández-Del Castillo C,Kamisawa T,et al. Revisions of international consensus Fukuoka guidelines for the management of IPMN of the pancreas.Pancreatology,2017,17(5):738-753.

7. Heckler M,Michalski CW,Schaefle S,et al. The Sendai and Fukuoka consensus criteria for the management of branch duct IPMN-A meta-analysis on their accuracy.Pancreatology,2017,17(2):255-262.

8. Crippa S,Piccioli A,Salandini MC,et al. Treatment of branch-duct intraductal papillary mucinous neoplasms of the pancreas:state of the art.Updates Surg,2016,68(3):265-271.

9. 沈珊珊,钱雪恬,柳兴慧,等. 不同危险度分层后的胰腺导管内乳头状黏液瘤恶性潜能及预后分析. 中华消化内镜杂志,2017,34(12):866-871.

10. Bosman FT,Carneiro F,Hruba RH,et al.WHO classification of tumours of the digestive system,4th edn. IARC Press,Lyon,2010:304-313.

11. Yamaguchi H,Shimizu M,Ban S,et al.Intraductal tubulopapillary neoplasms of the pancreas distinct from pancreatic intraepithelial neoplasia and intraductal papillary mucinous neo- plasms. Am J Surg Pathol,2009,33:1164-1172.

12. Yamaguchi H,Shimizu M,Ban S,et al.Intraductal Tubulopapillary Neoplasms of the Pancreas Distinct From Pancreatic Intraepithelial Neoplasia and Intraductal Papillary Mucinous Neoplasms. Am J Surg Pathol,2009,33(8):1164-1172.

13. Date K,Okabayashi T,Shima Y,et al. Clinicopathological features and surgical outcomes of intraductal tubulopapillary neoplasm of the pancreas:a systematic review. Langenbecks Arch Surg,2016,401(4):439-447.

14. Suda K,Hirai S,Matsumoto Y,et al. Variant of intraductal carcinoma(with scant mucin production) is of main pancreatic duct origin:a clinicopathological study of four patients. Am J Gastroenterol,1996,91:798-800.

# 第27章

# VHL 综合征及与胰腺神经内分泌瘤
# 等其他胰腺疾病的共存

【摘要】von Hippel-Lindau(VHL)病作为一种具有遗传性癌症倾向的常染色体显性综合征,其临床表现之一包括胰腺神经内分泌肿瘤(pancreatic neuroendocrine tumors,pNETs)。VHL 相关 pNET 易被影像学检查检出,与散发性 pNET 具有相同的特征。通常为无功能性,一般仅需随访;手术指征主要依据肿瘤的体积和生长速度。鉴于该综合征临床表现复杂多样,VHL 相关 pNET 需多学科精诚合作,拟定治疗计划,才能确保患者拥有最佳的预后。

von Hippel-Lindau(VHL)病是一种具有遗传性癌症倾向的常染色体显性综合征,据报道其在美国的发病率约为 1/36 000。该病是由 *VHL* 抑癌基因的胚系突变所引起,*VHL* 基因位于 3 号染色体短臂(3p25-3p26)。VHL 综合征的临床表现包括视网膜和中枢神经系统血管网状细胞瘤、内淋巴囊肿瘤、附睾囊腺瘤、嗜铬细胞瘤、肾脏囊肿、肾细胞癌,以及胰腺神经内分泌肿瘤(pancreatic neuroendocrine tumors,P-NETs)和胰腺囊肿,好发年龄为 25~40 岁。VHL 综合征患者的并发症和死亡最常见的是由于中枢神经系统血管网状细胞瘤和/或肾细胞癌造成,分别见于 60%~80% 和 24%~45% 的患者。尽管如此,VHL 综合征相关胰腺病变也可导致较多的并发症;若处理不当,可能会引起致命的转移。

有关 VHL 综合征的诊治已有一些指南,而这些指南并没有专门针对胰腺病变的处理。胰腺病变的处理涉及多学科团队合作,包括消化内镜科,内分泌科,肿瘤内科,放射科和胰腺外科,需共同参与此类患者的管理。

## 一、VHL 综合征相关胰腺病变的流行病学

VHL 综合征相关胰腺病变可表现为实体肿瘤(最常见的是 pNET),单纯胰腺囊肿或胰腺浆液性囊腺瘤。有血管网状细胞瘤或肾细胞癌胰腺转移在此类患者中被发现。在 12% 的 VHL 综合征患者中,胰腺病变是初诊时唯一的腹部表现。VHL 胰腺病变在女性中常见,男女比例为 1∶(1.1~1.6)。一项荟萃分析表明,60% 的 VHL 综合征患者存在至少一种类型的胰腺病变。胰腺实性病变在组织学上通常是 pNET,多数为无功能性,发生于 15% 的 VHL 胰腺病变患者。多发性 pNET 在此类患者中占 53%。

## 二、VHL 相关 pNET 的自然史

VHL 综合征的发病年龄中位数为 33~35 岁,52%~60% 的 VHL 相关 pNET 发生于胰头,21% 累及胰体,28% 累及胰尾。VHL 相关 pNET 的自然史至今尚不清楚。一项历时 4 年的随访研究表明,在没有干预的

情况下 60% 的胰腺病灶呈非线性增长,20% 稳定,其余 20% 有缩小趋势,但是未找到与胰腺病灶体积变化直接相关的因素。

　　与散发性 pNET 相比,VHL 相关 pNET 发病年龄小,胰腺病灶多发的可能性更高,以及恶变率较低。尽管有文献报道 VHL 相关 pNET 术后死亡率更高,但 80% 的患者死亡与胰腺病变无关,且无瘤生存期更长。

### 三、诊断

　　VHL 相关 pNET 通常为无功能性,但部分患者血清神经元特异性烯醇化酶水平有升高。血清嗜铬粒蛋白 A(CgA)水平已被证实与恶性 pNET 肿瘤负荷息息相关,可用于 pNET 诊断和随访。但是在接受质子泵抑制剂治疗,或伴有萎缩性胃炎的患者中,会出现假阳性结果。因此,CgA 能否成为诊断 VHL 相关 pNET 的特异性标志物,有待进一步研究。

　　腹部 CT 和 MRI 是 VHL 相关胰腺病变最常用的检查手段。在 CT 平扫或 $T_1$ 加权 MRI 成像中,VHL 相关 pNET 呈低密度 / 信号(图 27-0-1、27-0-2),有时伴出血、坏死或钙化;$T_2$ 加权时,pNET 呈高信号。在增强 CT 和 MRI 上,病灶呈现富血供和明显增强的影像学改变(图 27-0-3、27-0-4),但旋即衰减;直径超过 3cm 的 pNET 更易显像。MRI 与 CT 联合使用可进一步提高检查的准确性,并有助于鉴别胰腺囊性和实性病变。迄今为止,尚没有确凿证据表明 CT 在检测 pNET 方面优于 MRI。

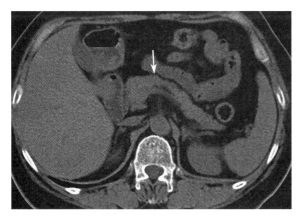

图 27-0-1　CT 平扫

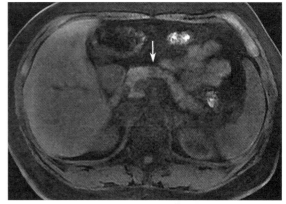

图 27-0-2　T1 加权 MRI

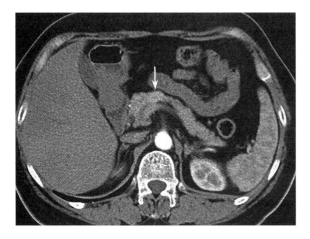

图 27-0-3　增强 CT

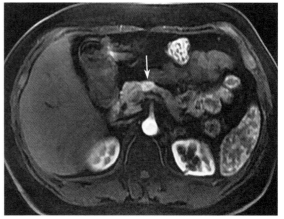

图 27-0-4　增强 MRI

　　与 CT 和 MRI 相比,超声内镜(EUS)在诊断胰腺微小肿瘤方面具有明显的优势,能更准确地鉴别早期 pNET 与浆液性囊腺瘤。EUS 还可用于因肾功能不全无法耐受造影剂的患者,而许多 VHL 患者恰恰因为肾癌已接受了肾脏局部或一侧切除术。EUS 引导下穿刺活检(EUS-FNA)更可以对影像特征不明显的胰腺病灶进行确诊。近年来零星报道显示 EUS-FNA 对于评估肿瘤分级,检测胰周淋巴结转移也有一定优势,可指导后续治疗。

如今功能性 PET/CT 成像已成为诊断 VHL 相关 pNET 的重要辅助手段。在检测远处或淋巴结转移,以及鉴别诊断方面的优势,是传统 CT 和 MRI 所无法替代的。研究表明,$^{18}$F-FDG 在 pNET 中的最大标准摄取值(SUVmax)与 CT 所示的肿瘤大小相关,但与肿瘤分级、转移情况、基因表型和血清 CgA 水平无关。当 SUVmax 的界值为 4 时,诊断敏感性为 92%,特异性为 75%。另有一部分 CT 和 MRI 无法检出的胰外病灶,亦可被 PET/CT 发现。但由于其费用相对昂贵,尚不能替代传统的影像学检查。

## 四、治疗

约 17% 的 VHL 患者可并发 pNET,其中 40% 肿瘤大小在 4 年内不发生改变,仅不到 20% 会出现恶变。因此,多数 pNET 不具备手术指征,只需定期随访。当前指南建议每年应例行 CT 和 MRI 检查,PET-CT 可作为辅助手段。若病灶在几年内没有明显的影像学改变,是否可降低随访频率以减少放射性暴露尚存在争议。

恶变倾向是一项重要的手术指征。尽管 VHL 相关 pNET 恶变率较低,一般不超过 20%,然而手术治疗的比例却占 36%~64%。直径超过 3cm 的 pNET 容易发生转移,建议手术切除;若病灶位于胰头部,直径超过 2cm 即为手术指征。通常 2cm 左右的病灶与主胰管有足够距离以确保肿瘤剜除术能被成功实施;而拖延手术时机可能会失去局部切除的机会,只能接受 Whipple 手术。功能性 pNET 的相关症状如腹痛或消化道出血,尽管出现概率不高,但是为了解除此类症状亦可作为手术指征。

## 五、局部晚期或转移性 pNET

对于局部进展期或已有转移的 VHL 相关 pNET,尚缺乏针对其治疗和预后的相关研究,亦无确凿的证据显示哪种方法最佳,故治疗大多参考散发性 pNET。同时,治疗方案的拟定须基于多学科讨论和患者意愿进行。鉴于大部分 VHL 相关 pNET 为无功能,临床上没有特异性表现,姑息性手术只在少数情况下考虑实施,比如无法缓解的顽固性疼痛、难以解除的梗阻或压迫,以及出现危及生命的并发症(如肿瘤侵及肠道造成出血)等。对广泛转移的 VHL 相关 pNET 是否有必要切除原发灶,尚缺乏相关研究证据。

一些非手术治疗措施也可用于局部晚期或转移性散发的 pNET。CLARINET 试验证实长效生长抑素类似物能显著延长转移性 pNET 患者的无进展生存期,但是作者并未提及研究组是否包括 VHL 相关 pNET 患者。对于中分化或高分化的转移性 pNET,化疗药物如链佐星、卡培他滨、达卡巴嗪、5- 氟尿嘧啶、多柔比星和替莫唑胺,可单药或联合使用,均被证实有一定的疗效;WHO 3 级(低分化型)的 pNET 应联合使用依托泊苷和顺铂进行化疗。分子靶向药物,如 VEGFR/PDGFR 抑制剂舒尼替尼或 mTOR 抑制剂依维莫司被证实,对于进展期、中分化或高分化的转移性 pNET 患者,能显著延长无进展生存期。有文献报道对于进展期、转移性,且生长抑素受体显像呈强阳性的 VHL 相关 pNET 患者行肽受体放射性核素治疗(PRRT)后,客观缓解率达 20%~35%,无进展生存期 16~33 个月,总生存期 22~46 个月,提示 PRRT 与生长抑素类似物、化疗和靶向治疗同样有效。

对于孤立性肝转移的治疗,只要手术指征把控得当,同时或异时性肝切除均可安全进行。主要的手术方式包括肝脏楔形切除、特殊肝段切除、半肝切除术和二期肝切除术,取决于肝脏的受累范围和外科医生的习惯。是否需要配合射频消融治疗,应根据转移情况来定。对于可切除 pNET 肝转移,尽管缺乏前瞻性研究提示其疗效优于化疗或靶向治疗,事实上肝切除是最主要的根治性手段。

对于无法切除或肿瘤负荷大的肝转移灶,可选择经动脉介入栓塞或化疗。原位肝移植被认为是一种有前景的根治性手段,虽然报道得不多,其指征包括:年龄 <55 岁,肿瘤 Ki-67 指数 <10%,无肝外转移,以及肝实质累及 ≤50%。然而 VHL 综合征患者行肝移植的最大缺陷在于术后的免疫抑制治疗,因为免疫抑制剂可能会促使其他 VHL 相关恶性肿瘤发生或进展。

## 六、随访

确诊 pNET 的 VHL 患者,建议每年行一次 CT 和 / 或 MRI 检查。尽管缺乏特异性,血清 CgA 水平的检测也有一定的必要性。术后随访需根据肿瘤分期与组织病理学分级来制订方案。目前尚没有明确共识，通常建议 WHO 1~2 级或 I~Ⅱ 期的患者，术后第 1 年每 6~12 个月行一次 CT 和 / 或 MRI 检查，其后每年一次；而 WHO 3 级、Ⅲ~Ⅳ 期或恶性 pNET 患者，术后第 1 年建议每 3~6 个月随访 CT 和 / 或 MRI 检查，第 2 年每 6 个月一次，其后每年 1 次。血清 CgA 水平可作为预后的参考指标，推荐所有术后患者，尤其是术前该指标已有异常升高者，应定期检查。

PET-CT 评估 pNET 的预后也很有帮助。WHO 1~2 级、分化程度高者，因生长抑素受体Ⅱ和Ⅴ型高表达多见，建议使用 68Ga-DOTATATE-PET-CT；而 WHO 3 级、分化程度低者，生长抑素受体在其中低表达或不表达，18F-FDG-PET-CT 对其更有价值。

## 七、小结

了解 VHL 以及与其相关的 pNET 自然史和治疗手段，对临床医生来说是至关重要的。VHL 相关 pNET 通常容易被 CT 或 MRI 等影像学检查所检出，并且具有与散发性 pNET 相同的特征。VHL 相关 pNET 通常为无功能性，一般仅需随访。手术指征主要基于肿瘤的体积和生长速度，但尚缺乏确切的标准来判断是否已恶变，以进行手术干预。大部分 VHL 相关 pNET 在 3~5 年的随访中呈惰性，部分甚至会有体积缩小，因此亟待进一步研究以明确该病的发生机制，以利于更准确地判断和预测其生物学行为。由于 VHL 综合征临床表现复杂多样，需多学科共同研究、共同努力、精诚合作，拟定治疗计划，才能确保患者拥有最佳的预后。

（杨 峰　傅德良）

# 参 考 文 献

1. Lonser RR, Glenn GM, Walther M, et al. von Hippel-Lindau disease. Lancet, 2003, 361 (9374): 2059-2067.

2. Latif F, Tory K, Gnarra J, et al. Identification of the von Hippel-Lindau disease tumor suppressor gene. Science, 1993, 260 (5112): 1317-1320.

3. Binderup ML, Bisgaard ML, Harbud V, et al. Von Hippel-Lindau disease (vHL). National clinical guideline for diagnosis and surveillance in Denmark. 3rd edition. Dan Med J, 2013, 60 (12): B4763.

4. Igarashi H, Ito T, Nishimori I, et al. Pancreatic involvement in Japanese patients with von Hippel-Lindau disease: results of a nationwide survey. J Gastroenterol, 2014, 49 (3): 511-516.

5. Charlesworth M, Verbeke CS, Falk GA, et al. Pancreatic lesions in von Hippel-Lindau disease? A systematic review and meta-synthesis of the literature. J Gastrointest Surg, 2012, 16 (7): 1422-1428.

6. Weisbrod AB, Kitano M, Thomas F, et al. Assessment of tumor growth in pancreatic neuroendocrine tumors in von Hippel Lindau syndrome. J Am Coll Surg, 2014, 218 (2): 163-169.

7. Tirosh A, Sadowski SM, Linehan WM, et al. Association of VHL Genotype With Pancreatic Neuroendocrine Tumor Phenotype in Patients With von Hippel-Lindau Disease. JAMA Oncol, 2018, 4 (1): 124-126.

8. Erlic Z, Ploeckinger U, Cascon A, et al. Systematic comparison of sporadic and syndromic pancreatic islet cell tumors. Endocr Relat Cancer, 2010, 17 (4): 875-883.

9. de Mestier L, Gaujoux S, Cros J, et al. Long-term Prognosis of Resected Pancreatic Neuroendocrine Tumors in von Hippel-Lindau Disease Is Favorable and Not Influenced by Small Tumors Left in Place. Ann Surg, 2015, 262 (2): 384-388.

10. Modlin IM, Gustafsson BI, Moss SF, et al. Chromogranin A—biological function and clinical utility in neuro endocrine tumor disease. Ann Surg Oncol, 2010, 17 (9): 2427-2443.

11. Mosli HH, Dennis A, Kocha W, et al. Effect of short-term proton pump inhibitor treatment and its discontinuation on chromogranin A in healthy subjects. J Clin Endocrinol Metab, 2012, 97 (9): E1731-1735.

12. Satoh K, Sadowski SM, Dieckmann W, et al. 18F-FDG PET/CT Volumetric Parameters are Associated with Tumor Grade and Metastasis in Pancreatic Neuroendocrine Tumors in von Hippel-Lindau Disease. Ann Surg Oncol, 2016, 23 (Suppl 5): 714-721.

13. Sadowski SM, Weisbrod AB, Ellis R, et al. Prospective evaluation of the clinical utility of 18-fluorodeoxyglucose PET CT scanning in patients with von hippel-lindau-associated pancreatic lesions. J Am Coll Surg, 2014, 218 (5): 997-1003.

14. Caplin ME, Pavel M, Ćwikła JB, et al. Lanreotide in metastatic enteropancreatic neuroendocrine tumors. N Engl J Med, 2014, 371(3):224-33.

15. Okusaka T, Ueno H, Morizane C, et al. Cytotoxic chemotherapy for pancreatic neuroendocrine tumors. J Hepatobiliary Pancreat Sci, 2015, 22(8):628-633.

16. Lesurtel M, Nagorney DM, Mazzaferro V, et al. When should a liver resection be performed in patients with liver metastases from neuroendocrine tumours? A systematic review with practice recommendations. HPB(Oxford), 2015, 17(1):17-22.

17. de Baere T, Deschamps F, Tselikas L, et al. GEP-NETS update: Interventional radiology: role in the treatment of liver metastases from GEP-NETs. Eur J Endocrinol, 2015, 172(4):R151-166.

18. Mazzaferro V, Pulvirenti A, Coppa J. Neuroendocrine tumors metastatic to the liver: how to select patients for liver transplantation? J Hepatol, 2007, 47(4):460-466.

19. Keutgen XM, Hammel P, Choyke PL, et al. Evaluation and management of pancreatic lesions in patients with von Hippel-Lindau disease. Nat Rev Clin Oncol, 2016, 13(9):537-549.

# 第**28**章

# 慢性胰腺炎与胰腺导管内乳头状黏液瘤、
# 胰腺神经内分泌瘤的共存

【摘要】慢性胰腺炎（CP）、胰腺导管内乳头状黏液瘤（IPMN）及胰腺神经内分泌肿瘤（pNETs）三者之间两两共存的病例很少，相关的文献报道也十分有限，三者共存的相关关系和确切机制均尚不明确，但更增加了胰腺疾病鉴别与诊断的复杂性。IPMN 分泌的黏液阻塞胰管是引起急慢性胰腺炎的病理基础；CP 与 pNETs 之间的关系目前尚无证据支持；IPMN 与 pNETs 的共存可见于两者同时独立发生；内分泌 - 外分泌混合性肿瘤以及导管内生长型 pNETs。来自瑞金医院胰腺病诊疗中心数据库资料显示，我国与西方国家的资料有一定差异，且有三者一并共存于一例患者的病例，而国内外未见报道；目前各肿瘤间的明确诊断还需依赖于严密的临床诊断思维、全面的辅助检查手段以及病理结果。

慢性胰腺炎（chronic pancreatic，CP）、胰腺导管内乳头状黏液瘤（intraductal papillary mucinous neoplasm，IPMN）及胰腺神经内分泌肿瘤（pancreatic neuroendocrine tumors，pNETs）三者可以两两共同发生，亦可三者均发生，虽然相关研究和病例较少，但明确的是，共存现象的存在更增加了胰腺疾病鉴别与诊断的复杂性。作为国内最大的胰腺中心之一，本章节以瑞金胰腺中心的病例为例，就此内容进行阐述（图 28-0-1）。

## 一、CP 与 IPMN 的共存

12%~60% 的胰腺导管内乳头状黏液瘤（IPMN）患者存在易与慢性胰腺炎（CP）诊断相混淆的病史，而在所有确诊为慢性胰腺炎的病例中约有 2% 伴发 IPMN。究其原因，目前主流的观点认为主要是由于 IPMN 肿瘤细胞分泌的黏液及黏蛋白可导致胰管的间断性阻塞，因此大部分患者伴有长时间反复发作的急性胰腺炎或慢性胰腺炎症状；随着病情进展部分患者还可出现钙化灶、胰管结石形成、胰腺功能不全、糖尿病等，且此类病例报道并不少见。基于此，对于慢性胰腺炎、慢性梗阻性胰腺炎及 IPMN 的鉴别诊断在常规辅助检查手段（CT、MRI、ERCP、EUS、细针穿刺活检等）之外，还应当突出流行病学因素（如年龄、性别、烟酒史等）的重要性。流行病学研究显示，IPMN 更多发于平素少量至中量摄入酒精和烟草的老年女性（63.1±11.0 岁）；而慢性胰腺炎多发于中年男性，平均发病年龄比 IPMN 小 20 岁，且患者常有长期大量的烟酒史。近来 Glazer 等学者探索出基于细胞核图像组织病理学特性的"定量组织病理学"能够精确分类 CP、IPMN 和胰腺癌，准确率近 90%，为三种疾病的鉴别分类提供了一个全新的有效手段。

此外，Daniel 等对 305 例行超声内镜的胰腺囊性病变患者进行单中心回顾性研究发现慢性胰腺炎多伴发于分支胰管型 IPMN，因此对于反复发作胰腺炎且影像学检查提示有胰腺囊性病变的患者在诊断上应考虑到伴发分支胰管型 IPMN 的可能性。Takenaka 等进行的前瞻性研究数据表明，超声内镜检出背景

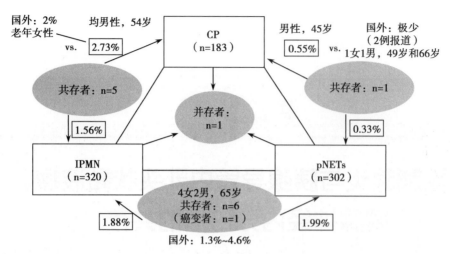

**图 28-0-1　三者中两两共存与交叉**

瑞金医院胰腺病诊疗中心数据库(2003—2017 年)中慢性胰腺炎(CP)、IPMN(胰腺导管内乳头状瘤)、pNETs(胰腺神经内分泌瘤)三者的共存比例及与国外资料的比较

胰腺实质慢性炎症/萎缩的 IPMN 患者,恶变率明显更高,指出对 IPMN 患者进行超声内镜检查不应仅关注肿瘤本身的形态学特征,还应对其背景胰腺实质进行评价。

随访是追踪慢性胰腺炎恢复情况以及评估有无潜在并发 IPMN 的最佳手段。临床上主要根据患者有无并发症及症状反复来制订随访方案。一般情况下,随访时间应安排在出院后 4~6 周、半年后,之后每年一次;如果出院后仍有持续性腹痛、胰管或十二指肠狭窄、钙化灶以及可疑的胰腺假性囊肿存在,则建议将随访方案调整为每半年一次的影像学检查和/或组织活检(图 28-0-2~28-0-4)。

## 二、CP 与 pNETs

慢性胰腺炎(CP)与胰腺神经内分泌肿瘤(pNETs)伴发的病例极少,目前见诸文献报道的病例仅有2 例;瑞金医院胰腺病数据库 2003—2017 年的资料仅有 1 例(图 28-0-5)。2013 年 Treglia 等报道了一例 P-NET 和 CP 伴发的 49 岁女性患者,但其聚焦点在于 CP 的存在影响了 pNETs 在 SMSR-PET/CT 下的正常影像表现,即 CP 对 pNETs 的 SMSR-PET/CT 成像存在"掩蔽效应"。2015 年 Terasaka 等对一例胰岛素瘤伴发 CP 的 66 岁男性患者进行讨论,指出慢性胰腺炎是单发 pNETs 的一个危险因素,并提出对于有伴发 pNETs 可能的胰腺钙化的病例,应推荐行 MRI、奥曲肽显像、超声内镜(EUS)等全面检查进行明确。

## 三、IPMN 与 pNETs

胰腺导管内乳头状黏液瘤(IPMN)是起源于胰腺导管上皮的一种乳头状黏液分泌性上皮肿瘤,占胰腺外分泌肿瘤的 1%~3%、胰腺囊性肿瘤的 20%,但由于其通常无明显症状,因而实际发生率尚不得而知。除了其自身的潜在恶性,IPMN 还经常与其他类型迥异的胰腺肿瘤相伴发,最常见的如导管腺癌(62%)、神经内分泌肿瘤(10%)等,且通常两种肿瘤之间存在一段正常的主胰管。

胰腺神经内分泌肿瘤(pNETs)占所有胰腺肿瘤的 1%~2%,其年发病率为(0.4~1)/10 万人,仅有 2%~10% 的 pNETs 表现为囊性变。2001 年日本学者 Hashimoto 首次对 pNETs 与 IPMN 伴发病例进行了报道,此后相关的病例报道也屡见不鲜。

一般 IPMN 与 pNETs 的共存见于下述几种情况:①两种肿瘤同时独立发生,两者常被一段正常的主胰管分隔开来;②同一病变中同时存在内分泌肿瘤细胞与外分泌肿瘤细胞成分,最终发展成为内分泌-外分泌混合性肿瘤。由于在 IPMN 中检出个别或少数的内分泌细胞并无实际意义,因此此型的诊断标准是内分泌肿瘤细胞成分占肿瘤体积的 1/3 以上。③导管内生长型 pNETs,其影像学表现与 IPMN 很难进行分辨,在鉴别诊断上具有一定难度。

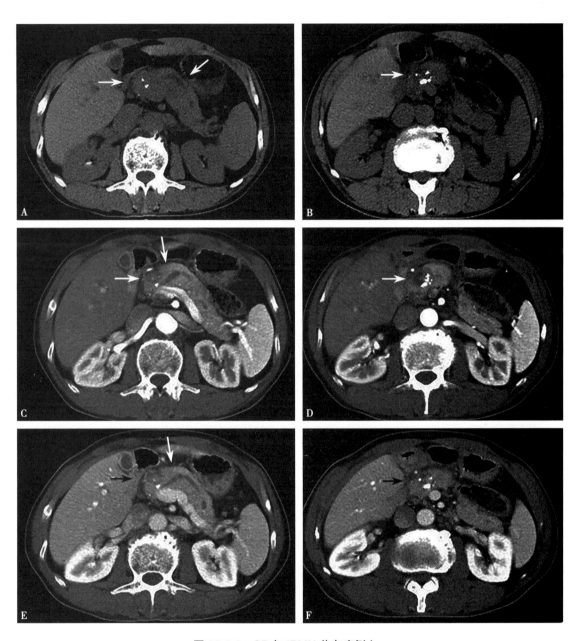

图 28-0-2　CP 与 IPMN 共存病例之一

男性,53 岁,反复上腹痛,CT 平扫(A、B)示胰头部散在钙化灶,大小不等。胰腺体部胰管扩张,管壁光滑。CT 增强(C~F)示胰腺头部呈不均匀强化,清晰显示扩张的胰管,管壁较光滑。手术病理提示:胰腺导管内乳头状黏液性肿瘤(IPMN)伴慢性胰腺炎(CP)

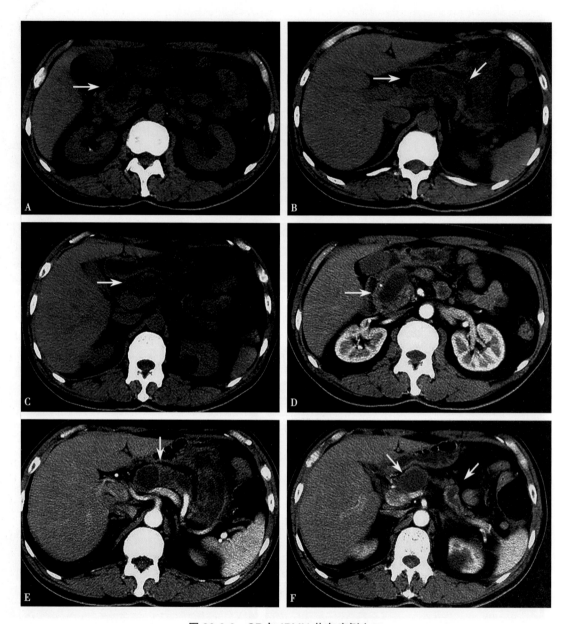

**图 28-0-3  CP 与 IPMN 共存病例之二**

男性,64 岁,反复发作胰腺炎 7 年,CT 平扫(A~C)示胰头颈体部胰管扩张显著,胰腺体尾部萎缩。CT 增强
(D~F)示较平扫更清晰显示扩张的胰管,无明显强化壁结节。手术病理提示:胰腺导管内乳头状黏液性肿瘤
(IPMN)伴慢性胰腺炎(CP)

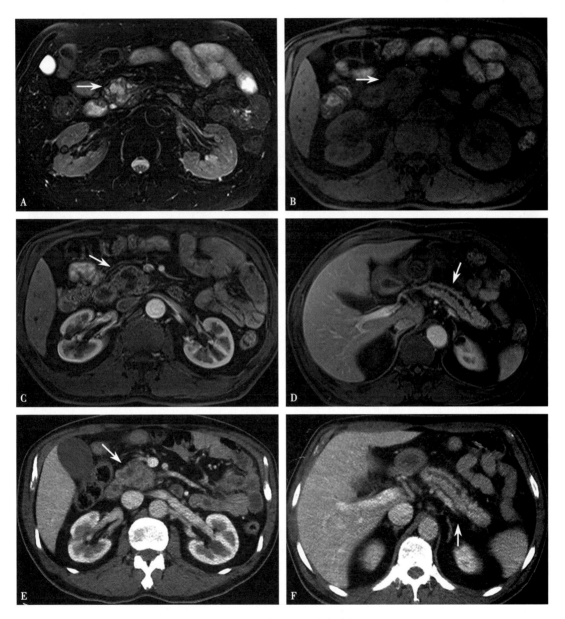

**图 28-0-4　CP 与 IPMN 共存病例之三**

男性,56 岁,发现血糖升高,体重下降。MR 平扫(A、B)示胰腺头部囊实性占位,胰头段胰管显示不清。MR
增强(C、D)示胰头部肿胀,胰腺体尾部胰管扩张,呈串珠样改变;CT 增强(E、F)示胰头部密度不均,可疑团
块影,胰腺体尾部胰管扩张,边缘模糊,可见少许渗出影,提示合并胰腺炎症(显示优于 MR)。手术病理提示:
胰腺导管内乳头状黏液瘤(IPMN)合并慢性胰腺炎(CP)

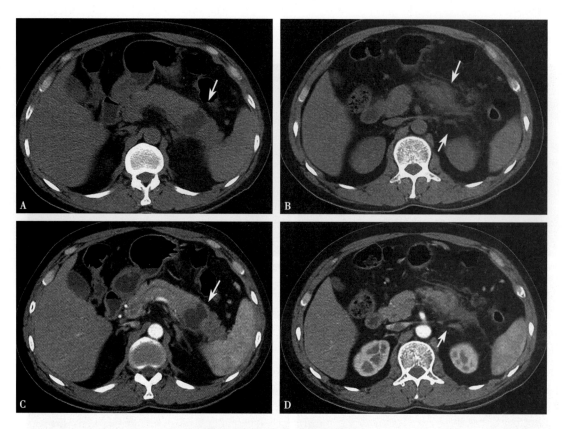

**图 28-0-5 CP 与 pNETs 共存**

男性,45 岁,腹胀伴右下腹疼痛半年余,腹部 CT 平扫(A、B)示胰腺体尾部交界区低密度影,边界清晰,胰尾下方渗出影,左侧肾前筋膜增厚。腹部 CT 增强(C、D)示胰腺体尾交界区病灶无强化,颈部及体部胰管轻度扩张,pNETs 影像学上不明显。手术病理提示:胰腺内分泌肿瘤(pNETs)合并慢性胰腺炎(CP)

应当指出,迄今为止相关的文献报道仍然十分有限,且多数为病例报道,尚无法进行循证医学证据分级,亦不明确其两者同时发生仅仅是纯属偶然还是由潜在的发病机制(如危险因素、遗传学改变等)调控。近年来数个单中心研究报道的两者伴发病例占全部 IPMN 和 / 或 pNETs 病例的比例在 1.3%~4.6% 之间,来自瑞金医院胰腺病数据库 2003—2017 年的资料显示,这一数据低于 2%(图 28-0-1,图 28-0-6~28-0-8);上述概率值远高于两种疾病单独发生概率的简单乘积,因此有观点认为两者伴发并非只是偶然,并提出了几种伴发肿瘤可能的机制假说,如在肿瘤进程中一种细胞类型可能分化为其他细胞类型、两种细胞类型均来源于共同的肿瘤干细胞、内外分泌细胞能够通过信号肽相互作用等。综上所述,现有的研究数据尚不足以就 IPMN 和 pNETs 两者共存关系得出任何确切的结论,今后还需要更多的、更加深入的研究致力于快速鉴别伴发肿瘤与混合性肿瘤,并根据阐明的确切发病机制来制订相应的诊疗方案(图 28-0-6~28-0-8)。

## 四、CP、IPMN 与 pNETs 同时共存

CP、IPMN 与 pNETs 同时共存的病例尚未见报道,检索瑞金医院胰腺病数据库,仅有 1 例,基本资料如下(图 28-0-9):

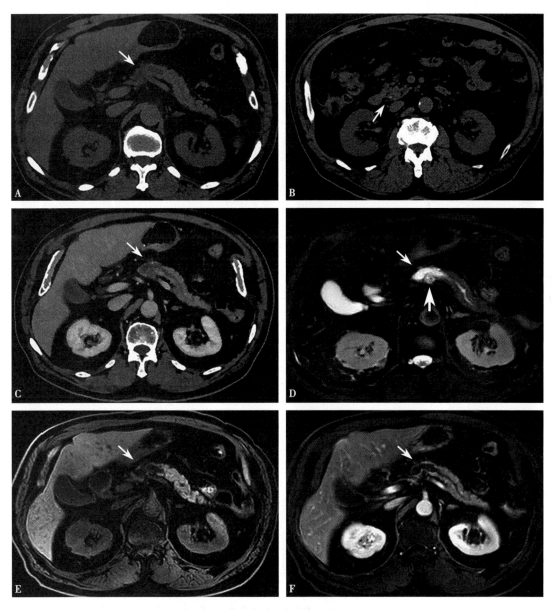

**图 28-0-6　IPMN 与 pNETs 共存病例之一**

男性,72 岁,体检发现胰腺占位,CT 平扫 + 增强(A~C)示胰颈体部囊实性占位(细箭)伴主胰管及部分分支胰管扩张。胰腺头部见一孤立细小钙化灶(白箭)。MR 平扫 $T_2WI$(D)显示胰腺体部小圆形 $T_2WI$ 稍高信号灶,$T_1WI$ 及增强(E、F)清晰显示胰颈体交界处低信号灶(细箭),及扩张的胰管,内壁较光滑。手术病理提示:胰腺导管内乳头状黏液瘤(细箭),合并 pNETs(粗箭)

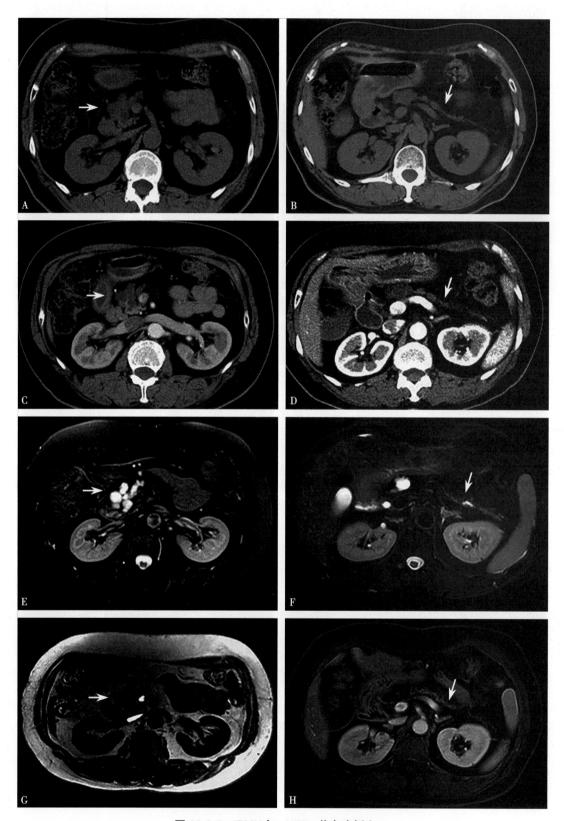

**图 28-0-7　IPMN 与 pNETs 共存病例之二**

女性,65 岁,进食后上腹部不适,CT 平扫(A、B)示胰头部囊实性占位,胰颈体尾部明显萎缩。CT 增强(C、D)
示胰腺头部病灶分隔样强化,胰腺颈体尾部萎缩。MR 平扫 + 增强(E~H)清晰显示胰头部囊实性占位,未
见明显强化,较 CT 图像显示清晰,胰腺颈体尾部萎缩。手术病理提示:胰腺内分泌肿瘤(pNETs)、胰腺导管
内乳头状黏液瘤(IPMN)

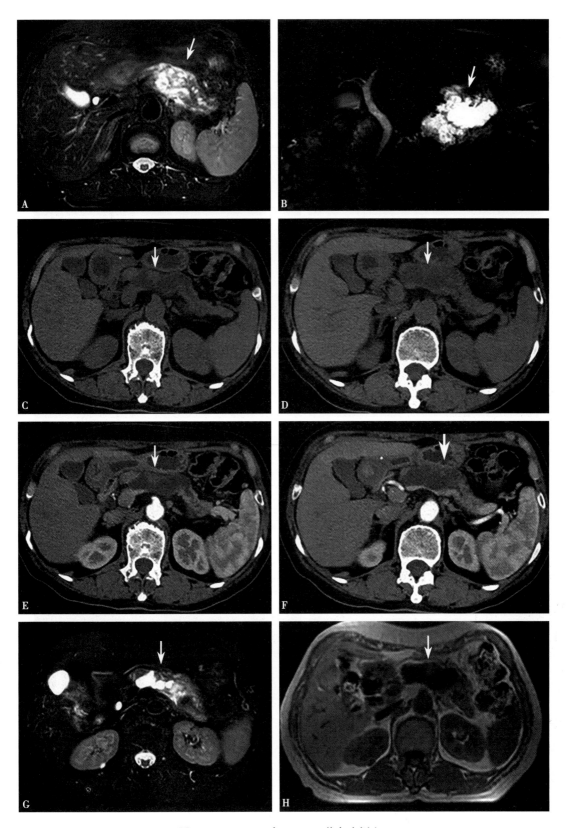

**图 28-0-8　IPMN 与 pNETs 共存病例之三**

女性,71 岁,腹胀背痛,MRCP(A、B)示胰腺体尾部胰管广泛囊状扩张。CT 平扫(C、D)+ 增强(E、F)示胰腺体尾部胰管扩张,以胰体部胰管扩张为主,内见分隔(白箭)、壁结节显示(粗白箭),MR 平扫 $T_2WI$、$T_1WI$(G、H)清晰显示串珠状扩张的胰管,较 CT 图像显示清晰。手术病理提示:胰腺导管内乳头状黏液癌、pNETs(G3)

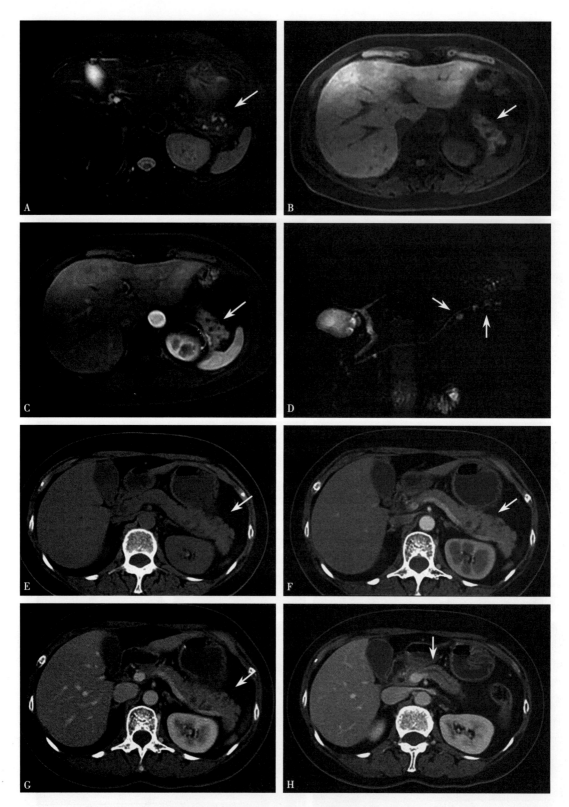

**图 28-0-9　CP、IPMN、pNETs 同时共存于一人**

女性,61 岁,恶心 3 个月,MR 平扫 T$_2$WI、T$_1$WI(A、B)+ 增强(C)示胰体尾部多枚小囊性灶,无强化。MRCP(D)
直观显示胰颈及胰体尾部多枚囊性灶,与主胰管关系密切,提示 IPMN。CT 平扫(E)+ 增强(F~H)示胰腺体
尾部形态肿胀,见多枚小囊性无强化低密度影,胰体部胰管轻度扩张。手术病理提示:胰腺导管内乳头状黏
液肿瘤(IPMN)、胰腺神经内分泌肿瘤(pNETs)和慢性胰腺炎(CP)

（张家强　王建承　王　伟　徐敬慈）

# 参 考 文 献

1. Bassi C, Sarr MG, Lillemoe KD, et al. Natural history of intraductal papillary mucinous neoplasms (IPMN): current evidence and implications for management. J Gastrointest Surg, 2008, 12: 645-650.

2. Chari ST, Yadav D, Smyrk TC, et al. Study of recurrence after surgical resection of intraductal papillary mucinous neoplasm of the pancreas. Gastroenterology, 2002, 123: 1500-1507.

3. Talamini G, Zamboni G, Salvia R, et al. Intraductal Papillary Mucinous Neoplasms and Chronic Pancreatitis. Pancreatology, 2006, 6: 626-634.

4. Warshaw AL. Mucinous cystic tumors and mucinous ductal ectasia of the pancreas. Gastrointest Endosc, 1991, 37: 199-201.

5. Ringold DA, Shroff P, Sikka SK, et al. Pancreatitis is frequent among patients with side-branch intraductal papillary mucinous neoplasia diagnosed by EUS. Gastrointest Endosc, 2009, 70 (3): 488-494.

6. Treglia G, Farchione A, Stefanelli A, et al. Masking effect of chronic pancreatitis in the interpretation of somatostatin receptor positron emission tomography in pancreatic neuroendocrine tumors. Pancreas, 2013, 42 (4): 726-728.

7. Terasaka T, Tsukamoto K, Inagaki K, et al. An Insulinoma Discovered in a Patient with Diffusely Calcified Chronic Pancreatitis. Intern Med, 2015, 54 (21): 2785-2786.

8. Capurso G, Falconi M, Panzuto F, et al. Risk factors for sporadic pancreatic endocrine tumors: a case-control study of prospectively evaluated patients. Am J Gastroenterol, 2009, 104: 3034-3041.

9. Moriyoshi K, Minamiguchi S, Miyagawa-Hayashino A, et al. Collision of extensive exocrine and neuroendocrine neoplasms in multiple endocrine neoplasia type 1 revealed by cytogenetic analysis of loss of heterozygosity: a case report. Pathol Int, 2013, 63: 469-475.

10. Zhao X, Stabile BE, Mo J, et al. Nesidioblastosis coexisting with islet cell tumor and intraductal papillary mucinous hyperplasia. Arch Pathol Lab Med, 2001, 125: 1344-1347.

11. Sahora K, Crippa S, Zamboni G, et al. Intraductal papillary mucinous neoplasms of the pancreas with concurrent pancreatic and periampullary neoplasms. Eur J Surg Oncol, 2016, 42: 197-204.

12. Kadota Y, Shinoda M, Tanabe M, et al. Concomitant pancreatic endocrine neoplasm and intraductal papillary mucinous neoplasm: a case report and literature review. World J Surg Oncol, 2013, 11: 75.

13. Peixoto A, Pereira P, Lopes S, et al. Pancreatic neuroendocrine tumour simulating an intraductal papillary mucinous neoplasm. Dig Liver Dis, 2015, 47: 256.

14. Hashimoto Y, Murakami Y, Uemura K, et al. Mixed ductal-endocrine carcinoma derived from intraductal papillary mucinous neoplasm (IPMN) of the pancreas identified by human telomerase reverse transcriptase (hTERT) expression. J Surg Oncol, 2008, 97: 469-475.

15. Goh BK, Loh HL, Soo KC, et al. Synchronous pancreatic serous cystic tumor, intraductal papillary mucinous tumor and gastric carcinoma: report of a case. Pancreas, 2005, 31: 195-197.

16. Marrache F, Cazals-Hatem D, Kianmanesh R, et al. Endocrine tumor and intraductal papillary mucinous neoplasm of the pancreas: a fortuitous association? Pancreas, 2005, 31: 79-83.

17. Lafemina J, Katabi N, Klimstra D, et al. Malignant progression in IPMN: a cohort analysis of patients initially selected for resection or observation. Ann Surg Oncol, 2013, 20: 440-447.

18. Inagaki M, Watanabe K, Yoshikawa D, et al. A malignant nonfunctioning pancreatic endocrine tumor with a unique pattern of intraductal growth. J Hepatobiliary Pancreat Surg, 2007, 14: 318-323.

19. Tewari N, Zaitoun AM, Lindsay D, et al. Three cases of concomitant intraductal papillary mucinous neoplasm and pancreatic neuroendocrine tumour. JOP, 2013, 14: 423-427.

20. Chetty R, El-Shinnawy I. Intraductal pancreatic neuroendocrine tumor. Endocr Pathol, 2009, 20: 262-266.

21. Marrache F, Cazals-Hatem D, Kianmanesh R, et al. Endocrine tumor and intraductal papillary mucinous neoplasm of the pancreas: a fortuitous association? Pancreas, 2005, 31: 79-83.

22. Goh BK, Ooi LL, Kumarasinghe MP, et al. Clinicopathological features of patients with concomitant intraductal papillary mucinous neoplasm of the pancreas and pancreatic endocrine neoplasm. Pancreatology, 2006, 6: 520-526.

23. Gill KR, Scimeca D, Stauffer J, et al. Pancreatic neuroendocrine tumors among patients with intraductal papillary mucinous

neoplasms: real association or just a coincidence ? JOP, 2009, 10: 515-517.

24. Glazer ES, Zhang HH, Hill KA, et al. Evaluating IPMN and pancreatic carcinoma utilizing quantitative histopathology. Cancer Med, 2016, 5 (10): 2841-2847.

25. Mortelé KJ, Peters HE, Odze RD, et al. An unusual mixed tumor of the pancreas: sonographic and MDCT features. JOP, 2009, 10: 204-208.

26. Berger Z, De La Fuente H, Meneses M, et al. Association of Chronic Pancreatitis and Malignant Main Duct IPMN: A Rare but Difficult Clinical Problem. Case Rep Gastrointest Med, 2017, 2017: 1-5.

27. Takenaka M, Masuda A, Shiomi H, et al. Chronic Pancreatitis Finding by Endoscopic Ultrasonography in the Pancreatic Parenchyma of Intraductal Papillary Mucinous Neoplasms Is Associated with Invasive Intraductal Papillary Mucinous Carcinoma. Oncology, 2017, 93 (1): 61-68.

# 第 **29** 章

# 胰腺实性假乳头状瘤

【摘要】胰腺实性假乳头状瘤(solid pseudopapillary tumors,SPT)是一种较少见的低度恶性胰腺肿瘤,SPT 治疗上仍以手术为主,其远期疗效较好。近年来病例数量逐渐增多,特别是儿童病例,其在临床表现、影像学特点、预后等方面与成人病例均有或多或少的差异,本章将详细描述,同时本章对于 SPT 恶性病例特点也加以描述。

胰腺实性假乳头状瘤(solid pseudopapillary tumors,SPT)是较罕见的具有低度恶性潜能的胰腺肿瘤,由 Frantz 于 1959 年 首次报道,曾被命名过实性肿瘤、囊性肿瘤实性乳头状上皮肿瘤、囊性乳头状肿瘤、Frantz 瘤等,1996 年世界卫生组织(World Health Organization,WHO)肿瘤病理学将其定义为由形态较一致的细胞形成的实性巢状和假乳头状结构的上皮性肿瘤,并将其统一命名为胰腺实性假乳头状瘤,归为胰腺外分泌肿瘤。后于 2010 年将其定义为低度恶性的上皮性肿瘤。其好发于年轻女性患者,多见于 20~30 岁女性;目前大多数文献报道是基于成人的资料,且胰腺 SPT 自 1996 年 WHO 才统一命名,因此胰腺 SPT 在儿童中的发病率无确切数据,据报道,儿童的发病平均年龄在 13~14.3 岁,男 / 女比例为 1∶(3~4.2)。

## 一、发病机制

胰腺 SPT 具体发病机制仍不清楚,细胞起源也尚未明确。鉴于其好发于育龄早期女性,因此许多学者推测体内性激素水平可能会影响肿瘤发生,认为其起源于内分泌系统;也有学者认为其起源于导管上皮细胞、腺泡细胞等;而近年来男性患者、儿童患者病例报告数量逐渐增多、部分 SPN 孤立起源于胰腺外,结合免疫组织化学结果间叶标记物(Vim)、神经内分泌标记物(SyN、CgA)、腺泡标记物(α1-AT)、上皮标记物(CK)等均有阳性表达,即内分泌、外分泌和局灶性上皮的表达等,因此目前大多数观点认为:性激素水平在 SPN 生长过程中起重要作用而不是最终的病因,支持其来源于多能干细胞。

## 二、流行病学特征及临床表现

SPT 可能存在区域性分布、族群间分布的差别,在一项有关中国胰腺实性假乳头状瘤 20 年间 3 688 例病例统计中,我国主要分布在华东、华北地区(60.16%),排在前三的省份分别为北京 459 例(12.45%)、山东 450 例(12.20%)、浙江 433 例(11.74);女性发病例数明显多于男性,主要为育龄期女性,最小年龄 8 岁,最大年龄 83 岁,平均年龄 30.11 岁,男女比例约为 1∶6.65。

大多数成人患者的症状不典型,或无明显临床表现而多在体检中发现,随肿瘤增大逐渐出现周围脏器压迫的症状,可表现为腹痛、腹胀、腹部肿块、外伤后发现、呕吐、胰腺炎等,因肿瘤多膨胀性生长,即使其位于胰头部,也很少出现梗阻性黄疸症状。

对于儿童患者，多是有临床表现而就诊，以腹痛就诊者最多，达33.3%(4/12)，其次是腹部肿块16.7%(2/12)和外伤后发现16.7%(2/12)。外伤后可能出现肿瘤内出血或肿瘤破裂出血，合并感染、发热较少见，文献报道仅占1.24%~1.48%，自发性破裂出血者更少见。

胰腺SPT可发生于胰腺任何部位，Lee SE等报道成人好发于胰体尾部(38/47,80.9%)，儿童则以胰头部为主(10/15,66.7%)，我中心研究结果显示儿童患者胰头部33.3%，位于胰体尾66.7%，这可能与入组病例数量或地区差异有关，因此，不像其他胰腺肿瘤如胰腺囊腺瘤经常发生于胰体尾部，根据病变位置来诊断胰腺SPT并不准确。

### 三、实验室检查及影像学检查

实验室检查(肿瘤标记物CA19-9、CEA等)对胰腺SPT诊断意义不大。

胰腺SPT术前诊断主要靠彩超、CT及MRI等影像学检查。随着影像学技术的进步，特别是高分辨率CT及MRI的出现，术前诊断准确率逐渐提高。影像学检查对于了解病变位置、大小、肿瘤囊实性成分、周围侵犯情况及破裂出血等均有重要指导作用。随着肿瘤的增长，SPT内部实性成分发生退变、坏死及囊性变，因而瘤体自身有内出血倾向，坏死、出血及囊性变的程度不同，影像学出现或多或少差异。

SPT在彩超一般表现多为较大肿瘤，可位于胰腺任何部位，边界清楚、不均质回声，内可见分隔出现，囊性为主时，实性成分可表现为附壁结节；即使位于胰头部，也极少引起胰管或胆管扩张。

CT检查一般显示肿瘤边界清楚，内部密度不均匀，实性成分多位于外周并在增强扫描时表现为周边部分及包膜强化，而囊性成分无强化，部分病例高密度实性成分悬浮于囊液中，表现为"浮云"征，或表现为附壁结节，这种情况下应注意与(寡囊性)黏液性囊腺瘤相鉴别。另外，CT平扫可显示病变钙化的情况，位于周边的钙化多为肿瘤包膜钙化，位于实质内的不规则钙化或散在点状钙化多为肿瘤退变后纤维间质成分发生营养不良性钙化，但儿童患者钙化较少见。增强扫描可以见到肿块渐进性强化表现，但强化相对于胰腺实质较弱，强化各期肿块的强化程度均较胰腺实质弱。合并破裂出血者在肿瘤周围出现出血带(图29-0-1)。

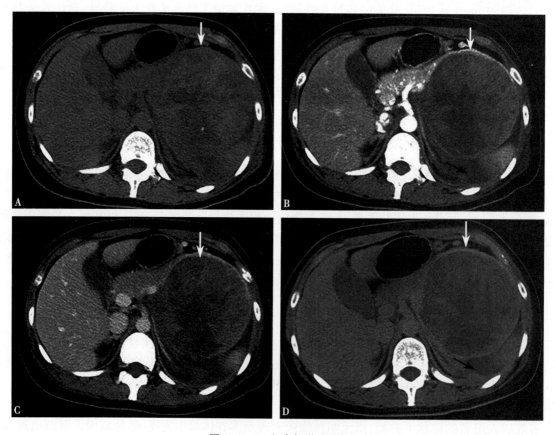

**图 29-0-1 上腹部增强 CT**

患者党××，女性，17岁，以"外伤后腹痛6小时"急诊入院，上腹部CT平扫(A)动脉期(B)实质期(C)延迟期(D)，胰体尾部囊实性肿块(白箭头)，被膜呈持续强化，肿瘤旁脾脏周边出现破裂后出血带(黑箭头)

MRI 在判定肿瘤坏死、出血、囊性变方面优于 CT,囊性成分 $T_1WI$ 为低信号、$T_2WI$ 为高信号,实性成分表现为 $T_1WI$ 中低信号、$T_2WI$ 中高信号,动态增强扫描检查提示肿瘤实性成分渐进性强化(图 29-0-2)。肿瘤包膜不完整、边界不清、合并周边血管及脏器侵犯时多提示肿瘤恶性倾向。部分患者,特别是 <3cm 者,表现为实体性肿瘤,近年来该类型病例逐渐增多,肿瘤大小在 4.0cm 以上者大多数表现为囊实性肿瘤。细针穿刺活检(fine-needle aspiration cytology,FNAC)可提高 SPT 术前诊断准确率,对于外科医生来说,术

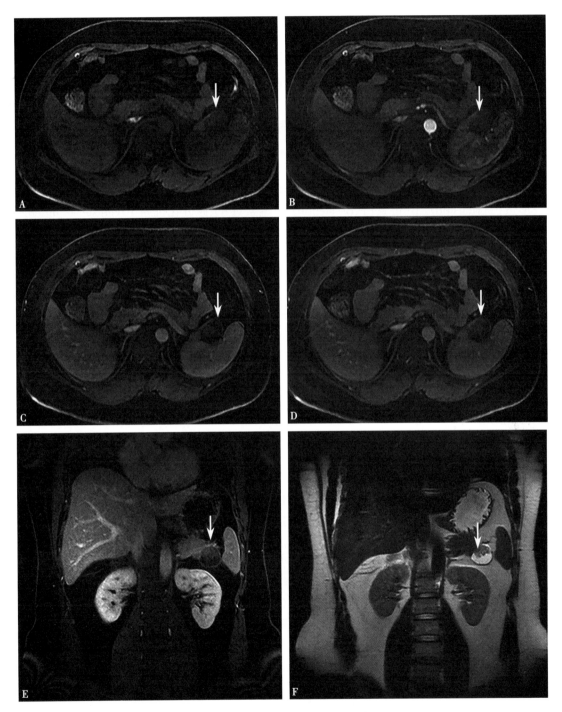

**图 29-0-2　上腹部 MRI**

患者焦 ××,男性,13 岁,以"间断上腹疼痛 6 个月余"入院,上腹部 MRI 检查发现胰尾部囊性病变,T1WI (A)为低信号肿块,动态增强扫描(B~D)可见肿瘤内实性成分呈渐进性强化,被膜轻度持续性强化,延迟期冠状位(E)可见实性成分仍强化,周边被膜呈环形强化,T2WI 冠状位(F)可见实性成分为低信号,囊性成分为高信号

前的准确诊断,可以提前手术规划是否可行保留器官功能的手术,以降低术后出现糖尿病等并发症发生率,但是 FNAC 有潜在的导致肿瘤播散或肿瘤破裂出血的可能。

## 四、病理学特点

SPT 的最终诊断仍靠组织病理学及免疫组织化学。SPT 最大的两个组织学特点是:实性和假乳头状区域并存。

大体病理:肿瘤为囊性、实性或囊实性肿块并伴有坏死出血,多为圆形或椭圆形肿块,边界清楚,包膜完整,体积大小差别较大;肿瘤切面呈灰白、灰红或灰黄色,内含褐色或暗红色絮状物,为囊性退变坏死或出血区域,钙化一般位于包膜或周边实性成分区域,中央区域钙化较少。

镜检:瘤体由形态一致的细胞排列呈片状、巢状结构,核异型性不明显,肿瘤细胞围绕血管呈假乳头状结构,间质成分为纤细的纤维脉管束,部分区域可见黏液变性及出血坏死。特征性假乳头的形成是由于肿瘤本身的退行性改变及细胞黏附性的丧失,黏附性的缺失导致血管周围一层肿瘤细胞的覆盖,退行性变化特征包括泡沫细胞、玻璃样变性、胆固醇结晶、出血等,玻璃样小体经常出现,总体来讲组织学上看接近于神经内分泌肿瘤,肿瘤的免疫表型比较与众不同,但是不能揭示其细胞的起源。

SPT 免疫组织化学具有多样表达,未见特异性标志物,成年病例与儿童病例无明显差异。SPT 可阳性表达波形蛋白(vimentin)、β- 链蛋白(β-catenin)、孕激素(PR)、簇分化抗原 10(cluster of differentiation,CD10)、α1-AT、α1-ACT、神经元特异性烯醇化酶(neuron-specific enolase,NSE)、突触素(synaptophysin,SyN)等,不表达雌激素受体(estrogen receptor,ER)、AFP、嗜铬粒蛋白 A(chromogranin A,CgA)等。部分研究显示 Ki-67 水平升高与恶性生物学行为有关,但是其与预后无明显关系(表 29-0-1)。

### 表 29-0-1  12 例儿童 SPT 免疫组化结果

| 免疫组化指标 | β-catenin | α1-AT | Vim | PR | CD10 | SyN | CgA | CK | Ki-67(>5%) |
|---|---|---|---|---|---|---|---|---|---|
| 阳性数 | 12/12 | 11/11 | 12/12 | 11/12 | 8/9 | 6/11 | 2/12 | 2/12 | 3/8 |
| 阳性率 | 100% | 100% | 100% | 91.6% | 81.5% | 54.5% | 16.7% | 16.7% | 37.5% |

注:β- 联蛋白(β-catenin)、α- 抗胰蛋白酶(α1-antitrypsin,α1-AT)、波形蛋白(vimentin,Vim)、孕激素(PR)、突触素(SyN)、嗜铬素 A(CgA)、细胞角蛋白(cytokeratin,CK)

## 五、SPT 恶性特征

胰腺 SPT 是有惰性生物学行为的肿瘤,按照 WHO 恶性肿瘤分类,恶性 SPT 具有如下特征:①肿瘤有周围血管神经或周围组织器官的侵犯;②肿瘤组织内血管见到瘤栓;③肿瘤细胞呈现高级别异型性、核分裂象增多。虽然 2010 版 WHO 认为所有 SPT 均为低度恶性肿瘤,但多数学者认为 2000 版对于 SPT 的定义更符合其生物学行为,即当出现神经、胰腺周围脂肪、脉管等侵犯时为恶性 SPT。

据中华外科青年医师学术研究社胰腺外科研究组回顾性分析中国 16 家胰腺中心胰腺囊性肿瘤数据分析,SPT 恶变率约为 12.3%。临床上常见的转移部位是肝脏、局部淋巴结、肠系膜等,少见合并血管侵犯或癌栓形成。合并(自发性 / 外伤性)肿瘤破裂出血患者有复发转移的可能。

Honore C 等报道 SPT 破裂出血手术治疗后 13 年出现转移,再次行手术及术后化疗后无瘤生存;Tajima 等报道一例女性儿童患者外伤后肿瘤破裂,急诊手术行止血、引流及组织活检,5 周后行二次手术切除肿瘤,术后 7 年后出现腹腔多发转移,再次手术治疗。Park 等报道一例肿瘤破裂患者,初次手术急诊止血,因肿瘤较大无法根治切除,行化疗 3 周期后行胰体尾脾脏切除术,术后出现门静脉栓子及肝转移,行术后化疗及肝肿瘤射频消融治疗,随访 97 个月无瘤生存。因此对于合并肿瘤破裂的患者,也应该按恶性肿瘤对待。

预测 SPT 恶性与否的指标包括包膜不完整、Ki-67>5%、淋巴结转移等指标,但包膜不完整对于胰腺 SPT 恶性的预测更具有统计学意义。

## 六、鉴别诊断

### (一) 黏液性囊腺瘤

黏液性囊腺瘤是分泌黏液的胰腺囊性肿瘤,具有卵巢样间质成分,大多数患者为更年期女性,98% 为女性,平均年龄 48 岁,少数男性患者证实其具有卵巢样间质成分存在。98% 存在于胰腺体尾部,胰头部少见,相对边界清楚。MCN 与胰管不相通,呈多房性,随着黏液增多不断膨胀,囊液内含有大量糖蛋白及癌基因蛋白,比如 CEA。这些特点可以将其与其他囊性肿瘤鉴别开来。

### (二) 浆液性囊腺瘤

浆液性囊腺瘤是一种少见的良性肿瘤,边界清楚,相对体积较大(最大者 25cm),多发生于女性,50~60 岁年龄段。典型的病例是由无数的大小形态各异的管状结构相连排列而形成类似海绵状结构。少见的情况是寡囊性、单囊性、实性等,可能与其他囊性病变难以鉴别。

### (三) 胰母细胞瘤

胰母细胞瘤是一种罕见的儿童肿瘤,平均年龄 4 岁,另一个发病高峰是 30 岁年龄段。一般体积较大,7~8cm。部分患者 AFP 升高,少数患者可能与 Beckwith Wiedemann 综合征或家族性腺瘤性息肉(familial adenomatous polyposis,FAP)综合征相关。

### (四) 淋巴上皮样囊肿

淋巴上皮囊肿多发生于胰腺周边而非胰腺内,多为男性,男女比例 3∶1,平均年龄 52 岁,与同类的唾液腺囊肿不同,胰腺淋巴上皮囊肿与自身免疫疾病综合征、免疫缺陷病、淋巴瘤等无关。可发生于胰腺任何部位,可为单房或多房。特点是囊壁衬覆一层角化的鳞状上皮细胞,鳞状上皮周边是一层淋巴细胞成分,部分含有淋巴滤泡成分及被膜。囊性成分可以凸向囊壁内,并在局部形成炎症反应,部分形成肉芽肿。

### (五) 淋巴管囊肿和胃肠道重复畸形囊肿

淋巴管囊肿见于年轻女性,男女比例 1∶3,平均年龄 29 岁;囊壁衬覆上皮细胞,周边一层淋巴组织。先天性囊肿及胃肠道重复畸形形成的囊肿也可以发生于胰腺及壶腹部周边部位,包括呼吸道型、肠道型、鳞状上皮型和移行细胞型。

### (六) 腺泡细胞癌和腺泡细胞囊腺瘤(或癌)

胰腺腺泡细胞癌是一种罕见的胰腺外分泌肿瘤,起源于胰腺腺泡细胞,好发于老年男性患者,发病年龄高峰为 60 岁左右;可出现于胰腺任何部位,但胰头部更常见;多为膨胀性生长,并形成假包膜,因此边界清楚。胰腺腺泡细胞癌多为乏血供肿瘤,但肿瘤间质内富含血窦,因此影像学上肿瘤呈渐进性强化,若肿瘤分化较好、体积较小,则为实性肿瘤表现,若分化差或体积较大,供血失衡,可能出现不同程度的坏死、出血、钙化等,出血范围越大,强化越不均匀。

## 七、治疗方法选择

外科手术仍是 SPT 的根治手段,即使出现局部侵犯或转移,远期效果仍较好。

根据病变所在位置及侵犯周边组织结构不同,可选择(保留幽门)胰头十二指肠切除术、胰体尾切除术、中段胰腺切除术等。随着外科手术技术的不断进步,围手术期并发症及死亡率也逐渐下降,但是传统手术因过多的切除胰腺组织或其他脏器,从而影响术后内外分泌功能,因此对于包括胰腺 SPT 在内的恶性程度较低的肿瘤,越来越多的保留器官功能的手术方式不断出现。

对于胰体尾部 SPT,可选择保留脾脏胰体尾切除术,保留脾脏功能,以避免出现脾切除术后凶险性感染发生,儿童患者病变相对偏大,有时可能无法与脾门或者脾脏血管分离,从而必须行联合脾脏切除手术,可行自体脾片大网膜移植以尽可能保留脾脏功能。

对于胰腺表面或突出于胰腺外的肿瘤,亦可选择肿瘤局部切除或剜除术,以保留更多胰腺组织。

位于胰头部病变,对于儿童患者行胰头十二指肠切除术手术"过大",保留十二指肠的胰头肿瘤切除术(duodenum-preserving pancreatic head resection,DPPHR)保留更多胰腺组织,同时 DPPHR 保留胃、幽门及肝外胆管等结构,维持了胰腺内外分泌功能的完整性,但是对于胰头部较大的肿瘤则不适宜行 DPPHR。

对于壶腹部肿瘤及胰体尾 SPN 同时存在时,Chen HW 等建议行胰头十二指肠切除并胰体尾脾脏切除术,保留中段胰腺组织。

对于 SPT 是否需要淋巴结清扫目前并无定论,笔者认为鉴于其低度恶性行为,不需行规范化清扫淋巴结,而对于局部肿大淋巴结同时行手术切除。对于肿瘤无法完整切除者,行 R1 切除仍能获得较好预后,对于复发或转移患者,如有手术切除机会或减瘤机会应积极再手术,患者生存期可明显延长,对于肝脏多发转移者也可选择肝动脉栓塞化疗治疗或局部消融治疗措施。我中心报道的 69 例胰腺 SPT 病例中,1 例合并肝转移者行动脉栓塞治疗长期随访,1 例 R1 切除术后多次性动脉栓塞化疗及 1 此消融治疗后仍带瘤生存 14 个月以上。

对于肿瘤无法切除的患者,目前尚缺乏有效的治疗措施,放化疗能否延长患者生存时间仍存争议。值得一提的是,对于合并肿瘤破裂的患者,术中则应该严格按照恶性肿瘤的根治原则,同时给以大量灭菌注射用水冲洗,减少种植转移的概率。

腹腔镜手术技术在胰腺外科逐渐广泛使用,自 2003 年 Carricaburu E 等行第一例腹腔镜下胰体尾切除术治疗一名 9 岁男性患儿胰腺 SPN 以来,腹腔镜胰腺手术报道数量逐渐增多。腹腔镜手术与开放手术在手术时间、术后并发症方面无明显差异,而术中出血量、术后禁食时间、住院时间等方面,腹腔镜手术则优于开放手术。随着腹腔镜手术技术的进步,腹腔镜下保留幽门胰头十二指肠切除、保留十二指肠胰头肿瘤切除、钩突部肿瘤切除、节段性胰腺切除术等均可开展。腹腔镜手术创伤小、术后恢复快,对于经验丰富的胰腺肿瘤诊疗中心不失为最佳选择。

## 八、预后

胰腺 SPT 手术治疗远期预后较好,5 年和 10 年无疾病生存率分别为 96.5% 和 89.6%,切缘阴性者几乎均可治愈;复发率小于 10%,儿童患者预后较成人预后更好。

一项单中心研究发现,在胰腺 SPN 患者中,20 岁以下的患者没有肿瘤复发者,但是 20 岁以上患者中 16% 出现明确转移、1.62% 患者因该肿瘤死亡。另一项综述回顾分析显示,78 例儿童患者中,仅 1 例出现肿瘤远处转移。复发的危险因素包括:肿瘤直径大于 5cm、胰腺周围脂肪浸润、淋巴结转移、淋巴管血管侵犯、同时出现其他部位转移、切缘阳性等。

大宗病例研究显示,尚无能够准确预测 SPT 远期预后的可靠指标。鉴于此,对于成人患者,术后一般建议每 6 个月行彩超、CT 或 MRI 复查,而对于儿童患者,则可适当延长复查时间。

(韩风　蒙博　王伟)

## 参 考 文 献

1. Zhou H, Cheng W, Lam KY, et al. Solid-cystic papillary tumor of the pancreas in children. Pediatr Surg Int, 2001, 17(8): 614-620.

2. 蒙博, 庞春, 白睿华, 等. 儿童胰腺实性假乳头状瘤 12 例临床诊治分析. 中华实用儿科临床杂志, 2018, 33(8): 598-601.

3. Miyazaki Y, Miyajima A, Maeda T, et al. Extrapancreatic solid pseudopapillary tumor: case report and review of the literature. Int J Clin Oncol, 2012, 17(2): 165-168.

4. Law JK, Ahmed A, Singh VK, et al. A systematic review of solid-pseudopapillary neoplasms: are these rare lesions? Pancreas, 2014, 43(3): 331-337.

5. Yu PF, Hu ZH, Wang XB, et al. Solid pseudopapillary tumor of the pancreas: a review of 553 cases in Chinese literature. World J Gastroenterol, 2010, 16(10): 1209-1214.

6. Takamatsu S, Nagano H, Ohtsukasa S, et al. A case of spontaneous ruptured solid pseudopapillary tumor of pancreas resected by laparoscopic surgery. Case Rep Med, 2013, 2013: 953240.

7. Lee SE, Jang JY, Hwang DW, et al. Clinical features and outcome of solid pseudopapillary neoplasm: differences between adults and children. Arch Surg, 2008, 143(12): 1218-1221.

8. Yamao K, Yanagisawa A, Takahashi K, et al. Clinicopathological features and prognosis of mucinous cystic neoplasm with ovarian-type stroma: a multi-institutional study of the Japan pancreas society. Pancreas, 2011, 40(1): 67-71.

9. 傅熙博,郝志强,贺金云,等. 胰腺实性假乳头状瘤的增强 CT 和临床病理对比研究. 中华普通外科杂志,2014,29(9): 673-676.

10. Anil G,Zhang J,Al HNE,et al. Solid pseudopapillary neoplasm of the pancreas:CT imaging features and radiologic-pathologic correlation. Diagn Interv Radiol,2017,23(2):94-99.

11. Virgilio E,Mercantini P,Ferri M,et al. Is EUS-FNA of solid-pseudopapillary neoplasms of the pancreas as a preoperative procedure really necessary and free of acceptable risks ? Pancreatology,2014,14(6):536-538.

12. Honore C,Goere D,Dartigues P,et al. Peritoneal carcinomatosis from solid pseudopapillary neoplasm(Frantz's tumour)of the pancreas treated with HIPEC. Anticancer Res,2012,32(3):1069-1073.

13. Tajima Y,Kohara N,Maeda J,et al. Peritoneal and nodal recurrence 7 years after the excision of a ruptured solid pseudopapillary neoplasm of the pancreas:report of a case. Surg Today,2012,42(8):776-780.

14. Park JY,Kim SG,Park J. Solid pseudopapillary tumor of the pancreas in children:15-year experience at a single institution with assays using an immunohistochemical panel. Ann Surg Treat Res,2014,86(3):130-135.

15. Yuan CH,Tao M,Jia YM,et al. Duodenum-preserving resection and Roux-en-Y pancreatic jejunostomy in benign pancreatic head tumors. World J Gastroenterol,2014,20(44):16786-16792.

16. Snajdauf J,Rygl M,Petru O,et al. Duodenum-sparing technique of head resection in solid pseudopapillary tumor of the pancreas in children. Eur J Pediatr Surg,2009,19(6):354-357.

17. 刘翔琪,董岿然,柳龚堡,等. 保留十二指肠胰头肿块切除术在儿童胰头肿瘤治疗中的应用. 中华小儿外科杂志,2017, 38(2):103-106.

18. Chen HW,Wang FJ,Lai EC,et al. Middle-preserving pancreatectomy for synchronous ampullary carcinoma and solid-pseudopapillary tumor of distal pancreas. Int J Surg Case Rep,2011,2(8):267-268.

19. 张锴,马超,丁月超,等. 胰腺实性假乳头状瘤 69 例手术体会. 中国现代医学杂志,2017,27(5):135-137.

20. Carricaburu E,Enezian G,Bonnard A,et al. Laparoscopic distal pancreatectomy for Frantz's tumor in a child. Surg Endosc, 2003,17(12):2028-2031.

21. Chen XM,Zhang Y,Sun DL. Laparoscopic central pancreatectomy for solid pseudopapillary tumors of the pancreas:our experience with ten cases. World J Surg Oncol,2014,12:312.

22. Zhou J,Zhou Y,Mou Y,et al. Laparoscopic duodenum-preserving pancreatic head resection:A case report. Medicine(Baltimore), 2016,95(32):e4442.

23. Sokolov YY,Stonogin SV,Donskoy DV,et al. Laparoscopic pancreatic resections for solid pseudopapillary tumor in children. Eur J Pediatr Surg,2009,19(6):399-401.

24. Senthilnathan P,Patel N,Nalankilli VP,et al. Laparoscopic pylorus preserving pancreaticoduodenectomy in paediatric age for solid pseudopapillary neoplasm of head of the pancreas - case report. Pancreatology,2014,14(6):550-552.

25. Tsai FJ,Lee JY,Chang YT. Laparoscopic resection of a giant solid pseudopapillary neoplasm of uncinate process of the pancreas in a child. J Laparoendosc Adv Surg Tech A,2011,21(10):979-982.

26. Chao HC,Kong MS,Lin SJ,et al. Papillary cystic neoplasm of the pancreas in children:report of three cases. Acta Paediatr Taiwan,2000,41(2):101-105.

27. Park JK,Cho EJ,Ryu JK,et al. Natural history and malignant risk factors of solid pseudopapillary tumors of the pancreas. Postgrad Med,2013,125(2):92-99.

28. 中华外科青年医师学术研究社胰腺外科研究组. 中国胰腺囊性肿瘤外科诊治现状分析:2 251 例报告. 中华外科杂志, 2018,56(1):24-29.

29. Lubezky N,Papoulas M,Lessing Y,et al. Solid pseudopapillary neoplasm of the pancreas:Management and long-term outcome. Eur J Surg Oncol,2017,43(6):1056-1060.

30. Xu Y,Zhao G,Pu N,et al. One Hundred Twenty-One Resected Solid Pseudopapillary Tumors of the Pancreas:An 8-Year Single-Institution Experience at Zhongshan Hospital,Shanghai,China. Pancreas,2017,46(8):1023-1028.

31. Gao H,Gao Y,Yin L,et al. Risk Factors of the Recurrences of Pancreatic Solid Pseudopapillary Tumors:A Systematic Review and Meta-analysis. J Cancer,2018,9(11):1905-1914.

32. Suzuki S,Hatori T,Furukawa T,et al. Clinical and pathological features of solid pseudopapillary neoplasms of the pancreas at a single institution. Dig Surg,2014,31(2):143-150.

33. 马战胜,金冬林,陈露,等. 中国胰腺实性假乳头状瘤 20 年流行病学特征及诊治经验. 世界华人消化杂志,2014(33): 5153-5158.

# 第30章

# 胰腺少见肿瘤或占位

【摘要】胰腺导管腺癌约占胰腺肿瘤的80%,其他20%胰腺肿瘤包括胰腺囊性肿瘤、神经内分泌肿瘤及其他少见肿瘤。本章重点介绍胰腺部分少见疾病,如胰腺淋巴瘤、胰腺淋巴管瘤、胰腺神经鞘瘤等,目的是增加临床医生及放射科医生对此类少见疾病的认识。在临床实际工作中,少见胰腺病变在临床、影像学上与胰腺癌难以区分,能够结合特征性的临床及影像特征考虑到此类少见疾病,部分胰腺少见疾病可避免不必要的手术治疗。

## 第一节　胰腺少见上皮源性肿瘤

### 一、胰腺腺鳞癌

胰腺腺鳞癌(adenosquamous carcinoma, ASqC)是一种腺癌和鳞癌成分混合存在的胰腺恶性肿瘤,占胰腺外分泌恶性肿瘤的 1%~4%。

#### (一)病理

肿瘤包括腺上皮细胞和鳞状上皮细胞,腺上皮细胞有导管或腺体结构伴有大量细胞内外黏蛋白,鳞状上皮细胞是以浸润性瘤巢或带有明显的细胞边界、细胞间桥、不透亮的嗜伊红染色的胞质、角化的多形编织状细胞为特征,其中鳞癌的成分来源尚不清楚,目前有几种学说:

1. 腺上皮化生学说　胰管腺上皮经反复慢性炎症反复刺激后鳞状化生。

2. 异位上皮学说　异位鳞状上皮恶变。

3. 共同来源学说　胰腺导管多潜能的细胞分化。

4. 碰撞学说　腺癌与鳞癌同时发生。

根据 WHO(2010)消化系统肿瘤分类认为胰腺腺鳞癌中鳞状细胞至少大于 30% 才可诊断。此外,诊断成立还需要排除转移性鳞癌。

#### (二)临床表现

常见的临床症状为腹痛、体重下降、厌食、乏力、黄疸等,临床症状无特异性,与其他胰腺肿瘤的临床特征难以区分。该肿瘤预后差,文献报道术后生存率平均 5 个月左右。

#### (三)影像学表现

腺鳞癌的侵袭性高,组织学上鳞癌的倍增时间约为腺癌的一半,容易发生坏死、囊变。在 CT 增强上肿块中央易发生坏死、囊变,典型表现为中央不强化的片状囊样低密度灶和周边强化的不均匀厚壁的肿块,也可以表现为不均匀强化的肿块内见多个小囊变灶。在 MRI 增强上,肿块的实性成分 $T_1WI$ 呈等低信号,$T_2WI$ 上呈稍高和 / 或等信号,中央囊变灶在 $T_1WI$ 呈低信号,$T_2WI$ 上呈高信号,增强后实性成分呈轻度渐进性延迟强化。胰腺腺鳞癌病灶虽小,但在早期就可发生转移,也具有噬血管性及噬神经性的特征。文献报道称,门静脉系统内的瘤栓也相对常见(图 30-1-1、30-1-2)。

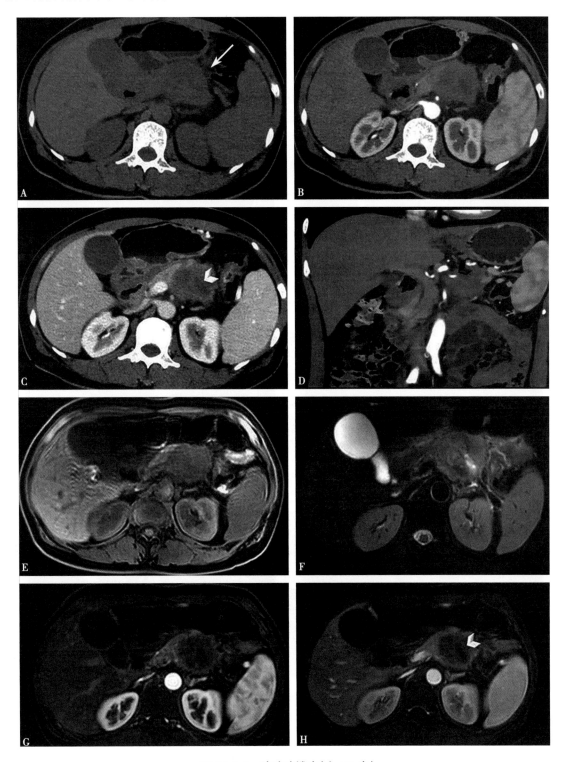

图 30-1-1 胰腺腺鳞癌(女,51 岁)

A~D 分别为 CT 平扫、增强动脉、门静脉期及冠状面重建。A. 平扫图,胰腺体尾部不规则囊实性肿块(白箭头示);B、C. 增强后动脉期病灶呈轻度不均匀强化,门静脉期渐进性延迟强化,内见小片状低密度影在各期未见强化(白箭头示);E~H 分别为 MRI $T_1WI+fs$、$T_2WI+fs$、$T_1WI$ 增强动脉期、门静脉期;E、F. 病灶内实性成分 $T_1WI+fs$ 呈低信号,$T_2WI+fs$ 呈稍高信号,囊性成分呈液性信号;G、H.MRI 增强强化方式与 CT 增强相似,小片状未强化区与 CT 增强对应(白箭头示)

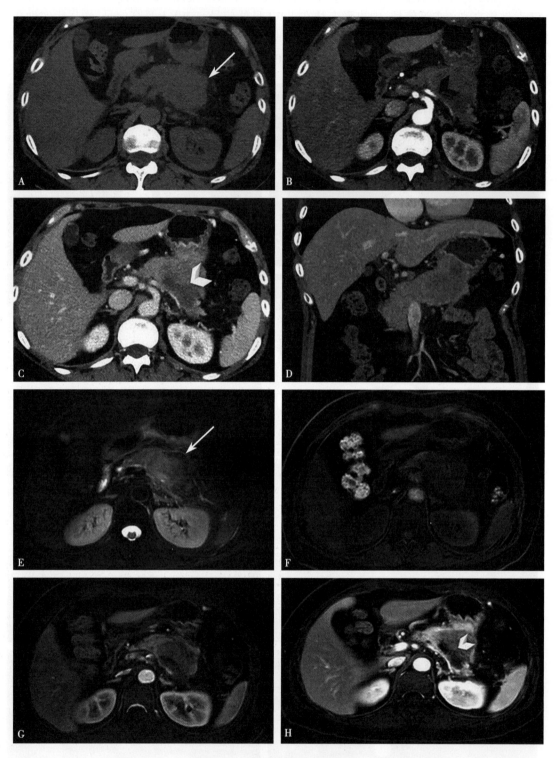

**图 30-1-2 胰腺腺鳞癌(女,55 岁)**

A~D 分别为 CT 平扫、增强动脉、门静脉期及冠状面重建。A. 胰腺体尾部不规则囊实性肿块(白箭头示);B、C. 增强后病灶在动脉期呈轻度不均匀强化,门静脉期渐进性延迟强化,病灶边缘内见片状低密度影在各期未见强化(白箭头示),脾动脉受侵变窄(黑箭头示);D. 冠状面重建示病灶与胃体部分界不清,胃体部受累;E~H 分别为 MRI T₂WI+fs、T₁WI+fs、T₁WI 增强动脉期、门静脉期;E、F. 病灶实性成分 T₁WI+fs 呈低信号,T₂WI+fs 呈稍高信号(白箭头示);G、H. 病灶强化方式与 CT 增强相似,病灶边缘片状未强化区与 CT 增强对应(白箭头示)

## 二、胰腺肉瘤样癌

胰腺肉瘤样癌(pancreatic sarcomatoid carcinoma,PSC)是一种较少见的癌和肉瘤样改变两种混合的肿瘤,认为起源于上皮源性的胰腺腺管及腺泡分化差的癌,不是肉瘤。原发于胰腺的肉瘤样癌在临床上更为罕见,占胰腺肿瘤的 1.56%,占胰腺非内分泌恶性肿瘤的 2%~7%。具有恶性程度高、病情发展快、转移早、手术切除率低、预后差等特点。

### (一) 病理

肉瘤样癌是指上皮来源的癌细胞呈肉瘤样改变,即癌细胞呈梭形细胞样,是癌细胞向肉瘤样癌方向分化的结果,是一种特殊类型的癌而非肉瘤或癌肉瘤。诊断胰腺肉瘤样癌需满足以下 3 个条件:

1. 原发于胰腺,而非邻近脏器肿瘤侵袭或转移。
2. 肿瘤内的组织要有 50% 以上具有肉瘤样特征。
3. 组织中肉瘤样成分有上皮性标志物的表达,(CK、EMA)呈强阳性,而间叶标记(vimentin)呈弱阳性或阴性。

需要于癌肉瘤进行鉴别,癌肉瘤是指同时含有上皮成分和间叶成分恶性肿瘤,具有真正的上皮组织和间叶组织,诊断癌肉瘤最重要的依据是其肉瘤细胞中不表达上皮性标记物。

### (二) 临床表现

胰腺肉瘤样癌早期一般无症状,晚期可出现黄疸、恶心、呕吐、消瘦等胆道及消化系梗阻的症状。临床特征无特异性。

### (三) 影像学表现

胰腺肉瘤样癌发生于胰腺体尾部相对多见,肿瘤恶性度高,生长迅速,病灶体积较大。

CT 平扫病灶多呈囊实性,呈圆形及椭圆形,较具有特征性表现,易发生坏死,可见小结节样钙化灶。CT 增强扫描显示实性成分呈中度不均匀强化,延迟期包膜显示清晰。肿瘤侵袭性强,多伴有邻近组织器官的侵犯。在 MRI 上,病灶呈囊实性改变,信号不均匀,实性成分 $T_1WI$ 呈低信号,$T_2WI$ 上呈稍高或高信号,DWI 上呈不均匀高信号,ADC 图信号减低;中央囊变灶在 $T_1WI$ 呈低信号,$T_2WI$ 上呈高信号,增强后实性成分呈轻到中度渐进性延迟强化(图 30-1-3、30-1-4)。

### (四) 临床治疗

胰腺肉瘤样癌对放化疗均不敏感,手术切除仍是首选的治疗方法,临床上多以低分化癌处理。有报道称对早期的胰腺肉瘤样癌采用 $T_0M_0$ 螺旋断层放射治疗可获得有效控制。胰腺肉瘤样癌预后差,确诊后平均生存期为 2~3 个月,3 年生存率小于 3%。

## 三、胰腺未分化癌伴破骨细胞样巨细胞

胰腺未分化癌伴破骨细胞样巨细胞(undifferentiated carcinoma with osteoclast-like giant cells of pancreas,UCWOGCs)是一种罕见的恶性肿瘤,占胰腺恶性肿瘤的 0.2%,为胰腺导管腺癌的亚型。老年患者较为多见,男女发病率无明显差异。肿瘤生长迅速,容易发生坏死、囊变。

### (一) 病理

胰腺为多形性未分化的癌细胞中散在分布着大小不等的破骨样细胞巨细胞。大多数学者认为起源于上皮源性肿瘤。免疫组化:多形性癌细胞中免疫标记 CK、EMA 和 Vimentin(+),破骨细胞样巨细胞中 CD68 和 Vimentin(+),破骨样巨细胞与骨的巨细胞样肿瘤具有类似的免疫表型,可能为反应性多核巨细胞,而非肿瘤性间质成分来源,增殖活性很低。

### (二) 临床表现

常以腹痛、腹胀、乏力、体重下降或黄疸就诊,腹部检查偶可触及肿块。

### (三) 影像学表现

肿瘤在胰腺头部及体部较多见。CT 平扫上多呈囊实性或实性,边界不清,体积较大,可伴有出血、坏死,CT 增强后动脉期实性成分呈轻度不均匀强化,门脉期延迟强化,其内不规则的坏死区无明显强化。此外,胰管可见扩张,可显示延迟强化的包膜。肿瘤容易侵犯周围组织,较易发生淋巴结及腹腔内的转移。

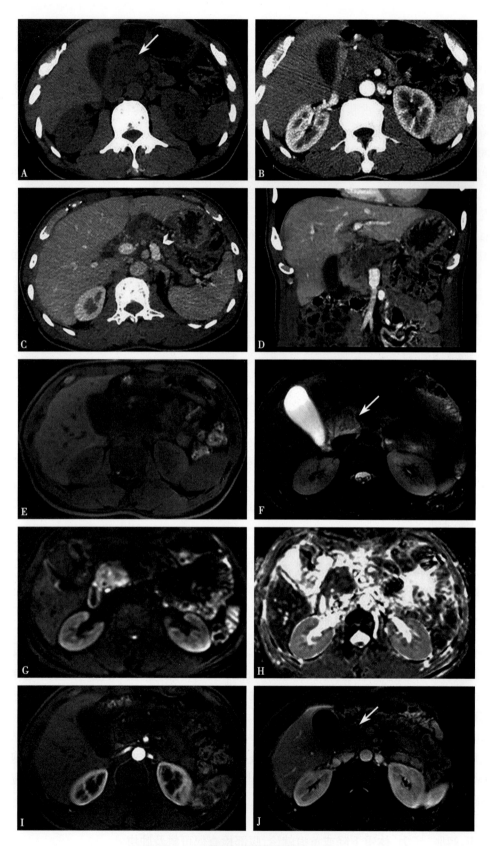

**图 30-1-3  胰腺肉瘤样癌(男性,60 岁)**

A~D 分别为 CT 平扫、增强动脉期、门静脉期及冠状面重建。A. 胰腺头颈部不规则囊实性肿块(白箭头示);
B、C. 增强后病灶在动脉期呈轻中度不均匀强化,门脉期渐进性强化,可见扩张的主胰管(白箭头示);E~J 分
别为 MRI $T_1WI+fs$、$T_2WI+fs$、DWI(b=800)、ADC 图、$T_1WI$ 增强动脉期、门静脉期;E~H. 病灶 $T_1WI+fs$ 呈低信号,
$T_2WI+fs$ 呈稍高信号(白箭头示),DWI 上呈不均匀高信号,ADC 图上信号减低;I、J. 强化方式与 CT 增强类似

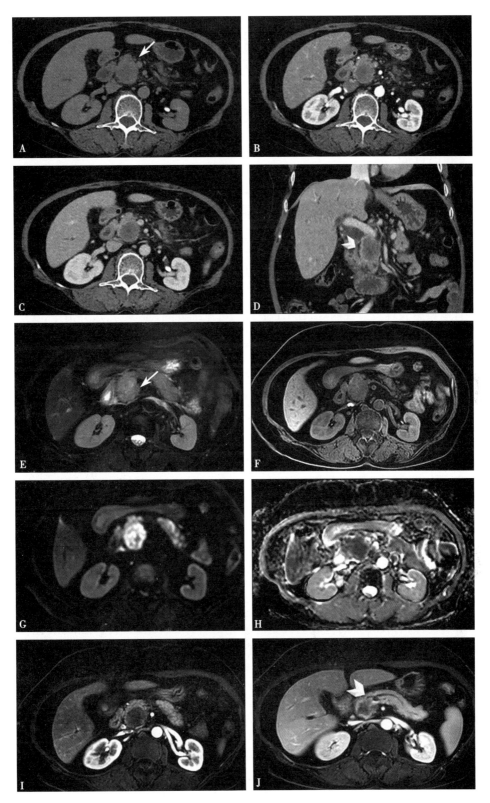

**图 30-1-4 胰腺肉瘤样癌(女性,66 岁)**

A~D 分别为 CT 平扫、增强动脉、门静脉期及冠状面重建。A. 胰腺头部类圆形不均匀实性肿块(白箭示);B、C 增强后病灶在动脉期呈轻度不均匀强化,门脉期渐进性强化;D. 冠状面重建可见延迟强化的包膜(白箭示);E~J 分别为 MRI T₂WI+fs、T₁WI+fs、DWI(b=800)、ADC 图、T₁WI 增强动脉期、门静脉期;E~H. 病灶在 T₁WI 呈低信号,T₂WI 呈稍高信号(白箭示),DWI 上呈高信号,ADC 图上信号减低;I、J. 增强后病灶在动脉期轻度强化,门脉期渐进性强化,可见主胰管截断征(白箭头示)

**（四）临床治疗**

手术进行整块切除是对可切除的胰腺未分化癌伴破骨细胞样巨细胞的主要治疗手段。而术后是否行辅助放化疗,目前研究较少。但鉴于该肿瘤恶性程度高,建议密切随访。

# 第二节 胰腺间叶源性肿瘤

## 一、胰腺淋巴管瘤

胰腺淋巴管瘤(lymphangioma of the pancreas)是以一种淋巴管先天畸形和/或伴有淋巴管的阻塞形成的囊样扩张的良性肿瘤,好发生于儿童的颈部及腋窝等软组织内,女性好发。胰腺淋巴管瘤在所有部位的淋巴管瘤不到1%,在胰腺体部及尾部相对常见。

**（一）临床表现**

早期无任何症状,当肿块较大时,可出现腹部包块和肿瘤压迫产生的伴随症状,如黄疸等。

**（二）影像学表现**

胰腺淋巴管瘤典型表现为囊性病灶,在CT平扫上可见细分隔,呈多房,边界清楚,囊壁较薄,还可出现乳头状突起,其囊内容物呈水样密度,钙化很少见,CT增强扫描囊壁和分隔可轻至中度强化,囊液未见强化。在MRI上,病灶在$T_1WI$呈均匀低信号,$T_2WI$呈均匀高信号,强化方式与CT增强类似,MRI增强对囊内的分隔及囊壁显示较CT清晰。胰腺淋巴管瘤与胰腺囊腺瘤有时鉴别较为困难,浆液性囊腺瘤典型表现为病灶中央星状瘢痕中的钙化,呈日光放射状改变;黏液性囊腺瘤多表现为囊性肿瘤周围的线状钙化,囊液成分复杂,在MRI上信号多变且不均匀有助鉴别,但确诊有赖于病理(图30-2-1)。

**（三）临床治疗**

腹部增强CT扫描结合内镜超声下细针穿刺获得液体的生化检查及细胞学的分析,可获得准确的诊断。如果无症状,可以避免不必要的手术治疗。

## 二、胰腺神经鞘瘤

胰腺神经鞘瘤(pancreatic schwannomas,PS)由施万细胞神经鞘膜良性增生形成,可发生于任何有施万细胞的神经,好发于头颈部及椎管内,而发生在胰腺的神经鞘瘤极为罕见。神经鞘瘤绝大多数是良性的,多为单发,生长较慢,表面常有完整包膜形成,发生于胰头部多见。

**（一）病理**

多数肿瘤呈囊实性,有较完整的包膜。典型的神经鞘瘤有2种组织结构,AntoniA区:细胞呈栅栏样或涡旋样排列,有致密的细胞结构和网状纤维,无有丝分裂现象或存在Verocay小体;AntoniB区:细胞排列松散,细胞量少,基质缺少纤维。多数胰腺神经鞘瘤A区、B区共存或互相移行。

**（二）临床表现**

无特异的临床表现。

**（三）影像学表现**

影像学表现与肿瘤的组织类型有关,CT增强可显示病灶的供血动脉,判断其来源,MRI增强可以反映其病理成分。AntoniA区为主的胰腺神经鞘瘤,肿瘤细胞排列致密表现为实性病灶,在CT平扫上可见低密度的实性肿块,内可见分隔、中心坏死或出血,增强后呈明显不均匀强化;在MRI上,信号不均匀,病灶在$T_1WI$呈稍低信号、$T_2WI$呈稍高信号,增强扫描呈明显强化。而以AntoniB区为主的胰腺神经鞘瘤,由于细胞排列疏松和无明显纤维成分,在CT平扫上呈囊性低密度病灶,在MRI上$T_1WI$呈低信号、$T_2WI$呈高信号,增强扫描无明显强化。此外,在MRI上,延迟强化完整包膜较具有特征性,在$T_1WI$呈低信号,$T_2WI$呈高信号,增强后渐进性强化。此外,良性的胰腺神经鞘瘤也可在PET/CT上显示FDG的异常浓聚(图30-2-2)。

**（四）临床治疗**

胰腺神经鞘瘤的治疗依然存在很大争议,剜除术和根治性手术切除均表现出良好的治疗效果,预后良好。

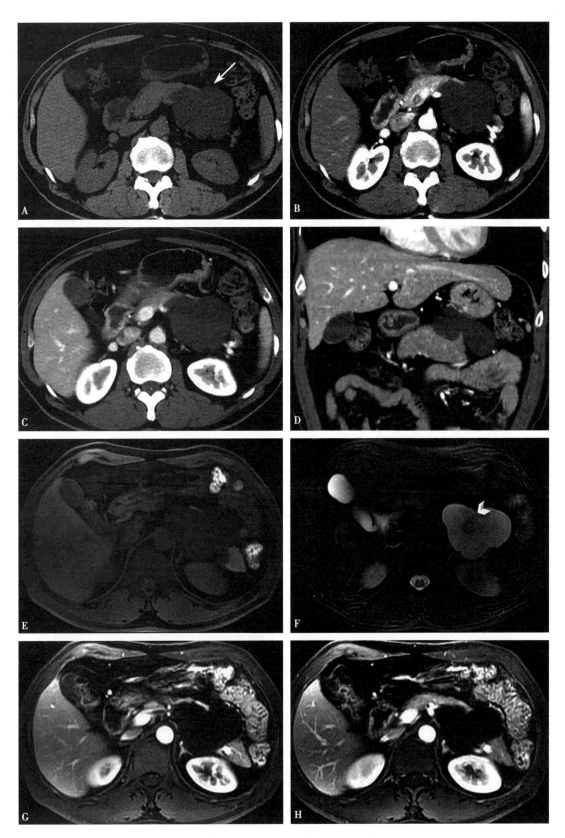

图 30-2-1　胰腺淋巴管瘤（男，45 岁）

A~D 分别为 CT 平扫、增强动脉期、门静脉期及冠状面重建。A. 胰腺体尾部见分叶状的囊性肿块（白箭头示），病灶囊壁菲薄，囊液未见强化，分隔显示不清；E~H 分别为 MRI $T_1WI+fs$、$T_2WI+fs$、$T_1WI$ 增强动脉期、门静脉期；E、F. 胰腺体尾部病灶 $T_1WI$ 呈低信号，$T_2WI$ 呈明显高信号，内部可见线样低信号分隔（白箭头示），显示较 CT 清晰；G、H. 囊液在各期未见强化

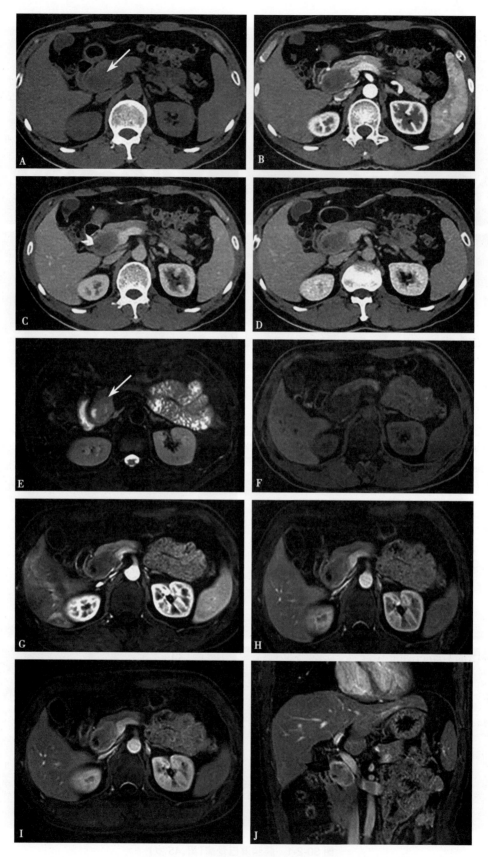

图 30-2-2　胰腺神经鞘瘤(男性,56 岁)

A~D 分别为 CT 平扫、增强动脉期、门静脉期及延迟期。A. 平扫图,胰腺头部类圆形囊实性肿块(白箭头示);B~D. 病灶在动脉期呈轻度不均匀强化,门静脉期及延迟期呈轻度渐进性强化,内小片状低密度影在各期未见强化(白箭头示);E~J 分别为 MRI T$_2$WI+fs、T$_1$WI+fs、T$_1$WI 增强动脉期、门静脉期及延迟期;E、F. 病灶 T$_1$WI 呈不均匀低信号,T$_2$WI 呈不均匀高信号(白箭头示),内部见小片状液性信号灶;G~J. 病灶强化方式与 CT 增强类似,延迟期病灶边缘可见明显强化的包膜(黑箭头示)

### 三、胰腺炎性肌纤维母细胞瘤

炎性肌纤维母细胞瘤（inflammatory myofibroblastic tumour, IMT）是间叶细胞来源的一种少见的交界性间叶源性肿瘤，由分化的肌成纤维细胞性梭形细胞组成，伴浆细胞和淋巴细胞等炎细胞浸润，是具有潜在恶性或低度恶性肿瘤，局部有复发倾向，少数可发生转移。曾被称为炎性假瘤、浆细胞性肉芽肿、黄色瘤样假瘤等。一般多见于肺部，发生于胰腺罕见。

IMT 可发生于任何年龄人群的任何部位，但发病年龄倾向于儿童、青少年，女性较男性稍多。

#### （一）病理

IMT 由分化的肌成纤维细胞性梭形细胞增生，常伴大量浆细胞和 / 或淋巴细胞等炎性细胞浸润。组织学类型可分为三种：

1. 黏液型　以黏液、血管及炎症细胞为主。
2. 梭形细胞密集型　以梭形细胞为主夹杂炎症细胞。
3. 纤维型　以致密成片的胶原纤维为主。

免疫组化表现为 Vimentin、SMA（smooth muscle action）、MSA（muscle-specific action）及 Cytokeratin 阳性；少部分 CD68、CD30 阳性。

#### （二）临床表现

最常见临床症状为腹痛、腹部不适、体重下降，可触及腹部包块、贫血，若 IMT 发生于胰腺头部，可发生梗阻性黄疸。

#### （三）影像学表现

胰腺炎性肌纤维母细胞瘤影像学表现缺乏特异性特征，最终诊断依靠病理及免疫组化。通过文献复习及病例报道进行总结，胰腺炎性肌纤维母细胞瘤好发于胰腺的头部，影像学上表现多样，CT 平扫多表现为囊实性病灶，较大者容易囊变、坏死，增强后实性成分在动脉期轻 - 中度强化，门脉期持续强化，较胰腺癌的乏血供强化特点有一定的鉴别意义；部分伴有慢性炎症表现，需与慢性胰腺炎进行鉴别。该肿瘤可沿胰周呈包壳样生长，包绕血管。

#### （四）临床治疗

胰腺炎性肌纤维母细胞瘤最有效的治疗手段是外科手术完整切除，研究报道称术后复发率可达 25%，但一般不主张淋巴结的清扫，术后预后良好。

## 第三节　胰腺淋巴瘤

胰腺淋巴瘤（pancreatic lymphoma, PL）是分为原发性淋巴瘤和继发性淋巴瘤，其中以后者多见。继发性胰腺淋巴瘤为淋巴结内 / 结外淋巴瘤侵犯或累及胰腺。原发性淋巴瘤在 WHO（2010）定义为发生在胰腺的结外淋巴瘤，大部分病变局限于胰腺，邻近淋巴结受累和远处蔓延，并且主要的临床表现在胰腺且治疗也是针对胰腺内病变。原发性淋巴瘤罕见，约占原发性胰腺肿瘤不到 0.5%，淋巴结外淋巴瘤的 2%。

### 一、临床表现

无特异性，常表现为腹痛、体重降低、黄疸、恶性呕吐。

### 二、影像学表现

胰腺淋巴瘤通常表现为局灶肿块、无明确肿块的弥漫浸润，其中前者多见，好发于胰头部，体积较大，边界较清；弥漫浸润型表现为胰腺体积弥漫性增大，边界不清。CT 平扫为均匀低密度病灶，增强后呈轻到中度强化，较邻近正常胰腺实质强化弱，强化均匀是胰腺淋巴瘤的特点之一。在 MRI 上，局灶肿块型：$T_1WI$ 上呈低信号，$T_2WI$ 上呈不均匀等低信号，增强后轻度强化；弥漫浸润型：$T_1WI$、$T_2WI$ 信号减低。淋巴瘤的细胞密实，在 MRI 上典型为 DWI 呈明显高信号，ADC 上信号减低。当胰腺淋巴瘤表现为弥漫性肿大时,需要与急性胰腺炎鉴别。

胰腺淋巴瘤坏死及钙化很少见,大多数情况下胰管未见扩张、血管受侵或闭塞少见。此外,肾静脉以下水平的淋巴结肿大也具有提示作用(图 30-3-1、30-3-2)。

### 三、临床治疗

胰腺淋巴瘤有时与胰腺腺癌难以鉴别,除非有组织病理学诊断。目前,报道称细针穿刺活检是胰腺术前诊断最有价值的方法,但假阴性率较高。胰腺淋巴瘤最常用治疗为化疗,手术和放疗的价值仍然存在争议。

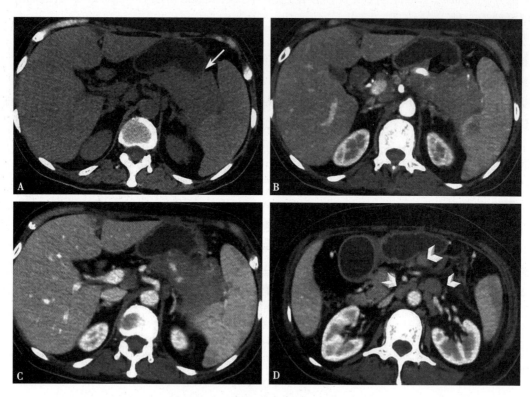

**图 30-3-1    胰腺淋巴瘤(女性,68 岁)**
A~C 分别为 CT 平扫、增强动脉期、门静脉期。A.胰腺体尾部不规则的稍低密度肿块(白箭头示);B、C.病灶在动脉期呈轻度均匀强化,门脉期轻度渐进性强化,可见脾动脉被包绕;D.非同一层面动脉期增强,主动脉旁及肠系膜间隙多发肿大淋巴结(白箭头示)

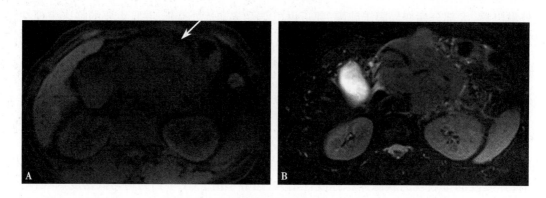

**图 30-3-2    胰腺淋巴瘤(女性,59 岁)**
A~F 分别为 MRI $T_1WI+fs$、$T_2WI+fs$、DWI(b=800)、ADC 图、$T_1WI$ 增强动脉期、门静脉期。A、B.胰腺形态失常,胰腺区及后腹膜肿块(白箭头示)在 $T_1WI$ 呈均匀低信号,$T_2WI$ 呈均匀稍高信号

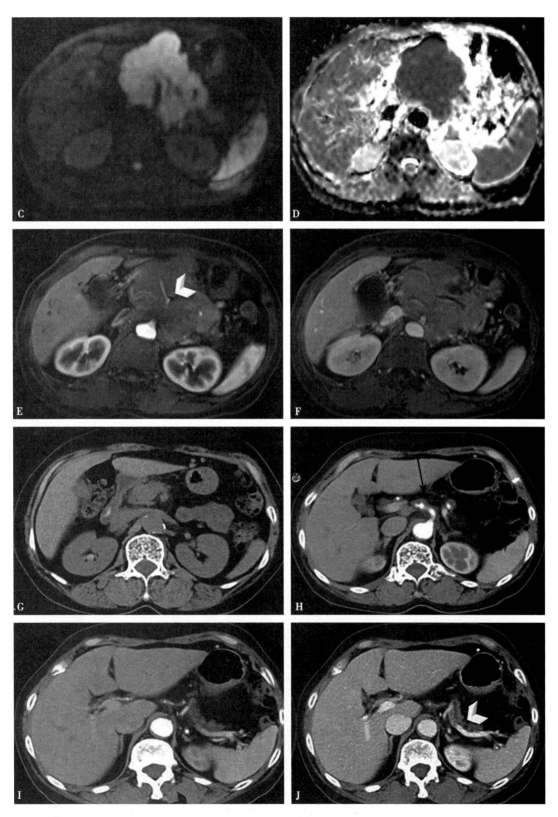

图 30-3-2(续)

C、D. 病灶在 DWI 上呈明显均匀高信号,ADC 上信号减低(ADC 值约 0.69×10⁻³mm/s);E、F. 病灶动脉期轻度
均匀强化,门脉期轻度延迟强化,腹腔干及分支被病灶包绕(白箭头示);G~J(同一病例,进过化疗后复查)分
别为非同一层面的 CT 平扫、增强动脉期(H、I)、门静脉期;G~I. 病灶较前明显缩小,腹腔干周围可见少许软组
织包绕(黑箭头示),胰腺体尾部实质萎缩及对应部位主胰管扩张(白箭头示)

# 第四节  胰腺继发性肿瘤

## 胰腺转移瘤

胰腺转移瘤（pancreatic metastases，PM）是其他部位的恶性肿瘤转移到胰腺的肿瘤，临床上较少见，发病率仅为胰腺恶性肿瘤的 2%~5%，发病年龄偏大，平均发病年龄为 55~70 岁，性别差异不明显，通常在原发肿瘤随访中发现。

### （一）病理

国外文献报道胰腺转移瘤绝大多数源自于肾细胞透明胞癌，其次是肺癌、乳腺癌、肉瘤以及胃肠道恶性肿瘤、黑色素瘤等恶性肿瘤。不同来源的胰腺转移瘤，病理表现各不相同，与原发肿瘤类型相关。

胰腺癌的转移瘤可分为单发结节、多发结节及弥漫型，其中以单发结节最多见。局灶性病变可发生在胰腺的任何部位，无明显的好发部位。

### （二）临床表现

胰腺转移瘤的临床表现无明显特异性，可表现为腹部不适、腹背部疼痛、恶心、黄疸等。通常发生于原发肿瘤的晚期，大多伴有其他部位的转移。

### （三）影像学表现

CT 平扫多表现为类圆形或不规则形结节，呈等密度或稍低密度，边缘较清晰，较大病灶可出现囊变坏死区。弥漫型比较少见，表现为以胰腺肿胀且密度减低，增强后称轻度均匀的强化。CT 增强上胰腺转移瘤存在多种强化方式，多数病灶表现为均匀或边缘强化，其强化方式与原发肿瘤的类型及血供有关，其中最具特征的是肾透明细胞癌的转移，呈富血供肿瘤的表现，需要与神经内分泌肿瘤进行鉴别；若呈乏血供表现，需要与胰腺癌进行鉴别。一般不造成胰管扩张，除非转移瘤浸润到胰导管上皮细胞或位于胰头的病灶压迫可引起胆总管及胰管扩张。对周围血管侵犯较为少见（图 30-4-1~30-4-4）。

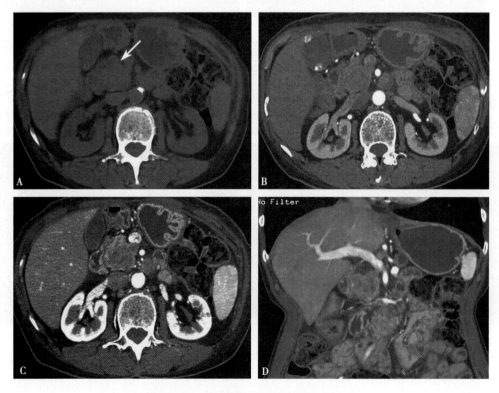

图 30-4-1  乳腺癌胰腺转移（女性，73 岁）

A~D 分别为 CT 平扫、增强动脉期、门静脉期及冠状面重建；A~C. 胰腺头部等密度软组织肿块（白箭头示），边界尚清；病灶在动脉期呈轻度不均匀强化，门脉期渐进性强化，内见小片状低密度影未见在各期强化

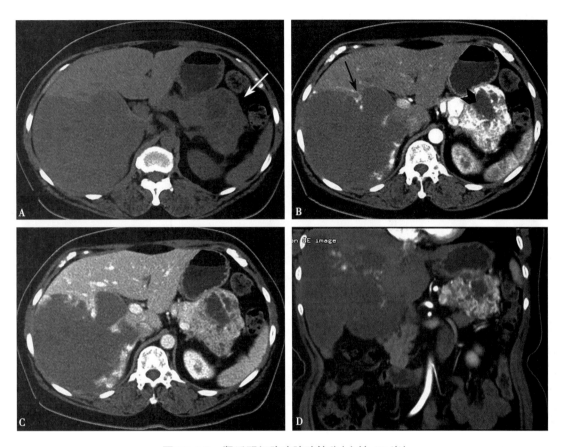

**图 30-4-2　肾透明细胞癌胰腺转移（女性，61 岁）**

A~D 分别为 CT 平扫、增强动脉期、门静脉期及冠状面重建；A. 胰腺尾部见不规则囊实性肿块（白箭头示），肝右叶可见巨大低密度肿块影（黑箭头示）；胰腺尾部病灶在动脉期呈明显不均匀强化，门脉期明显强化，内见多发小片状低密度影未见强化（黑箭头示）

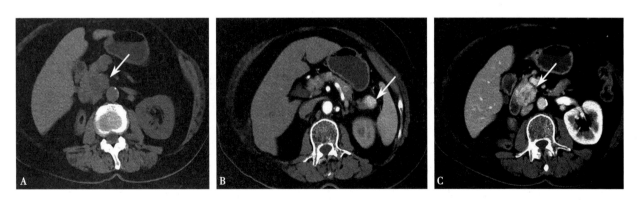

**图 30-4-3　肾透明细胞癌胰腺转移（女性，77 岁）**

A~C 分别为非同一层面的 CT 平扫、增强动脉期及门静脉期；A. 平扫图，胰腺头部、尾部各见不规则实性肿块（白箭头示）；胰腺内两处病灶在动脉期呈明显不均匀强化，门脉期明显强化，胰头部病灶内见小片状未强化低密度影

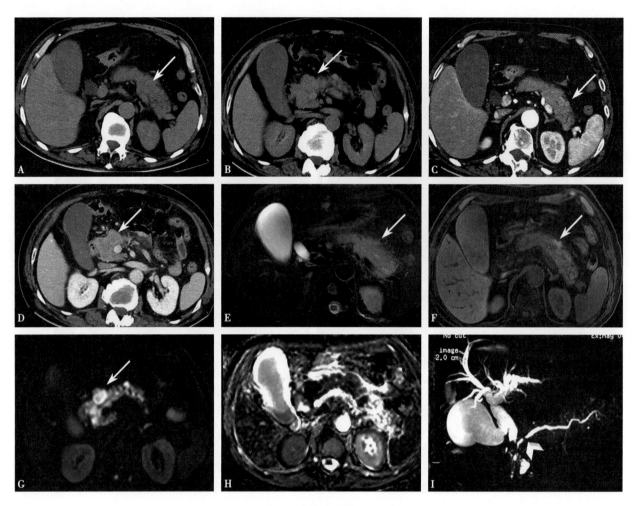

**图 30-4-4　肺小细胞癌胰腺转移(女性,61 岁)**

A~D 分别为 CT 平扫(A、B)、增强动脉期、门静脉期;胰腺形态肿胀,胰腺弥漫多发、大小不一、部分互相融合的结节状实性病灶(白箭头示),增强后病灶在动脉期呈轻度强化、门静脉期渐进性强化;E~I. MRI $T_2WI+fs$、$T_1WI+fs$、DWI(b=800)、ADC 图、MRCP;E、F. 胰腺内多发病灶在 $T_1WI+fs$ 呈均匀低信号,$T_2WI+fs$ 呈均匀稍高信号,DWI 呈多发结节状高信号,对应 ADC 图信号降低;MRCP 示胰腺颈部胰管狭窄、中断伴其上游轻度扩张(白箭头示)

　　原发肿瘤病史,胰腺出现单发、多发结节或弥漫性病变,边界多清晰,较少发生胰胆管扩张及胰周血管侵犯,增强后表现为均匀或边缘性强化时,可以考虑到胰腺转移瘤。

**(四)临床治疗**

　　当原发肿瘤情况稳定并且只转移到胰腺,胰腺转移瘤可考虑在合适的患者中行积极的手术治疗。文献报道称,肾透明细胞癌且只转移到胰腺的手术切除是有利的,但还需要考虑到原发肿瘤有没有手术切除的情况。 、

# 第五节　胰腺其他少见病变

## 一、胰腺浆细胞瘤

　　胰腺浆细胞瘤(pancreatic plasmacytoma)占胰腺肿瘤不到 0.1%,胰腺浆细胞瘤常发生于 60~70 岁,男性多见。浆细胞瘤是一种浆细胞过度增生的恶性肿瘤,约占血液系统恶性肿瘤的 10%。继发性胰腺浆细胞瘤多发生于晚期浆细胞骨髓瘤,多数为多发性骨髓瘤累及胰腺。原发性骨髓外浆细胞瘤较少见,占浆细胞瘤的 3%~4%,可发生于任何组织或器官,但最常见的发生部位是上呼吸道黏膜下淋巴组织,发生于

胰腺非常少见,约占 2%。

**影像学表现**

胰腺浆细胞瘤多位于胰头,容易引起梗阻性黄疸和腹痛,CT 平扫表现为分叶状实性低密度肿块,增强后呈均匀强化。MRI 表现报道较少,其 MRI 上 $T_1WI$ 呈低信号,$T_2WI$ 呈稍高信号,增强后动脉期为轻度不均匀强化,门脉期渐进性强化。当患者有多发性骨髓瘤且发现胰腺占位,考虑鉴别诊断时可以考虑到胰腺浆细胞瘤的可能。

有报道称,超声内镜下细针穿刺检查是诊断胰腺浆细胞瘤的一种快速且可靠的方法。

## 二、胰腺结节病

胰腺结节病(sarcoidosis of the pancreas)在 1973 年的尸检中首次被发现。发病的年龄通常在 20~40 岁,女性较男性好发。结节病是一种发病原因不明的可累及全身多系统的非干酪样坏死性肉芽肿性疾病,肺部及淋巴系统受累最常见,占 86%~92%,全身器官均可受累,胰腺受累很罕见。

### (一)临床表现

常见的症状包括体重减轻、厌食、黄疸和背部 / 腹痛。实验室检查中,部分出现血清血管紧张素转换酶(SACE)升高。

结节病的诊断:需要临床特征及至少在 2 个不同的脏器的上证实为非干酪样肉芽肿性炎症,排除结核、真菌感染等引起的肉芽肿性炎症。

### (二)影像学表现

结节病在胰腺中浸润,报道中大约一半为胰腺弥漫性的结节,而另外一半则多表现为胰腺头部的肿块,类似胰腺腺癌表现。在增强 CT 中表现为乏血供的表现,好发于胰腺头部的孤立性的肿块,胆总管和胰管扩张,或伴胰周淋巴结肿大。增强 MR 的特征是在 $T_1WI$ 呈低信号,$T_2WI$ 呈稍高信号,与正常胰腺强化相比较弱;在胰胆管造影上,胰管显示为管壁光滑的圆锥形收缩,而非肿瘤造成的胰管截断性改变,有一定的鉴别意义。胰腺结节病,在影像学上难以与胰腺癌鉴别,需活检穿刺或手术切除后病理来证实,同时还需要排除其他肉芽肿性疾病。

### (三)临床治疗

结节病的总体预后良好,50%~60% 的患者能自行缓解。治疗主要目标是改善症状及肺功能,预防肺间质纤维化,延缓疾病进展。结节病的治疗目前尚无标准,激素治疗主要用于短期缓解症状,远期疗效不明确。

胰腺结节病在临床上和影像学上与胰腺癌难以鉴别,术前没有明确的检查手段,往往主张经过综合评估后进行手术切除治疗。

## 三、胰腺结核

胰腺结核(pancreatic tuberculosis,PTB)是胰腺特异性感染性疾病,临床较少见,在结核病例中少于 5%。以青壮年多见,可单独存在,也可与其他部位结核病变同时存在,感染途径主要为血行、淋巴的播散以及由邻近脏器直接蔓延引起。

### (一)病理

胰腺和 / 或胰周淋巴结组织内散在分布上皮样肉芽肿结节,胰腺组织萎缩变性、纤维组织增生、淋巴细胞浸润,上皮样细胞结节内见朗格汉斯(Langhans)巨细胞和干酪样坏死,即表现为结核性肉芽肿、干酪样坏死。

### (二)临床表现

起病隐匿,缺乏典型的临床症状和体征,多为非特异性消化道症状和胰外压迫表现。

### (三)影像学表现

主要表现在胰腺内本身的病变和胰外病变两个方面。在胰腺内的病变,病灶好发于胰腺头部,也可累及整个胰腺。可以表现为局灶性病灶、多发结节样病灶、胰腺弥漫性肿大。而胰腺外病变,最常见的是腹腔内淋巴结的肿大,多发生在胰周、脾门、肠系膜及肝门等部位,胰腺外病变的淋巴结典型的 CT 平扫上呈低密度结节,部分可见钙化,增强后呈环形强化,中央的区域轻度强化或无强化。在 MRI 上,$T_1WI$ 呈不均匀稍低信号,$T_2WI$ 呈不均匀高低信号混杂,强化方式与 CT 增类似;肿大的淋巴结在 MRI 上 $T_1WI$ 呈等低信号,$T_2WI$ 呈中央高信号,增强后呈典型的环形强化。胰腺结核临床上少见,影像学上表现多样,结合实验室检查有助诊断(图 30-5-1)。

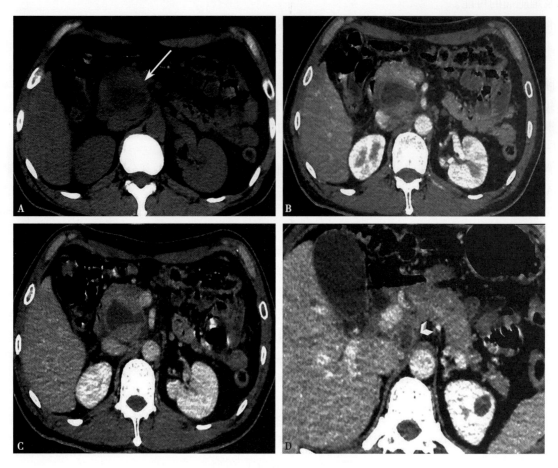

图 30-5-1 胰腺结核(女性,51 岁)

A~D 分别为 CT 平扫、增强动脉期、门静脉期及局部放大图。A. 胰腺头部不规则囊实性肿块(白箭头示);B、C. 病灶在动脉期呈中度不均匀强化,门脉期延迟强化,中央区大片状坏死低密度影在各期未见强化;D. 肝门区可见中央坏死的环形强化的淋巴结(白箭头示)

### (四)临床治疗

需要进行系统的抗结核治疗,胰腺结核预后良好。当压迫胆总管造成梗阻性黄疸时,综合实际情况,可行胆总管空肠或胆总管十二指肠吻合手术。

(柴维敏 柴丽)

# 参 考 文 献

1. Cihak R W,Kawashima T,Steer A. Adenoacanthoma(adenosquamous carcinoma)of the pancreas. Cancer,1972,29(5):1133-1140.

2. Voong K R,Davison J,Pawlik T M,et al. Resected pancreatic adenosquamous carcinoma:clinicopathologic review and evaluation of adjuvant chemotherapy and radiation in 38 patients. Human Pathology,2010,41(1):113-122.

3. Toshima F,Inoue D,Yoshida K,et al. Adenosquamous carcinoma of pancreas:CT and MR imaging features in eight patients,with

pathologic correlations and comparison with adenocarcinoma of pancreas.. Abdominal Radiology, 2016, 41(3):508.

4. 李杰,赵俊功,李明华,等.胰腺腺鳞癌的CT诊断(附3例报道及文献综述).临床放射学杂志,2009,28(9):1306-1309.

5. 许雪峰,楼文晖,王单松,等.胰腺腺鳞癌六例临床分析.中华普通外科杂志,2006,21(4):239-241.

6. 朱珍,郑建明.胰腺原发性腺鳞癌9例临床病理分析及文献回顾.国际消化病杂志,2013,33(6):411-414.

7. 方铣华,林雪平.肉瘤样癌及癌肉瘤的新认识.肿瘤研究与临床,2005,17(2):138-139.

8. 胡琪璐,李宏奇,夏廷毅.胰腺肉瘤样癌1例并文献复习.世界华人消化杂志,2015,(4):707-710.

9. 陈咏莲,孙景洲.胰腺肉瘤样癌二例报告.第二军医大学学报,1995(1):97-97.

10. 韩冰,王警建,赵清,等.胰腺肉瘤样癌的CT影像学特征研究.实用癌症杂志,2014(6):687-689.

11. 陈莉丽,陈娟,卜平,等.胰腺肉瘤样癌2例报道.胃肠病学和肝病学杂志,2014,23(7):837-838.

12. 方铣华,林雪平.肉瘤样癌及癌肉瘤的新认识.肿瘤研究与临床,2005,17(2):138-139.

13. 杨玉姣,梁盼,高剑波.胰腺肉瘤样癌一例并文献复习.中华胰腺病杂志,2018,18(2):120-122.

14. 朱庆强,朱文荣,吴晶涛,等.胰腺肉瘤样癌的多层螺旋CT检查特征.中华消化外科杂志,2013,12(8):612-615.

15. SHAO Cheng-Hao, HU Xian-Gui, GAO Li, et al. Clinicopathologic analysis of pancreatic carcisacoma. Chinese Journal of Pancreatology, 2005, 5(1):21-23.

16. Kurihara K, Nagai H, Kasahara K, et al. Pleomorphic carcinoma of the pancreas with massive lymphocytic stromal infiltration and long-term survival after resection. International Journal of Pancreatology, 2000, 27(3):241-248.

17. 赵健,田浩,邵成浩.胰腺伴破骨样巨细胞未分化癌一例并文献复习.肝胆胰外科杂志,2017,29(5):422-423.

18. 周新木,徐少杰,朱忆凌,等.伴有破骨细胞样巨细胞的胰腺未分化癌2例及文献复习.临床与实验病理学杂志,2007,23(2):240-241.

19. 赵英杰,薛绪潮,方国恩.伴有破骨细胞样巨细胞的胰腺未分化癌诊治分析:附一例报道及文献复习.中国全科医学,2014(24):2844-2847.

20. Bauditz J, Rudolph B, Wermke W. Osteoclast-like giant cell tumors of the pancreas and liver. World Journal of Gastroenterology, 2006, 12(48):7878-7883.

21. Njoumi N, Elalami F H, Attolou G, et al. Undifferentiated pancreatic carcinoma with osteoclast-like giant cells: a case report. Journal of Gastrointestinal Cancer, 2014, 45(1):96-98.

22. Gao H Q, Yang Y M, Zhuang Y, et al. Locally advanced undifferentiated carcinoma with osteoclast-like giant cells of the pancreas.. 世界　胃肠病学杂志:英文版, 2015, 21(2):694-698.

23. Molberg K H, Heffess C, Delgado R, et al. Undifferentiated carcinoma with osteoclast-like giant cells of the pancreas and periampullary region. Cancer, 2015, 82(7):1279-1287.

24. obayashi S, Nakano H, Ooike N, et al. Long-term survivor of a resected undifferentiated pancreatic carcinoma with osteoclast-like giant cells who underwent a second curative resection: A case report and review of the literature. Oncology Letters, 2014, 8(4):1499-1504.

25. Schneider G, Seidel R, Altmeyer K, et al. Lymphangioma of the pancreas and the duodenal wall: MR imaging findings. European Radiology, 2001, 11(11):2232.

26. Fahimi H, Faridi M, Gholamin S, et al. Cystic lymphangioma of the pancreas: diagnostic and therapeutic challenges. Jop Journal of the Pancreas, 2010, 11(6):617-619.

27. Dewhurst C E, Mortele K J. Cystic tumors of the pancreas: imaging and management. Radiologic Clinics of North America, 2012, 50(3):467-486.

28. Konstantinidis I T, Kambadakone A, Catalano O A, et al. Lymphoepithelial cysts and cystic lymphangiomas: Underrecognized benign cystic lesions of the pancreas. World Journal of Gastrointestinal Surgery, 2014, 6(7):136.

29. Fonseca R, Pitman M B. Lymphangioma of the pancreas: a multimodal approach to pre-operative diagnosis. Cytopathology, 2013, 24(3):172-176.

30. 张凯,李传福,马祥兴.胰腺淋巴管瘤合并胰腺分裂一例.中华放射学杂志,2007,41(2):224-224.

31. 任秀春,梁盼,高剑波.胰腺血管淋巴管瘤的CT表现及文献复习.中华临床医师杂志(电子版),2014(15):123-124.

32. 李新星,郑继慧,戴朝六,等.胰腺神经鞘瘤50例.世界华人消化杂志,2007,15(25):2741-2746.

33. 周进学,史云菊,韩风,等.胰腺神经鞘瘤1例报道并文献分析.中国普通外科杂志,2012,21(9):1140-1143.

34. 赵秀丽,岳春丽,陈志晔.胰腺神经鞘瘤1例MRI表现.中国医学影像学杂志,2016,24(9):676-676.

35. Paranjape C, Johnson S R, Khwaja K, et al. Clinical characteristics, treatment, and outcome of pancreatic schwannomas. Journal of Gastrointestinal Surgery, 2004, 8(6):706-712.

36. Barcena Barros J M, Manuel Palazuelos J C, Concha G A, et al. Benign schwannoma of the pancreas. Rev Quir Esp, 2005, 9(2): 288-290.

37. Nazan C, Kemal A, Mustafa A. Pancreatic schwannoma: A case report and review of the literature. Jop Journal of the Pancreas, 2014, 5(6): 2741-2743.

38. Ohbatake Y, Makino I, Kitagawa H, et al. A case of pancreatic schwannoma - The features in imaging studies compared with its pathological findings: Report of a case. Clinical Journal of Gastroenterology, 2014, 7(3): 265-270.

39. Metin E, Mehmet A, Ali B, et al. Pancreatic schwannoma: A rare case and a brief literature review: International Journal of Surgery Case Reports, 2016, 22(C): 101-104.

40. Anand D, Lall C, Bhosale P, et al. Current update on primary pancreatic lymphoma. Abdominal Radiology, 2016, 41(2): 347-355.

41. Shirai Y, Okamoto T, Kanehira M, et al. Pancreatic Follicular Lymphoma Presenting as Acute Pancreatitis: Report of a Case. International Surgery, 2015, 100(6): 1078-1083.

42. Sadot E, Yahalom J, Do R K G, et al. Clinical Features and Outcome of Primary Pancreatic Lymphoma. Annals of Surgical Oncology, 2015, 22(4): 1176-1184.

43. Du X, Zhao Y, Zhang T, et al. Primary pancreatic lymphoma: a clinical quandary of diagnosis and treatment. Pancreas, 2011, 40(1): 30.

44. 王林友, 宋琦, 唐敖荣, 等. 胰腺淋巴瘤的CT诊断. 实用放射学杂志, 2003, 19(11): 1004-1005.

45. 岳婧婧, 马媛媛, 宋琦, 等. 胰腺淋巴瘤的CT及MRI表现. 中国医学计算机成像杂志, 2017(2): 156-160.

46. 饶圣祥, 曾蒙苏, 程伟中, 等. 胰腺转移瘤的MDCT表现及其特征分析. 中华胰腺病杂志, 2009, 9(4): 235-237.

47. 李相生, 赵心明, 周纯武, 等. 胰腺转移瘤的CT诊断. 中国医学影像技术, 2006, 22(3): 442-444.

48. 刘灵灵, 缪飞, 王宇峰. 胰腺转移瘤的CT特点. 中国医学计算机成像杂志, 2014, 20(6): 504-506.

49. 王光宪, 邓小琴, 文利, 等. 胰腺转移瘤的临床及CT表现. 中华胰腺病杂志, 2013, 13(1): 5-8.

50. Ahmed S, Johnson P T, Hruban R, et al. Metastatic disease to the pancreas: pathologic spectrum and CT patterns. Abdominal Imaging, 2013, 38(1): 144-153.

51. Tsitouridis I, Diamantopoulou A, Michaelides M, et al. Pancreatic metastases: CT and MRI findings.. Diagnostic & Interventional Radiology, 2010, 16(1): 45.

52. Klein K A, Stephens D H, Welch T J. CT characteristics of metastatic disease of the pancreas. Radiographics, 1998, 18(2): 369-378.

53. Avcu S, Akdeniz H, Arslan H, et al. A case of primary vertebral osteosarcoma metastasizing to pancreas. JOP, 2009, 10: 438-440

54. Sweeney A D, Fisher W E, Wu M F, et al. Value of pancreatic resection for cancer metastatic to the pancreas. Journal of Surgical Research, 2010, 160(2): 268-276.

55. Pratap A, Tiwari A, Agarwal B, et al. Inflammatory myofibroblastic tumor of the abdominal wall simulating rhabdomyosarcoma: report of a case. Surgery Today, 2007, 37(4): 352.

56. Battal M, Kartal K, Tuncel D, et al. Inflammatory myofibroblastic pancreas tumor: a case report. Clin Case Rep, 2016, 4(12): 1122-1124.

57. Ales T, Diana G, Joze M, et al. Inflammatory myofibroblastic tumor of the pancreatic head - a case report of a 6 months old child and review of the literature. Radiology & Oncology, 2015, 49(3): 265-270.

58. Kazantseva I A, Gurevich L E, Stepanova E V. Extrapulmonary inflammatory myofibroblastic tumor. Arkhiv Patologii, 2001, 63(6): 35.

59. 李小会, 黄仲奎, 龙莉玲, 等. 腹部炎性肌纤维母细胞瘤的CT表现与病理对照分析. 临床放射学杂志, 2013, 32(4): 548-551.

60. 董进文, 赵迅霞, 王坦新. 罕见胰腺炎症性肌纤维母细胞瘤瘤1例. 中国临床医学影像杂志, 2013, 24(8): 605-607.

61. 牛亚丽, 孙戈新, 王建秋, 等. 胰腺炎性肌纤维母细胞瘤瘤一例. 临床放射学杂志, 2018(4).

62. 赵建国, 王震侠, 孟兴凯, 等. 胰腺炎性肌纤维母细胞瘤瘤伴有胰腺浆液性囊腺瘤一例. 中华胰腺病杂志, 2016, 16(4): 247-248.

63. 时保军, 李振东, 仲智勇, 等. 胰腺炎性肌纤维母细胞瘤瘤致脾血管破裂休克一例. 中华小儿外科杂志, 2005, 26(10): 529-529.

64. Hue S S, Azhar R. Plasmacytoma of the pancreas: an unusual manifestation of multiple myeloma. Singapore Medical Journal, 2013, 54(5): e105.

65. Castellani L, Guanchiale L, Benavidez A, et al. Pancreatic plasmacytoma with biliary obstruction as a manifestation of multiple myeloma relapse. Gastroenterologia Y Hepatologia, 2014, 37(6):357-359.

66. Akiyama H, Krigel R L. Metastatic extramedullary plasmacytoma: A case report and review of the literature of a rare pseudocarcinoma. American Journal of Hematology, 1988, 27(2):115.

67. Miljkovic M, Senadhi V. Use of endoscopic ultrasound in diagnosing plasmacytoma of the pancreas. Jop, 2012, 13(1):26-29.

68. Akyuz F, Şahin D, Akyuz U, et al. Rare pancreas tumor mimicking adenocarcinoma: Extramedullary plasmacytoma. World Journal of Gastrointestinal Endoscopy, 2014, 6(3):99.

69. 路涛, 蒲红, 陈光文. 罕见原发性胰腺浆细胞瘤 1 例. 中国介入影像与治疗学, 2016, 13(8):517-517.

70. Nickerson DA. Boeck's sarcoid. Report of six cases in which an autopsy was made. Arch Pathol Lab Med, 1937, 24:19-29.

71. Mayne A I W, Ahmad J, Loughrey M, et al. Sarcoidosis of the pancreas mimicking adenocarcinoma. Bmj Case Reports, 2013, pii: bcr2013009118.

72. Warshauer DM, Lee JK. Imaging manifestations of abdominal sarcoidosis. Am J Roentgenol, 2004, 182:15-28

73. Okoro N, Moldovanyi C, Wehbi M, et al. Sarcoidosis masquerading as pancreatic cancer. Pract Gastroenterol, 2006, 29:83-88.

74. Gezer N S, Başara I, Altay C, et al. Abdominal sarcoidosis: cross-sectional imaging findings. Diagnostic & Interventional Radiology, 2015, 21(2):111.

75. 貂婷婷, 杨海峰, 黄海, 等. 88 例结节病临床分析. 国际呼吸杂志, 2016, 36(3):188-191.

76. 张燕, 韩志海. 结节病的治疗进展. 中国临床医生杂志, 2017, 45(10):11-13.

77. 黄学全, 巫北海, 张琳. CT 在胰腺结核诊断中的价值. 临床放射学杂志, 2002, 21(9):708-711.

78. 姜维平, 周维彬. 胰腺结核 2 例报告. 实用放射学杂志, 2000, 16(2):121-121.

79. 余日胜, ZHENG, Ji'ai, 等. 胰腺结核的 CT 表现. 中华放射学杂志, 2001, 35(1):56-59.

80. 王刚, 武林枫, 李乐, 等. 胰腺结核 13 例诊治分析. 中华外科杂志, 2013, 51(11):1051-1052.

81. 钟守先, 赵平, 杨志英, 等. 胰头部结核八例报告. 中华外科杂志, 1996, 34(8):476-478.

82. 王洋, 高莉, 郑建明. 胰腺结核五例临床病理分析. 中华胰腺病杂志, 2010, 10(6):440-441.

83. Catalya S, Tulpule S, Arshed S, et al. A Rare Case of Pancreatic Tuberculosis. Pancreas, 2017, 46(7):964-965.

84. Zacharia G S, Antony R, Kolassery S, et al. Isolated pancreatic tuberculosis masquerading as pancreatic cancer. Gastroenterol Rep, 2014, 2(2):154-157.

85. Yang K, Park Y, Ryu J, et al. Primary pancreatic tuberculosis masquerading as a pancreatic cancer: A case report. Pancreatology, 2013, 13(4):S58.

86. Pombo F, Díaz Candamio M J, Rodriguez E, et al. Pancreatic tuberculosis: CT findings. Abdominal Imaging, 1998, 23(4):394-397.

# 第31章

# 其他上皮源性肿瘤性疾病

【摘要】胰腺其他上皮源性肿瘤为一些少见类型的肿瘤,包括良性的囊性错构瘤及畸胎瘤、胰尾副脾囊性病变和恶性的腺泡细胞囊腺癌、囊性胰母细胞瘤等。其中胰尾副脾囊性病变在病灶位置以及实性成分密度和信号方面具有一定特征性,可有助于诊断;囊性畸胎瘤具有特殊的密度和信号,可在术前做出诊断。囊性胰母细胞瘤罕见,主要发生于新生儿或胎儿。腺泡细胞囊腺癌和囊性错构瘤罕见,影像学表现不具有特异性,术前诊断困难。

## 一、腺泡细胞囊腺癌

胰腺腺泡细胞囊腺癌很罕见,是腺泡细胞癌中一种特殊的表现类型或亚型,肿瘤病理表现为大小不等的囊样结构,异型增生的腺泡细胞构成囊壁,镜下具有腺泡细胞癌的特征。在 CT 上表现为单囊或多囊结构,可伴或不伴小壁结节,增强后囊壁及壁结节轻度强化。在未获得组织病理诊断前,有时无法与胰腺囊肿、假性囊肿、浆液或黏液性囊腺类肿瘤等鉴别。

## 二、副脾囊性病变

副脾是指存在于正常脾以外,与脾结构相似、功能相同的一种先天性异位脾组织,最常见的副脾位于脾门,其次常见于胰尾,发生在胰腺尾部时称为胰腺内副脾(intrapancreatic accessory spleen,IPAS)。通常 IPAS 不是被胰腺实质完全包围,而是部分表面暴露于胰周脂肪,当其很小时可被胰腺实质完全包围。胰腺副脾囊性病变,包括副脾囊肿及副脾表皮样囊肿(intrapancreatic accessory spleen epidermoid cyst),较胰腺内副脾更少见,在文献报道中多为个案报道。由于其罕见且临床表现缺乏特异性,大多数影像诊断医生对其影像学表现缺乏认识。发病机制目前尚不完全清晰,有三种的可能:①胰腺导管伸入到位于胰尾的副脾中,形成胰腺副脾囊肿;②由于胰尾含有间皮组织,间皮组织随后发生上皮化生;③畸胎瘤样起源或胎儿鳞状上皮组织起源。胰腺副脾囊肿及副脾表皮样囊肿发病率极低,病例多位于东亚,多数无明显临床表现,少数表现为上腹隐痛不适,呕吐,体重减轻。本病男女发病率相似,发病年龄在 50 岁左右(12~70岁),实验室检查:血糖、胰酶正常;半数患者肿瘤指标 CA19-9 升高。

胰腺副脾囊肿及副脾表皮样囊肿多位于胰腺尾部。病变呈类圆形或椭圆形,病灶边界清晰。所有病变为囊性或囊实性结构。病变均较小,最大直径 2.5~6.5cm,平均为 4.4cm。部分病变可见少量钙化,囊性部分呈单囊或多囊,囊壁光滑,囊液多数呈低密度,少数呈稍高密度,囊液未见有增强,大部分副脾囊肿若有明显副脾成分,诊断相对较容易,实性组织 CT 平扫时密度均较均匀,动脉期、门脉期病灶的密度及各期强化方式与脾脏相似。副脾囊肿及副脾表皮样囊肿 CT 表现相似,一般术前难以鉴别。因表皮样囊肿的囊液中含有角蛋白和胆固醇,若 CT 值为负数,则提示表皮样囊肿可能。

副脾囊肿及副脾表皮样囊肿 MRI 表现相仿,囊性成分为液体信号,呈长 $T_1WI$、长 $T_2WI$ 信号,增强扫描病变囊性成分未见强化。若有实质成分,MRI 平扫在 $T_1WI$ 上稍低于胰腺实质,在 $T_2WI$ 高于胰腺实质,脂肪抑制序列低于胰腺实质、与脾脏信号相似;副脾囊肿及副脾表皮样囊肿弥散加权上,前者为低信号,后者为呈高信号,以此可作为鉴别依据。据文献报道,超顺磁性氧化铁对比剂增强 MRI 敏感性高,对比剂颗粒进入机体后被富含网状内皮细胞的肝脾吞噬,在 $T_2WI$ 信号下降,可诊断胰腺内副脾组织的特征性表现;副脾囊肿及副脾表皮样囊肿,通常情况下无胰管扩张,胰周渗出等继发性改变(图 31-0-1)。

### 三、囊性错构瘤

错构瘤是受累脏器的正常成分的畸形结构,在胰腺表现为正常细胞按不同比例的异常排列,主要由腺泡、胰岛和导管细胞构成。形态上分为两种:囊实性和实性。胰腺错构瘤非常罕见,可以发生于儿童和成人,文献报道年龄自 34 周到 62 岁。可发生于胰腺各个部位,胰头部最常见。肿瘤大小不等,自 1cm 到 14cm。临床症状无特异性,个别有低血糖、胰酶升高。表现为多囊状的囊实性肿块罕见,均见于儿童。

### 四、囊性畸胎瘤

胰腺囊性畸胎瘤(cystic teratoma)为一种胰腺罕见的、生殖细胞源性的先天性肿瘤。畸胎瘤可分为成熟型和非成熟型两型,成熟型为分化良好的畸胎瘤,即良性畸胎瘤,它又可分为实质性和囊性两个亚型。成熟型囊性畸胎瘤好发于卵巢,但可发生于外胚层细胞位移或迁移途中任何部位,典型者发生于身体的中线部位,如睾丸、头颅、脑、纵隔、网膜、腹膜后和骶尾部。发生于胰腺者即胰腺囊性畸胎瘤,非常罕见。成熟型实质性畸胎瘤和成熟型囊性畸胎瘤恶性变发生于其他部位者并不少见,但迄今文献中未见发生于胰腺的病例报告。胰腺囊性畸胎瘤囊腔的内衬上皮为角化的单或复层鳞状上皮,基质为结缔组织,其内可含有源于各胚层的已完全分化的组织,如脂肪组织和淋巴样组织,但主要为外胚层组织,如皮脂腺、毛囊和汗腺等,囊腔内含皮脂腺分泌的黏稠的糊状物,伴有多少不等的角化物质。

临床上男女发病率大致相仿,患者年龄为 2~64 岁,年轻者居多,平均为 29 岁。本病可无甚症状,或出现非特异性症状,如乏力、腹部不适、腹痛、背痛、恶心和呕吐等,继发感染时可出现发热等症状。胰腺囊性畸胎瘤多数不大,2~6cm 大小,形态呈圆形、类圆形或不规则形,可位于胰腺任何部位,其影像学表现取决于囊壁和囊腔内各种组织成分所占的多少和比例。

超声常表现为胰腺内或突向胰腺外的边界清楚或较模糊的混合回声病灶,多数为低回声病灶内混有等和/或高回声区。CT 对区别脂质、软组织、钙化灶和牙齿等的效果甚佳,CT 表现为薄壁、不增强的、低密度的(密度高于水、低于软组织)、提示为含液体的囊肿样的病灶。当囊腔内液性物含较多脂质时,CT 平扫可见密度甚低的脂质浮于囊肿腔内的上方,有时还可见脂质/液体平面,存在毛发时还可见毛发/液体平面。这种表现具有一定的特异性,提示很可能为胰腺囊性畸胎瘤。对胰腺畸胎瘤有定性诊断的作用。当囊肿不含脂质、钙化灶和牙齿等时,单凭 CT 所见,术前难于作出正确诊断。在 MRI 上,囊性畸胎瘤内的钙化和牙齿在 $T_1WI$ 和 $T_2WI$ 上均表现为低信号,脂肪在 $T_1WI$ 和 $T_2WI$ 上相对于胰腺均表现为高信号。囊腔内液性物含较多脂质者,显示为 $T_1WI$ 高信号,$T_1WI$ 脂肪抑制序列成像时转变为低信号,囊腔内液性物不含或含很少脂质者,囊壁内可能含有少量脂质,显示为囊壁内小条状或点状 $T_1WI$ 高信号区,$T_1WI$ 脂肪抑制序列成像时囊壁内 $T_1WI$ 高信号区转变为低信号。无 MRI 检查时,结合 US 的低回声病灶内混有等和/或高回声和 CT 所见之含液体的囊肿样的病灶,也能提示胰腺囊性畸胎瘤的诊断(图 31-0-2)。

### 五、囊性胰母细胞瘤

胰母细胞瘤(pancreatoblastoma)是胰腺发生的一种少见的恶性肿瘤,又称为儿童型胰腺癌或婴儿型胰腺癌,占胰腺上皮性肿瘤的 0.5%。主要发生于 10 岁以下儿童,男性较女性多见为(1.3~2.7):1。胰母细胞瘤可发生于胰腺各个部位。其共同点是肿瘤起源于原始多功能干细胞,具有胰腺腺泡、导管和内分泌分化的能力。病理上肿瘤常有纤维包膜,切面为黄色、浅褐色,似鱼肉样明显分叶,片状坏死、囊变及沙砾样钙化。胰母细胞瘤囊性变非常罕见,囊性胰母细胞瘤主要见于新生儿或胎儿。先天性胰母细胞瘤与Beckwith-Wiedemann 综合征有关,其 11p15 染色体异常。囊性胰母细胞瘤肿块较大(>5cm),B 超和 CT 表现为多房囊性肿块,囊壁较厚、可伴有钙化,肿瘤边界清楚。胎儿发现上腹部孤立性囊性肿块并且生长迅速,需要怀疑先天性胰母细胞瘤。儿童发生胰母细胞瘤并无特殊的临床表现。一般常见症状是腹部肿块、腹痛腹泻、食欲减退、呕吐或黄疸。部分可伴有 AFP 的升高,术前 AFP 水平升高的患者,术后可以恢复到正常水平。需要注意的是因儿童胰腺体积小,位置深,若 CT 或 MRI 发现胰腺体积增大或是只见包块不见胰腺时,应高度怀疑胰母细胞瘤(图 31-0-3)。

(缪 飞　林晓珠)

## 参 考 文 献

1. Sueyoshi R,Okazaki T,Lane GJ,et al. Multicystic adenomatoid pancreatic hamartoma in a child:Case report and literature review. Int J Surg Case Rep,2013,4(1):98-100.

2. Wang Y,Jin S,Wang W,et al. Childhood cystic teratoma of the pancreas:clinical presentation,evaluation and management. Pancreatology,2014,14(4):312-315.

3. Gu WZ,Zou CC,Zhao ZY,et al. Childhood pancreatoblastoma:clinical features and immunohistochemistry analysis,Cancer Lett,2008,264(1):119-126.

4. Sasaki H,Ajiki T,Takase S,et al. Images of interest. Hepatobiliary and pancreatic:mature cystic teratoma in the hepatoduodenal ligament. J GastroenterolHepatol,2005,20(2):317.

5. Sugai M,Kimura N,Umehara M,et al. A case of pancreatoblastoma prenatally diagnosed as intraperitoneal cyst. Pediatr Surg Int,2006,22(10):845-847.

6. Pelizzo G,Conoscenti G,Kalache KD,et al. Antenatal manifestation of congenital pancreatoblastoma in a fetus with Beckwith-Wiedemann syndrome. Prenat Diagn,2003,23(4):292-294.

# 第32章

# 上皮源性非肿瘤性疾病

【摘要】胰腺上皮源性非肿瘤性病变主要包含一些杂类囊肿,其中潴留性囊肿相对其他类型囊肿略常见,与胰管梗阻有关,属于继发性改变。先天性囊肿一般较小,囊壁薄,多发性囊肿多合并全身疾病或综合征之类病变。淋巴上皮囊肿、肠源性囊肿以及子宫内膜异位囊肿均较罕见;子宫内膜异位囊肿可有相关的临床症状,MRI信号可以反映囊内出血后改变,前两者缺乏特征性影像学表现,术前诊断困难。

## 一、淋巴上皮囊肿

胰腺淋巴上皮囊肿(pancreatic lymphoepithelial cyst,LEC)是一种罕见的良性胰腺囊肿,连接胰腺或直接起自胰腺尚不肯定,多数认为起源于胰周围淋巴结的上皮残留。本病是1985年由Luchtrath首先报道,1987年由Truong正式命名。本病好发于成年男性,男女之比约为3.6∶1,年龄多为32~75岁,平均年龄为56.7岁。以腹部胀痛,恶心、呕吐,乏力、消瘦,腹泻多见,可扪及腹部包块。血尿淀粉酶、脂肪酶一般不升高,肝功能正常,部分患者CA19-9升高,病程长短不一。但这些表现是否直接与胰腺淋巴上皮囊肿有关还不清楚。

LEC可发生于胰腺任何部位,病变常为单发病灶,呈圆形或类圆形,肿瘤大小不一,边界清楚,单房或多房,囊内往往含有类似干酪样物质,也可为清亮的液体,囊肿壁内衬有成熟的鳞状上皮。囊壁和囊壁实质部分可钙化,囊壁未见有壁结节,囊壁及分隔薄而均匀,与周围界限清晰,均显示胰腺表面囊性肿块突入小网膜腔。CT检查显示囊内密度尚均匀,但密度要高于液性密度,囊内CT值在22~35HU,增强后囊壁和/或分隔无或轻度强化。MRI检查显示呈囊状或"葡萄状"改变,$T_1WI$为低信号,$T_2WI$为高信号。LEC多向胰腺外突出生长,有文献报道这是其特征性的影像表现(图32-0-1)。

## 二、肠源性囊肿

胰腺肠源性囊肿(pancreatic enterogenous cyst,PEC)是一种罕见的先天性、发育性畸形,是胚胎发育时由来源于前肠的胚胎残余组织异位在胰腺内、破坏中胚层产生而成的先天性疾病。PEC的发病机制目前仍不甚清楚,近年来多数学者认为它起源于胚胎发育前3周内原始神经肠管(neurenteric canal)、脊索、神经管的形成不全,以及上述诸结构、内胚层、外胚层之间的相互影响所造成的错乱。有一种发病学说认为,畸形的原因不是原始生殖细胞,病变的程度与发生错误所处的胚胎发育阶段有关。

通常无症状,多系偶然发现,部分患者为腹痛和消化道症状,当囊肿增大到一定程度会出现周围脏器压迫症状。部分患者可表现为原发疾病的相应症状。CT、MRI可显示囊肿的性质、位置及范围。以囊性占位为主要表现,囊壁薄而光整,边界清楚;囊内密度/信号均匀;囊肿 $T_1WI$ 呈现相对低信号(水样囊液), $T_2WI$ 呈现高信号。尚需与其他类型囊性病变如胰腺囊肿,胰腺囊腺瘤,胰腺癌,胰腺结核等疾病鉴别,当然 PEC 的确诊依赖于病理学检查。

### 三、潴留性囊肿

潴留性囊肿(pancreatic retention cyst,PRC)在分类上属于胰腺真性囊肿的一种,它是指由胰腺导管上皮细胞发生的囊性病变。因胰管梗阻致远侧胰管或腺泡发生囊性扩张、胰液潴留形成,囊壁被覆上皮为导管上皮,极度扩张的潴留性囊肿有时可使囊壁上皮不完整。囊内容物为含有各种胰酶的胰液,可以合并炎症和出血,囊壁外周常有纤维组织包绕。该囊肿常发生于胰腺体尾部,如慢性胰腺炎、胰管结石、胆总管下端结石均可引起局灶性胰腺导管梗阻所致的节段性胰腺导管扩张,常见病因包括纤维性狭窄,黏液栓、结石以及肿瘤等。胰腺潴留性囊肿患者的临床表现无特异性,最常见为腹痛和消化道症状,部分患者可触及肿块,少数患者可以无任何症状。当囊肿增大到一定程度会出现周围脏器压迫症状。部分患者可表现为原发疾病的相应症状。

潴留性囊肿位于被阻塞的胰腺导管远端,以单发为主,少部分可以多发,大多数直径仅为 1~3cm,单房或多房,其特征为囊肿与胰腺导管相连,囊肿内密度多较均匀,囊肿的壁多为薄壁亦可为厚壁,可能与有无胰腺炎反复发作有关,反复的炎症刺激,促使囊肿壁不同程度增厚,没有壁结节和实性肿瘤成分。囊肿远端常可见到扩张的胰管。胰腺内异常信号影, $T_1WI$ 低信号, $T_2WI$ 高信号,病灶呈类圆形,边界清,CT 和 MRI 可很好显示潴留囊肿和引起梗阻的病变,注射对比剂后增强扫描常可鉴别实性肿块与正常的胰腺组织(图 32-0-2)。

潴留性囊肿可与胰管相通,需要与假性囊肿和胰腺导管内乳头状黏液瘤鉴别,前者一般阻塞远端胰管扩张,而近端一般不扩张,后两者近端和远端都可以扩张。

### 四、先天性囊肿

胰腺先天性囊肿(pancreatic congenital cyst,PCC)是一组胰腺少见的囊性病变,包括单发或多房性囊肿和异常发育形成的囊肿、胰腺囊性纤维性变。多见于婴幼儿,通常无症状,多系偶然发现。在儿童,罕见首发表现为包块。

囊肿为胰腺导管、腺泡的发育异常所引起。囊肿一般较小,呈单房或多房性改变,囊腔内含有淡黄色液体,液体中胰酶活性不高,不与胰管相通。囊壁由单层柱状上皮或立方形上皮组织被覆,囊肿周围的胰腺组织无炎症和粘连。先天性多囊胰常伴有肝、肾、脾等器官的多囊性病变,称为多囊病。单发者通常为胰管发育异常的结果,常较小,与胰腺管道系统不相连,表面覆以扁平上皮,在 CT 和 MRI 图像上,内部密度/信号与水相当,无强化。多发性囊肿多合并全身疾病或综合征之类病变,包括:von-Hippel-Lindau 病、Beckwith-Wiedemann 综合征、常染色体显性遗传性多囊肾、Mekel-Gruber 综合征。胰腺囊性纤维化更常见的表现为胰腺本身萎缩,周围的脂肪及纤维组织取代胰腺组织,致使外分泌腺及内分泌腺分泌不足。

### 五、子宫内膜异位囊肿

子宫内膜异位症是指子宫内膜组织(腺体和间质)出现在子宫体以外的部位,子宫内膜异位到胰腺,称为胰腺子宫内膜异位囊肿(pancreatic endometrial cyst),非常罕见,临床症状及体征与恶性肿瘤极为相似。胰腺子宫内膜异位囊肿其发病原因尚不明确,可能与子宫内膜种植、淋巴和血流播散、内分泌变化、遗传、手术、炎症等因素有关。胰腺子宫内膜异位囊肿好发于育龄妇女,患者年龄 21~62 岁不等。临床上表现为周期性痛经、月经量过多等。腹痛发生于经前期,但也有报道为经期痛、经后痛或无腹痛的病例。部分患者有子宫内膜异位症史、有盆腔手术史。因此对于女性腹部肿物的患者,详细询问腹痛与月经的关系将有助于明确诊断。

子宫内膜异位囊肿主要病理变化为异位囊肿的内膜受卵巢激素的影响发生周期性出血,表现为边界不清,内有大量坏死组织及陈旧性血液,腔内有大量坏死组织,坏死组织"朽木样"。胰腺子宫内膜异位囊肿发生于胰腺任何部位,可见囊性或囊实性肿物,多为圆形或卵圆形,少数为不规则形,常与相邻组织粘连;囊内常有分隔,形成多个小囊或实性肿块内可有多个小囊,尤以高分辨率 CT 显示更清楚,囊肿密度各异,取决于出血的时间,CT 值 5~45HU,增强扫描示实性部分和分隔可呈轻 - 中度强化,囊性部分不强化;囊肿内有陈旧性出血,MRI 检查显示呈囊状改变,$T_1WI$、$T_2WI$ 皆可为高信号(图 32-0-3)。

(缪 飞 林晓珠)

## 参 考 文 献

1. Kloppel G. Pseudocysts and other non-neoplastic cysts of the pancreas. SeminDiagnPathol,2000,17:7-15.

2. Nakamura T,Osaka Y,Ishikawa S,et al. Uncommon lymphoepithelial cyst with sebaceous glands of the pancreas.JOP,2013,14(6): 632-635.

3. Kudo D,Hashimoto N,Toyoki Y,et al. Usefulness of in-phase and out-of-phase magnetic resonance imaging for the detection of pancreatic lymphoepithelialcyst. Hepatogastroenterology,2011,58(109):1403-1405.

4. J,Harmon J. Benign enterogenous cyst of the pancreas.South Med J,2000,93(3):337-339.

5. Lee DS,Baek JT,Ahn BM,et al. A case of pancreatic endometrial cyst. Korean J Intern Med,2002,17(4):266-269.

# 第33章

# 非上皮源性占位

　　【摘要】非上皮源性肿瘤包含血管瘤、脂肪瘤、间质瘤以及纤维来源的孤立性纤维瘤和侵袭性纤维瘤病。其中脂肪瘤密度和信号具有特征性,容易诊断;血管瘤少见,影像学表现多变,诊断困难;间质瘤和纤维源性肿瘤均较罕见,可根据病灶血供特点以及 MRI 信号特征做出相应的可能诊断。非上皮源性-非肿瘤性病变常见的为假性囊肿,胰腺炎病史是诊断的有力依据,假性囊肿在 MRI 上可有特征性的信号改变,有助于诊断;寄生虫性囊肿需结合疫区旅行或居住史以及相关的实验室检查进行诊断。

## 第一节　良性与恶性非上皮源性肿瘤

### 一、血管瘤

　　血管瘤(hemangioma)是先天性良性肿瘤或血管畸形,血管瘤好发于头、面、颈部,也可发生在肌肉、骨骼和内脏器官内,内脏器官中以肝脏最常见,发生于胰腺的血管瘤甚为罕见,现国内外报道的胰腺血管瘤病例不足 20 例,我国黄德祥 1982 年报道 1 例胰尾巨大血管瘤。

　　血管瘤的确切发病原因并不十分清楚,多见于婴儿出生时或出生后不久,它起源于残余的胚胎成血管细胞,活跃的内皮样胚芽向邻近组织侵入,形成内皮样条索,经管化后与遗留下的血管相连而形成血管瘤,瘤内血管自成系统,不与周围血管相连。胰腺血管瘤在组织学分为海绵状血管瘤、毛细血管型血管瘤、硬化性血管瘤、血管内皮细胞瘤。肿瘤通常具有包膜或假性包膜。女性较男性多见。当肿瘤较小时,可无症状或仅表现为腹胀、腹痛等症状;但当肿瘤生长至一定程度或侵及周围脏器时,可出现腹部肿块、消化道出血或因肿瘤压迫胆道或十二指肠而引起黄疸等症状。肿瘤较大时,可破裂出血,引起失血性休克。CA19-9 及其他肿瘤标志物阴性。

　　胰腺血管瘤好发于胰腺头、颈部,其次为体、尾部。典型的血管瘤 CT 平扫是不具有特异性,典型者可表现为低密度肿块,边界清楚,其内密度可均匀、可不均匀,存在出血时可有囊变,囊内因出血可密度不均匀。可以通过增强 CT 或血管造影较准确地诊断,血管造影被公认为诊断血管瘤最敏感可靠的方法。典型表现为注射造影剂后数秒肿瘤即出现强化,达到与大动脉相近的密度,但清除缓慢,并于延迟扫描时保持等密度或稍高密度。造影剂的这种快进慢出现象是血管瘤特有的。但部分胰腺血管瘤在 CT 影像上表现并不典型,强化不明显,其原因可能为肿瘤没有较大的供应血管,肿瘤内血流速度缓慢,没有明显的动静脉分流。Kobayashi 等人提出 MRI 对诊断胰腺血管瘤具有一定的价值,尤其是 $T_2WI$ 可以较准确地显示出是否血管为该肿瘤的主要成分。典型的胰腺海绵状血管瘤在 $T_1WI$ 上与肝脏和脾脏呈等信号,内部可有散在的略高信号区;$T_2WI$ 上则呈高信号。大多不典型血管瘤表现为长 $T_1$ 长 $T_2$ 信号影,弥散加权呈略高或等信号,增强后轻度强化。当肿瘤较大时,可存在出血及囊变,囊变区无强化,呈长 $T_1$ 长 $T_2$ 信号改变;囊内可见液 - 液平面,可能与肿瘤内部出血相关;实性部分呈稍长 $T_2$ 信号改变,轻度强化(图 33-1-1)。

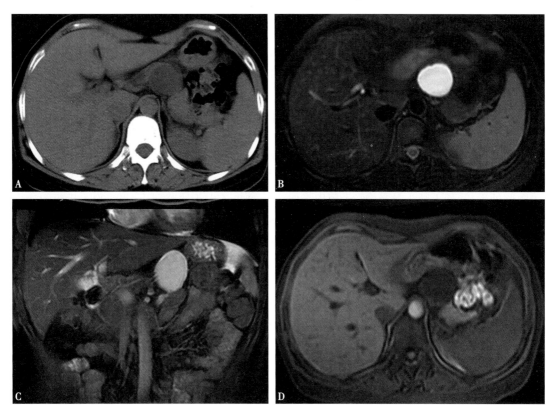

**图 33-1-1　女性,41 岁,胰体部血管瘤**
A 为 CT 平扫横断面,B 为脂肪抑制 $T_2WI$,C 为冠状面 $T_2WI$,D 为脂肪抑制 $T_1WI$;胰腺体部可见一个
3.6cm × 3.9cm 囊性密度影,CT 值 17HU,边界较清,$T_1WI$ 低信号,$T_2WI$ 高信号,边缘光整,胰管未见明显扩张

　　海绵状血管瘤虽然在胰腺病变中较罕见,对于典型的病变影像表现具有一定特征,一般能很好地作出诊断;对于不典型者影像表现者易与其他胰腺疾病混淆,需要结合肿瘤特点甚至组织病理学检查作出判断。

## 二、脂肪瘤

　　胰腺脂肪瘤(pancreatic lipomas)来自于胰腺支持组织的罕见的良性肿瘤,几乎没有恶变的报道。Bigard 等人于 1989 年首次报道胰腺脂肪瘤,迄今为止被报道的病例约 50 例左右。

　　胰腺脂肪瘤起源于胰腺脂肪细胞,是胰腺脂肪细胞异常克隆所致。其组成主要是脂肪细胞,几乎不含有软组织成分。胰腺脂肪瘤和周围组织之间的境界很清楚,其质地较软,生长缓慢,大多数体积都较小。肿瘤是由分化成熟的脂肪细胞组成,并被纤维条索将瘤组织分割成大小不等的脂肪小叶。其中,纤维成分较多的脂肪瘤又叫纤维脂肪瘤,血管丰富的脂肪瘤叫做血管脂肪瘤。

　　患者一般早期无明显不适,肿瘤生长到一定程度,可出现上腹部肿块、不适等压迫性症状。

　　胰腺脂肪瘤边界均清楚、锐利,平扫时病灶内绝大部分呈均匀低密度影,CT 值约 −30 到 −150HU,少部分患者病变内可见条索状软组织密度影,增强后脂肪组织几乎不强化,少部分患者病变内见线条状强化。MRI 大部分患者可见病变内均匀一致的短 $T_1$ 长 $T_2$ 信号影,脂肪抑制序列病变呈均匀一致低信号,提示病变以脂肪成分为主,部分患者脂肪抑制序列可见软组织信号条索或者结节(图 33-1-2)。

　　胰腺脂肪瘤(pancreatic lipomas)因其脂肪成分的特殊表现,容易作出诊断,但仍需与含脂肪成分的肿瘤鉴别,如胰腺血管平滑肌脂肪瘤,脂肪肉瘤。典型的血管平滑肌脂肪瘤含有脂肪、血管及平滑肌等软组织成分;而脂肪瘤一般只含单一脂肪成分,可资鉴别。脂肪肉瘤发生于胰腺少见,多见于腹膜后,边界欠清,高分化脂肪肉瘤脂肪成分较多,并见有少许软组织成分,并且有少部分患者存在脂肪瘤肉瘤变,所以鉴别有一定难度;低分化者脂肪成分含量少,有助鉴别。

### 三、胰腺间质瘤

2013 年 WHO 最新的软组织肿瘤分类中,将胃肠道间质瘤(gastrointestinal stromal tumor,GIST)划分为单独的一类疾病,位居软组织肿瘤分类中的第 10 项。GIST 是消化道最常见的间叶源性肿瘤,包括从良性至恶性的生物学行为谱,免疫表型通常表达 CD117(Kit),表型向 Cajal 细胞分化,大多数具有 *Kit* 和 *PDGFRA* 基因驱动突变。GIST 具有广谱生物学行为潜能,WHO 将其性质分为良性、不确定的恶性潜能和恶性三类。大约 30% 的 GIST 临床表现为恶性(advanced GIST)。组织学上 GIST 由梭形细胞、上皮样细胞、偶或多形性细胞组成,依据细胞形态可分为三大类:梭形细胞型(70%)、上皮样细胞型(20%)和梭形细胞/上皮样细胞混合型(10%)。GIST 可发生于消化道自食管至直肠的任何部位,包括网膜、肠系膜和后腹膜在内,但最常见于胃(50%~70%)和小肠(25%~35%)。胰腺 GIST 是非常罕见的,迄今仅见数篇个案报道。少数十二指肠第二段的 GIST 向壁外生长,长入胰头时影像学上可以类似胰头 GIST,有时无法鉴别,除非获得术后组织病理学诊断。

胰腺 GIST 的影像学表现可能与其他部位的 GIST 或胰腺平滑肌肉瘤者相仿,目前尚无胰腺 GIST 术前作出正确诊断的报道。CT 表现为类圆形或分叶型的肿块,一般边界清晰,肿瘤在平扫时呈较均匀的软组织密度,注射对比剂后肿瘤通常有显著强化,如肿瘤较大,其内部可出现坏死液化。MRI 上的信号是不均匀的,这主要与肿瘤内部出血坏死及液化有关,一般表现为形态不规则肿块影,大多边界清晰,部分可见完整包膜,T$_1$WI 呈较低信号或等信号,T$_2$WI 呈不均匀高信号,增强扫描呈明显不均匀强化。胰腺 GIST 的确诊,需行病理标本的 CD117 和 CD34 免疫组织化学染色(图 33-1-3)。

### 四、胰腺孤立性纤维瘤

孤立性纤维瘤(solitary fibrous tumor,SFT)是一种少见的梭形细胞软组织肿瘤,在所有软组织肿瘤中约占 2%。1870 年由 Wagner 首先提出,1931 年由 Klemperer 和 Rabin 第一次对其进行病理学描述。2013 年最新的 WHO 软组织肿瘤分类中,SFT 属于成纤维细胞/肌成纤维细胞肿瘤类的中间型,巨细胞血管纤维瘤和血管外皮瘤也归入胸膜外孤立性纤维瘤,作为形态学变异之一。孤立性纤维瘤起源于表达 CD34 抗原的树突状间质细胞,后者弥漫分布于人体的结缔组织中。SFT 多发生在胸膜,发生于胸膜外的较少见,发生于胰腺的 SFT 非常罕见,占胰腺肿瘤的不到 1%,目前文献中均为个案报道,原发于胰腺的 SFT 可能起源于胰腺的包膜。孤立性纤维瘤多数为良性病变,10%~15% 的 SFT 为恶性。

多为实性肿块,质地较硬;因有假包膜形成而边界清晰。切面呈灰白色或黄白色,质地坚韧,可见束状/编织状或漩涡状条纹,伴有黏液变性、囊变、坏死或出血,钙化少见。镜下表现多样,可分为纤维型、细胞型,富含巨细胞型和血管外皮瘤型等多个亚型,瘤细胞呈梭形或短梭形,核分裂象少见,呈束状、编织状、漩涡状或不规则状排列,内见少量或大量胶原纤维,肿瘤间质可有黏液变性;肿瘤中血管较丰富,镜下常表现为梭形细胞肿瘤,确诊仍需免疫组化。其主要标记物为 Vimentin、CD34。

多发生于 40~70 岁的中老年人,无性别差异。多数孤立性纤维瘤临床上无明显症状,多在体检或因其他疾病就诊时偶然发现。或者因瘤体较大出现腹部包块、压迫邻近重要器官而就诊。

胰腺的 SFT 通常表现为圆形或卵圆形、边界清楚的实性肿块,边缘也可呈分叶,内部可伴有坏死。即使肿瘤体积很大,也很少引起胰管扩张和胰腺周围淋巴结肿大。超声肿瘤内部回声较低,伴有强回声光带,后部回声衰减。部分肿瘤内部回声杂乱,不均匀,呈以实性的低回声伴有不规则的液性暗区。CT 平扫为中等或稍低密度软组织肿块,可发生坏死,但钙化少见。瘤体差异较大,从数厘米到数十厘米不等,边界多清楚,肿瘤较大时可呈分叶状改变。肿瘤在 T$_1$WI 信号多不均匀,多呈等或稍低信号,坏死囊变区则呈明显低信号。在 T$_2$WI 上病灶信号变化多样,主要取决于肿瘤内组织成分,肿瘤细胞较密集区呈低信号,肿瘤细胞稀疏的区域呈略高信号。肿瘤较大时易发生黏液样变性、出血、坏死、囊变,T$_2$WI 可见片状或结节状更高信号。有时外周可见低信号的包膜,肿瘤的供血动脉位于周边,呈纤细的流空血管,表现类似含有巧克力饼干(chocolate chip cookie),可作为鉴别诊断的要点。总体上病灶以稍高信号为主。增强后肿瘤多呈不均匀强化,强化程度可呈轻度至显著强化。多数肿瘤动脉期即可明显的不均匀强化,内部或外周可见不规则的强化血管。静脉期肿瘤持续性强化,强化程度与动脉期相似或增加,范围进一步扩大,囊变、坏死区无强化,包膜无强化,呈线样低信号/密度。延迟期肿瘤强化程度有所降低,强化区域均匀,与肿瘤分界不清;部分肿瘤动脉期强化不明显,静脉期及延迟期呈缓慢的持续性的不均匀强化(图 33-1-4、33-1-5)。

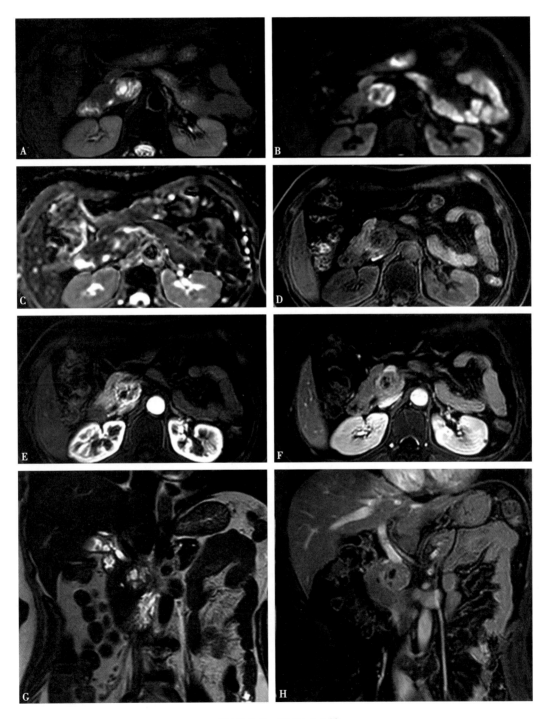

**图 33-1-5 图 33-1-4 续**

A 为横断面脂肪抑制 $T_2WI$,B 为 DWI,C 为 ADC 图,D 为横断面脂肪抑制 $T_1WI$ 平扫,E 为动脉期,F 为静脉期,G 为冠状面 $T_2WI$,H 为冠状面脂肪抑制 $T_1WI$ 门脉期;病灶内见多发斑片状 $T_1$ 低、$T_2$ 高信号液性区;实性成分 $T_1WI$+fs 呈低信号,$T_2WI$+fs 呈稍高信号,DWI 呈高信号,ADC 图信号降低,增强后呈持续性明显强化,各期信号均高于邻近胰腺实质(以动脉期较明显)。肠系膜上静脉受压、管腔变扁

### 五、侵袭性纤维瘤病

侵袭性纤维瘤病(aggressive fibromatosis)又称硬纤维瘤、韧带样型纤维瘤病等,为发生于深部软组织的克隆性成纤维细胞增生,2013 年新的 WHO 软组织肿瘤分类中,归属成纤维细胞/肌成纤维细胞来源肿瘤中的中间型,为良性肿瘤,但具有侵袭性,生物学行为介于良恶性肿瘤之间,术后易复发,但不发生转移。临床上根据其发生的解剖部位将其分为 3 类:腹部外型侵袭性纤维瘤病(占 50%~60%)、腹壁侵袭性纤维瘤病(约 25%)和腹内侵袭性纤维瘤病(约 15%)。腹腔内病变多为肠系膜侵袭性纤维瘤病,散发或者与 Gardner 综合征相伴随,可表现为小的结节性病变或者复杂的病变,包绕肠袢或者胃。发生于胰腺的侵袭性纤维瘤病极为罕见,文献仅见个案报道。该病的发病机制尚不清楚,可能与以下因素有关:①遗传因素:肠系膜纤维瘤病常常与 Gardner 综合征并存,Gardner 综合征为一种常染色体显性遗传病,特点为家族性腺瘤性息肉病合并软组织肿瘤、骨瘤等。②以创伤、手术史或服用雌激素等为诱因。

一般直径在 3~20cm,由于浸润性生长,多数边界不清,病变质地较硬,切面粗糙、苍白,有螺旋状纤维性纹理,像瘢痕组织。病变没有明显的界限,周围为浸润的软组织结构。主要为不同形态的梭形、细长、肥胖的成纤维细胞和肌成纤维细胞增生,衬在一个包含许多血管、黏液样区、血管周围水肿的胶原间质背景上。两种细胞都表达波形蛋白,而肌成纤维细胞还不同程度的表达平滑肌肌动蛋白(SMA)。结蛋白、S-100、CD34 则很少表达。

该病可见于任何年龄段,但仍以青壮年为主。本病临床症状隐匿,往往肿块增大到一定程度或出现并发症才就诊。主要表现为腹部肿块、腹胀、腹痛等。超声表现为形态相对规则,边界清晰,内部呈低回声或等回声的肿块,有变性坏死时回声增强。瘤体一般无血流。CT 平扫表现为较大软组织肿块,形态常较规则,类圆形或分叶状。与胰腺分界不清。肿块可推移或侵犯周围肠管。增强扫描表现为肿瘤大部分轻到中度强化,仅见小斑片状明显强化灶散布于肿瘤内,这可能是肿瘤中大量胶原增生及玻璃样变性的病理基础。肿瘤可囊变、钙化少见,不产生腹水,无淋巴结肿大。MRI 主要表现为肿瘤边界欠光整,以成纤维细胞成分为主的区域,$T_1WI$ 呈低信号,$T_2WI$ 呈高信号;以纤维细胞和胶原纤维成分为主的区域,$T_1WI$ 和 $T_2WI$ 均呈略低信号。增强后肿瘤有轻度强化,且易累及邻近血管(图 33-1-6、33-1-7)。

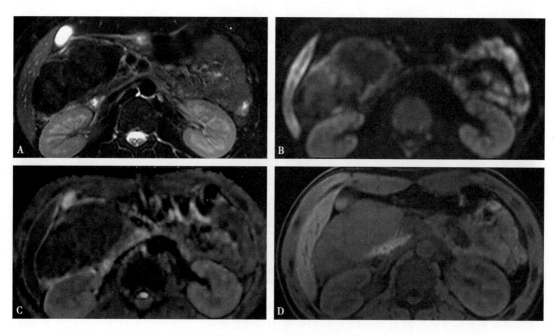

图 33-1-7    图 33-1-6 续

A 为横断面脂肪抑制 $T_2WI$,B 为 DWI,C 为 ADC 图,D 为横断面脂肪抑制 $T_1WI$ 平扫

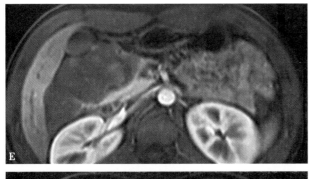
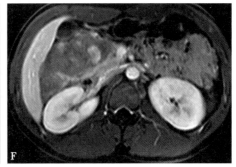
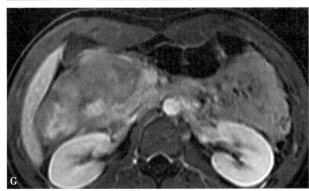

图 33-1-7（续）

E 为动脉期,F 为静脉期,G 为平衡期;右中腹肝肾间隙见较大团块状异常信号,信号与背部肌肉对比,$T_1$ 呈等信号,内见散在斑片状稍低信号,$T_2$ 呈等稍低信号,内见条索斑片状稍高信号,DWI 病变信号不均增高,增强呈持续显著不均匀强化,肿块周围组织受压改变,下腔静脉受压移位变窄,肿块与相邻大血管分界尚清,与胰头分界欠清

## 第二节　非上皮源性 - 非肿瘤性疾病

### 一、假性囊肿

胰腺假性囊肿（pancreatic pseudocyst,PPC）是一种继发于急慢性胰腺炎、外伤或胰腺术后的并发症,是血液、渗液或胰液外溢,周围组织纤维增生,将液体包裹而形成,由于是炎性刺激造成纤维组织增生并将其包绕而成,囊壁并无胰腺上皮细胞,故称为假性囊肿。急、慢性胰腺炎和胰腺损伤是 PPC 的三个主要病因。假性囊肿在儿童和青少年主要原因为胰腺遗传性疾病和外伤性胰腺炎,而中老年人主要为急慢性胰腺炎。患者多有急性或慢性胰腺炎,或胰腺外伤和腹部手术史。胰腺假性囊肿的临床表现没有特异性,大多数病例的临床症状是由囊肿压迫邻近脏器和组织所致。多呈上腹疼痛、恶心、呕吐和体重减轻,少数合并有黄疸、消瘦和上消化道出血。

胰腺假性囊肿囊壁厚且不规则,内面粗糙不平,囊内容物浑浊或为血性。镜下,胰腺假性囊肿的囊壁为纤维性假膜,此种囊壁实际上是周围器官的壁,本身无上皮细胞衬托,它将液体包裹形成假性囊肿,仅囊壁的部分后壁与胰腺相连,囊壁内面无胰腺上皮细胞为其特点,假性囊肿可与胰腺导管相通。囊液因含有陈旧性出血和坏死组织可呈黄色或褐色的。囊液内的淀粉酶,脂肪酶和胰岛素水平多显著升高,而且囊液淀粉酶水平多高于血清。

假性囊肿可为单房或多房,以单房多见,多呈类圆形,CT 上表现为水样低密度影,同时因其内容物不同而有差别,CT 上出血和坏死物可使密度增加,继发感染可出现气体影,增强后有强化的薄层囊壁。当囊肿变为慢性后,囊肿壁可见钙化,壁厚薄不均。影像上大多数假性囊肿多有不同程度的胰腺炎征象,如肾周筋膜增厚、胸膜反应等,并往往合并胆囊结石和 / 或胆管结石。MRI 上表现为长 $T_1$ 长 $T_2$ 信号,信号均匀。囊内有坏死碎屑时,信号不均匀。假性囊肿内有蛋白、出血时,$T_1WI$、$T_2WI$ 均表现为高信号。胰周脂肪间隙消失,肾周筋膜增厚,增厚的筋膜在 $T_2WI$ 抑脂序列上为高信号（图 33-2-1）。

### 二、寄生虫性囊肿

多种人体寄生虫,如胰腺包虫病、胰腺蛔虫病、华支睾吸虫病及日本血吸虫病等能移行进入胆胰管,导致寄生虫性囊肿,其主要机制为胰胆梗阻、胆汁及十二指肠液反流和感染。蛔虫或华支睾吸虫感染相关胰腺疾病以急性胰腺炎为主;吸虫病、肝包虫等引起的胰腺疾病则分别表现为胰腺炎、胰腺外分泌功能不全和胰腺囊肿。寄生虫导致的胰腺囊肿临床比较少见,是寄生虫的成虫或幼虫寄生在胰腺内,或其虫卵沉着在胰腺内继发引起的一类囊肿疾病,称为寄生虫性囊肿(pancreatic parasitic cyst),文献报道的以包虫病多见。临床症状与其他原因引起的急性胰腺炎或胆道蛔虫症相类似,以上腹痛、黄疸、发热为主要表现,伴有消化不良、恶心、呕吐,类似胰腺炎反复发作。间歇期则安静如常,发作期疼痛剧烈而体征轻微,腹壁软,仅在剑突下或右上腹轻压痛,故有时与胆道感染的症状难以完全分辨。

在胰腺以囊性占位为主要表现,多位于胰头,囊壁薄而光整,边界清楚;在 CT 和 MRI 图像上,囊内密度/信号均匀;囊壁或囊内钙化,双层囊壁,囊内含有子囊或塌陷卷缩的内囊膜等。部分患者表现为胰腺炎征象,胰腺弥漫性肿大或胰头局灶性肿大或胰腺萎缩。胰腺寄生虫性囊肿少见,需要密切结合流行区内犬羊密切接触史和必要的实验室检查,才能诊断和提示寄生虫性囊肿(图 33-2-2)。

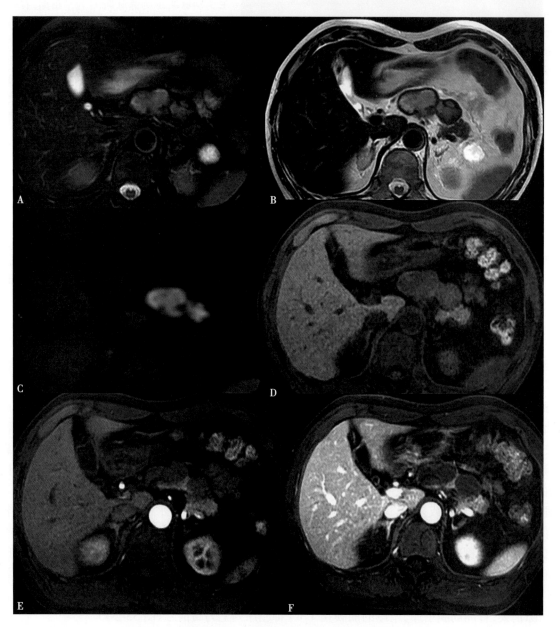

**图 33-2-2　男性,49 岁,"胰腺"血吸虫卵结节假性囊肿形成**

A 为横断面脂肪抑制 $T_2WI$,B 为 $T_2WI$,C 为 DWI,D 为横断面脂肪抑制 $T_1WI$ 平扫、E 为动脉期、F 为静脉期;胰体部偏前上方形态不规则异常信号灶,$T_2$ 高信号、脂肪抑制不被抑制,DWI 信号增高,$T_1$ 稍低信号,增强后强化不明显,囊壁稍厚

(缪 飞　林晓珠)

# 参 考 文 献

1. Lu ZH,Wu M. Unusual features in an adult pancreatic hemangioma:CT and MRI demonstration. Korean J Radiol,2013,14(5): 781-785.

2. England RJ,Woodley H,Cullinane C,et al. Pediatric pancreatic hemangioma:a case report and literature review. JOP,2006,7(5): 496-501.

3. Temizoz O,Genchellac H,Unlu E,et al. Incidental pancreatic lipomas:computed tomography imaging findings with emphasis on diagnostic challenges. Can AssocRadiol J,2010,61(3):156-161.

4. Hois EL,Hibbeln JF,Sclamberg JS. CT appearance of incidental pancreatic lipomas:a case series.Abdom Imaging,2006,31(3): 332-338

5. Beltrame V,Gruppo M,Pastorelli D,et al. Extra-gastrointestinal stromal tumor of the pancreas:case report and review of the literature. World J SurgOncol,2014,12:105.

6. Kim HH,Koh YS,Park EK,et al.Primary extragastrointestinal stromal tumor arising in the pancreas:report of a case. Surg Today, 2012,42(4):386-390.

7. Padhi S,Kongara R,Uppin SG,et al.Extragastrointestinal stromal tumor arising in the pancreas:a case report with a review of the literature. JOP,2010,11(3):244-248.

8. Ginat DT,Bokhari A,Bhatt S,et al. Imaging features of solitary fibrous tumors.AJR Am J Roentgenol,2011,196(3):487-495.

9. Shanbhogue AK,Prasad SR,Takahashi N,et al. Somatic and visceral solitary fibrous tumors in the abdomen and pelvis:cross-sectional imaging spectrum. Radiographics,2011,31(2):393-408.

10. Chetty R,Jain R,Serra S. Solitary fibrous tumor of the pancreas. Ann Diagn Pathol,2009,13(5):339-343.

11. 陈世勇,郭天德,赖清泉等. 侵袭性纤维瘤病的 CT 与 MRI 表现. 中华放射学杂志,2002,36(5):439-441.

12. Kloppel G. Pseudocysts and other non-neoplastic cysts of the pancreas. SeminDiagnPathol,2000,17:7-15.

13. 黄耀星,贾林. 寄生虫相关性胰腺疾病. 胰腺病学,2006,(02):116-118.

14. Sueyoshi R,Okazaki T,Lane GJ,Arakawa A,Yao T,Yamataka A. Multicystic adenomatoid pancreatic hamartoma in a child: Case report and literature review. Int J Surg Case Rep,2013,4(1):98-100.

15. Pelizzo G,Conoscenti G,Kalache KD,Vesce F,Guerrini P,Cavazzini L. Antenatal manifestation of congenital pancreatoblastoma in a fetus with Beckwith-Wiedemann syndrome. Prenat Diagn,2003,23(4):292-294.

16. Sugai M,Kimura N,Umehara M,et al. A case of pancreatoblastoma prenatally diagnosed as intraperitoneal cyst. Pediatr Surg Int,2006,22(10):845-847.

# 第34章

# 胰管离断综合征和胰性血液

【摘要】由于胰腺的解剖特点,胰管离断综合征早期往往难以作出准确诊断,临床上淀粉酶的检测,结合B超及CT检查,尤其是多层螺旋CT三期扫描和图像后处理技术进行的多平面重建,对胰管离断综合征的诊断有很大价值。MRCP对胰管病变的显示方面明显优于B超及CT,可为临床治疗提供重要的参考资料。ERCP放置支架、介入方法治疗胰管离断综合征,创伤小、成功率高,有较好的应用前景,可用于治疗胰管离断综合征。随着科技的发展,将有更好的诊断治疗方法应用于临床,造福广大患者。

胰性血液临床中较为罕见,确诊亦较为困难。尤其对于慢性胰腺炎患者,伴有间断性原因不明的上消化道出血时应考虑本病可能。上消化道内镜、胰腺增强CT、选择性腹腔干动脉和肠系膜上动脉造影对疾病的诊断有重要作用。胰性血液治疗方式包括选择性动脉栓塞术、内镜治疗和针对病因的手术治疗。

## 第一节 胰管离断综合征

胰管离断综合征(disconnected pancreatic duct syndrome,DPDS)最早在1992年美国亚特兰大急性胰腺炎临床指南中提出,是指任何原因导致胰腺的主胰管与消化道的连接中断,使断端远侧部分仍具有分泌功能的胰腺组织分泌的胰液不能正常排入消化道,在胰管断端周围积聚形成假性囊肿,从而引起的包括腹痛、胰腺假性囊肿、腹主动脉瘤、糖尿病等一系列临床综合征。

### 一、发病原因

DPDS的病因包括急性坏死性胰腺炎、慢性胰腺炎、胰腺相关性手术、恶性肿瘤和腹部损伤。其中急性坏死性胰腺炎的发生率可高达10%~30%。其他病因发生率均较低。因胰颈部的血供来自胰十二指肠动脉侧支,可增加胰颈部缺血性坏死的概率,因此胰腺解剖学异常可增加DPDS发生率。DPDS中胰颈部坏死可高达58%,胰颈和胰体部坏死可达84%。

### 二、DPDS的病理生理

各种可以造成胰腺损伤或坏死的原因均可以引起DPDS,重症急性胰腺炎是最常见的致病原因。此外,慢性胰腺炎、胰腺手术导致胰管离断及腹部外伤导致胰管断裂等亦是导致DPDS的常见原因。胰腺的血液供应为胰头部主要由相互吻合的胰十二指肠上、下动脉供应,胰腺体尾部主要来自脾动脉或少数直接来自腹腔动脉的胰背动脉及其分支胰横动脉,以及由脾动脉的分支胰大动脉、胰尾动脉所供应,而胰颈部仅由胰横动脉供应,因此胰颈部是胰腺缺血性损伤的好发部位,导致胰颈部 DPDS 发生率最高。这也为很多研究所证实,Tann 等对 26 例确诊为 DPDS 的患者分析发现,发生于胰颈部 15 例(58%),胰体中间部 5 例(19%),胰体尾部 6 例(23%);Pelaez Luna 等通过对 3l 例确诊为 DPDS 的患者回顾性分析发现,发生于胰颈部 18 例(58%),胰头部 2 例(6%),胰体部 8 例(26%),胰体尾部 3 例(10%)。

### 三、临床表现

DPDS 患者病情各有不同,临床表现也存在较大差异。主要表现为:

1. 腹胀　腹腔神经丛受胰液及炎症刺激产生肠麻痹,早期以胰液刺激为主,后期以并发感染的炎症刺激为主,腹胀更明显。腹腔大量积液加重腹胀,患者可出现排便排气停止。

2. 腹痛　腹痛多位于断裂的胰管周围,进行性加重,进食后腹部疼痛剧烈、辗转反侧,病变波及全腹时可表现为全腹痛。

3. 发热　通常出现发热可进展为高热,抗菌治疗不能缓解病情。

4. 持续性胰瘘　持续性胰瘘是胰腺坏死清除术或经皮穿刺置管引流术导致包绕胰管断端的囊肿破裂出现的严重并发症,发生率可达 15%~17%,患者表现为持续性胰液外漏。

### 四、并发症

DPDS 患者可出现胰腺假性囊肿、胰源性腹水、胰腺胸膜瘘、假性动脉瘤等并发症。Pelaez Luna 等对 31 例 DPDS 患者随访发现,发展为慢性胰腺炎的占 26%,患糖尿病的患者占 16%,仍有少量液体积聚的患者占 45%,病死率为 0。Lawrence 等对 30 例 DPDS 患者进行中位数为 38 个月的随访发现,16 例(53%)发生糖尿病,15 例(50%)发生左侧门脉高压。

### 五、DPDS 的临床诊断

1992 年美国亚特兰大急性胰腺炎临床指南中提出 DPDS 的诊断应具备以下三条:

1. 经过严格的内科保守治疗无法治愈的胰瘘或是胰腺假性囊肿。

2. CT 增强表现为在坏死胰腺组织的远端有均匀强化,具有生理功能的胰腺组织。

3. ERCP 的导丝及造影剂不能到达远端具有正常生理功能的胰腺组织的胰管。

MRCP 在胰胆管检查中具有重要作用,胰泌素增高更有助于 MRCP 对 DPDS 的确诊。尽管 DPDS 多发生于重症急性胰腺炎的患者,但一般 DPDS 的确诊都晚于胰腺炎的确诊。

对于怀疑有 DPDS 的患者,目前主要通过增强 CT 和 ERCP 等检查来确诊。

#### (一) CT

胰腺断裂的 CT 表现及其病理基础如下:

1. 胰腺血肿　表现为胰腺断裂处楔形、类圆形、不规则形的血肿,大小不一,可以为小结节状,也可以是巨大的血肿并蔓延到胰周;平扫为高密度、稍高密度或高低不等的混杂密度,增强后不强化,在胰腺实质强化期因胰腺强化而呈相对低密度。如果合并活动出血,由于血凝块尚未形成或者血清的析出,胰腺血肿的密度常不均匀。

2. 胰腺肿大,胰周液体积聚　此种表现类似急性胰腺炎,胰腺断裂后胰液外溢并导致自身消化,引起外伤性胰腺炎。

3. 胰腺裂口　CT 表现为横贯胰腺全部或大部的低密度裂口。CT 平扫胰腺断裂处仅可见高密度血肿或稍高密度出血,不能直接显示胰腺断裂的裂口,而在胰腺增强的实质期,因裂口内血肿不强化,呈相对低密度,从而勾画出胰腺断裂后裂口的形状。为更好地显示胰腺断裂口形态并确定胰腺是否完全断裂,应强调多层螺旋 CT 的后处理技术。MRP(动态灌注成像)与 MIP(最大密度投影)重组等后处理技术,可以在任意平面显示胰腺断裂更全面的解剖形态信息,为手术方案的制订提供科学的依据。

4. 造影剂溢出　胰腺断裂合并活动性出血者,可以见到这种征象。采用多层螺旋 CT 三期动态增强扫描,在动脉期看到造影剂溢出,在胰腺期与延迟期造影剂溢出的范围扩大,形成池状、结节状的造影剂聚集区,具有特征性。胰腺断裂后造影剂溢出还有一个特点:溢出的造影剂密度很高,在动脉期、胰腺期与同层的腹主动脉、脾动脉的密度相似;延迟期腹主动脉密度已有明显下降,而溢出造影剂仍呈高密度。因此,不仅要做平扫,也应做动脉期、胰腺期、延迟期等期的增强扫描,有助于显示胰腺裂口与造影剂外溢等特异性征象。另外采用 MRP 或 MIP 重组等后处理技术可更好地显示溢出造影剂的形状,有助于与胰周强化血管鉴别。造影剂溢出是胰腺断裂合并活动性出血的重要征象。胰腺断裂后胰酶外溢腐蚀受损的胰腺血管壁导致血管破裂,发生活动性出血,出现此征可以明确有活动性出血,应紧急手术治疗。

5. 主胰管扩张　胰腺断裂后,裂口中充满血凝块,在胰腺包膜未完全破裂的情况下张力可以很高,可以直接压闭断裂口远端的主胰管,造成远侧主胰管的扩张。

6. 胰周改变　表现为胰周被膜和肾周筋膜增厚以及胰周、肾旁间隙广泛积液。

7. 假性囊肿形成　表现为胰周液性肿块。

## (二) ERCP

内镜逆行胰胆管造影(endoscopic retrograde cholangio pancreatography,ERCP)作为一种侵入性检查,可以显示胰管的结构,是判断主胰管损伤最直接的方法,是公认的诊断胰管损伤的"金标准"。ERCP 不但可用于胰管损伤的诊断,对胰管离断的患者可进行微创治疗,明确胰管损伤的诊断后,部分患者还可以进行微创治疗如胰管内支架置入治疗。但 ERCP 的结果依赖于操作者的经验,有高达 3%~5% 的并发症。

## (三) MRCP

磁共振胆胰管成像(magnetic resonance cholangiopancreatography,MRCP)可以进行多维成像,有助于判断胰腺实质的损伤,对判定胰管损伤及损伤程度有较大帮助。MRCP 与 CT 联合检查能提高胰管离断的诊断。MRI 在诊断胰腺损伤方面的价值与 CT 相同,在检查主胰管离断方面是一种无创,敏感性和特异性均较好的方法,MRCP 能清晰显示胰管的情况,对判断胰管损伤及损伤程度有较大的帮助,还可避免内镜逆行胆胰管造影术(ERCP)引起的并发症,MRCP 对胰管损伤的判断明显优于 CT。MRCP 非常清楚的显示了主胰管断裂,与手术探查结果一致。同时 MRI 很好地显示损伤所致的胰腺肿胀、出血、断裂,以及胰腺周围的改变情况。

## (四) 超声检查

超声检查简单易行,对发现胰腺损伤有一定价值,但易受胃肠内气体的干扰而影响诊断。超声可以发现损伤部位、范围、程度,对确定手术方案 治疗后的情况及随访均有重要的意义。超声下表现:

1. 体积肿大,形态失常,边缘不规则。

2. 实质连续中断,断端处不规则,并见无回声区。

3. 周边及腹腔见大量无回声区。

超声造影是一种新的超声技术,其对腹部实质性脏器损伤的诊断的敏感性和特异性均较高,可优于或至少与 CT 具有同样的敏感性,并具有操作方便、安全性好、无放射线等优点。

## (五) 超声内镜

内镜超声不受胃肠气体的干扰,对胰管损伤的诊断有较大的价值。应用内镜超声(EUS)对胰管损伤的诊断敏感性与 CT 相仿,并可重复检查。

## (六) 腹腔镜检查

是一种微创检查手段,对胰腺损伤的诊断有较大的价值。因胰腺的解剖位置及合并伤的存在,其应用受到限制。

## (七) 剖腹探查

仍然是诊断胰腺损伤首要可靠方法,临床上高度怀疑胰管损伤的患者原则上均应行剖腹探查。可通过观察胰腺的创面有无清亮液渗出或通过将亚甲蓝注入损伤远侧端胰腺实质内,观察创面有无蓝色液体流出,以判断主胰管有无损伤。对主胰管离断的明确诊断都基于手术探查,对于下列情况可认为有主胰管损伤:

1. 胰腺完全横断。
2. 在胰腺断裂面可清楚见到大胰管裂伤或断裂者。
3. 胰腺断裂、撕裂大于胰腺直径 1/2,特别是胰颈、胰体中上部断裂。
4. 胰腺中心较大穿透伤。
5. 胰腺组织严重挫裂已接近碎裂。手术探查仍然是无法替代的诊断手段。

## 六、DPDS 的鉴别诊断

### (一)急性胰腺炎

胰管离断由于溢出胰液的自身消化,大多合并急性外伤性胰腺炎,表现为胰腺肿大、胰周积液,是外伤性胰腺炎与自发性胰腺炎共有的影像学表现。应密切结合腹部外伤的病史与胰管断裂的裂口、血肿、对造影剂外溢等特征性征象,有助于作出鉴别。

### (二)胰腺挫伤

外伤后胰腺没有断裂,腺体组织仅仅发生挫伤,平扫也可表现为胰腺肿胀、胰周积液,与胰腺断裂的平扫表现相似。观察有无胰内血肿及增强后有无胰腺裂口可有效鉴别。

### (三)胰腺外伤前已存在的胰腺假囊肿

胰腺假性囊肿多继发于急性胰腺炎,常表现为胰腺内外囊性肿块,若囊内合并出血或感染时囊内容密度可较高,可能与胰管断裂伴活动性出血相混淆。增强后胰腺假囊肿边缘光滑,结合胰腺炎病史不难作出鉴别。

### (四)肿瘤

特别是胰岛细胞瘤平扫可以呈稍高密度,与胰管离断的血肿的平扫 CT 征象相似。CT 增强可以有效鉴别,前者为富血供肿瘤,动脉期明显强化,而胰管离断的血肿不会强化。

## 七、DPDS 的治疗

### (一)手术治疗

胰腺手术的选择取决于患者年龄、后腹膜炎症的严重程度、中断胰腺的大小和胰腺内外分泌功能。手术治疗主要包括切除较小的胰腺中断部分,去除有分泌胰液功能的胰腺组织,或者行胰十二指肠吻合术,将中断胰腺的胰液引流入消化道。中段胰十二指肠吻合术是远端的中断胰腺组织切除严重影响胰腺功能患者的首选术式。远端中断胰腺组织切除联合或不联合脾切除术可在中断胰腺组织较小的情况下选择。目前通过手术永久性解决 DPDS 方式有两种:

1. 通过切除断裂的胰腺组织,将有分泌功能的胰腺切除,解决胰液流入腹腔造成的一系列并发症。
2. 通过胰十二指肠吻合建立通道,使胰液重新进入肠道,发挥消化作用。术式包括远端胰腺十二指肠 Roux-en-Y 吻合内引流术。切除胰腺组织可导致胰腺功能不全,造成糖尿病、消化功能紊乱、营养不良。建立通道可以保留有功能的胰腺,预防胰腺功能不全的并发症,但可出现吻合口漏、复发率高等一系列问题。所以选择手术治疗时应权衡利弊。但研究表明,外科手术治疗 DPDS 的致死率和致胰腺功能不全等的发生率均较高。

随着腹腔镜技术的迅速发展,已有用于治疗 DPDS 的报道。腹腔镜治疗 DPDS 安全、有效、患者痛苦少、恢复快。

此外,在治疗过程中,应常规行 CT 增强检查以明确胰腺的坏死情况,这对于诊疗有非常重要的意义。但长久以来由于担心造影剂会使胰腺炎患者的肾脏功能受损或加重损害而一直避免使用,近来研究表明,此时应用造影剂是安全的,不会损害或加重损害患者的肾功能。

### (二)内镜治疗

尽可能保留胰腺功能,避免传统手术风险。应用经自然腔道内镜手术(NOTES)、经胃坏死组织清除术及内镜治疗是具有优势的治疗措施,有活性的胰腺组织将产生的胰液通过治疗形成的胃胰腺通道排入消化道,避免了远端胰腺的切除。2005 年 Arvanitakis 等通过内镜置管引流治疗胰管破裂的患者,患者均有较好疗效。内镜置管引流虽然有技术难度但仍然考虑作为这类患者的首选。2010 年 Gupta 等报道在内镜下经胃胰腺坏死组织清除术和经十二指肠乳头胰管支架植入术治愈一位 75 岁老年患者的成功案例。由于在脾静脉血栓和胃静脉扩张的情况下难以在内镜下经胃引流胰尾积液,Zhong 等报道 5 例患者接受内镜下经十二指肠引流治疗,术后无并发症发生,在导管移除后有 1 例患者接受远端胰腺切除术,1 例患者因胰腺炎复发接受重复治疗,其他患者在 34 个月期间状况良好,表明 EUS 下经十二指肠引流可行且安全,避免了胰腺组织的切除。另外十二指肠壁薄易于形成胰十二指肠瘘,有利于 DPDS 治疗。选择经胃引流还是经十二指肠引流取决于积液与胃和十二指肠的位置,如果两者均可,优先选择经十二指肠途径,因为移除支架后窦道保留的时间更长。对于诊断不明而行穿刺引流最终导致胰瘘的患者,手术可作为必要选择。Irani 等报道,15 例 DPDS 患者经内镜和经皮穿刺联合治疗后治愈。

近年来随着内镜技术的进步及相关医疗器械的发展,内镜治疗逐渐应用到 DPDS 的治疗中。目前主要的方法有内镜下囊肿经十二指肠乳头引流术、内镜下囊肿胃引流术和内镜下囊肿小肠引流术,行胰管支架置入内引流术等,支架置入后淀粉酶水平迅速下降。通过大量样本的分析表明,内镜治疗 DPDS 的死率明显低于外科手术治疗,而临床症状的缓解率与术后 DPDS 的复发率均不高于外科手术治疗组。

对于有慢性胰腺炎等导致的远端主胰管阻塞而明显扩张的患者,近来针对单纯性引流术难以解决腹痛等临床症状,而提出应行内镜超声引导下胰管胃吻合术(EUS-guided pancreaticogastrostomy,EPG)和内镜超声引导下胰管十二指肠球部吻合术(EUS-guided pancreatobulbostomy,EPB)。但这两种操作对仪器及术者操作技能的要求均较高,且有较高支架移位、堵塞等并发症的发生,因此具体疗效尚需进一步的探索。

### (三) 介入治疗

2000 年 Gmeinwiese 等首次成功采用经皮穿刺引流、经穿刺行胰管堵塞方法治愈胰管中断伴胰体坏死的患者。2001 年 Hirota 等报道 2 例胰体部胰管损伤的患者,通过经皮穿刺通道逆行进入上游胰管注入醇溶谷蛋白进行黏堵,使上游胰腺组织完全失去外分泌功能萎缩而治愈。2 例患者分别随访 32 个月和 24 个月均未出现胰瘘复发和糖耐量试验的降低。2003 年 Findeiss 等报道 1 例胰管中断的患者采用逆行穿刺进管注入 NBCA 黏堵上游胰管。经 1 年随访,患者症状未复发。

对于 DPDS 的诊断治疗已经不断有学者研究,但诊断方法具有多样性,各有优缺点,具体情况应灵活选择。随着科技的发展,将有更好的诊断治疗方法应用于临床,造福广大患者。

# 第二节　胰 性 血 液

胰性血液(hemosuccus pancreaticus)是罕见的上消化道出血原因之一,约占上消化道出血的 1/1 500;也被称主胰管出血或假性血胆症,是一种经胰管的出血综合征。Lower 和 Farrell 于 1931 年首次报道,Sandblom 于 1970 年最终定义为胰性血液。胰性血液是一种罕见的、间歇性的、由胰管经 Vater 壶腹乳头出血引起的消化道出血,该病的诊断有时极为困难。胰性血液多见于男性,可能与男性吸烟、饮酒、不良饮食习惯等不良嗜好有关。至今,关于胰管出血的报道不多,有时很难明确出血部位,以致延误治疗甚至危及患者生命。

## 一、发病原因

### (一) 急性或慢性胰腺炎

急性胰腺炎症时,其渗出的胰液未能及时吸收,胰液中的胰消化酶可逐渐消化周围胰腺组织而形成假性囊肿,同时对邻近的动脉壁亦可逐渐消化而形成假性动脉瘤。假性血管瘤在再消化或内压增高等因素的作用下,最终可溃破入假性囊肿或胰管,即引起出血。

慢性胰腺炎胰管出血的发病率为 1.5%。胰管结石是慢性胰腺炎常见并发症之一,在正常人群中发病率约 1%,目前认为与胆道疾病、代谢障碍、酗酒、遗传因素、高钙血症及蛔虫等有关。

导致胰管出血的机制为:

1. 胰石长期堵塞胰管,引起胰液排出受阻,胰液长期腐蚀胰管壁及胰实质血管。

2. 胰石对胰管黏膜的直接机械性刺激。

(1)胰周动脉假性动脉瘤:胰腺炎时胰酶外漏到胰腺外周,消化腐蚀胰周动脉及组织,动脉瘤破裂进入胰管引起胰管出血。这种情况下脾动脉最易受累,占受累动脉的60%~65%,其次为胃十二指肠动脉(20%~25%)、胰十二指肠动脉(10%~15%)、肝固有动脉(5%~10%)、胃左动脉(2%~5%)。

(2)胰腺假性囊肿:假性囊肿的囊液含弹力蛋白酶,弹力蛋白酶使与邻近或相通的动脉壁弹力纤维断裂,管壁扭曲扩张,形成假性动脉瘤;动脉瘤破裂进入胰管引起出血。

**(二)胰腺外伤**

外伤可通过胰液消化或假性囊肿继发感染侵蚀动脉壁引起动脉性出血,出血发生的时间和出血量与损伤程度和部位有关。轻度单纯性胰腺外伤可能发生假性囊肿,转向慢性病理过程。胰酶消化引起组织和血管损伤,继发感染和囊肿压迫周围组织将进一步加重组织和血管损伤。随着病程进展,不断增大的假性囊肿最终破入胰管引起出血。

**(三)动脉瘤**

动脉瘤患者多无临床症状,其导致的胰管出血较少见。妊娠是已知的引起动脉瘤破裂的高危因素,当动脉瘤破裂进入胰管便可导致胰管出血。脾动脉瘤发生率居内脏动脉瘤之首,是动脉瘤引起胰管出血的最常见原因。此外,腹腔干动脉瘤破裂也可引起胰管出血。

**(四)胰腺癌**

因胰头部紧邻十二指肠,胰头癌压迫或浸润胃及十二指肠壁,胰管扩张,导致组织糜烂、坏死,加上胰液自身消化腐蚀血管壁,可引起胰管出血。但此类出血少见。

**(五)异位胰腺**

异位胰腺系先天发育异常,多位于胃、十二指肠、空肠,可引起胰管出血。其原因为:

1. 异位胰腺释放的蛋白酶等消化酶损伤胃肠道黏膜,侵蚀血管,造成糜烂、溃疡而出血。

2. 较大的异位胰腺压迫局部组织使其缺血、坏死。

3. 异位胰腺组织发生急性出血性炎症时可导致出血。

**(六)胰源性门脉高压**

临床见到胰源性门脉高压胃底静脉曲张破裂出血并发脾动脉胰管或胰腺假性囊肿胰管出血。

**(七)其他**

胰管出血是内镜逆行胰胆管造影(ERCP)术后的并发症之一;神经内分泌肿瘤亦可导致胰管出血。超声内镜下引导的细针抽吸穿刺在临床上应用越来越多,可引起胰管出血。

## 二、发病机制

胰腺炎症时,若其渗出的胰液未能及时吸收,胰液中的胰消化酶则可逐渐消化周围胰腺组织而形成假性囊肿,同时对邻近的动脉壁亦可逐渐消化而形成假性动脉瘤。假性血管瘤再消化或内压增高等因素的作用下,最终可溃破入假性囊肿或胰管,即引起出血。由于凝血块的阻塞或出血量大而血压下降等因素可使出血自行停止,同时造成局部压力增高冲开通道或加重了局部炎症,甚至组织坏死,又可再消化,在有新的脾动脉胰管或假性囊肿瘘道形成时,会引起再出血。这种不良循环直至局灶性纤维化或钙化形成才趋于停止。胰管受阻扩张,内压比正常胰管内的压力要高,这是维持慢性假性胰腺囊肿不能自愈的原因。由于脾静脉易受其周围的纤维化、钙化组织或假性囊肿等压迫,回流受阻,甚至血栓形成,造成脾胃区门静脉高压和脾肿大,导致胰源性门脉高压,最后导致胰管出血。

## 三、诊断

胰性血液的确诊较为困难。主要原因是常规胃镜很难发现胰管出血的原因,临床诊断时常首先想到引起消化道出血的常见病而忽略了胰管出血。研究表明,不明原因的上消化道出血占所有上消化道出血的6.3%;因此,对胰管出血应高度重视。临床上可以从以下几个方面对胰管出血作出诊断。

**（一）临床特点**

胰管出血,具有以下特点:

1. 大多为男性患者。

2. 多见于中老年。

3. 胃肠道出血多表现为黑便。

4. 常伴有慢性胰腺炎病史。

5. 多为胰腺假性囊肿、动脉瘤或假性动脉瘤引起胰管出血。

多数患者有胰腺炎病史,表现为间断性上腹部绞痛,可伴背部放射痛,之后伴便血、黑便或呕血,出血量多者可伴失血性休克,部分患者可伴黄疸、呕吐、体质量减轻。疼痛是血液进入胰管产生胰管内高压和血凝块形成堵塞胰管所致。体格检查可见贫血貌、上腹压痛,可伴反跳痛及肌紧张,一些患者腹部可触及搏动性肿块,腹部可闻及血管杂音。肝功能检查正常,胰胆管反流可引起血清胆红素升高;若患者未处于急性胰腺炎活动期,血清淀粉酶水平正常。

**（二）辅助检查**

1. 消化道内镜　出血活动期可显示自十二指肠乳头有新鲜血液流出,静止期可无阳性发现。结合临床表现,并排除引起上消化道出血的其他原因,如糜烂性胃炎、溃疡病、食管胃底静脉曲张、胆道出血,可考虑胰管出血。发现十二指肠乳头有血液流出时,需全面检查胆道系统、胰腺系统。

2. 多普勒超声　可发现胰腺中存在强回声、低回声及搏动性肿块,可用于鉴别诊断胰管结石、胰腺假性囊肿、胰周血管动脉瘤。

3. 胰腺增强 CT　可分辨胰腺的病理学特征,并可用于诊断慢性胰腺炎,胰腺假性囊肿和假性动脉瘤。有时可显示位于胰管中的血凝块。

4. 血管造影　诊断价值最大,可发现正在出血的动脉,并可分析其解剖学结构。还可用于具体了解动脉瘤的大小、形态、部位,以及与周围组织的关系。

5. ERCP　可发现扩张胰管中的血凝块,并确认胰腺形态及胰管出血病变部位。

6. 超声内镜　作为一种非介入性检查方法,可有效发现胰腺的占位病灶及周围血管和淋巴结受累情况。由于胰腺疾病影像学特征的非特异性,超声内镜对胰腺疾病的定性诊断存在一定的局限性。

7. 术中胰管镜检查　其在胰管出血中的应用较少,该检查可显示胰管出血,并可帮助证实出血部位及指导胰腺切除范围。

## 四、治疗

去除出血根源是治疗胰性血液的关键。

**（一）出血征象的监测**

1. 记录呕血、黑便和便血的频度、颜色、性质、次数和总量,定期复查红细胞计数、血红蛋白、HCT 红细胞比容与血尿素氮等,需要注意 HCT 在 24~72 小时后才能真实反映出血程度。对活动性出血或重度出血患者应插入胃管,以观察出血停止与否。

2. 监测意识状态、脉搏和血压、肢体温度,皮肤和甲床色泽、周围静脉特别是颈静脉充盈情况、尿量等,意识障碍和排尿困难者需留置尿管,危重大出血者必要时进行中心静脉压测定,老年患者常需心电、血氧饱和度、呼吸监护。

**（二）液体复苏**

1. 应立即建立快速静脉通道,并选择较粗静脉以备输血,最好能留置导管。根据失血的多少在短时间内输入足量液体,以纠正血液循环量的不足。对高龄、伴心肺肾疾病患者,应防止输液量过多,以免引起急性肺水肿。对于急性大量出血者,应尽可能施行中心静脉压监测,以指导液体的输入量。下述征象提示血容量已补足:意识恢复、四肢末端由湿冷、青紫转为温暖、红润,肛温与皮温差减小(1℃);脉搏由快弱转为正常有力,收缩压接近正常,脉压大于 30mmHg;尿量多于 30ml/h;中心静脉压恢复正常。

2. 液体的种类和输液量　常用液体包括等渗葡萄糖液、生理盐水、平衡液、血浆、全血或其他血浆代用品。急性失血后血液浓缩,血较黏稠,应静脉输入 5%~10% 葡萄糖液或平衡液等晶体液。失血量较大时,可输入血浆等胶体扩容剂。必要时可输血。

3. 血管活性药物　在补足液体的前提下,如血压仍不稳定,可以适当地选用血管活性药物,如多巴胺,以改善重要脏器的血液灌注。

## (三)止血措施

1. 止血药物　对有凝血功能障碍者,可静脉注射维生素 $K_1$;为防止继发性纤溶,可使用氨甲苯酸等抗纤溶药。对插入胃管者可灌注碱性液体或冷冻去甲肾上腺素溶液,去甲肾上腺素 8mg,加入冰生理盐水 100ml。

2. PPI 药物　治疗效果明显,PPI 降低胃内酸度,同时 PPI 通过抑制胃酸分泌进而减少胰液分泌达到止血目的。

3. 生长抑素及其类似物　生长抑素是由 14 个氨基酸组成的环状活性多肽,能够减少内脏血流、降低门静脉阻力、抑制胃酸和胃蛋白酶分泌、抑制胃肠道及胰腺肽类激素分泌,生长抑素抑制胰酶分泌等。可显著降低消化性出血患者的手术率,预防再出血的发生。

## (四)介入治疗选择性血管造影及栓塞治疗

经导管动脉栓塞(therapeutic arterial embolization,TAE)治疗,选择性胃左动脉、胃十二指肠动脉、脾动脉或胰十二指肠动脉血管造影,针对造影剂外溢或病变部位经血管导管滴注血管加压素或去甲肾上腺素,导致小动脉和毛细血管收缩,使出血停止。无效者可用明胶海绵栓塞。目前还有球囊栓塞和钢圈栓塞。球囊栓塞是行外科手术前在相应动脉中置入球囊,主要是为了便于术中止血和缩短手术时间。钢圈栓塞是钢圈植入动脉促使血栓形成,从而闭塞整个动脉瘤,但对于腹腔干、肠系膜上动脉、肝动脉的病变钢圈栓塞为绝对禁忌证,如果侧支循环不能建立,可导致其供血的重要组织坏死。

钢圈栓塞治疗胰管出血患者,应尽量超选择至病灶远端血管,并在病灶的远端和近端植入钢圈,从而完全阻断供血动脉,以尽量减少并发症和出血复发,进而达到完全治愈的效果。对于胰管出血伴血流动力学不稳定和栓塞后反复出血或栓塞失败的患者,则只能选择外科手术治疗。

患者血流动力学稳定,出血量每分钟大于 0.5ml,高龄或高危患者,一般采用螺圈栓塞术,通过引起动脉瘤血栓形成而控制出血。对于因胰腺假性囊肿引起的出血,介入治疗可达到治愈目的。介入治疗也可用于稳定患者生命体征,为手术治疗做准备。据报道介入治疗后再出血率约为 30%,其原因为未完全隔离出血血管、动脉闭塞不全、出血部位识别错误等。随着栓塞技术的不断提高,选择性动脉栓塞术可作为治愈性治疗的策略之一。

## (五)内镜治疗

ERCP 下放置支架对出血灶的直接压迫以及支架引流出胰液减少胰酶对出血灶的化学性腐蚀,达到止血目的。

## (六)手术治疗

不能控制的出血、休克,介入治疗不可行或介入失败,以及患者存在手术治疗的其他适应证,如慢性胰腺炎及其并发症、胰腺脓肿、幽门梗阻、梗阻性黄疸。动脉结扎术可有效控制出血,但无法消除再次出血的风险。胰腺假性囊肿引流术加动脉结扎术疗效显著,引起感染和坏死并发症的风险也较小。对于慢性胰腺炎引起的胰管出血,需要根据病变发生部位决定手术切除范围。胰十二指肠切除术适用于病变位于胰头的患者;而病变位于胰体或尾部的患者,则行胰体尾切除术;若脾脏血管同时受累,则行联合脾脏的胰体尾切除术;但存在围手术期并发症及术后胰腺功能不足的风险。对于合并胰管结石的患者,胰管切开取石、胰管空肠吻合为首选手术方式。

综上所述,胰性血液较为罕见,确诊较为困难。对于慢性胰腺炎患者,伴有间断性原因不明的上消化道出血时应考虑该病可能。上消化道内镜、胰腺增强 CT、选择性腹腔干动脉和肠系膜上动脉造影对疾病的诊断有重要作用。胰性血液治疗方式包括选择性动脉栓塞术、内镜治疗和针对病因的手术治疗。介入治疗可控制出血,但若患者血流动力学持续不稳定、再出血或栓塞失败,手术治疗可达到根治目的。

(许兰涛)

# 参 考 文 献

1. Bradley EL 3rd.A clinically based classification system for acutepancreatitis.Summary of the Intematianal Symposium oil AcutePancreatitis,Atlanta.Ga,September 11 through 13,1992.ArchSurg,1993,128:586-590.

2. Telford JJ,Farrell JJ,Saltzman JR,et al. Pancreatic stent placement for duct disruption.Gastrointest Endosc,2002,56(1):18-24.

3. Kozarek RA.Endoscopic therapy of complete and partial pancreatic duct disruptions.Gastrointest Endosc Clin Nh Am,1998,8(1):39-53.

4. Tann M,Maglinte D,Howard TJ,et al.Disconnected pancreatic duct syndrome:imaging findings and therapeutic implications in 26 surgieally corrected patients.J Comput Assist Tomog,2003,27(4):577-582.

5. Fischer TD,Gutman DS,Hughes SJ,et al.Disconnected pancreatic duct syndrome:disease classification and management strategies.J Am Coil Surg,2014,219(4):704-712.

6. Strasberg SM,McNevin MS. Results of a technique of panereatieojejunostomy that optimizes blood supply to the pancreas .J Am Coll Surg,1998,187(6):591-596.

7. Pelaez-Luna M,Vege SS,Petersen BT,et al.Disconnected pancreatic duct syndrome in severe acute pancreatitis:clinical and imaging characteristics and outcomes in acohort of 31 cases .Gastrointest Endosc,2008,68(1):91-97.

8. Tann M,Maglinte D,Howard TJ,et al.Disconnected pancreatic duct syndrome:imaging findings and therapeutic implications in 26 surgically corrected patients.J Comput Assist TomoF,2003,27:577-582.

9. Pehez-LunaM,Vege Ss,Petemen BT,et al. Disconnected pancreatic duct syndrome in severe acute pancreatitis:clinical and iIllang chanmteristics and outcomes in a cohort of 31 cas.Gastrointest Endosc,2008,68:91-97.

10. 张敬柱,童智慧,李维勤.胰管中断综合征诊断及治疗进展,中华胰腺病杂志,2016,16(1):62-65.

11. Solanki R,Koganti SB,Bheerappa N,et al.Disconnected duet syndrome:refractory inflammatory external pancreatic fistula following percutaneous drainage of an infected peripancreatic fluid collection.A case report and review of the literature.Jot,2011,12(2):177-180.

12. Pelaez-Luna M,Vege SS,Petersen BT,et al.Disconnected pancreatic duct syndrome in severe acute pancreatitis:clinical and imaging characteristics and outcomes in acohort of 31 cases .Gastrointest Endosc,2008,68(1):91-97.

13. Lawrence C,Howell DA,Stefan AM,et al.Disconnected pancreatic tail syndrome:potential for endoscopic therapy and results of long-term follow-up.Gastrointest Endosc,2008,67(4):673-679.

14. 董国礼,雍良平,黄小华,等.胰腺损伤的影像学诊断.中国医学影像技术,2008,24(5):724-717.

15. 王建球,陈跃宇.外伤性胰腺损伤的诊治进展.创伤外科杂志,2010,12(1):84-86.

16. 陈永庆,于春友,蒋春舫,等.钝性胰腺损伤合并主胰管损伤的诊断和治疗:附35例报告.中华肝胆外科杂志,2007,13(3):168-170.

17. Sandrasegaran K,Tann M,Jennings SG,et al.Disconnection of the pancreatic duct:An important but overlooked complication of severe acute panereatitis.Radiographics,2007,27(5):1389-1400.

18. Arvanitakis M,Delhaye M,Chamlou R,et al.Endoscopic therapy for main pancreatic-duct rupture after Silastic-ring vertical gastroplasty.Gastrointest Endosc,2005,62(1):143-151.

19. Gupta K,Freeman ML.Disconnected pancreatic duct with pancreas necrosis,treated with transgastfic debridement and pancreatic duct stent.Clin Gastroenterol Hepatol,2010,8(5):e51.

20. Zhong N,Topazian M,Petersen BT,et al.Endoscopic drainage of pancreatic fluid collections into fourth portion of duodenum:anew approach to disconnected pancreatic duct syndrome.Endoscopy,2011,43(Suppl 2):E45-E46.

21. Irani S,Gluck M,Ross A,et al.Resolving external pancreatic fistulas in patients with disconnected pancreatic duct syndrome:using rendezvous techniques to avoid surgery(with video).Gastrointest Endosc,2012,76(3):586-593.

22. Gmeinwieser J,Holstege A,Zirngibl H,et al.Successful percutaneous treatment of infected necrosis of the body of the pancreas associated with segmental disruption of the main pancreatic duct.Gastrointest Endosc,2000,52(3):413415.

23. Hirota M,Kamekawa K,Tashima T,et al.Percutaneous embolization of the distal pancreatic duct to treat intractable pancreatic juice fistula.Pancreas,2001,22(2):214-216.

24. Findeiss LK,Brandabur J,Travemo LW,et al.Percutaneous embolization of the pancreatic duct with eyanoacrylate tissue adhesive in disconnected duct syndrome.J Vasc Interv Radiol,2003,14(1):107-111.

25. Surer M,Doenz F,Chapuis G,et al.Haemorrhage into the pancreatic duct(hemosuceus pancreaticus):recognition and

management.Eur J Surg,1995,161:887-892.

26. Sandblom P.Gastrointestinal hemorrhage thrugh the pancreatic duct.Ann Surg,1970,171:61-66.

27. Sakorafas GH,Sarr MG,Farley DR,et al. Hemosuccus pancreaticus complicating chronic pancreatitis:all obscure cause of upper gastrointestinal bleeding.Langenbecks Arch Surg,2000,385:124-128.

28. 张国伟,周杰,黄宇琦,等 . 胰管多发结石伴胰管出血一例 . 中华肝胆外科杂志,2003,7:415.

29. Anil KDthari R,Leelakrjshnan V,Krishnan M. Hemosuccus pancreaticus:A rare cause of gastrointestinal bleeding.Ann Gastroenterol,2013,26(2):175-177.

# 第35章

# 脂肪与胰腺

【摘要】脂肪胰（fatty pancreas）是一种以胰腺脂肪过度堆积为特征的疾病，该现象被发现不足百年，与脂肪肝相比，目前脂肪胰的临床研究较少，对其临床意义和诊治的认识仍不足，国内外也尚未引起广泛关注。但近年来，越来越多的研究表明胰腺脂肪沉积对胰腺的内外分泌功能会产生重要影响，与胰腺炎、胰腺癌、胰十二指肠切除术后胰瘘、血糖代谢紊乱等多个疾病的发生发展有关。

绝大多数胰腺肿瘤来源于上皮细胞，仅有1%~2%的胰腺肿瘤来源于间质组织，如胰腺脂肪瘤、胰腺脂肪肉瘤和胰腺脂肪瘤样假性肥大等，临床少见。

## 第一节　脂肪胰的诊断及临床意义

与肝脏不同，目前胰腺脂肪堆积的概念及影响尚没有得到广泛认可。1926年Schaefer等学者首次报道了胰腺重量与体重的关系，十年后Ogilive等通过尸检发现胰腺脂肪堆积现象，提出了"胰腺脂肪过多（pancreatic lipomatosis）"这个名称，且消瘦者的胰腺脂肪含量约为肥胖者的17%。当时认为脂肪主要累及胰腺的腺泡细胞，但后续研究发现胰岛细胞在高脂环境培养后，细胞内同样能出现脂肪堆积，故脂肪胰可能累及所有实质细胞。1978年，Oslen等通过394例尸检发现胰腺脂肪含量与体重有显著相关性。针对胰腺脂肪堆积这个现象，既往学术界曾出现过胰腺脂肪变性（pancreatic steatosis）、胰腺脂肪替代（fat replacement of the exocrine pancreas）、胰腺脂肪瘤假性肥大（lipomatous pseudohypertrophy of the pancreas）、非酒精胰腺脂肪疾病（nonalcoholic pancreatic fat disease）、非酒精脂肪性胰腺炎（nonalcoholic fatty pancreatitis）等多个术语。与脂肪肝相对应，国内多采用"脂肪胰（fatty pancreas）"这术语来描述这一现象，其包括了胰腺脂肪沉积的各种类型，包括以脂肪胰腺堆积为主的先天性疾病（Shwachman-Diamond综合征等）以及后天形成的胰腺脂肪沉积，后者在临床上占绝大部分，多与高脂饮食、肥胖有关。

### 一、诊断

#### （一）组织学检查

目前，脂肪胰（fatty pancreas）缺乏一个明确的诊断标准，且国内外对于脂肪胰的严重程度也没有统一的评价方法。组织学检查是脂肪胰诊断的"金标准"，观察其胰腺实质中脂肪组织的含量，以及胰腺腺泡细胞、胰岛细胞等细胞质中有无脂滴，但目前国内外仍没有统一的量化诊断和分级标准，主要靠各研究者自行制定，但这些标准均未在临床实践中广泛得到应用与验证。多个学者用胰腺组织内的脂肪细胞占全部细胞的比例来评估脂肪的浸润程度，有学者认为超过10%则视为脂肪胰，另有学者则根据该比例来进行严重程度分级,包括 0 级(0~7%)、1 级(8%~14%)、2 级(15%~25%)、3 级(26%~50%)、4 级(51%~75%)、5 级(>75%)。有学者根据脂肪胰的累及范围进行分型,包括 1A 型(仅累及胰腺头部,约占 35%)、1B 型(累及胰腺头、颈与体部,未累及胰腺钩突部和胆管周围区域,约占 35%)、2A 型(累及胰腺头部和钩突部,未累及胆管周围区域,约占 12%)、2B 型(累及整个胰腺,约占 18%)。由于胰腺组织标本在临床上难以获取,故组织学检查不是当前脂肪胰的主要诊断方法,且常规活检(如超声内镜下细针穿刺活检)不是临床确诊脂肪胰的推荐方法。

**(二)影像学检查**

1. 经腹部超声检查　超声检查是常规的胰腺检查,正常胰腺的回声与肝、肾等邻近器官接近或者稍强,而被脂肪浸润的胰腺组织的回声有明显增强,高回声区可均匀或不均匀地分布在胰腺的各个部位;超声检查优势有方便、便宜,无操作风险;缺陷是常难以观察到整个胰腺,尤其是肥胖人群。

2. 超声内镜(endoscopic ultrasonography,EUS)检查　优势在于能通过细针穿刺进行胰腺组织活检,且能近距离地观察全部胰腺的回声情况,能据此进行严重程度分级。Worthen 等根据 EUS 下胰腺实质的回声将脂肪胰分为I级(与肝脏接近)、II级(稍高于肝脏)、III级(显著高于肝脏)、IV级(与后腹膜脂肪接近)。Lee 等根据 EUS 下胰腺实质的回声将脂肪胰分为无(与肾脏接近)、轻度(高于肾脏,但明显低于后腹膜脂肪)、中度(高于肾脏,但稍低于后腹膜脂肪)、重度(与后腹膜脂肪接近)。2011 年,Sepe 等人在贝斯以色列女执事医疗中心对 250 名脂肪胰患者进行了前瞻性研究,根据 EUS 下胰腺组织的表现进行更复杂的分析,在既往分类系统上进行了改良,除了评估胰腺回声,还评估了胰腺的实质和胰管边缘的清晰度,详见表 35-1-1。但是,胰腺组织回声升高的临床意义尚未完全明确,单纯依靠超声检查也难以确诊脂肪胰,且检查结果与操作者的个人判断明显相关,故推荐联合其他检查进行综合评估(图 35-1-1~35-1-3)。

表 35-1-1　脂肪胰的 EUS 分级标准

| 分级 | 内容 |
| --- | --- |
| I | 胰腺实质低或等回声,"盐和胡椒"征清晰可见,胰管清晰可见 |
| II | 胰腺实质高回声,"盐和胡椒"征清晰可见,胰管清晰可见 |
| III | 胰腺实质中度高回声,"盐和胡椒"征中度模糊,胰管中度模糊 |
| IV | 胰腺实质重度高回声,"盐和胡椒"征重度模糊,难以与相邻的脂肪区分,胰管重度模糊 |

3. 计算机断层扫描(computed tomography,CT)　临床上胰腺最常用的影像学检查方法,与正常胰腺实质相比,被脂肪浸润的胰腺的 CT 密度会出现不同程度的降低,CT 表现也呈多样性,可散在分布在胰腺小叶间或小叶内(局灶性脂肪浸润),也可广泛分布在全部胰腺内(全胰腺脂肪浸润)。并且,临床上能根据 CT 值的变化来估计胰腺内的脂肪浸润范围,以此评估脂肪胰的严重程度。

(1)局灶性胰腺脂肪浸润:多位于胰腺头部,表现为胰头部实质密度减低,低于同层面脾脏密度,与肾脏密度相仿;胰腺边缘呈凹凸不平改变,胰头部正常胰腺实质中散在点状、斑片状脂肪密度影。

(2)全胰腺脂肪浸润:表现为胰腺外形不同程度萎缩,其他 CT 表现与局灶性胰腺脂肪浸润相同(图 35-1-1~35-1-3)。

4. 磁共振成像(magnetic resonance imaging,MRI)检查　灵敏度高,且无辐射危险,安全性更高,适用范围更广。正常胰腺实质的 MRI 信号强度与肝脏类似,而脂肪浸润后胰腺的信号强度可出现异常,且胰腺边缘常伴有分叶或结节状的改变。随着 MRI 技术的发展,其能更清晰地显示胰腺内脂肪浸润的范围及相关代谢改变,以此进行量化分析,已有多个研究报道 MRI 对脂肪胰的诊断准确性与组织学检查接近。

脂肪胰具体 MRI 表现:常规 $T_1WI$、$T_2WI$ 序列可无明确异常信号改变;MRI 脂肪相关序列对于胰腺脂肪浸润的诊断敏感性高,并可做定量分析,被认为是胰腺脂肪定量的最佳成像技术。①化学位移成像,为最常用的评估胰腺脂肪浸润的 MRI 序列。$T_1W$ 反相位胰腺实质信号较 $T_1W$ 同相位明显减低,而正常胰腺实质无此信号变化;②水脂分离成像:在脂肪信号图中,胰腺区信号增高,即提示胰腺脂肪浸润;③ MRI 波谱成像:所测定的胰腺区脂质峰增高(图 35-1-1~35-1-3)。

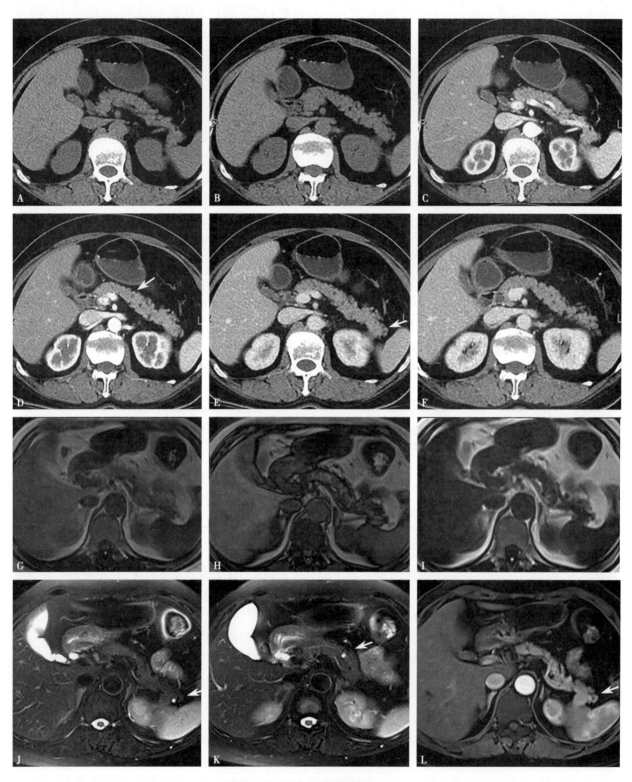

图 35-1-1　脂肪胰腺影像图片之一

女性,59 岁,体检发现 CA19-9 升高。腹部 CT 平扫(A、B)示胰腺边缘呈凹凸不平改变,胰腺实质中散在点状、斑片状脂肪密度影,体部可见小囊性灶;CT 增强(C~F)示体部囊性灶未见明显强化,尾部疑似微小囊性灶。MRI 平扫 $T_1WI$ 反相位(H)胰腺实质信号较 $T_1WI$ 同相位(G)信号减低,脂肪相(I)胰腺实质信号增高。$T_2WI$(J~K)示胰腺尾部、体部微小高信号灶,增强后各期(L)微小囊性灶未见明显强化

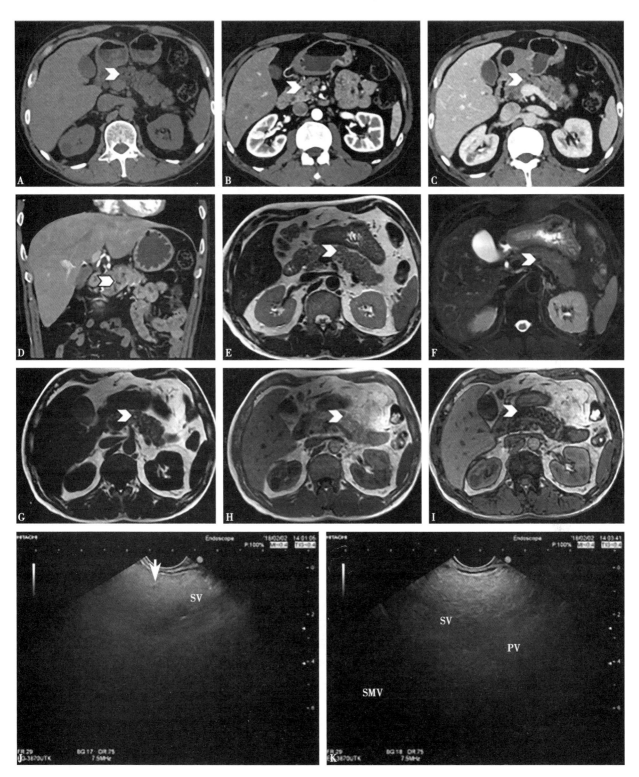

**图 35-1-3 脂肪胰腺影像图片之二**

男性,42 岁,外院体检胰腺怀疑胰腺颈部结节来诊;A~D 分别为 CT 非同一层面平扫、动脉期增强、门脉期增强及冠状面重建,显示整个胰腺内见散在多发斑点状脂性密度影(粗白箭头示),在各期增强未见强化;E~I 分别为 MRI T$_2$WI、T$_2$WI+fs、脂肪图、T$_1$WI 同相位、T$_1$WI 反相位,可见胰腺内散在斑点状异常信号,T$_2$WI 上呈高信号,T$_2$WI+fs 呈低信号,脂肪图呈高信号,T$_1$WI 反相位较同相位示信号降低;J 和 K 为超声内镜图片,胰腺实质回声增强、模糊,正常胰腺实质中的细小盐和胡椒点被严重遮挡,与邻近的脂肪组织难以区分,胰周血管显示不清,隐约可见胰管(细白箭头)和即将汇入门静脉(PV)的脾静脉(SV)和肠系膜上静脉(SMV)

## 二、脂肪胰的临床意义

### (一) 胰腺炎

急性胰腺炎(acute pancreatitis,AP)的发生、发展与代谢综合征、肥胖有关,合并肥胖的 AP 患者更容易出现预后不良,而肥胖可引起全身多个脏器的脂肪堆积,故脂肪胰可能是 AP 患者预后不良的危险因素之一。脂肪细胞可能分泌瘦素、TNF-α、IL-6、IL-1β 等促炎因子,使胰腺更容易罹患胰腺炎。AP 发生时,脂肪组织周围的胰腺实质首先出现坏死,且与坏死的脂肪组织距离越近,胰腺实质坏死程度也更重,可能是脂肪酶释放过多促进了脂类的分解代谢,升高了游离脂肪酸的水平,其能直接损伤脂肪组织周围的腺泡细胞,故胰腺脂肪浸润的程度与胰腺炎严重程度有关,脂肪胰更严重,AP 患者发生重度急性胰腺炎的风险更高,胰腺坏死更严重,累及范围越广。因此,降低胰腺炎患者的胰腺脂肪浸润程度可能具有临床意义,采用脂肪酶抑制剂奥利司他可能有助于降低 AP 的严重程度。

慢性胰腺炎(chronic pancreatitis,CP)是各种病因引起胰腺组织和功能出现不可逆改变的慢性炎症性疾病,常伴有进行性的胰腺内外分泌功能损害与胰腺纤维化,以慢性腹痛、反复 AP 发作、消瘦、腹泻或脂肪泻、糖尿病为主要表现。20 世纪 30 年代,Ogilive 首次在尸检中发现死者的胰腺外分泌腺中有不同程度的脂肪过多。目前国内外关于 CP 与脂肪胰的关系研究较少,仅有个案报道,CP 患者中的胰腺实质有不同程度的脂肪替代现象,缺乏大规模的流行病学调查。

### (二) 胰腺癌

既往有多个研究探讨了肥胖在胰腺癌的发生、发展中的作用。Aune 等的一项 meta 分析纳入了 23 个前瞻性研究 9 504 例患者,结果表明对于胰腺癌的发生而言,BMI 升高 5 个单位的相对危险度(relative risk,*RR*)是 1.10(95%*CI* 为 1.07~1.14)。但具体机制尚未明确,肥胖引起的胰岛素抵抗、氧化应激、脂肪因子的过度分泌可能发挥重要作用。有研究表明,脂肪胰是胰腺上皮内瘤变(*OR*=17.86)和胰腺癌(*OR*=6.1)发生的危险因素,脂肪堆积在胰腺能促进其癌变风险,且合并脂肪胰的胰腺癌更容易出现淋巴结转移,预后更差,提示脂肪堆积促进了胰腺癌的发展,可能是由于胰腺微环境的改变有关。

### (三) 胰十二指肠切除术后胰瘘

胰瘘是胰十二指肠切除术(pancreaticoduodenectomy,PD)后的常见并发症,其发生风险与残余胰腺组织的质地密切相关,少数研究报道胰腺术后胰瘘的发生与脂肪胰有关,其确切机制尚未明确,可能是由于脂肪堆积引起胰腺组织的质地更软,增加了术中胰肠吻合的难度,吻合口的完整性较差,术后更容易出现胰瘘。Robertson 等研究表明术后胰瘘的发生与小叶内、小叶间、胰腺总的脂肪含量均显著相关,且合并胰瘘的患者总脂肪评分显著高于未合并者。Gaujoux 等研究收集了 100 例行 PD 术的患者资料,结果表明31% 患者术后出现胰瘘,多因素分析提示脂肪胰、体质指数≥25kg/m² 、缺乏胰腺纤维化是 PF 发生的独立危险因素。Tranchart 等采用术前 CT 检查计算患者的皮下脂肪、内脏脂肪与总脂肪面积,多因素分析表明仅有内脏脂肪面积是 PD 术后 B 级或 C 级胰瘘发生的独立危险因素,而内脏脂肪面积与脂肪胰息息相关,提示术前 CT 扫描可预测术后中重度 PF 的发生风险。

### (四) 血糖代谢紊乱

胰岛 β 细胞功能障碍可导致胰岛素分泌不足,出现糖尿病、空腹血糖受损(IFG)、糖耐量减退(IGT)等血糖代谢紊乱。van Raalte DH 等动物研究表明胰岛细胞内脂肪堆积能引起内分泌功能障碍,Zhao 等表明巴马小型猪给予高糖高脂饮食后,其胰腺脂肪含量明显增加,并出现氧化应激现象和胰岛 β 细胞凋亡。但在临床研究方面,关于糖尿病、胰腺功能、胰岛素抵抗与脂肪胰的关系尚无定论。Saisho 等研究表明在已确诊的 2 型糖尿病患者中,脂肪胰与 β 细胞功能障碍物明显相关性。Begovatz 等采用氢质子磁共振波谱与磁共振成像检查评估胰腺小叶内、实质及总体脂肪含量,结果显示胰腺脂肪组织浸润与 β 细胞功能无显著相关。但也有研究表明脂肪胰与血糖代谢紊乱有关。Wang 等研究表明脂肪胰患者 2 型糖尿病的发生率显著高于非脂肪胰组(12.6% 比 5.2%,*p*<0.001),logistics 回归分析表明脂肪胰与中心性肥胖、非酒精性脂肪肝病(nonalcoholic fatty liver disease,NAFLD)、糖尿病均明显相关(*p*<0.001)。Szczepaniak 等通过氢质子磁共振波谱检查发现不同种族志愿者的胰腺三酰甘油(TG)水平有很大差异,其可作为一个反映

胰岛 β 细胞功能的新指标,尤其适用于西班牙裔者。Corte 等研究表明 NAFLD 儿童的胰岛素抵抗水平与脂肪胰程度呈正相关。以往研究结果的不一致可能是与胰腺脂肪含量的检查方法与标准、研究对象的年龄、种族、地域与血糖代谢状况等有关,且纳入的病例数不多,故更可信的结果有待大样本的多中心研究,未来的研究可重点关注脂肪胰患者出现糖尿病的发病机制。

### 三、脂肪胰的治疗

目前尚没有针对脂肪胰治疗的共识意见,对于脂肪胰的临床意义和治疗选择尚需要更多的临床研究。与 NAFLD 类似,脂肪胰的病理变化也许是可逆的,一项研究表明 10 例经过减肥手术的患者中,有 7 例患者体重降低后脂肪胰和胰岛素抵抗也得到改善,且胰腺脂肪含量和脂肪酸的摄入明显减少。除了手术以外,西他列汀联合替米沙坦、曲格列酮、小檗碱联合肉桂酸等药物治疗方案已经在动物模型中对脂肪胰有显著疗效,具有一定的临床应用潜力。考虑到脂肪胰的潜在危害,相关研究越来越多,临床上有必要实施更多的调查研究来寻找一套有效的治疗方案。

(胡良皞　曾祥鹏　朱乃懿　王　伟)

## 参 考 文 献

1. Schaefer JH. The normal weight of the pancreas in the adult human being:A biometric study. Anatomical Record,1926,32:119-132.

2. Ogilvie RF. The islands of Langerhans in 19 cases of obesity.J Pathol Bacteriol,1933,37:473-481.

3. Poitout V,Hagman D,Stein R,et al. Regulation of the insulin gene by glucose and fatty acids. J Nutr,2006,136(4):873-876.

4. Olsen TS. Lipomatosis of the pancreas in autopsy material and its relation to age and overweight. Acta Pathol Microbiol Scand A,1978,86A:367-373.

5. Smits MM,van Geenen EJ. The clinical significance of pancreatic steatosis. Nat Rev Gastroenterol Hepatol,2011,8:169-177.

6. Patel S,Bellon EM,Haaga J,et al. Fat replacement of the exocrine pancreas. AJR Am J Roentgenol,1980,135(4):843-845.

7. Altinel D,Basturk O,Sarmiento JM,et al. Lipomatous pseudohypertrophy of the pancreas:a clinicopathologically distinct entity. Pancreas,2010,39(3),392-397.

8. Rosso E,Casnedi S,Pessaux P,et al. The role of "fatty pancreas" and of BMI in the occurrence of pancreatic fistula after pancreaticoduodenectomy. J Gastrointest Surg,2009,13:1845-1851.

9. van Geenen EJ,Smits MM,Schreuder TC,et al. Nonalcoholic fatty liver disease is related to nonalcoholic fatty pancreas disease. Pancreas,2010,39:1185-1190.

10. Anand R,Narula MK,Chaudhary V,et al. Total pancreatic lipomatosis with malabsorption syndrome. Indian J Endocrinol Metab,2011,15:51-53.

11. Worthen NJ,Beabeau D. Normal pancreatic echogenicity:relation to age and body fat. AJR Am J Roentgenol,1982,139:1095-1098.

12. Lee JS,Kim SH,Jun DW,et al. Clinical implications of fatty pancreas:correlations between fatty pancreas and metabolic syndrome. World J Gastroenterol,2009,15:1869-1875.

13. Yokota K,Fukushima M,Takahashi Y,et al. Insulin secretion and computer tomography values of the pancreas in the early stage of the development of diabetes. J Diabetes Investig,2012,3:371-376.

14. Yu TY,Wang CY. Impact of non-alcoholic fatty pancreas disease on glucose metabolism. J Diabetes Investig,2017,8:735-747.

15. Pezzilli R,Calculli L. Pancreatic steatosis:is it related to either obesity or diabetes mellitus. World J Diabetes,2014,5:415-419.

16. Sepe PS,Ohri A,Sanaka S,et al. A prospective evaluation of fatty pancreas by using EUS. Gastrointest Endosc,2011,73:987-993.

17. Yashima Y,Isayama H,Tsujino T,et al. A large volume of visceral adipose tissue leads to severe acute pancreatitis. J Gastroenterol,2011,46:1213-1218.

18. Gaborit B,Abdesselam I,Kober F,et al. Ectopic fat storage in the pancreas using 1H-MRS:importance of diabetic status and modulation with bariatric surgery-induced weight loss. Int J Obes(Lond),2015,39:480-487.

19. Hannukainen JC,Borra R,Linderborg K,et al. Liver and pancreatic fat content and metabolism in healthy monozygotic twins with discordant physical activity. J Hepatol,2011,54:545-552.

20. Navina S, Acharya C, DeLany JP, et al. Lipotoxicity causes multisystem organ failure and exacerbates acute pancreatitis in obesity. Sci Transl Med, 2011, 3:107ra110.

21. Patel K, Trivedi RN, Durgampudi C, et al. Lipolysis of viceral adipocyte triglyceride by pancreatic lipases converts mild acute pancreatitis to severe pancreatitis independent of necrosis and inflammation. Am J Pathol, 2015, 185:808-819.

22. Aubert A, Gornet JM, Hammel P, et al. Diffuse primary fat replacement of the pancreas: an unusual cause of steatorrhea. Gastroenterol Clin Biol, 2007, 31:303-306.

23. Lozano M, Navarro S, Pérez-Ayuso R, et al. Lipomatosis of the pancreas: an unusual cause of massive steatorrhea. Pancreas, 1988, 3:580-582.

24. Aune D, Greenwood DC, Chan DS, et al. Body mass index, abdominal fatness and pancreatic cancer risk: a systematic review and non-linear dose-response meta-analysis of prospective studies. Ann Oncol, 2012, 23:843-852.

25. Rebours V, Gaujoux S, d'Assignies G, et al. Obesity and fatty pancreatic infiltration are risk factors for pancreatic precancerous lesions (PanIN). Clin Cancer Res, 2015, 21:3522-3528.

26. Hori M, Takahashi M, Hiraoka N, et al. Association of pancreatic fatty infiltration with pancreatic ductal adenocarcinoma. Clin Transl Gastroenterol, 2014, 5:e53.

27. Mathur A, Zyromski NJ, Pitt HA, et al. Pancreatic steatosis promotes dissemination and lethality of pancreatic cancer. J Am Coil Surg, 2009, 208:989-996.

28. Robertson MB, Choe KA, Joseph PM. Review of the abdominal manifestations of cystic fibrosis in the adult patient. Radiographics, 2006, 26:679-690.

29. Gaujoux S, Cortes A, Couvelard A, et al. Fatty pancreas and increased body mass index are risk factors of pancreatic fistula after pancreaticoduodenectomy. Surgery, 2010, 148:15-23.

30. Tranchart H, Gaujoux S, Rebours V, et al. Preoperative CT scan helps to predict the occurrence of severe pancreatic fistula after pancreaticoduodenectomy. Ann Surg, 2012, 256:139-145.

31. van Raalte DH, van der Zijl NJ, Diamant M. Pancreatic steatosis in humans: Cause or marker of lipotoxicity? Curr Opin Clin Nutr Metab Care, 2010, 13:478-485.

32. Zhao ZZ, Xin LL, Xia JH, et al. Long-term high-fat high-sucrose diet promotes enlarged islets and beta-cell damage by oxidative stress in Bama Minipigs. Pancreas, 2015, 44:888-895.

33. Saisho Y, Butler AE, Meier JJ, et al. Pancreas volumes in humans from birth to age one hundred taking into account sex, obesity, and presence of type-2 diabetes. Clin Anat, 2007, 20:933-942.

34. Begovatz P, Koliaki C, Weber K, et al. Pancreatic adipose tissue infiltration, parenchymal steatosis and beta cell function in humans. Diabetologia, 2015, 58(7):1646-1655.

35. Wang CY, Ou HY, Chen MF, et al. Enigmatic ectopic fat: prevalence of nonalcoholic fatty pancreas disease and its associated factors in a Chinese population. J Am Heart Assoc, 2014, 3:e000297.

36. Szczepaniak LS, Victor RG, Mathur R, et al. Pancreatic steatosis and its relationship to beta-cell dysfunction in humans: racial and ethnic variations. Diabetes Care, , 2012, 35:2377-2383.

37. Della Corte C, Mosca A, Majo F, et al. Nonalcoholic fatty pancreas disease and nonalcoholic fatty liver disease: more than ectopic fat. Clin Endocrinol (Oxf), 2015, 83:656-662.

38. Honka H, Koffert J, Hannukainen JC, et al. The effects of bariatric surgery on pancreatic lipid metabolism and blood flow. J Clin Endocrinol Metab, 2015, 100:2015-2023.

39. Souza-Mello V, Gregorio BM, Relvas-Lucas B, et al. Pancreatic ultrastructural enhancement due to telmisartan plus sitagliptin treatment in diet-induced obese C57BL/6 mice. Pancreas, 2011, 40:715-722.

40. Jia DM, Fukumitsu KI, Tabaru A, et al. Troglitazone stimulates pancreatic growth in congenitally CCKA receptor-deficient OLETF rats. Am J Physiol Regul Integr Comp Physiol, 2001, 280:R1332-1340.

41. Zhao L, Jiang SJ, Lu FE, et al. Effects of berberine and cinnamic acid on palmitic acid-induced intracellular triglyceride accumulation in NIT-1 pancreatic beta cells. Chin J Integr Med, 2016, 22:496-502.

42. Hois EL, Hibbeln JF, Sclamberg JS. CT appearance of incidental pancreatic lipomas: a case series. Abdom Imaging, 2006, 31(3):332-338.

43. Lee JY, Seo HI, Park EY, et al. Histologic confirmation of huge pancreatic lipoma: a case report and review of literatures. J Korean Surg Soc, 2011, 81(6):427-430.

44. Bigard MA, Boissel P, Regent D, et al. Intrapancreatic lipoma. First case in the literature. Gastroenterol Clin Biol, 1989, 13(5):

505-507.

45. De Jong SA，Pickleman J，Rainsford K. Nonductal tumors of the pancreas. The importance of laparotomy. Arch Surg，1993，128(7)：730736.

46. Suzuki R，Irisawa A，Hikichi T，et al. Pancreatic lipoma diagnosed using EUS-FNA. A case report. JOP，2009，10(2)：200-203.

47. Stadnik A，Cieszanowski A，Bakon L，et al. Pancreatic lipoma：An incydentaloma which can resemble cancer - analysis of 13 cases studied with CT and MRI. Pol J Radiol，2012，77(3)：9-13.

48. Pausawasdi N，Apisarnthanarak P，Pongpaibul A，et al. Pancreatic lipoma diagnosed by EUS-FNA. Gastrointest Endosc，2012，76(3)：668-669.

49. 黄强，刘臣海，彭斌，等. 超声内镜引导下细针穿刺活检(EUS-FNA)在胰腺占位性病变中的诊断价值及安全性评估. 肝胆外科杂志，2016，24(3)：175-178.

50. Dalal KM，Antonescu CR，Singer S. Diagnosis and management of lipomatous tumors. J Surg Oncol，2008，97(4)：298-313.

51. Han T，Luan Y，Xu Y，et al. Successful treatment of advanced pancreatic liposarcoma with apatinib：A case report and literature review. Cancer Biol Ther，2017，18(9)：635-639.

52. Machado MC，Fonseca GM，de Meirelles LR，et al. Primary liposarcoma of the pancreas：A review illustrated by findings from a recent case. Pancreatology，2016，16(5)：715-718.

53. Salman Monte Z，Ruiz-Cabello Jimenez M，Pardo Moreno P，et al. Lipoma of the pancreas：diagnosis and management of these rare tumors. Rev Esp Enferm Dig，2006，98(11)：884-886.

54. Elliott TE，Albertazzi VJ，Danto LA. Pancreatic liposarcoma：case report with review of retroperitoneal liposarcomas. Cancer，1980，45(7)：1720-1723.

55. Siegler DI. Lipomatous pseudohypertrophy of the pancreas associated with chronic pulmonary suppuration in an adult. Postgrad Med J，1974，50(579)：53-55.

56. Altinel D，Basturk O，Sarmiento JM，et al. Lipomatous pseudohypertrophy of the pancreas：a clinicopathologically distinct entity. Pancreas，2010，39(3)：392-397.

57. Shimada M，Shibahara K，Kitamura H，et al. Lipomatous Pseudohypertrophy of the Pancreas Taking the Form of Huge Massive Lesion of the Pancreatic Head. Case Rep Gastroenterol，2010，4(3)：457-464.

58. Nema D，Arora S，Mishra A. Lipomatous pseudohypertrophy of pancreas with coexisting chronic calcific pancreatitis leading to malabsorption due to exocrine pancreatic insufficiency. Med J Armed Forces India，2016，72(Suppl 1)：S213-S216.

59. Beresford OD，Owen TK. Lipomatous pseudohypertrophy of the pancreas. J Clin Pathol，1957，10(1)：63-66.

60. Nakamura M，Katada N，Sakakibara A，et al. Huge lipomatous pseudohypertrophy of the pancreas. Am J Gastroenterol，1979，72(2)：171-174.

61. Salm R. Scirrhous adenocarcinoma arising in a lipomatous pseudohypertrophic pancreas. J Pathol Bacteriol，1960，79：47-52.

# 第二节 胰腺脂肪瘤与脂肪肉瘤

绝大多数胰腺肿瘤来源于上皮细胞，仅有 1%~2% 的胰腺肿瘤来源于间质组织，如胰腺脂肪瘤、胰腺脂肪肉瘤和胰腺脂肪瘤样假性肥大等，但在临床上也需要了解并引起重视。

## 一、胰腺脂肪瘤

胰腺脂肪瘤(pancreatic lipoma)是一种生长于胰腺实质的良性肿瘤，可发生在胰头、胰体或胰尾，有研究者回顾单中心 6 000 例患者的影像学资料，发现 5 例胰腺脂肪瘤，可见发生率不不低。胰腺脂肪瘤早期往往体积较小，一般不伴有明显的临床症状，但当肿瘤生长到一定程度后可以出现腹部包块及肿瘤压迫症状，如脂肪瘤生长于胰头部可能导致阻塞性黄疸，生长于胰体或胰尾部可能以腹部包块为首发症状。胰腺脂肪瘤通常在体检或因其他原因接受腹部影像学检查时偶然被发现。

胰腺脂肪瘤具有典型的影像学表现，诊断主要依据 B 超、CT 和 MRI 等影像学检查。B 超具有早期和初步诊断的价值，可提示胰腺内实质性占位，边界清楚并且多表现为强回声，病灶内无明显的血流信号。CT 是诊断胰腺脂肪瘤最为准确的影像学方法，可表现为胰腺内质地均匀的低密度脂肪影，因脂肪瘤的血供极少，所以增强扫描后无明显强化，胰腺脂肪瘤的 CT 值一般介于 –120~–80HU 之间，因此可通过测量

CT 值进行定性诊断。在 MRI 扫描的各序列像上,胰腺脂肪瘤的病灶信号与皮下脂肪同步变化,在非脂肪抑制 $T_1WI$ 和 $T_2WI$ 上表现为边界清晰的高信号,在脂肪抑制的 $T_1WI$ 和 $T_2WI$ 上表现为低信号。

超声内镜引导下细针穿刺活检(EUS-FNA)是一种微创并且可以明确胰腺良、恶性肿瘤的有效检查方法。活检组织的病理切片检查能提供最终的诊断信息。在胰腺脂肪瘤的组织病理切片上,可观察到成熟的脂肪细胞排布于胰腺小叶内,由较薄的纤维膜包被并且与胰腺间质和胰周脂肪分隔开来。

胰腺脂肪瘤是一种良性病变,需要与其他来源于脂肪组织的疾病如胰腺局部脂肪浸润、胰腺脂肪肉瘤和胰腺脂肪瘤样假性肥大等疾病鉴别。胰腺局部脂肪浸润通常与肥胖、糖尿病等代谢性疾病相关,胰腺表现为非均匀的脂肪浸润;胰腺脂肪肉瘤患者常常伴有腹痛、黄疸和神经性厌食症等症状,病灶通常体积较大,呈浸润性生长,边界不清楚,肿瘤内密度不均匀,伴有胰管的异常如主胰管的缩窄或阻塞等,增强扫描后有部分区域软组织强化;胰腺脂肪瘤样假性肥大表现为整个胰腺的肥大、外分泌腺完全由脂肪组织代替,胰腺导管系统和胰岛结构完整(表 35-2-1)。

表 35-2-1　胰腺脂肪瘤、脂肪肉瘤和脂肪瘤样假性肥大的鉴别诊断

| | 病变性质 | 对胰腺功能的影响 | 影像学特征 | 组织病理学特点 |
|---|---|---|---|---|
| 胰腺脂肪瘤 | 良性 | 内分泌和外分泌功能均不受影响 | 病灶通常较小,质地均匀、边界清楚,增强 CT 扫描后无明显强化 | 成熟的脂肪细胞排布于小叶内,由较薄的纤维膜包被,与胰腺间质和胰周脂肪分隔开来 |
| 胰腺脂肪肉瘤 | 恶性 | 内分泌和外分泌功能均不受影响 | 病灶内密度不均匀,边界不清楚,常伴有胰管的异常如主胰管的缩窄或阻塞等,增强 CT 扫描后有区域软组织强化 | 有高分化型、去分化型、黏液细胞型、圆细胞型和多形性五种不同的病理组织学类型 |
| 胰腺脂肪瘤样假性增生 | 良性 | 外分泌功能受影响,内分泌功能受影响 | 胰腺体积明显增大,胰腺组织被脂肪组织替代,胰管结构正常,增强 CT 扫描后无明显强化 | 胰腺腺泡被弥漫均一的脂肪组织取代,胰腺导管和胰岛结构完好 |

一般情况下,胰腺脂肪瘤患者可随访观察,B 超检查是随访的首选方法。如果胰腺脂肪瘤引起了明显的临床症状或者无法排除胰腺脂肪肉瘤等恶性病变的可能,则需要考虑手术切除。

## 二、胰腺脂肪肉瘤

脂肪肉瘤是一种来源于间叶细胞的恶性肿瘤,约占全身所有恶性肿瘤的 1%,病因至今未被明确,大部分患者在 40~60 岁发病。

脂肪肉瘤可分为 5 个组织亚型,按照发病比例的高低分别为:高分化型脂肪肉瘤、去分化型脂肪肉瘤、黏液细胞型脂肪肉瘤、圆细胞型脂肪肉瘤和多形性脂肪肉瘤。脂肪肉瘤的不同组织亚型具有不同的肿瘤生物学行为和预后,去分化型、圆细胞型和多形性脂肪肉瘤恶性程度较高,侵袭能力较强,预后较差,而高分化型和黏液细胞型脂肪肉瘤恶性程度较低,侵袭能力较弱,预后较好。

胰腺脂肪肉瘤(Pancreatic liposarcoma)是发生于胰腺的脂肪肉瘤,极为罕见,目前为止,全世界只有极少数的个案报道。一般情况下,胰腺脂肪肉瘤患者相对于胰腺脂肪瘤患者表现为更明显的腹痛、腹胀等症状,伴有厌食和体重减轻等表现。通常因明显的临床症状或扪及腹部包块就医而获诊断。

CT 在胰腺脂肪肉瘤的诊断中具有一定价值,病灶可表现实质性,类似囊性或混合性病变,体积较大,边界不清,其 CT 值明显高于胰腺脂肪瘤,可伴有局部侵犯或远处转移,增强扫描后可出现部分区域不规则强化。胰腺脂肪肉瘤由脂肪性和非脂肪性成分构成,因而在 MR 上表现为非均匀信号。

EUS-FNA 同样是鉴别胰腺脂肪瘤和脂肪肉瘤的较好方法,可避免不必要的手术创伤和风险(表 35-2-1)。胰腺脂肪肉瘤的最终诊断基于病理组织学检查。

根治性手术切除是治愈胰腺脂肪肉瘤的首选方法,完整切除病灶及受累的邻近脏器对疗效好坏与否至关重要。研究表明,脂肪肉瘤的 R0(切缘阴性)切除可以明显减少肿瘤的局部复发。若肿瘤复发,则

需再次手术切除。胰腺脂肪肉瘤对放疗和化疗均不敏感,疗效欠佳。

### 三、胰腺脂肪瘤样假性肥大

胰腺脂肪瘤样假性肥大(lipomatous pseudohypertrophy,LPH)是一种罕见的胰腺良性脂肪增生性病变,是胰腺实质被大量的脂肪组织取代并伴有严重的胰腺外分泌功能不全的疾病,发病年龄从9个月至80岁不等。Siegler 等总结该病基本特征为:①胰腺的体积和重量增加,胰腺形态基本正常;②胰腺外分泌组织几乎完全被脂肪组织取代;③胰管系统和胰岛结构完整。约70%的病例中整个胰腺受累及,30%的病例中,胰头、胰体或胰尾单独受累。可能的病因有先天发育异常、病毒感染、脂代谢异常、胰腺外分泌腺梗阻和肝损伤等,但确切的发病机制还未明确。

胰腺脂肪瘤样假性肥大患者最常见的症状是腹痛,常常伴胰腺有外分泌功能的紊乱,同时内分泌功能却没有影响。腹部增强 CT 或 MRI 可显示胰腺组织被脂肪组织取代的典型表现,且借助 MRI 或 ERCP 可显示胰管结构完整。EUS-FNA 是诊断胰腺脂肪瘤样假性肥大的可靠方法。

胰腺脂肪瘤样假性肥大是良性疾病,但需要与胰腺脂肪瘤和胰腺脂肪肉瘤等疾病相鉴别(表35-2-1)。一般情况下,在明确诊断后建议保守治疗和规律随访。若胰腺脂肪瘤样假性肥大的占位效应巨大,挤压相邻腹腔脏器,引起梗阻性黄疸等严重并发症,则需手术切除以解除症状。胰腺脂肪瘤样假性肥大通常会伴随胰腺的外分泌功能不足,需要足量补充消化酶以改善消化功能,维护患者的营养状态。

(花　荣　闫加艳)

## 参 考 文 献

1. Hois EL, Hibbeln JF, Sclamberg JS. CT appearance of incidental pancreatic lipomas: a case series. Abdom Imaging, 2006, 31(3): 332-338.

2. Lee JY, Seo HI, Park EY, et al. Histologic confirmation of huge pancreatic lipoma: a case report and review of literatures. J Korean Surg Soc, 2011, 81(6): 427-430.

3. Bigard MA, Boissel P, Regent D, et al. Intrapancreatic lipoma. First case in the literature. Gastroenterol Clin Biol, 1989, 13(5): 505-507.

4. De Jong SA, Pickleman J, Rainsford K. Nonductal tumors of the pancreas. The importance of laparotomy. Arch Surg, 1993, 128(7): 730-734; discussion 734-736.

5. Suzuki R, Irisawa A, Hikichi T, et al. Pancreatic lipoma diagnosed using EUS-FNA. A case report. JOP, 2009, 10(2): 200-203.

6. Stadnik A, Cieszanowski A, Bakon L, et al. Pancreatic lipoma: An incydentaloma which can resemble cancer - analysis of 13 cases studied with CT and MRI. Pol J Radiol, 2012, 77(3): 9-13.

7. Pausawasdi N, Apisarnthanarak P, Pongpaibul A, Charatcharoenwitthaya P. Pancreatic lipoma diagnosed by EUS-FNA. Gastrointest Endosc, 2012, 76(3): 668-669.

8. 黄强,刘臣海,彭斌,等. 超声内镜引导下细针穿刺活检(EUS-FNA)在胰腺占位性病变中的诊断价值及安全性评估. 肝胆外科杂志, 2016, 24(3): 175-178.

9. Dalal KM, Antonescu CR, Singer S. Diagnosis and management of lipomatous tumors. J Surg Oncol, 2008, 97(4): 298-313.

10. Han T, Luan Y, Xu Y, et al. Successful treatment of advanced pancreatic liposarcoma with apatinib: A case report and literature review. Cancer Biol Ther, 2017, 18(9): 635-639.

11. Machado MC, Fonseca GM, de Meirelles LR, et al. Primary liposarcoma of the pancreas: A review illustrated by findings from a recent case. Pancreatology, 2016, 16(5): 715-718.

12. Salman Monte Z, Ruiz-Cabello Jimenez M, Pardo Moreno P, et al. Lipoma of the pancreas: diagnosis and management of these rare tumors. Rev Esp Enferm Dig, 2006, 98(11): 884-886.

13. Elliott TE, Albertazzi VJ, Danto LA. Pancreatic liposarcoma: case report with review of retroperitoneal liposarcomas. Cancer, 1980, 45(7): 1720-1723.

14. Siegler DI. Lipomatous pseudohypertrophy of the pancreas associated with chronic pulmonary suppuration in an adult. Postgrad Med J, 1974, 50(579): 53-55.

15. Altinel D, Basturk O, Sarmiento JM, et al. Lipomatous pseudohypertrophy of the pancreas: a clinicopathologically distinct entity.

Pancreas,2010,39(3):392-397.

16. Shimada M,Shibahara K,Kitamura H,et al. Lipomatous Pseudohypertrophy of the Pancreas Taking the Form of Huge Massive Lesion of the Pancreatic Head. Case Rep Gastroenterol,2010,4(3):457-464.

17. Nema D,Arora S,Mishra A. Lipomatous pseudohypertrophy of pancreas with coexisting chronic calcific pancreatitis leading to malabsorption due to exocrine pancreatic insufficiency. Med J Armed Forces India,2016,72(Suppl 1):S213-S216.

18. Beresford OD,Owen TK. Lipomatous pseudohypertrophy of the pancreas. J Clin Pathol,1957,10(1):63-66.

19. Nakamura M,Katada N,Sakakibara A,et al. Huge lipomatous pseudohypertrophy of the pancreas. Am J Gastroenterol,1979,72 (2):171-174.

20. Salm R. Scirrhous adenocarcinoma arising in a lipomatous pseudohypertrophic pancreas. J Pathol Bacteriol,1960,79:47-52.

# 第36章

# 胰腺脂肪毒性与脂肪胰腺发病机制

【摘要】各种脂质成分对胰腺腺泡细胞或胰岛细胞的毒性作用不同,部分脂质,如饱和脂肪酸、神经酰胺、胆固醇等可以导致细胞功能障碍或诱导细胞凋亡,而有些脂质,如不饱和脂肪酸、三酰甘油等可能起到一定的保护作用。游离脂肪酸一方面可直接作用激活内质网应激或促进线粒体氧化应激导致线粒体损伤,进而诱导细胞凋亡;另一方面,可以通过其中间代谢产物,如神经酰胺、甘油二酯等介导发挥毒性作用。此外,游离脂肪酸亦可通过下调抗凋亡蛋白 Bcl-2、Bcl-xL、Mcl-1 的表达,或上调促凋亡蛋白 Bak、Bax、Bid 的表达等,激活内质网应激或损伤线粒体,从而诱导细胞凋亡。而过多的饱和脂肪酸蓄积,会通过抑制三酰甘油合成相关酶的表达,阻碍三酰甘油合成,促进游离脂肪酸发挥细胞毒性作用,损伤胰腺细胞。此外,脂肪因子,如瘦素、脂联素、肿瘤坏死因子-α 等,也参与损伤胰腺实质细胞,导致细胞功能障碍或细胞凋亡。

## 第一节 损伤性脂质与胰腺脂毒性

胰腺借助脂肪组织使其固定于腹膜后,正常胰腺内脂肪含量约为5%。当胰腺内脂代谢障碍,脂肪合成大于分解,沉积在细胞内或细胞间质的脂肪含量超过正常时,即脂肪胰。随着年龄的增长,胰腺内脂肪含量将逐渐增加。研究表明,脂肪胰不仅是脂肪沉积,胰腺外分泌功能也明显降低。因此,脂肪胰也可被视为胰腺老化的表现形式之一,这从一个侧面诠释衰老期消化功能减退的病理生理机制。值得关注的是,在中青年阶段,由于酒精、肥胖、药物等各种原因导致的脂肪胰,使得胰腺提前衰老,功能减退,导致患者多种消化吸收不良的临床症状。这种症状的病理生理尚未被临床医生充分认识,常被当作功能性胃肠病处理。深入理解脂肪胰的病理生理机制,有助于改善临床诊断和治疗水平。

沉积在胰腺内的各种脂质对毗邻的胰腺腺泡细胞及胰岛细胞产生不同的影响,导致细胞凋亡或功能障碍。

### 一、损伤性脂质

体内的脂质是脂肪和类脂的总称。脂肪是由一分子甘油和三分子脂肪酸构成的酯,俗称三酰甘油(triglycerol,TG),在体内主要发挥储能、供能、固定脏器、维持体温、缓冲外压等生理功能。类脂主要包括胆固醇、磷脂及糖脂。类脂的生理功能主要是维持生物膜的结构与功能,促进脂肪及脂溶性维生素的吸收与转运;其中胆固醇可转变为多种类固醇激素、活性维生素 $D_3$、胆汁酸等。

部分脂质对胰腺实质细胞产生毒性,导致细胞脂性凋亡。其中,最突出的损伤性脂质是游离脂肪酸

(free fatty acid, FFA)。此外, 神经酰胺、胆固醇、胆汁酸等也可导致胰岛素分泌障碍、氧化应激、线粒体功能障碍、内质网应激以及细胞凋亡等。脂质引起的脂毒性可能成为治疗脂肪胰的新的治疗靶点。

### (一) 游离脂肪酸

胰腺内 FFA 主要来自脂肪细胞、肝脏输出及胰腺自身合成。根据是否含有双键, FFA 分为不饱和脂肪酸 (unsaturated fatty acid, UFA) (含有双键) 和饱和脂肪酸 (saturated fatty acid, SFA) (不含双键)。两者对细胞的作用不同。UFA 包括油酸、亚油酸等, 可使 TG 合成增加, 致使更多的细胞发生脂肪变性。其原理是 UFA 更易与二酯酰甘油酰基转移酶 (diacylgycerol acyltransferase, DGAT) 结合或是 UFA 可以显著增加 DGAT 的表达, 促进 TG 的合成 (图 36-1-1)。

与 UFA 相比, 以棕榈酸、硬脂酸等为代表的 SFA 的毒性作用更强。大量体内外研究表明, SFA 通过激活胰腺 β 细胞内质网应激、氧化应激或线粒体损伤等机制, 启动凋亡相关信号通路, 并活化半胱天冬酶 (cysteinyl aspartate specific proteinase, Caspase) 诱导细胞凋亡 (图 36-1-1)。此外, SFA 还可通过抑制 β 细胞 TG 合成相关酶 DGAT、硬脂酰辅酶 A 去饱和酶 (stearoyl-CoA desaturase, SCD) 的表达抑制 TG 合成, 加重其毒性作用 (图 36-1-1)。关于 SFA 对腺泡细胞毒性的研究相对较少。有限的证据表明, 其同样可通过与以上相似的方式加重胰腺腺泡细胞的损伤或引起腺泡细胞凋亡 (图 36-1-1)。除了直接细胞毒性作用, SFA 还可通过损伤胰岛素信号通路、加剧胰岛素抵抗, 促进体内脂肪脂解 (Lipolysis), 产生更多 FFA, 从而提高循环中及胰腺内 FFA 水平, 进一步增强 FFA 的细胞毒性。

### (二) 三酰甘油

与肝脏相似, TG 是胰腺脂肪沉积中最主要的脂质, 对胰腺腺泡细胞或胰岛细胞不存在细胞毒性, 而起保护作用。当各种原因导致 TG 合成减少, 则可加重细胞毒性。TG 的合成能力决定了胰腺脂肪毒性的大小。动物研究表明, 抑制肝脏 TG 合成引起 FFA 在肝脏聚集, 可减轻肝脏脂肪变性的程度, 但却加重了肝脏损伤及纤维化。因而, TG 的水平决定了胰腺脂肪变性的程度, 但却不能完全反映或预测胰腺的损伤程度。与肝细胞相似, TG 合成增加通过降低细胞内毒性 FFA 水平, 减少 FFA 诱导的胰岛 β 细胞或胰腺腺泡细胞凋亡, 发挥细胞保护作用。

### (三) 神经酰胺

作为细胞膜或细胞器膜的重要组成部分, 神经酰胺是胰腺 β 细胞衰竭和凋亡的重要介质, 一方面其可通过干扰内质网膜的功能激活内质网应激, 另一方面可通过干扰线粒体电子呼吸链的电子传递损伤线粒体。其在胰岛素抵抗中亦发挥着重要的作用。研究表明, 神经酰胺, 可通过活化胰岛素抵抗、氧化应激过程中的重要脂质, 导致胰腺 β 细胞凋亡。其可通过棕榈酸形成的棕榈酰辅酶 A 在丝氨酸棕榈酰转移酶 (serine palmitoyl transferase, SPT) 的作用下从头合成, 还可通过鞘磷脂酶水解细胞膜的鞘磷脂生成。研究表明, 棕榈酸作用于 β 细胞, 通过以上两种途径促进神经酰胺的生成, 进而通过激活内质网应激、氧化应激或损伤线粒体等, 诱导细胞凋亡 (图 36-1-1); 而抑制 SPT 或鞘磷脂酶降低细胞内神经酰胺水平可缓解棕榈酸导致的细胞凋亡。而神经酰胺对胰腺腺泡细胞的影响尚不明确。

### (四) 胆固醇

胆固醇是细胞膜或细胞器膜的重要组成部分, 可调控分泌颗粒的形成以及胞吐作用。胆固醇在血液中以脂蛋白的形式存在。血浆中低密度脂蛋白是运输内源性胆固醇的主要载体。细胞内胆固醇对 β 细胞的损伤机制尚不明确, 可能与胆固醇蓄积干扰分泌颗粒的正常形成或正常胞吐作用有关。有研究发现, 低密度脂蛋白及极低密度脂蛋白可导致胰岛 β 细胞前胰岛素原 mRNA 表达下降, 并增加 β 细胞的凋亡, 而高密度脂蛋白能够抑制这种变化。不仅如此, 胆固醇可直接抑制 β 细胞分泌胰岛素, 而应用甲基 -β- 环糊精减少膜胆固醇或他汀类药物降低胆固醇水平可促进胰岛素分泌。此外, 胆固醇的细胞毒性还可能与线粒体功能障碍、氧化应激或内质网应激导致凋亡有关。

### (五) 胆汁酸

胆汁酸是胆固醇降解的终产物, 可启动细胞凋亡。胆汁酸核受体 (famesoid X receptors, FXR) 可抑制胆汁酸合成。FXR 激动剂可缓解肝脏脂肪沉积, 改善胰岛素抵抗及高脂血症, 多年来被学者们定义为非酒精性脂肪肝的治疗靶点。除了肝细胞, FXR 还表达在胰腺腺泡细胞及 β 细胞上。目前, 胆汁酸及其受体 FXR 对胰腺细胞的影响仍存在争论。Zhou X 等人发现,胰腺中次级胆汁酸水平升高,可通过激活 FXR,下调自噬相关蛋白的表达,抑制胰腺腺泡自噬,促进其凋亡。另一部分研究则发现胆汁酸通过 FXR 刺激 β 细胞分泌胰岛素,改善胰腺内分泌功能及脂代谢。

## 二、胰腺脂毒性的分子机制

### (一) 内质网应激

内质网是负责蛋白质合成、组装及转运的重要场所,负责几乎所有分泌蛋白的合成。内质网折叠蛋白质的能力与新的多肽合成量之间处于动态平衡,当内环境遭到破坏,未折叠的多肽数量过多,超出内质网处理的能力,会使未折叠蛋白或者错误折叠蛋白在内质网腔内聚积,引发内质网应激。内质网应激是机体的一种自我保护机制,能够维持内质网的稳态和阻止细胞凋亡。感应内质网应激并负责传递信号的是内质网膜上的三个跨膜蛋白:肌醇依赖酶 -1α (inositol requiring enzyme-1α,IRE-1α)、激活作用转录因子 -6(activating transcription factor-6,ATF-6)以及双链 RNA 依赖的蛋白激酶样内质网激酶(RNA-dependent protein kinase like endoplasmic reticulum kinase,PERK)。但是当内质网应激时间过长或程度过强,上述三条途径便会启动凋亡来清除不可修复的细胞。其中,IRE-1α 可以通过激活 c-Jun 氨基末端激酶(c-Jun N-terminal kinase,JNK)引起细胞凋亡,亦能通过激活内质网膜上的 Caspase-12 诱导细胞凋亡。此外,PERK 可以诱导 CCAAT/ 增强子结合蛋白同源蛋白(CCAAT/enhancer binding protein homologous protein,CHOP)的表达,从而诱导细胞凋亡。尚有研究发现 IRE-1α 以及 ATF-6 同样也能诱导 CHOP 的表达。

有研究发现棕榈酸或硬脂酸作用于胰岛素瘤细胞或大鼠胰岛可导致蛋白质发生异常或过度的棕榈酰化修饰,引起异常蛋白质在内质网中蓄积,或可导致神经酰胺聚集于内质网以及内质网鞘磷脂减少,从而引起内质网膜结构改变,导致囊泡出芽受抑,影响内质网中的蛋白质运输至高尔基体,进而引起蛋白质在内质网中蓄积,上述改变可激活内质网应激,并通过 PERK 或 ATF-6 途径促进细胞凋亡(图 36-1-1)。而应用 2- 溴棕榈酸盐阻断棕榈酰化修饰,或应用多球壳菌素抑制 SPT 减少神经酰胺的从头合成以及应用鞘磷脂酶抑制剂 GW4869 抑制鞘磷脂的分解均可缓解 β 细胞的脂性凋亡。尚有研究表明,棕榈酸亦可通过 IRE-1α 途径启动凋亡相关信号通路,导致 β 细胞凋亡,可能与棕榈酸快速组装成饱和磷脂后,整合入内质网膜的磷脂双分子层中,影响内质网膜的流动性,进而干扰内质网的功能有关。

内质网同时也是钙离子储存和信号传导的重要场所,内质网腔中的钙离子浓度比细胞质中钙离子浓度高 3~4 个数量级,主要以钙离子和钙结合蛋白的形式存在,而内质网腔中的分子伴侣和折叠酶大部分都是钙离子结合蛋白。因此,内质网腔钙离子的稳态对于维持内质网稳态及细胞功能至关重要。内质网腔钙离子的稳态主要受肌浆 / 内质网钙离子 ATP 酶(sarco/endoplasmic reticulum Ca$^{2+}$ ATPase,SERCA)介导的钙离子内流以及 1,4,5- 三磷酸肌醇(inositol 1,4,5-triphosphate,IP3)受体和 Ryanodine 受体(RyR)介导的钙离子外流所影响。有不少研究发现,棕榈酸作用于 β 细胞或人胰岛可抑制 SERCA 的活性或激活 IP3 受体以及 RyR 钙离子通道,干扰内质网腔钙离子稳态,激活内质网应激,从而触发 PERK 或 IRE-1α 途径相关凋亡信号通路,诱导细胞凋亡。此外,内质网钙离子失衡可激活钙蛋白酶,而活化的钙蛋白酶可切割内质网膜上的 Caspase-12,产生活性的 Caspase-12 片段,最终启动 Caspase12-9-3 级联活化反应,执行细胞凋亡。除此以外,内质网腔钙离子释放入胞质,胞质内钙离子浓度升高会导致钙离子转移至线粒体内,引起线粒体钙离子超载,启动线粒体相关的凋亡通路(详见下述)。

有研究发现,胰腺腺泡细胞内也存在着内质网应激,在精氨酸诱导的大鼠胰腺炎模型中,内质网应激的三条通路均被激活,进一步的研究发现,内质网应激相关凋亡通路的下游蛋白 CHOP 的表达增加,并且 Caspase-12、Caspase-3 的活性也随之增加,表明内质网应激也参与了胰腺炎时腺泡细胞的坏死。此外,有不少细胞或动物研究发现,FFA 或乳糜微粒作用于缩胆囊素类似物刺激的胰腺外分泌腺泡细胞或高脂饮食作用于胰腺炎大鼠模型,可以上调内质网应激相关蛋白的表达,并增加 Caspase-12 的表达,加重胰腺损伤以及细胞凋亡。如前所述,棕榈酸作用于胰岛 β 细胞可以激活内质网应激相关凋亡通路,诱导细胞凋亡。那么,有理由相信 FFA 也可以作用于胰腺腺泡细胞,通过激活内质网应激相关凋亡通路,诱导细胞凋亡。

### (二)线粒体及氧化应激

细胞在有氧呼吸过程中,一部分氧不能被完全还原,形成具有较强氧化作用的活性氧簇(reactive oxygen species,ROS)。由于 ROS 过多超出机体清除能力所导致的氧化应激,一方面可以直接作用氧化核酸、蛋白质、脂质等细胞成分,破坏细胞结构或功能;另一方面,可通过激活 p38 促分裂原激活蛋白激酶(mitogen-activited protein kinase,MAPK)、JNK 以及核因子 κB(Nuclear Factor- κB,NF- κB)等信号通路影响细胞功能或诱导细胞凋亡。细胞内 ROS 的来源主要有两个:线粒体内和线粒体外。其中线粒体外 ROS 的产生主要与烟酰胺腺嘌呤二核苷酸磷酸氧化酶(nicotinamide adenine dinucleotide phosphate oxidase,NOX)有关。有研究发现,棕榈酸可促进神经酰胺的合成,且其中间代谢产物甘油二酯可以激活蛋白激酶 C(protein kinase C,PKC),进而共同上调 NOX 的表达,并增加胰岛 ROS 的产生(图 36-1-1)。ROS 通过激活 β 细胞线粒体解偶联蛋白 2 的表达,导致 ATP 生成障碍,影响 β 细胞的正常分泌,并且可通过激活 MAPK 信号通路,导致细胞受损甚至凋亡。此外,ROS 还可活化磷脂酶 C(PLC)并促进 IP3 形成,从而激活内质网 IP3 受体钙离子通道引起内质网腔钙离子外流,影响内质网稳态,导致内质网应激,从而诱发细胞凋亡(图 36-1-1)。而抑制 NOX 可有效抑制氧化应激,进而防止 β 细胞功能障碍或凋亡。

线粒体是细胞内 ROS 的主要来源,同时也是 ROS 的主要攻击目标。有研究发现棕榈酸作用可促进 β 细胞的线粒体 β 氧化,同时可引起线粒体神经酰胺的聚集,而神经酰胺可干扰线粒体复合物Ⅰ和Ⅲ的电子传递,从而增加 ROS 的产生,诱导线粒体通透性转换孔(permeability transition pore,PTP)开放,导致细胞色素 C 以及凋亡诱导因子(apoptosis inducing factor,AIF)的释放,其中,释放到胞质中的细胞色素 C 在 dATP 存在的条件下与凋亡蛋白酶活化因子 -1 结合,激活 Caspase-9,活化的 Caspase-9 能够进一步激活下游的 Caspase,从而诱导细胞凋亡。而 AIF 从线粒体内释放出来,可直接进入细胞核,破坏核 DNA(图 36-1-1)。而应用神经酰胺合酶抑制剂伏马菌素 B1 减少神经酰胺的合成可以有效缓解棕榈酸介导的线粒体氧化应激损伤。除此以外,如上文所述棕榈酸介导的内质网钙离子稳态失衡所导致的线粒体钙离子超载,亦参与了线粒体的损伤。

研究发现,高浓度的 UFA 作用于胰腺腺泡细胞可以引起胞质钙离子浓度升高,进而激活 PKC,并通过 NF- κB 信号通路促进促炎细胞因子的表达,或者刺激细胞内酶原的激活,损伤细胞。亦有研究表明,长时间的高脂饮食可以导致大鼠胰腺腺泡细胞受损,并且发现腺泡细胞受损与氧化应激密切相关。而不少研究发现雨蛙肽作用于胰腺腺泡细胞引起的氧化应激是由 NOX 介导的。如前文所述,棕榈酸的中间代谢产物甘油二酯可以激活 β 细胞的 PKC,进而上调 NOX 的表达,诱导 ROS 生成。那么,我们是否可以假设 FFA 作用于胰腺腺泡细胞,也可以通过激活 PKC 促进 NOX 的表达,进而诱导 ROS 的产生,导致胰腺腺泡细胞的氧化应激损伤。尚有研究表明 UFA 作用于胰腺腺泡细胞可引起内质网钙离子流入胞质内,进而导致线粒体钙离子超载,一方面通过抑制线粒体复合物Ⅰ和Ⅴ,导致 ATP 生成障碍,影响细胞功能;另一方面还可引起线粒体细胞色素 C 的渗漏,启动线粒体相关凋亡途径,诱导细胞凋亡。

### (三)B 细胞淋巴瘤 -2(B-cell lymphoma-2,Bcl-2)蛋白家族

在细胞凋亡过程中,Bcl-2 家族成员起着至关重要的作用。Bcl-2 蛋白家族分为两大类,其一是抗凋亡蛋白,包括 Bcl-2、Bcl-xL 以及髓细胞白血病 -1(myeloid cell leukemia-1,Mcl-1)等,另一类是促凋亡蛋白,包括 Bcl-2 相关 K 蛋白(Bcl-2 associated K protein,Bak)、Bcl-2 相关 X 蛋白(Bcl-2 associated X protein,Bax)、Bcl-2 同源结构域 3 相互作用域死亡激动剂(Bcl-2 homology domain 3 interacting domain death agonist,Bid)等。Bcl-2 家族介导的凋亡主要是由线粒体相关凋亡通路完成的。Bcl-2 与 Bcl-xL 是 Bcl-2 家族蛋白成员中主要的抗凋亡分子,其在线粒体膜上与 Bcl-2 家族的促凋亡蛋白形成异二聚体,从而保护细胞不进入凋亡程序。而当 Bcl-2 表达下降或 Bax 表达增加时,会促进 Bax 同源二聚体形成,启动细胞凋亡。而 Bid 亦能与 Bax 或 Bak 连接并别构激活 Bax 或 Bak,进而发生同源寡聚化,易位到线粒体膜上,导致线粒体 PTP 开放增加,从而引起细胞色素 C 的释放以及下游 Caspase 的活化等。此外,Bcl-2、Bax 及 Bak 亦表达于内质网膜上,调节内质网钙离子的释放。

有研究发现棕榈酸可以下调 β 细胞抗凋亡蛋白 Bcl-2 的表达,并增加促凋亡蛋白 Bak、Bax、Bid 等的表达,从而导致凋亡 / 抗凋亡失衡,并可通过线粒体或内质网相关凋亡通路,引发细胞凋亡(图 36-1-1)。

亦有研究证实棕榈酸可以下调胰腺腺泡细胞抗凋亡蛋白 Bcl-2、Bcl-xL 以及 Mcl-1 的表达,并上调促凋亡蛋白 Bak 的表达(图 36-1-1),而油酸可以恢复棕榈酸所导致的上述改变,从而加强胰腺腺泡细胞的抗凋亡作用。

### (四) 脂肪因子

有研究证实,长期高脂饮食可以导致肥胖,而在肥胖人群或动物模型中可以发现脂肪组织的功能发生相应改变,一方面脂肪细胞可以与脂肪组织内的单核 - 巨噬细胞相互作用,导致脂肪细胞储存三酰甘油的能力下降,引起异位脂质沉积;另一方面,脂肪细胞也可以通过分泌脂肪因子,如瘦素、脂联素、肿瘤坏死因子 -α(tumor necrosis factor-α,TNF-α)等影响肝、胰、肌肉等其他脏器的功能。大量研究发现,肥胖人群或动物模型中瘦素的水平明显升高,而进一步的研究证实,瘦素能够抑制 β 细胞中葡萄糖刺激的胰岛素分泌并降低前胰岛素原的基因表达。与瘦素的作用相反,脂联素可逆转棕榈酸所诱导的 β 细胞凋亡,改善胰岛素抵抗。肥胖人群或动物模型中 TNF-α 的水平也明显增高,研究发现,TNF-α 可以通过激活 NF-κB 信号通路诱导 β 细胞凋亡,而大量的报道证实 TNF-α 也有直接抑制胰岛素分泌的作用。

此外,有研究证实,长期高脂饮食可以导致小鼠外分泌胰腺实质脂肪细胞的浸润,并且发现 TNF-α 以及白细胞介素 -1β(interleukin-1β,IL-1β)在胰腺的表达明显增高。亦有研究证实,瘦素的高表达或脂联素水平的下降与肥胖大鼠胰腺炎的严重程度密切相关。而另一项研究发现,将大鼠胰腺腺泡与脂肪细胞在脂肪酸存在的环境中共同培养,可以促进 TNF-α、IL-1β、单核细胞趋化蛋白 -1 等促炎细胞因子的表达。上述研究结果表明脂肪细胞来源的脂肪因子可能参与了脂毒性诱导的炎症反应对胰腺腺泡细胞的损伤。

# 第二节　脂肪胰的病因及发病机制

自 1933 年 Ogilvie 第一次报道脂肪胰以来,对脂肪胰的关注就远不及脂肪肝。然而,近年来,学者们对脂肪胰的关注日益增多。在脂肪胰众多的病因中,最受关注的是肥胖、代谢综合征导致的非酒精性脂肪胰,与胰岛素抵抗、β 细胞凋亡密切相关。酒精是脂肪胰最重要的病因之一,然而却罕有人关注。此外,衰老、病毒感染、炎症、药物、营养不良、慢性肝病、某些遗传综合征等均可通过脂肪替代引起胰腺脂肪沉积。各种病因导致脂肪胰的机制仍无明确定论,尚需研究进一步证实。

尽管早在 1933 年,Ogilvie 在尸体解剖时第一次提出了“脂肪胰”的概念,但直到今天,与脂肪肝相比,脂肪胰所受关注仍远远不够,不仅鲜为临床医师知晓,也未被写入经典的教科书内。许多学者仅将胰腺脂肪变性作为 2 型糖尿病、胰腺炎、胰腺癌等导致的并发症,并未将其作为一种独立的疾病予以足够的重视。脂肪胰是遗传环境、代谢应激相关多因素所致的以胰腺实质细胞脂肪变性和胰腺间质脂肪沉积为主的临床病理综合征,是衰老和全身性疾病在胰腺的一种病理改变。所导致的消化不良未受到足够重视,常以功能性胃肠病进行处理。

胰腺脂肪沉积主要有三种形式:

1. 脂肪替代　腺泡细胞死亡,被脂肪细胞取代,常见于累及胰腺的先天疾病、病毒感染、铁负荷超标、对胰腺腺泡细胞或胰岛细胞具有毒性的药物、慢性肝病、营养不良、胰腺炎等(图 36-2-1)。

2. 脂肪浸润　即非酒精性脂肪胰,指肥胖及代谢综合征引起的胰腺脂肪细胞浸润。

3. 脂肪变性　指实质细胞内(包括胰腺腺泡细胞或胰岛细胞)或脂肪细胞中脂质沉积。各种形式的脂肪沉积都可导致胰腺实质的破坏,最终导致胰腺内外分泌功能障碍。由于脂肪胰的病理生理机制仍不清楚,上述三种脂肪沉积形式间的关系也还在探索中,可能细胞内脂质沉积早于脂肪细胞浸润。

由于脂肪含量检测方法多样,脂肪胰的诊断尚无共识,其患病率的报道存在差异,大致波动在 16%~35%。肥胖是脂肪胰的重要的病因之一。此外,酒精、衰老、药物、炎症、胰管栓塞、先天疾病等都可能导致脂肪胰。

## 一、肥胖及代谢综合征

与肥胖及代谢综合征相关胰腺脂肪变性称为非酒精性脂肪胰(nonalcoholic fatty pancreas disease,

NAFPD)。自 Oglivie 最早发现肥胖导致胰腺沉积,该因果关系已被广泛证实,肥胖相关的胰腺的脂肪沉积是由于能量供给、合成、消耗、β 氧化或三酰甘油清除之间的不平衡造成的。胰腺中脂质来源于循环中的游离脂肪酸、体内脂肪生成和饮食中脂肪的摄入。食物摄入过量、内脏脂肪(visceral adipose tissue, VAT)增加及由此引起的异位脂肪沉积三者间存在着紧密的联系。非酒精性脂肪肝、脂肪胰与肥胖及 VAT 显著相关。长期摄入过多能量可导致胰岛素抵抗及高血糖,一方面引起 β 细胞中线粒体 β 氧化减少,TG 合成增加、聚集在 β 细胞内,这可能导致 β 细胞死亡,脂肪细胞浸润;另一方面刺激 VAT 释放大量脂肪因子和促炎细胞因子,进一步加重胰岛素抵抗,增加 TG 的分解,从而释放大量游离脂肪酸进入循环,进而各脏器组织细胞(包括胰腺腺泡细胞、肝细胞)内游离脂肪酸(free fatty acid, FFA)水平增加导致自增强循环发生,TG 合成增加,引起脂肪肝,加重脂肪胰(图 36-2-2)。而脂肪肝将增加对极低密度脂蛋白(very-low-density Lipoprotein, VLDL)的输出,从而增加向胰腺(胰岛细胞及腺泡细胞)运输脂肪,加重胰腺脂质沉积。

目前认为,脂肪胰可能是非酒精性脂肪肝(nonalcoholic fatty liver disease, NAFLD)和 / 或代谢综合征的关键因素,是提示异位脂肪沉积的初始疾病。肝脏是代谢的关键器官;NAFLD 是代谢综合征的病因及结果。非酒精性脂肪胰与脂肪肝存在着密切的联系,可互相影响。研究证实,97% 脂肪肝患者患有脂肪胰,而仅 68% 的脂肪胰患者同时患有脂肪肝;且尽管脂肪胰患者中只有 68% 患有脂肪肝,但正常胰腺人群中绝大部分(96.4%)无脂肪肝。值得一提的是,与脂肪肝相比,胰腺似乎更易发生脂肪沉积。动物实验表明,在摄入 3~15 周高脂饮食后,小鼠胰腺脂肪含量增加,但肝脏脂肪含量却没有明显变化。基于异位脂肪沉积理论,可以推测非酒精性脂肪胰与脂肪肝可能存在共同的通路。虽然也有研究认为在修正 BMI 后,两者并无联系,但两者均是肥胖的结果基本得到共识。

除了脂肪肝,非酒精性脂肪胰还与代谢综合征其他组成疾病显著相关,如:高血压、高血压、糖耐量异常。然而,脂肪胰究竟是代谢综合征累及的关键器官之一,还是仅为代谢综合征的标志或仅为普通肥胖导致的一种状态仍存在争论。

## 二、衰老

早在 1978 年,Olsen 在尸体解剖研究中发现,胰腺的脂肪浸润程度与衰老显著相关。随着衰老的进展,胰腺出现萎缩、纤维化、脂肪替代。衰老导致的脂肪沉积不仅发生于腺泡细胞,还发生在胰岛细胞上。研究表明,大于 60 岁以上人群胰岛细胞脂肪沉积明显增加。但衰老导致胰腺脂肪沉积的机制尚不清楚,可能与衰老导致脂肪再分布、脂肪组织功能障碍、异位脂肪沉积有关。此外,随着衰老的进展,脂肪组织的细胞组成、内分泌信号发生明显改变及氧化应激因素,与胰岛素抵抗、代谢功能障碍密切相关。后两者亦可导致胰腺脂肪沉积。关于胰腺脂肪浸润发生的具体年龄,CT 测算结果认为,男性胰腺脂肪浸润从 30~40 岁开始增加,此后一直持续至 70 岁;超声检测则发现胰腺脂肪浸润从 40 岁开始增加。目前,MRI 检测胰腺脂肪含量的准确性及特异性均优于超声、CT。笔者研究团队采用双回波化学位移磁共振成像技术,检测 20~70 岁健康男性受试者的胰腺脂肪含量,观察到健康男性胰腺脂肪含量在 50~70 岁时开始增加;50~70 岁岁胰腺脂肪含量比 20~50 岁男性约高 1 倍左右。由于人种、所采用定量技术的差异,正常胰腺脂肪含量目前仍无明确的上限。

## 三、酒精

一直以来,长期大量饮酒被认为是慢性胰腺炎的主要病因。目前,学者们公认的"大量饮酒"的标准为:每日饮酒大于 2 个标准杯(每标准杯含酒精约 10g)。然而,已有研究表明,长期饮酒人群中只有不到 10% 发展为慢性胰腺炎。临床实践观察到,多数长期大量饮酒者并无慢性胰腺炎等客观证据,表现为餐后腹胀、脂餐后腹泻等消化不良症状。目前,临床及动物实验已经证实,长期饮酒导致脂肪胰。然而,其机制仍不清楚(第三节详述)。

### 四、慢性炎症反应

研究表明,非酒精性脂肪胰是肥胖的结果,与肥胖相关的慢性炎症介导有关。其特点是促炎细胞因子的分泌及各器官的脂肪沉积。肥胖状态下,脂肪细胞分化障碍导致脂肪细胞增大(肥大、增生),脂肪细胞分泌促炎细胞因子明显增加,如:IL-6、IL-8、单核细胞趋化蛋白 -1、TNF-α,诱导更多的巨噬细胞进入脂肪组织,引起脂肪细胞及脂肪组织的慢性炎性。炎症状态下,研究表明,IL-6 及 TNF-α 促进脂肪分解、FFA 释放,进而促进胰岛素抵抗发生。一方面,胰岛素抵抗使胰岛素对 FFA 释放的抑制作用减弱,促进胰腺脂肪沉积,2 型糖尿病发生;另一方面,与脂肪肝相似,慢性炎性反应可增加非脂肪组织内关键生脂基因 SREBP-1、FAS、乙酰辅酶 A 羧化酶和脂肪组织内关键脂解基因脂肪 TG 脂肪酶和激素敏感脂肪酶的表达,从而促进非脂肪组织的脂质合成,增加脂肪组织的脂肪分解,降低脂肪组织脂肪储存能力,最终导致异位脂肪沉积的发生。

## 五、先天性疾病

囊性纤维化是导致脂肪胰最常见的先天性疾病,由囊性纤维化蛋白跨膜传导调节蛋白基因的两个拷贝突变引起,导致胰腺分泌黏稠,黏液阻塞胰管引起胰腺实质损伤、坏死,进而被脂肪组织取代。舒 - 戴综合征(Shwachman-Diamond 综合征)是罕见的常染色体隐性遗传病,其特点是胰腺外分泌部被脂肪组织替代导致胰腺外分泌功能不全、骨髓功能障碍、骨骼异常、身材矮小。其涉及的基因功能可能与 RNA 代谢与核糖体装配有关,其导致胰腺损伤的机制仍不清楚。此外,Johanson-Blizzard 综合征(Johanson-Blizzard syndrome,JBS)可导致胰腺腺泡先天由脂肪组织替代。JBS 由编码 N- 末端调节通路中的泛素连接酶之一的 *UBR1* 基因突变引起,与凋亡受损,胎儿期及慢性炎性损伤,胰腺腺泡坏死及纤维化有关。杂合子羧酸酯脂肪酶突变导致的胰腺脂肪替代与青少年发病的成人型糖尿病有关,可能由蛋白质错误折叠引起。这些基因疾病导致胰腺外分泌实质破坏,最终引起胰腺外分泌功能不全。

## 六、药物

理论上,某些药物可能引起胰腺组织坏死,但随后的脂肪组织替代却很罕见,仅有的报道见于一些动物模型或案例报道。可能涉及的药物为糖皮质激素、罗格列酮、吉西他滨。有报道,罗格列酮可加重高脂高糖诱导的大鼠胰腺脂肪组织浸润,接受吉西他滨新辅助化学疗法的 1 例患者出现了明显的脂肪胰改变。

## 七、胰管栓塞

### (一)病毒感染

病毒感染,如呼肠病毒(reovirus)感染可引起胰管栓塞、实质坏死,进而被脂肪组织取代。此外,脂肪胰的发生可能与 HBV 感染相关。HBV 不仅感染正常胰腺组织和胰腺癌组织,还能在正常胰腺组织中进行复制,导致腺泡或胰岛细胞坏死、脂肪细胞浸润。

### (二)肿瘤

胰腺癌或周围肿瘤浸润胰腺,导致胰管阻塞、胰腺组织损伤,可出现局部胰腺组织被脂肪替代的现象。

### (三)慢性肝病

慢性乙型肝炎和肝硬化可能导致胰管栓塞、腺泡细胞坏死、脂肪细胞浸润,但目前仅限于个案报道。Yoshimura 及 Sasaki 等人发现,慢性进展性肝损伤导致胰腺脂肪瘤性假性肥大。然而,其发病机制可能并不仅限于胰腺损伤,更可能源于代谢途径。

## 八、铁负荷超标

铁负荷超标可能导致脂肪胰。铁沉积可引起腺泡及胰岛细胞的氧化应激、凋亡,最终导致脂肪细胞替代。遗传性血色病是铁负荷过量的最重要原因,铁可聚集在网状内皮系统、肝、心及内分泌或外分泌腺,包括胰腺。此外,铁负荷超标也见于输血依赖的疾病,如骨髓增生异常综合征与库利(Cooley)贫血。

## 九、营养不良

营养不良导致的脂肪胰腺,常见于酗酒、Kwashiorkor症及艾滋病,与包括胰腺脂肪瘤病在内的胰腺结构改变有关。然而,其发病机制仍不清楚,有待研究进一步证实。

# 第三节  酒精性脂肪胰的发病机制

随着人们生活方式的改变,长期饮酒者日益增多。文献报道,美国的酒精依赖者占人口的13%,中国达15%;住院患者中,约20%有长期饮酒史。近20年,中国饮酒人群及饮酒量都有明显增加。长期饮酒导致的胰腺脂肪变主要表现为胰腺腺泡细胞中大量脂滴的沉积(图36-3-1)。笔者团队近年在这方面有所研究,结合文献报道,酒精性脂肪胰的病理生理机制大致如下。

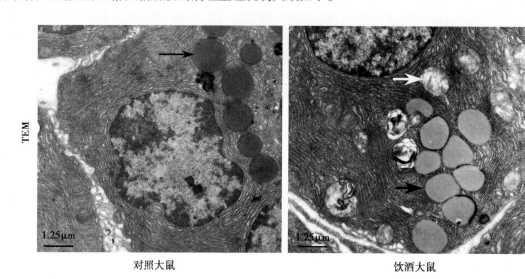

对照大鼠                饮酒大鼠

图36-3-1  胰腺腺细胞超微结构

TEM:透射电子显微镜,粗黑色箭头指示胰腺腺细胞中脂滴沉积,粗白色箭头指示肿胀破坏的线粒体,细黑箭头指示酶原颗粒

(Yang WJ,Gao JH,Tai Y,et al. Betaine Attenuates Alcohol-Induced Pancreatic Steatosis. Pancreas,2016,45 (6):836-845.)

## 一、酒精导致胰腺脂肪沉积的机制

### (一)乙醇在胰腺腺泡细胞的代谢

乙醇代谢产物在酒精性脂肪胰的发生过程中具有重要作用,参与饮酒导致的胰腺脂质代谢紊乱的发生。在体内,乙醇主要通过氧化途径和非氧化途径进行代谢,肝脏是代谢乙醇的主要脏器。研究发现,胰腺能够通过与肝脏相同的途径代谢乙醇。在氧化途径中,乙醇在乙醇脱氢酶(alcohol dehydrogenase,ADH)、细胞色素P4502E1或过氧化氢酶的催化下代谢为乙醛,继而在乙醛脱氢酶(acetaldehyde dehydrogenase,ALDH)的催化下代谢为乙酸;在非氧化途径中,乙醇在脂肪酸乙酯合酶的催化下与脂肪酸结合为脂肪酸乙酯(fatty acid ethyl ester,FAEE)。ADH和ALDH是参与乙醇氧化代谢最主要的酶类,两者在胰腺中均有表达,且主要来源于胰腺腺泡细胞。此外,细胞色素P4502E1和过氧化氢酶在胰腺腺泡细胞也有表达。胰腺表达丰富的脂肪酸乙酯合酶。与肝细胞相比,胰腺腺泡细胞脂肪酸乙酯合酶活性更高,饮酒后胰腺能代谢乙醇产生更多的FAEE,因此胰腺更容易发生FAEE的蓄积。通常情况下,胰腺中乙醇的代谢以氧化途径为主,胰腺乙醇氧化代谢速率是非氧化代谢的21倍。但是,当乙醇氧化代谢途径受抑制时,非氧化代谢途径代偿性的增加,成为胰腺乙醇代谢的主要方式。

### （二）胰腺腺泡细胞的脂质代谢

胰腺腺泡细胞可通过与肝细胞相似的方式合成并分解游离脂肪酸（free fatty acid，FFA）和三酰甘油（triglyceride，TG）。在细胞内，由糖氧化分解产生的乙酰 CoA 可在脂肪酸合成酶（fatty acid synthetase，FAS）的作用下合成 FFA，后者进一步可在二酰甘油酰基转移酶（diacylglycerol acyltransferase，DGAT）的作用下与甘油二酯合成 TG；而在脂肪酶的作用下，TG 可分解为甘油和 FFA，FFA 活化生成脂酰 CoA，后者在肉碱脂酰转移酶（Carnitine palmitoyltransferase，CPT）I 的协助下转运至线粒体进行 β 氧化，分解为乙酰 CoA，进而可彻底氧化成 $CO_2$ 和 $H_2O$，其中 CPTI 为脂肪酸氧化的限速酶。

### （三）长期摄入酒精对胰腺腺泡细胞脂代谢的直接影响

长期饮酒导致胰腺腺泡细胞内脂质沉积，主要表现为胰腺 TG 和 FFA 含量显著增高，这与胰腺腺泡细胞脂质合成增加密切相关。固醇调节元件结合蛋白（sterol regulatory element binding protein，SREBP）是调节脂质合成代谢相关酶类表达的主要转录因子之一，它以无活性前体存在于内质网，在脂质含量降低等情况下，SREBP 经过一系列酶切修饰后成为成熟蛋白，从内质网释放进入细胞核中与固醇调节元件（sterol regulatory element，SRE）结合，促进脂质合成酶类相关基因转录。SREBP 主要分为 SREBP-1c 和 SREBP-2 两种亚型，分别调节 TG 和胆固醇合成相关酶类的表达。研究发现，长期饮酒可导致胰腺腺细胞中 SREBP-1c 表达增加并活化，促进 FAS 表达上调，导致 FFA 合成增加，增多的 FFA 进而合成 TG。而长期饮酒对胰腺 SREBP-2 的表达无明显影响，胰腺胆固醇含量无明显改变。饮酒对 SREBP-1c 活化依赖于乙醇氧化代谢产物乙醛对 SREBP-1c 的直接促进作用。研究发现，抑制 ADH 活性减少乙醛的产生则减弱乙醇对 SREBP-1 的活化，而抑制 ALDH 活性导致乙醛蓄积则加强乙醇对 SREBP-1c 的促进作用。胰腺腺泡细胞通过 ADH 氧化代谢乙醇产生乙醛，但是相对与 ADH，胰腺 ALDH 活性却很低，易出现乙醛的蓄积。胰腺乙醇氧化代谢产物乙醛的蓄积导致 SREBP-1c 活化促进 FFA 和 TG 合成增加。此外，DGAT 是 TG 合成最后一步的限速酶，催化二酰甘油和脂酰 CoA 合成 TG，主要分为 DGAT1 和 DGAT2 两种亚型，两者在胰腺腺泡细胞中均有表达。长期饮酒导致胰腺 DGAT2 表达明显增高，促进 FFA 和甘油二酯合成 TG，促进胰腺腺细胞中脂质的沉积（图 36-3-2）。

另一方面，脂质氧化分解降低也参与酒精性脂肪胰的发生。线粒体是脂肪酸 β 氧化分解的场所。胰腺腺细胞含有丰富脂肪酸乙酯合酶，胰腺乙醇非氧化途径代谢速率明显高于肝脏。而长期饮酒还会导致胰腺脂肪酸乙酯合酶表达进一步增加，胰腺乙醇无氧代谢产物 FAEE 蓄积。研究发现，乙醇无氧代谢产物 FAEE 和氧化代谢产物乙醛均可导致线粒体损伤，电镜上表现为胰腺腺细胞中线粒体明显肿胀、内嵴结构破坏和线粒体数量明显减少（图 36-3-1）。脂肪酸的氧化分解依赖线粒体 β 氧化，线粒体损伤导致脂肪酸氧化分解受抑，促进胰腺腺细胞中脂质沉积的发生。此外，过氧化物酶体增殖体激活受体 α（peroxisome proliferator activated receptor α，PPARα）是调控促进脂肪酸氧化分解相关酶类表达的转录因子，过氧化物酶体增殖体激活受体 γ 协同刺激因子 1α（peroxisome proliferators-activated receptor γ coactivator-1α，PGC-1α）协同 PPARα 发挥作用。研究发现，慢性饮酒会导致胰腺 PGC-1α 表达下调，从而阻碍 PPARα 对脂肪酸氧化分解酶类表达的上调作用，抑制脂肪酸 β 氧化分解，进一步促进胰腺脂质沉积（图 36-3-2）。

### （四）脂肪因子与酒精性脂肪胰

脂肪因子是由脂肪组织合成，通过内分泌和旁分泌参与全身脂质代谢调控的一系列因子，如脂联素和瘦素。其中，脂联素通过与组织细胞膜上表达的脂联素受体（adiponectin receptor，AdipoR）相互作用，能够抑制非脂肪组织中脂质的沉积。AdipoR 有两种亚型，即 AdipoR1 和 AdipoR2，两者在胰腺腺细胞中均有表达。通过与 AdipoR 作用，脂联素能够下调 SREBP-1c 表达从而抑制 FFA 和 TG 的合成。同时，脂联素还可以活化 PGC-1α/PPARα 和腺苷酸活化蛋白激酶（adenosine monophosphate activated protein kinase，AMPK），上调脂肪酸氧化分解相关酶类的表达和促进脂酰 CoA 向线粒体转移，促进 FFA 分解。长期饮酒抑制脂肪组织中脂联素的合成和分泌，循环脂联素水平明显降低；同时长期饮酒显著下调胰腺腺细胞脂联素受体表达水平，共同导致胰腺脂联素信号降低。胰腺低脂联素信号一方面导致脂联素对胰腺 SREBP-1c 的抑制作用减弱，SREBP-1c 活化促进胰腺腺细胞脂质合成增加；另一方面导致脂联素对胰腺 PGC-1α/PPARα 和 AMPK 活化作用减弱，脂肪酸分解受抑，促进胰腺脂质沉积（图 36-3-2）。

饮酒对脂联素水平的影响与体内甲基代谢的紊乱密切相关。同型半胱氨酸获得三甲基甘氨酸（甜菜碱）或者甲基四氢叶酸中的一个甲基转化为甲硫氨酸，在腺苷三磷酸的参与下甲硫氨酸转变生成 S- 腺苷甲硫氨酸（S-adenosylmethinonine，SAM），SAM 供应一个甲基后转化为 S 腺苷同型半胱氨酸（S-adenosylhomocysteine，SAH），SAH 脱掉腺苷再转变为同型半胱氨酸，此即体内甲基代谢，其通过提供甲基参与体内多种氨基酸和核酸的合成。而当甲基代谢障碍时，则可阻碍体内多种物质的合成，造成某些病理情况。大量研究发现，长期酒精摄入可导致 SAH 在体内蓄积，SAM/SAH 比例明显降低，这可能与长期饮酒导致肠道叶酸吸收降低而肾脏叶酸排泄增加导致体内叶酸缺乏有关。SAH 在脂肪组织中蓄积抑制脂联素合成，脂肪组织脂联素 mRNA 和蛋白表达水平降低，进而导致循环中脂联素水平下降，是酒精导致的低脂联素血症的重要机制之一。而在酒精饮食中补充 SAM 或甜菜碱后，则可通过恢复脂肪组织 SAM/SAH 比例或促进 SAH 向 SAM 转化，恢复脂肪脂质、循环和胰腺中脂联素的水平，缓解长期饮酒导致的胰腺或肝脏的脂质沉积。

瘦素是调节体内脂肪含量，抑制脂质过度增长的脂肪因子。循环中瘦素透过血脑屏障，与中枢瘦素受体结合，可引起食欲下降和耗能增加，从而达到降脂作用。在外周，瘦素也可以通过与广泛表达的瘦素受体结合，抑制细胞内脂质合成，促进脂质分解。瘦素水平主要受脂肪组织合成分泌瘦素的能力和体内脂肪组织含量的影响。目前，长期饮酒对瘦素水平的影响尚存争议。Tan 等研究报道，饮酒导致小鼠血清瘦素水平降低，但同时小鼠体重和白色脂肪量也明显减少。瘦素主要由白色脂肪组织合成分泌，因此饮酒小鼠白色脂肪量的减少可能是导致血清瘦素水平降低的原因之一。而更多的研究显示，长期饮酒促进脂肪组织合成分泌瘦素，导致大鼠脂肪组织、血清瘦素水平明显增高。但是，作为抑制脂质沉积的脂肪因子，瘦素的增高并未能发挥其有效的降脂作用。研究报道，在肥胖、糖尿病和非酒精性脂肪肝等情况下，瘦素通过血脑屏障障碍以及瘦素下游信号传导障碍，其中枢和外周调脂功能异常，导致瘦素抵抗。在长期饮酒大鼠模型中，循环中瘦素水平明显增高，但胰腺等脏器仍有大量脂质沉积。因此，瘦素抵抗可能也参与酒精性脂肪胰的发生（图 36-3-2）。

### （五）自噬受抑

自噬（autophagy）是近年来发现的参与脂质分解代谢的重要机制，是真核生物细胞内的一种"自食"的现象，是细胞在自噬相关基因的调控下利用溶酶体降解自身受损细胞器和大分子物质的过程，并在进化的过程中保守的存在于各种细胞中。脂滴是自噬的主要降解底物之一，自噬可介导脂滴与溶酶体内脂肪酶的接触，脂滴中 TG 在溶酶体脂肪酶的作用下分解为甘油和 FFA，后者进入线粒体进行 β- 氧化。自噬的水平在一定程度上决定了脂质的分解水平，促进自噬可以加速脂滴的分解，而抑制自噬会导致脂质沉积。长期饮酒可抑制胰腺腺泡细胞的自噬功能。长期脂质沉积也会导致细胞自噬活性受抑。慢性酒精刺激、长期脂质沉积和自噬抑制，三者之间形成恶性循环，相互促进，可能共同抑制脂滴的降解，参与酒精性脂肪胰的发生。此外，脂联素对自噬有活化作用。脂联素可以通过促进自噬缓解肝脏脂滴的沉积，并且可以恢复长期饮酒所抑制的自噬活性。长期饮酒导致的低脂联素血症和胰腺脂联素受体表达降低，胰腺脂联素信号降低，还可能通过抑制自噬活性，参与酒精性脂肪胰的发生。

### （六）去乙酰化酶（sirtuin，SIRT）1

SIRT1 是 NAD+ 依赖的去乙酰化酶，可通过多条通路影响细胞脂质代谢：① SIRT1 能够使 SREBP-1c 去乙酰化抑制其活性，抑制脂质合成；② SIRT1 可通过活化 AMPK，提高 CPTI 活性，促进脂肪酸向线粒体转移，促进脂质分解；③ SIRT1 通过去乙酰化 PGC-1α 促进其活化，进而增强 PPARα 对脂质分解的促进作用。长期饮酒可导致小鼠肝脏 SIRT1 蛋白水平显著降低，进而减轻其对 SREBP-1c 抑制作用，同时降低 AMPK 和 PGC-1α/PPARα 活性，参与酒精性脂肪肝的发生。此外，SIRT1 激动剂可提高饮酒小鼠循环脂联素水平，进而缓解肝脏脂质沉积，可见饮酒导致的低脂联素血症也可能与 SIRT1 表达降低有关。还有研究报道，2- 甲基雌二醇可通过上调 SIRT1 提高酒精性脂肪肝小鼠肝细胞自噬活性，从而减轻缺血再灌注导致的肝脏损伤。SIRT1 对自噬的活化作用也可能是其调节脂代谢的机制之一。研究报道，白藜芦醇可提高胰腺 SIRT1 表达，后者通过使 p53 和热休克蛋白（heat shock protein，HSF）1 去乙酰化从而保护胰腺，减轻炎症对胰腺的损伤。目前，SIRT1 与酒精性脂肪胰的关系还无研究报道，SIRT1 是否也参与酒精性脂肪胰的发生还有待进一步探索。

## 二、与炎症的关系

酒精性脂肪胰与炎症的关系仍存在争论。一直以来,长期饮酒都被认为是慢性胰腺炎(chronic pancreatitis,CP)的主要病因。然而,已有研究表明,长期饮酒人群中只有 5%~10% 的人发展为 CP。此外,单独使用酒精诱导 CP 的动物模型是不成功的。而且临床病因学研究也发现,CP 实际上是一种多因素相互作用导致的疾病,酒精仅为 CP 危险因素之一,脂质耐受性、吸烟、基因等因素也共同参与了 CP 的发生。另有证据表明,乙醇及其氧化代谢产物乙醛可通过下调 NF-κB 抑制炎症分子的表达及胰腺炎的发生。笔者研究团队也发现,CP 相关分子(羟脯氨酸含量、α- 平滑肌肌动蛋白和环氧合酶 -2)均未被激活,TLR4-NF-κB 炎性反应通路未活化。而另一方面,研究又发现乙醇及其代谢产物乙醛和 FAEE 以及 FFA 能够通过抑制胰腺腺泡细胞线粒体功能、增加内质网压力和氧化应激、增加溶酶体和酶原颗粒脆性,增加胰腺腺泡细胞对胆囊收缩素的敏感性、提高腺泡细胞 $Ca^{2+}$ 浓度、提前活化胰蛋白酶原以及活化胰腺星状细胞等多种途径促进胰腺炎症、坏死及纤维化的发生。此外,还有研究表明,长期饮酒通过增加肠黏膜通透性,导致肠源性内毒素作用于肝脏,激活肝脏 Kupffer 细胞,提高 TNF-α 水平,后者可促进细胞脂质合成,促进脏器脂质沉积。酒精性脂肪胰的发生是否与炎症相关,仍需深入的研究。

## 三、胰腺外分泌功能受损的机制

临床实践观察到,多数长期大量饮酒者并无 CP 的客观证据,表现为餐后腹胀、脂餐后腹泻等消化不良症状。胰腺外分泌功能受损的现象在动物研究中得到了印证,长期摄入酒精导致的脂肪胰大鼠胰腺胰酶含量降低,胰腺腺细胞中酶原颗粒减少(图 36-3-1)。这可能与以下机制有关。首先,酒精在胰腺代谢过程中导致胰腺脂代谢紊乱,其过程中产生以 FFA 为代表的脂质损伤胰腺腺泡细胞,导致其凋亡,胰腺外分泌功能受损。其次,乙醇的代谢产物可直接影响胰腺外分泌功能。研究发现,胰腺乙醛的蓄积可直接导致胰腺酶原颗粒的减少。此外,脂肪细胞分泌的脂肪因子也可能参与了这一过程。瘦素缺乏可抑制胰腺腺泡细胞脂肪酶的合成和分泌,降低胰酶活性。而长期饮酒可导致瘦素抵抗,这可能是胰腺外分泌功能受损的原因之一。甲基代谢紊乱也可导致胰腺腺细胞胰酶合成障碍,参与胰腺外分泌功能受损的发生。有证据表明,长期饮酒可导致胰腺腺泡细胞叶酸载体(folate carrier,RFC)和质子偶联的叶酸转运体(proton-coupled folate transporter,PCFT)表达下调,胰腺腺泡细胞叶酸摄取障碍相关,导致胰腺甲基代谢紊乱。而补充叶酸则可能逆转饮酒导致的胰腺胰酶缺乏,恢复胰腺外分泌功能。

## 四、脂质沉积对胰腺腺泡细胞的影响

长期饮酒导致胰腺腺泡细胞脂质沉积,同时脂质沉积也作用于胰腺腺泡细胞,进一步加重其损伤。FFA 可促进胰腺腺泡细胞 X 盒结合蛋白 1 表达增加并向核内转移,促进未折叠蛋白质反应增加,导致内质网压力的明显增加,进而阻碍胰腺腺泡细胞胰酶等多种大分子合成障碍。FFA 及其与乙醇合成产物 FAEE 还可增加氧化应激,抑制胰腺腺泡细胞线粒体功能,提高胰腺腺泡细胞 $Ca^{2+}$ 浓度,促进胰酶的提前活化,促进胰腺炎的发生。FAEE 也可通过抑制丝氨酸蛋白酶活性降低细胞外基质蛋白的降解,导致胰腺腺泡细胞外基质蛋白增加,促进胰腺纤维化。此外,胰腺脂质沉积还可能通过改变胰腺微环境促进胰腺癌的转移。

(李　静　黄路明　唐承薇　杨文娟)

# 参 考 文 献

1. Green CD,Olson LK. Modulation of palmitate-induced endoplasmic reticulum stress and apoptosis in pancreatic β-cells by stearoyl-CoA desaturase and Elovl6. Am J Physiol Endocrinol Metab,2011,300(4):640-649.
2. Jeong YK,Kim H. A Mini-Review on the Effect of Docosahexaenoic Acid (DHA) on Cerulein-Induced and Hypertriglyceridemic

Acute Pancreatitis. Int J Mol Sci,2017,18(11):E2239.

3. Gwiazda KS,Yang TL,Lin Y,et al. Effects of palmitate on ER and cytosolic Ca$^{2+}$ homeostasis in β-cells. Am J Physiol Endocrinol Metab,2009,296(4):690-701.

4. Lupi R,Dotta F,Marselli L,et al. Prolonged exposure to free fatty acids has cytostatic and pro-apoptotic effects on human pancreatic islets:evidence that beta-cell death is caspase mediated,partially dependent on ceramide pathway,and Bcl-2 regulated. Diabetes,2002,51(5):1437-1442.

5. Cunha DA,Hekerman P,Ladri è re L,et al. Initiation and execution of lipotoxic ER stress in pancreatic β-cells. J Cell Sci,2008, 121(14):2308-2318.

6. Koshkin V,Dai FF,Robson-Doucette CA,et al. Limited mitochondrial permeabilization is an early manifestation of palmitate-induced lipotoxicity in pancreatic beta-cells. J Biol Chem,2008,283(12):7936-7948.

7. NaVlna S,Acharya C,DeLany JP,et al. Lipotoxicity causes multisystem organ failure and exacerbates acute pancreatitis in obesity. Sci Transl Med,2011,3(107):E107.

8. Sharma RB,Alonso LC. Lipotoxicity in the pancreatic beta cell:not just survival and function,but proliferation as well ? Curr Diab Rep,2014,14(6):E492.

9. Koshkin V,Wang X,Scherer PE,et al. Mitochondrial functional state in clonal pancreatic beta-cells exposed to free fatty acids. J Biol Chem,2003,278(22):19709-19715.

10. Maedler K,Oberholzer J,Bucher P,et al. Monounsaturated fatty acids prevent the deleterious effects of palmitate and high glucose on human pancreatic beta-cell turnover and function. Diabetes,2003,52(3):726-733.

11. Ahn JH,Kim MH,Kwon HJ,et al. Protective Effects of Oleic Acid Against Palmitic Acid-Induced Apoptosis in Pancreatic AR42J Cells and Its Mechanisms. Korean J Physiol Pharmacol,2013,17(1):43-50.

12. Baldwin AC,Green CD,Olson LK,et al. A role for aberrant protein palmitoylation in FFA-induced ER stress and β-cell death. Am J Physiol Endocrinol Metab,2012,302(11):1390-1398.

13. Boslem E,Weir JM,MacIntosh G,et al. Alteration of endoplasmic reticulum lipid rafts contributes to lipotoxicity in pancreatic β-cells. J Biol Chem,2013,288(37):26569-26582.

14. Ly LD,Xu S,Choi SK,et al. Oxidative stress and calcium dysregulation by palmitate in type 2 diabetes. Exp Mol Med,2017,49 (2):E291.

15. Chang YT,Chang MC,Tung CC,et al. Distinctive roles of unsaturated and saturated fatty acids in hyperlipidemic pancreatitis. World J Gastroenterol,2015,21(32):9534-9543.

16. Gukovsky I,Pandol SJ,Gukovskaya AS. Organellar dysfunction in the pathogenesis of pancreatitis. Antioxid Redox Signal,2011, 15(10):2699-2710.

17. Ariyama H,Kono N,Matsuda S,et al. Decrease in membrane phospholipid unsaturation induces unfolded protein response. J Biol Chem,2010,285(29):22027-22035.

18. Lai E,Bikopoulos G,Wheeler MB,et al. Differential activation of ER stress and apoptosis in response to chronically elevated free fatty acids in pancreatic beta-cells. Am J Physiol Endocrinol Metab,2008,294(3):540-550.

19. Volmer R,van der Ploeg K,Ron D. Membrane lipid saturation activates endoplasmic reticulum unfolded protein response transducers through their transmembrane domains. Proc Natl Acad Sci,2013,110(12):4628-4633.

20. Preston AM,Gurisik E,Bartley C,et al. Reduced endoplasmic reticulum (ER)-to-Golgi protein trafficking contributes to ER stress in lipotoxic mouse beta cells by promoting protein overload. Diabetologia,2009,52(11):2369-2373.

21. Luciani DS,Gwiazda KS,Yang TL,et al. Roles of IP3R and RyR Ca$^{2+}$ channels in endoplasmic reticulum stress and beta-cell death. Diabetes,2009,58(2):422-432.

22. Kubisch CH,Sans MD,Arumugam T,et al. Early activation of endoplasmic reticulum stress is associated with arginine-induced acute pancreatitis. Am J Physiol Gastrointest Liver Physiol,2006,291(2):238-245.

23. Han J,Kaufman RJ. The role of ER stress in lipid metabolism and lipotoxicity. J Lipid Res,2016,57(8):1329-1338.

24. Evans JL,Goldfine ID,Maddux BA,et al. Are oxidative stress-activated signaling pathways mediators of insulin resistance and beta-cell dysfunction ? Diabetes,2003,52(1):1-8.

25. Newsholme P,Haber EP,Hirabara SM,et al. Diabetes associated cell stress and dysfunction:role of mitochondrial and non-mitochondrial ROS production and activity. J Physiol,2007,583(1):9-24.

26. Gerber PA,Rutter GA. The Role of Oxidative Stress and Hypoxia in Pancreatic Beta-Cell Dysfunction in Diabetes Mellitus. Antioxid Redox Signal,2017,26(10):501-518.

27. Zyromski NJ, Mathur A, Pitt HA, et al. A murine model of obesity implicates the adipokine milieu in the pathogenesis of severe acute pancreatitis. Am J Physiol Gastrointest Liver Physiol, 2008, 295(3):552-558.

28. Pinnick KE, Collins SC, Londos C, et al. Pancreatic ectopic fat is characterized by adipocyte infiltration and altered lipid composition. Obesity, 2008, 16(3):522-530.

29. Acharya C, Navina S, Singh VP. Role of pancreatic fat in the outcomes of pancreatitis. Pancreatology, 2014, 14(5):403-408.

30. Dunmore SJ, Brown JE. The role of adipokines in β-cell failure of type 2 diabetes. J Endocrinol, 2013, 216(1):37-45.

31. Machado MV, Diehl AM. Pathogenesis of Nonalcoholic Steatohepatitis. Gastroenterology, 2016, 150(8):1769-1777.

32. Mota M, Banini BA, Cazanave SC, et al. Molecular mechanisms of lipotoxicity and glucotoxicity in nonalcoholic fatty liver disease. Metabolism, 2016, 65(8):1049-1061.

33. Catanzaro R, Cuffari B, Italia A, et al. Exploring the metabolic syndrome: Nonalcoholic fatty pancreas disease. World J Gastroenterol, 2016, 22(34):7660-7675.

34. Smits MM, van Geenen EJ. The clinical significance of pancreatic steatosis. Nat Rev Gastroenterol Hepatol, 2011, 8(3):169-177.

35. Ogilvie R. The island of Langerhans in 19 cases of obesity. J Pathol, 1933, 37:473-481.

36. Catanzaro R, Cuffari B, Italia A, et al. Exploring the metabolic syndrome: Nonalcoholic fatty pancreas disease. World J Gastroenterol, 2016, 22(34):7660-7675.

37. Yu TY, Wang CY. Impact of non-alcoholic fatty pancreas disease on glucose metabolism. J Diabetes Investig, 2017, 8(6):735-747.

38. Palmer AK, Kirkland JL. Aging and adipose tissue: potential interventions for diabetes and regenerative medicine Exp Gerontol, 2016, 86:97-105.

39. 李静, 杨文娟, 黄路明, 等. 脂肪胰:临床医师尚不熟悉的病征. 中华消化杂志, 2016, 36(10):661-664.

40. Li J, Xie Y, Yuan F, et al. Noninvasive quantification of pancreatic fat in healthy male population using chemical shift magnetic resonance imaging: effect of aging on pancreatic fat content. Pancreas, 2011, 40(2):295-299.

41. Yang S, Zhang W, Zhen Q, et al. Impaired adipogenesis in adipose tissue associated with hepatic lipid deposition induced by chronic inflammation in mice with chew diet. Life Sci, 2015, 137:7-13.

42. Gaborit B, Abdesselam I, Kober F, et al. Ectopic fat storage in the pancreas using 1H-MRS: importance of diabetic status and modulation with bariatric surgery-induced weight loss. Int J Obes (Lond), 2015, 39(3):480-487.

43. Kim SY, Kim H, Cho JY, et al. Quantitative assessment of pancreatic fat by using unenhanced CT: pathologic correlation and clinical implications. Radiology, 2014, 271(1):104-112.

44. Lesmana CR, Pakasi LS, Inggriani S, et al. Prevalence of nonalcoholic fatty pancreas diseas (NAFPD) and its risk factors among adult medical check-up patients in a private hospital: a large cross sectional study. BMC Gastroenterol, 2015, 15:174.

45. Kühn JP, Berthold F, Mayerle J, et al. Pancreatic Steatosis Demonstrated at MR Imaging in the General Population: Clinical Relevance. Radiology, 2015, 276(1):129-136.

46. Gustafson B. Adipose tissue, inflammation and atherosclerosis. J Atheroscler Thromb, 2010, 17(4):332-341.

47. Fernandes-Santos C, Evangelista Carneiro R, de Souza Mendonca L, et al. Rosiglitazone aggravates nonalcoholic Fatty pancreatic disease in C57BL/6 mice fed high-fat and high-sucrose diet. Pancreas, 2009, 38:e80-e86.

48. Yoshimura N, Hayashi S, Fukushima Y. Diffuse Mallory bodies in the liver, diffuse Lewy bodies in the brain and diffuse fat replacement (lipomatous pseudohypertrophy) of the pancreas in a patient with juvenile Parkinson's disease. Acta Pathol Jpn, 1992, 42:826-831.

49. Makay O, Kazimi M, Aydin U, et al. Fat replacement of the malignant pancreatic tissue after neoadjuvant therapy. Int J Clin Oncol, 2010, 15:88-92.

50. Sasaki M, Nakanuma Y, Ando H. Lipomatous pseudohypertrophy of the pancreas in a patient with cirrhosis due to chronic hepatitis B. Pathol Int, 1998, 48:566-568.

51. Targher G, Rossi AP, Zamboni GA, et al. Pancreatic fat accumulation and its relationship with liver fat content and other fat depots in obese individuals. J Endocrinol Invest, 2012, 35:748-753.

52. Pacifico L, Di Martino M, Anania C, et al. Pancreatic fat and β-cell function in overweight/obese children with nonalcoholic fatty liver disease. World J Gastroenterol, 2015, 21:4688-4695.

53. Pezzilli R, Calculli L. Pancreatic steatosis: Is it related to either obesity or diabetes mellitus? World J Diabetes, 2014, 5:415-419.

54. Wong VW, Wong GL, Yeung DK, et al. Fatty pancreas, insulin resistance, and β-cell function: a population study using fat-water

magnetic resonance imaging. Am J Gastroenterol, 2014, 109: 589-597.

55. Zhou J, Li ML, Zhang DD, et al. The correlation between pancreatic steatosis and metabolic syndrome in a Chinese population. Pancreatology, 2016, 16: 578-583.

56. Yki-Järvinen H. Non-alcoholic fatty liver disease as a cause and a consequence of metabolic syndrome. Lancet Diabetes Endocrinol, 2014, 2: 901-910.

57. Olsen TS. Lipomatosis of the pancreas in autopsy material and its relation to age and overweight. Acta Pathol Microbiol Scand A, 1978, 86A: 367-373.

58. Lin WC, Chen JH, Lin CH, et al. Rapidly progressive pancreatic lipomatosis in a young adult patient with transfusion dependent myelodysplastic syndrome. J Formos Med Assoc, 2007, 106: 676-679.

59. Papakonstantinou O, Ladis V, Kostaridou S, et al. The pancreas in beta-thalassemia major: MR imaging features and correlation with iron stores and glucose disturbances. Eur Radiol, 2007, 17: 1535-1543.

60. Wu WC, Wang CY. Association between non-alcoholic fatty pancreatic disease (NAFPD) and the metabolic syndrome: casecontrol retrospective study. Cardiovasc Diabetol, 2013, 12: 77.

61. Dufour MC, Adamson MD. The epidemiology of alcohol-induced pancreatitis. Pancreas, 2003, 27: 286-290.

62. Yang WJ, Gao JH, Tai Y, et al. Betaine Attenuates Alcohol-Induced Pancreatic Steatosis. Pancreas, 2016, 45(6): 836-845.

63. Gukovskaya AS, Mouria M, Gukovsky I, et al. Ethanol metabolism and transcription factor activation in pancreatic acinar cells in rats. Gastroenterology, 2002, 122(1): 106-118.

64. Werner J, Saghir M, Fernandez-del Castillo C, et al. Linkage of oxidative and nonoxidative ethanol metabolism in the pancreas and toxicity of nonoxidative ethanol metabolites for pancreatic acinar cells. Surgery, 2001, 129(6): 736-744.

65. Wang Z, Yao T, Song Z. Involvement and mechanism of DGAT2 upregulation in the pathogenesis of alcoholic fatty liver disease. J Lipid Res, 2010, 51(11): 3158-3165.

66. Rogers CQ, Ajmo JM, You M. Adiponectin and alcoholic fatty liver disease. IUBMB Life, 2008, 60(12): 790-797.

67. Yang WJ, Li J, Tai Y, et al. Tu1379 Betaine Protects the Pancreas from Alcohol-Induced Steatosis by Down-Regulation of DGAT2. Gastroenterology, 2017, 152(5): S901.

68. Yang WJ, Li J, Huang LM, et al. P0083 Betaine Attenuates Alcoholic Fatty Pancreas through Down-regulation of DGAT2. United European Gastroenterology Journal 4(5S), 2016, A182.

69. Yang WJ, Huang LM, Gao JH, et al. Mol Med Rep. Betaine attenuates chronic alcohol-induced fatty liver by broadly regulating hepatic lipid metabolism, 2017, 16(4): 5225-5234.

70. Beeson CC, Beeson GC, Buff H, et al. Integrin-dependent Akt1 activation regulates PGC-1 expression and fatty acid oxidation. J Vasc Res, 2012, 49(2): 89-100.

71. You M, Rogers CQ. Adiponectin: a key adipokine in alcoholic fatty liver. Exp Biol Med (Maywood), 2009, 234(8): 850-859.

72. Tan X, Sun X, Li Q, et al. Leptin deficiency contributes to the pathogenesis of alcoholic fatty liver disease in mice. Am J Pathol, 2012, 181(4): 1279-1286.

73. Cui H, López M, Rahmouni K. The cellular and molecular bases of leptin and ghrelin resistance in obesity. Nat Rev Endocrinol, 2017, 13(6): 338-351.

74. 杨文娟, 黄志寅, 唐承薇, 等. 脂联素、瘦素和肿瘤坏死因子-α 与酒精性脂肪肝严重程度的相关性. 内科理论与实践, 2017, 12(4): 262-268.

75. Song Z, Zhou Z, Deaciuc I, et al. Inhibition of adiponectin production by homocysteine: a potential mechanism for alcoholic liverdisease. Hepatology, 2008, 47(3): 867-879.

76. Hamid A1, Kaur J. Decreased expression of transporters reduces folate uptake across renal absorptive surfaces in experimental alcoholism. J Membr Biol, 2007, 220(1-3): 69-77.

77. Hamid A, Wani NA, Rana S, et al. Down-regulation of reduced folate carrier may result in folate malabsorption across intestinalbrush border membrane during experimental alcoholism. FEBS J, 2007, 274(24): 6317-6328.

78. Sinha RA, Farah BL, Singh BK, et al. Caffeine stimulates hepatic lipid metabolism by the autophagy-lysosomal pathway in mice. Hepatology, 2014, 59: 1366-1380.

79. Ding WX, Li M, Chen X, et al. Autophagy reduces acute ethanol-induced hepatotoxicity and steatosis in mice. Gastroenterology, 2010, 139: 1740-1752.

80. Singh R, Kaushik S, Wang Y, et al. Autophagy regulates lipid metabolism. Nature, 2009, 458: 1131-1135.

81. Li J, Zhou C, Wang R, et al. Irreversible exocrine pancreatic insufficiency in alcoholic rats without chronic pancreatitis after

alcoholwithdrawal. Alcohol Clin Exp Res,2010,34:1843-1848.

82. Li J,Guo M,Hu B,et al. Does chronic ethanol intake cause chronic pancreatitis？ evidence and mechanism. Pancreas,2008, 37:189-195.

83. You M,Jogasuria A,Taylor C,et al. Sirtuin 1 signaling and alcoholic fatty liver disease. Hepatobiliary Surg Nutr,2015,4(2):88-100.

84. Lee SS,Hong OK,Ju A,et al. Chronic Alcohol Consumption Results in Greater Damage to the Pancreas Than to the Liver in the Rats. Korean J Physiol Pharmacol,2015,19(4):309-318.

85. Petersen OH,Tepikin AV,Gerasimenko JV,et al. Fatty acids,alcohol and fatty acid ethyl esters:toxic Ca2+ signal generation and pancreatitis. Cell Calcium,2009,45(6):634-642.

86. Wang YL,Hu R,Lugea A,et al. Ethanol feeding alters death signaling in the pancreas.Pancreas,2006,32(4):351-359.

87. Lee AT,Xu Z,Pothula SP,et al. Alcohol and cigarette smoke components activate human pancreatic stellate cells:implications for the progression of chronic pancreatitis. Alcohol Clin Exp Res,2015,39(11):2123-2133.

88. Cao H. Adipocytokines in obesity and metabolic disease. J Endocrinol,2014,220(2):T47-T59.

89. Ju C,Mandrekar P. Macrophages and Alcohol-Related Liver Inflammation. Alcohol Res,2015,37(2):251-262.

90. Elinson N,Amichay D,Birk RZ. Leptin directly regulates exocrine pancreas lipase and two related proteins in the rat. Br J Nutr, 2006,96(4):691-696.

91. Said HM,Mee L,Sekar VT,et al. Mechanism and regulation of folate uptake by pancreatic acinar cells:effect of chronic alcohol consumption.Am J Physiol Gastrointest Liver Physiol,2010,298(6):G985-993.

92. Cano MJ,García-Benítez O,Ojeda ML,et al. Response of the exocrine pancreas to the CCK on offspring rats of ethanol dams. Effects of folic acid. Alcohol,2007,42(4):277-284.

93. van Raalte DH,van der Zij NJ,Diamant M. Pancreatic steatosis in humans:cause or marker of lipotoxicity？ Curr Opin Clin Nutr Metab Care,2010,13(4):478-485.

94. Danino H,Ben-Dror K,Birk R. Exocrine pancreas ER stress is differentially induced by different fatty acids. Exp Cell Res, 2015,339(2):397-406.

95. Lugea A,Gukovsky I,Gukovskaya AS,et al. Nonoxidative ethanol metabolites alter extracellular matrix protein content in rat pancreas. Gastroenterology,2003,125(6):1845-1859.

96. Mathur A,Hernandez J,Shaheen F,et al. Preoperative computed tomography measurements of pancreatic steatosis and visceral fat:prognostic markers for dissemination and lethality of pancreatic adenocarcinoma. HPB(Oxford),2011,13:404-410.

97. Herreros-villanueva M,Hijona E,Bañales JM,et al. Alcohol consumption on pancreatic diseases. World J Gastroenterol,2013, 19(5):638-647.

# 第 37 章

# 慢性胰腺炎并发糖尿病的鉴别：胰腺纤维钙化性糖尿病、糖尿病性胰腺外分泌病

　　【摘要】胰腺是一个双重实体器官，同时具有外分泌功能部分和内分泌功能部分。两者紧密合作且相互作用，起到消化、吸收和代谢摄入的营养物质的作用。胰腺纤维钙化性糖尿病（FCPD）是一种罕见的糖尿病，其发生原因是慢性钙化性胰腺炎。该病多发于世界热带地区，年轻时起病，表现为反复发作的腹部疼痛和脂肪泻。大多数 FCPD 患者需要胰岛素治疗，但很少发展成酮症。患者多发微血管并发症，但罕见大血管病变。糖尿病对胰腺外分泌功能有直接影响。胰腺外分泌功能不全在糖尿病患者中普遍存在，称为糖尿病性胰腺外分泌病。患病率在 1 型糖尿病中为 25%~74%，2 型糖尿病中为 28%~54%。1 型糖尿病患者在早期阶段就会出现胰腺重量和体积明显降低、胰腺萎缩，而 2 型糖尿病患者的胰腺无明显重量体积变化。糖尿病性胰腺外分泌病的胰腺组织病理改变包括轻度至重度的腺泡间质纤维化、少量炎性浸润、动脉透明化，无胰管变化。功能测试表现为粪便弹性蛋白酶减少。

## 第一节　胰腺纤维钙化性糖尿病

　　胰腺的外分泌和内分泌组织之间有密切的关系，因此胰腺外分泌疾病也是糖尿病的一个致病因素，尽管相对不常见。众所周知，各种形式的胰腺疾病都可能导致糖尿病，其中主要是慢性胰腺炎、囊性纤维化、血色素沉着病和恶性肿瘤。在世界上大多数地区，胰腺疾病以慢性胰腺炎（chronic pancreatitis，CP）为主。酒精滥用仍然是世界上大部分地区 CP 最常见的病因，因此产生的慢性胰腺炎称为酒精性慢性胰腺炎（alcoholic chronic pancreatitis，ACP）。然而，在某些特殊的地理区域，存在一种独特形式的慢性胰腺炎 - 慢性钙化性胰腺炎，可以在青春期或成年早期出现糖尿病，并且与酒精摄入无关。1959 年第一次出现了此类疾病的报道：印度尼西亚发现 45 例糖尿病患者，他们经济条件差，蛋白质能量营养不良。尽管没有或很少摄入酒精，患者有包括胰腺钙化在内的 CP 特征。目前热带非洲（乌干达、尼日利亚、赞比亚和马达加斯加）、亚洲（印度、孟加拉和斯里兰卡）和南美洲（巴西）均有病例报道，其中南部印度报道的病例最多。胰腺纤维钙化性糖尿病（fibrocalculous pancreatic diabetes，FCPD）这一术语随后被用来描述这个疾病。

### 一、定义

　　胰腺纤维钙化性糖尿病（FCPD）一词是指在热带地区发现的特发性非酒精性慢性胰腺炎继发的一种

独特的糖尿病,其特征是腹痛和胰腺钙化。热带慢性钙化性胰腺炎(tropical chronic calcific pancreatitis, TCP)一词用于描述糖尿病发病前的情况。

## 二、流行病学

FCPD 主要出现于热带地区,其他地区罕见散发个例。本病在热带地区的分布也有明显的地理分布差异。大多数病例来自印度次大陆,患病率最高的地区是印度南部的喀拉拉邦州和泰米尔纳杜州,而在该国其他地区相对少见。另外类似地,FCPD 在非洲东部和南部有大量报道,但非洲西部却不常见。我国已报道的病例,多来源于广东、广西、四川地区,集中于北回归线以南的热带地区,但也有散发病例出现在北方地区。关于总人群中 FCPD 患病率的数据很少,2001 年的研究显示,在自述糖尿病的患者中,FCPD 的患病率为 0.36%,而在总人群中为 0.019%。近年来报道的 FCPD 有一些显著的变化:并不是所有患者都来自经济落后的阶层,不都有营养不良症状,也不是所有的患者在诊断时都需要胰岛素来控制高血糖。流行病学研究表明 FCPD 的患病率已从 1.6%(1991—1995 年)下降到 0.2%(2006—2010 年间),患者平均发病年龄和平均体重指数(BMI)显著增加。这种变化的确切原因尚不清楚,热带地区经济水平和营养条件的改善可能起到了重要作用。

## 三、病因与机制

FCPD 的确切病因仍然未明确,致病是遗传和环境因素共同作用的结果。但有一些假说理论被广泛认可,用以解释疾病现象。

### (一)营养不良假说

早期报道的来自印度尼西亚和印度的 FCPD 患者,几乎完全由营养不良的个体组成,提示了蛋白质能量营养不良在发病中的作用。最近,印度的 FCPD 发病率下降,与其经济发展同步,似乎也支持这一假说。但并不是所有营养不良水平高的地区都有本病报道。最近在印度发现 FCPD 的新病例来自所有社会经济阶层,而不仅仅来自经济贫困阶层。基于这些事实,有研究推测,营养不良的发生是由于 TCP 发病后能量摄入量的减少造成的。因此是营养不良可能不是 FCPD 的主要发病原因,而是一个促进因素。

### (二)木薯假说

在 FCPD 患病率最高的南印度地区,木薯是主要的主食。有研究怀疑 FCPD 的发展在某种程度上与长期食用木薯有关。营养不良的人缺乏含硫氨基酸,从而使他们无法解毒木薯中氰化物产生的亚麻苦苷和百脉根苷。氰化物的积累被假定为导致胰腺炎和 FCPD 的因素。这一假说得到早期研究结果的支持:服用氰化物的大鼠出现短暂性高血糖(但不是永久性糖尿病)。然而,世界上报道 TCP 的地区并不都食用木薯,食用木薯地区也不都有 TCP 报道。此外,虽然 FCPD 患者显示出有氰化物解毒功能缺陷,但此功能缺陷在食用木薯和不食用木薯患者中没有差异。在大鼠中,慢性食用木薯一年并没有导致糖尿病或慢性胰腺炎。

### (三)家族遗传因素

FCPD 偶尔出现在同一个家庭的不同成员中。这可能反映了疾病有相应的环境危险因素,但不能排除疾病的遗传倾向。针对不同族群的研究已经鉴定出人类白细胞抗原(HLA)易感等位基因和保护基因与 FCPD 相关。泰国研究发现 FCPD 虽和 HLA DRA、DQA 或 DXA 之间没有相关性,但与 DQ1 基因的 Taq-1 限制性片段长度多态性(RFLP)有关。印度和孟加拉的研究显示 FCPD 与 DQ9(A* 0201-B*0303)、HLA-DQB1 有关。胰凝乳蛋白酶原 C(CTRC)基因的功能缺失突变也与 TCP 有关,例如组织蛋白酶 B(CTSB)基因的突变;然而,阴离子型和阳离子型胰蛋白酶原基因的突变与 TCP 没有显著的相关性。同样,亚甲基四氢叶酸还原酶(MTHFR)基因的 T 等位基因频率是慢性胰腺炎的一个重要危险因素,这和其在叶酸代谢中的关键作用有关。报道最多的与 FCPD 相关的基因是丝氨酸蛋白酶抑制剂 Kasal type 1(SPINK1)基因。印度的研究表明,该基因的突变不仅与 FCPD 有关,而且与其他胰腺疾病有关。突变的本身不足以引起疾病,其对组织环境的损害造成的"第二次打击"是本疾病的病理生理机制。

## （四）氧化应激和微量元素缺乏

白种人中氧化应激与慢性胰腺炎相关。在营养不良的个体中，微量元素的缺陷可能损害机体解毒自由基的能力，从而导致过度的氧化应激和组织损伤。印度的 TCP 患者体内的抗氧化剂、β-胡萝卜素和维生素 C 的水平降低，支持这一理论。

## （五）自身免疫

有研究报道了 FCPD 患者血清中有 β 细胞自身抗体的存在，但个体存在自身抗体的频率很低。自身抗体的存在可能代表了机体对广泛胰腺损伤的反应，而不是疾病的发病机制。

## 四、病理

### （一）外观

当 TCP 个体发生糖尿病时，胰腺通常萎缩，可萎缩至手的小指一样大小，并具有结节状表面且质地纤维化或变坚韧。结石可在整个腺体中发现，大小差别很大，可从小沙粒大小到 4.5cm 长，最大重达 20g。较大的石头一般位于腺体中部，较小的石头则靠近腺体尾部。结石主要集中在大胰管中。它们形状各异，呈白垩色或暗白色。结石由 95.5% 的碳酸钙和少量的磷酸钙组成，其中富含铁、铬、镍和大量的钙，还发现镁、尿酸盐和草酸盐的痕迹。"软结石"是由非钙化蛋白栓子和干酪物质形成的。

### （二）显微镜检查

胰腺囊增厚，小叶和小叶间纤维化广泛存在。主胰管、收集管、小管明显扩张、纤维化，侧支发育不良。导管周围也有淋巴细胞和浆细胞浸润。免疫组化检查显示 α 细胞和 β 细胞数量减少。在某些情况下可能存在胰岛母细胞增多症。

## 五、临床特点

FCPD 通常发生于贫困的热带国家中消瘦和营养不良的年轻个体。体格检查常显示双侧腮腺肿大、腹胀和唇部发绀。然而，现今这种经典的临床表现往往不常见。大多数诊断为 FCPD 的患者 BMI 比较低，但也有些是正常体重，少数是肥胖者。同样，大多数患者被诊断为年龄在 10~30 岁之间，但在儿童期或老年期的患者也有报道。

TCP 的临床三联征包括：腹痛、由于脂肪消化不良和吸收不良导致脂肪泻、糖尿病。

腹痛通常是本病的第一个出现的症状，甚至可以在儿童时期就开始出现。疼痛通常是严重的发作性的阵痛，局限于上腹部，放射至背部，俯卧或坐姿前倾时减轻。疼痛的频率和严重程度通常随病程增加而减少，并且在大多数情况下，在糖尿病发生时消失。

严重的外分泌胰腺功能不全会导致脂肪消化和吸收不良，粪便量大、油腻、泡沫多，在马桶里漂浮，难以冲洗。然而由于这些患者的饮食通常是低脂肪的，脂肪泻的程度可能并不严重，或不出现，只有约 20% 左右的患者出现此症状。

糖尿病通常发生在第一次腹痛后 10~20 年。虽然一些患者出现多尿、多饮和多食的经典症状，但大多数是无症状的，偶然发现患病。少量患者可能出现糖耐量受损的阶段（也被称为 FCP-IGT），但大多数快速发展到糖尿病阶段。

FCPD 患者的糖尿病比较严重，其特征是 BMI、腰围、血清胆固醇和三酰甘油水平比较低而血糖水平高，常常需要胰岛素治疗。然而，即使在缺乏胰岛素治疗的情况下，酮症也很少见。这种"酮症抵抗"现象归因于以下因素：①β 细胞功能仍部分保持，患者有足够的内源性胰岛素来预防酮体生成，但不能维持正常血糖；②破坏过程同样涉及 α 细胞，导致胰高血糖素储备减少；③由于缺乏皮下脂肪，酮体生成的底物-非酯化脂肪酸（NEFA）降低。

根据机制推测，在 FCPD 患者中，肝酮生成受到抑制。大多数 FCPD 患者从诊断时就需要胰岛素来控制血糖。胰岛素治疗会因为胰岛素的代谢合成作用使患者体内营养物质的合成增加，这对于消瘦和营养不良的患者是有益的。极少数的患者在诊断后的一段时间使用口服降糖药就能够保持良好的血糖控制。但确有极少数患者是真正的胰岛素依赖型，在停用胰岛素后可能发展成酮症酸中毒。TCP 中的糖尿病主要是由于胰岛细胞的丢失和随后导致的胰岛素缺乏造成的。研究表明，与 2 型糖尿病患者相似，FCPD 患者也存在胰岛素抵抗，并可用稳态模型（HOMA-IR）评估。虽然酒精性慢性胰腺炎和 TCP 的慢性胰腺炎的症状相似，但仍有差异（表 37-1-1）。

表 37-1-1　酒精性慢性胰腺炎与热带慢性钙化性胰腺炎的差异

| 疾病 | 酒精性慢性胰腺炎 | 热带慢性胰腺炎 |
| --- | --- | --- |
| 性别 | 绝大多数为男性 | 男：女为 70：30 |
| 发病年龄 | 40~50 岁 | 20~30 岁 |
| 经济情况 | 所有社会经济阶层 | 大部分为贫困阶层 |
| 糖尿病发生率 | 50% | 90% |
| 胰腺钙化发生率 | 50%~60% | 90% |
| 胰腺钙化特征及部位 | 小，呈斑点状，以小导管为主 | 大而致密，以大导管为主 |
| 胰腺纤维化及扩展 | 纤维化和导管扩张不明显 | 纤维化和导管扩张更明显 |
| 胰腺癌发病率 | 胰腺癌发病率高于一般人群 | 胰腺癌发病率增高更明显 |

## 六、诊断

对 FCPD 的诊断提出了若干临床标准，其中使用最广泛的是 Mohan 等人给出的标准（表 37-1-2）。

表 37-1-2　FCPD 诊断标准

1. 患者多来自热带国家或地区

2. 符合 WHO 糖尿病诊断标准

3. 有慢性胰腺炎的证据：腹部 X 线可见胰腺钙化或有以下 4 点中至少 3 点

（A）超声显像 / CT/ 内镜逆行胰胆管造影检查发现胰腺形态异常，如胰管扩张

（B）儿童期开始的反复腹痛

（C）脂肪泻

（D）胰腺功能试验异常（如粪便糜蛋白酶试验等）

4. 排除其他原因造成的慢性胰腺炎

在诊断 FCPD 时应与酒精性慢性胰腺炎致继发性糖尿病相鉴别，而后者的诊断标准为：①糖尿病；②慢性胰腺炎；③发病前有至少 5 年以上的饮酒史，且每日酒精摄入不低于 50g（尚无统一标准，一般定义的酒精摄入量较高，为 60~80g/d）。

虽然存在胰腺钙化的患者可以直接诊断本病，但是应该注意到钙化往往在病程中较晚出现，在极少数患者中可能不出现。在这种情况下，可以使用其他检查，如超声和计算机断层扫描（CT）来发现导管的病理变化和微小的钙化存在。其他方法包括内镜逆行胰胆管造影（ERCP）和内镜超声检查也可用于评估胰腺形态。

胰腺外分泌功能可以通过一系列的测试来评估，这有助于确定治疗的必要性和评估预期反应。胰泌素和胰蛋白酶刺激后（胰泌素 - 促胰酶素试验）的胰液分析结果显示患者胰腺体积、碳酸氢盐、胰蛋白酶和脂肪酶含量显著降低。外分泌胰腺功能的非侵入性检测包括胰功肽试验（N- 苯甲酰 -L 酪氨酰对氨苯甲酸，BT-PABA）、粪便糜蛋白酶测定和粪便弹性蛋白酶测定。粪便糜蛋白酶测定与 BT-PABA 试验相比具有较低的敏感性，但它具有相当的特异性，更便宜且更容易执行。近来，粪便弹性蛋白酶测定已成为非侵入性胰腺功能试验的"金标准"。内分泌胰腺功能推荐用 C 肽测定。FCPD 患者的 C 肽水平介于 1 型和 2 型糖尿病之间，表明患者仍部分保留 β 细胞功能。胰岛素治疗后 FCPD 可部分恢复 β 细胞功能，改善营养状态。

## 七、并发症

以往认为 FCPD 患者很少发生慢性糖尿病并发症。然而近期研究显示在这些患者中存在糖尿病视网膜病变、肾病、神经病变和自主神经病变等，自主神经病变最早可在诊断后 2 年发病。患者的大血管并发症罕见，偶有并发心肌梗死、坏疽和外周血管疾病的病例报道。FCPD 患者和 2 型糖尿病患者在匹配年龄、性别和糖尿病病程后，比较其并发症患病率，发现两组患者的微血管并发症发病率相同，而 FCPD 组的大血管并发症发病率显著低于 2 型糖尿病组。

FCPD 患者也可能发生胰腺并发症，其中最可怕的并发症是胰腺癌。研究表明 TCP 患者恶性肿瘤的风险增加了 100 倍。TCP 中的恶性肿瘤可能位于胰体、胰尾部以及胰头部。在 TCP 患者中诊断恶性肿瘤通常是困难的，进行性的梗阻性黄疸是常见的一种肿瘤早期症状。血糖水平控制良好的 FCPD 患者出现不明原因的体重减轻或疼痛突然恶化，应该注意检测恶性肿瘤。CA19-9 是一种有用的肿瘤标志物，但要注意鉴别假阳性和假阴性结果。其他并发症包括假性囊肿、假性动脉瘤、静脉血栓形成、胆总管梗阻、胰瘘和腹水等。患者还可能并发由脂肪吸收不良所致的脂溶性维生素（A、D、E 和 K）和必需脂肪酸的缺乏。

## 八、疾病自然史

在 20 世纪 60 年代，TCP 患者通常在儿童期发生腹痛，在青春期并发糖尿病，在成年期或壮年期死亡。而在最近的 370 例 FCPD 患者研究队列中，80% 病例在第一次腹痛发作后已可存活 35 年。确诊并发糖尿病后的平均生存期为 25 年。死亡的主要原因是感染、胰腺癌及糖尿病并发症（特别是肾病）。

## 九、对症治疗

### （一）腹痛

TCP 早期阶段的特征是反复发作严重的和难以治疗的疼痛。治疗首选非阿片类镇痛药，特别严重的发作可使用阿片类药物。TCP 的疼痛往往随着糖尿病的出现而减弱。胰腺酶补充剂和抗氧化剂没有减少疼痛的作用。严重和顽固性疼痛可能需要手术。所采用的方法包括导管减压术、引流术（胰十二指肠空肠侧吻合术、胰十二指肠空肠远端吻合术）和消融手术（部分或次全胰切除术）。体外短波碎石和内镜取石术常能减轻疼痛。神经消融操作，如腹腔丛阻滞，神经松解术和内脏切除术也可使用。虽然早期手术可预防 TCP 患者糖尿病的发展，但手术通常不改变糖尿病的自然病史，也不改善吸收不良问题。

### （二）脂肪泻

低脂肪饮食可以减少脂肪泻的发病率。应适当补充脂溶性维生素。胰腺酶补充有助于减少脂肪泻，改善患者的生活质量。这些补充剂的使用也可以促使患者更好地遵守饮食限制进而改善糖尿病控制。

### （三）糖尿病

超过 85% 的 FCPD 患者需要胰岛素来控制糖尿病，只有少量患者能够在短期内用口服降糖药来管理他们的血糖水平。与胰腺生理病理机制相关的药物，尤其是肠促胰岛素的药物应谨慎使用。FCPD 患者多患脆性糖尿病，血糖水平波动较大，因此频繁的自我监测血糖是必不可少的，只监测糖化血红蛋白（HbA1c）无法映血糖峰谷变化，应注意监测血糖。治疗选择推荐多针速效胰岛素加一针基础胰岛素（甘精胰岛素等）的组合方案。皮下胰岛素输注泵也可以考虑使用，因为它们符合胰岛素分泌的生理模式，血糖水平波动较少。然而，大多数 FCPD 患者因为经济条件差不能负担泵的费用。应该提倡多元的热量和蛋白质摄入来对抗吸收不良和营养不良。

# 第二节　糖尿病性胰腺外分泌病

## 一、概况

胰腺是一个双重实体器官，同时具有外分泌功能部分和内分泌功能部分。两者紧密合作且相互作用，起到消化、吸收和代谢摄入的营养物质的作用。通过其特殊的组织结构，内分泌胰岛细胞分泌其激素进入胰岛素腺泡门静脉通路，从而调节导管和腺泡细胞外分泌活动。例如，餐后引起的胰岛素和其他胰岛肽（C-肽、amyline 和尿皮质醇Ⅲ等）的升高，可以刺激外分泌胰腺功能。另一方面，空腹时胰高血糖素的增加则会抑制胰酶和胰液的分泌。导管和腺泡细胞反过来通过细胞因子和生长因子分泌影响内分泌胰岛细胞的生理功能。

此外，分布在小肠中的内分泌细胞分泌两种肽类激素：胰高血糖素样肽-1（GLP-1）和葡萄糖依赖性促胰岛素多肽（GIP），统称为肠促胰岛素。这两种激素在摄取脂质和碳水化合物后释放，从而刺激胰岛素分泌。肠促胰岛素分泌失调是 2 型糖尿病中胰岛素反应改变的原因之一。

慢性胰腺炎患者可以认为患有一种特殊形式的糖尿病（3 型糖尿病），其特征是胰腺炎症和纤维化损伤破坏胰岛细胞。3 型糖尿病与 1 型糖尿病不同，胰岛损伤并不局限于分泌胰岛素的 β 细胞，而是广泛影响到了分泌胰高血糖素和胰多肽的 α 和 PP 细胞。另外，在 3 型糖尿病中，由于胰腺外分泌功能不全（pancreatic exocrine insufficiency，PEI）引起的营养吸收失调导致了肠促胰岛素分泌受损，进一步减少了胰岛素释放。此外，3 型糖尿病患者也可能存在 2 型糖尿病的危险因素（例如胰岛素抵抗、肥胖或饮食习惯），这进一步复杂化了葡萄糖代谢的调节，导致疾病出现严重的、难以控制的血糖波动。

另一方面，糖尿病对胰腺外分泌功能的影响研究甚少。由于糖尿病在一般人群中的患病率远远高于慢性胰腺炎，所以这种关系具有潜在的临床意义。据报道，胰腺外分泌功能不全（PEI）在糖尿病患者中普遍存在，其患病率在 1 型糖尿病患者中为 25%~74%，在 2 型糖尿病患者中为 28%~54%。我们把这种糖尿病引起的胰腺外分泌功能改变称之为糖尿病性胰腺外分泌病（diabetic exocrine pancreatopathy，DEP）。

## 二、临床表现

### （一）形态学

DEP 与慢性胰腺炎明显不同，典型的外分泌性疾病症状明显缺乏（如急性胰腺炎和疼痛），缺乏包括狭窄、蛋白栓和结石为标志的导管改变、缺乏明显炎症和钙化。在没有慢性胰腺炎的临床或组织病理学证据的情况下，胰腺纤维化和外分泌功能障碍也常常发生。长期糖尿病患者中胰腺纤维化率大于 50%。在糖尿病患者和非糖尿病对照组的比较中，炎症反应相似，但糖尿病患者胰腺中、重度纤维化患病率是非糖尿病对照组的两倍。

胰腺外分泌功能：

多个研究报告糖尿病患者直接和间接胰腺功能试验结果异常。直接胰腺功能试验观察到的最常见的异常是淀粉酶和碳酸氢盐的产量降低，最大碳酸氢盐浓度降低。一些研究报道了脂肪酶产量有轻度至中度下降。研究分析显示，与对照组相比，糖尿病组的粪便弹性蛋白酶 1（FE1）降低更为普遍。在糖尿病患者中，FE1<200μg/g 的患者并发 PEI 的患病率较高，脂肪吸收系数接近正常（平均值为 91%~94%）。

### （二）糖尿病性脂肪泻

对 1 型糖尿病伴粪便弹性蛋白酶 1 严重降低（<100μg/g）的受试者研究表明，队列中的平均粪便脂肪排泄量（100-CFA）仅为（9.2±5.4g/d），只有 12% 的患者大于 15g/d。总体而言，糖尿病患者中约有 1% 的人粪便脂肪排泄量大于 15g/d。糖尿病引起的脂肪泻与轻度的脂肪酶产量降低有关，同时可能也与小肠细菌过度生长有关。

## 三、不同糖尿病类型引发疾病的特点

PEI 在 1 型糖尿病患者中的患病率高于 2 型糖尿病（约 60%：30%）。糖尿病病程长、胰岛素需求高和血糖控制不良的严重的疾病表现与 PEI 的发生和严重程度有关。在 2 型糖尿病中，严重的 PEI 常与严重的全身性并发症同时出现，如自主神经病变和微血管损伤，同时伴有胰腺纤维化和萎缩，以及胰岛-腺泡-胰管轴和胃肠胰系统的调节失灵。在 1 型糖尿病中，胰岛细胞自身免疫介导的损害引起胰岛素水平的降低将导致其对外分泌细胞的营养作用减弱。

根据糖尿病的不同特征和致病机制，分别介绍 1 型和 2 型糖尿病患者发生 PEI 的情况。

### （一）1 型糖尿病导致的胰腺外分泌功能不全

1 型糖尿病，是一类原发性自身免疫性疾病，其特征是发病早，有严重的胰岛素缺乏、病程长且神经和大血管并发症高发。其并发 PEI 比 2 型糖尿病更常见。1 型糖尿病患者的胰腺重量、体积和大小与正常对照组相比有显著性差异（20%~50%）。研究证实患者胰腺的组织学特征和影像学（MRI、CT 和超声）异常在 1 型糖尿病的早期阶段就已经发生，出现萎缩、纤维化及大小、形态的改变。胰腺重量和体积明显降低，胰腺组织病理改变包括轻度至重度的腺泡间质纤维化、少量炎性浸润、动脉透明化，无胰管变化。患者胰腺体积减小，与低 FE1 浓度或低糜蛋白酶活性相关，提示胰腺萎缩与外分泌不足之间有相关性。外分泌细胞在 1 型糖尿病中的损害可能是以下多因素造成的：①腺泡细胞缺乏胰岛素、胰高血糖素和生长抑素等激素的营养作用；②自身免疫反应破坏胰岛细胞时波及外分泌组织；③自主神经性糖尿病神经病变导致肠胰腺反射损伤；④糖尿病引发的微血管损伤造成了外分泌组织进入低氧耐受状态。

PEI 多起病于 1 型糖尿病患者疾病早期。有两项研究评估了 2~25 岁范围的儿童和年轻患者的粪便弹性蛋白酶浓度，并以其定义 PEI 的严重程度，其将粪便弹性蛋白酶 <100μg/g 定义为严重，100~200μg/g 定义为中度，结果 10%~45% 的患者属于中度和严重。在成人 1 型糖尿病患者中，严重 PEI 的患病率（10%~30%）和中度 PEI 的患病率（22%~56%）均高于儿童患者，表明外分泌胰腺功能的下降与糖尿病持续时间、胰岛素需求的增加是同步发生的。有涉及 195 例 1 型糖尿病患者的大型研究探讨了 PEI 的危险因素，也表明 PEI 与糖尿病持续时间有很强的相关性，但与糖化血红蛋白 HbA1c 的升高无相关性。相关结论还需要更多的研究证实。

### （二）2 型糖尿病导致的胰腺外分泌功能不全

2 型糖尿病中发生 PEI 的病理生理机制与 1 型糖尿病部分相似，但 2 型糖尿病患者的胰腺重量和体积均无显著性下降。需要注意的是 2 型糖尿病患者没有自身免疫损伤和胰岛素缺乏，所以自主神经病变和微血管损伤可能在诱导胰腺萎缩和纤维化中起关键作用。在对 1 231 名糖尿病患者进行的大型前瞻性研究中发现 2 型糖尿病患者中 PEI 的患病率为 35%。其他随后的研究证实，PEI 在 2 型糖尿病中的患病率为 30%~40%。大多数研究认为迫切需要胰岛素治疗的患者，其 PEI 的患病率高且症状严重。2 型糖尿病的发病早、病程长以及血糖控制不良（特别是 HbA1c 升高）是 PEI 发生的危险因素，且与其严重程度正相关。这可能是因为这类复杂且难以控制的 2 型糖尿病，具有更高程度的微血管损伤、胰腺纤维化和自主神经病变，而这些因素导致了 PEI 的发生。值得注意的是，在大多数报道中，BMI 升高似乎是 PEI 发生的保护性因素。患有严重 PEI 的 2 型糖尿病患者可能并不出现体重指数（BMI）的升高，而是由于吸收不良和营养不良出现体重减轻。

## 四、治疗

关于胰腺酶替代治疗（PERT）对 DEP 患者影响的数据非常有限。有研究评估了 PERT 对餐后血糖、胰岛素、GIP 和 GLP-1 的影响，发现 PERT 改善餐后的 GIP、GLP-1 水平和胰岛素应答情况，但此研究中 PERT 对餐后血糖影响不大。另有一项前瞻性研究评估了 PERT 对 39 例 DEP 患者的影响（定义为粪弹性蛋白酶 I 浓度 <100μg/g），与接受安慰剂的 41 例患者相比，PERT 在短期内（3 个月）改善了脂肪泻和吸收不良症状，但对血糖、胰岛素需求和 HbA1c 水平没有影响。PERT 长期治疗的效果有待进一步研究评估。

（赵志云）

## 参 考 文 献

1. Chen N, Unnikrishnan IR, Anjana RM, et al. The complex exocrine-endocrine relationship and secondary diabetes in exocrine pancreatic disorders. J Clin Gastroenterol, 2011, 45 : 850-861.

2. Unnikrishnan R, Mohan V. Pancreatic diseases and diabetes// Holt Goldstein BJ. Textbook of diabetes. 4th ed. Oxford : Wiley-Blackwell, 2010 : 298-309.

3. Zuidema PJ. Cirrhosis and disseminated calcification of the pancreas in patients with malnutrition. Trop Geogr Med, 1959, 11 : 70-

74.

4. Mohan V,Premalatha G,Pitchumoni CS. Tropical chronic pancreatitis:an update. J Clin Gastroenterol,2003,36:337-346.

5. Mohan V,Farooq S,Deepa M. Prevalence of fibrocalculous pancreatic diabetes in Chennai in southern India. J Pancreas,2008,9:489-492.

6. Mohan V,Nagalotimath SJ,Yajnik CS,et al. Fibrocalculous pancreatic diabetes. Diabetes Metab Rev,1998,14:153-170.

7. Mohan V. Fibrocalculous pancreatic diabetes. J Annu Diabetol Hotel Dieu,1996,99-109.

8. Sathiaraj E,Gupta S,Chutke M,et al. Malnutrition is not an etiological factor in the development of tropical pancreatitis—a case-control study of southern Indian patients. Trop Gastroenterol,2010,31:169-174.

9. Girish BN,Rajesh G,Vaidyanathan K,et al. Assessment of cassava toxicity in patients with tropical chronic pancreatitis. Trop Gastroenterol,2011,32:112-116.

10. Chowdhury ZM,McDermott MF,Davey S,et al. Genetic susceptibility to fibrocalculous pancreatic diabetes in Bangladeshi subjects:a family study. Genes Immun,2002,3:5-8.

11. Reddy DN,Prasad SS. Genetic basis of chronic pancreatitis in Asia-Pacific region. J Gastroenterol Hepatol,2011,26(Suppl 2):2-5.

12. Hassan Z,Mohan V,McDermott MF,et al. Pancreatitis in fibrocalculous pancreatic diabetes mellitus is not associated with common mutations in the trypsinogen gene. Diabetes Metab Res Rev,2000,16:454-457.

13. Pfutzer RH,Barmada MM,Brunskill AP,et al. SPINK1/ PSTI polymorphisms act as disease modifiers in familial and idiopathic chronic pancreatitis. Gastroenterology,2000,119:615-623.

14. Schneider A,Suman A,Rossi L,et al. SPINK1/PSTI mutations are associated with tropical pancreatitis and type Ⅱ diabetes mellitus in Bangladesh. Gastroenterology,2002,123:1026-1030.

15. Nanaiah A,Chowdhury SD,Jeyaraman K,et al. Prevalence of cardiac autonomic neuropathy in Asian Indian patients with fibrocalculous pancreatic diabetes. Indian J Endocrinol Metab,2012,16:749-753.

16. Unnikrishnan AG,Gowri P,Arun K,et al. Tropical chronic pancreatitis and peripheral vascular disease. A case report. J Pancreas,2007,10:198-200.

17. Mittal N,Mehrotra R,Agarwal G,et al. The clinical spectrum of fibrocalculous pancreatic diabetes in north India. Natl Med J India,2002,15:327-331.

18. Mohan V,Premalatha G,Padma A,et al. Fibrocalculous pancreatic diabetes. Long-term survival analysis. Diabetes Care,1996,19:1274-1278.

19. Mohan V,Barman KK,Rajan VS,et al. Natural history of endocrine failure in tropical chronic pancreatitis:a longitudinal follow-up study. J Gastroenterol Hepatol,2005,20:1927-1934.

20. Mohan V,Poongothai S,Pitchumoni CS. Oral pancreatic enzyme therapy in the control of diabetes mellitus in tropical calculous pancreatitis. Int J Pancreatol,1998,24:19-22.

21. Knop F K . Incretin hormones and beta cell function in chronic pancreatitis. Danish medical bulletin,2010,57(7):B4163.

22. Rickels MR,Bellin M,Toledo FGS,et al. Detection,evaluation and treatment of diabetesmellitus in chronic pancreatitis:recommendations from PancreasFest 2012. Pancreatology,2013,13(4):336-342.

23. Hardt PD,Killinger A,Nalop J,et al. Chronic pancreatitis and diabetes mellitus. A retrospective analysis of 156 ERCP investigations in patients with insulin-dependent and non-insulin-dependent diabetes mellitus. Pancreatology,2002,2(1):30-33.

24. Larger E,Philippe MF,Barbot-TrystramL,et al. Pancreatic exocrine function in patients with diabetes. Diabetic Medicine,2012,29(8):1047-1054.

25. Icks A,Haastert B,Giani G,et al. Low fecal elastase-1 in type Ⅰ diabetes mellitus. Z Gastroenterologie,2001,39(10):823-830.

26. Cavalot F,Bonomo K,Fiora E,et al. Does pancreatic elastase-1 in stools predict steatorrhea in type 1 diabetes? Diabetes Care,2006,29(3):719-721.

27. Vujasinovic M,Zaletel J,Tepes B,et al. Low prevalence of exocrine pancreatic insufficiency in patients with diabetes mellitus. Pancreatology,2013,13(4):343-346.

28. Hahn JU,Kerner W,Maisonneuve P,et al. Lowfecal elastase 1 levels do not indicate exocrine pancreatic insufficiency in type-1 diabetes mellitus. Pancreas,2008,36(3):274-278.

29. Hardt PD,Hauenschild A,Nalop J,et al. High prevalence of exocrine pancreatic insufficiency in diabetes mellitus. A multicenter study screening fecal elastase 1 concentrations in 1,021 diabetic patients. Pancreatology,2003,3(5):395-402.

30. Ewald N,Bretzel RG,Fantus IG,et al. Pancreatin therapy in patients with insulin-treated diabetes mellitus and exocrine

pancreatic insufficiency according to low fecal elastase 1 concentrations. Results of a prospectivemulti-centre trial.Diabetes/Metabolism Research and Reviews,2007,23(5):386-391.

31. Mancilla AC,Hurtado HC,Tobar A E,et al.Pancreatic exocrine function in diabetes mellitus. Determination of fecal elastase. Revista Medica de Chile,2006,134(4):407-414.

32. Nunes AC R,Pontes JM,Rosa A,et al.Screening for pancreatic exocrine insufficiency in patients with diabetes mellitus. The American Journal of Gastroenterology,2003,98(12):2672-2675.

33. Yilmaztepe A,Ulukaya E,Ersoy C,et al. Investigation of fecal pancreatic elastase-1 levels in type 2 diabetic patients. Turkish Journal of Gastroenterology,2005,16(2):75-80.

# 第38章

# 脂质沉积性肌病与胰腺炎

【摘要】脂质沉积性肌病（lipid storage myopathy，LSM）是由脂肪酸代谢缺陷导致的一组肌病，主要表现为进行性肌肉无力和运动不耐受。LSM 在国内是一种常见病，肌肉活检发现肌纤维内脂质沉积是目前诊断此病的重要方法。LSM 并发胰腺炎或胰腺钙化在临床上罕见，其中多为晚发型多酰基辅酶 A 脱氢缺陷型和单纯肌病型中性脂肪沉积症，常伴家族史。临床表现符合一般 LSM 症状，合并胰腺炎或胰腺钙化时可出现急性发作的持续性上腹部剧烈疼痛、腹胀恶心呕吐等胰腺病变表现。治疗上首先针对 LSM 的不同分型进行病因治疗，其次轻症胰腺炎可进行解痉止痛抗炎等对症支持治疗，重症胰腺炎及胰腺钙化必要时可行手术治疗。LSM 合并胰腺疾病虽然罕见，但其发病时病情往往比较严重，甚至危及生命，因此需要时刻警惕。

脂质沉积性肌病（lipid storage myopathy，LSM）是指脂肪酸代谢途径中的酶或辅基缺陷导致的一组肌病，以肌纤维内脂肪沉积为主要病理特征。该病常发生于青少年，为常染色体隐性遗传，临床表现为进行性肌肉无力和运动不耐受，病程可有波动性，可伴有高脂血症、糖尿病以及心脏、肝脏、胰腺等其他器官受累表现。脂质沉积性肌病在国内是一种常见病，目前确诊主要依靠肌肉活检发现肌纤维内脂质沉积。

临床上脂质沉积性肌病并发胰腺炎（pancreatitis）或胰腺钙化（pancreatic calcification，PC）的病例非常罕见，国内外仅有 5 例文献报道。胰腺炎虽然是脂质沉积性肌病的一个少见并发症，但其发病时病情往往比较严重，甚至危及生命，因此需要时刻警惕。

## 一、病因及发病机制

脂质沉积性肌病包括晚发型多酰基辅酶 A 脱氢缺陷（multiple aeyl coenzyme A dehydrogenation deficiency，MADD）、原发性系统性肉碱缺乏（primary earnitine deficiency，PCD）、单纯肌病型中性脂肪沉积症（neutral lipid storage disease with myopathy，NLSDM）、中性脂肪沉积症伴鱼鳞病（neutral lipid storage disease with ichthyosis，NLSDI）。其中 MADD、NLSDM 病变可伴有高脂血症，累及胰腺的表现。脂质沉积性肌病可导致脂质代谢紊乱，引起线粒体外源性脂肪酸转运和氧化缺陷，以及内源性三酰甘油分解代谢缺陷。随着疾病进展血浆游离脂肪酸（plasma free fatty acids，FFA）逐渐升高，继而出现高脂血症。高脂血症是急性胰腺炎的危险因素之一，也是我国继胆源性和酒精性之后急性胰腺炎的常见病因。高脂血症导致急性胰腺炎的确切机制仍不清楚，目前公认的几种机制如下：

### （一）脂肪酸对胰腺组织的直接损害

正常情况下，清蛋白结合脂肪酸，结合物不对细胞产生毒性。当循环系统中脂肪酸含量远超清蛋白结合能力时，胰腺内高浓度聚集的脂肪酸就会产生组织毒性，损伤胰腺腺泡细胞和小血管，导致急性胰腺炎的发生。

### （二）胰腺微循环障碍

胰腺小叶内中央动脉是胰腺唯一供血动脉，缺乏交通支，一旦供血动脉因各种因素导致循环障碍，就可诱发胰腺炎。

### （三）胰蛋白酶原激活加速

乳糜微粒可破坏胰腺组织血液循环，导致胰腺腺泡功能改变。胰腺脂肪酶渗出，促三酰甘油分解，大量的游离脂肪酸积聚，进一步加重腺泡和脉管结构损害。同时游离脂肪酸降低 pH，形成酸性环境使胰蛋白酶原活化，启动胰腺炎症反应。

此外，脂质沉积性肌病患者胰腺脂肪含量明显增加，也是导致胰腺炎发生的重要因素之一。

脂质沉积性肌病伴胰腺钙化病因尚不明确。目前国内外仅有两例病例报道，其中一位在 11 年内反复发生胰腺炎 6 次，最初腹部 B 超仅发现胰腺肿大，最近复查发现胰腺增大及钙化。该例胰腺钙化可能是因为慢性胰腺炎反复发作导致的。但是另一例患者无胰腺炎病史，确诊脂质沉积性肌病时同时发现胰腺钙化，无临床表现及胰腺功能损害，可以排除因慢性胰腺炎导致的胰腺钙化。脂质沉积性肌病伴胰腺钙化病因研究仍需要大量的病例报告支持。

## 二、临床表现

### （一）脂质沉积性肌病

1. MADD　2~64 岁均可起病，10~40 岁好发，饥饿、寒冷、感染和妊娠等应激状态可为 LSM 发作的诱发因素。起病隐匿，慢性或亚急性病程，呈持续性或波动性肌无力，肌无力症状可自发缓解。患者多以近端肌无力、不耐受疲劳及肌痛为首要表现。90% 以上的患者有四肢近端和躯干肌肉受累，表现为蹲起费力，上楼困难。多数患者躯干肌和颈伸肌群受累严重，表现为抬头无力，严重时出现"垂头"征。约 50% 的患者咀嚼肌受累，不能吃较硬的食物，进食期间需要多次停顿休息，类似重症肌无力的病态疲劳现象，但无明显晨轻暮重表现。约 20% 的患者 B 超检查可发现有轻至中度脂肪肝。

2. NLSDM　1~66 岁均可发病，尤其以中年多见，起病年龄中位数为 30 岁。起病隐匿，缓慢进展。32% 患者的父母为近亲婚配。四肢对称或者不对称（占 41%）的肌无力和肌萎缩，远端（16%）和近端（69%）均可受累，可有翼状肩胛（50%），颈肌受累时以脊旁肌无力为主（33%）。

可伴有高脂血症、糖尿病和神经性耳聋以及心脏、肝脏、胰腺等其他器官受累表现。

### （二）胰腺炎

脂质沉积性肌病伴胰腺炎的临床症状与其他病因导致的胰腺炎相似，轻重程度不等，可反复发作。主要症状为急性发作的持续性上腹部剧烈疼痛，常向背部放射，常伴有腹胀及恶心呕吐。临床体征轻症者仅表现为轻压痛，无器官功能障碍或局部并发症；重症者可出现腹膜刺激征、腹水，偶见腰肋部皮下瘀斑征（Grey-Turner 征）和脐周皮下瘀斑征（Cullen 征）。可以并发一个或多个脏器功能障碍，也可伴有严重的代谢功能紊乱。

### （三）胰腺钙化

胰腺钙化可在无胰腺症状的患者或有慢性胰腺炎病史的患者中发生，主要依靠影像学检查确诊。

## 三、实验室检查

### （一）脂质沉积性肌病

1. MADD

（1）电生理检查：部分患者运动、感觉神经传导测定可见异常，主要表现为动作电位波幅降低，而传导速度相对正常。

（2）肌电图主要表现为肌源性损害。

（3）血清学检查：血清肌酸激酶可正常或轻至中度升高，伴有横纹肌溶解时，可超过 10 000U/L。血清肌酸激酶水平可随临床症状呈波动性，部分患者可有乳酸脱氢酶升高，与肌酸激酶水平明显不成比例。

（4）生化检查：①发作期,尿有机酸分析示戊二酸、挥发性短链有机酸(异戊酸、异丁酸)、乙基丙二酸、3-羟基异戊酸、2-羟基戊二酸、己二酸、辛二酸等浓度升高;②血脂酰肉碱谱分析可见中、长链脂酰肉碱增高。少数患者可有无症状性低血糖和高氨血症。

（5）肌肉病理

1) HE 染色:肌纤维内可见大量散在的细小圆形空泡,严重者可见融合的大空泡,肌纤维呈破碎样外观;坏死和再生纤维罕见。

2) 改良的高墨瑞三色法染色:可见散在的红染纤维,但不是典型的不整红边纤维。

3) 油红 O:染色显示肌纤维内空泡为脂肪沉积,两型肌纤维均可受累,以 I 型肌纤维为主。

4) 琥珀酸脱氢酶染色:可见酶活性弥漫性减低。

5) 还原型辅酶 I 四氮唑还原酶、细胞色素 c 氧化酶和高碘酸 Schiff 反应染色多正常。

（6）分子生物学检查:基因分析可见 *ETFDH/ETFA/ETFB* 基因突变。

2. NLSDM

（1）电生理检查:肌电图可表现为肌源性改变。

（2）血清学检查:肌酸激酶多为轻到中度升高或正常。

（3）气相-质谱连用和串联质谱分析:血酰基肉碱和尿有机酸分析无异常。

（4）肌肉病理:肌纤维内有大量脂肪沉积,可见坏死和再生纤维,22% 的患者肌纤维内含有典型的镶边空泡。偶见继发性炎性细胞浸润。

（5）外周血涂片:全部患者 ORO 染色均可见中性粒细胞胞质内脂滴沉积(Jordan 现象)。

（6）分子生物学检查:可检测出 *PNPLA2* 基因突变,主要位于 4~6 号外显子。

**（二）胰腺炎**

1. 血清酶学检查　血清淀粉酶和脂肪酶仍是目前临床上最常用的检测指标,血清淀粉酶活性高低与病情不呈相关性。血清淀粉酶通常在发病后数小时升高,3~5 天后恢复正常。

2. 血清标志物　急性胰腺炎发病 72 小时 CRP>150mg/L 提示胰腺组织坏死。

3. 影像学检查　CT 可清楚显示胰腺形态,有无出血、坏死及囊肿形成,测定胰外炎症范围与手术对照有较高的符合率,尤其对重症胰腺炎的临床病理分类预测准确性高。

## 四、诊断

### （一）脂质沉积性肌病诊断标准

1. MADD　隐匿起病,波动性肌无力、肌肉酸痛和运动不耐受,可伴有反复发作的呕吐。对称性四肢近端和躯干肌受累,颈肌、咀嚼肌受累相对明显,可伴有四肢近端和躯干肌萎缩。核黄素治疗有显著疗效。肌肉活检示肌纤维内大量脂肪沉积,且排除线粒体肌病和类固醇肌病等继发性肌肉脂肪沉积。发作期尿有机酸分析显示戊二酸等多种有机酸的浓度升高;血脂酰肉碱谱分析可见中、长链脂酰肉碱增高,游离肉碱多正常。

2. NLSDM　中年起病,进展缓慢。对称或者不对称的肌无力和肌萎缩,远近端肢体均可受累。可伴有心脏和肝脏等其他器官受累表现。肌肉活检病理示肌纤维内脂肪沉积伴或不伴镶边空泡。外周血中性粒细胞胞质内可见脂肪滴沉积及 *PNPLA2* 基因突变。

### （二）胰腺炎诊断标准

临床上符合以下 3 项特征中的 2 项,即可诊断:

1. 与急性胰腺炎相符合的腹痛。

2. 血清淀粉酶和/或脂肪酶活性至少高于正常上限值 3 倍。

3. 腹部影像学检查符合急性胰腺炎影像学改变。

## 五、鉴别诊断

脂质沉积性肌病在临床上需与重症肌无力、Lambert-Eaton 肌无力综合征、多发性肌炎和线粒体肌病等鉴别。血清学、神经电生理检查和肌肉活检可为上述疾病提供鉴别诊断依据。

此外,因发病原因及治疗方法的不同,脂质沉积性疾病诊断时需明确分型。肌肉活检病理和基因诊断能帮助明确病因,鉴别包括其他病因导致的 LSM 如原发性肉碱缺乏,继发性的肌肉脂肪沉积如某些类型的线粒体肌病、类固醇肌病和皮肌炎。

胰腺炎需与其他急腹症如急性胆囊炎、阑尾炎、胃肠道穿孔、梗阻等鉴别。腹部 CT 是鉴别胰腺炎的重要手段。

## 六、治疗

### (一)病因治疗

1. MADD    单用核黄素治疗(30~120mg/d),1~2 周后临床症状开始有改善,4~6 周后肌力明显恢复,1~3 个月后多数患者体力劳动或运动能力完全恢复正常。

2. NLSDM    目前该病尚缺乏特异有效治疗手段,激素、左旋肉碱和核黄素治疗均无明显效果。研究表明中链脂肪酸饮食疗法可能有一定疗效。

### (二)胰腺炎治疗

1. 一般治疗    急性胰腺炎起病初期,轻型胰腺炎应采用非手术治疗。禁食、胃肠减压,及时纠正水电解质和酸碱平衡紊乱,输入血浆、蛋白等维持血浆胶体渗透压,防止休克,维持重要脏器功能,加强重症监护。

(1)解痉止痛:疼痛剧烈时考虑镇痛治疗。在严密观察病情下,可注射盐酸哌替啶。不推荐应用吗啡或胆碱能受体拮抗剂,因前者会收缩 Oddi 括约肌,后者则会诱发或加重肠麻痹。

(2)抑制胰腺外分泌及胰酶:生长抑素及其类似物或蛋白酶抑制剂抑制胰腺分泌。

(3)营养支持:肠功能恢复前,可酌情选用肠外营养;一旦肠功能恢复,就要尽早进行肠内营养。

(4)抗生素的应用:急性胰腺炎患者不推荐静脉使用抗生素以预防感染。针对部分易感人群(如胆道梗阻、高龄、免疫低下等)可能发生的肠源性细菌移位,可选择喹诺酮类、头孢菌素、碳青霉烯类及甲硝唑等行预防感染治疗。

2. 手术治疗    主要针对胰腺局部并发症继发感染或产生压迫症状,如消化道梗阻、胆道梗阻等,以及胰瘘、消化道瘘、假性动脉瘤破裂出血等其他并发症。

脂质沉积性肌病伴胰腺疾病的病例特征见表 38-0-1。

表 38-0-1    脂质沉积性肌病伴胰腺疾病的病例特征

| 日期 | 作者 | 胰腺病史 | 性别 | 年龄 | 分型 | 影像学检查 | 家族史 |
|---|---|---|---|---|---|---|---|
| 2008 | 胡益群 | 胰腺钙化 | 女 | 15 | LSM | 腹部 CT 提示胰腺广泛钙化 | NA |
| 2004 | Wen-Chen Liang | 慢性胰腺炎伴钙化 | 女 | 11 | MADD | 腹部 B 超提示胰腺肿大伴钙化 | 姐姐 |
| 2008 | Kunihisa Kobayashi | 慢性胰腺炎 | 女 | 36 | NLSDM | 超声内镜提示胰腺萎缩伴不均匀实质 | 哥哥 |
| 2012 | Daniela Tavian | 急性胰腺炎 | 男 | 28 | NLSDM | NA | 妹妹 |
| 2014 | Kimihiko Kaneko | 急性胰腺炎 | 男 | 49 | NLSDM | NA | NA |

NA:无资料

(杨    柳)

# 参 考 文 献

1. Bruno C,Dimauro S. Lipid storage myopathies. Curr Opin Neurol,2008,21(5):601-606.

2. Penn AH,Schmid-Schonbein GW. The intestine as source of cytotoxic mediators in shock:free fatty acids and degradation of lipid-

binding proteins. Am J Physiol Heart Circ Physiol,2008,294(4):H1779-H1792.

3. Natali A. Metabolic consequences of adipose triglyceride lipase deficiency in humans:an in vivo study in patients with neutral lipid storage disease with myopathy. J Clin Endocrinol Metab,2013,98(9):E1540-E1548.

4. Liang WC. Riboflavin-responsive glutaric aciduria type Ⅱ with recurrent pancreatitis. Pediatr Neurol,2004,31(3):218-221.

5. 胡益群,任建林.脂质沉积性肌病伴胰腺广泛钙化1例.世界华人消化杂志,2009(02):225-227.

6. 中华医学会神经病学分会,中华医学会神经病学分会神经肌肉病学组与中华医学会神经病学分会肌电图及临床神经生理学组.中国脂质沉积性肌病诊治专家共识.中华神经科杂志,2015,48(11):941-945.

7. Banks PA,Freeman ML.Practice guidelines in acute pancreatitis. Am J Gastroenterol,2006,101(10):2379-2400.

8. 中华医学会消化病学分会胰腺疾病学组.中国急性胰腺炎诊治指南(草案).中华内科杂志,2004,43(3):236-238.

9. Kobayashi K.The lack of the C-terminal domain of adipose triglyceride lipase causes neutral lipid storage disease through impaired interactions with lipid droplets. J Clin Endocrinol Metab,2008,93(7):2877-2784.

10. Tavian D.Contribution of novel ATGL missense mutations to the clinical phenotype of NLSD-M:a strikingly low amount of lipase activity may preserve cardiac function. Hum Mol Genet,2012,21(24):5318-5328.

11. Kaneko,K. A novel mutation in PNPLA2 causes neutral lipid storage disease with myopathy and triglyceride deposit cardiomyovasculopathy:a case report and literature review. Neuromuscul Disord,2014,24(7):634-641.

# 第39章

# 胰腺炎与脂膜炎、系统性红斑狼疮

【摘要】脂膜炎是皮下脂肪层（脂膜）非化脓性炎症性皮肤病的总称。脂膜炎是一谱宽的综合征,随临床特点、关联的疾病、病理改变不同而可分为不同亚类。按炎症的主要发生部位可将脂膜炎分为小叶性脂膜炎及间隔性脂膜炎两大类。按受累的部位,又可分为皮肤型和系统型。其实验室检查多为非特异性改变。目前发现,脂膜炎与胰腺炎的发病存在一定相关性,可能机制是胰酶的分泌过多,如脂肪酶、胰蛋白酶、淀粉酶、磷酸化酶,其中胰蛋白酶导致血管通透性增强,随之产生的甘油和游离脂肪酸,由于脂肪酶、淀粉酶的作用,导致了脂肪的坏死和迅速的炎症反应。病理结果为诊断的"金标准",但CT及超声内镜等检查亦有一定的诊断价值。对于脂膜炎发生的确切机制,以及与胰腺炎的相关性,还有待于进一步的研究。

系统性红斑狼疮(systemic lupus erythematosus,SLE)是一种累及多系统、多器官并有多种自身抗体出现的自身免疫性疾病。本病病因至今未完全明确,在遗传因素、环境因素、雌激素水平等各种因素相互作用下,导致T淋巴细胞减少、T抑制细胞功能降低、B细胞过度增生,产生大量的自身抗体,并与体内相应的自身抗原结合形成相应的免疫复合物,沉积在皮肤、关节、小血管、肾小球等部位。在补体的参与下,由于体内有大量致病性自身抗体和免疫复合物而造成组织损伤,临床上可出现各个系统和脏器损伤的表现,如皮肤、关节,浆膜、心脏、肾脏,中枢神经系统、血液系统等。诊断主要依靠临床表现、实验室检查、组织病理学和影像学检查。SLE的自身抗体主要是IgG。健康人的IgG可按重链氨基酸的不同分为IgG1~IgG4四个亚型,IgG4是较为罕见表达的亚型。近年来研究发现,多种免疫性疾病与IgG4相关,如自身免疫性胰腺炎、类风湿关节炎、系统性红斑狼疮等,统称为IgG4相关性疾病(IgG4-RD),其IgG4水平明显升高,并有IgG4阳性浆细胞浸润。但目前IgG4相关性疾病的病因及IgG4在上述疾病中的作用尚不清楚。

## 第一节　胰腺炎与脂膜炎

### 脂膜炎

#### (一)概述

皮下脂肪组织炎性病变引起的脂肪组织变性和坏死称为脂膜炎(panniculitis),较为常见的称为结节性脂膜炎(nodular panniculitis),是一种原发于脂肪小叶的非化脓性炎症。又被称为特发性小叶性脂膜炎,即韦伯病(Weber-Christian disease),是一种以脂肪组织为靶器官的自身免疫性疾病,以反复发作皮下脂肪炎性痛性结节或斑块,伴发热等全身症状为特征。脂膜炎可分为特发性和继发性。迄今为止,脂膜炎病因尚不明确,按炎症的主要发生部位可将脂膜炎分为小叶性脂膜炎和间隔性脂膜炎两大类。脂膜炎是宽谱的综合征,随临床特点、关联的疾病、病理改变不同而可分为不同亚类。脂膜炎的组织病理学特征是:早期为脂肪细胞变性,坏死和炎症细胞浸润;继之出现以吞噬脂肪颗粒为特点的脂质肉芽肿反应,可有泡沫细胞、噬脂性巨细胞、成纤维细胞和血管增生等;最后皮下脂肪萎缩纤维化和钙盐沉着。

### (二) 临床表现

受累的皮肤反复发生红斑、时有压痛,并有水肿性皮下结节。损害呈多发性、对称性、成群分布,最常受累的部位是双下肢。常伴全身不适、发热与关节疼痛。亦可出现恶心、呕吐、腹痛、体重下降、肝脾肿大及其他内脏损害。

脂膜炎病程有很大差异,主要取决于受累器官的情况。只有皮肤表现者,常多年缓解与恶化交替出现;有内脏器官炎症者,预后差,死亡率高。本病好发于女性,约占75%,见于任何年龄,但以30~50岁为最多见。具有复发性和非化脓性特征。临床上呈急性或亚急性经过,以反复全身不适、关节痛、发热、皮下结节为特征。脂膜炎根据受累部位,可分为皮肤型和系统型。

1. **皮肤型** 只侵犯皮下脂肪组织,而不累及内脏,临床上以皮下结节为特征,皮下结节大小不等,直径一般1~4cm,亦可大至10cm以上。在几周到几个月的时间内成群出现,呈对称分布,好发于股部与小腿,亦可累及上臂,偶见于躯干和面部。皮肤表面呈暗红色,带有水肿,亦可呈正常皮肤色,皮下结节略高出皮面,质地较坚实,可有自发痛或触痛。结节位于皮下深部时,能轻度移动,位置较浅时与皮肤粘连,活动性很小。结节反复发作,间歇期长短不一。结节消退后,局部皮肤出现程度不等的凹陷和色素沉着,这是由于脂肪萎缩,纤维化而残留的萎缩性瘢痕。有的结节可自行破溃,流出黄色油样液体,此称为液化性脂膜炎(liquefying panniculitis)。它多发生于股部和下腹部,小腿伸侧少见,愈后形成不规则的瘢痕。约半数以上的皮肤型患者伴有发热,可为低热、中度热或高热,热型多为间歇热或不规则热,少数为弛张热。通常在皮下结节出现数日后开始发热,持续时间不定,多在1~2周后逐渐下降,可伴乏力、肌肉酸痛、食欲减退,部分病例有关节疼痛,以膝、踝关节多见,呈对称性、持续性或反复性,关节局部可红肿,但不出现关节畸形。多数患者可在3~5年内逐渐缓解,预后良好。

2. **系统型** 除具有上述皮肤型表现外,还有内脏受累。内脏损害可与皮肤损害同时出现,也可出现在皮损后,少数病例广泛内脏受损先于皮损出现。各种脏器均可受累,包括肝、小肠、肠系膜、大网膜、腹膜后脂肪组织、骨髓、肺、胸膜、心肌、心包、脾、肾和肾上腺等。系统型的发热一般较为特殊,常与皮疹出现相平行,多为弛张热,皮疹出现后热度逐渐上升,可高达40℃,持续1~2周后逐渐下降。消化系统受累较为常见,出现肝损害时可表现胁腹痛、肝大、脂肪肝、黄疸与肝功能异常。侵犯肠系膜、大网膜、腹膜后脂肪组织,可出现腹痛、腹胀、腹部包块、肠梗阻与消化道出血等。骨髓受累,可出现全血细胞减少。呼吸系统受累,可出现胸膜炎、胸腔积液、肺门阴影和肺内一过性肿块。累及肾脏可出现一过性肾功能不全。累及中枢神经系统可导致精神异常或神志障碍。本型预后差,内脏广泛受累者可死于多脏器功能衰竭,或上消化道等部位的大出血或感染。

### (三) 实验室检查

实验室检查多为非特异改变。可出现血沉显著加快。血象可出现白细胞总数轻度增高,嗜中性粒细胞核左移,后期因骨髓受累可有贫血、白细胞与血小板减少。如肝肾受累可出现肝肾功能异常,可有血尿和蛋白尿。有的可有免疫学异常如免疫球蛋白增高、补体降低和淋巴细胞转化率下降。

### (四) 与胰腺炎的相关性

与胰腺疾病相关的脂膜炎,最早由Chiari于1883年报道,而第1篇英文文献报道出现在1947年。现在发现,这是一种罕见的疾病,仅占整个胰腺疾病的2%~3%。其确切的发病机制并不明确,但已经逐渐清晰,有报道在胰源性脂膜炎患者中发现了皮下组织及其他组织的脂肪坏死,其可能机制是胰酶的分泌过多,如脂肪酶、胰蛋白酶、淀粉酶、磷酸化酶,其中胰蛋白酶导致血管通透性增强,随之产生的甘油和游离脂肪酸,由于脂肪酶、淀粉酶的作用,导致了脂肪的坏死和迅速的炎症反应。上述机制,是通过在皮下坏死区域发现上述胰腺酶以及找到了坏死组织中的抗脂肪酶单克隆抗体来支持的。其主要病理性特征是无血管炎的小叶性脂膜炎,其皮肤组织的病理表现是脂肪坏死或脂肪"鬼魂"细胞在脂肪小叶中央聚集成小簇,中性粒细胞在周围形成炎性浸润。随后出现皂化作用,也就是胰酶对脂肪的水解作用及相继出现的钙沉积,脂肪影子细胞的营养障碍、钙化的过程。这种局部脂肪坏死,细胞壁增厚、模糊、无细胞核的似"鬼魂"的脂肪细胞的形成上胰源性脂膜炎的特征性的病理表现,而在其他疾病的皮肤组织病理中没有类似现象。

美国底特律的亨利福特医院皮肤科 2014 年报道了一例 63 岁的男性胰腺性脂膜炎患者,四肢末端出现质软结节 2 个月余,起初结节疼痛,不易消退,且在急性胰腺炎发作后即刻出现新的结节病灶。同时伴有反复腹痛。起初结节疼痛,不易消退,且在急性胰腺炎发作后即刻出现新的结节病灶。患者无发热,有恶心、呕吐及关节痛。既往有乙肝、肝癌及特发性胰腺炎病史。实验室检查发现血清脂肪酶 2 700IU/L 及淀粉酶 3 400U/L 显著升高。病灶为红斑样皮下结节,对称分布于四肢末端两侧,主要集中在腿部及足部,最大的结节有少量黄色油性分泌物。患者左侧大腿病灶皮肤切开活检发现:大量灶性脂肪坏死,颗粒状钙盐沉积,坏死周围有大量炎细胞浸润。

该病诊断关键在于将皮下结节与胰腺炎联系在一起,而行皮肤组织活检是确诊胰腺性脂膜炎的"金标准"。其典型表现为:皮下组织灶性脂肪坏死,无核的厚壁"鬼影样"脂肪细胞聚集,颗粒状钙盐沉着。胰腺性脂膜炎相关疾病有急慢性胰腺炎、胰腺假性囊肿、创伤性胰腺炎及妊娠期急性脂肪肝等。典型病变表现为腿部、手臂、躯干及头皮上出现红斑样或红棕色质软的皮下结节。结节可自行破溃,或流出棕色油状黏性分泌物。由于关节周围脂肪组织坏死,伴随症状可有腹痛、发热、腹水、腹部内脏脂肪坏死、胸腔积液、溶骨性病变及多发性关节炎等。

血清脂肪酶及淀粉酶的升高虽然对诊断胰腺相关疾病具有一定价值,但是,在胰腺炎患者中,出现脂膜炎的患者仍属罕见,因此必须意识到,血清脂肪酶及淀粉酶的水平与胰腺病变程度并不呈正相关,这两项指标在胰腺性脂膜炎患者中也可以表现为正常水平。有学者在体外研究中用正常人的皮下脂肪同高胰脂肪酶、胰蛋白酶和淀粉酶孵育,也未能复制出胰源性脂膜炎,这说明胰酶并非致病的唯一因素,可能仍旧存在其他未被识别的因素参与了胰源性脂膜炎的形成。

特定的患者倾向发生胰源性脂膜炎,还可能与 α1 抗胰蛋白酶缺乏有关,另一个可能的机制是 α2 巨球蛋白水平下降。循环的胰蛋白酶主要与 α2 巨球蛋白结合,从而很快被网状内皮系统所清除。有研究证实,在胰腺炎相关的脂膜炎中,胰蛋白酶与 α2 巨球蛋白水平呈负相关。低 α2 巨球蛋白者,游离的胰蛋白酶水平升高,进而引起脂肪分解,从而发生脂膜炎。但目前仍缺乏有关比较合并脂膜炎的胰腺炎与单纯胰腺炎的 α2 巨球蛋白水平的研究。

超声内镜(EUS)同样有助于脂膜炎的诊断。Ronak 等报道了 1 例 61 岁的男性患者,院外突发急性腹痛、恶心、呕吐,持续 2 天,随后被确诊为急性胰腺炎,入院时评估血清脂肪酶达 5 367U/L,腹部 CT 的扫描与急性胰腺炎诊断一致。3 周后,患者再次出现最初的症状,腹痛、恶心、呕吐,并伴有高热,复查 CT 显示胰头部位胰液聚集(5cm×3cm),皮肤检查发现双下肢有数个分散的、柔软的红斑皮下结节,没有溃疡,对病变进行穿刺活检,发现小叶脂膜炎、脂肪皂化和钙化坏死明显,在浸润物中发现分散的中性粒细胞和嗜酸性粒细胞。EUS 可见胰腺体尾部高回声区,胰腺头部则为混合回声病变(包括无回声区,高回声区和低回声区)。细针抽吸发现无定形碎片与钙化,未见恶性细胞。

影像学检查如腹部 CT(图 39-1-1、39-1-2),也是有效的诊断方法,在特定情况下,有时并不一定需要皮肤活检才能明确诊断。Yasemin 等报道了 1 例 59 岁的女性通过腹部 CT 诊断了肠系膜脂膜炎,其合并有慢性腹痛、恶心、呕吐,在发病前 5 年因胆囊炎及胰腺炎而手术治疗。腹部 CT 清晰地显示了来源于肠系膜组织的肿块,周围有鞘状条纹和多个淋巴结,而胰腺萎缩。肠系膜脂膜炎更为罕见,Daskalogiannaki 等筛查了 7 620 例患者的腹部 CT,仅有 0.6% 发现合并肠系膜脂膜炎。肠系膜脂膜炎的确诊有 3 个病理发现:纤维化、慢性炎症和肠系膜脂肪浸润。3 种病理成分的比例各不相同,在某种程度上,三种成分在多数情况下同时存在。肠系膜脂膜炎常常无症状,并且是偶然发现的。当出现症状时,可有腹部压痛或明显的腹部肿块,全身症状包括腹痛、发热、体重减轻和持续时间不等的肠紊乱,症状可以是进行性的、间歇性的或缺失的。实验室检查通常是非特异性的,但包括血沉增快、中性粒细胞增多以及贫血。

对于该病的治疗目前尚无明确统一方案,在脂膜炎的临床表现下,关键在于对胰腺疾病的诊断及治

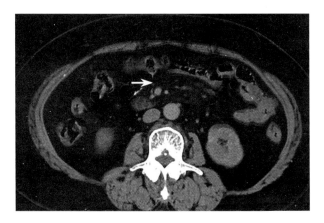

图 39-1-1　脂膜炎 CT 表现（女性，55 岁），假包膜征（箭头所指）

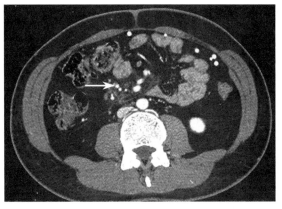

图 39-1-2　脂膜炎 CT 表现（女性，60 岁），脂肪环征（箭头所指）

疗。胆道手术、支架植入引流、缓解胰管压力或可改善胰腺炎症状，同时应用奥曲肽以抑制胰酶分泌。以往报道的病例中应用非甾体抗炎药、可的松激素类或免疫抑制剂治疗通常无明显疗效，而对患者行按压及下肢抬高等支持治疗则有一定效果。

脂膜炎通常在胰腺疾病发作之前出现，也可在胰腺疾病临床症状出现后 3 周发生。初期的皮肤病变可视作胰腺功能已发生障碍，甚至 60% 患者往往缺少明显的腹部症状而仅表现为脂膜炎的病变。疾病的后续进展可能危及生命，因此须引起临床医生的警惕。由于早期诊断较为困难，因此，对于老年患者，下肢等处出现红斑、结节时，应注意检查血、尿淀粉酶，有条件时行腹部 CT 检查以排除有无胰腺疾患，并行病灶处皮肤活检，避免漏诊胰腺性脂膜炎。另外，对于脂膜炎发生的确切机制，以及与胰腺炎的相关性，还有待于进一步的研究。

## 第二节　胰腺炎与系统性红斑狼疮

### 一、系统性红斑狼疮

#### （一）概述

系统性红斑狼疮（systemic lupus erythematosus，SLE）是一种由自身免疫介导的，以免疫性炎症为突出表现的弥漫性结缔组织病，血清中出现以抗核抗体为代表的自身抗体和多系统受累是 SLE 的两个主要特征。几乎各种自身免疫性疾病的临床表现都可以发生于 SLE。因此，很多学者把 SLE 称之为自身免疫病的原型。

#### （二）临床表现

SLE 好发于生育年龄女性，多见于 15~45 岁年龄段，女：男为（7~9）：1。SLE 的临床表现复杂多样，多数呈隐匿起病，开始仅累及 1~2 个系统，表现轻度的关节炎、皮疹、隐匿性肾炎、血小板减少性紫癜等，部分患者长期稳定在亚临床状态或轻型狼疮，部分患者可由轻型突然变为重型狼疮，更多的则由轻型逐渐出现多系统损害；也有部分患者起病就累及多个系统，甚至表现为狼疮危象。其自然病程表现多为病情的加重与缓解交替。

1. 全身表现　患者常常出现发热、疲乏，可能是狼疮活动的表现和先兆。

皮肤与黏膜：在鼻梁和双颧颊部呈蝶形分别的红斑是 SLE 特征性改变，其他皮肤损害有光敏感、脱发、手足掌面和甲周红斑、盘状红斑、结节性红斑、脂膜炎、网状青斑、雷诺现象等。

2. 关节和肌肉　常出现对称性多关节疼痛、肿胀，通常不引起骨质破坏，可出现肌痛和肌无力，少数患者有肌酶谱的升高。

3. 肾脏损害　又称狼疮性肾炎（lupus nephritis，LN），表现为蛋白尿、血尿、管型尿，乃至肾衰竭，

50%~70% 的 SLE 病程中会出现临床肾脏受累,肾活检显示几乎所有 SLE 均有肾脏病理学改变。

4. 神经系统损害　又称神经精神狼疮,轻者仅有偏头痛、性格改变、记忆力减退或轻度认知功能障碍,重者可表现为脑血管意外、昏迷、癫痫持续状态等。

5. 血液系统表现　贫血和 / 或白细胞减少和 / 或血小板减少常见。

6. 肺部表现　SLE 常出现胸膜炎,如合并胸腔积液其性质为渗出液,病情危重者如合并弥漫性出血性肺泡炎,则死亡率极高。

7. 心脏表现　患者常出现心包炎,表现为心包积液,但心包填塞少见。

8. 消化系统表现　表现为恶心、呕吐、腹痛、腹泻或便秘,以腹泻较为常见。可并发胰腺炎,其中以急性胰腺炎为多见。

9. 其他　眼部受累包括结膜炎、葡萄膜炎、眼底改变、视神经病变等。

**(三) 实验室检查**

1. 血常规检查　可有贫血、白细胞减少、血小板降低;肾脏受累时,尿液分析可显示蛋白尿、血尿、细胞和颗粒管型;红细胞沉降率(血沉)在 SLE 活动期增快,而缓解期可降至正常。

2. 生化检查　SLE 患者肝功能检查多为轻中度异常,较多是在病程活动时出现,伴有丙氨酸转氨酶(ALT)和天门冬氨酸转氨酶(AST)等升高。血清白蛋白异常多提示肾脏功能失代偿。在肾脏功能检查中尿液微量白蛋白定量检测,有助于判断和监测肾脏损害程度及预后。发生狼疮性肾炎时,血清尿素氮(Bun)及血清肌酐(Cr)有助于判断临床分期和观察治疗效果。

3. 组织病理学检查　皮肤活检和肾活检对于诊断 SLE 也有很大的帮助,皮肤狼疮带试验阳性和"满堂亮"的肾小球表现均有较高的特异性。

4. 免疫学检查和自身抗体检测　50% 的患者伴有低蛋白血症,30% 的 SLE 患者伴有高蛋白血症,尤其是 γ 球蛋白升高,血清 IgG 水平在疾病活动时升高。疾病处于活动期时,补体水平常减低,原因是免疫复合物的形成消耗补体和肝脏合成补体能力的下降,单个补体成分 C3、C4 和总补体溶血活性(CH50)在疾病活动期均可降低。目前临床开展的 SLE 相关自身抗体常规检测项目主要有抗核抗体(ANA)、抗 dsDNA 抗体、抗 ENA 抗体(包括抗 Sm、抗 U1RNP、抗 SSA/Ro、抗 SSB/La、抗 rRNP、抗 Scl-70 和 Jo-1 等)、抗核小体抗体和抗磷脂抗体等。对于临床疑诊 SLE 的患者应行免疫学自身抗体检测。ACR 修订的 SLE 分类标准中,免疫学异常和自身抗体阳性包括:抗 Sm 抗体、抗 dsDNA 抗体、抗磷脂抗体和 ANA 阳性。

**(四) 与胰腺炎的相关性**

SLE 的自身抗体主要是 IgG。免疫球蛋白 G(immunoglobulin G,IgG)是血清中含量最高的免疫球蛋白,约占血清中总免疫球蛋白的 75%~80%。IgG 是血液和细胞外液中主要的抗体成分,发挥重要的免疫学效应。人类血清中的 IgG 主要为单体,健康人的 IgG 可按重链氨基酸的不同分为 IgG1~IgG4 四个亚型,IgG4 是较为罕见表达的亚型,含量最低,健康人血清中仅占总 IgG 的 1%~7%。以往研究表明 IgG4 与过敏性疾病相关,近年来研究发现,多种免疫性疾病与 IgG4 相关,如自身免疫性胰腺炎、硬化性胆管炎、米库利奇病(MD)、间质性肾炎、腹膜后纤维化、类风湿关节炎、系统性红斑狼疮等,统称为 IgG4 相关性疾病(IgG4-RD),其 IgG4 水平明显升高,并有 IgG4 阳性浆细胞浸润。亦有少数报道在类风湿关节炎、系统性红斑狼疮等自身免疫性疾病中发现 IgG4 型自身抗体或 IgG4 阳性浆细胞的浸润,但目前 IgG4 相关性疾病的病因及 IgG4 在上述疾病中的作用尚不清楚。2003 年,日本学者 Kamisawa 等首先引入 IgG4 相关性疾病的概念,并于 2010 年在 *Autoimmun Rev* 杂志上正式宣布该种疾病的诞生,这是一种与 IgG4 密切相关的、可累及多器官和组织、慢性、进行性发展的自身免疫病。其主要特点为血清中 IgG4 明显增高,受累器官或组织显著的 IgG4 阳性浆细胞浸润从而导致组织增生硬化或纤维化。

胰腺是 IgG4 相关性系统性疾病最常见累及器官。Ⅰ型 AIP 被认为是 IgG4-RD 的胰腺表现。Ⅱ型 AIP 的组织特征可见大量中性粒细胞浸润的特征,侵犯导管上皮,导致上皮破坏,在导管内可以形成微脓肿,但很少伴 IgG4 阳性淋巴浆细胞浸润,该型罕见。切除标本和活检标本都可以用于 AIP 诊断,但超声内镜引导下的细针抽吸细胞学检查术(endoscopic ultrasonography gnided fine needle aspiration,EUS-FNA)由于获取标本少,仅用于 AIP 与胰腺癌的鉴别,不可以用于 AIP 诊断,而超声内镜引导下细针穿刺活检术

（endoscopic ultrasound-guided fine-needle biopsy，EUS-FNB）诊断价值相对较高。由于一些胰腺癌在胰腺内和胰周也会有大量 IgG4 阳性淋巴浆细胞浸润现象，与 I 型 AIP 类似，因此在活检组织学应用时应引起足够的重视。I 型 AIP 常累及其他系统及器官，包括原发性硬化性胆管炎、纵隔或腹腔淋巴结肿大、间质性肾炎腹膜后纤维化、涎腺炎、肺间质纤维化等，但在淋巴结及泪腺很少出现纤维化。这些病变是 IgG4-RD 的表现，对类固醇治疗同样有效，胰外病变和胰腺病变发生和消退存在同步性，利用这一特征，我们对鉴别诊断困难病例可以采用类固醇试验性治疗。有学者对 17 例 AIP 患者进行了 IgG4 检测，15 例浓度升高，另对 43 例 AIP 患者行腹部 CT 检查，均发现胰腺肿大，其中胰腺弥漫性肿大、呈香肠样外观 34 例，胰腺局灶性肿大 9 例。32 例 AIP 患者行 MRCP 检查，28 例 AIP 患者行 ERCP 检查，结果显示：主胰管局灶性、弥漫性或节段性狭窄 28 例（其中弥漫性狭窄 23 例、局限性狭窄 5 例），胰腺内胆总管狭窄 32 例，肝门部胆管狭窄 3 例；9 例 AIP 患者行 EUS 检查，结果显示：胰头部低回声肿块 3 例，胰腺实质弥漫性或非均质低回声改变 6 例；30 例接受激素初始治疗的 AIP 患者，经类固醇激素治疗后，其中 27 例患者相关临床症状逐渐好转，实验室检查及影像学表现均有所好转；43 例 AIP 患者中，22 例行病理学检查，其中 5 例浅表淋巴结标本活组织病理学检查显示淋巴结内活跃的淋巴滤泡增生，免疫组织化学染色检测显示淋巴结内含有大量 IgG4 阳性的浆细胞，15 例行细针抽吸细胞学检查，其中 14 例无恶性肿瘤细胞学证据；2 例因怀疑胰腺癌而行胰十二指肠切除术，胰腺切除手术标本病理学检查显示致密的淋巴结细胞，免疫组织化学染色检测显示 IgG4 阳性的浆细胞浸润，从而明确了 AIP 的诊断。Kamisawa 和 Okamoto 等提出，AIP 是反映 IgG4 相关性疾病这一全身疾病的胰腺病变，其胰腺外病变可累及胆管、腹膜后、淋巴结、肾脏、泪腺和唾液腺等器官，包括硬化性胆管炎、硬化性涎腺炎（Kuttner 瘤和 MD 病）、腹膜后纤维化、间质性肺炎、间质性肾炎、脏器炎性假瘤（肝、肺等）、桥本甲状腺炎等，并且常与其他免疫性疾病共存，如类风湿关节炎、干燥综合征、系统性红斑狼疮、自身免疫性肝炎等。这些受累的器官组织学检查均可见到富集 IgG4 的淋巴浆细胞浸润。

SLE 特点为：累及多系统、多器官，并有多种以抗核抗体为代表的自身抗体出现。其病因并不十分清楚，具有广泛的免疫学异常，几乎所有自身免疫性疾病的临床表现均有可能发生在 SLE。SLE 的自身抗体主要是 IgG。细胞免疫和体液免疫系统紊乱贯穿了 SLE 的整个病理过程，B 细胞直接参与 SLE 的发病，其免疫功能紊乱的主要特点是机体产生多种自身抗体。IgG 是血清中含量最高的免疫球蛋白，是血液和胞外液中的主要抗体成分，发挥着重要免疫学效应，如调理作用、抗体依赖的细胞介导的细胞毒作用（ADCC）及抗感染作用等。按重链氨基酸的不同将 IgG 可分为 IgG1~IgG4 四个亚类，其中 IgG1 是主要的亚类，目前检测的 SLE 自身抗体也主要是 IgG1 亚型；IgG4 是较为罕见表达的 IgG 亚型。有学者检测了 20 例 SLE 患者的抗 dsDNA 抗体，仅有 1 例为 IgG4 亚型，但也有学者发现，肾脏复发的 40 例 SLE 患者中肾组织活检标本中均检测到 IgG4 阳性淋巴浆细胞浸润。另有学者报道了 1 例以 AIP 为首发表现的 SLE 患者（该患者诊断为 SLE，同时合并 AIP 和狼疮肾炎），该患者以腹痛、发热等表现入院，后出现蝶形红斑、盘状红斑、肾功能损害、抗 dsDNA 抗体和抗核抗体阳性。影像学检查显示胆囊肿大，胆囊壁弥漫性增厚，胰腺明显增大，胰管弥漫性狭窄，血清 IgG 增高，IgG4 明显增高，肾脏穿刺活检提示弥漫性增生性狼疮肾炎，给予糖皮质激素治疗后，随着 IgG4 水平的降低，AIP 和狼疮肾炎均明显好转。也有研究表明，在 IgG 型抗核抗体阳性的 SLE 患者中，普遍存在 IgG4 亚型抗体，IgG4 型抗核抗体在 SLE 的发病中可能起作用。在 124 例 SLE 患者血清中，IgG4 型抗核抗体阳性率为 85.5%，显著高于正常人的 18.6%（$p<0.01$）。SLE 患者血清中 IgG4 型抗核抗体水平与血清总 IgG4 水平正相关，抗原特异性 IgG4 型抗体以组蛋白、核小体、dsDNA、Ro-52、SS-A、Sm 和 nRNP 为主。有学者还发现，SLE 患者血清 IgG4 抗核抗体水平明显高于健康人群，并且与疾病活动度呈负相关，由此提示 IgG4 抗核抗体在 SLE 疾病发生和发展过程中可能起保护作用。

有研究发现，SLE 患者血浆 IgG4 水平明显高于健康体检者，而血浆 IgG4 水平升高的 SLE 患者出现胰腺受累（包括血淀粉酶和脂肪酶升高）的发生率明显高于血浆 IgG4 水平正常者。同一研究亦发现，超过半数（30/59）的 SLE 患者存在 IgG4 型自身抗体阳性（包括 IgG4 anti-Nucleosome antibodies、IgG4 anti-snRNP antibodies，IgG4 anti-RibP-Prot antibodies，IgG4 anti-Ro52antibodies，IgG4 anti-SSAantibodies，IgG4 anti-SmD antibodies，IgG4 anti-SSB antibodies，IgG4 anti-CENP B antibodies），而 41 例健康体检者血清均无上

述 IgG4 型自身抗体阳性。提示 IgG4 可能在 SLE 的发病过程中发挥一定的作用。

既然在 SLE 及 AIP 的发病过程中，均有 IgG4 的参与，那么 SLE 与 AIP 之间，必然存在一定的联系，但总体来说，SLE 并发胰腺炎并不多见，发生率为 0.2%~8.2%。有文献报道，在 5 233 例确诊的 SLE 患者中，仅有 46 例并发胰腺炎（除外饮食、胆源性及酒精性等明确诱因），发生率 0.88%，其中急性胰腺炎 40 例，平均年龄（31±11 岁），慢性胰腺炎 6 例，平均年龄（50±15 岁），多数患者在确诊 SLE 后并发胰腺炎，仅有 1 例患者以胰腺炎为 SLE 的首发表现（发生率 0.02%），症状为腹痛、梗阻性黄疸和胰腺肿大，最终诊断为 SLE 合并自身免疫性胰腺炎（autoimmune pancreatitis，AIP）。另有研究表明，在 828 例确诊的 SLE 患者中，仅有 3 例并发胰腺炎，且均为急性胰腺炎。还有学者曾报道 1 例 SLE 合并重症 AIP 的女性患者，先后 3 次出现 AIP 复发。这些都是今后在 SLE 及 AIP 诊治方面进一步探索的方向。

（黄 靓）

## 参 考 文 献

1. 钱龙，李向培，杨国俊. 脂膜炎、关节炎和胰腺炎三联征一例. 中华风湿病学杂志，2004，8（1）：61-62.

2. 田新平，雷玲，郑文洁，等. 63 例脂膜炎患者临床及预后的分析. 中华医学杂志，2008，88（41）：2941-2943.

3. 中华胰腺病杂志编委会. 我国自身免疫性胰腺炎共识意见（草案 2012，上海）. 中华胰腺病杂志，2012，12（6）：410-419.

4. 王强，李妍，沈敏，等. 系统性红斑狼疮并发胰腺炎 46 例临床分析. 中华全科医师杂志，2014，13（9）：737-741.

5. 张好. 系统性红斑狼疮合并狼疮脑病、重症自身免疫性胰腺炎 1 例. 山东大学学报（医学版），2018，56（2）：93-94.

6. 刘一新，张志强. 自身免疫性胰腺炎的诊断与治疗进展. 中国现代医药杂志，2015，17（12）：101-105.

7. Ronak Patel，Ali Safdar Khan，Sami Naveed，et al. Pancreatic Panniculitis：A Rare Manifestation of Acute Pancreatitis. Journal of the Pancreas（Online），2015，16（3）：303-306.

8. Neves Z，Segura Ú，Valente A，et al. Panniculitis-A Rare Manifestation of Acute Pancreatitis. GE Port J Gastroenterol，2015，22（3）：117-120.

9. Arbeláez-Cortés A1，Vanegas-García AL，Restrepo-Escobar M，et al. Polyarthritis and pancreatic panniculitis associated with pancreatic carcinoma：review of the literature. Journal of Clinical Rheumatology，2014，20（8）：433-436.

10. Laureano A，Mestre T，Ricardo L，et al. Pancreatic panniculitis-a cutaneous manifestation of acute pancreatitis. Journal of Dermatological Case Reports，2014，8（1）：35-37.

11. Monica Rani，Anjum Kaka. Images in clinical medicine. Lobular panniculitis. The New England Journal of Medicine，2013，368（5）：465.

12. Rongioletti F，Caputo V. Pancreatic panniculitis. G Ital Dermatol Venereol，2013，148（4）：419-425.

13. Pfaundler N，Kessebohm K，Blum R，et al. Adding pancreatic panniculitis to the panel of skin lesions associated with triple therapy of chronic hepatitis C. Liver International，2013，33（4）：648-649.

14. Wang Q，Shen M，Leng X，et al. Prevalence，severity，and clinical features of acute and chronic pancreatitis in patients with systemic lupus erythematosus. Rheumatology International，2016，36（10）：1413-1419.

15. Marques VL，Gormezano NW，Bonfá E，et al. Pancreatitis Subtypes Survey in 852 Childhood-Onset Systemic Lupus Erythematosus Patients. Journal of Pediatric Gastroenterology and Nutrition，2016，62（2）：328-334.

16. Gunduz Y，Tatli AP，Kara RO. Mesenteric panniculitis：a case report and review of the literature. Medica-a Journal of Clinical Medicine，2012，7（4）：344-347.

17. Gonzalez-Echavarri C，Pernas B，Ugarte A，et al. Severe multiorganic flare of systemic lupus erythematosus successfully treated with rituximab and cyclophosphamide avoiding high doses of prednisone. Lupus，2014，23（3）：323-326.

18. Ibrahim Masoodi. The simultaneous incidence of acute pancreatitis and autoimmune hemolytic anemia：a rare duo in a patient with SLE. German Medical Science，2014，12：Doc12.

19. Jin Hee Kim，Jae Ho Byun，Seung Soo Lee，et al. Atypical Manifestations of IgG4-Related Sclerosing Disease in the Abdomen：Imaging Findings and Pathologic Correlations. American Journal of Roentgenology，2013，200（1）：102-112.

20. Chen TS，Montgomery EA. Are tumefactive lesions classified as sclerosing mesenteritis a subset of IgG4-related sclerosing disorders? Journal of Clinical Pathology，2008，61（10）：1093-1097.

# 第 40 章

# 炎症性肠病与慢性胰腺炎及其他胰腺疾病

【摘要】本章讲述了炎症性肠病与慢性胰腺炎、急性胰腺炎以及其他良性胰腺疾病的关系。作为一组病因未明、临床表现多样、可累及全身多个系统和器官的慢性肠道炎症性疾病,炎症性肠病时累及胰腺的现象早被发现,其发生率也较一般人群高,但其原因和机制并不明确,相关研究也较少,绝大多数为回顾性观察、病例报道和少量尸检报告的发现。本章对炎症性肠病时出现的胰腺情况做了逐一介绍,对最常见的急性胰腺炎及其原因进行了较为详细的阐述。炎症性肠病累及胰腺时的诊断标准和治疗原则与一般人群的胰腺炎相同,不同的是当炎症性肠病处于较严重的活动期时,胰腺炎的治疗选择有时存在矛盾和困难。最后对儿童炎症性肠病时累及胰腺的情况也做了简要介绍。

炎症性肠病(inflammatory bowel disease,IBD)是一组病因和发病机制均未完全明确的慢性肠道炎症性疾病,主要包括溃疡性结肠炎(ulcerative colitis,UC)和克罗恩病(Crohn's disease,CD)。目前 IBD 的发病机制一般认为是基因易感人群在环境因素参与下,与肠道菌群相互作用,引起肠黏膜异常过度的免疫反应,导致内源性和获得性免疫异常和肠上皮屏障功能障碍,最终导致消化道炎症和组织损伤。临床上可累及多个器官,在肠道(如可出现黏液血便、腹泻、营养不良、各种瘘管、穿孔、梗阻、出血等)及肠外(可累及口腔、皮肤、关节、眼、肝胆、肺、心脏等)出现多种表现。其中肠外表现(extra intestinal manifestations,EIM)在 IBD 患者中的发生率约为 21%~47%。IBD 患者的胰腺受累也被看作是一种肠外表现。与一般人群比较,成人 IBD 患者中,AP 在 UC 中的发生率为 1.2%,在 CD 中的发生率为 3.1%;与一般人群相比,AP 在 UC 和 CD 中发生率分别增加了 2.1 倍和 4.3 倍。IBD 的胰腺异常改变包括急性胰腺炎(acute pancreatitis,AP)、慢性胰腺炎(chronic pancreatitis,CP)、自身免疫性胰腺炎(autoimmune pancreatitis,AIP)、无症状胰腺外分泌功能不足、高胰酶血症和胰腺影像学异常。1950 年首次研究报道了 UC 患者分别有 14% 和 53% 出现胰腺大体或显微镜下病变。对 39 例 CD 患者的尸检结果显示有 38% 发生胰腺纤维化。然而,目前 IBD 累及胰腺的机制并不明确。本章将对目前成人及儿童 IBD 患者发生慢性胰腺炎及其他胰腺良性疾病的内容进行逐一介绍。

## 第一节 炎症性肠病与胰腺炎

### 一、慢性胰腺炎

慢性胰腺炎(CP)是慢性连续性的胰腺炎症性疾病,以不可逆的炎症改变为特征,逐渐进展为纤维化和胰腺实质破坏,伴或不伴永久性的内分泌和 / 或外分泌功能丧失。目前 IBD 相关的特发性 CP 的发生率为 1.2%~1.5%,各报道因其确立诊断的技术不同而不同。IBD 患者中的 CP 通常是特发性的,不同于一般人群 CP 发生所具有的一些危险因素,如慢性酗酒、吸烟、自身免疫性、高钙血症、高脂血症、慢性肾功能不全、基因突变(*PRSS1*,*CFTR*,*SPINK1*)、血管疾病、胰腺分裂症、Oddi 括约肌疾病、肿瘤致导管梗阻,以及创伤后瘢痕形成。少数报道 IBD 发生的 CP 的原因有原发性硬化性胆管炎(primary sclerosis cholangitis,PSC)、AI 和原发性胆汁性肝硬化(primary biliary cirrhosis,PBC)。极少数报道 PSC 患者存在胰腺改变,尤其在 PSC-IBD 患者。

Said 等研究了 103 例 PSC 患者,76% 伴发 IBD,其中 24% 的 PSC 患者通过 MRCP 检查显示有胰腺导管改变(如胰管分支或主胰管扩张)。无患者出现 AIP 典型的影像学特征,仅一例患者出现 CP 的临床表现和实验室指标异常。

根据 2000 年之前发表的病例报道,一些学者认为 CP 可能是 IBD 的肠外表现,因为这些 CP 均无明确的病因。大部分 CP 发生在男性(65%)、年轻患者(中位年龄 36 岁)和 UC 患者(76%)。24% 的患者在诊断 IBD 之前已诊断有 CP,其余患者在诊断 IBD 的同时(12%)或之后(64%)诊断为 CP。1999 年前诊断 CP 的主要手段为 ERCP。近期主要应用超声内镜(endoscopic ultrasonography,EUS)诊断 CP。其中一部分病例具有的影像学异常在目前看来符合 AIP 的诊断。

十二指肠疾病与 AP 和 CP 的发生均有关。球部狭窄是十二指肠 CD 最常见的临床表现,其引起胰腺炎的原因有多种,如十二指肠梗阻导致十二指肠内压力增加,消化液由十二指肠反流入胰腺导管、引起壶腹部炎症以及梗阻,甚至形成十二指肠与 Wirsung 导管间的瘘管,或者十二指肠胰腺瘘。

通常腹痛这一最早和最常见的首发症状在 IBD 相关的 CP 中很少出现(在 UC 中为 16%,CD 中为 48%)。而假性囊肿和胰腺钙化这些 CP 中常见的表现,在 IBD 相关的 CP 中几乎不出现。

治疗 IBD 的药物有多种,但目前尚无硫嘌呤类药物诱发 CP 的报道。

## 二、急性胰腺炎

### (一)流行病学

AP 是与 IBD 相关的最常见的胰腺疾病。目前并没有 IBD 中特发性 AP 的发生率数据。但有学者认为 IBD 时 AP 的发生率有增加。一项西班牙的多中心研究显示 5 073 例 IBD 患者 14 年间发生 AP 的风险为 1.6%。同样,Weber 等观察到 852 例 CD 患者 10 年间发生 AP 的占 1.4%。另一项来自丹麦的队列研究显示,15 526 例 IBD 患者 15 年住院资料中首次发生 AP 的占 0.6%,且与一般人群 AP 预计的发生率相比,CD 患者的发生风险增加了 4 倍,UC 患者增加了 2 倍。

### (二)病因学

IBD 患者引起 AP 最常见的原因是胆石症和药物。一项大型的关于 CD 患者 AP 病因的调查显示,21% 和 15% 的病例分别由胆石症和饮酒引起;12% 和 13% 与药物或 CD 的十二指肠病变有关;8% 的 AP 为 "特发性"。

1. **胆道结石**　早在 1970 年就已发现 IBD,尤其是 CD 与胆石症的关系密切。与一般人群相比,IBD 患者,尤其 CD 患者的 AP 发生率增加,其与受累肠道病变的位置和范围有关(如远端还是近端回肠)。回肠广泛受累的患者其胆石症的发生率增加了 3 倍,这可能是由于肠道炎症时对胆汁酸的吸收减少,产生含胆固醇的过饱和胆汁;肠肝循环减少,胆红素水平增高;胆囊收缩减弱;以及与全胃肠外营养有关的胆囊排空能力下降等因素有关。小肠手术后吸收胆汁酸的肠道面积减少,胆石症的发生率可达 24%。

2. **药物**　用于 CD 和 UC 的药物,如硫唑嘌呤、美沙拉嗪、可的松以及甲硝唑均与 IBD 患者发生 AP 有关。UC 患者使用环孢素也可引起 AP,但在 CD 患者中少见。一项来自捷克共和国的回顾性研究表明,在 170 例患者(5~90 岁)中,药物诱发的胰腺炎是 AP 第三常见(5.3%)的病因,其中硫唑嘌呤(2/9 例患者,22%)是最常见的药物,其他的药物有美沙拉嗪、地塞米松、雷米普利、麦考酚酯、阿糖胞苷和丙戊酸钠,美沙拉嗪和可的松仅见于个案报道。美国胃肠病学会(the American Gastroenterological Association,AGA)已将美沙拉嗪和 6- 硫嘌呤(6-MP)作为与胰腺炎发生有关的药物,其他如可的松、环孢素、他克莫司和甲硝唑划为可能有关。

(1)巯嘌呤类:IBD患者服用巯嘌呤类药物后发生AP的很少,但一旦发生诊断常常十分明确,占1%~7%。通常来说,IBD患者服用巯嘌呤类药(6-MP和硫唑嘌呤)可使AP发生率增加8倍。但目前究竟巯嘌呤类药和IBD是AP的独立危险因素还是仅巯嘌呤类药是尚不清楚,尽管大量回顾性研究进行了相关的分析,但这些研究均局限于关注两者间的相互联系,而缺乏因果关系的分析。

除IBD之外,其他的一些因素,例如女性、吸烟、十二指肠病变、胆道结石或泥沙样沉淀以及基因因素均是IBD患者巯嘌呤类药物诱发胰腺炎的危险因素。

关于基因的影响,有作者认为与Ⅱ类HLA有关,其中与rs2647087关系最密切,且最终确定为HLA-DQA1*02:01-HLA-DRB1*07:01单倍体。rs2647087杂合子的IBD患者在使用巯嘌呤类药物后发生胰腺炎的风险为9%,而rs2647087纯合子的IBD患者发生风险为17%。但这些可能发生药物诱发胰腺炎的患者将会存在其他伴发的病因。IBD患者因使用巯嘌呤类药诱发胰腺炎通常在首次使用2~4周内发生。

IBD患者服用巯嘌呤类药后发生胰腺炎的原因,主要是由于对药物的高度敏感性或直接毒性。20世纪90年代末和21世纪初即推测内源性高敏可导致IBD患者服用巯嘌呤类药后发生AP。近年推测是继发于遗传因素后巯嘌呤类药的直接毒性导致。已检测到的遗传因素包括编码巯嘌呤甲基转移酶(thiopurine methyl-transferase,TPMT)、谷胱甘肽-S-转移酶(glutathione-S-transferase,GST)和肌苷三磷酸焦磷酸(inosine triphosphate pyrophosphate,ITPA)的基因。TPMT酶的基因多态性与骨髓抑制和肝毒性有关,但与预测AP的发生无关。GST可能是可进行预测的候选基因,硫唑嘌呤通过谷胱甘肽的反应转变成6-MP,推测为GST参与了其中的反应。有研究发现携带野生型 GST-M1 基因型的IBD患者发生副作用(包括胰腺炎)的可能增加,但仅裸基因型的GST与AP有关。出现对这种不同结论的解释是后者的研究仅包括了CD患者,而与UC相比,CD患者更易发生AP。

对IBD患者发生硫唑嘌呤诱发胰腺炎时与ITPA酶的相关性研究发现,ITPA酶基因缺陷所引起的后果并不明显。与ITPA 94C>A缺失的相关等位子与AP明显相关,但这一结果后来被一则Meta分析所反驳,且这种缺失仅见于极少数患者。总之,具有基因易感的IBD患者使用硫唑嘌呤后可通过免疫介导的异质性反应发生胰腺炎。

除了基因因素,30%的IBD患者可出现胰腺自身抗体,但在健康人群或者其他自身免疫性疾病(如AIH、系统性红斑狼疮、类风湿关节炎)却不出现。胰腺自身抗体在巯嘌呤诱导的胰腺炎中发挥作用,尤其是硫唑嘌呤(azathioprine,AZA)诱导的AP。近期的研究发现胰腺自身抗体也可出现于UC患者。

转换巯嘌呤药物的类型是否可以降低AP的发生呢?尽管有部分患者换用6-MP后再次发生胰腺炎,但在这些服用AZA出现胰腺炎的患者中,43%在服用6-MP后未发生AP,这表明AZA相关的胰腺炎不应成为应用6-MP的禁忌证。目前尚无服用6-MP发生胰腺炎的患者,是否能再次使用AZA的证据,其发生机制也不明楚,需今后进行进一步前瞻性的对照研究以阐明。

(2)美沙拉嗪:美沙拉嗪是UC诱导和维持缓解治疗的一线用药。在CD患者中的疗效有限。柳氮磺吡啶(Sulfasalazine)包含了5-氨基水杨酸(5-aminosalicylic acid,5-ASA),通过一个氮键连接磺胺吡啶。不同连接方式的5-ASA有奥沙拉秦和巴柳氮。磺胺吡啶的部分被认为与大多数副作用有关。

数个研究观察了美沙拉嗪使用后发生AP的几率和风险。其中每100万服用了美沙拉嗪的患者其AP的发生率增加7.5倍,服用柳氮磺吡啶的增加1.1倍。来自国家医学图书馆和PubMed的病例报道显示,1996—2004年药物诱导的胰腺炎中,美沙拉嗪诱发AP59例,柳氮磺吡啶诱发23例。

直肠给药的美沙拉嗪栓也可发生AP。直肠给药诱发AP的机制是因为药物吸收后入血后导致。直肠给药的5-ASA其10%~35%可被吸收入血,药物的血浆浓度为0.1~0.3μmg/ml,达到了口服5-ASA给药时血浆浓度范围内的低限。

美沙拉嗪引起的AP通常发生在初次用药的2天~2年,大部分病例发生在6周,其发生原因不明。最初认为是柳氮磺吡啶中的磺胺吡啶引起了AP,因为AP的发生与磺胺吡啶的水平以及一种可延长血清磺胺吡啶水平的表型有关。但未使用磺胺吡啶的患者也可发生AP,故此假说并不成立。早期发生AP的病例只与高剂量的氨基水杨酸以及高水平的水杨酸有关,这只在使用高剂量的氨基水杨酸时发生。推测是水杨酸增加了胰腺导管的渗透性进而引起了 AP。5-ASA 作为药物的活性形式主要在回肠和结肠释放,其引起 AP 不是剂量依赖性反应的,而是由于高敏反应。

氨基水杨酸和 AP 的发病机制十分复杂,但出现 AP 后是否可以再次使用依然是十分具有挑战性的问题。目前大部分的研究显示,柳氮磺吡啶或 5-ASA 诱导 AP 发生后再次使用,仍会导致 AP 复发。

(3) 抗肿瘤坏死因子(tumor necrosis factor,TNF)药物:抗 TNF 药物作为一种生物制剂,是治疗 IBD 的有效药物,主要用于合并瘘管的 CD,和激素无效或依赖的 UC 患者。与单用美沙拉嗪或硫嘌呤药物的患者相比,美沙拉嗪或硫嘌呤类药物与抗 -TNF 药物联用可减低 IBD 患者 AP 的发生率。原因可能是 AP(不论是否合并 IBD)时可产生大量的 TNF-α,引发一系列的炎症反应。当使用抗 TNF 药物时,不但控制了 IBD,同时由于全身炎症改善,使 AP 的发生风险也降低。

(4) 脂肪乳:IBD 患者常因合并营养不良需要营养支持治疗,而静脉注射脂肪乳剂可能引起 AP 的发生。研究发现发生 AP 的 CD 患者当应用或再次使用 20% 的脂肪乳时可使 AP 复发,但撤除后即不发生。静脉注射脂肪制剂引起的高三酰甘油血症可以导致胰腺炎。而静注长链不饱和脂肪酸(long-chain unsaturated fatty acids,UFAs)有促炎作用,并对胰腺腺泡具有局部损伤作用。UFAs 引起腺泡损伤可能是通过介导磷酸酯酶 A2、血小板激活因子、活性氧释放,UFAs 代谢本身可直接导致腺泡损伤。另外,AP 本身或与 CD 相关的高脂血症也可引起静脉应用脂肪乳剂时导致非 UFAs 三酰甘油形成更多的 UFAs,反过来加重 AP。由于 UFAs 的毒性作用,目前更多应用的是中链脂肪酸和 Omega-3 脂肪酸。

3. 十二指肠梗阻　0.5%~4% 的 CD 患者累及十二指肠,并常常伴有十二指肠狭窄,这可能是发生 AP 的另一原因。但胰腺梗阻如何引起胰腺炎并不清楚,其他类似的解剖改变的如肿瘤狭窄或环形胰腺也可引起 AP。总之,与十二指肠 CD 相关的胰腺炎病例仅见于少数文献报道。

4. 其他原因　其他引起 AP 的少见原因尚有 ERCP 术后、气囊小肠镜后、高钙血症以及高三酰甘油血症。极少见的原因见于个别病例报道中,如 PSC 和 CD 相关的胰腺肉芽肿性炎或与胆总管和壶腹相关的因素。

### 三、IBD 发生 AP 的临床特征

IBD 发生 AP 时,其年龄和性别特征与 AP 发生的相关性数据在成人 IBD 患者中十分有限。个别研究显示女性可能更多。在 IBD 之前就发生 AP 者在儿童中占了较大比重(2.17%,60% 是 CD),而成人患者为 0.06%,100% 为 CD 患者。在儿童和成人,从发生 AP 到诊断 IBD 的平均间隔时间分别为 52 周和 90 周。IBD 之前儿童和成人 AP 发生率的不同原因不明,但在儿童中的发生率更高。对 212 例患者 IBD 的疾病类型分析显示,56.1% 为 CD、39% 为 UC 以及 4.3% 为未定型 IBD (IBD-undetermined,IBD-U)。两项研究分析了 IBD 的病情轻重度与 AP 发生风险的关系,发现中 - 重度 UC 儿童患者更易发生 AP(但该研究中大部分 IBD 患者为 UC)。

### 四、诊断

IBD 相关的 AP 其诊断标准与一般患者的标准相同。但在无症状的患者,胰酶的升高不足以诊断 AP,因此不常规检测这些酶学指标。腹腔内非胰腺的炎性疾病也可以引起血淀粉酶和脂肪酶的升高,在无症状的 IBD 患者中可达 14%。但在 IBD 患者,尤其是 CD 患者中升高时临床上需要注意警惕有无 AP 的发生。

具有 AP 发生危险因素患者,有 AP 典型的发作性腹痛时需疑诊为 AP。活动性 IBD 突然出现典型症状时,要避免不进行相应的胰腺酶学检测和 / 或影像学检测,以免遗漏了 AP 的诊断。

### 五、临床处理

IBD 患者发生 AP 的处理原则与一般患者相同。大部分 IBD 患者的 AP 属轻症,易于控制。但在活动期 IBD 患者中治疗 AP 仍具有一定的挑战性。在中 - 重度 AP 中,治疗 IBD 的可的松可增加胰腺坏死

的风险和液体积聚的感染。有报道 1 例年轻男性的中 - 重度特发性胰腺炎患者,因其严重的 CD 复发使用了英夫利昔单抗,临床和生化指标均获得缓解,亦无发生 AP 的并发症或器官衰竭。

## 第二节　炎症性肠病与其他胰腺疾病

### 一、自身免疫性胰腺炎

自身免疫性胰腺炎(autoimmune pancreatitis,AIP)是一种免疫介导的少见的慢性、良性胰腺疾病。AIP 分为两型,Ⅰ型 AIP 或又称淋巴细胞浆细胞性硬化性胰腺炎(LPSP),1961 年首次报道,以出现导管周围淋巴细胞浸润、大量胞质 IgG4 阳性的细胞、网状纤维化、闭塞性静脉炎为其特征。通常发生在年老患者,伴血 IgG4 升高和胰腺外病变;Ⅱ型 AIP 或又称为特发性导管中央性胰腺炎(IDCP),以出现颗粒状上皮细胞病变为特征,常见于年轻患者,血 IgG4 水平正常,常与 IBD 有关联,尤其是 UC。6%~27% 的 AIP 患者同时伴有 IBD,主要是 UC。与Ⅰ型 AIP 相比(1%),Ⅱ型 AIP 具有更高的 IBD 发生率,约 17%。在 IBD 患者中,AIP 常发生在较年轻的患者(26~54 岁)。梗阻性黄疸和腹痛是最常见的症状,IBD 患者的 AIP 表现与非 IBD 患者的没有区别。AIP 可在 IBD 诊断同时或之后诊断。但在 IBD 的自然病程中 AIP 有何影响并不清楚。有研究显示,伴有 AIP 的 UC 患者似乎更重,10 例中有 4 例需行结肠切除术。但有研究结果正好相反,在伴有 AIP 或无 AIP 的 UC 患者中,其病变范围或活动性间无统计学差异。目前不同结果间的差异可能主要是样本数较少的原因所致。

### 二、无症状性胰腺外分泌功能不足

IBD 患者可有胰腺组织学改变、胰导管异常以及外分泌功能不足,但无临床症状。尸检发现 38% 的 CD 患者存在胰腺纤维化,53% 的 UC 患者存在慢性间质性胰腺炎。16.4% 无症状 UC 患者,既往无酒精摄入或 AP 发作,经 MRCP 发现有胰腺导管异常。4%~18% 的 IBD 患者存在外分泌功能不足,且与影像学异常或血清胰酶学升高无关。2/3 的患者 4~6 个月后粪弹性蛋白酶可正常,表明至少一些患者存在一过性的外分泌功能不足。

许多研究中发现,与 4%~23% 的 UC 患者以及 3% 的正常对照相比,多达 39% 的 CD 患者可出现胰腺自身抗体(pancreatic autoantibodies,PABs)。这些抗体可以直接抑制胰腺外分泌,因此可以通过检测两种抗原进行确定,即糖蛋白酶(glycoprotein 2,GP2)和 CUZD1(CUB/zona pellucida-like domain-containing protein)。尽管 PABs 主要靶向胰腺,但有研究者发现其与 AP、外分泌不足以及胰腺导管改变均有关。关于 PABs 与 IBD 疾病表型间的关系显示,疾病越严重(穿透性行为、肛周疾病)、具有肠外表现以及小肠手术与 PABs 有关。在 IBD 和胰腺疾病上,PABs 在组织学的改变和临床作用仍有待进一步研究,因此目前并不推荐将其用以进行诊断或预后的判断。

### 三、无症状高淀粉酶血症

CP 患者中可出现血清胰腺酶学升高、正常或降低的改变。IBD 患者的血淀粉酶和脂肪酶升高与胰腺导管系统发生改变有关,主要在同时伴有 PSC 的患者。8% 的 CD 患者存在高淀粉酶血症,但无胰腺炎发生。无症状的高淀粉酶血症和高脂肪酶血症可出现于 16% 的 CD 患者和 21% 的 UC 患者,超声中未见胰腺形态学的改变,与疾病活动性、病程以及治疗也无关。另有研究显示,血淀粉酶和脂肪酶分别在 11% 的 CD 患者和 7% 的 UC 患者中升高,与疾病范围和活动性以及伴发 PSC 有关。是否轻度升高的胰腺酶学可以成为判断早期胰腺损害的指标尚需更多的研究和更长的随访观察来确定。还需要注意的是,血淀粉酶也可来源于腮腺,有时酶升高但并无临床症状。

#### (一)胰腺影像学异常

IBD 时胰腺导管系统是否出现改变尚存有争议。胰腺导管的异常表现在管壁不规则、狭窄或主胰管扩张。ERCP 因侵入性具有局限性。一项研究应用 MRCP 检查发现,79 例 UC 患者无胰腺炎症状,胰腺功能有或无改变,16.4% 具有 CP 的病变,一半胰腺酶学正常。另一研究发现,79 例 IBD 患者有 11% 出现导管异常,但与胰腺炎病史和胰腺功能不足均无关。

**(二)儿童炎症性肠病的胰腺改变**

儿童 IBD 中胰腺受累的情况也同样包括 AP、CP、AIP、无症状胰腺外分泌功能不足、无症状高淀粉酶血症、结构异常以及肉芽肿性炎症,其机制不明。儿童 IBD 肠外表现的发生率为 30%~40%。胰腺受累同样可能是 IBD 肠外表现的范畴,此与成人相同。

1. 急性胰腺炎　BD 是儿童患者引起 AP 的五大最常见的原因之一。但 AP 在儿童 IBD 中的发生率报道极少。在一项包含了 124 例患者(97 例 CD,16 例 UC,11 例 IBD-U)的研究中,18 例患者(14.5%)表现为有症状的胰腺炎、15 例(12.5%)表现为无症状性胰腺炎。AP 的发生与疾病活动性与严重性有关;同时也与药物应用(25%)、CD 累及十二指肠(18%)、以及出现肝胆并发症(15%)有关。另一项研究包含了101 名儿童(79 例 UC,22 例 CD)的研究显示,4.5% 的 CD 患者和 5.1% 的 UC 患者发生了 AP。近年一项意大利多中心研究显示,649 名患者(302 例 UC,297 例 CD,50 例 IBD-U)中,27 例患者(4.1%)有血淀粉酶和脂肪酶升高,仅 11 例(1.7%)达到 AP 的诊断标准。胰酶升高主要见于女孩、伴有结肠受累和活动性病变的患者。

大多数 AP 出现在 IBD 刚诊断时,仅有少量报道 AP 是 IBD 的首发临床表现,并且 AP 发生的时间距离 IBD 诊断的时间平均为 24 周(从 1~156 周),12 例患者中,6 例发展为 UC(4 例为全结肠炎),6 例发展为CD(2 例结肠型,2 例回结肠型,2 例小肠型)。尽管 75%(9/12)的患者为中 - 重度,但后期预后良好,平均住院天数为 3.5 天(0~18 天)。

(1)病因:主要包括药物、肝胆疾病(胆石症、十二指肠梗阻、PSC、特发性、胆管或 Vater 壶腹部肉芽肿炎)。

(2)药物:与成人 IBD 相似,大多数治疗 IBD 的药物可以通过不同的机制(直接毒性、高敏性、血脂异常和继发高钙血症)诱发 AP。AGA 认为美沙拉嗪和 6-MP 与 AP 发生有关。毒性胰腺炎发生在治疗最初的第一周,症状表现为典型的 AP,但病情轻,停药后恢复。巯嘌呤类药物诱发胰腺炎的风险很低,在儿童 CD 患者中的发生率(4.9%)较 UC 高(1.1%)。硫唑嘌呤诱导 AP 发生并不代表是使用其他巯嘌呤类药物的禁忌。在确立药物诱发的胰腺炎之前,必须除外其他可能的原因。确定药物诱发的胰腺炎必须满足三条标准:药物和胰腺炎发生的时间顺序;停止药物后症状的好转情况;再次给药时 AP 复发的情况。

(3)肝胆疾病:尽管胆石症在儿童中的发生率极低,但其在 IBD 患者中发生率仍高于一般人群。与胆石症发生有关的危险因素包括广泛小肠受累以及小肠切除后肠肝循环减少所致。相比之下,成人 CD 患者发生胆石症的危险因素更多,包括既往有肠切除术史(>30cm)、年龄(>50 岁)、回结肠受累、病程(>10 年)、住院次数(>3 次)、复发次数(≥3 次)、全胃肠外营养以及住院天数。

2. 慢性胰腺炎　IBD 相关的 CP 在儿童 IBD 中极少见。仅见于少数病例报道。其中一例为杂合性 *CFTR* 基因 F1052V 突变患者,另一例为 Sweat 检测和 *PRSS* 和 *SPINK1* 基因突变检测均正常的患者。CP常是复发性 AP 的结局。

3. 自身免疫性胰腺炎　在儿童,一项研究显示 48 例 AIP 诊断的平均年龄为 13 岁(2~17),最常见的表现有无痛性黄疸、体重下降、糖尿病和轻微腹痛。腹痛和梗阻性黄疸。所有患者均存在影像学异常,表现为全部或局部胰腺低信号的萎缩(39/47,83%)、主胰管不规则(29/43,67%)及胆总管狭窄(25/43,58%)。活检结果显示,最常见的发现有淋巴细胞浆细胞性炎症、胰腺纤维化以及导管中性粒细胞浸润(18/25,72%)。治疗上对激素治疗反应良好。27% 的患者可发展为其他的自身免疫性疾病:如 9 例发展为 IBD(2 例 CD,7 例 UC)。AIP 的并发症包括糖尿病、胰腺外分泌功能不足而需外源性补充胰酶(4/25,16%)。这些结果说明儿童 AIP 不同于成人,IBD 相关的胰腺炎是胰腺炎一种不同的亚型,具有自己的特征:①诊断时腹痛的频率高;②出现高 IgG4 水平的极少;③影像学检测为导管或副胰管异常;④淋巴细胞、浆细胞浸润伴有纤维化;⑤对激素效果反应好。

（王晓蕾）

# 参 考 文 献

1. Dave M, Papadakis KA, Faubion WA Jr. Immunology of inflammatory bowel disease and molecular targets for biologics. Gastroenterol Clin North Am, 2014, 43: 405-424.

2. Kim DH, Cheon JH. Pathogenesis of Inflammatory Bowel Disease and Recent Advances in Biologic Therapies. Immune Netw, 2017, 17(1): 25-40.

3. Ott C, Schölmerich J. Extraintestinal manifestations and complications in IBD. Nat Rev Gastroenterol Hepatol, 2013, 10: 585-595.

4. Navaneethan U, Shen B. Hepatopancreatobiliary manifestations and complications associated with inflammatory bowel disease. Inflamm Bowel Dis, 2010, 16(9): 1598-1619.

5. Jasdanwala S, Babyatsky M. Crohn's disease and acute pancreatitis. A review of literature. J Pancreas, 2015, 16(2): 136-142.

6. Ball WP, Baggenstoss AH, Bargen JA. Pancreatic lesions associated with chronic ulcerative colitis. Arch Pathol (Chic), 1950, 50(3): 347-358.

7. Chapin LE, Scudamore HH, Baggenstoss AH, et al. Regional enteritis: associated visceral changes. Gastroenterology, 1956, 30(3): 404-415.

8. Barthet M, Hastier P, Bernard JP, et al. Chronic pancreatitis and inflammatory bowel disease: true or coincidental association? Am J Gastroenterol, 1999, 94(8): 2141-2148.

9. Conwell DL, Lee LS, Yadav D, et al. American Pancreatic Association practice guidelines in chronic pancreatitis: evidence-based report on diagnostic guidelines. Pancreas, 2014, 43(8): 1143-1162.

10. Axon AT, Ashton MG, Lintott DJ. Chronic pancreatitis and inflammatory bowel disease. Clin Radiol, 1979, 30(2): 179-182.

11. Topal F, Sarita Yüksel E, Ekinci N, et al. The prevalence of IgG4-positive plasma cell infiltrates in inflammatory bowel disease patients without autoimmune pancreatitis. Turk J Gastroenterol, 2014, 25(5): 558-562.

12. Veloso FT, Dias LM, Carvalho J, et al. Ulcerative colitis, primary biliary cirrhosis, and chronic pancreatitis: coincident or coexistent? J Clin Gastroenterol, 1993, 16: 55-57.

13. Said K, Albiin N, Lindberg B, et al. Pancreatic duct changes are not associated with early signs of chronic pancreatitis at magnetic resonance imaging (MRI) in patients with primary sclerosing cholangitis. Scand J Gastroenterol, 2010, 45(7-8): 980-986.

14. Gómez EG, San Román AL, San José FB. Idiopathic pancreatitis in inflammatory bowel disease. J Crohn's Colitis, 2008, 2: 237-240.

15. Bhatt SP, Makharia GK. An unusual association between chronic pancreatitis and ulcerative colitis. J Pancreas, 2008, 9: 74-75.

16. Legge DA, Hoffman HN Ⅱ, Carlson HC. Pancreatitis as a complication of regional enteritis of the duodenum. Gastroenterology, 1971, 61: 834-837.

17. Simmonds SD, Pitman RG, Machan L, et al. Duodenopancreatic fistula accompanying Crohn's disease of the distal duodenum. Am J Gastroenterol, 1989, 84: 800-803.

18. Su C, Lichtenstein GR. Treatment of inflammatory bowel disease with azathioprine and 6-mercaptopurine. Gastroenterol Clin North Am, 2004, 33: 209-234, Ⅷ.

19. Yadav D, Lowenfels AB. The epidemiology of pancreatitis and pancreatic cancer. Gastroenterology, 2013, 144: 1252-1261.

20. Bermejo F, Lopez-Sanroman A, Taxonera C, et al. Acute pancreatitis in inflammatory bowel disease, with special reference to azathioprine induced pancreatitis. Aliment Pharmacol Ther, 2008, 28: 623-628.

21. Weber P, Seibold F, Jenss H. Acute pancreatitis in Crohn's disease. J Clin Gastroenterol, 1993, 17: 286-291.

22. Rasmussen HH, Fonager K, Sørensen HT, et al. Risk of acute pancreatitis in patients with chronic inflammatory bowel disease. A Danish 16-year nationwide follow-up study. Scand J Gastroenterol, 1999, 34: 199-201.

23. Ramos LR, Sachar DB, DiMaio CJ, et al. Inflammatory Bowel Disease and Pancreatitis: A Review. J Crohns Colitis, 2016, 10(1): 95-104.

24. Moolsintong P, Loftus EV, Chari ST, et al. Acute pancreatitis in patients with Crohn's disease: clinical features and outcomes. Inflamm Bowel Dis, 2005, 11: 1080-1084.

25. Heaton KW, Read AE. Gallstones in patients with disorders of the terminal ileum and disturbed bile salt metabolism. Br Med J, 1969, 3: 494-496.

26. Parente F, Pastore L, Bargiggia S, et al. Incidence and risk factors for gallstones in patients with inflammatory bowel disease: a

large case-control study. Hepatology,2007,45:1267-1274.

27. Lapidus A,Bångstad M,Aström M,et al. The prevalence of gallstone disease in a defned cohort of patients with Crohn's disease. Am J Gastroenterol,1999,94:1261-1266.

28. Gizard E,Ford AC,Bronowicki JP,et al. Systematic review:the epidemiology of the hepatobiliary manifestations in patients with inflammatory bowel disease. Aliment Pharmacol Ther,2014,40:3-15.

29. Wang DQ,Afdhal NH. Gallstone disease// Sleisenger and Fordtran's Gastrointestinal and Liver Disease. 10th ed. Philadelphia:Elsevier Saunders,2016.

30. Vinklerova I,Prochazka M,Prochazka V,et al. Incidence,severity,and etiology of drug-induced acute pancreatitis. Dig Dis Sci,2010,55:2977-2981.

31. Forsmark CE,Baillie J. AGA Institute technical review on acute pancreatitis. Rev Gastroenterol Mex,2007,72:257-285.

32. Chaparro M,Ordas I,Cabre E,et al. Safety of thiopurine therapy in inflammatory bowel disease:long-term follow-up study of 3931 patients. Inflamm Bowel Dis,2013,19:1404-1410.

33. Gearry RB,Barclay ML,Burt MJ,et al. Thiopurine drug adverse effects in a population of New Zealand patients with inflammatory bowel disease. Pharmacoepidemiol Drug Saf,2004,13:563-567.

34. Floyd A,Pedersen L,Nielsen GL,et al. Risk of acute pancreatitis in users of azathioprine:a population-based case-control study. Am J Gastroenterol,2003,98:1305-1308.

35. Weersma RK,Peters FT,Oostenbrug LE,et al. Increased incidence of azathioprine-induced pancreatitis in Crohn's disease compared with other diseases. Aliment Pharmacol Ther,2004,20:843-850.

36. van Geenen EJ,de Boer NK,Stassen P,et al. Azathioprine or mercaptopurine-induced acute pancreatitis is not a disease-specific phenomenon. Aliment Pharmacol Ther,2010,31:1322-1329.

37. Bajaj JS,Saeian K,Varma RR,et al. Increased rates of early adverse reaction to azathioprine in patients with Crohn's disease compared to autoimmune hepatitis:a tertiary referral center experience. Am J Gastroenterol,2005,100:1121-1125.

38. Bar F,Sina C,Fellermann K. Thiopurines in inflammatory bowel disease revisited. World J Gastroenterol,2013,19:1699-1706.

39. Corominas H,Baiget M. Clinical utility of thiopurine S-methyltransferase genotyping. Am J Pharmacogenomics,2004,4:1-8.

40. Boson WL,Romano-Silva MA,Correa H,et al. Thiopurine methyltransferase polymorphisms in a Brazilian population. Pharmacogenomics J,2003,3:178-182.

41. Lennard L. TPMT in the treatment of Crohn's disease with azathioprine.Gut,2002,51:143-146.

42. Benkov K,Lu Y,Patel A,et al. Role of thiopurine metabolite testing and thiopurine methyltransferase determination in pediatric IBD. J Pediatr Gastroenterol Nutr,2013,56:333-340.

43. Dong XW,Zheng Q,Zhu MM,et al. Thiopurine S-methyltransferase polymorphisms and thiopurine toxicity in treatment of inflammatory bowel disease. World J Gastroenterol,2010,16:3187-3195.

44. Krynetski EY,Tai HL,Yates CR,et al. Genetic polymorphism of thiopurine S-methyltransferase:clinical importance and molecular mechanisms. Pharmacogenetics,1996,6:279-290.

45. Stocco G,Martelossi S,Barabino A,et al. Glutathione-S-transferase genotypes and the adverse effects of azathioprine in young patients with inflammatory bowel disease. Inflamm Bowel Dis,2007,13:57-64.

46. Mazor Y,Koifman E,Elkin H,et al. Risk factors for serious adverse effects of thiopurines in patients with Crohn's disease. Curr Drug Saf,2013,8:181-185.

47. Marinaki AM,Duley JA,Arenas M,et al. Mutation in the ITPA gene predicts intolerance to azathioprine. Nucleosides Nucleotides Nucleic Acids,2004,23:1393-1397.

48. Van Dieren JM,Hansen BE,Kuipers EJ,et al. Meta-analysis:inosine triphosphate pyrophosphatase polymorphisms and thiopurine toxicity in the treatment of inflammatory bowel disease. Aliment Pharmacol Ther,2007,26:643-652.

49. Weersma RK,Batstra MR,Kleibeuker JH,et al. Are pancreatic autoantibodies associated with azathioprine-induced pancreatitis in Crohn's disease? JOP,2008,9:283-289.

50. Beswick L,Hair CS,Dowling D. Letter:successful mercaptopurine therapy after azathioprine-related pancreatitis in patients with IBD. Aliment Pharmacol Ther,2013,37:162.

51. Ransford RA,Langman MJ. Sulphasalazine and mesalazine:serious adverse reactions re-evaluated on the basis of suspected adverse reaction reports to the Committee on Safety of Medicines. Gut,2002,51:536-539.

52. Dew MJ,Cardwell M,Kidwai NS,et al. 5-aminosalicylic acid in serum and urine after administration by enema to patients with colitis. J Pharm Pharmacol.,1983,35:323-324.

53. Isaacs KL, Murphy D. Pancreatitis after rectal administration of 5-aminosalicylic acid. J Clin Gastroenterol, 1990, 12: 198-199.

54. Pitchumoni CS, Rubin A, Das K. Pancreatitis in inflammatory bowel diseases. J Clin Gastroenterol, 2010, 44: 246-253.

55. Rubin R. Sulfasalazine-induced fulminant hepatic failure and necrotizing pancreatitis. Am J Gastroenterol, 1994, 89(5): 789-791.

56. Decocg G, Gras-Champel V, Vrolant-Mille C, et al. Acute pancreatitis induced by drugs derived from 5-aminosalicylic acid: case report and review of the literature. Therapie, 1999, 54(1): 41-48.

57. Abdullah AM, Scott RB, Martin SR. Acute pancreatitis secondary to 5-aminosalicylic acid in a child with ulcerative colitis. J Pediatr Gastroenterol Nutr, 1993, 17(4): 441-444.

58. Inoue H, Shiraki K, Okano H, et al. Acute pancreatitis in patients with ulcerative colitis. Dig Dis Sci, 2005, 50(6): 1064-1067.

59. Toubanakis C, Batziou E, Sipsas N, et al. Acute pancreatitis after long term therapy with mesalazine, and hyperamylasaemia associated with azathioprine in a patient with ulcerative colitis. Eur J Gastroenterol Hepatol, 2003, 15(8): 933-934.

60. Stobaugh DJ, Deepak P. Effect of tumor necrosis factor-alpha inhibitors on drug-induced pancreatitis in inflammatory bowel disease. Ann Pharmacother, 2014, 48(10): 1282-1287.

61. Patel KS, Noel P, Singh VP. Potential influence of intravenous lipids on the outcomes of acute pancreatitis. Nutr Clin Pract, 2014, 29(3): 291-294.

62. Spiess SE, Braun M, Vogelzang RL, et al. Crohn's disease of the duodenum complicated by pancreatitis and common bile duct obstruction. Am J Gastroenterol, 1992, 87(8): 1033-1036.

63. Bermejo F, Lopez-Sanroman A, Taxonera C, et al. Acute pancreatitis in inflammatory bowel disease, with special reference to azathioprineinduced pancreatitis. Aliment Pharmacol Ther, 2008, 28(5): 623-628.

64. Broide E, Dotan I, Weiss B, et al. Idiopathic pancreatitis preceding the diagnosis of inflammatory bowel disease is more frequent in pediatric patients. J Pediatr Gastroenterol Nutr, 2011, 52(6): 714-717.

65. Stawarski A, Iwanczak F. Incidence of acute pancreatitis in children with inflammatory bowel disease. Pol Merkur Lekarski, 2004, 17: 33-36.

66. Bokemeyer B. Asymptomatic elevation of serum lipase and amylase in conjunction with Crohn's disease and ulcerative colitis. Z Gastroenterol, 2002, 40: 5-10.

67. Triantafllidis JK, Cheracakis P, Hereti IA, et al. Acute idiopathic pancreatitis complicating active Crohn's disease: favorable response to infliximab treatment. Am J Gastroenterol, 2000, 95: 3334-336.

68. Shimosegawa T, Chari ST, Frulloni L, et al. International consensus diagnostic criteria for autoimmune pancreatitis: guidelines of the international association of pancreatology. Pancreas, 2011, 40(3): 352-358.

69. Kawa S, Okazaki K, Notohara K, et al. Autoimmune pancreatitis complicated with inflammatory bowel disease and comparative study of type 1 and type 2 autoimmune pancreatitis. J Gastroenterol, 2014, 50: 805-815.

70. Park SH, Kim D, Ye BD, et al. The characteristics of ulcerative colitis associated with autoimmune pancreatitis. J Clin Gastroenterol, 2013, 47(6): 520-525.

71. Ueki T, Kawamoto K, Otsuka Y, et al. Prevalence and clinicopathological features of autoimmune pancreatitis in Japanese patients with inflammatory bowel disease. Pancreas, 2015, 44: 434-440.

72. Chapin LE, Scudamore HH, Baggenstoss AH, et al. Regional enteritis: associated visceral changes. Gastroenterology. 1956; 30: 404-415.

73. Park SH, Kim D, Ye BD, et al. The characteristics of ulcerative colitis associated with autoimmune pancreatitis. J Clin Gastroenterol, 2013, 47(6): 520-525.

74. Toda N, Akahane M, Kiryu S, et al. Pancreas duct abnormalities in patients with ulcerative colitis: a magnetic resonance pancreatography study. Inflamm Bowel Dis, 2005, 11(10): 903-908.

75. Maconi G, Dominici R, Molteni M, et al. Prevalence of pancreatic insuffciency in inflammatory bowel diseases. Assessment by fecal elastase-1. Dig Dis Sci, 2008, 53(1): 262-270.

76. Stöcker W, Otte M, Ulrich S, et al. Autoimmunity to pancreatic juice in Crohn's disease. Results of an autoantibody screening in patients with chronic inflammatory bowel disease. Scand J Gastroenterol Suppl, 1987, 139: 41-52.

77. Komorowski L, Teegen B, Probst C, et al. Autoantibodies against exocrine pancreas in Crohn's disease are directed against two antigens: the glycoproteins CUZD1 and GP2. J Crohn's Colitis, 2013, 7(10): 780-790.

78. Lakatos PL, Aitorjay I, Szamosi T, et al. Pancreatic autoantibodies are associated with reactivity to microbial antibodies, penetrating disease behavior, perianal disease, and extraintestinal manifestations, but not with NOD2/CARD15 or TLR4 genotype

in a Hungarian IBD cohort. Inflamm Bowel Dis,2009,15(9):365-374.

79. Schoepfer AM,Schaffer T,Mueller S,et al. Phenotypic associations of Crohn's disease with antibodies to flagellins A4-Fla2 and Fla-X,ASCA,p-ANCA,PAB,and NOD2 mutations in a Swiss cohort. Inflamm Bowel Dis,2009,15:1358-1367.

80. Hegnhøj J,Hansen CP,Rannem T,et al. Pancreatic function in Crohn's disease. Gut,1990,31:1076-1079.

81. Katz S,Bank S,Greenberg RE,et al. Hyperamylasemia in inflammatory bowel disease. J Clin Gastroenterol,1988,10:627-630.

82. Tromm A,Höltmann B,Hüppe D,et al. Hyperamylasemia,hyperlipasemia and acute pancreatitis in chronic inflammatory bowel diseases. Leber Magen Darm,1991,21:15-16,19-22.

83. Heikius B,Niemelä S,Lehtola J,et al. Elevated pancreatic enzymes in inflammatory bowel disease are associated with extensive disease. Am J Gastroenterol,1999,94:1062-1069.

84. Toda N,Akahane M,Kiryu S,et al. Pancreas duct abnormalities in patients with ulcerative colitis:a magnetic resonance pancreatography study. Inflamm Bowel Dis,2005,11(10):903-908.

85. Barthet M,Lesavre N,Desplats S,et al. Frequency and characteristics of pancreatitis in patients with inflammatory bowel disease. Pancreatology,2006,6:464-471.

86. Bai HX,Ma MH,Orabi AI,et al. Novel characterization of drug-associated pancreatitis in children. J Pediatr Gastroenterol Nutr, 2011,53(4):423-428.

87. Le Large-Guiheneuf C,Hugot JP,Faure C,et al. Pancreatic involvement in inflammatory bowel diseases in children. Arch Pediatr,2002,9(5):469-477.

88. Stawarski A,Iwańczak F. Incidence of acute pancreatitis in children with inflammatory bowel disease. Pol Merkur Lekarski, 2004,17(97):33-36.

89. Broide E,Dotan I,Weiss B,et al. Idiopathic pancreatitis preceding the diagnosis of inflammatory bowel disease is more frequent in pediatric patients. J Pediatr Gastroenterol Nutr,2011,52(6):714-717.

90. Gallego-Gutiérrez S,Navas-López VM,Kolorz M,et al. Successful mercaptopurine usage despite azathioprine-induced pancreatitis in paediatric Crohn's disease. J Crohns Colitis,2015,9(8):676-679.

# 第**41**章

# 异 位 胰 腺

【摘要】异位胰腺(ectopic pancreas,EP)是一种少见的先天性变异,可发生于人体多种器官和组织,在没有并发症的情况下通常无临床症状,常在术中、影像学检查或尸检时偶然发现。异位胰腺炎(ectopic pancreatitis)与异位胰腺癌(ectopic pancreatitis cancer)均在异位胰腺的基础上发生,因其位置隐匿,临床表现无特异性,临床上诊断非常困难。本部分从异位胰腺的临床表现、病理病因、影像学检查、实验室检查、并发症以及治疗等方面进行详细阐述,有助于对异位胰腺有更充分的认识和了解。

## 一、异位胰腺

异位胰腺(ectopic pancreas,EP)是一种少见的先天性变异,又称迷走胰腺或副胰腺,是指生长在正常胰腺解剖部位以外的孤立胰腺组织,与正常的胰腺主体间无解剖和血管的联系,拥有独立的血液供应和神经支配。异位胰腺可发生于身体任何脏器,但多发生在消化道,可位于食管、胃、十二指肠、回肠、结肠、近段空肠、肠系膜、大网膜等、肺部、肝脏、胆管、纵隔、脐部、腹膜后等位置,其中90%以上位于胃、十二指肠和近段空肠。异位胰腺多为单发,其组织颜色呈淡黄色或淡红色,质均较韧,呈分叶状,多发生于消化道黏膜下层和肌层。

## 二、临床表现

异位胰腺具有正常胰腺的各种结构,因而各种正常胰腺组织疾病在异位胰腺中均可发生,如急慢性胰腺炎、胰腺囊肿、胰腺良恶性肿瘤等。异位胰腺缺乏特异性临床表现,常合并其他疾病,偶然可发生急慢性胰腺炎、胰岛细胞瘤、胰管结石及其他恶性肿瘤,也可出现胃肠道溃疡、出血、穿孔及消化道梗阻。大多数病例可终身无症状或无明显症状,当并发炎症、溃疡、肿瘤时可出现症状,表现因所在部位而不同,可出现上腹部疼痛、嗳气、反酸、食欲缺乏、呕吐以及上消化道出血、贫血、体重减轻、肠梗阻等非特异的消化系统症状。临床上按患者的症状特点可分为梗阻型、出血型、溃疡型、肿瘤型、憩室型和隐匿型6种类型。梗阻型以幽门梗阻、胆道梗阻、肠梗阻、肠套叠等为主要表现;出血型则以消化道出血为主要表现;溃疡型以胃、肠黏膜萎缩性溃疡为主要表现;肿瘤型以黏膜局部隆起、胃壁或肠壁增厚为主要表现;憩室型以憩室炎、出血为主要表现;隐匿型多为先天性发育异常,无任何症状。

## 三、异位胰腺的病理病因

异位胰腺是胚胎发育过程中的一种先天性畸形,在人胚的第6~7周时,随着背侧和腹侧胰始基随着原肠上段旋转融合,如果有一个或几个胰始基细胞停留在原肠壁内,由于原肠纵行生长而可将胰始基带走,背侧胰始基产生的细胞组织,将被带到胃,腹侧胰始基产生者则被带到空肠,成为异位胰腺。如果胰始基伸入胃肠壁、胆系、网膜甚至脾脏,就会在这些器官中出现胰腺组织,也为异位胰腺。异位胰腺是胰腺原基与胚胎原肠粘连或穿透原肠壁,并随原肠旋转而分布于各个异常部位,也是内胚层异向分化的结果。

### 四、影像学检查和实验室检查

异位胰腺的诊断可以通过放射学方法实现,通常在手术或内镜评估期间进行确定性诊断。影像学表现可见于上消化道系列(UGI)、超声(包括内镜)、计算机断层扫描(CT)和磁共振成像(MRI),肿块通常位于黏膜下层,有时会延伸到类似平滑肌瘤或其他黏膜下肿瘤的肌肉层。功能检查通常无特异性。前瞻性诊断困难,常在活检或切除后进行。

上消化道钡餐造影检查:可见圆形充盈缺损,缺损中央存钡呈脐状凹陷及开口,这一中央导管征为有意义的征象(图41-0-1)。对疑为该病的患者行上消化道造影检查对胃及十二指肠的异位胰腺诊断有帮助,主要表现为圆形充盈缺损。

#### (一)内镜检查

特点是大部分病变位于胃窦,在胃大弯后壁及前壁,很少在小弯侧。内镜下呈黏膜下半球状隆起,表面黏膜色泽正常,中央有脐样凹陷及开口,少数呈圆锥形、乳头状或圆柱形,境界清楚,周围黏膜光滑,由于多位于黏膜层以下,活检只能取到少量黏膜,多为慢性炎症改变(图41-0-2)。病理活检深度足够可获取胰腺组织。在内镜下从活检孔把导管插入异位胰腺顶端开口,注入30%泛影葡胺造影,X线拍片可见到几条弯曲成团的腺管结构,有时能显示中央导管及其分支。胃镜检查时从顶端开口插入导管,如能抽取到少量无色液体并测定淀粉酶,同时测定血和尿淀粉酶,前者与后两者比较明显升高,也高于正常胃液中的淀粉酶。超声内镜可显示黏膜隆起出现在黏膜下层、浅肌层、深肌层或浆膜层,对决定治疗方法有帮助(图41-0-3)。超声内镜检查是判断上消化道异位胰腺范围及指导治疗的重要手段,但易与胃肠间质瘤相混淆,据国内文献报道,典型的异位胰腺可通过脐样凹陷、管样开口与胃肠间质瘤相鉴别。当术前无法确诊时,腹腔镜探查活组织检查可作为首选的检查方法。

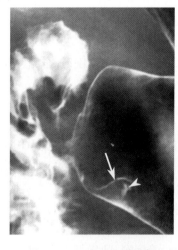

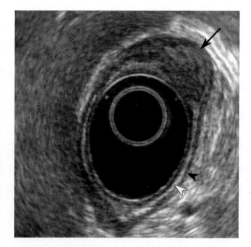

图41-0-1　上消化道钡餐　　　　　　图41-0-3　超声内镜

#### (二)CT

CT对异位胰腺的前瞻性诊断具有挑战性。大量卵圆形或圆形的胃窦壁可见光滑或锯齿状的边缘,通常有均匀的早期增强,类似于正常的胰腺,有时可见增强不良,在这种情况下,病变主要由导管和肥厚的肌肉组成。少数病例显示异位胰管扩张,在门静脉期采集的对比增强CT图像显示了与胰实质相似的均匀衰减的黏膜下肿块,脐样征及导管征是异位胰腺癌的特征性表现(图41-0-4)。当腹部CT有如下表

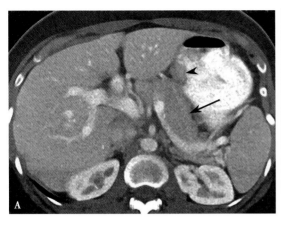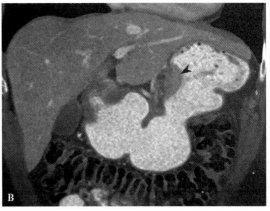

图 41-0-4　胃异位胰腺 CT 示意图

现时,应考虑异位胰腺癌的可能:①肿瘤位于空腔脏器黏膜下或胸腹腔的间隙内,较少侵犯黏膜层;②肿瘤密度不均匀,为囊实混合性密度;③肿瘤有内分泌分化时,强化非常明显;④短期内肿瘤明显增大;⑤出现附近淋巴结或远处脏器转移。当腹部 CT 发现平扫及增强各期强化与主胰腺相仿的组织结构,应考虑到异位胰腺的可能。异位胰腺可以具有正常胰腺的所有成分,包括胰腺腺泡、胰管及胰岛,因此可以产生和分泌各种胰液和胰酶,不明原因的腹部非主胰腺的炎性病变,应仔细观察炎症的主体部分,平扫密度与强化各期强化是否与胰腺相似或密度稍低,是否见胰腺组织的小叶样结构,若符合上述条件应考虑到异位胰腺合并炎症可能。

（三）MRI

MRI 在异位胰腺的信号特征和增强应该与正常胰腺的信号特征和增强相一致(图 41-0-5)。然而可以看到强于正常胰腺的强化增强,典型的正常胰腺实质在 $T_1$ 加权像上与正常肝实质的信号(年老患者)相似或高于(年轻患者)其的强度。磁共振胆胰管造影(MRCP)通常采用 $T_2$ 加权像,MRCP 或典型的 $T_2$ 加权序列有助于鉴别异位导管征象,可见扩张的异位胰管,即主要是 $T_2$ 加权像上的高信号强度。在 MRCP 检查过程中使用促胰液素可能会改善异位胰腺导管系统的可视化。磁共振成像有助于诊断伴有并发症的异位胰腺组织。在绝大多数病例中,异位胰腺的信号强度在 $T_1$、$T_2$、DWI 和 DCE 图像上与正常胰腺等信号,且几乎总是在动脉期(100%)。MRCP 对鉴别包含异位导管结构的流体高度敏感。异位胰腺组织可以通过确定肠系膜或肠腔引流至肠腔的导管来诊断。异位胰腺最重要的鉴别诊断是 GIST 和其他黏膜下肠肿瘤,如神经源性,类癌和血管球瘤。GIST 的信号强度在 $T_1$ 上低,在 $T_2$ 和 DWI 图像上高,并且不同于正常的胰腺组织信号。

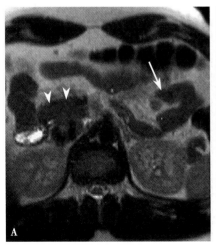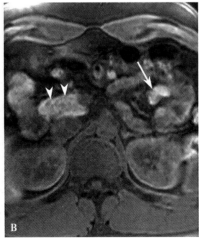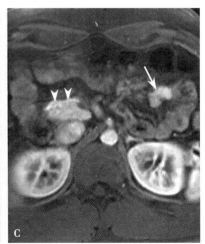

图 41-0-5　空肠异位胰腺 MRI 示意图

### (四) 实验室检查

若异位胰腺并存胰岛细胞瘤、胃泌素瘤等,则可分别检测到血糖增高、胰高血糖素或胃泌素水平上升等,异位胰腺炎时血、尿淀粉酶可升高。

病理检查:病理检查能为异位胰腺提供确诊证据,但由于异位胰腺发生位置较深,若取材表浅,病理检查结果具有一定的局限性,通常可以多次取材或是深部取材以提高诊断的准确性。

## 五、异位胰腺的并发症

异位胰腺位于胃和十二指肠时,可以并发溃疡出血,是上消化道大出血的少见原因之一,还可发生胰腺炎和胰腺癌;位于幽门处的带蒂的异位胰腺脱落可嵌顿在幽门引起幽门梗阻;位于空回肠的异位胰腺炎可引起肠套叠和坏死性肠穿孔;胆道异位胰腺可引起胆囊炎、梗阻性黄疸;巨大异位胰腺可以并发胰腺假性囊肿。

## 六、治疗

异位胰腺临床症状隐匿,临床表现无特异性,给诊断带来了极大挑战,同时由于异位胰腺可以分泌各种胰酶和胰液,也可以发生急、慢性胰腺炎,甚至并发囊肿、肿瘤等,所以异位胰腺一旦确诊,应尽早切除。传统的治疗方法是外科手术切除,手术创伤较大。近年来随着内镜下切除术技术的不断提高,对于局限于黏膜层、黏膜浅层及黏膜下层的直径小于 1.5cm 者,直接给予高频电圈套器切除、黏膜下切除(EMR)或黏膜剥离(ESD),术后无出血、穿孔等并发症,损伤小,效果满意。如在深肌层或浆膜下层,以手术切除为宜,如胃次全切除术、肠切除术、憩室切除术等。病灶较小者可作部分胃壁或肠壁切除,再缝合胃壁或肠管。切忌试图从胃、肠壁上单纯剥离异位胰腺组织。如果在其他手术中偶尔发现异位胰腺,且患者在术前也无异位胰腺引起的症状,在不影响原定手术和切除异位胰腺并不困难的情况下,应尽可能予以同时切除,术中还应作冰冻切片,如有癌变则应扩大切除范围或行根治术。

(喻 超　陈自力)

## 参 考 文 献

1. 胡小红,王成林,邱立城,等. 腹部异位胰腺的 CT 诊断. 中国 CT 和 MRI 杂志,2017(01):73-75.

2. 吴志涛. 腹部异位胰腺的 CT 诊断临床分析. 实用医技杂志,2017,10:1059-1061.

3. 于骞,马周鹏. 异位胰腺 CT 误诊二例. 肝胆胰外科杂志,2017,01:67-69.

4. 左利平,庄坤,张欣,等. 5 例非典型性异位胰腺内镜分析. 胃肠病学和肝病学杂志,2016,09:1054-1057.

5. 郑汝桦,吕瑛,王雷,等. 胃异位胰腺 21 例临床分析. 新医学,2015,08:546-549.

6. Rimal D,Thapa S R,Munasinghe N,et al. Symptomatic gastric heterotopic pancreas:clinical presentation and review of the literature. Int J Surg,2008,6(6):e52-e54.

7. Guillou L,Nordback P,Gerber C,et al. Ductal adenocarcinoma arising in a heterotopic pancreas situated in a hiatal hernia. Arch Pathol Lab Med,1994,118(5):568-571.

8. Hoven N,Spilseth B. Ectopic pancreatitis. Minn Med,2014,97(10):36-37.

9. Kung J W,Brown A,Kruskal J B,et al. Heterotopic pancreas:typical and atypical imaging findings. Clin Radiol,2010,65(5):403-407.

10. Cho J S,Shin K S,Kwon S T,et al. Heterotopic pancreas in the stomach:CT findings. Radiology,2000,217(1):139-144.

11. Park S H,Han J K,Choi B I,et al. Heterotopic pancreas of the stomach:CT findings correlated with pathologic findings in six patients. Abdom Imaging,2000,25(2):119-123.

12. Zinkiewicz K,Juskiewicz W,Zgodzinski W,et al. Ectopic pancreas:endoscopic,ultrasound and radiological features. Folia Morphol(Warsz),2003,62(3):205-209.

13. Lee Y T,Lin H,Guo J C,et al. Laparoscopy-assisted billroth I gastrectomy for ectopic pancreas in the prepyloric region. Case Rep Gastroenterol,2012,6(3):712-719.

14. Teke Z,Zengin N I,Atalay F,et al. A tumor-like lesion mimicking mucinous(colloid)carcinoma in heterotopic pancreas of the

prepyloric antrum：a formidable challenge for frozen examination. JOP,2010,11(3):237-243.

15. Kim J Y,Lee J M,Kim K W,et al. Ectopic pancreas：CT findings with emphasis on differentiation from small gastrointestinal stromal tumor and leiomyoma. Radiology,2009,252(1):92-100.

16. Thangasamy S J,Zheng L,Mcintosh L,et al. Dynamic contrast-enhanced MRI findings of acute pancreatitis in ectopic pancreatic tissue：case report and review of the literature. JOP,2014,15(4):407-410.

17. 孙莉娟,郝洪升,李文捷,等. 超声内镜在诊治上消化道异位胰腺中的价值. 医学与哲学(临床决策论坛版),2011,09: 29-30.

18. Rezvani M,Menias C,Sandrasegaran K,et al. Heterotopic Pancreas：Histopathologic Features,Imaging Findings,and Complications. Radiographics,2017,37(2):484-499.

# 第 42 章

# 滤泡性胰腺炎与嗜酸性胰腺炎

【摘要】本章介绍的滤泡性胰腺炎和嗜酸性胰腺炎均属罕见的慢性胰腺炎类型。滤泡性胰腺炎发病机制不明，临床症状缺乏特异性，因腹部 CT/MRI 等影像检查偶然发现，或表现类似胰腺癌，出现无痛性黄疸和胰腺实质性占位，病理显示为淋巴浆细胞浸润、大量伴有反应性生发中心的淋巴滤泡分布于胰腺腺管周围或腺泡组织是其突出特征。与同是胰腺组织中淋巴浆细胞浸润的自身免疫性胰腺炎不同之处为，后者淋巴滤泡相对少、病变区 IgG4 阳性浆细胞密集浸润，多伴席纹状纤维化、闭塞性静脉炎，血清学检查 IgG4 水平升高，激素疗效反应好。嗜酸性胰腺炎也可有上腹痛、皮肤巩膜黄染等症状，大多伴有嗜酸性粒细胞增多综合征表现，合并嗜酸性胃肠炎，影像学表现为胰腺弥漫性肿大、实性占位或假性囊肿，主要与胰腺肿瘤及引起胰腺组织中嗜酸细胞浸润增多的疾病鉴别，需强调指出：嗜酸性胰腺炎组织内浸润的炎性细胞几乎全部为嗜酸细胞。患者伴有嗜酸性胃肠炎、外周血嗜酸细胞增多、IgE 升高等有助于诊断。这些少见罕见病的最终确诊有赖于相对特异的病理学检查，由此促进临床深入总结相关影像学特征、提高内镜超声穿刺活检技术。认识此类疾病的意义在于，可避免患者接受不必要的具有高风险的胰腺切除术。

## 第一节　滤泡性胰腺炎

滤泡性胰腺炎（follicular pancreatitis）是一种特殊类型的自身免疫性胰腺炎（autoimmune pancreatitis，AIP），以慢性炎症细胞浸润、带有反应性生发中心的淋巴滤泡集聚为病理学特征，其发病机制和临床表现尚未被人所熟知。随着对自身免疫性胰腺炎的认识深入，这种同样以淋巴浆细胞浸润为突出表现的疾病被细分出来，2012 年才首次由 Zen 等给予命名。检索中文常用数据库，国内尚未有滤泡性胰腺炎的报道。

### 一、临床特征

对于滤泡性胰腺炎的描述通常仅见于病例个案报道，既往对其认识很有限，曾以胰腺假性淋巴瘤（pancreatic pseudolymphoma）、淋巴样增生（lymphoid hyperplasia）等病名被报道。最近 Gupta 等对滤泡性胰腺炎进行了全面的研究，他们对麻省总院和 Baptist 纪念医院所有经手术和活检确诊慢性胰腺炎的患者重新评估、分析组织切片、进行免疫组化检测，也仅仅确诊纳入 6 例，但已是该病迄今为止含病例数最多的报道，我们结合其他研究者报道，总结出相对详尽的临床特征。

发病年龄多为中老年，Gupta 等报道的年龄范围为 41~68 岁，男性相对于女性好发，有一定相关性的既往史包括溃疡性结肠炎、结肠切除术、长期饮酒、吸烟以及 2 型糖尿病等。

　　临床上症状轻微且无特异性,可有上腹痛、乏力、消瘦等症状,部分患者出现无痛性黄疸、肝功能检查示酶学升高,以碱性磷酸酶、谷氨酰转肽酶升高更为明显,黄疸多表现为梗阻性黄疸,直接胆红素可占总胆红素的 60% 以上,类似于胰腺肿瘤。血清 IgG4 水平多正常。但更常见的情形是,患者因其他疾病行 CT 等影像检查偶然被发现。

　　滤泡性胰腺炎的 CT、MRI 等影像学表现可分为三型。Ⅰ型:为胰腺实性占位,与胰腺癌、神经内分泌肿瘤或淋巴瘤等实体瘤相似,常为单发,罕见在胰腺多部位同时发生。Ⅱ型:有些病例胰管全程扩张,类似胰腺导管内乳头状黏液瘤(intraductal papillary mucinous neoplasm,IPMN)。Ⅲ型:最少见,可显示为胆总管远端的占位。在超声影像上病灶呈现为低回声肿块,肿瘤内无明显的血流信号。CT 平扫时,肿块多呈等密度;增强扫描时肿块强化不明显,与周围正常胰腺组织相比,呈现低密度,在延迟期,部分病灶可轻度强化。MRI 表现为 $T_1$ 加权低信号、$T_2$ 加权高信号,而在增强扫描 $T_1$ 加权上表现与 CT 类似,呈现动脉期低信号。PET/CT 上可见高代谢的病灶。

　　内镜超声(EUS)及细针抽吸穿刺(fine-needle aspiration-FNA)检查,穿刺获得细胞多为淋巴细胞,少量中性粒细胞。胰腺上皮细胞少见,多表现为轻度异型、无恶性特征。ERCP 细胞刷检结果也仅显示出轻度异型。上皮细胞免疫组化结果示细胞角蛋白(cytokeratin)(+),嗜铬粒蛋白(chromogranin)(−)和突触素(synaptophysin)(−),可与神经内分泌瘤相鉴别。总体而言,FNA 细胞学诊断价值不大,偶有穿刺到的少量异型上皮细胞可能还会起到误导作用、作出倾向于胰腺肿瘤的诊断。但经 EUS 引导的组织芯活组织检查有助于诊断。穿刺针活检能得到一定量的组织,理论上是明确病变性质的最佳方法,无论是 CT 引导还是超声内镜引导的穿刺针活检对于诊断胰腺肿瘤都有很高的准确性,是术前鉴别肿瘤性质的首选方法。但由于病例数极少,目前无法判断该方法对于确诊滤泡性胰腺炎的意义。

　　手术切除标本的组织学病理是目前确诊滤泡性胰腺炎的唯一可靠方法,之前几乎所有报道的病例均由此获得诊断。

## 二、病理特征

### (一)大体特征

　　部分病例表现为胰腺的质硬灰色包块,大小可至约 3cm。有些病例呈现为扩张的主胰管、但胰管管腔内无黏液、无实性结节。影像学显示远端胆总管占位的,病理证实是胆总管胰腺段的病变。

### (二)组织学特征

　　所有病理都发现组织内大量大小不一的淋巴滤泡,伴有反应性生发中心,腺泡萎缩或不明显而套区完整,大部分含有生发中心的淋巴滤泡围绕着胰管,也可散在分布在腺泡、血管及神经周围。胰管周围的生发中心通常伴有淋巴浆细胞性浸润,与自身免疫性胰腺炎些许类似。但滤泡性胰腺炎病理特征明显的是,胰腺导管上皮细胞无损伤迹象;邻近腺泡的生发中心也未引起胰腺实质的破坏。无论分布部位如何,生发中心都很一致地表现为 CD21- 阳性滤泡树突状细胞形成的致密网状结构,Bcl-6 阳性而 Bcl-2 阴性。免疫组化显示浆细胞呈 kappa- 和 lamda- 轻链阳性的多克隆特征,生发中心以 CD20 阳性 B 细胞为主,散在 CD3 阳性 T 细胞,病灶内 IgG4 阳性浆细胞平均为(3~19)/ 高倍视野。IgG4/IgG<40%。

　　对于诊断所需生发中心的数量标准,目前还难于限定,一般建议每低倍镜视野中见到超过 10 个。

　　所有病理均未发现中性细胞性脓肿(粒细胞性上皮损伤),偶有胰管管周纤维化、小叶间纤维化和胰腺实质萎缩在病变所在胰腺段常见,但胰腺内分泌组织不受累、席纹状纤维化也不会出现。部分病例可见静脉管腔闭塞,胰腺上皮内瘤变(pancreatic intraepithelial neoplasia,PanIN)在胰腺切除术后标本中可见,但胰周淋巴结增大不明显、即使存在也是反应性增生改变。

　　以单发实体瘤表现者,淋巴滤泡的分布更为弥散,除主胰管、分支胰管周围外还见于腺泡、血管、神经周围;而类似 IPMN 的主胰管扩张者,滤泡常局限于紧邻主胰管的区域。

## 三、鉴别诊断

　　除胰腺癌外,还需和以下疾病相鉴别:

### （一）自身免疫性胰腺炎（autoimmune pancreatitis，AIP）

自身免疫性胰腺炎占慢性胰腺炎的 3.5%~5.7%，男女性患者比例约 1.5：1，起病较隐匿，症状多样，轻、中度进行性或间歇性梗阻性黄疸较多见。影像检查见胰腺弥漫性增大或呈局限性肿块，前者比例较高，主胰管不规则狭窄，胰周出现肿大的淋巴结，MRI 可显示病变胰腺周围假包膜影，是 AIP 非常重要的影像特征。分为两型，都不出现胰管扩张、蛋白栓、胰管结石、钙化及假性囊肿，Ⅰ型 AIP，常见有席纹状纤维化、闭塞性静脉炎、IgG4 阳性浆细胞数量增多（>50/HPF）及 IgG4/IgG 升高。Ⅱ型 AIP，即特发性导管中心性胰腺炎（idiopathic duct centrality pancreatitis，IDCP），胰管管周炎症及中性粒细胞浸润（粒细胞性上皮损害）可见。而滤泡性胰腺炎不会出现上述典型病理改变。AIP 患者经过激素治疗后症状可明显好转，但Ⅰ型 AIP 临床复发常见，而滤泡性胰腺炎复发少见。不过目前不排除有两病重叠可能。两种疾病特征的具体对比见表 42-1-1。

表 42-1-1　滤泡性胰腺炎和自身免疫性胰腺炎特征比较

| 特征 | 滤泡性胰腺炎 | 自身免疫性胰腺炎 |
| --- | --- | --- |
| 席纹状纤维化 | 无 | Ⅰ型存在 |
| 闭塞性静脉炎 | 罕见或无 | Ⅰ型易见到 |
| 淋巴滤泡生发中心 | 管周突出或弥散分布于实质 | 管周无，偶见于小叶内（Ⅰ型） |
| 粒细胞上皮损伤 | 无 | Ⅱ型易见到 |
| 组织内含量丰富的 IgG4+ 浆细胞（>50/HP）和 / 或 IgG4/IgG >40% | 否 | 是（Ⅰ型） |
| 血清 IgG4 水平 | 正常 | 升高（Ⅰ型 80%） |
| 对类固醇治疗反应 | 不明 | 好 |

### （二）酒精性慢性胰腺炎

酒精性慢性胰腺炎是我国慢性胰腺炎主要病因，患者中年男性多见，有 2 年以上的长期饮酒史，酒精摄入量大于 80g/d（男）和 60g/d（女）。主要症状为腹痛、腹泻，常并发糖尿病。在疾病的早期阶段频繁发生上腹痛。随着时间的推移，疼痛发作的频率和强度降低。早期酒精性慢性胰腺炎表现为小叶周围和小叶内的不均匀纤维化，胰管扭曲扩张。病变进展期，正常胰腺小叶结构广泛被弥漫性纤维化替代，胰管明显扩张和 / 或变形。其典型表现为胰腺结石与钙化、少量炎性细胞浸润、胰管扩张内有蛋白栓，胰腺周边组织见充满蛋白栓的囊状扩张小胰管，但病理组织学检查无生发中心形成。

### （三）沟槽状胰腺炎

特指位于十二指肠和胆总管之间沟槽状区域的炎症，包括十二指肠降部、胆总管下段和胰头背部。可分为单纯性和节段性，前者局限于沟槽状区域不涉及主胰管，后者包含胰腺头部，并伴随着主胰管的狭窄及扩张。胆管下端周围可见纤维化以及瘢痕形成，胰腺周围的淋巴结可被累及。可见十二指肠壁和沟槽状区域有灰白色的瘢痕组织、十二指肠壁通常增厚、有时胆总管轻度的扩张。十二指肠乳头旁肠壁增厚和瘢痕常引起降部狭窄，镜下显示 Brunner 腺体增生和广泛的纤维化导致黏膜下层增厚，纤维化和瘢痕形成在沟槽状区域明显，增厚的十二指肠壁中囊性改变被认为是特征性组织学改变。随着疾病的进展，纤维化扩展至胰腺头部导致主胰管扩张，常见蛋白栓、钙化灶和脓肿。节段性沟槽状胰腺炎副胰管扩张多见、内有蛋白栓形成。

### （四）低级别 B 细胞淋巴瘤

胰腺原发性淋巴瘤（primary pancreatic lymphoma，PPL）很少见，仅占淋巴结外型非霍奇金淋巴瘤的 0.2%~2%，在各类胰腺恶性肿瘤中占比不足 0.5%，其中滤泡性淋巴瘤（follicular lymphoma）更为罕见。患者表现多为非特异性，常伴有腹痛、黄疸、体重下降等情况，发热、盗汗等全身症状多不典型。实验室和影像学检查缺少特异性的表现。胰腺淋巴瘤的病例中约三分之一的患者主胰管没有受累，而且在累及胰管时远端胰管也不扩张，这点与滤泡性胰腺炎和胰腺癌有所不同。在 ERCP 和超声内镜下对主胰管的检查对鉴别诊断有一定的帮助。超声内镜或 CT 引导下的组织活检是术前诊断的"金标准"。文献报道超过1 000 例胰腺肿块的超声内镜下活检,诊断为滤泡性淋巴瘤的病例占 0.4%。由于胰腺淋巴瘤的术前诊断困难,很难与其他胰腺肿瘤鉴别,大部分病例接受了手术切除,术后的组织病理提供了确诊的依据。结外边缘区 B 细胞淋巴瘤,也可有明显的生发中心形成,但滤泡性胰腺炎 Bcl-2 阴性,而低级别 B 细胞淋巴瘤往往 Bcl-2 阳性。结外边缘区 B 细胞淋巴瘤有时也产生大量反应性生发中心、且 Bcl-2 阴性,不同于滤泡性胰腺炎的是淋巴瘤具有扩张的边缘区和围绕滤泡的片状排列单核 B 细胞。另外,滤泡性胰腺炎浸润的淋巴细胞和浆细胞呈多克隆性,即免疫组化呈 kappa- 和 lamda- 轻链阳性,但边缘区淋巴瘤显示浆细胞分化型克隆特点,为单轻链表达、可用于鉴别。最后,淋巴瘤累及胰腺更为常见,仔细分析胰周淋巴结可提供更多鉴别证据。

### 四、治疗和预后

理论上讲滤泡性胰腺炎无需手术治疗,但目前诊断明确的病例绝大多数是通过手术切除病灶,经术后病理检查证实。由于滤泡性胰腺炎的临床表现和实验室检查缺乏特异性,而影像学检查多能发现胰腺内的肿块形病灶和受累胰管的狭窄及远端扩张,这些表现很难与常见的胰腺肿瘤区分,考虑到该病的发病率极低,因此多数情况下需要依照胰腺肿瘤处理。病理诊断是明确该疾病的最佳方案,但在术前做到这点十分困难。超声内镜下细针抽吸获得的细胞学病理不足以诊断,穿刺针活检所得到的组织学病理是术前获得确诊的唯一途径,但限于病例数,目前缺乏统一的诊断标准,只能依赖各个病理中心的经验。多数情况下,术前的病理诊断无法确诊滤泡性胰腺炎,甚至无法确定是肿瘤还是炎症,此时手术切除很难避免。

文献报道中的大部分患者因无法排除恶性肿瘤,行胰十二指肠切除术(Whipple 术),术后随访中位时间 13 个月,未发现胰腺及胰腺外部位的复发。个别未手术患者采用类固醇治疗,治疗后病灶有一定缩小反应,影像学显示病灶缩小 50%。但目前还难于下结论,不推荐该病可以和 AIP 一样采用激素治疗。

滤泡性胰腺炎预后良好,不存在复发的风险,部分病灶有自行消退可能。认识这种肿块型胰腺炎的重要意义在于,可避免不必要的具有高风险的胰腺切除术。

## 第二节　嗜酸性胰腺炎

嗜酸性胰腺炎(eosinophilic pancreatitis,EP)亦为一种非常罕见的疾病,Barresi 等于 1978 年报道一例,患者为母亲患糖尿病的新生儿,总体英文文献报道也仅 10 余例。我国首例报道者为郭晓钟等。EP 由于纤维化和嗜酸性细胞浸润导致胰腺包块、胆总管梗阻,类似于恶性肿瘤,成为导致"无肿瘤阳性结果"胰腺切除术的少见原因之一。

### 一、病因与病理

病因繁杂,包括恶性肿瘤、寄生虫感染、对某些药物如卡马西平过敏,毒素注射、牛奶过敏等,另有一种环胰岛周围嗜酸性粒细胞浸润伴有胰岛肥大的特殊情形,发生在糖尿病母亲的婴儿中。

由于典型的 EP 一般在嗜酸性胃肠炎或嗜酸性粒细胞增多综合征的背景下发生,而对于嗜酸性胃肠炎的发病机制,研究者认为嗜酸性粒细胞在胃肠黏膜表面的聚集引起 I 型变态反应是组织损伤的主要机制,嗜酸性粒细胞阳离子蛋白对组织细胞有直接损伤和破坏作用。推测嗜酸性胰腺炎的发病机制与此类似,即胰腺组织受细胞毒直接作用和促炎因子损伤而发生炎症病变,局部反复的炎性刺激导致胰腺组织长期处于间质水肿和嗜酸性粒细胞浸润的微环境,最终发展成为慢性炎性肿块。

#### 病理

几乎是纯粹的嗜酸细胞显著浸润胰腺实质(图 42-2-1~42-2-3),伴或不伴纤维化或胰腺假性囊肿形成。据现有有限资料发现,EP 有两种不同的组织类型:①胰腺整体增大、纤维化,围绕胰管、腺泡的弥漫性嗜酸细胞浸润,存在嗜酸细胞性静脉炎、动脉炎。这种类型有点类似自身免疫性胰腺炎,只是缺少 AIP 特征性淋巴细胞和浆细胞浸润。②表现为胰腺头部的假性囊肿形成,囊肿由致密纤维化包绕、被大量嗜酸细胞浸润,与远端胰腺实质相对分隔,远隔胰腺腺泡组织基本正常。

患者因难于和胰腺恶性肿瘤鉴别,多接受胰腺十二指肠切除手术,术后病理发现同时切除的胆囊、胆总管、十二指肠、壶腹部、胰周淋巴结以及脾脏等都有显著的嗜酸细胞浸润。

## 二、临床表现

总体而言嗜酸性胰腺炎缺乏流行病学资料,根据目前世界范围内有限的个案报道,嗜酸性胰腺炎各年龄段皆可发病,但以中老年多见,男女比例约为 2∶1。部分患者有过敏史、哮喘史,但未报道有自身免疫性疾病和血管炎,如原发性硬化性胆管炎、炎症性肠病等既往或合并病史。若新生儿的母亲为血糖控制不佳的糖尿病患者,该婴幼儿的发病风险高于其他人群。

患者的临床表现无特异性,由于胰腺的炎性肿胀可压迫和刺激胰腺包膜引起不同部位的腹痛,以右侧较多见,可向后背放射。胰头部位病变还可影响胆汁和胰酶的排泄,部分患者甚至可诱发嗜酸性胰腺炎急性发作。另外,持续的炎性反应还可引起胰胆管损伤等,部分患者可出现黄疸、瘙痒、消化不良、体重减轻等症状。

大部分 EP 患者合并有全身系统性表现,如外周血嗜酸性粒细胞增多、血清 IgE 水平升高和 / 或包括胃肠道在内的其他脏器的嗜酸细胞浸润。很多患者符合嗜酸性粒细胞增多综合征(hypereosinophilicsyndrome,HES)的诊断标准如下:

1. 持久性外周血 EOS 增多($>1.5 \times 10^9$)持续 6 个月以上,或患者于 6 个月以内死亡。

2. 除外寄生虫、血管炎、白血病、恶性肿瘤等能引起继发性或反应性 EOS 增多的病因。

3. 有过敏表现,如关节炎、支气管哮喘,多系统器官(皮肤、心脏、胃肠道等)受累的症状和体征。

也有报道以复发性胰腺炎为表现的 EP,外周血嗜酸细胞仅轻度升高,也没有 HES 和 IgE 升高的相关症状,但病理结果符合。

患者可能因上腹痛、梗阻性黄疸,CT、磁共振胰胆管成像(MRCP)或经内镜逆行胰胆管造影(ERCP)等影像学检查发现胰腺弥漫性肿大或胰腺肿块,胆管胰管狭窄、部分可合并有末端胰胆管扩张而就诊,也有部分患者被发现时胰腺头部有假性囊肿形成。

EUS 检查可提供更多信息,Barthet 等报道,采用 12MHz 高频超声,检测到 CT 等未能发现的胰头占位,边界清、呈圆形低回声,压迫胆总管造成下端狭窄、继发肝内外胆管扩张。

## 三、诊断与鉴别诊断

在诊断方面,根据消化道及全身系统性症状表现,结合实验室检查包括嗜酸性粒细胞的计数及 IgE 水平,联合 CT、MRI 等影像检查及 ERCP。随着内镜超声技术的发展,EUS 检查、胰腺 EUS-FNA 及活检发挥重要作用。另外 EP 一般在嗜酸性胃肠炎的背景中发生,不伴有嗜酸性胃肠炎的 EP 少见,因此注重对于胃、十二指肠及肠道黏膜的活检,也有助于诊断。

确诊需病理或活检结果,需要强调一点:EP 指的是胰腺组织内浸润的炎性细胞仅包含嗜酸细胞或几乎全部为嗜酸细胞,而不是混有部分嗜酸细胞在内的炎性浸润。

根据 Abraham 等报道,在回顾性研究 3 375 例胰腺组织切片后,其中仅 24 例存在胰腺嗜酸细胞增多,说明胰腺内嗜酸细胞浸润这种现象总体发生率很低,不到 1%。而在这些病例中,近半数是由于胰腺异体移植排斥引起,其他的有 AIP、炎症性肌成纤维细胞瘤(inflammatory myofibroblastictumor,IMT)、系统性肥大细胞增多症等,真正确诊的嗜酸性胰腺炎仅仅 3 例。

以胰腺肿块梗阻性黄疸为表现者,主要与胰腺癌相鉴别,胰腺增强 CT 扫描等有助于诊断。检查中其肿块样改变(局部浸润),与胰腺癌难以鉴别。Song 等指出两者的影像学表现存在以下 2 个鉴别点:①嗜酸性胰腺炎除肿块样改变还伴有胰腺周围渗出或水肿;②MRCP 或 ERCP 检查可见前者的胰管狭窄、可存在于全胰腺,如有局部性狭窄时,胰管狭窄相邻处可见胰管扩张。伴有假性囊肿者,与酒精或非酒精性慢性胰腺炎鉴别。

另外需与引起胰腺内嗜酸细胞浸润的其他疾病鉴别,胰腺同种异体移植物排斥、炎性肌成纤维细胞瘤、组织细胞增生症 X,以及自身免疫性胰腺炎 I 型,即淋巴浆细胞性硬化性胰腺炎(lymphoplasmacytic sclerosing pancreatitis,LPSP)。这些疾病的患者也和 EP 一样,可具有外周血嗜酸性粒细胞增多、血清 IgE 水平升高及多脏器累及表现。胰腺同种异体移植物排斥,引起胰腺内嗜酸细胞浸润已是普遍认知的现象。

炎性肌成纤维细胞瘤是一种少见的具有复发潜能的间叶源性肿瘤,生物学行为上呈中间型(低度恶性),远处转移罕见。病理学上,IMT 主要由肌成纤维细胞性梭形细胞组成,常伴浆细胞或淋巴细胞浸润,多见于儿童和青少年,可发生于全身所有器官,以肺部和头颈部软组织多见,发生在胰腺者少见,CT 图像上的 IMT 表现并没有特异性,最终诊断仍需结合病理及免疫组化。

需与嗜酸性胰腺炎主要鉴别的是 AIP 中 LPSP,其特征为,未发现慢性胰腺炎的常见病因,如酒精性、胆源性、胰腺分裂等;组织学特征包括胰管周围淋巴浆细胞为主的炎症细胞浸润、席纹状纤维化、导管结构破坏、腺泡纤维化,程度不一的小叶炎症改变以及多数病例出现中小静脉的闭塞性静脉炎。LPSP 常单独发生,或伴干燥综合征、原发性胆汁性肝硬化、原发性硬化性胆管炎、克罗恩病或溃疡性结肠炎等自身免疫相关病史。LPSP 在 CT 扫描中多表现为弥漫增大的胰腺(腊肠样改变),少有胰腺肿块,术后均无复发性黄疸,大部分患者生活质量好。LPSP 胰腺组织也可见嗜酸细胞浸润,主要鉴别依靠组织学检查。

## 四、治疗和预后

嗜酸性胰腺炎临床表现有时候难以与胰腺恶性肿瘤鉴别,需要组织病理确诊。病例报道中不少患者接受了胰腺十二指肠切除手术,术后才发现组织病理没有恶性肿瘤依据,而是嗜酸性胰腺炎。

但事实上,如果临床对于 EP 有足够的认识,术前作出诊断显得非常重要,建议 EUS 胰腺穿刺活检及胃肠镜黏膜活检,必要时糖皮质激素行诊断性治疗。因 EP 应用肾上腺糖皮质激素治疗即可取得满意疗效,患者治疗后腹部 CT 示胰腺大小可恢复正常、渗出消失,嗜酸性粒细胞恢复正常,黄疸亦明显好转。一般激素口服剂量为泼尼松 40~60mg/d。黄疸较为明显者,也建议经 ERCP 置入胆管引流。其他可选用的非类固醇辅助治疗药物包括、色甘酸、孟鲁司特、羟基脲、硫唑嘌呤、酮替芬,也有较好的效果。适当的药物治疗可以预防病情进展、治疗相关嗜酸性胃肠炎、HES。总体预后好,可随访嗜酸细胞计数、IgE 水平以及胃肠黏膜活检结果。

(徐晓蓉　沈　波　朱　昌)

# 参 考 文 献

1. Zen Y,Ishikawa A,Ogiso S,et al. Follicular cholangitis and pancreatitis-clinicopathological features and differential diagnosis of an under-recognized entity. Histopathol,2012,60(2):261-269.

2. Deshpande V,Zen Y,Chan JK,et al. Consensus statement on the pathology of IgG4-related disease. Mod Pathol,2012,25(9):1181-1192.

3. Hatzitheoklitos E,Buchler MW,Friess H,et al. Pseudolymphoma of the pancreas mimicking cancer. Pancreas,1994,9(5):668-670.

4. Gupta RK,Xie BH,Patton KT,et al. Follicular pancreatitis:a distinct form of chronic pancreatitis-an additional mimic of pancreatic neoplasms. Hum Pathol,2016,48(2):154-162.

5. Kim JW,Shin SS,Heo SH,et al. Imaging findings of localized lymphoid hyperplasia of the pancreas:a case report. Korean J Radiol,2011,12(4):510-514.

6. Mizuuchi Y,Aishima S,Hattori M,et al. Follicular pancreatitis,report of a case clinically mimicking pancreatic cancer and literature review. Pathol Res Pract,2014,210(2):118-122.

7. Stone JH,Zen Y,DeshpandeV. IgG4-related disease.N Engl J Med,2012,366(6):539-551.

8. Sah RP,Chari ST,Pannala R,et al. Differences in clinical profile and relapse rate of type 1 versus type2 autoimmune pancreatitis. Gastroenterol,2010,139(1):140-148.

9. Levenick JM,Gordon SR,Sutton JE,et al. A comprehensive,case-based review of groove pancreatitis. Pancreas,2009,38(6):

e169-e175.

10. Abraham SC,Leach S,Yeo CJ,et al. Eosinophilic pancreatitis and increased eosinophils in the pancreas. Am J Surg Pathol, 2003,27(3):334-342.

11. 郑健超,廖润坤.嗜酸性胰腺炎合并胃肠炎 1 例报道.胃肠病学和肝病学杂志,2016,25(12):1355-1356.

12. 郭晓钟,胡志刚,崔忠敏.嗜酸性胰腺炎.中华消化杂志,2012,32(5):348-349.

13. Cay A,Imamoglu M,Cobanoglu U. Eosinophilic pancreatitis mimicking pancreatic neoplasia.Can J Gastroenterol,2006,20(5): 361-364.

14. Tian L,Fu P,Dong X,et al. Eosinophilic pancreatitis:Three case reports and literature review.Mol Clin Oncol,2016,4(4):559-562.

15. Reppucci J,Chang M,Hughes S,et al. Eosinophilic Pancreatitis:A Rare Cause of Recurrent Acute Pancreatitis. Case Rep Gastroenterol,2017,11(1):120-126.

16. Barthet M,Hastier P,Buckley MJ,et al. Eosinophilic pancreatitis mimicking pancreatic neoplasia:EUS and ERCP findings—is nonsurgical diagnosis possible? Pancreas,1998,17(4):419-422.

17. Song JW,Kim MH,Seo WJ,et al. A case of eosinophilic pancreatitis. Korean J Gastroenterl,2003,42(5):444-450.

18. Stevens T,Mackey R,Falk GW,et al. Eosinophilic pancreatitis presenting as a pancreatic mass with obstructive jaundice. GastrointestEndosc,2006,63(3):525-527.

# 第43章

# 沟槽状胰腺炎与沟槽状胰腺癌

【摘要】沟槽状胰腺炎(groove pancreatitis,GP)被定义为一种特殊类型的慢性节段性胰腺炎,其病变局限于胰腺背部、十二指肠降部以及胆总管下段的解剖区域。其确切发病机制目前仍不明确,目前多认为是由于各种原因所致的十二指肠副乳头解剖或功能障碍,导致副胰管内胰液流入受阻引起;GP临床表现很难有特异性,主要为体重减轻、上腹部疼痛,恶心呕吐;CT、MR、EUS+FNA为其明确诊断所需要的主要检查;需与沟槽状胰腺癌等疾病行仔细的鉴别诊断。沟槽状胰腺癌(pancreatic groove cancer,PGC)为较为罕见的一种胰腺癌类型,且与GP非常难以鉴别。PGC同样罕有特异性临床表现,以十二指肠受累引起的恶心呕吐、黄疸为主;预后相对较佳,主要受分化程度影响。其总的1年生存率为93.3%,3年生存率为62.2%,中位生存期为11个月。GP治疗原则与慢性胰腺炎相同,治疗目标为缓解疼痛、解除梗阻、防止恶变;PGC治疗原则以根治性手术为主,放化疗兼顾。GP与PGC患者应尤其重视长期随访,定期复查。

（另与本章节相关内容及图片,参见2012年版《慢性胰腺炎:理论与实践》的第四十七章第二节Groove胰腺炎与胰腺癌的鉴别诊断、第六十五章第一节 Groove胰腺炎病例诊治回眸。）

沟槽状胰腺炎(groove pancreatitis,GP)是一种特殊的慢性节段性胰腺炎,其病变所累及的区域为所谓的"沟槽状区域",即胰腺背部、十二指肠降部及胆总管下段之间的解剖学区域(图43-0-1)。其发病部位特殊,解剖间隙内有淋巴组织和血管走行,炎性或肿瘤性病变均可以发生于该区域,可累及大乳头括约肌、小乳头括约肌、胆总管下段、主胰管、副胰管等重要解剖结构,其临床症状和体征与胰头癌有很多相似之处,极易诊断为胰腺癌(除非有病理组织学证据),故该病明确诊断十分困难。1973年,德国学者Becker首次使用德语描述了这种特殊的沟槽状区域性胰腺炎,1982年Stolte等研究人员通过对30例GP患者术后标本分析,进一步描述了该病的节段分布的特征,并命名为Groove Pancreatitis,即沟槽状胰腺炎。GP较为罕见,发病率较低,目前尚无确切发病率统计,但有文献指出,在因慢性胰腺炎行胰十二指肠切除术治疗的病例中,发现GP的发生率占19.5%~24.5%。因而对GP的发生发展、病理生理特征、临床表现及治疗方法的认识,仍是非常重要的。

"沟槽状区域"内主要为血管及脂肪组织,但亦有少量胰腺组织,因此,胰腺炎与胰腺癌在此处亦皆可能发生。沟槽状胰腺癌(pancreatic groove cancer,PGC),顾名思义为发生在"沟槽状区域"的胰腺恶性肿瘤。其临床症状、影像学检查等皆与GP极类似,表现为沟槽状区域的组织粘连侵犯,最常累及十二指肠,以十二指肠梗阻引起的腹痛、呕吐为其特征性表现,可伴有梗阻性黄疸。从目前已有的大部分病例报道来看,PGC与GP难以得到有效的鉴别,甚至可能两者为共存演变关系;PGC常常通过GP患者手术后的病理切片检查来得到确诊。

## 一、定义及分类

GP 被定义为一种特殊类型的慢性节段性胰腺炎,其病变局限于胰腺背部、十二指肠降部以及胆总管下段的解剖区域,即所谓的"沟槽状区域"。该区域内若有慢性炎症及瘢痕组织,可压迫十二指肠、胆总管甚至胰腺背部实质,进而引发腹痛、恶心、呕吐、体重下降、黄疸等慢性胰腺炎的临床症状。近年来有学者提出了十二指肠旁胰腺炎(paraduodenal pancreatitis)的概念来描述 GP,同时包括了许多不同疾病,如异位胰腺囊性营养不良、环状十二指肠壁囊肿、十二指肠胰腺错构瘤和肌腺瘤病等。

根据沟槽状区域中的瘢痕组织是否累及胰头实质部分,Stolte 等将 GP 分为两类:

1. 瘢痕组织局限于沟槽区域　为单纯性 GP,约占慢性胰腺炎比例的 8.9%。
2. 瘢痕组织累及胰头背部实质　为节段性 GP,约占慢性胰腺炎比例的 15.5%。

沟槽状胰腺癌(pancreatic groove cancer,PGC)定义为发生于该特殊"沟槽状区域"的胰腺恶性肿瘤。该区域内的肿瘤主要可累及十二指肠,可有与 GP 类似的恶心、呕吐、黄疸等临床表现,但难以区分,最终诊断往往需要通过 MRI 甚至手术后病理切片得到确诊。

## 二、流行病学

国内外对 GP 的流行病学研究甚少,缺乏相关统计资料,缺乏 GP 的确切发病率统计。有文献报道称,慢性胰腺炎患者行胰十二指肠切除术,术后病理诊断为 GP 占 2.7%~24.4%。英国的一项研究称,近 4 年来 160 例胰头部肿物行胰十二指肠切除术,术后发现良性病变共有 39 例,其中 5 例诊断为 GP,占胰头肿物的 3.1%,占良性病变的 12.8%。各项研究结果显示差异性较大,可能是由于该病发病率较低,各国与地区发病率不同,且在名称和诊断上尚缺乏统一的标准等原因所致。

沟槽状胰腺癌的流行病学报道亦非常罕见,主要因为 GPC 的诊断主要见于 GP 行手术治疗的患者术后病理检查。有文献报道称,GPC 常见于 60~70 岁的男性;GPC 术后 1 年生存率为 93.3%,术后 3 年生存率为 62.2%,中位生存期为 11 个月;预后与病理类型显著相关。但更多的流行病学研究需要更深入、时间更长、更大样本的研究报道。

### (一)发病机制

GP 的患者大部分为 40~50 岁的中年男性,且有长期饮酒史,女性较为少见。其他如消化性溃疡、胃切除、十二指肠肠壁扩张和十二指肠异位胰腺病史,可能与本病相关。长期大量饮酒可能是 GP 发生的诱发因素。有关 GP 的确切发病机制目前仍不明确,多数学者认为是由于各种原因所致的十二指肠副乳头解剖学异常或功能性障碍,导致副胰管内胰液流入十二指肠小乳头受阻引起。长期饮酒可导致胆囊收缩素、促胰液素及胃泌素水平升高,从而使十二指肠 Brunner 腺体增生。Brunner 腺体增生导致胰液排出不畅而淤滞在背侧胰腺,从而促使了 GP 的发生。同时长期饮酒可使胰液的黏度增加,在副胰管内形成蛋白栓,甚至形成钙化结石,进一步促进 GP 的发生。异位胰腺可出现在腹腔的任何部位,十二指肠是其最常出现的部位,有学者发现,在 GP 患者的十二指肠壁内或沟槽状区域发现了异位胰腺,因此异位胰腺也被认为是 GP 发生的重要因素之一。在长期酒精的刺激下,十二指肠副乳头附近的异位胰腺出现慢性炎症并纤维化改变,从而引起副乳头功能障碍及胰液排出不畅,最终导致 GP 的发生发展。也有研究认为,副胰管的先天发育不良、解剖功能异常等原因导致副胰管内压力过高,胰液流出受限甚至胰液逆流,皆为引发 GP 的原因。PGC 患者常为 60~70 岁的中老年男性,但不一定有长期饮酒的病史。PGC 的发病机制可能与 GP 相近,有研究认为 GP 是 PGC 发生发展的前期表现。手术病理切片证实,PGC 的组织周围常见慢性炎症引起的纤维化改变,与 GP 类似。

### (二)组织学与病理学

GP 病变集中在十二指肠下段、胰腺背部、胆总管下段区域。肉眼观主要表现为:沟槽区内有瘢痕组织,十二指肠副乳头区域肠壁增厚、囊性变,伴有结节性、溃疡性及瘢痕性改变,副胰管和胆总管可轻度扩张。

显微镜下改变主要表现为:

1. 增厚的十二指肠壁内可见由于副胰管及分支胰管扩张而形成的囊性改变,囊壁为柱状上皮或肉芽组织覆盖,囊肿大小在 0.2~2cm 左右,深入黏膜下层和肌层,其内可见清亮的囊液,偶可见颗粒状白色蛋白栓及结石,囊肿可压迫到胆总管及主胰管,引起胆总管及胰管扩张。

2. 沟槽区的纤维化及瘢痕形成;十二指肠副乳头周围的肠壁表现为肌样细胞增生。

3. Brunner 腺体不典型增生,且由于广泛的纤维化导致十二指肠黏膜下及黏膜层增厚。

4. 有些病例在十二指肠壁的黏膜下层及肌层发现异位胰腺组织。

5. 扩张的副胰管内可见蛋白栓、钙化斑的形成。

6. 节段型 GP 的胰腺实质可见炎症细胞,但炎症反应较自身免疫性胰腺炎轻。

7. 胰头周围可见肿大的淋巴结。

上述十二指肠囊性变最具特征性,有研究称,约有 49% 的 GP 患者手术标本中发现十二指肠囊性变。目前尚未有权威的病理诊断 GP 的"金标准",但根据已有的病理解剖特点,可以认为病理发现沟槽区广泛纤维化、瘢痕形成,且十二指肠壁增厚纤维化、囊性变,黏膜下 Brunner 腺体增生,同时副胰管内蛋白栓形成,则比较符合 GP 的诊断。

PGC 肉眼观无法与 GP 鉴别,镜下主要表现为由分化较好的导管样结构构成,内衬高柱状上皮细胞,有的为黏液样上皮,可见癌细胞呈楔形或多角形,胞质含嗜酸性颗粒,形成腺泡或小团块。早期的 PGC,肿瘤细胞可仅局限于黏膜层。术后病理发现,PGC 神经侵袭的阳性率很高可达 90%,淋巴管侵犯率可达 83%,淋巴结转移率 83%,但总体预后较好。如上文所述研究表示,总的 1 年生存率为 93.3% 和 3 年生存率 62.2%。然而其病例数有限,随访时间较短。较好的预后可能与其分化较好的病理学表现有关。

（三）临床表现

GP 与 PGC 的临床表现都很难有特异性,主要为体重减轻、上腹部疼痛,以及由于十二指肠狭窄、十二指肠动力减弱及胃排空能力下降所致的餐后恶心呕吐,症状可以持续时间较长。有报道称 GP 表现为心前区疼痛,亦有文献报道钡餐检查提示急性胃流出道梗阻。当病灶累及胆总管合并胆总管下段狭窄时,可出现黄疸。有些患者症状同慢性胰腺炎相似,有慢性症状的患者可进展为胰腺外分泌功能不全或糖尿病。故当年龄在 40~50 岁男性,既往有慢性饮酒病史的患者出现上述症状时,则应高度警惕存在 GP 或 PGC 的可能。

（四）实验室检查

实验室检查提示血清胰酶可有轻度的升高,也有单纯表现为丙氨酸氨基转移酶及碱性磷酸酶升高的报道。肿瘤标记物如 CEA、CA19-9 等指标均在正常范围,亦有报道称 PGC 患者可见 CA19-9 升高至正常值 3 倍以上。

（五）影像学检查

CT 是诊断 GP 的重要检查方法。

1. 单纯型 GP　可见胰头与十二指肠壁之间的"片状样"的低密度病灶,但胰腺实质及胰管均正常。动态 CT 检查早期可见由于大量纤维组织形成的低密度灶,后期可见病灶延迟增强,这可能是由于纤维组织增生压迫血管影响局部血供或异位胰腺囊性营养不良造成的。同时,十二指肠壁内的囊性扩张、增厚以及肠腔狭窄都是诊断 GP 的依据。

2. 节段型 GP　可见主胰管轻度扩张,胆总管下段的狭窄可能导致肝内外胆管扩张,但胰周血管较完整,没有血栓形成及浸润等改变。异位胰腺在 CT 影像中很难辨别,除非当异位胰腺出现囊性变或继发慢性炎症时。

磁共振造影（MRI）中,$T_1$ 相为低密度影,$T_2$ 相为低密度至稍高密度影,在增强扫描中表现为一种延迟、渐进性、不均匀强化。MRCP 具有无创且可清晰显示胆胰管系统的特点,当患者因纤维瘢痕所致十二指肠肠腔严重狭窄而不能进行内镜检查时应考虑 MRCP。在单纯型 GP 时,MRCP 可见主胰管形态及走行正常;而在节段型 GP 时,可见胰头区胰管狭窄以及近端胰管扩张,十二指肠、胆总管和远端胰腺之间的距离增宽。胆总管应呈逐渐变细的走行,而非恶性改变的突然截断。

超声内镜（EUS）检查:避免了肠道气体和肠壁脂肪的干扰,克服了体外超声诊断的不足,在诊断 GP

时具有非常大的优势。EUS 可以清晰地显示十二指肠肠腔的狭窄程度及肠壁的厚度,同时可见胰头部实质、十二指肠壁及胆总管之间的低回声区域,以及狭窄的胆总管和胰管。但是单纯的 EUS 检查很难鉴别局部肿块的良恶性,可根据内镜下活检(EUS+FNA)的结果来最终明确诊断。然而,由于标本取材的局限性等问题,当组织病理学结果提示纤维增生改变时,仍不能完全排除有 PGC 存在的可能。

经内镜逆行胰胆管造影(ERCP):表现为胆总管腔及主胰管内光滑,并轻度扩张,副胰管及其分支扩张,内可见结石、蛋白栓、脓肿和钙化的形成。

腹部 B 超检查可见十二指肠壁增厚,近小乳头处狭窄,同时可见沟槽区内低回声肿块,部分患者可有胆总管的轻度扩张。

影像学检查较难进行 PGC 与 GP 的鉴别,未手术的患者若需鉴别 GP 与 PGC 十分有挑战。MRI 检查中,$T_1$ 表现为低密度影,$T_2$ 相为低密度至稍高密度影,在增强扫描中表现为一种延迟不均匀强化。但仍有一些常见于 PGC 的特殊影像学表现值得注意。有研究表示,GP 在 CT 下表现为片状强化影,而 PGC 则表现为不规则团块;GP 患者胆总管下段表现为光滑、细长的管道样结构,而 PGC 患者表现为较短的胆总管下段,且突然变细甚至消失。对于暂不行手术治疗的 GP 患者,术前应仔细完善并解读 CT 与 MRI 检查,慎重鉴别沟槽状胰腺癌的可能。

### (六)诊断与鉴别诊断

GP 与 PGC 的诊断目前无权威"金标准",需结合临床表现、实验室检查和影像学检查(主要为 CT、MRI、EUS+FNA 等)等临床结果进行综合判断,但需注意 FNA 阴性结果不能完全排除恶变可能。上述检查仍难以诊断时,必要时可行剖腹探查,同时行术中穿刺活检快速冷冻病理,以决定下一步治疗方案。

### (七)鉴别诊断

在鉴别诊断上,因为 GP 在临床症状及影像学表现与胰头癌极其相似,但两者治疗原则完全不同,胰头癌以手术治疗为主,但 GP 可选择治疗方案多样且可偏向保守。故应尽可能在术前通过无创或微创的检查明确 GP 的诊断,以减少不必要的手术及并发症的发生。

GP 最重要并且难度最大的是要与 PGC 鉴别,而节段型 GP 同 PGC 有较相似的临床表现和影像学特征,故两者的鉴别诊断十分困难。GP 时肿瘤标记物如 CEA、CA19-9 等均在正常范围。而胰腺癌时上述指标均有不同程度的升高;GP 时胰头部的血管被肿块推挤移位,但血管较完整,没有血栓及浸润等影像学表现。而 PGC 时多有周围血管的包裹及浸润;在 GP 中十二指肠壁及沟槽状区域经常可发现囊性病变,而在 PGC 中较少见;总之,对诊断为 GP 的患者进行密切的随访是十分有必要的。

单纯型 GP 还需要鉴别的疾病有:十二指肠癌,胆管癌,急性胰腺炎伴有沟槽状区域的蜂窝织炎,普通慢性胰腺炎急性发作同时伴有假性囊肿等疾病。

### (八)治疗原则与预后

GP 实际上属于慢性胰腺炎的特殊类型,因此其治疗原则与慢性胰腺炎相同,治疗目标为:缓解疼痛、解除梗阻、防止恶变。

目前 GP 的主要治疗方法包括内科保守治疗、内镜介入治疗、手术治疗。

1. 内科保守治疗 对无明显胆总管狭窄和十二指肠梗阻、症状较轻的早期患者,可保守治疗。卧床休息、戒烟酒、禁食、胃肠外营养支持及镇痛等治疗及促进胰腺功能治疗,治疗 4~6 周后通过临床症状、实验室检查以及影像学表现评价治疗效果。

2. 内镜治疗 内镜下经副乳头置入支架治疗 GP 可取得良好的效果。对于胆总管狭窄引起梗阻性黄疸的患者,在术前明确诊断后可行胆总管的支架扩张。

3. 外科手术治疗 当疼痛难忍且经上述治疗措施无效时,或严重影响患者生活、体重进行性下降时,或不能排除恶变或可能合并恶变时,需要积极考虑外科手术治疗。手术方法主要为胰十二指肠切除术。

PGC 的治疗原则为手术治疗为主。然而 PGC 的诊断往往见于 GP 已行手术治疗的患者。对于局部无法行根治性手术或已有远处转移的患者,可辅以放疗或化疗。

GP 虽然为良性病变,且在目前报道的病例中,总体预后较好,但 GP 作为慢性胰腺炎的一种特殊类型,是以 PGC 为主的胰腺癌的危险因素之一,且有与 PGC 诊断混淆的可能,所以所有患者均需要定期复查,以便及时发现疾病进展,及时治疗。

　　关于 PGC 随访与长期预后的研究较少,已有研究报道 PGC 总的 1 年生存率为 93.3%,3 年生存率 62.2%。还有研究认为,较早期的 PGC 患者,有着非常良好的预后,5 年生存率可达 100%。然而目前研究的病例数有限,随访时间短,需要更多、时间更长更深入的随访研究为我们阐明。但目前普遍认为其预后明显好于胰腺导管腺癌,可能与其较为良好的细胞分化程度有关。总之,早期诊断、早期治疗,为 PGC 治疗的关键。在临床工作中,对诊断 GP 的患者应仔细完善术前检查,慎重鉴别沟槽状胰腺癌的可能性,对于难以鉴别的患者,活检甚至手术应列入考虑范畴,以避免遗漏诊断,耽误 PGC 的治疗时机,影响预后。

(应夏洋　杨尹默)

## 参 考 文 献

1. Balakrishnan V, Chatni S, Radhakrishnan L, et al. Groovepancreatitis:a case report and review of the literature. JOP, 2007, 8: 592-597.

2. Yuan-Hao Ku. Pancreatic groove cancer. Medicine, 2017, 96 (2): e5640.

3. Stolte M, Weiss W, Volkholz H, et al. A special form of segmental pancreatitis:'groove pancreatitis'. Hepatogastroenterology, 1982, 29 (6): 198-208.

4. Aoun N, Zafatayeff S, Smayra T, et al. Adenomyoma of the ampullary region:imaging findings in four patients. Abdom Imaging, 2005, 30: 86-89.

5. Ohta T, Nagakawa T, Kobayashi H, et al. Histomorphological study on the minor duodenal papilla. Gastroenterol Jpn, 1991, 26: 356-362.

6. Mohl W, Hero-Gross R, Feifel G, et al. Groove pancreatitis:an important differential diagnosis to malignant stenosis of the duodenum. Dig Dis Sci, 2001, 46: 1034-1038.

7. Izumi S, Nakamura S, Mano S, et al. Well differentiation and intact Smad4 expression are specific features of groove pancreatic ductal adenocarcinomas. Pancreas, 2015, 44: 394-400.

8. 胡震,代文杰,姜洪池,等. 沟槽状胰腺炎及研究进展. 中华肝胆外科杂志, 2007 (3): 214-216.

9. Adsay NV, Zamboni G. Paraduodenal pancreatitis:a clinico-pathologically distinct entity unifying 'cystic dystrophy of heterotopic pancreas', 'para-duodenal cyst', and 'groove pancreatitis'. Semin Diagn Pathol, 2004, 21 (4): 247-254.

10. Sunnapwa A, Prasad SR, Menias CO, et al. Nonalcoholic, nonbiliary pancreatitis:cross-sectional imaging spectrum. Am J Roentgenol, 2010, 195 (1): 67-75.

11. Goransky J, Alvarez FA, Picco P, et al. Groove pancreatitis vs groove pancreatic adenocarcinoma. Report of two cases and review of the literature. Acta Gastroenterol Latinoam, 2013, 43: 248-253.

12. Manzelli A, Petrou A, Lazzaro A, et al. Groove pancreatitis. a mini-Series report and review of the literature. JOP, 2011, 6 (3): 230-233.

13. Shudo R, Obara T, Tanno S, et al. Segmental groove pancreatitis accompanied by protein plugs in Santorini's duct. J Gastroenterol, 1998, 33 (2): 289-294.

14. Zamboni G, Capelli P, Scarpa A, et al. Nonneoplastic mimickers of pancreatic neoplasms. Arch Pathol Lab Med, 2009, 133 (3): 439-453.

15. Balakrishnan V, Chatni S, Radhakrishnan L, et al. Groove pancreatitis:a case report and review of the literature. JOP, 2007, 8 (5): 592-597.

16. Levenick JM, Gordon SR, Sutton JE, et al. A Comprehensive, case-based review of groove pancreatitis. Pancreas, 2009, 38 (6): 169-175.

17. Castellmonslve FJ, Sousa-Martin JM, Carranza-Carranza A. Groovepancreatitis:MRI and pathologic findings. Abdom Imaging, 2008, 33 (3): 342-348.

18. Shanbhoque AK, Fasih N, Surabhi VR, et al. A Clinaical and radiologic review of uncommon types and causes of pancreatitis. Radiographics, 2009, 29 (4): 1003-1026.

19. Malde DJ, Oliveira-Cunha M, Smith AM. Pancreatic carcinoma masquerading as groove pancreatitis: case report and review of literature. JOP, 2011, 12: 598-602.

20. 郭妍, 吴伟, 刘岩, 等. 沟槽状胰腺炎研究进展. 中华胰腺病杂志, 2012, 12(3): 213-215.

21. Tan CH, Chow PK, Thng CH, et al. Pancreatic adenocarcinoma that mimics groove pancreatitis: case report of a diagnostic dilemma. Dig Dis Sci, 2006, 51: 1294-1296.

22. Blasbalg R, Baroni RH, Costa DN, et al. MRI features of groove pancreatitis, Am J Roentgenol, 2007, 189: 73-80.

# 第**44**章

# 胰腺大小、质地与年龄、烟酒等外部因素关系

【摘要】胰腺是人体重要的消化腺,具有重要的内分泌和外分泌生理功能。近年来研究发现,出生后胰腺大小、质地随着年龄变化而发生一定规律的变化,这些变化有时较大,易被认为是一种病理性改变,而糖尿病、长期吸烟、酗酒等,也会对胰腺的产生一定的影响。了解以上因素对胰腺的影响,有助于准确、客观的对胰腺病变、功能作出判断和评价。本章将就近年来对胰腺大小、质地与年龄关系的研究,以及吸烟、酗酒、糖尿病等外因对胰腺的影响等方面相关研究做简要介绍。

胰腺(pancreas)为柔韧的分叶状狭长腺体,是人体内仅次于肝脏的第二大消化腺,亦为重要的内分泌腺;在解剖学(anatomy)上分为胰头、胰颈、胰体和胰尾四个部分。胰腺由外分泌部和内分泌部组成,外分泌部占腺体绝大部分,分泌胰液,含有多种消化酶,能分解消化蛋白质、脂肪和糖类;内分泌部是散在于外分泌部之间的细胞团(称胰岛,islet),胰体居多,其所分泌的激素进入血液或淋巴,参与调节糖代谢。胰腺大小、形态常随周围器官状态、年龄(age)等相关因素而发生很大变化,正常变异较多。长期吸烟(smoking)、酗酒(alcoholism)对胰腺也有一定的影响。

## 一、胰腺大小及质地的测定方法

对于胰腺大小、体积的评估,目前大多为尸检和带有放射性的 CT 研究。目前仅有少数利用 MRI 来评估胰腺体积(pancreatic volume)的研究发布,不过大多都未经过临床验证。虽然在理论上超声及超声内镜(endoscopic ultrasonography, EUS)可以用于实时测量胰腺体积,不过未得到临床广泛应用。

观察胰腺质地(pancreatic density)的方法同观察胰腺大小的方法一样,有尸体解剖、CT、MR、超声(图 44-0-1)等,使用影像学方法去定性的判断胰腺是否存在脂肪浸润比较容易,但由于胰腺位于后腹膜,且形态多变,有时边界模糊,所以通过影像学定量地测量胰腺脂肪(pancreatic fat)含量十分困难。此外,与肝脏活检相比,胰腺活检风险较大,同时并不能有效地评估其脂肪含量,而通过影像学方法评估胰腺的脂肪含量并不像其应用在肝脏方面那么受到人们的重视。仅有少部分研究通过影像学的

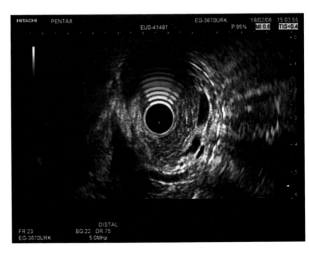

图 44-0-1 为男性,32 岁,正常胰腺 EUS 声像图
为均匀的点状回声,呈胡椒盐样

方法测量了胰腺的脂肪含量。也有学者使用超声组织定征(ultrasonic tissue characterization,UTC)研究来评价胰腺组织的病理学改变,不过尚未得到临床广泛应用。

## 二、胰腺大小、质地与年龄的关系

胰腺发生始于妊娠(pregnancy)第4~5周,十二指肠两侧出现两个突起,即为胰腺腹侧原基和背侧原基。至妊娠第6周,由于十二指肠的旋转,腹侧原基和背侧原基开始融合,至第7周末,两原基完全融合,腹侧原基形成胰腺钩突、部分胰头及近端胰导管,并与胆总管相接;背侧原基形成副胰管、远端胰管和部分胰头、胰体及部分胰尾;新生儿胰腺形态已似成人的胰腺形态,可分为头、体、尾三部,且头部占胰腺的较大部分。儿童(child)正常胰腺径线的相关研究和数据很少。在一个200例的研究中,研究者用CT测定,婴儿期胰头径线长度明显大于胰颈及胰体,与新生儿相仿,儿童胰腺的胰头、胰颈、胰体径线长度随着年龄增长,各径线长度逐渐增大,符合儿童生长发育的特点。但是,胰头及胰颈的径线长度在学龄前期与学龄期差异无统计学意义,推测与学龄前期、学龄期儿童的胰头、胰颈生长较慢有关,但胰体径线长度从略小于胰头径线逐渐变为略大于胰头,提示儿童时胰体的生长速度明显快于胰头。青春期儿童的胰腺径线长度已达成人水平,男女之间差异不明显。

许多研究者都注意到胰腺随年龄增长出现老龄化的问题。

Seifert 和 Kloppel 通过病理解剖研究年龄与胰腺重量(pancreas weight)和脂肪浸润的关系发现,30岁胰腺平均重量约70g,10%为脂肪组织,减去胰腺中脂肪成分,胰腺实质的重量为65g;而50岁胰腺总重量为85g,15%为脂肪组织,减去脂肪组织后的胰腺实质为75g;80岁胰腺重量减至65g,其中35%为脂肪组织,胰腺实质为45g。胰腺退行性变表现为胰腺体积的缩小和胰腺的脂肪浸润。脂肪浸润往往导致胰腺体积和径线的增大,从而在一定程度上掩盖了胰腺萎缩的程度。说明胰腺组织的脂肪替代比胰腺体积的缩小在胰腺退行性变中更明显。

Haaga,Sheedy,Kreel 以及 Abdul-Bari 等分别报道了正常成年人胰腺体积的数据。男性胰腺的大小和体积略大于女性,且随着年龄的增长而减少。成年人胰体部平均长度为19.54mm,年龄每增长10岁,长度减少0.49mm(2.5%)。成年人胰尾部平均长度为21.18mm,年龄每增长10岁,长度减少1.23mm(5.8%)。但是胰头的前后径随着年龄增长逐渐增大(表44-0-1)。

### 表 44-0-1　正常成年人胰腺大小 CT 测量结果

| 年龄(岁) | 男性(n=134) | 女性(n=115) | 胰体 | 胰尾 | 胰头 / 椎体横径 |
|---|---|---|---|---|---|
| 25 | 28.85(1.27) | 26.52(1.38) | 21.09(1.01) | 25.07(1.03) | 0.65(0.03) |
| 35 | 31.05(0.77) | 28.72(0.84) | 20.60(0.78) | 23.84(0.79) | 0.70(0.02) |
| 45 | 32.72(0.71) | 30.39(0.70) | 20.11(0.56) | 22.61(0.57) | 0.74(0.01) |
| 55 | 33.86(0.73) | 31.53(0.70) | 19.62(0.40) | 21.38(0.43) | 0.76(0.01) |
| 65 | 34.46(0.67) | 32.13(0.69) | 19.14(0.37) | 20.15(0.43) | 0.76(0.01) |
| 75 | 34.53(0.74) | 32.20(0.85) | 18.65(0.49) | 18.92(0.58) | 0.75(0.02) |
| 85 | 34.07(1.29) | 31.74(1.44) | 18.16(0.69) | 17.69(0.79) | 0.72(0.03) |

国内李军宅等使用128层螺旋CT容积扫描的方法,在横断面选取中心位置测量直径,同时将薄层图像利用多曲面重建测量长度,利用容积再现在横断面上描绘出胰腺的轮廓测量胰腺体积。研究者测量了100例正常人的胰腺,认为中国正常人胰头前后径为(2.62 ± 0.47)cm,胰体前后径为(2.10 ± 0.4)3cm,胰尾前后径为(1.92 ± 0.40)cm,胰腺长度(16.49 ± 2.44)cm,胰腺体积为(55.87 ± 18.84)cm³,略小于国外数据。成年女性的胰腺体积明显小于男性,正常人胰腺体积在20~70岁之间变化较小,一般在四十岁左右达到高峰,并且维持至60岁左右,之后呈逐渐萎缩趋势。国内另一项研究显示,随着年龄的增长(50岁以后),胰腺出现退行性改变,CT上表现为胰腺体积的萎缩,密度降低(HU值下降,脂肪浸润造成)。病理上主要

表现为胰腺实质外分泌腺体减少,转而被脂肪组织替代,内分泌的胰岛细胞数目相对保持稳定。

Edward W 等利用 MRI 评估正常人的胰腺体积,发现胰腺平均体积为(72.7 ± 4.5)ml,和 CT 研究类似,最大者 105.5ml,最小者 35.0ml,胰腺体积和年龄以及体脂量呈反向线性关系。

尽管许多老年人出现胰腺萎缩和胰腺脂肪浸润等一系列退行性变,但胰腺有很大的代偿机制,所以一般胰腺功能(pancreatic function)衰退不明显,不过胰腺肿瘤和糖尿病(diabetes)的发病率随年龄有明显上升(图 44-0-1、44-0-2)。

### 三、烟酒等因素对胰腺的影响

大量饮酒是公认的胰腺疾病的危险因素,大约一半的慢性胰腺炎与饮酒有关。1978 年,杜尔贝和

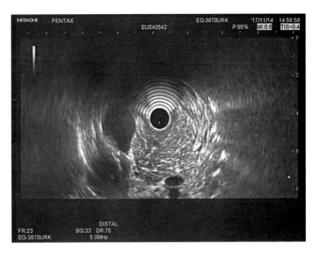

图 44-0-2　为男性,65 岁,胰腺脂肪浸润超声内镜表现

胰腺内部回声欠均匀,有散在强回声点及片状高回声(后方不伴声影)

萨尔斯得出结论,人类胰腺中的酒精毒性没有明显的阈值。日本研究表明,高酒精摄入量和降低的多不饱和 / 饱和脂肪酸比率增加了葡萄糖不耐受的风险。研究发现,胰腺体积和每日酒精消耗量或习惯性饮酒持续时间的相关性较弱。年龄本身对胰腺体积的影响似乎大于习惯性饮酒(饮酒 30 年以上)。有人认为饮酒是胰腺外分泌功能(exocrine pancreatic function)不全的致病因子。但测定胰腺外分泌腺功能困难,加上酗酒者经常伴有腹泻和营养不良,因此很难评估酗酒与胰腺外分泌功能的关系。

研究发现,经尼古丁(nicotine)慢性处理后的大鼠,其胰腺外分泌中胰蛋白酶分泌减少,提示长期吸烟发生胰腺外分泌功能降低或者障碍(消化不良)的风险增加。

已有多项研究表明,吸烟是胰腺癌的主要危险因素。它可以增加胰腺腺癌的风险高达 6 倍,风险的增加取决于吸烟的持续时间和强度。

### 四、糖尿病等其他因素与胰腺

除年龄、烟酒外,糖尿病、肥胖(obesity)、缺乏锻炼、血脂异常都会造成胰腺内的脂肪聚集,从而促使胰腺功能紊乱。对于 50 岁以下的青壮年人,出现胰腺萎缩和脂肪浸润可提示为一种病理改变。

胰腺内脂肪含量被认为和 β 细胞功能紊乱密切相关。胰腺体积较大的个体被认为拥有较多的 β 细胞储备,以此可以更强的抵抗各种糖尿病风险的侵袭。相对的,胰腺体积较小者,在胰腺受到相同的损伤时,更易患上糖尿病。这一方面也很好地解释了糖尿病与人种之间的关系,例如糖尿病比较青睐亚洲人。此外,胰腺的体积和脂肪含量可能会产生共同作用,引发或加重糖尿病。

Saisho 等认为糖尿病可以引起胰腺体积减小,促进胰腺提前退化。糖尿病患者的胰腺体积缩小与粪便中弹性蛋白酶的缺乏相关,血液中糜蛋白酶活性和刺激后 C 肽水平也与胰腺体积相关。糖尿病患者胰腺各部位体积的缩小是不一致的,以胰体部最为明显,胰头及胰尾部体积缩小并不明显,造成这一现象的具体的原因还不是很清楚。

近年来有研究者使用 64 排 CT 对胰腺的体积以及脂肪含量进行了测量,并分析了其和 2 型糖尿病之间的关系,研究发现,随着糖尿病病程的发展,患者的胰腺体积逐渐缩小,胰腺脂肪体积逐渐增多,脂肪占比逐渐增大,同时 HU 值逐渐降低,组间差异存在统计学意义。同时提出通过测量胰腺的体积和脂肪含量可以用于预测 2 型糖尿病的发展和病程,可以用于高风险患者的临床筛查。

糖尿病患者胰腺缩小具有时间依赖性,以发病后 7~10 年最为明显,胰腺缩小可能与胰岛素分泌促发作用丧失造成胰腺腺泡萎缩和纤维化有关,对于青少年来说,持续胰腺分泌减少和各细胞功能衰竭可导致胰腺生长衰退。

此外,肥胖是导致胰腺体积缩小的独立危险因素。肥胖者尤其是腹型肥胖者由于腹腔内脂肪含量的

增加,导致胰腺实质脂肪浸润。慢性胰腺炎患者无论是否伴有糖尿病,均伴有胰腺体积的下降和胰腺β细胞的减少。

(黄志养　潘　杰)

# 参 考 文 献

1. 张朝佑. 人体解剖学. 北京:人民卫生出版社,2009:417-421.

2. Wang D,Wei X,Yan L,et al.Enhanced CT and CE vitual endoscopy in diagnosis of heterotopic pancreas. World J Gastroenterol, 2011,17(33):3850-3855.

3. Kreel L,Haertel M,Katz D. Computed tomography of the normal pancreas. J Comput Assist Tomogr,1977,1:290-299.

4. Kolmannskog F,Larsen S,Swensen T,et al. Reproducibility and observer variation at computed tomography and ultrasound of the normal pancreas. Acta Radiol Diagn(Stockh),1983,24:21-25.

5. Saisho Y,Butler A,Meier J,et al.Pancreas Volumes in Humans from Birth to Age One Hundred Taking Into Account Sex, Obesity,and Presence of Type-2 Diabetes.Clin Anat,2007,20(8):933-942.

6. Meng K,Lee CH,Saremi F. Metabolic syndrome and ectopic fat deposition:what can CT and MR provide? Acad Radiol,2010,17 (10):1302-1312.

7. Williams AJ,Chau W,Callaway MP,et al.Magnetic resonance imaging:a reliable method for measuring pancreatic volume in Type 1 diabetes. Diabet Med,2007,24:35-40.

8. Sequeiros IM,Hester K,Callaway M,et al. MRI appearance of the pancreas in patients with cystic fibrosis:a comparison of pancreas volume in diabetic and non-diabetic patients. Br J Radiol,2010,83:921-926.

9. Sakata N,Egawa S,Rikiyama T,et al. Computed tomography reflected endocrine function of the pancreas. J Gastrointest Surg, 2011,15:525-532.

10. Goda K,Sasaki E,Nagata K,et al.Pancreatic volume in type 1 and type 2 diabetes mellitus. Acta Diabetol,2001,38:145-149.

11. Djuric-Stefanovic A,Masulovic D,Kostic J,et al.CT volumetry of normal pancreas:correlation with the pancreatic diameters measurable by the cross-sectional imaging,and relationship with the gender,age,and body constitution. Surg Radiol Anat,2012, 34:811-817.

12. Schrader H,Menge BA,Schneider S,et al.Reduced pancreatic volume and beta-cell area in patients with chronic pancreatitis. Gastroenterology,2009,136:513-522.

13. 李英梅,夏稻子,马秀丽,等 . 糖尿病患者胰腺的超声组织定征研究 . 中国医学影像技术,2006,22(3):436-438.

14. 孙国强,曾津津,彭云,等 . 实用儿科放射诊断学 . 北京:人民军医出版社,2011:649-650.

15. 马洪元,陶然,孙雪峰,等 .CT 观察与测量国人儿童正常胰腺 . 中国医学影像技术,2012,28(8):1551-1553.

16. 周康荣 . 腹部 CT. 上海:上海医科大学出版社,1993:20-50.

17. (日)田敏次,吴廷静,张生理 . 胰脏病 . 重庆:重庆出版社,1987:21-60.

18. 王嵩,赵殿辉,许骅 . 胰腺形态和密度的 CT 评价及临床相关性的研究 .Med Imaging,2001,11(6):349-351.

19. Haaga JR,Alfidi RJ,Zeich MG,et al. Computed tomography of the pancreas. Radiology,1976,120:589-595.

20. Haaga JR,Alfidi RJ. Computed tomographic scanning in the pancreas. Radiol Clin North Am,1977,15:367-376.

21. Haaga JR,Alfidi RJ,Havrilla RR,et al. Definitive role of CT scanning of the pancreas. Radiology,1977,124:723-730.

22. Sheedy PF,Stephens DH,Hattery RR,et al. Computed tomography of the pancreas. Radiol Clin North Am,1977,15:349-366.

23. Sheedy PF,Stephens DH,Hattery RR,et al. Computed tomography in the evaluation of patients with suspected carcinoma of the pancreas. Radiology,1977,124:731-737.

24. Syed AB,Mahal RS,Schumm LP,et al.Pancreas Size and Volume on Computed Tomography in Normal Adults.Pancreas,2012, 41(4):589-595.

25. 李军宅,郭福倩,李彩英,等 . 采用 128 层螺旋 CT 对胰腺形态定量测量的实验及临床研究 . 河北医药,2015,37(11): 1623-1625.

26. 李晓阳,邢国凤,赵林 . 胰腺脂肪浸润的 CT 表现及与 2 型糖尿病关系的临床分析 . 中华胰腺病杂志,2011,11(2):136- 137.

27. Szczepaniak EW,Malliaras K,Nelson MD,et al.Measurement of Pancreatic Volume by Abdominal MRI:A Validation Study.Plos One,2013,8(2):e55991.

28. Hanck C, Singer MV.Classification of chronic pancreatitis.Z Gastroenterol, 1999, 37 (1): 113-115.

29. Durbec JP, Sarles H.Multicenter survey of the etiology of pancreatic diseases.Relationship between the relative risk of developing chronic pancreatitis and alcohol, protein and lipid consumption. Digestion., 1978, 18 (5-6): 337-350.

30. Gheorghe C, Seicean A, Saftoiu A, et al.Romanian guidelines on the diagnosis and treatment of exocrine pancreatic insufficiency. J Gastrointestin Liver Dis, 2015, 24 (1): 117-123.

31. Yuji N, Susumu H, Katsuya Maruyama.Pancreatic Volume Associated with Endocrine and Exocrine Function of the Pancreas among Japanese Alcoholics.Pancreatology, 2005, 5: 422-431.

32. Chowdhury P, Ami M, Hosotani R, et al.Meal-stimulated exocrine pancreatic secretion and release of GI peptides in normal and nicotine-treated rats.Regul Pept, 1991, 33 (1): 11-20.

33. Prokopczyk B, Hoffmann D, Bologna M, et al. Identification of Tobacco-Derived Compounds in Human Pancreatic Juice. Chemical Research in Toxicology, 2002, 15 (5): 677-685.

34. Lowenfels AB, Maisonneuve P. Environmental Factors and Risk of Pancreatic Cancer.Pancreatology, 2003, 3 (1): 1-8.

35. Raimondi S, Maisonneuve P, Löhr JM, et al. Early Onset Pancreatic Cancer: Evidence of a Major Role for Smoking and Genetic Factors. Cancer Epidemiology Biomarks & Prevention, 2007, 16 (9): 1894-1897.

36. Whittemore AS, Paffenbarger RS Jr, Anderson K, et al. Early Precursors of Pancreatic Cancer in College Men. Journal of Chronic Diseases, 1983, 36 (3): 251-256.

37. Iodice S, Gandini S, Maisonneuve P, et al. Tobacco and the Risk of Pancreatic Cancer: A Review and Meta-Analysis. Langenbeck's Archives of Surgery, 2008, 393 (4): 535-545.

38. Mouad E, Edwin T.Smoking and Pancreatic Disease.J Cancer Ther, 2013, 4 (10A): 34-40.

39. van der Zijl NJ, Goossens GH, Moors CC, et al.Ectopic fat storage in the pancreas, liver, and abdominal fat depots: impact on beta-cell function in individuals with impaired glucose metabolism.J Clin Endocrinol Metab, 2011, 96 (2): 459-467.

40. Heni M, Machann J, Staiger H, et al.Pancreatic fat is negatively associated with insulin secretion in individuals with impaired fasting glucose and/or impaired glucose tolerance: a nuclear magnetic resonance study. Diabetes Metab Res Rev, 2010, 26: 200-205.

41. Tushuizen ME, Bunck MC, Pouwels PJ, et al.Pancreatic fat content and beta-cell function in men with and without type 2 diabetes. Diabetes Care, 2007, 30: 2916-2921.

42. Rasouli N, Molavi B, Elbein SC, et al.Ectopic fat accumulation and metabolic syndrome. Diabetes Obes Metab, 2007, 9: 1-10.

43. Pinnick KE, Collins SC, Londos C, et al.Pancreatic ectopic fat is characterized by adipocyte infiltration and altered lipid composition. Obesity, 2008, 16: 522-530.

44. Fonseca V, Berger LA, Beckett AG, et al.Size of pancreas in diabetes mellitus: a study based on ultrasound. Br Med J, 1985, 291: 1240-1241.

45. Williams AJ, Thrower SL, Sequeiros IM, et al.Pancreatic volume is reduced in adult patients with recently diagnosed type 1 diabetes. J Clin Endocrinol Metab, 2012, 97: E2109-E2113.

46. Vesterhus M, Haldorsen IS, Rader H, et al. Reduced Pancreatic Volume in Hepatocyte NuclearFactor1A-Maturity-Onset Diabetes of the Young . J Clin Endocrinol Metab, 2008, 93 (7): 3505-3509.

47. Philippe MF, Benabadji S, Trystram LB, et al. Pancreatic Volume and Endocrine and Exocrine Functions in Patients With Diabetes. Pancreas, 2011, 40 (3): 359-363.

48. 原杰, 张红霞, 唐笑, 等 . 糖尿病患者胰腺 CT 形态学及其与胰岛功能的相关性研究 . 中国实用医刊, 2012, 39 (4): 18-21.

49. Gilbean JP, Poncelet V, Libon E, et al.The density, contour, and thickness of the pancreas in diabetics: CT findings in 57 patients.AJR, 1992, 159 (3): 527-531.

50. Lim S, Bae JH, Chun EJ, et al. Differences in pancreatic volume, fat content, and fat density measured by multidetector-row computed tomography according to the duration of diabetes. Acta Diabetol, 2014, 51 (5): 739-748.

51. Fonseca V, Berger LA, Beckett AG, et al. Size of pancreas in diabetes mellitus: a study based on ultrasound.Br Med J (Clin Res Ed), 1985, 291 (6504): 1240-1241.

52. Alzaid A1, Aideyan O, Nawaz S.The size of the pancreas in diabetes mellitus.Diabet Med, 1993, 10 (8): 759-763.

# 第**45**章

# 先天性胰腺畸形

【摘要】先天性胰腺畸形虽然发病率低,但种类较多,多无明显的临床症状。随着影像学检查的发展,有更多的胰腺畸形被发现。按胰腺解剖和病理异常可分为:环状胰腺、异位胰腺、短胰腺、胰腺囊性纤维化、胰腺分裂、胰胆管汇流异常、胰腺血管变异、先天性胰腺囊肿、马蹄胰、胰疝。

本章主要介绍环状胰腺、异位胰腺及先天性短胰腺,探讨这些先天性胰腺畸形的发病特点、临床表现、诊断要点和治疗原则。

## 第一节 环 状 胰 腺

### 一、发病特点

环状胰腺(annular pancreas)是一种罕见的因胰腺胚胎期发育障碍所致的先天性解剖异常,表现为胰腺组织部分或完全包绕十二指肠降段,多因十二指肠梗阻症状就诊。1818 年 Tiedemann 第一次报道描述该病,1862 年 Ecker 才第一次命名为环状胰腺。一般认为本病发率约 1/6 000,新生儿或婴幼儿发病率高于成人,男性多于女性,具有家族倾向性,随着影像检查的发展,对环状胰腺的认识逐渐提高。

环状胰腺形成的确切病因目前尚不完全清楚,Lecco 首先提出的胰腺腹侧始基旋转异常学说受到众多学者认可,即胚胎期十二指肠背侧和腹侧两个胰腺始基固定,未能伴随十二指肠旋转,且以带状延伸的形态继续残留于十二指肠前以致完全或部分环绕十二指肠降部,使肠腔狭窄形成环状胰腺。但也有学者认为,环状胰腺的形成并非单一因素所致,与腹侧始基、背侧始基及十二指肠旋转等综合因素有关。

### 二、临床表现

环状胰腺根据发病年龄可分为新生儿型和成人型两种类型。多数以消化道梗阻为首要表现,症状出现早晚取决于十二指肠受压迫的程度。新生儿型:

1. 十二指肠梗阻 多出现在出生后 1 周内,以顽固性呕吐为主,吐出物含有胆汁,部分患儿可有腹胀表现。

2. 由于频发呕吐,可导致患者脱水、电解质及酸碱失衡。

3. 全身表现 患儿多有喂养困难、消瘦和营养发育不良的表现。

4. 先天性畸形 约 1/2 以上患儿合并其他的畸形,如唐氏综合征、心脏畸形、肛门闭锁、脐膨出等。成人型好发于 20~40 岁,表现为:

（1）消化道梗阻：以慢性不全性十二指肠梗阻症状为主，如呕吐、腹胀和呕吐等。

（2）消化性溃疡：发病率30%~40%，多因环状胰腺压迫、胃液长期潴留和腔内酸过度等相关，十二指肠后壁溃疡较多见。

（3）胰腺炎：由于胰管发育异常，导致胰液淤滞或胆汁逆流至胰管而发病，炎症可局限于环状胰腺部分或侵及全胰腺，个别不明原因的复发性胰腺炎需考虑该病因。

（4）梗阻性黄疸：环状胰腺若包绕十二指肠壶腹部或急性胰腺炎可造成胆总管下端梗阻从而出现黄疸。

本病较罕见，术前获得正确诊断较困难，影像学检查是诊断环状胰腺的重要手段。腹部透视或平片可见胃和十二指肠扩张，立位时胃和十二指肠均可见一液平面，即十二指肠梗阻的典型表现"双泡征"。上消化道造影表现为胃和十二指肠扩张，十二指肠降段局限性狭窄和排空时间延长，而十二指肠镜可见梗阻段狭窄（图45-1-1）。B超、超声内镜、CT、MRI及ERCP可发现胰腺组织环绕十二指肠的直接征象（图45-1-2），对诊断环状胰腺具有重要意义。不同的方法结合可以获得更详细的影像学资料，并根据影像资料进行分型，为临床手术即预后提供重要保障。

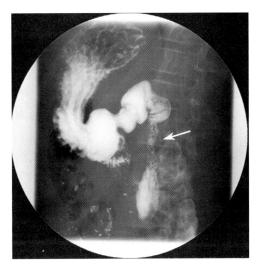

图 45-1-1　上消化道造影示十二指肠降段局限性狭窄，钡剂通过不畅

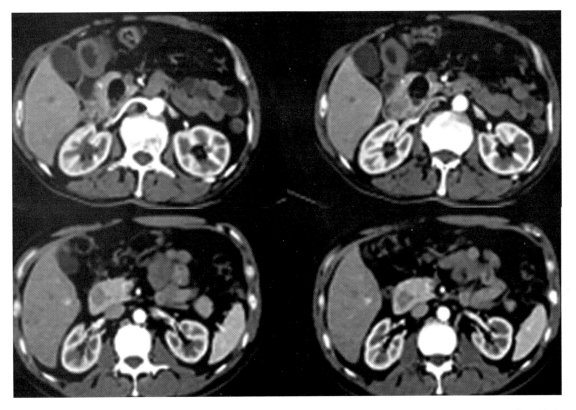

图 45-1-2　增强 CT 显示胰腺头部环状包绕十二指肠，与正常胰腺组织信号相同；包绕部位以上十二指肠扩张

### 三、诊断

根据病史、临床表现和影像学检查即可作出环状胰腺的诊断，但仍有约40%的病例仍需要剖腹探查确诊。临床上对于频发呕吐的新生儿和成人，或复发性胰腺炎患者均应考虑环状胰腺的可能。诊断中应

该注意与其他造成十二指肠或胆道梗阻的疾病相鉴别,如先天性十二指肠闭锁、先天性胆道闭锁和先天性肥厚性幽门狭窄等。

### 四、治疗

对于没有症状或症状不明显的环状胰腺,可不必手术。如引起十二指肠狭窄或梗阻,则必须进行手术治疗。手术方法主要分为:

1. 十二指肠侧侧吻合术　本术式既能完全解除十二指肠梗阻,又能保持胃的功能,而且没有损伤胰管、发生胰瘘的危险,因此比较符合生理,可作为首选的术式,尤其是菱形吻合是最理想的术式。

2. 胃空肠吻合术　该法手术创伤较大,术后易出现梗阻部十二指肠引流不畅和吻合口溃疡。因此,除因十二指肠周围有紧密粘连,无法施行其他捷径手术外,一般不宜采用本术式。

3. 十二指肠空肠吻合术　该术式具有十二指肠与十二指肠侧侧吻合术的优点,但术中应注意吻合口需选择梗阻肠段近端的最低点、吻合口不宜过小、不宜扭转成角。

4. 环状胰腺切除术或部分切除术　如果环状胰腺组织较薄,血管分布不多,与肠壁无紧密粘贴,可将环状胰腺部分或全部切除。但该术式可造成术后再次狭窄、胰腺损伤、胰瘘或十二指肠瘘等并发症;有时手术后十二指肠的狭窄或梗阻仍不能完全解除。因此,多不主张采用此种术式。

此外,对于有胆道梗阻的患者,除了需解除十二指肠的梗阻外,还要解除胆道的梗阻。可行胃大部切除、Billroth-Ⅱ式吻合术加胆总管与十二指肠梗阻远段端侧吻合术。对于环状胰腺合并胃、十二指肠梗阻者,可行胃次全切除、Billroth-Ⅱ式吻合术。

综上所述,环状胰腺通过早期检查、及时诊断、积极的术前准备、选择合理的术式及良好的术后营养,可获得满意的疗效。

# 第二节　异位胰腺

### 一、发病特点

异位胰腺(ectopic pancreas)是一种罕见的实体瘤,又被称为迷走胰腺或副胰腺。Jean-Sehultz 于 1727 年在回肠憩室中首次报道这种病例。其定义是位于胰腺正常解剖部位以外的胰腺组织,与正常的胰腺组织无解剖或血管联系。目前发病机制尚不明确,多数学者认为它是由于胚胎时期一个或多个胰始基随原肠纵行生长而形成的异位胰腺组织。

本病发病率为 0.11%~14%,可发生于任何年龄段,男女发病率无明显差异。异位胰腺可发生于腹腔任何部位,大多数位于消化道,其中发生于胃部最常见(25%~38%),其次为十二指肠(17%~36%)和空肠上段(15%~22%)。异位胰腺大体呈类圆形,切面呈黄色或白色,位于黏膜下,与周围组织无粘连,直径多 <3cm,单发多见,病变表面有或无凹陷,组织学上与正常胰腺组织相似。

### 二、临床表现

异位胰腺临床表现与发生部位、大小、侵袭黏膜情况及是否发生相关胰腺疾病相关。根据病理变化而有不同的临床表现,分为以下几种类型:

1. 出血型　异位胰腺分泌胰酶可引起消化道黏膜的溃烂和出血,表现为呕血或便血,少数患者可导致严重的消化道出血征象。

2. 溃疡型　位于幽门部或黏膜下的异位胰腺可分泌胰蛋白酶,消化胃肠道黏膜而发生溃疡,表现为上腹不适、反酸等。

3. 梗阻型　位于消化道不同部位的异位胰腺具有一定的占位效应使肠功能失调和肠蠕动异常,可同时出现相应器官的梗阻表现,主要为腹痛、腹胀和呕吐等表现。

4. 肿块型　由于病灶多位于黏膜下层,可使黏膜局部隆起,在行上消化道钡餐和胃镜检查时常易与肿瘤难以鉴别。

5. 穿孔型　异位胰腺浸润胃肠道壁全层,有时即使是术中发现,也不易与肿瘤穿孔鉴别,需要组织病理确诊。

6. 憩室型　异位胰腺可以发生在胃肠道憩室内,如引起憩室炎等并发症。

7. 混合型　以上各型之间的临床表现兼而有之。

### 三、诊断

胃镜及超声内镜检查是诊断此病的首选检查方式。胃镜下异位胰腺典型表现即黏膜隆起性病变上见开口或脐样凹陷,超声胃镜下异位胰腺多表现为低或混合性均匀或不均匀回声,无包膜,中央有低回声管状结构,多位于黏膜下层。胃镜及超声内镜检查不但可行定位诊断,还可活检取材行病理检查获得定性诊断。CT 检查可发现异位胰腺与正常胰腺密度相似或相等,与正常胰腺不相连(图 45-2-1~45-2-3)。

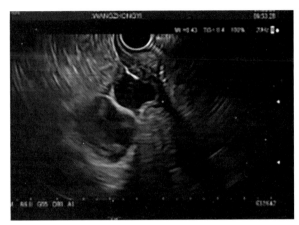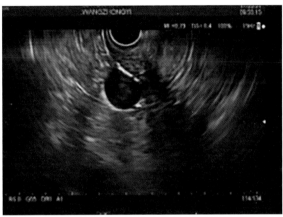

图 45-2-2　超声胃镜下病灶呈低或混合性均匀或不均匀回声,无包膜,中央有低回声管状结构,多位于黏膜下层

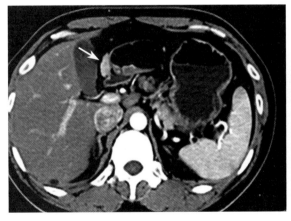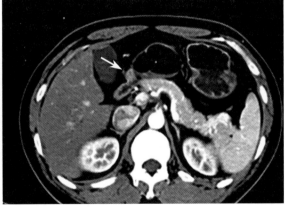

图 45-2-3　胃窦右旁见不规则小团状软组织密度影,约 22mm×10mm 大小,与胰腺同步强化,病灶下缘与胰腺贴近

### 四、治疗

异位胰腺可发生正常胰腺的改变,包括胰腺炎、胰腺囊肿、内出血、局部坏死,甚至癌变。因此,异位胰腺应尽早治疗,包括外科手术或内镜下治疗。手术方式以异位胰腺加所附着的胃肠壁部分切除,手术不必将异位胰腺剥离,否则易造成术后肠瘘。手术中应行冷冻切片检查,若发现有恶变,则需实施根治手术。若病变局限于黏膜层或黏膜下层,可行内镜下治疗,包括内镜下黏膜切除术(EMR)及内镜黏膜下剥

离术(ESD)。此外对于胃异位胰腺若肿块位于浆膜层或肿块较大且贯穿胃壁全层者,可考虑行胃镜、腹腔镜双镜联合下胃壁肿瘤切除术。该病手术切除后不会复发或转移,远期预后良好。对无症状的异位胰腺患者可密切随访观察,定期行胃镜或超声内镜检查。

# 第三节　短　胰　腺

## 一、发病特点

先天性短胰腺(congenital short pancreas)是一种罕见的存在于胰腺实质及管道系统的先天性异常,又称为背侧胰腺部分发育不全或发育低下,可表现为胰头、胰体、胰尾任何部分的缺失,而存留部分代偿性增大。1911 年该病被首次报道,至今相关文献甚少。

发病机制:胰腺的发生始于胚胎第 4 周前肠末端腹侧近肝憩室的尾缘,内胚层上皮增生,向外突出形成腹胰芽,其对侧上皮也增生形成背胰芽,并各形成腹胰和背胰,腹胰将形成胰头的大部分,背胰将形成胰头小部分和胰体、胰尾。背胰原基缺陷将导致先天性短胰腺。短胰腺一般分为两型:完全性背胰发育不全和部分性背胰发育不全。

## 二、临床表现

临床上患者通常无明显症状,多为影像学检查偶然发现,部分患者由腹痛就医。腹痛可以由胰腺炎、胰腺肿瘤、糖尿病性自主神经病变或由于 Oddi 括约肌功能失调继发胆道炎症所引起。

背侧胰腺发育不全的 CT 表现为胰腺体、尾部完全缺如或部分缺如,存留的胰腺体积缩小、缩短,呈特征性的"短胰腺"表现;体尾部的缺失表现为脾动静脉前方正常胰腺所在区域被脂肪和 / 或肠管取代(图 45-3-1)。当伴有胰腺头部体积增大时,存留胰腺整体则呈"蝌蚪状"表现。MRCP 可以清晰显示肝内外胆管系统及胰管的形态特征(图 45-3-2),对判断副胰管是否存在可以替代有创性 ERCP 检查,对完全性或部分性背侧胰腺发育不全的诊断有重要价值。Schnedl 等提出副胰管及胰体尾的缺失是诊断完全性背侧胰腺发育不全的主要标准。另外需与胰腺炎导致的胰腺体尾部萎缩、胰头恶性肿瘤等相鉴别。

短胰腺无需特别治疗,主要是针对腹痛或血糖升高等症状给予对症治疗。

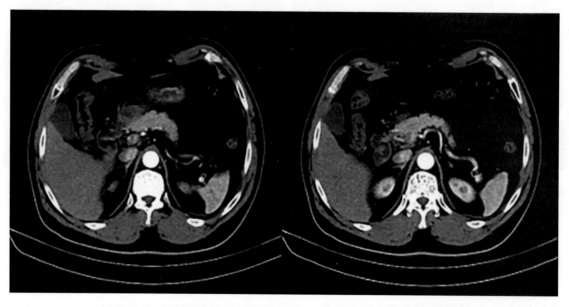

图 45-3-1　胰腺尾部缺失,脾动静脉前方正常胰腺所在区域被脂肪取代

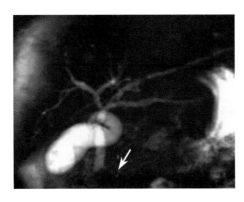

图 45-3-2　MRCP 显示胆总管轻度扩张，胰管短小，无扩张（箭头），未见副胰管显示

（潘 达　潘 杰）

## 参 考 文 献

1. Kiernan PD,ReMine SG,Kiernan PC,et al. Annular pancreas:May Clinic experience from 1957 to 1976 with review of the literature. Arch Surg,1980,115(3):46-50.

2. Wachsberg R. Case 2:Diagnosis:Annular pancreas. Ultrasound Q,2006,22(2):104-106.

3. Zyromski N J,Sandoval J A,Pitt H A,et al. Annular pancreas:dramatic differences between children and adults.Journal of the American College of Surgeons,2008,206(5):1019-1025.

4. 毛岳峰,王云,王力,等. 成人环状胰腺的临床诊治分析:附 13 例报告. 中国普通外科杂志,2015,03:443-445.

5. Christodoulidis G,Zacharoulis D,Barbanis S,et al. Heterotopic pancreas in the stomach:A case report and literature review. World J Gastroenterol,2007,13:6098-100.

6. Attwell A,Sams S,Fukami. Diagnosis of ectopic pancreas by endoscopic ultrasound with fine-needle aspiration. World J Gastroenterol,2015,21(8):2367-2373.

7. 张金敏,葛存锦,仝巧云. 胃镜及超声胃镜对胃异位胰腺的诊断价值. 世界华人消化杂志,2014,22:2918-2921.

8. Heibeg KA. Ein fall von fehlender cauda pancmatis(beieinem dia-betiker). Centralbl AUg PatIlol Patholog Anat,1911,22:676-677.

9. Terruzzi V,Radaelli F,Spinzi GC,et al. Congenital short pancreas. Report of a new case observed during the course of a recurrent acute pancreatitis. Ital J Gastroenterol Hepatol,1998,30:199-201.

10. 鄂林宁,李健丁,吴山. 完全性背侧胰腺发育不全二例影像学表现. 中华胰腺病杂志,2012,12(3):199-201.

11. Schnedl WJ,Piswanger-Soelkner C,Walner SJ,et al. Agenesis of the dorsal pancreas and associated diseases. DigDis Sci,2009,54(3):481-487.

# 第**46**章

# 血清标志物鉴别诊断慢性胰腺炎及早期胰腺癌

【摘要】胰腺癌(pancreatic cancer,PC)具有起病隐匿、发展迅速等特征,是恶性程度最高、预后最差的恶性肿瘤之一。慢性胰腺炎(chronic pancreatitis,CP)是胰腺癌发生的重要危险因素之一。如何在血清学检测上有效鉴别早期胰腺癌与慢性胰腺炎是提高胰腺癌早诊早治概率的关键。CA19-9是鉴别胰腺良恶性疾病的重要血清标志物,具有68%的灵敏度和70%特异性,但其在良性疾病及其他恶性肿瘤患者中也可升高。因此我们迫切需要高灵敏度和高特异性新型血清标志物来鉴别慢性胰腺炎及早期胰腺癌。本文总结了MUC5AC、PAM4、Mac-2bp、骨桥蛋白等四个血清标志物和电喷雾质谱血清分析法在鉴别慢性胰腺炎和早期胰腺癌中的作用以及其临床应用潜力。

胰腺癌(pancreatic cancer,PC)是恶性程度最高、预后最差的恶性肿瘤之一,其起病隐匿,发展迅速,严重威胁着患者的生命。慢性胰腺炎(chronic pancreatitis,CP)是胰腺癌发生的重要危险因素之一,可引起胰腺上皮内瘤变(pancreatic intraepithelial neoplasias,PanIN),导致细胞及基因水平的改变,最后发展为胰腺癌。早期胰腺癌(Ⅰ,Ⅱ期)的治愈率远高于晚期(Ⅲ,Ⅳ期),因此胰腺癌的早期诊断及鉴别诊断对其治疗非常关键。

血液检测是鉴别慢性胰腺炎和胰腺癌的常用方法。CA19-9是FDA唯一批准的疾病随访及预后的血液标志物,在区分良恶性肿块上具有68%的灵敏度和70%特异性(阈值37U/ml)。然而,导致CA19-9升高的影响因素非常多,这限制了CA199在胰腺癌早期诊断及鉴别诊断中的作用。CA19-9不仅仅在胰腺恶性肿瘤中升高,其他恶性肿瘤如结直肠癌、胆囊癌、胆管癌、肝癌和胃癌中阳性率也很高;在良性疾病包括阻塞性黄疸、肝硬化、胆管炎和其他胃肠道疾病中也可升高。另外,大约5%~10%的人群是路易斯(Lewis)阴性个体,CA19-9分泌非常稀少甚至没有分泌。Sanger测序发现以下突变基因型的胰腺癌患者定义为路易斯阴性个体:纯和突变(T202C或C314T或G508A或T1067A),复合杂合子(T59G/G508A和T202C/C314T、T59G/T1067A和T202C/C314T、T59G和T202C/C314T、T59G/G508A/T1067A和T202C/C314T)以及T59G纯和突变和杂合突变(T202C、C314T、G508A或T1067)。*Lewis*基因变异导致糖类抗原分泌稀少,使得胰腺癌发生时无法检测到CA19-9。此外,有研究报道长期饮用中药黄芪茶可导致CA19-9升高,最高至1 000U/ml,停止饮用后CA19-9可逐渐下降。黄芪是我国最常见的中草药之一,广泛用于预防和治疗疾病,这也影响CA19-9的诊断效果,限制了它作为疾病早期检测标志物的作用。因此,我们迫切需要新的兼具敏感性和特异性的生物标志物来进行胰腺良恶性疾病的鉴别诊断。

## 一、MUC5AC

在胰腺癌和胰腺良性病变中,黏蛋白基因 *MUC5AC* 表达差异非常大。MUC5AC是具有多种抗原表位的分泌型蛋白,在早期胰腺上皮内瘤变发生时就开始分泌,因此 MUC5AC 具有作为诊断标志物的潜力。研究采用 ELISA 法检测患者血清循环 MUC5AC 水平。结果发现可切除的早期胰腺癌患者(1/2 期;67.2ng/ml,IQR:23.9~382.1)和无法切除的晚期胰腺癌(3/4 期;389.7ng/ml,IQR:87.7~948.6)中检测到的中位循环 MUC5AC 水平显著高于良性对照(7.2ng/ml,IQR:0.4~26.5)($p \leqslant 0.0001$)和慢性胰腺炎对照(8.4ng/ml,IQR:1.5~19.2)($p \leqslant 0.0001$)。MUC5AC 具有鉴别早期胰腺癌患者和良性对照(68%/73%;65%/83%)与慢性胰腺炎(68%/79%;65%/72%)的诊断潜力。MUC5AC 在胰腺恶性病变的发生发展过程中持续分泌,可单独或联合 CA19-9 鉴别胰腺癌和慢性胰腺炎,是一种有价值的诊断生物标志物。

## 二、PAM4

PAM4 是一种对胰腺癌和胰腺上皮内瘤变具有高度特异性的单克隆抗体。PAM4 的血清免疫试验能够检测到 71% 的早期胰腺癌患者和 91% 的晚期胰腺癌患者。然而,大约 20% 的慢性胰腺炎患者因血液循环中存在 PAM4 抗原,也可出现阳性结果。因此,PAM4 作为鉴别慢性胰腺炎和早期胰腺癌的诊断标志物,其灵敏性较高而特异性有所欠缺。

## 三、Mac-2bp

Mac-2bp 是具有七个潜在的 N- 糖基化位点一种糖蛋白,其在乳腺癌、肺癌、病毒性肝炎、自身免疫疾病患者的血清中可增加。一项针对 59 名健康志愿者、162 例慢性胰腺炎患者、94 例胰腺癌患者的研究发现胰腺癌患者血清 Mac-2bp 水平显著高于健康志愿者($p < 0.0001$)和慢性胰腺炎患者($p < 0.0001$)。多变量分析证明血清 Mac-2bp 水平是慢性胰腺炎患者鉴别诊断的独立因素。

## 四、骨桥蛋白

骨桥蛋白广泛分布于多种组织和细胞中,具有组织修复、自身代谢等功能。一项针对骨桥蛋白血清水平的研究纳入了 64 名胰腺癌、71 名慢性胰腺炎患者和 48 名健康对照。结果发现胰腺癌患者骨桥蛋白水平高于慢性胰腺炎($p < 0.001$)及正常对照($p < 0.001$);慢性胰腺炎患者骨桥蛋白水平高于正常对照($p < 0.001$)。骨桥蛋白水平(超过 102ng/ml)可成为胰腺癌的潜在诊断生物标志物。

## 五、电喷雾质谱血清分析法

血清检测除常见的 ELISA 法,电喷雾质谱仪也可检测血清并对疾病作出诊断。电喷雾质谱仪检测患者血清质量峰值,研究发现正常组与慢性胰腺炎组或早期胰腺癌比较时质量峰的分布范围不同($P < 10^{-15}$);慢性胰腺炎组与早期胰腺癌比较时质量峰的分布范围也不同($P < 10^{-12}$)。组间采用 $t$ 检验分析血清质量峰值的差异,并进行交叉验证。电喷雾质谱分析可以检测胰腺炎或早期胰腺癌患者的血清变化。这样技术有可能有助于早期发现胰腺癌,生物标志物的发展,并监测胰腺炎发展为胰腺癌。

尽管临床迫切需要高灵敏度高特异性的血清诊断标志物来早期鉴别慢性胰腺炎及胰腺癌,来延长患者生存率并降低死亡率,但这些研究中的生物标志物及血清分析法仍需要大样本验证其效用。

(杨 柳)

## 参 考 文 献

1. Rahib L,Smith BD,Aizenberg R,et al. Projecting cancer incidence and deaths to 2030:the unexpected burden of thyroid,liver, and pancreas cancers in the United States. Cancer research,2014,74:2913-2921.

2. Malka D,Hammel P,Maire F,et al. Risk of pancreatic adenocarcinoma in chronic pancreatitis. Gut,2002,51:849-852.

3. Gukovsky I,Li N,Todoric J,et al.Inflammation,autophagy,and obesity:common features in the pathogenesis of pancreatitis and pancreatic cancer. Gastroenterology,2013,144:1199-1209 e1194.

4. Hermanova M,Nenutil R,Kren L,et al.Proliferative activity in pancreatic intraepithelial neoplasias of chronic pancreatitis

resection specimens:detection of a high-risk lesion. Neoplasma,2004,51:400-404.

5. Lohr M,Kloppel G,Maisonneuve P,et al.Frequency of K-ras mutations in pancreatic intraductal neoplasias associated with pancreatic ductal adenocarcinoma and chronic pancreatitis:a meta-analysis. Neoplasia,2005,7:17-23.

6. Jones S,Zhang X,Parsons DW,et al.Core signaling pathways in human pancreatic cancers revealed by global genomic analyses. Science,2008,321:1801-1806.

7. Duffy MJ,Sturgeon C,Lamerz R,et al. Tumor markers in pancreatic cancer:a European Group on Tumor Markers(EGTM)status report. Annals of oncology:official journal of the European Society for Medical Oncology,2010,21:441-447.

8. Bedi MM,Gandhi MD,Jacob G,et al.CA 19-9 to differentiate benign and malignant masses in chronic pancreatitis:is there any benefit? Indian journal of gastroenterology:official journal of the Indian Society of Gastroenterology,2009,28:24-27.

9. Kaur S,Kumar S,Momi N,et al. Mucins in pancreatic cancer and its microenⅥronment. Nature reviews. Gastroenterology & hepatology,2013,10:607-620.

10. Shi C,Merchant N,Newsome G,et al.Differentiation of pancreatic ductal adenocarcinoma from chronic pancreatitis by PAM4 immunohistochemistry. Archives of pathology & laboratory medicine,2014,138:220-228.

11. Hocker JR,Postier RG,Li M,et al. Discriminating patients with early-stage pancreatic cancer or chronic pancreatitis using serum electrospray mass profiling. Cancer letters,2015,359:314-324.

12. Kaur S,Smith LM,Patel A,et al.A Combination of MUC5AC and CA19-9 Improves the Diagnosis of Pancreatic Cancer:A Multicenter Study. The American journal of gastroenterology,2017,112:172-183.

13. Maekawa T,Kamada Y,Ebisutani Y,et al.Serum Mac-2 binding protein is a novel biomarker for chronic pancreatitis. World journal of gastroenterology,2016,22:4403-4410.

14. Rychlikova J,Vecka M,Jachymova M,et al. Osteopontin as a discriminating marker for pancreatic cancer and chronic pancreatitis. Cancer biomarkers:section A of Disease markers,2016,17:55-65.

15. Luo G,Liu C,Guo M,et al. Potential Biomarkers in Lewis Negative Patients With Pancreatic Cancer. Annals of surgery,2017, 265:800-805.

16. Tong X,Xiao D,Yao F,et al.Astragalus membranaceus as a cause of increased CA19-9 and liver and kidney cysts:a case report. Journal of clinical pharmacy and therapeutics,2014,39:561-563.

17. Tong X,Xiao D,Yao F,et al.Astragalus membranaceus as a cause of increased CA19-9 and liver and kidney cysts:a case report. Journal of clinical pharmacy and therapeutics,2014,39:561-563.

# 第47章

# 血清淀粉酶升高的原因及鉴别

【摘要】淀粉酶广泛存在于人体中的各个器官,目前临床上常用的检测方法尚不能完全区别不同类型的淀粉酶。故对于淀粉酶升高的患者,临床上需要仔细鉴别。常见的引起淀粉酶升高的临床疾病,包括:①淀粉酶产生增加:消化系统疾病(主要是胰腺相关的疾病和非胰源性消化系统疾病)、腮腺疾病和恶性肿瘤;②淀粉酶代谢减慢:巨淀粉酶血症等。临床实践中,注意紧密结合患者的临床症状和其他相关的辅助检查,来得到正确的诊断。

1833 年,法国化学家 Anselme Payen 发现了淀粉酶(amylase)。他从麦芽提取物中分离出这种酶,并发现它能加速把淀粉转化为葡萄糖。1916 年,Stocks 提出淀粉酶对于多种胰腺疾病具有诊断价值。1929 年,Elman 最先报道急性胰腺炎引起淀粉酶的升高。目前,淀粉酶水平的升高已作为胰腺炎诊断的指标之一。但是从检验和临床实践当中,仍然有诸多因素影响结果的测定和解读,临床上要注意去伪存真。

人体内的淀粉酶是 α- 淀粉酶,又称为淀粉内切酶。血清淀粉酶属水解酶类,能催化淀粉和糖原水解,不仅作用于淀粉的末端,还可作用于淀粉分子内部的 α-1,4 糖苷键,降解产物为葡萄糖、麦芽糖及含有 α-1,6 糖苷键支链的糊精,对食物中多糖化合物的消化起重要作用。在人体中,淀粉酶的主要来源是胰腺和唾液腺,其数量级达 $10^6U/g$ 组织,但属于不同的同工酶,其他组织,如心脏、肝脏、肺脏、甲状腺、卵巢等含量较少,其数量级仅为 $10^2U/g$ 组织。

血清淀粉酶的分类:血清淀粉酶主要有两种同工酶,来自胰腺的为淀粉酶同工酶 P(P-Amy)。P-Amy 主要由胰腺分泌,对胰腺疾病诊断有一定特异性。人体的其他器官,如睾丸、小肠和胆囊也含少量的 P-Amy。P-Amy 对于急性胰腺炎诊断的灵敏性和特异性都明显高于总淀粉酶。来自唾液腺的为淀粉酶同工酶 S(S-Amy)。S-Amy 除可由唾液腺分泌而外,其他脏器也可产生,如肺、汗腺、乳腺、胃肠道及泌尿生殖系统,此外少数恶性肿瘤也可合成分泌 S-Amy。淀粉酶在人体中的分布见图 47-0-1。常用的淀粉酶测定的方法不能区分 P-Amy 和 S-Amy。胰腺、睾丸中的淀粉酶全部为 P-Amy,而腮腺、骨骼肌、输卵管、子宫、胃和肺组织中全部为 S-Amy,空肠、回肠和胆囊中的两种淀粉酶均可检测到。

由于 P-Amy 是一种小分子蛋白,进入血液循环后很快被肾脏清除,因此如急性胰腺炎经积极治疗而使炎症逐步得到控制,血清 P-Amy 可迅速恢复至正常水平。淀粉酶升高程度和疾病严重程度不呈正比。淀粉酶降至正常也绝不意味着胰腺炎一定好转或痊愈,相反,SAP 时胰腺坏死广泛,淀粉酶有时并不升高。

淀粉酶的检测方法:有多种方法可测定血清淀粉酶的活性,目前测得的淀粉酶主要为血清总淀粉酶,结果通常报告为 Somogyi 单位(Somogyi unit,SU)或国际单位(international unit,IU)。由于不同医院使用的测定方法不同,所以正常值取决于具体采用的方法。由于近年来用自动分析仪和连续监测法测酶,已逐

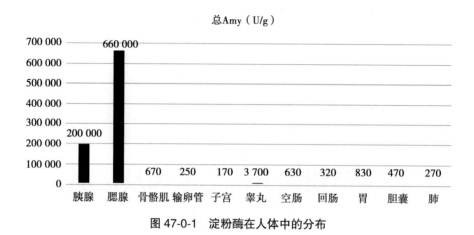

图 47-0-1　淀粉酶在人体中的分布

步不再使用 Somogyi 单位,而使用 IU 来表示酶活性浓度。

## 一、淀粉酶检测方法

目前淀粉酶的测定方法超过 200 种,主要分为干化学法、酶法和碘 - 淀粉比色法。目前临床常用如下方法:

1. 碘 - 淀粉比色法测定　血清(血浆)中 α- 淀粉酶催化淀粉分子中 α-1,4 糖苷键水解,产生葡萄糖、麦芽糖及含 α-1,6 糖苷支链的糊精。有底物过量的条件下,反应后加入碘液与未被水解的淀粉结合成蓝色复合物,其蓝色的深浅与白色空白管比较,从而计算出淀粉酶的活性单位。其正常值为血清淀粉酶 80~180IU/L,尿液淀粉酶 100~1 200IU/L。

2. 对 - 硝基苯麦芽七糖苷法　以对 - 硝基苯麦芽七糖苷为底物,经 α- 淀粉酶催化,水解为游离的寡糖和对 - 硝基苯寡糖苷,再受 α- 葡萄糖苷酶催化,水解为对 - 硝基酚和葡萄糖。对 - 硝基酚生成的量在一定范围内与 α- 淀粉酶活力呈正比。其正常值为血清淀粉酶 220IU/L(37℃),尿液淀粉酶 1 200IU/L(37℃)。

## 二、淀粉酶升高的原因

导致淀粉酶升高最常见的病因是胰腺疾病,但高淀粉酶血症的病因众多,有些较为少见,临床上鉴别诊断时要考虑到非胰源性的病因,以免延误诊治。

高淀粉酶血症发生的机制主要有三点:①病变组织产生过多的淀粉酶释放入血液循环,包括胰源性和非胰源性因素;②血清淀粉酶与大分子物质结合不能有效从肾脏滤过;③肾脏病变不能正常清除血清淀粉酶。

### (一)胰腺疾病

急性胰腺炎(acute pancreatitis,AP)是引起高淀粉酶血症的最常见原因,血清淀粉酶是诊断急性胰腺炎重要的指标。P-Amy 一般于发病后 3~6 小时开始升高,20~30 小时浓度升至最高,可以对症状发生 12 小时内的患者进行初步诊断。急性胰腺炎患者淀粉酶升高仅用于诊断,而且淀粉酶升高的幅度与疾病的严重程度并不相关。急性胰腺炎除高淀粉酶血症外往往同时伴有急性上腹痛,B 超、CT 和磁共振检查有胰腺肿胀、胰周渗液等影像学特征。单纯高淀粉酶血症不伴有上腹痛和胰腺影像学改变不能轻易诊断胰腺炎,需认真检查分析,寻找其他因素。慢性胰腺炎、胰腺假性囊肿和胰腺癌也可引起高淀粉酶血症,通过发病过程、临床表现和影像学检查可与急性胰腺炎进行鉴别。

并不是所有的胰腺炎患者都伴有淀粉酶升高。发病至就诊时间太短,小于 3~6 小时的患者淀粉酶有时正常,而胰腺炎患者就诊时间大于 5 天,其淀粉酶可能被代谢,而导致检测结果并不升高,应结合临床症状、脂肪酶和尿淀粉酶的数值及影像学来对胰腺炎进行诊断。高三酰甘油血症出现脂血时可干扰淀粉酶活性的测定,稀释血清后检测可出现淀粉酶活性升高的矛盾现象。重症胰腺炎时由于胰腺组织大量坏死,胰腺腺泡严重破坏,淀粉酶生成很少,导致血淀粉酶反而可能不高,所以正常血清淀粉酶并不能排除急性胰腺炎的诊断。

### (二)非胰源性消化系统疾病

急性腹痛伴有高淀粉酶血症除见于胰腺疾病外,尚见于许多非胰腺疾病:

1. 急腹症　多种急腹症均可出现血淀粉酶升高,鉴别诊断尤为重要。如肠梗阻、胃十二指肠溃疡穿孔、肠系膜动脉栓塞和异位妊娠破裂等均可导致血清淀粉酶升高,多数情况下这些疾病血清淀粉酶升高幅度不如急性胰腺炎明显,往往低于正常上限3倍,各自疾病都有相应病史、临床表现和影像学检查结果,而均无胰腺形态学改变。根据这些特点不难与急性胰腺炎鉴别。

2. 胆囊炎和胆石症　可引起血清淀粉酶活性轻度升高,很少超过正常上限的3倍。ERCP术后常常发生高淀粉酶血症,部分患者可达到急性胰腺炎的水平,ERCP术后高淀粉酶血症多不伴有腹痛,持续时间较短,一般经过2~3天可自行恢复,影像学检查胰腺无形态学改变。少数ERCP患者术后并发急性胰腺炎,出现高淀粉酶血症的同时伴有胰腺形态的影像学改变,应予重视并及时积极治疗。

3. 胃肠炎　也可发生高淀粉酶血症,一组对701例胃肠炎患者血淀粉酶检测研究的结果显示,有66例有不同程度的血清淀粉酶升高,其中有51例患者的血淀粉酶升高和急性胃肠炎相关,其升高幅度最高者为正常高限值的2.2倍,临床资料分析结果表明淀粉酶升高者和非升高者的预后无差别。

### (三)巨淀粉酶血症

1964年Wilding等最先发现这种临床现象,1967年Berk等将其命名为巨淀粉酶血症(macroamylasemia),是由于淀粉酶和血中免疫球蛋白或多糖结合形成的大分子聚合物而不能通过肾脏清除,这也是引起慢性高淀粉酶血症的重要原因。此类患者的血清淀粉酶水平通常长期升高,但升高的程度可波动。

多种疾病可伴有巨淀粉酶血症,包括乳糜泻、HIV感染、淋巴瘤、溃疡性结肠炎、类风湿关节炎及单克隆丙种球蛋白病。乳糜泻患者在接受无麸质饮食后,巨淀粉酶血症可能缓解。在无巨淀粉酶血症时,乳糜泻也可伴有血清淀粉酶(以及其他胰酶)升高,但通常低于正常值上限的2倍。巨淀粉酶血症也可见于少数淀粉酶不升高的健康人。巨淀粉酶血症无特异临床表现,但常可出现不同程度的腹痛。巨淀粉酶血症持续时间较长,为数周至数月,甚至一年,多可自行消失。

有许多实验室方法可以检测巨淀粉酶,如凝胶层析、电泳等,但方法烦琐不易临床推广。通过计算肾淀粉酶清除率/肌酐清除率比值(Cam/Ccr)有助于巨淀粉酶血症的判断,此时该值明显下降,常小于1%。Cam/Ccr的计算公式如下:Cam/Ccr=[(尿淀粉酶浓度 × 血浆肌酐浓度)/(血浆淀粉酶浓度 × 尿肌酐浓度)]×100%,以下情况应考虑巨淀粉酶血症可能:

(1)高淀粉酶血症而胰腺无影像学改变;

(2)肾功能正常伴高淀粉酶血症;

(3)血清淀粉酶活性升高而尿淀粉酶正常或降低;

(4)肾Cam/Ccr<1。

巨淀粉酶血症是一良性病变,无需特殊治疗。主要是寻找病因针对巨淀粉酶血症的原发性疾病进行治疗。

### (四)腮腺炎

腮腺炎是由腮腺炎病毒侵犯腮腺引起的急性呼吸传染病,以腮腺的非化脓性肿胀疼痛为突出的病征,90%患者的血清淀粉酶有轻度和中度增高,腮腺炎所致高淀粉酶血症均为S-淀粉酶升高,淀粉酶增高程度往往与腮腺肿胀程度呈正比。另外,腮腺的损伤也会导致淀粉酶升高,如腮腺外伤、腮腺放射治疗和腮腺导管的阻塞。

### (五)恶性肿瘤

许多恶性肿瘤可引起血清淀粉酶升高,最常见的是卵巢癌、肺癌及多发性骨髓瘤。肿瘤组织异位合成是引起这一现象的原因。经有效治疗后血淀粉酶可以明显下降,复发后又可以重新回升,这种现象不但为肿瘤组织异位分泌提供了强有力的证据,而且说明部分肿瘤患者该值的变化可能有提示病情变化和预后的作用。

异位分泌淀粉酶的肺癌组织类型多为腺癌。有报道,肺癌出现高淀粉酶血症的发生率为6.5%~10%。卵巢癌是导致高淀粉酶血症的另一常见恶性肿瘤,来源于卵巢的囊腺癌、腺鳞癌、乳头状浆液性囊腺癌及腺癌都可发生高淀粉酶血症。淀粉酶活性随肿瘤病灶的清除可下降至正常水平,当肿瘤复发时,淀粉酶活性又升高。多发性骨髓瘤是肿瘤性高淀粉酶血症的又一常见疾病。多发性骨髓瘤常有骨骼破坏,当胸椎破坏及上腹痛伴有高淀粉酶血症时其临床表现与急性胰腺炎类似,有时难以鉴别。实验研究显示,体外培养的骨髓瘤细胞株能分泌产生淀粉酶。高淀粉酶血症还见于胃癌、血液系统恶性肿瘤及乳腺癌等。

恶性肿瘤产生的淀粉酶多为S-Amy,当临床上出现高淀粉酶血症而难以以胰腺疾病解释时,进行淀粉酶同工酶检测,对高淀粉酶血症的病因鉴别诊断有重要价值。

除上述多种可导致高淀粉酶血症的病因外,尚有药物导致淀粉酶升高,如对乙酰氨基酚、糖皮质激素、麻黄碱、罗红霉素、环孢素A、氯氮平及化疗药物等。其他少见病因如家族性高淀粉酶血症、糖尿病酮症酸中毒、肺炎等均有引起高淀粉酶血症的报道。

总而言之,导致高淀粉酶血症的病因非常复杂,并非仅限于胰腺和唾液腺疾病,少数正常人也可表现为轻度淀粉酶升高。因此,临床工作中遇到高淀粉酶血症而无胰腺炎临床表现和胰腺形态学改变时,有条件时应作淀粉酶同工酶分析,首先区分胰源性和非胰源性淀粉酶升高。对于S-Amy升高的患者,要高度重视肿瘤的鉴别诊断;而P-Amy者升高应注意隐匿的胰腺疾病以及良性慢性高淀粉酶血症的可能,以避免不必要的过度检查和治疗。

(车在前)

## 参 考 文 献

1. Lentze Michael J. The History of Maltose-active Disaccharidases.J Pediatr Gastroenterol Nutr,2018,66:S4-S6.

2. Malinowski T S. Clinical value of serum amylase determination. Journal of the American Medical Association,1952,149(15):1380.

3. Berk J E,Searcy R L,Hayashi S,et al. Distribution of Serum Amylase in Man and Animals Electrophoretic and Chromatographic Studies .JAMA,1965,192:389-393.

4. Harborne S L,Curley R,Bullimore D W,et al. A case report of a salivary amylase secreting plasmacytoma in a patient with multiple myeloma. Bmj Case Reports,2009,pii:bcr08.2008.0639.

5. 于嘉屏,金家文,许绍辉,等 . 部分正常人体组织淀粉酶及其同工酶含量的测定 . 临床检验杂志,1999,4:229-230.

6. Frulloni L,Patrizi F,Bernardoni L,et al. Pancreatic hyperenzymemia:clinical significance and diagnostic approach. Jop Journal of the Pancreas,2005,6(6):536-551.

7. Banks P A,Bollen T L,Dervenis C,et al. Classification of acute pancreatitis—2012:revision of the Atlanta classification and definitions by international consensus. Gut,2013,62(1):102-111.

8. Ben-Horin S,Farfel Z,Mouallem M. Gastroenteritis-associated hyperamylasemia:prevalence and clinical significance. Archives of Internal Medicine,2002,162(6):689.

9. Berk JE,Kizu H,Wilding P,et al. Macroamylasemia:a newly recognized cause for elevated serum amylase activity. N Engl J Med,1967,277:941.

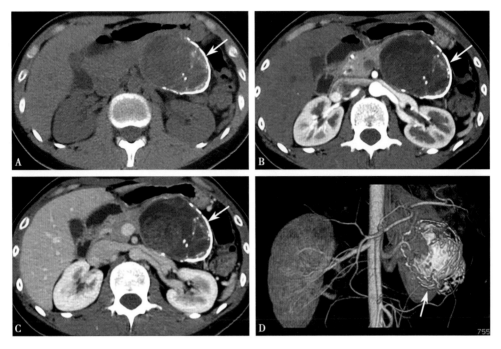

图 15-4-4　胰腺实性假乳头状瘤（女性，20 岁）

A~C. CT 平扫、增强动脉期及门脉期；D. CT 增强动脉期 VR 重建，胰体尾部见一囊实性团块，病灶内见轻度强化的絮状及不规则片状软组织密度影，病灶包膜伴蛋壳样钙化（白箭头）

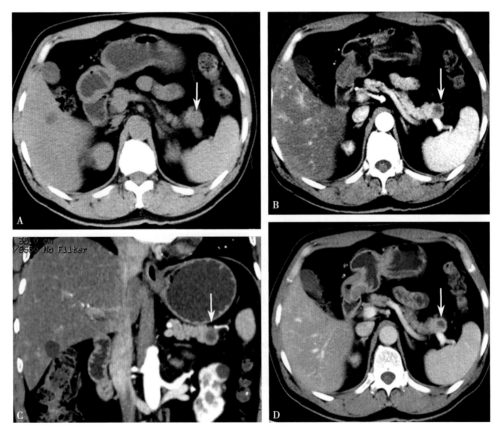

图 16-0-1　男性，64 岁，腹痛，诊断为胰腺导管腺癌

腹部 CT 平扫（A）胰尾部可见稍低密度影，边界不清；CT 增强（B 动脉期横断面，C 动脉期冠状面，D 门脉期横断面）见病灶轻度强化，强化程度弱于周围胰腺组织，病灶未突破胰腺包膜，未见周围血管、淋巴结侵犯。手术病理示胰腺导管腺癌Ⅱ~Ⅲ级，部分黏液腺癌（肿瘤大小 1.2cm×1.0cm×0.5cm）

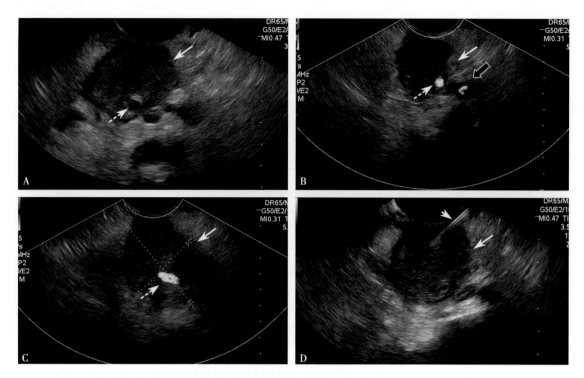

图 17-0-3　胰腺癌病例之一:EUS

胰腺癌病例之一。患者,女性,考虑胰腺癌。EUS 提示胰体低回声病灶,病灶周边呈锯齿样浸润性生长(A,病灶:细长白色实箭头),病灶累及脾动脉、脾静脉(B、C,脾动脉:细长白色虚箭头;脾静脉:短粗黑实箭头),穿刺(D,穿刺针:细短白实箭头)病理提示胰腺导管细胞癌

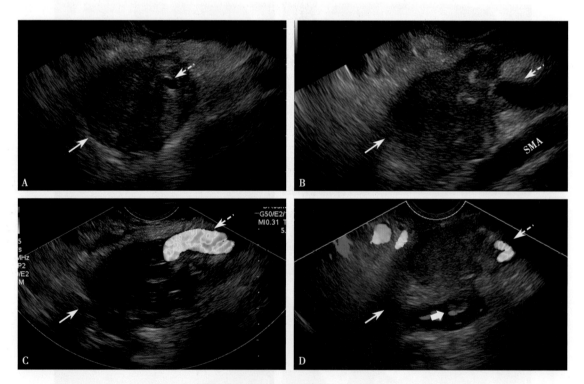

图 17-0-6　胰腺癌病例之二:EUS

胰腺癌病例之二。患者,男性,62 岁,胃大部切除术后,考虑胰腺癌。EUS 提示胰体低回声病灶(A,病灶:细长白色实箭头),病灶周边呈锯齿样浸润性生长(B),病灶累及腹腔干、脾动脉、脾静脉(A~D,腹腔干:细短白色虚箭头;脾动脉:细长白色虚箭头),门静脉可见栓子(D,癌栓:粗短白实箭头);穿刺病理提示胰腺导管细胞癌

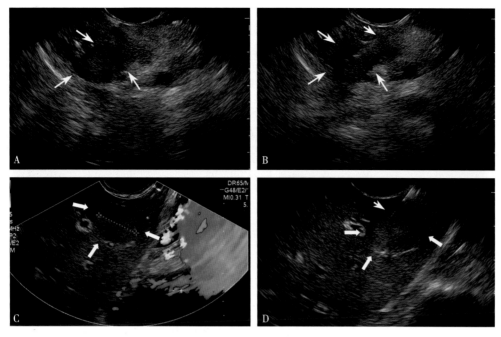

**图 17-0-9 胰腺癌病例之三:EUS**

胰腺癌病例之三。患者,男性,70 岁,考虑胰腺癌。EUS 提示胰腺回声偏低,胰腺体部在回声偏低的胰腺实质内见一更低回声病灶(A,病灶:细长白色实箭头),肝脏左叶可见圆形低回声转移结节(C,肝脏转移灶:粗长白实箭头);胰腺病灶穿刺病理提示腺癌(图 B,穿刺针:细短白实箭头);肝脏病灶穿刺病理提示腺癌(D,穿刺针:细短白实箭头),免疫病理检查考虑转移性腺癌

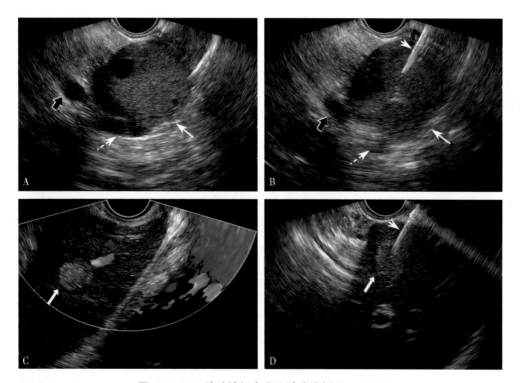

**图 17-0-11 胰腺神经内分泌肿瘤病例之一:EUS**

胰腺神经内分泌肿瘤病例之一。患者,男性,77 岁,考虑胰腺神经内分泌肿瘤。EUS 提示胰腺体部低回声病灶,内部可见囊性成分(A,病灶:细长白色实箭头;脾静脉:短粗黑实箭头;脾动脉:细长白色虚箭头),肝脏左叶可见高回声的转移结节(C,肝脏转移灶:粗长白实箭头);胰腺病灶穿刺(B,穿刺针:细短白实箭头)病理提示神经内分泌肿瘤;肝脏穿刺(D,穿刺针:细短白实箭头)病理提示转移性神经内分泌瘤

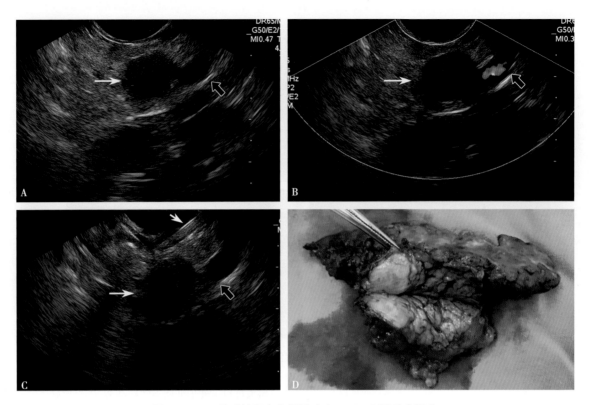

**图 17-0-16  胰腺神经内分泌肿瘤之三:EUS 及手术标本**

胰腺神经内分泌肿瘤之三。患者,女性,56 岁,考虑胰腺神经内分泌肿瘤。EUS 提示胰尾圆形低密度病灶,轮廓清晰,病灶紧邻脾静脉(A~C,病灶:细长白色实箭头;脾静脉:短粗黑实箭头);局部注射亚甲蓝定位后腹腔镜切除(C,穿刺针:细短白实箭头),术后病理提示神经内分泌肿瘤(D)

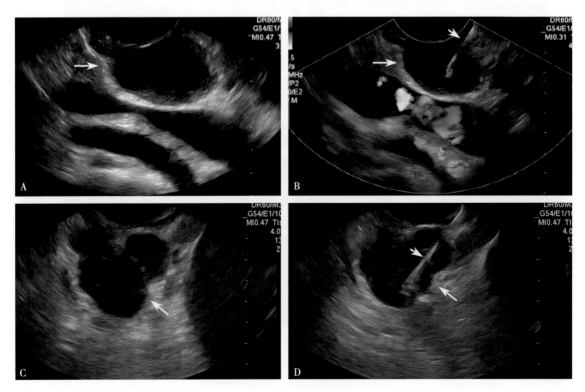

**图 17-0-19  胰腺结核病例:EUS**

胰腺结核病例。患者,男性,考虑胰腺结核。EUS 提示胰头不规则低回声病灶,轮廓清晰,病灶紧邻脾静脉(A~C,病灶:细长白色实箭头);穿刺病理提示胰腺结核(D,穿刺针:细短白实箭头)

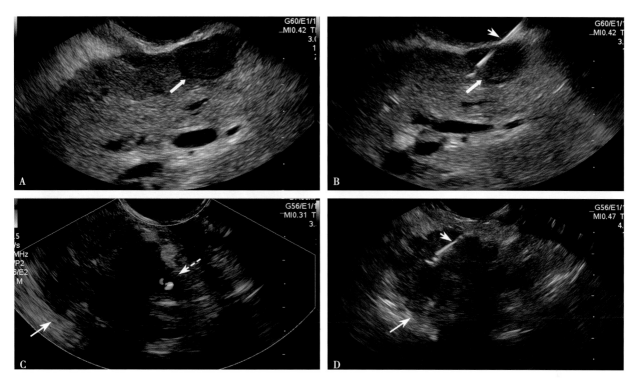

**图 17-0-21 转移性胰腺癌病例：EUS**

转移性胰腺癌病例。患者，男性，考虑转移性胰腺癌。EUS 提示胰尾不均匀性低回声病灶，病灶呈蟹足样生长，病灶累及脾动脉（C，病灶：细长白色实箭头；脾动脉：细长白色虚箭头），肝左叶邻近胃壁可见低回声的结节（A，肝脏转移灶：粗长白实箭头）；肝脏病灶穿刺（B，穿刺针：细短白实箭头）病理提示，混合型肝细胞 - 胆管细胞癌；胰腺病灶穿刺（D，穿刺针：细短白实箭头）病理提示转移性混合型肝细胞癌 - 胆管细胞癌

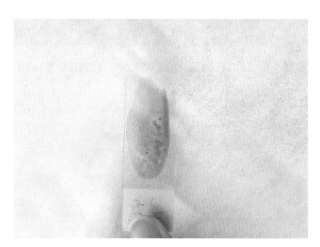

图 18-1-1 EUS-FNA 穿刺大体的合格标本涂片

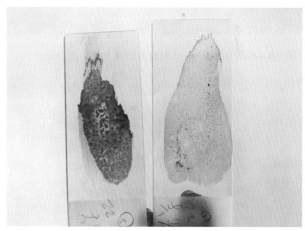

图 18-1-2 快速染色后可见蓝色的细胞团

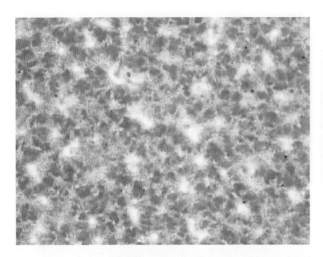

图 18-1-3    穿刺不满意涂片,标本均为血细胞

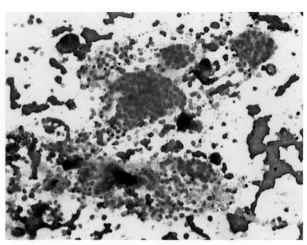

图 18-1-4    穿刺满意涂片,见多量细胞

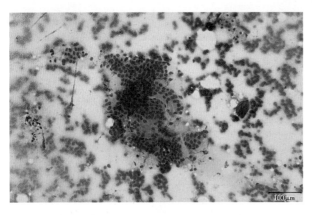

图 18-1-5    EUS-FNA 穿刺的胃黏膜上皮细胞(HE×10)

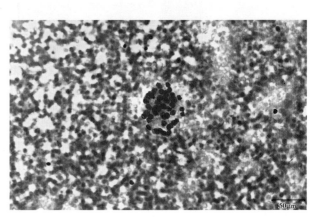

图 18-1-6    EUS-FNA 穿刺的正常胰腺组织(瑞氏染色 ×20)

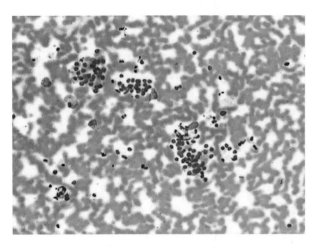

图 18-1-7    EUS-FNA 穿刺的增生的胰腺组织,涂片见多量腺泡细胞(瑞氏染色 ×20)

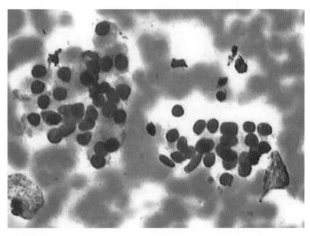

图 18-1-8    EUS-FNA 穿刺的增生的胰腺组织,涂片多量腺泡细胞(瑞氏染色 ×40)

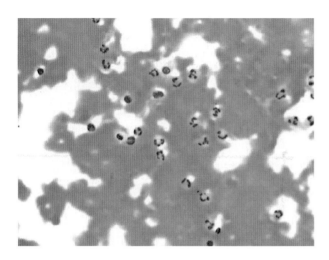

图 18-1-9 慢性胰腺炎穿刺涂片中见中性粒细胞及血细胞
（HE×20）

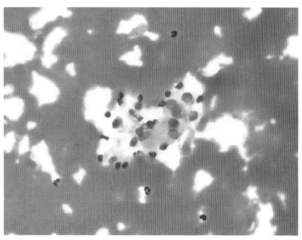

图 18-1-10 穿刺涂片中见萎缩的腺泡及少量淋巴细胞
（HE×20）

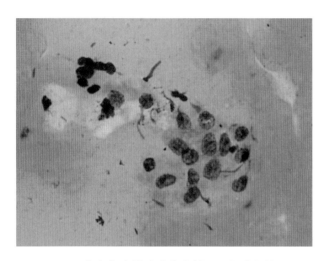

图 18-1-11 自身免疫性胰腺炎穿刺见退化腺泡伴淋巴细
胞（HE×40）

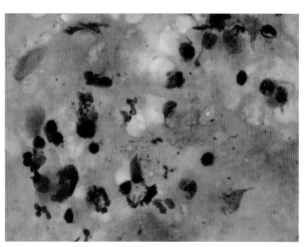

图 18-1-12 自身免疫性胰腺炎穿刺见退化腺泡伴淋巴细
胞（HE×40）

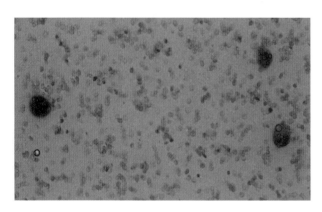

图 18-1-13 单纯性囊肿涂片见吞噬细胞及血细胞背景（瑞
氏×40）

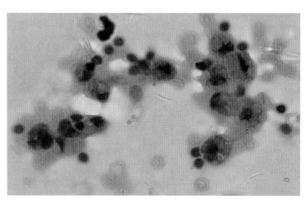

图 18-1-14 胰腺假性囊肿细胞涂片中见含铁血黄素,细胞
质呈褐色伴有少量淋巴细胞（HE×40）

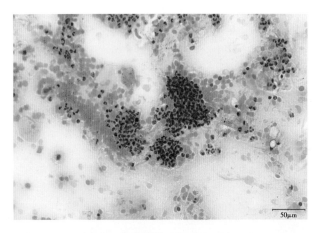

图 18-1-15　胰腺脓肿穿刺涂片见多量中性粒细胞（HE×20）

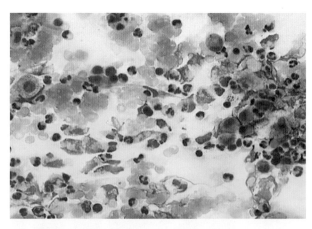

图 18-1-16　胰腺脓肿穿刺涂片见中性粒细胞伴少量胰腺腺泡细胞（HE×40）

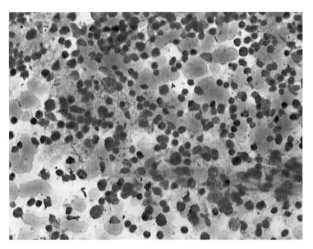

图 18-1-17　涂片见多量淋巴细胞，背景以成熟淋巴细胞为主（瑞氏 ×20）

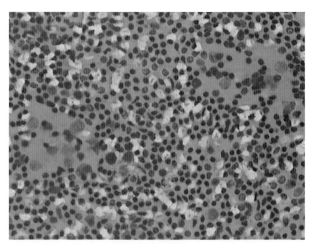

图 18-1-18　涂片见多量淋巴细胞，少量幼稚淋巴细胞（HE×20）

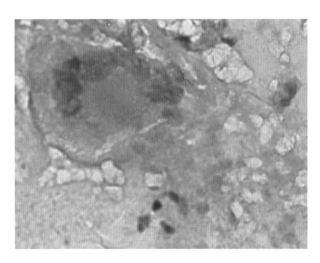

图 18-1-19　胰腺结核涂片，可见多核巨细胞及萎缩胰腺滤泡细胞及干酪样坏死背景（HE×40）

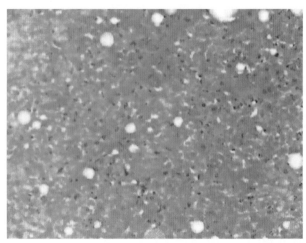

图 18-1-20　EUS-FNA 穿刺的胰腺结核涂片，可见多量的干酪样坏死（HE×20）

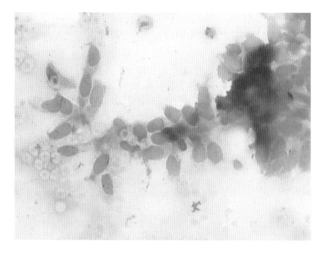

图 18-1-21　正常的胰管上皮细胞由单层扁平立方上皮构成（HE×20）

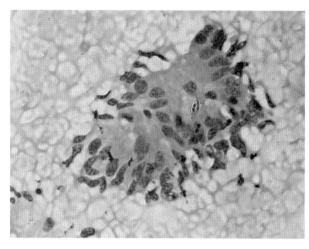

图 18-1-22　胆管上皮呈矮立方或柱状,条索状构成（HE×20）

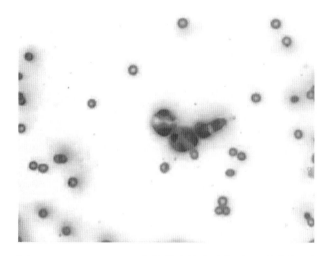

图 18-1-23　EUS-FNA 涂片见胰管上皮细胞异型增生,列极性消失（HE×40）

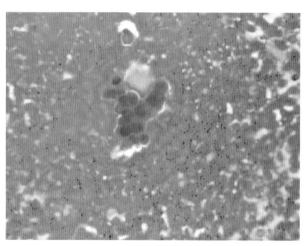

图 18-1-24　EUS-FNA 涂片见成堆的胰管上皮异型增生,细胞排列紊乱,极性消失（HE×40）

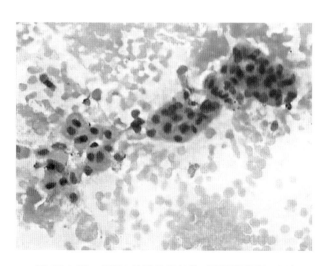

图 18-1-25　ITPN 的乳头状结构,无黏液（HE×20）

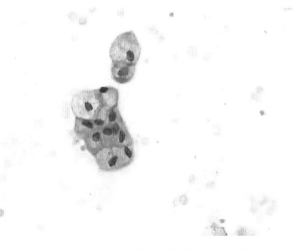

图 18-1-26　ITPN 细胞无黏液,呈导管上皮分化（HE×40）

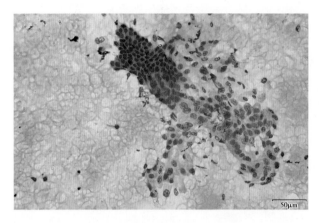

图 18-1-27 胆管上皮细胞排列紊乱,极性消失(HE×40)

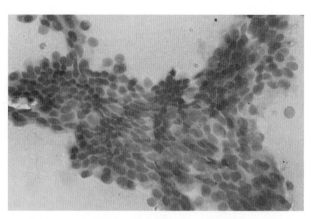

图 18-1-28 胆管上皮细胞呈乳头状排列(HE×40)

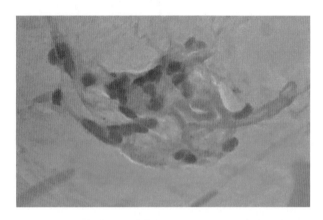

图 18-1-29 胰腺浆液性囊肿穿刺涂片,可见单层立方上皮(HE×40)

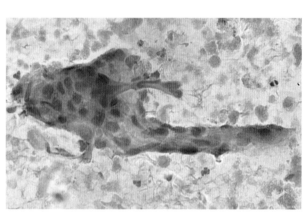

图 18-1-30 浆液性囊腺瘤细胞伴红细胞碎片及纤维组织(HE×40)

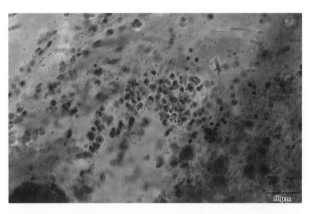

图 18-1-31 EUS-FNA 穿刺涂片可见黏液性囊腺瘤黏液背景呈中性及酸性黏多糖物质(瑞氏×20)

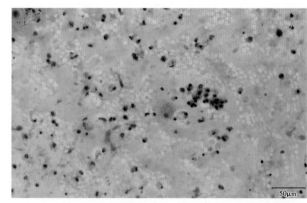

图 18-1-32 EUS-FNA 穿刺涂片可见黏液性囊腺瘤黏液及瘤细胞(HE×20)

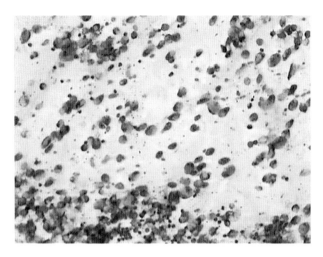

图 18-1-33 黏液性囊腺瘤的瘤细胞胞质内含丰富的黏多糖,细质呈半透明状(HE×20)

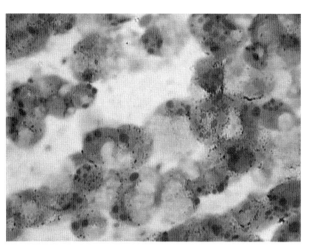

图 18-1-34 黏液性囊腺瘤胞质内可见颗粒物质(HE×40)

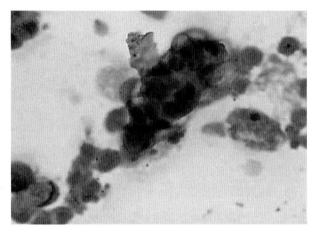

图 18-1-35 导管内乳头状黏液性囊腺瘤细胞呈乳头状排列,黏液染色呈嗜伊红背景(HE×20)

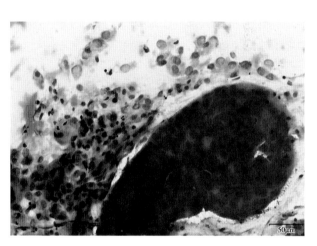

图 18-1-36 肿瘤细胞呈乳头状排列及散在分布(HE×20)

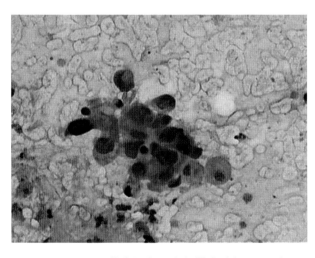

图 18-2-1 导管癌细胞异型,极性紊乱(HE×40)

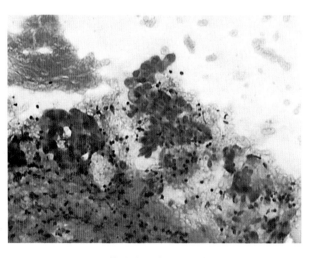

图 18-2-2 导管癌癌细胞伴坏死背景(HE×40)

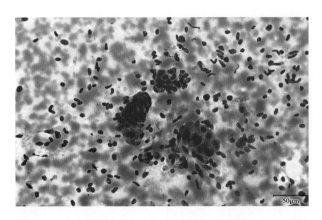

图 18-2-3　导管癌中度分化 瘤细胞像类似腺泡上皮细胞（瑞氏 ×40）

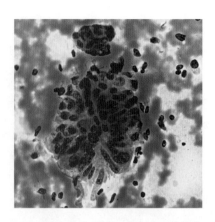

图 18-2-4　导管癌中分化腺癌,瘤细胞排列较规则,异型性不明显(瑞氏 ×40)

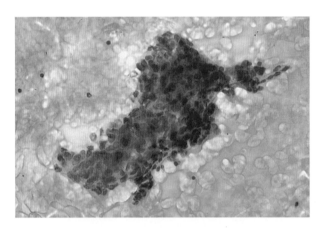

图 18-2-5　胰腺高分化导管癌的肿瘤细胞排列紊乱,与胃上皮增生极其相似(HE×40)

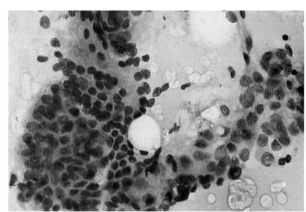

图 18-2-6　胰腺高分化癌的细胞异型较小,无明显的异型特征(HE×40)

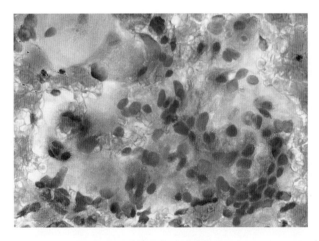

图 18-2-7　腺泡细胞癌的瘤细胞胞质呈嗜酸性颗粒(HE×40)

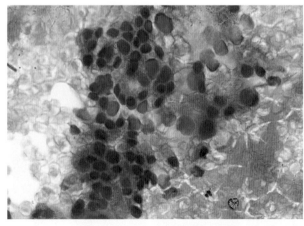

图 18-2-8　腺泡细胞癌的瘤细胞呈矮柱状(HE×40)

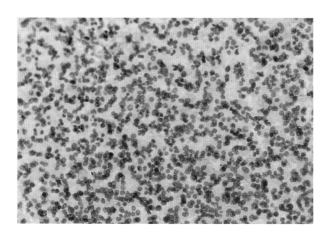

图 18-2-9 小细胞癌的瘤细胞类似中性粒细胞,可见细胞呈条索状排列(HE×20)

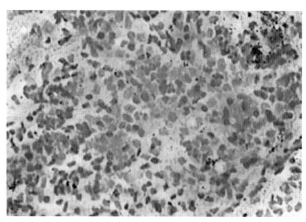

图 18-2-10 小细胞癌的瘤细胞类似小淋巴细(HE×40)

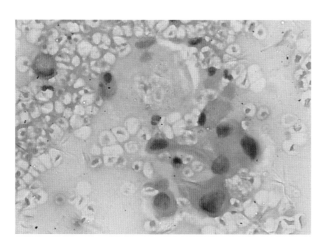

图 18-2-11 低倍镜下可见肿瘤细胞核较小,胞质丰富,红染(HE×40)

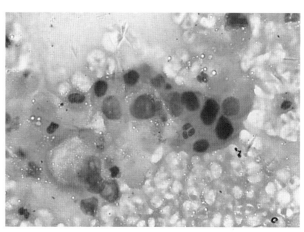

图 18-2-12 高倍镜下可见细胞和靠边,胞质丰富,类似印戒细胞(HE×40)

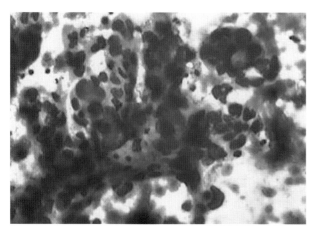

图 18-2-13 黏液性囊腺癌呈乳头状结构,细胞质含丰富的黏液(瑞氏 ×40)

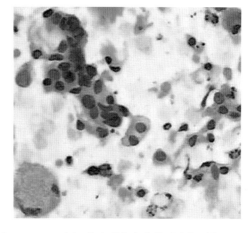

图 18-2-14 瘤细胞胞质含丰富的黏液物质(HE×40)

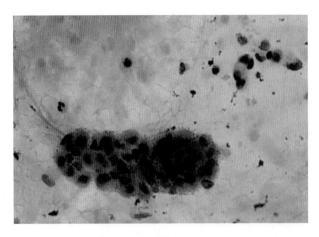

图 18-2-15　导管内乳头状黏液癌乳头结构,含丰富黏液（HE×20）

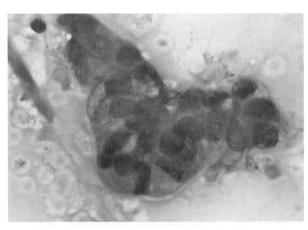

图 18-2-16　导管内乳头状黏液癌瘤细胞排列紊乱,黏液丰富（HE×40）

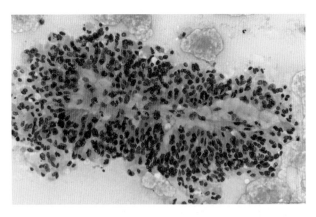

图 18-2-17　实性 - 假乳头状瘤的瘤细胞围绕血管轴心生长,瘤细胞单一,细胞核卵圆形,纵切面（瑞氏 ×40）

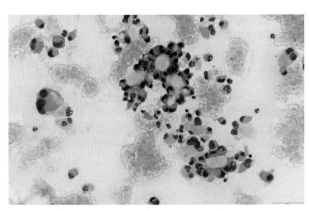

图 18-2-18　实性 - 假乳头状瘤的瘤细胞围绕血管轴心生长,横切面（瑞氏 ×40）

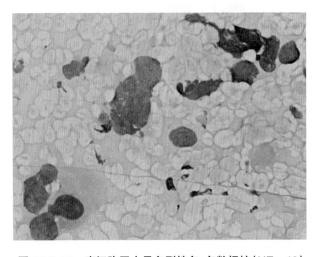

图 18-2-19　瘤细胞巨大呈多型性多,多数裸核（HE×40）

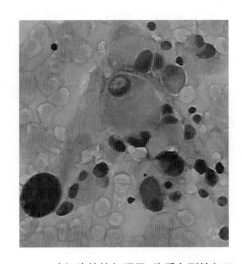

图 18-2-20　瘤细胞的核仁明显,胞质多型性（HE×40）

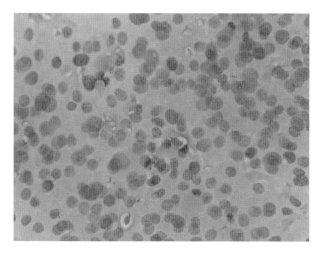

图 18-3-1 大量单个细胞或疏松细胞团,核圆形,呈中等异型(HE×40)

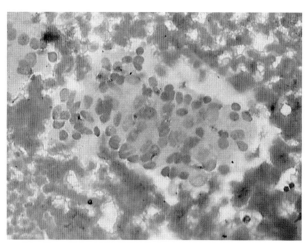

图 18-3-2 瘤细胞呈假菊花团样结构(HE×40)

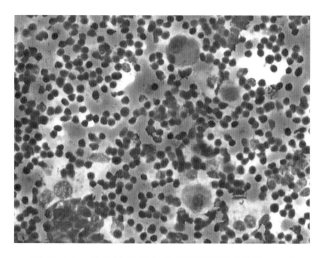

图 18-3-3 单个的 R-S 细胞及淋巴细胞(瑞氏 ×20)

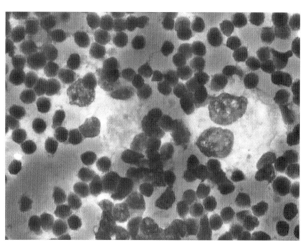

图 18-3-4 双核的 R-S 细胞及淋巴细胞(瑞氏 ×40)

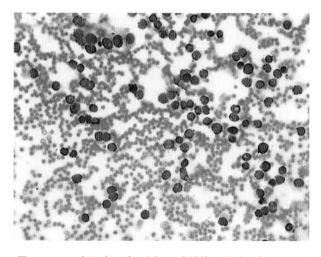

图 18-3-5 瘤细胞深染,均匀一致的体积增大(瑞氏 ×20)

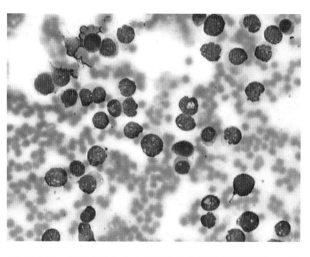

图 18-3-6 瘤细胞均为中心母细胞及免疫母细胞(瑞氏 ×40)

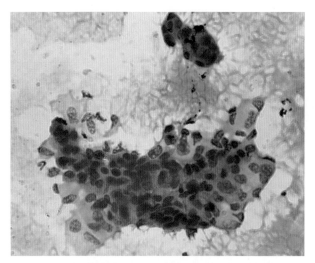

图 18-3-7　胆管癌呈乳头状结构,细胞异型(HE×40)

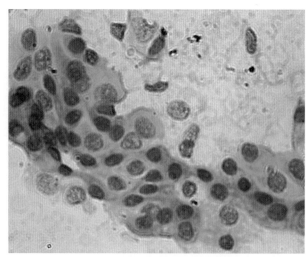

图 18-3-8　胆管癌细胞呈轻度上皮化生(HE×40)

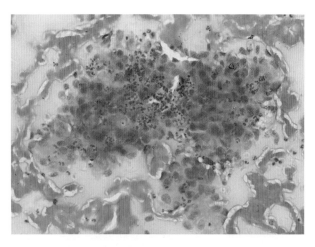

图 18-3-9　肠癌胰腺转移,肿瘤呈乳头状伴少量炎细胞 (HE×40)

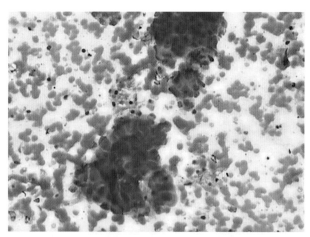

图 18-3-10　胃癌胰腺转移,瘤细胞呈腺样排列(瑞氏×40)

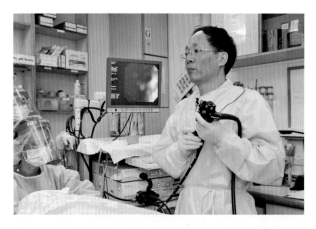

图 19-0-1　有丰富经验的医师仔细认真检查是完美超声内 镜检查的基础和前提(操作者:金震东教授)

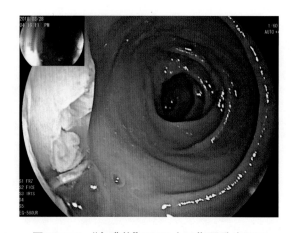

图 19-0-8　"鱼嘴状"IPMN 十二指肠乳头开口

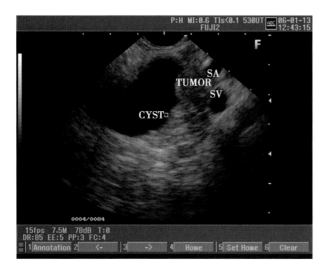

图 20-0-3　胰腺囊性病变：囊壁有实质性成分

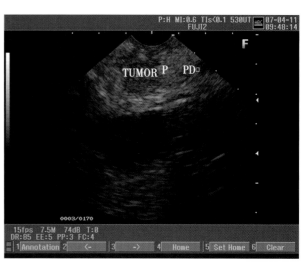

图 20-0-6　胰腺神经内分泌肿瘤（直径 5mm）

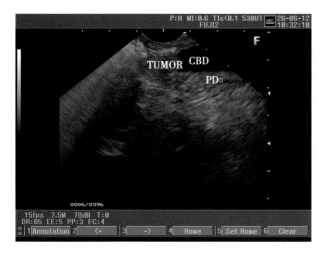

图 20-0-7　胆总管下端肿瘤（直径 4mm）

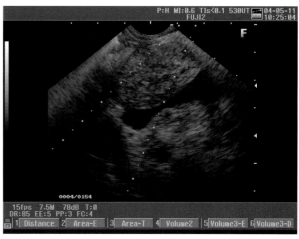

图 20-0-8　慢性胰腺炎（胰头肿大，回声欠均匀，未见占位）

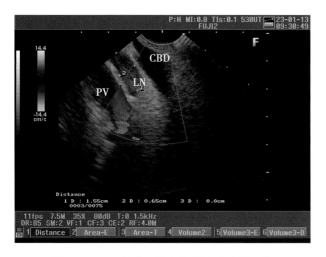

图 20-0-10　肝十二指肠韧带内肿大淋巴结

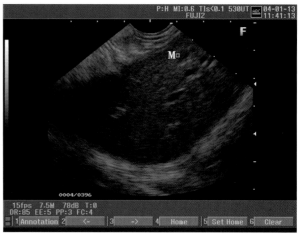

图 20-0-11　肝脏小转移灶

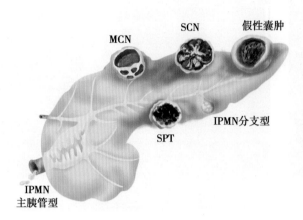

图 21-0-1　胰腺囊性病变的常见类型(绘图:姜琳)

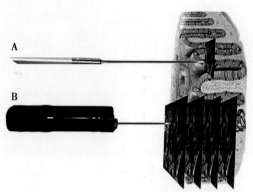

图 21-0-2　共聚焦激光显微内镜技术示意图
A. 探头式 pCLE;B. 内镜整合式 eCLE

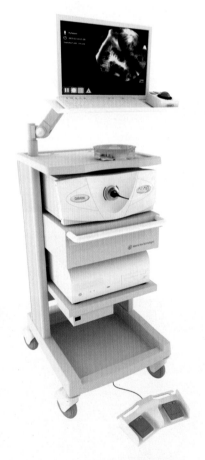

图 21-0-3　共聚焦激光显微内镜主机

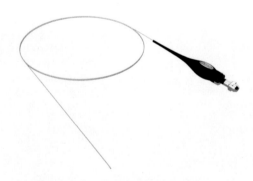

图 21-0-4　共聚焦激光显微内镜探头

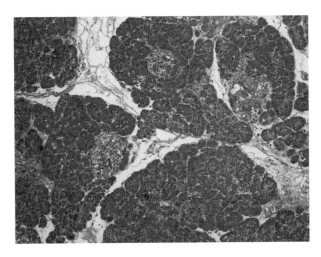

图 21-0-6 正常胰腺（HE 染色 ×400）

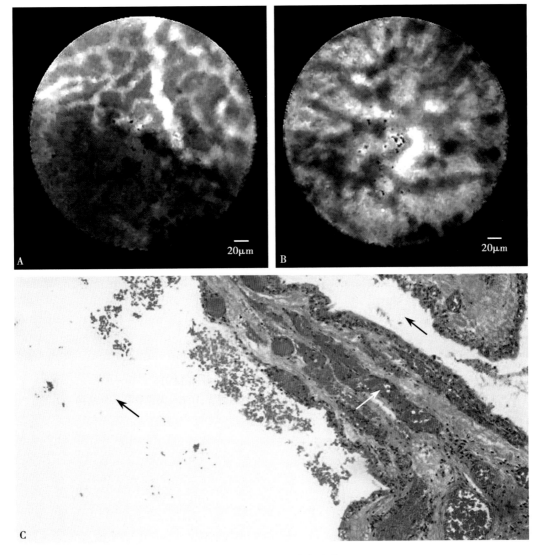

图 21-0-7 浆液性囊腺瘤
A、B. 浅表血管网；C. 囊壁上的血管网

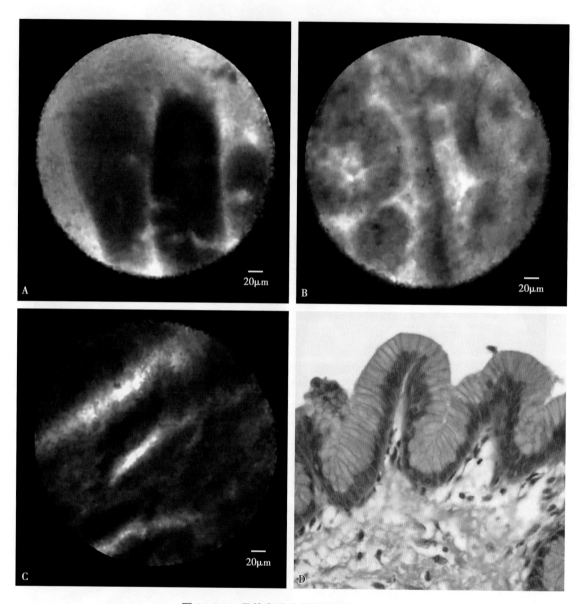

图 21-0-8　导管内乳头状黏液肿瘤（IPMN）

A. 手指样隆起；B. 中空的暗环；C. 平行条带中的血管；D. HE 染色见乳头样结构

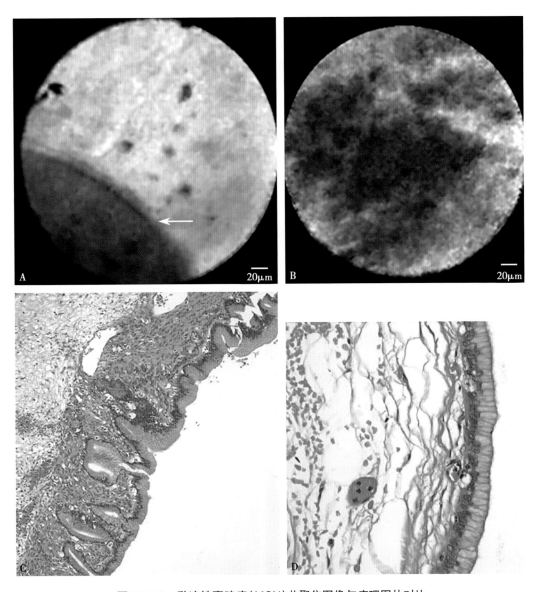

图 21-0-9 黏液性囊腺瘤(MCN)共聚焦图像与病理图片对比

A. 细黑色线条的灰色条带;B. 均匀的细胞巢;C. 柱状上皮伴乳头样结构;D. 柱状上皮及囊壁下见粗大血管

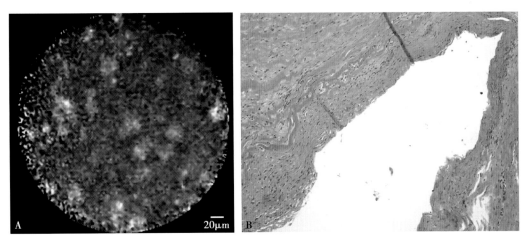

图 21-0-10 胰腺假性囊肿

A. 大小不一的白色或灰色颗粒;B. 没有上皮的"囊壁"

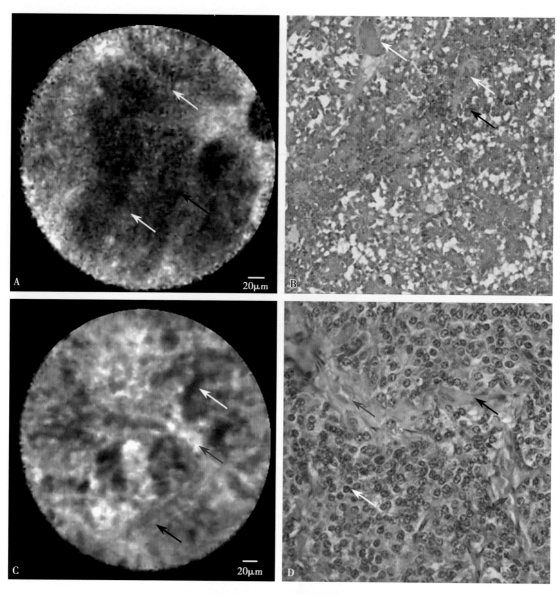

图 21-0-11　胰腺导管腺癌
白:细胞巢;红:血管;黑:纤维结构

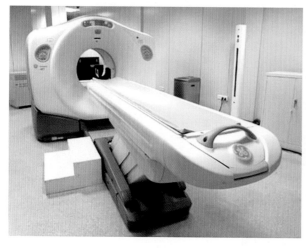

图 22-1-1　PET/CT 机房

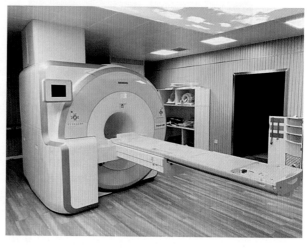

图 22-1-2　PET/MR 机房

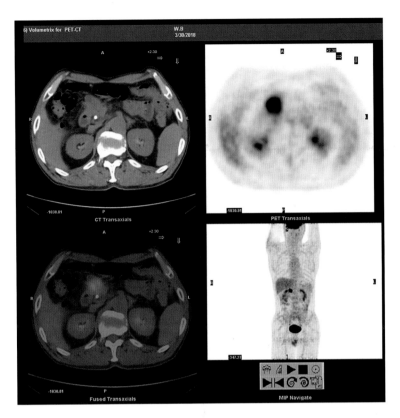

图 22-2-1　PET/CT

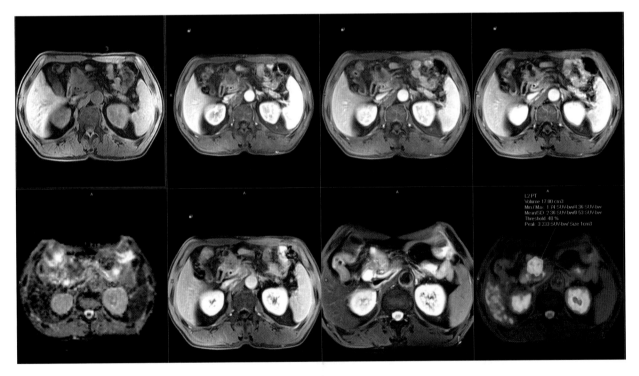

图 22-2-2　PET/MR

男性,66 岁,胰头腺癌(局部不可切除)。图 22-2-1、图 22-2-2 为该病例 PET/CT 与 PET/MR 对比。图 22-2-1 所示依次为横断面 CT、PET、PET+CT 融合、全身冠状面 PET,示胆总管置管引流,胰腺头部囊实性占位,周围少量渗出改变,大小约 3.1cm×2.9cm,实性部分放射性摄取增高,SUVmax 4.4~6.9,胰管轻度扩张。图 22-2-2 中所示依次为横断面脂肪抑制 $T_1WI$ 平扫及动态增强、ADC 图,脂肪抑制 $T_1WI$ 延迟期,脂肪抑制 $T_2WI$,脂肪抑制 $T_2WI$+PET 融合,示胰头部囊实性病灶,病灶实性部分增强后呈乏血供表现,弥散受限,局灶性代谢增高

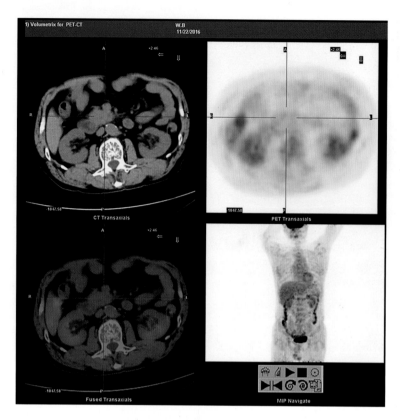

图 22-2-3　横断面 CT、PET

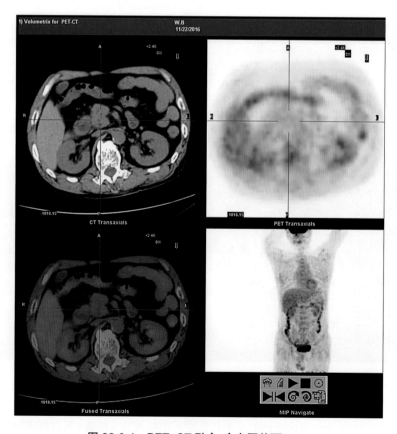

图 22-2-4　PET+CT 融合、全身冠状面 PET

男性,58 岁,慢性肿块性胰腺炎伴胰管结石,部分导管周围急性炎症伴小脓肿形成,图 22-2-3、图 22-2-4 所示依次为横断面CT、PET、PET+CT 融合、全身冠状面 PET,示胰头钩突区见大小约 4cm×2.3cm 等密度影,边缘欠清,CT 值约 43HU,代谢不高

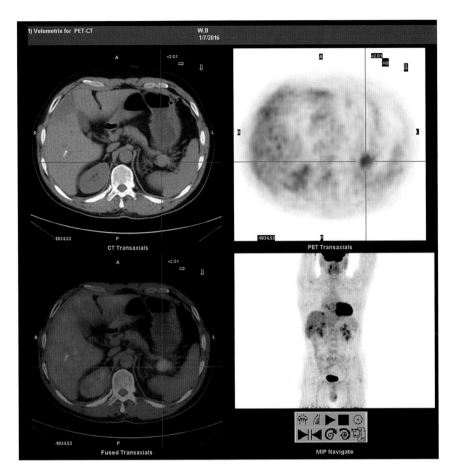

图 22-4-1　胰腺尾部病灶

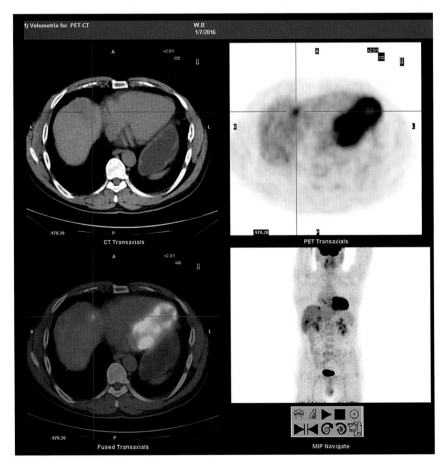

图 22-4-2　肝内转移灶 1

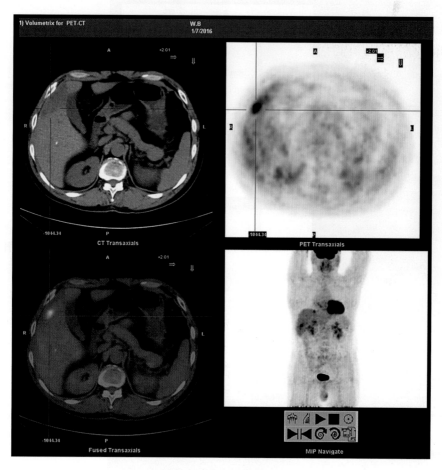

**图 22-4-3　肝内转移灶 2**

男性,51 岁,神经内分泌肿瘤(胰岛素瘤),G₂,肝脏转移。图 22-4-1 至图 22-4-3 布局均为左上 - 横断面 CT,右上 - 横断面 PET,左下 - 横断面 PET/CT 融合,右下 - 全身 PET 冠状面 MIP。其中,图 22-4-1 示胰腺尾部一枚直径约 2.6cm 软组织肿块,放射性摄取增高,SUVmax 5.6,胰管未见扩张;图 22-4-2、图 22-4-3 肝内可见多发类圆形低密度灶,放射性摄取增高,SUVmax 6.8,肝右叶可见钙化灶;肝内、外胆管未见扩张

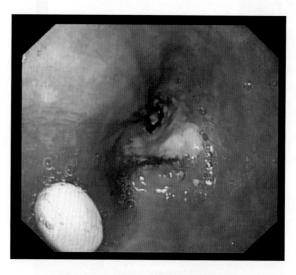

**图 24-3-3　病例 2 胃镜提示食管癌**

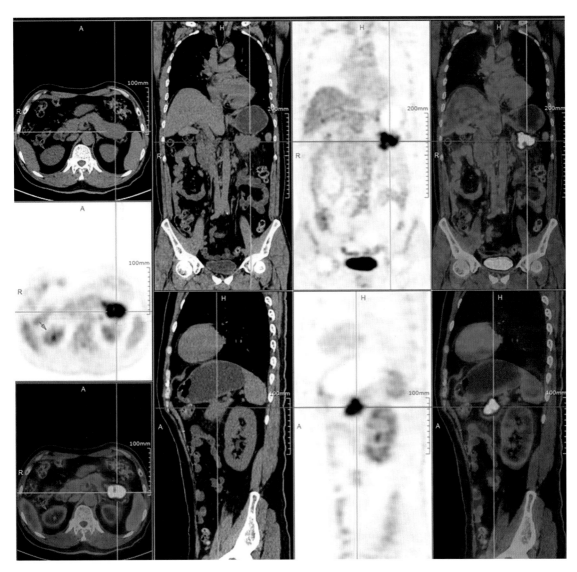

图 24-3-5 PET/CT 显示胰尾部病灶

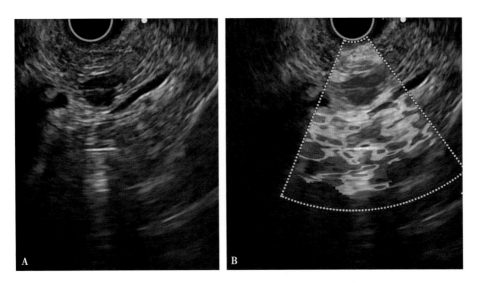

图 25-2-2 胰岛素瘤弹性成像图像

胰头可见一低回声影,边界清,大小约 1.0cm × 0.8cm,包膜完整,胰岛素瘤弹性成像图像。
弹性成像呈蓝色,质地硬

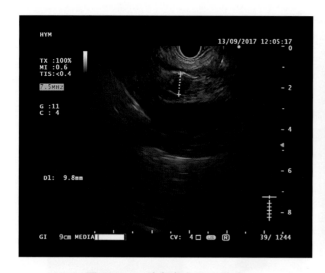

图 25-2-3　胰岛素瘤 EUS 图像

胰头可见一低回声影,边界清,大小约 0.98cm×0.8cm,包膜完整

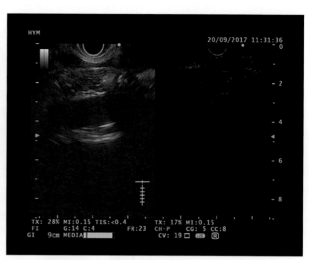

图 25-2-4　胰岛素瘤治疗前 CE-EUS 图像

胰头病灶注射造影剂后呈富血供,快进慢退

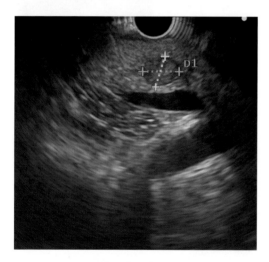

图 25-7-1　无功能神经内分泌肿瘤 EUS 图像

胰头可见一低回声影,边界清,大小约 0.6cm×0.5cm

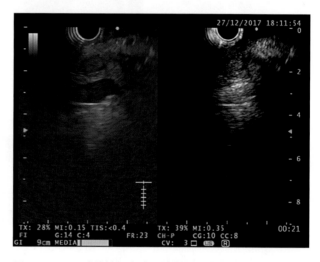

图 25-7-3　无功能神经内分泌肿瘤 FNI 治疗前 CE-EUS 图像

胰头病灶注射造影剂后呈富血供,快进慢退

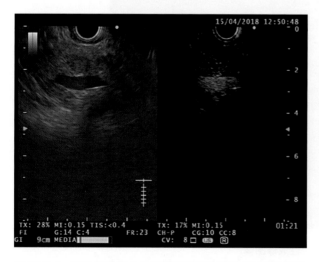

图 25-7-4　无功能神经内分泌肿瘤 FNI 治疗后 CE-EUS 图像

胰头病灶注射造影剂后呈乏血供,快进快退

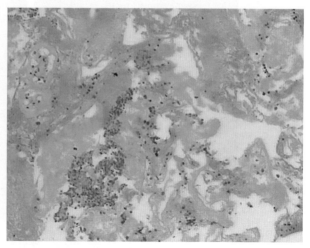

图 25-8-1　多发性内分泌肿瘤 I 型 HE 染色(×200)

可见核异型细胞,考虑肿瘤性病变可能性大

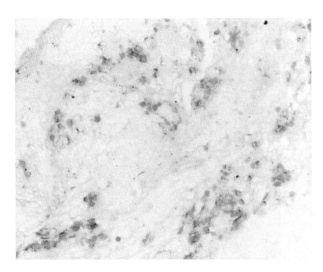

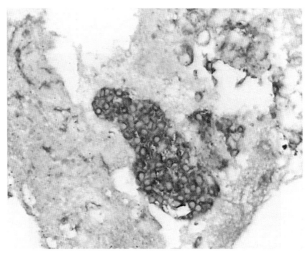

图 25-8-2　多发性内分泌肿瘤Ⅰ型免疫组织化学染色（CgA+，×400）

可见形态一致轻度核异型腺上皮细胞,结合临床,不能除外胰腺神经内分泌腺瘤可能,Syn（+）、CgA（+）、CK19（+）、KI67 1%（+）、CA19-9（-）、Insulin（-）

图 25-8-3　多发性内分泌肿瘤Ⅰ型免疫组织化学染色（Syn+，×400）

可见形态一致轻度核异型腺上皮细胞,结合临床,不能除外胰腺神经内分泌腺瘤可能,Syn（+）、CgA（+）、CK19（+）、KI67 1%（+）、CA199（-）、Insulin（-）

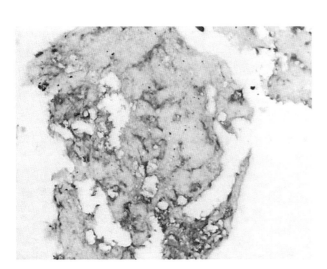

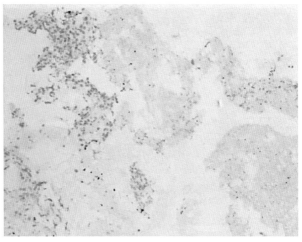

图 25-8-4　多发性内分泌肿瘤Ⅰ型免疫组织化学染色（CK19+，×400）

可见形态一致轻度核异型腺上皮细胞,结合临床,不能除外胰腺神经内分泌腺瘤可能,Syn（+）、CgA（+）、CK19（+）、KI67 1%（+）、CA19-9（-）、Insulin（-）

图 25-8-5　多发性内分泌肿瘤Ⅰ型免疫组织化学染色（ki67+，×400）

可见形态一致轻度核异型腺上皮细胞,结合临床,不能除外胰腺神经内分泌腺瘤可能,Syn（+）、CgA（+）、CK19（+）、KI67 1%（+）、CA19-9（-）、Insulin（-）

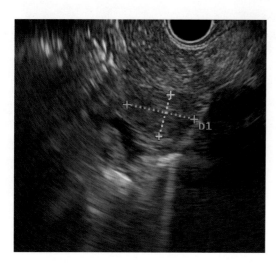

**图 25-8-6 多发性内分泌肿瘤Ⅰ型 EUS 图像**
胰头可见一低回声影,边界清,大小约 0.8cm×0.6cm,包膜
完整

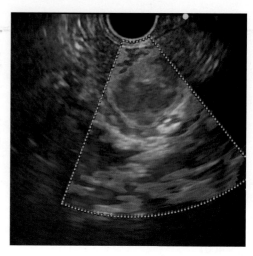

**图 25-8-7 多发性内分泌肿瘤Ⅰ型弹性成像图像**
弹性成像呈蓝色,质地硬

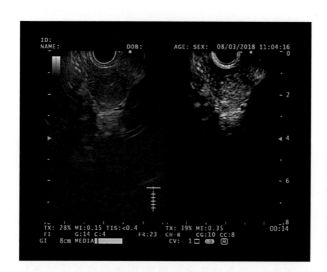

**图 25-8-8 多发性内分泌肿瘤Ⅰ治疗前 CE-EUS 图像**
胰头病灶注射造影剂后呈富血供,快进慢退

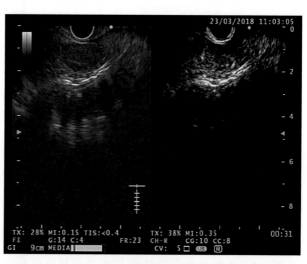

**图 25-8-9 多发性内分泌肿瘤Ⅰ治疗后 CE-EUS 图像**
胰头病灶注射造影剂后呈乏血供,快进快退

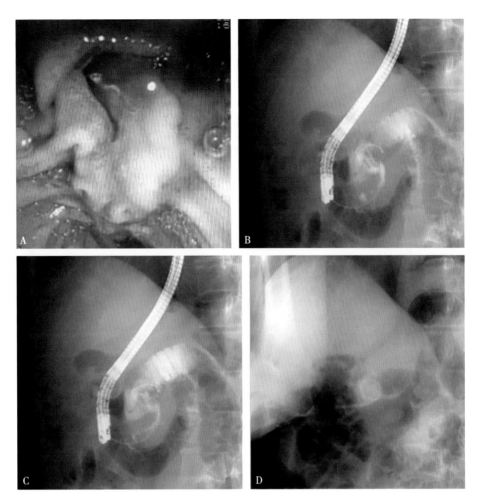

图 26-1-3 ERCP

IPMN 患者 ERCP 术中见鱼嘴样开口的主乳头,可见果冻样黏液至乳头开口流出。ERCP
造影见扩张的主胰管和与其相连通的胰头部囊肿,往囊肿内置入胰管支架可见造影剂流
出通畅,患者术后病情缓解

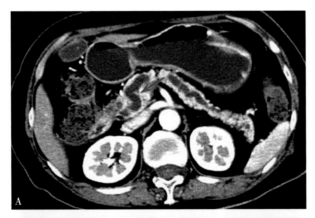

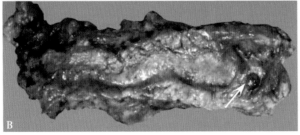

图 26-2-1 主胰管型 IPMN
的 CT 及手术切除组织
CT(A)及手术切除组织(B)
显示主胰管弥漫扩张伴胰
头部囊性占位,亦可节段性
累及部分主胰管

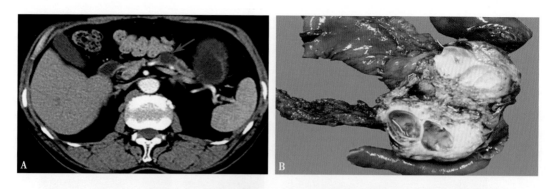

**图 26-2-2 分支胰管型 IPMN 的 CT 及手术切除组织**

CT(A)及手术切除组织(B):源于分支胰管,多位于钩突部,表现为局部胰管的多发囊状扩张

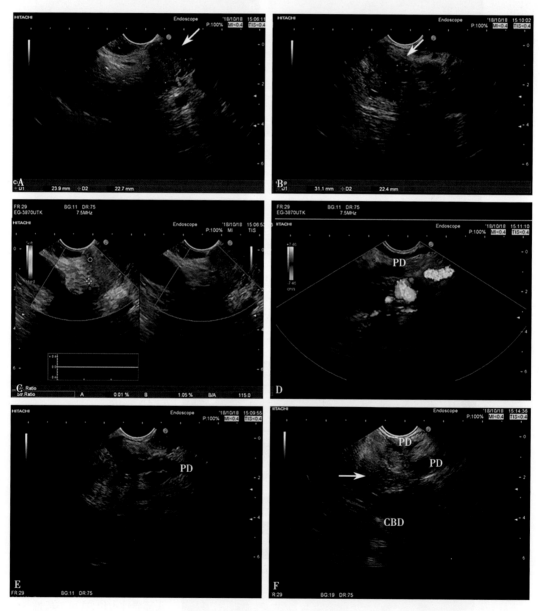

**图 26-3-2 该例 ITPN 之 EUS**

纵轴超声内镜示胰腺钩突部一低回声病灶,边界欠规则,其中两个截面大小分别约 23.9mm×22.7mm、31.1mm×22.4mm(A、B);质地硬,弹性应变率比值(SR)=115.0(C),缓慢向头颈部扫查,见该病灶实际是位于扩张的胰管内,为大量低回声内容物堆积而成(D、E、F);胆总管(0.7cm)轻度扩张(F),余胰腺实质萎缩、回声较均匀。术后病理示:导管内管状乳头状肿瘤,肿瘤局限于胰腺内,神经侵犯未见,脉管内癌栓未见

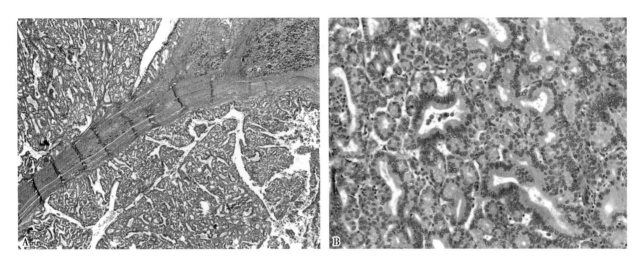

图 26-3-3 该病例之病理图片

×25(A):胰腺导管扩张,管腔内充满腺管状结构,未见黏液分泌;×200(B):肿瘤主由腺管状结构组成,细胞胞质淡染,无黏液细胞,核卵圆形位于基底部,形态温和

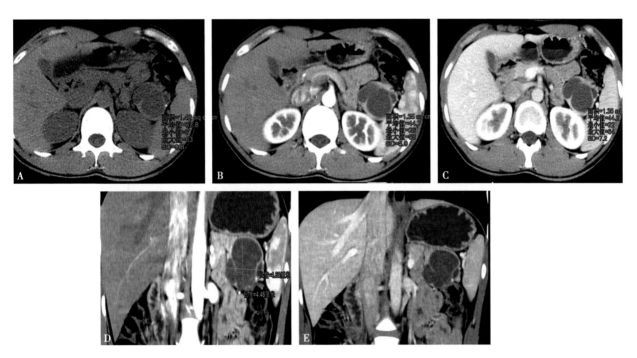

图 31-0-1 男性,25 岁,胰腺内副脾伴上皮性囊肿

A 为 CT 平扫横断面,B 为增强动脉期,C 为门脉期,D 为动脉期冠状面,E 为门脉期冠状面;胰尾部见 4.5cm×4.7cm 囊性低密度灶,边界尚清晰,平扫 CT 值约 38HU,增强约为 44HU;内见多发分隔,可见强化;边缘见点状钙化

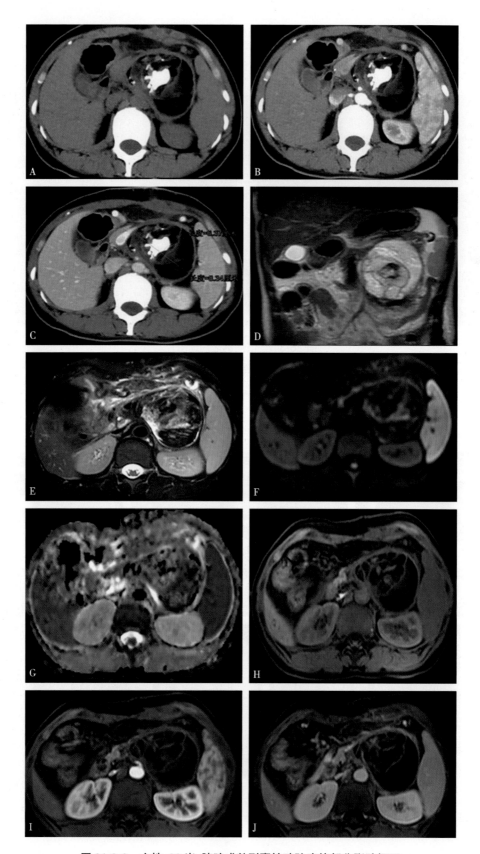

**图 31-0-2　女性,39 岁,胰腺成熟型囊性畸胎瘤伴部分脂肪坏死**

A 为 CT 平扫横断面,B 为增强动脉期,C 为门脉期,D 为冠状面 $T_2WI$,E 为横断面脂肪抑制 $T_2WI$,F 为 DWI、G 为 ADC 图,H 为脂肪抑制 $T_1WI$ 平扫,I 为动脉期,J 为静脉期;胰腺体尾部后下方可见一大小约 8.7cm×8.3cm×7.1cm 肿块,内部密度/信号混杂,$T_1WI$ 高低信号不等,正反相位信号减低不明显,$T_2WI$ 呈高低不等混杂信号,CT 可见脂肪密度、MRI 压脂序列信号明显减低,CT 可见团状高密度影,肿块边界清楚,增强扫描后部分实性成分轻度强化,胰腺受压并向前移位

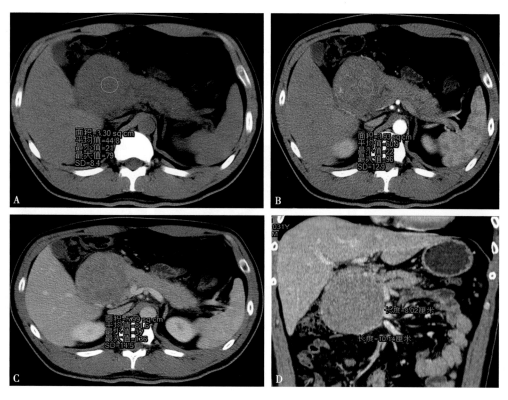

**图 31-0-3  男性,31 岁,胰母细胞瘤**

A 为 CT 平扫横断面,B 为增强动脉期,C 为门脉期,D 为门脉期冠状面图像;胰头部可见团状软组织密度影,平扫 CT 值约 45Hu,密度均匀,边界清晰,大小 8.0cm×10.1cm,增强后可见强化,动脉期 CT 值为 61HU,动脉期 CT 值为 82HU,上游胰管略扩张,门静脉 - 肠系膜上静脉局部受压

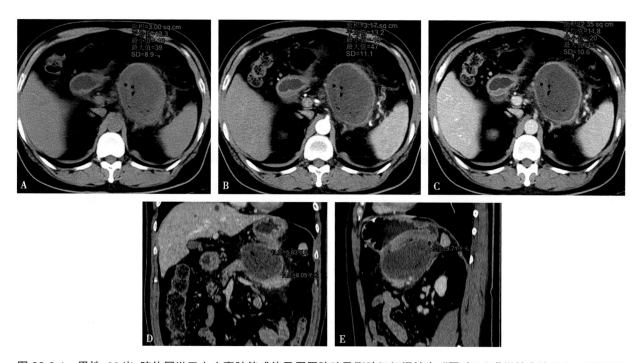

**图 32-0-1  男性,66 岁,胰体尾淋巴上皮囊肿伴感染及周围胰腺及脂肪组织慢性炎;"胃壁组织"慢性炎伴溃疡,"胰腺囊内物质"为角化物**

A 为 CT 平扫横断面,B 为增强动脉期,C 为门脉期,D 为门脉期冠状面,E 为门脉期斜矢状面;胰体尾上方可见团状囊性低密度影,大小约 9.7cm×8.1cm×5.6cm,其内可见条片软组织密度影伴斑片气体样密度影;病变与胰腺分界不清,周围可见渗出模糊影,病灶向上与胃壁边界模糊,增强病灶未见明显强化,病灶下方与脾动静脉边界欠清

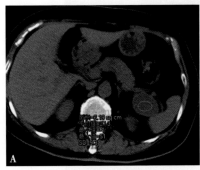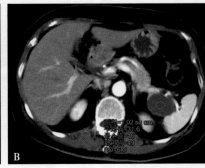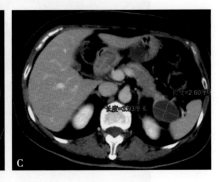

图 32-0-2　女性,63 岁,胰腺潴留性囊肿

A 为 CT 平扫横断面,B 为增强动脉期,C 为门脉期,胰尾部见 3.9cm×2.6cm 的囊状低密度灶,壁薄无壁结节,平扫 CT 值 27HU,增强扫描强化不明显,CT 值 32HU

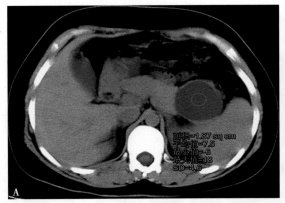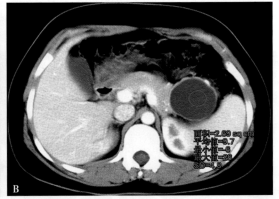

图 32-0-3　女性,36 岁,胰腺尾部子宫内膜异位囊肿

A 为 CT 平扫横断面,B 为增强门脉期,胰尾部见 5.0cm×4.7cm 的囊状低密度灶,壁薄无壁结节,平扫 CT 值 7.5HU,增强扫描强化不明显,CT 值 9.7HU

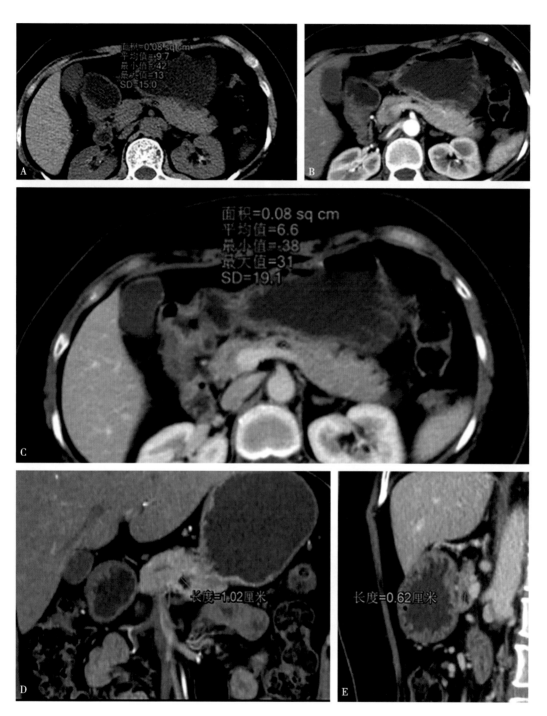

**图 33-1-2 女性,57 岁,胰腺脂肪瘤**

A 为 CT 平扫横断面,B 为增强动脉期,C 为门脉期,D 为动脉期冠状面,E 为门脉期矢状面;胰体可见类圆形混合低密度影,边界清楚,大小约为 1.0cm×0.6cm,内含脂肪及软组织密度影,平扫时 CT 值为 –42~13HU,增强后强化不明显,CT 值为 –38~31HU,病灶与胰管未见明显相通

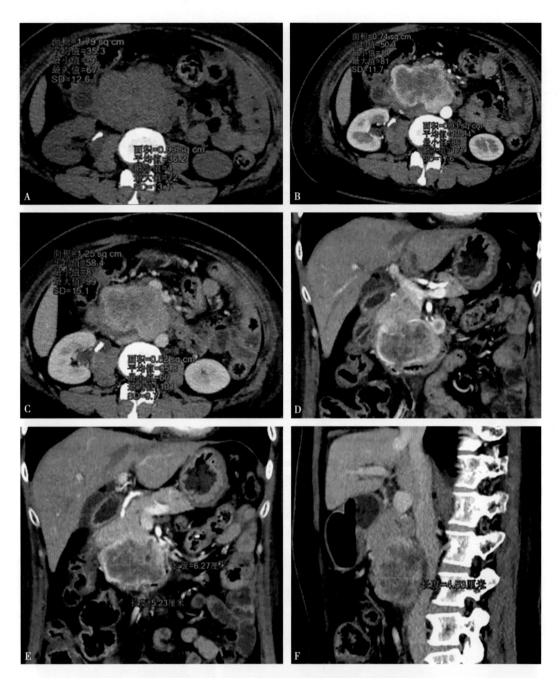

图 33-1-3　女性,52 岁,胰腺胃肠道间质瘤,高度风险

A 为 CT 平扫横断面,B 为增强动脉期,C 为门脉期,D、E 为动脉期冠状面,F 为门脉期矢状面;胰头下方、
十二指肠水平部上方见不规则软组织团块形成,大小约 6.3cm×5.2cm×4.5cm,包膜较厚,边界尚清,增强
后动脉期边缘明显强化,门脉期强化程度减低,内部呈渐进性轻中度强化;局部十二指肠肠壁增厚,肠腔
狭窄;病灶与胰腺钩突部分界欠清,肠系膜上动静脉紧贴病灶边缘,管腔狭窄不明显;病灶旁见一枚环形
强化结节影

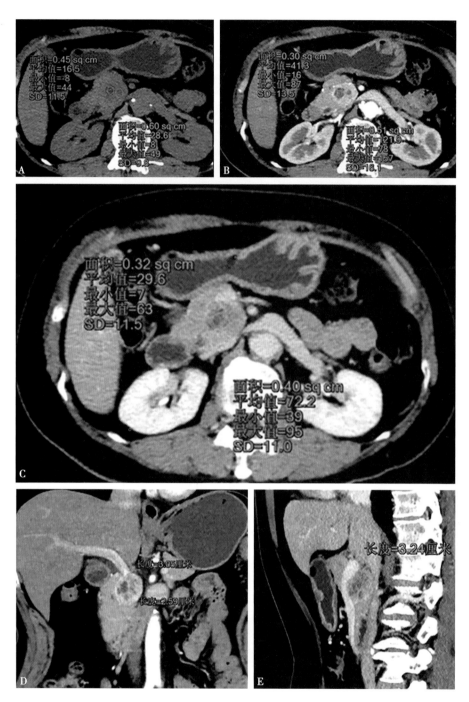

图 33-1-4　女性,63 岁,孤立性纤维瘤

A 为 CT 平扫横断面,B 为增强动脉期,C 为门脉期,D 为动脉期冠状面,E 为门脉期矢状面;胰头偏左后方见一椭圆形囊实性肿块,边界清楚,大小约 3.1cm×2.6cm×3.2cm,增强后动脉期明显不均匀强化,门脉期及延迟期强化程度减低(动脉期高于胰腺实质,门脉期及延迟期接近胰腺实质);病灶与肠系膜上静脉紧贴,管腔略变窄

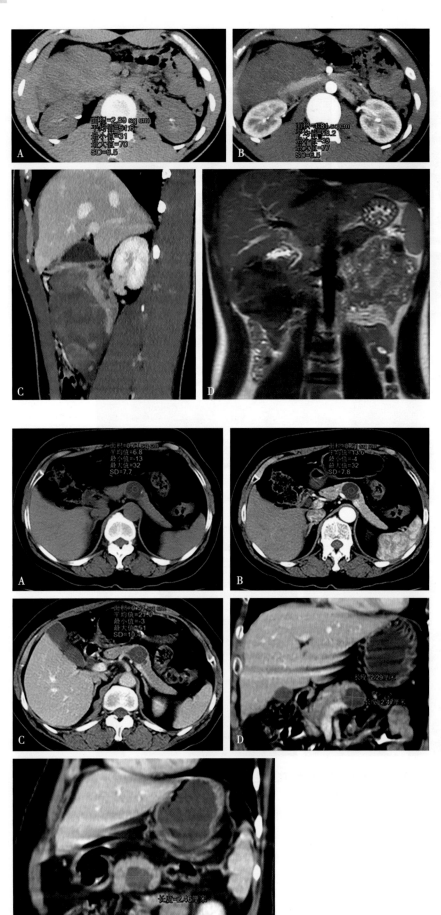

**图 33-1-6　男性,19 岁,纤维瘤病,肿瘤累犯胰腺及十二指肠壁**

A 为 CT 平扫横断面,B 为增强动脉期,C 为门脉期矢状面;肝下方腹膜后见片样不规则软组织密度影,密度不均,范围约 9.8cm×4.8cm×10.7cm,内见小点片样稍高密度影,增强后动脉期片样轻度强化,门脉期呈片样明显强化。病灶与胰头钩突部分界呈"杯口状",与邻近十二指肠降段分界不清;D 为冠状面 T₂WI

**图 33-2-1　女性,62 岁,假性囊肿**

A 为 CT 平扫横断面,B 为增强动脉期,C 为门脉期,D 为门脉期斜矢状面,E 为门脉期冠状面,胰体部见囊性占位,大小约为 2.3cm×2.5cm,边界光整,密度均匀,平扫 CT 值 7HU,边缘见少量高密度钙化,增强后强化不明显,动脉期 CT 值为 14HU,门脉期 CT 值为 27HU,胰管未见扩张

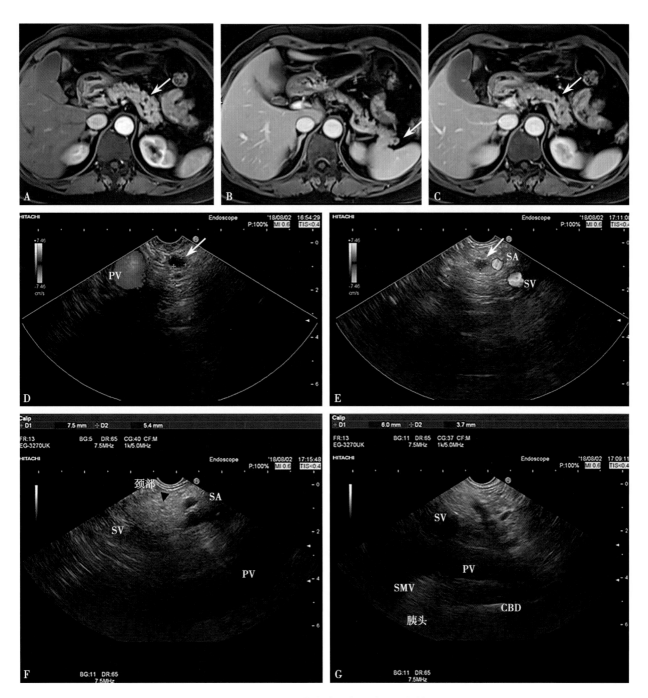

**图 35-1-2 脂肪胰腺影像图片之一（续）**

女性，59岁，体检发现CA19-9升高。$T_2WI$增强后各期（A~C）微小囊性灶（胰腺尾部、体部）未见明显强化。超声内镜（D~G）显示实质呈高回声，以头部较为明显，难以与邻近的脂肪区分，主胰管边缘模糊，胰腺实质中的细小、盐和胡椒点模糊；体部（D）和尾部（E）各显示一无回声病灶，大小分别约7.5mm×5.4mm、6.0mm×3.7mm，囊壁较光滑，未见壁结节，与胰管无相通；颈部隐约见细小胰管（R，黑色箭头）（PV，门静脉；SA，脾动脉；SV，脾静脉；SMV，肠系膜上动脉；CBD，胆总管）

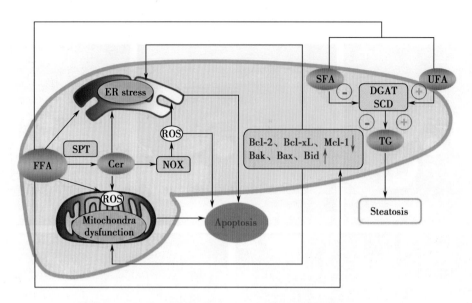

**图 36-1-1　游离脂肪酸等脂质对胰腺的直接细胞毒性作用机制**

FFA 为代表的脂质在胰腺实质细胞内,一方面可激活内质网应激或促进线粒体氧化应激导致线粒体损伤,诱导细胞凋亡;另一方面,可通过 Cer 介导发挥毒性作用。此外,FFA 亦可通过下调抗凋亡蛋白 Bcl-2、Bcl-xL、Mcl-1 的表达,或上调促凋亡蛋白 Bak、Bax、Bid 的表达等,激活内质网应激或损伤线粒体,从而诱导细胞凋亡。过多的 SFA 蓄积,会通过抑制 TG 合成相关酶的表达,阻碍 TG 合成,促进 FFA 发挥细胞毒性作用,损伤胰腺细胞;而 UFA 则可以通过促进 TG 合成,加重脂肪变性(绘制人:黄路明、李静,四川大学华西医院消化内科)

(备注:FFA:free fatty acid,游离脂肪酸;Cer:ceramide,神经酰胺;SPT:serine palmitoyl transferase,丝氨酸棕榈酰转移酶;NOX:nicotinamide adenine dinucleotide phosphate oxidase,烟酰胺腺嘌呤二核苷酸磷酸氧化酶;ROS:reactive oxygen species,活性氧簇;ER:endoplasmic reticulum,内质网;Mitochondra:线粒体;Bcl-2:B-cell lymphoma-2,B 细胞淋巴瘤 -2;Bcl-xL:B-cell lymphoma-extra large,B 细胞淋巴瘤 -xL;Mcl-1:myeloid cell leukemia-1,髓细胞白血病 -1;Bak:Bcl-2 associated K protein,Bcl-2 相关 K 蛋白;Bax:Bcl-2 associated X protein,Bcl-2 相关 X 蛋白;Bid:Bcl-2 homology domain 3 interacting domain death agonist,Bcl-2 同源结构域 3 相互作用域死亡激动剂;Apoptosis:凋亡;SFA:saturated fatty acid,饱和脂肪酸;UFA:unsaturated fatty acid,不饱和脂肪酸;DGAT:diacylglycerol acyltransferase,二酰酰甘油酰基转移酶;SCD:stearoyl-CoA desaturase,硬脂酰辅酶 A 去饱和酶;TG:triglyceride,三酰甘油;Steatosis:脂肪变性)

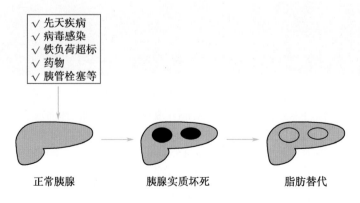

**图 36-2-1　脂肪替代发生机制模式图**

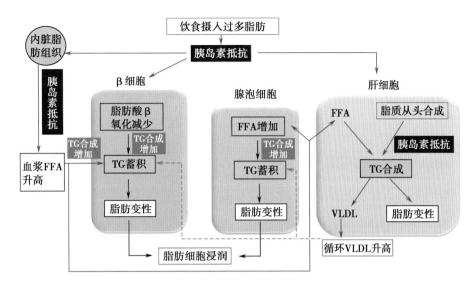

**图 36-2-2　非酒精性脂肪胰与非酒精性脂肪肝之间可能的联系**

FFA：free fatty acid；TG：triglyceride；VLDL：very-low-density lipoprotein。绘制人：李静，四川大学华西医院消化内科

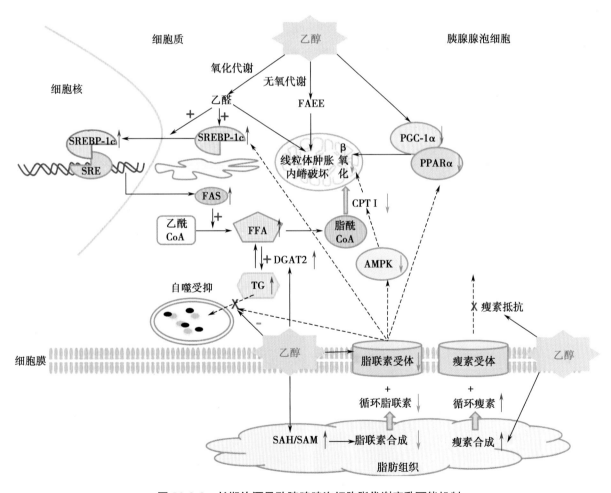

**图 36-3-2　长期饮酒导致胰腺腺泡细胞脂代谢紊乱可能机制**

FAEE：fatty acid ethyl ester；SREBP-1c：sterol regulatory element binding protein -1c；FAS：fatty acid synthetase；FFA：free fatty acid；DGAT：diacylglycerol acyltransferase；TG：triglyceride；SAH：S-adenosylhomocysteine；SAM：S-adenosylmethinonine；PGC-1α：Peroxisome proliferators-activated receptor γ coactivator-1α；PPARα：Peroxisome Proliferator Activated Receptor α；AMPK：adenosine monophosphate activated protein kinase；CPT Ⅰ：Carnitine palmitoyltransferase Ⅰ（绘制人：杨文娟，四川大学华西医院消化内科）

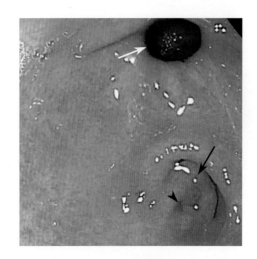

图 41-0-2　胃镜

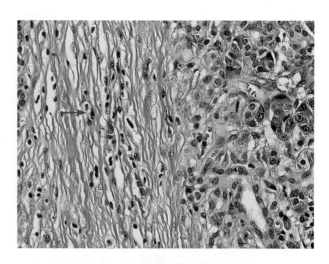

图 42-2-1　嗜酸细胞浸润胰腺实质

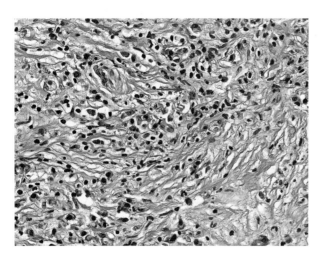

图 42-2-2　嗜酸细胞浸润胰腺实质

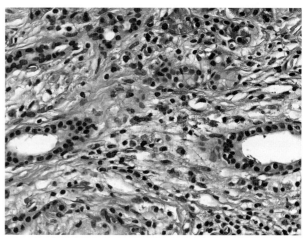

图 42-2-3　嗜酸细胞显著浸润胰腺实质

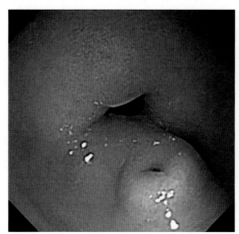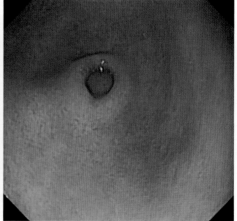

图 45-2-1　胃窦部可见黏膜隆起,中央见开口或脐样凹陷

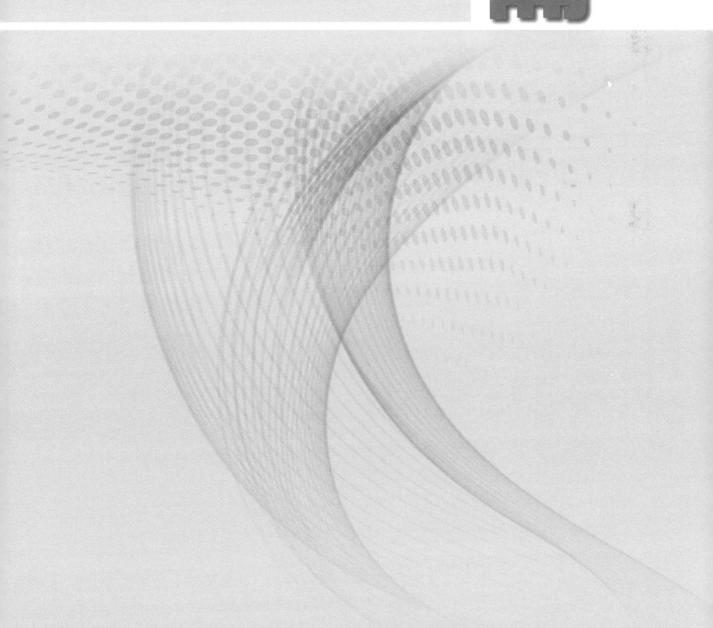

第三篇

治疗篇

# 第48章

## 慢性胰腺炎内外功能与生活质量的降低及人文关怀

【摘要】慢性胰腺炎由于胰腺内、外分泌功能逐渐受到损害,发病时伴随腹痛、腹泻、消化不良等症状严重折磨患者的身心健康,导致患者生活质量明显下降。随着生物医学模式向生物、心理、社会医学模式的转变,患者的生活质量已成为新一代健康评价指标。因此,临床工作中医护人员不仅要为慢性胰腺炎患者提供良好的医疗技术,同时,加强相关医护人员医疗实践中的人文关怀和心理干预这项措施,对提高和改善患者的生活质量有着重大的临床意义。

慢性胰腺炎(chronic pancreatitis,CP)由于正常的胰腺实质被破坏并被纤维组织取代,导致胰腺组织结构和功能不可逆的损害从而导致外分泌和内分泌功能减退,临床上主要表现为反复腹痛,脂肪泻,消瘦及营养不良,并发症包括糖尿病和胰腺癌。CP病程一般较长,常反复发作,严重影响患者生活质量,故逐渐引起人们的重视。

生活质量又称为生存质量,生命质量等,英文为Quality of Life。研究结果表明,CP患者生活质量普遍下降,在生理、心理及社会支持等方面均显著低于健康者。部分患者因反复腹痛、脂肪泻、消瘦、营养不良及各种并发症等反复就诊,以致让患者产生各种负面情绪,影响生活和工作,导致生活质量明显下降。随着生物医学模式向生物、心理、社会医学模式的转变,人们已经认识到医学的目标不只是保存生命与改善器官功能,患者的生活质量已成为另一个公认的评价指标。因此,临床工作中医护人员不仅要为CP患者提供良好的医疗技术,同时还需要重视患者生活质量问题。

### 一、慢性胰腺炎患者生活质量调查研究

1993年WHO将生存质量定义为不同文化和价值体系中的个体对于他们的目标、期望、标准以及所关心的事情有关的生存状况的体验,主要包含个体的生理健康、心理状态、独立能力、社会关系、个人信仰和与周围环境的关系。随着人们对健康观念的转变,人们已经认识到医学的目标不仅仅是保存生命与改善器官功能,更是生理、心理、社会等全方位的良好状态,在追求延长人的寿命的同时,应十分重视生活质量的提高。生活质量是适应生物、社会、心理医学模式和现代健康观的新一代健康评价指标,广泛应用于各种慢性病的研究。

研究结果表明:CP患者生活质量普遍下降,在生理、心理及社会支持等方面均显著低于健康者。CP患者的心理状态、生理功能、社会适应能力以及环境因素综合反映其生活质量,能较为全面地体现患者的健康水平,对患者进行生活质量的评估有利于正确评价临床医疗措施是否合理有效。故在临床工作中不

仅要提高 CP 患者的临床治疗与生存率,还应该重视其生活质量。现在,国内外上常用的评价 CP 患者生活质量的量表主要有 SF-12、SF-36、EORTC QLQ-C30 和 QLQ-PAN26。

SF-36 量表,又叫健康调查简表,评价 8 个维度(生理功能、生理职能、躯体疼痛、活力、情感职能、社会功能、总体健康及精神健康),被广泛应用于生活质量的评估。Mokrowiecka 等收集 43 名 CP 患者和 40 名健康对照组,采用 SF-36 评价其生活质量。观察组中含男性 37 名和女性 6 名,平均年龄为 $(47.9 \pm 8.6)$ 岁。研究结果提示 CP 患者生活质量均显示降低,尤其在一般健康状况,生理功能,生理职能 $(p<0.001)$ 和活力 $(p<0.05)$ 方面引起的生活质量降低最为显著。腹痛、疾病复发、体重减轻与患者的生活质量密切相关 $(p<0.05)$。而在 SF-36 问卷中各个维度得分最低的是退休患者和失去工作的人群。这与国外其他作者的研究结果基本一致。

McClaine 等作者采用 EORTC QLQ-C30 和 QLQ-PAN26 的量表调查 CP 腹痛行胰十二指肠切除术和保留十二指肠胰头切除术患者的生活质量。结果表明,保留十二指肠胰头切除术对缓解疼痛和改善生活质量与胰十二指肠切除术疗效基本一致。Shah 等作者收集 68 例服用抗氧化剂的 CP 患者和 69 例未服用抗氧化剂的 CP 为对照组,采用 EORTC QLQ-C30 和改良 QLQ-PAN28 量表评估患者的生活质量。结果发现服用抗氧化剂的 CP 患者可视化中位疼痛得分较未用抗氧化剂的患者明显降低 $(p<0.01)$,对照组的认知功能,情绪功能,社会功能、身体功能和角色功能较治疗组明显降低(分别 $p<0.0001$、$p=0.0007$、$p=0.0032$、$p<0.005$ 和 $p<0.001$)。治疗组在止痛剂和麻醉剂的使用剂量明显少于对照组 $(p<0.01)$。

张利侠等收集 74 例 CP 患者,随机分为对照组和观察组各 37 例,两组患者均给予常规护理,观察组于此基础上进行综合护理干预,主要包括入院时及时对患者实施社会、家庭、心理评估,对患者疼痛评分;给予营养风险筛查,协助医师选择营养支持方式;详细讲解疾病相关知识,使患者全面、正确的认识自身疾病;多与患者沟通交流,使患者积极正确面对疾病,消除其恐惧、紧张心理等内容。通过简明生活质量测定表对两组患者生活质量分别评估及比较,结果表明对 CP 患者实施综合护理干预,可显著改善患者生活质量。

白俊清等作者采用自编问卷、社会支持评定量表(SSRS)和汉化版简明健康调查量表(SF-36)对 60 例 CP 患者的生活质量和影响因素进行调查研究,结果发现文化程度的高低、经济状况、患者对 CP 认知程度、社会支持评定量表得分高与 CP 患者生活质量呈正相关,而不良的生活方式、年龄、病程与 CP 患者生活质量呈负相关。并分析了结果可能与以下因素有关:①患者文化程度越高,对疾病的认识就越全面、科学,消除患者消极、悲观的不良情绪,提高了患者的生活质量;②CP 的发作与患者的不良生活方式相关;③年龄越大、病程延长,患者机体免疫能力及心理承受能力均下降,再加上临床医疗费用高,经济负担加重,生活质量会逐步下降;而经济收入好的患者可以有条件接受更好的治疗措施;④CP 患者社会支持评定量表得分越高,意味着能够获得更多的家庭支持和社会支持,一起帮助患者调整好心态,促使患者以乐观积极心态面对疾病。

## 二、临床实践中的医学人文关怀

长期以来医学是以"疾病"为研究重点的,侧重于研究人的"病",而忽略研究病的"人"。世界卫生组织(WHO)1996 年在题为《迎接 21 世纪的挑战》的报告中指出 21 世纪的医学将从"疾病医学"向"健康医学"发展,从群体治疗向个体治疗发展,从重视对病灶的改善向重视人体生态环境的改善发展。21 世纪的医学将不应该继续以疾病为主要研究对象,而应当以人的健康作为医学未来发展的方向。这些发展趋势表明人文关怀是 21 世纪医学发展的主旋律。

我国传统医学十分重视医疗实践的伦理价值,强调患者是行医之本,医疗活动以患者为中心。医学的人文精神,则以求善、求美、关注人性和关注人的情感为特点,在诊疗过程中,重视情感因素的注入,贯穿着尊重患者、关怀患者的思想,将"医乃仁术"作为医学的基本原则。西方医学之父希波克拉底认为"医术是一切技术中最美和最高尚的"。中国科学院院士杨叔子教授曾说过"没有人文的科学,是残缺的科学;没有科学的人文,是残缺的人文",因此也可以说没有人文文化的医学是片面的、残缺不全的。医学的特殊性使它比其他任何科学都更强调人文关怀,离开了医学人文价值,医学就不能称其为人的医学。但随着科技的发展,大型先进仪器的应用,一方面给人类的健康带来了获益,另一方面,生物技术又驾驭了人,导致了医患之间的距离扩大,忽视了与患者和患者家属的直接接触和交流。冰冷的仪器本身就带给患者心理不同程度的紧张与恐惧,医患之间的充分沟通就尤其显得至关重要。

著名生理学家巴甫洛夫说:"医生绝不是单单治病"。患者在患病过程中,普遍存在着焦虑、担忧、恐惧心理。实践中医务人员要针对患者心理进行换位思考,不仅为患者提供良好的医疗技术,同时还需要多询问病情,认真倾听,富于同情心,体谅患者的疾苦,关心患者生存、生活的环境,使患者时刻感觉到就医方便,使患者愉快地接受治疗。人文关怀主张以人为本,强调人的价值与尊严,重视对人的无限关怀,它是完善人的心智、提升人的精神境界的驱动力,是人文精神的一种集中体现。

### 三、慢性胰腺炎疼痛的认识与人文关怀

文献报道,近90%的CP患者有慢性腹痛症状,典型腹痛位于上腹部,疼痛范围常常较大并向背部放射,进食后可加重,患者的疼痛部位、时间、性质及诱发因素存在个体差异。CP引起腹痛的发病机制尚不明确,长期的疼痛信号传递会造成神经重塑、神经的逆向放电、自发性疼痛等一系列的不良后果,由此造成难治性疼痛,对疼痛的治疗仍然是目前面临的难题。

慢性疼痛作为一种病症,已引起全世界的高度重视,世界疼痛大会将疼痛确认为继呼吸、脉搏、体温和血压之后的"人类第5大生命指征",自2004年起将每年的10月11日定为"世界镇痛日"。2005年世界镇痛日主题就是:"免除疼痛是患者的基本权利"。疼痛是一种不愉快的感觉和情感体验,并非简单的生理应答,不能利用仪器进行检测。只有患者才能真正体会自身疼痛感觉类型,以及它影响患者生活质量的严重程度。疼痛可使机体产生应激反应,使儿茶酚胺物质分泌增加,引起耗氧量增加,加快代谢,使机体抵抗力下降,延缓机体康复。长期反复的腹痛可引起患者食欲下降、精神萎靡、营养不良、睡眠障碍、免疫紊乱及生活方式改变,甚至反复住院。同时慢性腹痛可以严重影响机体和社会功能,使患者质疑治疗策略和方法的正确性和有效性,降低患者治疗的依从性。疼痛也严重影响患者的心理健康,引起抑郁、焦虑和恐惧,这些心理问题反过来又进一步加重患者的痛苦。

传统观念上,很多患者错误地认为"疼痛不是病",有些患者过分担心止痛药物的副作用,害怕成瘾,所以"能忍则忍",只有疼痛剧烈难忍时才给予止痛药物,相当数量的患者没有主动接受规范化的镇痛治疗,导致患者长期被疼痛折磨,甚至出现自杀倾向。与此同时,有时医生对患者的疼痛程度估计不足或未予足够重视。尽管理论上CP临床预后尚可,但患者的生活质量并不高。因此,缓解疼痛在CP的治疗过程中具有相当重要的临床意义。

现阶段CP疼痛的治疗方式主要有以下几种:一是内科治疗,二是内镜下介入治疗,三是手术治疗。内科保守治疗已成为CP疼痛的基本治疗,外科手术是CP治疗中一个重要的组成部分,手术治疗主要目的是缓解或消除疼痛,并尽可能地保留胰腺组织功能。而内镜治疗CP相关腹痛具有简单、有效、微创、能重复等优点,ERCP的成功率可达80%,疼痛缓解率为50%~80%。内镜治疗应早于外科手术,但内镜治疗与外科手术治疗相比复发率相对较高,内镜治疗无法彻底清除病变组织。Rutter等认为当内镜或保守治疗失败时应尽早考虑外科手术进行治疗。因此,应综合评估患者病情后选择最佳治疗方法,才能使患者获得较好的预后。文献报道,单一手术方式不可能缓解所有患者的疼痛或最大化地起到保护胰腺功能的作用。谭春路等对2010年1月至2014年12月四川大学华西医院胰腺外科收治的295例CP患者资料进行回顾性分析,探讨不同病理解剖形态学改变与手术方式选择对CP治疗效果的影响。结果表明,根据CP的病理学形态选择合理的手术方式可以做到最大限度地去除引发疼痛的原因和保留胰腺组织。

随着人们对疼痛认知的不断加深,逐步认识到疼痛管理的重要性,国内外制定了一系列疼痛管理的政策标准,并提出"走向无痛医院"这一口号。国外的疼痛研究起步早,对于疼痛评估的工作有几十种,且多为患者生理、心理和社会影响等方面的整体评估。我国对疼痛评估的起步较晚,对于患者的整体疼痛感的研究也相对较少。近年来,虽然国内外多家医院专门成立疼痛管理团队,有关疼痛治疗的药物和技术不断应用于临床,但有研究表明患者疼痛仍没有得到及时有效的控制,未缓解的疼痛仍普遍存在,2005年的一项国际调查数据显示疼痛没有得到有效控制的比例在欧洲为40%,澳大利亚64%,新西兰60%,我

国有 63.4%~87% 癌痛患者未得到充分治疗。近年来国外的疼痛研究发生了两次转变,一是从疼痛控制转变为疼痛管理,二是疼痛管理的专业组成人员从以麻醉医师为主体的模式转向以护士为主体的模式。目前,关于疼痛管理还没有一个明确的概念,但其应是一个综合的体系,是以患者为中心达到缓解患者痛苦并增加舒适度的目的,实施过程中大多采用多学科合作的模式,涉及麻醉学、护理学、心理学、药理学等,它是整个医疗保健服务中极其重要的组成部分。疼痛管理的目标是持续、持久的消除疼痛,控制和减少药物的不良反应,最大限度提高患者的生活质量。目前国际上公认的疼痛管理标准是从 2001 美国的医疗机构开始执行的《疼痛管理新标准》,国内疼痛管理尚处于起步阶段,2008 年中华医学会在医院等级评审中首次将疼痛列为评审标准之一,目前还没有一套规范、统一疼痛管理标准,临床工作中存在很多不完善的地方。

评估疼痛是应对处理的第一步,且贯穿治疗的整个过程。临床医护人员应该多维方法评估 CP 的疼痛,包括评估疼痛强度、疼痛模式及其对日常生活质量的影响,并及时评价治疗效果。疼痛的评估的方法有很多,比如数字评定量表(Numerical Rating Scale,NRS)、词语描述量表(Verbal Descriptor Scale,VDS)、面部表情量表(Faces Rating Scales,FPS)、视觉模拟量表(Visual Analogue Scale,VAS)、McGill 疼痛调查表(McGill Pain Questionnaire,MPQ)、简明疼痛量表(Brief Pain Inventory,BPI)等。患者的疼痛强度及其身心影响和社会影响强度是慢性疼痛患者是否需要干预治疗的重要依据。健康教育对疼痛患者非常重要,指导、教育 CP 患者生活方式的改变有助于疼痛的控制,比如酒精性胰腺炎患者减少每日饮酒量或戒酒将有助于疼痛的缓解。对患者家属给予必要的指导和培训有助于疼痛控制和改善患者的生活质量。告知患者及其家属在医生的指导下规范使用止痛药物并不会成瘾。如果患者家属训练有素并且对患者的治疗持积极态度,则疼痛患者就能得到更多的生活关心和照顾,对疼痛的效果可及时反馈给予医生,疼痛控制也更容易达到预期效果。

## 四、慢性胰腺炎外分泌功能与生活质量的下降

胰腺是人体第二大外分泌器官,随着急性胰腺炎、CP、胰腺癌等胰腺疾病发病率逐年上升,胰腺外分泌功能不全(pancreatic exocrine insufficiency,PEI)也越来越被重视。EPI 是指由于各种原因引起的胰酶分泌不足或胰酶分泌不同步,而导致患者出现消化、吸收障碍和营养不良。由于胰腺外分泌功能损害,影响蛋白质、脂肪、维生素的消化与吸收,可表现为腹胀、恶心呕吐、餐后饱胀、早饱、嗳气、烧心、以及脂肪泻、体重下降、出血倾向、夜盲症等症状。CP 确诊时 EPI 发病率为 36%,5 年后为 63%,10 年后为 94%,晚期 CP 的 EPI 发生率可达 100%。随着 CP 病情的不断进展,病情加重,使患者的身心健康严重受到伤害,影响患者预后和生活质量。

研究发现 CP 患者出现 EPI 将增加动脉粥样硬化、心血管事件、骨质疏松、骨折、免疫相关性疾病及感染性疾病等发生风险。由于胰腺消化吸收功能下降,脂溶性维生素、镁、钙、锌和必需氨基酸和脂肪酸缺乏,患者免疫力低下,感染风险增加,也可表现为手足抽搐、舌炎、唇干裂、周围性神经炎等。患者维生素 D 含量偏低表现为骨量减少、骨质疏松、骨软化症等骨骼疾病。脂肪的吸收不良表现为脂肪泻,当患者出现脂肪泻时已处于重度 EPI,临床干预效果欠佳。Keller 等认为,轻中度脂肪泻患者可通过增加食物摄入维持体重,但重度脂肪泻患者往往伴随体重减轻。林金欢等收集 2000 年 1 月至 2008 年 12 月在上海长海医院消化内科住院治疗的患者资料,分析了 CP 患者脂肪泻发生情况及其危险因素。结果发现超过 25% 的 CP 患者在病程中发生脂肪泻,发病年龄大、胆管狭窄、腹痛为发生脂肪泻的独立危险因素。

我国随着生活水平的提高,酒精性 CP 呈上升趋势,长期酗酒致胰腺实质内腺泡和胰小管慢性进行性损害,胰腺广泛纤维化、局灶性坏死,这类患者相对病程长,治疗效果较胆石症差。Migliori 等的研究随访了 75 例 AP 患者(36 例酒精性,39 例胆源性),发现酒精性胰腺炎大部分胰腺外分泌功能不全,胆源性胰腺炎患者中只有少数提示胰腺外分泌功能不全。研究还发现酒精性胰腺炎较胆源性发病后外分泌功能不全的发生率显著提高,程度更重,持续时间更长,并可能已经存在 CP 损伤。Reszetow 等对 28 例 AP 患者(其中 10 例胆源性,18 例酒精性)出院后的生活质量和外分泌功能进行随访研究,随访时间为 24~96 个月。慢性疾病治疗的功能评估显示胆源性组情感和家庭社会的状态完好,而酒精性组较胆源性组的生活

质量显著下降。古春等通过收集了 2010—2013 年四川省人民医院收治的 CP 合并外分泌功能不全患者 98 例,予胰酶制剂治疗 1 年,观察治疗 6、12 个月后患者临床症状及生活质量改善情况。结果发现,98 例患者胰酶替代治疗后胃肠道症状及疼痛再发明显降低,胃肠胀气症状无明显改善,体重下降患者比例明显降低($p<0.05$),胃肠生活质量量表(GIQLI)总评分明显增加,各单项评分均有改善($p<0.05$)。

胰酶制剂替代治疗是治疗胰源性消化不良的主要措施,一旦确诊或高度怀疑 EPI 时,应立即接受治疗。由于胰腺储备能力较大,可以代偿轻至中度的胰腺外分泌功能不全,除非胰腺脂肪酶的分泌降低至正常的 10%(严重 / 失代偿)。然而,代偿期 EPI 的患者其营养缺乏的风险也较高,临床上需对患者进行包括心理治疗、营养治疗、胰酶替代、鼓励恰当进食等途径在内的综合治疗,从而改善患者营养不良和营养风险,减轻消化不良、腹痛症状和并发症的发生,所以应该强调胰腺外分泌功能的检测应贯穿疾病诊疗始终,以达到更好地改善患者生活质量的目的。

### 五、慢性胰腺炎内分泌功能与生活质量的下降

以糖尿病为主的内分泌功能不全是 CP 的主要并发症之一。有研究表明,胰腺胰岛细胞 80% 被破坏时可出现糖尿病,CP 晚期患者常伴发糖尿病,这与胰腺功能退化有着密切的关系。CP 导致的糖尿病目前被认为属于胰腺性糖尿病或者 3 型糖尿病,国外报道 40%~80% 的 CP 患者可并发糖尿病,而有钙化的 CP 患者并发糖尿病的比例可达 90%。CP 患者发生糖尿病的危险因素包括胰腺切除术、吸烟、胰腺钙化、疾病持续时间长、年龄大、有家族史等。

胰源性糖尿病其机制可能是由于胰腺发生炎症,破坏了胰岛细胞的正常功能,胰岛分泌胰岛素的能力降低,血糖的正常调节功能紊乱。然而,单一的胰岛破坏致胰岛素缺陷理论并不足以解释胰源性糖尿病的发生,其他胰腺相关性内分泌激素可能也参与了该过程。研究发现,不但是胰腺 β 细胞的损伤而且伴有胰腺 α 细胞和 PP 细胞的分泌减少,这种糖尿病区别于 1 型糖尿病,使血糖难以控制,波动幅度大,常伴随着潜在的危及生命的急性并发症,如致死性低血糖和酮症酸中毒,故被称作"脆性糖尿病"。其远期并发症如微血管和大血管病变、神经病变、视网膜病变以及肾脏病变发病率与 1 型糖尿病基本接近。由于糖尿病是一种病程长,可以影响到全身各组织器官的慢性疾病,可导致多种严重并发症,严重的甚至会危及生命。目前糖尿病治疗手段复杂,使得患者的生活质量普遍受到影响。病程是影响糖尿病患者生活质量的一个重要因素,早期发现、早期诊断、早期积极治疗有助于改善患者的生活质量,尤其是对慢性并发症的预防和治疗更为重要。

研究表明,糖尿病作为一种心身疾病,其发生、发展与转归不仅与各种生物因素有关,而且还与心理社会因素有关。现代医学模式要求,糖尿病的治疗目的不仅要控制血糖水平、防治并发症、缓解疾病的症状,更要帮助患者心理适应及改善生活质量。近年研究表明,精神因素会影响糖尿病患者的病情控制,精神紧张,强烈而持久的焦虑、抑郁等情绪障碍可使体内自主神经功能和内分泌系统出现剧烈的变化导致糖尿病的病情加重,而糖尿病也可以引起情绪障碍,产生一系列心理问题,在这种情况下,单靠药物治疗往往不易奏效,必须配合心理治疗。因此,糖尿病患者情绪障碍的治疗十分重要,已引起广泛重视和研究。

由于糖尿病的不可根治性,有时血糖波动比较大,患者极易产生焦虑、紧张等不良情绪,常对自身能力产生怀疑,产生自我否定现象,该现象不利于患者疾病的恢复。通过人文关怀,对患者实施个体化健康教育,耐心做好解释工作,可以减轻患者的心理负担,能消除患者因反复高血糖等情况发生的心理恐惧情绪,缓解其负面情绪以及躯体不适症状,有利于改善患者的生活质量。

研究结果发现,糖尿病患者的生活质量与患者的社会支持、年龄、病程、收入、文化程度、职业、婚姻有显著相关性。社会支持低是一重要危险因素,家庭和社会支持是糖尿病患者最重要的支持系统,通过提供支持和信息反馈来缓冲患者的精神压力,从而改善其生活质量。如果失去家庭和社会的支持,患者会感到孤立无援,产生悲观的不良情绪和被人抛弃的恐惧,增加了对患者的心理打击,继而增加了躯体上的痛苦。患者配偶和家庭对糖尿病患者的理解和物质、精神上的支持帮助会使其获得生存的信念和信心,使糖尿病患者的心理、生理功能得到改善,生活质量得到提高。

糖尿病的控制主要包括 5 个方面:糖尿病患者的教育及自我监测血糖,药物治疗,手术治疗,运动治疗和饮食治疗。通过对患者健康宣传教育,可以使患者及其家属了解到糖尿病的病因、发病机制、并发症的危害,使其在治疗糖尿病的过程中,引起足够的重视。多数糖尿病患者早期为门诊药物治疗,因此加强患者的院外指导教育极为重要。对出院的患者,应指导患者进行血糖自我管理,并安排定期随访或门诊就诊。饮食和运动指导等方面进行干预能帮助患者控制体重,从而减轻低血糖发生率,保证患者合理的营养摄入。文献报道,对患者进行人性化护理能有效地改善患者的血糖水平,减少再次住院率和提高治疗依从性。

## 六、慢性胰腺炎多学科合作与人文关怀

现代医学分科的发展和细化无疑提高了专科医师的技术水平和熟练程度,对医学的发展起着非常重要的作用,但也造成了许多专科医生思维仅局限于本专业范围,而对本专科以外的知识面相对局限。各学科之间的关系异常复杂,既有区别,又有相互交叉和包容,分科太细导致"各自为政",以致医生在诊疗中发生认知偏差,心理与躯体、医疗和护理进一步分离,医学文化与人性医学进一步流失。

随着医学的发展,人们认识到临床医学更应该注重人体系统的整体性,医生要想给患者提供精准的诊疗方案,很多时候需要多学科协作才能实现。在实际临床工作中,经常会遇到多器官或多系统问题并存的患者,这样患者就诊时就需在医院的多个科室、不同专家之间往返就诊,这不但容易耽误患者疾病诊治的最佳时机,还消耗了患者大量的人力、物力。这种学科细分的诊疗模式,不利于患者的疾病诊疗,也不利于医生的专业技能培养与发展。多学科合作模式是交叉、整合、集中、精准化、个体化的诊疗模式,也是生物心理社会医学模式的延伸。它的核心就是以患者为中心,以多学科为依托的诊疗模式,根据患者的临床症状、体征、影像学、生化、病理等资料评估,为患者提供最佳的、便捷的治疗措施。对患者而言,避免了多次往返就诊于各个科室之间的麻烦,让患者一次完成多科室诊疗,减少医疗费用。医生可以通过多学科合作模式,各专业互相学习、互相促进、取长补短,不断提升医务人员诊疗水平,使者满意度也随之提高。

实践证明通过多学科合作,实现医疗资源的有效整合,有助于改善 CP 的治疗效果。目前 CP 诊断与治疗策略的优化越来越受到关注,2012 年多学科专家再次修订了 CP 诊断和治疗指南,强调 CP 需内科、外科、内镜、麻醉、护理以及营养等多学科综合治疗。运用综合治疗方案治疗 CP 患者,能够明显提高临床疗效,降低死亡率,延长了生存时间。疼痛经常不是患者入院的主要症状,医务人员更侧重于胰腺疾病本身的治疗、护理,对疼痛的治疗重视不够。研究显示内科医务人员的疼痛认知水平明显低于其他科室。规范化疼痛治疗原则为有效消除疼痛,全面提高患者的生活质量。对疼痛治疗效果不佳者应及时调整治疗方法,必要时请疼痛科、麻醉科或相关科室协助诊疗。内镜微创治疗已成为慢性胰腺炎结石、狭窄、假性囊肿及继发胆管狭窄的首选。但内镜治疗失败、可疑恶变及胰源性门静脉高压出血等患者仍需外科治疗。营养不良的患者应根据营养评估及时纠正,通过经验丰富的营养师的个性化辅导饮食改善营养状况。高血糖和高血脂控制需要内分泌科医师的协助。应鼓励营养良好的患者遵循正常的健康饮食建议,在营养不良的患者中应纠正胰腺外分泌不足。患者可通过有经验的营养师进行营养评估和个性化饮食咨询来改善营养状况。

总之,CP 治疗应通过内科、外科、内镜、麻醉以及营养等多学科合作,制订最佳方案,延缓胰腺内、外分泌功能减退和降低腹痛发作频率及程度,提高患者生活质量。

## 七、增强医护的人文关怀意识

CP 病程长,病情易反复,随着疾病的发展,胰腺内、外分泌功能逐渐受到损害,发病时伴随的腹痛、腹泻、消化不良等症状严重折磨患者的身心健康,导致患者生活质量明显下降。因此,医护人员要针对患者心理有的放矢地加强人文关怀。

加强相关医护人员医疗实践中的人文关怀和心理干预这项措施,对提高和改善患者的生活质量有着重大的临床意义,具体有以下一些建议:

## （一）注意科普

由于大部分的 CP 患者对于该疾病并不了解,要向患者科普相关知识,避免患者陷入忧郁和焦虑的情绪。对患者进行健康方面的教育指导,使患者对 CP 这种疾病的病因,如胆道问题、酗酒等有明确了解和正确的认识。

## （二）戒烟酒

劝告患者戒烟戒酒,尽量避免一些油腻辛辣的食物,切忌暴饮暴食。引导患者养成良好的生活习惯和规律的饮食习惯。

## （三）腹痛情况

动态评估腹痛情况,及时评价治疗效果,对止痛效果不佳者应及时调整治疗方案。

## （四）科学指导

认真学习系统规范的疼痛教育培训知识及技能,指导患者进行疼痛自我管理。积极传播科学的镇痛知识,帮助患者提高对于疼痛的认知,消除患者使用止痛药的顾虑,并安排定期随访或疼痛科就诊,做到人性化医疗,提高患者的生活质量。

## （五）心理疏导与治疗

一些患者由于疼痛常伴有消极情绪,相关医护人员一定要与患者进行耐心的交谈,认真聆听患者的倾诉,积极做好心理教导,鼓励患者,介绍成功的病例,以便对疾病保持一种积极乐观的态度。运用恰当的鼓励性语言激发患者战胜疾病的勇气和信心,减少恐惧,提高治疗的依从性。

## （六）双方加强沟通

沟通是和谐的基础,只有加强沟通,才能使患者积极支持配合临床诊疗措施。

## （七）相互尊重

采用人性化的告知语言,尊重患者的知情权、选择权,履行必要地告知义务,使患者及家属清晰地认识患者诊断结果、治疗方案、各项医疗技术的局限性、风险性等。让患者尽量参与治疗方案的制订过程,如有两种以上可供选择的治疗方案,充分尊重患者的选择权。耐心地解答患者的疑问,体现对患者的重视与尊重。

随着科学技术的发展,医院进入数字化与信息化时代,越来越多的行业开始使用微信公众平台与用户进行互动,在疾病预防、监控、疾病自我管理、健康促进、提高治疗依从性等卫生保健方面具有积极的推动作用。为了探讨微信平台在 CP 出院患者延续护理中的应用效果,有研究者收集了 40 例 CP 患者为研究对象。结果发现,开展微信服务工作后,CP 1 年内腹痛复发率降低,患者满意度得到提高($p<0.05$)。借助微信平台力量,一定程度上为提高患者满意度提供了新的思路与模式,同时也提高了医护人员的人文关怀能力。

（何承志　杨长青）

# 参 考 文 献

1. 中华医学会外科学分会胰腺外科学组 . 慢性胰腺炎诊治指南 (2014). 中华外科杂志,2015:241-246.

2. 《中华胰腺病杂志》编委会,中华医学会消化内镜学分会 . 慢性胰腺炎诊治指南 (2012,上海). 中华胰腺病杂志,2012:208-210.

3. Conwell DL,Banks PA.Chronic pancreatitis. Curr Opin Gastroenterol,2008,24:586-590.

4. Kirkegard J,Mortensen FV,Cronin-Fenton D. Chronic Pancreatitis and Pancreatic Cancer Risk:A Systematic Review and Meta-analysis. Am J Gastroenterol,2017,112:1366-1372.

5. Hao L,Zeng XP,Xin L,et al. Incidence of and risk factors for pancreatic cancer in chronic pancreatitis:A cohort of 1 656 patients. Dig Liver Dis,2017,49:1249-1256.

6. Uc A,Andersen DK,Bellin MD,et al. Chronic Pancreatitis in the 21st Century-Research Challenges and Opportunities:Summary of a National Institute of Diabetes and Digestive and Kidney Diseases Workshop. Pancreas,2016,45:1365-1375.

7. Levy P,Dominguez-Munoz E,Imrie C,et al.Epidemiology of chronic pancreatitis:burden of the disease and consequences. United

European Gastroenterol J, 2014, 2:345-354.

8. Mokrowiecka A, Pinkowski D, Malecka-Panas E, et al. Clinical, emotional and social factors associated with quality of life in chronic pancreatitis. Pancreatology, 2010, 10:39-46.

9. Ohniev VA, Trehub PO. Assessment of the life quality for patients with chronic pancreatitis. Wiad Lek, 2018, 71:653-657.

10. Mokrowiecka A, Pinkowski D, Malecka-Panas E. Assessment of quality of life in patients with chronic pancreatitis. Med Sci Monit, 2011, 17:CR583-588.

11. Shah NS, Makin AJ, Sheen AJ, et al. Quality of life assessment in patients with chronic pancreatitis receiving antioxidant therapy. World J Gastroenterol, 2010, 16:4066-4071.

12. Olesen SS, Juel J, Nielsen AK, Frokjaer JB, et al. Pain severity reduces life quality in chronic pancreatitis: Implications for design of future outcome trials. Pancreatology, 2014, 14:497-502.

13. Pezzilli R, Fantini L. Chronic pancreatitis: assessing the quality of life. JOP, 2005, 6:406-409.

14. Amann ST, Yadav D, Barmada MM, et al. Physical and mental quality of life in chronic pancreatitis: a case-control study from the North American Pancreatitis Study 2 cohort. Pancreas, 2013, 42:293-300.

15. Wehler M, Nichterlein R, Fischer B, et al. Factors associated with health-related quality of life in chronic pancreatitis. Am J Gastroenterol, 2004, 99:138-146.

16. 刘超乾, 廖专, 李兆申. 慢性胰腺炎生活质量研究进展. 胰腺病学, 2007(4):277-278.

17. Lohr JM, Dominguez-Munoz E, Rosendahl J, et al: United European Gastroenterology eVIdence-based guidelines for the diagnosis and therapy of chronic pancreatitis (HaPanEU). United European Gastroenterol J, 2017, 5:153-199.

18. Wehler M, Reulbach U, Nichterlein R, et al. Health-related quality of life in chronic pancreatitis: a psychometric assessment. Scand J Gastroenterol, 2003, 38:1083-1089.

19. Fitzsimmons D, Kahl S, Butturini G, et al: Symptoms and quality of life in chronic pancreatitis assessed by structured interview and the EORTC QLQ-C30 and QLQ-PAN26. Am J Gastroenterol, 2005, 100:918-926.

20. McClaine RJ, Lowy AM, Matthews JB, et al. A comparison of pancreaticoduodenectomy and duodenum-preserving head resection for the treatment of chronic pancreatitis. HPB (Oxford), 2009, 11:677-683.

21. 张利侠. 综合护理干预对慢性胰腺炎患者生存质量的影响. 临床医药文献电子杂志, 2016, 3(19):3881-3882.

22. 白俊清, 高占峰. 慢性胰腺炎患者生活质量影响因素调查研究. 疾病监测与控制, 2015, 9(4):231-232.

23. Nechutova H, Dite P, Hermanova M, et al. Pancreatic pain. Wien Med Wochenschr, 2014, 164:63-72.

24. Fregni F, Pascual-Leone A, Freedman SD. Pain in chronic pancreatitis: a salutogenic mechanism or a maladaptive brain response? Pancreatology, 2007, 7:411-422.

25. Braganza JM, Lee SH, McCloy RF and McMahon MJ: Chronic pancreatitis. Lancet, 2011, 377:1184-1197.

26. Mullady DK, Yadav D, Amann ST, et al: Type of pain, pain-associated complications, quality of life, disability and resource utilisation in chronic pancreatitis: a prospective cohort study. Gut, 2011, 60:77-84.

27. 李涛, 金正, 卢沛, 等. 慢性胰腺炎疼痛治疗的研究进展. 国际消化病杂志, 2016, 36(2):81-83.

28. Dumonceau JM, Delhaye M, Tringali A, et al. Endoscopic treatment of chronic pancreatitis: European Society of Gastrointestinal Endoscopy (ESGE) Clinical Guideline. Endoscopy, 2012, 44:784-800.

29. D'Haese JG, Ceyhan GO, Demir IE, et al. Treatment options in painful chronic pancreatitis: a systematic review. HPB (Oxford), 2014, 16:512-521.

30. Zhao X, Cui N, Wang X, et al. Surgical strategies in the treatment of chronic pancreatitis: An updated systematic review and meta-analysis of randomized controlled trials. Medicine (Baltimore), 2017, 96:e6220.

31. Paisley P, Kinsella J. Pharmacological management of pain in chronic pancreatitis. Scott Med J, 2014, 59:71-79.

32. Mariani A. The quality of life in chronic pancreatitis: the endoscopist's point of view. JOP, 2006, 7:117-119.

33. Delhaye M, Van Steenbergen W, Cesmeli E, et al. Belgian consensus on chronic pancreatitis in adults and children: statements on diagnosis and nutritional, medical, and surgical treatment. Acta Gastroenterol Belg, 2014, 77:47-65.

34. Rutter K, Ferlitsch A, Sautner T, et al. Hospitalization, frequency of interventions, and quality of life after endoscopic, surgical, or conservative treatment in patients with chronic pancreatitis. World J Surg, 2010, 34:2642-2647.

35. 冀亮, 孙备, 姜洪池, 等. 慢性胰腺炎的外科治疗及术式选择. 中华胰腺病杂志, 2014, 14(1):30-33.

36. Strate T, Taherpour Z, Bloechle C, et al. Long-term follow-up of a randomized trial comparing the beger and frey procedures for patients suffering from chronic pancreatitis. Ann Surg, 2005, 241:591-598.

37. 谭春路, 努尔买买提·阿不来提·艾则孜, 等. 慢性胰腺炎手术治疗方式的选择. 中华外科杂志, 2016, 54(11):848-853.

38. Ito T, Ishiguro H, Ohara H, et al. Evidence-based clinical practice guidelines for chronic pancreatitis 2015. J Gastroenterol, 2016, 51: 85-92.

39. Andriulli A, Botteri E, Almasio PL, et al. Smoking as a Cofactor for Causation of Chronic Pancreatitis A Meta-Analysis. Pancreas, 2010, 39: 1205-1210.

40. Trang T, Chan J, Graham DY. Pancreatic enzyme replacement therapy for pancreatic exocrine insufficiency in the 21 (st) century. World J Gastroenterol, 2014, 20: 11467-11485.

41. D'Haese JG, Ceyhan GO, Demir IE, et al. Pancreatic enzyme replacement therapy in patients with exocrine pancreatic insufficiency due to chronic pancreatitis: a 1-year disease management study on symptom control and quality of life. Pancreas, 2014, 43: 834-841.

42. Pongprasobchai S. Maldigestion from pancreatic exocrine insufficiency. J Gastroenterol Hepatol, 2013, 28 (4): 99-102.

43. Tignor AS, Wu BU, Whitlock TL, et al. High prevalence of low-trauma fracture in chronic pancreatitis. Am J Gastroenterol, 2010, 105: 2680-2686.

44. Duggan SN. Negotiating the complexities of exocrine and endocrine dysfunction in chronic pancreatitis. Proc Nutr Soc, 2017, 76: 484-494.

45. Waljee AK, Dimagno MJ, Wu BU, et al. Systematic review: pancreatic enzyme treatment of malabsorption associated with chronic pancreatitis. Aliment Pharmacol Ther, 2009, 29: 235-246.

46. 林金欢, 杜婷婷, 胡良皞, 等. 慢性胰腺炎脂肪泻及其危险因素分析. 中华胰腺病杂志, 2016, 16 (2): 110-114.

47. Pareja E, Artigues E, Aparisi L, et al. Exocrine pancreatic changes following acute attack of biliary pancreatitis. Pancreatology, 2002, 2: 478-483.

48. Reszetow J, Hac S, Dobrowolski S, et al. Biliary versus alcohol-related infected pancreatic necrosis: similarities and differences in the follow-up. Pancreas, 2007, 35: 267-272.

49. 古春, 麦刚, 董科, 等. 胰酶替代治疗慢性胰腺炎外分泌功能不全疗效观察. 实用医院临床杂志, 2015, 3: 86-87, 88

50. Cui Y, Andersen DK. Pancreatogenic diabetes: special considerations for management. Pancreatology, 2011, 11: 279-294.

51. Ewald N, Kaufmann C, Raspe A, et al. Prevalence of diabetes mellitus secondary to pancreatic diseases (type 3c). Diabetes Metab Res Rev, 2012, 28: 338-342.

52. Andren-Sandberg A, Hardt PD. Second Giessen International Workshop on Interactions of Exocrine and Endocrine Pancreatic Diseases. Castle of Rauischholzhausen of the Justus-Liebig-university, Giessen (Rauischholzhausen), Germany. March 7-8, 2008. JOP, 2008, 9 (4): 541-575.

53. 苏松, 徐茂锦, 赵安静, 等. 慢性胰腺炎患者胰腺相关性内分泌激素的代谢水平. 中华胰腺病杂志, 2017, 17 (4): 238-242.

54. Wukich DK, Raspovic KM. Assessing Health-Related Quality of Life in Patients With Diabetic Foot Disease: Why Is It Important and How Can We Improve? The 2017 Roger E. Pecoraro Award Lecture. Diabetes Care, 2018, 41: 391-397.

55. Tang TS, Yusuf FLA, Polonsky WH, et al Assessing quality of life in diabetes: II-Deconstructing measures into a simple framework. Diabetes Res Clin Pract, 2017, 126: 286-302.

56. Pouwer F, van der Ploeg HM, Ader HJ, et al The 12-item well-being questionnaire. An evaluation of its validity and reliability in Dutch people with diabetes. Diabetes Care, 1999, 22: 2004-2010.

57. Ebert DD, Nobis S, Lehr D, et al. The 6-month effectiveness of Internet-based guided self-help for depression in adults with Type 1 and 2 diabetes mellitus. Diabet Med, 2017, 34: 99-107.

58. Yin X, Savage C, Toobert D, et al Adaptation and testing of instruments to measure diabetes self-management in people with type 2 diabetes in mainland China. J Transcult Nurs, 2008, 19: 234-242.

59. Sajatovic M, Gunzler DD, Kanuch SW, et al. A 60-Week Prospective RCT of a Self-Management Intervention for Individuals With Serious Mental Illness and Diabetes Mellitus. Psychiatr Serv, 2017, 68: 883-890.

60. Nielsen J, Bahendeka SK, Bygbjerg IC, et al. Accessing diabetes care in rural Uganda: Economic and social resources. Glob Public Health, 2017, 12: 892-908.

61. Chesla CA, Chun KM. Accommodating type 2 diabetes in the Chinese American family. Qual Health Res, 2005, 15: 240-255.

62. Chang TJ, Jiang YD, Chang CH, et al. Accountability, utilization and providers for diabetes management in Taiwan, 2000-2009: an analysis of the National Health Insurance database. J Formos Med Assoc, 2012, 111: 605-616.

63. Chun KM, Kwan CM, Strycker LA, et al. Acculturation and bicultural efficacy effects on Chinese American immigrants' diabetes and health management. J Behav Med, 2016, 39: 896-907.

64. Korytkowski MT, Koerbel GL, Kotagal L, et al. Pilot trial of diabetes self-management education in the hospital setting. Prim Care Diabetes, 2014, 8:187-194.

65. 李兆申. 内镜治疗慢性胰腺炎的优势与局限性. 中华消化外科杂志, 2014, 13(4):247-250.

66. 樊代明. 整合医学的内涵及外延. 医学与哲学, 2017(1):7-13.

67. Han S, Kheder J, Bocelli L, et al. Smoking Cessation in a Chronic Pancreatitis Population. Pancreas, 2016, 45:1303-1308.

68. 周慧勤, 陈沛. 微信平台在慢性胰腺炎出院患者延续护理中的应用与效果. 当代护士(上旬刊), 2018(3):63-65.

# 第**49**章

# 胰腺外分泌功能的修复和再生

【摘要】本章主要围绕胰腺外分泌功能修复与再生的关键问题,首先探讨胰腺再生的细胞来源,当前胰腺再生的细胞来源还未明确,目前认为可能由分化招募或组织内祖细胞分化而来,或者由已分化细胞的增殖而来,或者由其他细胞类型化生而来。其次探讨不同胰腺再生的动物模型的优缺点,目前研究较多的胰腺再生的动物模型包括胰腺切除术、胰管结扎、雨蛙素诱导的胰腺炎,同时,也开发出了许多新的胰腺再生模型,如胰管结扎结合雨蛙素给药的改良慢性胰腺炎模型,以及遗传变异的基因缺失或转基因表达获得的慢性胰腺炎遗传模型等。最后介绍了对于胰腺外分泌功能修复和再生至关重要的三条信号通路及其调节,Notch 和 Hedgehog 以及 Wnt 信号通路在促进胰腺早期分化以及损伤后外分泌细胞再生中发挥复杂而关键的作用,并且因时间、浓度以及空间的不同而发挥不同的作用。

(另与本章有关的检查内容,可参见 2012 年版《慢性胰腺炎:理论与实践》的第三十九章胰腺外分泌功能检测。)

## 第一节　再生的类型和动物模型

慢性胰腺炎是一种胰腺进展性炎性疾病,基本病变是胰腺萎缩,弥漫性纤维化或钙化,随着病情进展,会导致胰腺内、外分泌功能受损,从而导致糖尿病及消化不良的发生。包括人类在内的哺乳动物和一些其他种属的动物的胰腺自然条件下有着较低的再生能力,因此外分泌功能的修复和再生仍是一个巨大的挑战,目前外分泌功能的代偿在临床中多通过服用外源性消化酶来实现,最近的人和动物模型表明通过腺泡细胞的再生有望恢复胰腺的外分泌功能,进而治疗胰腺疾病。

再生(regeneration)是指在生物体的整个生命周期中,特定结构或组织的正常和反复更新,正常老化过程中发生的细胞更新称为生理再生,恢复受伤组织或丢失的身体部位称为修复性再生。胰腺外分泌功能的修复和再生多是损伤后的修复性再生。修复性再生可以是部分结构和功能的恢复,可以是完全或者不完全再生。胰腺再生的研究多集中在内分泌腺,旨在恢复胰岛 β 细胞分泌胰岛素的能力,进而治疗人口众多的糖尿病,随着内分泌功能修复的研究进展,人们越来越发现外分泌功能的修复与再生和内分泌的关系密切,并且外分泌的研究模型发现,胰腺外分泌损伤和再生通常涉及分化细胞类型的转变,并且这种细胞的可塑性和细胞去分化能力的丧失可能与癌症有着密不可分的联系,因此,产生消化酶的腺泡细胞和运输这些酶的导管细胞的修复和再生也受到越来越多的关注。我们接下来探讨外分泌腺再生的可能机制和外分泌功能再生的动物模型的构建。

## 一、损伤后修复再生的类型

### (一)分化招募或组织内祖细胞分化

胚胎时期多能胰腺祖细胞(multipotent pancreatic progenitor cell,MPC)具有分化成任何胰腺细胞的能力:腺泡细胞,内分泌细胞和导管细胞。这些祖细胞以共表达转录因子 Pdx1、Sox9 和 Ptf1a 为特点。随着发育的进行,MPC 数量下降,并且特定的细胞类型表达相应的转录因子:β 细胞主要表达 Pdx1,导管细胞主要表达 Sox9,腺泡细胞主要表达 Ptf1a,表明转录因子在细胞特异性中起着主要的决定作用。Zulewski 等人的研究发现大鼠胰岛中含有一群独特的表达神经干细胞标记物巢蛋白的细胞群,并且分离细胞体外培养后,能分化为胰腺内分泌和外分泌表型的细胞,因此表明胰腺内可能存在多能胰腺祖细胞。另外,从导管消化分离的胰腺间充质干细胞在某些生长因子的作用下也显示具有再生潜能。它们也被证明可以产生至少两种不同胚层的细胞。然而成人胰腺中是否具有常驻的 MPC 一直是辩论的关键点。许多研究小组都无法确定这些细胞是否存在于成熟胰腺中,以及它们在胰腺再生中的功能。并且有研究表明,可能不存在常驻的 MPC,而是再生修复时通过招募骨髓间充质细胞充当多能胰腺祖细胞,这是因为它们在实验中发现表达干细胞标志物的巢蛋白首先出现在胰腺间叶血管中,随后出现在胰腺腺泡细胞和胰岛组织中,因此推测参与损伤胰腺组织修复的干细胞首先出现在胰腺间叶血管中,然后以叶间血管为通道向胰腺小叶迁移,并穿过血管内皮进入胰腺腺泡组织,最终一部分干细胞渗透到胰岛组织中,这表明有效地促进受损胰腺组织修复的干细胞来源于骨髓间充质干细胞,而不是组织驻留干细胞。MPC 的存在以及来源是胰腺再生的首要问题,因此还需要进一步的研究探讨。

### (二)分化细胞的复制

组织更新可以通过已存在的分化细胞的增殖来完成。有研究利用遗传谱系追踪胰腺 β- 细胞的再生,结果表明,成年小鼠胰腺切除术后新 β 细胞的主要来源于预先存在的 β 细胞而不是多能干细胞。这些结果表明终末分化的细胞在体内保留了显著的增殖能力,可作为再生修复的细胞来源,并对成人胰腺中是否存在干细胞及其重要作用的观点产生怀疑。

### (三)化生

化生(metaplasia)是机体的一种组织由于细胞环境改变或理化因素刺激,在形态和功能上变为另一种组织的过程,成人胰腺具有明显的损伤后再生能力,有研究表明分化细胞的化生也可介导再生过程,当成年大鼠的部分胰腺切除术(pancreatectomy,Px)后,检测成熟导管中导管分化标志物 Hnf6 的早期缺失表明腺导管细胞可能通过去分化和再分化而成为再生的来源。也有研究报道,雨蛙素诱导的胰腺炎损伤激活 Notch 信号通路,促使胰腺腺泡细胞发生去分化,并可进一步转分化为腺泡导管细胞,并表达祖细胞样蛋白 Sox9,这些结果表明化生也可充当再生胰腺细胞的来源。

## 二、胰腺再生的动物模型

常用的胰腺再生模型包括胰管结扎术、胰腺部分切除术、雨蛙素诱导胰腺炎、精氨酸诱导胰腺炎、白喉毒素介导的细胞消融等。这些模型具有不同的特异性,可以根据不同的需要选择不同的诱导方式,广泛用于胰腺炎的损伤与治疗,内外分泌功能的修复和再生的研究(表 49-1-1)。

### (一)胰腺切除术(Px)

胰腺切除术是用于构建胰腺再生动物模型最早的方法之一,通过胰腺切除构造再生模型具有迅速而有效的特点,但由于不能很好地模拟慢性胰腺炎损伤的慢性过程,因此主要用于研究腺泡细胞和 β 细胞的恢复及其相关分子机制。在成年大鼠中切除 90% 的胰腺后,观察到的胰腺再生通常是十分显著的。在 Px 后 24 小时正常胰腺导管细胞快速增殖,3 天后胰腺导管细胞增殖变缓,但大多数细胞同样表达 Pdx1 蛋白。Pdx1 蛋白在胚胎胰腺发育中表达,而这种蛋白质的缺失会导致胰腺癌的发生。无论切除范围如何,胰腺切除术与导管细胞中 Pdx1 表达的 IGF / PI3K 依赖性上调相关,大鼠胰腺全切除术后导致导管细胞增殖并诱导显著的再生过程,促进成熟导管细胞去分化并重新表达胚胎基因,如 Pdx1、Ptf1a 和 Ngn3。在胰腺细胞再生的 Px 模型中,再生时期的分子之间的联系仍然是复杂而未知的。可以明确的是成熟导管细

表 49-1-1　常用胰腺再生模型总结

| 再生模型 | 损伤部位 | 优点 | 缺点 |
| --- | --- | --- | --- |
| 胰腺切除 | 内、外分泌功能 | 手术简单 | 有限的器官修复、手术创伤大非特异性损伤 |
| 胰管结扎 | 外分泌功能 | 相互对照 | 手术要求较高、手术创伤 |
| 雨蛙素 | 外分泌功能 | 无创、快速诱导可控性强、重复性高 | 临床相关性差 |
| 精氨酸 | 外分泌功能 | 无创、快速诱导可控性强、特异性高 | 临床相关性差 |
| 乙硫氨酸 | 外分泌功能 | 无创、便捷 | 临床相关性差、限于小动物 |
| 基因改变 | 内、外分泌功能 | 特异性高、可控性强 | 操作复杂 |

胞在 Px 后迅速丧失分化表型,再生的细胞通常来源于终末导管细胞,这些增殖导管细胞表达的分子与胰腺祖细胞表达的类似。这些细胞再分化的 β- 细胞的成熟也与胚胎发育时相一致。例如 90%Px 后瞬时激活 Ngn3,在胚胎发育中内分泌转录因子 Ngn3 的表达也是必需的。同样的,Hnf6 的表达也作为 Px 后胰腺分化的导管细胞的标记。但在 50%Px 后再生期间未发现表达 Ngn3 的细胞,这些观察结果表明,同一胰腺内不同切除范围或者不同阶段的再生过程可能不尽相同,因此我们更应注重动态观察各个阶段的分子表达,以便更深入地了解其作用机制。

**(二) 胰管结扎 (pancreatic duct ligation, PDL)**

导管阻塞和结扎通常也被用于构建胰腺再生动物模型。PDL 主要是对主导管的结扎,导致结扎远端区域的腺泡细胞发生炎症坏死。PDL 的一个优点是结扎远端可以局部再生,而胰腺的未结扎部分几乎不存在再生情况,因此允许比较同一条件下胰腺内再生组织和非再生组织中的标记,其次,动物可以保留其继续分泌的功能。然而,这种技术在操作上具有一定难度,因为胰管的直径微小,并且手术难以达到标准化,容易出现结扎不全的情况,导致损伤的程度不一致,并且手术造成的损伤对研究的结果也有一定影响。目前,胰管结扎主要用于构建胰岛 β 细胞再生的模型,但也有用来构建腺泡细胞和导管细胞再生以及腺泡细胞化生为 β 细胞的模型的研究。理论上,β 细胞再生可以由现有 β 细胞的复制,胰腺非内分泌细胞形成的新 β 细胞或 α 细胞向 β 细胞的转化产生。β 细胞的复制被认为是成年小鼠 β 细胞损失后再生的最重要的途径,但有新的研究表明在 PDL 后没有发现任何类型的显著的 β 细胞再生的证据,因为 β 细胞 / 胰岛细胞比例和胰岛素含量都保持低水平。不同动物的 PDL 再生模型的再生过程也可能存在较大差异,例如腺泡细胞的再生,大鼠 PDL 通过导管细胞向腺泡细胞的化生而再生腺泡,而在小鼠中,虽然 PDL 导致形成类似的化生导管,但腺泡细胞没有明显再生。胰管结扎模型也用于研究慢性胰腺炎过程中的后期效应。腺泡细胞在 PDL 损伤后发生严重的腺泡变性,随后出现胰腺脂肪细胞,最后腺泡细胞几乎完全再生。在患有慢性胰腺炎的患者中,即使在疾病的晚期阶段,外分泌功能也维持很长时间,因为外分泌胰腺的功能储备非常高,并且仅当超过 90% 的实质损伤时才出现外分泌功能不全的症状。有研究通过结扎猪的胰管诱导慢性胰腺炎外分泌胰腺功能不全的模型,当喂食含微生物来源的类胰蛋白酶的饲料时,显著改善 PDL 后外分泌功能不全的猪的生长情况并且与对照组相比猪的活动更加活跃。

**(三) 雨蛙素诱导的胰腺炎**

1977 年,Lampel 和 Kern 描述了大剂量胰腺促分泌素给药后大鼠急性间质性胰腺炎的动物模型。从那以后具有快速诱导、高重复、无创和高适用性等特点使得雨蛙素成为最受欢迎的胰腺再生动物模型。促分泌素的生理浓度触发胰腺的正常分泌,当给予动物外源性促分泌素时,过量的刺激会导致消化酶异常分泌,导致胰腺炎的发生。该方法主要是通过重复刺激腺体导致腺泡细胞持续受到损伤,最终导致胰腺萎缩和纤维化。促分泌素的给药种类和给药时间间隔可以根据不同的需要进行改变。有研究通过每周两次的雨蛙素处理 $[50\mu g/(kg\cdot h)\times 6h]$ 在小鼠中诱导慢性胰腺损伤 10 周,可观察到胰腺显著的纤维化改变,类似于人类慢性胰腺炎的主要形态学改变。此外,雨蛙素在许多动物中,如小鼠、大鼠、家兔、犬和猪等动物中都能有效诱发胰腺炎,这种损伤模型诱导的再生过程已被许多研究人员用来研究外分泌功能的再生过程。有研究用雨蛙素诱导的模型表明了 Cxcr2 的缺失可以保护胰腺内的萎缩性改变并且可以阻止胰腺星状细胞的活化,提示了 Cxcr2 的相关抑制剂在急性和慢性胰腺炎治疗中的潜力。用雨蛙素诱导缺失 Nemo 的小鼠产生胰腺炎的研究表明,Nemo 在胰腺炎中主要通过 Cxcl12/Cxcr4 介导炎症和纤维化的限制以及改善腺泡细胞再生而发挥保护作用。一种通过胰管结扎结合雨蛙素给药的改良慢性胰腺炎模型也可能是一种有价值的模型,因为这种方法可以加速慢性胰腺炎的诱导。连续注射雨蛙素与其他毒性药物如脂多糖、环孢素 A、二丁基二氯化锡、乙醇等联合使用也可增强胰腺纤维化。其次,也可以在基因转化的小鼠中腹膜内注射雨蛙素以增强胰腺炎的诱导效果。酒精喂养和雨蛙素的注射相结合除了加剧胰腺纤维化和实质损失,也可以观察到严重慢性胰腺炎的钙化表现,因此也可以用来构建胰腺再生模型。

**(四)其他模型的胰腺炎**

除了上述的雨蛙素诱导的胰腺炎之外,通常用于研究胰腺再生模型的其他动物模型包括导管胆汁盐输注、导管阻塞、乙硫氨酸补充饮食(choline-deficient ethionine supplemented diet,CDE)或施用碱性氨基酸例如 L- 精氨酸。CDE 饮食通常在小型动物中诱导胰腺炎,在其他动物如猫、犬和仓鼠中诱导的胰腺炎损伤程度通常较轻,同时伴随着胰腺萎缩和成纤维细胞的增殖,因此它也可能是研究慢性胰腺炎腺泡细胞再生的合适模型。精氨酸诱导的胰腺炎是一种相对无创的胰腺炎动物模型。当给予低精氨酸剂量(250mg/kg)时,通常会观察到轻微的组织学变化。当单次大剂量精氨酸注射(450mg/100kg)3 天后观察到腺泡结构大量坏死和破坏。此外,精氨酸对肝脏,肾脏和肺等其他器官的影响很小。因此,通过简单地调整精氨酸注射浓度,很容易控制所诱导胰腺炎的严重程度。长期服用 L- 精氨酸 30 天诱发胰腺萎缩,外分泌胰腺功能不全与慢性胰腺炎的临床表现类似。在控制严重程度方面,其特异性、有效性和灵活性使其成为常见的非侵入性胰腺炎动物模型。导管堵塞模型模拟临床中胆石梗阻诱发的胰腺炎,该模型的主要病理因素为胆汁反流引起胰腺内消化酶活化。四氧嘧啶和链脲佐菌素(streptozotocin,STZ)通过化学消融胰腺 β 细胞来诱导糖尿病。四氧嘧啶或 STZ 治疗导致的糖尿病与 β 细胞再生无关。由于缺乏损伤后的 β 细胞恢复,这些模型已经成为研究 β 细胞再生和治疗的有用工具。此外,四氧嘧啶或 STZ 治疗可与胰管结扎结合,研究高血糖对胰腺结扎部分再生过程的影响。白喉毒素介导的 β 细胞消融已被用于研究 α 或 β 细胞特异性损失,腺泡或腺泡和内分泌细胞消融。

动物模型一直是胰腺炎再生研究的重要问题,其原因之一是人类胰腺再生的具体情况无法直接观察。目前雨蛙素诱导的胰腺再生模型仍是广泛使用的模型之一,最近通过遗传变异的基因缺失或转基因表达获得的慢性胰腺炎遗传模型越来越受到重视,如 WBN/Kob 大鼠模型和 R122H 胰蛋白酶原转基因表达的模型的应用。遗传模型能够特异地诱导指定表型的胰腺再生模型,对研究慢性胰腺炎的遗传异常及基因易感性也十分重要。最后,如何通过调控胰腺发育的信号进而人为地控制特定外分泌细胞的再生,都将依赖于实验动物模型的研究进展。

# 第二节 调控再生的分子机制

胰腺再生依赖于提供必要再生信号的细胞与接受这些信号的细胞之间的复杂相互作用。谱系追踪研究表明,在雨蛙素诱导的胰腺炎后,腺泡再生是通过腺泡导管化生(acinar-to-ductal metaplasia,ADM),这个过程需要瞬间重新激活各种发育基因和信号通路,包括 Notch,Hedgehog 和 Wnt。ADM 涉及将腺泡细胞去分化为导管样细胞,化生导管增殖,最后导管样细胞重新分化为腺泡细胞。将一种细胞类型转分化为另一种细胞类型的第一步是细胞必须失去其原始身份才能获得新的细胞类型。腺泡细胞的去分化可以发现导管标记如 Hnf6,Sox9 的表达以及腺泡标记 Ptf1a,Mist1,Cpa 的抑制。Wnt/β- 连环蛋白信号通路是胚胎途径之一,在雨蛙素诱导的胰腺炎后 ADM 中重新激活 Wnt/β- 连环蛋白信号。然而,对于 ADM 重新分化为腺泡细胞,Wnt 信号最终必须下调,因为持续的 Wnt/β- 连环蛋白活性会影响腺泡正常恢复。转录因子 Pdx1 主要与成人胰腺中的胚胎胰腺和成熟 β 细胞有关。然而,一项新的研究强调了 PDX1 在维持腺泡细胞识别中的重要性。在 ADM 过程中，PDX1 表现出与 Wnt/β- 连环蛋白相似的动态表达，因此其下调对于将 ADM 重新分化为腺泡细胞也是必需的。胰腺发育的信号复杂多样，下面我们主要介绍几种重要的胰腺发育信号（图 49-2-1）。

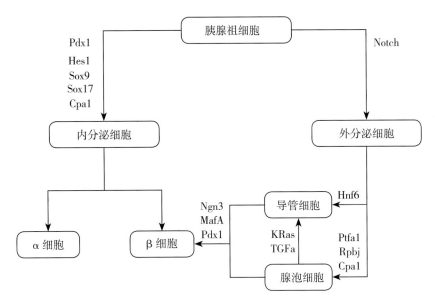

图 49-2-1　胰腺分化信号分子示意图

## 一、Notch 信号通路

Notch 信号通路广泛存在于脊椎动物和非脊椎动物，*Notch* 基因编码一类高度保守的跨膜受体，通过相邻细胞之间的相互作用调节细胞、组织、器官的分化和发育。Notch 信号通路在胚胎器官发生过程中抑制腺泡发育，Notch 信号释放细胞内片段通过与 Rbpj/Csl 相互作用而进入细胞核并激活靶基因。成熟胰腺在正常机体内只存在少量的细胞更新，并且主要通过已存在的细胞复制而来。通常认为 Notch 信号传导途径的组分在终末分化的胰腺细胞中不表达，然而深入的研究表明，Notch 在终末导管和腺泡泡心细胞（centroacinar cell，CAC）中仍然有活性，通过敲除 *Rbpj* 的转录因子配偶体，并用 Cre 重组酶对表达 Notch 靶基因 *Hes1* 的细胞进行标记的谱系追踪表明，末端导管 / 腺泡泡心细胞中的 *Rbpj* 的缺失导致导管转分化为腺泡细胞，即 Notch 信号的表达抑制 CAC 的腺泡分化潜能，这与 Notch 在胚胎胰腺中腺泡发育中的作用一致。胰腺上皮细胞中 Notch 信号传导介质 Rbpj-k 的抑制会减少但不能完全消除腺泡细胞的发育。有研究报道，雨蛙素诱导的胰腺炎损伤激活 Notch 信号通路，促使胰腺腺泡细胞发生去分化，并且，当胰腺受炎症损伤时，外分泌腺泡细胞丧失其分化特征，并转分化为腺泡导管细胞，观察到了显著上调受体 Notch1 和 2 以及靶基因 *Hes1*，并表达祖细胞样蛋白 Sox9。表明 Notch 通路在腺泡去分化中起重要作用，成人腺泡导管细胞保留其可塑性以分化成内分泌或腺泡细胞类型，可能由 Notch 信号传导和 Sox9 协同控制。Sox9 通过调制 FGF 受体，Notch 和 Wnt 信号的信号转导促进早期分化。Notch 在 Sox9 CreERT2 小鼠的胰管细胞中以 Hes1 非依赖性方式正调节 Sox9 表达，胰腺特异性 Sox9 缺陷型祖细胞表现为 Hes1 的低表达以及增殖能力下降。持续的 Notch 信号传导阻碍腺泡细胞的分化，可能是通过抑制 Ptf1a 介导的腺泡基因的激活。胚胎时期表达的转录因子 Pdx1，Ptf1a 和 Sox9 以及 Notch，Wnt 和 FGF10 信号传导构成了维持 MPCs 的复杂网络。

Notch 信号传导也被报道为腺泡到 β 细胞转化的关键调控者。Baeyens 等人发现生长因子诱导的成年腺泡细胞向 β 细胞的转化受到活化的 Notch1 负调控，Notch1 能够阻止内分泌转录因子 Ngn3 的重新表达，在 Notch 通路处于正常活性态时，促使祖细胞向外分泌细胞方向分化。

Shih 等人的一项研究表明，对斑马鱼胰管内 Notch 信号动态评估的研究发现，MPCs 的增殖和分化受不同水平的 Notch 信号调节。Notch 信号的超活化可使增殖的 MPCs 转变为静止状态，Notch 途径的低活化诱导静止 MPCs 进入增殖状态,而 Notch 信号的强烈下调促进 MPCs 朝向内分泌细胞分化。Notch 配体 - 受体相互作用的时间和范围以及这如何影响 MPCs 的具体机制并不清楚。这些结果表明 Notch 信号不是简单通过激活或者失活而发挥作用,而是在不同浓度下发挥着不同的作用。Notch 重新表达与化生细胞增殖的调节密切相关,Notch 介导的胰腺发育调节可能更加复杂,需要进一步研究以实现对胰腺再生的准确调控。

## 二、Hedgehog 信号通路

Hedgehog 信号通路是动物发育的关键调控者之一,参与胚胎发育、器官形成、细胞分化及再生修复等。哺乳动物的 Hh 通路包括 Sonic hedgehog(Shh),Indian hedgehog(Ihh),和 Desert hedgehog(Dhh)。Hedgehog 通路主要通过 Ptc 及 Smo 两个受体发挥信号传递作用,胚胎的不同部位具有不同浓度的 Hedgehog 蛋白信号,在阻断该通路的敲除小鼠中,大脑、骨骼、肌肉组织、胃肠道和肺无法正常发育。

以往关于 Hh 通路的研究多集中于胚胎发育以及内分泌功能的恢复,例如很早的研究表明在鸡胚胎组织外植体中,用环巴胺处理胰外植体,抑制 Hh 信号导致胃肠道中胰岛素阳性细胞的异位出现。这表明 Hh 信号的抑制促进胃肠道中表达内分泌谱系中的 Pdx1。这些研究尚未表明在外分泌损伤中 Hh 信号通路的具体作用。在雨蛙素介导的胰腺损伤后腺泡细胞中 Hh 信号通路被迅速激活,外分泌细胞上调配体 Shh 及其下游靶基因 *Ptc1* 的表达。通过对实验小鼠采用基因敲除方法及抑制剂阻断 Hedgehog 信号后,再用雨蛙素诱导胰腺炎,发现其腺泡细胞可正常地发生去分化及增殖,但去分化腺泡细胞不能再分化为腺泡细胞,甚至可能导致胰腺肿瘤的发生。Hh 信号被阻断后发现腺泡细胞可以正常发生去分化,但是却不能继续完成再分化过程,其中去分化细胞继续表达胰腺祖细胞的标记,但不能重新激活外分泌分化过程。这些结果表明了 Hh 信号的激活在外分泌功能的再生中不可或缺。

## 三、Wnt 信号通路

Wnt 信号通路是一个复杂的蛋白质调控网络,现在已鉴别出三种 Wnt 信号通路:经典 Wnt 通路、非经典 Wnt/ 平面细胞极化通路和非经典 Wnt/ 钙离子通路。经典的 Wnt 信号通过介导细胞核的 β- 连环蛋白升高,使 β- 连环蛋白与转录因子 TCF/LEF 家族的蛋白质结合以启动蛋白质如细胞周期蛋白 D1 和 c-myc 的转录激活,控制细胞周期中的 $G_1$ 到 S 期转变,导致 DNA 复制促进细胞增殖。随着干细胞增殖,Wnt 信号在胚胎的早期发育、器官形成、组织再生等方面发挥重要的作用。在人胰岛上皮细胞中,Sox9 的敲低导致核 β- 连环蛋白和靶基因细胞周期蛋白 D1 的减少。成熟的腺泡细胞中不存在经典的 Wnt 信号传导,但在损伤后的腺泡细胞中能检测到表达增加。更多的研究表明 β- 连环蛋白从胚胎学分化发育到成人的腺泡细胞的维持和再生都是不可或缺的。不同的结果可能是因为正常成年小鼠胰腺的腺泡细胞每天更新率≤2%,增殖和凋亡的细胞太少以至于难以发现 β- 连环蛋白的低水平表达。一项研究提供的结果表明 Wnt 信号传导在胰腺腺泡细胞增殖中起作用。并且观察到 e13 Ipf1/Frz8CRD 小鼠中非磷酸化的 β- 连环蛋白免疫反应性比野生型小鼠中观察到的弱,表明经典的 Wnt 信号传导介导胰腺腺泡细胞增殖。在 Ipf1/Frz8CRD 小鼠中观察到的胰腺发育不全也证实了 Wnt 信号传导刺激胰腺细胞的增殖。有研究通过敲除 β- 连环蛋白基因阻断 Wnt 信号经典通路观察到的结果表明:雨蛙素诱导的急性、慢性腺泡细胞损伤,腺泡细胞去分化,及腺泡细胞的再分化均不受 Wnt 影响,但其影响残存的腺泡细胞增殖。

运用不同的方法对 Wnt-β- 连环蛋白信号传导的研究提示 β- 连环蛋白在成熟器官内的作用与时间和空间以及其他信号通路的具有复杂的联系。例如,其他研究者在出生后 β- 连环蛋白敲除胰腺中报道了胰腺炎样表型,同样表明该基因不仅在腺泡细胞分化中是必需的,也用于腺泡细胞的正常维持。另外的实验表明,Wnt-β- 连环蛋白信号传导的过度激活在发育早期可引起胰腺发育不全,发育晚期引起腺泡细胞增生或胰岛细胞增生。还有文献报道 Wnt 信号通路可以调节胰岛 β 细胞的增殖。特异性抑制 Wnt 信号会降低 β- 细胞的增殖和调节葡萄糖的作用此外,这些结果为 Wnt-β- 连环蛋白信号传导在人类内分泌和外分泌疾病的病因学中提供了可能的机制,并为胰腺外分泌再生奠定了坚实的基础。目前,已有小分子 β 连环蛋白激动剂可用于改善胰腺炎后的再生。药理学 β 连环蛋白激动剂可以增强再生并改善急性胰腺炎的结果。有研究表明表皮生长因子(epidermal growth factor,EGF)通过 Ras 蛋白激活 β 连环蛋白和 Nanog 的表达,并促进 EGF 介导的胰腺间质干细胞(mesenchymal stromal cells,MSCs)自我更新的维持。显示 EGF 能增强 MSCs 的增殖,同时在 MSCs 群体内保留早期祖细胞,不诱导分化。因此 EGF 可用于体外扩增 MSCs,还可用于体内 MSCs 的自体移植。

　　总之,这些研究确定了 Notch 和 Hedgehog 以及 Wnt 信号在促进损伤后腺泡再分化中复杂而重要的作用。胰腺外分泌功能有着显著的修复和再生的能力,严格控制胚胎信号传导的分子的存在及浓度是外分泌功能再生的重要手段。并且这些信号通路的异常也与胰腺癌的发生有着密切的联系。因此关于胰腺再生的信号通路有必要进一步深入的研究。

(王红玲)

# 参 考 文 献

1. Zulewski H,Abraham EJ,Gerlach MJ,et al. Multipotential nestin-positive stem cells isolated from adult pancreatic islets differentiate ex vivo into pancreatic endocrine,exocrine,and hepatic phenotypes. Diabetes,2001,50(3):521-533.

2. Dor Y,Brown J,Martinez OI,et al. Adult pancreatic beta-cells are formed by self-duplication rather than stem-cell differentiation. Nature,2004,429(6987):41-46.

3. Li W,Rukstalis JM,Nishimura W,et al. Activation of pancreatic-duct-derived progenitor cells during pancreas regeneration in adult rats. J Cell Sci,2010,123(16):2792-2802.

4. Hosokawa S,Furuyama K,Horiguchi M,et al. Impact of Sox9 dosage and Hes1-mediated Notch signaling in controlling the plasticity of adult pancreatic duct cells in mice. Sci Rep,2015,5:8518.

5. Watanabe H,Saito H,Nishimura H,et al. Activation of phosphatidylinositol-3 kinase regulates pancreatic duodenal homeobox-1 in duct cells during pancreatic regeneration. Pancreas,2008,36(2):153.

6. Desai BM,Oliver-Krasinski J,De Leon DD,et al. Preexisting pancreatic acinar cells contribute to acinar cell,but not islet β cell,regeneration. J Clin Invest,2007,117(4):971-977.

7. De Groef S,Leuckx G,Van Gassen N,et al. Surgical injury to the mouse pancreas through ligation of the pancreatic duct as a model for endocrine and exocrine reprogramming and proliferation. Journal of visualized experiments:JoVE,2015(102):52765.

8. Berndt JD. Promoting Pancreatic Cell Proliferation. Sci. Signal,2014,7(320):ec94-ec94.

9. Cavelti-Weder C,Shtessel M,Reuss JE,et al. Pancreatic duct ligation after almost complete β-cell loss:exocrine regeneration but no evidence of β-cell regeneration. Endocrinology,2013,154(12):4493-4502.

10. Keller J,Aghdassi AA,Lerch MM,et al. Tests of pancreatic exocrine function-clinical significance in pancreatic and non-pancreatic disorders. Best practice & research Clinical gastroenterology,2009,23(3):425-439.

11. Pierzynowski S,Swieboda P,Filip R,et al. Behavioral changes in response to feeding pancreatic-like enzymes to exocrine pancreatic insufficiency pigs. J Anim Sci,2012,90(suppl_4):439-441.

12. Lampel M,Kern HF. Acute interstitial pancreatitis in the rat induced by excessive doses of a pancreatic secretagogue. Virchows Archiv A,1977,373(2):97-117.

13. Shimizu K. Mechanisms of pancreatic fibrosis and applications to the treatment of chronic pancreatitis. J Gastroenterol,2008,43(11):823-832.

14. Neuschwander-Tetri BA,Burton FR,Presti ME,et al. Repetitive self-limited acute pancreatitis induces pancreatic fibrogenesis in the mouse. Dig Dis Sci,2000,45(4):665-674.

15. Steele CW,Karim SA,Foth M,et al. CXCR2 inhibition suppresses acute and chronic pancreatic inflammation. J Pathol,2015,237(1):85-97.

16. Chan LK,Gerstenlauer M,Konukiewitz B,et al. Epithelial NEMO/IKKγ limits fibrosis and promotes regeneration during pancreatitis. Gut,2016:gutjnl-2015-311028.

17. Sendler M,Beyer G,Mahajan UM,et al. Complement component 5 mediates development of fibrosis,via activation of stellate cells,in 2 mouse models of chronic pancreatitis. Gastroenterology,2015,149(3):765-776.

18. Aghdassi AA,Mayerle J,Christochowitz S,et al. Animal models for investigating chronic pancreatitis. Fibrogenesis Tissue Repair,2011,4(1):26.

19. Hardman J,Jamdar S,Shields C,et al. Intravenous selenium modulates L-arginine-induced experimental acute pancreatitis. JOP,2005,6(5):431-437.

20. Tashiro M,Schäfer C,Yao H,et al. Arginine induced acute pancreatitis alters the actin cytoskeleton and increases heat shock protein expression in rat pancreatic acinar cells. Gut,2001,49(2):241-250.

21. Weaver C,Bishop AE,Polak JM. Pancreatic changes elicited by chronic administration of excess L-arginine. Exp Mol Pathol, 1994,60(2):71-87.

22. Criscimanna A,Speicher JA,Houshmand G,et al. Duct cells contribute to regeneration of endocrine and acinar cells following pancreatic damage in adult mice. Gastroenterology,2011,141(4):1451-1462.

23. Hausmann S,Regel I,Steiger K,et al. Loss of periostin results in impaired regeneration and pancreatic atrophy after cerulein-induced pancreatitis. Am J Pathol,2016,186(1):24-31.

24. Demcollari TI,Cujba A,Sancho R. Phenotypic plasticity in the pancreas:new triggers,new players. Curr Opin Cell Biol,2017, 49:38-46.

25. Wells JM,Esni F,Boivin GP,et al. Wnt/β-catenin signaling is required for development of the exocrine pancreas. BMC Dev Biol,2007,7(1):4.

26. Roy N,Takeuchi KK,Ruggeri JM,et al. PDX1 dynamically regulates pancreatic ductal adenocarcinoma initiation and maintenance. Genes Dev,2016,30(24):2669-2683.

27. Kopinke D,Brailsford M,Pan FC,et al. Ongoing Notch signaling maintains phenotypic fidelity in the adult exocrine pancreas. Dev Biol,2012,362(1):57-64.

28. Fujikura J,Hosoda K,Iwakura H,et al. Notch/Rbp-j signaling prevents premature endocrine and ductal cell differentiation in the pancreas. Cell Metab,2006,3(1):59-65.

29. Reichert M,Takano S,von Burstin J,et al. The Prrx1 homeodomain transcription factor plays a central role in pancreatic regeneration and carcinogenesis. Genes Dev,2013,27(3):288-300.

30. Esni F,Ghosh B,Biankin AV,et al. Notch inhibits Ptf1 function and acinar cell differentiation in developing mouse and zebrafish pancreas. Development,2004,131(17):4213-4224.

31. Baeyens L,Bonné S,Bos T,et al. Notch signaling as gatekeeper of rat acinar-to-β-cell conversion in vitro. Gastroenterology, 2009,136(5):1750-1760.

32. Bar Y,Efrat S. The NOTCH pathway in β-cell growth and differentiation,2014,95:391-405.

33. Shih HP,Kopp JL,Sandhu M,et al. A Notch-dependent molecular circuitry initiates pancreatic endocrine and ductal cell differentiation. Development,2012,139(14):2488-2499.

34. Jung IH,Jung DE,Park YN,et al. Aberrant Hedgehog ligands induce progressive pancreatic fibrosis by paracrine activation of myofibroblasts and ductular cells in transgenic zebrafish. PLoS One,2011,6(12):e27941.

35. Fendrich V,Esni F,Garay MVR,et al. Hedgehog signaling is required for effective regeneration of exocrine pancreas. Gastroenterology,2008,135(2):621-631.

36. Sun L,Mathews LA,Cabarcas SM,et al. Epigenetic Regulation of SOX9 by the NF-κB Signaling Pathway in Pancreatic Cancer Stem Cells. Stem Cells,2013,31(8):1454-1466.

37. Murtaugh LC,Law AC,Dor Y,et al. β-catenin is essential for pancreatic acinar but not islet development. Development,2005, 132(21):4663-4674.

38. Papadopoulou S,Edlund H. Attenuated Wnt signaling perturbs pancreatic growth but not pancreatic function. Diabetes,2005,54 (10):2844-2851.

39. Keefe MD,Wang H,De La O J,et al. β-catenin is selectively required for the expansion and regeneration of mature pancreatic acinar cells in mice. Dis Model Mech,2012,5(4):503-514.

40. Dessimoz J,Bonnard C,Huelsken J,et al. Pancreas-specific deletion of β-catenin reveals Wnt-dependent and Wnt-independent functions during development. Current Biology,2005,15(18):1677-1683.

41. Heiser PW,Lau J,Taketo MM,et al. Stabilization of β-catenin impacts pancreas growth. Development,2006,133(10):2023-2032.

42. Dabernat S,Secrest P,Peuchant E,et al. Lack of β-catenin in early life induces abnormal glucose homeostasis in mice. Diabetologia,2009,52(8):1608-1617.

43. Yu S,Kim H,Lee ES,et al. β-Catenin Accumulation is Associated with Increased Expression of Nanog Protein and Predicts Maintenance of MSC Self-Renewal. Cell Transplant,2017,26(2):365-377.

# 第**50**章

# 胰酶替代治疗的临床应用实践

【摘要】慢性胰腺炎暨胰腺疾病的胰酶替代治疗,在《慢性胰腺炎:理论与实践》2012年版中(第四十九章 慢性胰腺炎的胰酶治疗)进行过详细阐述,现根据近年来胰酶研究的最新进展及临床实践中患者常遇到的问题,继续进行深入阐述。

人类的胰腺呈粉红偏黄色,质地柔软,成人平均长为 15~20cm,宽 3~5cm,厚 1.5~2.5cm,重 80~117g;新生儿是 5g。

胰腺每克组织产生和分泌的蛋白质多于其他器官。负责外分泌功能的主要结构是腺泡(分泌酶的单位)和导管系统(分泌碳酸氢根、离子和液体),每天分泌 6~20g 消化酶,分泌的液体量平均 2.5L。

腺泡细胞的主要功能是在进食后分泌消化酶的强效混合物。胰管细胞分泌大量含碳酸氢根($HCO_3^-$)的液体。最优化营养物质的消化和吸收,必须有胰酶的参与,尤其是脂肪酶、淀粉酶和蛋白质酶。

脂质和固体食物是胰酶分泌最强、最持久的刺激因素。胰腺的储备能力强大,能够输出远远多于生理需要的酶。如果胰腺脂肪酶的分泌量较正常输出量下降 5%~10%,就会出现脂肪消化不良的症状(例如脂肪泻),若患者出现脂肪泻等脂肪消化不良症状,胰腺功能已丧失 90%~95% 以上。

内分泌组织(胰岛)是胰腺小叶的一部分。胰岛是由能够分泌激素的细胞群组成,分散在外分泌组织内,仅占胰腺体积的 2%。胰岛的 β 细胞能够分泌胰岛素,胰岛素由多种激素和营养素协调分泌,但是主要受葡萄糖水平的影响。

胰腺是一个内部协调的器官,胰腺的内分泌功能会影响外分泌功能,反之亦然。如,最靠近胰岛的腺泡细胞(胰岛周围的腺泡),体积和酶颗粒含量多于较远的腺泡细胞,这是因为这里的细胞胰岛素或者胰高血糖素暴露增加(胰岛 - 腺泡轴的概念)。营养失调(包括蛋白质缺乏症)等因素会导致胰腺的外分泌功能受损,然后会直接或者间接影响内分泌功能,反之亦然(另见本书第 37 章)。

## 第一节　胰腺外分泌功能不全

胰腺外分泌功能不全(PEI)是一种严重的危及生命的状况,由影响胰腺功能的基础疾病引起,例如慢性胰腺炎(CP)、囊性纤维化(CF)和胰腺外科手术(PS)等。

### 一、慢性胰腺炎

最适用于根据 PEI 引起的消化不良接受诊断和检查的患者群;CP 患者中 PEI 的患病率是 22%~94%。CP 患者的 PEI 发生率取决于疾病的严重程度和距离诊断的时间。可能在疾病发作后 20~30 年出现 PEI,

通常在餐后胰酶分泌物下降至正常值的 10% 以下才会出现。慢性消化不良可能导致 CP 引起的 PEI 患者出现营养不良。脂肪消化不良的临床特点是脂肪泻，通常在 CP 病程中比蛋白质和碳水化合物消化不良出现得更早，最终的结果是体重减轻和营养不良。晚期 PEI 和持续性脂肪泻的结局包括骨密度（BMD）和骨矿物质（BMC）含量下降。此外，出现脂肪泻的 CP 患者，也会出现维生素缺乏症、维生素 D 代谢物的水平改变、微量元素（例如锌、铜和硒）的代谢水平改变。

## 二、囊性纤维化

囊性纤维化（CF）是白人中最常见的一种致命性遗传性疾病。为一种常染色体隐性遗传疾病，由位于染色体长臂的 CF 跨膜传导调节蛋白（*CFTR*）基因缺陷引起。白人的估计发病率是每 2 500~3 000 例活产中 1 例（*CFTR* 突变纯合子）。CFTR 突变影响上皮细胞（主要是呼吸、消化和肝胆系统以及汗腺）的离子和水的运输。与更严重的胃肠道表型相关的基因突变见于大部分 CF 患者，85% 的 CF 患者出现 PEI。

胰腺导管的氯运输障碍以及继发出现的黏液积聚，是胚胎发育过程中胰管阻塞、腺泡细胞被破坏和纤维化的主要原因，导致许多 CF 新生儿出现严重的 PEI。大部分的 CF 儿童是在出生后数周内发现 PEI 引起的消化不良，85%~90% 是在 1 岁时检查出；该病会伴随出现能量需求量的增加，导致能量失衡和营养不良。如果未经治疗，PEI 可导致儿童无法生长，成年人重度体重下降。有证据表明营养状态、肝功能和 CF 的临床过程密切相关。体重正常的患者，在肺功能、生长状况和维持营养储备方面均优于营养不良的患者。虽然呼吸系统并发症是 CF 患者死亡的主要原因，但是达到并维持正常体重对管理 CF 患者至关重要。这可能部分归因于营养不良与丧失正常肺功能有关，这种相关性会在儿童期逐渐增强。此外，童年期缺乏营养的状态和随后出现的肺功能受累，长大后得到治疗也只能部分代偿肺功能。

CF 患者营养不良与临床结果差有关。因此，必须特别关注这些患者的营养状况，将其作为 CF 多学科治疗的一部分。维持正常的营养是治疗的关键要素。

## 三、急性胰腺炎

急性胰腺炎（AP）发生率的范围是每年每 10 万人 5~80 例，发生率最高的是芬兰和美国。PEI 可能是胰腺细胞内的消化酶过早激活，导致胰腺组织的自身消化和破坏，引起严重 AP 后的结果。研究显示，许多正在康复的 AP 患者会出现 PEI，严重 AP 后出现的 PEI 可能更常见、更严重和更持久。恢复阶段给予营养支持，将其作为支持疗法的一个组成部分。大部分患者能够逐渐从 PEI 恢复，具体取决于 AP 发作的严重程度。

## 四、糖尿病

多项研究显示胰腺外分泌功能障碍是 1 型和 2 型糖尿病（DM）患者常见的特征，通过胰岛 - 腺泡轴，胰腺的内分泌功能和外分泌功能密切联系。学者们提出多项机制解释胰腺外分泌功能的变化，包括胰岛素不足导致的腺泡细胞功能下降，微血管病引起的纤维化，高循环胰高血糖素水平抑制腺泡功能，内分泌和外分泌组织的自身免疫性损伤，以及淀粉酶 mRNA 表达的下降。DM 患者的胰岛素分泌不足在胰腺外分泌功能下降方面发挥重要作用。近期使用非侵入性间接人粪便弹性蛋白酶 -1 试验证实 DM 患者存在胰腺外分泌功能受损。PEI 似乎与早发的内分泌功能衰竭、长病程 DM 和低 BMI 有关。审查胰腺内分泌和外分泌功能的相互影响以及它们的临床意义时发现，一旦证实 DM 出现外分泌功能受损，就具有使用胰酶替代疗法的可行性。治疗后可能改善患者的营养状况，使其增重，降低其代谢不稳定性，并提高血糖控制水平。

## 五、其他疾病

PEI 也有可能见于其他疾病患者，例如胰腺癌、Shwachman-Diamond 综合征、胰腺导管阻塞或者胆总管阻塞（例如肿瘤引起），其他胃肠道手术后患者，例如胃切除术或胃肠道旁路手术（例如 Billroth II 式胃肠道造口吻合术）（表 50-1-1）。

表 50-1-1　引起胰腺外分泌功能不全的主要疾病

| 胰腺外分泌组织损失 | 非胰腺疾病 | 胰腺外分泌组织损失 | 非胰腺疾病 |
|---|---|---|---|
| 慢性胰腺炎 | 糖尿病(1 型,2 型) | 壶腹部肿瘤 | 麸质过敏症 |
| 急性胰腺炎 | 老年(尤其 >65 岁) | 胰腺癌 | 炎症性肠 |
| 囊性纤维化 | 胃切除术后 | | 肠易激综合征 |
| 胰腺术后 | 胰酶失活 | 混杂因素 | |
| 胰脏血色病 | 生长抑制素瘤 | 过度饮酒、吸烟 | HIV 相关情况 |
| Shwachman-Diamond 综合征 | 胃泌素瘤 | 重度肾功能障碍 | 遗传因素 |
| 胰管梗阻 | 胰酶不恰当活化 | | |

## (一)胃切除术

胃切除术后可引起原发性和继发性 PEI 的相关症状,如消化不良、体重减轻和腹痛等。早期研究显示出胰酶制剂可以对胃切除患者产生积极作用。

## (二)Shwachman-Diamond 综合征

亦称为 Shwachman 综合征或 Shwachman-Bodian 综合征;1964 年首次被发现,为儿科人群中胰腺外分泌功能异常第二位常见的原因。

本病为一种罕见的常染色体隐性疾病,通常在婴儿期出现症状,表现为 PEI、骨髓功能不全、骨骼异常、矮小和低体重。由于 PEI 是该病的特征之一,患者应该在诊断时评估 PEI、适当补充胰酶制剂。治疗后约一半的受累患者观察到胰腺功能改善。

## (三)麸质过敏症

麸质过敏症(celiac disease,有译作乳糜泄)为一种自身免疫性疾病,由易感个体摄入麸质后诱发(麸质是小麦和其他谷物主要的储存蛋白质)。该病最初被认为是罕见的儿童期消化道疾病,进一步的研究显示麸质过敏症可以见于任何年龄,并且不仅可能影响消化道,也会影响其他任何器官系统。血清学筛查估计麸质过敏症的发病率约为 1/100。这种疾病曾经被认为仅见于欧洲血统人群,但是后来在中东、亚洲、南美和北非也观察到麸质过敏症的病例。麸质过敏症的临床症状基本上是非特异性的,不同年龄可能会有很大的变化。婴儿和年幼的儿童通常出现消化道症状。大龄儿童和成人可能出现胃肠道症状,但是高达 50% 的患者完全没有消化道症状,仅出现肠外体征和 / 或症状。通过血清学检查、特征性的十二指肠活检和无麸质食物的阳性效应,诊断麸质过敏症。

1957 年,Dreiling 首次描述了麸质过敏症的促胰液素水平异常,提示 PEI。这种疾病出现 PEI 的可能诱因包括空肠黏膜释放的胆囊收缩素和促胰液素减少,以及相关蛋白质营养不良引起的胰腺损害。使用瑞典国家登记数据,Ludvigsson 等发现麸质过敏症患者胰腺炎的风险增加。他们在基于人群的研究中鉴别了超过 14 000 位麸质过敏症患者和 69 000 位性别、年龄和居住地匹配的参照个体。这项研究发现,成人麸质过敏症与任何一种类型的胰腺炎[风险比($HR$),3.3;95% $CI$,2.6~4.4;$p<0.001$]和慢性胰腺炎($HR$,19.8;95% $CI$,9.2~42.8;$p<0.001$)相关。校正其他因素(例如糖尿病、胆石症)对风险评估结果没有明显影响。

在新诊断麸质过敏症的儿科患者中开展的研究显示,诊断时患者的 PEI 严重程度不同;这可能是启动无麸质饮食后有些患者持续存在症状的原因。这个人群共患 PEI 的比例从 20%~40% 不等。新诊断麸质过敏症、并伴随出现 PEI 的儿科患者,如果在无麸质饮食的基础上添加胰酶制剂,治疗 30 天后体重增加的幅度明显大于添加安慰剂。PEI 可能持续存在数月并影响患者恢复生长。建议诊断麸质过敏症的患者以及 PEI 患者定期进行胰腺功能的评估,应该坚持口服胰酶制剂直至胰腺功能恢复正常。

尽管 PEI 的病理机制可能会因基础疾病的病因不同而不同,但是所有的病例都会出现胰腺分泌的碳酸氢盐和消化酶不足,随后出现消化不良。PEI 会导致脂肪、蛋白质和碳水化合物消化不良,伴发脂溶性维生素(A、D、E 和 K)和微量元素(例如钙、铁、镁、锌、硒)不足。PEI 引起消化不良的相关症状包括食欲不振、脂肪泻、腹绞痛、上腹部疼痛、胀气。如果没有治疗，PEI 会导致营养不良，从而升高基础疾病相关的发病率和死亡率。PEI 患者使用胰酶替代疗法有助于消化并吸收脂肪、蛋白质和碳水化合物。脂质消化不良是脂肪泻的主要原因，会出现 PEI 的主要急性症状，为了充分消化碳水化合物和蛋白质，还需要淀粉酶和蛋白酶。

# 第二节 胰酶及胰酶制剂

胰酶制剂内含有多种酶，无法被各个药典完整覆盖，例如多种脂肪酶、蛋白酶和酯酶。常用的胰酶制剂胰酶肠溶胶囊除了胰腺三酰甘油脂肪酶（裂解三酰甘油），其中活性药物成分胰液素还包含磷脂酶 A2 和胆固醇酯酶（羧基酯脂肪酶），分别水解磷脂和胆固醇酯。

胰腺蛋白酶包括内肽酶、胰蛋白酶、糜蛋白酶和弹性蛋白酶，外肽酶、羧肽酶 A 和 B，这些酶的底物特异性不同。胰蛋白酶优先裂解带有正电荷的氨基酸残基，胰凝乳蛋白酶裂解体积大的疏水性氨基酸，弹性蛋白酶裂解小的疏水性氨基酸。羧肽酶 A 和 B 降解之前蛋白酶的反应产物，特异性底物分别是大的芳香族氨基酸和带电荷的极性氨基酸。

## 一、胰酶的组成

### （一）三酰甘油脂肪酶

消化脂质所需的时间长于降解碳水化合物和蛋白质，因为大部分脂类几乎不溶于水相。因此，水相的脂肪酶必须在水相和脂质相的界面才能发挥异质性作用。这是酶制剂到达十二指肠近端时必须尽快释放脂肪酶的原因之一。

由胃内的胃脂肪酶启动脂质消化过程。因此，膳食脂肪到达十二指肠时，已经包含 10%~20% 的游离脂肪酸，可以促进精细乳化脂滴以及胰腺脂肪酶在水 - 脂质界面水解脂质。来自胰液的三酰甘油脂肪酶需要特异性辅酶辅脂酶才能形成稳定的 1：1 化合物，这种化合物能够穿过水 - 脂质界面，消化脂质。来自肝脏的胆汁酸能够扩展脂质界面，并稳定乳化的底物，增加底物的浓度并最终提高消化反应的速度和进展。

胰腺三酰甘油脂肪酶能够裂解界面处的脂质（三酰甘油），将其转化成游离脂肪酸和单分子三酰甘油，然后被小肠吸收。

在酸性环境下，胰腺三酰甘油脂肪酶将迅速失活。pH 4 及以下时，酶的稳定性和残余酶活性迅速下降。三酰甘油脂肪酶实现最大催化活性的最佳 pH 是 8.0~9.0 之间。

### （二）α- 淀粉酶

碳水化合物的消化是从口腔中的 α- 唾液淀粉酶开始，这是一种由唾液腺分泌的酶。胃内的酸性环境会打断这个最初的消化过程。在十二指肠和空肠内，主要由胰腺 α- 淀粉酶将多糖消化成糊糖和双糖，α- 淀粉酶可催化水解含有 3 个或者以上 α-1,4 键连接 d- 葡萄糖单元的多糖的 α-1,4 糖苷键，其对低于 pH 6 的酸性环境敏感。该酶发挥最大催化活性时的最佳 pH 是 6.8，超出此数值，酶的活性将急剧下降。

### （三）磷脂酶 A2

胰腺的磷脂酶 A2 是以钙依赖的方式催化水解磷酸甘油酯 sn-2 酰基酯键。与胰腺脂肪酶相比，磷脂酶 A2 是一种高度立体异构性酶，只能裂解释放 sn- 甘油 -3- 磷酸分子的脂肪酸。其消化功能是转化肝脏来源的内源性磷脂（主要是纯卵磷脂）（通过胆汁分泌入肠腔）和外源性磷酸酯；西方成年人每天消耗 4~8g 磷脂。

### （四）胆固醇酯酶

胆固醇酯酶可以催化水解多种底物，特异性低，包括三酰甘油和胆固醇酯。酶最初的命名是胰腺羧基酯水解酶，因为可以水解大量的脂类酯。饮食中的底物，例如胆固醇酯和维生素酯，通常疏水性低于胰腺脂肪酶。各种酯（例如胆固醇、视黄醇、维生素 D 和维生素 E 酯）的水解可能仅取决于胆固醇酯酶的作用。胆固醇酯酶也可以水解三酰甘油,但是和胰腺脂肪酶相比,胆固醇酯酶水解短链不饱和脂肪酸和二酰甘油的活性高于单三酰甘油。胆固醇酯酶的底物特异性低,使其在消化三酰甘油和多不饱和脂肪酸(例如可以抵抗三酰甘油脂肪酶的二十碳五烯、花生四烯酸或亚油酸)的过程中发挥至关重要的作用。

### (五) 蛋白酶

多种蛋白酶参加蛋白质的消化过程。从胃内的胃蛋白酶开始消化,接下来由胰腺蛋白酶(例如胰蛋白酶、糜蛋白酶、羧肽酶 A 和 B 和弹性蛋白酶)完成。蛋白酶的特异性彼此完美互补,即第一个催化反应的产物是第二个酶的底物。胰腺蛋白酶可以将底物蛋白质和多肽裂解成低聚肽、肽,并能在一定程度上裂解成氨基酸。接下来,由肠道蛋白酶(例如氨基肽酶和二肽酶)完成最后一步裂解,生成可吸收的氨基酸。

胰腺蛋白酶以无活性的酶原形式储存,保护胰腺不会发生自消化。到达十二指肠后,小肠黏膜分泌的蛋白酶肠激酶激胰蛋白酶原。活化的胰蛋白酶就像一个分子开关,迅速激活所有其他的酶原。

药典提到的总蛋白酶(欧洲药典)或者游离蛋白酶(美国药典)在各个激活步骤并不相同。

胰腺蛋白酶在酸性和碱性条件下相当稳定。pH 4~6 时丢失的活性相当于 10%~20% 的初始活性。pH 7.5~9.0 范围内,胰腺蛋白酶混合物的最大活性跨度很广。胰酶主要组成总结于表 50-2-1。

表 50-2-1　胰腺主要的酶

| 胰腺的水解酶 | 自然底物 | 特异性 | 评论 |
| --- | --- | --- | --- |
| 三酰甘油脂肪酶 | 三酰甘油 | 底物的 sn-1 和 sn-3 位置(1) | 需要辅酯酶作为辅酶(1) |
| 磷脂酶 A2 | 磷脂 | 底物的 sn-2 位置(1,2) | |
| 胆固醇酯酶 / 羧基酯脂肪酶 | 胆固醇酯,维生素和视黄醇酯、三酰甘油,外源性化学物质 | 低特异性(1,3,4) | |
| α- 淀粉酶 | 淀粉、糊精、麦芽三糖、异麦芽糖、蔗糖、淀粉酶、麦芽三糖、麦芽糖、乳糖 | 内部 α-1,4- 糖苷键(5) | |
| 胰蛋白酶 | 蛋白质,大的肽 | 带正电的氨基酸(6) | 内肽酶 |
| 糜蛋白酶 | 蛋白质,大的肽 | 体积大的疏水性氨基酸(7) | 内肽酶 |
| 弹性蛋白酶 | 蛋白质,大的肽 | (体积小的)疏水性氨基酸(8) | 内肽酶 |
| 羧肽酶 A | 低聚肽 | 芳香族氨基酸和大的脂肪族氨基酸(9) | 外肽酶 |
| 羧肽酶 B | 低聚肽 | 带电的极性和中性氨基酸(10) | 外肽酶 |
| 核糖核酸酶 | 核酸 | | |
| 脱氧核糖核酸酶 I | 核酸 | | |
| 脱氧核糖核酸酶 II | 核酸 | | |

sn= 立体专一性编号

## 二、胰酶制剂的要求与检测

### (一) 胰酶的特征鉴定

胰酶的特征鉴定重要的是每个主要水解酶的生物提取物。可以采用高性能液相色谱(HPLC)技术和凝胶色谱法,例如等电聚焦、钠十二烷基硫酸聚丙烯酰胺凝胶电泳(SDS-PAGE),尤其适用于检测胰酶复杂混合物。现在已经为关键酶制定了特异性活性检测方法。

### (二) 溶解动力学

由于胰腺脂肪酶在酸性环境下不稳定,胰酶制剂的有效肠溶包衣应该能够抵抗 pH 5.0 以下的酸环境,这样才能保护脂肪酶不被破坏。如果释出的脂肪酶能够接近最佳生理活性,就会增加药物的消化能力。因此酶(例如脂肪酶)能够在十二指肠近端尽快释出很重要,因为脂肪的吸收速度远远低于分解的速度。如果大部分的脂肪分解都转移至十二指肠远端完成,那么脂肪将无法吸收。

### (三)酶制剂的互换性

美国食品和药品管理局(FDA)于 2006 年发布了胰酶制剂(PEP)的新管理指南,对 PEP 制造商提出关于这些产品制造和特征鉴定的特殊要求。这些要求涉及生产过程、货架期,以及通过将其中的脂肪酶活性目标值设定为 100% 标签声明值,确保酶活性标准化。主要目的是确保市场上所有的 PEP 具有稳定的质量和疗效。新指南可以确保患者从一种 PEP 更换为另一种时,不会出现很大的差异。但是胰腺外分泌功能不全(PEI)患者用药还有一个个体化的问题,需要根据饮食结构和胃酸分泌调整剂量,治疗的结果取决于胃排空的方式、肠溶包衣的释放特征鉴定、肠道不同部位的 pH、残留胰腺功能(如果有)的影响,以及胆汁酸的成分和浓度。

### (四)酶的单位

根据欧洲药典(Ph.Eur.)的定义,1mg 胰酶不低于 15 个 Ph.Eur. 的脂肪分解活性单位,12 个 Ph.Eur. 的淀粉分解活性单位,1.0 个 Ph.Eur. 总蛋白水解活性单位。经常使用的国际药学联合会(FIP)单位相当于 Ph.Eur. 单位。

与此相比,美国药典(USP)对淀粉酶和蛋白酶的 1 个酶活性单位给出了不同的定义,并且三种酶的检测方法不同。然而,USP 的脂肪酶活性大约相当于 Ph.Eur. 的单位。

需要注意的是,国际单位(IU)并不参照于任何标准化的药典方法,IU 不等同于 USP、Ph.Eur. 或者 FIP单位。因为没有确定换算系数,所以 IU 不能直接与 USP、Ph.Eur. 或者 FIP 单位进行比较。

### (五)常用的胰酶制剂

胰酶制剂按照以下三种分类进行标注:脂肪酶(例如胰腺脂肪酶)、淀粉酶和蛋白酶。制剂的规格通常指的是每粒胶囊中胰腺脂肪酶的含量,它被认为是最重要的消化酶。然而淀粉酶和蛋白酶也是产品的必备成分。为了保证胰酶产品的质量,不同的药典制订了 3 种酶分类的不同检测方法并设定含量限值(详见《慢性胰腺炎:理论与实践》2012 年版第四十九章　慢性胰腺炎的胰酶治疗)。

目前国内常用的胰酶制品为胰酶肠溶胶囊,每粒含脂肪酶、蛋白酶和淀粉酶分别为 10 000、600 和8 000 欧洲药典单位,来自于猪的胰腺(故理论上对内脏无副作用,除了口服过量后有饥饿),其制剂主要为胶囊,内含微球(minimicrospheres)以及颗粒或直径小于 2mm 的微片,在胃内这些胰酶迅速与食糜形成混合物。微球由肠衣或聚合剂包裹(故服药时万不可将胶囊剥离),耐酸,为 pH 敏感性,能保证酶在胃内不被酸灭活,只有在 pH 5.0~5.5 的环境中酶方可释放,促进脂肪、蛋白及碳水化合物的吸收,缓解脂肪泻、阻止体重下降、纠正外分泌功能不全所造成的其他营养物质的缺乏。其副作用很少,个别患者服药后出现腹痛(多为隐痛)、便秘等症状,可予以停药、适当多饮水、加用或改用其他含胰酶制剂药物如复方阿嗪米特肠溶片处理。

其他含胰酶的制剂不多,常用的有复方阿嗪米特肠溶片,成分包括阿嗪米特 75mg,胰酶 100mg(其中包括 3 320 活力单位的脂肪酶,5 850 活力单位的胰淀粉酶和 185 活力单位的胰蛋白酶),纤维素酶 100mg,以及二甲基硅油 50mg 等;胰酶含量相对较少,但其主要成分阿嗪米特可调节胆汁中胆固醇、胆汁酸及胆红素的浓度和理化性质,促进胆汁分泌,纤维素酶和二甲基硅油增加肠道的收缩和蠕动,促进食物的消化吸收和消除腹胀症状,可与胰酶肠溶胶囊组合使用。不过,复方阿嗪米特肠溶片不适用于肝功能障碍或损伤患者、因胆石症引起胆绞痛的患者;胆管阻塞患者;急性肝炎患者,需禁用;另外,感冒发热咳嗽及婴幼儿或儿童患者,不建议应用。

## 第三节　胰酶制剂的临床实用补充方法

市售的胰酶制剂所含酶的活性差异很大,而这些存在着的差异可能会对消化和治疗效果产生一定的影响,临床医师应该根据患者的体重和对药物的反应来选择适合患者的胰酶制剂。

胰酶制剂用法的理论与实践依据详见《慢性胰腺炎:理论与实践》2012 年版"第四十九章　慢性胰腺炎的胰酶治疗"。今就临床实践方面注意事项再进一步补充说明。

### 一、胰酶制剂服药的基本策略和剂量

大部分的 PEI 患者使用胰酶微球（MMS）制剂后都可以减轻脂肪泻并改善临床症状。如果患者使用胰酶替代疗法无效，建议采用阶梯式策略，包括：增加酶的剂量；检查患者的依从性；重新评价诊断（检查是否有细胞过度生长、贾第鞭毛虫或者乳糜泻）；减少脂肪摄入量；质子泵抑制剂（proton pump inhibitors，PPIs）如雷贝拉唑（济诺）等抑制胃酸分泌。已有多项研究报告，将 PPIs 作为 CF 患者（患者通常出现十二指肠 pH 低）胰酶治疗方案的辅助制剂，可以显著改善脂肪的消化和吸收。

CP 引起的 PEI 的标准治疗方法是根据消化不良的程度和饮食的脂肪含量制订个体化胰酶疗法。推荐剂量通常以单位 / 餐表示。主餐（早餐、午餐和晚餐）的推荐起始剂量是 25 000~40 000 脂肪酶单位 / 餐（胰酶肠溶胶囊 2~4 粒 / 餐），可以增加至 75 000~80 000 单位 / 餐（胰酶肠溶胶囊 8 粒 / 餐），中间的小吃建议使用主餐剂量的一半。

4 岁以下儿童推荐起始剂量是 1 000 脂肪酶单位 /（kg·餐），≥4 岁儿童是 500 脂肪酶单位 /（kg·餐），如果需要可以将脂肪酶剂量增加至 2 500U/（kg·餐）或者 4 000U/（摄入的脂肪克数·天）。应根据 PEI 的严重程度、脂肪泻的控制水平和摄入脂肪的水平，确保维持良好的营养状态。

### 二、胰酶制剂实用服药方法

临床实际中，胰酶制剂具体口服量由患者对药物的反应和需要而定（图 50-3-1）。

以常用的胰酶肠溶胶囊为例，最大剂量一般不超过 8 粒，一般以 2~4 粒开始口服，餐中口服。

若餐后很快即有饥饿感，说明胰酶用量过多，下一餐同样饮食的情况下需减少 1 粒（若还有餐后很快饥饿感，再减），或下一餐适当增加脂肪含量。

若餐后持续饱胀感，说明胰酶制剂用量不足，下一餐同样饮食情况下可再增加 1 粒（若还有餐后持续饱胀感，再加），直至 8 粒。

持续的饱胀感后，若增加 1 粒出现饥饿感，减少 1 粒又有饱胀感，说明增加的 1 粒量有点多。两个处理方法：一是口服 1 粒复发阿嗪米特肠溶片，前提是无用药禁忌证；二是将胰酶肠溶胶囊打开，其中药物颗粒丢弃部分后，再将胶囊合上后口服；需要注意的是，胶囊对药物有效成分具有非常重要的保护作用，服药时万不可将胶囊剥离。

胰酶制剂具有帮助消化、保护胰腺的作用，其用量主要与食物中脂肪含量有关：一碗米饭加几片咸菜，胰酶肠溶胶囊甚至复方阿嗪米特肠溶片 1~2 粒足够；若一碗米饭加一锅足量羊肉，药物一瓶也不够；当然，此仅为说明问题举了一个极端例子而已，万不可服药一瓶；成人最大剂量：胰酶肠溶胶囊一般不超过 8 粒 / 天，复方阿嗪米特肠溶片一般不超过 6 粒 / 天，且需在专业医师的指导下服用。

个别患者服药胰酶肠溶胶囊后出现腹痛（多为隐痛）、便秘等症状。可停药、适当多饮水、加用或改用其他含胰酶制剂药物如复方阿嗪米特肠溶片处理，后者中的纤维素酶和二甲基硅油增加肠道的收缩和蠕动，促进食物的消化吸收和消除腹胀症状，可缓解胰酶肠溶胶囊的便秘等副作用。

总之，确定胰酶的剂量时，必须根据每位患者的个体需求，将不同规格的胰酶制剂混合，获得所需的脂肪酶总数量。

### 三、患者常见的困惑和医师需要告知患者的事项

临床实践中，患者最多的困惑或问题，是否进食油，是否用油炒菜，是否可以进食蛋类肉类食物，需要医师耐心解答。

出现了 PEI，要告知我们患者的事项见表 50-3-1。

总之，必须根据每位患者的实际情况和个体需求，患者及亲属认真参与，制订出最适合患者自身的食谱、药物剂量和服药规律，最大限度地提高患者生活质量。

表 50-3-1 出现胰腺外分泌功能不全(PEI)后患者常见的困惑和医师需要告知患者的事项

| 患者的常见困惑与医师的耐心解答 |
| --- |
| 患者　问题与困惑：<br>"医师,人家都说我这个病不能吃油的,鸡鱼肉蛋都不能吃" |
| 医师　解答： |
| 1.　发生了胰腺外分泌功能不全,并不意味着要忌油,并不意味着要忌肉、忌蛋 |
| 2.　一味地禁忌食物,非常容易发生营养不良,进而影响到机体免疫力和生活质量 |
| 3.　在胰酶制剂的帮助下,以少食多餐、循序渐进为原则,逐渐添加、丰富食物品种 |
| 4.　增加、丰富食物时,一定要循序渐进,如,中午加半勺水蒸蛋,若无不适,晚上吃一勺,若无不适,明天一勺半……<br>若口服两勺水蒸蛋感觉好,三勺出现上腹不适,说明胰腺分泌的胰酶暂时不能满足消化三勺水蒸蛋的需要,处<br>理方法有二:一是保持两勺的量不变,1~2 周再尝试加量;二是增加胰酶肠溶胶囊用量 |
| 5.　我们不赞成忌口,水果蔬菜、鸡鱼肉蛋都可以适当进食,只是添加时需要循序渐进,一点点加进来 |

(王 伟 王 剑 蒋唯松 余 震 庄成乐 徐 炜 郭杰芳 刘 枫)

# 参 考 文 献

1. Bockman DE. Anatomy of the pancreas// Go VLW, DiMagno EP, Gardner JD, et al. The Pancreas. Biology, Pathophysiology and Disease.2nd ed. New York: Raven Press, 1993:1-8.

2. Morgenroth K, Kozuschek W. Pancreatitis. Berlin: Walter de Gruyter, 1991.

3. Rinderknecht HE. Pancreatic secretory enzymes//Go VLW, DiMagno EP, Gardner JD, et al. The Pancreas. Biology, Pathophysiology and Disease.2nd ed. New York: Raven Press, 1993:219-251.

4. Keller J, Layer P. Human pancreatic exocrine response to nutrients in health and disease. Gut, 2005, 54(6): vi1-vi28.

5. Owyang C. Endocrine changes in pancreatic insufficiency// Go VLW, DiMagno EP, Gardner JD, et al. The Pancreas. Biology, Pathophysiology and Disease. 2nd ed. New York: Raven Press, 1993:803-813.

6. Williams JA, Goldfine ID. The insulin-acinar relationship // Go VLW, DiMagno EP, Gardner JD, et al. The Pancreas. Biology, Pathophysiology and Disease, 2nd ed. New York: Raven Press, 1993:789-802.

7. Khalid A, Whitcomb DC. Conservative treatment of chronic pancreatitis. Eur J Gastroenterol Hepatol, 2002, 14(9):943-949.

8. Ratjen F, Döring G. Cystic fibrosis. Lancet, 2003, 361(9358):681-689.

9. Baker SS, Borowitz D, Baker RD. Pancreatic exocrine function in patients with cystic fibrosis. Curr Gastroenterol Rep, 2005, 7(3): 227-233.

10. O'Sullivan BP, Freedman SD. Cystic fibrosis. Lancet, 2009, 373(9678):1891-1904.

11. Borowitz D, Durie PR, Clarke LL, et al. Gastrointestinal outcomes and confounders in cystic fibrosis. J Pediatr Gastroenterol Nutr, 2005, 41(3):273-285.

12. Bronstein MN, Sokol RJ, Abman SH, et al. Pancreatic insufficiency, growth, and nutrition in infants identified by newborn screening as having cystic fibro-sis. J Pediatr, 1992, 120(4 Pt 1):533-540.

13. Couper RT, Corey M, Moore DJ, et al. Decline of exocrine pancreatic function in cystic fibrosis patients with pancreatic sufficiency. Pediatr Res, 1992, 32(2):179-182.

14. Steinkamp G, Wiedemann B. Relationship between nutritional status and lung function in cystic fibrosis: cross sectional and longitudinal analyses from the German CF quality assurance(CFQA) project. Thorax, 2002, 57(7):596-601.

15. Erdmann SH. Nutritional imperatives in cystic fibrosis therapy. Pediatr Ann, 1999, 28(2):129-136.

16. Borowitz D, Baker RD, Stallings V. Consensus report on nutrition for pediatric patients with cystic fibrosis. J Pediatr Gastroenterol Nutr, 2002, 35(3):246-259.

17. Sinaasael M, Stern M, Littlewood J, et al. Nutrition in patients with cystic fibrosis: a European Consensus. J Cyst Fibros, 2002, 1 (2):51-75.

18. Stallings VA, Stark LJ, Robinson KA, et al. Evidence-based practice recommendations for nutrition-related management of

children and adults with cystic fibrosis and pancreatic insufficiency:results of a systematic review. J Am Diet Assoc,2008, 108(5):832-839.

19. Banks PA. Epidemiology,natural history,and predictors of disease outcome in acute and chronic pancreatitis. Gastrointest Endosc,2002,56(6):S226-S230.

20. Angelini G,Pederzoli P,Caliari S,et al. Long-term outcome of acute necrohemorrhagic pancreatitis. A 4-year follow-up. Digestion,1984,30(3):131-137.

21. Boreham B,Ammori BJ. A prospective evaluation of pancreatic exocrine function in patients with acute pancreatitis:correlation with extent of necrosis and pancreatic endocrine insufficiency. Pancreatology,2003,3(4):303-308.

22. Bozkurt T,Maroske D,Adler G. Exocrine pancreatic function after recovery from necrotizing pan-creatitis. Hepatogastro-enterology,1995,42(1):55-58.

23. Büchler M,Hauke A,Malfertheiner P. Follow-up after acute pancreatitis:morphology and function //Beger HG,Büchler M. Acute Pancreatitis. Berlin-Heidelberg:Springer-Verlag,1987:365-374.

24. Glasbrenner B. Exocrine pancreatic function in the early recovery phase of acute oedematous pancreatitis. Eur J Gastroenterol Hepatol,1992,4:563-567.

25. Migliori M,Pezzilli R,Tomassetti P,et al.Exocrine pancreatic function after alcoholic or biliary acute pancreatitis. Pancreas, 2004,28(4):359-363.

26. Mitchell CJ,Playforth MJ,Kelleher J,et al. Functional recovery of the exocrine pancreas after acute pancreatitis. Scand J Gastroenterol,1983,18(1):5-8.

27. Symersky T,van Hoorn B,Masclee AA. The outcome of a long-term follow-up of pancreatic func-tion after recovery from acute pancreatitis. JOP,2006,7(5):447-453.

28. Banks PA,Freeman ML. Practice guidelines in acute pancreatitis. Am J Gastroenterol,2006,101(10):2379-2400.

29. Mayerle J,Hlouschek V,Lerch MM. Current management of acute pancreatitis. Nat Clin Pract Gastroenterol Hepatol,2005,2(10): 473-483.

30. UK Working Party on Acute Pancreatitis. UK guidelines for the management of acute pancreatitis. Gut,2005,54(3):iii1-iii9.

31. Ewald N,Bretzel RG,Fantus IG,et al. Pancreatin therapy in pa-tients with insulin-treated diabetes mellitus and exocrine pancreatic insufficiency according to low fecal elastase 1 concentrations. Results of a prospective multi-centre trial. Diabetes Metab Res Rev,2007,23(5):386-391.

32. Frier BM,Saunders JH,Wormsley KG,et al.Exocrine pancreatic function in juvenile-onset diabetes mellitus. Gut,1976,17(9): 685-691.

33. Harano Y,Kim CI,Kang M,et al. External pancreatic dysfunction as-sociated with diabetes mellitus. J Lab Clin Med,1978,91(5): 780-790.

34. Lankisch PG,Manthey G,Otto J,et al. Exocrine pancreatic function in insulin-dependent diabetes mellitus. Digestion,1982,25 (3):211-216.

35. Semakula C,Vandewalle CL,Van Schravendijk CF,et al. Abnormal circulating pancreatic enzyme activities in more than twenty-five percent of recent-onset insulin-dependent diabetic patients:association of hyperlipasemia with high-titer islet cell antibodies. Belgian Diabetes Registry. Pancreas,1996,12(4):321-333.

36. Gröger G,Layer P. Exocrine pancreatic function in diabetes mellitus. Eur J Gastroenterol Hepatol,1995,7(8):740-746.

37. Singh J,Adeghate E,Aparico S,et al. Exocrine pancreatic insufficiency in diabetes mellitus. Int J Diabetes Metab,2004,12(3): 1-8.

38. Pap A. Effects of insulin and glucose metabolism on pancreatic exocrine function. Int J Diabetes Metab,2004,12(3):30-34.

39. Hardt PD,Hauenschild A,Nalop J,et al. High prevalence of exocrine pancreatic insufficiency in diabetes mellitus. A multicenter study screening fecal elas-tase 1 concentrations in 1 021 diabetic patients. Pancreatology,2003,3(5):395-402.

40. Icks A,Haastert B,Giani G,et al.Low fecal elastase-1 in type I diabetes mellitus. Z Gas-troenterol,2001,39(10):823-830.

41. Rathmann W,Haastert B,Icks A,et al.Low faecal elastase 1 concentrations in type 2 diabetes mellitus. Scand J Gastroenterol, 2001,36(10):1056-1061.

42. Czakó L,Hegyi P,Rakonczay Z,et al. Interactions between the endocrine and exocrine pancreas and their clinical relevance. Pancreatology,2009,9(4):351-359.

43. Friess H,Böhm J,Ebert M,et al. Enzyme treatment after gastrointestinal surgery. Digestion,1993,54(Sul 2):48-53.

44. Friess H,Böhm J,Müller MW,et al. Maldigestion after total gastrectomy is associated with pancreatic insufficiency. Am J

Gastroenterol,1996,91(2):341-347.

45. Armbrecht U,Lundell L,Stockbrügger RW. The benefit of pancreatic enzyme substitution after total gastrectomy. Aliment Pharmacol Ther,1988,2(6):493-500.

46. Burroughs L,Woolfrey A,Shimamura A. Shwachman-Diamond syndrome:a review of the clinical presentation,molecular pathogenesis,diagnosis,and treatment. Hematol Oncol Clin North Am,2009,23(2):233-248.

47. Cipolli M,D'Orazio C,Delmarco A,et al. Shwachman's syndrome:pathomorphosis and long-term outcome. J Pediatr Gastroenterol Nutr,1999,29(3):265-272.

48. Ginzberg H,Shin J,Ellis L,et al. Shwachman syndrome:phenotypic manifestations of sibling sets and isolated cases in a large patient cohort are similar. J Pediatr,1999,135(1):81-88.

49. Mack DR,Forstner GG,Wilschanski M,et al. Shwachman syndrome:exocrine pancreatic dysfunction and variable phenotypic expression. Gastroenterology,1996,111(6):1593-1602.

50. Bezzerri V,Cipolli M. Shwachman-Diamond Syndrome:Molecular Mechanisms and Current Perspectives. Mol Diagn Ther,2019,23(2):281-290.

51. Smith OP,Hann IM,Chessells JM,et al. Haematological abnormalities in Shwach-man-Diamond syndrome. Br J Haematol,1996,94(2):279-284.

52. Chand N,Mihas AA. Celiac disease:current concepts in diagnosis and treatment. J Clin Gastroenterol,2006,40(1):3-14.

53. Green PH,Cellier C. Celiac disease. N Engl J Med,2007,357(17):1731-1743.

54. Dreiling DA. The pancreatic secretion in the malabsorption syndrome and related malnutrition states. J Mt Sinai Hosp N Y,1957,24(3):243-250.

55. Carroccio A,Iacono G,Montalto G,et al. Pancreatic insufficiency in celiac disease is not dependent on nutritional status. Dig Dis Sci,1994,39(10):2235-2242.

56. Collins BJ,Bell PM,Boyd S,et al. Endocrine and exocrine pancreatic function in treated coeliac disease. Pancreas,1986,1(2):143-147.

57. Ludvigsson JF,Montgomery SM,Ekbom A. Risk of pancreatitis in 14 000 individuals with celiac disease. Clin Gastroenterol Hepatol,2007,5(11):1347-1353.

58. Carroccio A,Iacono G,Lerro P,et al. Role of pancreatic impair-ment in growth recovery during gluten-free diet in childhood celiac disease. Gastroenterology,1997,112(6):1839-1844.

59. Domínguez-Muñoz JE. Pancreatic enzyme therapy for pancreatic exocrine insufficiency. Curr Gastroenterol Rep,2007,9(2):116-122.

60. Layer P,Keller J. Lipase sulementation therapy:standards,alternatives,and perspectives. Pancreas,2003,26(1):1-7.

61. Working Party of the Australasian Pancreatic Club,et al. Summary and recommendations from the Australasian guidelines for the management of pancreatic exocrine insufficiency. Pancreatology,2015.

62. Gheorghe C,Seicean A,Saftoiu A,et al. Romanian guidelines on the diagnosis and treatment of exocrine pancreatic insufficiency. J Gastrointestin Liver Dis,2015,24(1):117-123.

63. Nakajima K,Oshida H,Muneyuki T,et al. Pancrelipase:an evidence-based review of its use for treating pancreatic exocrine insufficiency. Core Evid,2012,7:77-91.

64. European Directorate for the Quality of Medicines,Council of Europe. European Pharmacopoeia,6th edn,sul 6.6. Strasbourg:European Directorate for the Quality of Medicines,Council of Europe,2010.

65. United States Pharmacopeia,33rd edn:National Formulary,28th edn. United States Pharmacopeia/National Formulary,2009.

66. Scharpé S,Uyttenbroeck W,Samyn N. Pancreatic enzyme replacement//Lauwers A,Scharpé S. Pharmaceutical Enzymes. New York:Marcel Dekker,1997:187-221.

67. Dijkstra BW,Thunnissen MMGM. Catalytic mechanism of phospholipase A2// Alberghina L,Schmid RD,Verger R. Lipases:Structure,Mechanism and Genetic Engineering. Wein-heim:Wiley VCH,1991:81-91.

68. Walters MP,Conway SP. Cholesterol esterase activities in commercial pancreatic enzyme preparations and implications for use in pancreatic insufficient cystic fibrosis. J Clin Pharm Ther,2001,26(6):425-431.

69. Wang CS,Hartsuck JA. Bile salt-activated lipase. A multiple function lipolytic enzyme. Biochim Biophys Acta,1993,1166(1):1-19.

70. Takeshita M,Hehre EJ. The capacity of-amylases to catalyze the nonhydrolytic degradation of starch and glycogen with formation of novel glycosylation products. Arch Biochem Biophys,1975,169(2):627-637.

71. Walker JE, Keil B. Purification and characterisation of different active forms of pork trypsin. Eur J Biochem, 1973, 32(3):486-491.

72. Desnuelle P. Chymotrypsin//Boyer PD, Lardy H, Myrback K.The Enzymes.3rd ed. New York:Academic Press, 1960:93.

73. Gold R, Shaltin Y. On the specificity of porcine elastase. Biochim Biophys Acta, 1975, 410(2):421-425.

74. Folk JE, Schirmer EW. The porcine pancreatic carboxypeptidase a system. I. Three forms of the active enzyme. J Biol Chem, 1963, 238:3884-3894.

75. Ventura S, Villegas V, Sterner J, et al. Maing the pro-region of carboxypeptidase B by protein engineering. Cloning, overexpression, and mutagenesis of the porcine proenzyme. J Biol Chem, 1999, 274(28):19925-19933.

76. Carey MC, Small DM, Bliss CM. Lipid digestion and absorption. Annu Rev Physiol, 1983, 45:651-677.

77. Chen Q, Sternby B, Åkesson B, et al. Effects of human pancreatic lipase-colipase and car-boxyl ester lipase on eicosapentaenoic and arachidonic acid ester bonds of triacylglycerols rich in fish oil fatty acids. Biochim Biophys Acta, 1990, 1044(1):111-117.

78. European Directorate for the Quality of Medicines, Council of Europe. European Pharmacopoeia, European Directorate for the Quality of Medicines, Council of Europe, 2012.

79. United States Pharmacopeia, National Formulary, United States Pharmacopeia/National Formulary, 2012.

80. Stead RJ, Skypala I, Hodson ME, et al.Enteric coated microspheres of pancreatin in the treatment of cystic fibrosis:comparison with a standard enteric coated preparation. Thorax, 1987, 42(7):533-537.

81. Vyas H, Matthew DJ, Milla PJ. A comparison of enteric coated microspheres with enteric coated tablet pancreatic enzyme preparations in cystic fibrosis. A controlled study. Eur J Pediatr, 1990, 149(4):241-243.

82. Kuhn RJ, Eyting S, Henniges F, et al.In vitro comparison of physical parameters, enzyme activity, acid resistance and pH dissolution characteristics of enteric-coated pancreatic enzyme preparations:implications for clinical variability and pharmacy substitution. J Pediatr Pharmacol Ther, 2007, 12(2):115-128.

83. Meyer JH, Lake R, Elashoff JD. Postcibal gastric emptying of pancreatin pellets:effects of dose and meal oil. Dig Dis Sci, 2001, 46(9):1846-1852.

84. Atkinson SN. Comparative study of enzyme activity, acid resistance and dissolution character-istics of four enteric coated microsphere preparations of pancreatic enzymes. Eur J Clin Res, 1991, 1:37-45.

85. Proesmans M, De Boeck K. Omeprazole, a proton pump inhibitor, improves residual steator-rhoea in cystic fibrosis patients treated with high dose pancreatic enzymes. Eur J Pediatr, 2003, 162(11):760-763.

86. Tran TM, Van den Neucker A, Hendriks JJ, et al. Effects of a proton-pump inhibitor in cystic fibrosis. Acta Paediatr, 1998, 87(5):553-558.

87. Layer P, Keller J, Lankisch PG. Pancreatic enzyme replacement therapy. Curr Gastroenterol Rep, 2001, 3(2):101-108.

88. Seiler C M, Izbicki J, Varga-Szabó L, et al. A double-blind, randomized, placebo controlled study of pancreatin 25 000 minimicrospheres for pancreatic exocrine nsufficiency after major pancreatic resection. Pancreatology, 2012, 12(6):527.

89. Borowitz DS, Grand RJ, Durie PR. Use of pancreatic enzyme sulements for pa-tients with cystic fibrosis in the context of fibrosing colonopathy. Consensus Committee. J Pediatr, 1995, 127(5):681-684.

# 第51章

# 3c 型糖尿病的修复及治疗

　　【摘要】由各种胰腺外分泌疾病导致的糖尿病称为胰源性糖尿病,又称为 3c 型糖尿病。慢性胰腺炎是导致 3c 型糖尿病最常见的原因。3c 型糖尿病的发病机制包括四个方面,胰岛素分泌不足、免疫机制异常、肝脏胰岛素抵抗以及肠促胰岛素作用下降。显著的血糖脆性是 3c 型糖尿病的临床特征。在治疗方面,患者应在生活方式改善的基础上进行营养治疗和药物治疗。口服胰酶替代疗法可改善 3c 型糖尿病患者的营养吸收。胰岛素是降糖的首选治疗。对于糖尿病早期或者血糖轻度升高的患者,二甲双胍可作为首选用药,短效的胰岛素促泌剂可作为二线用药。不推荐其他的口服降糖药或 GLP-1 类似物用于 3c 型糖尿病的治疗。部分适应证严格选择的患者可在胰腺切除术后进行胰岛自体移植以控制血糖。

　　(另与本章有关的内容,可参见 2012 年版《慢性胰腺炎:理论与实践》第十一章　慢性胰腺炎的胰腺 β 细胞功能障碍与糖尿病、第五十一章　慢性胰腺炎内分泌功能不全的治疗。)

　　糖尿病(diabetes mellitus,DM)是一组以持续性血糖升高为临床特征的疾病,目前共分为四型:1 型,2 型,其他特殊类型糖尿病(3 型)以及妊娠期糖尿病。在其他特殊类型糖尿病中,依据发病机制不同,又可分为 8 个亚型,依次用 A~H 标记,其中,由胰腺外分泌疾病导致的糖尿病由 C 标记,因此胰源性糖尿病又被称为 3c 型糖尿病(Type 3C diabetes,T3cDM)。各种胰腺外分泌疾病均可能导致 3c 型糖尿病,包括胰腺炎(急性、复发性或慢性)、胰腺切除术、胰腺创伤、肿瘤、囊性纤维化、血色素沉着病或纤维钙化性胰腺病等。当这些疾病对胰腺的损伤达到一定程度时将会导致糖尿病的发生。由于慢性胰腺炎是导致 3c 型糖尿病最主要的病因(约占 80%),因此本章节主要就慢性胰腺炎导致的 3c 型糖尿病的诊治进行探讨。

## 一、3c 型糖尿病的流行病学

　　糖尿病是慢性胰腺炎(chronic pancreatitis,CP)的常见并发症,依据病因、地域、病程不同,慢性胰腺炎患者 3c 型糖尿病的发病率从 5%~80% 不等。美国的研究显示,结合慢性胰腺炎、胰腺癌的流行病学数据以及两种疾病中糖尿病的患病率,估算 3c 型糖尿病约占糖尿患者总数的 0.5%~1%。德国的研究显示,3c 型糖尿病占糖尿病患者的比例为 9.2%,但考虑到该研究受到很多因素的影响,该数据有可能被夸大。Phil A Hart 等判断 3c 型糖尿病约占西方人群糖尿病患者的 1%~9%,并且认为 4%~5% 可能是一个合理的患病率。在印度南部和东南亚地区(如马来西亚),由于热带胰腺炎及纤维钙化性胰腺炎高发,由此导致的 3c 型糖尿病可达 50% 以上。日本慢性胰腺炎患者糖尿病患病率为 39.7%~50.4%。在我国,一项多中心的流行病学调查显示,慢性胰腺炎诊断 20 年内糖尿病累计发病率达到 51.5%,但 3c 型糖尿病占糖尿病总人数的比例仍不清楚。

2017 年欧洲胃肠病学联合会(HaPanEU)发布的慢性胰腺炎诊治循证指南指出,慢性胰腺炎患者发生糖尿病的危险因素包括:手术切除胰腺(尤其是远端胰腺切除)、年龄、重度吸烟、胰腺钙化、长病程、性别和家族史。

## 二、3c 型糖尿病的诊断

依据美国糖尿病协会(ADA)和中华医学会糖尿病分会(CDS)的指南,3c 型糖尿病的诊断标准同 1 型和 2 型糖尿病一致,即出现糖尿病症状(三多一少)加上随机静脉血浆葡萄糖 ≥11.1mmol/L,或空腹静脉血浆葡萄糖 ≥7.0mmol/L,或口服葡萄糖耐量试验后 2 小时静脉血浆葡萄糖 ≥11.1mmol/L。

在临床工作中,糖尿病的诊断通常并不困难,主要挑战在于对于糖尿病的分类不准确,3c 型糖尿病很容易被归类为 2 型糖尿病。最新的来自英国塞瑞大学的研究显示,3c 型糖尿病在成人群体中的发病率(每年 2.69/10 万)比 1 型糖尿病(每年 1.64/10 万)更为普遍,且常常被错误归类为 2 型糖尿病进行治疗。

### (一) 糖尿病的分型不准确问题

糖尿病分型不准确受到几个因素的影响:

1. CP 早期诊断困难　CP 本身起病隐匿,且慢性腹痛、胰腺外分泌不全所致的脂肪泻和吸收不良等症状缺乏特异性,因此早期诊断慢性胰腺炎已较为困难,故而在出现血糖升高时临床医师可能并未意识到是原有胰腺疾病的影响,因此许多 3c 型糖尿病患者一开始便被错误归类。

2. 3c 型糖尿病与 2 型糖尿病有着相似的临床表现　英国的研究显示,胰腺疾病后糖尿病确诊的中位年龄为 59 岁,体重指数为 $29.2kg/m^2$,这与常见的 2 型糖尿病发病晚、体型超重或肥胖有相似的特点,因此易于混淆。另外,1 型和 2 型糖尿病患者可以出现胰腺外分泌功能不全现象。当临床上慢性胰腺炎无法早期诊断时,常常无法确定胰腺外分泌功能不全与糖尿病的因果关系,为糖尿病的分型带来困难。

3. 3c 型糖尿病与 2 型糖尿病可以并存　很多 2 型糖尿病患者合并有高脂血症,严重的高三酰甘油血症是急性胰腺炎的诱发因素,因此,2 型糖尿病患者合并胰腺炎的并不少见,这进一步增加了糖尿病分型的困难。

### (二) 糖尿病的分型不准确问题的解决

为帮助糖尿病分型,指南给出了 3c 型糖尿病与 1 型和 2 型糖尿病进行鉴别诊断的标准(表 51-0-1)。

表 51-0-1　3c 型糖尿病与 1 型和 2 型糖尿病进行鉴别诊断的标准

| 主要标准 | ① 确立慢性胰腺炎的诊断 |
|---|---|
| | ② 缺乏 1 型糖尿病相关的自身免疫抗体 |
| 次要标准 | |
| (≥2 条) | ① 胰岛 β 细胞功能受损 |
| | (如 β 细胞功能障碍的稳态模型评估(HOMA-B),C- 肽 / 葡萄糖比值) |
| | ② 没有显著的胰岛素抵抗 |
| | ③ 肠促胰岛素分泌受损 |
| | ④ 在没有进行胰酶和 / 或营养素补充的情况下,存在脂溶性维生素的缺乏和 / 或微量营养素缺乏 / 不足 |

对诊断存疑的患者,建议进行混合营养摄入检测胰多肽(pancreatic polypeptide,PP)反应。与其他类型的糖尿病相比,对混合营养摄入缺乏胰多肽反应是 3c 型糖尿病的特征。正常人群及 1 型糖尿病患者进食混合营养餐后 PP 水平可升高 4~6 倍,而 3c 型糖尿病患者 PP 水平升高常不足 2 倍;2 型糖尿病患者基线 PP 水平常升高,而 3c 型糖尿病患者基线 PP 水平则是下降甚至缺如的。

胰腺外分泌功能不全是慢性胰腺炎和胰源性糖尿病患者重要特征。近年的研究显示,粪弹性蛋白酶 1(fecal elastase-1,FE-1)含量与直接胰腺外分泌功能检测方法及胰腺形态学检查方法具有良好的相关性,已成为胰腺外分泌功能不全的替代标志物。由于其检测方法简单、无创,可应用于大型流行病学研究,并为 3c 型糖尿病的筛查提供行之有效的手段。

在确立慢性胰腺炎的诊断以后,建立患者随访数据库是早期发现 3c 型糖尿病的重要方法。国内大规模的慢性胰腺炎随访数据提示,21.6% 的慢性胰腺炎患者可以在随访中得到 3c 型糖尿病的诊断线索。指南指出,3c 型糖尿病的初始评估应包括空腹血糖和 HbA1c,且应每年重复检测一次,对于空腹血糖或 HbA1c 受损的患者,应进一步完善标准的 75g 口服葡萄糖耐量试验。即使患者未出现糖尿病的临床表现,也应当进行血糖筛查。

### 三、3c 型糖尿病的发病机制

3c 型糖尿病是继发性糖尿病,不同类型糖尿病发生的病理生理背景不同,但对胰腺的损伤都会从不同水平破坏营养物质的消化、吸收及利用。内分泌功能障碍表现为胰岛素、胰高血糖素、PP 和肠促胰岛素的缺乏。通常情况下,一定程度的外分泌功能障碍与消化不良、营养吸收不良并存。

#### (一)胰岛素分泌不足

有两种机制参与该过程。首先,在慢性胰腺炎的早期,在 β 细胞丧失前,胰腺实质内的炎症环境和细胞因子浓度增加导致 β 细胞功能障碍。其次,随着慢性胰腺炎的进展,外分泌胰腺的广泛纤维化逐渐破坏胰岛组织。研究显示慢性胰腺炎继发的糖尿病患者胰岛素分泌减少与胰腺和 β 细胞团的减少有关。后者同样是部分或全部胰腺切除术后糖尿病的发病机制。

#### (二)潜在的免疫病理机制

研究已经证实,白细胞介素 1β(IL-1β)、肿瘤坏死因子 α(TNF-α)和干扰素 -γ(IFN-γ)等促炎细胞因子可以抑制葡萄糖刺激的胰岛素释放。胰岛上表达高浓度的白细胞介素 1R(IL-1R)和 IL-1β,导致胰岛 β 细胞凋亡。慢性胰腺炎患者 IFN-γ 表达增加,导致胰岛细胞胰十二指肠同源转录因子 -1(PDX-1)的核定位功能受损,这种受损可被特异性 IFN-γ 抑制剂逆转。此外,在炎症反应中出现的肾上腺髓质素和 vanin-1 也可能部分参与了 3c 型糖尿病的发生发展。

#### (三)肝脏和外周胰岛素抵抗

已经证实 3c 型糖尿病患者存在肝脏胰岛素抵抗。3c 型糖尿病患者胰岛素抵抗是多原因的,其中胰多肽反应缺乏是关键因素。PP 是一种 36 氨基酸多肽,主要由胰头部 PP 细胞产生,其分泌受到进食、缩胆囊素、混合营养物质消化吸收以及胰岛素相关性低血糖等的控制。正常情况下,PP 通过调节肝脏胰岛素受体的表达维持肝细胞对胰岛素的敏感性。慢性胰腺炎患者存在营养物质消化吸收障碍,PP 水平降低,肝脏胰岛素受体表达减少,继发肝细胞胰岛素抵抗,肝糖原输出增加,导致高血糖。实验显示,给予胰多肽后,肝脏胰岛素受体表达减少可以逆转,患者的胰岛素抵抗可以改善。另外,胰腺纤维化过程通过破坏 PP 细胞也会导致 PP 水平减少继发肝脏胰岛素抵抗。

慢性胰腺炎除了改变胰岛素受体的表达以外,肝脏胰岛素功能的改变也与肝细胞 I 型 κB 激酶 β 和 NF-κB 的炎症激活有关。阻断 NF-κb 的激活可以改善肝脏胰岛素敏感性。噻唑烷二酮类降糖药可以通过激活过氧化物酶体增殖活化受体 -γ(PPAR-γ)阻断 NF-κb,改善肝脏胰岛素敏感性。罗格列酮已被证明能逆转慢性胰腺炎大鼠的肝胰岛素抵抗,但在人类中尚缺乏严格的研究。

正常血糖高胰岛素钳夹试验和静脉葡萄糖耐量试验已经证实慢性胰腺炎患者存在外周胰岛素抵抗。外周胰岛素抵抗非常常见,且独立于代谢综合征的其他成分,并可能是导致慢性胰腺炎继发糖尿病的一个因素。但也有研究显示,3c 型糖尿病患者外周胰岛素敏感性增加。

#### (四)肠促胰岛素作用下降

肠促胰岛素作用是指进餐诱导的胃肠道激素信号的快速分泌可促进胰岛素分泌,又称为肠胰岛轴。主要的肠促胰岛素是小肠 K 细胞分泌的葡萄糖依赖性促胰岛素多肽(glucose-dependent-insulinotropic polypeptide,GIP)和主要由回肠和大肠 L 细胞分泌的胰高血糖素样肽 -1(glucagon like peptide-1,GLP-1)。这两种激素促进葡萄糖依赖的胰岛素分泌,并迅速被二肽基肽酶 4(dipeptidyl peptidase-4,DPP-4)灭活。研究显示,3c 型糖尿病患者 GLP-1 的敏感性似乎是完好的,但对 GIP 的晚时相胰岛素分泌反应下降。慢性胰腺炎患者胰腺外分泌不足导致营养摄入障碍,给予胰酶替代疗法(pancreatic enzyme replacement therapy,PERT)可以增加 GLP-1 和 GIP 的分泌以及餐后胰岛素和 C 肽的水平。

　　由于许多慢性胰腺炎患者经常出现胰腺外分泌功能不全,故主流观点认为营养吸收障碍可能导致进餐后的肠促胰岛素反应下降,进而导致餐后胰岛素分泌减少。但也有一些研究认为,肠促胰岛素作用下降是糖尿病的结果而非原因。因此肠促胰岛素作用的改变与 3c 型糖尿病的发病机制的关系还需要深入的研究。

## 四、3c 型糖尿病的治疗

　　3c 型糖尿病的治疗目的包括控制高血糖症状,避免并发症和减少胰腺肿瘤的发生。由于胰高血糖素分泌不足,低血糖拮抗调节机制受损,以及胰岛素的使用、患者依从性差等原因,导致 3c 型糖尿病具有明显的血糖脆性,致死性低血糖常见,因此降糖治疗时应特别注意低血糖的风险。尽管目前数据有限,但 3c 型糖尿病患者可能与 1 型糖尿病和 2 型糖尿病患者具有相似的微血管和大血管并发症风险。因此,应当依据 1 型和 2 型糖尿病患者的监测指南对其进行血糖监测。ADA 指南中并未提出 3c 型糖尿病具体的血糖目标值,一般认为,为了尽量减少糖尿病慢性并发症的风险,3c 型糖尿病应与 1 型和 2 型糖尿病一致,应使 HbA1c 值达到并保持小于 7%。另外,3c 型糖尿病发生胰腺癌的风险显著高于其他类型糖尿病,应密切关注。目前国内外尚无 3c 型糖尿病的治疗指南,基于以往的研究,3c 型糖尿病的治疗可分为以下几个方面。

### (一) 生活方式的改善

　　由于吸烟和饮酒都会加重胰腺炎症和纤维化的进展,并导致疼痛,故强烈建议减少这类有毒的和可纠正的慢性胰腺炎的促发因素。由于酒精可急性抑制肝脏葡萄糖产生导致低血糖,因此戒酒对于糖尿病的管理是非常有益的,尤其是在采用胰岛素治疗的患者中。肥胖患者应减轻体重,增加运动,与 3c 型糖尿病相关的囊性纤维化指南推荐每周至少 150 分钟的中等强度的有氧运动对疾病有益。

### (二) 营养治疗

　　在 3c 型糖尿病的治疗中,预防及治疗营养不良、控制脂肪泻症状、减少膳食诱导的高血糖是营养治疗的主要目标。每日碳水化合物和能量摄入应依据患者体重和活动量决定。采用少食多餐的方式进食,每日至少进食 6 餐,鼓励患者食用富含可溶性纤维和低脂的食物,控制蛋白质摄入 $(1\sim1.5)g/(kg\cdot d)$。

　　如果存在胰腺外分泌功能不全(任何程度),应同时使用口服胰酶替代疗法。口服胰酶替代治疗对脂肪的消化和营养的吸收尤为重要。它有助于控制脂肪泻的症状,预防脂溶性维生素的缺乏,并对维持肠泌激素分泌和改善葡萄糖耐量具有重要意义。慢性胰腺炎患者常表现出维生素 D 的缺乏,即使患者外分泌功能正常也是如此。这些患者的骨质疏松症发生率达到 34%,比对照组高 3 倍。

　　对于囊性纤维化相关的 3c 型糖尿病同样应将良好的营养状态和正常血糖水平作为主要管理目标。患者应该平衡饮食,不限制热量(脂肪和碳水化合物)的摄入,可常规补充脂溶性维生素。与其他类型糖尿病相比,可无盐和蛋白质的限制。

### (三) 药物治疗

　　对于 3c 型糖尿病的药物治疗,目前并没有循证医学的实践指南。因此,目前的治疗认识是基于 3c 型糖尿病的病理生理学以及胰腺癌在慢性胰腺炎背景下的发生风险总结而来。降糖药物选择应遵循个体化原则。

　　1. 胰岛素　由于胰岛素缺乏是 3c 型糖尿病的主要致病机制,因此胰岛素治疗通常是这些患者的首选治疗。胰岛素治疗特别适用于伴有营养不良或 HbA1c 显著升高的患者。对于囊性纤维化相关的 3c 型糖尿病,首选胰岛素治疗而不推荐口服降糖药,因为在改善营养状况和代谢结局上后者不如胰岛素有效。

　　在 3c 型糖尿病患者,胰岛素分泌渐进性缺乏。队列研究表明,至少一半患有慢性胰腺炎的糖尿病患者接受了胰岛素治疗。可以采用基础 - 餐时多次胰岛素治疗方案或者每日两次预混胰岛素治疗方案,但前者降糖效果更佳。基础 - 餐时胰岛素给药方案应遵循 1 型糖尿病的治疗指南,且睡前胰岛素用量通常比 1 型糖尿病少。强化胰岛素治疗的对象以依从性良好的患者为主。

　　胰岛素治疗有加重低血糖发生的风险,即使是在替代剂量胰岛素治疗时也难以预测低血糖的发生。因此,对临床表现为脆性糖尿病的 3c 型糖尿病患者,胰岛素强化治疗需要相对保守,应使血糖控制于偏高的水平,并密切监测血糖。另外,胰岛素还有增加胰腺癌发生的风险。

2. 二甲双胍　在 3c 型糖尿病的早期或者血糖轻度升高(HbA1c<8%)的患者,二甲双胍单药治疗可作为一线用药。由于二甲双胍可改善肝脏胰岛素敏感性,尤其适合于伴有肥胖或代谢综合征的 3c 型糖尿病患者,也可以与胰岛素联合使用。

多项研究显示,二甲双胍可以降低胰腺癌的风险,因此,从理论上分析,二甲双胍可能更适合于慢性胰腺炎患者。但是相关的研究主要来自 2 型糖尿病,考虑到 3c 型糖尿病(胰岛素缺乏)与 2 型糖尿病(胰岛素抵抗和高胰岛素血症)发病机制显著不同,二甲双胍是否能同样降低慢性胰腺炎和 3c 型糖尿病患者胰腺癌的发病率还需要前瞻性的研究。

二甲双胍的主要不良反应是胃肠道反应和体重减轻,部分患者可能难以耐受。慢性胰腺炎患者多存在胰腺外分泌功能不全导致的胃肠道症状和由于营养吸收障碍导致的体重减轻,服用二甲双胍可能加重不适。我们建议对已经存在胃肠道症状的慢性胰腺炎患者,如果有必要,建议在口服胰酶治疗的基础上,从小剂量二甲双胍试用,若能耐受,逐渐加大剂量。另外一个需要注意的问题是,慢性胰腺炎中酒精嗜好者居多,这类患者使用二甲双胍有增加乳酸酸中毒的风险,需要警惕。

3. 胰岛素促泌剂　包括磺脲类促泌剂和格列奈类促泌剂。该类药物使用方便,对于血糖轻度升高、早期病程,且胰岛功能尚可的 3c 型糖尿病患者,可考虑应用。但该类药物有可能导致持久而严重的低血糖,有促使胰岛 β 细胞过早耗竭的风险,有增加胰腺癌的发生风险。如果考虑应用,应首选短效药物,尤其是当进食不规律时。

4. α 糖苷酶抑制剂　由于增加慢性胰腺炎患者的胃肠道不良反应,应避免应用。

5. 噻唑烷二酮类　虽然噻唑烷二酮类药物可以减轻 3c 型糖尿病患者的胰岛素抵抗,但是考虑到慢性胰腺炎患者骨质疏松发生率明显升高,而该类药物有增加骨折的风险,因此,不推荐在 3c 型糖尿病患者常规使用这类药物。

6. GLP-1 类似物和 DPP-4 抑制剂　GLP-1 类似物和 DPP-4 抑制剂可增强胰岛素的分泌,但由于有诱发急性胰腺炎的风险,因此不适合伴有慢性胰腺炎的 3c 型糖尿病患者。此外,GLP-1 类似物易出现胃肠道不良反应,影响食欲减少食物摄入导致体重减轻,也不适合慢性胰腺炎患者。GLP-1 及其类似物还增加致癌基因 *PDX-1* 的表达,可能具有促进胰腺肿瘤或癌前病变发展的作用。新近的研究显示,西格列汀不能改善全胰腺切除后胰岛自体移植的慢性胰腺炎患者的代谢结局。

7. 其他降糖药物　目前尚无钠葡萄糖协同转运蛋白 2(sodium-dependent glucose transporters 2,SGLT-2)抑制剂在 3c 型糖尿病患者中的应用数据。尽管这类药物对治疗 2 型糖尿病有效且不会造成低血糖,但主要副作用为体重下降,因此,也不推荐应用于 3c 型糖尿病。

胰多肽作为 3c 型糖尿病的抗糖尿病药物前景很好。它可以增加肝脏中胰岛素受体的表达,可以改善胰岛素敏感性,减少 3c 型糖尿病患者对胰岛素的需求,可能预防肿瘤形成。稳定化的胰多肽磷脂微胶粒是一种新的胰多肽制剂,它克服了胰多肽生物半衰期短的缺点,在胰源性糖尿病的啮齿类动物模型中显示了显著的抗糖尿病活性,但应用于临床还需进一步探索。

总之,3c 型糖尿病的治疗要遵循个体化的原则。Cui 等建议以"改变生活方式 + 二甲双胍 + 胰酶替代"为基础的递增式 3c 型糖尿病治疗方案,若基础治疗后 HbA1c 仍大于 7%,则逐步选用递增方案(表 51-0-2)。

表 51-0-2　3 型糖尿病递增治疗方案

| 基础方案 | 递增方案 1 | 递增方案 2 | 递增方案 3 | 递增方案 4 |
|---|---|---|---|---|
| 生活方式改变 | 生活方式改变 | 生活方式改变 | 生活方式改变 | 生活方式改变 |
| 二甲双胍 | 二甲双胍 | 二甲双胍 | 二甲双胍 | 二甲双胍 |
| 胰酶替代 | 胰酶替代 + 噻唑烷二酮 /α 糖苷酶抑制剂 | 胰酶替代 + 基础胰岛素 | 胰酶替代 + 强化胰岛素 | 胰酶替代 + 强化胰岛素 + 辅助治疗 |

注:基础方案治疗后仍 HbA1c>7%,逐步选用 1 至 4 方案治疗

## （四）胰岛细胞自体移植

复发性急性和慢性胰腺炎或胰腺癌高风险患者出现严重并发症,如中长期疼痛,可选择手术治疗。可在胰腺切除术后进行胰岛自体移植,在移植后 1~2 年,高达 40% 的成人患者可不需要使用胰岛素。但目前的研究尚有限,还存在需要足够可用的胰岛细胞、胰岛分离等诸多问题,对于严格选择的合适患者可能有益(参见 2012 年版《慢性胰腺炎:理论与实践》,第五十五章　胰腺全切除与胰腺移植)。

（肖新华　王志新）

# 参 考 文 献

1. American Diabetes Association. Diagnosis and classification of diabetes mellitus. Diabetes Care,2014,37 Suppl 1:S81-S90.

2. Expert Committee On The Diagnosis And Classification Of Diabetes Mellitus. Report of the expert committee on the diagnosis and classification of diabetes mellitus. Diabetes Care,2003,26(1):S5-S20.

3. Hart P A,Bellin M D,Andersen D K,et al. Type 3c(pancreatogenic)diabetes mellitus secondary to chronic pancreatitis and pancreatic cancer. The Lancet Gastroenterology & Hepatology,2016,1(3):226-237.

4. Ramsey M L,Conwell D L,Hart P A. Complications of Chronic Pancreatitis. Digestive Diseases and Sciences,2017,62(7):1745-1750.

5. Lohr J M,Dominguez-Munoz E,Rosendahl J,et al. United European Gastroenterology evidence-based guidelines for the diagnosis and therapy of chronic pancreatitis(HaPanEU). United European Gastroenterol J,2017,5(2):153-199.

6. Ewald N,Kaufmann C,Raspe A,et al. Prevalence of diabetes mellitus secondary to pancreatic diseases(type 3c). Diabetes Metab Res Rev,2012,28(4):338-342.

7. Hirota M,Shimosegawa T,Masamune A,et al. The sixth nationwide epidemiological survey of chronic pancreatitis in Japan. Pancreatology,2012,12(2):79-84.

8. Ito T,Otsuki M,Igarashi H,et al. Epidemiological study of pancreatic diabetes in Japan in 2005:a nationwide study. Pancreas,2010,39(6):829-835.

9. Ito T,Otsuki M,Itoi T,et al. Pancreatic diabetes in a follow-up survey of chronic pancreatitis in Japan. J Gastroenterol,2007,42(4):291-297.

10. Wang W,Guo Y,Liao Z,et al. Occurrence of and risk factors for diabetes mellitus in Chinese patients with chronic pancreatitis. Pancreas,2011,40(2):206-212.

11. 中华医学会糖尿病学分会. 中国 2 型糖尿病防治指南(2013 年版). 中华糖尿病杂志,2014,7:447-498.

12. Woodmansey C,McGovern A P,McCullough K A,et al. Incidence,Demographics,and Clinical Characteristics of Diabetes of the Exocrine Pancreas(Type 3c):A Retrospective Cohort Study. Diabetes Care,2017,40(11):1486-1493.

13. Piciucchi M,Capurso G,Archibugi L,et al. Exocrine Pancreatic Insufficiency in Diabetic Patients:Prevalence,Mechanisms,and Treatment. International Journal of Endocrinology,2015,2015:1-7.

14. Vujasinovic M,Zaletel J,Tepes B,et al. Low prevalence of exocrine pancreatic insufficiency in patients with diabetes mellitus. Pancreatology,2013,13(4):343-346.

15. Vanga R R,Tansel A,Sidiq S,et al. Diagnostic Performance of Measurement of Fecal Elastase-1 in Detection of Exocrine Pancreatic Insufficiency:Systematic Review and Meta-analysis. Clin Gastroenterol Hepatol,2018.

16. Prasanna K H,Gowdappa H B,Hosmani T,et al. Exocrine Dysfunction Correlates with Endocrinal Impairment of Pancreas in Type 2 Diabetes Mellitus. Indian J Endocrinol Metab,2018,22(1):121-125.

17. Alkaade S,Vareedayah A A. A primer on exocrine pancreatic insufficiency,fat malabsorption,and fatty acid abnormalities. Am J Manag Care,2017,23(12 Suppl):S203-S209.

18. Rickels M R,Bellin M,Toledo F G,et al. Detection,evaluation and treatment of diabetes mellitus in chronic pancreatitis:recommendations from PancreasFest 2012. Pancreatology,2013,13(4):336-342.

19. Uc A,Andersen D K,Bellin M D,et al. Chronic Pancreatitis in the 21st Century-Research Challenges and Opportunities. Pancreas,2016,45(10):1365-1375.

20. 王洛伟,李兆申,李淑德,等. 慢性胰腺炎全国多中心流行病学调查. 胰腺病学,2007,7(1):1-5.

21. Sliwinska-Mosson M,Marek G,Milnerowicz H. The role of pancreatic polypeptide in pancreatic diseases. Adv Clin Exp Med,2017,26(9):1447-1455.

22. Niebisz-Cieslak A B,Karnafel W. Insulin sensitivity in chronic pancreatitis and features of insulin resistance syndrome. Pol Arch Med Wewn,2010,120(7-8):255-263.

23. Vlasakova Z,Bartos V,Spicak J. Diabetes mellitus in chronic pancreatitis and insulin sensitivity. Vnitr Lek,2002,48(9):878-881.

24. Muggeo M,Moghetti P,Faronato P P,et al. Insulin receptors on circulating blood cells from patients with pancreatogenic diabetes:a comparison with type I diabetes and normal subjects. J Endocrinol Invest,1987,10(3):311-319.

25. Terzin V,Takacs R,Lengyel C,et al. Improved glycemic control in pancreatic diabetes through intensive conservative insulin therapy. Pancreatology,2012,12(2):100-103.

26. Li D,Yeung S C J,Hassan M M,et al. Antidiabetic Therapies Affect Risk of Pancreatic Cancer. Gastroenterology,2009,137(2):482-488.

27. Gong J,Robbins L A,Lugea A,et al. Diabetes,pancreatic cancer,and metformin therapy. Front Physiol,2014,5:426.

28. Scheen A J. The safety of gliptins:updated data in 2018. Expert Opin Drug Saf,2018,17(4):387-405.

29. Bellin M D,Beilman G J,Dunn T B,et al. Sitagliptin Treatment After Total Pancreatectomy With Islet Autotransplantation:A Randomized,Placebo-Controlled Study. Am J Transplant,2017,17(2):443-450.

30. Banerjee A,Onyuksel H. A novel peptide nanomedicine for treatment of pancreatogenic diabetes. Nanomedicine,2013,9(6):722-728.

31. Cui Y,Andersen D K. Pancreatogenic diabetes:special considerations for management. Pancreatology,2011,11(3):279-294.

32. Tanhehco Y C,Weisberg S,Schwartz J. Pancreatic islet autotransplantation for nonmalignant and malignant indications. Transfusion,2016,56(3):761-770.

# 第52章

# 体外震波碎石治疗胰管结石

【摘要】体外震波碎石术(ESWL)是胰管结石微创治疗的重要方法,可通过冲击波将体积大、嵌顿或胰管狭窄段后方的胰管结石击碎,辅助内镜取出。目前 ESWL 主要通过联合 ERCP 技术清除胰管结石,能提高胰管结石非手术治疗的成功率,使得很大一部分胰管结石患者避免了外科手术治疗,对慢性胰腺炎胰管结石患者症状缓解及胰腺功能的保存改善有重要意义。在中国,ESWL 应用于慢性胰腺炎的治疗刚刚起步,海军军医大学附属长海医院消化内科在国内率先开展 ESWL 治疗胰管结石,适用于直径≥5mm 或内镜取石失败的胰管结石,其术后并发症总发生率为 6.7%,其中以术后急性胰腺炎、ESWL 术相关出血为主,整体安全性较高。此外,ESWL 还是合并胰腺假性囊肿的胰腺结石患者、胰腺外科术后胰腺结石复发患者的一个安全、有效的治疗选择,且可作为胰管结石患者 ERCP 术中内镜附件嵌顿的挽救治疗措施。

## 一、体外震波碎石原理

内镜下逆行胆胰管造影(endoscopic retrograde cholangiopancreatography,ERCP)取石是胰管结石微创治疗的首选方法,但该法能取出的结石不到半数,对于体积大、嵌顿或胰管狭窄段后方的结石,内镜取石常无法成功,需行体外震波碎石术(extracorporeal shock wave lithotripsy,ESWL)联合内镜治疗。冲击波是声波的一种,具有高尖的正向波,当它通过不同密度或声阻抗介质时,释放能量,使结石在数小时左右受到上千次的冲击波作用而被击碎。ESWL 是应用冲击波发生器产生的冲击波,将高能量高压力作用于结石,从而使结石被击碎。一组 ESWL 装置包括冲击波发生装置、聚焦系统、结石定位装置以及耦合连接装置。根据冲击波产生原理,体外震波碎石波源分为液电式、压电式、电磁式以及复合波源式。冲击波经聚焦系统将波源产生的冲击波汇聚为一个焦区,以减少目标结石周边组织的损伤。耦合连接装置目前多使用硅胶覆盖的水垫,它将冲击波由体外经皮肤导入机体组织中。ESWL 定位装置有 X 线和超声两种类型,前者能较好地定位阳性结石,而 X 线阴性结石的定位可依靠超声装置(容易受肠道气体的干扰),亦可用鼻胰管注入造影剂辅助 X 线定位。

## 二、历史

ESWL 起源于 20 世纪 60 年代初。当时德国道尼尔航空公司科技人员发现,飞机高速穿过雨云时,飞机内部器件受损而外壳却完好。在该现象的启示下,物理学家、工程师和泌尿系结石治疗专家通力合作,于 1979 年 9 月研制出 Dornier HM1(人体 I 型机)冲击波碎石机,并于次年 2 月首先在德国慕尼黑市用于治疗肾结石且取得良好效果。1983 年 Dornier 公司相继制造出 HM3、HM4 型碎石机,HM3 型碎石机于

1984 年通过美国 FDA 认证,并逐渐应用于胆道和胰管结石治疗。20 世纪 80 年代末 90 年代初,Dornier 水囊(干式)碎石机的问世以及电磁式碎石机的研制成功(图 52-0-1),大大减轻了 ESWL 碎石治疗损伤及成本,ESWL 应用于结石病的治疗得以推广并不断趋于成熟。

### 三、国内外现状

ESWL 联合内镜治疗胰腺结石能提高胰管结石非手术治疗的成功率,使得很大一部分胰管结石患者避免了外科手术治疗,对慢性胰腺炎胰管结石患者症状缓解及胰腺功能的保存改善有重要意义。

在欧美国家及印度,ESWL 用于治疗胰管结石已经二十余年,其临床疗效得到了充分肯定,目前已成为胰管结石重要微创治疗方法。文献资料显示,单纯 ESWL 或联合内镜治疗,碎石成功率从 54%~100% 不等,结石清除率从 44%~74% 不等(表 52-0-1),多数结石碎裂后仍然需要通过 ERCP 取出。即使结石不能完全清除,83%~96% 的患者进一步行 ERCP 后可以使胰管内压力降低。Reddy 等报道了国际上最大样本量胰管结石 ESWL 经验,ESWL 术前不行内镜治疗,在将结石完全粉碎后再行 ERCP 取石,共完成 1 006 例患者,平均震波周期为 2.12 次,结石完全清除率达 76%,部分清除率达 17%,结石完全清除和部分清除患者的总计疼痛缓解率达 84%。

表 52-0-1　ESWL 和 / 或内镜操作治疗胰管结石(患者数大于 30 例的研究)

| 作者(年限) | 患者数 | 碎石率(%) | 完全清除率(%) | 完全或部分疼痛缓解率(%) | 平均随访时间(月) | 疼痛复发率(%) | 需要外科手术(%) |
|---|---|---|---|---|---|---|---|
| Delhaye,et al.(1992)13 | 123 | 99 | 59 | 85 | 14 | 40 | 8 |
| Schneider,et al.(1994)15 | 50 | 86 | 60 | 62 | 20 | 18 | 12 |
| Johanns,et al.(1996)16 | 35 | 100 | 46 | 83 | 23 | 11 | 14 |
| Costamagna,et al.(1997)17 | 35 | 100 | 74 | 72 | 27 | 26 | 3 |
| Adamek,et al.(1999)18 | 80 | 54 | 不确定 | 76 | 40 | 不确定 | 10 |
| Brand,et al.(2000)19 | 48 | 60 | 44 | 82 | 7 | 不确定 | 4 |
| Kozarek,et al.(2002)14 | 40 | 100 | 不确定 | 80 | 29 | 不确定 | 20 |
| Farnbacher,et al.(2002)8 | 114 | 82 | 46 | 48e | 29 | 52 | 13 |
| Choi,et al.(2005)20,a | 58 | 93 | 47 | 55e | 9 | 40 | 10 |
| Inui,et al.(2005)21,b | 555c | 92 | 73d | 91 | 44 | 22f | 4 |
| Reddy,et al.(2010) | 1 006 | 100 | 76 | 84 | 不确定 | 不确定 | 不确定 |
| Li,et al.(2012) | 100 | 100 | 78 | 不确定 | 不确定 | 不确定 | 不确定 |

a. 韩国峨山医学中心从 2002 年 1 月到 2003 年 12 月,ESWL 术治疗胰管结石的结果;b. 数据来自隶属于日本消化病 ESWL 学会的 11 个机构的多中心研究;c. 318 个患者(57.3%)只接受了体外震波碎石术;d. 318 个患者中有 222(69.8%)结石自发清除;e 疼痛完全缓解,f 结石复发

在中国,ESWL 应用于慢性胰腺炎治疗刚刚起步,海军军医大学附属长海医院消化内科在国内率先开展 ESWL 治疗胰管结石,2011 年 2 月至 2013 年 6 月共完成 ESWL 1 500 余例次,治疗患者 650 余例,并首次报道了我国 ESWL 经验,患者平均震波周期 1.75 次,碎石成功率 100%,结石完全清除率 78%(图 52-0-2、52-0-3)。胰管结石 ESWL 术在国内的推广将使很多胰管结石患者获益。

### 四、适应证与禁忌证

欧洲泌尿协会的指南认为,ESWL 应用于泌尿系结石的治疗需有选择性应用,这与治疗成功率密切相关,同样,ESWL 治疗胰腺结石也需要根据适应证和禁忌证有选择地进行,这与胰腺结石治疗效果及并发症发生率密切相关。

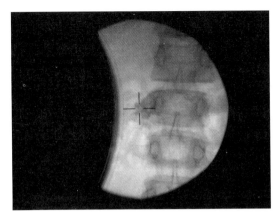

图 52-0-2　ESWL 治疗前

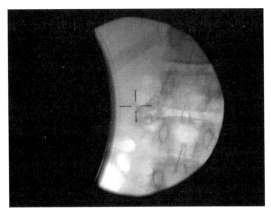

图 52-0-3　ESWL 治疗后

**（一）适应证**

简而言之,ESWL 适应证是胰管结石直径≥5mm,或内镜取石失败的胰管结石。

体积较小的胰管结石可以通过 ERCP 取石,直径 >5mm 的结石常嵌顿于胰管中难以取出,需要行碎石治疗。ESWL 将结石碎裂为直径≤3mm 的数个细小结石,通过自发性排石或后续 ERCP 治疗可实现结石清除并解除胰管梗阻的目标。欧洲消化内镜协会（USGE）CP 内镜治疗指南建议:对于疼痛性 CP 患者主胰管 >5mm 的阳性结石,如无 CP 并发症,ESWL 联合内镜或单纯 ESWL 治疗为首选治疗方案。大约 40% 的慢性胰腺炎的患者符合该条件。

**（二）禁忌证**

分为禁忌证及相对禁忌证,见表 52-0-2。

表 52-0-2　ESWL 禁忌证相对禁忌证一览

| 禁忌证 | 相对禁忌证 |
| --- | --- |
| 胰腺恶性病变 | 单发的胰尾结石 |
| 胰腺脓肿 | 多发胰管狭窄 |
| 存在凝血功能障碍 | 胰腺囊肿 |
| 冲击波传递径路存在动脉钙化 | 急性胰腺炎恢复期 |
| 巨大肝囊肿、肾囊肿 | 少量腹水 |
| 腹腔动脉瘤 | |
| 孕妇及严重的心肺功能不全 | |

欧洲消化内镜协会（USGE）制定的临床指南将凝血功能障碍、妊娠、心脏起搏器或除颤器植入和冲击波传导通路有骨性结构、钙化性动脉瘤作为 ESWL 的禁忌证。另外,对于合并有以下几种情况的胰腺结石,需评估风险效益比后方能行 ESWL 治疗:胰管全程结石、易导致邻近脏器损伤的胰尾孤立性结石、多发胰管狭窄、性质不明的胰头占位、胰腺脓肿和假性囊肿等。有报道认为胰腺假性囊肿并不是 ESWL 的禁忌证,碎石治疗移除阻塞胰管的结石后 2~3 周,假性囊肿明显缩小,3 个月后,超声下假性囊肿消失,ESWL 术中术后无不良事件发生。长海医院于 2011 年 2 月至 2013 年 2 月间共对 22 例胰腺结石合并胰腺假性囊肿患者进行 ESWL 联合内镜治疗,均无严重 ESWL 相关并发症,其中 21 例患者假性囊肿消失,仅有一例患者因治疗后腹痛症状无缓解转外科手术治疗。

## 五、治疗策略

目前 ESWL 主要通过联合 ERCP 技术清除胰管结石,国外超过 95% 的患者均采用 ESWL+ERCP 治疗模式,首先通过数次 ESWL 将结石粉碎,再行 ERCP 取石。USGE 指南关于胰腺结石治疗认为,有丰富经验的 ESWL 中心,单纯 ESWL 优于联合内镜治疗。碎石后行 ERCP,对于结石自发排除不明显和有明显胰管狭窄等不利解剖因素的患者是必要的,取石清理胰管的同时,可进行狭窄的扩张,必要时行胰管支架植入,使胰管即时引流,缓解症状,同时也可降低结石的复发风险。

ESWL 联合 ERCP 的微创治疗策略中 ERCP 的时机是目前颇具争议的问题之一。有些内镜中心在 ESWL 后数小时内直接进行 ERCP 胰管取石,也有学者认为应在 ESWL 术后 48 小时后行 ERCP,可提高插管成功率,因为 ESWL 可能会造成肠壁及十二指肠乳头水肿。笔者推荐 ESWL 术后≥48 小时行 ERCP,患者 ESWL 术后如无并发症,则连续每天一个震波疗程,直至结石粉碎,碎石完成后 ERCP 取石作为常规操作,如有管腔狭窄则在取石后放置支架(3~12 个月后取出)。对于 X 线平片显示结石碎片能自行排出的患者,ERCP 可作为备选的治疗方案。

## 六、术前准备

完善术前检查,排除碎石治疗禁忌证。术前检查包括内镜手术前常规检查(血尿粪常规、肝肾功能、凝血功能、血清淀粉酶、血型鉴定、心电图),腹部立位平片、腹部超声、MRCP 或胰腺 CT 评价结石及胰管形态。

ESWL 胰管碎石术前准备基本和 ERCP 术前准备一致。术前签署 ESWL 治疗知情同意书。患者术前需禁食、水 8 小时,由护士打静脉留置针,按需要使用术前预防性用药。

## 七、操作步骤

### (一)明确胰管结石位置以及比邻结构

通过左、右前斜位腹部平片以及 MRCP 获得胰管结石的定位以及相邻器官的解剖结构。增强 CT 或平扫 CT 可以替代 MRCP。

### (二)结石定位

超声定位以及二维 X 线透视定位是常用的 2 种定位方法。通常二维 X 线透视定位比超声定位更精确,且胰管中蛋白栓可被超声误为结石,因此目前最常用 X 线定位。对于 X 线阴性结石,可以通过鼻胰管注射造影剂后明确定位。

### (三)治疗体位

主张采用轻微右侧的仰卧位,主要的目的是使胰腺结石在 X 线透视中避开脊柱。冲击波通过右脊肋部传入(图 52-0-4、52-0-5)。

### (四)麻醉和预防性用药

大多数临床实践主张 ESWL 术中应用麻醉。患者在麻醉条件下可耐受较高能级的冲击波能量,减少 ESWL 次数和时间。常用的方式有静脉麻醉(咪达唑仑、盐酸哌替啶、瑞芬太尼等)、硬膜外麻醉和全身麻醉。

因 ESWL 术后存在一定的并发症,预防性使用抗生素、抑酸和抑酶等药物,可有助于减少并发症,降低并发症严重程度,但也有些学者持相反观点。

### (五)术中监测

碎石治疗时应当密切观察患者,并全程进行氧饱和度及心电监护。患者出现严重不适不能继续碎石治疗或心电监测提示严重心电紊乱时,应及时终止治疗,并紧急处理。

### (六)碎石参数设定

对于"顽固结石"、多发结石、巨大结石,往往需要多次施行 ESWL 才能将结石击碎,直到结石直径小于 3mm。为了使 ESWL 后形成的碎石能够顺利排出,在存在多个结石的病例,一般采用从胰头到胰尾的逐一碎石顺序。每个震波疗程不超过 5 000 次冲击波(16kV,0.6mJ/mm$^2$),频率 90~120 次/min,每个震波疗程治疗 60~90 分钟。

### (七)碎石终点判断

一个碎石周期中,达到单周期震波次数上限或到达碎石治疗终点时,停止碎石。ESWL 治疗后结石形态可呈现小块、细沙和粉末状(图 52-0-6~52-0-8)。欧洲消化内镜学会 USGE 制定的慢性胰腺炎胰管结石内镜治疗指南总结碎石终点为：结石碎片小于3mm或2mm，或者X线下显示结石密度减低、结石表面积增加或形态改变充满主胰管和邻近分支胰管。碎石术中监测是否有下列改变：①结石密度降低；②结石表面积减小；③结石形态改变，碎屑样微小结石分布在主胰管和周围二级胰管。

## 八、术后处理

常规处理：术后禁食水24小时，严密监测，观察有无不良事件发生。术后3小时查血淀粉酶，待结果回报无明显升高且患者无明显不适，可考虑次日进食、饮水。术后24小时需复查血常规和血清淀粉酶水平。

ESWL术后可依据腹部平片、胰腺CT及ERCP评价结石清除程度，结石清除程度的界定标准为：

1. 完全清除　90%以上的结石被清除。

2. 部分清除　50%~90%的结石被清除。

3. 清除失败　结石直径仍大于3mm，或50%的结石未清除。

## 九、并发症及其处理

### （一）并发症发生率及类型

胰管结石ESWL治疗并发症是冲击波对其传导通路及周围组织的机械性损伤所致，或者是与碎裂结石相关的并发症。严重并发症或未能及时处理的轻症并发症可导致严重不良后果，甚至威胁患者生命。国外研究报道，并发症发生率为0~20%。按照临床需要，我们将ESWL术后不良事件（adverse events）分为一过性有害事件（transient adverse event）和并发症（complication）两类；前者指冲击波造成的一过性损伤，无需医疗干预，无需延长住院时间，包括局部皮肤瘀斑、一过性腹痛、高淀粉酶血症、肝功能损伤（一过性转氨酶升高）和血尿；后者指需临床处理的、影响治疗流程和增加住院天数的并发症，包括术后胰腺炎、出血、穿孔、感染和"石街"等。笔者回顾性分析了上海长海医院2011年3月至2013年6月期间634例（1 470次ESWL）CP患者的临床数据，结果提示胰管结石ESWL术后并发症总发生率为6.7%（99/1 470），其中术后急性胰腺炎为4.4%，ESWL术相关出血、感染和穿孔的发生率分别为1.4%、0.3%和0.3%，"石街"形成、胰瘘的发生率分别为0.4%、0.1%。多因素分析表明胰腺分裂、CP诊断与ESWL治疗的时间间隔是并发症发生的独立危险因素，男性、糖尿病、脂肪泻是独立保护因素。

### （二）并发症的处理

1. 术后胰腺炎　临床表现与急性胰腺炎类似，可按ERCP术后胰腺炎处理。对怀疑术后胰腺炎的患者应评估病情（血常规、血尿淀粉酶、腹部平片、腹部超声及一线CT检查）并进一步观察病情变化，明确是否为胰腺炎及其发生的原因，若为石街形成或其他原因致胰液引流不畅所致，根据病情需要，可行ERCP疏通胰管，解除梗阻。轻症者可进一步随访观察，病情较严重时，需禁食、胃肠减压，并用药物抑制胰腺分泌、预防感染等，对重症胰腺炎，需按已有标准及时进行监测和规范治疗。

2. 出血　碎石术后出血包括肝脾破裂出血、肝脾包膜下血肿、大血管损伤出血及消化道和胆胰管出血。病情较轻者可选择保守治疗，包括药物止血以及补液、输血、抗感染等对症支持治疗。肝脾破裂及大血管损伤所致出血，往往出血量大，病情危急，需急诊手术止血，并辅以药物止血、输血输液及抗感染等对症处理。包膜下血肿可根据出血是否停止以及血肿大小及医疗条件选择保守治疗、经皮穿刺引流或手术清除血肿治疗。严重消化道及胆胰管出血在ESWL术后并发症中极其罕见，可行内镜检查确诊，内镜术中可行止血治疗。

3. 穿孔　ESWL术后消化道穿孔患者可表现为腹膜炎，较小的穿孔可能仅表现为腹痛不适，腹部立位平片见膈下游离气体可诊断穿孔。临床表现提示为微小穿孔者，可予禁食、胃肠减压等保守治疗，并进一步观察病情变化。病情较重者，需积极开腹探查，修补穿孔，并注意抗感染治疗。

4. 感染　严重的感染并发症一般不单独出现，常为其他并发症的合并症，如穿孔后并发感染、肝包膜下血肿并发感染、石街形成阻塞胆胰管后并发感染等，文献报道有患者行胰管结石ESWL治疗后因胆道感染并发DIC、感染性休克，经积极治疗仍不能避免死亡。因此，对于有感染高危因素的患者，术前可酌情预防性使用抗生素,处理 ESWL 术后并发症时,不可忽略同时抗感染治疗的重要性。

5. 石街 石街是指 ESWL 术后破碎的小结石在胰管内积聚,阻塞胰管,患者常常表现为剧烈腹痛,而腹部 CT 无胰腺炎及穿孔、出血等其他并发症,胰管内可见高密度结石影和上游胰管扩张。出现这一并发症的患者常为有胰管狭窄或结石较大者。一旦怀疑为术后石街形成,需急诊 ERCP 行 oddi 括约肌切开、清理结石、疏通胰管,不仅能缓解症状,亦可避免术后胰腺炎等的发生。

## 十、特殊患者的 ESWL 治疗

### (一)合并胰腺假性囊肿的胰腺结石患者

胰腺假性囊肿(pancreatic pseudocysts,PPCs)是 CP 患者的常见并发症,可能与胰腺结石或狭窄引起的胰管压力升高有关(图 52-0-9),此类患者容易出现反复上腹部疼痛,但目前国内外相关指南均未指出此类患者的治疗方法。笔者所在消化内镜数据显示 ESWL 是合并 PPCs 的胰腺结石患者的一个安全、有效的治疗方法,其 ESWL 不良事件的发生率与未合并 PPCs 者接近(11.86% 比 12.41%),ESWL 后实施 ERCP 的治疗方案的结石完全、部分清除率分别为 67.24% 和 20.69%,随访结果(12.0~45.1 个月)提示 56.36%(31/55)、76.36%(42/55)患者的 PPCs 在术后 3 个月、1 年内消失,完全、部分疼痛缓解率分别达到 63.64%(35/55)、24.45%(14/55),且 ESWL 术显著提高了患者的生活质量,消瘦也得到明显改善。

### (二)胰腺外科术后胰腺结石复发患者

外科手术和内镜治疗都是胰腺结石患者的一线治疗方法,外科术后患者仍可能出现结石复发,此时常需要进行二次内镜治疗,由于手术可能改变了胰腺的解剖结构,直接行 ERCP 术具有一定的挑战性,故 ESWL 术成为一个重要治疗选择。笔者所在消化内镜数据显示胰腺外科术后胰腺结石患者行 ESWL 的并发症发生率为 14.0%(7/50),与既往无胰腺手术史患者接近(13.2%,128/967),随访结果(1.0~4.5 年)提示疼痛的完全缓解率、部分缓解率分别为 60.4%(29/48)、14.6%(7/48),结石的完全清除率、部分清除率分别为 77.1%(37/48)、20.8%(10/48),这些疗效指标与既往无胰腺手术史的 CP 患者接近,故对于胰腺手术后出现结石复发者,ESWL 可作为一个安全、有效的治疗选择,有助于防止再次手术的需要(图 52-0-10)。

### (三)胰管结石患者 ERCP 术中内镜附件嵌顿的挽救处理

少数胰管结石患者在行 ERCP 取石过程中,可因胰管严重狭窄、结石过大、过硬等原因出现球囊扩张器、取石网篮、探条等内镜附件嵌顿,难以直接拔除,此时可考虑行 ESWL 来实施挽救治疗,碎石后可能更轻松地拔除嵌顿的附件。以下介绍笔者所遇到的两个特殊个案:

1. 取石网篮嵌顿者 一位 45 岁反复出现上腹痛的患者在我院行计算机断层扫描(CT)和磁共振成像检查,提示胰管出现明显扩张伴多发结石(图 52-0-11A、B),确诊为慢性胰腺炎,在连续给予 3 次 ESWL 后,大部分胰管结石被粉碎,但仍有一个直径约 0.7cm 的结石残留(图 52-0-12A),之后针对该残留的结石,再进行了两次 ESWL 术,即使调整了冲击波的角度和患者体位,该结石仍然没有被粉碎(图 52-0-12B),因此决定尝试通过 ERCP 术取出残留的结石。不幸的是,当尝试用网篮取出该结石时,网篮在接近十二指肠乳头的胰管出口处出现嵌顿,内镜下的机械碎石也失败,之后术者缩紧网篮以固定残留的结石(图 52-0-13A),剪断网篮的手柄处,退出十二指肠镜(ER 52-0-1),接着对残留的结石实施第六次 ESWL 术,由于结石位置固定,则能精确地实施冲击波碎石,该结石成功被粉碎(图 52-0-13B)。在 ESWL 术后,尝试直接拖出网篮,但仍然遇到相当大的阻力,由于担心如果用力拔除网篮后,粉碎的小结石可能损伤胰管或胃肠道,故再次进行了 ERCP 术,切开乳头括约肌后成功取出粉碎的结石和嵌顿的网篮(ER 52-0-2)。

ER 52-0-1 取石网篮嵌顿者第 1 次 ERCP 操作

ER 52-0-2 取石网篮嵌顿者第 2 次 ERCP 操作

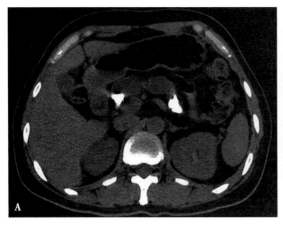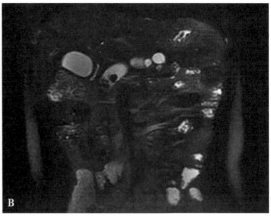

**图 52-0-11　胰管出现明显扩张伴多发结石**
A. 计算机断层扫描;B. 磁共振成像

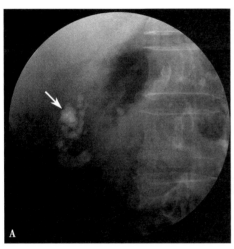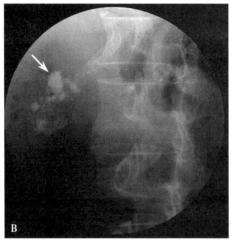

**图 52-0-12　残留结石**
A. 一个直径约 0.7cm 的残留结石(白色箭头),前 3 次 ESWL 术均很难瞄准;B. 第 4、5 次
ESWL 术后均结石(白色箭头)均未明显碎裂

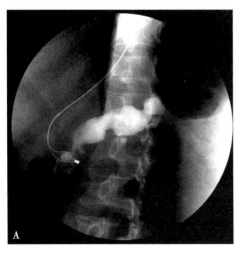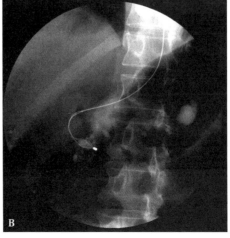

**图 52-0-13　再次 ESWL**
A. 采用一个网篮收集残余结石,然后拧紧以固定残留结石的位置,即在十二指肠乳头附近的
胰管出口处。B. 第 6 次 ESWL 后结石被明显震碎

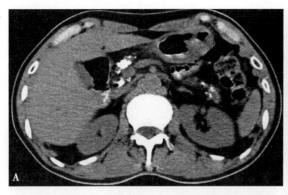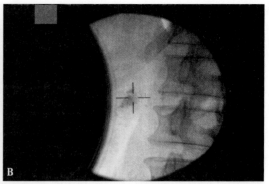

图 52-0-14　A.计算机断层扫描提示胰管出现明显扩张伴多发结石。B. 结石 ESWL 术后被成功碎裂

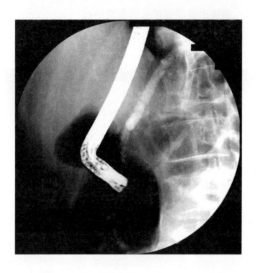

图 52-0-15　X 线提示球囊两个标志物之间的距离较正常短

2. 球囊扩张器嵌顿者　一位 71 岁反复出现上腹痛的患者在我院行 CT 检查,确诊为慢性胰腺炎(图 52-0-14A),给予 ESWL 后,胰头部胰管结石被成功粉碎(图 52-0-14B),48 小时后实施 ERCP 术,以取出残留的碎结石,术中切开括约肌,采用球囊扩张器来扩张狭窄的胰管,但球囊被碎结石刺破,拔除球囊时遇到明显阻力,X 线提示球囊两个标志物之间的距离较正常短,提示球囊在主胰管内折叠、嵌顿(图 52-0-15、52-0-16),之后术者剪断球囊的手柄处,退出十二指肠镜(ER 52-0-3),取出导管,连接 TuoHy-BurST 连接器作为鼻胰管(图 52-0-17)。为了取出球囊,患者再次行 ESWL 术,以球囊的两个标志物作为参照来击碎其中嵌顿的结石(图 52-0-18A),48 小时再次实施 ERCP,最终这个被刺破的球囊扩张器被成功取出(图 52-0-18B,ER 52-0-4)。无论既往有无行 ESWL 术,任何尺寸的石头都可能破坏球囊,球囊被刺破后极少被困在主胰管中,当无法通过内镜技术取出嵌顿的球囊扩张器时,手术是以往唯一的治疗选择,但 ESWL 可作为一种安全和有效的方法,震碎结石以取出嵌顿的球囊。

ER 52-0-3　球囊扩张器嵌顿者第 1 次 ERCP 操作

ER 52-0-4　球囊扩张器嵌顿者第 2 次 ERCP 操作

(胡良皞　曾祥鹏)

# 参 考 文 献

1. Brand B, Kahl M, Sidhu S, et al. Prospective evaluation of morphology, function, and quality of life after extracorporeal shockwave lithotripsy and endoscopic treatment of chronic calcific pancreatitis. Am J Gastroenterol, 2000, 95: 3428-3438.

2. Chaussy C, Brendel W, Schmiedt E. Extracorporeally induced destruction of kidney stones by shock-waves. Lancet, 1980, 2: 1265.

3. Choi KS, Kim MH, Lee YS, et al. Disintegration of pancreatic duct stones with extracorporeal shockwave lithotripsy. Korean J Gastroenterol, 2005, 46: 396-403.

4. Costamagna G, Gabbrielli A, Mutignani M, et al. Extracorporeal shock wave lithotripsy of pancreatic stones in chronic pancreatitis: Immediate and medium-term results. Gastrointest Endosc, 1997, 46: 231.

5. Delhaye M, Vandermeeren A, Baize M, et al. Extracorporeal shock-wave lithotripsy of pancreatic calculi. Gastroenterology, 1992, 102: 610-620.

6. De Vlère J, Delhaye M, Cremer M. Pancreatic duct stones management. Gastrointest Endosc Clin N Am, 1998, 8: 163-179.

7. Dumonceau JM, Costamagna G, Tringali A, et al. Treatment for painful calcified chronic pancreatitis: extracorporeal shock wave lithotripsy versus endoscopic treatment: a randomised controlled trial. Gut, 2007, 56: 545-552.

8. Farnbacher, MJ, Schoen, C, Rabenstein, T, et al. Pancreatic duct stones in chronic pancreatitis: Criteria for treatment intensity and success. Gastrointest Endosc, 2002, 56: 501.

9. Guda NM, Partington S, Freeman ML. Extracorporeal shock wave lithotripsy in the management of chronic calcific pancreatitis: a meta-analysis. JOP, 2005, 6: 6-12.

10. Hu L H, Liu M H, Liao Z, et al. Steinstrasse Formation After Extracorporeal Shock Wave Lithotripsy for Pancreatic Stones. Am J Gastroenterol 2012, 107 (11): 1762-1764.

11. Inui K, Tazuma S, Yamaguchi T, et al. Treatment of pancreatic stones with extracorporeal shock wave lithotripsy: results of a multicenter survey. Pancreas, 2005, 30: 26-30.

12. Sauerbruch T, Holl J, Sackmann M, et al. Disintegration of pancreatic duct stone with extracorporeal shock waves in a patient with chronic pancreatitis. Endoscopy, 1987, 19: 207-208.

13. Sauerbruch T, Holl J, Sackmann M, et al. Extracorporeal lithotripsy of pancreatic stones in patients with chronic pancreatitis and pain: A prospective follow-up study. Gut, 1992, 33: 969.

14. Tandan M, Reddy DN, Santosh D, et al. Extracorporeal shock wave lithotripsy and endotherapy for pancreatic calculi: a large single center experience. Indian J Gastroenterol, 2010, 29: 143-148.

15. 胡良皞, 廖专, 李兆申, 等. 体外震波碎石术(ESWL)治疗慢性胰腺炎胰管结石中国初步经验: 附100例临床分析. 中华胰腺病杂志, 2012, 12: 3-5.

16. Li BR, Liao Z, Du TT, et al. Risk factors for complications of pancreatic extracorporeal shock wave lithotripsy. Endoscopy, 2014, 46: 1092-1100.

17. Li BR, Liao Z, Du TT, et al. Extracorporeal shock wave lithotripsy is a safe and effective treatment for pancreatic stones coexisting with pancreatic pseudocysts. Gastrointestinal Endoscopy, 2016, 84: 69-78.

18. Wang D, Ji JT, Xin L, et al. Extracorporeal shock wave lithotripsy for chronic pancreatitis patients with stones after pancreatic surgery. Pancreas, 2018, 47: 609-616.

19. Hu LH, Du TT, Liao Z, et al. Extracorporeal shock wave lithotripsy as a rescue for a trapped stone basket in the pancreatic duct. Endoscopy, 2014, 46: E332-E333.

20. Wang D, Ji JT, Zou DW, et al. Extracorporeal shock wave lithotripsy as rescue for a balloon dilator trapped in the pancreatic duct. Endoscopy, 2015, 47: E604-E606.

# 第53章

# 复杂内镜治疗:消化道重建术后 ERCP

【摘要】消化道重建术(digestive tract reconstruction)改变了原有的消化道结构,增加了各种消化道并发症的风险,也为后续的内外科治疗增加了难度。自从 1983 年,Seigel 等利用内镜在胰管内放置塑料支架治疗慢性胰腺炎获得成功,ERCP 成为治疗慢性胰腺炎的首选治疗方式之一。而对于消化道重建后的慢性胰腺炎,ERCP 也是可选的治疗方法,但消化道解剖结构的改变增加了 ERCP 的操作难度和手术风险。随着内镜设备和技术的不断发展,围绕消化道重建术后 ERCP 展开的相关操作变得越来越丰富。

## 第一节　消化道重建技术

消化道重建术后 ERCP 如何进行分类,目前国内外尚未达成共识。一般可以根据消化道重建的类型进行分类。从外科手术角度来讲包括 Billroth Ⅰ、Billroth Ⅱ(可含 Braun 吻合)、全胃或部分胃切除 Roux-en-Y 吻合、胰十二指肠切除术(Child 吻合等)、单纯胆肠吻合(Roux-en-Y 吻合)以及各种结合的消化道吻合重建方式。也可以从 ERCP 角度来分类,分为长路径和短路径重建,这与 ERCP 操作时内镜型号的选择有关,主要考虑镜身长度与到达乳头开口或吻合口距离的关系。消化道重建的类型关系到 ERCP 进镜成功率,内镜型号的选择被认为是达到成功进镜的目的最重要步骤之一,包括结肠镜、胃镜、十二指肠镜、M 型镜、单气囊小肠镜(single balloon enteroscopy,SBE)、双气囊小肠镜(double balloon enteroscopy,DBE)等。

### 一、胃切除术后消化道重建

#### (一)胃大部切除术

胃大部切除术是治疗消化性溃疡、胃肿瘤常用的手术方法,多年来的临床经验证明疗效比较满意。传统的胃大部切除范围是胃的远侧的 2/3~3/4,包括胃体大部、整个胃窦部、幽门及十二指肠球部。根据切除术后的不同吻合方式,可分为几种术式。

1. Billroth Ⅰ式吻合　指残胃与十二指肠残端行对端吻合,也可行端侧吻合。该手术操作相对简便,吻合后胃肠道接近于正常解剖生理状态,但由于其常发生倾倒综合征、反流性胃炎等并发症,现已少用。

2. Billroth Ⅱ式吻合　指残胃与空肠行吻合,吻合方法种类繁多,主要有结肠前或结肠后胃空肠全口吻合、半口吻合。全口吻合容易发生倾倒综合征,故以半口吻合较为常用。现为胃大部切除的常用术式。

3. 结肠后胃-空肠半口吻合　远端胃切除术后,旷置十二指肠残端,封闭残胃小弯侧切口,保留残胃大弯侧约三横指切口供胃肠吻合,提起横结肠,于结肠左动脉左侧戳孔,经此上提距 Treitz 韧带 8~10cm

处的空肠,近端对小弯侧,远端对大弯侧行胃空肠吻合。

4. 结肠前胃 - 空肠半口吻合 缝合方法同上,但吻合空肠的距离以距 Treitz 韧带 10~12cm 为宜。

5. Roux-en-Y 式吻合 距 Treitz 韧带 10~15cm 处离断空肠,远切端上提与残胃行对端或端侧吻合,近切端在该吻合口下 40cm 处与长臂行端侧吻合。

### (二)全胃切除

1. 食管 - 空肠吻合 全胃切除后,关闭十二指肠残端,经结肠后上提空肠,距 Treitz 韧带 30~50cm 处的空肠与食管行侧端吻合,该吻合口下方 40cm 以远行 Braun 吻合,此吻合口直径应在 10cm 以上。

2. 食管 - 空肠 Roux-en-Y 吻合 全胃切除后,距 Treitz 韧带 15cm 处离断近端空肠,远切断上提与食管行对端吻合或侧端吻合,该吻合口以远 40~45cm 处行近切断与长臂的端侧吻合,此外也可行 P 型食管 - 空肠 Roux-en-Y 吻合,有利于食物潴留及减少倾倒综合征发生。

3. 代胃术(各种空肠间置术或结肠间置术) 全胃切除后,于食管残端与十二指肠残端之间置入一段空肠或结肠。以空肠代胃术较为合理,术式繁多,常用吻合方法包括:

(1) 单腔空肠代胃术:距 Treitz 韧带 15~20cm 处离断一长 10~15cm 的空肠,其近端封闭,经结肠后上提,按蠕动方向重建消化道,即游离空肠近端,与食管行侧端吻合,远端与十二指肠行对端吻合,被切断的空肠远近端行对端吻合。

(2) 双腔空肠代胃术:距 Treitz 韧带 10~15cm 处离断一长约 40cm 的空肠,游离肠管的中部与食管行侧端吻合,将该游离肠管的近端剪成斜面,与远端肠管行端侧吻合,远端与十二指肠行对端吻合,被切断的肠管行对端吻合。

## 二、胆道重建技术

胆道重建广泛应用于肝内外胆管结石、肝胆管狭窄手术和先天性胆总管囊肿切除术、晚期梗阻性黄疸内引流、胆管癌根治术、胰十二指肠切除术和肝移植术等。

1. 胆道端端吻合 胆道端端吻合术可以保持胆汁流通的生理通路,恢复生理功能:①胆汁依生理通路进入十二指肠;②保持和发挥胆胰管末端括约肌的功能;③不改变消化道的完整性。

2. 胆管空肠吻合术

(1) 胆管空肠 Roux-en-Y 吻合:最突出的优势就是可以通过充分游离胆支肠祥减少胆肠吻合口的张力,同时利用胆支肠祥的顺行蠕动避免肠内容物的反流。胆管空肠 Roux-en-Y 吻合术是目前胆道重建采用最多、相对疗效最确定的术式。

(2) 胆管空肠祥式吻合:是胆管空肠端侧吻合的改良方法,其优点是手术简单,不需切断肠管,可保留肠道电生理传导。反流性胆管炎的发生率低。

## 三、减重手术

目前临床常用的减重手术方式依据减重原理可分为 3 类,介绍如下。

1. 限制摄入性手术 包括腹腔镜可调节胃束带术、腹腔镜垂直束带胃成形术、腹腔镜袖状胃切除术等。

2. 减少吸收手术 腹腔镜胆胰旷置术与十二指肠转位术。

3. 兼顾限制摄入及减少吸收手术 腹腔镜 Roux-en-Y 胃旁路术(Roux-en-Y gastric bypass,RYGB)。

Roux-en-Y 胃旁路术指在食管、胃交界远端 1cm 处将胃底部横行切断,至左侧 HIS 角,最终形成一个约 30ml 的胃小囊。距 Treitz 韧带 40cm 处横断空肠,Roux 肠祥长度根据患者的肥胖程度进行选择,一般为 75~150cm,将空肠远端经横结肠前上提,胃小囊后壁与空肠远端行侧侧吻合,近端空肠在吻合口下方 75cm 处(根据术式而定)行侧侧吻合。

# 第二节 消化道重建术后 ERCP

上消化道重建的方式种类繁多,对后续的治疗,尤其是消化道内镜治疗产生了一定的影响。对于需要 ERCP 治疗的慢性胰腺炎而言,上消化道重建增加了内镜下操作的难度,其中一部分具有一定的挑战性。

## 一、胃大部切除术后 Billroth Ⅱ式吻合

Billroth Ⅱ术后的 ERCP 大部分可通过十二指肠镜或者胃镜完成。在操作过程中可能遇到一些问题,如输入袢和吻合口的成角较锐利、输入袢长度较长或肠管较扭曲、乳头插管困难。

十二指肠镜为侧视镜,且镜身较粗,通过输入袢时较为困难,乳头插管的成功率在 60%~91%。而使用直视胃镜时,通过输入袢时较为容易,但由于镜身轴线方向与胆管轴线方向垂直,缺少抬钳器的辅助,乳头位置不佳,导致乳头插管困难,成功率在 81%~87%。由于 Billroth Ⅱ手术改变了内镜的进镜路径,镜下乳头位置有别于正常人,使得胰管插管更为困难。正常解剖结构下,调整乳头至镜下 12 点至 1 点位置,胰管插管相对较易。而在 Billroth Ⅱ术后患者,调整乳头至合适位置较为困难,且慢性胰腺炎患者常伴有狭窄或结石,使得胰管插管更为困难。

一项纳入 45 例患者的前瞻性随机对照研究显示,胃镜、十二指肠镜用于 Billroth Ⅱ式术后的成功率分别为 87% 和 68%。十二指肠镜组共有 7 例失败,其中 4 例发生穿孔,2 例未能通过输入袢,1 例进镜过程中腹痛较剧烈而终止。而另一项研究中,由于输入袢过长或存在锐角等问题,进入输入袢的成功率仅为76.7%,其中逆行胰胆管造影的成功率仅为 81.3%。

有研究表明,使用透明帽辅助胃镜行 ERCP 时,有助于通过输入袢过程中的进镜操作,提高抵达乳头成功率。胆胰管插管过程中,有助于固定乳头与镜身前端位置,提高插管成功率。

对于胃镜加透明帽十二指肠乳头插管困难者,可以在输入袢放置斑马导丝,退出胃镜,换用十二指肠镜,继续完成 ERCP 操作,这样乳头插管较为容易。特殊情况下(如患者有胆管引流 T 管或易完成 PTC 操作)亦可在胆管中置入导丝并自乳头进入肠腔,内镜下将导丝从内镜活检孔道拉出,沿导丝将乳头切开刀插至乳头内,成功完成插管操作(对接法)。

## 二、Roux-en-Y 吻合

在 Roux-en-Y 吻合后的 ERCP 术中,常用的内镜有双气囊小肠镜(DBE)、单气囊小肠镜(SBE)和螺旋小肠镜(SE)。在操作过程中可能遇到一些问题,如:

1. 存在较长且可能扭曲的 Roux 肠袢,进镜困难;

2. 吻合口处与输入袢成角锐利,通过输入袢抵达乳头开口或吻合口较困难;

3. 乳头插管及内镜下治疗困难。

而每个患者所行的外科手术不尽相同,ERCP 术中会遇到各种问题。对于乳头完好的短袢 Roux-en-Y,Roux-en-Y 具体吻合方式、不定的输入袢长度给乳头插管操作带来困难。对于乳头完好的长袢 Roux-en-Y,过长的输入袢和没有合适的操作配件则为操作带来困难。而对于相对复杂的胆肠或胰肠吻合短袢 Roux-en-Y,不定的输入袢长度、孤立的胆肠或胰肠吻合位置易对操作者产生误导,从而对手术造成一定的影响。

进镜过程中通常会遇到两个问题,一是辨别输入袢和输出袢。成功进入输入袢,是 Roux-en-Y 术后 ERCP 成功的关键。遵循一定的步骤,可以减少操作难度。肠道粘连和 Y 形肠-肠吻合口成角是影响能否成功进入输入袢的主要因素。Y 形肠-肠吻合口若行端侧吻合可见 2 个肠袢(图 53-2-1),相对容易进入输入袢;若行侧侧吻合可见 3 个肠袢,则成角锐利较难进入输入袢(图 53-2-2)。此时可以通过胆汁流出、肠管逆蠕动辨认输入袢。也可在 X 线辅助下,观察内镜前端走行方向。往上腹部方向走行是输入袢的方向,若往下腹部走,则进入输出袢。日本学者曾报道,通过向肠腔内注射靛胭脂,辨认输入袢。靛胭脂会使输出袢染色,而输入袢几乎不染色,有效率可达 80%,但此项操作耗时较长,并不常被采用。在伴随有胃肠吻合口相对狭窄,或存在粘连时,进镜难度进一步加大。此时通常在 X 线透视下,调整患者体位,缓慢谨慎进镜。先向输入袢内注入造影剂,通过 X 线透视了解肠道是否成角、肠道走向及是否有狭窄,同时反复钩拉缓慢进镜。进镜困难时可通过气囊辅助或改变患者体位,配合腹部按摩。注意控制钩拉力度

及幅度,谨慎进镜,可防止肠道出血、穿孔及肠系膜撕裂等并发症的发生。

二是镜身不易通过屈氏韧带处的肠腔。屈氏韧带位于第二腰椎左侧,将十二指肠空肠曲固定于腹后壁。但 Roux-en-Y 手术改变了屈氏韧带的生理走向,从而改变十二指肠空肠曲的角度,使得从输入袢逆行通过屈氏韧带处的肠腔更加困难。类似于使用结肠镜通过结肠脾曲或肝曲,小肠镜通过屈氏韧带处肠腔的方法亦为寻腔进镜。通过调整患者体位,采取反复钩拉的方法寻找肠腔,若仍未见肠腔,可结合腹部按摩、气囊辅助等方法。通常初学者可以观察到远处的乳头开口或者胆肠胰肠吻合口,但镜身不易继续通过狭窄肠腔,镜前端无法到达开口处。此时如果暴力牵拉或旋转镜身则可能引起出血穿孔等严重的并发症。可以先行放置导丝和气囊,牵引内镜前进,减少意外的发生。

辨认乳头开口并行插管则是在镜头抵达空肠盲端后的操作难点。当存在完整乳头时,找到乳头即可行插管,将镜前端送至输入袢盲端后慢慢退镜,边退镜边寻找乳头。由于内镜从 Y 形肠袢逆行到达十二指肠乳头,故观察到的乳头及开口方向与正常解剖下从十二指肠顺行至乳头处不同。需要先调整内镜视野及患者体位,使造影导管接触乳头,再使内镜靠近乳头,在左下方试行插管,若成功插入胰管,予以造影及后续治疗。

当不存在完整乳头时,空肠壁上可见胆肠、胰肠吻合口,但吻合口处无隆起的乳头作为标志物,且易被小肠黏膜皱襞、泡沫等遮挡。此时可以通过间断的胆汁流出辨认胆管开口,而胰管开口一般距离胆管开口 10cm 左右,需要术者仔细辨认。当胆肠吻合口或胰肠吻合口存在狭窄时,肉眼辨认吻合口较困难,可通过 X 线下胆管内空气影,或者通过观察黏膜瘢痕、皱褶等辨认吻合口。在操作中,先使内镜到达盲端,一边冲洗肠道,一边缓慢退镜,仔细观察是否有黏膜组织变化、胆汁排出等情况判断胆肠、胰肠吻合口。确定吻合口后,气囊辅助稳定镜身,由于胰肠吻合口无括约肌,故较容易插管。但存在胰管狭窄或者吻合口狭窄时,插管较为困难,要注意轻柔操作。

有研究显示,小肠镜或十二指肠镜在胃 - 空肠 Roux-en-Y 重建术后患者行 ERCP 成功率仅为 33.0%~67.0%。螺旋小肠镜辅助下 ERCP 近年来开始逐渐应用,在胃肠道重建术后的患者中到达乳头成功率为 77.0%。但在一项多中心研究中,双气囊小肠镜(DBE)、单气囊小肠镜(SBE)和螺旋小肠镜(SE)在 Roux-en-Y 吻合后的 ERCP 术中,并未表现出明显差异,Roux-en-Y 吻合术后患者到达乳头率为 80.0%,治疗成功率为 70.0%,其总体并发症发生率为 3.4%。三种内镜均取得了相似的插管成功率和 ERCP 成功率。

### 三、Roux-en-Y 胃旁路术

在 Roux-en-Y 胃旁路术后的 ERCP 术中,常用的内镜有双气囊小肠镜(DBE)、单气囊小肠镜(SBE)和螺旋小肠镜(SE)。在操作过程中可能遇到一些问题,如:

1. 更长且可能扭曲的 Roux 肠袢;
2. 吻合口与输入袢成角锐利,通过输入袢抵达胆管开口;
3. 胆胰管插管及内镜下治疗困难;
4. 与内镜长度、操作孔道匹配的附件较难获得。

相关研究表明,不同的内镜在 RYGB 术后 ERCP 术中,也并未表现出明显差异。

行 Roux-en-Y 胃旁路术后的患者,也可以选择经皮胃造瘘行 ERCP 术,相关文献报道,其成功率可达 100%。操作过程如下:先行经皮胃造瘘术,待胃造瘘口形成(约 2 周),十二指肠镜经造瘘口行 ERCP 术。经皮胃造瘘后,内镜走行可以避开较长的 Roux 袢,直接从胃腔进入十二指肠,与普通 ERCP 类似。降低了对操作者的技术要求及对硬件设备的要求。文献报道称,经皮胃造瘘术后 ERCP 应用于 Roux-en-Y 胃旁路术后患者,尤其是 >150cm 的肠袢,其成功率为 100.0%。但其缺点是胃造瘘后需待造瘘口成熟稳定,才可行 ERCP 术,必须分两步走,不适用急诊 ERCP 术;同时有严重并发症可能,如造瘘口出血、胃穿孔等;另外患者所受创伤及痛苦较大。

## 第三节 特殊操作与技巧

内镜种类繁多,内镜操作技术也取得了突破性进展,仍无一种型号的内镜可以用于所有胃肠道重建术后的 ERCP 操作,但越来越多的特殊结构或者改良内镜用于胃肠道重建术后的 ERCP,并且取得了良好的效果。

多个弯曲部分和可变硬度的十二指肠镜等特殊结构的十二指肠镜多见于国外报道,国内尚未见大量病例的报道。多个弯曲部分的十二指肠镜近端弯曲部可上下弯曲 70°,远端弯曲部与标准十二指肠镜相同,可用于毕 I 式术后患者,便于操作者调整角度,进行乳头插管。还有一种被动弯曲的十二指肠镜,在通过肠袢锐角时,近端弯曲部可被动弯曲,以便镜身通过。可变硬度的十二指肠镜多数用于毕 II 式和Roux-en-Y 术后患者,此类患者输入袢有时较长,类似于肠镜的可变硬度,可使得十二指肠镜更容易到达乳头部。

短型小肠镜也是近年来内镜医师首选的对象。相较于常规的单气囊小肠镜,短型小肠镜具有良好的旋转和伸直能力,同时直径 3.2mm 的器械通道可以通过大部分常规 ERCP 附件。短型小肠镜还同时具有注水功能。常用于 Roux-en-Y 术后患者的 ERCP 治疗(表 53-3-1)。

表 53-3-1 短型单气囊小肠镜规格

| 特点 | 常规单气囊小肠镜 | 短型单气囊小肠镜 | 特点 | 常规单气囊小肠镜 | 短型单气囊小肠镜 |
|---|---|---|---|---|---|
| 视野角度 | 140° | 120° | 工作长度 | 2 000mm | 1 520mm |
| 镜身外径 | 9.2mm | 9.2mm | 外管套工作长度 | 1 400mm | 960mm |
| 器械通道内径 | 2.8mm | 3.2mm | 是否注水 | 否 | 是 |

国内外诸多回顾性研究证实了短型单气囊小肠镜的安全性及高效性(表 53-3-2),相较于常规单气囊小肠镜,短型小肠镜更容易操作,不需要加长或者特制的配件。而相较于双气囊小肠镜,单气囊相对便捷,更具有优势。

表 53-3-2 短型单气囊小肠镜在消化道重建术后 ERCP 中的应用

| 研究者 | 年份 | 样本量(N) | 内镜成功率(%) | 插管成功率(%) | 手术时间(min) |
|---|---|---|---|---|---|
| Yamauchi | 2013 | 31 | 90 | 96 | 40.2 |
| Yane Kei | 2017 | 203 | 92.6 | 81.8 | 65.9 |
| Kawamura | 2015 | 27 | 89 | 70 | NA |
| Iwai | 2014 | 62 | 92 | 94 | NA |
| Shimatani | 2014 | 26 | 92.3 | 100 | 56.0 |
| Yamauchi | 2015 | 50 | 90 | 95 | 43.7 |

通过对临床经验的总结,还可以选择使用结肠镜或小肠镜抵达乳头开口后,再更换十二指肠镜的方法进行 ERCP 治疗。普通肠镜或小肠镜为直视镜,且缺少抬钳器的辅助,乳头插管的操作对于操作医师的要求较高。而十二指肠镜长度较短,且为侧视镜,对于输入袢较长的 Roux-en-Y 患者而言,进镜困难,可能无法顺利抵达盲端。结合两者特点,更替使用肠镜和十二指肠镜,使得操作更容易进行。具体操作方法如下:

1. 结肠镜或小肠镜进境至乳头开口。

2. 留置导丝后,结肠镜或小肠镜退出,更换十二指肠镜进镜。

3. 十二指肠镜循导丝抵达乳头后行插管及内镜下治疗(图 53-3-1)。

近年来逐渐有直接使用肠镜进行 Roux-en-Y 术后 ERCP 的尝试,并且取得了相当的成果。肠镜操作较小肠镜简单,避免了频繁更换内镜。无论是留置导丝还是保留外套管,都增加了手术操作的复杂程度。而针对时有发生的输入祥较长情况,可以选择 1.6m 的加长肠镜(图 53-3-2)。类似于短型小肠镜,加长肠镜能顺利到达乳头开口处,且大多数附件适配,并不需要外套管的辅助,有效降低了成本。但在操作上,仍需要内镜医师反复练习,提高成功率。

对于内镜医师而言,完整的治疗过程还包括围手术期的各项处理。术前,内镜医师必须详细掌握患者的基础情况,特别是外科手术方式。术前详细询问患者既往接受的手术及手术方式,且咨询外科医生及查阅文献,以掌握胃肠道重建后的解剖结构。多数患者由于手术年代久远,无法提供详细信息。此时需要充分地检查,如 CT 或 MRCP 辅助判断消化道结构。随着外科手术的进展,许多式式不断改进,患者多年前的手术方式或许已经被淘汰,此时需要内镜医师仔细观察判断,不要主观臆断。早期的消化道重建术后 ERCP 常见于 Billroth Ⅰ 式术后患者,但目前多见 Billroth Ⅱ 式和 Roux-en-Y 式。

# 第四节　并　发　症

ERCP 主要并发症有出血、穿孔和心肺不良反应等。研究报道,ERCP 并发出血的发生率为 0.1%~5.0%,其中 70% 表现为轻微出血,严重出血的发生率约为 1/1 000。出血的发生往往与乳头括约肌切开(EST)密切相关,EST 出血的发生率估计为 0.3%~2%。出血的其他病因包括肝脾损伤、血管损伤或假性动脉瘤等。消化道重建术后 ERCP 后极有可能出血,特别是在狭窄、合并恶性肿瘤以及多次的插管尝试的情况下。

消化道穿孔为其最常见且最严重并发症,大样本研究显示,消化道重建术后 ERCP 的穿孔发生率为 1.6%~3.0%。术中消化道穿孔的原因:①吻合口与输入祥成角锐利,进镜困难;②由于术后粘连,肠管扭曲,进镜困难;③前视镜下行乳头括约肌切开、乳头括约肌成型术时,乳头位置不佳,操作不当;④气囊小肠镜辅助下,密闭的输入祥内发生气压伤:由于气囊阻塞输入祥远端,气体在输入祥内持续堆积,在较薄弱的肠管发生穿孔(乳头括约肌切开、黏膜撕裂等处);⑤反复困难插管,或是推进导丝导致穿孔。

术后也可能因为括约肌切开切口在胆管或胰管壁段后腹膜后瘘的扩展或者胰管支架的移位等发生穿孔。

消化道重建术后 ERCP 的进镜过程中,经常采用导丝作为引导,辅助进镜。为了减少导丝穿孔的风险,通常仅在透视引导下推进导丝。但这些穿孔往往较小且局限,可以自行愈合。术中探查管腔前进方向和胆胰管时经常使用气体进行显影,推荐使用 $CO_2$ 进行充气,一旦存在穿孔,可以使张力性气胸和气腹的风险降到最低。放置胆道或胰管支架后应立即观察患者有无症状或透视下有无腹膜后游离气体,同时术后应随访观察。而塑料支架和金属支架对移位和穿孔的影响并无明显差异。穿孔必须及时诊断和治疗,因为延迟治疗可能导致脓毒症和多器官衰竭,这与 ERCP 8%~23% 的死亡率有关。如果患者没有腹膜炎的特征,可以选择在内镜下闭合穿孔,可用钛夹或荷包缝合方法。对于有腹膜炎特征或存在腹膜后积液的患者,必须进行手术治疗。

心肺不良事件占 ERCP 相关不良事件的 4%~16%,并且通常与镇静麻醉相关。这些不良事件包括低血氧、低血压、心律失常和通气不足。大多数心肺不良事件是轻中度的,低血氧和低血压最为常见。当短暂的低血氧和低血压发作被排除时,ERCP 在临床上显著的心肺不良事件发生率为 0.07%~2.4% 不等,并且普遍高于结肠镜检查(1.1%)和胃镜检查(0.6%)。

内镜治疗时,患者通常接受丙泊酚麻醉。一项荟萃分析表明,丙泊酚与较短的恢复时间、更好的镇静有关,并没有更高的心肺不良事件发生率。而与其他上消化道内镜手术不同的是,ERCP 传统上是在俯卧或半俯卧位进行的,这个位置通常被认为与通气不足有关。两个较大的研究则表明,低血氧、低血压或心律失常的发生率与患者的体位没有关系。在消化道重建术后的 ERCP 中,多数选择半俯卧位。且由于操作时间的延长,患者通常接受右美托咪定镇静,而非丙泊酚麻醉,以保证手术的顺利进行。但目前没有大型的研究探讨长时间镇静下内镜操作与心肺不良事件发生率的关系。在 ERCP 操作间,必须有各种抢救设备,包括充满电的除颤仪,以供随时发生的抢救需要。

【小结】

消化道重建术后 ERCP 操作困难、风险高,关于如何提高手术成功率,笔者总结如下:

1. 熟悉解剖结构 消化道重建术式,各肠袢长度,乳头是否完整,最好能够查看手术记录或与手术者讨论。

2. 齐全的 ERCP 器械 选择合适的内镜以及与内镜长度及操作孔道相匹配的附件。

3. 便于下次 ERCP 操作 详细的手术记录,在输入袢入口、乳头开口、胆肠吻合口、胰肠吻合口等附件做标记。

消化道重建术后 ERCP 更具有积极意义。首先,ERCP 可使大部分患者避免常规外科手术带来的巨大创伤;其次,消化道重建术后 ERCP 的开展可以使得原本外科微创手术的意义得到延续;再次,消化道重建术后 ERCP 具有可重复性,可以反复多次进行且并不增加后续治疗难度,特别适合治疗消化道重建术后反复发作的胆胰管疾病,这些优势都是传统外科手术无法比拟的;最后是 ERCP 技术本身的需要,ERCP 技术的成熟和完善也需要不断地拓展新领域(ER 53-4-1)。

ER 53-4-1 消化道重建术后 ERCP

(缪 林)

# 参 考 文 献

1. Ali M.Abbas, Andrew T.Strong, David L.Diehl, et al. Multicenter Evaluation of the Clinical Utility of Laparoscopy-Assisted Ercp in Patients with Roux-En-Y Gastric Bypass. Gastrointest Endosc, 2018, 87(4):1031-1039.

2. Dayyeh A, Barham.Single-Balloon Enteroscopy-Assisted Ercp in Patients with Surgically Altered Gi Anatomy:Getting There. Gastrointest Endosc, 2015, 82(1):20-23.

3. Ali MF, Modayil R, Gurram KC, et al. Spiral Enteroscopy-Assisted Ercp in Bariatric-Length Roux-En-Y Anatomy:A Large Single-Center Series and Review of the Literature(with video). Gastrointest Endosc, 2018, 87(5):1241-1247.

4. Anastassiades CP, Salah W, Pauli EM, et al. Cap-Assisted Ercp with a Forward-Viewing Gastroscope as a Rescue Endoscopic Intervention in Patients with Billroth Ⅱ Anatomy. Surg Endosc, 2013, 27(6):2237.

5. Banerjee N, Parepally M, Byrne TK, et al. Systematic Review of Transgastric Ercp in Roux-En-Y Gastric Bypass Patients. Surg Obes Relat Dis, 2017, 13(7):1236-1242.

6. Blanco-Velasco G, Blancas-Valencia JM, Hernandez-Mondragon OV, et al. Treatment of a Bile Duct Leak with Ercp Double-Balloon Enteroscopy in a Patient with Roux-En-Y Reconstruction. Endoscopy, 2016, 48(1):E197-198.

7. Enestvedt BK, Kothari S, Pannala R, et al. Devices and Techniques for Ercp in the Surgically Altered Gi Tract. Gastrointest Endosc, 2016, 83(6):1061-1075.

8. Easler JJ, Sherman S. Cap-Assisted Pancreaticobiliary Endoscopy in Billroth Ⅱ Anatomy:Ercp "through the Looking Glass". Gastrointest Endosc, 2016, 83(6):1202-1204.

9. Inamdar S, Slattery E, Sejpal DV, et al. Systematic Review and Meta-Analysis of Single-Balloon Enteroscopy-Assisted Ercp in Patients with Surgically Altered Gi Anatomy. Gastrointest Endosc, 2015, 82(1):9-19.

10. Iwai T, Kida M, Yamauchi H, et al. Short-Type and Conventional Single-Balloon Enteroscopes for Endoscopic Retrograde Cholangiopancreatography in Patients with Surgically Altered Anatomy:Single-Center Experience.Dig Endosc, 2014, 26(2):156-163.

11. Ki H S, Park CH, Jun CH, et al. Feasibility of Cap-Assisted Endoscopic Retrograde Cholangiopancreatography in Patients with Altered Gastrointestinal Anatomy. Gut Liver, 2015, 9(1):109-112.

12. Liu, Ken, Vikram Joshi, Payal Saxena, et al. Predictors of Success for Double Balloon-Assisted Endoscopic Retrograde Cholangiopancreatography in Patients with Roux-En-Y Anastomosis. Digestive Endoscopy, 2017, 29(2):190-197.

13. Moreels TG. Ercp in the Patient with Surgically Altered Anatomy. Curr Gastroenterol Rep, 2013, 15(9):343.

14. Kazunari Nakahara, Chiaki Okuse, Keigo, et al. Endoscopic Retrograde Cholangiography Using an Anterior Oblique-viewing

Endoscope in Patients with Altered Gastrointestinal Anatomy. Dig Dis Sci,2015,60(4):944-950.

15. Okabe Y,Ishida Y,Kuraoka K,et al. Endoscopic Bile Duct and/or Pancreatic Duct Cannulation Technique for Patients with Surgically Altered Gastrointestinal Anatomy. Dig Endosc,2014,26(2):22-126.

16. Park T Y,Bang C S,Choi S H,et al. Forward-viewing Endoscope for Ercp in Patients with Billroth Ⅱ Gastrectomy：A Systematic Review and Meta-Analysis. Surg Endosc,2018,32(11):4598-4613.

17. Shimatani M,Takaoka M,Matsushita M,et al. Endoscopic Approaches for Pancreatobiliary Diseases in Patients with Altered Gastrointestinal Anatomy. Dig Endosc,2014,26(1):70-78.

18. Wang F,Xu B,Li Q,et al. Endoscopic Retrograde Cholangiopancreatography in Patients with Surgically Altered Anatomy：One Single Center's Experience. Medicine(Baltimore),2016,95(25):e5743.

19. Li Q,Ji J,Wang F,et al.ERCP-induced duodenal perforation successfully treated with endoscopic purse-string suture：a case report.Oncotarget,2015,6(19):17847-17850.

20. Wang X S,Wang F,Li Q P,et al. Endoscopic Retrograde Cholangiopancretography in Modified Double Tracks Anastomosis with Anastomotic Stenosis. World J Gastrointest Endosc,2017,9(3):145-148.

21. Wu Wen-Guang. Ercp for Patients Who Have Undergone Billroth Ⅱ Gastroenterostomy and Braun Anastomosis. World Journal of Gastroenterology,2014,20(2):607.

22. Yamauchi H,Kida M,Okuwaki K,et al. Passive-Bending,Short-Type Single-Balloon Enteroscope for Endoscopic Retrograde Cholangiopancreatography in Roux-En-Y Anastomosis Patients. World J Gastroenterol,2015,21(5):1546-1553.

# 第54章

## 复杂内镜治疗:胰腺术后、儿童患者的 ERCP 治疗

【摘要】胰肠吻合口狭窄渐进缓慢演变,治疗目的在于解除胰管梗阻,缓解症状,保护残余胰腺的内外分泌功能。内镜下对狭窄的胰肠吻合口进行扩张或者胰管支架置入,甚至胰管结石的取出,可以达到解除胰管梗阻的目的,相对传统手术更加微创、患者恢复更快、可重复且不增加后续治疗难度。胰体尾切除术后胰瘘,ERCP 下胰管支架的置入是一种内引流技术,可以通过降低胰管的压力减少胰瘘的量来促进胰瘘的愈合。儿童 ERCP 在内镜选择、麻醉、适应证等方面均有其自身特点,ERCP 可微创、安全、有效对胰腺疾病进行干预,明显改善临床患者诊治流程、策略和结局。

## 第一节　胰腺术后 ERCP

随着内镜技术的发展成熟,小儿、消化道术后复杂困难的内镜诊治也成为可能。2009 年至今,本中心广泛开展 Billroth Ⅰ、Billroth Ⅱ(含 Braun 吻合)、全胃切除 Roux-en-Y 吻合、胰十二指肠切除术后、胆肠吻合术等各种消化道重建术后 ERCP、小儿 ERCP、孕妇 ERCP、高龄患者 ERCP 等各种疑难复杂胆胰疾病的诊治工作。

胰腺术后胆肠吻合口狭窄、肝内胆管结石、胆肠吻合口异物残留、胰体尾切除术后胰瘘、胰肠吻合口狭窄等一系列的胰腺切除术后的近期、远期并发症都是进行 ERCP 诊治的适应证。

在胰腺术后远期并发症发生率上,胆管相关并发症发生率远高于胰管相关并发症。胰肠吻合口狭窄是重要的远期并发症之一,其发生率可达 3%,胰腺良性疾病术后的发生率在 2.8%~11%,相对于胰腺恶性疾病术后的发生率要高,这与胰腺恶性疾病术后生存时间相对较短有关,理论上讲胰肠吻合术后时间越长,胰肠吻合口狭窄发生率越高。吻合口狭窄发展是渐进缓慢演变的,胰肠吻合口狭窄一般发生于胰十二指肠切除术后 3 个月后,以术后 1~4 年最为多见。

胰肠吻合口狭窄将导致残余胰腺功能持续损害,可表现出胰腺内、外分泌功能不全,临床表现主要是腹痛、新发或者反复发作的急性胰腺炎、体重下降、脂肪泻等。在影像学上可见新发的胰管扩张或者吻合口远端胰管扩张(图 54-1-1)、伴或不伴胰管结石、吻合口远端胰腺腺体萎缩或钙化等表现。

胰肠吻合口狭窄的原因可能与以后因素有关:吻合口处胰管慢性缺血;术后吻合口周围炎症,导致组织水肿、增生,压迫吻合口;支撑管作为异物刺激吻合口引起炎症反应,瘢痕增生;术后吻合口胰瘘或出血,过度纤维化,导致瘢痕性狭窄;胰管与空肠黏膜对合不良,空肠与胰腺导管黏膜各自愈合,导致吻合口狭窄,甚至完全闭锁。

胰肠吻合口狭窄的外科危险因素包括吻合时胰管直径 <3mm、胰肠套入式吻合、术后胰瘘者等。胰

肠吻合口狭窄合并胰腺炎的诊断依据如下：胰十二指肠切除病史；典型症状：腹痛、复发性胰腺炎、体重下降、脂肪泻；影像学表现：远端胰管扩张、胰管结石、远端胰腺萎缩钙化。

　　该疾病的临床治疗相对于诊断更加复杂，其基本的治疗原则：并非所有吻合口狭窄均需积极治疗，只针对有症状者；吻合口狭窄是渐进缓慢演变(5~10年)，胰腺癌等预后差的患者，治疗上应该更加消极；良性疾病者，治疗上应更积极，以尽可能保全残余胰腺功能。胰肠吻合口狭窄的治疗目的在于解除胰管梗阻，缓解症状，保护残余胰腺的内外分泌功能。内镜下对狭窄的胰肠吻合口(图54-1-2)进行导管扩张、球囊扩张或者胰管支架置入(图54-1-3)，甚至胰管结石的取出，同样可以达到解除胰管梗阻的目的，相对传统手术更加微创、患者恢复更快、可重复且不增加后续治疗难度，特别适合于一般情况较差不能耐受手术的患者。

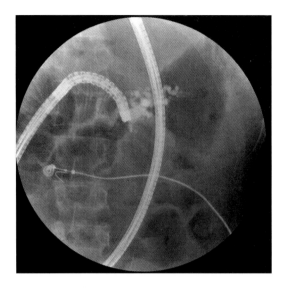

图 54-1-1　胰十二指肠切除术后胰肠吻合口狭窄致远端胰管扩张

　　值得注意的是，胰肠吻合口狭窄的治疗原则需遵循传统外科手术治疗的基本原则，特别是只针对有症状的患者而且胰腺恶性肿瘤术后患者相对消极治疗，在微创的内镜治疗成为可能的今天是否需要对治疗的适应证进行适当的扩大仍是值得探讨和研究的问题，尽早地解除胰管梗阻，对于缓解症状，保护残余胰腺的内外分泌功能至关重要，避免或者延缓不可逆的胰腺内外分泌功能的损伤。

　　内镜下治疗胰肠吻合口狭窄的难点包括进镜、寻找胰肠吻合口、胰管插管和治疗的困难，任何一个环节的失败都将导致最终诊治的失败。胰十二指肠切除所造成的复杂的消化道重建、腹腔内的粘连、肠腔成角等原因，使得进镜相对困难，并且5%左右的患者可能出现肠腔穿孔等严重的并发症。了解胰十二指肠切除术后消化道重建次序、吻合肠祥的长度、吻合口位置、胰肠吻合的方式方法等关键信息是非常重要的。

　　内镜下寻找胰肠吻合口是相当困难的，胰肠吻合口的位置和形态相对于胆肠吻合口更加多变，胰肠重建时套入式还是胰管对黏膜吻合、端-侧还是端-端吻合等吻合的方式将极大地影响内镜下胰肠吻合口的位置和形态。另外，胰肠吻合口相对更小，常处于肠祥的盲端，又极容易被肠黏膜覆盖，导致寻找更加困难，文献报道胰肠吻合口单纯内镜下正确辨识只有8%~33%，可以改用十二指肠侧视镜加用玻璃帽、螺旋CT辅助定位等方法来提高胰肠吻合口的辨识率。

　　内镜超声引导下对接技术通过多普勒超声避开血管后跨壁穿刺进入主胰管，行胰管造影明确导丝及支架置入的通道。置入导丝通过胰肠吻合口，当导丝置入成功后，移开超声内镜，用其他内镜进入到胰肠吻合口处。利用活检钳或者套圈将导丝拉出套管，然后对胰肠吻合口进行扩张，再逆行地置入塑料支架。利用这种方法无需在内镜下寻找胰肠吻合口，可提高诊治的成功率，但63.6%患者容易出现胰瘘、胰腺炎、胰周脓肿、出血等并发症。

　　胰肠吻合口与胰腺实质相连，内镜下对狭窄的胰肠吻合口进行球囊扩张是相对安全的，一般不会发生穿孔，内镜下单纯扩张导管、球囊扩张和支架置入(图54-1-4)都可有效解决胰肠吻合口狭窄，但球囊扩张后容易引起一过性的吻合口水肿诱发胰腺炎，因此对于单纯球囊扩张的患者

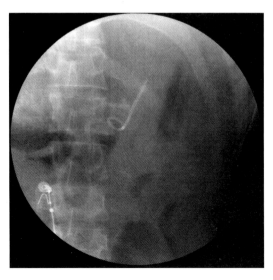

图 54-1-4　胰肠吻合口胰管支架置入

结合鼻胰管或支架引流会更加安全。

胰肠吻合口狭窄的 ERCP 诊治工作和其他消化道重建术后 ERCP 一样,仅依靠单个科室医师是难以顺利完成的。国内外各个中心消化道重建术后 ERCP 一般均采用单科室医师完成,而本中心消化道重建术后 ERCP 一般均由多学科合作的团队完成,该团队包括内镜医师、外科医师、内科医师以及配合护士。

胰十二指肠切除术后 ERCP 首先需要认真的查阅既往手术史,特别是手术记录,将既往手术的消化道重建类型进行术前的描绘,由整个手术团队共同描绘患者消化道重建示意图,确定进镜路线,术前进镜路径明确于心比直接内镜下走迷宫似的寻找进镜路径更加简单、快捷。如果 ERCP 操作为内镜医师或消化内科医师,则更有必要与外科医师合作,包括描绘术前消化道重建的示意图以及术中进镜路径的指导,这些方法特别是在刚开始开展消化道术后 ERCP 的阶段更为重要。外科医师熟悉消化道重建的方法、位置、解剖、胰肠吻合口寻找和进镜路径,内镜医师擅长内镜使用和进镜,通过多学科的合作可以明显提高胰十二指肠切除术后 ERCP 诊治的成功率。

本中心关于胆胰术后 ERCP 操作均采用多学科团队合作模式,由内镜医师操作单气囊小肠镜进镜和相关的内镜操作,而外科医师则负责进镜路径的指导和诊疗相关的操作。这是本中心在消化道术后 ERCP 诊治中总结的最宝贵的经验之一,也是本中心在胆胰术后小肠镜辅助 ERCP 诊治成功率高达 90% 以上的重要原因之一。在多学科团队合作的基础上,我们利用单气囊小肠镜辅助 ERCP,通过 X 线片进行胰肠吻合口大致位置的判定,并在肠袢盲端附近寻找胰肠吻合口,找到吻合口后进行胰肠吻合口插管,在造影下可见远端胰管明显扩张。我们行胰肠吻合口扩张和胰管支架置入术成功治疗多例胰十二指肠切除术后因胰肠吻合口狭窄导致胰腺炎反复发作的病例。患者术前每年反复发生胰腺炎的次数为 6~14 次,通过胰肠吻合口扩张、胰管支架置入解决胰肠吻合口狭窄。小肠镜辅助 ERCP 至今随访时间为 7~25 个月不等,平均随访 14.7 个月,患者饮食基本恢复正常人饮食,一般术后 6 个月复查腹部 CT 提示胰管扩张消失,仅 1 例患者术后 6 个月发生急性胰腺炎 1 次,经保守治疗好转,其他患者均无急性胰腺炎的复发。

胰瘘是胰体尾切除术后常见的近期并发症之一,40% 左右的胰瘘患者可出现明显的临床表现,需要进行干预治疗。这类胰瘘常常伴有腹腔脓肿形成甚至腹腔内出血,导致住院时间的明显延长,住院费用的提高,甚至需要二次手术介入,围手术期死亡率也较单纯性胰瘘明显升高。传统的治疗方法除抗感染、营养支持、抑制胰酶分泌等对症支持措施外,最重要的是建立通常的外引流,包括术野持续的双套管冲洗、B 超或 CT 引导下的穿刺置管引流等方法。

ERCP 下胰管支架的置入则是一种内引流技术,理论上可以通过降低胰管的压力减少胰瘘的量来促进胰瘘的愈合。目前国外已经有个别的文献报道,效果满意,被认为可以有效控制病情,促进胰瘘愈合,减少住院天数,减少住院费用。ERCP 下胰管支架置入的指征,目前还没有明确的指南或者比较统一的专家建议,有的报道建议难治性 C 级胰瘘,也有将指征定义为胰瘘相关临床症状持续存在者。我们认为传统的外引流技术以及其他对症支持治疗无法控制的、临床上胰瘘相关的感染、消耗表现持续存在;胰瘘合并腹腔内出血;胰瘘量大且持续的患者可尝试 ERCP 下胰管支架置入术。ERCP 行主胰管造影时,可见胰腺断面处明显的造影剂外渗(图 54-1-5),并可能合并局部脓肿形成。ERCP 下胰管支架置入(图 54-1-6)是安全可靠的,但该类患者一般情况往往欠佳,所以建议操作应该由 ERCP 操作经验丰富的医师完成,以尽量减少操作时间,避免增加医源性损伤,而熟练掌握 ERCP 技术的胰腺外科医师可能在操作上会更加有优势。根据主胰管造影及外渗造影剂情况选择合适长度的胰管支架,对于合并存在局部引流不畅脓肿时,支架应该超过胰腺断面置入脓腔内,待脓肿引流完全、脓腔消失后更换较短的胰管支架。如外引流通畅,局部无脓肿形成,胰管支架放置长度不应超过胰腺断面,以促进胰瘘的自愈。

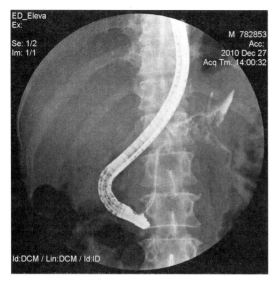

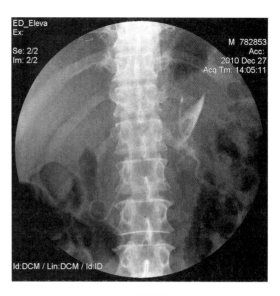

图 54-1-5　胰管造影见胰腺断面处明显的造影剂外渗　　　　图 54-1-6　胰管支架置入

# 第二节　儿童患者 ERCP

在国内开展儿童 ERCP 单位(中心)和绝对数量均远低于成人 ERCP,但近年来儿童 ERCP 诊治的数量明显上升,ERCP 在儿童胆胰疾病诊治的重要作用日益凸显。在国内,大部分的小儿 ERCP 诊治工作均由成人科 ERCP 团队完成,只有极个别中心有专门的小儿 ERCP 医师和团队。国内外大量的临床研究也证实无论是成人科熟练的 ERCP 医师还是小儿专门的 ERCP 医师在儿童胆胰疾病的诊治的成功率和并发症发生率上都是相当的,儿童 ERCP 诊治成功率和并发症发生率上和成人也是相当的,在儿童 ERCP 诊治上推荐经验丰富的内镜医师进行相应的操作。

在 ERCP 内镜选择上,国内几乎所有的中心均只有成人十二指肠镜可以选择,成人十二指肠镜在 1 岁或体重 10kg 以上的儿童是安全可行的,其操作与正常成人几乎类似。在不足 1 岁或体重 10kg 以下的婴儿上用成人十二指肠镜进行 ERCP 操作还是存在相对较高的难度和风险,国外有专门的儿童十二指肠镜,其外径在 7.5~7.6mm,工作通道直径在 2.0~2.2mm,需要与之配套的相应器械,儿童专门的内镜和配套器械有利于提高 ERCP 操作安全性和成功率。

在国内,不足 1 岁或体重 10kg 以下的婴儿 ERCP 的报道是极少数,其操作仍用成人十二指肠镜,应用的范围也一般在 6 个月以上的婴儿,我们中心最小月龄婴儿 ERCP 为 6 个月(体重 7.5kg),6 月龄应该是接近应用成人十二指肠镜进行婴儿 ERCP 操作的极限年龄,不足 6 月龄的婴儿使用成人十二指肠镜进行操作的安全性难以保障,应该是相对禁忌。成人十二指肠镜行儿童 ERCP 时,容易造成儿童气道压迫,对儿童心肺功能影响较大。相对于成人,俯卧位也易造成儿童通气不足,因此气管插管全麻下进行儿童 ERCP 更加安全,是首选的麻醉方式;年龄越小的儿童越推荐气管插管全麻下进行 ERCP,对 12~18 岁儿童可尝试进行静脉麻醉。

在术前准备方面,吲哚美辛栓剂等非甾体抗炎药在降低成人术后胰腺炎发生率方面的作用已经被广泛接受和应用,在 14 岁以上儿童也强烈推荐术前常规应用吲哚美辛栓剂等非甾体抗炎以降低 ERCP 术后胰腺炎的发生。除此之外,儿童 ERCP 操作前应该特别注意对儿童甲状腺、性腺、乳腺和眼睛等部位辐射防护,年龄越小,辐射防护越重要。

儿童胰腺疾病行 ERCP 的适应证包括:特发性复发性胰腺炎,慢性钙化性胰腺炎,胰腺分裂症(图 54-2-1,ER 54-2-1),胰胆管合流异常(图 54-2-2),胰腺假性囊

ER 54-2-1　小儿胰腺分裂的 ERCP

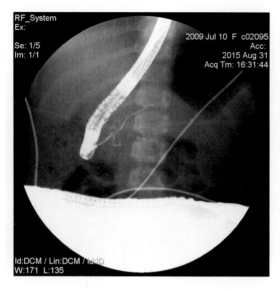

图 54-2-1　胰腺分裂症

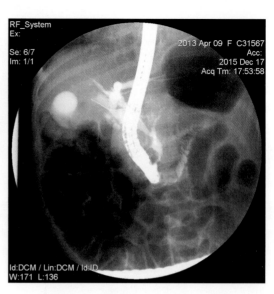

图 54-2-2　胰胆管合流异常（B-P 型）

肿,继发于外伤(图 54-2-3)、手术、肿瘤、胰腺炎的胰瘘、Oddi 括约肌功能障碍、自身免疫性胰腺炎等。儿童胰腺疾病的疾病谱与成人是有区别的,胰腺分裂症、胰胆管合流异常等先天性疾病在儿童 ERCP 占有较大的比例。在复发性胰腺炎的 ERCP 诊治过程中任何年龄段患者均应进一步鉴别胆源性相关疾病的可能性,但在儿童更要注意是否合并存在胰腺分裂症、胰胆管合流异常等先天性疾病。

需要特别注意的是,特发性复发性胰腺炎是儿童 ERCP 适应证,而儿童首次发作的胰腺炎不应该是 ERCP 的指征,除非完善 MRCP 或者 CT 检查后明确存在有行 ERCP 的适应证,否则 ERCP 不应该成为儿童首次胰腺炎发作明确诊断的选择。

与成人 ERCP 一样,儿童也一般不做诊断性 ERCP。胰胆管合流异常是儿童比较常见的先天性疾病之一,包括

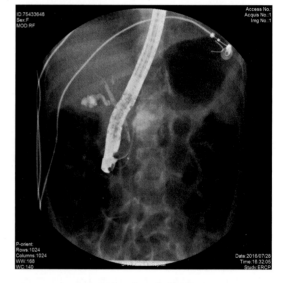

图 54-2-3　胰腺外伤

MRCP 在内的所有非侵入性的检查手段在明确诊断胰胆管合流异常都存在一定的困难,因此 ERCP 在胰胆管合流异常的诊断上有重要意义,是目前明确胰胆管合流异常和进行后续手术治疗最重要的依据。胰胆管合流异常是儿童诊断性 ERCP 的适应证,而其他适应证均为治疗性 ERCP。

急性复发性胰腺炎和慢性胰腺炎是儿童 ERCP 主要的适应证(ER 54-2-2)。儿童特发性复发性胰腺炎行 ERCP 诊治时可基本明确病因,37% 患儿的病因为胰腺分裂,11% 为胆源性胰腺炎,21% 为轻度主胰管扩张(可能为慢性胰腺炎早期改变),26% 患者 ERCP 后仍不能明确病因。目前关于儿童慢性胰腺炎诊断标准必须满足以下至少一项:①胰源性腹痛并且影像学提示合并慢性胰腺损害;②胰腺外分泌功能不全并且影像学提示胰腺损害;③胰腺内分泌功能不全并且影像学提示胰腺损害。满足 1 项以上上述诊断标准即可诊断慢性胰腺炎,尽管如此慢性胰腺炎的诊断在临床上还是相对困难的。慢性胰腺炎儿童在行 ERCP 胰管造影时,64% 患者可表现为主胰管不规则扩张,53% 可表现为胰管结石形成(84% 在胰头部),16% 表

ER 54-2-2　小儿急性胰腺炎的 ERCP

现为主胰管显著的狭窄(69.3% 出现在胰头部)。儿童 ERCP 治疗包括胰管括约肌切开(图 54-2-4)、胰管支架置入(图 54-2-5)、胰管取石(图 54-2-6)、胰管狭窄扩张等常规 ERCP 治疗手段,对于胰管结石可联合体外冲击波碎石后进行取石。对于胰腺分裂症儿童,需要行副乳头插管(图 54-2-7)、副胰管括约肌切开(图 54-2-8)、副胰管支架置入(图 54-2-9)等相应操作。研究表明,经 ERCP 治疗后,71% 慢性胰腺炎儿童胰源性腹痛明显缓解,57% 患儿腹痛可完全缓解。

　　ERCP 在儿童胰腺疾病诊治方面优势明显、前景广阔,特别是治疗性 ERCP 可微创、安全、有效对胰腺疾病进行干预,将明显改善临床患者诊治流程、策略和结局。

(王雪峰　吴文广)

## 参 考 文 献

1. 吴文广,翁昊,顾钧,等.内镜下治疗胰肠吻合口狭窄三例.中华外科杂志,2017,55(9):712-714.

2. 吴文广,张文杰,顾钧,等.消化道术后经内镜逆行胰胆管造影术的特点、分类和处理策略.中华消化内镜杂志,2017,34(4):70-72.

3. 吴文广,张文杰,顾钧,等.ERCP 辅助治疗胰体尾切除术后胰瘘 8 例报告.中国实用外科杂志,2014,34(11):1080-1082.

4. Wu WG,Jia-wei Mei,Ming-Ning Zhao,et al. Use of the conventional side-viewing duodenoscope for successful endoscopic retrograde cholangiopancreatography in postgastrectomy patients. J Clin Gastroenterol,2016,50(3):244-251.

5. Othman M O,Qureshi W A. ERCP in Children,Pregnant Patients,and the Elderly. Advanced Pancreaticobiliary Endoscopy. Springer International Publishing,2016.

6. Giefer M J,Kozarek R A. Technical outcomes and complications of pediatric ERCP. Surgical Endoscopy & Other Interventional Techniques,2015,29(12):3543-3550.

7. Limketkai B N,Chandrasekhara V,Kalloo A N. Comparison of performance and safety of endoscopic retrograde cholangiopancreatography across pediatric age groups. Digestive Diseases & Sciences,2013,58(9):2653-2660.

8. Felux J,Sturm E,Busch A,et al. ERCP in infants,children and adolescents is feasible and safe:results from a tertiary care center. United European Gastroenterol J,2016,83(5):1024-1029.

9. Usatin D,Fernandes M,Allen I E,et al. Complications of Endoscopic Retrograde Cholangiopancreatography in Pediatric Patients:A Systematic Literature Review and Meta-Analysis. Journal of Pediatrics,2016,179:160-165.

10. Linda S. Lee.ERCP and EUS. New York:Springer,2015.

11. Tringali A,Thomson M,Dumonceau J M,et al. Pediatric gastrointestinal endoscopy:European Society of Gastrointestinal Endoscopy (ESGE) and European Society for Paediatric Gastroenterology Hepatology and Nutrition (ESPGHAN) Guideline Executive summary. Endoscopy,2016,49(01):83-91.

# 第**55**章

# ERCP 的并发症及防治

【摘要】经内镜逆行胰胆管造影术(endoscopic retrograde cholangiopancreatography,ERCP)作为一种胆胰系统疾病的重要诊断治疗手段,极大地丰富了内镜医师的视野,提升了胆胰疾病的临床诊疗水平。随着 ERCP 技术的推广,越来越多的医院开展此项技术。ERCP 是一项操作复杂、危险性高的技术,存在一些并发症,如术后发生高淀粉酶血症、胰腺炎、胆道感染、上消化道出血、消化道穿孔等。除此之外,临床上还会遇见各种各样的少见并发症,如麻醉过程中的心脑血管意外,术中器械嵌顿,术后肠梗阻等。一旦出现 ERCP 术后并发症大都需要积极处理,避免病情进展。本章节重点介绍 ERCP 术后诸多并发症中的诊治及预防措施。

中华消化内镜分会 ERCP 学组制定的内镜下逆行胆胰管造影术(ERCP)诊治指南(2010 版)列举出了 ERCP 相关并发症的发生(表 55-0-1)。

表 55-0-1　ERCP 相关并发症发生率

| 发生率 | 国外报道 | 国内报道 | 发生率 | 国外报道 | 国内报道 |
|---|---|---|---|---|---|
| 急性胰腺炎 | (1.3~5.4)% | 4.31% | 胆管炎/感染 | (0.6~1.0)% | 1.41% |
| 消化道出血 | (0.8~2.0)% | 1.71% | 其他 | (0.5~1.0)% | 0.23% |
| 肠穿孔 | (0.3~0.6)% | 0.26% | 死亡率 | (0.12~0.42)% | 0.26% |

## 第一节　ERCP 术后胰腺炎和高淀粉酶血症

ERCP 术后胰腺炎(post-ERCP pancreatitis,PEP)是最常见、最严重的并发症之一。ERCP 术后胰腺炎发生率在 1.3%~5.4%,曾有报道指出,ERCP 术后胰腺炎总发病率被估计为 5%,而因重症胰腺炎导致的相关死亡率为 3.08%,在高危患者中发病率甚至可高达 20%~40%。由于对术后高淀粉酶血症研究的文献较少,相关于其发病率的文献更是凤毛麟角,Montano 等统计结果为 16.2%。ERCP 术后出现高淀粉酶血症和急性胰腺炎其病因大部分都是由于胰腺实质受到破坏或者由于术中操作过于复杂或是遇到困难插管等情况,过多骚扰到胰腺导致的。其发病因素有很多方面,术者的操作水平、助手的配合、术式的选择以及患者的自身基础情况,还有术前术后是否预防性用药、术后综合护理等诸多因素。此外,在一项前瞻性研究中发现胰岛素抵抗可能也是 PEP 的一种危险因素,但目前仍缺乏大样本数据支持。虽然大多数患者 ERCP 术后发生急性胰腺炎都为轻度或者中度,但仍有一小部分高危患者术后发生重度胰腺炎,甚至出现死亡。一旦术后发生胰腺炎,需要积极干预,避免病情加重,进展成重症胰腺炎。高淀粉酶血症在临床上作为另一种常见 ERCP 术后并发症之一,如果不予以重视,随着病情的进展也可能演变成 ERCP 术后胰腺炎。因此,预防 ERCP 术后高淀粉酶血症、降低 PEP 的发生率和严重程度显得至关重要。

## 一、定义与分级

ERCP 术后高淀粉酶血症是指 ERCP 术后 2~24 小时血淀粉酶高于正常 3 倍以上,但是并无新出现的或者加重的腹痛症状者。

1991 年 Cotton 等学者将 PEP 定义为患者在行 ERCP 术后出现的临床胰腺炎症状伴有血清淀粉酶升高大于正常值 3 倍以上,并出现新发的持续性腹痛持续时间超过 24 小时,需要住院或者延长住院超过 1 天。

分级:关于 ERCP 术后胰腺炎的分级,详见表 55-1-1。

表 55-1-1　PEP 严重程度分级

| 级别 | 定义 |
| --- | --- |
| 轻度 | 临床出现胰腺炎症状,术后血清淀粉酶大于等于正常值的 3 倍以上,出现新发持续性腹痛伴随时间超过 24 小时,需住院或延长住院治疗时间 48~72 小时 |
| 中度 | 临床出现胰腺炎症状,需住院治疗时间超过 72 小时 |
| 重度 | 住院治疗时间超过 10 天,或者出现胰腺出血、坏死、假性囊肿或需外科干预(包括腹腔引流或外科手术) |

## 二、PEP 发生的原因分析

### (一)患者相关的危险因素

患者自身基础情况上:包括年轻患者,≤60 岁(胰腺功能好,反应强烈);女性;复发性胰腺炎;既往有 PEP 史;胆总管不扩张,≤10mm;胆管未发现结石;胆红素正常;操作中患者疼痛;炎性狭窄;胰腺分裂;胆胰合流异常,Oddi 括约肌功能障碍(sphincter of Oddi dysfunction,SOD)。SOD 备受质疑,最新文献发现,单纯 SOD 并未增加 ERCP 术后胰腺炎风险,但此结论仍需大数据深入研究。近期一篇关于慢性胰腺炎 ERCP 术后胰腺炎发生率及危险因素的荟萃分析文章统计了 2011—2015 年 1 301 例慢性胰腺炎患者(共行 ERCP 2 028 次)和 1 655 例胆道疾病患者(共行 ERCP 2 000 次)PEP 情况,发现慢性胰腺炎组患者与胆道疾病患者 PEP 发生率相似(4.5% vs 4.8%),但慢性胰腺炎组患者中重度 PEP 发生率明显低于胆道疾病患者,且慢性胰腺炎 MANNHEIM 级别越高,PEP 发生率越低。

### (二)操作者(技术)及操作相关的危险因素

胰管括约肌切开;胰管显影:向胰管注入造影剂引起的管内流体动力学改变和腺泡的损伤,发生 PEP 的风险随注射次数的增加而增加;困难插管:插管时间≥10 分钟,胰管显影≥5 次,可导致 Oddi 括约肌痉挛和乳头水肿;乳头括约肌水囊扩张;电的热损伤:在邻近胰管开口处电凝等治疗可引起胰管开口及周围组织水肿;胰管细胞刷检、胰腺深插管、管内超声等可导致胰管和壶腹部的损伤;造影管及配件消毒不当;胆管结石未取净;手术时间延长:曾有相关研究者经过临床病例荟萃分析,证实操作手术时间过长,会增加 PEP 的发生率。

## 三、PEP 发生机制

其中被大多数人认可的机制是各种原因引起的胰管阻塞和胰液流出受阻。胰管的机械损伤:因困难乳头,导丝、取石器械反复插入胰管或因胆总管巨大结石反复取石,取石网篮、取石球囊等机械性损伤十二指肠乳头导致十二指肠乳头水肿或引起 Oddi 括约肌痉挛,从而导致胰液引流障碍,胆汁逆流至胰管,过度注射或高压注射造成胰腺的压力损伤,可致胰管上皮和腺泡的损伤,胰液渗出,致使胰腺自我破坏、胰腺水肿,最终导致胰腺出血坏死。热损伤可能导致胰管入口水肿,但内镜乳头括约肌切开(endoscopic sphinctterotomy,EST)时引起的热损伤致使胰液流出受阻,但其临床症状较轻,极少进展成为重症胰腺炎,可能是 EST 后降低了胰管内压力;其他的机制还有:造影剂化学或过敏引起的损伤;误进入胰管时,器械可能将肠液带入胰管,肠液使胰酶激活引起感染导致的损伤;内镜和配件的污染引起感染导致的损伤。

## 四、PEP 预防

目前关于 PEP 防治方法很多,大致可分为两个方面:内镜技术预防和药物预防。

### (一)一般措施

从患者疾病角度考虑,严格掌握 ERCP 适应证,减少不必要的 ERCP 操作。术前充分评估病情,结合麻醉风险,充分告知患者及家属病情。风险较大时不推荐 ERCP 术,最大限度地降低 PEP 的发生。

### (二)内镜技术预防

1. 胰管支架置入　目前大量文献支持胰管支架置入来预防 ERCP 术后胰腺炎。考虑高危 PEP 患者术中未进行 EST 时,预防性应用胰管支架对降低高淀粉酶血症、预防 PEP 发生率及其严重程度有着不容小觑的作用。其机制为,胰管支架放置可有效地避免 ERCP 术后因术中操作造成的十二指肠乳头水肿或术后 Oddi 括约肌痉挛导致的胰液流出受阻,达到促进胰液的引流,从而起到预防及减轻 PEP 严重程度的作用。尽管预防性应用胰管支架在降低 PEP 发生率方面作用突出,但置入支架的操作难度系数不容忽视,特别是在乳头口位置不正、憩室内乳头、乳头狭窄或胰管迂曲的患者,对术者 ERCP 操作水平要求极高,置入支架失败可能增加 PEP 发生率。但对既往伴随胰腺炎、ERCP 术中困难乳头插管、导丝反复进入胰管等高危患者,还是建议预防性应用胰管支架。

2. 鼻胆管(ENBD)引流和鼻胰管引流(ENPD)　采用 ENBD/ENPD 可以支撑胆管 / 胰管 / 乳头开口,保持 ERCP 术后胰管、胆管流出道通畅,减轻胆管、胰管内的压力,减少造影剂和胆汁、胰液的逆流,减少胰管、胆管括约肌损伤,从而减少高淀粉酶血症、PEP 和胆管炎的发生。

3. 导丝辅助插管　导丝前端具有富有弹性、无组织损伤性及湿润时非常光滑的功能。可以探索胆管或胰管的腔隙从而进入胆管或胰管、穿过阻塞或狭窄处,引导附件通过而提高成功率。把导管放在乳头开口部位,可以向 11 点的方向进入导丝来引导进入胆管。利用导丝可以进行各种器械的交换,使操作更准确、更安全。导丝不透 X 线,根据导丝游走方向来判断胰胆管方向,可以减少造影剂的应用,可以明显减少因造影剂对胰管过度充盈造成管内高压及造影剂的毒性作用损伤管壁上皮及腺泡,同时由于导丝前端极其柔软并具有亲水性,对胰管壁损伤很小,使术后胰腺炎及高淀粉酶血症的发生率得以减少。双导丝法即困难插管时,插管过程中导丝反复插入胰管,将导丝保留在胰管,通过留置的导丝支撑乳头,提拉壶腹部,再进导丝试插胆管,减少导丝插入胰管次数。目前临床应用的导丝有很多种,大部分为 0.025Fr/0.035Fr 导丝。最新文献指出,在选择应用 0.025Fr 或者 0.035Fr 导丝在降低 ERCP 术后胰腺炎的发生率上并无统计学意义。

4. 早期预切开(early precut)　胆管插管作为是否能够开展 ERCP 这项技术的先决条件,即使熟练操作的内镜医师,也会遇到困难乳头插管。曾有报道,困难乳头在临床上占 10%~20%,一项 meta 分析指出,针对困难插管,乳头形态冗长,胆胰管共同通道褶皱段较长时,建议早期预切开 Oddi 括约肌,可以提高胆管插管成功率及降低 ERCP 术后胰腺炎。但是预切开技术对操作不太熟练的术者来说,有可能会增加 PEP 发生率,有相关文献研究中报道,Oddi 括约肌预切开组术后胰腺炎的发生率为 9.64%,对照组为 4.93%,相比于对照组 PEP 发生率明显升高。所以早期预切开技术建议具备相应技术的内镜中心开展。

5. 造影剂的应用　目前临床上使用的造影剂分为离子型和非离子型:复方泛影葡胺注射液(离子型)、碘海醇注射液(非离子型)。过多、过快的造影剂注入胰管,使胰管快速显影,导致微胰管及胰腺腺泡发生压力损伤,曾有学者怀疑造影剂的 pH 也会影响术后胰腺炎的发生率。一项临床试验表明,当造影剂 pH7.3 相比于 pH6.9 时,患者局部组织水肿、组织损伤、中性粒细胞浸润程度均轻,因此推荐增加造影剂 pH,也是一种降低 PEP 的措施。

（三）药物预防

目前预防 PEP 临床一线用药种类繁杂,大致分为:抗炎类药物、胰酶抑制剂、蛋白酶抑制剂、激素类药物、使 Oddi 括约肌松弛的药物,另有一些麻醉镇痛、止吐药物以及部分中药等。药物预防 ERCP 术后胰腺炎的机制目前被认为是通过降低 Oddi 括约肌压力、抑制及减少胰液分泌、抑制蛋白酶激活、减少炎症反应从而减低 PEP 的发病率,其优点在于作用时间短、不良反应小、症状缓解率高、患者舒适性更佳。在众多用药当中,有全世界范围认可的用药,当然也不乏一些受质疑的药物。

1. 抗炎类药物预防　主要包括抗氧化剂、类固醇激素、抗生素及非甾体抗炎药(non-steroidal anti-inflammatory drugs,NSAIDs)等。其中以 NSAIDs 类抗炎药为代表的药物目前被公认在预防 PEP 上有明确的效果。来自郭学刚、潘阳林教授团队发表在 *LANCET* 杂志的一项研究表明,与术后选择性应用吲哚美辛栓相比,术前普遍应用吲哚美辛可降低 ERCP 后胰腺炎发生率,并且未升高出血风险。给予高危患者100mg 双氯芬酸钠肛塞,有效地降低了急性胰腺炎的发生率。双氯芬酸钠(100mg)预防 PEP 并未适用于所有国家,由于日本国家相关制度限制,双氯芬酸钠并未允许应用 100mg,日本学者 Takeo Yoshihara 等的研究中发现,应用 50mg 双氯芬酸钠比应用 25mg 双氯芬酸钠在降低 PEP 发生率上更具优势。

临床上常用的类固醇激素药物主要为:泼尼松龙、氢化可的松、甲泼尼龙等。由于激素类药物副作用较大,其预防 PEP 的疗效目前尚未得到肯定。

2. 抗生素类药物预防　在预防 ERCP 术后胰腺炎的疗效尚不明确,在临床上并未常规应用,在合并胆管炎时可应用抗生素类药物治疗,因为感染也可以增加 PEP 发生率。

3. 胰酶抑制剂预防　胰酶抑制剂目前在临床上应用相对广泛,以生长抑素及奥曲肽为代表。它们可以减少胰液分泌、降低胰腺自我损伤概率,且具有抗炎及保护细胞的作用,在降低 PEP 发生率上效果有待研究。由 Jing Hu 等学者发表的最新关于生长抑素预防 PEP 及术后高淀粉酶血症的一篇 meta 分析,随机对照试验,共纳入 4 192 例患者,发现目标组 PEP($RR=0.63$,95% $CI$:0.40,0.98;$p=0.04$);高淀粉酶血症($RR=0.75$,95% $CI$:0.66,0.84,$p<0.001$)具有统计学意义,但限制生长抑素的用法,要求快速静推、长期静脉输液维持或者单次给药剂量至少达到 3mg。奥曲肽的疗效同样饱受质疑,有文献支持单次奥曲肽给药剂量至少达到 0.5mg 可能降低 PEP 发生率。在预防 PEP 上建议临床评估风险后应用。

4. 蛋白酶抑制剂预防　胰液发挥作用是通过胰蛋白酶原的激活,参与各种消化功能,过多的胰液外分泌使胰腺自我破坏,形成胰腺炎。抑制胰蛋白酶的激活是预防术后 PEP 的发生的一种措施。

5. 作用于 Oddi 括约肌的药物预防　该类药物目的是降低 Oddi 括约肌的压力,预防 Oddi 括约肌痉挛,防治因 Oddi 括约肌功能紊乱造成的梗阻,保证胰液、胆汁流出道通畅,起到预防 PEP,术后胆管炎的作用。目前应用于临床的一线用药主要包含:肾上腺素及硝酸甘油,其疗效也未被肯定。硝酸甘油可能会造成一过性低血压,有些患者还会出现头痛等副作用,对预防 PEP 发生率疗效并不确切。但由 Katsinelos P 等学者最新研究发现,硝酸甘油舌下含服不但可以提高选择性胆管插管的成功率,在预防 PEP 疗效上也同样有意义。

肾上腺素在十二指肠乳头局部喷洒可以减轻乳头水肿,收缩血管,降低 Oddi 括约肌的压力。2001 年由 Ohashi A 等发现,在乳头喷洒 1∶10 000 的肾上腺素能预防 ERCP 术后胰腺炎的发生,由于数据量较小,缺乏进一步深入研究。2009 年由 Matsushita M 等人继续研究,采用 1∶20 000 的肾上腺素喷洒在十二指肠乳头,最终得出结论,在生理盐水与肾上腺素盐水组之间,由于出现胰腺炎的患者较少,最终观察点并未有统计学意义,但在预防 PEP 趋势上存在意义。同年,由 Nakaji K 等人研究发现,对于 ERCP 术中反复插入胰管的女性患者,稀释后的肾上腺素局部喷洒在十二指肠大乳头具有预防 PEP 的作用。国内学者也曾报道肾上腺素喷洒在十二指肠大乳头,术后患者的血清淀粉酶低于对照组,由于样本数量局限,统计学意义待进一步深入研究考察,同时提出肾上腺素可能有预防 PEP 的作用。

6. 乳酸林格液预防　有文献支持乳酸林格液大量补液也可以预防 PEP。最新文献共 395 个患者纳入数据组,研究发现在大量乳酸林格液补液组之间,旨在治疗 ERCP 术后胰腺炎发生率的目的上有显著的差异(3.0%,95% $CI$ 0.1%~5.9%;4/132),正常生理盐水补液组之间(6.7%,95%$CI$,10.9%~10.9%;9/134)和标准乳酸林格液补液组之间(11.6%,95% $CI$ 6.1%~17.2%;15/129;$p=0.03$)。在大量乳酸林格液补液组相比标准的乳酸林格液补液组,ERCP 术后发生率明显低于标准的乳酸林格液补液组(*RR* 0.26,95% *CI* 0.08~0.76;*p*=0.008)。在正常生理盐水补液组相比于标准乳酸林格液补液组没有明显统计学意义(*RR* 0.57,95% *CI* 0.26~1.27%;*p*=0.17)。最终结论,大量静脉补充乳酸林格液能够降低 PEP 的发生率。

7. 其他药物预防　有学者提出,中药成分的生大黄,在高风险的患者身上应用,对预防 PEP 既安全又有效。Yuji Fujita 等发现,静脉输注低剂量(50mg)的氟比洛芬酯在高风险患者身上也可以起到预防 PEP 的作用。也有文献报道止吐药物可能预防 PEP。肉毒杆菌,临床广泛应用于治疗平滑肌结构、功能紊乱异常等,例如食管下括约肌功能紊乱、SOD 等,有学者的相关研究怀疑其是否可以预防 PEP。Gorelick 等发现将肉毒杆菌注射到胰管括约肌,降低了患者 PEP 的发生率,但缺乏统计学支持,其价值并不确切。也曾有文献认为肝素和硫酸镁等药物预防 PEP 有效,但其疗效都未得到肯定。

# 第二节　消化道出血

消化道出血是 ERCP 术后常见的另一大并发症。中国 ERCP 诊治指南(2010 版)指出,国外 ERCP 术后出血发生率在 0.3%~2.0%,国内 ERCP 术后消化道出血发生率与国外大致相同,发生率为 1.71%,主要包含术中出血及术后迟发型出血两个方面。其主要原因为 ERCP 术中行内镜下乳头括约肌切开术(endoscopic sphincterotomy,EST)或经内镜乳头柱状气囊扩张术(endoscopic papiliary ballon dilation,EPBD)造成的出血。EST 本身是一个创伤性的操作,欧洲胃肠内镜学会(European Society of Gastrointestinal Endoscopy,ESGE)和日本胃肠学会(Japan Gastrointestinal Endoscopy Society,JGES)均认为 EST 是高出血风险的内镜操作。EPBD 造成的出血主要为 Oddi 括约肌被扩张,造成的出血主要为术中渗血,大多冲洗乳头即可自行制止。术后出血的发生率在 1%~4%,而因为行 EST 导致的消化道大出血,死亡率在 0.08%~0.1%。

## 一、定义和分级

定义:ERCP 操作过程中发生无自限倾向的活动性出血,需要采取止血措施,EST 时无出血或有出血已经内镜止住,EST 术后数小时至数天又发生的持续性或者间歇性的上消化道症状或者体征,甚至出现了出血性休克症状或者体征,经内镜检查确定,血红蛋白至少减低 20g/L 或者需要输血治疗。

分级:依据 cotton 分型,轻度:有临床表现、Hb 下降 <30g/L、不需要输血。中度:输血量 <4 个单位,无需手术及介入。重度:输血量 >5 个单位或需要手术或介入止血。

## 二、解剖

胰十二指肠区血管丰富,分别来自腹腔干和肠系膜上动脉的分支。十二指肠大乳头前壁第 1 支血管位于 9~10 点钟方位,第 2 支位于 2~3 点钟方位;后壁第 1 支动脉血管位于 8~9 点钟方位,第 2 支位于 4~5 点钟方位;8~10 点钟方位血管最集中,2~5 点钟方位血管次之,11~1、6~7 点钟方位血管供应最少。推荐 EST 时在 11~1 或 6~7 点钟方位行乳头切开。

## 三、病因

消化道出血的诱因可分为两大类:患者自身情况和技术因素。

### (一)患者自身情况

患者的基本情况如年龄、性别与 EST 并发出血无明显关系。术前患者存在基础疾病,影响患者凝血功能机制,例如:胆管炎、高血压、糖尿病、肝硬化、尿毒症、应用化疗药物、胆管肿瘤、癌栓、血小板减低症、重症感染等;另有高龄患者为预防血栓常规口服抗凝药物治疗或者患者体内置入支架,需抗凝治疗在行 EST 时极易并发出血。对于术前患者是否停用抗血小板药物及需停药多长时间存在争议。我国 2010 版 ERCP 指南指出患者行 ERCP 之前需停用阿司匹林及其他抗血小板药物 7 天左右。

壶腹部周围憩室的部位、大小、形态等对 EST 并发出血是否存在联系?有研究发现伴有壶腹部憩室的患者行 EST 比无憩室患者术后并发出血率高,经多因素分析证明憩室是 EST 术后出血的独立危险因素,考虑与憩室的患者十二指肠乳头伴有的血管分布变异和炎症有关。但也有研究发现合并有壶腹部憩室的患者行 ERCP、EST 术中出血与无憩室患者无明显差别,认为憩室并不是 ERCP 出血的危险因素。壶腹部憩室的存在确实增加了患者 ERCP 的难度,在 EST 时,对伴有憩室的患者,尤其是憩室内乳头需要术者更精细的操作。

### (二)技术因素

EST 作为 ERCP 出血的高风险操作,手术者是否规范操作、手术的熟练程度、手术方式的选择及手术时间等都可能是 ERCP 术后出血的危险因素。术者行 EST 时,对于十二指肠镜的把控能力要求很高。切开时速度过快、采用单一切割电流、电凝不足、切开方向不当、钢丝张力过大或者偏离切割、切口过大、切开的距离过长等都会造成术后出血。另外对于使用针状刀切开时,深度不可控、切开点高、切开速度快、远距离控制不够灵敏也会增加出血风险。当行 EPBD 时,柱状球囊大小、扩张速度、扩张压力、停留时间的选择造成乳头撕裂、出血。预切开技术作为困难插管的一项操作,特别是应用针状刀乳头括约肌预切开时有文献报道预切开技术会增加出血的风险。

按国际上标准 EST 切开大小分级标准认为:术中十二指肠乳头总行切开长度前 1/3 为小切开、切至中 1/3 为中切开,切开至后 1/3 为大切开。王运东、贾良玉等人研究指出乳头大切开出血风险明显增加。大切开更易损伤血管,同时切开组织层次更深,相比小切开而言也更易伤及偏深部位的动脉,从而引起出血。而且有研究也认为 EST 大切开同时增加出血、穿孔的风险。胆胰间隔的长度 6~12mm,行经胰管预切开时切开长度若超过安全区域则可能直接损伤血运丰富的胰实质而导致大出血。

## 四、治疗

ERCP 出血的治疗分为术中出血的治疗和术后迟发型出血的治疗。

EST 后术中即刻出血多见,大多数表现为切开后毛细血管性的少量出血,但如果损伤小动脉,可导致喷射性的大量出血。术中 EST 后活动性出血、不能自行停止时,需要积极采取内镜下止血治疗,以免影响后续的操作或导致患者生命体征不稳定、病情恶化,必要时使用止血药物、扩容、补液等综合治疗,在内镜无法处理止血的情况下需要考虑外科手术干预及介入止血等措施。

术后迟发性出血主要原因为凝固不足、血栓过小,随血凝块一块过早脱落,切开后被切断的小血管缩入水肿的组织内而暂时止血,待水肿消失后,血管重新裸露开放而再次出血,早期自然排泄或进食粗糙食物摩擦创面,引起切口焦痂脱落,炎症或排石损伤所致。术后监测生命体征,注意观察血压、脉搏、面色、腹部症状、呕吐物、粪便颜色等,有无呕血、黑便、出冷汗、脉速、血压下降等出血征象。鼻导管、胃管引流者应观察引流液的颜色,认真听取患者主诉,发现异常及时处理。大多数在 24 小时内发生。术后迟发性出血需要积极采取治疗措施。如禁食水、胃肠减压、扩容、输血、抗休克、内镜下止血、介入栓塞、手术干预等措施。

### (一)保守治疗

扩容:输血、补液以维持循环血容量,注意水、电解质平衡和热量的供给。止血药物:常用维生素 K1、酚磺乙胺、对氨甲基苯甲酸、注射用蛇毒血凝酶,或垂体加压素、生长抑素、抑酸药物及凝血酶原复合物等。抗感染:选用在胆道中浓度高的广谱抗生素,如氨苄西林或头孢菌素,其中第三代头孢菌素胆汁浓度更高,并可与甲硝唑联合应用。局部用药:可放置鼻胆管引流,用 1∶10 000 的肾上腺素或去甲肾上腺素冰盐水冲洗止血,或凝血酶溶液等持续冲洗胆道。

### (二)内镜下治疗

通过内镜检查明确出血的原因和内镜下止血治疗是 EST 出血治疗的主要措施。随着内镜技术及器械的发展,内镜下止血的方法各式各样,80%~90% 的出血可在内镜下成功制止。主要包含的措施有:止血药物内镜下喷洒、局部黏膜下注射、电凝、止血夹夹闭、球囊压迫、氩离子凝固术和全覆膜胆道支架的应用等。

1. 局部喷洒止血　利用局部喷洒或者黏膜下注射冰盐水或者去甲肾上腺素盐水,冲洗视野,使血管达到暂时性的收缩,进而达到止血的效果。操作简单,不良反应少,适用于切口周围渗血等。但对于小动脉的活动性出血效果并不理想。

ER 55-2-1　黏膜下注射肾上腺素止血

2. 黏膜下注射止血　是最常用的内镜下止血措施之一,注射后即刻收缩血管和压迫止血,还可以通过血管内血栓、血小板聚集等作用达到止血。有文献支持切开部位多点注射 1:10 000 的肾上腺素,可以达到止血的目的。但注射时要避开胰管开口,以免堵塞胰管开口,诱发胰腺炎(ER 55-2-1)。

3. 电凝止血　电凝止血治疗是内镜下一种常见的止血方法。EST 后切口出血,用盐水冲洗创面,暴露视野,明确出血部位,可以用热探头、针状电凝刀、热活检钳等电凝止血。有研究发现对于 EST 后肾上腺素喷洒或黏膜下注射止血无效的情况下,选择电凝止血仍有效。内镜下电凝止血虽然简单,但有局限性。电凝止血时需注意通电时间不能过长,否则电凝器械前端与组织凝固粘连,分离后再次造成出血,反复电凝有透壁损伤及穿孔的风险。高频电凝的坏死组织易脱落,会造成再次出血。对于大面积的创面出血电凝效果很难达到满意效果。

ER 55-2-2　取石术后应用止血夹止血,9 点位

4. 内镜下止血夹止血　内镜下止血夹止血效果确切、快捷、损伤小、再出血发生率低。应用止血夹的关键是明确出血部位、精确止血,效果满意。但对于活动性出血导致视野不清楚或者恶性组织,质脆易出血的病变等止血夹的效果并不佳(ER 55-2-2、ER 55-2-3)。

5. 氩离子凝固术(argon plasma coagulation,APC)是氩离子束的电传导将高频电能量传递到出血部位连续止血,为非接触式,局部组织无炭化,有利于组织损伤的修复也避免了探头前端与组织粘连。APC 技术对于大面积的,浅表的组织出血止血效果好,对于动脉性的出血效果并不理想。

ER 55-2-3　预防止血,12 点位置

6. 球囊压迫止血　球囊压迫止血适用于 EPBD 造成的渗血,一般球囊压迫即可制止渗血,对于出血量较大时,可联合应用黏膜下注射、电凝止血、止血夹等共同止血。

7. 全覆膜金属支架止血　对于内镜下注射、电凝或止血夹等措施止血失败时,应用全覆膜自膨式金属支架(self-expandable metal stents,SEMSs)(图 55-2-1),通过填塞、压迫达到止血,成功率高,无明显的并发症,但会加重患者的经济负担,而且对于切开后乳头开口直径或者行乳头扩张时扩张水囊直径超过支架直径的患者,因为置放全覆膜自膨式金属支架起不到压迫作用会效果不佳。

（三）介入栓塞治疗

当内镜下无法止血,或止血后再次出血时,可选择性血管造影,明确出血的分支血管后经导管动脉栓塞(transcatheter arterial embolization,TAE),止血有效,再出血率低。临床上如若出现出血量大,内镜下止血、栓塞止血无法制止出血的情况下需要积极的外科手术干预。但随着内镜技术的提高,因 EST 术后出血外科手术的情况下已经大大减少了。

（四）手术治疗

外科手术治疗作为最后的救治办法,当保守治疗、内镜下治疗、血管栓塞治疗无效时,需要果断选择外科手术治疗。但手术治疗时,患者全身情况差、切口局部水肿明显,血管回缩至黏膜下,很难找到出血的血管,缝扎困难,手术死亡率可达 9%,尽早手术治疗是挽救患者生命的重要保障。

## 五、小结

EST 是高出血风险的内镜操作,在充分评估患者自身情况基础下,具备熟练的操作技巧内镜医师,才能尽可能地降低出血的发生率。预防消化道出血的措施:对于凝血功能机制较差、血小板减低患者,首先应进行调整凝血功能治疗,待凝血机制纠正后再行 ERCP 术;对于长期口服抗凝药物的患者,应对其进行围手术期及术后可能发生栓塞的可能进行全面评估,对风险较低的患者仍建议停用氯吡格雷抗凝 5~7 天,停用阿司匹林 5 天以上。治疗上:临床上一般采用肾上腺素或生理盐水局部喷洒及注射、取石球囊压迫、电刀电凝止血、止血夹夹闭止血、联合止血治疗,介入下血管栓塞及外科手术干预等。内镜治疗下止血,肾上腺素及生理盐水喷洒出血部位,清理视野范围内的出血,收缩血管,起到止血的作用,其优点在于起效时间快,副作用小。当无法识别出血点时,建议应用取石气囊顺导丝压迫止血,或者应用止血夹沿切开方向夹闭,一般出血即可停止。当出血量较大无法内镜下止血时,优先选择介入下血管栓塞治疗,其次选择外科手术干预。

# 第三节 穿 孔

ERCP 造成的消化道穿孔在临床上并不多见,发生率为 0.08%~0.6%,国内报道的 ERCP 穿孔发生率为 0.26%,一旦发生穿孔都是非常严重的,死亡率在 4.2%~29.6%。尽管随着内镜技术的发展穿孔的发生率和死亡率有所下降,但仍不能小觑。ERCP 相关的穿孔大多数可以保守治疗。但仍有一部分患者需要紧急手术治疗,如何及时发现,合理治疗是关键。

## 一、分型及严重程度

ERCP 相关的穿孔分型根据不同的观点分型也不同。

### (一) Howord 分型
Ⅰ型:导丝引起的穿孔。
Ⅱ型:壶腹部周围、后腹膜穿孔。
Ⅲ型:远离乳头部的穿孔。

### (二) Stapfer 分型
Ⅰ型:十二指肠内、外侧壁穿孔,常由于内镜操作不当直接造成,这一类型的穿孔通常较大,引起腹腔内或腹膜后持续大量的外漏,临床上常需立即手术。
Ⅱ型:壶腹周围的损伤,需根据上消化道造影或 CT 以观察其损伤外漏程度。
Ⅲ型:损伤涉及远端胆管的损伤,多由于导丝或网篮器械损伤所致,穿孔往往较小。
Ⅳ型:损伤仅表现为腹膜后积气,实质上不是真正穿孔或微小穿孔。

### (三) Kim 分型
Kim 等依据造成损伤的机制将穿孔分为 3 型:Ⅰ型,镜头造成穿孔;Ⅱ型,插管或括约肌切开刀造成穿孔;Ⅲ型,导丝或网篮造成穿孔。

### (四) 穿孔的严重程度分级
轻度:微小穿孔经胃肠减压等 3 天内可痊愈。中度:明确的穿孔,保守治疗 4~10 天左右可痊愈。重度:保守治疗 10 天以上才可痊愈,或需手术、介入治疗。

## 二、穿孔的原因分析

ERCP 相关穿孔原因分析可分为两大类:患者相关的危险因素和操作者(技术)相关危险因素。

### (一) 患者相关的危险因素
患者术前存在低蛋白血症导致肠壁水肿;上腹部手术史,腹腔粘连,进镜过程中由于十二指肠镜是侧视镜,易造成撕裂、穿孔;患者伴有食管憩室,进境过程中容易误把憩室认为食管,造成食管穿孔;患者伴有食管、胃腔、十二指肠球部溃疡,溃疡造成管壁薄弱,溃疡也会造成周围组织粘连,管腔狭窄,盲目进镜或用力过大容易造成撕裂穿孔;患者伴有十二指肠球部憩室、乳头旁憩室的解剖异常;患者过于消瘦、营养不良也是穿孔的危险因素;局部放疗的患者使管壁水肿变脆,易形成穿孔;胆胰管的汇合部的生理变异如胆胰管共同管道过短或同一开口,但中间有隔膜、壶腹部曲度过大、乳头开口狭小、乳头位于憩室内或憩室旁等均可造成插管困难,频繁的插管容易造成壶腹周围穿孔。

### (二)操作者(技术)相关危险因素

从技术相关危险因素出发:由于十二指肠镜是侧视镜,进镜时并不是在完全直视下,初学者在学习十二指肠镜时进口腔时,容易造成梨状隐窝穿孔;对于伴有食管憩室及十二指肠球部憩室的患者,术者误认为正常肠腔而造成憩室穿孔;对伴有上消化道手术史、胃大部切除史(毕Ⅱ式),布朗吻合术后等,术者不清楚手术方式,容易造成吻合口撕裂、出血、穿孔;对于管腔狭窄的患者要谨慎进镜,明确狭窄原因,盲目进境容易造成穿孔;十二指肠镜刚过幽门或不到乳头的位置时即拉镜身,容易造成穿孔;因取石过程中,暴力取石或者方向扭转过大造成十二指肠侧壁穿孔;插导丝用力过大,插管过程中容易造成壶腹周围穿孔;普通导丝质地较硬,对于放置胰管支架时,进入胰管改变方向容易穿出胰管、胰腺实质,放置胰管支架造成穿孔;EST 时切开方向偏离、过大或者弓刀裸露钢丝深入胆道过长,造成穿孔;插管困难时,盲目进行导丝试探、乳头预切开、针状刀开窗切开过深、过大容易造成穿孔;乳头狭窄、胆管狭窄时扩张球囊扩张时,球囊内压力过大,导致乳头处黏膜及 Oddi 括约肌撕裂造成穿孔。

## 三、腹膜后间隙解剖

腹膜后间隙是指:腹后壁腹膜与腹内筋膜之间,上方至横膈,下达骶岬、骨盆上口处,下与盆腔腹膜后间隙延续。腹膜后隙内有胰腺、十二指肠的大部分、肾、肾上腺、输尿管腹部、大血管、淋巴结和神经等器官结构,并有大量疏松结缔组织。十二指肠降部后侧与右肾内侧缘、肾蒂、右侧输尿管、下腔静脉相邻,降部内侧缘与胰头紧密相连。组织间隙一旦被打开,气体和胆汁就可以沿着这些间隙迅速向腹膜后间隙扩散、聚集。

## 四、诊断

### (一)术中诊断

患者腹痛腹胀,因穿孔后胆汁外溢出消化道,胆汁具有刺激作用,患者会出现明显的腹痛;镜下直视见黏膜穿孔样变及上消化道腔外组织(图 55-3-1);皮下气肿,肠道充气压力高,一旦穿孔后气体可进入后腹膜,进而弥散至皮下间隙,出现胸部及颈部皮下气肿,这是早期诊断穿孔的一个特异性体征,查体可有"握雪感";插管偏离胆胰管的方向;X 线下透视见腹膜后、膈下游离气体或造影剂外泄改变,发现异常解剖结构、肝影、肾影等。

### (二)术后诊断

对怀疑穿孔者应多次行 B 超、CT 检查动态观察。穿孔会出现皮下气肿、逐渐加重的腹痛、腰背部疼痛和发热,CT 显示后腹膜积气。腹平片膈下游离气体、后腹腔气肿或者造影剂外漏只能说明有穿孔,漏出气体或造影剂的量与穿孔大小并不相关,而是与内镜操作时充气量以及穿孔后 ERCP 持续时间相关,所以这些并不是评估穿孔严重程度及需要手术治疗的依据。密切观察后腹膜渗出液量的变化,穿孔后病情迅速恶化者,预后差。

## 五、鉴别诊断

ERCP 所致的穿孔应与 ERCP 术后胰腺炎相鉴别。尤其是壶腹周围穿孔,由于该种穿孔较小,临床症状隐蔽,其临床表现和急性胰腺炎极为相似,早期诊断困难。其非手术治疗原则和胰腺炎一致,所以早期没有明显穿孔征象的患者可暂按胰腺炎处理,严密观察症状体征的变化,必要时借助 CT 诊断,随时调整治疗方案。

与 ERCP 术后胰腺炎相比,穿孔的特点为腹痛剧烈,腹部体征轻;右侧腹膜后渗出明显,而胰体尾部病变很轻;右侧腹膜后可能有气体。穿孔也可以引起血清淀粉酶升高,所以仅依靠血清淀粉酶水平并不是鉴别 ERCP 术后胰腺炎与穿孔的绝对指标。

## 六、治疗

据统计外伤性十二指肠穿孔后 24 小时以内手术者死亡率 5%~11%,超过 24 小时者死亡率为 40%~50%。ERCP 术后并发十二指肠穿孔与外伤性十二指肠穿孔不同,常较局限,约 86% 可保守治疗,无需手术。因为 ERCP 患者术前作过肠道准备,比较清洁,并且漏出的以气体为主,腹腔污染轻。穿孔较小,检查时肠道充气内压高,即使小的穿孔亦会有气体漏出,出现腹部症状和体征,术中大都能及时发现和制止。当肠内抽气内压降低后,小的穿孔往往能自行闭合。一项多中心研究中发现 12 427 例患者中的 75 例穿孔患者有 53 例(71%)的患者经非手术治疗治愈。

对可疑穿孔的患者要动态密切观察。如无肠瘘或检查未见积液,继续非手术治疗;以后如发现局限性脓肿,可在 B 超或 CT 引导下经皮穿刺引流脓液。穿孔一般在 1 周左右愈合。出现以下情况应积极手术治疗:观察过程中,患者腹痛、发热、腰背部水肿等症状加重;观察中病情加重出现弥漫性腹膜炎;鼻胆管造影显示大量造影剂外溢或膈下、腹膜后气体明显;CT 检查显示腹腔内或腹膜后大量积液;活动性出血;非手术治疗后仍然严重败血症;术中发现穿孔在十二指肠内外侧壁或内镜捅穿肠壁。

针对穿孔分型选择不同的治疗方案。Ⅰ型:临床上常需立即手术或者金属夹闭合。Ⅱ型穿孔的处理策略上首选非手术治疗,但需要说明的是,大多数造成严重后果甚至死亡的往往是Ⅱ型穿孔,其原因是术中发现相对困难,术后也易与胰腺炎混淆,而延误治疗造成严重后果。Ⅲ型穿孔由导丝或网篮造成胆管损伤为主,在胆管得到充分减压、引流的情况下可自行愈合,因此Ⅲ型穿孔主张放置鼻胆管或之后保守治疗。支架引起的穿孔根据临床情况确定治疗方案。

非手术治疗:如术后发现穿孔一般不重新作 ERCP 进行胆管引流,因为这样会加重穿孔,恶化病情。术后发现穿孔立刻给予禁食水,胃肠减压,抑制胰液分泌,抗感染,营养支持,密切观察病情变化等综合治疗。有文献报道单独或联合使用纤维蛋白黏合剂喷洒创面,有时也能有效封闭穿孔。对于Ⅱ型穿孔,也可以选择应用全覆膜自膨式金属支架堵漏、减少向后腹膜的引流。

手术治疗:对于穿孔没有最佳手术方式,强调腹膜后间隙和胆管同时切开引流。只有按照患者实际情况,施行个性化手术方案,才能达到更好的效果。

## 七、预防

术前充分评估行 ERCP 的必要性,严格把握 ERCP 适应证。重视患者围手术前的评估,包括患者的年龄、原有基础疾病的处理、手术史等,尤其对于高龄伴有心肺疾患和既往上腹部手术史的患者,在术前做好基础疾病的处理和相关手术预案,因为一旦发生穿孔,可能需手术干预,但高龄伴有心肺疾患无疑会增加手术风险和不良预后。建议用前视镜对毕Ⅱ式术后患者行 ERCP 操作。

对于视野难暴露的部分患者,更换使用带透明帽的前视镜,可能更高效。特别是有胃肠道手术史、脊柱畸形患者,进、退镜时一定要保持视野清楚,见腔进镜,切忌暴力操作、盲目进镜、突然用力推拉镜身或大范围改变角度。减少插管的次数,提高插管成功率。减少预切开的应用。通过导丝可以更准确地将各种治疗器械导入目标管道内,利用导丝进行各种器械的交换,可减少插管的次数,使操作更准确、更安全。"双导丝"法插管,将导丝保留在胰管,避免反复插管,减少穿孔机会。

结石较大容易引起撕裂,需要碎石或者选择其他术式。及时置入鼻胆管或胰管支架引流,以降低胆管的压力并减少胆胰液的外漏,进而减少腹腔及腹膜后的腐蚀性及合并细菌感染的机会,有利于穿孔的愈合。

乳头预切开要求操作者具有较高的熟练程度,切开过深、过大均可导致穿孔。取石时,水囊扩张时水囊的直径要小于胆管的直径。

切开时控制切开速度并及时调整切开方向,电切时电流不宜过高,憩室旁乳头不宜大切开。

助手与术者密切配合,接触乳头时切开刀张力不宜过度绷紧,最好先用抬钳器抬一下,出镜前尽量吸尽胃肠内气体,尽量缩短手术时间和采用简单有效的处理方法。

## 八、小结

减少 ERCP 相关穿孔的措施总结如下:充分的术前准备,术前评估,严格掌握 ERCP 适应证和禁忌证;阅读患者的影像资料,充分准备器械和附件:应急碎石器、备品;规范的术中操作,加强技术培训,掌握娴熟的操作技巧;选择性插管,遵循胆管,胰管走行轨道,遇到插管困难时,避免粗暴、机械、反复刺激损伤乳头及开口;合理的切开;准确地取石;及时发现穿孔,充分引流;对可疑患者严密的术后监护腹痛、发热等,注意跟急性胰腺炎鉴别;最重要的是及时诊断、早期治疗。

# 第四节　术后感染

ERCP 术后感染也是最常见的并发症之一。尤其是 2015 年美国特大耐药大肠埃希菌暴发感染事件,使得人们更加重视 ERCP 术后感染问题。ERCP 术后感染在不同人群中发生率高低不一。有文献报道,在欧洲人群中 ERCP 术后感染发生率为 5%,在美国人群中 ERCP 术后感染发生率为 27.8%。然而另一项长达 11 年的回顾性研究分析发现,美国 ERCP 术后感染发生率低至 0.28%。在国内,ERCP 术后感染发生率为 1.41%。如何减少 ERCP 术后感染的发生,确保患者生命安全,需要一系列有效的质控方法和防控措施。

## 一、定义及分类

ERCP 术后感染:指 ERCP 术后 24~48 小时其他原因不能解释的体温持续高于 38℃。

ERCP 术后感染分为:急性胆管炎;急性胆囊炎;院内暴发感染;迟发型感染;其他感染。

### (一)急性胆管炎

急性胆管炎指患者 ERCP 术前无发热,术后 1 周内出现发热(T≥38℃),伴有腹痛症状,血常规白细胞计数 >$10 \times 10^9$/L,除外胆囊炎及其他部位感染。发生率为 1%~5%(国外)和 0.35%~20.4%(国内)。发生的高位时间段为术后 24~48 小时,其次为术后 72~96 小时。

### (二)急性胆囊炎

ERCP 术后出现急性胆囊炎在国内并不多见,在国外发病率为 0.2%~1.0%。诊断标准:症状和体征:右上腹疼痛,可向右肩背部放射,Murphy 征阳性、右上腹包块、压痛、反跳痛、肌紧张;全身反应:发热、白细胞升高;影像学检查:B超、CT、MRI检查发现胆囊增大,胆囊壁增厚,胆囊颈部嵌顿,胆囊周围积液等表现。注:确诊急性胆囊炎,症状和体征及全身反应中至少有 1 项,再加影像学检查结果,或有手术及术后病理证实。

### (三)院内暴发感染

院内暴发感染是指在医疗机构或其科室的患者中,短时间出现 3 例以上的现象。早期的 ERCP,对消毒的重要性没有充分认识,发生了较严重的院内感染,通常是假单胞菌属的感染,随着医疗技术水平及消毒技术的提高,现在 ERCP 造成的院内感染已经大大降低了,但发展中的 ERCP 依然存在院内感染的概率,需要对此更加重视。

### (四)迟发型感染

ERCP 可以传递非细菌性感染,因潜伏期长而隐藏了其中的联系,但没有报道证实。支架阻塞是引起迟发型胆源性感染的常见原因,胆管支架阻塞后有发生败血症的危险,患者表现为寒战、高热并且病情会很快恶化。

### (五)其他感染

胰腺感染:可发生在 ERCP 术后重症胰腺炎时,有胰腺假性囊肿的患者由于没有严格的消毒或充分引流会发生感染。

吸入性肺炎:指吸入口腔分泌物、食物或胃内容物及其他刺激性物质所致肺实质炎症。在全麻时患者处于无意识状态,ERCP 致胃酸和消化酶进入气管和支气管后引起化学性刺激而诱发吸入性肺炎。

## 二、术后感染的原因分析

ERCP 术后感染主要从十二指肠镜相关因素、患者相关因素及操作者或操作相关的危险因素分析。

### （一）十二指肠镜相关因素

十二指肠镜是一种重复性使用的诊断和治疗器械,构造精细、管腔复杂、材质特殊、不易清洗,不适用于高温高压消毒,多采用化学消毒剂浸泡消毒或灭菌。内镜活检钳道是 ERCP 治疗所需器械、配件等辅助工具通过的管道,细菌很容易存留,并且该部分也很难清洗。在大多数因内镜检查而发生的感染事件中,都能在活检钳道内部找到了相应的病原菌。另外十二指肠钳道也很难进行刷洗,从而影响内镜的清洗和消毒。此外不严格的清洗消毒程序,使用不恰当的洗刷工具也会影响十二指肠镜的消毒质量。

### （二）患者相关因素

恶性高位胆道梗阻:临床常见于肝门部胆管癌、肝癌、胆囊癌侵犯肝门部、肝移植术后胆管狭窄等。Claus Niederau 曾指出,所有的胆管炎以及脓毒血症均发生于胆道阻塞性疾病。胆道肿瘤术后胆管炎发生概率与肿瘤部位有关:肝门部 > 肝总管 > 胆总管恶性 > 胆总管良性,其原因为,恶性梗阻的患者肝内胆管分支互不交通,难以充分引流。在 ERCP 术中使用造影剂或者应用器械进入胆管内,造成胆管炎,胆汁流出不畅或难以充分引流造成术后患者感染的发生。

胆道肿瘤术后胆管炎发生几率与肿瘤部位有关:肝门部 > 肝总管 > 胆总管恶性 > 胆总管良性,高龄患者(≥60 岁)也是术后感染因素之一。有文献报道高龄患者单因素及多因素分析结果显示是 ERCP 术后胆管炎的独立危险因素,ERCP 术后胆管炎发生率随着年龄增长而增加。

肝硬化失代偿期患者肝功能及全身情况较差,有研究指出行 ERCP 的肝硬化患者与行非胰胆管内镜检查的肝硬化相比更有可能发生细菌性腹膜炎。

原发性硬化型胆管炎(primary sclerosing cholangitis,PSC)的患者是 ERCP 术后并发症(如急性胆管炎、胰腺炎、胆管穿孔、支架移位等)的危险因素。有研究指出行治疗性 ERCP 的 PSC 患者并发症的发生率与非 PSC 的胆管梗阻患者行 ERCP 相比是相似的。而伴有急性症状或体征(如发热、黄疸)的 PSC 患者急症行 ERCP 较择期手术者的并发症风险明显增高。

器官移植/免疫抑制也是术后感染因素之一。

### （三）操作者及操作相关的危险因素

手术器械的消毒及无菌操作意识:在行 ERCP 过程中,内镜需要经过食管、胃、十二指肠,难以做到绝对的无菌操作,器械的交换、反复进入胆管,很容易造成外源性的细菌在胆管内繁殖并通过肝血窦进入门静脉系统造成严重的感染。

造影剂的使用:造影剂过多、过快注入胆管或操作过程中患者恶心、呕吐致胆管内形成一种往返性、灌注式的高压可引起肠胆反流,这也可能是增加术后胆道感染发生率的原因之一。另外造影剂黏稠,不利于胆汁引流也会增加术后感染的机会。

ERCP 放置胆道支架术后胆道感染发生率文献报道为 1.9%~12%,部分患者因严重胆道感染而病情急剧恶化导致死亡。其中急性胆管炎的病死率高达 10%,死因大多是感染性休克及多脏器功能衰竭。有研究显示金属支架植入 4 个月内,支架持续的弹性扩张引起胆管上皮细胞坏死、水肿、肉芽组织增生,容易引起细菌感染,诱发胆泥和食糜的淤积,细菌可逆行进入胆囊或胆管,从而诱发急性化脓性胆囊炎、肝脓肿。4 个月之后可被胆管黏膜上皮覆盖而预防细菌滋生,但是肿瘤组织能通过网眼长入支架,或向两端生长超出支架。此时胆道往往处于通而不畅的状态,因此间接胆红素均正常,而细菌容易通过受损的肝窦细胞间隙入血,诱发胆道感染。

因操作相关的原因导致胆汁引流不全或失败也会增加胆道感染的概率。如鼻胆管打折或滑脱;选择放置的支架长度过短,未超过狭窄段;或金属支架上端未膨开;远期的支架堵塞(食糜、胆泥、肿瘤等)。

ERCP 操作时间(≥30 分钟)是术后胆管炎的一个独立危险因素。ERCP 操作时间延长,可能是由于梗阻部位高、结石数量多,操作难度大,操作附件反复进出,带入细菌的可能性增大,引起感染。

EST/EPBD 作为治疗性 ERCP 的必不可少的操作,在操作的同时破坏了 Oddi 括约肌,使胆总管内压力下降,十二指肠液可逆流入胆管,大量细菌同时进入胆道,增加术后感染的概率。

Spyglass 技术作为一种高新技术,进一步完善了胆胰疾病的诊断和治疗。但有文献报道该技术冲洗胆道的同时,使胆道高压,胆血屏障破坏,细菌自微胆管、门静脉逆行入血,造成术后胆管炎、菌血症。

### 三、治疗及预防

欧洲指南推荐每 3 个月进行一次常规微生物检测,并强调需要对内镜所有的附件和可用通道进行采样。在美国和欧洲继超级细菌感染暴发事件之后,强调了对内镜清洗、消毒人员培训的重要性。因为医疗器械的再处理要求操作人员应具备专业的知识及技能,只有受过专业培训的和能胜任此工作的人员才能进行内镜的再处理。许多国家已经建立了内镜再处理的正式培训课程和评估胜任能力的系统。

改善十二指肠镜清洗及消毒质量,严格执行内镜消毒指南,完善专用设备。包括:重点清洗活检钳道和抬钳器;做到预清洗,内镜使用完后使用蘸有多酶清洗液的纱布或一次性多酶清洗液湿巾将内镜表面擦拭干净;来回按下送水送气按钮至少 10 秒;间断吸引空气和多酶清洗液;再送内镜消毒室,摘除前端帽,使用专用毛刷进行刷洗;连接抬钳器,控制钢丝管道口,用多酶清洗液进行冲洗和浸泡。目前也有研究用于十二指肠镜的可抛型前端帽甚至一次性十二指肠镜来降低由于器械消毒不充分导致的感染情况。

铺设无菌操作台,操作人员操作前更换无菌手套。尽量使用一次性配件。在十二指肠乳头插管前、胆道造影前使用无菌生理盐水(或酸化水)冲洗活检钳道和配件可降低 ERCP 术后胆管感染发生率。定期进行治疗室的空气培养和仪器设备物体表面消毒检测。做好医疗废物的整理与回收。

选择预防性抗生素应用时需注意,没有必要对所有拟行 ERCP 患者常规术前应用抗生素,但有以下情况之一者,应考虑预防性应用抗生素:已发生胆道感染、脓毒血症;肝门部肿瘤;器官移植 / 免疫抑制患者;胰腺假性囊肿的介入治疗;原发性硬化性胆管炎;有中、高度风险的心脏疾病患者。建议应用广谱抗生素,抗菌谱需涵盖革兰氏阴性菌、肠球菌及厌氧菌。

术后抗生素应用:国内多项药敏试验表明:革兰氏阴性菌对亚胺培南 100% 敏感,革兰氏阳性菌对万古霉素 100% 敏感,病原菌对其他药物均有一定的抗药性。伴有原发性硬化性胆管炎及肝移植术后胆管狭窄的患者,ERCP 术后必须口服 3~5 天的抗生素。多重耐药菌感染首选含 β- 内酰胺酶抑制剂的复合制剂、第三和第四代头孢菌素、单环类药物。怀疑厌氧菌感染时需合用甲硝唑。

ERCP 技术预防:患者术前应用碘尔康漱口,清洁口腔。患者取左侧卧位,尽量使患者口角放低,插入内镜后的整个检查过程中应注意尽量使口腔内分泌物外流。有消化道梗阻和胃潴留时,应先使用胃管将潴留液彻底引流后再检查。选择合理的胆汁引流的方式解决胆道梗阻的问题,是减少术后感染最直接最有效的方法。此外尽可能减少造影剂的使用,尤其对伴有胆管梗阻或胆管炎的患者,对恶性肝门梗阻的患者使用空气造影替代造影剂的使用,能够有效地降低胆管炎的发生。

### 四、小结

虽然 ERCP 术后不能完全避免,但随着 ERCP 技术日益提高,只要严格遵照内镜清洗消毒法规和内镜清洗消毒指南是可以确保内镜安全的。在操作过程中注意无菌操作、提高人员的操作水平等一系列有效预防措施,可以降低 ERCP 术后感染的发生。

## 第五节  其他少见并发症

ERCP 除术后胰腺炎、出血、穿孔、感染四大主要并发症外,还包括一些少见的并发症。

### 一、网篮嵌顿

原因为乳头切开长度或者乳头开口扩张不够,结石较大而且较硬,未先行碎石直接使用网篮取石,结石嵌顿在网篮内不能通过乳头取出。可以通过释放结石或使用紧急碎石器的方法解决。也可以用钳子剪断网篮手柄部,拔出十二指肠镜,结石和网篮均仍留在胆总管内,再重新插入十二指肠镜,使用乳头肌切开刀扩大切口,一般可将结石顺利取出。对于使用这些方法仍不能取出结石者,可用应急碎石器取石,仍不能取出者,可外科手术治疗。预防主要在于:需要预测结石的直径,乳头切开要足够,对于超过已经切开或者水囊扩张十二指肠乳头开口的直径时而且质地较硬的,要用碎石网篮碎石后取石或母子镜取石。在胰管内使用网篮要小心,机械碎石对于质地较软的结石和蛋白黏液栓是有效的,但是对于胰腺钙化引起的结石可能效果不佳,可能导致网篮在管道内断裂和嵌顿。

## 二、镇静药意外和心肺并发症

无痛 ERCP 治疗成功率高,整个治疗过程无痛苦记忆,使 ERCP 治疗更舒适安全。但麻醉过程中患者血流动力学波动较大,可能出现呼吸抑制、低氧血症等。

任何内镜操作过程都可能发生心肺并发症,有研究关注了在 ERCP 过程中的心肌缺血。出现一过性的缺氧和心律失常如果处理得当,通常不引起临床不良后果。但在年老体弱的患者,低氧血症和心律失常偶会引起严重的并发症。心肺并发症可以通过术前评估、术中与麻醉医师配合来避免。吸氧能有效地降低高危因素及镇静剂所造成的低氧血症的发生概率。

## 三、远处脓肿

可以发生在脾脏、肾脏、腹膜后及其他部位,虽然此并发症并不多见,但有文献报道在患者顺利行 ERCP 后出现高热不退,在排除胆系感染及胰腺炎后,最终手术探查发现十二指肠降部外侧腹膜后发现大量积脓,进行冲洗放置腹腔引流。

## 四、ERCP 术后肠梗阻

ERCP 术后肠梗阻是一种少见的并发症。曾有文献报道,患者胆道蛔虫症行 ERCP 术后出现剧烈腹痛,出现腹膜炎体征,急症手术探查发现肠管较窄,坏死。取出巨大结石后可能会引起胆石性肠梗阻。

## 五、ERCP 术后腹腔脏器损伤

ERCP 术后罕见的并发症,但一旦出现是非常凶险的,有文献报道患者行 ERCP 术后出现重度腹痛、进行性贫血、严重的低血压,进行急诊手术,术中发现脾脏被膜损伤。在术后出现上述症状时应考虑到腹腔脏器损伤的情况,及时发现并处理才能保障患者的生命安全。

## 六、ERCP 放置支架的并发症

包括支架移位、支架堵塞、穿孔、肝脓肿、支架损伤胆道和胰腺等。虽然支架的移位经回顾性分析是安全的,但需要注意的是应尽量减少此类并发症的发生,尤其是 ERCP 术后胰腺炎的胰管支架的移位情况。

## 七、其他一些不良事件

肌肉骨骼的损伤(如颞颌关节脱白或肩部、牙齿的损伤);血管显影,多见于采用尖的导管意外进入门脉后注射造影剂显示出门脉系统;长期鼻胆管引流会造成鼻窦感染和咽炎;鼻胆管或鼻胰管嵌顿或破裂;含碘造影剂的过敏反应;硬化性胆管炎的患者会引起胆汁淤积加重。

## 八、晚期并发症

ERCP 术后有些不良事件在数月甚至数年后才表现出来。迟发感染:ERCP 可以传递非细菌性感染,因潜伏期长隐藏了其中的联系,但没有报道证实;支架阻塞可引起迟发型胆源性感染;括约肌切开会引起胆汁细菌感染。结石复发:感染可能是胆色素结石形成的潜在启动因素。

## 【小结】

ERCP 的成功开展必然伴随着它的风险性,任何的成功都不可能一帆风顺,在不能完全杜绝并发症的情况下,只能尽量减少并发症的出现。通过严格掌握 ERCP 适应证,术前充分评估患者的风险,术后积极护理,再加上相关专业的协同配合,提高自身操作水平,坚持无菌操作等相关措施,从而降低并发症的发生。"悬顶之剑",时刻警戒我们要严谨、慎行。相信随着科技的发展,ERCP 的并发症会愈来愈少。

(侯森林　张立超)

## 参 考 文 献

1. Mine T,Morizane T,Kawaguchi Y,et al. Clinical practice guideline for post-ERCP pancreatitis. J Gastroenterol,2017,DOI:10.1007/s00535-017-1359-5.

2. 中华医学会消化内镜分会 ERCP 学组. 中国 ERCP 指南(2018 版). 中华内科杂志,2018,57(11):772-801.

3. El Nakeeb A,El Hanafy E,Salah T,et al. Post-endoscopic retrograde cholangiopancreatography pancreatitis:Risk factors and predictors of severity. World J Gastrointest Endosc,2016,8:709-715.

4. Wang AY,Strand DS,Shami VM. Prevention of Post-Endoscopic Retrograde Cholangiopancreatography Pancreatitis:Medications and Techniques. Clinical gastroenterology and hepatology:the official clinical practice journal of the American Gastroenterological Association,2016,14:1521-1532.e1523.

5. Montano Loza A,Garcia Correa J,Gonzalez Ojeda A,et al. Prevention of hyperamilasemia and pancreatitis after endoscopic retrograde cholangiopancreatography with rectal administration of indomethacin. Revista de gastroenterologia de Mexico,2006,71:262-268.

6. Koksal AR,Boga S,Alkim H,et al. Insulin Resistance as a Novel Risk Factor for Post-ERCP Pancreatitis:A Pilot Study. Dig Dis Sci,2016,61:2397-2405.

7. Cotton PB,Lehman G,Vennes J,et al. Endoscopic sphincterotomy complications and their management:an attempt at consensus. Gastrointest Endosc,1991,37:383-393.

8. Jin Z,Bie LK,Tang YP,et al. Endoscopic therapy for patients with pancreaticobiliary maljunction:a follow-up study. Oncotarget,2017,8:44860-44869.

9. Miyatani H,Matsumoto S,Mashima H. Risk factors of post-endoscopic retrograde cholangiopancreatography pancreatitis in biliary type sphincter of Oddi dysfunction in Japanese patients. Journal of digestive diseases,2017,18:591-597.

10. Plewka M,Rysz J,Kujawski K. Complications of endoscopic retrograde cholangiopancreatography. Polski merkuriusz lekarski:organ Polskiego Towarzystwa Lekarskiego,2017,43:272-275.

11. Elmunzer BJ. Reducing the risk of post-endoscopic retrograde cholangiopancreatography pancreatitis. Digestive endoscopy:official journal of the Japan Gastroenterological Endoscopy Society,2017,29:749-757.

12. Akashi R,Kiyozumi T,Tanaka T,et al. Mechanism of pancreatitis caused by ERCP. Gastrointest Endosc,2002,55:50-54.

13. Siiki A,Laukkarinen J. Can we prevent post-ERCP pancreatitis? Duodecim;laaketieteellinen aikakauskirja,2017,133:267-274

14. Wang AY. Medications and Methods for the Prevention of Post-ERCP Pancreatitis. Gastroenterol Hepatol,2017,13:188-191.

15. Mazaki T,Mado K,Masuda H,et al. Prophylactic pancreatic stent placement and post-ERCP pancreatitis:an updated meta-analysis. J Gastroenterol,2014,49:343-355.

16. Shi QQ,Ning XY,Zhan LL,et al. Placement of prophylactic pancreatic stents to prevent post-endoscopic retrograde cholangiopancreatography pancreatitis in high-risk patients:a meta-analysis. World J Gastroenterol,2014,20:7040-7048.

17. Olsson G,Lubbe J,Arnelo U,et al. The impact of prophylactic pancreatic stenting on post-ERCP pancreatitis:A nationwide,register-based study. United European Gastroenterol J,2017,5:111-118.

18. Fujisawa T,Kagawa K,Ochiai K,et al. Prophylactic Efficacy of 3-or 5-cm Pancreatic Stents for Preventing Post-ERCP Pancreatitis:A Prospective,Randomized Trial. Journal of clinical gastroenterology,2016,50:e30-34.

19. Huang Q,Shao F,Wang C,et al. Nasobiliary drainage can reduce the incidence of post-ERCP pancreatitis after papillary large balloon dilation plus endoscopic biliary sphincterotomy:a randomized controlled trial. Scandinavian journal of gastroenterology,2018,53:114-119.

20. Mouri T,Sasaki T,Serikawa M,et al. A comparison of 4-Fr with 5-Fr endoscopic nasopancreatic drainage catheters:A randomized,controlled trial. Journal of gastroenterology and hepatology,2016,31:1783-1789.

21. Bassan MS, Sundaralingam P, Fanning SB, et al. The impact of wire caliber on ERCP outcomes: a multicenter randomized controlled trial of 0.025-inch and 0.035-inch guidewires. Gastrointest Endosc, 2018, DOI: 10.1016/j.gie.2017.11.037:

22. Song BJ, Kang DH. Prevention of postendoscopic retrograde cholangiopancreatography pancreatitis: the endoscopic technique. Clin Endosc, 2014, 47: 217-221.

23. Choudhary A, Winn J, Siddique S, et al. Effect of precut sphincterotomy on post-endoscopic retrograde cholangiopancreatography pancreatitis: a systematic review and meta-analysis. World J Gastroenterol, 2014, 20: 4093-4101.

24. Hauser G, Milosevic M, Stimac D, et al. Preventing post-endoscopic retrograde cholangiopancreatography pancreatitis: what can be done? World J Gastroenterol, 2015, 21: 1069-1080.

25. Noble MD, Romac J, Vigna SR, et al. A pH-sensitive, neurogenic pathway mediates disease severity in a model of post-ERCP pancreatitis. Gut, 2008, 57: 1566-1571.

26. Luo H, Zhao L, Leung J, et al. Routine pre-procedural rectal indometacin versus selective post-procedural rectal indometacin to prevent pancreatitis in patients undergoing endoscopic retrograde cholangiopancreatography: a multicentre, single-blinded, randomised controlled trial. Lancet, 2016, 387: 2293-2301.

27. Thiruvengadam NR, Forde KA, Chandrasekhara V, et al. Lowering the risk of post-ERCP pancreatitis. Gastrointest Endosc, 2017, 85: 688-689.

28. Yoshihara T, Horimoto M, Kitamura T, et al. 25mg versus 50mg dose of rectal diclofenac for prevention of post-ERCP pancreatitis in Japanese patients: a retrospective study. BMJ Open, 2015, 5: e006950

29. Katsinelos P, Kountouras J, Chatzis J, et al. High-dose allopurinol for prevention of post-ERCP pancreatitis: a prospective randomized double-blind controlled trial. Gastrointestinal Endoscopy, 2005, 61: 407-415.

30. Milewski J, Rydzewska G, Degowska M, et al. N-acetylcysteine does not prevent post-endoscopic retrograde cholangio-pancreatography hyperamylasemia and acute pancreatitis. World Journal of Gastroenterology Wjg, 2006, 12: 3751-3755.

31. Bai Y, Gao J, Shi X, et al. Prophylactic corticosteroids do not prevent post-ERCP pancreatitis: a meta-analysis of randomized controlled trials. Pancreatology, 2008, 8: 504-509.

32. Hu J, Li PL, Zhang T, et al. Role of Somatostatin in Preventing Post-endoscopic Retrograde Cholangiopancreatography (ERCP) Pancreatitis: An Update Meta-analysis. Front Pharmacol, 2016, 7: 489.

33. Omata F, Deshpande G, Tokuda Y, et al. Meta-analysis: somatostatin or its long-acting analogue, octreotide, for prophylaxis against post-ERCP pancreatitis. J Gastroenterol, 2010, 45: 885-895.

34. Yoo YW, Cha SW, Kim A, et al. The use of gabexate mesylate and ulinastatin for the prevention of post-endoscopic retrograde cholangiopancreatography pancreatitis. Gut Liver, 2012, 6: 256-261.

35. Park JY, Jeon TJ, Hwang MW, et al. Comparison between ulinastatin and nafamostat for prevention of post-endoscopic retrograde cholangiopancreatography complications: a prospective, randomized trial. Pancreatology, 2014, 14: 263-267.

36. Wang J, Su J, Lu Y, et al. A randomized control study to investigate the application of Ulinastatin-containing contrast medium to prevent post-ERCP pancreatitis. Hepato-gastroenterology, 2014, 61: 2391-2394.

37. Katsinelos P, Lazaraki G, Chatzimavroudis G, et al. Impact of nitroglycerin and glucagon administration on selective common bile duct cannulation and prevention of post-ERCP pancreatitis. Scandina VI an journal of gastroenterology, 2017, 52: 50-55.

38. Ohashi A, Tamada K, Tomiyama T, et al. Epinephrine irrigation for the prevention of pancreatic damage after endoscopic balloon sphincteroplasty. Journal of gastroenterology and hepatology, 2001, 16: 568-571.

39. Matsushita M, Takakuwa H, Shimeno N, et al. Epinephrine sprayed on the papilla for prevention of post-ERCP pancreatitis. J Gastroenterol, 2009, 44: 71-75.

40. Nakaji K, Suzumura S, Nakae Y, et al. Effects in the Control of Edema of the Papilla of Vater by Epinephrine Saline Irrigation after Endoscopic Retrograde Cholangiopancreatography in an Endoscopy Center in Japan, 2003 to 2007: Exploratory Retrospective Analysis to Evaluate the Characteristics of Eligible Patients with a Focus on Serum Amylase Levels. Internal Medicine, 2009, 48: 945-952.

41. 王广勇, 施云星, 吕礁, 等. 十二指肠乳头局部喷洒肾上腺素对胆总管结石 ERCP 术后胰腺炎的预防作用. 中华胰腺病杂志, 2015, 15: 406-408.

42. Park CH, Paik WH, Park ET, et al. Aggressive intravenous hydration with lactated Ringer's solution for prevention of post-ERCP pancreatitis: a prospective randomized multicenter clinical trial. Endoscopy 2017, DOI: 10.1055/s-0043-122386.

43. Wang C, Li Q, Ye P, et al. Value of Raw Rhubarb Solution in the Precaution of Post-endoscopic Retrograde Cholangio-pancreatography Pancreatitis in Patients with High-Risk Factors: A Predictive Random Compared Research in One Center. Dig

Dis Sci,2017,62:1043-1050.

44. Fujita Y,Hasegawa S,Kato Y,et al. Intravenous injection of low-dose flurbiprofen axetil for preventing post-ERCP pancreatitis in high-risk patients:An interim analysis of the trial. Endosc Int Open,2016,4:E1078-E1082.

45. Shah TU,Liddle R,Branch MS,et al. Pilot study of aprepitant for prevention of post-ERCP pancreatitis in high risk patients:a phase Ⅱ randomized,double-blind placebo controlled trial. Jop Journal of the Pancreas,2012,13:514.

46. Cotton PB,Hawes RH. Botulinum toxin injection after biliary sphincterotomy. Endoscopy,2004,36:745.

47. Bousti è re C,Veitch A,Vanbiervliet G,et al. Endoscopy and antiplatelet agents. European Society of Gastrointestinal Endoscopy (ESGE)Guideline. Endoscopy,2011,43:445-461.

48. Fujimoto K,Fujishiro M,Kato M,et al. Guidelines for gastroenterological endoscopy in patients undergoing antithrombotic treatment. Digestive Endoscopy Official Journal of the Japan Gastroenterological Endoscopy Society,2014,26:1-14.

49. Katsinelos P,Lazaraki G,Chatzimavroudis G,et al. Risk factors for therapeutic ERCP-related complications:an analysis of 2,715 cases performed by a single endoscopist. Annals of Gastroenterology,2014,27:65-72.

50. 张国飞,石小田.十二指肠大乳头血供的临床解剖学研究.中国临床解剖学杂志,2015,33:262-264.

51. Yun DY,Han J,Oh JS,et al. Is Endoscopic Retrograde Cholangiopancreatography Safe in Patients 90 Years of Age and Older?,2014,8:552-556.

52. Freeman ML,Nelson DB,Sherman S,et al. Complications of endoscopic biliary sphincterotomy. N Engl J Med,1997,336:909-918.

53. Zoepf T,Zoepf DS,Arnold JC,et al. The relationship between juxtapapillary duodenal diverticula and disorders of the biliopancreatic system:analysis of 350 patients. Gastrointestinal Endoscopy,2001,54:56-61.

54. Zippi M,Traversa G,Pica R,et al. Efficacy and safety of endoscopic retrograde cholangiopancreatography(ERCP)performed in patients with Periampullary duodenal diverticula(PAD). La Clinica Terapeutica,2014,165:e291.

55. 王运东,贾玉良,张国政,等.EST 术中出血及其内镜下止血治疗的临床研究.皖南医学院学报 2015,DOI:158-160.

56. Williams EJ,Taylor S,Fairclough P,et al. Risk factors for complication following ERCP:results of a large-scale,prospective multicenter study. Endoscopy,2007,39:793-801.

57. Szary NM,Al-Kawas FH. Complications of endoscopic retrograde cholangiopancreatography:how to avoid and manage them. Gastroenterology & Hepatology,2013,9:496.

58. Kim KB,Yoon SM,Youn SJ. Endoscopy for nonvariceal upper gastrointestinal bleeding. Clin Endosc,2014,47:315-319.

59. Wang Y,Han Z,Niu X,et al. Clinical research for delayed hemorrhage after endoscopic sphincterotomy. International Journal of Clinical & Experimental Medicine,2015,8:5753-5759.

60. Matsushita M,Ikeura T,Shimatani M,et al. Simple injection of hypertonic saline-epinephrine solution oral to the papilla for prevention and treatment of post-sphincterotomy bleeding. Gastrointest Endosc,2011,74:451.

61. Katsinelos P,Kountouras J,Chatzimavroudis G,et al. Endoscopic hemostasis using monopolar coagulation for postendoscopic sphincterotomy bleeding refractory to injection treatment. Surgical Laparoscopy Endoscopy & Percutaneous Techniques,2010,20:84-88.

62. Guo SB,Gong AX,Leng J,et al. Application of endoscopic hemoclips for nonvariceal bleeding in the upper gastrointestinal tract. World Journal of Gastroenterology,2009,15:4322-4326.

63. Zippi M,De Felici I,Pica R,et al. Self-expandable metal stent placement for treatment of severe sphincterotomy bleeding. Clin Ter,2013,164:e27-29.

64. Maleux G,Bielen J,Laenen A,et al. Embolization of post-biliary sphincterotomy bleeding refractory to medical and endoscopic therapy:technical results,clinical efficacy and predictors of outcome. European Radiology,2014,24:2779-2786.

65. Dunne R,Mccarthy E,Joyce E,et al. Post-endoscopic biliary sphincterotomy bleeding:an interventional radiology approach. Acta Radiologica,2013,54:1159-1164.

66. Fujimoto K,Fujishiro M,Kato M,et al. Guidelines for gastroenterological endoscopy in patients undergoing antithrombotic treatment. Digestive Endoscopy Official Journal of the Japan Gastroenterological Endoscopy Society,2014,26:1.

67. Tsou Y-K,Lin C-H,Liu N-J,et al. Treating delayed endoscopic sphincterotomy-induced bleeding:Epinephrine injection with or without thermotherapy. World Journal of Gastroenterology,2009,15:4823.

68. Guerra F,Giuliani G,Coletta D,et al. Clinical outcomes of ERCP-related retroperitoneal perforations. Hepatobiliary & Pancreatic Diseases International,2017,16:160-163.

69. Hisai H,Hirako T,Koshiba Y,et al. Mo1433 Management of ERCP-Related Perforations:Outcomes of Single Institution in

Japan. Gastrointestinal Endoscopy,2015,81:AB418-AB418.

70. Prachayakul V,Aswakul P. Endoscopic retrograde cholangiopancreatography-related perforation:Management and prevention. World J Clin Cases,2014,2:522-527.

71. Srivastava S,Sharma BC,Puri AS,et al. Impact of completion of primary biliary procedure on outcome of endoscopic retrograde cholangiopancreatographic related perforation. Endoscopy International Open,2017,5:E706-E709.

72. Howard TJ,Tan T,Lehman GA,et al. Classification and management of perforations complicating endoscopic sphincterotomy. Surgery,1999,126:658-663;discussion 664-655.

73. Stapfer M,Selby RR,Stain SC,et al. Management of duodenal perforation after endoscopic retrograde cholangiopancreatography and sphincterotomy. Annals of Surgery,2000,232:191.

74. Kim BS,Kim IG,Ryu BY,et al. Management of endoscopic retrograde cholangiopancreatography-related perforations. Journal of the Korean Surgical Society,2011,81:195.

75. Kim JH,Yoo BM,Kim JH,et al. Management of ERCP-related perforations:outcomes of single institution in Korea. Journal of Gastrointestinal Surgery,2009,13:728.

76. Lee TH,Han JH,Park SH. Endoscopic Treatments of Endoscopic Retrograde Cholangiopancreatography-Related Duodenal Perforations. Clinical Endoscopy,2013,46:522-528.

77. Wooil K,Jin-Young J,Kon RJ,et al. Proposal of an endoscopic retrograde cholangiopancreatography-related perforation management guideline based on perforation type. Journal of the Korean Surgical Society,2012,83:218-226.

78. Mutignani M,Iacopini F,Dokas S,et al. Successful endoscopic closure of a lateral duodenal perforation at ERCP with fibrin glue. Gastrointestinal Endoscopy,2006,63:725-727.

79. Lee TH,Bang BW,Jeong JI,et al. Primary endoscopic approximation suture under cap-assisted endoscopy of an ERCP-induced duodenal perforation. World Journal of Gastroenterology,2010,16:2305.

80. 侯森林,高永平,乔娜,等.导丝在降低逆行胰胆管造影并发症中的意义.世界华人消化杂志,2008,16:3347-3350.

81. Thosani N,Zubarik RS,Kochar R,et al. Prospective evaluation of bacteremia rates and infectious complications among patients undergoing single-operator choledochoscopy during ERCP. Endoscopy,2016,48:424-431.

82. Wada K,Takada T,Kawarada Y,et al. DOI 10.1007/s00534-006-1156-7 Diagnostic criteria and severity assessment of acute cholangitis:Tokyo Guidelines. Anaesthesia,2013,31:302-302.

83. 华医学会外科学分会胆道外科学组.急性胆道系统感染的诊断和治疗指南(2011版).中华消化外科杂志,2011,10:9-13.

84. Jeurnink SM,Siersema PD,Steyerberg EW,et al. Predictors of complications after endoscopic retrograde cholangio-pancreatography:a prognostic model for early discharge. Surgical Endoscopy,2011,25:2892-2900.

85. Kimura Y,Takada T,Strasberg SM,et al. TG13 current terminology,etiology,and epidemiology of acute cholangitis and cholecystitis. J Hepatobiliary Pancreat Sci,2013,20:8-23.

86. Niederau C,Pohlmann U,Lübke H,et al. Prophylactic antibiotic treatment in therapeutic or complicated diagnostic ERCP:results of a randomized controlled clinical study. Gastrointestinal Endoscopy,1994,40:533.

87. 陈敏,魏威,姚玉玲,等.ERCP术后胆管炎相关危险因素分析.胃肠病学,2016,21:419-423.

88. Kostrzewska M,Baniukiewicz A,Wroblewski E,et al. Complications of endoscopic retrograde cholangiopancreatography(ERCP)and their risk factors. Advances in Medical Sciences,2011,56:6.

89. Inamdar S,Berzin TM,Berkowitz J,et al. Decompensated cirrhosis may be a risk factor for adverse events in endoscopic retrograde cholangiopancreatography. Liver International,2016,36:1457-1463.

90. Etzel JP,Eng SC,Ko CW,et al. Complications after ERCP in patients with primary sclerosing cholangitis. Gastrointestinal Endoscopy,2008,67:643-648.

91. 张汝玲,宛新建.内镜下逆行胰胆管造影术术后胆道感染的危险因素分析及防治.中华消化杂志,2011,31:430-432.

92. Schöfl R,Brownstone E,Reichel W,et al. Malignant bile-duct obstruction:experience with self-expanding metal endoprostheses(Wallstents)in Austria. Endoscopy,1994,26:592-596.

93. Takada T,Kawarada Y,Nimura Y,et al. Background:Tokyo Guidelines for the management of acute cholangitis and cholecystitis. J Hepatobiliary Pancreat Sci,2013,20:1-7.

94. 张诚,杨玉龙,吴萍,等.经内镜胆道金属支架置入术后胆道感染的原因及处理.肝胆胰外科杂志,2014,26:365-367.

95. 尹红,罗保平,李春亭.ERCP术后胆道感染分析.西南国防医药,2016,26:539-541.

96. Sud R,Puri R,Choudhary NS,et al. Air cholangiogram is not inferior to dye cholangiogram for malignant hilar biliary obstruction:A randomized study of efficacy and safety. Indian Journal of Gastroenterology,2014,33:537-542.

97. Singh V,Singh G,Gupta V,et al. Contrast-free air cholangiography-assisted unilateral plastic stenting in malignant hilar biliary obstruction. Hepatobiliary & Pancreatic Diseases International,2010,9:88.

98. 袁石初,焦华波,王世斌,等. ERCP 的少见并发症:腹膜后脓肿. 中国内镜杂志 1998,DOI:64-65.

99. 汤华. 胆道蛔虫病 ERCP 术后并发绞窄性肠梗阻 1 例. 中国医药科学,2011,01:145-145.

100. Pamudurthy V,Abraham RZ,Betlej T,et al. Etiologies and risks of splenic decapsulation after endoscopic retrograde cholangiopancreatography:case report and literature review. Endoscopy International Open,2018,06:E271-E273.

101. Lu Y,Jin Z,Wu JC,et al. Endoscopic retrieval technique of proximally migrated pancreatic stents:a retrospective study in a tertiary centre. Gastroenterol Res Pract,2015,2015:485980.

102. Chahal P,Baron TH,Petersen BT,et al. Pancreatic stent prophylaxis of post endoscopic retrograde cholangiopancreatography pancreatitis:spontaneous migration rates and clinical outcomes. Minerva Gastroenterologica E Dietologica,2007,53:225.

103. ZH Zhao,LH Hu,HB Ren,et al. Incidence and Risk Factors for post-ERCP Pancreatitis in Chronic Pancreatitis. Gastrointestinal Endoscopy,2017,86(3):519-524.

104. Nauzer Forbes1,B. Joseph Elmunzer,Thibault Allain,et al. Infection control in ERCP using a duodenoscope with a disposable cap(ICECAP):rationale for and design of a randomized controlled trial. MC Gastroenterology,2020,20:64.

# 第56章

# ERCP 介入诊疗的术中配合与术后护理

【摘要】近年来,内镜技术的飞速发展使得越来越多的疾病可以通过更小的创伤、更短的时间、更便捷的途径实现疾病的诊治。针对于慢性胰腺炎(chronic pancreatitis,CP)及其他胰胆疾病的内镜下治疗也在逐步地探索深入。经内镜逆行胰胆管造影术(endoscopic retrograde cholangiopancreatography,ERCP)具有微创、有效和可重复等特点,目前逐步成为慢性胰腺炎及其他胰胆疾病的主要治疗方法之一。ERCP 介入诊疗的目的是减轻患者的疼痛及治疗局部并发症。本章节重点介绍在 ERCP 诊疗过程中的操作配合及针对患者的护理工作。

## 第一节　ERCP 介入诊疗的术中配合

慢性胰腺炎一方面引发患者的疼痛,另一方面加速胰腺实质萎缩、纤维化。因此,治疗原发病,解除梗阻是重要的治疗措施。ERCP 在针对 CP 的治疗中,主要目的是引流、减压,术式包括括约肌切开、胰管支架置入、胰管取石、胆管取石等。此节将对各种相关术式的术中配合进行分析。

### 一、ERCP 术中的设备、人员位置关系

ERCP 诊室中,设备、人员的位置遵循便于各类人员操作及观察患者情况的原则。各医院在设置 ERCP 操作间时就应以前瞻性的思维,周密考虑使用、操作时的各种问题。不仅仅是操作医师,还包括助手、麻醉人员、放射人员甚至勤务人员等。规范的布局建议如图 56-1-1 所示。

内镜医师位于患者右侧靠近头部区域,便于内镜操作及控制放射操控台,以移动 C 臂系统选取针对该患者的最佳透视效果,并可操控照相、放大等多项功能。C 臂系统的显示器应位于医师及助手可直视的适宜高度。

内镜的主机放置在患者头部区域的右侧,便于内镜医师及助手观察内镜下图像。该主机系统应配备 ERCP 常用的辅助设备如冲洗泵、超声、高频电发生器等。ERCP 诊室还应包括中控间,放射人员的操控和内镜医师的图像采集、报告书写均在此完成。

随着无痛内镜诊疗的开展,越来越多的患者摆脱了痛苦的内镜就诊体验,麻醉团队的加入也让 ERCP 的安全性有了更大程度的提升。在进行 ERCP 诊疗的过程中,麻醉团队承担了患者手术过程中一应管理包括风险防范等工作。在诊间,麻醉机、监护仪及麻醉所用药品、物品均应有足够的放置空间,并应考虑最高效率原则。因此,在患者的头部上方应留出足够空间,保证设备的摆放,还应留出麻醉团队进行观察记录、操作的工作空间。

助手的位置靠近医师,便于配合医师操作。附件放置的操作台应设置为可移动操作台,在需要时可扩大工作空间。国内 ERCP 助手的配置基本以考虑工作量匹配为主,很多医院为一名助手,诊疗量较大的医院配置两名助手,大型的诊疗中心配置三名助手。ERCP 的诊疗是针对胆管、胰管的操作,操作中的无菌原则至关重要。有文献报道,在欧洲人群中 ERCP 术后感染发生率为 5%,在美国人群中 ERCP 术后感染发生率为 27.8%。虽然,在整个诊疗过程中包括清洗消毒处理中,可能引发术后感染的可能性很多,但在操作中的不符合无菌原则的行为更容易引起术后感染。因此,在工作中不应放任任何哪怕是微小的隐患因素。ERCP 的诊疗操作中,两名助手在台上提高工作效率的同时,可以更好地保证附件的无菌条件,保证操作的流畅性及符合无菌要求。两名助手的位置应互相靠近,并靠近医师。第二助手更靠近移动操作台,以便于准备及取用下一步操作中需使用的附件。第三助手的主要工作职责同手术室巡回护士,负责台下的物品准备和仪器设备的处理工作。第三助手位于可移动操作台后方,在第三助手的后方应有足够空间放置 ERCP 诊疗附件的专用储物柜,以方便手术中的及时取用,取用后的及时补充也应由第三助手承担。

另外,房间整体工作流向的安排需要方便患者的转运,在患者安置、转运的过程中不影响其他设备、人员的固定位置,以提高工作效率,减少无效时间。并注意应与内镜使用后送往洗消间的通道分开。

## 二、ERCP 术中患者体位的安置

目前,临床常用的体位方式为左侧俯卧位,头偏向右侧,右腿弯曲向腹部方向,并在腹部放置体位垫以承托患者。该体位的优势:①可以更大程度上减少造影的图像盲区,便于肝内外胆管及胰管的显影。②内镜医生选择性插管的难度相对较小。有文献显示,在插管难度上仰卧位高于俯卧位组($p<0.05$)。③俯卧的形式便于口腔分泌物的流出,减少吸入性肺炎的风险。④左侧俯卧位利于患者的呼吸,该角度也便于麻醉师观察患者腹部呼吸的情况。⑤侧俯卧体位垫的承托,增加患者的舒适程度,体位垫可以分解患者部分身体重力,减少患者左侧身体承重的骨突处、皮肤薄弱处压伤的发生。有文献显示,合适的体位垫可减少术后皮肤压红和术后三天身体不适感的发生例数,与对照组对比有统计学意义($p<0.05$)。

ERCP 诊疗时并不局限于一种体位方式。临床开展的 ERCP 手术可采取多种手术体位,包括俯卧位、仰卧位、倾斜位、左侧卧位。体位的选择受多种因素的影响,如患者的病情、身体的活动限度等。国外有文献显示,仰卧位的患者选择性插管的成功率低于俯卧位(71% vs 100%,$p=0.05$),镇静相关不良反应发生率较高(41% vs 100%,$p=0.04$)。国内也有文献显示,仰卧位 ERCP 选择性插管的成功率为 83%,而俯卧位为 100%。术后胰腺炎的发生率为 38.9% vs 16.7%($p<0.01$)。但也有一项回顾性研究认为,在仰卧位的操作难度相对较高的情况下,患者的体位与手术成功率及不良反应发生率无明显相关性。根据 John T.Maple 经验体会,仰卧位时 ERCP 的操作难度可能稍有增加。

临床中,仰卧位进行手术的患者在麻醉中头需偏向一侧,以防止发生误吸造成吸入性肺炎。因此,在 ERCP 诊疗中,如果采取仰卧位,手术又是经口操作时,需严防风险的发生。

在操作的过程中,必须加强气道的管理。如果患者的病情不允许,无法俯卧的情况下,为完成患者的诊疗,只能采取其他适合体位时,就要充分考虑风险因素,以保证诊疗效果及患者的安全。王萍等针对 12 例不能常规取俯卧体位行 ERCP 的患者行仰卧位 ERCP 诊疗,所有患者均顺利完成手术,未发生不良术后并发症。因此,体位的选择并不唯一,需根据具体情况选择适合于患者的体位。

## 三、主乳头插管的配合

ERCP 诊疗操作中主乳头的选择性插管是内镜医师首先要面临的问题,在助手同样是第一关的考验。如何配合好医生顺利地完成插管,取决于内镜助手的知识及经验的积累。

### (一)插管前的准备工作

1. 乳头的插管可选用造影导管,也可选用乳头括约肌切开刀　造影导管通常为 5~7Fr,有单腔和双腔、三腔导管,双腔/三腔导管可以在不拔出导丝的情况下进行造影,操作更方便。单纯诊断性的 ERCP 从经济的角度考虑,推荐使用造影导管。现在超声、CT、MRCP 等无创影像学检查水平的日益精进,超声内镜的广泛开展,单纯诊断性的 ERCP 日趋减少,治疗性 ERCP 占据了 ERCP 诊疗量的绝大多数。乳头括约肌切开刀头端有一定的弧度,并可通过手柄控制弧度大小、调整方向,再加上导丝的合作,使得乳头插管的成功机会增大,因此越来越多的内镜医师喜欢选择双腔或三腔乳头括约肌切开刀进行乳头的插管。

2. 导丝的选择　用于乳头插管的导丝,其头端柔软异常,对组织损伤极小,与水亲和后光滑。目前临床使用的导丝有很多种,大部分直径为 0.035in(0.89mm),0.025in(0.64mm),也有 0.018in(0.46mm)导丝。因其头端柔软光滑,配合造影导管或乳头括约肌切开刀可提高进入胆胰管的成功率。临床使用 0.035in 的导丝为主,使用 0.025in 也日趋增多。有文献指出,在选择应用 0.025Fr 或者 0.035Fr 导丝在降低 ERCP 术后胰腺炎的发生率上并无统计学意义。

3. 附件的准备

(1) 将选择好的导丝、乳头切开刀开封,放置于事先铺好的无菌操作台。

(2) 戴无菌手套,用注射器抽取 0.9% 盐水,润滑导丝。

(3) 将乳头切开刀头端的支撑去除,抽取 0.9% 盐水注入切开刀的导丝孔道(wire guide)。

(4) 用专用造影剂注射器抽取按 1∶1 配制的复方泛影葡胺生理盐水注射液(碘海醇注射液无需配制),注入切开刀造影剂注射孔道(injection)。完全排出管腔中的气泡,以避免造影时气泡进入胆管或胰管,难以和结石区分。

(5) 将导丝插入切开刀导丝孔道,停止于切开刀钢丝近端。在内镜医师看到十二指肠乳头时,可能会根据乳头的走行进行切开刀角度的重塑,此时导丝的存在影响塑形,且可能改变导丝走向,因此在准备阶段不宜将导丝直接插到头端。

(6) 将切开刀处于放松伸直状态,以保证容易通过活检孔道。

**(二)乳头插管的配合**

1. 胆管插管

(1) 内镜医师将内镜拉直完美暴露乳头,使乳头开口位置位于显示器视野稍偏上偏右。观察乳头形状,对于形态正常的乳头,乳头括约肌切开刀到达乳头下方时,将导丝推至切开刀头端。医师抬起抬钳器,将切开刀自下而上朝向 11 点方向推进,助手轻拉手柄,将切开刀拉起一定弧度,协助医师沿着 11 点方向略微挑起深入探向胆管方向(图 56-1-2)。此时,将导丝轻柔缓慢推进,在 X 线下观察导丝头端的走向,方向正确无阻力时,即可将导丝进入胆道,并由医师推进切开刀进入胆管。而导丝走向胰管方向时,应及时抽回,在 X 线下调整导丝走向重新尝试。

(2) 在(1)导丝尝试进入胆管失败时或乳头形态有变异,可能存在胆管胰管合流的不常见情况时,医师可尝试将切开刀回撤少许,以取直腔内段胆管。此时,在 X 线下观察,轻柔推进导丝。观察导丝推进方向,推进导丝可采用点插或捻插的方式。也可根据情况通过调整切开刀方向,轻探导丝,医护配合将导丝送入胆管。

(3) 乳头较小或乳头开口较小时,可将导丝伸出切开刀前端 2mm,导丝头端插入开口,将切开刀贴住乳头口,起到支撑作用,此时导丝以点插或捻插方式轻柔推进,在 X 线下不断调整角度尝试进入胆管。切忌推进速度过快,使得导丝顶住黏膜将切开刀顶开,失去支撑。王萍等文章中也提到,开口较小的乳头,可采用尖头造影导管配合超细导丝尝试,插管时导丝外露 2~3mm,利用外露的导丝端,使导管较稳地贴在乳头口上,每次插入导丝的间距 1cm 为宜,避免将导管/切开刀顶开,阻力较大时可调整方向,当导丝有落空感时继续插入。

(4) 插管通常使用的是直头导丝。因插管失败,考虑胆管可能有折角存在,或十二指肠壶腹部存在憩室,胆管走行有变异、胆胰汇合解剖异常,胆管可能开在胰管上等情况时,可将导丝和造影管或切开刀一起塑形,使导丝成角或弧形,当导丝到达需改变方向的解剖段时,导丝的圆弧处或可沿着管壁,滑向胆管,而避免导丝头端抵在该位置黏膜上难以前行。或者可选用超滑导丝,该导丝本身带有弧度,并异常光滑,犹如"黑泥鳅"一般,以提高插管成功的概率。

(5) 当导丝反复进入胰管时,可以将导丝留置在胰管内,有导丝占据了胰管的位置,再将切开刀插入胰管导丝左上方的位置,重新在切开刀内注入盐水,并插入一根导丝,尝试进入胆管可能更容易(图 56-1-3)。

宗伟等针对 34 例胆管插管困难型患者运用胰管导丝占据法插管成功率为 88.2%。也可放置胰管支架后再进行胆管的插管。

如仍不能进入胆管,可通过十二指肠括约肌预切开的方式扩大乳头开口,再进行胆管插管。

1)针状刀括约肌预切开术:在进行预切开时,针状刀可从十二指肠乳头开口起始逐步向上切开,也可以在乳头开口的上方切开进行针刀的造口。针状刀的刀丝长度为 4~7mm,使用时可调整长度。在使用针刀进行切开时,根据乳头的大小、外形,助手适度伸出刀丝,通常不超过 3mm,以避免切割过深引发穿孔或伤及胰管。邵东等针对 75 例插管困难的患者行针形刀预切开术联合胰管导丝占据法,75 例患者均插管成功。

2)经胰管的十二指肠括约肌预切开术:使用常规三腔乳头括约肌切开刀进行预切开。当导丝反复进入胰管时,将切开刀前端及导丝部分插入胰管中,然后向胆管方向(11 点钟左右方向)切开胰管和胆管括约肌之间的间隔,随后拔出切开刀调整插管方向,将导丝插入胆管中。倪建锋等报道,46 例经胰管预切开后,42 例患者选择性插管成功,成功率 91.3%。

2. 胰管插管

(1)胰管插管较胆管插管容易,因为胰管开口与十二指肠镜长轴呈 90°,切开刀的操作方向容易控制。胰管开口位置位于乳头的 1 点到 3 点方向。术中令乳头开口位置位于显示器视野稍偏左位置。调整切开刀头端,沿乳头右下象限水平插管。导丝的柔软头端不易损伤胰腺组织,可获得较好的插管效果(图 56-1-4)。慢性胰腺炎的患者因为进行性的炎症损害,胰管管腔可能狭窄、僵硬,不易于导丝的通过,可以选用直径更细的导丝或可利于胰管的插管。

(2)在胰管插管的过程中,也会出现导丝进入胆管的情况。如反复重新插管仍不能成功时,也可选择胆管内留置导丝,再进行胰管插管的方法。

**(三)插管时的注意事项**

1. 保持导丝润滑　导丝在插入造影管或括约肌切开刀之前,一定向管腔内注射生理盐水,润滑导丝,使其易于进入胆管或胰管。并且在助手手中应该常有一块生理盐水浸湿的无菌纱布,以便随时润滑手中的导丝。

2. 导丝的柔和推进　在进行插管的过程中一定要有耐心,不急躁。在导丝进行点插或捻插时推进的幅度不要太大,不要粗暴、盲目插管,一来避免将切开刀推开,失去支撑,插管失败;二来避免因用力插管导致导丝头端插入乳头内黏膜下,形成假道,使插管更加困难。甚至可能引起乳头水肿、出血甚至穿孔。

3. 导丝盘曲　遇到导丝在局部打圈,不要急于撤回,观察导丝盘圈的位置和可能的走向,X 线下的图像显示趋向希望的方向时,可尝试继续探入,当导丝刚性部分进入管腔后,导丝柔软的头端可弹入胆管。

4. 导丝的通道作用　插管一旦成功,切记将导丝持续保持在目标管腔中,以保证各种附件顺利进出管腔的状态,减少反复插管的刺激,提高效率。在退出切开刀时,需边退刀边进导丝,保持导丝在管腔中的位置不变;进入时则反之。一来避免导丝插入过深或者脱出,二来导丝的进退与附件的退进配合,使附件易于退出或进入管腔。目前,有公司研发的快速交换系统,可大大节省交换时间。

5. 造影剂的使用　选择性插管需要造影剂辅助造影,但注射的造影剂也会在不经意间进入胰管,ERCP 术后胰腺炎的发生风险会随着胰管显影次数及程度的增加而升高。导丝的使用降低了造影剂在插管时的使用频率。但在导丝反复插管仍无法进入目标管腔,且无法判定胰胆管的可能走向时,可考虑注入少量造影剂以判断下一步导丝进入的方向。但注入造影剂宜缓慢,(0.2~0.6)ml/s 为宜,压力不宜过大。注入造影剂的量尽量少,以能看到目标管腔走行的起始方向为宜。且注入造影剂时,注意切开刀或造影管不要紧贴黏膜壁,以免将造影剂注入黏膜下,堵塞乳头开后,造成不良后果。

## 四、内镜下乳头括约肌切开术的配合

乳头括约肌切开术(endoscopic sphincterotomy, EST)可以起到引流、减压的目的。胆总管结石、急性胆管炎、重症胰腺炎、壶腹部恶性肿瘤所致梗阻的姑息治疗等情况需进行胆道括约肌切开术。而对于胰源性的括约肌功能障碍、慢性胰腺炎伴狭窄、胰腺分裂症等情况,需进行胰管括约肌切开术。括约肌的切开多作为治疗的首要条件,在此基础上的取石、引流等治疗,才能进一步的治疗或缓解疾病。

**(一)切开前的准备工作**

1. 括约肌切开刀　括约肌切开刀通常使用的是三腔的括约肌切开刀,在切开的时候可以将导丝留置在胆管或胰管内,避免了切开刀切割时脱出,还需再次插管的麻烦。切开刀本身携带有一根单纤维的切割刀丝。在连接高频电发生器时,单纤维的刀可使切口边界清楚,减少热损伤的危险。

2. 高频电发生器　高频电发生器应用于 ERCP 技术后,促进了内镜治疗的发展。高频电发生器因为有微处理器的控制,安全性有了很大的提高。高频电发生器在使用前需要将用于回流的电极片贴于患者肌肉丰富、皮肤干净、干燥、没有毛发的区域,避免干扰皮肤和电极之间的接触。电极片也不宜放置在骨隆突处、瘢痕组织、损伤的皮肤上。

电极片在使用时应注意:①查看电极片的有效期,应在效期内使用,以免黏合剂变干导致患者发生热损伤。②使用的电极片应与高频电发生器的品牌、型号匹配。不同品牌、不同型号的高频电发生器其设计细节可能不同,电极片不应互相替代,以免发生意外。③电极片应一次性使用,不能重复使用。

高频电发生器包含电切电流和电凝电流。内镜医师需进行功率的设置,单纯的电切电流更易引起括约肌切开术后出血;单纯的电凝电流可能会导致局部组织水肿,进而阻塞胰液的流出,甚至可能造成纤维化并继发狭窄。有研究表明,混合电流可能是一种有效减少术后胰腺炎的方法。但也有研究提示,纯切电流在诱发 ERCP 术后胰腺炎方面较混合电流更加安全,不增加出血的概率。欧洲胃肠镜学会指南提出 EST 时应该用混合电流。目前,新型的高频电发生器有了更简捷的使用方式,在发生器上有一个 ERCP 的快捷键,在需要进行括约肌切开时,只需按下该键,仪器就会自动将内部设置为 ERCP 的使用模式,该模式一般为混合电流模式。

**(二)括约肌切开配合**

1. 胆道括约肌切开术　进行充分胆管造影,判断需进行胆道括约肌切开术时,在 X 线监视下,助手一边轻插导丝,术者一边持切开刀退出,此过程强调医护间的默契配合、步调一致,确保导丝在胆总管位置不变,退至刀丝中段位于乳头开口处。此时将导丝保留在胆总管内,为保持进入胆管的通路,也为保证切开刀的位置稳定。对于一些特殊结构,比如憩室旁乳头,导丝的保留意义更大,切开刀循着导丝的方向进行切开更加安全。助手将高频电刀导线与切开刀接好,设置合适混合电流。医师调整切开刀位置合适后,助手轻收切开刀钢丝使钢丝与欲切开的组织密切接触,调整切开刀刀丝至 11~1 点范围,一般认为该范围能降低出血和穿孔的可能性(图 56-1-5)。

乳头切开的长度要根据乳头的情况以及切开的目的而定。直径大形状不规则的结石需要切开的长度较长,胆道梗阻的支架置入或许仅需要一个小切口就能完成。切开时注意需要随时调整切开刀的方向保持在 11 点位置。

2. 胰管括约肌切开术　在带有导丝的切开刀进入主胰管后,造影确定是否有括约肌切开的指征。胰管括约肌切开术的大体原则和胆道括约肌切开术基本相符。需要将导丝保留在胰管中保持通路。对于慢性胰腺炎的患者,通常会伴有胆管炎、胆管结石、胆管狭窄,因此处理时可能需要进行胆管括约肌切开。胆管括约肌切开后,胰管开口一般位于切缘右侧 3~6 点。胰管括约肌切开术常作为慢性胰腺炎的治疗手段,后期发生结石、狭窄时再进行取石及支架引流等治疗方法。

## 五、胆管引流、减压的治疗配合

胆总管远端与胰头的解剖基础,导致了慢性胰腺炎的患者并发胆总管狭窄的比例较高。结石与狭窄互为因果,因此,在临床慢性胰腺炎的内镜治疗中,胆道系统疾病的诊治也是其重要的组成部分。

**(一)胆管结石**

1. 胆管造影　插管进入胆管后,在 X 线下缓慢推注造影剂,胆管造影一般注入造影剂 10~20ml 即可显影良好。造影剂过多,浓度过高可能遮盖病变,比如结石。发现结石,造影剂注射更要缓慢轻推,避免小结石随着造影剂推入肝内胆管,造成取石困难。明确结石的大小、数量、位置及胆管的扩张情况后,可根据具体情况,选择胆道括约肌切开的长度。

2. 十二指肠乳头球囊扩张术　十二指肠乳头球囊扩张术（endoscopic papiliary ballon dilation，EPBD）在治疗胆总管结石中有更大的潜力，较 EST 危险性小，可以避免出血、穿孔等近期并发症，保留了胆道括约肌功能，减少了远期并发症。万元春等的研究中 160 例患者分为 EPBD 组和 EST 组，经取石术后观察并发症总发生率为 8.75% 及 10.0%，差异无统计学意义，但 EPBD 组出血的发生率要低于 EST 组，差异有统计学意义（$p<0.05\%$）。

切开刀退出胆管后，将适合的扩张球囊通过留在胆管的导丝送入，保持导丝的位置不动，以防止导丝进入胆管过深损伤肝内胆管。球囊进入内镜下视野后，缓慢推进球囊进入胆管，将球囊位置置于 2/3 在胆管内，1/3 在乳头括约肌开口外。位置合适后，连接压力表和注射器，缓慢向球囊内注入稀释后的造影剂，气囊一定要缓慢扩张，以免 Oddi 括约肌承受压力突然撕裂，造成出血和穿孔。在 X 线下观察球囊充起，可看到球囊的"腰部"慢慢消失（图 56-1-6）。待球囊呈柱状后，停止注入造影剂，保持一定时间后，抽出造影剂，撤出扩张球囊。关于球囊扩张时间，观点不一，有人认为需要 1~2 分钟，有人认为 30~60 秒即可，也有文章显示 2~3 分，或者维持 2 分钟松弛 30 秒再维持 2 分钟。

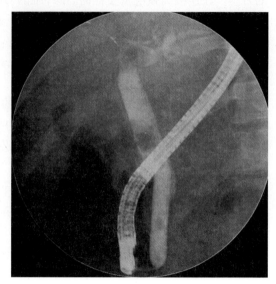

图 56-1-6　十二指肠乳头球囊扩张

十二指肠乳头球囊扩张术在一定程度上避免了乳头括约肌功能的永久性损害，在凝血功能障碍的患者替代了 EST，减少了出血的风险。

3. 网篮取石　取石网篮进入胆管套取中等或较大的取石。网篮的形状多种多样，根据结石的大小及医师的喜好选择适用网篮。临床有可通过导丝的网篮，顺着导丝的方向，可顺利进入胆道。但有的网篮在进入胆道后，张开时与导丝的方向一致，有的方向相反。选用时，注意结石与导丝的关系。因为有导丝在胆管内的保留，无导丝引导的网篮进入胆管也并非难事。

助手在网篮进入胆管后，不应急于在一进入胆管就将网篮张开，以免将结石顶入肝内胆管，同时张开的网篮上行困难。发现结石后，医师将未打开的网篮继续向上推进，越过结石，助手在结石上方轻轻打开网篮，医师快速回拉网篮向结石方向，抖动网篮，使结石落入其中。而后，助手轻收网篮避免结石滑出。医师牵拉网篮，配合十二指肠镜的牵拉，将结石取出放入肠腔。网篮收住结石时切忌收拉过紧，造成网篮受力变形，难以套取下一枚结石；也有可能结石被紧收在篮中，脱篮困难，当结石难以取出时造成网篮结石的嵌顿。

胆管内多发结石时，网篮不应越过所有结石到达最上方再张开。以免结石排成石阶堵塞开口造成取石困难。应从胆管下端，逐步越过最下方结石，轻推网篮套取结石，取出后，反复进行。根据结石大小，控制网篮张开的大小，避免多枚结石一同进入网篮，难以取出。

4. 机械碎石

（1）常规碎石：当结石过大（>2cm）或胆总管下端相对狭窄时，结石常难以取出。此时可考虑碎石后再取出。碎石需要专用的碎石器。临床有取碎一体的碎石器，需要碎石时，外接加压手柄以保证碎石力量；还有需组装的碎石器。对于较大较硬的结石，后者适用性更好。组装的碎石器由内向外结构为强力的金属网篮，外套塑料套管和金属外鞘管组成，之后连接碎石手柄。网篮进入胆管越过结石，推出网篮套住结石后，轻收网篮，使网篮收住结石。此时，金属网篮与塑料套管互相作用套紧结石。然后将金属外鞘管推出，越过塑料套管，抵住结石，与结石充分接触。之后，转动手柄，利用金属网篮和金属外鞘管的强力收缩，使结石碎裂。

（2）应急碎石：在网篮套取结石后，难以拉出乳头开口，形成网篮结石嵌顿情况时，需要进行应急碎石，才能完成手术。应急碎石时，需要将发生嵌顿的网篮手柄切断，退出内镜，脱出原有塑料外套管，将金属外鞘管沿网篮金属丝送入,在 X 线透视下,直至金属外鞘管充分抵住结石。然后将网篮金属丝插入应急碎石曲柄的把手中,旋转曲柄,使网篮金属丝不断缠绕在曲柄上,直至接触金属外鞘管。再次旋转曲柄,缠绕网篮金属丝,此时金属外鞘管会向结石运动,直至顶碎结石。在碎石过程应注意:①剪断手柄、退出内镜和塑料外套管及套入金属外鞘管整个过程中,注意持续保持网篮收住结石,勿偏离,以免碎石失败;②曲柄旋转收紧网篮金属丝的过程需缓慢进行,使压力逐步增加,因为该网篮金属丝比较细,不是专为碎石而设计,快速加压易导致网篮断裂,碎石失败,甚至嵌顿难以解除,需手术处理。

5. 取石球囊取石　对于网篮难以套取的小结石,或碎渣样结石,可选用取石球囊取石。选择合适的取石球囊,经导丝导引进入胆管,观察球囊上下两端的标记置于结石上端,助手根据胆管宽度注入空气使球囊膨胀,以球囊正好贴紧管壁为宜。球囊达到合适直径,关闭注气通道活塞以维持球囊大小。通过医师配合内镜的牵拉,使球囊拉向乳头端,位于球囊下方的小结石会被球囊拉出胆管。对于小结石和碎渣样结石,取石球囊具有很大优势。但在球囊向乳头开口方向牵拉时,助手要注意导丝在胆管内的位置,持续保持在胆总管深部。当医师牵拉球囊,调整内镜取石时,切忌将导丝脱出。虽然切开后的胆管再进入比较容易,但也有不易插管的可能。

当结石为多发时,也应从下端结石开始,避免过多结石向下拥堵下端开口。胆管的扩张不均匀时,应适时调整球囊的大小,以保证碎渣样结石的最大限度取出。结石取出后,应进行球囊导管造影,先排空球囊造影管的空气,将球囊送至胆总管上端或肝总管起始部,充起球囊后,向胆管注入造影剂,此时造影剂会清晰显示球囊以上的胆管,判断有无残留结石。之后,医师将球囊逐步下拉,助手同时注入造影剂,造影剂随着球囊的运动,逐渐显影整个胆管,以确认胆管是否完成取石。

6. 鼻胆管引流(endoscopic nasobiliary drainage,ENBD)　ENBD 具有预防 ERCP 术后感染、出血、高淀粉酶血症及急性胰腺炎的作用。①当结石取出后,为引流胆管内残留的泥沙样结石,预防感染,预防术后并发症,在国内通常会放置鼻胆管引流;②当结石多发,难以确定是否完全取出时,可放置鼻胆管引流,改善感染症状,利于后期再取。由于 ENBD 操作时患者感觉不适,诱发恶心,影响进食,容易发生移位,因此在美国,并不常用。

鼻胆引流管通常分为肝内胆管型和胆总管型两种,肝内胆管又分为左右肝管型,鼻胆管近端为直型;胆总管型近端为弯曲型,避免鼻胆管从扩张的胆总管脱出。

鼻胆管沿导丝进入胆总管或肝内胆管,调整鼻胆管位置合适时,将导丝拉入鼻胆管腔内,使鼻胆管近端部自然呈祥。操作医师一边推送鼻胆管进入内镜活检孔道,一边退出内镜,并在胃内盘出适宜弧度(此弧度可减少意外脱出的风险)后从患者体内撤出。内镜撤出,鼻胆管远端即将到达活检口入口时,撤出导丝。然后助手应在内镜完全撤出患者体内时妥善保护好鼻胆管,避免意外脱出。鼻胆管从内镜活检孔道完全引出后,将鼻胆管整体经口腔引出体外(图 56-1-7)。

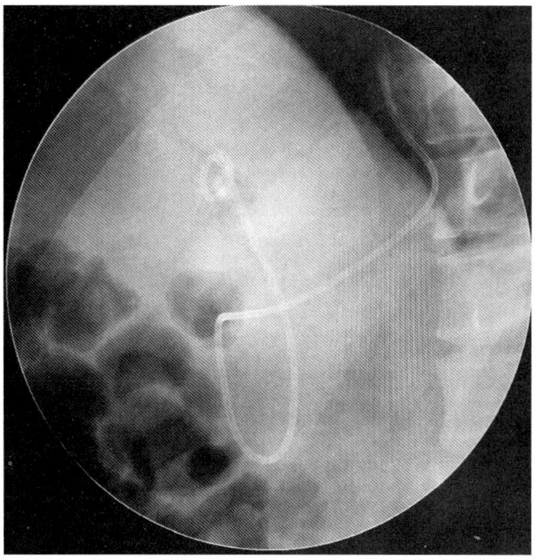

鼻胆管经口腔导引至鼻腔的过程:①取鼻交换导管经鼻腔置入咽喉部;②将鼻交换导管头端拉出口腔;③将鼻胆管尾端插入鼻交换导管管腔内;④缓慢、轻拉鼻交换导管的鼻腔外露段,将鼻胆管引出鼻腔,并将弯曲的部分拉直;⑤在 X 线下,调整鼻胆管在胃内的弯曲度,将鼻胆管妥善固定,接引流袋。

图 56-1-7　鼻胆管引流

目前临床上鼻胆管口鼻转换的传统方法包括徒手抓取法、卵圆钳抓取法和导丝套取法,其中以导丝套取法的临床应用最为广泛。这些方法是指将鼻交换导管头端拉出口腔的方法。导丝套取的刺激性较小,成功率较高,所需时间少,但是导丝进入口腔后即可弹开,难以控制导丝圈大小及置入深度。张诚等报道了一种用导丝和导丝鞘管自行设计的简易的鼻导管取出器,在 X 线辅助下,套取鼻交换导管更便利,患者刺激性更小。

在口鼻转换的过程中,鼻胆管拉出鼻腔外时,鼻胆管在口腔中弯曲的部分要靠鼻胆管本身的张力,旋转弹开、伸直而拉出鼻腔。在这个过程中,需要缓慢、柔和牵拉,直到口腔中弯曲部分完全弹开呈直线。避免过快用力牵拉,引起鼻胆管打折,甚至引起鼻胆管脱出。有研究显示,鼻胆管经鼻交换导管头端引出鼻腔,弯曲的鼻胆管圈在口腔时,在 X 线监视下经鼻胆管置入导丝,导丝头端到达食管段鼻胆管内即可。缓慢外拉鼻胆管,口腔中弯曲的鼻胆管在导丝的作用下自然弹开呈直线,不会发生鼻胆管折叠,也降低了鼻胆管脱出率。在拔出鼻胆管时,预先将导丝置入到鼻胆管内,导丝通过鼻胆管头端进入远端胆管内使鼻导管头端袢消失,再直接拽出鼻胆管,则降低了鼻胆管头端的黏膜损伤率。

### (二)胆总管狭窄

胆总管狭窄(common bile duct stricture,CBDS)为慢性胰腺炎(chronic pancreatitis,CP)的常见并发症,发病率为 3%~46%,平均 6%。CP 继发 CBDS 的治疗方法主要分为外科手术和内镜治疗。近年来,对于 CP 继发 CBDS 的患者,内镜治疗已成为首选治疗手段。

1. 塑料支架置入　胆总管造影后,确认胆总管狭窄的情况,常规行 EST,根据胆总管狭窄的情况考虑是否行胆道扩张术,胆管可通过 10Fr 的扩张探条即可,否则进行球囊扩张。如需置入多根塑料支架时,必须行胆管狭窄段扩张术。

操作医师可利用导丝量取胆管狭窄段的长度,或在显示屏上量取长度后根据放大倍数计算狭窄段长度。再根据狭窄段长度选取适合长度的塑料支架。支架应超出狭窄远、近端至少 10mm。用盐水润滑支架,润滑支架推送器的外套管腔及内套管内腔。将支架套入支架推送器的内套管上,抵住支架推送器的外套管。安置妥当后,将支架推送器沿着导丝送入胆管。在 X 线下观察,边进推送器,边撤导丝,避免导丝进入过深损伤肝包膜或肝内胆管。待医师将推送器内套管标记线越过狭窄段的近端时,助手分解推送器内外套管。医师推送外套管将支架向胆管内狭窄段上方推进,助手持续牵引内套管,逐步将支架送至最佳位置。到达最佳位置后,助手将内套管和导丝慢慢抽出,医师同时用外套管抵住支架,防止支架随内套管牵拉而移位。当内套管与导丝抽至支架远端时,医师、助手同时关注推送器与支架解体时状态,确保支架位置正确,而后撤出推送器及导丝。如支架略微脱出,可用推送器外套管抵住支架微调;如支架推入过深,可使用圈套器套住或异物钳钳住支架适度拉向十二指肠腔。如需造影,可先退出导丝,造影后再退出内套管(图 56-1-8)。

为延长支架通畅时间,提高支撑效果,最好同时留置多根支架。单根支架一般建议每 3~4 个月更换一次。欧洲内镜协会制定的指南中建议多根塑料支架置换时间为 12 个月,明显长于单根支架。如需置入多根支架时,可先置入多根导丝,置入第一根支架后,遵循同样的方式将支架和推送器沿导丝放置在合适的位置,而后释放支架。放置时,注意不要影响之前支架的位置。也可以单根导丝,完成一根支架的置入后,将推送器紧邻放置的支架插入乳头,使导丝进入胆管,而后完成下一根支架的置入。

2. 自膨式金属支架置入　自膨式金属支架的直径可达 10mm,利于引流和支撑,发生阻塞时间长于塑料支架,更换频率大大降低。但因为裸支架刺激胆管壁引起慢性炎症,导致黏膜增生进而加重狭窄,且裸支架置入后不易取出,影响内镜治疗失败后外科手术。覆膜支架减少了黏膜增生,易于取出,再加上金属支架的诸多优势,是一种有效的治疗方法(图 56-1-9)。

根据狭窄段的长度选择合适的金属覆膜支架。根据具体情况考虑是否需要进行 EST 或胆管扩张。用 0.9% 的盐水润滑支架推送装置的内腔及润滑金属支架与外鞘管。沿导丝将支架推送装置送至胆管。在 X 线下观察,边进推送装置,边撤导丝。待推送装置的标记线(通常为支架的近端)越过狭窄段,位置合适时,助手旋松外鞘管,逐渐退出外鞘管以释放支架。随着外鞘管退出,支架近端会逐步张开。如需调整近端位置,则推进外鞘管、回撤推送杆,回收支架后方可调整。但支架并非可随意回收,当支架释放至一定长度后即无法回收,此长度不同品牌设计不同。因此,要掌握回收长度,更重要的是要在释放时能一直稳定支架在最佳位置。

外鞘管逐步撤出释放支架后,可撤回导丝及推送装置。在回撤时,需注意装置头端不要卡在支架上缘(裸支架也不要卡在支架内),否则牵拉导致移位。如果狭窄部位支架未膨开,可等待几分钟,待支架扩张较充分时再取出推送装置。支架完全膨开后,不能再向近端调整,可使用鼠齿钳向远端调整。

## 六、胰管引流、减压的治疗配合

在慢性胰腺炎患者中大约有 50% 患者存在主胰管炎性狭窄或胰管结石,其部位通常位于胰头部,胰管狭窄或结石可导致胰液排出受阻、胰管及胰腺实质高压、胰腺腺体结构和功能受损,与 CP 患者疼痛症状的发生密切相关。对于单纯性狭窄的患者,可通过乳头肌切开或进一步行狭窄扩张及支架置入以解除梗阻。对于胰管狭窄伴发结石者,可行 ERCP 胰管取石、胰管扩张及支架植入等,可有效解除梗阻。内镜治疗解除胰管梗阻的成功率可达 80% 以上,治疗后疼痛缓解率达 50%~80%。

**胰管结石**

1. 内镜取石的适应证　并不是所有情况下的胰管结石都可以通过内镜下进行治疗,针对于以下情况内镜下取石较容易:①位于胰头部主胰管的 I 型结石;②3 枚或 3 枚以下结石;③结石直径小于 10mm;④结石无嵌顿;⑤胰管无狭窄或仅伴有胰管开口处短段狭窄。

结石较大且硬,尤其发生在胰管狭窄的后方,或者胰管多发狭窄,位于胰管远端的结石,内镜下取石困难。临床上对于取石困难的结石,通常先进行体外冲击波碎石术(extracorporeal shock wave lithotripsy,ESWL)。碎石后的结石碎片通常只有数毫米大小,一般可用网篮取出,甚至有些可自行排出。徐丹研究中,40 例胰管结石患者共进行了 64 次 ESWL,均顺利完成手术,其中 28 例患者完全碎石、无残留结石,完全碎石率为 70.0%。无法彻底清除的结石可通过 ERCP 进行解决。

2. 胰管取石　胰管取石前,根据情况考虑行胰管括约肌切开术、胰管扩张术。有观点认为,内镜治疗 CP 可以选择性应用胰管括约肌切开、EST 或胰腺支架等进行治疗。EST 切开较充分,胰管开口暴露明显,有利于胰液引流减压,胰管括约肌切开的应用,可进一步解决胰液排泄不畅,有利于胰管括约肌炎性狭窄所致的引流不畅及内支架置放和胰管结石取出。

胰管网篮取石、球囊取石的要点同胆管取石。临床中,因胰管较细,慢性胰腺炎的患者还会有胰管狭窄,如结石较大,网篮套住结石后,直径增加,可能造成网篮嵌顿在出口处,取石失败。因此,操作医师通常在确定结石能取出时,会考虑使用网篮取石。球囊取石应用较多,当结石不易取出时,可收起球囊,不致嵌顿。因多数患者先行 ESWL,导致结石多被击碎,球囊取石或更方便。

胰管内的机械碎石较困难。因胰管狭窄,网篮难以张开套住大结石,且结石质地较硬,机械碎石困难。且碎石不成功,结石有可能难以脱篮。

胰管镜的使用,使得胰管内的结构得以展现。胰管镜作为子镜可插入十二指肠镜的工作孔道,由另一名医师操作。液电碎石的探针或钬激光碎石的光纤,可通过胰管镜的工作孔道进入胰管,找到结石进行碎石。近年来,Spyglass 已经可以用于胰管镜检查中,通过其引导进行碎石。

3. 鼻胰管引流　鼻胰管引流(endoscopic nasopancreatic drainage,ENPD)在胰管结石的患者应用,是为了保持引流胰液通畅,减压,预防术后胰腺炎。对于和主胰管相通的胰腺假性囊肿,也可沿着导丝将鼻胰管放入囊腔中进行囊液引流。放置方法同鼻胆管引流。

4. 胰管狭窄　胰管狭窄的患者内镜下治疗要点与胆管狭窄的基本一致,临床多留置塑料支架(图 56-1-10)。同样,多根塑料支架的置入效果优于单根支架。但在胰管支架置入时,需要更加小心,操作耐心,千万避免将之前置入的胰管支架推入胰管中。因胰管支架盘曲的尾端一旦被推入胰管,取出非常困难,且在取出的过程中,势必加重胰腺的损伤。理论上讲自膨式金属覆膜支架的置入,会堵塞分支胰管影响胰液的引流,导致胰管感染,但目前并没有这些并发症的报道。由于自膨式金属覆膜支架治疗主胰管狭窄的长期有效性和安全性尚不清楚,其使用应限制在治疗复发性和有症状的胰管良性狭窄。

## 七、胰腺假性囊肿(pancreatic pseudocyst,PPC)的治疗配合

20%~40% 的 PPC 并发于慢性胰腺炎,大多数的胰腺假性囊肿不需要治疗。临床上尚无公认的治疗指征,需要临床医师针对 PPC 临床特征、临床表现进行综合判断:①通过保守治疗 >6 周,囊壁形成;②直径 >6cm 或短时间内快速增大;③由于囊肿压迫出现消化道梗阻、黄疸;④囊肿出血或伴发感染;⑤胃肠

道出血和胰胸膜瘘;⑥囊肿导致严重不可控的腹痛等。

胰腺假性囊肿的内镜技术具有创伤小、并发症少、住院时间短、费用低等优点,逐步成为一线的治疗方法。

### (一) 经乳头入路

胰腺假性囊肿与主胰管相通的情况下,经十二指肠乳头进入胰管,而后置入鼻胰管或支架进行引流,是便捷、低损伤性的好方法。切开刀探入囊肿腔内后,助手继续推送导丝,将导丝在囊肿腔内盘绕2~3圈,以免退出切开刀时,导丝脱出。退出切开刀,沿导丝置入鼻胰管。经鼻胰管引流囊肿腔内液体后,跨越渗漏区量取放置支架的长度,选取合适支架,后沿导丝置入,以引流渗漏区上游的胰管,起到治疗作用。

### (二) 经消化管壁入路

胰腺假性囊肿与主胰管不相通,或虽相通但难以经乳头入路到达时,通过超声内镜引导下经胃穿刺置管引流囊肿同样可以有很好的疗效。通常囊壁靠近胃壁,距离<1cm 时可行穿刺引流,否则囊液易进入腹腔,引起腹膜炎。

经超声内镜探查囊肿位置,排查囊肿和胃壁之间是否存在较大血管,寻找合适的穿刺部位及角度。使用 0.9% 盐水清洁胃壁黏膜,盐水温度不宜过高、过低以免刺激胃肠道黏膜,使胃肠道蠕动加快,导致手术时不易固定穿刺点。

在超声引导下,操作医生将囊肿穿刺针经活检孔道送入,选择好穿刺点后,助手将高频电极片贴于患者肌肉丰富处,将囊肿穿刺针连接高频电发生器,选择 ESD 内镜电切模式。医生将囊肿穿刺针穿入囊腔后,助手将穿刺针中钢针拔出,抽取囊液,注意观察有无出血。然后注入造影剂,显示囊腔影像。确认穿刺无误后,将导丝沿囊肿穿刺针孔道插入囊腔,导丝进入囊腔后,继续导入,使导丝在囊腔中盘 3~4 圈,以免导丝不慎滑脱,同时导丝盘圈也可以固定囊肿位置。而后将囊肿穿刺针退出,沿导丝进入囊肿环形切开刀。将内层塑料套管抵住胃壁后,将外层带金属头套管进入,连接电发生器,利用囊肿环形切开刀将胃壁及囊壁切开。此时,囊肿腔内囊液迅速进入胃腔,此时注意及时吸出,避免发生误吸。同时,退出囊肿环形切开刀,沿导丝置入 10Fr 双猪尾塑料支架。

## 八、ERCP 术中配合的注意事项

1. 密切合作 成功的插管甚至整个诊疗过程,需要医师和护士的密切配合。因此,在操作中需要操作医师和助手的交流,就乳头的位置、形态、可能的胰胆管走向,希望插管的方向,以及使用附件的要求、特殊情况的处理等进行良好的沟通,便于操作的顺利进行;坦诚的交流,利于经验的积累,自我成长的同时,使更多的患者受益;同时助手也可更好地了解操作医师的习惯、思路,使配合更高效。

2. 无菌原则 在 ERCP 的诊疗过程中,无菌理念至关重要。虽然消化道不是无菌环境,十二指肠镜也无法做到自始至终的无菌状态,但胆道系统、胰腺系统是无菌环境,任何能避免的隐患事件一定要避免。院内感染的预防,实质上都是从细节着手,从小处着眼。无菌操作台要像手术室的器械台一样,任何操作都要注意无菌。

3. 进入胆管或胰管的通道一旦建立,导丝自始至终都会作为导引各附件进入胆胰管的桥梁。在任何附件使用前,均需注入 0.9% 盐水以润滑通道,利于沿导丝顺利进入目标管腔。在进行任何操作时,不要以快为标准,要以稳、准为底线。任何附件的使用都要力求精准,使其功能最大化。

# 第二节 ERCP 介入诊疗的术后护理

## 一、ERCP 诊室护理

1. 观察患者苏醒,生命体征平稳,液体输入顺利后去除监护仪连接线、吸氧管、口圈、切开用电极片、体位垫等物品;妥善固定引流管并标记出口端,便于观察引流管是否脱出,并连接防反流引流袋;协助患者取舒适卧位。

2. 平稳将患者安置于转运车,患者头部处于大轮端。将液体、引流管及所需携带物品妥善安置。为患者盖被。

3. 通知患者家属,告知术中顺利,患者将安全返回病房。

4. 在患者运送途中,注意保护患者隐私,并注意观察病情变化。运送平稳。

## 二、责任护士接收患者

1. 注意评估患者的生命体征,皮肤受压情况,液体输入是否顺利,引流管的情况及患者主诉。

2. 了解患者进行的手术名称,术中的意外或需特别注意的情况。

3. 根据需要为患者进行吸氧、心电监护。

4. 检查引流管是否固定牢固并做好标记,将连接引流管的防反流引流袋妥善安置于床旁。

5. 安慰患者,向患者及家属告知术后的注意事项。

## 三、护理常规

1. 饮食指导　ERCP 术后为防止胰腺炎的发生,需禁食水。术后 3 小时及次日晨抽取血标本查血常规及血淀粉酶。血淀粉酶正常,<100U/L 且无腹痛(或术前腹痛患者症状减轻)、发热等情况,可少量进水,后进流质饮食。无症状者可少量多次进食。并逐步过渡到半流食、软食。饮食均应清淡易消化,忌暴饮暴食、辛辣刺激性食物。饮食过渡时,需根据患者的年龄、身体状况,症状体征及各项化验指标进行综合评估。

血淀粉酶高于正常值,仍需禁食。并根据化验结果及症状体征判断是否需要进一步干预措施,以防止向胰腺炎发展。

2. 基础护理

(1) 对于压伤评分高危的患者、老年患者、术后发现术中因体位限制而引发的骨隆突处皮肤异常的患者,鼓励患者自主变换体位,预防压伤的发生;护士注意观察皮肤的变化,定时巡视,做好皮肤的护理和管理。对于术中出现的异常,应注意观察,及时处理。

(2) 注意口腔卫生:鼓励患者刷牙、漱口,保持口腔清爽,增加舒适感。控制细菌繁殖,减少口腔异味。对于病情较重,难以自理,给予口腔护理,2 次 / 日。

(3) 保持床单位、患者服的清洁干燥,尤其对于术后胆道感染、高热的患者,及时更换潮湿的床单、患者服,可减轻患者不适感。必要时,给予温水擦浴,物理降温的同时增加患者的舒适感。

(4) 术后早期应卧床休息,自主体位。对于无痛条件下或全麻插管条件下进行 ERCP 的患者,需确认完全清醒,无反应迟钝、口齿不清、坐起眩晕等症状时,方可坐起或下地。清醒初期,需有人照护,以防跌倒、坠床。护士可根据患者的各项指标、症状、身体状况等综合考虑,指导患者进行适度活动。

3. 病情观察

(1) 根据患者的病情及护理级别密切观察患者的生命体征,并随时倾听患者的主诉,及时发现异常的症状体征。对于有黄疸、腹痛等症状的患者,观察黄疸、腹痛有无减轻或消退。如患者主诉腹痛症状加重,发生发热、恶心、呕吐或发现大便颜色异常,引流液异常等情况,应警惕术后并发症的发生。及时通知医生,尽早作出诊断及给出治疗方案。

(2) 注意观察患者留置的引流管情况:保持妥善固定、引流通畅,并注意观察引流液的量、颜色、性状,并根据具体情况,作出判断,发现异常及时通知医生处理(详见后续鼻胆管和鼻胰管引流的护理)。

(3) 遵医嘱给药,并观察用药后的反应。医生会根据患者术式、术中的情况、患者的情况给予抗炎、止血、抑酸、抑制胰腺分泌等药物,以及根据患者的个人情况以及引流管的引流液量进行补液满足患者的基本需要量。用药后,及时观察患者的反应,发现问题及时处理。

4. 鼻胆管引流的护理

(1) 妥善固定引流管:鼻胆管引流有着重要的意义,因此保证引流管不意外脱出是护理工作的基本内容之一。鼻胆管直径较细,为保证鼻胆管固定牢固,不易滑脱,通常会分别固定在鼻翼、颊部及耳后,而后接防反流引流袋,卧位时挂于床旁挂钩处,活动时挂于腰间。耳后至床旁(或腰间)的鼻胆管应呈弧形,切勿拉直,以免外力牵拉时更易脱出。管道需标明,尤其在患者管路较多时,便于辨识。

巡视病房时,随时观察并询问患者引流管的情况,保证妥善固定。并应向患者做好宣教,时刻关注鼻胆管的良好固定状态。

当发现以下情况时应通知护士给予处理:①固定鼻胆管的胶布不黏着,有松脱现象时,更换胶布,重新固定,可使用透气性好,易于粘贴的胶布。②鼻胆管出鼻腔端的标识线向外移位时,护士应根据移位长度考虑头端是否在胆管内,不确定时应结合鼻胆管造影确定位置。移位长度短,考虑脱出的可能性较小时,可重新固定好鼻胆管,定时观察引流与之前引流的变化,以确定鼻胆管位置。③粘贴胶布的局部皮肤瘙痒不适时,可选择皮肤不敏感的胶布且定时调整粘贴部位,以减少不适感觉。叮嘱患者在洗漱时,动作柔和,绕开管路,避免意外拽出。变更体位时,首先将鼻胆管提在手中,然后再进行下一步动作,以保证鼻胆管不意外脱出。

陈思芳等采用的更新鼻胆管固定法,经两组各 256 例患者的对照,显示更新鼻胆管固定法较传统方法在鼻胆管脱出发生率和内移发生率两方面都有统计学意义($p<0.05$)。

(2) 保持鼻胆管引流通畅:在术后初期,由于十二指肠乳头处可能因为手术的刺激而发生水肿,堵塞胆胰管开口,胆汁多通过鼻胆引流管流出,鼻胆管的引流不畅可能会诱发胆管炎、胰腺炎等并发症。因此,护士巡视病房时,需观察患者鼻胆管的位置,避免被患者压于身下,或发生打折情况,注意鼻胆管的引流是否通畅。同时,需向患者宣教,提醒患者时刻注意引流管,避免因为体位变更,管道发生扭曲、受压、折叠等情况,影响引流。还应注意鼻胆管远端位置应低于胸部(鼻胆管头端大致位置),以便于胆汁的引流。

(3) 观察引流液的量、颜色及性状:正常的胆汁是淡黄色,色清无渣。当发生结石、狭窄导致胆汁引流受阻时,胆汁的颜色会变深,深黄、棕色甚至酱油色,有絮状物或沉渣。随着引流液的颜色逐渐正常,患者的腹痛、腹胀、黄疸症状可逐渐减轻。

鼻胆管的引流量不尽相同,多者可达 500~1 000ml/d 以上,少者可以小于 100ml/d 甚至更少。鼻胆管的引流是否正常,量并不是单一的观察指标,应综合考虑患者的情况。当患者的乳头开口因手术的刺激或疾病本身的原因而水肿、堵塞排空不畅时,胆汁大部分会经过鼻胆管排出,因此引流量较大。当患者的乳头开口通畅、无梗阻时,胆汁大多会经乳头开口排入十二指肠内,因此鼻胆管引流量很少。在临床上,在鼻胆管通畅的情况下,患者的各项症状、指标逐步正常,没有发热、腹痛、黄疸症状逐渐加重的表现,鼻胆管的引流量多或少均可考虑是正常现象。

如果引流量少甚至无,或者引流液不是胆汁,患者症状、检验指标不改善甚至加重,应考虑引流管引流不畅、堵塞、打折或鼻胆管位置不当等情况,及时给予处理。①引流不畅可能为鼻胆管引流孔道贴附于胆管壁,可适当调整鼻胆管位置,观察引流通畅即可。②引流不畅也可能鼻胆管孔道被堵塞所致。可使用导丝进入鼻胆管,轻柔探向头端,尝试致其通畅。也可进行 0.9% 盐水冲洗。冲洗前需先用无菌注射器缓慢回抽胆汁,切忌用力过大,以免堵塞在侧孔的阻塞物被吸入管腔造成完全堵塞,难以再通。而后在无菌操作下取等量 0.9% 盐水缓慢低压注入,缓慢低压以防压力过大刺激胆管引起患者不适。回抽困难,注入无菌盐水顺畅时,需证实鼻胆管位置,结合患者病情处理。回抽注入均困难考虑鼻胆管完全堵塞,需寻找原因处理使鼻胆管引流通畅。冲洗时,注意观察患者的情况,患者不适明显,应停止冲洗。如患者无不适,则回抽与注入相结合,缓慢冲洗,直至管腔通畅。③若进食后胆汁引流量突然减少或由黄色变成白色十二指肠液,鼻胆管冲洗较通畅,但患者白细胞不降及黄疸不见消退或好转反而加重,此时应怀疑是导管脱出,需在 X 线下推注造影剂证实,如为脱管需立即再行插管。

张诚等针对 143 例患者的生理盐水冲洗病例的研究显示,其中冲洗液进入顺畅但回吸困难 23 例:X 线透视证实鼻胆管完全脱出 6 例(4 例再次行 ENBD 治疗,2 例行对症处理后好转),其他 17 例无异常;鼻胆管完全堵塞 16 例:X 线透视证实鼻胆管在十二指肠内折叠 4 例,调整引流管位置后恢复通畅,鼻胆管碎石堵塞 12 例,置入斑马导丝后恢复通畅;冲洗时压力较高 52 例,引流液中含大量碎石及胆泥,经反复冲洗后引流通畅 48 例,其余 4 例置入斑马导丝后恢复通畅;冲洗通畅 52 例,无异常。

定时观察鼻胆管引流液的颜色及性状也很关键,可以通过其颜色、性状,判断患者的病情,以及有无相关并发症。胆汁颜色深、浑浊有絮状物考虑胆道感染的可能。如为絮状物、泥沙量大,可考虑 0.9% 盐水加庆大霉素进行冲洗,既可预防、控制胆道感染,又可预防鼻胆管堵塞,关于冲洗液用量观点不一,有使用 0.9% 盐水 100ml 加庆大霉素 8 万 U 者,有 0.9% 盐水 20ml 加庆大霉素 16 万 U 者。如胆汁相对较清亮,絮状物不多,患者无明显胆道感染症状,可考虑继续观察引流液的情况,不予冲洗。

鼻胆管引流中有血性液体流出,应考虑胆管出血的可能,可使用 1∶10 000 的肾上腺素 20~100ml/ 次,2~3 次 / 天。张诚等针对 54 例发生迟发性出血的高危患者,术后立即应用每日两次凝血酶冻干粉 1 000~5 000U/ 肾上腺素 2mg 加入 0.9% 盐水 20ml 中进行鼻胆管冲洗,连续使用 3 天,结果显示无迟发性出血发生。冲洗鼻胆管时应注意严格无菌操作,注意冲洗的速度和压力,缓慢低压冲洗,避免患者的不适,避免压力增高发生逆行感染等并发症。

5. 鼻胰管引流的护理　鼻胰管的引流可以有效减少术后胰腺炎的发生。对于短期减压引流,改善症状的患者留置鼻胰管较留置胰管支架减少了二次取支架的操作。对于胰腺假性囊肿囊液被感染的患者,留置鼻胰管还可以引流脓液后进行培养,为下一步治疗提供依据。也可以通过鼻胰管进行抗生素冲洗囊腔,感染控制后再置入支架,可以预防前期脓液堵塞支架。

鼻胰管的护理基本同鼻胆管护理。鼻胰管较鼻胆管更细,更容易打折,因此需要患者更加注意。护士在更换引流袋时、更换固定胶布时也要特别留意。正常的胰液为无色透明,注意引流液的量、颜色、性状有无异常。为患者进行囊腔冲洗时,应密切注意患者的情况,缓慢低压进行反复冲洗。

## 第三节　并发症的观察及处理

ERCP 术后常见的并发症为急性胰腺炎、消化道出血、肠穿孔及感染。国内报道的发生率分别为 4.31%,1.71%,0.26%,0.23%。术后对患者的密切观察及时发现异常症状体征,及早通知医生处理可预防病情进一步加重。

### 一、ERCP 术后胰腺炎(post-ERCP pancreatitis,PEP)

#### (一)观察与护理

1. 术后患者需禁食水,医生会根据术中的情况及患者是否具有高危因素,酌情给予抑制胰腺分泌、抑酸的药物预防性治疗。

2. 术后 3 小时及次日晨复查血淀粉酶,血淀粉酶正常值为 <100U/L。高于正常值 3 倍时为高淀粉酶血症,应警惕术后胰腺炎的发生。

3. 密切注意患者的症状、体征,当患者原有的腹痛、腹胀加重或新出现腹痛、腹胀表现时,结合血淀粉酶升高可初步判断胰腺炎的发生。诊断为胰腺炎后,按胰腺炎的护理常规进行。

#### (二)预防性处理

1. 内镜预防性处理　在 ERCP 诊疗过程中,容易引发胰腺炎的因素很多。在操作中需要注意:

(1)胰管造影剂注射是引发 PEP 的高危因素。造影剂注射过多过快,导致胰管内压力增高,破坏腺泡而诱发胰腺炎。因此,注射造影剂时要缓慢注射,0.2~0.6ml/s,注射量要小,通常 2~5ml 即可。

(2)困难乳头的插管,会反复刺激乳头,易引发术后胰腺炎。插管成功率会随着时间的延长而提高,但 30 分钟以后,再提高的概率就很小了。因此,作为助手,适时提醒操作医师终止操作或可减少胰腺炎的发生。

(3)术后进行胰管支架的置入,鼻胆管、鼻胰管的引流,均可保持胰胆管引流通畅,降低管腔内压力,可有效降低术后胰腺炎的风险。有研究显示,预防性胰管支架置入可降低伴有 PEP 危险因素患者的 PEP 发生率,尤其可降低 PEP 的严重程度,但高淀粉酶血症的发生率并未下降。赵亮等将鼻胰管应用于具有 ERCP 术后并发胰腺炎的高危患者,术后 3 小时和 24 小时目测类比疼痛评价(visual analogous scale,VAS)评分分别为 2.63 ± 1.71 和 0.5l ± 0.82,均低于对照组,差异具有统计学意义(p<0.05);腹痛完全缓解时间和术后 24 小时血淀粉酶分别为(13.8 ± 17.5)小时和(207.2 ± 130.5)U/L,均低于对照组,差异具有统计学意

义（$p<0.05$）。

（4）导丝辅助插管,可提升胆管或胰管的插管成功率,减少对乳头的刺激。

（5）早期乳头括约肌预切开:Cennamo 等对 6 项随机对照试验中的 966 例病例进行统计学分析,认为经验丰富的内镜医师操作胆管括约肌预切开后插管与持续尝试插管的成功率相近,且预切开能够降低PEP 的发生率,同时并不增加其他并发症的发生率。

2. 药物性预防　通常积极采取抗炎、胰酶抑制剂、蛋白酶抑制剂等药物治疗,还包含一些中药成分的药物。其机制为抑制胰液分泌、抑制蛋白酶激活、减少炎症反应等,从而预防、控制胰腺炎的发展。郑朝等在文章中指出,非甾体抗炎药(NSAIDs)预防 PEP 的作用已被证明有较好效果,其中直肠应用吲哚美辛在高危患者中的预防效果最好。NSAIDs 也因其低成本,给药方便,且良好的预防效果使其成为 ERCP 术后患者的推荐预防药物。

## 二、消化道出血

### （一）观察与护理

1. 术中进行 EST、EPBD 时,会有少量出血或渗血,通常可不必理会,出血会自行停止。在手术即将结束时,需注意观察局部是否仍有新鲜出血,如存在新鲜出血或渗血,应即刻内镜下处理,避免发生术后出血。

2. 回病房后遵医嘱输注止血药物,以预防术后出血的发生。注意患者的病情及生命体征变化,尤其对于有心血管疾病、凝血机制障碍、糖尿病等高危人群时,更需要多加关注。少量的出血不易察觉,生命体征变化不明显。患者会有腹部不适、疼痛等症状,随着出血量的增加,患者会出现手足冰凉、心悸、乏力、精神萎靡、血便等,逐渐出现血压下降。早期患者家属多会认为,刚刚做完手术,患者萎靡、乏力、烦躁属正常现象,容易麻痹。护士需要及时发现异常情况,尽早通知医生处理。

3. 对于留置鼻胆管的患者,要保持鼻胆管的有效引流,并密切观察鼻胆管的引流液。如果鼻胆管引流不畅,则难以发现异常情况。发生出血时,可以通过鼻胆管引流出体外。但如果胆汁颜色深,不清亮则不易发现血性引流液。护士在对引流液的观察时,一定要近距离、仔细观察,争取早期发现,避免引发严重出血。

### （二）处理

根据患者的症状、体征,鼻胆管引流出血性液体、患者血红蛋白低于正常等情况,判断患者发生术后出血。应立即进行干预。

1. 药物治疗　遵医嘱输注止血药物,补液扩容维持机体水、电解质平衡;使用 8mg% 去甲肾上腺素、1∶10 000 肾上腺素 100ml 或凝血酶溶液进行鼻胆管冲洗,根据出血情况,每天 1~2 次。

2. 内镜下治疗　明确诊断,一般治疗效果不明显时,应尽早进行内镜下止血治疗。ERCP 术后消化道出血,最多见的就是 EST、EPBD 造成的出血。随着内镜技术及器械的发展,内镜下止血的方法各式各样,80%~90% 的出血可在内镜下成功制止。

（1）药物喷洒止血:将 8mg% 去甲肾上腺素、1∶10 000 的肾上腺素或凝血酶溶液通过喷洒管喷洒于渗血黏膜表面,使小血管收缩,起到止血的效果。药物喷洒适用于切口的少量渗血,但止血效果不稳定,通常不作为独立止血方法,而作为其他止血方法的辅助手段使用。

（2）局部黏膜下注射:黏膜下注射通常使用 1∶10 000 的肾上腺素。注射可选用乳头切开刀和注射针。操作医师利用乳头切开刀头端抵住可见的出血点,助手将配制好的肾上腺素注射液通过管腔注射,助手注射时微感阻力,黏膜微微隆起为佳。无阻力,相当于喷洒止血,效果不稳定;阻力过大注射时可能出现局部隆起,如靠近乳头开口,可能会影响胆胰液的引流。使用注射针进行黏膜下注射时,注意出针的长度适宜,避免注射过深刺入肌层。注射时也要注意注射的阻力和黏膜隆起的程度。黏膜下注射可以多点进行,效果肯定。但注射时切记避开胰管开口,以免诱发胰腺炎。

（3）电凝止血:使用针刀、热活检钳等进行电凝止血。电凝止血效果确切,但电凝时通电时间避免过长,以免器械头端与组织粘连,分离时造成再次出血。

（4）氩离子凝固术（Argon plasma coagulation，APC）：是氩离子束的电传导将高频电能量传递到出血部位连续止血，为非接触式，局部组织无炭化，有利于组织损伤的修复也避免了探头前端与组织粘连。APC 对动脉性出血的止血效果不如注射、止血钛夹，但是对于面积较大的糜烂出血效果特佳。助手连接内镜专用氩气刀，确定参数设置，一般氩气流量 2L/min，功率 60W，标准电凝指数为 A60，电场强度为 5 000V/m$^2$。连接好后，测试氩气刀的性能及效果，以出现短暂蓝红色光及少量白色烟雾为起效标准。氩离子凝固导管为中空设计，在操作中需要注意，避免打折影响凝固效果。可先在导管中插入导丝起到支撑作用，待从内镜前端伸出后再撤回导丝，进行治疗。

（5）金属止血夹止血：出血部位明确时止血夹效果满意，因为 EST 后的周围组织正常，容易钳夹（图 56-3-1）。但是对于质地脆，或周围有坏死组织者，止血夹难以固定。止血夹止血时需注意：内镜下需留出足够的空间将止血夹打开，避免打开时触碰肠壁，导致夹子脱落；或者容易导致夹子张合角度不够，钳夹出血部位时夹闭不牢导致失败。

止血夹打开至适宜角度后，通常需要调整夹子的角度以方便钳夹出血部位。操作手柄距夹子头端较远，旋转时传到头端需一定时间，因此调整方向时宜缓慢调整，避免错过最佳角度浪费时间。钳夹住出血部位后，观察位置是否最佳，调整最佳位置后，需操作医师保持夹子与组织的亲密贴合，助手缓慢用力收拢手柄，夹闭止血夹。夹闭止血夹后，需将手柄推出，松解夹子与装置的连接处，方可抽回夹子（图 56-3-2）。否则会将打好的夹子拽脱，止血失败。

各厂家止血夹不同，有的止血夹夹子不能重复张合，因此打开时注意一定缓慢张开至最大角度（常用 135°夹子）后停止回拉手柄，如果继续用力夹子收拢则需要重新更换。目前，有厂家推出了一体式的止血夹系统，可反复张合夹子，使用更加方便。

（6）其他方法：球囊压迫止血、自膨式金属覆膜支架压迫止血等；如果出血较严重内镜下止血困难的，还可以进行选择性血管造影，明确出血血管后行介入栓塞治疗。以上治疗方法无效时，可选择外科手术治疗。但临床中需进行外科手术治疗的病例越来越少。

内镜下处理后，通常仍会留置鼻胆管进行引流并观察。经过药物及内镜下治疗后，根据患者的病情定时观察生命体征及病情变化，密切关注有无再次出血的征象。选择介入栓塞治疗者按栓塞术后护理常规护理；进行外科手术者，根据相应术式按其护理常规进行护理。

## 三、穿孔

ERCP 引起的穿孔临床上并不多见，但是穿孔一旦发生，大多比较严重，死亡率在 4.2%~29.6%。临床上，有多种分型方式：Howord 分型、Stapfer 分型、Kim 分型。

### （一）观察与护理

1. 术中密切观察　注意密切观察影像学及镜下改变，尤其对于高龄、营养不良、既往有上腹部手术史、十二指肠解剖异常、乳头旁憩室等发生穿孔的高危患者。下列征象提示可能已经出现穿孔：①注入造影剂时造影剂有外溢现象；②透视下可见有膈下游离气体；③导丝前期与胆管走行相似，但之后走行异常，同时切开刀跟进困难；④内镜下所见非胃腔、肠腔结构等情况时。

同时关注患者有无异常症状体征出现，如痛苦面容、腹胀、出现颈胸部皮下气肿等。应及时提醒操作医师，暂停操作，仔细观察，以确定诊断。

2. 术后需定时巡视患者　了解患者有无腹痛、腹胀、发热，且进行性加重情况，有无颈胸部皮下气肿，局限性腹膜炎体征等。发现异常情况及时寻求影像学证据，可通过 B 超、CT 等确诊。一旦诊断明确，尽快选择合适治疗方案，积极治疗。

### （二）处理

1. 非手术处理　术后发现穿孔一般不重新作 ERCP 进行胆管引流，因为这样会加重穿孔，恶化病情。针对小的穿孔，术后立即禁食水，胃肠减压。抑制胰液分泌，抗感染，营养支持，密切观察病情变化等综合治疗。

2. 手术处理　穿孔较大，不能通过内镜下治疗及非手术治疗解决问题者，或在非手术治疗期间，患者的腹痛、腹胀、发热、腹膜炎等症状进行性加重,各项指标及影像学检查不见好转时,需进行手术治疗。周海华等认为对于穿孔没有最佳手术方式,只有按照患者实际情况,施行个性化手术方案,才能达到更好的效果。

3. 内镜下处理    对于十二指肠镜头造成的穿孔,穿孔小的情况下,可以使用金属夹进行闭合。操作医师将张开的金属夹充分接触穿孔创面两侧黏膜后,助手立即夹闭金属夹并释放。分离夹子装置后,再次重复进行,直至创面完全缝合。

对于十二指肠乳头插管或括约肌切开刀造成的穿孔,通常穿孔比较小,可以通过留置鼻胆管加上胃肠减压等非手术治疗处理。但此种穿孔可能引起胆瘘或胰瘘,此时胆汁、胰液通过穿孔创口进入腹腔,穿孔难以愈合并可引发腹膜炎,通常需要手术治疗。

对于导丝或网篮造成的胆管损伤穿孔,在胆管得到充分减压、引流的情况下可自行愈合,因此主张放置鼻胆管,之后按非手术治疗处理。对于此型的穿孔,丁光荣等认为金属胆道覆膜支架可以封堵胆管破口,有效防止胆汁向腹腔及腹膜后渗出,预防感染,是主要的治疗措施。而鼻胆引流管除了充分进行胆管减压,治疗胆瘘外,还可以固定支架,预防支架相关并发症的发生。金属覆膜支架与鼻胆管联合放置提高了治疗的有效性及安全性。

## 四、术后感染

### (一) 观察与护理

1. 注意观察    患者回房后注意观察生命体征及主诉,患者出现腹痛、寒战、高热、黄疸、腹膜刺激征、脉搏细速、甚至血压下降等症状时,考虑术后感染的发生。ERCP 术后感染以胆管炎占主要比例。患者体温 >38.5℃,遵医嘱给予降温处理。可采取物理降温和药物降温两种方式。患者寒战时,加盖棉被给予保暖。体温反复升高至 38.5℃ 以上,并伴有寒战时,遵医嘱抽取血培养标本,选择敏感抗生素治疗。

2. 常规护理    根据患者的病情,遵医嘱给予心电监测、吸氧,记录患者出入量的变化并给予营养支持。避免身体消耗,不利病情恢复。

3. 鼻胆管    注意保持鼻胆管或鼻胰管的引流通畅,引流不畅是发生感染的原因之一。可根据医嘱用 0.9% 盐水或药物进行缓慢的导管冲洗,改善患者症状。

4. 抗生素    根据 ERCP 常见菌群种类,遵医嘱使用抗生素,预防、治疗术后感染。在有血培养结果时,使用敏感抗生素。

### (二) 感染的预防

1. ERCP 使用器械的消毒与灭菌    WS507-2016 版《软式内镜清洗消毒技术规范》中要求,软式内镜及重复使用的附件,应遵循的原则为:进入人体无菌组织、器官,或接触破损黏膜的软式内镜及附件应进行灭菌。遵循这一原则,ERCP 的治疗大多会接触破损黏膜,且附件进入的胆道、胰腺均为无菌环境。因此,诊疗所使用的十二指肠镜及附件均应灭菌后使用。

临床的现实情况是,多种灭菌方式不适合软式内镜的材质,或者无法满足 ERCP 的日诊疗量,因此针对十二指肠镜目前能够满足周转量的方式似乎首选化学灭菌剂。但灭菌剂处理后,内镜无菌状态的保持似乎又成为了一个难题。但灭菌剂的使用,至少可以将使用该内镜诊疗的上一名患者所携带的菌群完全杀灭,在一定程度上降低了经内镜传播的风险。新的问题必将带来新的解决方法,相信 ERCP 使用的器械实现无菌处理的时代必将到来。

十二指肠镜在术中较胃镜污染严重,尤其是对于梗阻性疾病、结石等情况。因此,术后的再处理更加重要。新版规范中,将软式内镜再处理的第一步从清洗开始转变为从床侧预处理开始,具有划时代的意义。马久红等研究发现,通过预清洗可以降低软式内镜 >90% 的生物负载。因此,临床中正规严谨的预处理应受到关注。

2. 内镜操作中的预防    在 ERCP 操作中,内镜会经过从口腔到十二指肠的过程,各种菌群均可能由此经内镜及附件带来胆胰的感染。有研究显示,胆道感染主要是由于术后胆道系统对感染的防御力减弱、病原菌的侵入引起。尹红等对 243 例 ERCP 术后患者的病原菌分析发现,感染的致病菌中,G⁻ 菌为主要致病菌种,其中大肠埃希菌占 32.43%,阴沟肠杆菌占 21.62%,肠炎克雷伯菌占 24.33%。铜绿假单胞菌占 8.11%;其次是 G⁺ 菌,其中肠球菌属占 5.40%,链球菌属占 2.71%。

操作中需时刻注意从细节着手,预防感染:①用于放置附件、造影剂、注射器等物品的操作台注意无菌原则,要有手术室器械台的理念。②物品专人专用,不得用于下一位患者。所用附件,切勿离开操作区域内,以免被污染。③自患者体内抽出的感染性液体立即排弃,不要污染其他附件。④各种附件在反复进出管腔及胆胰管时,应注意及时使用 75% 酒精进行处理,并用无菌盐水擦拭。⑤在向胆胰管注入造影剂时,注意压力及速度。

临床实践中,有在进行乳头插管前,使用酸性氧化电位水进行十二指肠镜钳子管道、十二指肠乳头周围进行消毒的案例,以期降低术后感染的发生率。王淑萍等将 284 例 ERCP 诊疗患者分为三组:阿米卡星组,盐水组,对照组。对照组不加干预外,其他两组盐水漱口 + 盐水或阿米卡星分别冲洗十二指肠镜钳道、十二指肠降段、乳头周围。而后在十二指肠主乳头插管前、切开刀完成插管首次进入胆管时(即内镜操作初)和 ERCP 操作即将结束时(即内镜操作末)收集细菌标本并行细菌培养和菌落计数。经统计,术后细菌培养阳性率有显著统计学差异($p=0.002$),术后胆管炎的发生率也有显著统计学意义($p=0.032$)。该方法可有效减少 ERCP 术后胆管炎的发生。尹红等针对 ERCP 操作时间与术后感染情况的研究显示,243 例患者中,操作时间 <30 分钟与 ≥30 分钟两组术后胆道感染率有统计学差异($p<0.05$)。熟练操作缩短时间与困难 ERCP 的不过多坚持,对患者是有意义的。

## 五、心理护理

从 WHO 将健康的定义进行修改开始,也标志着医学模式从单纯的生物医学模式向社会 - 心理 - 生物现代医学模式的转变。临床中,有很多的疾病都被认为是心因性疾病。甚至,大多数的躯体疾病,都离不开一个心理、情绪上的诱因。躯体疾病的逐步加重,更会引发一系列的情绪、心理的改变。因而相同疾病的患者,有可能会呈现出不同的症状、体征。现实生活中,很多案例显示,心理状态在很大程度上可以影响到疾病的转归,甚至包括恶性肿瘤。

在面对患者时,除了关注躯体疾病包括症状、体征外,还应该包括患者的情绪、心理状态,适合什么样的疏导方式。在国外,有专业的心理辅导师,在患者在院期间给予适当、恰当的心理辅导。护理人员也都能够为患者提供心理支持的服务,让患者在诊疗期间内心平静而有依靠。在我国,从责任制护理、整体护理到目前的优质护理,都深刻体现出了国家对患者的心理 - 社会层面健康的关注。

临床中,与患者接触最多的就是护士,最能了解患者心理状态的同样也是护士。而护士对于患者的每一分的付出,都会在患者的治疗效果中得到回报。多项研究显示,经过护士多层面多方位照护的患者,较只进行常规护理的患者,在疾病转归、术后恢复、并发症的发生等方面,均有更好的效果,具有统计学意义。

护士对患者的心理支持是从始至终的,是连续的。早期识别患者生理和心理问题,依然是护士的主要职责。前期与患者的沟通,主要是护士与患者建立一个有效的关系,患者需要一个相关的人,信任的人。入院后的一应交流、安排让患者舒适,可以大大减少患者紧张、焦虑的情绪,因此患者也愿意倾诉,护士从而可以更好地发现问题,进而解决问题。

术前教育可以让患者预先熟悉需要应对的环境及流程,护士也有机会消除患者的一些错误观念及错误信息,让患者对手术更有信心,从而缓解患者的社会 - 心理问题,并可降低镇静和麻醉剂引起的并发症发生风险。患者的术前教育内容,根据护士对患者的评估进行调整,针对患者最担心的问题排序而逐步展开。术前教育因患者的年龄、性别、文化程度、从事职业、性格、之前的就医体验等因素不尽相同。总之,积极有效的术前教育可以加强患者自身的应对策略,从而可能缩短手术时间、提高检查质量,降低并发症的风险。

在诊室进行手术期间,内镜护士柔和、温暖的语言,可以让患者平静并提高依从性。护士与患者之间可以用约定的手势进行信息的传递,以帮助患者降低恐惧、焦虑的心理,并减轻身体的不适感,提高手术的耐受性。有学者研究显示在 ERCP 患者围手术期实施人性化护理,能显著减轻患者术前不良情绪,维持术中血流动力学稳定。

术后,内镜护士的围手术期回访与责任护士细致、周到的护理同样在支持患者,也让患者对医护人员产生更多的信任,进而让患者增强信心,配合治疗,更利于患者的早期康复。

优质护理正逐渐被广大医护人员所认识,尤其应重视和加强心理方面的护理,这不仅能给患者良好的指导、消除紧张情绪,有利于诊疗的配合,帮助患者树立诊疗的信心,而且可以增进护患之间相互沟通与理解,增强患者对护理人员的信赖感,而上述这些因素正是保证有效治疗、护理的前提和基础。

(乔　娜)

## 参 考 文 献

1. Poulsen JL,Olesen SS,Malver LP,et al.Pain and chronic pancreatitis:a complex interplay of multiple mechanisms.Word J Gastroenterol,2013,19(42):7282-7291.

2. 李涛,金正,卢祎,等.慢性胰腺炎疼痛治疗的研究进展.国际消化病杂志,2016,36(2):81-83.

3. 龚彪,王伟.慢性胰腺炎:理论与实践.北京:人民卫生出版社,2012:615.

4. Thosani N,Zubarik RS,Kochar R,et al. Prospective evaluation of bacteremia rates and infectious complications among patients undergoing single-operator choledochoscopy during ERCP. Endoscopy,2016,48:424-431

5. 陈学清,陈光春,詹红,等.仰卧体位在 ERCP 胆总管插管中的应用.南方医科大学学报,2016,6:1446-1447.

6. 郭赟卿,舒娟,张斯晋.改进型侧俯卧体位垫在 ERCP 手术中的应用效果观察及护理.检验医学与临床,2015,12(增刊Ⅱ):158-159.

7. Todd H.Baron,Richard A.Kozarek,David L Carr-Locke.内镜逆行胰胆管造影.第 2 版.郭学刚,吴开春,译.北京:人民军医出版社,2015:84-85.

8. 王萍,占强.仰卧体位下行 ERCP+ENBD 术的全程护理.中国医药指南,2012,20:318-319.

9. Bassan MS,Sundaralingam P,Fanning SB,et al. The impact of wire caliber on ERCP outcomes:a multicenter randomized controlled trial of 0.025-inch and 0.035-inch guidewires. Gastrointest Endosc,2018,87(6):1454-1460.

10. 王萍,沈苑丹.内镜下逆行胰胆管造影术胆管插管困难 68 例的护理配合.现代中西医结合杂志,2011,20(31):4012-4013.

11. 宗伟,刘贵生,高峰,等.选择性胆管插管困难患者胰管导丝占据法的应用.陕西医学杂志,2015,8:1031-1032.

12. 邵东,庄耘,杨璟,等.针形刀预切开术联合胰管导丝占据法对插管困难的十二指肠小乳头行 ERCP 治疗.中华胰腺病杂志,2016,16(4):266-268.

13. 倪建锋,蔡晓波.经胰管预切开在内镜逆行胰胆管造影困难插管中的应用.海军医学杂志,2017,38(5):418-422.

14. 王萍,姚礼庆.现代内镜护理学.上海:复旦大学出版社,2009:206-209.

15. 阮卫平.切开刀 - 导线系统在 ERCP+EST 应用中的护理配合.当代护士,2015,10:34-35.

16. 刘黔,周光群,刘同英.EST 及 EPBD 治疗胆总管结石的术中配合与护理.遵义医学院学报,2013,36(6):573-574.

17. 万元春,王金婷,杨位轩,等.内镜下十二指肠乳头球囊扩张治疗胆总管小结石的临床疗效分析.中国医药指南,2017,15(35):133-134.

18. 逯青,刘学军,木努热丁·艾则孜.乳头括约肌小切开联合球囊扩张术治疗十二指肠乳头旁憩室合并胆总管结石 41 例疗效观察.实用肝脏病杂志,2017,20(5):592-595.

19. 刘玉兰,王桥安,李美连.柱状球囊乳头扩张 ERCP 取石术中的应用及护理配合分析.中国当代医药,2018,25(9):171-173.

20. 倪猛,樊宏伟,高改云.鼻胆管引流术预防经内镜逆行胰胆管造影术后感染的临床分析.中华医院感染学杂志,2014,24(4):146-147.

21. 温素莲,李春燕,李静.2 种方法应用于鼻胆管口鼻转换时的对照研究.中国实用护理杂志,2010,26(20):26-27.

22. 张诚,杨玉龙 李婧伊,等.X 线辅助鼻导管取出器在鼻胆管口鼻转换中的应用研究.中华消化内镜杂志,2018,35(3):167-170.

23. 张诚,杨玉龙,马跃峰,等.导丝在内镜鼻胆管引流术围手术期中的应用价值.中华肝胆外科杂志,2018,24(2):124-125.

24. 杜婷婷,胡良皞,廖专,等.慢性胰腺炎继发胆总管狭窄诊治进展.中华胰腺病杂志,2014,14(4):282-284.

25. 柴悦,秦鸣放,王震宇.内镜治疗慢性胰腺炎继发胆总管狭窄的长期随访研究.中华消化内镜杂志,2016,33(12):856-859.

26. Dumonceau JM,Delhaye M,Tringali A,et al.Endoscopic treatment of chronic pancreatitis:European Society of Gastrointestinal Endoscopy(ESGE)Clinical Guideline.Endoscopy,2012,44(8):784-800.

27. 李淑群,李菁玲.胰管结石的诊治进展.山东医药,2016,56(41):99-101.

28. Hu LH,Liao Z,Li ZS.Spontaneous clearance of pancreatic stones.Clin Gastroenterol Hepatol,2013,11:e9-e10.

29. 徐丹.ESWL联合ERCP治疗慢性胰腺炎合并胰管结石患者的临床疗效.现代医药卫生,2018,34(9):1407-1408.

30. 周雪峰,钟海.内镜下治疗慢性胰腺炎的临床疗效及对患者腹痛症状改善程度的研究.中国内镜杂志,2017,23(10):83-86.

31. 庞勇,田伏洲.全覆膜自膨胀金属支架治疗胆胰管良性狭窄的现状与进展.中华消化外科杂志,2014,13(6):493-496.

32. Song TJ,Lee SS.Endoscopic drainage of pseudocysts.Clin Endosc,2014,47(3):222-226.

33. 马文聪,楼奇峰,蒋祯,等.超声内镜下胰腺假性囊肿不同手术方式的护理配合.护理与康复,2014,13(4):407-408.

34. 王晓晶,王海玉.78例胆总管结石患者行ERCP+EST的围手术期护理.当代护士,2017,1:30-31.

35. 陈思芳,李洪艳,张英.更新鼻胆管固定方法提高患者非计划性拔管的依从性.川北医学院学报,2016,31(2):254-256.

36. 吴莉君,李彩玲,唐裕芳.ERCP术后鼻胆管引流的护理.现代消化及介入诊疗,2011,16(1):62-63.

37. 张诚,杨玉龙,林美举,等.ENBD术后鼻胆管冲洗的临床价值.肝胆胰外科杂志,2013,25(4):323-325.

38. 中华医学会消化内镜分会ERCP学组,胡冰,麻树人,等.内镜下逆行胆胰管造影术(ERCP)诊治指南(2010版).中国继续医学教育,2010,02:1-20.

39. 郭学刚.不容忽视的ERCP围手术期全程管理.天津医药,2016,44(5):513-517.

40. 贾国法,单红,吴丽颖,等.胰管支架对伴有危险因素的患者发生ERCP术后胰腺炎的预防作用.胃肠病学,2017,9:548-552.

41. 赵亮,王静.鼻胰管在具有ERCP术后并发胰腺炎的高危患者中应用效果分析.中国现代普通外科进展,2015,18(6):488-490.

42. Cennamo V,Fuccio L,Zagari RM,et al.Can early precut implementation reduce endoscopic retrograde cholangio-pancreatography-related complication risk?Meta—analysis of randomized controlled trials.Endoscopy,2010,42(5):381-388.

43. 郑朝,孟宪志.ERCP术后胰腺炎的预防策略:药物与技术.检验医学与临床,2017,14(12):1840-1843.

44. Kim KB,Yoon SM,Youn SJ.Endoscopy for nonvariceal upper gastrointestinal bleeding.Clin Endosc,2014,47:315-319.

45. 马文聪,楼奇峰,蒋祯,等.治疗性ERCP术后迟发性出血的早期发现及内镜下治疗的护理配合.护士进修杂志,2015,30(9):815-817.

46. 尚现伟.氩离子凝固术治疗消化道出血的临床疗效观察.中国医学工程,2013,21(3):120.

47. Hisai H,Hirako T,Koshiba Y,et al.Mo1433 Management of ERCP-Related Perforations:Outcomes of Single Institution in Japan.Gastrointestinal Endoscopy,2015,81:AB418-AB418

48. Srivastava S,Sharma BC,Puri AS,et al.Impact of completion of primary biliary procedure on outcome of endoscopic retrograde cholangiopancreatographic related perforation.Endoscopy International Open,2017,5:E706-E709.

49. 周海华,苏进根,陆奕宁,等.经内镜逆行胰胆管造影相关穿孔6例临床分析.临床肝胆病杂志,2014,30(12):1299-1302.

50. 丁光荣,薛迪强.金属覆膜支架联合鼻胆管治疗内镜逆行胰胆管造影术Ⅲ型Stapfer穿孔的研究(附6例报告).中国内镜杂志,2018,24(1):96-99.

51. 马久红,胡雪飞,刘林林,等.胃镜及肠镜预清洗的监测与评价.中华医院感染学杂志,2012,22(20):4566-4567.

52. 边俭,顾俊平,刘胜利.经内镜逆行性胰胆管造影术后并发症的危险因素和预防.中国中西医结合外科杂志,2015,1l(1):99-103.

53. 尹红,罗保平,李春亭.ERCP术后胆道感染分析.西南国防医药,2016,(5):539-541.

54. 王淑萍,高道键,陆蕊,等.消化道清洁预防ERCP术后胆道感染的作用及机制.中华消化内镜杂志,2014,31(6):324-328.

55. 李爱红,陈守坚,蔡德辉,等.全麻下行ERCP术采用脑电意识监测与人性化护理干预效果.中国医药科学,2017,7(12):108-110.

56. 张洁,江雪洁,王美艳,等.优质护理模式对经内镜逆行胰胆管造影术患者护理质量的影响.中国实用护理杂志,2017,

33(8):579-582.

57. 王娜,马红霞,张淑红.舒适护理干预对反复行 ERCP 高龄患者生理及心理舒适度的影响.当代护士,2017,9:57-59.

58. 黄纯秀,范金先,张艳,等.综合护理对 ERCP 及 EST 患者的护理效果.实用临床医药杂志,2016,20(18):61-63.

59. Siriporn Ratanalert, Parinya Soontrapornchai, Bancha Ovartlarnporn. Preoperative Education Improves Quality of Patient Care for Endoscopic Retrograde Cholangiopancreatography. GASTROENTEROLOGY NURSING, 2002, 26(1):21-25.

60. 郭丽,蒋锦,朱婷婷,等.ERCP 术后鼻胆管引流 149 例临床护理体会.中华全科医学,2014,12(1):142-143.

61. 石德红,张冲,李晓林,等.经内镜逆行胰胆管造影术诊治儿童胰胆管疾病 10 例.中国内镜杂志,2014,20(10):1106-1108.

第57章

# 超声内镜与外科手术诊疗的观察及护理

【摘要】超声内镜的飞速发展使得胰胆疾病的诊疗更为精准;胰腺外科手术的快速进步和精细使得病患的获得感越来越多;这一切的发展均与护理工作密不可分,更是对护理工作提出了更高要求。本章节重点介绍在超声内镜(EUS)和胰腺外科手术诊疗前后及诊疗过程中的操作配合及相应护理工作。

## 第一节 超声内镜检查前后的护理及护理配合

经体表腹部超声(US)、增强 CT 及磁共振(MRI)技术在诊断早期或轻度胰胆疾病的灵敏度较低,故患者确诊时大多数已处于疾病晚期,因此对胰胆疾病进行早期诊断极具挑战性。超声内镜(EUS)的临床应用为胰胆疾病的诊断提供了更好的方法。由于 EUS 探头紧贴胃壁和十二指肠对胰腺进行近距离扫描,避免了肠道气体和腹壁脂肪的干扰,且由高频超声探头获得高分辨率图像,能清晰地显示胰腺实质和胰管系统的细微改变,为胰胆疾病的诊断提供了一种新的有价值的方法。超声内镜引导下细针穿刺细胞学检查(endoscopic ultrasonography guided fine-needleaspiration,EUS-FNA),通过对病灶穿刺而取得细胞和组织,从而进一步进行细胞学和病理学的研究,对确定病变的性质、组织学来源和病理学特征更是具有重要意义。

### 一、EUS、EUS-FNA 护理的重要性

EUS 操作过程中,尤其是行 EUS-FNA 过程中,除医生熟练的操作外,护士的操作配合尤为重要。术前对患者进行充分的心理护理、全面细致的术前准备、采取有效的患者安全防护措施,是穿刺成功的前提条件。术中密切监护患者,防止身体移动造成超声影像图像丢失或穿刺针移位;术中娴熟敏捷的操作技术和手法,是保证穿刺成功的关键。护理人员应熟练掌握穿刺针的使用方法,确定穿刺针滑环锁位于"0"点时才插入内镜活检孔道,以防止损坏内镜;正确调整穿刺针入针深度后,需要妥善固定滑环锁,防止进针过深造成穿刺失败,术中严格执行无菌操作和术后密切观察生命体征(重点是血压)是避免患者发生并发症的重要保障。

因此,在患者接受超声内镜引导下细针穿刺活检的过程中实施有效的护理配合,可以有效提高超声内镜引导下细针穿刺活检的诊断率,降低患者并发症发生率。临床工作中应加强对护理人员的培训,增加护理人员的技术水平以及道德素养,明确护理人员实施操作的具体方法以及目的,使得护理人员可以对穿刺针以及超声内镜的具体结构进行了解,从而熟悉护理操作的过程,以此更好的配合超声内镜引导

下细针穿刺活检,提高检测的准确率,降低患者并发症的发生率,为患者的诊断和治疗提供参考依据。

## 二、EUS、EUS-FNA 护理要点

### (一) 检查前的准备

1. 物品准备

(1) 核对患者信息并登记,电脑中患者信息选取正确。

(2) 连接超声内镜,开启超声发生器及内镜主机与显示器,确认各仪器处于工作状态,注水泵安装专用注水管道,开机并调试处于工作状态。

(3) EUS-FNA 者,遵医嘱选择正确型号的穿刺针及相关物品(载玻片、组织固定液等)。

(4) 准备好急救器材和物品。

(5) 调整好房间合适的光线亮度,有利于观察超声图像。

2. 患者准备

(1) 详细了解患者病史,如心脏病、肺部疾病、贫血、糖尿病史等。

(2) 检查前患者需禁食、禁饮 6 小时,确保空腹状态。

(3) 检查前取出患者活动性假牙,以免检查中误吸或误咽。

(4) 做好患者及家属的解释工作,消除患者紧张情绪,主动配合检查。

(5) 术前 5~15 分钟口服祛泡剂和咽部局麻剂、肌内注射解痉剂。

(6) 协助患者左侧卧位,两腿半曲,双手自然放于胸前,全身放松,解开衣领和腰带。

(7) EUS-FNA 者,检查前应取得患者相关检查结果,如血常规、凝血功能、血清淀粉酶和影像学结果等。

(8) 必要时给予患者心电监测,观察患者心率、血压及血氧饱和度。

### (二) 检查操作中的配合

超声内镜前端较硬、外径粗,因此插入较困难,顺利通过咽喉部是检查成功的关键。当术者准备插镜时,可协助术者将患者下颌轻轻往上抬,使咽部与食管呈一直线,便于插入。

发现病灶后,脚踩注水开关,向胃腔内注水 200~500ml。当病灶完全浸没在水中,可获取满意的图像。可协助患者变换体位,在转换体位时,停止注水。注水的过程中要密切观察患者有无不适、呛咳等。必要时可采用温水注入,以防止胃部由于大量的冷水存在而引起的痉挛等不适。

EUS-FNA 者,在确认好穿刺部位和角度时,遵医嘱选择合适的内镜穿刺针(确定穿刺针滑环锁位于"0"刻度时才插入钳道,以防损伤内镜钳道内膜层),协助术者将穿刺针置入钳道,调整穿刺针进针深度,固定滑环锁,防止进针过深。在穿刺针尖部刺入目标位置后,及时撤除穿刺针内芯,连接负压注射器,并打开负压开关。在负压状态下反复穿刺病灶 5~10 次,取得标本后,协助术者取出穿刺针,及时将穿刺抽取物送组织学和细胞学检查。根据取材及结果,一般可重复穿刺 1~2 针。在操作的过程中,应严格执行无菌操作,密切观察患者生命体征,如有异常立即报告医生及时处理。

### (三) 检查操作后的护理

超声检查完毕后,协助患者安全下床,告知患者术后 2 小时后进食。EUS-FNA 者需绝对卧床并禁食 24 小时。注意患者主诉,如有剧烈腹痛、腹胀等及时就诊。

由于患者术前使用镇静剂、解痉剂等,有头晕及视物模糊的可能,必要时家属陪伴,做好防跌倒措施。当天不可进行高空作业或驾驶作业。

门诊患者,检查后应在院内留观 1 小时,无腹痛、意识清醒后离院,以防意外的发生。

## 三、EUS、EUS-FNA 常见的并发症及护理对策

### (一) 常见并发症原因

EUS 检查一般较安全,通常无严重并发症;EUS-FNA 活检患者在术后出现并发症多与患者体位不正确、操作手法不正确、粗暴等因素有关。

**（二）常见并发症及护理对策**

1. 超声内镜检查的常见并发症的护理

（1）窒息：发生率极低，主要由于胃内注水过多时变动患者体位所致。避免方法即注水量不可过多，操作中变动体位时应停止注水并协助患者缓慢移动变换为目标体位，变动前可抽吸出胃内注入水。

（2）吸入性肺炎：较少发生，常因患者误吸胃内液体或注入水所致。摆放检查体位时，应协助患者左侧面部紧贴枕头，以便口腔内的液体随着重力作用自然流出，防止口腔内的液体反流引起呛咳和误吸；检查操作时动作尽量轻柔，避免因暴力插镜等人为因素引起的恶心、呕吐，防止误吸的发生；清醒患者在操作前和操作时，医护人员应叮嘱患者使用鼻子吸气、嘴巴呼气，可将反流出的胃内液体或注入水，随着嘴巴呼气时被呼出，减少误吸的风险。

（3）器械损伤：咽喉部黏膜损伤。咽部黏膜损伤时，带来咽喉部不适、疼痛感等，宜进食半流食物或软食，避免进食生硬、粗糙、辛辣刺激性食物。

（4）意外事件：跌倒。患者在检查中被大量的灌注液体，易出现低体温的表现：寒战、饥饿，大汗淋漓，躯体冰凉、脉速、口渴等；患者禁食空腹检查时，机体处于饥饿状态，血糖偏低，外加精神紧张易通过迷走神经反射引起周围血管扩张，导致脑部血流量减少，引起晕厥等。EUS 检查难度较大，有时需要多学科会诊，历时比较长，为 1~2 小时，在多种因素的作用下，易发生跌倒风险，尤其是老年患者。

2. EUS-FNA 的主要并发症 包括感染、出血、穿孔、胰腺炎等，其中最常见的为术后胰腺炎，但发生率非常低。EUS-FNA 检查操作结束前，应在内镜视野下，仔细观察穿刺部位有无渗血、出血、穿孔等表现。针刺性渗血，无需处理，一旦渗血出血不止，应及时协助医生进行内镜下止血；密切观察患者腹部体征，有无出现压痛、反跳痛等，内镜下若发现消化道有穿孔表现，需及时协助医生进行处理，必要时外科干预，并做好术前准备；检查结束患者安全返回病房后，需密切观察患者腹部体征，询问患者主诉，留取血标本进行实验检测（如血常规、C 反应蛋白、凝血功能、血淀粉酶等），如有异常，及时遵医嘱进行针对性处理。

EUS、EUS-FNA 检查诊断慢性胰腺疾病是一项重要的技术，正确的护理对于保证检查的顺利进行有重要意义，检查前应做好环境、物品和患者的准备以及心理护理，使患者以最佳的心态接受检查，检查中的监护与配合是保证检查顺利进行的重要环节，检查后的观察与护理是避免或早期发现并发症的关键。

## 第二节 慢性胰腺炎暨胰腺疾病的外科手术后护理

外科手术为慢性胰腺炎暨胰腺疾病治疗的非常重要的手段，也是腹部外科中最为复杂的手术，对护理的要求非常高。术后护理重点内容如下：

### 一、基本生命体征的观察

严密监测生命体征、腹部体征、伤口及引流情况，准确记录 24 小时出入液量，必要时监测 CVP 及每小时尿量（图 57-2-1）。

### 二、导管护理

包括氧气吸入导管、深静脉导管、胃管、导尿管、胰周引流管、胰腺残面引流管、吻合口处引流管、空肠造瘘管等。在各类引流管上标注管道名称及置管时间，分清引流管放置部位及作用；将引流管远端与相应的引流装置紧密连接并妥善固定，定时观察引流液的色、质、量，定期更换引流装置，并做好相应的护理记录。每日做好导管评估，特级护理和一级护理的患者每班评估（图 57-2-2）。

**（一）腹腔双套管灌洗引流护理**

目的是冲洗脱落坏死组织、黏稠的脓液或血块。护理措施：

1. 冲洗液现配现用 常用生理盐水，根据病情，必要时遵医嘱加抗生素、去甲肾上腺素等药物，滴速为 20~30 滴 / 分为宜。

2. 保持引流通畅 持续低负压吸引，压力不宜过大，以免损伤内脏组织和血管，如有脱落坏死组织、脓液或血管堵塞管腔,可用生理盐水缓慢冲洗,若疏通困难需协助医生在无菌条件下更换内套管。

3. 观察引流液的颜色、性状和量　引流液开始为含有血块、脓液及坏死组织的暗红色混浊液体;2~3天后颜色逐渐变淡、清亮。若引流液呈血性,伴脉速和血压下降,应考虑大血管受腐蚀破裂引起继发性出血,应及时通知医生并做急诊手术准备。

4. 维持出入量平衡　准确记录冲洗液量及引流液量,保持平衡;如发现引流管道堵塞应及时通知医生处理,必要时更换内套管。

5. 拔管指征　患者体温维持正常 10 天左右,白细胞计数正常,腹腔引流液少于 5ml/d,引流液淀粉酶测定值正常,可考虑拔管。拔管后保持局部敷料的清洁、干燥。

### (二)空肠造瘘管护理

术后可通过空肠造瘘管行肠内营养支持治疗,基本护理措施:

1. 妥善固定　将管道固定于腹壁,告知患者翻身、活动、更换衣服时避免牵拉,防止管道脱出(图57-2-3)。

2. 保持管道通畅　营养液滴注前后使用生理盐水或温开水冲洗管道,持续输注时每 4 小时冲洗管道1 次;出现滴注不畅或管道堵塞时,及时通知医生,确认导管位置,协助医师尽快处理,必要时重新置管。

3. 营养液现配现用,使用时间 <24 小时;注意输注速度、浓度和温度适度;观察有无腹胀、腹泻等并发症。

## 三、术后活动

全身麻醉的患者,一般手术后回病房 6 小时采用去枕平卧位,若无不适可在 6 小时后垫软枕。术后卧床期间,可适当活动四肢,抬臀等,来缓解因长时间卧床不动而引起的腰背酸痛、手脚麻木等不适。

术后第 2 日鼓励患者翻身,协助患者翻身、拍背,促进有效咳嗽、咳痰。鼓励患者术后尽早、循序渐进地开展早期活动,每日做好活动能力的评估,与患者及其家属共同讨论个性化的术后早期活动计划。活动时应注意安全,若身上有引流管的应注意避免管道的折叠或滑脱(图57-2-4)。

## 四、疼痛护理

对于疼痛剧烈的胰腺癌术后患者,及时进行疼痛评估,遵医嘱给予有效的镇痛治疗,评估镇痛药的效果,可指导患者采取舒适卧位,以减轻疼痛。改善病房环境,分散患者注意力,以缓解疼痛。

## 五、生活护理

每日评估患者 Barthel 指数,了解其生活自理能力。为术后留置胃管的患者做好口腔护理,胃管拔除后鼓励患者刷牙。留置导尿管的患者做好会阴护理,导尿管拔除后鼓励患者早期下床上厕所,对于仍需卧床的患者,协助其床上大、小便。协助患者擦身、更换衣物(图57-2-5)。

## 六、药物指导

遵医嘱使用生长抑素、各类抗生素、保肝药物、电解质等。

### (一)生长抑素

显著减少内脏血流,降低门静脉压力,降低侧支循环的血流速度和压力;减少胰腺的内外分泌以及胃小肠和胆汁的分泌,降低酶活性,对胰腺细胞有保护作用。

### (二)护肝利胆药物

治疗肝内胆汁淤积,并有解毒作用。不良反应:中枢兴奋、昼夜节律紊乱,胃肠烧灼感,注射用冻干粉针须在临用前用所附溶剂溶解。静脉注射必须缓慢。

### (三)低分子肝素钠

常用于胰腺手术门静脉人工血管置入后的患者。是普通肝素通过酶学或化学降解而成,用于预防和治疗血栓栓塞性疾病或血栓形成性疾病。副作用:偶见注射部位的皮肤瘀斑,尤其在老年人、女性、体重较轻者易引起。注意事项:皮卜注射后局部压迫 5 分钟,不要揉搓。注意观察口腔黏膜、口腔有无出血及大便隐血情况,观察注射部位是否出现硬结、瘀斑、疼痛等。

### (四)质子泵抑制剂

常用于胰腺术后患者留置胃管期间,通过抑制胃酸分泌保护胰腺。其抑制胃酸作用强,不宜同时再使用其他抗酸或抑酸剂。

### (五)止血药

临床常用的有氨甲苯酸、血凝酶、维生素 K₁、酚磺乙胺等,用于预防和治疗手术后的出血。用药期间,严密监测患者生命体征,定时观察术后患者引流液色、质、量,有无恶心、头痛、皮疹、低血压等用药不良反应。

## 七、营养支持

术后早期禁食、胃肠减压期间,给予肠外营养支持,由静脉及时补充营养物质,维持水、电解质平衡,必要时输注人血白蛋白,以保证机体的需要(图 57-2-6)。有适应证者可经螺旋胃管注入营养液(图 57-2-7);拔除胃管后予以流质、半流质饮食,逐渐过渡至正常饮食(图 57-2-8),术后因胰外分泌功能减退,易发生消化不良、腹泻等,应根据胰腺功能给予消化酶制剂或止泻药。

## 八、血糖监测

患者因术后胰腺损伤,胰岛素分泌下降而引起血糖升高。因此,术后应遵医嘱三餐前、睡前监测血糖,及时调整胰岛素用量,有效控制血糖,促进疾病恢复。

## 九、并发症的观察与护理

### (一)出血

术后密切观察生命体征、伤口渗血及引流情况,准确记录液体出入量。有出血倾向者,遵医嘱补充维生素 K 和维生素 C,预防出血发生。术后 1~2 天和 1~2 周时均可发生出血,经引流管引出血性液、呕血、便血等,患者同时出现出汗、脉搏细速、血压下降等现象。少量出血者给予静脉补液,应用止血药、输血等治疗,大量出血者需手术止血。

### (二)感染

由于患者体质较差,手术暴露时间长,易发生感染。更换伤口敷料时,要注意无菌操作。遵医嘱合理应用抗生素,控制感染。胰十二指肠切除术后,一般放置 T 形管、腹腔引流管、烟卷引流、胰腺断面引流等引流管。需妥善固定各种引流管,保持引流畅通,注意观察引流液的量和性质。若引流液混浊或呈脓性,需考虑吻合口瘘或继发感染的可能,应及时通知医生并协助处理。

### (三)胰瘘

多发生在术后 1 周左右,常与胰腺残端及空肠吻合不严密、吻合口张力过大、患者贫血或低蛋白血症及吻合口处感染等有关。患者突发剧烈腹痛、持续腹胀、发热、伤口流出清亮液体,腹腔引流液增多,引流液淀粉酶值增高。需严密观察引流液情况,记录引流液的颜色、性质和量。可采用双套管冲洗或负压吸引,保证引流通畅,多数患者可自愈。遵医嘱应用抑制胰酶分泌的药物,如生长抑素。保持皮肤清洁,用氧化锌软膏保护瘘口周围皮肤,避免胰液侵蚀皮肤。

### (四)胆瘘

多发生于术后 5~10 天,常与胆管及空肠吻合不严,吻合口张力过大,T 形管(或胆肠引流管)脱出、胆总管下端梗阻、患者贫血或低蛋白血症有关。主要表现为发热、右上腹痛及腹膜刺激征;T 形管(或胆肠引流管)引流液突然减少;在腹腔引流管或腹壁伤口可见溢出黄绿色胆汁样液体。应当保持引流管通畅,注意观察和记录;给予腹腔引流,加强支持治疗;同时配合医生做好手术准备。

### (五)肠瘘

出现明显腹膜刺激征,引流出粪便样液体或输入的肠内营养液时,应考虑肠瘘。护理措施:①持续灌洗,低负压吸引,保持引流畅通;②纠正水、电解质紊乱,加强营养支持;③指导患者正确使用造口袋,保护瘘口周围皮肤。

## 十、心理疏导与护理

胰腺手术往往创伤较大,术后并发症出现概率较高,创面愈合时间长,以致部分患者手术前后心理负担较重,思想顾虑较多,应注意术前术后的沟通交流,及时疏导不良情绪,科学宣教,鼓励患者积极面对待接下来的手术,安全度过围手术期,早日康复出院(图 57-2-9)。

(刘渠凯 沙 莎 陈乐英)

## 参 考 文 献

1. 龚彪,王伟.慢性胰腺炎:理论与实践.北京:人民卫生出版社,2012.
2. 李乐之,路潜.外科护理学.第 5 版.北京:人民卫生出版社,2016:542-543.
3. 叶志霞,皮红英,周兰姝.外科护理.上海:复旦大学出版社,2016:264-273.

# 第58章

# 胰腺内镜诊疗中的镇静与麻醉

【摘要】舒适(或无痛苦)胰腺内镜诊疗(ERCP、EUS)手术和操作复杂,历时较长,基本上都是采用麻醉或深度镇静方案,由麻醉医师负责和实施。本章依据《中国消化内镜诊疗镇静/麻醉专家共识》,对胰腺内镜诊疗中的镇静与麻醉作一系统阐述。

随着社会的发展和进步,人们对医疗服务的要求越来越高,已经从基本的安全医疗转向舒适医疗。这就对麻醉医生提出了更高的要求,麻醉医生的工作场所已经从传统的手术室向手术室外延伸,如今在医院的几乎所有科室都能见到麻醉医生忙碌的身影。手术室外麻醉的迅猛发展使麻醉医生的技术和应急处理能力面临前所未有的挑战,同时也对麻醉药物的选择提出了更高的要求。

消化道内镜诊疗技术是消化道疾病最常用、最可靠的方法,但也会给患者带来不同程度的痛苦及不适感。随着消化内镜诊疗技术的普及和患者对医疗服务要求的提高,舒适(或无痛苦)消化内镜的需求日益增加。在消化内镜诊疗中又以胰腺内镜诊疗(ERCP、EUS)的操作最为复杂,操作或手术时间相对最长。

由麻醉医师主导的胰腺内镜诊疗中的镇静与麻醉是实现舒适(或无痛苦)消化内镜的基本方法,本章拟就胰腺内镜诊疗中的镇静与麻醉作一系统阐述。

本章先就消化内镜诊疗镇静与麻醉的共性问题展开论述,最后就胰腺内镜诊疗(ERCP、EUS)中的镇静与麻醉的特殊问题作一详细介绍。

## 一、消化内镜诊疗镇静与麻醉的定义与目的

消化内镜诊疗的镇静与麻醉是指通过应用镇静药和/或麻醉性镇痛药等以及相关技术,消除或减轻患者在接受消化内镜检查或治疗过程中的疼痛、腹胀、恶心呕吐等主观痛苦和不适感,尤其可以消除患者对再次检查的恐惧感,提高患者对消化内镜的接受度,同时为内镜医师创造良好的诊疗条件。

大部分患者对消化内镜操作与治疗怀有紧张、焦虑和恐惧的心理,检查过程中易发生咳嗽、恶心呕吐、心率增快、血压升高、心律失常等,甚至诱发心绞痛、心肌梗死、脑卒中或心搏骤停等严重并发症。少部分患者不能耐受和配合完成消化内镜操作,从而使内镜医师无法明确地诊治相关疾病。消化内镜诊疗的镇静与麻醉的目的是消除或减轻患者的焦虑和不适,从而增强患者对于消化内镜操作和治疗的耐受性和满意度,最大限度地降低其在消化内镜诊疗过程中发生损伤和意外的风险,为消化内镜医师创造最佳的诊疗条件。

## 二、消化内镜诊疗镇静与麻醉的实施条件和要求

### （一）消化内镜诊疗镇静与麻醉的场所与设备要求

开展消化内镜诊疗镇静与麻醉除应符合常规消化内镜的基本配置要求以外,还应该考虑由于实施麻醉或镇静而必须具备的一些特殊条件。

1. 面积　每个诊疗单元面积宜不小于 15m$^2$。

2. 设备与药物　每个诊疗单元除应配置消化内镜基本诊疗设备外,还应符合手术麻醉的基本配置要求,即应配备常规监护仪(包括心电图、脉搏氧饱和度和无创血压)、供氧与吸氧装置和单独的负压吸引装置、静脉输液装置、常规气道管理设备(麻醉机或简易呼吸囊、麻醉咽喉镜与气管内插管用具等)和常用麻醉药物如丙泊酚、依托咪酯、咪达唑仑、阿片类药物等以及常用的心血管药物如阿托品、麻黄碱、去氧肾上腺素等。经气管内插管全麻下消化内镜操作时间较长或高危患者还应配有麻醉机,并考虑监测呼气末二氧化碳分压和 / 或有创动脉压力。

3. 空间　具有独立的麻醉恢复室或麻醉恢复区域,建议麻醉恢复室与内镜操作室床位比例不低于 1：1,并根据受检患者数量与镇静或麻醉性质设置面积。其设备应符合麻醉恢复室的基本要求,即应配置常规监护仪、麻醉机和 / 或呼吸机、输液装置、吸氧装置、负压吸引装置以及急救设备与药品等。

4. 急救药物与设备　消化内镜诊疗区域须配备麻醉机、困难气道处理设备(如喉罩、视频喉镜等)和抢救设备如心脏除颤仪以及常用急救药品如肾上腺素、异丙肾上腺素、利多卡因等和拮抗药如氟马西尼和纳洛酮等。

### （二）人员配备与职责

消化内镜诊疗的轻度、中度镇静可由经过专门镇静培训的医师负责。消化内镜诊疗的麻醉与深度镇静应由具有主治医师(含)以上资质的麻醉科医师负责。根据消化内镜患者受检人数与受检方式以及镇静与麻醉的性质合理配备麻醉医师人数。实施深度镇静与麻醉的每个诊疗单元配备至少 1 名麻醉科高年资住院医师,建议配备 1 名专职护士,其中护士负责麻醉前准备和镇静与麻醉记录、协助镇静与麻醉管理;每 2~3 个诊疗单元配备 1 名具有主治医师(含)以上资质的麻醉科医师,指导并负责所属单元患者的镇静与麻醉以及麻醉恢复。麻醉恢复室的专职护士数量与床位比宜为 1：4~1：2,负责监测并记录患者麻醉恢复情况。麻醉医师与专职护士宜相对固定,以保证镇静与麻醉过程及麻醉恢复过程中患者的安全。

舒适(或无痛苦)胰腺内镜诊疗(ERCP、EUS)由于手术和操作复杂,历时较长,基本上都是采用麻醉或深度镇静方案,由麻醉医师负责和实施。

消化内镜诊疗中的镇静与麻醉的适应证和禁忌证:

1. 适应证

(1) 所有因诊疗需要、并愿意接受消化内镜诊疗镇静与麻醉的患者。

(2) 对消化内镜诊疗心存顾虑或恐惧感、高度敏感而不能自控的患者。

(3) 操作时间较长、操作复杂的内镜诊疗技术,如逆行胰胆管造影术(endoscopic retrograde cholangiography,ERCP)、超声内镜(endoscopic ultrasonography,EUS)、内镜下黏膜切除术(endoscopic mucosal resection,EMR)、内镜黏膜下层剥离术(endoscopic submucosal dissection,ESD)、经口内镜下肌离断术(peroral endoscopic myotomy,POEM)、小肠镜等。

(4) 没有麻醉与镇静无法完成的消化内镜诊疗。

(5) 一般情况良好,ASA Ⅰ级或Ⅱ级患者。

(6) 处于稳定状态的 ASA Ⅲ级或Ⅳ级患者,可酌情在密切监测下实施。

2. 禁忌证

(1) 有常规内镜操作禁忌证或拒绝镇静与麻醉的患者。

(2) ASA Ⅴ级的患者。

(3) 未得到适当控制的可能威胁生命的循环与呼吸系统疾病,如未控制的严重高血压、严重心律失常、不稳定心绞痛以及急性呼吸道感染、哮喘发作期等。

（4）肝功能障碍（Child-Pugh C 级以上）、急性上消化道出血伴休克、严重贫血、胃肠道梗阻伴有胃内容物潴留。

（5）无陪同或监护人者。

（6）有镇静与麻醉药物过敏及其他严重麻醉风险者。

### （三）相对禁忌证

以下情况须在麻醉医师管理下实施镇静与麻醉，禁忌在非麻醉医师管理下实施镇静：

1. 明确困难气道的患者　如张口障碍、颈颏颌部活动受限、类风湿脊柱炎、颞颌关节炎等。

2. 严重的神经系统疾病者　如脑卒中、偏瘫、惊厥、癫痫等。

3. 有药物滥用史、年龄过高或过小、病态肥胖、排尿困难等患者。

### （四）消化内镜诊疗镇静与麻醉深度的评估

消化内镜诊疗操作过程中应用镇静与麻醉药物可使患者意识水平下降或消失。根据患者意识水平受抑制的程度，镇静深度可分为四级：即轻度镇静、中度镇静、深度镇静和全身麻醉（表 58-0-1）。不同患者耐受内镜诊疗所需的镇静与麻醉深度不同，理想的状态是患者安全、舒适、无记忆，内镜操作易于实施。消化内镜诊疗所需镇静与麻醉深度受诸多因素的影响，包括患者年龄、健康状况、受教育程度、正在使用的药物、术前焦虑状态、疼痛耐受程度、内镜操作类别及操作者熟练程度等。

表 58-0-1　消化内镜诊疗的镇静深度与麻醉及其评估要点

| | 轻度镇静 | 中度镇静 | 深度镇静 * | 全身麻醉 * |
|---|---|---|---|---|
| Ramsay 镇静评分 | 2~3 分 | 4 分 | 5~6 分 | |
| 反应 | 对语言刺激反应正常 | 对语言或触觉刺激存在有目的反应 | 对非伤害性刺激无反应，对伤害性刺激有反应 | 对伤害性刺激无反应 |
| 通气功能 | 无影响 | 足够，无需干预 | 可能不足，可能需要干预 | 常不足，常需干预 |
| 心血管功能 | 无影响 | 通常能保持 | 通常能保持 | 可能受损 |

\* 深度镇静、全身麻醉必须由麻醉医师实施

### （五）消化内镜诊疗镇静与麻醉的操作流程

1. 镇静与麻醉前访视与评估　在进行消化内镜诊疗镇静与麻醉前，麻醉医师需要充分做好麻醉前访视，具体包括下列内容：

（1）麻醉前评估：主要包括三个方面：病史、体格检查和实验室检查。重点判别患者是否存在困难气道、恶性高热易感；是否存在未控制的高血压、心律失常和心力衰竭等可能导致围手术期严重心血管事件的情况；是否有阻塞性睡眠性呼吸暂停（OSA）、急性上呼吸道感染、肥胖、哮喘、吸烟和未禁食等可能导致围手术期严重呼吸系统事件的情况；是否有胃肠道潴留、活动性出血、反流或梗阻等可能导致反流误吸的情况。

（2）患者知情告知：应告知患者和 / 或患者受托人镇静与麻醉的操作方案，并向患者和 / 或受托人解释镇静与麻醉的目的和风险，取得患者和 / 或受托人同意，并签署知情同意书。

2. 消化内镜诊疗镇静与麻醉前准备

（1）消化内镜诊疗镇静与麻醉前准备与普通消化内镜术前准备基本相同。

（2）一般患者应在术前禁食至少 6 小时，术前禁水至少 2 小时；可按需服用小于 50ml 的黏膜清洁剂。

（3）如患者存在胃排空功能障碍或胃潴留，应适当延长禁食和禁水时间，必要时行气管内插管以保护气道。

（4）口咽部表面麻醉：轻度与中度镇静下，口咽部表面麻醉可以增强患者耐受性，抑制咽反射，利于内镜操作；深度镇静及全麻状态下，可不使用口咽部表面麻醉。

（5）当日实施麻醉的主管医师应当对镇静与麻醉前评估与准备记录进行确认，并且再次核实患者身份和将要进行的操作。

3. 消化内镜诊疗镇静与麻醉的实施　患者入室,根据检查类别摆放好体位,连接监护设备,自主呼吸下充分给氧去氮(8~10L/min,3~5 分钟),开放静脉通道,并记录患者生命体征。根据消化内镜的诊疗目的和镇静与麻醉深度的需求,可采用下列不同的麻醉或镇静方法。

(1) 咪达唑仑:用于消化内镜诊疗镇静时,成人初始负荷剂量为 1~2mg(或小于 0.03mg/kg),1~2 分钟内静脉给药。可每隔 2 分钟重复给药 1mg(或 0.02~0.03mg/kg)滴定到理想的轻、中度镇静水平。静脉注射咪达唑仑具有"顺行性遗忘"的优点,即患者对后续检查过程有所"知晓",且可配合医师,但待完全清醒后对检查无记忆。

(2) 芬太尼:用于消化内镜诊疗镇静时,成人初始负荷剂量 50~100μg,每 2~5 分钟追加 25μg;应用舒芬太尼时,成人初始负荷剂量 5~10μg,每 2~5 分钟追加 2~3μg;直至达到理想的轻、中度镇静水平。

(3) 对于镇痛要求不高的诊疗过程:如诊断性胃肠镜检查或胃肠镜下简单治疗如肠息肉摘除等,一般单用丙泊酚即可满足要求,即缓慢静脉注射初始负荷剂量 1.5~2.5mg/kg。患者呼吸略缓慢但平稳、睫毛反射消失、全身肌肉松弛即可开始内镜操作。操作过程中严密监测患者呼吸和循环情况,确定是否需要气道支持(如托下颌、鼻咽通气管甚至辅助或控制呼吸)和循环药物支持(如麻黄碱、阿托品)。如果诊疗时间稍长或操作刺激较强,根据患者体征如呼吸加深、心率增快,甚至体动等,可每次静脉追加 0.2~0.5mg/kg,也可持续泵注 6~10mg/(kg·h)。诊疗过程中应维持良好的镇静与麻醉深度,以确保患者无知觉和体动,直至检查结束。

(4) 成人:可预先静注咪达唑仑 1mg 和 / 或芬太尼 30~50μg 或舒芬太尼 3~5μg,然后根据患者情况缓慢静脉注射初始负荷剂量的丙泊酚 1~2mg/kg 或依托咪酯 0.2~0.3mg/kg;如果选用依托咪酯,宜在应用咪达唑仑和 / 或芬太尼或舒芬太尼 1.5~2 分钟后给予,以预防肌震颤。患者自主呼吸略缓慢但平稳、睫毛反射消失、全身肌肉松弛、托下颌无反应时开始插入内镜,确定无反应即开始消化内镜诊疗操作。如果诊疗时间稍长或操作刺激较强,根据患者体征如呼吸加深、心率增快,甚至体动等,可每次静脉追加丙泊酚 0.2~0.5mg/kg 或依托咪酯 0.1mg/kg,也可持续泵注丙泊酚 6~10mg/(kg·h) 或依托咪酯 10μg/(kg·min)。诊疗过程中应维持良好的镇静与麻醉深度,以确保患者无知觉和体动,直至检查结束。

(5) 1~5 岁的小儿:消化内镜诊疗可选用氯胺酮,肌内注射 3~4mg/kg 后开放静脉,待患儿入睡后进行检查;必要时可持续泵入 2~3mg/(kg·h) 维持。如果患儿配合且有条件情况下,可以七氟烷吸入诱导后开放静脉,再以丙泊酚维持。

(6) 对于消化内镜诊疗时间长、内镜操作或体位不影响呼吸循环的患者:右美托咪啶也是一个较好的选择,可使患者安静地处于睡眠状态,呼之能应,循环稳定且无明显呼吸抑制。一般建议静脉泵注右美托咪定 0.2~1μg/kg(10~15min) 后,以 0.2~0.8μg/(kg·h) 维持;可复合瑞芬太尼 0.1~0.2μg/(kg·min),以加强镇痛作用。

(7) 对消化内镜操作要求的体位明显影响呼吸或消化内镜诊疗过程可能明显影响呼吸时,宜选用常规气管内插管全身麻醉。

值得注意的是,联合应用镇静药与麻醉性镇痛药时,宜适当减少药物剂量,并密切观察有无呼吸循环抑制。

4. 镇静与麻醉中及恢复期的监护　镇静与麻醉中及恢复期患者生命体征监测是消化内镜诊疗镇静与麻醉中的重要环节。常规监测应包括:心电图、呼吸、血压和脉搏血氧饱和度,有条件者可监测呼气末二氧化碳分压;气管插管(包括喉罩)全身麻醉宜常规监测呼气末二氧化碳分压。

(1) 心电图监护:密切监测心率和心律的变化和异常,必要时及时处理。约 90% 的心搏骤停前会发生心动过缓,若无连续动态的心电监护则很难及时发现。因此,在镇静与麻醉期间必须严密监护心电图。

(2) 呼吸监测:应密切监测患者呼吸频率与呼吸幅度,并注意有无气道梗阻。呼吸变慢变浅,提示镇静与麻醉较深;呼吸变快变深,提示镇静与麻醉较浅。如出现反常呼吸,往往提示有气道梗阻,最常见原因是舌后坠,其次是喉痉挛。托下颌往往即可解除因舌后坠引起的气道梗阻,必要时可放置口咽或鼻咽通气管。

(3) 血压监测:一般患者无创动脉血压监测(间隔 3~5 分钟)即可,但特殊患者(严重心肺疾病,循环不稳)可能还需有创动脉压监测。一般患者血压水平变化超过基础水平的 ±30%,高危患者血压水平变化超过基础水平的 ±20%,即应给予血管活性药物干预并及时调整镇静与麻醉深度。

(4) 脉搏血氧饱和度监测:在实施镇静与麻醉前即应监测患者血氧饱和度,并持续至完全清醒后。值得注意的是,脉搏血氧饱和度主要代表肺的换气功能,其反映低通气早期不敏感;脉搏血氧饱和度下降提示通气功能已明显下降。因此需要严密观察患者呼吸状态。

(5) 呼气末二氧化碳分压监测:可利用鼻面罩或鼻导管或经气管导管监测呼气末二氧化碳分压,并显示其图形的动态变化。该方法可在患者血氧饱和度下降前发现低通气状态。研究表明,通过二氧化碳波形图发现患者肺泡低通气比视觉观察更为敏感,因此对于深度镇静或无法直接观察通气状态的患者宜考虑采用该方法。

5. 镇静与麻醉后恢复

(1) 麻醉恢复室是镇静与麻醉结束后继续观察病情、防治镇静与麻醉后近期并发症、保障患者安全的重要场所。凡镇静与麻醉结束后尚未清醒(含嗜睡)或虽已清醒但肌张力恢复不满意的患者均应进入麻醉恢复室。麻醉恢复室应配备专业的麻醉科护士,协助麻醉医师负责病情监护与记录以及处理。

(2) 观察指标:包括患者血压、心率、呼吸、脉搏血氧饱和度和神志状态以及有无恶心呕吐等并发症。

(3) 严密监护,确保不发生坠床。

(4) 离室标准:一般消化内镜诊疗门诊镇静与麻醉患者可以用评分量表来评价患者是否可以离院(表 58-0-2)。一般情况下,如果评分超过 9 分,患者可由亲友陪同离院。如为住院患者,则按麻醉恢复常规管理。

表 58-0-2　镇静与麻醉后离院评分量表

| 生命体征(血压和心率) | 疼痛 | 生命体征(血压和心率) | 疼痛 |
|---|---|---|---|
| 2= 术前数值变化 20% 范围内 | 2= 轻微 | 0= 不能行走 / 头晕 | 0= 严重 |
| 1= 术前数值变化 21%~40% | 1= 中等 | 恶心呕吐 | |
| 0= 变化超出术前值的 41% 以上 | 0= 严重 | 2= 轻微 | |
| 运动功能 | 手术出血 | 1= 中等 | |
| 2= 步态稳定 / 没有头晕 | 2= 轻微 | 0= 严重 | |
| 1= 需要帮助 | 1= 中等 | | |

告知患者饮食、活动、用药和随访时间等注意事项,嘱咐患者当日不可从事驾驶、高空作业等,并给予文字指导,提供紧急情况联系电话。

**(六) 特殊人群消化内镜的镇静与麻醉**

1. 老年患者　老年患者全身生理代偿功能降低,并可能伴有多种疾病,对镇静与麻醉的耐受能力降低,临床医师对此应有较深入的了解。由于老年人药代与药效动力学的改变以及对药物的反应性增高,镇静与麻醉药物的种类及剂量均应认真斟酌。老年患者,尤其是高龄患者选择依托咪酯替代丙泊酚可有利于血流动力学稳定,但应预先静脉注射适量麻醉性镇痛药,以防止肌震颤。

2. 儿童　儿童的生理功能有别于成年人,加上由于检查时离开父母,对医院存在恐惧心理,可产生严重的抑郁、焦虑、夜梦及其他的心理创伤和行为改变。应注意患儿牙齿有无松动、扁桃体有无肿大以及心肺功能情况等。氯胺酮是儿童消化内镜常用的麻醉药物,但可引起口咽部分泌物增加、喉痉挛,甚至呼吸暂停,应加强监测。研究表明,丙泊酚或丙泊酚复合芬太尼可安全有效地用于儿童消化内镜诊疗。

3. 妊娠及哺乳期妇女　消化内镜操作对于妊娠妇女安全性的研究较少,药物安全性数据多根据动物实验得出。胎儿对于母体缺氧及低血压尤其敏感,母体过度镇静导致的低血压、低通气可造成胎儿缺氧,甚至胎儿死亡。苯二氮䓬类药物为 FDA 分级 D 级药物。早孕期(最初 3 个月)持续应用地西泮可导致胎儿腭裂,而早孕期后应用则可能导致神经行为学障碍,因此,地西泮不应用于妊娠妇女的镇静。咪达唑仑也为 D 类药物,但无导致先天性异常的报道。当哌替啶镇静不能达到良好效果时,咪达唑仑是首选的苯二氮䓬类药物,但在早孕期应尽量避免使用。

4. 肝功能异常患者 静脉麻醉和肝功能密切相关。很多麻醉药物都要经过肝脏转化和降解。严重肝病时,在肝内生物转化的药物作用时间可延长,药物用量应酌减。肝功能严重受损的患者,常因严重低蛋白血症产生腹水和水肿;大量腹水可影响患者呼吸,应注意密切监护。

5. 高血压患者 内镜诊疗除了急诊外,一般应在高血压得到控制后进行,尽可能使血压控制在 ≤180/110mmHg。研究表明,患者应持续服用降压药至内镜诊疗当日,服用降压药与术中低血压风险无关。检查前一天要尽量消除顾虑,保证良好的睡眠。镇静与麻醉期间血压波动幅度一般以不超过基础水平的 20% 为宜。如血压较原来水平降低 25%,即应视为低血压;如降低 30% 则应认为是显著的低血压。镇静与麻醉期间应当密切监测,及时防治低血压。

6. 心脏病患者 麻醉前要详细询问病史,了解患者心脏病病史,包括患者心脏结构、心脏起搏与传导、心脏收缩与舒张功能以及冠状血管有无异常。应尽可能改善心脏功能和全身情况,提高心血管系统的代偿能力。镇静与麻醉下消化内镜诊疗有再次诱发或加重原有的心脏疾病的风险。三个月内曾发生心肌梗死的患者应尽量避免行镇静与麻醉下消化内镜操作。对心脏病患者镇静与麻醉的基本要求是保障心肌的氧供与氧耗平衡,包括保证充分的镇静镇痛、维护循环状态稳定、维持接近正常的血容量和适度的通气。

### (七) 常见并发症及处理

麻醉医护人员在消化内镜操作期间既要解除患者疼痛与不适、保障其生命安全、为内镜操作期间提供方便条件,还应积极防治镇静与麻醉期间可能的意外和并发症。

1. 呼吸抑制 镇静与麻醉及麻醉恢复期间应密切观察患者的呼吸频率与呼吸幅度。如怀疑舌后坠引起的气道梗阻,应行托下颌手法,必要时放置口咽或鼻咽通气管;同时应增加吸氧流量或经麻醉面罩给予高浓度氧。必要时嘱内镜医师退出内镜。如果患者脉搏血氧饱和度低于 85%,应立即处理。可通过大声询问和压眶刺激患者加深呼吸。如采取上述措施后仍无效,则应给予辅助或控制呼吸,必要时行气管内插管或放置喉罩。如果患者采用苯二氮䓬类药物镇静,还应立即静脉给予氟马西尼。

2. 反流与误吸 镇静与麻醉能使胃肠道蠕动减弱,加上胃镜检查过程中大量的注气和注水,使胃肠道张力下降。如果患者伴有胃食管交界处解剖缺陷、口咽或胃内大量出血或幽门梗阻等均可增加反流与误吸风险。无论固体或液体误吸入呼吸道均可造成呼吸道梗阻、气道痉挛、吸入性肺不张和吸入性肺炎等严重后果。因此应采取措施来减少胃内容物和提高胃液 pH;降低胃内压,使其低于食管下端括约肌阻力;保护气道等。当 EUS 检查,胃腔内需要大量注水时,注意注水的部位,如位于食管、贲门等距咽喉部声门裂较近,应采用气管内插管全身麻醉,不宜施行深度镇静。

一旦发生误吸,则应立即退出内镜并沿途吸引,尤其口咽部;同时立即使患者处于头低足高位,并改为右侧卧位,因受累的多为右侧肺叶,如此可保持左侧肺有效的通气和引流;必要时应及时行气管内插管,在纤维支气管镜明视下吸尽气管内误吸液体及异物,行机械通气,纠正低氧血症。

3. 血压下降 患者血压下降可给予或加快输液速度,必要时可给予去氧肾上腺素 25~100μg 或去甲肾上腺素 4~8μg,可反复使用。明显窦性心动过缓合并低血压时,可酌情静脉注射麻黄碱 5~15mg。对于操作时间较长、深度镇静与麻醉的患者应常规预防性补充液体。

4. 坠床 坠床是消化内镜镇静与麻醉的严重并发症之一,轻者可造成患者四肢和躯体创伤,重者可危及患者生命。严密监护,并始终妥善固定与防护患者是防止坠床的关键。

5. 心律失常 内镜操作本身对自主神经的刺激以及镇静与麻醉药物的作用均可能引起心律失常。窦性心动过速一般无需处理。如心率小于 50 次 /min,可酌情静脉注射阿托品 0.2~0.5mg,可重复给药;必要时可静脉给予肾上腺素 0.02~0.1mg。关键在于及时发现,并及时处理。

6. 心肌缺血 消化内镜操作无论是否采取镇静与麻醉均可能诱发或加重心肌缺血。在内镜操作过程中吸氧可以显著减少 ST 段压低。因此应加强监测,维持良好的心肌氧供与氧耗。

7. 其他内镜诊疗并发症 内镜诊疗过程中,术者操作粗暴或麻醉效果不完全而致患者躁动挣扎,均有较大的危险,轻者引起消化道黏膜擦伤或撕裂,重者可引起消化道穿孔,甚至死亡。故在内镜操作过程中,需要内镜医师与麻醉医师积极有效地配合,共同完成诊疗操作。

### (八) 消化内镜镇静与麻醉的安全管理及注意事项

1. 镇静与麻醉前　认真访视患者,尽量排除安全隐患,保障患者安全,同时做好心理护理,消除患者的紧张恐惧情绪,使其更好地配合镇静与麻醉,完善知情告知相关文件。

2. 镇静与麻醉中　须保障静脉通畅,做好呼吸和循环的监护和管理。

3. 镇静与麻醉后　复苏时应密切观测患者的生命体征及神志状态,严格掌握患者离院标准,并保证医护人员在场,以避免患者出现坠床、摔伤等意外。

### (九) ERCP 与 EUS 中的镇静与麻醉

1. ERCP 的镇静与麻醉　接受 ERCP 的患者多为老年,常较焦虑,且合并症较多;在操作过程中需要患者侧俯卧或俯卧,患者胸部与腹部受压,对呼吸产生明显影响;ERCP 操作时间较长,刺激较强,应当给予充分镇静,以减轻患者痛苦,提高患者配合度,从而减少术后并发症。因此与一般消化内镜操作相比,ERCP 的镇静与麻醉风险更大。

ERCP 以往的镇静方案为静脉注射咪达唑仑 1~2mg 复合哌替啶 25~50mg。

可在常规气管内插管全身麻醉下实施 ERCP。也可在非气管内插管下采用丙泊酚,或丙泊酚复合芬太尼或瑞芬太尼的方法,如靶控输注丙泊酚(1.5~3.0μg/ml)与瑞芬太尼(1~2ng/ml)。行 ERCP 时若实施非气管内插管全身麻醉,宜使用鼻咽通气管。这类患者选用右美托咪定复合瑞芬太尼可能有较大的优势。

2. EUS 的镇静与麻醉　与普通胃镜相比,超声胃镜时间相对较长,且需在病变部位注入较多水;超声内镜引导细针穿刺(EUS-guided fine needle aspiration,EUS-FNA)要求胃肠道蠕动减弱或消失,以便穿刺针定位,提高穿刺准确性与活检阳性率。患者长时间感觉恶心、疼痛等不适,因此应采用麻醉与深度镇静。但需要注意,超声胃镜探头需要在水中检查病变,这样增加了镇静与麻醉患者呛咳、误吸的风险。因此要求内镜医师控制注水量,并及时吸除水,并采取操作最少、时间最短的原则。若病变部位位于食管中上段,则应实施气管内插管全身麻醉,以策安全。

东方肝胆外科医院是一所以肝胆疾病诊治为特色的部队三级甲等综合性医院,内镜科年均完成 ERCP 操作(手术)1 000 余例,90% 以上在麻醉下实施,20 年来未发生过一例麻醉意外(图 58-0-1,ER 58-0-1)。主要采取非气管内插管的全身麻醉,主要是丙泊酚 TCI 麻醉。单纯丙泊酚 TCI:起始剂量一般从血浆浓度 1~2μg/kg 开始,逐步增加,单次增加 0.5~1μg/kg;维持剂量因人而异,微调(2~5μg/ml);舒芬太尼 + 丙泊酚 TCI:舒芬太尼 3~5μg 静注,继以丙泊酚 TCI(1.5~3.5μg/ml);右美托咪定 + 丙泊酚 TCI:右美托咪定 30~50μg 缓慢泵注,继以丙泊酚 TCI(1.5~3.5μg/ml)。

对我院特殊患者的消化内镜麻醉体会如下:

(1) 黄疸患者:麻醉过程中血压波动大,血管活性药物敏感性差,术中应注意容量的补充。

(2) 老年患者:减少靶控输注剂量,时刻注意生命体征波动并即时作相应处理,可保证麻醉安全。

(3) 肥胖患者:丙泊酚 TCI 麻醉并不是一种很适合肥胖者 ERCP 麻醉的方法,尤其不适合重度肥胖者,其风险性较大,如确需麻醉,一定要充分评估并在气管插管全身麻醉下进行。

总之,无痛内镜检查是把舒适带给患者和操作医生,把风险留给麻醉医师自己,只要做好充分的麻醉和术中意外情况的预案,无痛内镜还是比较安全的,无痛内镜检查给患者减轻了痛苦,给内镜医生提供更好的操作条件,也给麻醉医生拓展了业务范围。

ER 58-0-1　胰腺内镜诊疗(ERCP、EUS)中的镇静与麻醉

(孙玉明)

# 参 考 文 献

1. Riphaus A, Wehrmann T, Weber B, et al. S3 Guideline: Sedation for gastrointestinal endoscopy 2008. Endoscopy, 2009, 41 (09): 787-815.

2. Lichtenstein DR, Jagannath S, Baron TH, et al. Sedation and anesthesia in GI endoscopy. Gastrointest Endosc, 2008, 68 (5): 815-826.

3. Cohen LB, Delegge MH, Aisenberg J, et al. AGA Institute review of endoscopic sedation. Gastroenterology, 2007, 133 (2): 675-701.

4. 罗俊, 刘进. 门诊胃肠镜麻醉的流程规范和安全管理探讨. 中国误诊误治杂志, 2007, 7 (8): 1860-1861.

5. 李鹏, 冀明, 张澍田. 无痛消化内镜操作共识. 中国实用内科杂志, 2010, 30 (7): 605-607.

6. 郑曼. 内镜操作的镇静与麻醉. 中华消化内镜杂志, 2012, 29 (6): 304-306.

7. Probert CS, Jayanthi V, Quinn J, et al. Information requirements and sedation preferences of patients undergoing endoscopy of the upper gastrointestinal tract. Endoscopy, 1991, 23 (4): 218-219.

8. Jeffrey B. Gross (Chair), Farmington CT, Peter L. Bailey, et al. Practice guidelines for sedation and analgesia by non-anesthesiologists. Anesthesiology, 2002, 96 (4): 1004-1017.

9. Chutkan R, Cohen J, Abedi M, et al. Training guideline for use of propofol in gastrointestinal endoscopy. Gastrointest Endosc, 2004, 60 (2): 167-172.

10. Jeffrey L, Robert A, Richard T, et al. Practice guidelines for preoperative fasting and the use of pharmacologic agents to reduce the risk of pulmonary aspiration: application to healthy patients undergoing elective procedures: a report by the American Society of Anesthesiologist Task Force on Preoperative Fasting. Anesthesiology, 2011, 114 (3): 495-511.

11. Evans LT, Saberi S, Kim HM, et al. Pharyngeal anesthesia during sedated EGDs: is "the spray" beneficial? A meta-analysis and systematic review. Gastrointest Endosc, 2006, 63 (6): 761-766.

12. Arnot RS. Fentanyl in endoscopy of upper GI tract. Med J Aust, 1983, 1 (4): 151.

13. Gilger MA, Spearman RS, Dietrich CL, et al. Safety and effectiveness of ketamine as a sedative agent for pediatric GI endoscopy. Gastrointest Endosc, 2004, 59 (6): 659-663.

14. The use of pulse oximetry during conscious sedation. Council on Scientific Affairs, American Medical Association. JAMA, 1993, 270 (12): 1463-1468.

15. Vargo JJ, Zuccaro G, Dumot JA, et al. Automated graphic assessment of respiratory activity is superior to pulse oximetry and visual assessment for the detection of early respiratory depression during therapeutic upper endoscopy. Gastrointest Endosc, 2002, 55 (7): 826-831.

16. 邓硕曾, 梁幸甜, 黄慧慧, 等. 无痛消化内镜检查的麻醉与安全. 临床麻醉学杂志, 2010, 26 (9): 825-826.

17. Ead H. From Aldrete to PADSS: Reviewing discharge criteria after ambulatory surgery. J Perianesth Nurs, 2006, 21 (4): 259-267.

18. Travis AC, Pievsky D, Saltzman JR. Endoscopy in the elderly. Am J Gastroenterol, 2012, 107 (10): 1495-1501.

19. 李莉, 谭跃, 黎振林, 等. 老年人无痛胃镜常见的并发症及其防治. 中国老年学杂志, 2013, 99 (9): 32-33.

20. 王芬, 沈守荣, 欧阳文, 等. 老年人实施镇静性上消化道内镜术的特点. 中华老年医学杂志, 2007, 26 (11): 813-815.

21. Cote CJ, Wilson S. Guidelines for monitoring and management of pediatric patients during and after sedation for diagnostic and therapeutic procedures: an update. Pediatrics, 2006, 118 (6): 2587-2602.

22. van Beek EJ, Leroy PL. Safe and effective procedural sedation for gastrointestinal endoscopy in children. J Pediatr Gastroenterol Nutr, 2012, 54 (2): 171-185.

23. 刘鹏飞, 江天, 夏惠治, 等. 无痛内镜在儿童胃肠道疾病诊治中的应用. 中华消化内镜杂志, 2006, 23 (5): 369-371.

24. Shergill AK, Ben-Menachem T, Chandrasekhara V, et al. Guidelines for endoscopy in pregnant and lactating women. Gastrointest Endosc, 2012, 76 (1): 18-24.

25. Qureshi WA, Rajan E, Adler DG, et al. ASGE Guideline: Guidelines for endoscopy in pregnant and lactating women. Gastrointest Endosc, 2005, 61 (3): 357-362.

26. Bamji N, Cohen LB. Endoscopic sedation of patients with chronic liver disease. Clin Liver Dis, 2010, 14 (2): 185-194.

27. Haq MM, Faisal N, Khalil A, et al. Midazolam for sedation during diagnostic or therapeutic upper gastrointestinal endoscopy in cirrhotic patients. Eur J Gastroenterol Hepatol, 2012, 24 (10): 1214-1218.

28. 郑丰平,黎嘉妍,郭云蔚,等.丙泊酚联合芬太尼作为肝硬化患者无痛胃镜检查镇静剂的临床效果观察.中华消化内镜杂志,2012,29(6):311-315.

29. Tang DM,Simmons K,Friedenberg FK. Anti-hypertensive therapy and risk factors associated with hypotension during colonoscopy under conscious sedation. J Gastrointestin Liver Dis,2012,21(2):165-170.

30. Cote GA,Hovis RM,Ansstas MA,et al. Incidence of sedation-related complications with propofol use during advanced endoscopic procedures. Clin Gastroenterol Hepatol,2010,8(2):137-142.

31. Leslie K,Tay T,Neo E. Intravenous fluid to prevent hypotension in patients undergoing elective colonoscopy. Anaesth Intensive Care,2006,34(3):316-321.

32. Wang CY,Ling LC,Cardosa MS,et al. Hypoxia during upper gastrointestinal endoscopy with and without sedation and the effect of pre-oxygenation on oxygen saturation. Anaesthesia,2000,55(7):654-658.

33. 罗俊,赵汝兰,赵颖.降低门诊胃肠镜麻醉风险的临床分析.中国内镜杂志,2008,14(6):656-658.

34. 董莹,张先翠,左利霞.无痛消化内镜的风险评估及护理进展.临床护理杂志,2013,12(4):47-50.

35. 陈敏芳,俞霞琴,赵庆东,等.476 例无痛结肠镜检查术中与术后不良反应的观察与护理.中华护理杂志,2006,41(10):890-891.

36. 陈凯琪.无痛胃肠镜患者跌倒的风险因素分析及对策.护理实践与研究,2012,9(12):97-98.

37. Kapoor H. Anaesthesia for endoscopic retrograde cholangiopancreatography. Acta Anaesthesiol Scand,2011,55(8):918-926.

38. 张莳,胡良皞,廖专,等.ERCP 术中镇静与麻醉的临床应用研究进展.中华消化内镜杂志,2010,27(11):612-614.

39. 张其胜,徐建华,包文敏.丙泊酚联合咪达唑仑静脉麻醉在老年患者 ERCP 中的应用.中华消化内镜杂志,2011,28(5):284-285.

40. 张晞文,陈源昆,施维锦.静脉麻醉在内镜逆行胰胆管造影中的应用.胃肠病学,2005,10(4):230-233.

41. 郑志远,卢振和,高崇荣,等.大剂量异丙酚用于 ERCP 术中镇静及镇痛效果观察.实用医学杂志,2005,21(22):2571-2572.

42. Pagano N,Arosio M,Romeo F,et al. Balanced Propofol Sedation in Patients Undergoing EUS-FNA:A Pilot Study to Assess Feasibility and Safety. Diagn Ther Endosc,2011,2011:542159.

43. 宋金超,俞卫锋,杨立群,等.梗阻性黄疸患者术中血液动力学变化规律的临床分析.临床麻醉学杂志,2005(7):495-496.

44. 张金旻,胡冰,吴飞翔,等.丙泊酚靶控输注应用于老年患者 ERCP 的安全性探讨.老年医学与保健,2008,14(6):348-349,354.

45. 费国雄,李泉,俞卫锋.靶控输注丙泊酚用于肥胖患者 ERCP 麻醉的观察.中华现代临床医学杂志,2008,11:141-143.

# 第59章

# 慢性胰腺炎外科治疗的术式选择及疗效

【摘要】慢性胰腺炎是一种渐进性、消耗性慢性疾病。其治疗目标主要在于对急性胰腺炎反复发作、慢性腹痛和胰腺功能障碍进行控制。在保守治疗无效后应考虑早期手术介入。具体的术式包括引流术、切除术以及联合术式等。由于慢性胰腺炎病因多样、病理改变复杂、临床表现不一,因此术者需要结合病例个性化选择手术方案。近年来随着相关技术的发展,腔镜与机器人手术在这一领域得到了广泛重视,具有较大的发展潜力。

## 一、概述

慢性胰腺炎(chronic pancreatitis,CP)是一种渐进性、消耗性的慢性疾病,其局部病理表现为胰腺实质节段性或弥漫性炎症。CP给患者和社会带来了巨大的经济负担,每年给美国医疗系统造成的损失高达26亿美元。在北美和一些欧洲国家,酒精滥用是导致CP的最主要病因,其次还包括胆道结石、ERCP后胰腺炎、外伤性胰腺炎、先天性或遗传性胰腺炎、胰岛异常等。在各种因素刺激下,胰腺腺体逐渐出现各级导管病变、钙化和纤维化,并发展为不可逆转的结构破坏,最终导致胰腺实质功能丧失及内外分泌功能不全,患者往往伴发疼痛,同时胰腺导管腺癌的发生率增加。近年来随着经济水平的提升,我国的CP发病率明显上升,但我国医疗界对其认识及治疗尚有不足之处,因此值得引起医疗人员的重视。

CP治疗目标主要是针对急性胰腺炎反复发作、慢性腹痛和胰腺功能障碍进行控制。但在基础治疗下患者只能获得短期的改善,后期复发率极高。症状较轻的患者首先考虑保守治疗,包括改善生活方式(饮食改变、戒烟和戒酒)、治疗原发病、胰酶替换法改善消化道症状、各种镇痛方法以及应用胰岛素控制血糖等。

保守治疗无效时则考虑使用内镜介入治疗,如超声内镜和经内镜逆行性胰胆管造影术(ERCP)等。近年来,随着介入技术的发展,此类疗法的报道不断增加,已经成为主要诊治手段之一。其中以ERCP的应用最为广泛,该技术可同时提供诊断和治疗等多种操作,包括细胞病理学检查、胰管镜检查、乳头括约肌切断术和胰管支架置入等,许多较为复杂的病例也可以在内镜下完成。除因狭窄或结石引起的胰管扩张外,内镜下可进行的操作还包括引流胰腺假性囊肿、去除坏死胰腺组织、胃十二指肠吻合解除胃出口梗阻、自我扩张支架治疗由CP引起的胰瘘或十二指肠瘘等。内镜介入治疗也存在一定缺陷,可能诱发术后胰腺炎、胰腺感染、出血和十二指肠穿孔,须谨慎使用;内镜下CP治疗难以一次根治,多需反复治疗,耗时数月甚至数年,超过50%的保守治疗患者因持续或反复发作腹痛或者出现并发症而最终采取手术治疗。

因此,对于存在严重炎症反应的患者,这些侵入性较低的治疗方法效果欠佳且病情易于反复,其预后无法令人满意,往往采取外科手术进行根治。临床中通常将手术作为治疗 CP 的最终手段,但目前尚无相关指南对 CP 治疗方式的选择及手术指征进行规范。一般认为,内镜和手术在疾病早期治疗效果相同,同时内镜检查也可以帮助鉴别出适合手术的慢性胰腺炎患者,但在长期随访中外科手术的效果优于内镜。尤其对于慢性疼痛及伴发并发症的患者,手术治疗在去除病灶的同时,降低了局部解剖结构进一步破坏,可最大限度地保证术后功能恢复。

慢性胰腺炎的研究目前仍处于初级阶段。尽管其治疗手段在几百年的时间内发生了巨大的变化,但现如今依然面临着高复发率、高死亡率等问题。总而言之,随着人们对 CP 病理生理学的认识不断深入,同时伴随手术技术的进步,以及对手术指征的更精准把握,有理由相信 CP 终将会被医学工作者们攻克。

## 二、外科手术介入时机与术式演进

在传统观念中,CP 治疗应遵循创伤递进的模式,保守及内镜治疗无效时再考虑进行手术介入。但新的研究表明,在内镜治疗的基础上通过早期手术介入可以使患者生存获益。因为导管梗阻导致的胰腺实质损害是渐进性和不可逆转的;持续的胰腺疼痛可能随着时间的推移成为胰腺无关性疼痛(中枢敏化),从而导致麻醉依赖性。中枢敏化是神经系统的一种状态,它与慢性疼痛的发展和维持有关。当中枢敏化发生时,持续的反应状态降低了引起疼痛的阈值,即使在最初的损伤已经愈合之后,也可能存在疼痛。

Cahen 的一项研究提示,如果手术计划因为前期内镜治疗而推迟,则手术对 CP 患者疼痛缓解作用会降低,进而对预后造成不良影响。与保守治疗的患者相比,早期手术的患者在缓解疼痛、降低再手术率、保留胰腺内外分泌功能上具有显著优势,其原因可能是因为早期手术可以阻止神经通路的改道以及重塑过程。因此在内镜治疗的过程中,及时评估病情及把握手术指征尤为重要。

对于近端胰管狭窄不伴钙化、炎症肿块或胰腺假性囊肿的患者应首选内镜治疗。如果内镜尝试治疗 1 年后,患者症状或胰管梗阻无明显改善,应尽量在出现营养或代谢障碍之前考虑手术。与预后较好的相关因素包括术前未使用阿片类药物镇痛($p=0.006$)、疼痛持续时间 <3 年($p=0.03$)以及 <5 次的内镜治疗($p=0.04$)。此外,CP 是胰腺癌的危险因素,如果患者出现反复疼痛、黄疸、体重下降等症状,应高度怀疑恶变可能。此类患者行手术治疗可显著降低其并发胰腺癌的风险。

综上所述,手术介入的时机是影响临床结局的重要因素。外科医生应该在疾病的早期合理地参与到患者的评估中,及时手术介入。

### (一) 手术治疗指征

CP 疼痛的主要机制是由于胰管阻塞导致的胰腺组织高压(parenchymal hypertension)。对于药物治疗无效的单纯性疼痛及主胰管扩张患者,首先考虑内镜治疗,其适应证包括胰头部胰管结石阻塞、主胰管无狭窄、病程短和发作频次低等。手术治疗的目的在于缓解顽固性疼痛等临床症状,解除因胰腺进行性纤维化所致的各种压迫或梗阻等并发症,改善胰腺内外分泌的功能状态,从而提高患者的生存质量。此外,在难以彻底排除胰腺癌诊断的情况下,施以根治性切除手术,既有诊断意义,亦有治疗指征。一般认为,手术是 CP 其他治疗手段失败后的最终手段,具有不可替代的价值。

尽管越来越多的研究指明,早期手术介入有助于改善患者预后,但在实际操作中,外科学界对于手术介入的共识仍然偏向保守。介入的原则主要包括临床症状较重且无明显改善、局部不可逆性病理改变两点(表 59-0-1)。具体如下:

1. 顽固性腹痛,服药或内镜治疗无效,严重影响生活质量。

2. 结石、炎性肿块、假性囊肿等病理形态形成　肿块形成可侵蚀、压迫局部组织产生相应症状,十二指肠受压可致消化道梗阻,肠系膜上静脉、脾静脉受压可致门脉高压甚至消化道出血,胆胰管受累可致狭窄梗阻,造成远端胰管扩张、黄疸等。假性囊肿内镜治疗失败或难以进行内镜治疗者也需要考虑手术处理。

3. 胰腺病变不排除恶性可能　CP 患者罹患胰腺癌的风险是正常人的 3 倍,细针穿刺容易出现假阴性,因此容易导致将合并黄疸或炎症的胰头癌患者排除在外。胰头病变患者无法有效排除癌症可能,因此建议早期行手术切除。

4. 继发于假性囊肿的内瘘或胰源性腹水　此类并发症少见,约占慢性胰腺炎患者的 4%,内瘘患者中以胰胸膜瘘较为常见,少见者有胰液腐蚀漏入纵隔或支气管等。以上 4 点中,复发性及难治性腹痛是目前内镜 / 手术介入的最主要指征。

表 59-0-1　慢性胰腺炎手术介入指征

| 分类 | 具体表现 |
| --- | --- |
| 顽固性腹痛 | 服药或内镜治疗无法控制 |
| 局部不可逆病理变化 | 胆管、胰管狭窄,远端胰管扩张 |
| | 胰、胆管结石形成 |
| | 十二指肠狭窄,消化道梗阻 |
| | 门脉高压,消化道出血 |
| | 假性囊肿 |
| 怀疑恶性可能 | 细针穿刺容易假阴性,难于确诊 |
| 其他症状 | 继发于假性囊肿的内瘘 |
| | 胰腺性腹水 |

### (二) 手术方式的演变与选择

1. 1882 年 Karl Gussenbauer 完成首例胰腺手术,为胰腺假性囊肿造瘘术。同年,Trendelenburg 实施了首例远端胰腺切除术。

2. 1903 年 Theodor Kocher 首创 Kocher 切口游离十二指肠框部,使得胰头的切除成为可能。

3. 1909 年 Walter Kausch 首次尝试了两步法胰十二指肠切除术。在术中,他首先进行了胆管 - 空肠吻合术以及小肠侧侧吻合。6 周后,他切除了胰头、幽门以及十二指肠近端的两个部分,吻合部分包括了胰肠吻合及胃肠吻合。术后患者存活了 9 个月,取得了良好成效。

4. 1913 年 Mayo 提出胰体尾切除术,用于胰腺体尾部病变的治疗。1914 年完成了首例通过血液回收技术进行的输血。由于胰头附近大血管集聚,出血一直以来都是胰头切除手术最为严重的并发症之一,也是这一时期导致围手术期预后较差的主要术后并发症。

5. 1929 年 Whipple 在胰头切除后尝试了 Roux-en-Y 胃肠吻合重建,避免了传统手术中 Vater 壶腹缺失导致术后数周可能出现的胰腺残端梗阻,以及胆管炎等问题。同年,Verne Hunt 以及 Ridgway Trimble 分别独立完成了 PD 手术,通过维生素 K 及术中输血技术的应用,使得手术的风险得以大大降低。

6. 1935 年有文献提出了针对急性胰腺炎以及 CP 宜早期手术控制的观点,同时提出了胰肠 / 胰胃吻合后进行临时引流以减少胰瘘带来的风险。疑有恶变存在时,宜早期完整切除肿瘤。

7. 1942 年首例全胰切除术由 Priestly 进行。

8. 1954 年 DuVal 与 Zollinger 等创造了最早的引流术 DuVal 术,具体操作为切除脾脏及胰尾部,并将残余胰尾与空肠行 Roux-en-Y 吻合。主要用于十二指肠乳头梗阻的患者,但术后易出现胰管狭窄及疼痛复发的问题。

9. 1958 年为了解决 DuVal 术易复发的问题,Puestow 和 Gillesby 改进了手术过程,将胰体尾切除后,将残余主胰管打开直至胰头部,并将其通过纵向的 Roux-en-Y 与空肠吻合,主要用于胰管串珠样狭窄的引流。1960 年 Partington 在此基础上进一步改良,创造了经典引流术式。

10. 1972 年 Beger 首次在 CP 中进行了保留十二指肠的胰头切除术(DPPHR),该术式保留了胃、十二指肠及胆总管的完整生理结构,且疼痛缓解率与 PD 相比无显著差异。开创了切除 - 引流联合术式的先河。

11. 1978 年 Traverso 和 Longmire 在胰腺手术中首次引入了保留幽门的胰十二指肠切除术（PPPD）。该术式最初在 1944 年由 Kenneth Watson 发明，起初主要用于避免胃肠吻合口的溃疡而使用。该术式在死亡率及并发症发生率上与其他术式无显著差异，但操作更为简便，手术时间得以大大减少。

12. 1987 年 Frey 在 Beger 术的基础上改进并提出新的联合术式 Frey 术。与前者相比，Frey 术的切除范围更小，适用于胰头炎性肿块较小的患者。

在 Frey 术的基础上，人们进行了诸多改进。在 1997 年，Izbicki 提出在胰腺的腹侧剜除出一个三角形区域，并沿着主胰管与空肠行 Roux-en-Y 吻合。该术式也被称为纵向 V 形切除术"Hamburg 术"。该方法可用于小导管病变，该术式与 Frey 相比，疼痛控制、并发症发生率和死亡率均相近，但其术后内分泌 / 外分泌功能障碍发生率明显降低。

## 三、手术方式的选择

包括神经切除术、引流术、切除术、联合术式。

### （一）引流术

主要的适应证为导管扩张且无近端炎性肿块，胰体尾部有明显胰管结石伴梗阻，主胰管直径大于 6mm 的患者，包括胰腺导管梗阻综合征。对于主胰管梗阻和扩张的患者，外科引流术治疗是一种十分有效的疼痛控制方案。尽管存在相互矛盾的研究，但一般认为在疾病早期，引流术可以防止内分泌和外分泌功能的进一步恶化。胰头的不完全减压，是导致一些患者术后持续疼痛甚至是额外手术干预的主要原因。

1. 纵向胰管切开胰肠吻合术（longitudinal pancreaticojejunostomy，LPJ）　也被称为 Puestow-Gillesby 术，主要适用于无近端炎性肿块的情况下，进行胃十二指肠动脉左侧胰管的解压。

术中超声确定扩张主胰管，通过针吸胰腺液确认。胰管常被描述为有一个"链状湖"的外观，沿着纵轴发展的渐进性节段狭窄。手术步骤为切除脾脏以暴露胰尾，随后切除胰腺尾部，暴露主胰管末端，使胰液流出并减轻胰管压力。脾切除术及胰尾切除术后再行胰管纵行切开，同时小肠纵向切开并与敞开胰管长度相匹配，并与空肠行 Roux-en-Y 吻合（图 59-0-1）。

该术式安全有效，且胰腺的内外分泌功能保存完好。其术后并发症发生率及死亡率在 0~5% 之间，术后疼痛缓解率在 50%~90% 之间，术后胰腺内分泌不足发生率为 23%，外分泌功能不足发生率 34%。对于单纯性胰管扩张（>7mm）同时不伴胰头炎性肿块的患者，LPJ 术更为简便易行，既避免了胰头部的额外切除，且能有效地改善近端炎症性疾病的疼痛症状。此外，在合并导管疾病（扩张和结石）和假性囊肿的患者中，仅行 Puestow 术处理导管高压即能有效治疗假性囊肿。但对于合并胰头部持续性或复发性疾病者，术后易于出现疼痛复发的症状，LPJ 术难以彻底解决问题。此外，有研究提示 LPJ 术后胰腺恶性肿瘤发生率显著上升（4%），因此术后规律随访非常重要。但随着 Puestow 术的改良术式 Partington 术的出现，目前该术式已较少使用。

2. Partington-Rochelle 术　也称 Partington 术，是一种改良的纵向胰管空肠吻合术（Puestow 术）。其特点是主胰管打开后和空肠行 Roux-en-Y 吻合，不合并胰管切除或脾切除（图 59-0-2）。Partington 是一种相对安全的手术，术后并发症发生率在 6%~19% 之间，死亡率为 0~4%。超过 90% 的患者将会经历短期疼痛缓解。但是，5 年后的长期缓解率可能会下降到 33%~53%，大约 40% 的患者需要再次住院治疗，有相当数量的患者需要进一步治疗包括胰腺切除，以进一步控制病情。部分患者胰腺功能可能会在远期逐渐恶化，25% 的患者最终在 5 年内成为胰岛素依赖型患者。

### （二）切除术

常用术式包括：胰十二指肠切除术（pancreaticoduodenectomy，PD）、胰体尾切除术（distal pancreatectomy，DP）和全胰切除术（total pancreatectomy，TP）三类。

主要适用于：①局限于胰腺头部或体尾部的肿块，伴有局部组织严重纤维化、组织坏死或失功能、不能排除癌变者；②胰腺导管直径小于 3mm 的患者；③先前尝试的引流术失败，同时存在胆管梗阻、胰头炎性肿块等。

1. 胰十二指肠切除术　主要包括单纯 PD 及保留幽门的胰十二指肠切除术 (pylorus preserving pancreaticoduodenectomy,PPPD)。18%~50% 的 CP 患者病变位于胰头部,针对此类患者,PD/PPPD 可通过胰头切除有效缓解疼痛。该术式适用于胰头部的炎性疾病、小导管疾病或不能明确排除的胰腺腺癌。经典 PD 需要切除远端胃,PPPD 则可以保留幽门完整性,不切除胃窦。其余切除范围相同,包括胰头、十二指肠、近端空肠、胆囊及胆管下端。手术重建涉及胃肠、胆肠和胰肠三个吻合口,以维持胃肠道的连续性及胆胰分泌通道的畅通,其中胰肠吻合最为关键 (图 59-0-3)。术后短期疼痛缓解通率在 80%~100% 之间。术后的远期随访提示,75%~85% 患者 PD 术后可以显著改善生活质量并缓解疼痛。

该术式主要风险来自胰瘘、胰腺功能障碍及胃排空延迟等。两种手术的术后并发症发生率为 16%~53%,死亡率 <3%。胰肠吻合口瘘是导致术后并发症及住院时间延长的最主要原因,总发生率接近 20%~40%。术后胰腺功能障碍风险很高且容易被忽视,24%~51% 的患者远期外分泌功能不全,12%~48% 患者远期内分泌功能不全。手术风险产生的主要原因有:慢性胰腺炎常导致胰管弥漫性硬化,增加了吻合难度;切除胰头病变的同时,也牺牲了周围的非病变器官,失去了自然肠道的连续性的同时,也造成局部结构功能破坏。

2. 胰体尾切除术　胰体尾切除术主要适用于局限于胰体尾或胰中段的患者,可分为不保脾术及保脾术,切除范围包括胰腺体尾部伴或不伴脾脏。该术式主要用于治疗主胰管梗阻或主胰管狭窄导致的胰腺体尾部病变,可以切除多达 95% 的胰腺体积。DP 对长期疼痛缓解的有效率为 55%~81%,对于远端假性囊肿的治疗效果最佳。术后并发症发生率 15%~35%,死亡率 0~5% 不等。DP 患者术后分别有 38%~69% 和 29%~47% 的可能出现胰腺内分泌或外分泌功能不足,与胰管空肠侧侧吻合术 (LPJ) 类似。

3. 全胰切除术　切除范围包括远端胃、全部胰腺、十二指肠、近端空肠、远端胆管及胆囊,多合并脾切除,随后行胃空肠吻合及胆管空肠吻合。优点是切除彻底,但同时具有手术创面大、胰瘘、胃瘫、糖尿病等并发症多等缺点 (图 59-0-4)。因此该术式目前仍然存在一定争议。主要手术指征为其他手术治疗效果不佳、合并导管内乳头状黏液性肿瘤以及恶变风险较大的遗传型 CP,如 PRSS-1 等。

与 PD 相近,全胰切除术可以使 80%~85% 的患者获得疼痛缓解,也有 100% 缓解的报道。TP 术后并发症发生率可高达 40%~50%,术后死亡率在 2%~8% 之间。术后常见并发症为胰岛功能完全丧失导致的胰岛素依赖性糖尿病,约 1/3 的患者可能复发疼痛。晚期死亡主要由于低血糖导致,发生率为 1.5%~3%。

尽管 TP 具有缓解患者疼痛的能力,但由于其较大的切除范围和较大的创面,因此目前一般作为最终治疗手段。

4. 全胰切除术联合胰岛细胞移植术 (total pancreatectomy with islet autotransplantation,TP-IAT)　针对 TP 术后由于胰岛功能丧失导致的胰腺内分泌功能不足的问题,可通过行 TP-IAT 解决。胰腺切除后立刻保存在冷冻无菌保存液中,转移至胰岛细胞分离实验室,并使用酶消化法进行处理。待胃肠及胆肠吻合完成后,通过脾静脉残端进入门静脉系统完成胰岛细胞移植。

加工完成后的胰岛细胞将通过注射到门静脉移植到肝内定植,或通过注射到胃短 / 胃网膜左静脉进入脾内定植。作为定植器官而言,肝较脾更为合适,其原因如下:胰腺切除时胃短血管往往难于保存,胰岛细胞注射时更容易出现肺栓塞以及脾梗死的风险等。另有动物实验研究提出可以将网膜局部包裹作为胰岛移植的新场所。

普遍认为,移植时注入的胰岛细胞总数与血糖控制的水平之间呈正相关关系。治疗效果最佳的胰岛细胞注射剂量为 ≥30 万个或 ≥2 500IEQ/kg。接受 ≥30 万胰岛细胞的患者中,在植入后的两年内有 74% 患者无需额外补充胰岛素。如果胰岛细胞注射剂量 ≥60 万,则有效患者将达到 80%。胰岛细胞注射剂量为 2 501~5 000IE/kg 的患者,在 1 年后,27%~50% 的患者可维持胰岛素独立,但并没有研究发现任何明显的胰岛素独立的预测因子。

尽管绝大多数患者的胰岛细胞都无法在移植后长期独立工作,但仍然最大限度地维持了患者的血糖稳定。据统计,胰岛移植成功率为 26%~55%,通过增加植入胰岛细胞,成功率最高可达 75%~80%。长期随访研究提示,33% 的患者在术后十年后仍然无需体外胰岛素注射,个别病例的胰岛细胞工作时间甚至长达 20 年以上。

影响胰岛移植广泛应用的障碍主要包括以下几个方面,包括处理设施缺乏,费用高昂以及移植远期胰岛细胞耗尽后缺乏有效后续治疗。针对处理设施高昂的问题,数项研究发现新的技术允许非现场第三方处理,并可使 33%~88% 的患者胰岛细胞移植后独立工作,可一定程度的节省成本。总而言之,TP-IAT 具有维持内分泌功能和显著止痛的潜力,具有巨大的应用潜力,但尚未有任何大规模前瞻性随机试验对其作用进行验证。

### (三) 联合术式

针对传统切除术切除范围过大,而引流术无法去除病灶的缺陷,将两种术式结合的联合术式应运而生,具体包括 Beger 术、Frey 术和 Berne 术等。

1. Beger 术式　也被称为保留十二指肠的胰头切除术(duodenum-preserving pancreatic head resection, DPPHR),是一种切除胰头部炎性肿块的同时保留上消化道的妥协性术式。其手术操作要点为,保留十二指肠完整血供前提下,从中间切除胰头病变组织,切面位于门静脉和肠系膜上静脉上方,留下残余胰头及残余胰尾两部分,胰头胆管部及钩突部保留,其后重建两个吻合口,远端胰腺行端端或端侧 Roux-en-Y 胰空肠吻合,残余近端胰腺组织通过端侧吻合连接至十二指肠内侧(图 59-0-5)。

其主要针对胰头炎性肿块导致门脉高压或胆道狭窄的患者。其中 25% 的患者因合并胆管狭窄,需行改良 Beger 术,即加做胆总管切开,并行胆肠吻合术。Beger 患者中,86%~94% 可获得长期疼痛改善,术后死亡率低于 1%。术后并发症发生率 15%~20%,主要包括胃十二指肠动脉后支灌注不足导致的局部胰腺组织缺血以及两个胰肠吻合口带来的胰瘘问题。长期胰腺内外分泌功能不足发生率分别为 10%~26% 与 10%~34%。总的而言,Beger 术是一项安全的手术。

作为一种新兴术式,数项研究对 Beger 术与 PD 在 CP 的治疗效果上进行了比较:Beger 术后短期疼痛缓解、体重恢复与血糖控制优于 PD 及 PPPD,术后长期的疼痛缓解、生活质量、胰腺内外分泌功能恢复等指标两者无明显差异。考虑到 Beger 术式保留了十二指肠,在手术时间与术后生存质量上更具优势,因此具有广泛的应用前景。

2. Frey 术　Frey 术被认为是 LPJ 的一个变体,也被称为 LR-LPJ(local resection-longitudinal pancreaticojejunostomy)。操作要点为仅行胰头组织去核术,并全程切除胰体尾部胰管,剩余胰头核部并胰管全程与空肠行 Roux-en-Y 吻合术(图 59-0-6)。其适用于无近端胰管梗阻,胰头部包块较小并伴有胰体尾部梗阻的患者。其优点是可以最大限度地保留胰腺组织、保留其内外分泌功能、手术操作简单且并发症少。但是存在胰头部减压效果差,远期易于导致胰头部病变复发等缺点。因此对于头部炎症反应较轻并合并胰管梗阻的患者,效果较好。

Frey 术的原理主要是胰管解压与引流。其头部去核术的主要目的除了剜除病灶以外,还有扩大吻合口,以阻止胰头组织闭合纵向切口的自然趋势。据统计,其远期疼痛缓解率可达到 74%~91%。与 PD、PDDD 或 Beger 术相比,其临床预后,如远期胰腺功能障碍及疼痛缓解等方面并无明显差异;死亡率低于 PD 或 PPPD 所报道的 3%,并发症发生率为 22%,低于 PD 与 PPPD。其术后内分泌功能不足发生率为 10%~20%,外分泌功能不足发生率 11%。

与 Beger 术需要两个甚至更多的吻合口相比,Frey 术仅需一个空肠吻合口,因此具有操作简便等优势。两者在疼痛缓解、生存质量改善与腺体内外分泌功能不全等方面差异不大。因此在病变相对局限时,该术式具有明显的优势。

3. Berne 术　Berne 术是 Frey 术与 Beger 术的结合形式,最早由 Markus Büchler 描述,术中仅切除胰腺中央组织,保留背侧部分胰腺组织,不切断胰腺,不需分离门静脉(图 59-0-7)。其重建只需要在空肠与胰腺切除边缘行短程式胰肠吻合(short-range pancreaticojejunostomy)。该术切除范围小,适用于胰头部包块不大的患者。由于该术式不涉及对整条主胰管的减压,因此对于多处胰管阻塞或狭窄的患者而言该术式可能应用受限。其术后死亡率 1%,术后并发症发生率 16%,41 个月后的疼痛缓解率为 55%。在与 Beger 的随机对照试验中,两者并发症发生率与术后生活质量改善相似,但 Berne 手术时间更短,恢复时间更短,具有一定优势。但值得注意的是,无论是 Beger 还是 Berne 术,除欧洲几个大型中心外均尚未得到普遍推广应用。

在比较 Beger 与 Berne 的 RCT 研究中,两者在疼痛控制、生活质量与代谢指标上无显著性差异。唯一的区别即是,Berne 术操作过程更快(46 分钟)住院时间更短(11 天 vs15 天)。同时 Beger 与 Frey 的 RCT 也提示两者在远期恢复上无明显差异。

4. Hamburg 术　Frey 术的改良版本,较 Frey 术的胰头去核术而言,该术式的剜除范围更大,在胰腺腹侧面 V 形切除病变组织,包括钩突中央部分,胰腺腹侧组织。该术式的优点在于可以将主胰管及副胰管进行充分扩张,扩大引流范围至 2、3 级小胰管,主要适用于胰腺广泛钙化而胰管不扩张的患者。研究提示,该术式围手术期并发症发生率 19.6%,住院期间死亡率为 0。术后 73% 的患者获得了完全疼痛缓解,43% 的患者术后并发糖尿病,22% 的患者出现了术后胰腺外分泌功能不足。

5. Imaizumi 术　该术式由日本学者 Imaizumi 等于 1994 年提出,也称保留十二指肠的胰头全部切除术(duodenum-preserving total resection of the head of the pancreas,DPTRHP)。Imaizumi 术在 Beger 术的基础上彻底切除胰头组织,包括胰腺内胆管,并在此基础上行胰管、胆管十二指肠吻合术。该手术围手术期死亡率为 0,术后并发症发生率 25%,疼痛缓解率达到了 92%,胰腺内分泌功能不足发生率 43%,外分泌功能不足发生率率 15%。研究结果提示,该术式术后的并发症发生率与 PPPD 相比并无显著差异,但术后新发胰腺内外分泌功能不足的发生率低于 PPPD。由于切除部分胆管,因此该术式主要用于胰头肿物合并胆管狭窄的患者。但目前该术式开展不多。

6. 神经切除术(neuroablative procedure)　单纯行局部神经切除以避免疼痛的术式,视病变部位不同,胰头部病变行胰头神经丛切除,胰尾部病变行内脏大神经或腹腔神经切除术。手术的远期治疗效果不理想,同时超声内镜技术与经皮穿刺技术的成熟,使得微创下神经阻滞或损毁等操作取代了手术中神经切除的地位,目前已较少开展。

【小结】

CP 的外科治疗理念始终处于动态发展变化的过程。在早期的 CP 治疗中,曾以外科神经离断术为主。内镜在胰腺假性囊肿内引流以及近端胰管狭窄且不伴明显钙化的患者中效果更佳,但内镜可能面临着更频繁的再介入。对于内镜治疗效果不佳的患者,应尽早考虑手术治疗,以免贻误最佳手术时机。对于无胰腺炎性占位、胰腺萎缩及胰管扩张的患者,可行引流术式。

对于胰头部炎性占位或存在局部压迫的患者,则需要考虑切除术式,彻底切除病灶。对于胰体尾病变,如果病变局限于胰尾部,可行胰体尾切除术,但如果此类患者胰头有残留病变未处理的话,则可能导致疾病复发。PD 是 CP 治疗的标准术式,尤其是胰头局部恶性肿瘤不能排除时常使用该术式。鉴于我国 CP 患者常合并胆管梗阻,而此类患者仅行局部切除的治疗效果欠佳,目前学界普遍认为对于合并胆胰管或十二指肠狭窄的患者,建议予 PD 术式治疗,以避免远期反复胆道狭窄或梗阻,继而导致胰腺炎复发的问题。

对于 CP 患者而言,胰腺全切/次全切一般是禁止的术式,除非在某些可以行胰岛自体移植的大型中心医院,否则术后胰腺内外分泌功能不足的发生率极高。但近年来,全切合并 IAT 术式越来越多地得到术者的注意。对于其他手术治疗效果不佳或者是遗传性胰腺炎等癌变可能较大的 CP 患者,是可以最终采用的手术方案。此种手术方案可彻底解决炎症、复发及癌变的风险,胰岛功能不足导致的糖尿病则可通过胰岛细胞自体移植技术的成熟而得到解决。目前有报道行 IAT 术的患者中,24%~40% 在术后胰岛可以独立行使功能,尚有待于进一步提高。

联合术式:由于兼具病灶切除和引流的双重功能,在炎性较为局限时可以考虑使用,在 CP 合并胰管扩张患者中,具有缓解胰管高压及改善长期生存质量的价值。多项研究比较了 Frey 术、DPPHR 术(Beger 术)与 PD 术在 CP 中的治疗效果,结果均提示切除术与联合术式在疼痛缓解与生活质量改善上并无显著差异,同时联合术式还具有手术时间短、保留更多器官功能等优势。某些研究还提示联合术式患者生存时间更长,可能与局部组织得到保留有关。因此,联合术式作为一种手术备选方案,在既往研究中显示极具应用价值,但尚未被大量使用。总的来说,无论为患者选择何种术式,都需要考虑其远期生存获益及疼痛缓解的价值,在实际操作中应结合患者病变部位和病情选择合适的手术方式(表 59-0-2,图 59-0-8)。此外,术者的偏好及个人习惯也很重要。

表 59-0-2　慢性胰腺炎手术治疗概述

| 分类 | 术式 | 疼痛缓解率(%) | 并发症发生率(%) | 死亡率(%) | 胰腺内分泌功能不足发生率(%) | 胰腺外分泌功能不足发生率(%) | 适应证 |
|---|---|---|---|---|---|---|---|
| 引流术 | 纵向胰管切开胰肠吻合术(Puestow-Gillesby) | 50~90 | 0~5 | 0~5 | 23 | 34 | 单纯性胰管扩张(>7mm)同时不伴胰头炎性肿块 |
| | 胰腺-空肠侧侧吻合术(Partington-Rochelle 术) | 53~93 | 6~19 | 0~4.2 | 术后 3 个月 11%；术后 5 年 25% | 术后 3 个月 11%；术后 5 年 25% | 主胰管梗阻伴扩张,梗阻处接近十二指肠乳头处 |
| 切除术 | 胰十二指肠切除术(PD)/保留幽门的胰十二指肠切除(PPPD) | 34~100 | 16~53 | 0~3 | 12~48 | 24~51 | 胰头部病变,恶性肿瘤不除外;严重十二指肠狭窄伴胰胆管狭窄 |
| | 全胰切除术(TP) | 82~100 | 40~50 | 0~6 | 100 | 100 | 合并糖尿病、胰腺导管内乳头状黏液肿瘤(IPMN)或恶性肿瘤的预防性切除的手术方案 |
| | 胰体尾切除术(DP) | 55~81 | 15~35 | 0~5 | 38~69 | 29~47 | 胰体尾的局限性炎症。保留脾脏可改善术后胰腺功能 |
| 联合术式 | Frey 术 | 75~91 | 22 | <3 | 10~20 | 11 | 无大型炎性肿块下,胰头或胰尾的胰管阻塞或扩张 |
| | Beger 术(DPPHR 术) | 50~94 | 15~20 | <1 | 10~26 | 10~34 | 胰头炎症肿块伴门脉高压或胆管狭窄 |
| | Berne 术 | 55 | 16 | 1 | / | / | 胰头炎症肿块 |
| | Hamburg 术 | 73 | 19.6 | 0 | 43 | 22 | 胰腺组织广泛纤维化;小胰管引流(较少使用) |
| | Imaizumi 术 | 92 | 25 | 0 | 43 | 15 | 胰头炎症合并胆管狭窄 |

**（四）微创技术的应用**

微创技术在外科领域中的应用正在逐步得到重视。其优势在于更好的美容效果、患者压力和痛苦更小、切口疝和切口感染发生率更低、胃肠道功能恢复加快、住院时间缩短等。

1. Step-up 创伤递进疗法　目前,Step-up 疗法更多地应用于急性胰腺炎的治疗中。治疗模式主要为穿刺、内镜、腹腔镜、开腹手术的逐级操作。其目的主要在于推迟甚至避免手术介入,用尽可能小的创伤消除急性炎症反应。鉴于其操作简便、创伤小的优势,内镜已经成为了 CP 的重要治疗手段,但目前尚无相关标准对内镜治疗有效或治疗无效需要手术介入的情形进行定义,因此创伤递进的治疗模式在 CP 中的应用尚处于早期探索阶段。

2003 年捷克和 2007 年荷兰学者的有关研究比较了内镜与手术在 CP 治疗中的效果,结果都明确提示手术治疗的疼痛缓解率(33.8%)优于内镜治疗(15%),且远期效果较内镜治疗效果更佳,同时两项 Meta 分析也对此进行了证实。荷兰胰腺炎学会(Dutch Pancreatitis Study Group)也有研究质疑在镇痛治疗基础上的微创引流术并没有从根本上解决疾病进展的问题,只是拖延了手术介入的时间。

手术治疗的优势包括:更有效的、更持久的疼痛缓解,更高的成功率,处理流程更简化,患者生活质量更高,住院时间不会延长,复发率及死亡率没有明显增加,胰腺功能恢复无明显差异,无梗阻复发。有证据表明,24%~47% 的患者在进行了内镜治疗后仍然需要手术介入治疗,并且延迟进行的手术效果更差。

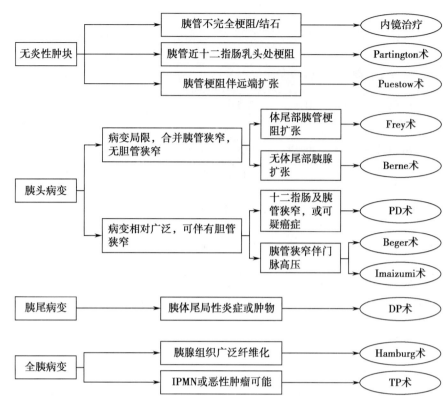

图 59-0-8　针对不同患者的术式选择

综上所述,目前 Step-up 疗法并不能作为 CP 的主流治疗手段,手术依旧具有无可替代的地位。

2. 腔镜与机器人　第一例腹腔镜下胰腺手术是 1994 年由美国 Michael Gagner 教授完成的保留幽门的胰头切除术。腔镜手术的优势包括较开腹手术恢复时间更短,并且可以更早开始新辅助治疗。缺陷主要为学习曲线陡峭,吻合口重建等精细操作效率低下等。因此腔镜的应用仍然主要局限于微创胰体尾切除术。

近年来,机器人也在胰腺手术中崭露头角,使其操作得到大大简化。随着腔镜和机器人等相关微创手段的逐渐成熟,相关技术已经在胆囊切除、脾切除术中成为标准术式之一。但胰腺手术的腔镜和机器人化对于外科医生而言仍然是一大挑战。目前而言,相关手术的开展依然依赖于具有丰富诊疗经验中心的高级别外科医生来完成。

【小结与展望】

CP 病因多样、病理改变复杂、临床表现不一,因此存在多种可供选择的手术治疗方案,需要术者结合具体病例进行个性化选择。鉴于病因、遗传基因、环境和疼痛等因素会导致同样的介入方法产生不同效果,比如内镜治疗热带性胰腺炎的效果显著优于酒精性胰腺炎。因此在未来,如何针对不同病情找到最合适的治疗方案仍有待于进一步的研究。同时 CP 是一种持续性、不可逆性疾病,目前治疗手段仍然面临着诸多风险与弊端,因此我们需要进一步探索更可行、更有效的治疗方案。

(费 健　赵治锋　谢荣理　沈东杰　顾建华)

# 参 考 文 献

1. Chinnakotla S, Beilman G J, Dunn T B, et al. Factors predicting outcomes after a total pancreatectomy and islet autotransplantation lessons learned from over 500 cases. Ann. Surg, 2015, 262 (4):610-622.

2. Kowalczyk L M, Draganov P V. Endoscopic therapy for chronic pancreatitis:technical success, clinical outcomes, and complications. Current gastroenterology reports, 2009, 11 (2):111-118.

3. Dumonceau J-M, Macias-Gomez C. Endoscopic management of complications of chronic pancreatitis. World J Gastroenterol,

2013，19（42）：7308-7315.

4. Mangiavillano B，Manes G，Baron T H，et al. The use of double lasso，fully covered self-expandable metal stents with new "anchoring flap" system in the treatment of benign biliary diseases. Dig Dis Sci，2014，59（9）：2308-2313.

5. Rao A S，Leroy A J，Bonin E A，et al. Novel technique for placement of overlapping self-expandable metal stents to close a massive pancreatitis-induced duodenal fistula. Endoscopy，2012，44（2）：E163-E164.

6. Law R，Grimm I S，Baron T H. EUS-guided gastroduodenostomy for gastric outlet obstruction related to chronic pancreatitis. Gastrointest，Endosc，2015，82（3）：567-568.

7. Adler D G，Lichtenstein D，Baron T H，et al. The role of endoscopy in patients with chronic pancreatitis. Gastrointest. Endosc，2006，63（7）：933-937.

8. Bhardwaj P，Garg P K，Maulik S K，et al. A randomized controlled trial of antioxidant supplementation for pain relief in patients with chronic pancreatitis. Gastroenterology，2009，136（1）：149-159.

9. Cahen D L，Gouma D J，Nio Y，et al. Endoscopic Versus Surgical Drainage of the Pancreatic Duct in Chronic Pancreatitis：A Prospective Randomized Trial. Gastrointest. Endosc，2005，61（5）：AB99-AB99.

10. Bradley E L. Pancreatic duct pressure in chronic pancreatitis. Am J Surg，1982，144（3）：313-316.

11. Nealon W H，Thompson J C. Progressive loss of pancreatic function in chronic pancreatitis is delayed by main pancreatic duct decompression. A longitudinal prospective analysis of the modified puestow procedure. Ann Surg，1993，217（5）：458-466；discussion 466-468.

12. Yang C J，Bliss L A，Schapira E F，et al. Systematic review of early surgery for chronic pancreatitis：impact on pain，pancreatic function，and re-intervention. Journal of gastrointestinal surgery：official journal of the Society for Surgery of the Alimentary Tract，2014，18（10）：1863-1869.

13. Windsor J A，Reddy N D. Endoscopic vs. Surgical Interventions for Painful Chronic Pancreatitis：What is Needed for Future Clinical Trials. Clinical and translational gastroenterology，2017，8（1）：e213.

14. Ahmed Ali U，Nieuwenhuijs V B，Van Eijck C H，et al. Clinical outcome in relation to timing of surgery in chronic pancreatitis：a nomogram to predict pain relief. Archives of surgery（Chicago，Ill.：1960），2012，147（10）：925-932.

15. Yang C J，Bliss L A，Freedman S D，et al. Surgery for chronic pancreatitis：the role of early surgery in pain management. Pancreas，2015，44（5）：819-823.

16. Díte P，Ruzicka M，Zboril V，et al. A prospective，randomized trial comparing endoscopic and surgical therapy for chronic pancreatitis. Endoscopy，2003，35（7）：553-558.

17. D'haese J G，Ceyhan G O，Demir I E，et al. Treatment options in painful chronic pancreatitis：a systematic review. HPB：The Official Journal of the International Hepato Pancreato Biliary Association，2014，16（6）：512-521.

18. Duell E J，Lucenteforte E，Olson S H，et al. Pancreatitis and pancreatic cancer risk：a pooled analysis in the International Pancreatic Cancer Case-Control Consortium（PanC4）. Annals of oncology：official journal of the European Society for Medical Oncology，2012，23（11）：2964-2970.

19. Pedrazzoli S，Pasquali C，Guzzinati S，et al. Survival rates and cause of death in 174 patients with chronic pancreatitis. Journal of gastrointestinal surgery：official journal of the Society for Surgery of the Alimentary Tract，2008，12（11）：1930-1937.

20. Izaguirre Avila R，De Micheli A. History of blood transfusion. Revista de investigacion clinica；organo del Hospital de Enfermedades de la Nutricion，2002，54（6）：552-558.

21. Kutup A，Vashist Y，Kaifi J T，et al. For which type of chronic pancreatitis is the "Hamburg procedure" indicated?. J Hepatobiliary Pancreat Sci，2010，17（6）：758-762.

22. Fischer T D，Gutman D S，Hughes S J，et al. Disconnected pancreatic duct syndrome：disease classification and management strategies. J Am Coll Surg，2014，219（4）：704-712.

23. Andersen D，Frey C. The evolution of the surgical treatment of chronic pancreatitis. Ann Surg，2010，251（1）：18-32.

24. Gourgiotis S，Germanos S，Pericoli Ridolfini M. Surgical management of chronic pancreatitis. Hepatobiliary Pancreat Dis Int，2007：121-133.

25. Ceppa E P，Pappas T N. Modified puestow lateral pancreaticojejunostomy. Journal of gastrointestinal surgery：official journal of the Society for Surgery of the Alimentary Tract，2009，13（5）：1004-1008.

26. O'neil S J，Aranha G V. Lateral Pancreaticojejunostomy for Chronic Pancreatitis. World J Surg，2003，27（11）：1196-1202.

27. Adams D B，Ford M C，Anderson M C. Outcome after lateral pancreaticojejunostomy for chronic pancreatitis. Ann Surg，1994，219（5）：481-487；discussion 487-489.

28. Nealon W H, Walser E. Duct drainage alone is sufficient in the operative management of pancreatic pseudocyst in patients with chronic pancreatitis. Ann Surg, 2003, 237 (5): 614-620; discussion 620-622.

29. Frey C F, Smith G J. Description and rationale of a new operation for chronic pancreatitis. Pancreas, 1987, 2 (6): 701-707.

30. Lowenfels A B, Maisonneuve P, Cavallini G, et al. Pancreatitis and the Risk of Pancreatic Cancer. The New England Journal of Medicine, 1993, 328 (20): 1433-1437.

31. Bradley E L. Long-term results of pancreatojejunostomy in patients with chronic pancreatitis. Am J Surg, 1987, 153 (2): 207-213.

32. Sarles J C, Nacchiero M, Garani F, et al. Surgical treatment of chronic pancreatitis. Report of 134 cases treated by resection or drainage. Am J Surg, 1982, 144 (3): 317-321.

33. Andersson R, Börjesson A, Blind P-J, et al. Pancreaticojejunostomy: a valid operation in chronic pancreatitis? Scand J Gastroenterol, 2008, 43 (8): 1000-1003.

34. Martin R F, Marion M D. Resectional therapy for chronic pancreatitis. The Surgical clinics of North America, 2007, 87 (6): 1461-1475.

35. Amudhan A, Balachandar T G, Kannan D G, et al. Factors affecting outcome after Frey procedure for chronic pancreatitis. HPB: The Official Journal of the International Hepato Pancreato Biliary Association, 2008, 10 (6): 477-482.

36. Sakorafas G H, Farnell M B, Nagorney D M, et al. Pancreatoduodenectomy for chronic pancreatitis: long-term results in 105 patients. Archives of surgery (Chicago, Ill.: 1960), 2000, 135 (5): 517-523; discussion 523-524.

37. Jimenez R E, Fernandez-Del Castillo C, Rattner D W, et al. Outcome of pancreaticoduodenectomy with pylorus preservation or with antrectomy in the treatment of chronic pancreatitis. Ann Surg, 2000, 231 (3): 293-300.

38. Russell R C G, Theis B A. Pancreatoduodenectomy in the treatment of chronic pancreatitis. World J Surg, 2003, 27 (11): 1203-1210.

39. Chiang K-C, Yeh C-N, Hsu J-T, et al. Pancreaticoduodenectomy versus Frey's procedure for chronic pancreatitis: preliminary data on outcome and pancreatic function. Surg Today, 2007, 37 (11): 961-966.

40. Schnelldorfer T, Lewin D N, Adams D B. Operative management of chronic pancreatitis: longterm results in 372 patients. J Am Coll Surg, 2007, 204 (5): 1039-1045; discussion 1045-1047.

41. Diener M K, Rahbari N N, Fischer L, et al. Duodenum-preserving pancreatic head resection versus pancreatoduodenectomy for surgical treatment of chronic pancreatitis: a systematic review and meta-analysis. Ann Surg, 2008, 247 (6): 950-961.

42. Bachmann K, Mann O, Izbicki J R, et al. Chronic pancreatitis-a surgeons' view. Medical science monitor: international medical journal of experimental and clinical research, 2008, 14 (11): RA198-205.

43. Riediger H, Adam U, Fischer E, et al. Long-term outcome after resection for chronic pancreatitis in 224 patients. Journal of gastrointestinal surgery: official journal of the Society for Surgery of the Alimentary Tract, 2007, 11 (8): 949-959; discussion 959-960.

44. Izbicki J R, Bloechle C, Knoefel W T, et al. Duodenum-preserving resection of the head of the pancreas in chronic pancreatitis. A prospective, randomized trial. Ann Surg, 1995, 221 (4): 350-358.

45. Hutchins R R, Hart R S, Pacifico M, et al. Long-Term Results of Distal Pancreatectomy for Chronic Pancreatitis in 90 Patients. Ann Surg, 2002, 236 (5): 612-618.

46. Blondet J J, Carlson A M, Kobayashi T, et al. The role of total pancreatectomy and islet autotransplantation for chronic pancreatitis. The Surgical clinics of North America, 2007, 87 (6): 1477-501.

47. Rebours V, Boutron-Ruault M-C, Schnee M, et al. Risk of pancreatic adenocarcinoma in patients with hereditary pancreatitis: a national exhaustive series. The American journal of gastroenterology, 2008, 103 (1): 111-119.

48. W Behrman S, Mulloy M. Total pancreatectomy for the treatment of chronic pancreatitis: Indications, outcomes, and recommendations. 2006, 72 (4): 297-302.

49. Barbier L, Jamal W, Dokmak S, et al. Impact of total pancreatectomy: short-and long-term assessment. HPB: the official journal of the International Hepato Pancreato Biliary Association, 2013, 15 (11): 882-892.

50. Walsh R M, Saavedra J R A, Lentz G, et al. Improved Quality of Life Following Total Pancreatectomy and Auto-islet Transplantation for Chronic Pancreatitis. J Gastrointest Surg, 2012, 16 (8): 1469-1477.

51. Iwanaga Y, Sutherland D E, Harmon J V, et al. Pancreas preservation for pancreas and islet transplantation. Current opinion in organ transplantation, 2008, 13 (4): 445-451.

52. Anazawa T, Matsumoto S, Yonekawa Y, et al. Prediction of pancreatic tissue densities by an analytical test gradient system before purification maximizes human islet recovery for islet autotransplantation/allotransplantation. Transplantation, 2011, 91 (5): 508-514.

53. Johnston P C,Lin Y K,Walsh R M,et al. Factors associated with islet yield and insulin independence after total pancreatectomy and islet cell autotransplantation in patients with chronic pancreatitis utilizing off-site islet isolation:Cleveland Clinic experience. The Journal of clinical endocrinology and metabolism,2015,100(5):1765-1770.

54. Tai D S,Shen N,Szot G L,et al. Autologous islet transplantation with remote islet isolation after pancreas resection for chronic pancreatitis. JAMA surgery,2015,150(2):118-124.

55. Takita M,Naziruddin B,Matsumoto S,et al. Variables associated with islet yield in autologous islet cell transplantation for chronic pancreatitis. Proc(Bayl Univ Med Cent),2010,23(2):115-120.

56. Hefty T R,Kuhr C S,Chong K T,et al. Omental roll-up:a technique for islet engraftment in a large animal model. The Journal of surgical research,2010,161(1):134-138.

57. Balamurugan A N,Naziruddin B,Lockridge A,et al. Islet product characteristics and factors related to successful human islet transplantation from the Collaborative Islet Transplant Registry(CITR)1999-2010. American journal of transplantation: official journal of the American Society of Transplantation and the American Society of Transplant Surgeons,2014,14(11): 2595-2606.

58. Ong S L,Gravante G,Pollard C A,et al. Total pancreatectomy with islet autotransplantation:an overview. HPB:The Official Journal of the International Hepato Pancreato Biliary Association,2009,11(8):613-621.

59. Rodriguez Rilo H L,Ahmad S A,D'alessio D,et al. Total pancreatectomy and autologous islet cell transplantation as a means to treat severe chronic pancreatitis. J Gastrointest Surg,2003,7(8):978-989.

60. Robertson R P,Lanz K J,Sutherland D E,et al. Prevention of diabetes for up to 13 years by autoislet transplantation after pancreatectomy for chronic pancreatitis. Diabetes,2001,50(1):47-50.

61. Argo J L,Contreras J L,Wesley M M,et al. Pancreatic resection with islet cell autotransplant for the treatment of severe chronic pancreatitis. The American surgeon,2008,74(6):530-536;discussion 536-537.

62. Wilson G C,Sutton J M,Abbott D E,et al. Long-term outcomes after total pancreatectomy and islet cell autotransplantation:is it a durable operation? . Ann Surg,2014,260(4):659-665;discussion 665-667.

63. Webb M B A,Illouz S C,Pollard C A,et al. Islet auto transplantation following total pancreatectomy:a long-term assessment of graft function. Pancreas,2008,37(3):282-287.

64. Kesseli S J,Smith K A,Gardner T B. Total pancreatectomy with islet autologous transplantation:the cure for chronic pancreatitis? Clinical and translational gastroenterology,2015,6:e73.

65. Müller M W,Friess H,Martin D J,et al. Long-term follow-up of a randomized clinical trial comparing Beger with pylorus-preserving Whipple procedure for chronic pancreatitis. The British journal of surgery,2008,95(3):350-356.

66. Beger H G,Schlosser W,Friess H M,et al. Duodenum-Preserving Head Resection in Chronic Pancreatitis Changes the Natural Course of the Disease:A Single-Center 26-Year Experience. Ann Surg,1999,230(4):512-512.

67. Witzigmann H,Max D,Uhlmann D,et al. Quality of life in chronic pancreatitis:A prospective trial comparing classical whipple procedure and duodenum-preserving pancreatic head resection. J Gastrointest Surg,2002,6(2):173-180.

68. Klempa I,Spatny M,Menzel J,et al. Pancreatic function and quality of life after resection of the head of the pancreas in chronic pancreatitis. A prospective,randomized comparative study after duodenum preserving resection of the head of the pancreas versus Whipple's operation. Der Chirurg;Zeitschrift fur alle Gebiete der operativen Medizen,1995,66(4):350-359.

69. Büchler M W,Friess H,Müller M W,et al. Randomized trial of duodenum-preserving pancreatic head resection versus pylorus-preserving Whipple in chronic pancreatitis. Am J Surg,1995,169(1):65-69;discussion 69-70.

70. Strate T,Bachmann K,Busch P,et al. Resection vs drainage in treatment of chronic pancreatitis:long-term results of a randomized trial. Gastroenterology,2008,134(5):1406-1411.

71. Keck T,Adam U,Makowiec F,et al. Short-and long-term results of duodenum preservation versus resection for the management of chronic pancreatitis:a prospective,randomized study. Surgery,2012,152(3 Suppl 1):S95-S102.

72. Strate T,Taherpour Z,Bloechle C,et al. Long-term follow-up of a randomized trial comparing the beger and frey procedures for patients suffering from chronic pancreatitis. Ann Surg,2005,241(4):591-598.

73. Bachmann K,Tomkoetter L,Kutup A,et al. Is the Whipple procedure harmful for long-term outcome in treatment of chronic pancreatitis? 15-years follow-up comparing the outcome after pylorus-preserving pancreatoduodenectomy and Frey procedure in chronic pancreatitis. Ann Surg,2013,258(5):815-820;discussion 820-821.

74. Bachmann K,Tomkoetter L,Erbes J,et al. Beger and Frey procedures for treatment of chronic pancreatitis:comparison of outcomes at 16-year follow-up. J Am Coll Surg,2014,219(2):208-216.

75. Negi S,Singh A,Chaudhary A. Pain relief after Frey's procedure for chronic pancreatitis. The British journal of surgery,2010,97(7):1087-1095.

76. Falconi M,Bassi C,Casetti L,et al. Long-term results of Frey's procedure for chronic pancreatitis:a longitudinal prospective study on 40 patients. Journal of gastrointestinal surgery:official journal of the Society for Surgery of the Alimentary Tract,2006,10(4):504-510.

77. Pessaux P,Kianmanesh R,Regimbeau J M,et al. Frey procedure in the treatment of chronic pancreatitis:short-term results. Pancreas,2006,33(4):354-358.

78. Frey C F,Mayer K L. Comparison of Local Resection of the Head of the Pancreas Combined with Longitudinal Pancreaticojejunostomy(Frey Procedure)and Duodenum-Preserving Resection of the Pancreatic Head(Beger Procedure). World J Surg,2003,27(11):1217-1230.

79. Keck T,Wellner U F,Riediger H,et al. Long-Term Outcome after 92 Duodenum-Preserving Pancreatic Head Resections for Chronic Pancreatitis:Comparison of Beger and Frey Procedures. J Gastrointest Surg,2010,14(3):549-556.

80. Gloor B,Friess H,Uhl W,et al. A modified technique of the Beger and Frey procedure in patients with chronic pancreatitis. Dig Surg,2001,18(1):21-25.

81. Müller M W,Friess H,Leitzbach S,et al. Perioperative and follow-up results after central pancreatic head resection(Berne technique)in a consecutive series of patients with chronic pancreatitis. Am J Surg,2008,196(3):364-372.

82. Köninger J,Seiler C M,Sauerland S,et al. Duodenum-preserving pancreatic head resection--a randomized controlled trial comparing the original Beger procedure with the Berne modification(ISRCTN No. 50638764). Surgery,2008,143(4):490-498.

83. Stafford A T,Walsh R M. Robotic surgery of the pancreas:The current state of the art. J Surg Oncol,2015,112(3):289-294.

84. Yekebas E F,Bogoevski D,Honarpisheh H,et al. Long-term follow-up in small duct chronic pancreatitis:A plea for extended drainage by "V-shaped excision" of the anterior aspect of the pancreas. Ann Surg,2006,244(6):940-946;discussion 946-948.

85. Hatori T,Imaizumi T,Harada N,et al. Appraisal of the Imaizumi modification of the Beger procedure:the TWMU experience. J Hepatobiliary Pancreat Sci,2010,17(6):752-757.

86. Imaizumi T,Hanyu F,Suzuki M,et al. Clinical experience with duodenum-preserving total resection of the head of the pancreas with pancreaticocholedochoduodenostomy. J Hepatobiliary Pancreat Surg,1995,2(1):38-44.

87. 叶博,胡良皞,廖专,等. 2 180 例慢性胰腺炎临床特征及治疗模式变迁分析. 中华消化内镜杂志,2013,30(1):10-14.

88. Cahen D L,Gouma D J,Nio Y,et al. Endoscopic versus Surgical Drainage of the Pancreatic Duct in Chronic Pancreatitis. The New England Journal of Medicine,2007,356(7):676-684.

89. Ahmed Ali U,Pahlplatz J M,Nealon W H,et al. Endoscopic or surgical intervention for painful obstructive chronic pancreatitis. The Cochrane database of systematic reviews,2015:CD007884.

90. Jawad Z a R,Kyriakides C,Pai M,et al. Surgery remains the best option for the management of pain in patients with chronic pancreatitis:A systematic review and meta-analysis. Asian J Surg,2017,40(3):179-185.

91. Issa Y,Van Santvoort H C,Van Goor H,et al. Surgical and endoscopic treatment of pain in chronic pancreatitis:a multidisciplinary update. Dig Surg,2013,30(1):35-50.

92. Rösch T,Daniel S,Scholz M,et al. Endoscopic treatment of chronic pancreatitis:a multicenter study of 1000 patients with long-term follow-up. Endoscopy,2002,34(10):765-771.

93. Gagner M,Pomp A. Laparoscopic pylorus-preserving pancreatoduodenostomy. Surg Endosc,1994,8(5):408-410.

94. Croome K P,Farnell M B,Que F G,et al. Total laparoscopic pancreaticoduodenectomy for pancreatic ductal adenocarcinoma:oncologic advantages over open approaches? Ann Surg,2014,260(4):633-638;discussion 638-640.

95. Damoli I,Butturini G,Ramera M,et al. Minimally invasive pancreatic surgery-a review. Wideochirurgia i inne techniki maloinwazyjne=videosurgery and other miniinvasive techniques,2015,10(2):141-149.

96. Zureikat A H,Moser A J,Boone B A,et al. 250 robotic pancreatic resections:safety and feasibility. Ann Surg,2013,258(4):554-559;discussion 559-562.

# 第60章

## 保留十二指肠、胆总管、Oddi 括约肌的胰头整块全切除术

【摘要】慢性胰腺炎常用的外科手术包括：减压手术、胰腺部分切除手术、胰腺部分切除和减压杂交的手术方式即 Beger 手术。Beger 教授后来又尝试了保留十二指肠的胰头全切除术，由于其没有保留胆总管、Oddi 括约肌的功能，也是一个稍有缺陷的手术。理论上最完美的手术应该是：既保留十二指肠、胆总管、Oddi 括约肌，又完整切除胰头，那就是保留十二指肠、胆总管、Oddi 括约肌的胰头整块全切除术(duodenum-CBD-Oddi's sphincter preserving pancreatic head en bloc total resection, DCOPPPHTR)。我们通过对胰腺周围血管三维成像、慢性胰腺炎病理改变的仔细研究后成功在临床上开展 DCOPPPHTR，目前已经完成 25 例。随访结果显示患者的并发症发生率、生活质量评分均优于慢性胰腺炎的其他术式。我们已经将 DCOPPPHTR 变成外科手术治疗慢性胰腺炎治疗的一个比较常规的选项。作者在 2013 年国际胰腺病协会年会上展示手术录像以后，时任美国胰腺病协会(American Pancreatic Association, APA)主席的 Diane Simeone 教授认为此手术方式突破了 Beger 手术的原则，是对 Beger 手术的超越，可以称为王氏手术(Wang's procedure)。

慢性胰腺炎发病率逐年上升，已经成为常见病之一。严重的腹部疼痛、胰头部的炎性包块、梗阻性黄疸、胰头部结石及癌变等是患者来就诊的主要因素。慢性胰腺炎的经典外科手术包括：去神经手术、减压手术、胰腺部分切除手术。多年前已经证明去神经手术用于治疗慢性胰腺炎是无效的，就不在这里讨论。最经典的减压手术是胰管剖开、胰管空肠 Roux-en-Y 吻合术，其优点：保留了十二指肠、胆总管、Oddi 括约肌，对患者消化吸收功能影响小；手术操作简单、并发症少；其缺点：未切除胰头，疼痛缓解不彻底，有残留胰头癌变的问题；只适用于单纯的胰管扩张，胰头没有结石、肿块的慢性胰腺炎患者，适合此手术的患者很少。最经典的胰腺部分切除手术是保留幽门的胰十二指肠切除术(PPPD)。其优点：彻底切除了胰头，疼痛缓解彻底，不存在残留胰头癌变的问题；其缺点：没有保留十二指肠、胆总管、Oddi 括约肌，消化道的巨大改变对患者的消化吸收功能影响较大；手术创伤大、风险高，术后并发症较多。

针对以上两类手术的优缺点，德国外科学家 Hans Beger 于 1972 年发明了胰腺部分切除和减压杂交的手术方式即 Beger 手术。其优点：保留了十二指肠、胆总管、Oddi 括约肌，对患者消化吸收功能影响小，手术操作简单。其缺点：仅切除了部分胰头，疼痛缓解不彻底，有残留胰头癌变的问题。Beger 手术成功的关键在于保证十二指肠及胆总管充足的血供。Beger 强调不要游离胰头及十二指肠、要保留部分胰腺组织以免损伤供应十二指肠及胆总管的血管弓，因此无法完全切除胰头(图 60-0-1~60-0-3)；在慢性胰腺炎导致胆总管、胰管扩张时还要加做胆肠吻合、胰管剖开与空肠吻合(图 60-0-4、60-0-5)。后来 Beger 教授

又尝试了保留十二指肠的胰头全切除术,他在完整切除胰头的过程中连同胆总管胰后段、Oddi 括约肌、十二指肠乳头两侧的一段空肠切除,需要加做胆管十二指肠吻合、十二指肠端端吻合(图 60-0-6、60-0-7),因此无法保留胆总管、Oddi 括约肌的功能,是一个稍有缺陷的手术。目前所有针对 Beger 手术的改进(Frey,Berne,Imaizumi 手术)均没有超出 Beger 手术的原则,其优缺点均与 Beger 手术相似。

通过以上的讨论,我们可以看出最完美的手术应该是:既保留十二指肠、胆总管、Oddi 括约肌,又完整切除胰头,那就是保留十二指肠、胆总管、Oddi 括约肌的胰头整块全切除术(duodenum-CBD-Oddi's sphincter preserving pancreatic head en bloc total resection,DCOPPPHTR)(图 60-0-8)。但是这个理论上很完美的手术有没有可能在临床实践中实现呢?

作者从 2010 年开始与南方医科大学附属珠江医院的方驰华教授合作进行胰腺周围血管三维重建的研究,并发表了相应的 SCI 文章。在完成此项研究的过程中,把胰腺周围血管三维重建的图像反复研究后发现:①后腹膜没有供应胰头、十二指肠的大血管,将胰头、十二指肠从后腹膜游离不影响它们的血供;②供应十二指肠、胆总管的胰十二指肠前、后血管弓走行于胰头与十二指肠之间的疏松结缔组织中,不进入胰头部的胰腺实质内,只有血管弓的细小分支进入胰腺实质。当时我想既然可以将胰头、十二指肠从后腹膜游离,那么完整切除胰头从理论上来说是可行的。如果沿着胰头部的胰腺实质与疏松结缔组织之间的间隙分离(这个间隙非常狭窄)并切断血管弓供应胰头的细小分支,就可以完整切除胰头而保留胰十二指肠前、后血管弓主干及其供应十二指肠、胆总管的细小分支,从而完成保留十二指肠、胆总管、Oddi 括约肌的胰头整块全切除术。

2013 年,有一位 15 岁的小姑娘因为反复上腹部疼痛 2 年入院,查 CT、MRCP 提示慢性胰腺炎、胰头部大量结石。如果做胰管剖开取石、胰管空肠 Roux-en-Y 吻合术的话,胰头部结石无法完全取干净,若干年后可能会有胰头部癌变;如果做 PPPD 的话,对一位年轻患者来说创伤太大,会影响她的生长发育。因此尝试给她做 DCOPPHTR(ER 60-0-1)。手术取得了圆满成功,患者顺利恢复出院,效果非常满意。作者于 2013 年在国际胰腺病协会(International Association of Pancreatology)年会上展示手术录像以后,时任美国胰腺病协会主席的 Diane Simeone 教授认为此手术方式打破了 Beger 手术的原则,是对 Beger 手术的超越,可以称为王氏手术(Wang's procedure)。由于患者胰腺炎很少发作,胰头部炎症、粘连不严重,当时很容易地把胰十二指肠前血管弓悬吊起来分离、切除胰头。但是绝大部分慢性胰腺炎的患者胰头部炎症、粘连非常严重,把胰十二指肠前后血管弓悬吊起来是几乎不可能完全的任务。我们十年也难以遇到像小姑娘这样炎症粘连很轻的患者。如果我们全部选择这样的患者来做 DCOPPHTR,这个手术就没有推广的价值。

ER 60-0-1　手术视频 1

为了在更多的慢性胰腺炎患者当中推广这个手术,作者到解剖教研室翻看了尸体标本、反复研究了慢性胰腺炎患者的 CT 三维成像,发现胰头部肿块主要由胰腺被膜中增生的纤维组织和渗出的纤维蛋白构成,胰十二指肠前后血管弓就走行在其中;胰腺实质其实是萎缩的,大多数只有拇指大小,其对胆总管的包裹大幅度减少甚至完全没有包裹。由于胰腺实质萎缩,胰头部的胰腺实质与疏松结缔组织之间的间隙也比正常胰腺明显扩大。需要切除的部分就是萎缩的胰腺实质,胰腺周围的增生的纤维组织和渗出的纤维蛋白是不需要切除的。因此发现慢性胰腺炎肿大的胰头其实是个“纸老虎”,它看起来很大,其实需要切除的部分很小。这让我产生了在慢性胰腺炎患者中推广 DCOPPHTR 的信心。那么如何将胰腺实质与胆总管、周围增生的纤维组织和渗出的纤维蛋白分离开呢? 这时我想到了老专家传授的分离粘连的技术,就是在两个粘连严重的组织界面注射生理盐水,两个界面就可以分离并扩大(图 60-0-9、60-0-10),这样就可以比较容易地将周围增生的纤维组织和渗出的纤维蛋白与胰头实质、胆总管分开,整块(en bloc)胰头全切除的难度就大幅度下降。

根据我们对慢性胰腺炎病理改变的新发现改进 DCOPPHTR 以后,已经完成了 56 例(ER 60-0-2)。并发症:2 例患者发生 B 级胰瘘,经引流治愈;1 例发生胆瘘、腹腔内血肿、胃排空障碍,经保守治疗出院;1 例

ER 60-0-2　手术视频 2

患者术后 2 个月发生腹腔积液、胃排空障碍,经穿刺抽液后治愈。随访发现:术前有 12 例患者有严重的腹痛,术后只有 1 例患者有中等程度的腹痛。术前生活质量评分为 60 分,术后生活质量评分为 80 分。我们的初步结果提示:DCOPPHTR 切除了胰头部的所有胰腺实质,腹部疼痛缓解彻底,没有残留胰头癌变的问题;保留了十二指肠、胆总管、Oddi 括约肌,对患者的消化吸收功能影响小,其疗效和患者生活质量优于 PPPD 和 Beger 手术。DCOPPHTR 适用于胰头部结石、慢性肿块型胰腺炎、胰头部良性或低度恶性病变。

(王槐志　刘淞淞)

# 参 考 文 献

1. 刘续宝,谭春路.慢性胰腺炎合并胰管结石的外科治疗策略.中国普外基础与临床杂志,2016,23(6):641-643.

2. 张翔,廖泉.慢性胰腺炎的外科治疗.中华肝脏外科手术学电子杂志,2018,7(1):12-14.

3. 卡哈尔·吐尔逊,吴源泉,王晓嵘,等.保留幽门的胰十二指肠切除术与胰十二指肠切除术治疗壶腹周围癌及胰头癌的 Meta 分析.中国普通外科杂志,2013,22(9):1114-1121.

4. Beger HG,Witte C,Krautzberger W,et al. Erfahrung miteiner das Duodenum erhaltenden Pankreaskopfresektion beichronischer Pankreatitis. Chirurg,1980,51:303-307.

5. Beger HG,RauBM,Poch B. Duodenum preserving subtotal and total pancreatic head resections for inflammatory and cystic neoplastic lesions of the pancreas. J Gastrointest Surg,2008,12(6):1127-1132.

6. Beger HG,Siech M,Poch B. Duodenum-preserving total pancreatic head resection:an organ-sparing operation technique for cystic neoplasms and non-invasive malignant tumors. Chirurg,2013,84(5):412-420.

7. 张广权,李乐,陈华,等.慢性胰头肿块型胰腺炎合并胰管结石的外科治疗疗效比较.中国普外基础与临床杂志,2016,23(6):658-662.

8. 廖泉,赵玉沛.保留十二指肠胰头切除术在慢性胰腺炎治疗中的价值及评价.中国实用外科杂志,2011,(9):836-838.

9. Three-dimensional reconstruction of the peripancreatic vascular system based on computed tomographic angiography images and its clinical application in the surgical management of pancreatic tumors. Pancreas,2014,43(3):389-395.

10. A new approach for evaluating the resectability of pancreatic and periampullary neoplasms. Pancreatology,2012,12(4):364-371.

11. Huaizhi Wang,Jihong Yang,Bin Xie. Duodenum preserving total pancreatic head resection for pancreatolithiasis of pancreatic head. Pancreatology,2013,13:S9.

# 第61章

# 机器人辅助手术与慢性胰腺炎治疗

【摘要】慢性胰腺炎可并发胆道梗阻、十二指肠梗阻、假性囊肿、胰胆管结石等并发症,同时,慢性胰腺炎被认为是胰腺恶性肿瘤的诱发因素之一。因此,相当一部分慢性胰腺炎患者需要通过外科手术干预方可缓解临床症状。机器人手术系统的诞生,使得胰腺手术向微创化及精准化发展,可以减少患者创伤,加快患者的术后康复,是慢性胰腺炎患者外科治疗极佳的选择之一。

## 一、手术指征

与腹腔镜及开腹慢性胰腺炎手术指征基本一致,参照慢性胰腺炎诊治指南(2014版),手术指征如下:
1. 保守治疗不能缓解的顽固性疼痛。
2. 胰管狭窄、胰管结石伴胰管梗阻。
3. 并发胆道梗阻、十二指肠梗阻、胰源性门脉高压、胰源性胸腹水及假性囊肿等。
4. 不能排除恶性病变。但对于慢性胰腺炎患者,微创胰腺手术的适应证远远不及开腹手术,临床中需根据具体情况进行选择。

## 二、术式选择

手术治疗能否改善胰腺功能、延缓胰腺炎症进展及对手术时机的选择,目前尚缺乏充分的证据支持。应遵循个体化治疗原则,根据病因、胰腺及胰周脏器病变特点(炎性肿块、胰管扩张或结石、胆管或十二指肠梗阻)和术者经验等因素,主要针对各种外科并发症,或怀疑存在恶变的患者,选择制订合适的手术方案。

对于无明显临床症状,近期无急性发作,仅考虑恶变可能或肿块型胰腺炎的慢性胰腺炎患者,手术方式可采取常规术式,根据疾病影响的胰腺部位不同或有无影响周围组织结构如十二指肠乳头等,选择不同的手术方式,如胰十二指肠切除术、胰体尾切除术、胰腺中段切除术等,目的在于切除病灶,并尽可能避免胰腺炎的再次发作。对于此类患者,不推荐胰腺肿瘤剜除术等手术方式,原因在于慢性胰腺炎是整个胰腺的病变,局限于胰腺某一部分的情况极少发生,同时慢性胰腺炎患者腹腔粘连通常较重,结构紊乱不清,若行胰腺局部切除术,术中可能损伤主胰管,造成术后胰瘘发生率的增加。

全胰切除术,适用于病灶累及整个胰腺的慢性胰腺炎患者。但是需要指出的是,全胰切除术后患者失去胰腺内外分泌功能,因此血糖及消化功能影响较大,术后需要终身使用胰岛素控制血糖,需要使用消化酶帮助消化。但对于全胰均受累及的患者,其胰腺功能本身就受到影响,重者术前就难以控制血糖及消化功能。因此,临床上对于此类患者,不必一味避讳全胰切除术,应根据指征合理选择手术方式。

慢性胰腺炎并发症手术治疗：

### （一）胰腺囊肿的手术治疗

分为潴留性囊肿和假性囊肿，但实际处理中很难严格区分。主要选择囊肿引流手术，保证胰管通畅并取尽结石。术中囊壁组织常规送快速病理检查排除囊性肿瘤或恶性病变。如果一旦怀疑恶变或囊肿局限于胰腺的某一部分，也可选择如上述常规胰腺手术。

### （二）胰源性腹水和胸水的手术治疗

通常为胰管或假性囊肿破裂所致，多需要手术处理。ERCP 或 MRCP 有助于确定胰管破裂部位。胰管破裂处形成的瘘管与空肠吻合是处理胰源性腹水或长期不愈胰瘘的最常见方法。胰源性胸水的处理通常需要切断胰管破裂处与胸腔之间形成的瘘管，胸腔侧瘘管结扎，腹腔内瘘管与空肠吻合。

### （三）胰源性门静脉高压的手术治疗

多由于慢性胰腺炎引起脾静脉受压或血栓形成引起区域性门静脉高压。主要临床表现为上消化道出血和腹痛。胰源性门静脉高压手术治疗可以治愈，通常行脾切除术，必要时联合部分胰腺切除。

## 三、机器人胰腺手术

机器人手术目前已被广泛用于普外科、心外科、泌尿外科等各领域，几乎所有的胰腺术式均可通过机器人手术系统来完成。但与腹腔镜手术一样，如果患者存在腹腔粘连，则气腹难以建立，腹腔空间难以暴露，故而增加手术难度。而急慢性胰腺炎均会增加腹腔粘连发生率，因此机器人手术系统在慢性胰腺炎患者中适应证相对狭窄，仅适合进行常规术式，包括胰十二指肠切除术、胰中段切除术或胰体尾切除术（ER 61-0-1~ER 61-0-3）。

对于并发症的处理或者非常规术式，开展机器人手术前需充分评估患者情况并制订详细方案。机器人手术常规仅需主刀、助手、洗手护士、辅助护士各一名（图 61-0-1、61-0-2）。

ER 61-0-1　胰十二指肠切除术（child 术）

ER 61-0-2　胰体尾切除术（DP 根治）

ER 61-0-3　胰中段切除术（MP）

### （一）患者的选择及术前准备

1. 纠正患者不良情况　根据术前检查结果，调整患者血红蛋白、白蛋白等至正常水平。胰头肿瘤容易压迫胆总管引起黄疸，故应积极通过内镜逆行胰胆管造影（endoscopic retrograde cholangio-pancreatography，ERCP）或经皮肝穿刺胆管引流术（percutaneous transhepatic biliary drainage，PTBD）减轻黄疸治疗，从而最大限度地改善患者一般情况。

2. 确认患者无严重内外科疾病　与腹腔镜手术一样，机器人手术需建立气腹为手术操作提供操作空间。长时间的气腹对患者的心肺功能有一定要求，对于患有严重基础疾病患者，可能无法耐受长时间的气腹及手术，因此，目前 ASA 评分 3 分以上者患者手术风险相对较低。而对于胰腺外科急诊，如急性胰腺炎清创等急腹症，机器人手术并不作为推荐的手术方式。

3. 监控患者血糖　通常，胰腺肿瘤的患者合并糖尿病的可能性大，而高血糖状态可能造成组织愈合缓慢、机体免疫力降低，因此术前应尽可能把血糖维持在正常水平：空腹血糖维持于 6mmol/L，餐后 2 小时血糖维持于 8mmol/L 水平，糖化血红蛋白 <2%，为比较理想的水平。

4. 患者身高及体重要求　一般 BMI<30 的患者被认为能够接受机器人手术。对于 BMI>30 的患者，因腹腔内、腹膜前脂肪堆积较多，易合并多种内科并发症，需要尽可能纠正后再手术。对于身高，若患者上半身超过一定限度,可能使镜头臂无法调整至"Sweet spot",从而影响手术操作。相反,由于各个机械臂 Trocar 孔位置需要间隔 8cm 以上,因此若患者过矮或腹腔横径较小,会限制机械臂的活动。

5. 无腹腔粘连 对于曾经接受上腹部较大开腹手术的患者,并不推荐机器人手术。因为既往手术非常容易造成上腹部网膜、肠段粘连,会增加手术的难度。而下腹部手术如阑尾切除术或剖宫产等则影响不大。另外,对于接受过如腹腔镜胆囊切除术等微创手术的患者,即使有少量粘连,也不会对手术造成太大困难,大多可以在腹腔镜下或机器人辅助下松解粘连。

## (二)麻醉方式

由于机器人手术准备时间较长且复杂,因此推荐气管内插管,静脉、吸入复合麻醉,以减少因患者有感知而产生无法应对的情况。

人工气腹:为建立良好的操作空间,气腹压力建议 12~15mmHg。气腹对患者的主要影响包括:

1. 膈肌抬高,通气量下降。

2. 二氧化碳吸收可导致呼吸性酸中毒。

3. 使心脏舒张功能受限,心排量下降。

4. 手术时间过长容易导致气胸或皮下气肿。

5. 气腹压力过高时间过长可使肾血管受压,重者可引起急性肾功能不全。

因此,术中需根据患者具体情况及时调整气腹压力及气体流速。

目前常用 Veress 气腹针建立气腹。穿刺点可选择左侧肋弓下,此部位存在天然腔隙,穿刺较为安全。对于偏瘦或曾有腹部手术患者,可于脐上或脐下建立安全气腹。

## (三)体位选择

胰腺位于上腹部深部,胃的后方,右侧到达十二指肠曲,左侧可达脾脏,因此机器人胰腺手术通常采取头高脚低仰卧位,以尽可能减少肠道对手术过程的影响。根据手术部位的不同,对手术床作不同处理:若肿瘤位于胰头部,需将手术床右侧抬高 15°;若肿瘤位于胰体尾部,需将手术床左侧抬高 15°~30°;若肿瘤位于胰腺体部,则无需调整手术床。

## (四)操作孔的数量与定位

常规胰腺手术,需要 3 枚 8mm 机器人专用 Trocar 及 2 枚腹腔镜常规 12mm Trocar。机器人专用 Trocar 用于放置机器人专用器械,而 12mm Trocar 分别用于放置镜头及作为助手的辅助孔。根据手术难度的差异,可以再添加 1~2 枚 5mm 或 12mm Trocar,以便于手术的进行。

操作孔位置的选择遵循如下原则:镜头孔位置通常选取腹部正中线,距离剑突 20cm 左右,此处一般位于脐孔上方或下方。其余操作孔以手术区为中心,各个 Trocar 孔距离手术区 10~15cm,呈扇形排列,机械臂各 Trocar 孔之间的距离至少应保持 8mm。辅助孔的位置位于镜头孔及 1 号臂孔之间,高低位置根据手术区不同作适当微调(图 61-0-3)。

## (五)手术过程

机器人胰腺手术操作过程与开腹及腹腔镜手术基本相同,此处不再赘述。根据瑞金医院经验,术中有以下要点需要提及:

1. 对于机器人胰十二指肠切除术,建议行上腹部正中小切口取出标本,同时胃肠吻合亦可以通过该切口完成,以缩短手术时间,减少患者术中暴露。

2. 其他胰腺手术,根据标本大小选择切口位置。标本较小者甚至不需扩大切口即可自 Trocar 孔中取出标本。而标本较大者可以延长辅助孔或镜头孔取出标本。

3. 引流管的放置 机器人胰腺手术各 Trocar 孔的位置均可作为引流管开孔,根据手术不同留置 1~2 根引流管。胰腺手术存在术后胰瘘可能,为便于冲洗,建议常规留置双腔引流管,部分损伤较小胰腺局部剜除术除外。

## (六)病灶部位的判断

在手术过程中,有时通过肉眼难以对胰腺肿瘤进行精确定位,从而无法界定切除范围。因此,瑞金医院彭承宏教授提出"视觉力反馈",即通过机器人器械对胰腺组织的按压,根据胰腺组织的形变量,来判断胰腺质地,从而定位肿瘤。但是,"视觉力反馈"需要外科医师花费一定时间去感受及适应。而对于确实难以定位的胰腺肿瘤,须行术中超声,来对胰腺肿瘤进行准确定位。

### (七) 关于中转开腹

与腹腔镜手术一样,机器人胰腺手术同样存在中转开腹可能。结合既往经验,以下情况需中转开腹:

1. 病灶侵犯范围较广,需联合周围脏器切除甚至需要对大血管如门静脉进行切除重建。

2. 术中存在多处大量难以控制出血,且钛夹或 Hemlock 无效。

3. 腹腔存在广泛粘连难以分离。由于目前国内机器人手术费用较高,因此术前需充分告知家属中转开腹可能,取得家属理解,避免医疗纠纷。

### (八) 术后观察

与常规开腹或腹腔镜胰腺手术一样,术后需密切监护患者生命体征、引流液性质及引流量,观察患者有无腹痛、有无休克症状,并常规化验了解患者感染、肝肾功能及电解质平衡情况并作及时处理。由于机器人胰腺手术切口较小,因此术后 24 小时可撤去伤口敷料。

机器人胰腺手术与开腹或腹腔镜手术相比,除切口感染或裂开发生率较低外,其余各项并发症如胰瘘、胆瘘、胃肠道功能障碍等均无明显差别,因此术后护理及处理措施并无明显不同。

### (九) 机器人胰腺手术术后并发症

1. 穿刺及置入 Trocar 引起的并发症　患者腹腔内存在粘连或穿刺方法不正确会损伤腹腔脏器。预防方法为:①气腹穿刺或置入 Trocar 前必须确认胃和膀胱是排空的。②最好在直视下置入 Trocar。③若穿刺或置入 Trocar 一段时间后出现不明原因的血压下降,则一定要求手术医师全面检查腹腔内脏器,以发现未看到的损伤。

2. 气肿　常见气肿包括皮下气肿、气胸、纵隔积气、心包积气。当术中或术后出现皮下捻发音、突然发生或渐进性发生的低氧血症及气道压力增高等变化时,需考虑发生上述并发症。一般来说,单纯气肿无需特别处理,对症治疗后一小时左右气肿就可被吸收。

3. 神经损伤　机器人手术特殊的体位放置可以造成神经受压和过伸。手臂过伸可造成臂丛损伤,常发生于头低仰卧体位时。因此手术前要正确放置患者体位,在易损伤部位要放置护垫,手术中要防止患者的手臂过伸。另外还要保护好患者的头面部,眼睛一定要保护好。

4. 气体栓塞　少见但致命。穿刺或置入 Trocar 时需格外当心。气腹压力容易使气体进入血管造成气体栓塞。一旦气体栓塞诊断明确,气体注入应立即停止,气腹要放气。重者需要留置中心静脉导管用于抽吸其他。如果条件允许,需要实施心、脑、肺复苏。由于建立气腹所用气体是二氧化碳,由于其高血溶性,临床体征一般会较快得到改善。

## 四、小结

机器人胰腺手术可完成几乎所有胰腺术式,但对于慢性胰腺炎患者,其适应证有限,术前需详细评估患者情况并制订手术方案。但对于符合手术指征的患者,机器人手术可带来更小的创伤,利于患者恢复。

(施昱晟　彭承宏　沈柏用　邓侠兴)

## 参 考 文 献

1. 中华医学会外科学分会胰腺外科学组. 慢性胰腺炎诊治指南 (2014). 中华外科杂志, 2015, (4): 241-246.

2. Löhr JM, Dominguez-Munoz E, Rosendahl J, et al. United European Gastroenterology evidence-based guidelines for the diagnosis and therapy of chronic pancreatitis (HaPanEU). United European Gastroenterol J, 2017, 5 (2): 153-199.

3. Hamad A, Zenati MS, Nguyen TK, et al. Safety and feasibility of the robotic platform in the management of surgical sequelae of chronic pancreatitis. Surg Endosc, 2018, 32 (2): 1056-1065.

# 第 **62** 章

# 腹腔镜手术与慢性胰腺炎治疗

【摘要】慢性胰腺炎外科治疗是借助切除部分严重病变的胰腺组织、纠正胰腺导管狭窄和取出胰腺导管内结石等方式去除影响胰腺分泌和胰液引流的各种病理因素，以消除疼痛的发作和延缓胰腺的毁损，并借以保护或一定程度上恢复胰腺的功能。本章结合近期微创外科技术在胰腺外科的发展，通过详细讲解腹腔镜下胰管空肠侧侧吻合术和胰腺假性囊肿内引流术，以期使读者对腹腔镜治疗慢性胰腺炎有一个系统的认识。

慢性胰腺炎（chronic pancreatitis，CP）是指由多种因素引起的慢性进行性胰腺炎症，常伴有胰腺纤维化及其他不可逆的胰腺损害，从而导致胰腺内外分泌功能的破坏。CP 的病理表现主要表现为胰腺体积萎缩、胰管扩张、瘢痕形成引起的小叶结构消失、胰管结石等。CP 的主要临床表现为反复的上腹和背部疼痛、消瘦、脂肪泻、血糖增高，同时伴有多种急慢性并发症，如胆道梗阻、十二指肠梗阻、胰腺假性囊肿及胰源性胸腹水等。

慢性胰腺炎外科治疗是借助切除部分严重病变的胰腺组织、纠正胰腺导管狭窄和取出胰腺导管内结石等方式去除影响胰腺分泌和胰液引流的各种病理因素，以消除疼痛的发作和延缓胰腺的毁损，并借以保护或一定程度上恢复胰腺的功能。从临床上来讲，治疗成功与否的主要标志是慢性胰腺炎导致的顽固性疼痛或者说急性发作获得长期缓解。大体可分为神经切断手术、胰管引流手术（如胰管空肠侧侧吻合术）、胰腺切除手术（胰十二指肠切除术）和联合手术几大类。术式的选择应遵循个体化治疗原则，根据病因、胰腺及周围脏器病变毗邻关系、手术者经验等因素，选择制订合适的手术方案。

近年来，随着腹腔镜微创技术的发展，3D 腹腔镜系统也应用到了胰腺外科诊疗之中。由于胰腺这一特殊的器官解剖位置较深、与周围的组织结构关系复杂、胰腺本身血管供应丰富、后腹膜解剖层面较多、胰腺手术消化道吻合重建技术困难等原因，微创技术的应用在胰腺外科难度相对较高。3D 腹腔镜系统具有放大手术视野使解剖更加细致，能更精准提高手术操作精准性的优势。而具体到 CP 的手术治疗，肿块型胰腺炎的腹腔镜切除重建基本和胰腺肿瘤的腹腔镜胰十二指肠切除术（laparoscopic pancreaticoduodenectomy，LPD）一致，在相关学者著作和文献中有详细描述，亦不在本书的重点讨论范畴。因此，本章着重介绍腹腔镜胰管空肠侧侧吻合术和胰腺假性囊肿内引流术（图 62-0-1）。

## 一、腹腔镜胰管空肠侧侧吻合术

### （一）手术指征

1. 保守治疗不能缓解的顽固性疼痛。

2. 胰管狭窄、胰管结石伴主胰管扩张。

3. 无胰头病变。

**（二）禁忌证**

1. 不能耐受气腹或无法建立气腹者，以及腹腔内广泛粘连和难以显露、分离病灶者。

2. 合并胆道梗阻、十二指肠梗阻、胰源性门脉高压、胰源性胸腹水、假性囊肿及不能排除胰腺癌者。

## 二、术前评估与准备

### （一）常规实验室检查和心肺功能

包括血常规、凝血功能、肝肾功能、血糖、血电解质和大小便常规。同时需要做胸片、肺功能和心电图检查，如有异常，需要相关的处理和纠正。

### （二）血清淀粉酶和血清脂肪酶

患者可能有与胰腺导管梗阻有关的血清淀粉酶和血清脂肪酶轻度升高，并不影响手术。但出现伴有疼痛的血清淀粉酶和血清脂肪酶明显增高，提示急性发作。宜保守治疗待症状和体征缓解后再行手术治疗。

### （三）血糖水平

部分患者因胰腺损害而出现糖尿病，提示病程晚期。术前需要调整胰岛素用量控制空腹血糖在 9~10mmol/L 以下。

### （四）营养支持

慢性胰腺炎患者因长期餐后疼痛及担心进食后发生疼痛的恐惧，常导致营养摄入不足。加之后期内、外分泌出现障碍，引起消化功能和代谢功能紊乱。这些因素使患者在术前均存在不同程度的营养不良，特别是晚期患者容易发生脂溶性维生素缺乏。因此术前除积极营养支持外，尤其注意补充包括维生素 K 在内的脂溶性维生素。可以饮食的患者，需要给予胰酶制剂，一方面帮助消化、增加吸收，另一方面也可以预防疼痛的发作，如胰酶肠溶胶囊 450~600mg/ 餐，进食时服用。

## 三、手术步骤

### （一）采用气管插管吸入和静脉复合全身麻醉

患者仰卧位，头部轻度抬高。主刀者站于患者右侧，第二助手（持镜）及第一助手站于患者左侧。

### （二）采用 5 孔法置入 Trocar

脐下 10mm Trocar 放置腹腔镜作为观察孔，左锁骨中线脐上 12mm Trocar 作为主操作孔，右侧锁骨中线脐上 12mm 位置处及左右侧肋缘下腋前线位置处 2 个 5mm Trocar 均作为辅助操作孔。

### （三）探查腹腔

注意探查是否存在胆总管扩张，如发现胆总管扩张则不宜行本术式，改行胰头切除术。

### （四）显露胰腺

1. 用超声刀切开胃结肠韧带打开网膜囊，进入后显露胰腺，切开胰腺包膜，分离胃后壁与胰腺之间的腹膜粘连，显露胰腺颈体尾前面。

2. 在胰腺上缘游离显露肝总动脉、脾动脉及胃左动脉；打开胰头和十二指肠降段前方的胰前筋膜，解剖出胃网膜右静脉与副右结肠静脉及其汇合形成的汇入肠系膜上静脉的胃结肠静脉干（Henle's，gastrocolic trunk），并切断结扎，胰头完全显露。检查胰腺大小，有无包块、囊肿等，可考虑行术中腔镜下超声探查主胰管位置，检查主胰管内有无结石及扩张情况，必要时可用穿刺针抽取胰液进一步确认。

### （五）胰管切开取石

于穿刺处切开胰腺实质，显露扩张胰管，沿主胰管走行纵轴方向切开胰管，一般为 6~8mm，取尽胰管内结石。

### （六）胰管空肠侧侧吻合

在距 Treitz 韧带约 15cm 处应用腔镜直线型切割闭合器切断空肠，用超声刀离断近端空肠系膜及十二指肠系膜。将远端空肠经横结肠前上提至左上腹部，行胰管空肠侧侧吻合术（可选择 3-0 可吸收缝线全层间断或连续缝合)。将游离后的近端空肠经肠系膜上血管后方推向右侧,距胰肠吻合口约 45cm 处用直线切割闭合器行输入袢、输出袢侧侧吻合,残端小口以 3-0 可吸收缝线缝合关闭,间断缝合关闭空肠系膜孔。

**(七)冲洗腹腔,彻底止血,于胰肠吻合口下方放置引流管 1 根,术毕**

## 四、术后处理

慢性胰腺炎由于胰腺纤维化和外分泌功能受损,因此术后局部并发症如胰肠瘘发生率极低,术后监测重点是全身并发症的发生。

### (一)循环的监护与处理

术后 48 小时内实施心电监护仪监测动脉血压和心率,并实施 24 小时尿量监测。通过血压、心率和尿量等综合监测,判断血容量的状况,及时调整液体治疗方案,以维持足量的循环血容量和水电解质平衡。如果血压稳定、而心率快、尿量少,在排除术后手术野出血的可能后,提示血容量不足,应加快补液。

### (二)肺功能监测与治疗

术后脱离呼吸机和拔除气管插管后,应给予面罩或鼻塞吸氧。肺功能的监测是术后 48 小时内的重点之一,特别是年龄大、支气管炎的患者肺部并发症发生率高。腹部手术后患者均存在不同程度的肺容量降低,应连续观察患者的呼吸频率,如果 >30 次 /min,提示患者的肺活量和通气储备降低,应采取使肺扩张的方法,如鼓励患者深吸气、咳嗽,同时给予呼吸道雾化、必要时给予化痰药物如盐酸氨溴索,甚至给予面罩正压呼吸,以减轻肺不张,避免急性呼吸功能不全或肺部感染等并发症的发生。同时监测肺活量、潮气量、氧饱和度或动脉氧分压,必要时行胸部 X 线检查。

### (三)肾功能监测与治疗

监测尿量和液体入量,特别是老年患者术后 72 小时内应密切监测每小时尿量,必要时应检查尿电解质,比重,渗透压和肌酐清除率。治疗包括恢复有效血容量、利尿、纠正水电解质失衡和酸碱失衡。

### (四)营养支持治疗

患者手术前可能存在不同程度的营养不良。应在早期行胃肠外营养,同时注意补充谷氨酰胺制剂。待消化道功能恢复,尽早进食,并补充胰酶制剂帮助消化。

### (五)血糖监测

对于部分继发糖尿病的患者,术后需要定时监测血糖的变化。根据血糖水平静脉输液或胃肠外营养按胰:糖比为 1 : 3 或 1 : 4 给予。如果血糖水平波动大,可以考虑微泵输注胰岛素。

### (六)镇痛

部分患者可能由于慢性酒精成瘾而使镇痛困难,应适当调整镇痛剂的类型和剂量。

### (七)常规抗生素预防术后感染

## 五、术后并发症

术后常见的局部并发症包括早期可能发生的胰肠瘘、出血、胰腺炎和腹腔感染等,但发生率极低,绝大多数患者恢复顺利。

### (一)胰肠瘘

是术后的主要并发症之一,发生率极低,主要的原因是多数患者存在明显的胰腺纤维化和外分泌功能低下,这些病理改变有利于胰肠吻合后的愈合。

改善术前患者的营养状况、纠正贫血和低蛋白血症以及术中精细的吻合是预防术后胰瘘的基础。一般患者并不需要使用生长抑素预防胰肠瘘,但如果患者胰腺功能良好、胰腺实质纤维化轻微,则建议使用生长抑素及其衍生物抑制胰腺外分泌,术后主要的预防措施包括维持足量的有效循环血容量,术后通过多次小剂量输血、血浆和白蛋白制剂,确保血红蛋白浓度(≥9g/L)和血清白蛋白浓度(≥30g/L),并给予肠外和肠内营养,纠正负氮平衡。

胰肠瘘一旦发生,在无合并胰腺出血和感染的情况下,应首先考虑保守治疗,绝大多数术后胰肠瘘患者可以通过保守性的治疗措施而获治愈。治疗的关键是保证畅通的引流、控制感染、营养支持和维持水电解质平衡。如发现吻合口周围胰液积聚，需要 CT 或超声引导下的经皮穿刺、重新置引流管。术后发生胰瘘后，容易导致感染，故控制感染也是治疗胰瘘的一个重要方面，应选用针对性抗生素治疗。适当禁食和使用生长抑素，有利于瘘道的闭合。可以考虑使用全胃肠外营养，如果禁食时间较长，可考虑将喂食管（feeding tube）插入空肠，进行肠内营养。需要注意高流量瘘由于每天丢失大量碱性胰液，易导致代谢型酸中毒，必须予以纠正。每天计量胰液的引流量，以等渗晶体液补充丢失的胰液。遵循上述处理原则，经积极保守治疗的胰肠瘘患者中，多数患者能够自然闭合。对于引流不畅或伴有严重腹腔感染的病例，需要再次手术。主要目的是清除感染性积液，重新放置引流管，为胰肠瘘闭合提供必要的条件。同时需要探查胰肠吻合口的情况，必要时可以行胰肠吻合腔内的减压，即在旷置肠袢造瘘，将减压引流管的头端置入胰肠吻合腔，远端固定于肠壁和腹壁，并引出体外。

### （二）术后出血

出血是术后的严重并发症，发生率低。主要表现为消化道出血。主要原因与胰肠吻合口的胰腺切缘和部分切除增生灶胰腺创面出血及胃肠应激性糜烂、溃疡出血有关，表现为便血和呕血。

胰肠吻合口的胰腺切缘和部分切除增生灶胰腺创面出血主要为胰腺创面受胰液消化腐蚀、血管破裂所致，部分与凝血功能等有关。预防的重点在胰腺创面的处理，对于在主胰管切开过程中发现的动脉血出血点，一定要缝扎。对于凝血功能不良者给予新鲜血浆和维生素 K 是必要的，以调整凝血功能。术后出现胰腺断端出血，常规加快输液速度和输血外，应给予止血药物。凝血酶原复合物 300~600U、新鲜冷冻血浆和注射用蛇毒血凝酶 2~3U 肌内注射和静脉注射，期望通过提供凝血因子和生物性止血药物达到止血目的。部分患者的出血可能会自动停止。如果上述的处理不能止血，在条件允许时，应考虑动脉造影，明确出血的原因和动脉支，试行介入栓塞止血，必要时手术探查止血。

针对应激性胃肠出血，除输血和输液纠正血容量不足或休克及使用止血药物外，立即大剂量使用奥美拉唑等离子泵制酸剂使胃黏膜的 pH 接近中性，使止血药物和患者的凝血功能对胃出血达到最佳的止血状态。如果出血不能迅速纠正，则应考虑手术止血。

### （三）腹腔内感染

腹腔内感染与胰肠瘘有关。表现为术后患者畏寒、高热、腹胀、肠麻痹等，血象和生化检查可见白细胞明显升高、低蛋白血症和贫血。治疗除了选择广谱抗生素、加强营养支持治疗外，并选择 CT 和超声引导下的置管引流，部分患者需要再次手术，除处理引流处感染积液外，同时需要处理胰肠瘘，可进行内减压引流和外引流处理。

## 六、腹腔镜胰腺假性囊肿内引流术

胰腺假性囊肿（pancreatic pseudocyst，PPC）是继发于急性、慢性胰腺炎或胰腺创伤后的并发症，其中慢性胰腺炎是其主要的诱因，占 20%~40%。其主要表现为胰腺实质逐渐形成局限性或弥漫性纤维化以及坏死性改变，造成胰管堵塞，胰液引流不畅。囊壁为炎症刺激周围器官的脏腹膜和大网膜引起的炎性纤维组织增生，由于无胰腺上皮覆盖，并不能形成真正意义上的包膜，因此称之为假性囊肿。

与胰腺外伤造成的 PPC 不同，慢性胰腺炎造成的 PPC 多伴随胰腺钙化，且囊壁较厚，其自然消退的可能性较小，因此经保守治疗无效或出现明显并发症时需要积极外科手术治疗。

### （一）手术指征

腹腔镜手术治疗 PPC 的适应证与传统开放手术基本一致，主要包括：

1. 发生局部并发症　如出血、感染、假性囊肿破裂等。
2. 影响周围毗邻器官　如胃肠道梗阻、胆道梗阻、门静脉回流异常等。
3. 伴有症状的假性囊肿　如腹痛、腹胀、恶心、呕吐、消化道出血等。
4. 假性囊肿直径 >5cm，大小及形态无变化 >6 周。
5. 合并慢性胰腺炎及胰管狭窄。
6. 囊壁厚度 >5mm 或进行性增大者。

### （二）术前评估与准备

慢性胰腺炎常可能伴有营养不良和可能存在脂溶性维生素缺乏,因此术前营养支持和补充维生素有助于患者平稳度过围手术期。

1. 常规实验室检查和心肺功能　包括血常规、凝血功能、肝肾功能、血糖、血电解质和大小便常规。同时需要做胸片、肺功能和心电图检查,如有异常,需要相关的处理和纠正。

2. 外分泌功能检查　分为直接外分泌功能试验和间接外分泌功能试验两类。通常采用的间接外分泌功能试验是利用配方餐等方法(如 Lundh 试验)刺激胰泌素和胰酶泌素分泌,继而达到刺激胰腺分泌,并通过测量胰腺分泌的胰液量、胰液电解质浓度和胰酶量来评估胰腺外分泌的功能。也可以通过测量口服一些胰酶消化底物所生成的产物(如苯甲酸-酪氨酸-对氨基苯甲酸 BT-PABA 试验)。当然,最常用的是直接测定粪便脂肪量、氮量、弹力蛋白酶 I(E1)等评估胰腺外分泌的功能。术前外分泌功能试验评估可以作为术后评估的基础,以判断术后外分泌功能的状态。如果发现外分泌功能障碍,需要给予胰酶制剂,如胰酶肠溶胶囊 600mg/次,随餐服用,以改善患者的消化功能。

3. 营养支持　慢性胰腺炎常伴有营养不良,有脂肪泻者可能存在脂溶性维生素缺乏,需要术前改善和纠正,特别是注意补充维生素 K 和纠正与维生素 K 缺乏导致的凝血功能障碍。术前常规给予胰酶制剂。

4. 预防性抗生素使用　术前通常不需要使用抗生素。预防性使用应在当天手术开始前。

5. 影像学评估　应用计算机辅助成像(CT)或磁共振成像(MRI)技术进行术前评估。有条件应行超声内镜检查,影像评估确定其是否适于保留十二指肠的胰头切除术。

### （三）手术步骤

1. 采用气管插管吸入和静脉复合全身麻醉,患者仰卧位,头部轻度抬高。主刀者站于患者右侧,第二助手(持镜)及第一助手站于患者左侧。

2. 采用 5 孔法置入 Trocar:脐下 10mm Trocar 放置腹腔镜作为观察孔,左锁骨中线脐上 12mm Trocar 作为主操作孔,右侧锁骨中线脐上 12mm 位置处及左右侧腋缘下腋前线位置处 2 个 5mm Trocar 均作为辅助操作孔,具体病例可根据假性囊肿位置及大小做相应的调整。

3. 探查腹腔,以超声刀打开胃结肠韧带,分离周围组织粘连,充分显露胰腺囊肿。在囊肿壁最低点以穿刺针穿刺并吸尽囊肿内液体。切取小块囊壁送快速冰冻病理检查,确认为假性囊肿后方可行下阶段手术步骤。

4. 若行胰腺假性囊肿-胃吻合术,则需以超声刀打开囊肿切开处邻近的胃后壁组织,约 0.5cm,应用腹腔镜下直线切割闭合器吻合囊肿壁与胃后壁组织,吻合口直径 5~8cm。若囊肿壁内存在残余坏死组织,可在直视下清除。以 3-0 prolene 线连续缝合关闭吻合口前壁,表面性浆肌层间断缝合包埋止血。若囊肿内坏死组织较多,可延长囊壁切口与对应的胃后壁切口。

5. 若行胰腺假性囊肿空肠吻合术,选择距 Treitz 韧带约 15cm 处应用腔镜直线型切割闭合器切断空肠,用超声刀离断近端空肠系膜,应用腹腔镜下直线切割闭合器吻合囊肿壁与胃后壁组织,吻合口直径为 5~8cm,清除囊内坏死组织后,以 3-0 prolene 线连续缝合关闭吻合口前壁;亦可将与囊肿切开处对应的空肠壁切开 4~5cm,使用缝线直接行囊肿空肠吻合。然后距吻合口约 45cm 处行空肠输入、输出祥侧侧吻合,残端以 3-0 可吸收缝线间断缝合关闭,后间断缝合关闭空肠系膜孔。

6. 冲洗腹腔,彻底止血,于胰肠吻合口下方放置引流管 1 根,术毕。

### （四）术后处理

1. 循环的监护与处理　必要时,应在术前置入中心静脉插管,方便术中和术后监测。术后通过血压、脉搏、中心静脉压和尿量等综合监测,判断血容量的状况,及时调整液体治疗方案,以维持足量的循环血容量和水电解质平衡。

2. 肺功能监测与处理　脱离呼吸机和拔除气管插管后,应给予面罩或鼻塞吸氧。鼓励患者深吸气、咳嗽,并给予呼吸道雾化治疗,在必要时给予面罩正压呼吸,以避免急性呼吸功能不全或肺部感染等并发症的发生。同时监测肺活量、潮气量、氧饱和度或动脉氧分压,必要时行胸部 X 片检查。

3. 肾功能监测与治疗　老年患者术后 72 小时内应密切监测每小时尿量。必要时应检查尿电解质、比重和渗透压和肌酐清除率。治疗包括恢复有效血容量、利尿、纠正水电解质失衡和酸碱失衡。

4. 凝血功能的监测和治疗　术后早期应监测患者的出凝血时间和凝血酶原时间,如有出血倾向时,及时给予止血药物、凝血酶原复合物,并及时补充维生素 K、新鲜冰冻血浆。

5. 血糖监测　除了术前已经发生糖尿病的患者术后给予定期监测和采用胰岛素控制血糖外。对于糖尿量异常的临界患者,需要特别予以监测。

### (五) 术后并发症

同其他胰腺手术一样,术后常见的局部并发症包括早期可能发生的胰肠瘘、出血和腹腔感染等,空肠缺血坏死也有报道。

1. 胰肠瘘　胰肠瘘是术后的主要并发症之一,瘘的发生与患者的年龄、营养状况、术者的手术技巧及经验有关。可能存在与慢性胰腺炎功能低下和胰腺组织纤维化有关的原因,相比较之下,慢性胰腺炎比其他疾病术后胰肠瘘发生率低。术后常规的预防措施包括:

(1) 维持足量的有效循环血容量,术后通过多次小剂量输血、血浆和白蛋白制剂,确保血红蛋白浓度(≥9g/L)和血清白蛋白浓度(≥30g/L);

(2) 给予肠外营养,纠正负氮平衡;

(3) 使用生长抑素及其衍生物抑制胰腺外分泌。

发生胰肠瘘后,应首先考虑保守治疗,绝大多数术后胰肠瘘患者可以经过保守治疗痊愈。保守治疗的关键点是保证引流畅通、控制感染、营养支持和维持水电解质平衡。如果术中放置的引流管不畅通、不能起到良好的引流效果造成吻合口周围液体积聚,需要 CT 或超声引导下的经皮穿刺、重新置引流管。如果同时存在腹腔严重感染,应选择再次手术,目的是清除感染的积聚液体,并重新置放引流管,而不强求缝合瘘口。胰瘘常合并感染,应选用针对性抗生素治疗。适当禁食和使用生长抑素,有利于瘘道的闭合。可以考虑使用全胃肠外营养和肠内营养。同时补充由于瘘而引起的液体丢失和电解质。

2. 消化道出血和腹腔内出血　出血是致死性并发症,主要表现为消化道出血和腹腔内出血。消化道出血主要的原因是胰腺断端出血和胃肠应激性糜烂、溃疡出血有关,前者由于是 Roux-en-Y 胰腺空肠吻合,因此患者主要表现的是便血,后者主要表现为便血和呕血。早期的消化道出血主要与吻合技术、凝血功能等有关,对于凝血功能不良者给予新鲜血浆和维生素 K 是必要的,以调整凝血功能。一般认为胰腺断端出血主要是胰液消化腐蚀胰腺断面,导致血管破裂所致,而胃管内引出的消化液中可能不含血液,与常见上消化道出血不符。预防的重点在胰腺断面的处理。术后出现胰腺断端出血,除常规加快输液速度和输血外,应给予止血药物,部分患者的出血可能会自动停止。同时积极准备动脉造影,明确出血的原因和动脉支,如果证实为动脉性出血,试行介入栓塞止血。如果上述措施不能奏效,手术探查止血是必要的。针对胃肠应激性出血,除输血和输液纠正血容量不足或休克及使用止血药物外,还应立即大剂量使用制酸剂如奥美拉唑等。如果出血不能迅速纠正,则应考虑手术止血。

术后早期腹腔内出血多由于止血不好和创面渗血,突然发生大出血,短时间内引流管引出大量鲜血或引流量大于 200ml/h,或在足量补液和输血的情况下,出现心率加快和血压不稳、下降,需立即动脉造影和栓塞止血或再次手术止血。后期出血多与存在的胰肠瘘和腹腔内感染有关,所以,预防胰瘘和腹腔内感染的发生可以大大降低后期出血的发生率。如果感染存在,应该采取手术止血,同时清除感染性积液和引流。

3. 腹腔内感染　多与胰肠瘘有关。表现为术后患者畏寒、高热、腹胀、肠麻痹等,血象和生化检查可见白细胞明显升高、低蛋白血症和贫血。如果局限性感染,可以借助 CT 和超声检查定位和置管引流。如果感染广泛,则需要再次手术处理。同时选择广谱抗生素和加强营养支持治疗。

## 七、小结

外科手术在急慢性胰腺炎及其并发症的治疗中一直占有重要的地位,随着近年来微创外科理念及技术的发展,胰腺炎患者的手术治疗方式也发生了巨大的变化。以腹腔镜为代表的微创外科技术在胰腺炎的治疗中发挥着越来越重要的作用。对慢性胰腺炎患者而言,尽管目前尚无大样本量的临床随机对照研究证明腹腔镜手术的优越性,但大量回顾性研究及 meta 分析均表明,腹腔镜在术后并发症等结果上与内镜、传统开放手术比均无明显差异性。尽管上述证据的级别较低,但仍可以初步证实腹腔镜微创技术在慢性胰腺炎治疗中的安全性与有效性,在良好的腔镜操作基础和手术经验保障的前提下,腹腔镜微创技术能为患者带来良好的近期疗效,而远期疗效则需要多中心大样本的随机对照试验、规范的数据随访和跟踪评价体系来评估。在患者近期疗效和微创优势来看,慢性胰腺炎的微创治疗已经代表了今后其手术治疗的主要发展方向(ER 62-0-1)。

ER 62-0-1　腹腔镜胰腺假性囊肿 - 空肠吻合术

00：00：00—00：00：19：清理假性囊肿;00：00：19—00：01：32：分离肠系膜,离断空肠;00：01：32—00：03：03：远端空肠 - 胰腺假性囊肿吻合;00：03：03—00：04：20：闭合吻合口全层;00：04：20—00：05：10：吻合口浆膜化;00：05：10—00：06：25：近 - 远端空肠侧侧吻合

(秦仁义)

# 参 考 文 献

1. Whitcomb DC. Genetic aspects of pancreatitis. Annu Rev Med,2010,61：413-424.

2. Conwell DL,Lee LS,Yadav D,et al. American Pancreatic Association Practice Guidelines in Chronic Pancreatitis：evidence-based report on diagnostic guidelines. Pancreas,2014,43(8)：1143-1162.

3. Cahen DL,Gouma DJ,Nio Y,et al. Endoscopic versus surgical drainage of the pancreatic duct in chronic pancreatitis. N Engl J Med,2007,356(7)：676-684.

4. Greene FL,Kercher KW,Nelson H,et al. Minimal access cancer management. CA Cancer J Clin,2007,57(3)：130-146.

5. Ramshaw BJ. Laparoscopic surgery for cancer patients. CA Cancer J Clin,1997,47(6)：327-50.

6. Forsmark CE,Vege SS,Wilcox CM. Acute Pancreatitis. N Engl J Med,2016,375(20)：1972-1981.

7. de Rooij T,Lu MZ,Steen MW,et al. Minimally Invasive Versus Open Pancreatoduodenectomy：Systematic Review and Meta-analysis of Comparative Cohort and Registry Studies. Ann Surg,2016,264(2)：257-267.

8. Pedziwiatr M,Malczak P,Pisarska M,et al. Minimally invasive versus open pancreatoduodenectomy-systematic review and meta-analysis. Langenbecks Arch Surg,2017,402(5)：841-851.

9. Nakamura M,Nakashima H. Laparoscopic distal pancreatectomy and pancreatoduodenectomy：is it worthwhile? A meta-analysis of laparoscopic pancreatectomy. J Hepatobiliary Pancreat Sci,2013,20(4)：421-428.

# 第 **63** 章

# 外科手术治疗术后常见并发症

## 第一节　胰　瘘

【摘要】胰腺手术一直以来是普外科手术中难度最高、术后并发症发生率最高的手术。而在胰腺术后并发症中,胰瘘是最主要、最常见的并发症。如何确诊胰瘘,如何妥善处理胰瘘,如何将胰瘘防范于未然,都是临床工作者所面临的难题。本节将结合上海瑞金医院胰腺疾病诊治中心(下文用"本中心"表示)多年临床经验重点分析和探讨上述问题。

### 一、胰瘘的定义和分级

关于胰瘘的定义,曾经不同的研究中心之间所用的标准存在较大争议。德国 Heidelberg 和美国 Johns-Hopkins 的胰瘘定义大致相同:术后第 10 天起 24 小时引流液量 >50ml,引流液淀粉酶超过正常血清淀粉酶上限的 3 倍。德国和意大利的研究者认为,术后 3~4 天内,引流液量 >10ml 且引流液淀粉酶超过正常值上限的 3 倍。日本研究者对于胰瘘的定义为:术后第 7 天仍有淀粉酶活性超过正常值 3 倍的引流液。除此之外,其他一些研究机构认为胰瘘的诊断需要有影像学检查的支持。上述胰瘘定义的不统一造成了相关研究结果的差异,给各中心间研究和探讨带来了不便。

#### (一)首版胰瘘分级

2005 年,国际胰瘘研究组(International study group of pancreatic fistula,ISGPF)结合了国际各研究中心的结果,第一次公布了胰瘘的定义和分级。其定义为:术后第 3 天起,任何量的引流液淀粉酶超过血清淀粉酶正常值上限的 3 倍。ISGPF 将术后胰瘘分为 A、B、C 三级(表 63-1-1)。

A 级胰瘘临床特点:持续时间短暂、无临床症状,仅可表现为引流液中淀粉酶升高,影像学检查没有明显变化,并不会导致延迟出院,对患者的围手术期并无明显严重影响。

B 级胰瘘临床表现为发热、腹痛、呕吐、不能进食及其他腹部症状,影像学检查可见胰腺周围积液。

C 级胰瘘最为严重,患者危重,生命体征不稳,需要实时监护,腹部症状较 B 级胰瘘更为严重,影像学检查表现更为明显。可能需要再次手术治疗,易发生脓毒症、多器官功能障碍综合征等并发症,严重者导致死亡。

表 63-1-1    2005 年 ISGPF 术后胰瘘的主要分级指标

| 级别 | A 级 | B 级 | C 级 |
|---|---|---|---|
| 临床表现 | 良好 | 多数良好 | 病态面容,差 |
| 特殊治疗 | 无 | 有或无 | 有 |
| 超声 /CT(如果有) | 阴性 | 阴性或阳性 | 阳性 |
| 持续的引流(大于 3 周) | 不需要 | 通常需要 | 需要 |
| 再次手术 | 不需要 | 不需要 | 需要 |
| 与胰瘘相关的死亡 | 无 | 无 | 可能有 |
| 感染的征象 | 无 | 有 | 有 |
| 败血症 | 无 | 无 | 有 |
| 再次入院 | 无 | 有或无 | 有或无 |

2005 年 ISGPF 所制定的胰瘘标准为临床工作者提供了研究探讨术后胰瘘发生发展的平台;同时,胰瘘的临床分级也为基层临床工作者提供了诊疗依据。在随后十余年中,该定义和分级在全球范围内得到了广泛的应用,但是,随着时间的推移和研究的深入,各大胰腺中心对胰瘘也有了全新的认识和理解。从原先谈虎色变到如今胰瘘只是一只"纸老虎",原先胰瘘标准的临床价值也不断在降低。因此,2016 年 ISPGF 公布了最新的胰瘘定义:胰腺术后第 3 天起,任何量的引流液淀粉酶超过血清淀粉酶正常值上限的 3 倍,并伴有相应的临床症状或表现及预后改变。术后胰瘘分为"生化漏"(biochemical leak,BL)、B、C 三级,见表 63-1-2。

表 63-1-2    2016 年 ISGPF 术后胰瘘的主要分级指标

| 级别 | 生化漏 | B 级 | C 级 |
|---|---|---|---|
| 引流液淀粉酶大于血清淀粉酶上限 3 倍 | 是 | 是 | 是 |
| 持续引流大于 3 周 | 否 | 是 | 是 |
| 胰瘘治疗措施的改变 | 否 | 是 | 是 |
| 经皮或内镜下穿刺引流 | 否 | 是 | 是 |
| 血管造影介入治疗胰瘘相关出血 | 否 | 是 | 是 |
| 二次手术 | 否 | 否 | 是 |
| 感染征象 | 否 | 是(但无器官衰竭) | 是 |
| 胰瘘相关器官功能衰竭 | 否 | 否 | 是 |
| 胰瘘相关死亡 | 否 | 否 | 是 |

**(二)最新版本的胰瘘定义和分级**

最新版本的胰瘘定义和分级对以下方面的更新。

1. 取消了"A 级胰瘘"的诊断    将 2005 版定义中的"A 级胰瘘"改为"生化漏",而"生化漏"不再被认为是一种真正的胰瘘,可被视为一种与诊疗无关的临床状态,对临床恢复进程不产生任何影响。

2. B 级胰瘘    诊断标准明确了胰瘘与临床诊疗的相关性,包括:①腹腔持续引流大于 3 周;②因胰瘘而改变了临床治疗措施(部分或全肠外营养、肠内营养、生长抑素及类似物的使用等);③经皮或内镜下穿刺引流;④胰瘘相关出血需血管造影介入治疗;⑤胰瘘导致的感染(但无器官衰竭)。

当临床胰瘘出现上述 5 种情况中的任意一种,便可诊断为 B 级胰瘘。与"生化漏"相比较而言,B 级胰瘘有显著的临床症状或表现,需要积极处理,而且 B 级胰瘘的出现往往影响患者预后。

3. C 级胰瘘    在 B 级胰瘘基础上出现需要手术处理,或感染导致脏器功能衰竭,或导致死亡等不良后果。

因此,2016 版胰瘘的定义和分级更加清晰明确,切合临床需要。在以往的临床工作中,我们往往发现不少引流液淀粉酶高但没有相关临床症状的胰腺术后患者,如果将这类纳入胰瘘并发症的范畴,一方面容易造成临床医生的"误判",影响正常的诊疗计划,另一方面造成相应的临床研究统计结果差异。2016 版胰瘘定义明确了"生化漏"的概念,同样 2016 版 B/C 级胰瘘明确划分了各类有创的检查和治疗,更加符合临床需要。

虽然 2016 版的胰瘘定义纠正了以往版本的问题,弥补了缺陷,但是其是否合理,是否能排除主观影响因素,仍需通过临床假以时日来验证。

## 二、胰瘘的术后处理

许多临床工作者面对胰瘘束手无措,本中心总结了近十年千余例的胰腺手术术后诊疗经验,从下面几个方面入手规范术后胰瘘治疗。以供各位临床工作者参考。

### (一)非手术治疗

非手术治疗主要针对 B 级胰瘘患者,以控制胰腺胰液分泌,促进创面吻合口愈合以及充分积极引流为主要措施。

1. 禁食　人体通过视觉、嗅觉以及味觉对食物的感受,使口、食管、胃及小肠受到刺激,分泌消化液。胰腺分泌主要通过迷走神经释放的乙酰胆碱作用于胰腺腺泡细胞,进而释放胰液。此外,蛋白质分解产物、脂肪酸钠、盐酸及脂肪可以引起小肠和空肠上段分泌缩胆囊素,缩胆囊素通过血液到达胰腺,引起大量胰酶分泌。因此,术后胰瘘患者需要禁食,以减少食物对胃肠的刺激,从而使胰液分泌减少。

2. 营养支持　对于胰腺手术术后胰瘘的患者而言,由于长期禁食,因此给予营养支持治疗对于创面及吻合口的愈合有着极其重要的意义。

营养支持包括肠内营养和肠外营养。因肠内营养会促进胰液的分泌,增加了胰瘘的风险,所以对于处于并发症初期的患者采用全肠外营养支持。主要包括葡萄糖、氨基酸及脂肪乳制剂等,以满足短期人体各营养成分的需求,并根据患者血液生理指标,纠正可能存在的水电解质平衡的紊乱。对于部分基础营养较差的患者,可同时给予人血白蛋白及血浆,增加组织的胶体渗透压,减少组织水肿,促进吻合口愈合。对于术后胰瘘的患者,可在引流管引流充分的情况下,启动肠内营养支持。由于胰腺手术后,部分患者会出现因胰岛素分泌相对不足而导致术后高血糖,故对于这一部分患者需要严密检测患者血糖,同时给予糖尿病饮食,必要时可以通过注射胰岛素控制血糖。

值得注意的是,近几年随着快速康复理念的推行(enhanced recovery after surgery,ERAS),胰腺术后营养恢复的理念也在逐渐改变,早期恢复饮食并不影响胰瘘的发生。

3. 抗生素　术后胰瘘患者易继发腹腔内感染。条件允许的情况下,建议术后胰瘘早期尽可能收集各引流管液体,特别是腹腔引流液,并完善细菌涂片染色、培养和药物敏感试验。在获得药敏试验结果之前,先给予经验性治疗:对于革兰氏阳性球菌,选用糖肽类抗生素,怀疑多种菌混合感染时需联合用药;对于革兰氏阴性菌,可选择头孢哌酮 - 舒巴坦、头孢吡肟和碳青霉烯类抗生素,依据实验结果调整用药。

4. 生长抑素类似物　生长抑素类似物是一种天然的多肽激素,具有抑制胃肠道分泌的功能。它能够减少包括促胃液素及胆囊收缩素在内的胃肠道激素,从而反馈抑制胃液及胰液的分泌。此外,生长抑素还具有减少内脏血流、减少胃排空速度和抑制胆囊收缩的作用。但是由于生长抑素在血浆中的半衰期极短,所以只能通过持续静脉给药摄入。对于胰瘘患者,可以予以静脉微泵 24 小时维持,然后视患者血、尿及引流液淀粉酶的情况,调整使用策略。对于术后出现 B 级胰瘘的患者,需要延长静脉使用生长抑素的时间。但是,生长抑素类似物的有效性仍存在争议,尚需高质量的研究来验证。

5. 皮硝　即十水合硫酸钠,其在急性胰腺炎治疗中的重要地位已得到确立,大量文献显示了皮硝外敷对于急性胰腺炎具有消炎止痛、预防感染、吸收腹腔渗液、促进脓肿吸收、促进与恢复消化道功能等功效。对于术后胰瘘患者,因引流不畅等原因,可能存在局部渗出液体积聚,引起腹腔感染可能。对于胰腺手术患者或证实存在胰瘘的患者,可于术后复查 CT,若发现胰腺周围存在渗出积液,且引流不畅等情况,可予以皮硝外敷,因其具有高渗环境,可借渗透压的作用达到消炎渗湿、吸收腹腔渗液的目的,从而改善局部环境,促进吻合口愈合。

6. 穿刺引流及冲洗　引流管的放置已在外科手术中广泛应用,目的是为了减少或消除腹腔或手术区域的积液,如腹水、胆汁、脓性分泌物、胰液、血液、肠液等积聚。腹腔积液可继发腹腔感染,严重可出现胆汁性腹膜炎、胰液腐蚀造成腹腔出血等。腹腔内引流管的放置还有一个重要的功能,即可以早期发现术后并发症,比如出血及吻合口瘘,以利于及时处理病情变化。对于胰腺手术而言,除了上述作用外,引流管也是收集引流液检验淀粉酶的唯一措施。同时,胰腺术后并发症发生概率高,因此引流管放置在术后并发症的处理上尤为重要,必要时在 CT 或 B 超定位下再次穿刺置管。对于术后胰瘘患者,引流管的持续冲洗和引流是必要的,局部的冲洗引流能防止胰液的聚积,以减少胰液对周围组织造成损伤。

### (二) 手术治疗

非手术治疗无效时应考虑手术治疗。根据 2017 年胰腺术后外科常见并发症诊治及预防的专家共识:再次手术方式有胰腺功能保留手术和残胰切除术,功能保留手术有胰腺外引流术、内引流术(胰肠再吻合、挽救性胰胃吻合)、胰腺次全切除和腹腔引流等。再次手术的手术方式可按图 63-1-1 进行选择。

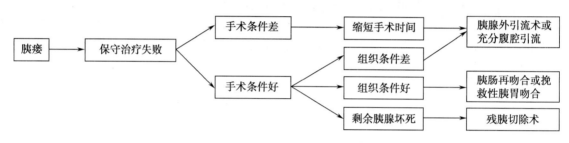

图 63-1-1　胰腺术后胰瘘再手术的手术方式选择流程

对于术者而言,决定是否二次手术是一件"纠结"的事情。目前尚未有指南明确二次手术指征及评估二次手术获益,在二次手术决策上存在很大的主观影响因素。故建议术者在权衡利弊后,充分与患者及家属沟通,切莫因延误病情导致不可挽回的后果。

## 三、围手术期胰瘘的预防

胰瘘是胰腺术后最主要的并发症之一,由于胰瘘可致腹腔感染和腹内腐蚀性出血,危害性大,是术后死亡的主要原因之一,因此防治胰瘘备受外科重视。如何预防胰瘘的发生,如何及早干预胰瘘,如何遏止胰瘘发生的相关危险因素,一直都是国内外研究的热点和难点。不同胰腺术式的术后胰瘘其危险因素也不尽相同。

### (一) 胰十二指肠切除术后胰瘘的预防

对于胰十二指肠切除术而言,目前公认的与术后胰瘘相关危险因素包括:胰腺质地柔软,主胰管直径细小,术中失血量多和高危病理类型。并针对胰十二指肠切除术后胰瘘制订了预测评分系统,以筛选出高危胰瘘患者。总分为 10 分,分为无危险(0 分)、低危(1~2 分)、中危(3~6 分)、高危(7~10 分),见表 63-1-3。

表 63-1-3　胰十二指肠切除术后胰瘘预后因素的评分

| 危险因素 | 指标 | 赋值 |
| --- | --- | --- |
| 胰腺质地 | 硬 | 0 |
| | 软 | 2 |
| 肿瘤病理 | 胰腺癌或慢性胰腺炎 | 0 |
| | 除胰腺癌或慢性胰腺炎外的其他胰腺疾病 | 1 |
| 胰管直径(mm) | ≥5 | 0 |
| | 4 | 1 |

续表

| 危险因素 | 指标 | 赋值 |
|---|---|---|
| 胰管直径（mm） | 3 | 2 |
| | 2 | 3 |
| | ≤1 | 4 |
| 术中失血量（ml） | ≤400 | 0 |
| | 401~700 | 1 |
| | 701~1 000 | 2 |
| | >1 000 | 3 |

针对该评分，笔者回顾性分析了 249 例患者的临床资料以探讨其临床价值，研究结果显示该评分 ROC 曲线下面积为 0.894（$p<0.05$，95% 可信区间为 0.839~0.949），其敏感度和特异性分别为 83.9% 和 77.1%。该评分能较好地预测胰瘘风险，具有较高的临床运用价值。

不仅仅是术中因素，胰瘘的预防应该从术前就已经开始了。本中心回顾性分析了 310 例胰十二指肠切除术患者的临床资料。结果显示：除了胰管直径，术前黄疸，术后低蛋白血症也是胰十二指肠切除术后胰瘘的独立危险因素。

面对上述危险因素，不难制订出相应的临床预防决策。针对胰管直径细小，建议放置胰管支撑管，不管在开腹或是微创手术中，胰管内支撑管放置更利于完成吻合。目前尚没有文献指出胰管内支撑管会增加相关手术并发症及影响手术预后。但是，放置支撑管有可能发生脱出、管腔阻塞或者打折、脱落等情况，需要引起重视。术前黄疸是胰腺头部肿瘤常见的临床症状，然而减不减轻黄疸是一个两难的问题。不减轻黄疸可能面临术中大量液体渗出，组织脆弱易出血等情况，但是如果减轻黄疸，可能面临肿瘤发展，部分交界可切除患者转变为不可切除等尴尬境遇，同样减轻黄疸方式的选择，目标黄疸多少才能安全手术，都是值得我们深思熟虑的问题。针对上述问题，本中心已经启动了相关的多中心前瞻性随机对照研究，相信不远的将来会得到满意的答案。

**（二）远端胰腺切除术后胰瘘的预防**

对于远端胰腺切除术即胰体尾切除术而言，手术本身没有吻合需要，手术难度大大降低。目前尚没有针对胰体尾切除术后胰瘘的风险预测评分系统，同样高质量的分析胰体尾切除术后胰瘘危险因素的国内外文献也较少，缺乏共识。但是在临床工作中不难发现胰体尾切除术后胰瘘很大程度上与胰腺残端的处理相关。

当前对于胰腺残端处理除了缝合关闭外，切割关闭器也常运用于临床。两种处理方式各有其利弊，暂时没有找到最好的胰腺残面处理方式，这就要求术者熟练掌握多种手术技术来应对术中可能发生的各种情况。如何根据胰腺质地及厚度选择合适的切割关闭器，如何精准缝合胰腺残面，避免切割质地软的胰腺组织都是术者在不断实践中探索所得。没有最好只有最合适。无论选择何种方式，找到主胰管并予以结扎缝合能较好地预防术后胰瘘的发生。

**（三）胰中段切除术及其他胰腺手术术后胰瘘的预防**

胰中段切除术以及其他胰腺肿瘤节段性切除术多见于各类胰腺良性肿瘤，患者一般自身条件较恶性肿瘤明显良好。所以，此类术式术后胰瘘的预防集中于手术技术及手术吻合方式考虑。胰腺的吻合方式主要包括胰肠黏膜对黏膜吻合、胰肠套入式吻合、捆绑式吻合、胰胃吻合等。从历年荟萃分析结果来看并没有何种吻合方式具有明显的优势。所以术者必须熟练掌握上述所有的吻合方式。当解剖适合可选用胰胃吻合；同样，胰管空肠黏膜对黏膜吻合方法，使胰管与空肠黏膜直接接触，有利于黏膜愈合，避免了胰液直接与创面接触，有利于减少胰瘘的发生。随着微创技术的提高，许多良性胰腺肿瘤采用腹腔镜和机器人手术方式来进行，从本中心的研究结果看，开腹手术和微创手术相比，术后胰瘘发生率无明显差异，而且微创手术是安全且有效的。总而言之，不管何种术式，术者熟练的技术操作明显起到重要的作用。

总之,面对术后胰瘘,临床工作者不能谈虎色变,严密的观察及精细的治疗不可或缺。合理的术前评估,精细的术中操作以及规范化术后治疗能显著避免胰瘘的发生。

(王伟珅　许志伟)

# 第二节　胆　瘘

胆瘘是胰十二指肠切除术后的重要并发症之一,严重的胆瘘可导致患者死亡等严重不良后果。与肝脏手术相比,胰十二指肠切除术后的胆瘘常与胰瘘同时存在,并且部分胆瘘可能是由于胰瘘腐蚀胆肠吻合口所致,也常合并出血、胃排空延迟等其他并发症。故胰十二指肠切除术后的胆瘘需要早期、积极、综合的处理,以避免病情加重后处理困难。

胆瘘是由于胆肠吻合口的缝合异常或愈合异常所致的胆汁经吻合口破损处流入腹腔的术后并发症,是肝脏手术、胆囊胆道手术、胰十二指肠切除术等存在胆肠吻合的手术的术后吻合口并发症之一。发生初期由于局部瘘管尚未形成故称为胆漏(bile leak),一周左右瘘管形成遂称为胆瘘(biliary fistula)。

## 一、胆瘘分级标准

目前国际上较公认的术后胆瘘分级标准有三种:包括国际肝脏手术研究学组(the International Study Group of Liver Surgery,ISGLS)于 2011 年提出的胆瘘分级标准、Burkhart RA 等于 2013 年提出的胆瘘分级标准、Miller BC 等于 2013 年提出的改良 Accordion 吻合口瘘分级标准等(表 63-2-1)。

**表 63-2-1　胆瘘分级标准**

| | 国际肝脏手术研究学组标准 |
|---|---|
| A 级 | 临床存在胆瘘但不需要特殊处理,且持续不足一周 |
| B 级 | 胆瘘需要进一步的诊断及处理(如:CT 评估,介入穿刺确诊等)但不需要再次开腹手术,或胆瘘虽然不需要特殊处理但持续超过一周 |
| C 级 | 严重胆瘘需要再次开腹手术 |
| | **Burkhart RA 等于 2013 年提出的胆瘘分级标准** |
| A 级 | 胆瘘不伴感染,仅通过引流管持续引流胆汁样液体诊断 |
| B 级 | 胆瘘伴轻、中度感染,经 CT 诊断和评估,需要介入穿刺引流、抗感染治疗等处理 |
| C 级 | 胆瘘伴重度感染,引流管引流量 >250ml/d 并持续 3 天以上,或胆瘘导致患者死亡,或经再次开腹手术确诊 |
| | **改良 Accordion 吻合口瘘分级标准** |
| 0 级 | 临床存在吻合口瘘,但无需干预 |
| 1 级 | 带管出院,或仅通过禁食控制吻合口瘘 |
| 2 级 | 需治疗性地使用奥曲肽、抗生素、肠内或肠外营养等 |
| 3 级 | 需介入穿刺引流 |
| 4 级 | 需再次手术,或吻合口瘘引起单个器官功能障碍 |
| 5 级 | 需再次手术且吻合口瘘引起单个器官功能障碍,或吻合口瘘引起多器官功能障碍 |
| 6 级 | 吻合口瘘致患者死亡 |

## 二、胰十二指肠切除术后胆瘘的特点

胰十二指肠切除术的消化道重建包括胰肠吻合、胆肠吻合和胃肠吻合(图 63-2-1)。其中,引起胆瘘的原因包括:手术缝线松脱、吻合口血供不良、患者营养障碍所致的吻合口愈合不良、输入袢梗阻引起压力增高所致的吻合口破裂、术前新辅助放化疗所致的迟发型吻合口破裂等。

胰十二指肠切除术后的胆瘘发生率在 1%~8%，较总体肝脏手术的术后胆瘘发生率低（如肝脏部分切除术、肝门胆管肿瘤手术、肝移植手术、胆囊胆管肿瘤手术等，发生率为 4%~12%），可能与胰十二指肠切除术中胆肠吻合口处的张力小及空肠血供丰富有关。虽然胰十二指肠术后胆瘘的发生率较胰瘘、出血和胃排空延迟的发生率低，但胆瘘为仅次于胰瘘的术后吻合口并发症之一，而且严重的胆瘘也可导致患者死亡等严重不良后果。

与肝脏手术相比，胰十二指肠切除术后的胆瘘常与胰瘘同时存在，并且部分胆瘘可能是由于胰瘘腐蚀胆肠吻合口所致，也常合并出血、胃排空延迟等其他并发症。故胰十二指肠切除术后的胆瘘需要早期、积极、综合的处理，以避免病情加重后处理困难。

### 三、胰十二指肠切除术后胆瘘的诊断

胰十二指肠切除术后胆瘘一直以来并没有一个统一的定义，但一般认为：胆肠吻合口引流管持续引流胆汁样液体超过 7 天以上即可诊断为胆瘘，术后 CT 见胆肠吻合口周围积液可以协助诊断。另外，CT 引导下介入穿刺出胆汁样液体或再次手术发现吻合口愈合不良是诊断胆瘘的"金标准"。

值得注意的是，由于胰头肿瘤患者术前常合并胆道梗阻及高胆红素血症，并在术后短期内仍无法恢复到正常值，导致其腹腔引流液可呈现类似胆汁样的金黄色而影响对术后胆瘘的判断。对此类患者，如果较难判断是否存在胆瘘，可以测定引流液的总胆红素水平，若引流液的总胆红素水平高于血总胆红素水平的三倍以上即可诊断为胆瘘。

### 四、胰十二指肠切除术后胆瘘的危险因素

有关胰十二指肠切除术后胆瘘危险因素分析的文献相对较少，特别是相关的多元危险因素分析开展的较少。

Andrianello S 等回顾性分析了 1 618 例胰十二指肠切除术患者的术后胆瘘发生情况，认为较小的胆总管直径是术后发生胆瘘的唯一独立危险因素。Antolovic D 等分析了 519 例行胆肠吻合的患者，其中包括 300 例行胰十二指肠切除术的患者，发现术前新辅助放化疗及联合肝脏部分切除是术后发生胆瘘的独立危险因素。2005 年的一项更早的研究分析了 1 033 例行胆肠吻合的患者，其中包括 486 例行胰十二指肠切除术的患者，提示 BMI>35kg/m²、术前胆道引流以及肝肠吻合与胆瘘的发生相关。另外，一些单因素分析研究结果显示胆瘘的发生还可能与较大的患者年龄、较长的手时间、低白蛋白血症、胰瘘等其他并发症以及术中输血量等因素有关。

本中心近期的一项回顾性研究还提出动脉粥样硬化性腹腔干显著狭窄是胰十二指肠切除术后发生胆瘘的独立危险因素。对于该类患者，由于其腹腔干存在狭窄，术前胆管血供可通过胃十二指肠动脉和胰十二指肠动脉弓来源于肠系膜上动脉供血系统。所以在行胰十二指肠切除术后，胆管血供仅将来源于存在狭窄的腹腔干供血系统，进而导致潜在的吻合口血供不佳，并提高术后胆瘘发生率。故对于该类患者应于术后密切观察胆肠吻合的引流情况，若发现存在胆瘘则应尽早和及时地处理、应对。

### 五、胆瘘的治疗

胆瘘与其他术后吻合口瘘的处理类似，关键是保证腹腔引流的通畅性和有效性，避免胆汁在腹腔内的积聚，以免进一步发生胆汁性腹膜炎、局部脓肿形成、出血等其他并发症。相关处理还包括防治感染、维持水电解质平衡和患者营养状况，也可应用生长抑素类药物抑制胆汁的分泌，必要时应行 CT 引导下穿刺引流积液。

近年来随着介入手段的增多，再次开腹手术修补瘘口已经越来越少。经皮肝穿刺胆道引流（PTCD）是加快胆肠吻合口愈合的治疗手段之一，通过 PTCD 引流可以减少经吻合口流入空肠的胆汁量从而降低胆肠吻合口处的张力，加快胆瘘的愈合。另外还应同时观察和处理是否同时伴有其他并发症，如：胰瘘、出血、胃排空延迟等，做到尽早诊治、综合诊治。

（周奕然　吴卫泽）

# 第三节　感　染

感染(infection)是指病原体侵入机体引起的全身或者局部炎症反应。感染的发生受到自身抵抗力、致病菌的毒力、及时的治疗等多种因素的影响。慢性胰腺炎术后感染中,最应重视的为腹腔内感染(intra-abdominal infection,IAI)。

腹腔内感染可使患者发生全身炎症反应综合征,严重者可导致脓毒性休克、多器官功能不全综合征。而胰腺手术,尤其是胰十二指肠切除术操作复杂,术后更易出现胰瘘、胆瘘等并发症,从而导致 IAI 的发生。若感染局限于中空脏器则称为非复杂性腹腔内感染;若感染延伸至腹部通常的无菌区,比如腹膜腔、肠系膜、后腹膜腔、其他的腹膜器官或腹壁则称之为复杂性腹膜后感染,胰腺术后感染常属于后者。

## 一、腹腔内感染的诊断

腹腔内感染的诊断主要基于临床评估。通常患者表现为腹痛和全身炎症反应,包括发热,心动过速和呼吸急促等。腹部僵硬表明腹膜炎的存在。低血压和低灌注征象比如乳酸中毒、少尿和精神状况的急性改变提示败血症的持续。白细胞数量明显升高,加上腹腔内积液等影像学检查以及贫血、低蛋白血症等实验室检查结果,基本可以诊断为腹腔内感染(图 63-3-1、63-3-2)。

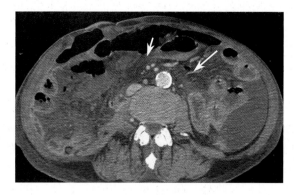 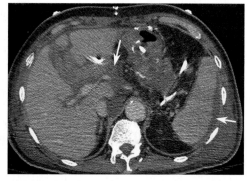

图 63-3-1　术后腹腔及盆腔感染

慢性胰腺炎后患者,见盆腔内大量渗出 CT:示盆腔脂肪间隙模糊,可见散在片状高密度影。左侧腹腔内见团块样液性低密度影相邻肠管受压改变

图 63-3-2　胰十二指肠切除术后腹腔内感染

胰十二指肠切除术后患者,见腹腔内广泛渗出,CT 示胰十二指肠术后肝裂增宽肝门及肝裂区见不规则混杂密度影。脾脏形态大小可,脾脏周围可见弧形液性密度影

一旦 IAI 诊断确立,就应立即建立有效的静脉通道,维持水、电解质和酸碱平衡,纠正低蛋白血症,纠正贫血,加强营养支持,确保生命体征平稳,并采取适当的干预措施以控制感染源,尽早开始抗菌治疗。

## 二、风险评估

在许多研究中,急性生理与慢性健康评分Ⅱ(APACHE Ⅱ)被多次定义为最强有力的预测因子,能综合反映患者年龄和慢性基础疾病等发病前因素、临床急性变化以及由感染导致的实验室生化数值。然而 APACHE Ⅱ得分的计算需要较大临床及实验室数据,在紧急情况下很难快速计算。建议将 APACHE Ⅱ≥10 列为危重,此类患者容易出现治疗失败或者死亡。

尽管许多腹腔内感染患者因不符合脓毒症或感染性休克的标准而无法应用 APACHE Ⅱ评分,但这部分患者仍然存在许多不良后果的风险因素,基于先前研究,将高龄(70 岁或以上)、恶性肿瘤、严重的心血管疾病、严重的肝脏疾病或肝硬化、严重的肾脏疾病、低白蛋白血症、弥漫性腹膜炎、MPI 值的上升(若能获得)、无法充分清创或引流、耐药致病菌感染作为预测不良结果的危险因素。若存在两项及以上风险因素则被列为危重。

### 三、感染源控制

感染源控制（source control）是指感染原因的明确、感染液的引流、坏死感染组织的清创以及恢复正常解剖和功能的明确措施。在诊断为腹腔内感染的 24 小时内，应立即进行感染源控制。针对不同的感染源，采取不同的治疗策略进行干预，主要包括非外科手术方法和外科手术两种方式。

非外科手术方法是指超声或 CT 引导下经皮穿刺置管引流，这种方法安全有效，为首选方法，可防止感染在腹腔内扩散，最大限度地恢复患者的解剖及生理结构。

对于严重的消化道瘘、吻合口瘘合并弥漫性腹腔内感染、脓肿穿刺引流效果不佳或保守治疗无效的腹腔内感染患者，可采用外科手术方法，包括坏死组织清除术或腹腔镜手术等；腹腔内感染伴有生命体征不稳定或多器官功能不全综合征等，应加强支持治疗，待稳定后再立即行外科手术。

### 四、微生物学评估及抗菌治疗

常规细菌培养对抗生素的使用选择有指导价值。特别是风险评估被定为危重的患者，更应警惕耐药菌的感染，建议多次采样送检，确定可能的致病菌谱，并进行药敏试验以指导后续的抗菌治疗。

耐药致病菌感染作为一项危险因素，会加重腹腔内感染的严重程度，预示不良结果。评估其感染风险，明确可能的病原菌类型及其药敏特征，是进行后续经验性治疗最需考虑的问题。

表达超广谱 β 内酰胺酶（extended-spectrum beta-lactamases，ESBL）的肠杆菌科细菌是复杂性腹腔内感染重要的致病菌类型。哌拉西林/他唑巴坦和碳氢酶烯类抗生素被推荐为治疗 ESBL 阳性的肠杆菌科细菌的经验性抗生素。但后者因抗生素近年来的大量使用，其耐药率增加，可选用其他抗生素，如替加环素，其具有抗革兰氏阳性菌、阴性菌（除外铜绿假单胞菌）和厌氧菌的广谱抗菌活性，临床治愈率不亚于亚胺培南。

肠球菌（enterococcus）作为一种重要的院内获得性感染的致病菌，多见于术后感染患者，且死亡率较非肠球菌感染者高，需要考虑针对肠球菌进行经验性感染治疗。哌卡西林/他唑巴坦、万古霉素和氨苄西林可作为抗粪肠球菌的抗生素药物选择。由万古霉素耐药的肠球菌（vancomycin-resistant enterococci，VRE）引起的感染是治疗失败或病死率增加的危险因素之一，若有该菌存在的高危因素（术后复杂性腹腔内感染、坏死性胰腺炎等），建议经验性用药覆盖该菌，推荐替加环素和利奈唑胺。

耐甲氧西林金黄色葡萄球菌：由耐甲氧西林金黄色葡萄球菌（methicillin-resistant Staphylococcus aureus，MRSA）引起的感染在一般的免疫功能健全的 IAI 患者中较为少见，但对于有高风险（先前抗感染治疗失败或者有大量抗生素暴露史）的患者，MASA 仍然是一种重要的致病菌。万古霉素是治疗 MRSA 的经典药物，但其具有肾毒性加之近年来大量使用导致的敏感性下降，可用利奈唑胺、达托霉素和替加环素作为替代药物，前两者具有较强的组织渗透性，在腹腔组织中药物浓度高。

真菌：腹腔内真菌的感染，在绝大多数情况下，致病菌为念珠菌属。对于严重的腹腔内感染伴生命体征不稳定、免疫功能不全、多器官功能明显紊乱或者腹腔正常解剖结构严重破坏的患者，可能需要经验性抗真菌治疗。氟康唑可作为抗真菌治疗的首选药物，若对其耐药可选择棘白菌素类药物，例如卡泊芬净。

铜绿假单胞菌（Pseudomonas aeruginosa）和鲍曼不动杆菌（Acinetobacter baumannii）这两种细菌在人体以及医疗环境中广泛定植，在决定是否采用两种菌的抗感染治疗时，应首先评估他们作为致病菌的可能性。对碳氢酶烯类和头孢菌素类抗生素耐药的菌日益增加，替加环素和多黏菌素可作为抗菌药物的选择，作为替代药物。

当然，上述经验供参考，但最主要的还是根据当地的细菌流行病学资料，使用最合适的抗生素进行及时（在腹腔内感染确诊 1 小时之内）的经验性治疗。

对于感染源已控制且经验抗感染治疗满意的低危患者，可以不用根据药物敏感试验结果更换抗生素；对于感染持续、继续加重或复发者，除了重视控制感染源外，还应提高抗生素级别或联合用药，并根据后续药敏试验结果调整敏感抗生素，以覆盖分离培养所获得的优势病原菌。根据患者的体温、白细胞计数、降钙素原、C反应蛋白、胃肠道功能等指标动态监测抗感染治疗效果,并判断何时停用抗生素。

(Sarun juengpanich　成桢哲　王一帆)

## 第四节　胰腺术后的出血

胰腺术后死亡率在近年来已下降至 5% 以下,这主要得益于手术技术的进步、经验的积累、重症医疗的完善、放射介入学的帮助等,然而胰腺术后尤其是胰十二指肠切除术后总体并发症发生率仍高达 30%~50%,主要包括胰瘘、胰腺术后出血、胃排空障碍、腹腔感染等,其中胰腺术后出血(postpancreatectomy hemorrhage,PPH)是最严重的并发症之一。出血患者病情变化迅速、后果严重,如合并胰瘘和/或腹腔感染则病情更复杂,病死率高达 11%~31%。包括胃肠道出血及腹腔出血在内的 PPH 发生于 1%~8% 的胰腺术后,而因为 PPH 导致的围手术期死亡占到了胰腺术后死亡率的 11%~38%。因此胰腺术后出血的早期预防、早期干预、止血手段成了胰腺外科的研究热点,笔者将从胰腺术后出血的分类、治疗手段、预防方法等方面来阐述。

### 一、胰腺术后出血的定义和分类

#### (一)胰腺术后出血的定义

不同的胰腺专业学会对胰腺术后出血的定义有着不同的阐释,中华医学会外科学分会胰腺外科学组制定的胰腺术后外科常见并发症诊治及预防的专家共识(2017 版)将 PPH 定义为:胰腺手术结束后发生的出血,通常表现为腹腔引流管或胃肠减压管内出现血性引流物,亦可表现为便血,可伴有心率、血压等生命体征的改变及血红蛋白浓度的下降。PPH 可从以下几个方面予以评价和定义。

1. 出血部位　主要分为腹腔内出血和消化道出血,或归纳为腔外出血(extraluminal hemorrhage)和腔内出血(intraluminal hemorrhage)。胰腺术后出血主要由于以下主要原因导致:动脉静脉的出血;吻合缝线处的出血(胃肠吻合口、十二指肠-小肠吻合口、小肠-小肠吻合口、胰肠吻合口、胆肠吻合口等);创面的出血(如胰腺残面的出血、腹膜后创面的出血);胃十二指肠溃疡或弥漫性胃炎;假性动脉瘤腐蚀或破裂;胆道出血等。

腹腔内出血常来自于腹腔内手术创面、动静脉断端或假性动脉瘤等部位,主要表现为腹腔引流管内出现血性引流物,部分患者术后未放置引流管或引流管已拔除,无法通过引流管观察腹腔内情况,可表现为腹胀、腹痛,血压心率变化等,通常通过诊断性腹腔穿刺、腹部 CT、腹部 B 超等明确诊断;消化道出血来自胰肠、胰胃、胆肠、胃肠吻合口或应激性溃疡等所致的出血,表现为鼻胃管、T 管、空肠造瘘管内出现血性引流物,亦可表现为呕血和便血(图 63-4-1、63-4-2)。

2. 出血时间　通过出血时间进行胰腺术后出血分类,有几种不同的方法,Tien 将早期出血定义为 1 周以内的出血,迟发出血定义为 1 周以上的出血,Choi 等将早期和迟发出血分界定为术后 5 天,而在另一项大的回顾性研究中,Meinke 建议将术后 2~30 天的出血定义为早期出血,术后 30 天以后的出血定义为迟发出血。在国内,我们通常采用《胰腺术后外科常见并发症诊治及预防的专家共识(2017 版)》,将手术结束后 24 小时内发生的出血称为早期出血,手术结束 24 小时后发生的出血称为迟发出血。早期出血常常由于手术操作原因,如止血不彻底、结扎线头脱落等原因导致,或由于术前凝血功能障碍未充分纠正导致。迟发出血常常由于手术的并发症导致,通常发生于术后几天甚至几周后,原因包括腹腔内脓肿形成、胰瘘继发胰腺周围血管腐蚀引起的出血,吻合口溃疡,假性动脉瘤破裂出血等。

3. 出血严重程度　按照出血程度,ISGPS 将 PD 术后出血分为轻度和重度出血,轻度出血是指血红蛋白下降 <30g/L,对患者的生命体征影响轻微,必要时仅需输注液体或浓缩红细胞 ≤3U(1U=200ml 全血红细胞)。重度出血指出血量较大,血红蛋白下降 ≥30g/L,对患者的生命体征影响明显,出现心率增快、血压降低和少尿等临床变化,须输注 >3U 的浓缩红细胞,或因大量失血需要再次手术止血或血管介入治疗。

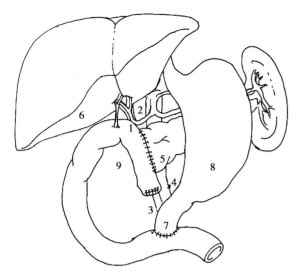

**图 63-4-1 胰十二指肠切除术后出血多发部位**
1. 胃十二指肠动脉残端;2. 门静脉和肝动脉分支;
3. 肠系膜上静脉分支,包括钩突血管;4. 肠系膜上动脉分支,包括发到左侧的空肠系膜动脉分支和发到右侧的胰十二指肠下动脉分支;5. 胰腺残面和胰肠吻合口;6. 胆囊窝;7. PPPD 术后十二指肠空肠吻合口;8. 传统胰十二指肠切除术胃肠吻合口;9. 后腹膜切除创面(绘图:本书编委之一:徐玮)

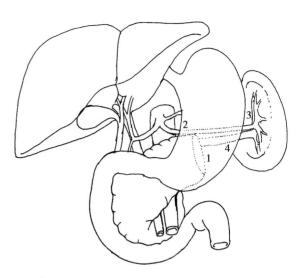

**图 63-4-2 胰体尾切除术后出血多发部位**
1. 胰腺残面;2. 脾动脉及其分支;3. 脾门(保留脾脏胰体尾切除术后)/脾静脉残端的分支;4. 后腹膜切除创面(绘图:本书编委之一:徐玮)

**(二)胰腺术后出血的分级**

结合出血时间将其划分为 3 级,即:A 级为早期的轻度出血,一般情况好;B 级为早期重度出血或者晚期轻度出血,一般情况尚可,很少危及生命;C 级为晚期重度出血,一般情况差,有致命风险,须紧急干预(表 63-4-1)。

**表 63-4-1 胰腺术后出血的分级**

| 分级 | 严重程度 | 临床表现 | 诊断策略 | 治疗 |
|---|---|---|---|---|
| A | 轻度 | 腹腔或消化道出血,无血红蛋白浓度改变,无相关的临床表现 | 血常规、超声或 CT 等 | 无需特殊针对性治疗 |
| B | 中度 | 腹腔或消化道出血,出现血容量下降相关的临床表现,血红蛋白浓度 <30g/L,未达到休克状态 | 血常规、超声、血管造影、CT 及内镜等 | 需要血管介入、内镜或再次手术等针对性治疗,输血量≤3 个单位红细胞 |
| C | 重度 | 腹腔或消化道出血,血红蛋白浓度 >30g/L,表现为低血容量性休克 | 血常规、超声、血管造影、CT 及内镜等 | 需要血管介入、内镜或再次手术等针对性治疗,输血量 >3 个单位红细胞 |

## 二、胰腺术后出血的处理

### (一)胰腺术后腹腔出血

胰腺术后腹腔出血起病急、变化快、病死率高,如果能把握合理的干预方式、选择合理的干预时机期,可以大大提高胰腺术后出血的治愈率、降低病死率。腹腔出血发生的时间及出血严重程度对治疗的选择具有决定性影响,主要治疗方法包括保守治疗、介入治疗和手术治疗。

1. 早期腹腔出血 对于胰腺术后早期腹腔出血如经评估为 A 级出血、生命体征一般较稳定的患者,考虑保守治疗为主,密切观察患者血压心率及腹部体征、引流液颜色和引流量,定期监测红细胞、血红蛋白等血液学指标,积极给予止血药物、输血、抑酸、补液等治疗稳定病情。同时,应根据出血具体情况选择腹部超声、CT、数字减影血管造影（digital subtraction angiography，DSA）等检查手段尽快明确出血部位。如果是血流动力学稳定的动脉出血，尤其是伴假性血管瘤形成的病例，则可通过血管介入进行有效的栓塞止血治疗。若患者出血程度为 B 级或 C 级，血流动力学紊乱，则应果断再次手术，找到出血部位并妥善处理，清除积聚血块，避免休克时间过长出现多器官功能衰竭而危及生命。

2. 晚期腹腔出血　晚期腹腔出血的诊断、病情评估及干预方式选择较早期腹腔出血难度更大，对此类出血进行干预止血的时间越早，预后越好。以下就先兆出血的观察与处理、介入治疗在晚期腹腔出血中的作用、手术治疗在晚期腹腔出血中的作用等几方面阐释。

1991 年 Brodsky 等首先提出先兆出血的概念。其主要表现为无诱因出现腹腔引流管少量出血，无明显临床症状，但数小时或数天后发生大出血。晚期腹腔出血的患者常常会有先兆出血发生，发生率为33.3%~71.0%，且有先兆出血者的病死率明显高于无先兆出血患者。在发生先兆出血后，应充分排查是否合并胰瘘、腹腔感染等其他并发症，及时通过冲洗、引流、干预。须充分重视其在晚期腹腔大出血预测中的特殊地位，以提高患者存活率。

随着介入医学的发展，其在胰腺术后出血中的应用价值越来越受重视。尤其是对于假性动脉瘤破裂导致的晚期腹腔出血，其有效率可达 80.0%~100.0%。相比于手术治疗胰腺术后晚期出血，介入治疗安全、创伤小，术后病死率也明显低于手术治疗。介入治疗以血管栓塞为主，比如对血管造影检查提示胰十二指肠切除术后残端较长的胃十二指肠动脉残端出血，保留脾动静脉的保脾胰体尾切除术后的脾动脉出血，均可以直接栓塞止血。对于腹腔干、肝总动脉、SMA 及其分支出血，直接血管栓塞可能会导致器官因缺血而出现功能障碍、坏死等，如具备一定的设备条件并达到相应的技术要求，可以使用带膜血管支架，止血的同时，避免局部器官因血管栓塞出现相关并发症。应根据实际造影情况选择具体介入治疗方式。在临床工作中经常会遇到血管造影未明确显示"罪犯血管"的情况，此时应充分结合术中情况和术后情况，对可能的罪犯血管进行预判，对于高度嫌疑的罪犯血管，可采用预防性栓塞或带膜支架置入，但对于腹腔干、肝总动脉、SMA 等血管的介入处理需高度谨慎，必须通过造影明确血管结构，保证介入治疗的效果。

手术治疗在胰腺晚期术后出血中仍然占据着最重要的地位。部分胰腺术后晚期出血可能无法通过保守治疗和介入治疗无效，如胰腺残面的出血、手术创面的出血；发生胰瘘、腹腔感染等并发症的患者无法完全去除出血危险因素，仍有再次形成假性动脉瘤或出血的可能。因此，如考虑腹腔出血原因为严重腹腔感染或胰瘘、胃瘘等造成腹腔内血管腐蚀破裂，严重创面渗血，门静脉、脾静脉等大静脉大出血，以及具有以下情况时，应积极进行再手术治疗：①开始即为大量出血，快速输血补液不能维持血压；②持续少量出血，24~48 小时输血量 >2 000ml；③经保守治疗或介入治疗等非手术治疗不能止血。此时，手术的关键应在于彻底止血，同时保证肝脏、胰腺及其他腹部器官的血供，处理同时存在的腹腔感染、胰瘘、胆瘘等并发症，如胰肠吻合口瘘修补、胰管外引流、胆道 T 管引流、腹腔引流管重新置管灌洗引流、全胰切除术等，也可行空肠营养性造瘘等处理。

### （二）胰腺术后消化道出血

胰腺手术术式多，胰腺术式对于术后消化道出血部位的定位、出血程度的判断、出血原因的分析、干预方式的选择有着重要影响。对于消化道出血的诊断和处理，需要密切结合手术方式、术前术中情况、出血表现、出血速度综合判断。

1. 胰腺术后消化道出血病因诊断

（1）胰肠、胰胃、胆肠、胃肠、囊肿空肠吻合口出血：胰肠、胰胃吻合口出血与胰腺吻合方式、术中操作、缝线选择有密切关系，常常由于胰腺残面止血不彻底、缝线未充分收紧、术后胰瘘腐蚀胰腺残面、缝线切割黏膜面等原因导致。需特别强调如采用胰腺残面整体套入式的胰肠、胰胃吻合，术后因胰腺 - 消化道吻合口出血而引起的消化道出血较其他胰腺 - 消化道吻合方式高，需对胰腺残面充分止血，严密缝扎残面分支血管。

胆肠吻合口出血常为早期出血，胆管残面、肠管开口止血不够严密，缝合技术漏洞，缝线切割均可导致。

　　胃肠吻合口早期出血多由于胃肠吻合口黏膜出血导致,晚期出血常见于吻合口溃疡、应激性溃疡等。

　　囊肿空肠 Roux-en-Y 吻合术后出血,除了需考虑囊肿壁与小肠黏膜吻合口的出血,还需注意囊肿囊内出血的可能,部分假性囊肿内残留坏死组织脱落,可能导致囊肿内部出血,随之通过吻合口进入消化道,表现为消化道出血。

　　(2) 胰腺疾病胰源性门脉高压:胰源性门脉高压是指在慢性胰腺炎等病理情况下脾脏静脉压力的升高引发脾 - 门静脉侧支循环形成,胃短静脉及胃网膜静脉成为最主要的侧支循环,而胃冠状静脉压力升高有限,从而引起胃底静脉血管迂曲扩张,压力升高,易于破裂出血。胃底静脉曲张最为常见,占 PPH 的 15%~53%。

　　胰腺术后引起所谓的胰源性门脉高压,实际指一些手术离断了静脉回流,而未阻断相应动脉血供,如胰十二指肠切除术时,脾静脉汇入门静脉处受累,离断脾静脉后完成 SMV-PV 重建,而未结扎相应脾动脉,导致胃底静脉血管迂曲扩张,压力升高,破裂出血。

　　由此,避免脾静脉回流障碍或阻断相应脾动脉血供是减少术后胰源性门脉高压出血的关键。慢性胰腺炎患者常存在胰源性门脉高压表现,如行胰腺手术,术后消化道出血发生风险高,术前需充分评估胰源性门脉高压程度,术式选择时考虑到改善胰源性门脉高压症状,比如行胰腺假性囊肿空肠 Roux-en-Y 吻合 + 脾脏切除术,减少术后消化道出血发生风险。

　　(3) 应激性溃疡和吻合口溃疡:胰腺手术创伤大,术后并发症多,患者会因腹腔感染、休克、全身炎症反应等原因导致急性胃黏膜病变,引起急性胃黏膜出血。

　　(4) 其他原因导致的消化道出血:既往存在肝硬化门脉高压病史、消化道溃疡、血管畸形病变等,因手术创伤、应激等导致围手术期出血。

　　2. 胰腺术后消化道出血处理

　　(1) 保守治疗:是胰腺术后消化道出血的主要治疗方式,大多数胰腺术后消化道出血可通过保守治疗控制,主要包括卧床休息、禁食、抑酸、抑酶、补液扩容、输血、维持水电解质酸碱平衡、留置胃管、止血药物应用等。胃管内注入冰去甲肾上腺素盐水洗胃、凝血酶原粉口服或胃管注入等,均有助于消化道出血的止血。保守治疗同时需密切观察病情变化,避免呕血时引起窒息。

　　(2) 内镜治疗:通常在保守治疗效果不确切或出血量较大时采用,常可发现消化道出血部位,部分胰腺术后消化道出血可通过内镜止血。对于含有消化道重建步骤的胰腺手术,如发生早期消化道出血,内镜检查常有阳性发现,但因内镜治疗可能损伤消化道吻合口,导致更严重并发症,应由有经验的消化内镜医生操作,注意轻柔操作,避免内镜操作过程中二次损伤。胰体尾切除术、胰腺局部剜除术等无消化道重建的手术,术后消化道出血常由于应激性溃疡或胰源性门脉高压等原因引起,多可通过保守治疗控制,内镜检查可协助明确原因。

　　(3) 介入治疗:对于胰腺术后消化道出血的患者,通常认为只有在选择性血管造影显示明确出血部位后,才可经导管进行止血治疗,且不得采用栓塞小肠止血的方法,原因是栓塞近端血管容易引起肠管的缺血坏死。

　　(4) 手术治疗:出血原因和出血部位不明确的情况下采用,不主张盲目行剖腹探查,若有下列情况时可考虑剖腹探查术:活动性大出血并出现血流动力学不稳定,不允许做内镜、DSA 动脉造影或其他检查;保守治疗无效且胃镜、DSA 等检查未发现出血部位,且出血持续;通过内镜、介入治疗无法止血,需手术探查止血,如胰肠吻合口、胆肠吻合口出血引起的消化道出血,消化道出血需行胃切除、小肠肠段切除止血等。术中应全面仔细探查,找到出血部位并彻底止血。

　　**(三) 复合手术室在胰腺术后出血中的作用**

　　随着医疗水平的进步及各级医疗单位设备的逐步改善,"杂交手术室"即复合手术室逐步出现,其内包含的 CT 扫描仪、MRI 扫描仪、C 臂机、手术床、麻醉机、监护设备、内镜设备、中控室等一整套设备,为胰腺术后出血的处理提供了多元化的处理模式。

　　胰腺术后出血在保守治疗无效,需要进一步完善 CT 等检查并即时行介入治疗或手术治疗时,复合手术室体现其独特优势。发生胰腺术后出血需要紧急处理时,可以于复合手术室完成 CT 或 MR 检查,评估出血部位、出血量及所存在的腹腔感染、腹腔积液等并发症,在介入或手术治疗前更精准评估病情;介入造影定位罪犯血管失败时,可以中转手术治疗,开腹进一步探查,明确出血部位;消化道出血的病例,可于复合手术室行胃镜定位检查,在内镜止血困难或内镜操作无法完成时,可以即刻手术协助。复合手术室的产生,对于胰腺术后出血的诊断、出血点定位、有效止血、并发症的同时处理均有极大的帮助。

### 三、胰腺术后出血的预防

#### (一) 术前准备

胰腺术前,应充分完善相关术前准备,对于肝功能异常、凝血功能异常、血小板低等患者应充分重视,改善患者肝功能、补充凝血因子、补充血小板,均有助于减少 PD 术后出血发生率。但对于伴有梗阻性黄疸的患者术前是否减轻黄疸尚存在争议。部分研究认为,对严重梗阻性黄疸的患者,术前减轻黄疸可减少术后并发症发生,降低病死率。Wellner 等研究认为,术前进行胆道引流可以减少术后出血的发生。但也有研究持相反观点,认为对于严重梗阻性黄疸的患者,术前减轻黄疸反而会因侵入性操作而增加感染及术后并发症的发生。

#### (二) 术中处理

手术操作是预防术后出血的发生的重要因素,需做到以下几点:

1. 推动胰腺外科专科化,专业化团队采用合理的手术方式。
2. 术中仔细操作,控制手术创伤。
3. 合理处理血管,对于细小血管尽量以丝线结扎或血管缝线缝扎为主,谨慎使用超声刀、电凝止血。
4. 合理选择淋巴结清扫范围,淋巴结清扫时,动脉骨骼化易损伤血管外膜,导致假性动脉瘤形成。
5. 吻合前,仔细寻找手术断面出血、渗血点,严密止血缝扎。
6. 合理选择缝线,避免缝线切割组织。
7. 合理放置引流管,因腹腔引流是判断术后腹腔情况,避免积液残存,减少胰瘘、胆瘘及感染发生的重要手段。

#### (三) 术后管理

术后积极预防胰瘘、胆瘘、腹腔感染等并发症发生,腹腔感染、胰瘘、胆瘘等情况下,需保持引流通畅,腹腔积液合并感染时,及时行超声或 CT 引导下腹腔积液区置管引流术,部分患者需积极持续灌注冲洗引流,避免消化液积聚腐蚀血管。如术后发生先兆出血,需要及时查明原因,并针对性处理。

### 四、小结

胰腺术后出血是胰腺术后最严重的并发症之一,也是胰腺手术围手术期死亡的主要原因,胰腺术后出血起病急、进展快、原因复杂,临床决策也较为困难。术者应根据患者的出血时间、部位、程度、手术方式及自身经验,选择合适的干预时机和治疗方式。同时,在术前、术中、术后需要积极预防出血的发生,进一步提高胰腺手术的安全性。

(翁源驰　邓侠兴)

## 第五节　乳　糜　瘘

乳糜瘘是胰腺手术后比较少见的并发症。术中损伤乳糜池及其分支或后腹膜淋巴清扫后导致的淋巴回流障碍是其主要原因。慢性胰腺炎是术后发生乳糜瘘的最重要危险因素。国际胰腺外科研究小组将胰腺术后乳糜瘘定义为术后第 3 天起,腹腔引流液呈乳白色同时伴有三酰甘油含量大于 110mg/dl 或 1.2mmo/L。对于绝大多数乳糜瘘患者,结合饮食控制、胃肠外营养支持及辅助药物治疗即可获得理想治疗效果。对于非手术治疗效果不佳者,介入治疗或手术治疗是可供选择的方案。

乳糜瘘(chylous fistula)最常见于胸部和头颈部手术后。腹部手术中,乳糜瘘导致的乳糜腹(chyloperitoneum)主要见于围绕腹主动脉操作的手术以及后腹膜广泛淋巴结清扫的手术,因此胰腺手术是导致乳糜腹的重要原因。手术中损伤乳糜池(cisterna chili)及其主要分支是导致乳糜腹发生的主要原因。此外,广泛淋巴结清扫后淋巴液回流障碍也是可能原因。由于乳糜液中含有大量长链三酰甘油、淋巴细胞以及免疫球蛋白等,乳糜液的大量丢失会导致患者营养不良、免疫力低下、甚至继发感染,进而延长住院天数,给患者带来心理、生理及经济上的多重负担。因此尽管胰腺外科手术后发生乳糜瘘较为少见,但仍然越来越得到临床的重视。

## 一、乳糜瘘发生的病理生理

任何原因引起的淋巴回流通路中断是乳糜瘘发生的根本原因。人体内的淋巴回流通路是一个互相交通且复杂的网络。淋巴液的组成成分包括蛋白、脂肪/乳糜微粒以及各类免疫细胞,从人体的各个部分通过相互交通的淋巴管来到胸导管(alimentary duct),经左侧颈内静脉和锁骨下静脉汇合处进入静脉循环。乳糜池和它的主要分支组成了腹部的淋巴系统,包括小肠总干(the common intestinal trunk)和腰干(lumbar trunks)等。乳糜池是位于腹膜后第1~2腰椎位置扩张的囊状容器,被认为是胸导管腹腔内的延续,接收腹腔内的淋巴液(图63-5-1)。人体内淋巴液主要由腹部脏器产生,如肝脏和小肠。近半数的淋巴液由小肠产生,经肠道水解与乳化作用后,脂肪酸等转化成三酰甘油,再经由小肠吸收进入淋巴系统成为乳糜微粒。因此,乳糜瘘呈现出的乳白色外观与其内三酰甘油和游离脂肪酸的含量有关。

乳糜腹发生的机制有三:①手术或外伤造成的淋巴回流通路中断,淋巴液由破口进入腹腔,形成淋巴腹腔瘘;②心功能不全或肝硬化门脉高压患者,淋巴系统压力升高,淋巴液瘀滞,淋巴管扩张,乳糜液自淋巴管渗出;③恶性肿瘤或炎症导致周围淋巴组织受压或纤维化,造成淋巴回流受阻,淋巴液进入腹腔。

## 二、乳糜瘘发生的危险因素

临床上乳糜瘘及乳糜腹多与腹部手术相关,尤以胰腺相关术后乳糜瘘发生率最高。这可能是由于乳糜池恰巧位于第1、2腰椎水平前方,与胰腺头颈部紧邻而易于损伤有关,因此胰十二指肠切除手术的乳糜瘘发生率要高于胰体尾部手术。由于目前缺乏统一的诊断标准,文献报道的乳糜瘘发生率差异较大。在近年采用最严格诊断标准的大样本研究中,报道胰腺相关术后乳糜瘘的发生率在10%以上。胰腺恶性肿瘤的后腹膜淋巴结广泛清扫也增加了乳糜池及其属支破裂的风险。文献报道腹部手术后乳糜瘘发生的危险因素包括:慢性胰腺炎、高龄、女性、手术操作、术后早期进食、术前营养状况不佳、术前化疗史、肿瘤侵犯后腹膜、清扫淋巴结数量、围绕腹主动脉周围的操作、联合血管切除以及术后早期肠内营养等。其中慢性胰腺炎被认为是术后乳糜瘘发生的最重要的独立危险因素,原因有二:其一是由于长期慢性炎症刺激使胰腺周围组织纤维化,增加了手术的范围及难度,容易引起乳糜瘘;其二,长期慢性炎症刺激导致淋巴管扩张,淋巴液瘀滞,使得手术中淋巴管受损破裂的概率大大增加。

## 三、乳糜瘘的诊断

腹部手术后患者引流液出现乳白色液体是乳糜瘘的主要临床表现,且多于恢复进食后出现。虽然乳糜瘘的发生与进食后的脂肪吸收有关,但推迟术后进食时间并不能降低乳糜瘘的发生率。无腹腔引流管的患者则会因腹腔内大量乳糜液的积聚而出现腹胀、腹痛。若同时伴有感染,则可表现出发热、腹膜刺激征或直肠刺激症状。随病程发展,大量包含乳糜微粒及免疫球蛋白的乳糜液丢失会导致患者出现低蛋白血症、营养不良,液体进入第三组织间隙而逐渐出现下肢水肿等表现,并呈进行性加重。

诊断乳糜瘘之前首先要排除存在胰肠或胆肠吻合口瘘。吻合口瘘导致的胰酶释放激活腐蚀周围结缔组织同样可以产生三酰甘油升高的乳白色引流液。对于未留置腹腔引流管并有大量腹水的患者,腹穿是必要的诊断手段。腹水呈乳白色则高度怀疑乳糜瘘。腹水检测包括腹水常规、生化、细菌培养、细胞学检测、腹水三酰甘油及淀粉酶含量的测定。常规影像学检查如CT、MRI等则很难将乳糜液与尿、胆汁、消化液以及单纯性腹水进行鉴别,因此对于乳糜瘘的诊断并不敏感。淋巴管造影和淋巴显像对于发现后腹膜异常淋巴结、淋巴管瘘以及胸导管破裂非常有效,并可对破裂处进行栓塞或注射硬化剂,在诊断的同时也能作为一种治疗手段。

乳糜瘘的诊断目前没有统一标准。国际胰腺外科研究小组(International study group of pancreatic surgery,ISGPS)在 2016 年制定的胰腺术后乳糜瘘共识中将胰腺术后乳糜瘘定义为自术后第 3 天起,腹腔引流液呈乳白色同时伴有三酰甘油含量大于 110mg/dl 或 1.2mmo/L。但由于胰腺术后,尤其是原先即罹患慢性胰腺炎的患者多存在营养不良,即使出现乳糜瘘,其引流液三酰甘油水平也可能低于 1.2mmo/L。但该类患者的引流液三酰甘油水平一般会高于血三酰甘油水平。因此如果胰腺术后引流液量过大,也应考虑存在乳糜瘘可能。Kim 等认为胰十二指肠切除术后第四天引流量仍超过 335ml,即提示存在乳糜瘘可能。

ISGPS 共识还根据患者的临床表现、治疗手段以及住院时间对乳糜瘘进行了分级(表 63-5-1):A 级乳糜瘘指不影响临床正常进程,不延长住院时间,仅饮食控制就能痊愈。B 级乳糜瘘指需要接受例如鼻饲、全肠外营养、腹腔引流或联合奥曲肽等药物辅助治疗,满足任何一项,即可诊断为 B 级乳糜瘘。B 级患者的住院天数延长与乳糜瘘直接相关并且可能需要带管出院或者因为乳糜瘘再次入院。C 级乳糜瘘则更为严重,患者可能需要更加有创的操作,包括介入下的栓塞、硬化剂治疗、手术探查、入住重症监护室甚至由于乳糜瘘造成死亡。

表 63-5-1　ISGPS 胰腺术后乳糜瘘分级

|  | A 级 | B 级 | C 级 |
|---|---|---|---|
| 治疗 | 无或仅饮食控制 * | 鼻饲及饮食控制和 / 或全肠外营养,需要外科引流或 CT 定位下穿刺引流,或需药物辅助治疗 | 其他有创性院内治疗 #,需要重症监护,死亡 |
| 带管出院或重新入院 | 否 | 可能需要 | 可能需要 |
| 住院天数延长 $ | 否 | 是 | 是 |

*饮食控制指含有或不含有中链脂肪酸的忌脂饮食;# 其他有创性院内治疗指介入治疗或再次手术;$ 住院天数延长指由乳糜瘘相关并发症造成的住院天数延长

## 四、乳糜瘘的治疗

乳糜瘘的治疗包括保守治疗、介入治疗以及手术治疗。

### (一)保守治疗

对于大多数患者保守治疗均能达到理想效果。保守治疗包括饮食控制,全肠外营养支持以及药物辅助治疗。饮食控制指提供仅含中链脂肪酸的低脂高蛋白饮食。这是由于中链脂肪酸由小肠黏膜吸收后,可不经过肠淋巴系统输送,直接以游离脂肪酸与甘油形式经门静脉到达肝脏,不仅可以补充营养,而且可以减少乳糜液的漏出。但中链脂肪酸口味较差,且会引起腹胀、恶心与呕吐。单纯饮食控制疗效不佳时,可予以患者禁食,同时进行全肠外营养支持。全肠外营养支持可以让肠道休息从而减少淋巴液的产生,同时还能提供蛋白质合成必需的氨基酸、维生素和电解质,增加胶体渗透压,促进液体经腹膜吸收。文献报道,77% 以上的乳糜瘘患者经全肠外营养支持结合饮食控制治疗即能获得治愈。因此,有作者建议一旦确诊乳糜瘘,应即刻开始全肠外营养支持治疗。在饮食控制及全肠外营养治疗的同时也可联合药物治疗。奥利司他通过抑制胃胰脂肪酶活性从而阻断小肠内食物三酰甘油分解,减少脂肪酸的吸收。生长抑素通过降低门脉系统压力、抑制胰酶分泌从而减少肠道三酰甘油的吸收。Kuboki 等报道肝胆胰术后发生乳糜瘘的患者联合使用生长抑素,与单纯使用全肠外营养治疗相比能够更早的拔除腹腔引流管。

### (二)介入治疗

保守治疗无效的患者可以考虑行介入治疗,主要方法为淋巴管造影、碘油栓塞以及注射硬化剂。文献报道对于保守治疗无效的患者行淋巴管造影碘油栓塞治疗的有效率可达 35%~70%,若术前每日引流量小于 500ml,则有效率更高。介入治疗有效者可显著减少引流量,并使引流液变清。淋巴管栓塞治疗后最常见的不适是出现短暂的腹股沟或盆腔部位的疼痛,对症治疗后多能很快缓解。

### （三）手术治疗

绝大部分患者经保守治疗及介入治疗后能获得痊愈。少数保守治疗 3~4 周后无效，且无法行介入治疗的患者可考虑行手术治疗。手术治疗的主要目的为解除病因。对于由炎症如慢性胰腺炎或肿瘤造成的纤维束带压迫淋巴主干所引起的乳糜瘘，可通过手术解除束带压迫。对于由乳糜池及其主干损伤所致的乳糜瘘，可通过手术寻找瘘口并缝合结扎。对于无明显瘘口及病因的患者，可将主动脉旁组织予以缝合以减少乳糜瘘的量。另有采用腹腔静脉分流方法治疗乳糜瘘的报道，但该方法存在较高的并发症发生率，包括低钾血症、脓毒血症、小肠梗阻、气栓等，因此在临床应用的经验很有限。

相对胰腺术后其他并发症，乳糜瘘的发生较为少见。慢性胰腺炎是胰腺手术后发生乳糜瘘的重要危险因素。诊断主要依据对腹水三酰甘油含量的检测。多数患者可通过饮食控制，全肠外营养以及联合药物治疗获得痊愈。保守治疗无效的患者可以考虑介入或手术治疗。

（姜翀弋　梁　赟）

# 第六节　肠　瘘

肠瘘（enteric fistula）是腹部外科手术最棘手的并发症之一，可引起严重感染和营养不良，病死率高。主要致死原因是败血症、营养不良和电解质异常。手术后肠瘘占所有肠瘘的 75%~85%，是腹部外科中最严重并发症之一。

治疗策略将肠外瘘患者的治疗大致分为三个阶段，即复苏与评价阶段、防治并发症和维持阶段、确定性手术阶段。治疗措施方面，通畅有效引流是外科治疗的前提，营养支持是外科治疗的保障，通过加速康复外科等新理念的运用提高患者综合机能，把握救治时机，达到加速患者康复的目的。

## 一、临床表现与诊断

明显的肠瘘，即腹壁存在经久不愈的创口及从此口排出肠内气体或溢出食物残渣、肠液的肠瘘较易诊断。肠液或气体溢出不明显的外瘘诊断较困难，尤其是腹膜后结肠瘘，临床仅表现为切口或创口持久不愈，或愈后又破溃。

### （一）临床表现

1. 瘘口形成与肠内容物漏出　肠瘘的特征性表现是在腹壁可出现一个或多个瘘口，有肠液、胆汁、气体、粪便或食物流出，瘘口周围的皮肤红肿、糜烂，由于消化液的作用，可出现大片皮肤或腹壁缺损。十二指肠瘘和高位空肠瘘，流出量可很大，达 4 000~5 000ml/d，含有大量胆汁和胰液，经口进食的食物很快以原形从瘘口排出；低位小肠瘘，流出量仍较多，肠液较稠，主要为部分消化的食糜；结肠瘘一般流出量少，呈半成形的粪便，瘘口周围皮肤腐蚀较轻。

2. 感染　感染是肠瘘发生和发展的重要因素，也是主要临床表现之一。腹腔感染，特别是腹腔脓肿可引起肠瘘，肠瘘发生初期肠液漏出会引起不同程度的腹腔感染、腹腔脓肿，如病情进一步发展还可出现弥漫性腹膜炎、脓毒血症等临床表现。

3. 营养不良　由于肠内容物特别是消化液的漏出，造成消化吸收障碍，加上感染，进食减少以及原发病的影响，肠瘘患者大多出现不同程度营养不良，可有低蛋白血症、水肿、消瘦等相应的临床表现。

4. 水电解质和酸碱平衡紊乱　依肠瘘的位置类型，流量不同，有程度不等的内稳态失衡，可以表现多样，常见的是低钾、低钠、代谢性酸中毒等。

5. 多器官功能障碍　肠瘘后期，病情得不到控制，可出现多器官功能障碍，较易出现胃肠道出血，肝脏损害等。

### （二）诊断

根据临床表现及病史和有关检查，肠瘘的诊断多无困难。肠外瘘患者往往出现明确持续性腹部疼痛不适，腹膜炎体征及全身感染征象，同时腹腔引流管等引流出肠内容物，或腹部切口出现消化液等变化时应首先考虑肠瘘可能。目前主要诊断技术包括：腹部 B 超、CT、瘘管造影、腹腔穿刺、消化道造影等。我们认为早期诊断首选 CT:其具有无创,能够明确腹腔脓肿位置,腹腔感染情况,肠瘘可能位置,在肠瘘所致的肠壁炎性水肿等优点。对于消化道造影,目前考虑使用水性造影剂而非钡剂等造影,利于明确瘘口位置、多发还是单发,后期亦可以明确窦道走行及瘘口情况。窦道造影可以通过引流管进行,其具有操作相对简单,损伤小,利于发现瘘口位置及窦道走行等优点,但是腹腔积液未包裹时,有加重腹腔感染可能。

## 二、治疗

### (一)阶段性治疗策略

近年来形成的治疗策略,将肠外瘘患者的治疗大致分为三个阶段,即复苏与评价阶段、防治并发症和维持阶段、确定性手术阶段。

1. 第一阶段　通过复苏与脏器功能支持使患者病情稳定后,要通过各种造影和 CT 检查并结合临床症状与体征明确肠瘘诊断,了解肠瘘的部位与引流情况,决定肠瘘患者的具体治疗策略。

2. 第二阶段　主要是处理各种并发症,包括感染、出血、水电解质紊乱、脏器功能障碍和营养不良。在维持阶段,营养支持是主要的任务,早期主要是肠外营养。部分患者通过有效的引流、肠外营养支持与生长抑素的使用可达到肠外瘘的自行愈合。

3. 第三阶段　肠外瘘确定性手术及围手术期即肠外瘘治疗的第三阶段,所谓肠瘘的确定性手术,即针对肠瘘肠段的肠切除肠吻合手术,如患者有腹壁缺损,还包括腹壁的重建手术。

### (二)治疗措施

1. 复苏与脏器功能支持　肠外瘘发生后,随着严重腹腔感染的发生,甚至出现脓毒症(sepsis),脓毒症休克,继之器官功能障碍。这一阶段要非常重视合理的液体治疗,给予血管活性药物的使用,贯彻损伤控制性复苏的原则。当有器官功能障碍时,采用人工器官支持是当前有效的方法。肺功能障碍时,可应用机械通气(呼吸机),重者可加用心肺转流术、膜氧交换(ECMO)的方法。肾功能有障碍时,可采用持续肾替换法(CRRT)。CRRT 不仅用于肾功能障碍,也是治疗全身性炎性反应的一种辅助方法。

2. 水、电解质平衡与营养支持　水电解质和酸碱平衡紊乱是高流量肠瘘的严重并发症,也是肠瘘早期死亡的主要原因。维持水电解质和酸碱平衡的基本措施是保证正常的水电解质和酸碱补充,控制肠液漏出,及时发现和纠正水电解质紊乱,对肠瘘患者应注意监测 24 小时出入量,血电解质,血气分析,血细胞比容,血浆渗透压,尿量,尿比重,尿电解质等,特别要注意有无低钾血症,低钠血症和代谢性酸中毒。

肠瘘患者常因摄入不足,高代谢和大量消化液营养物质丢失导致营养不良。多数研究显示,败血症合并营养不良是导致患者死亡的主要原因。在肠外瘘发生的早期,为减少肠液的分泌量及漏出量,均采取禁食措施,甚至行胃肠减压,此时给予肠外营养(parenteral nutrition,PN)很重要。PN 不仅可以使蛋白质合成增加、纠正营养不良,还可以减少消化液的分泌,使得瘘口溢出的肠液明显减少。这有助于合并感染的控制,对于提高手术的成功率和促进肠瘘口的自愈亦有显著的辅助作用。肠道功能与通畅性基本恢复及瘘口远端无梗阻,低流量肠瘘,或高位肠瘘瘘口经处理后,则应尽快将全肠外营养过渡至肠内营养(enteral nutrition,EN)或联合应用 PN 和 EN。

3. 生长抑素与生长激素　生长抑素及其衍生物由于能极大地降低胃肠液的分泌量及分泌液中消化酶的含量,抑制胃肠蠕动,使瘘口肠液溢出液量减少对瘘口周围皮肤损害,特别是对高位流量瘘愈合,效果更为明显。生长激素具有促进合成代谢,促进蛋白质合成及促进伤口和瘘口愈合的作用,能够促进肠瘘患者蛋白质合成,改善营养状况,而且能够保护肠黏膜屏障,减少细菌易位,促进肠吻合口的愈合。

生长抑素和生长激素联合应用于肠瘘的治疗:在瘘发生的早期,通过有效的引流,营养支持和生长抑素的使用,减少肠液的分泌与外溢,控制感染,促进管状瘘形成。接着使用生长激素以改善蛋白合成和组织增殖,促进瘘管的缩小与闭合,因而有望提高肠瘘的自愈率,缩短自愈时间,并使肠外瘘早期决定性手术的成功成为可能。

4. 瘘口瘘管的处理

(1)合理有效的引流及时有效的充分引流,控制清除外溢肠液是肠外瘘早期处理的关键措施(图63-6-1)。

在肠瘘形成初期,腹腔已经安置引流管且通畅,可应用此引流管继续引流;如果无腹腔引流管或引流不畅,存在广泛多处的腹腔感染,残留脓肿或多腔脓肿等,可考虑剖腹探查,术中吸净肠液,大量盐水冲洗后放置有效的引流。近年,临床上更主张采取 B 超或者 CT 引导下腹腔多发性脓肿穿刺引流,避免剖腹探查。

对于肠瘘的腹腔引流,多应用单腔负压管,双套管及三腔管引流:单腔负压管容易发生引流管堵塞,引流不畅,适于短期的抽吸引流;双套管负压深部引流的优点是能预防组织堵塞引流管,但由于肠瘘患者的腹腔引流液中含有多量的纤维素和组织碎屑,仍可引起管腔堵塞;三腔引流管是在双套管旁附加注水管,以便于持续滴入灌洗液,这样可比较长时间地保持引流作用,而且可以对瘘管进行持续冲洗,是目前治疗肠瘘最有效的引流方法。近来,有学者运用持续负压密封吸引引流(VAC)救治多发肠瘘合并腹壁缺失患者。

(2)封堵:封堵适于管状瘘或者高流量瘘需要尽快控制肠液漏出以改善营养状况者,封堵前应进行瘘管造影,明确瘘管瘘口位置和解剖关系,最好在影像引导下完成。传统的方法是用纱布,油纱条填塞;还有盲管堵塞法,水压法堵塞等;近年来又增加从管状瘘的外口注入黏合剂(502,氰基丙烯胺)或纤维蛋白胶,更有以自体纤维蛋白胶促进管状瘘的愈合。随着内镜技术的发展,更有在肠瘘发生的早期,特别是吻合口瘘,借助内镜夹闭的方法(over the scope clip)获得初效。

瘘口周围皮肤,可以涂抹氧化锌,氢氧化铝或其他抗生素软膏,予以保护,也可用白炽灯或红外线灯烤瘘口及其周围,保持皮肤干燥。

5. 抗生素的应用 肠瘘患者应用抗生素的主要适应证包括:肠瘘早期存在严重的腹腔或者全身感染;PN 存在静脉导管感染危险或者已经发生静脉导管感染;肠瘘患者全身情况较差或者存在肠道细菌易位危险等。但在肠瘘围手术期、肠瘘患者的慢性和恢复期,以及当瘘口感染局限、经引流冲洗和营养支持瘘管开始愈合缩小等情况下,一般不用抗生素治疗。

6. 手术治疗 肠瘘患者经控制感染、营养支持后,如无远端梗阻、特异性病变等影响愈合的因素,可有一定的自愈率(约 30%)。对保守治疗不能治愈的肠瘘,如唇状瘘等,应及早行手术治疗。

(1)早期辅助性手术:即先引流,待感染控制、炎症消退、营养状况得到改善后再行确定性手术。持续腹腔引流、肠瘘引流及空肠营养造瘘,手术时间短且简单有效,可以保证引流通畅并避免消化液溢出。小肠瘘引流应根据瘘口的大小和周围组织的具体情况,由瘘口直接引流,或者同时在瘘口的近、远端行造口引流。

(2)确定性手术:在腹腔感染得到控制,患者的营养状况得以改善,瘘口溢出液明显减少,周围皮肤损害减轻后进行。手术计划应包括:松解所有粘连;彻底清除引流所有脓肿;解除远端梗阻;切除瘘管和坏死组织,用健康、血供丰富的肠管端端吻合。

(3)主要的术式

1)肠切除吻合术:方法是切除包括肠瘘在内的楔形肠壁或部分肠管后行肠吻合,这是最常用,效果最好的一种方式,其手术创伤小,损失肠管少,适用于大多数空肠瘘,回肠瘘和结肠瘘。

2)肠瘘修补术:包括带蒂肠浆肌层片覆盖修补术和肠襻浆膜层覆盖修补术,对十二指肠等部位的瘘,在广泛粘连的情况下,行切除吻合较困难,可行带蒂肠浆肌层片覆盖修补术,具体是:将瘘口缝合后,在其附近截取一段肠管制成带蒂肠浆肌层片覆盖瘘口之上,可使瘘口较好愈合,这一术式操作简单,成功率高。肠襻浆膜层覆盖修补术的方法是将一段肠襻上提覆盖于缝合的瘘口上,一般采用 Roux-en-Y 式肠襻,这一术式由于需游离大段肠管,应用有时较困难。

3)肠瘘旷置术:方法是将瘘口所在肠襻的远、近侧肠管行短路吻合以旷置肠瘘所在的肠段,待以后再行二期手术切除,或等待肠瘘的自愈,适用于粘连严重,无法进行肠瘘部肠襻分离的肠瘘。

另外,十二指肠瘘还应作胃造瘘,空肠造瘘,胆总管切开 T 管引流;结肠瘘应作近端结肠或回肠造瘘。实践证明,在手术时做空肠造瘘对任何吻合口瘘术后全身营养都极为重要。

肠瘘一旦发生,其相继出现的病理生理改变一直考验着外科医生的判断、决策和执行能力。医学的进展也使得临床医生有可能纠正肠外瘘患者出现的多种病理生理异常。就目前而言,外科医生应根据肠外瘘患者不断变化的病理生理情况,高度重视肠瘘的综合治疗措施,熟悉各种治疗手段的优势与不足,辨证灵活地使用各种治疗措施,从而达到改善肠外瘘患者预后,促进肠瘘快速愈合的目的。

（田　锐）

# 参 考 文 献

1. Bassi C, Dervenis C, Butturini G, et al. Postoperative pancreatic fistula: an international study group (ISGPF) definition. Surgery, 2005, 138 (1): 8-13.

2. Bassi C, Marchegiani G, Dervenis C, et al. The 2016 update of the International Study Group (ISGPS) definition and grading of postoperative pancreatic fistula: 11 Years After. Surgery, 2017, 161 (3): 584-591.

3. Coolsen MM, van Dam RM, van der Wilt AA, Slim K, Lassen K, Dejong CH. Systematic review and meta-analysis of enhanced recovery after pancreatic surgery with particular emphasis on pancreaticoduodenectomies. World J Surg, 2013, 37 (8): 1909-1918.

4. 中华医学会外科学分会胰腺外科学组,中国研究型医院学会胰腺病专业委员会. 胰腺术后外科常见并发症诊治及预防的专家共识. 协和医学杂志, 2017, 8 (2-3): 139-146.

5. 王伟珅. 胰十二指肠切除术后胰瘘的危险因素分析. 中华消化外科杂志, 2014, 13 (7): 531-534.

6. Ecker BL, McMillan MT, Allegrini V, et al. Risk Factors and Mitigation Strategies for Pancreatic Fistula After Distal Pancreatectomy. Annals of Surgery, 2017: 1-11.

7. Xiong JJ, Tan CL, Szatmary P, et al. Meta-analysis of pancreaticogastrostomy versus pancreaticojejunostomy after pancreaticoduodenectomy. The British journal of surgery, 2014, 101 (10): 1196-1208.

8. Chen Z, Song X, Yang D, et al. Pancreaticogastrostomy versus pancreaticojejunostomy after pancreaticoduodenectomy: a meta-analysis of randomized control trials. European journal of surgical oncology: the journal of the European Society of Surgical Oncology and the British Association of Surgical Oncology, 2014, 40 (10): 1177-1185.

9. Zhang X, Ma L, Gao X, et al. Pancreaticogastrostomy versus pancreaticojejunostomy reconstruction after pancreaticoduodenectomy: a meta-analysis of randomized controlled trials. Surgery today, 2015, 45 (5): 585-594.

10. Koch M, Garden OJ, Padbury R, et al. Bile leakage after hepatobiliary and pancreatic surgery: a definition and grading of severity by the International Study Group of Liver Surgery. Surgery, 2011, 149 (5): 680-688.

11. Burkhart RA, Relles D, Pineda DM, et al. Defining treatment and outcomes of hepaticojejunostomy failure following pancreaticoduodenectomy. Journal of gastrointestinal surgery: official journal of the Society for Surgery of the Alimentary Tract, 2013, 17 (3): 451-460.

12. Miller BC, Christein JD, Behrman SW, et al. Assessing the impact of a fistula after a pancreaticoduodenectomy using the Post-operative Morbidity Index. HPB: the official journal of the International Hepato Pancreato Biliary Association, 2013, 15 (10): 781-788.

13. Buchler MW, Wagner M, Schmied BM, et al. Changes in morbidity after pancreatic resection: toward the end of completion pancreatectomy. Arch Surg, 2003, 138 (12): 1310-1314; discussion 5.

14. Witzigmann H, Diener MK, Kienkotter S, et al. No Need for Routine Drainage After Pancreatic Head Resection: The Dual-Center, Randomized, Controlled PANDRA Trial (ISRCTN04937707). Annals of surgery, 2016, 264 (3): 528-537.

15. Gouma DJ, van Geenen RC, van Gulik TM, et al. Rates of complications and death after pancreaticoduodenectomy: risk factors and the impact of hospital volume. Annals of surgery, 2000, 232 (6): 786-795.

16. Yeo CJ, Cameron JL, Sohn TA, et al. Six hundred fifty consecutive pancreaticoduodenectomies in the 1990s: pathology, complications, and outcomes. Annals of surgery, 1997, 226 (3): 248-257; discussion 57-60.

17. Reid-Lombardo KM, Ramos-De la Medina A, Thomsen K, et al. Long-term anastomotic complications after pancreaticoduodenectomy for benign diseases. Journal of gastrointestinal surgery: official journal of the Society for Surgery of the Alimentary Tract, 2007, 11 (12): 1704-1711.

18. Erdogan D, Busch OR, van Delden OM, et al. Incidence and management of bile leakage after partial liver resection. Digestive surgery, 2008, 25 (1): 60-66.

19. DeOliveira ML, Winter JM, Schafer M, et al. Assessment of complications after pancreatic surgery: A novel grading system applied to 633 patients undergoing pancreaticoduodenectomy. Annals of surgery, 2006, 244 (6): 931-937; discussion 7-9.

20. Andrianello S, Marchegiani G, Malleo G, et al. Biliary fistula after pancreaticoduodenectomy: data from 1618 consecutive

pancreaticoduodenectomies. HPB：the official journal of the International Hepato Pancreato Biliary Association，2017，19（3）：264-269.

21. Antolovic D，Koch M，Galindo L，et al. Hepaticojejunostomy--analysis of risk factors for postoperative bile leaks and surgical complications. Journal of gastrointestinal surgery：official journal of the Society for Surgery of the Alimentary Tract，2007，11（5）：555-561.

22. de Castro SM，Kuhlmann KF，Busch OR，et al. Incidence and management of biliary leakage after hepaticojejunostomy. Journal of gastrointestinal surgery：official journal of the Society for Surgery of the Alimentary Tract，2005，9（8）：1163-1171；discussion 71-73.

23. Zhou Y，Wang W，Shi Y，et al. Substantial atherosclerotic celiac axis stenosis is a new risk factor for biliary fistula after pancreaticoduodenectomy. Int J Surg，2018，49：62-77.

24. 吴颖，刘红，史发兰，等. 老年患者胰十二指肠切除术后腹腔感染的危险因素分析. 肝胆胰外科杂志，2017，29（4）：339-342.

25. 周新红，曾长江，苏彧，等. 胰十二指肠切除术后并发症处理及预防. 肝胆胰外科杂志，2015，27（2）：175-177.

26. Mazuski JE，Tessier JM，May AK，et al. The surgical infection society revised guidelines on the management of intra-abdomina infection. SurgInfect（Larchmt），2017，18：1-76.

27. 中华医学会外科学分会胰腺外科学组，胰腺术后外科常见并发症诊治及预防的专家共识，协和医学杂志，2017，8（2-3）：139-142.

28. Massimo Sartelli. 2017 WSES guidelines for managment of intra-abdominal infections. World Journal of Emergency Surgery，2017，12：29.

29. 刘畅，李建国. IDSA/SISA 复杂腹腔内感染诊治指南解读. 中国循证医学杂志，2015，15（7）：777-780.

30. 周颖杰，李光. 成人及儿童复杂性腹腔内感染的诊断与处理：美国外科感染学会及美国感染病学会指南. 中国感染与化疗杂志，2010，10（4）：241-247.

31. Lermite E，Sommacale D，Piardi T，et al. Complications after pancreatic resection：Diagnosis，prevention and management. Clin Res Hepatol Gastroenterol，2013，37（3）：230-239.

32. Kunstman JW，Fonseca AL，Ciarleglio MM，et al. Comprehensive analysis of variables affecting delayed gastric emptying following pancreaticoduodenectomy. J Gastrointest Surg，2012，16（7）：1354-1361.

33. Frymerman AS，Schuld J，Ziehen P，et al. Impact of postoperative pancreatic fistula on surgical outcome--the need for a classification-driven risk management. J Gastrointest Surg，2010，14（4）：711-718.

34. Correa-Gallego C，Brennan MF，D'Angelica MI，et al. Contemporary experience with postpancreatectomy hemorrhage：results of 1122 patients resected between 2006 and 2011. J Am Coll Surg，2012，215（5）：616-621.

35. Bassi C，Dervenis C，Butturini G，et al. Postoperative pancreatic fistula：An international study group（ISGPF）definition. Surgery，2005，138（1）：8-13.

36. Wente MN，Bassi C，Dervenis C，et al. Delayed gastric emptying（DGE）after pancreatic surgery：A suggested definition by the International Study Group of Pancreatic Surgery（ISGPS）. Surgery，2007，142（5）：761-768.

37. Wente MN，Veit JA，Bassi C，et al. Postpancreatectomy hemorrhage（PPH）：An International Study Group of Pancreatic Surgery（ISGPS）definition. Surgery，2007，142（1）：20-25.

38. Tien YW，Lee PH，Yang CY，et al. Risk factors of massive bleeding related to pancreatic leak after pancreaticoduodenectomy. J Am Coll Surg，2005，201：554-559.

39. Manas-Gomez MJ，Rodriguez-Revuelto R，Balsells-Valls J，et al. Post-pancreaticoduodenectomy hemorrhage. incidence，diagnosis，and treatment. World J Surg，2011，35（11）：2543-2548.

40. Wellner UF，Kulemann B，Lapshyn H，et al. Postpancreatectomy hemorrhage-incidence，treatment，and risk factors in over 1，000 pancreatic resections. J Gastrointest Surg，2014，18（3）：464-475.

41. van Berge Henegouwen MI，Allema JH，van Gulik TM，et al. Delayed massive haemorrhage after pancreatic and biliary surgery. Br J Surg，1995，82：1527-1531.

42. de Castro SM，Kuhlmann KF，Busch OR，et al. Delayed massive hemorrhage after pancreatic and biliary surgery：embolization or surgery？Ann Surg，2005，241：85-91.

43. Rumstadt B，Schwab M，Korth P，et al. Hemorrhage after pancreatoduodenectomy. Ann Surg，1998，227：236-241.

44. Wente MN，Shrikhande SV，Kleeff J，et al. Management of early hemorrhage from pancreatic anastomoses after pancreaticoduodenectomy. Dig Surg，2006，23：203-208.

45. Meinke WB,Twomey PL,Guernsey JM,et al. Gastrointestinal bleeding after operation for pancreatic cancer. Am J Surg,1983, 146:57-60.

46. Buchler MW,Wagner M,Schmied BM,et al. Changes in morbidity after pancreatic resection:toward the end of completion pancreatectomy. Arch Surg,2003,138:1310-1314.

47. Choi SH,Moon HJ,Heo JS,et al. Delayed hemorrhage after pancreaticoduodenectomy. J Am Coll Surg,2004,199:186-191.

48. Beyer L,Bonmardion R,Marciano S,et al. Results of non-operative therapy for delayed hemorrhage after pancreaticoduodenectomy. J Gastrointest Surg,2009,13(5):922-928.

49. Meng XF,Wang J,Wang ZJ,et al. Delayed massive hemorrhage after pancreaticoduodenectomy. Zhonghua Yi Xue Za Zhi,2012, 92(16):1119-1121.

50. Chen JF,Xu SF,Zhao W,et al. Diagnostic and therapeutic strategies to manage post-pancreaticoduodenectomy hemorrhage. World J Surg,2015,39(2):509-515.

51. Tien YW,Wu YM,Liu KL,et al. Angiography is indicated for every sentinel bleed after pancreaticoduodenectomy. Ann Surg Oncol,2008,15(7):1855-1861.

52. Asai K,Zaydfudim V,Truty M,et al. Management of a delayed post-pancreatoduodenectomy haemorrhage using endovascular techniques. HPB(Oxford),2015,17(10):902-908.

53. Schafer M,Heinrich S,Pfammatter T,et al. Management of delayed major visceral arterial bleeding after pancreatic surgery. HPB (Oxford),2011,13(2):132-138.

54. LIU Q,SONG Y,XU X,et al. Management of bleeding gastric varices in patients with sinistral port M hypertension. Dig Dis Sci, 2014,59(7):1625-1629.

55. Huang X,Liang B,Zhao XQ,et al. The effects of different preoperative biliary drainage methods on complications following pancreaticoduodenectomy. Medicine(Baltimore),2015,9(14):723.

56. Arkadopoulos N,Kyriazi MA,Papanikolaou IS,et al. Preoperative biliary drainage of severely jaundiced patients increases morbidity of pancreaticoduodenectomy:Results of a case-control study. World J Surg,2014,38(11):2967-2972.

57. Morris SA,Taylor SJ. Peripheral parenteral nutrition in a case of chyle leak following neck dissection. J Hum Nutr Diet,2004,17 (2):153-155.

58. Shimizu K,Yoshida J,Nishimura M,et al. Treatment strategy for chylothorax after pulmonary resection and lymph node dissection for lung cancer. J Thorac Cardiovasc Surg,2002,124(3):499-502.

59. Lagarde SM,Omloo JM,de Jong K,et al. Incidence and management of chyle leakage after esophagectomy. AnnThorac Surg, 2005,80(2):449-454.

60. Leibovitch I,Mor Y,Golomb J RJ,et al. The diagnosis and management of postoperative chylous ascites. J Urol,2002,167(2 Pt 1): 449-457.

61. Evans JG,Spiess PE,Kamat AM,et al. Chylous ascites after postchemotherapy retroperitoneal lymph node dissection:review of the MD Anderson experience. J Urol,2006,176(1):1463-1467.

62. Aalami OO,Allen DB,Jr CHO. Chylous ascites:a collective review. Surgery,2000,128(5):761-778.

63. Bhardwaj R,Vaziri H,Gautam A,et al. Chylous Ascites:A Review of Pathogenesis,Diagnosis and Treatment. J Clin Transl Hepatol,2018,6(1):105-113.

64. Sy ED,Lin CH,Shan YS,et al. Chyloperitoneum:a postoperative complication after repair of tracheoesophageal fistula. J Pediatr Surg,2001,36(6):1-2.

65. Strobel O,Brangs S,Hinz U,et al. Chyle leak after pancreatic surgery:Incidence,risk factors,clinical relevance,and therapeutic implications. Pancreatology,2016,16(3):S74.

66. Van NA,Verhaar AC,Haverkort EB,et al. Chylous Ascites after Pancreaticoduodenectomy:Introduction of a Grading System. J Am Coll Surg,2008,207(5):751-757.

67. Kim JK,Park JS,Hwang HK,et al. Drainage volume after pancreaticoduodenectomy is a warning sign of chyle leakage that inversely correlates with a diagnosis of pancreatic fistula. World J Surg,2013,37(4):854-862.

68. Michalski CW,Kleeff J,Wente MN,et al. Systematic review and meta-analysis of standard and extended lymphadenectomy in pancreaticoduodenectomy for pancreatic cancer. Br J Surg,2007,94(3):265-273.

69. Kuboki S,Shimizu H,Yoshidome H,et al. Chylous ascites after hepatopancreatobiliary surgery. Br J Surg,2013,100(4):522-527.

70. Malik HZ,Crozier J,Murray L,et al. Chyle Leakage and Early Enteral Feeding following Pancreatico-Duodenectomy:

Management Options. Dig Surg,2007,24(6):418-422.

71. Assumpcao L,Cameron JL,Wolfgang CL,et al. Incidence and management of chyle leaks following pancreatic resection:a high volume single-center institutional experience. J Gastrointest Surg,2008,12(11):1915-1923.

72. Gerritsen A,Besselink MGH,Gouma DJ,et al. Systematic review of five feeding routes after pancreatoduodenectomy. Br J Surg,2013,100(5):589-598.

73. Lassen K,Coolsen MME,Slim K,et al. Guidelines for perioperative care for pancreaticoduodenectomy:Enhanced Recovery After Surgery(ERAS®)Society recommendations. Clin Nutr,2012,31(6):817-830.

74. Lv S,Wang Q,Zhao W,et al. A review of the postoperative lymphatic leakage. Oncotarget,2017,8(40):69062-69075.

75. Matsumoto T,Yamagami T,Kato T,et al. The effectiveness of lymphangiography as a treatment method for various chyle leakages. Br J Radiol,2009,82(976):286-290.

76. Besselink MG,Rijssen LB,Bassi C,et al. Definition and classification of chyle leak after pancreatic operation:A consensus statement by the International Study Group on Pancreatic Surgery. Surgery,2016,161(2):365-372.

77. Rodgers GK,Johnson JT,Petruzzelli GJ,et al. Lipid and volume analysis of neck drainage in patients undergoing neck dissection. Am J Otolaryngol,1992,13(5):306-309.

78. Ji W,Wang J,Song B,et al. Cause analysis and therapeutic methods of chylous leakage after pancreaticoduodenectomy. Saudi Med journal,2014,35(11):1396-1399.

79. Chen J,Lin RK,Hassanein T. Use of orlistat(xenical)to treat chylous ascites. J Clin Gastroenterol,2005,39(9):831-833.

80. Kim J,Won JH. Percutaneous treatment of chylous ascites. Tech Vasc Interv Radiol,2016,19(4):291-298.

81. Lizaola B,Bonder A,Trivedi HD. Review article:the diagnostic approach and current management of chylous ascites. Aliment Pharmacol Ther,2017,46(9):816-824.

82. Akin H,Olcmen A,Isgorucu O,et al. Approach to patients with chylothorax complicating pulmonary resection. Thorac Cardiovasc Surg,2012,60(2):135-139.

83. Draus J,HUSS S,Harty N,et al. Enterocutaneous fistula:Are treatments improving? Surgery,2006,140(4):570-578.

84. 任建安. 重视肠瘘的综合治疗. 腹部外科,2015,28(3):145-147.

85. Shiga H,Hirasawa H,Nishida O,et al. Continuous hemodiafiltration with a cytokine-adsorbing hemofilter in patients with septic shock:a preliminary report. Blood Purif,2014,38(3-4):211-218.

86. Mc Clave S,Martindale R,Vanek V,et al. Guidelines for the Provision and Assessment of Nutrition Support Therapy in the Adult Critically Illp Ptient:Society of Critical Care Medicine(SCCM)and American Society for Parenteral and Enteral Nutrition (A.S.P.E.N.). JPEN J Parenter Enteral Nutr,2009,33(3):277-316.

87. Lloyd DA,Gabe SM,Windsor AC. Nutrition and management of enterocutaneous fistula. Br J Surg,2006,93(9):1045-1055.

88. 黎介寿,任建安,王新波. 生长抑素与生长激素促进肠外瘘自愈的机理与临床研究. 中华外科杂志,2000,38(6):447-450.

89. Gu G,Ren J,Liu S,et al. Comparative evaluation of sump drainage by trocar puncture,percutaneous catheter drainage versus operative drainage in the treatment of intra-abdominal abscesses:a retrospective controlled study. BMC Surg,2015,15(1):59.

90. Banasiewicz T,Bobkiewicz A,Borejsza-Wysocki M,et al. Portable VAC therapy improve the results of the treatment of the pilonidal sinus--randomized prospective study. Pol Przegl Chir,2013,85(7):371-376.

91. 潘柏宏,杨耀成,黄耿文. 感染性胰腺坏死及其合并肠瘘的临床分析. 中国普通外科杂志,2015,24(3):375-379.

92. Avalos-Gonzalez J,Portilla-de Buen E,Leal-Cortes CA,et al. Reduction of the closure time of postoperative enterocutaneous fistulas with fibrin sealant. World J Gastroenterol,2010,16(22):2793-2800.

93. Wu X,Ren J,Gu G,et al. Autologous platelet rich fibrin glue for sealing of low-output enterocutaneous fistulas:an observational cohort study. Surg,2014,155(3):434-441.

94. Kirschniak A,Kratt T,Stüker D,et al. A new endoscopic over-the-scope clip system for treatment of lesions and bleeding in the GI tract:first clinical experiences. Gastrointest Endosc,2007,66(1):162-167.

95. 季加孚. 肠瘘的确定性手术的相关问题. 国际外科学杂志,2007,34(8):512-513.

# 第 64 章

# 慢性胰腺炎暨胰腺手术治疗后的远期并发症及处理

【摘要】慢性胰腺炎是一种反复发作的慢性迁延性疾病,绝大多数患者可以得到长期生存,但部分患者会出现各种远期并发症。这些并发症的出现,不仅会影响患者生活质量,还可以导致其他脏器功能发生病变,极少数可以危及患者生命。多数并发症可以采用保守治疗,少数需要外科手术干预。在下面这一章节里,作者把慢性胰腺炎的远期并发症归纳为二大类,第一类为功能性并发症,如糖尿病、胰腺外分泌功能不全。第二类为梗阻性并发症,如胆道梗阻、十二指肠梗阻、胰管梗阻引起胰腺假性囊肿和胰源性腹水 / 胸水、静脉回流堵塞引起胰源性门脉高压等。文中还对远期并发症的发生机制、临床表现和治疗方法进行了探讨。

## 第一节　慢性胰腺炎的功能性并发症

慢性胰腺炎(chronic pancreatitis,CP)是各种病因引起胰腺组织和功能不可逆改变的慢性炎症性疾病。基本病理特征包括胰腺实质慢性炎症损害和间质纤维化,胰腺实质钙化、胰管扩张及胰管结石等改变。临床主要表现为反复发作的上腹部疼痛和胰腺内、外分泌功能不全。胰腺是仅次于肝脏的人体第二大外分泌器官,兼有内分泌和外分泌功能,所以当发生慢性胰腺炎时,胰腺实质及间质都会受到损害,故往往会同时出现胰腺内、外分泌功能不全。近几年对慢性胰腺炎时出现胰腺内、外分泌功能不全有了很多新的研究和发现,本节就慢性胰腺炎时胰腺内、外分泌功能不全的发生机制及处理进行阐述。

### 一、胰腺内、外分泌功能不全发生机制

#### (一)胰腺外分泌功能不全的发生机制

胰腺外分泌功能不全(pancreatic exocrine insufficiency,PEI)指由于各种原因引起的人体自身的胰酶分泌不足或胰酶分泌不同步,而导致患者出现脂肪泻、体重下降、营养消化吸收不良等症状。胰腺外分泌部由腺泡、导管和间质组成,腺泡是合成、贮存和分泌消化酶的组织,导管分泌水和电解质,并输送胰液。维持正常的消化功能需要足量的胰液、通畅的胰管引流和食物与胰液充分的混合。慢性胰腺炎的病理变化为进行性、不可逆的胰腺组织破坏、纤维化,存在胰腺实质功能衰退或损伤,胰腺合成能力下降,同时可能存在胰管阻塞,所以慢性胰腺炎导致的一般均是原发性 PEI。PEI 早期患者无特殊症状,后期可出现脂肪泻、消瘦及营养不良等表现。

下面我们通过 PEI 的临床表现来阐述它的发生机制:

1. 脂肪泻　脂肪泻的发生机制有如下几点:①在慢性胰腺炎患者中,胰腺实质功能衰退、损害,导致

胰酶分泌减少,胰酶中的脂肪酶分泌减少又早于淀粉酶和蛋白酶;②肠道对脂肪酶的降解能力又强于其他酶;③慢性胰腺炎患者碳酸氢盐分泌减少,脂肪酶的活性又受到了小肠低 pH 环境的影响;④慢性胰腺炎患者同时存在胆酸的分泌减少,而胆酸具有乳化脂肪的作用;⑤即使慢性胰腺炎患者肠道中脂肪酶代偿性升高,但仍不足以弥补发生慢性胰腺炎时胰腺自身脂肪酶的分泌减少。

综合以上原因,发生慢性胰腺炎时,脂肪吸收不良早于碳水化合物及蛋白质,而当脂肪酶的分泌量仅为正常水平的 5%~10% 时,脂类物质随粪便过多排出而出现脂肪泻,常表现为松散、多脂、伴有恶臭的粪便。脂肪相对于碳水化合物及蛋白质产能更多,故严重的脂肪泻时会导致慢性胰腺炎患者体重下降。

2. 营养不良相关并发症　慢性胰腺炎患者中,基础能量消耗增加、腹痛、糖尿病和酗酒都会导致营养不良,但营养不良最主要的原因仍是 PEI。PEI 患者胰酶(脂肪酶、蛋白酶、淀粉酶等)分泌减少,会造成一系列营养不良的相关并发症。脂肪酶减少时,脂肪吸收不良的同时影响了脂溶性维生素(Vit A、D、E、K)的代谢。维生素 A 缺乏时,会对弱光敏感度降低,严重时会发生夜盲症;维生素 D 缺乏时,钙、磷吸收减少,儿童可发生佝偻病,成人引起软骨病;维生素 E、K 缺乏时,往往引起神经功能疾病及凝血功能紊乱。蛋白酶减少时,蛋白质吸收不良导致必需氨基酸和脂蛋白水平降低,患者免疫力低下,增加感染风险。体内循环缺乏微量营养素、脂溶性维生素和脂蛋白,心血管事件风险显著增加。

### (二)胰腺内分泌功能不全的发生机制

胰腺内分泌功能不全(pancreatic endocrine insufficiency,PEnI)是慢性胰腺炎时胰腺外分泌腺体损伤,伴随胰岛组织一定程度的破坏及功能受损,导致胰腺分泌各种激素(胰岛素、胰高血糖素、胰多肽等)的紊乱,从而表现出糖耐量异常或显性糖尿病。慢性胰腺炎糖尿病不同于 1 型及 2 型糖尿病,美国糖尿病协会将慢性胰腺炎糖尿病归类于Ⅲc 型糖尿病来研究。下面我们从胰腺内分泌细胞及其他内分泌细胞的方面来阐述慢性胰腺炎时 PEnI 的发生机制。

1. β 细胞　β 细胞分泌胰岛素功能下降是糖耐量异常的主要原因,从组织学上看,慢性胰腺炎时,胰腺总体质量可减轻约 21%,β 细胞则减少约 29%。所以,当慢性胰腺炎发生时,β 细胞大量减少,分泌胰岛素减少,从而出现糖耐量异常,晚期表现为糖尿病。

2. PP 细胞　慢性胰腺炎时,PP 细胞的分泌功能也会随着胰岛损伤而下降。因 PP 细胞分布在胰岛的外周,分散在腺泡及导管细胞之间,Hennig R 等认为位于胰岛中央的 β 细胞受 PP 细胞的保护,PP 细胞分泌水平的下降是胰岛受损的早期表现。PP 细胞分泌功能下降导致胰多肽(pancreatic polypeptide,PP)浓度相应降低,糖耐量异常患者的数量也随之增加。Dana 等又指出 PP 对糖代谢的作用主要通过调节肝糖输出,影响肝脏对胰岛素的敏感性。

3. α 细胞　慢性胰腺炎时,α 细胞受损较轻,相应分泌胰高血糖素的减少程度也较轻。α 细胞的受损导致胰高血糖素的减少对慢性胰腺炎后 PEnI 影响很小,反而在某种程度上减缓了慢性胰腺炎患者出现显性糖尿病的病程。

4. 胃肠道内分泌细胞　另一种非胰腺的胃肠道内分泌细胞分泌的激素 - 肠降糖素,在慢性胰腺炎中的分泌异常也参与了慢性胰腺炎糖尿病发病机制。肠降糖素主要包括葡萄糖依赖性促胰岛素多肽(glucose-dependent-insulinotropic polypeptide,GIP)和胰高糖素样肽 1(glucagon-like peptide I,GLP-1)两类,两者均有促进葡萄糖诱导的胰岛素分泌作用。正常情况下,胰岛分泌的激素与胃肠道内分泌细胞分泌的激素互相影响、互相促进,对内环境的稳定起到一定作用,即所谓的肠 - 胰岛轴。而也早有研究证明,在慢性胰腺炎时,存在肠 - 胰岛轴紊乱,GIP 在慢性胰腺炎糖尿病患者中明显降低,故其促胰岛素作用减弱,从而导致了慢性胰腺炎患者的糖耐量异常。

## 二、PEI 及 PEnI 的处理原则及方案

1. PEI 的处理　PEI 不仅会引起患者腹胀、消化不良和脂肪泻等症状,还会导致营养不良,如体内必需氨基酸、脂肪酸、微量营养物和脂溶性维生素、高密度脂蛋白 c、载脂蛋白 A-I 和脂蛋白 A 等水平降低,以及由此导致的骨质疏松、免疫力下降等表现,严重影响患者生活质量,威胁生命。所以在临床上将早期、及时、长期治疗作为治疗原则。当前的治疗方法包括病因治疗(内镜微创治疗、体外碎石、外科手术等)、饮

食调节(戒酒、少食多餐等)及胰酶替代治疗(pancreatic enzyme replacement therapy,PERT)。慢性胰腺炎导致的 PEI,PERT 是首选治疗方法,PERT 不仅促进了营养物质的消化和吸收,而且显著改善了慢性胰腺炎患者的生活质量。

PEI 的主要治疗方法就是通过胰酶替代治疗(pancreatic enzyme replacement therapy,PERT)来改善消化和营养吸收不良的问题。虽然脂肪、碳水化合物、蛋白质的消化不良存于在 PEI 的整个过程中,但是大部分人主要在研究和探讨脂肪泻,因为脂肪泻在慢性胰腺炎的早期频繁发生。最初,口服胰酶治疗被推荐用于中度以上脂肪泻患者(>15g/d);$^{13}$C- 三酰甘油呼吸试验证实的脂肪吸收不良;存在腹泻,体重下降,或者存在其他实验室证据及临床症状的营养不良患者。而 PERT 用于轻度脂肪泻患者(7~15g/d)仍存在争议。

一项随机、双盲研究证实,用于慢性胰腺炎相关 PEI 的胰酶制剂中,超微微粒或者肠溶包衣微粒的疗效更佳。胰酶的使用剂量必须足以替代胰腺的外分泌功能,虽然没有比较不同剂量胰酶疗效的随机试验,但是有研究显示,正餐时胰酶制剂的最小使用剂量为 40 000~50 000IU(PhEur unit:European Pharmacopoeia unit,欧洲药典单位)脂肪酶 / 餐,辅餐时胰酶制剂的使用剂量为 20 000~25 000IU 脂肪酶 / 餐时,在临床上取得了比较好的疗效。同时推荐 PEI 患者餐中服用胰酶制剂,效果优于餐前和餐后服用。

在使用胰酶制剂时,尽管制订了最佳的给药方案,选择了合适剂量的肠溶包衣超微微粒胶囊,仍存在大约 40% 的 PEI 患者的脂肪消化能力没有得到改善。患者依从性不足、大多数患者存在胃酸过多和肠道细菌过度生长都是治疗失败的主要原因。消化道胃酸过多时,pH 较低可破坏肠溶胰酶的释放、降低其有效性。而抑酸剂可提供更有利于发挥高效率酶功能的消化道环境、改善脂肪吸收。因此对于足量的 PERT 后仍持续存在 PEI 症状的患者,推荐联合服用质子泵抑制剂(proton pump inhibitors,PPI),可显著提高疗效。

慢性胰腺炎导致的 PEI 患者,在 PERT 治疗之后,腹泻、腹胀、体重下降等症状得到缓解并不能确保 PEI 患者的消化和营养状况已经处于正常水平。因此,无论是监测患者消化能力的正常化,还是营养状况的标准化等治疗效果指标都应基于客观参数。由于诊断试验的可用性有限,营养参数(体重、BMI、血浆蛋白、脂溶性维生素、镁和淋巴细胞计数等)的正常化和症状的改善足以确定大多数情况下 PERT 的有效性。

综合以上的研究及探讨,我们作出以下推荐:口服胰酶治疗被推荐用于:①中度及以上脂肪泻患者;②试验诊断为脂肪吸收不良的患者;③存在腹泻、体重下降,或者存在其他实验室证据及临床症状的营养不良患者。

在选择用于慢性胰腺炎相关 PEI 的胰酶制剂时,推荐使用超微微粒或者肠溶包衣微粒胶囊;推荐使用含高活性脂肪酶的制剂且剂量为:正餐的最小使用剂量为 40 000~50 000IU 脂肪酶 / 餐,辅餐的使用剂量为 20 000~25 000IU 脂肪酶 / 餐;并且推荐 PEI 患者餐中服用胰酶制剂,效果优于餐前和餐后服用。

对于足量的 PERT 后仍持续存在 PEI 症状的患者,推荐联合质子泵抑制剂(PPI)等抑制胃酸药物治疗(参见本书第 50 章)。

在大多数情况下,营养参数(体重、BMI、血浆蛋白、脂溶性维生素、镁和淋巴细胞计数等)的正常化和症状的改善足以确定 PERT 的有效性。

2. PenI 的处理    慢性胰腺炎引起的 PEnI 主要表现为慢性胰腺炎糖尿病,它不同于 1 型和 2 型糖尿病,因为胰高血糖素的分泌改变导致低血糖的风险更高,这在依从性差、嗜酒或自主神经病变的患者中尤为突出,但慢性胰腺炎糖尿病发生糖尿病酮症酸中毒的风险却较 1、2 型糖尿病低。慢性胰腺炎糖尿病的管理比较困难,尤其是在 PEnI 的晚期和胰腺手术术后。在微血管病变的发生率上,慢性胰腺炎糖尿病与 1 型和 2 型糖尿病无明显差异。

2 型糖尿病的管理治疗方案(首选二甲双胍,二甲双胍不能有效控制血糖时联合使用胰岛素促泌剂)可以用于慢性胰腺炎糖尿病;然而,这必须根据糖尿病病程、体重指数和合并症来制订个性化的治疗方案。肠促胰岛素类似物(DPP4 酶抑制剂和 GLP-1 受体激动剂)治疗和轻度胰腺炎之间可能存在的联系阻碍了这种治疗方法在慢性胰腺炎糖尿病患者中的应用,这种治疗方法以后是否能用于慢性胰腺炎糖尿病仍需更多的研究来证实。慢性胰腺炎糖尿病患者出现症状性高血糖,C 肽基础水平 <1ng/ml,口服降糖药治疗不耐受或无效(糖化血红蛋白或糖化血红蛋白诊断时 >9.5%),均决定了胰岛素用于慢性胰腺炎糖尿病治疗的必要性。我们推荐使用基础胰岛素类似物(地特胰岛素、甘精胰岛素)作为单药治疗或与餐前胰岛素类似物(门冬胰岛素,赖脯胰岛素,赖谷胰岛素)联合使用,因为上述胰岛素治疗方案降低了低血糖的风险。自注型胰高血糖素制剂也是控制严重低血糖发生的重要措施。此外,治疗应包括慢性胰腺炎糖尿病患者的自我健康管理:少食多餐;戒酒;有规律的体育活动以及长期规律的胰酶治疗。慢性胰腺炎中胰酶治疗对糖代谢的影响目前尚存在争议,一方面,补充胰酶升高肠降糖素可加强其促胰岛素作用,也有研究发现胰酶补充对控制血糖不利,但无论如何,胰酶对于慢性胰腺炎胃肠道症状、脂肪泻、营养不良等改善作用是确切的。

慢性胰腺炎糖尿病患者的代谢控制目标应根据预后情况和是否反复发生低血糖来制订,但总的目标是糖化血红蛋白值小于 7%。

综合以上研究及讨论,我们作出以下推荐:

慢性胰腺炎糖尿病的治疗与 1 型和 2 型糖尿病的治疗不存在明显差异,但强化胰岛素治疗方案仍是慢性胰腺炎糖尿病的首选,以达到最小的低血糖发生率,以维持慢性胰腺炎患者最佳的代谢状态,这也是目前慢性胰腺炎糖尿病治疗的目标,这需要消化、内分泌、营养学多学科共同合作来完成。

慢性胰腺炎在国内发病率有逐年增高的趋势,但尚缺乏确切的流行病学资料。PEI 和 PEnI 在慢性胰腺炎的发生、发展中又起着十分重要的作用,但有关其发病机制、诊疗方案尚无突破性的进展,检测方法也无统一的学会标准,疗效缺乏大样本、多中心的临床对照研究。探索更加优化的检测手段,建立完善的治疗体系,是未来的发展趋势及研究的重点。

# 第二节　慢性胰腺炎的梗阻性并发症

慢性胰腺炎(chronic pancreatitis,CP)是一种各种病因导致胰腺形态和功能出现不可逆改变的一种慢性炎症性疾病。伴随着胰腺形态功能的变化可能出现一系列并发症,包括:反复发作的腹部疼痛、胰腺内外分泌功能的减退或丧失、代谢性骨病及因胰管、胆管、血管、十二指肠梗阻引起的胰腺假性囊肿、胰源性腹水、胆道梗阻、胰源性门脉高压、十二指肠梗阻等。本节就慢性胰腺炎所致的梗阻性并发症的发生机制及临床处理展开阐述。

## 一、胆道梗阻

### (一)发生机制

胆总管胰腺段与胰头关系密切是导致慢性胰腺炎胆道梗阻的主要的解剖原因。胆总管此部分常穿过胰腺或由纤维鞘包裹通过纤维索连接到胰腺隔膜,其长度可因十二指肠乳头位置不同而出现较大差异(乳头靠近水平部时较长,靠近球部时较短),范围为 1.5~6.0cm。慢性胰腺炎反复的炎症发作及瘢痕形成引起的环状的纤维钙化导致了胆总管远端出现向心性的狭窄。除此之外,继发于慢性炎症的胆管结石及胰腺癌/壶腹周围癌的梗阻、胰头部的假性囊肿或炎性肿大的压迫也是胆道梗阻发生的机制。

### (二)临床处理

继发于慢性胰腺炎的胆道梗阻的症状可能多种多样,可能表现为腹痛、发热、黄疸等。血液检查白细胞、丙氨酸氨基转移酶、碱性磷酸酶和血、尿淀粉酶常升高。影像学检查中有创检查包括静脉胆道造影法、经皮肝穿刺胆道造影(percutaneous transhepatic cholangiography,PTC)、内镜逆行胆道造影(encoscopic retrograde cholangio-pancreatography,ERCP)、术中或术后胆管造影,但以上检查均存在创伤,运用有限。随着影像技术的不断进展,术前 MRCP 或多层螺旋 CT(multi-slice spiral CT,MSCT)胰胆管成像检查对胆道梗阻的准确率越来越高。

临床处理原则为解除梗阻,保持胆管通畅引流。

若为单纯压迫引起的胆道梗阻可行各种方式的胰头切除术或胰腺假性囊肿引流术。而合并波动性的梗阻性黄疸或胆道感染,胰头切除后应行胆肠吻合或在胰头残留后壁切开胆总管引流。值得注意的是尽管假性囊肿在慢性胰腺炎中很常见,但由于胰腺假性囊肿压迫胆总管造成的梗阻性黄疸很少见,慢性胰腺炎的胆道梗阻更多的是由不可逆的纤维化引起的,而不是由假性囊肿引起的,所以在引流假性囊肿后应进行术中胆道造影,以确保胆道已经通畅。

若为胆总管纤维化引发的狭窄或梗阻可通过胆肠吻合术或者内镜来治疗。胆肠吻合术多使用胆管空肠 Roux-en-Y 吻合术。随着近年来腹腔镜技术逐渐成熟,因其手术视野好、创伤小、恢复快等优点越来越受到外科医生的青睐。ERCP 在肝胆胰疾病中应用广泛,通过 ER 放置胆道支架因创伤较小,具有可重复性,在处理慢性胰腺炎所致的良性胆总管狭窄中具有一定优势。有研究表明 ER 治疗慢性胰腺炎引起的胆总管梗阻的短期疗效与手术相当,但远期效果并不理想。有一项纳入了 228 名良性疾病所致胆道狭窄患者的长期随访研究报道慢性胰腺炎引起的胆管狭窄与其他来源的狭窄相比,预后较差。随着支架制造工艺及材料的不断发展,各种新式支架如自膨胀金属支架和复合塑料支架等相继应用,降低了再狭窄及并发症的发生,但其远期疗效仍需要长期研究进一步确定。

## 二、十二指肠梗阻

### (一)发生机制

相较于胆道梗阻,由胰腺炎导致的十二指肠梗阻发生率较低,仅有 1%。沟槽状胰腺炎(groove pancreatitis,GP)是一种特殊类型的慢性胰腺炎,是由于病变累及胰头、十二指肠及胆总管下段之间的沟槽状区域所导致的一种节段性的慢性胰腺炎,由于特殊的解剖关系,此型胰腺炎并发十二指肠梗阻概率较高。

十二指肠的梗阻分为暂时性和不可逆性。在炎症的急性期,炎症可使十二指肠蠕动发生改变最终发生痉挛导致暂时性的肠梗阻。在慢性胰腺炎中,不可逆性肠梗阻可能是由胰腺假性囊肿压迫,也可能是由于胰头区的纤维化所带来的影响。十二指肠慢性纤维化和狭窄形成的因素尚不清楚,有研究指出纤维化可能是由于胰腺炎时小动脉狭窄和/或胰十二指肠循环内的血栓形成引起的局部缺血。十二指肠狭窄的原因除了其本身的纤维化,胰周区广泛的瘢痕形成造成的压迫、牵拉也是必不可少的。同时胰头炎性肿大可能导致十二指肠袢向右位移,导致进一步压迫。

### (二)临床处理

十二指肠梗阻主要表现为恶心、呕吐。对于慢性胰腺炎的患者,恶心呕吐持续时间超过两周应考虑有十二指肠梗阻的可能。梗阻可通过钡餐造影或内镜确诊,同时腹部超声或 CT 可排除由胰腺假性囊肿引起的梗阻。由急性炎症所致的暂时性十二指肠梗阻可通过保守治疗待水肿消退,若 3~4 周水肿仍未消退则应考虑手术治疗。不可逆性梗阻则应行手术治疗,因纤维化所致梗阻的患者具体手术方式的选择应根据患者的具体情况而定,可选择胃空肠吻合术,保留十二指肠的胰头切除或胰十二指肠切除术,而由胰腺假性囊肿压迫所致的梗阻则需处理假性囊肿(具体见下文)。虽然在十二指肠腔里置入支架在技术层面是可以达到的,但由于存在迟发型穿孔的风险,很少在良性疾病引起的十二指肠梗阻中应用。

## 三、胰腺假性囊肿的发生机制与临床处理

### (一)发生机制

在慢性胰腺炎患者中,合并胰腺假性囊肿(pancreatic pseudocyst,PPC)的可达 20%~40%。其发生机制可能是由于反复发作的炎症导致胰腺纤维化从而引起胰管梗阻,当胰管因压力增高破裂后渗出的胰液在局部包裹形成假性囊肿(图 64-2-1)。

假性囊肿可引起腹痛、恶心、呕吐、腹胀,也可出现感染、出血、破裂等并发症。PPC 的诊断主要依赖于影像学检查,包括 B 超、CT、ERCP、MRI、MR 慢性胰腺炎和超声内镜等,但少数胰腺假性囊肿的囊壁可能显示不清,与囊性肿瘤难以鉴别。此时可结合肿瘤标志物

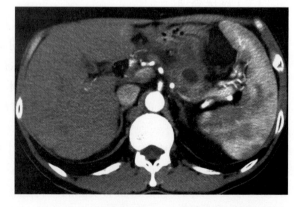

图 64-2-1 慢性胰腺炎伴有胰腺假性囊肿

的检查,若 CEA 和 CA19-9 明显增高,往往提示胰腺囊性肿瘤的可能性大。

**(二) 临床处理**

一般认为胰腺假性囊肿无增大、无症状、无并发症则可采取观察。欧洲胰腺炎指南(2017 版)建议出现并发症或压迫症状的胰腺假性囊肿应予以治疗,而对于无症状的假性囊肿,若直径大于 5cm,在 3~6 个月内不能吸收的,也应加以治疗。指南推荐对于有治疗指征的内镜可以到达的不明原因的慢性胰腺假性囊肿进行内镜治疗(endoscopic therapy,ET)。

胰腺假性囊肿的内镜下引流方案包括经十二指肠乳头引流和经腹壁引流 2 种。对于胰头部或胰体部与主胰管相通的小的假性囊肿(<6cm),或有腹壁引流禁忌的,首选经十二指肠乳头引流,而在其余情况首选腹壁引流,而腹壁引流建议在 EUS 引导下进行。

手术治疗的指征:①内镜和介入治疗失败或存在禁忌证;②合并其他 ET 难以解决的复杂改变(如多发假性囊肿等)及并发症(囊肿出血、破裂等)及怀疑恶变。

外科主要应用的手术方式为胰腺假性囊肿内引流术,在内引流术中又以囊肿壁空肠 Roux-en-Y 吻合术最为常见。对于多发性假性囊肿或胰管结构异常等情况则需根据具体情况的不同选择胰体尾切除术、胰十二指肠切除术、Beger 术(保留十二指肠的胰头切除术)、Puestow 术(胰尾部切除 + 胰管空肠侧侧吻合术)及 Frey 术(胰头局部切除 + 胰管空肠侧侧吻合术)等。

## 四、胰源性门脉高压

### (一) 发生机制

胰源性门脉高压症(pancreatic sinistral portal hypertension,PSPH)多是由胰腺疾病导致脾静脉梗阻引起的区域性门脉系统压力升高。解剖上胃网膜左静脉、胃短静脉分别收集胃体左侧前后壁、胃底的静脉血后与脾脏的静脉血流一起汇入脾静脉,所以脾静脉阻塞只累及脾脏、胃底和部分胃体区域的静脉回流,故也称为左门脉高压症(sinistral portal hypertension)或区域性门脉高压症(regional portal hypertension)。

慢性胰腺炎是胰源性门脉高压症的最主要的原因。慢性胰腺炎时胰腺的纤维化或并发于胰尾的假性囊肿可使脾静脉受压从而造成静脉压力升高;同时,慢性炎症造成的血管损伤导致脾静脉血栓形成,也是引起门脉高压的原因之一,有报道称脾静脉血栓在慢性胰腺炎患者中约占 12.4%。当脾静脉回流受阻,压力升高时脾胃区的静脉出现局域性的高压从而导致静脉迂曲、扩张,侧支循环形成(图 64-2-2)。

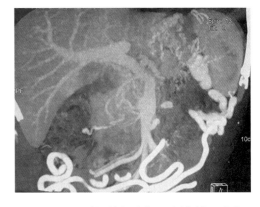

图 64-2-2　胰源性门脉高压、侧支循环形成

### (二) 临床处理

慢性胰腺炎引起的 PSPH 除慢性胰腺炎的相关表现外还可能伴有脾大、脾功能亢进、食管胃底静脉曲张,但并无肝硬化相关表现。在诊断上需与肝硬化引起的门脉高压相鉴别,可通过血液检查了解有无病毒性肝炎、肝功异常、脾功能亢进,腹部超声、CT 或 MRI 了解胰腺、肝脏、脾脏的病变情况,内镜检查或钡餐检查判断有无胃底和食管下段静脉曲张。经皮脾穿刺脾静脉造影和门静脉测压因其为有创操作而较少应用。

胰源性门脉高压症最有效的治疗是脾切除术,合并胃底或食管下段曲张静脉破裂出血的患者可同时行贲门周围血管离断术,必要时联合部分胰腺切除。介入治疗(如选择性脾动脉插管栓塞或经皮脾动脉栓塞术)和内镜治疗(曲张静脉内镜下套扎、硬化剂注射)主要适用于不能耐受手术者。若为单纯脾静脉血栓引起的 PSPH 也可使用经颈静 / 经肝穿刺脉脾静脉支架置入使脾静脉再通。

## 五、胰源性腹水或胸水

### (一) 发生机制

在慢性胰腺炎中,由于胰腺纤维化导致胰管的阻塞破裂和其并发的胰腺假性囊肿发生破裂都是胰源性腹水或胸水的形成机制之一。在胰源性腹水 / 胸水中淀粉酶的浓度常大于 1 000U/L。在诊断中,经内镜逆行胰胆管造影术(ERCP)或磁共振胰胆管成像(MRCP)可以有助于确定腹水 / 胸水的来源及破裂部位。

**(二) 临床处理**

因胰源性腹水或胸水发病率低,目前的研究多为病例报道或回顾性研究,目前尚无胰源性胸腹水治疗的相关随机对照研究,2013 年的西班牙胰腺炎指南提出了一种慢性胰腺炎相关的腹水或胸水的阶梯式治疗方案:

1. 在使用肠内或肠外营养时加用生长抑素及其类似物来抑制胰液分泌。
2. 内镜下支架置入治疗。
3. 手术治疗。

中国慢性胰腺炎指南(2014)则指出手术治疗中胰管破裂处形成的瘘管与空肠吻合是处理胰源性腹水或长期不愈胰瘘的最常见方法。胰源性胸水的处理通常需要切断胰管破裂处与胸腔之间形成的瘘管,胸腔侧瘘管结扎,腹腔内瘘管与空肠吻合。

(田伯乐　侯圣忠　范 闻)

# 参 考 文 献

1. BraganzaJM, Lee SH, McCloy RF, et al. Chronic pancreatitis. Lancet, 2011, 377:1184-1197.

2. 《中华胰腺病杂志》编委会. 中国胰腺外分泌功能不全诊治规范(草案). 中华胰腺病杂志, 2013, 13(1):45-48.

3. Keller J, Aghdassi AA, Lerch MM, et al. Tests of pancreatic exocrine function-clinical significance in pancreatic and non-pancreatic disorders. Best Pract Res Clin Gastroenterol, 2009, 23(3):425-439.

4. DiMagno EP, Malagelada JR, Go VL. Relationship between alcoholism and pancreatic insufficiency. Ann N Y Acad Sci, 1975, 25(2):200-207.

5. Keller J, Layer P. Human pancreatic exocrine response to nutrients in health and disease. Gut, 2005, 54(6):1-28.

6. Carriere F, Laugier R, Barrowman JA, et al. Gastric and pancreatic lipase levels during a test meal in dogs. Scand J Gastroenterol, 1993, 28(5):443-454.

7. Layer P, Go VL, DiMagno EP. Fate of pancreatic enzymes during small intestinal aboral transit in humans. Am J Physiol, 1986, 251(4Ptl):G475-G480.

8. Nakamura T, Takeuchi T, Tando Y. Pancreatic dysfunction and treatment options. Pancreas, 1998, 16:32-36.

9. Dutta SK, Bustin MP, Russell RM, et al. Deficiency of fat-soluble vitamins in treated patients with pancreatic insufficiency. Ann Intern Med, 1982, 97:54-52.

10. Johnson EJ, Krasinski SD, Howard LJ, at al. Evaluation of vitamin A absorption by using oil-soluble and water-miscible vitamin A preparations in normal adults and in patients with gastrointestinal disease. Am J Clin Nutr, 1992, 55:857-64.

11. Nakamura T, Takebe K, Imamura K, et al. Fat-soluble vitamins in patients with chronic pancreatitis(pancreatic insufficiency). Acta Gastroenterol Belg, 1996, 59:10-14.

12. Teichmann J, Mann ST, Stracke H, et al. Alterations of vitamin D3 metabolism in young women with various grades of chronic pancreatitis. Eur J Med Res, 2007, 12:347-350.

13. Dujsikova H, Dite P, Tomandl J, et al. Occurrence of metabolic osteopathy in patients with chronic pancreatitis. Pancreatology, 2008, 8:583e6.

14. The Expert Committee on the Diagnosis and Classification of Diabetes Mellitus. Follow-up report on the diagnosis of diabetes mellitus. Diabetes Care, 2003, 26:3160-3167.

15. SchraderH, MengeBA, SchneiderS, et al. ReducedPancreatic Volume and beta—cell alreu in patients with chronic pancreatitis. Gastroenterology, 2009, 136:513-522.

16. Andersen DK. Mechanisms and emerging treatments of the metabolic complications of chronic panereatitis. Pancreas, 2007, 35:l-15.

17. Hennig R, Kekis PB, Friess H, et al. Pancreatic polypeptide in panereafitis, 2002, 23:331-338.

18. Gomez-Cerezo J, Garces MC, Codoceo R, et al. Postprandial Slum—dependent insulinotropic polypoptide and insulin responses in patients with chronic pancreatitis with and without sscondary diabetes. RegIll Pept, 1996, 67:201-205.

19. Waljee AK, DiMagno MJ, Wu BU, et al. Systematic review: pancreatic enzyme treatment of malabsorption associated with chronic pancreatitis. Aliment Pharmacol Ther, 2009, 29: 235-246.

20. Taylor JR, Gardner TB, Waljee AK, et al. Systematic review: efficacy and safety of pancreatic enzyme supplements for exocrine pancreatic insufficiency. Aliment Pharmacol Ther, 2010, 31: 57-72.

21. Layer P, Keller J. Lipase supplementation therapy: standards, alternatives, and perspectives. Pancreas, 2003, 26: 1-7.

22. Dominguez-Munoz JE, Iglesias-Garcia J, Vilarino-Insua M, et al. 13C-mixed triglyceride breath test to assess oral enzyme substitution therapy in patients with chronic pancreatitis. Clin Gastroenterol Hepatol, 2007, 5: 484-488.

23. Safdi M, Bekal PK, Martin S, et al. The effects of oral pancreatic enzymes (Creon 10 capsule) on steatorrhea: a multicenter, placebo-controlled, parallel group trial in subjects with chronic pancreatitis. Pancreas, 2006, 33: 156-162.

24. Whitcomb DC, Lehman GA, Vasileva G, et al. Pancrelipase delayed-release capsules (CREON) for exocrine pancreatic insufficiency due to chronic pancreatitis or pancreatic surgery: a double-blind randomized trial. Am J Gastroenterol, 2010, 105: 2276-2286.

25. Dominguez-Munoz JE, Iglesias-Garcia J. Oral pancreatic enzyme substitution therapy in chronic pancreatitis: is clinical response an appropriate marker for evaluation of therapeutic efficacy. JOP, 2010, 11: 158-162.

26. Dominguez-Munoz JE, Iglesias-Garcia J, Iglesias-Rey M, et al. Optimising the therapy of exocrine pancreatic insufficiency by the associa-tion of a proton pump inhibitor to enteric coated pancreatic extracts. Gut, 2006, 55: 1056-1057.

27. Witt H, Apte MV, Keim V, et al. Chronic pancreatitis: challenges and advances in pathogenesis, genetics, diagnosis, and therapy. Gastroenterology, 2007, 132: 1557-1573.

28. Slezak LA, Andersen DK. Pancreatic resection: effects on glucose metabolism. World J Surg, 2001, 25: 452-460.

29. Nathan DM, Buse JB, Davidson MB, et al. Medical management of hyperglycemia in type 2 diabetes: a consensus algorithm for the initiation and adjustment of therapy: a consensus state-ment of the American Diabetes Association and the European Association for the Study of Diabetes. Diabetes Care, 2009, 32: 193-203.

30. Rodbard HW, Jellinger PS, Davidson JA, et al. Statement by an American Association of Clinical Endocrinologists/American College of Endocrinology consensus panel on type 2 diabetes mellitus: an algorithm for glycemic control. Endocr Pract, 2009, 15: 540-559.

31. Drucker DJ, Sherman SI, Gorelick FS, et al. Incretin-based therapies for the treatment of type 2 diabetes: evaluation of the risks and benefits. Diabetes Care, 2010, 33: 428-433.

32. Knop FK, Vilsboll T, Larsen S, et al. Increased postprandial responses of GLP-l and GIP in patients with chronic pancreatitis and steatorrhea following pancreatic enzyme substitution. Am J Physiol endecrinol Metsb, 2007, 292: E324-330.

33. O'Keefe SJ, Cariem AK, Levy M. 11e exacerbation of pancreatic endocrine dysfunction by potent pancreatic exoerine supplements in patients with chronic pancreatitis. J Clin Gastmenterol, 2001, 32: 319-323.

34. Standards of medical care in diabetese 2011. Diabetes Care, 2011, 34 (Suppl. 1): S11-61.

35. Ivan G. 11e principles of the treatment of pancreatic diabetes. Orv Hetil, 2009, 150: 273.276.

36. Majumder S, Chari ST. Chronic pancreatitis. Lancet, 2016, 387 (10031): 1957-1966.

37. Vijungco JD, Prinz RA. Management of biliary and duodenal complications of chronic pancreatitis. World J Surg, 2003, 27 (11): 1258-1270.

38. Lygidakis NJ. Biliary stricture as a complication of chronic relapsing pancreatitis. Am J Surg, 1983, 145 (6): 804-806.

39. Schulte WJ, LaPorta AJ, Condon RE, et al. Chronic pancreatitis: a cause of biliary stricture. Surgery, 1977, 82 (3): 303-309.

40. Creaghe SB, Roseman DM, Saik RP. Biliary obstruction in chronic pancreatitis: indications for surgical intervention. Am Surg, 1981, 47 (6): 243-246.

41. 刘金成, 米霞, 李金凤, 等. 多层螺旋 CT 与低场磁共振胆管胰管成像技术在诊断胆道梗阻性疾病中的应用. 实用临床医学, 2012, 13 (06): 85-86+88.

42. 苗毅, 刘续宝, 赵玉沛, 等. 慢性胰腺炎诊治指南 (2014). 中国实用外科杂志, 2015, 35 (03): 277-282.

43. Warshaw AL, Rattner DW. Facts and fallacies of common bile duct obstruction by pancreatic pseudocysts. Ann Surg, 1980, 192 (1): 33-37.

44. 李奇为, 王坚. 不同胆肠吻合术临床应用争议与共识. 中国实用外科杂志, 2012, 32 (08): 678-681.

45. Chen D, Zhu A, Zhang Z. Total laparoscopic Roux-en-Y cholangiojejunostomy for the treatment of biliary disease. JSLS, 2013, 17 (2): 178-187.

46. Monkemuller KE, Kahl S, Malfertheiner P. Endoscopic therapy of chronic pancreatitis. Dig Dis, 2004, 22 (3): 280-291.

47. Wilcox CM, Varadarajulu S. Endoscopic therapy for chronic pancreatitis: an evidence-based review. Curr Gastroenterol Rep, 2006, 8 (2): 104-110.

48. Weber A, Zellner S, Wagenpfeil S, et al. Long-term follow-up after endoscopic stent therapy for benign biliary strictures. J Clin Gastroenterol, 2014, 48 (1): 88-93.

49. Saxena P, Diehl DL, Kumbhari V, et al. A US Multicenter Study of Safety and Efficacy of Fully Covered Self-Expandable Metallic Stents in Benign Extrahepatic Biliary Strictures. Dig Dis Sci, 2015, 60 (11): 3442-3448.

50. Haapamäki C, Kylänpää L, Udd M, et al. Randomized multicenter study of multiple plastic stents vs. covered self-expandable metallic stent in the treatment of biliary stricture in chronic pancreatitis. Endoscopy, 2015, 47 (7): 605-610.

51. Oza VM, Skeans JM, Muscarella P, et al. Groove Pancreatitis, a Masquerading Yet Distinct Clinicopathological Entity: Analysis of Risk Factors and Differentiation. Pancreas, 2015, 44 (6): 901-908.

52. Bradley EL, Clements JL. Idiopathic duodenal obstruction: an unappreciated complication of pancreatitis. Ann Surg, 1981, 193 (5): 638-648.

53. Frey CF, Suzuki M, Isaji S. Treatment of chronic pancreatitis complicated by obstruction of the common bile duct or duodenum. World J Surg, 1990, 14 (1): 59-69.

54. Ramsey ML, Conwell DL, Hart PA. Complications of Chronic Pancreatitis. Dig Dis Sci, 2017, 62 (7): 1745-1750.

55. Al AJA, Chung H, Munk PL, et al. Pancreatic pseudocyst with fistula to the common bile duct resolved by combined biliary and pancreatic stenting--a case report and literature review. Can J Gastroenterol, 2009, 23 (8): 557-559.

56. Goh BK. Diagnosis of pancreatic cystic neoplasms: a report of the cooperative pancreatic cyst study. Gastroenterology, 2005, 128 (5): 1529.

57. Lerch MM, Stier A, Wahnschaffe U, et al. Pancreatic pseudocysts: observation, endoscopic drainage, or resection. Dtsch Arztebl Int, 2009, 106 (38): 614-621.

58. Löhr JM, Dominguez-Munoz E, Rosendahl J, et al. United European Gastroenterology evidence-based guidelines for the diagnosis and therapy of chronic pancreatitis (HaPanEU). United European Gastroenterol J, 2017, 5 (2): 153-199.

59. Nealon WH, Walser E. Duct drainage alone is sufficient in the operative management of pancreatic pseudocyst in patients with chronic pancreatitis. Ann Surg, 2003, 237 (5): 614-620; discussion 620-622.

60. Thompson RJ, Taylor MA, McKie LD, et al. Sinistral portal hypertension. Ulster Med J, 2006, 75 (3): 175-177.

61. Sakorafas GH, Sarr MG, Farley DR, et al. The significance of sinistral portal hypertension complicating chronic pancreatitis. Am J Surg, 2000, 179 (2): 129-133.

62. Butler JR, Eckert GJ, Zyromski NJ, et al. Natural history of pancreatitis-induced splenic vein thrombosis: a systematic review and meta-analysis of its incidence and rate of gastrointestinal bleeding. HPB (Oxford), 2011, 13 (12): 839-845.

63. Agarwal AK, Raj KK, Agarwal S, et al. Significance of splenic vein thrombosis in chronic pancreatitis. Am J Surg, 2008, 196 (2): 149-154.

64. Ghelfi J, Thony F, Frandon J, et al. Gastrointestinal bleeding due to pancreatitis-induced splenic vein thrombosis: Treatment with percutaneous splenic vein recanalization. Diagn Interv Imaging, 2016, 97 (6): 677-679.

65. Luo X, Nie L, Wang Z, et al. Transjugular endovascular recanalization of splenic vein in patients with regional portal hypertension complicated by gastrointestinal bleeding. Cardiovasc Intervent Radiol, 2014, 37 (1): 108-113.

66. Pai CG, Suvarna D, Bhat G. Endoscopic treatment as first-line therapy for pancreatic ascites and pleural effusion. J Gastroenterol Hepatol, 2009, 24 (7): 1198-1202.

67. de-Madaria E, Abad-GonzálezÁ, Aparicio JR, et al. Recommendations of the Spanish Pancreatic Club on the diagnosis and treatment of chronic pancreatitis: part 2 (treatment). Gastroenterol Hepatol, 2013, 36 (6): 422-436.

# 第65章

# 慢性胰腺炎和胰腺术后的营养支持治疗

【摘要】胰腺是人体混合性分泌腺体,胰腺较其他器官对营养变化的反应更明显。慢性胰腺炎(chronic pancreatitis,CP)患者营养支持治疗中营养状况评估、去除病因保护胰腺功能、补充胰酶、专病膳食配方是关键。CP营养治疗已不仅是纠正患者的营养状态,更多的是为改善患者的临床症状而实施。同样当前胰腺手术患者围手术期营养支持也是改善胰腺疾病预后的重要环节,对伴有高风险因素营养不良患者应行术前营养支持治疗,把握最佳手术时机,术后推荐ERAS模式下的营养支持策略,同时动态监测术后营养状态,早期诊治EPI,促使患者及时接受辅助治疗。但如何实现ERAS在胰腺外科安全有效进行,如何更加有效地诊断、治疗EPI仍需进一步探索和解决。

## 第一节　慢性胰腺炎的营养支持治疗

### 一、慢性胰腺炎患者的营养状况

慢性胰腺炎是各种病因引起胰腺组织和功能不可逆改变的慢性炎症性疾病。基本病理特征包括胰腺实质内腺泡和小管的反复或持续性损害,胰腺实质慢性炎症损害和间质纤维化、胰管扩张以及胰腺导管内结石形成或弥漫性实质钙化等改变。临床主要表现为反复发作的上腹部疼痛和以糖尿病和脂肪泻为表现的胰腺内、外分泌功能不全。发病率为0.04%~5%,常见于50~59岁男性和60~69岁女性。目前慢性胰腺炎发病率有逐年增高的趋势。

胰腺为人体混合性分泌腺体,主要有外分泌和内分泌两大功能。它的外分泌主要成分是胰液,内含碱性的碳酸氢盐和各种消化酶,其功能是中和胃酸,消化糖、蛋白质和脂肪。内分泌主要成分是胰岛素、胰高血糖素,其次是生长激素释放抑制激素、肠血管活性肽、胃泌素等。由于慢性胰腺炎患者胰腺实质的破坏以及间质纤维化,内外分泌功能都受到不同程度的影响。

外分泌功能方面,由于胰腺是脂肪酶分泌的唯一场所,脂肪吸收不良(脂肪泻)是慢性胰腺炎患者最明显的临床表现,脂肪丢失可超过100g/d。脂肪泻程度也与慢性胰腺炎患者膳食中脂肪含量有关,脂肪储存减少和肌肉被消耗导致患者的体重减轻;脂肪吸收障碍和丢失导致了脂溶性维生素缺乏,包含了维生素A、D、E等,其中维生素D缺乏率为53%,可导致钙吸收减少,严重时引起代谢性骨病。维生素E的缺乏可引起神经系统、骨骼肌、视网膜色素变性等相关疾病;维生素A缺乏可引起眼干燥症、夜盲症、视网膜病变,以及相关皮肤病等问题;其他的如维生素K不足导致其凝血酶原时间延长等。

另外还有相关微量元素缺乏的报道,锌元素的缺乏与胰腺外分泌功能不全关联性较高。胰腺在维持锌元素动态平衡中起到重要的作用,慢性胰腺炎患者胰腺功能损伤后,可能导致锌元素的吸收障碍。

由于蛋白水解酶输出持续时间较长以及唾液、胃和十二指肠含有的淀粉酶也可帮助碳水化合物分解,所以蛋白质和碳水化合物吸收不良表现不如脂肪消化吸收障碍那么明显。

胰腺内分泌功能损害常导致胰岛素和胰高血糖素双重缺乏,血糖波动较大,很容易发生低血糖,处理比较困难。一般先优先考虑药物控制血糖水平,同时,反复发作的上腹部疼痛,特别是与进食的相关,使患者自发性限制饮食,导致营养摄入的不足。

由于慢性胰腺炎常常伴有营养不良表现,在慢性胰腺炎相关疾病诊治过程中,首先要对慢性胰腺炎患者入院后进行营养学调查,评估营养状态,主要包括社区营养不良筛查工具或医院营养风险筛查(NRS-2002);BMI 指数是否小于 $20.5kg/m^2$;在最近 3 个月内是否有体重下降的表现;是否有最近一周内减少食物摄入的表现。该诊疗标准将慢性胰腺炎患者营养状态分为 4 等:无营养不良:BMI 指数大于 $20.5kg/m^2$,且无其他营养不良的表现;轻度营养不良:患者体重在 3 个月内下降大于 5%,或者患者 1 周内食物摄入量下降 20%~25%;中度营养不良:患者体重在 2 个月内下降大于 5%,或者患者 BMI 指数为 $18.5~20.5kg/m^2$,或者患者一周内食物摄入量下降 50%~75%;严重营养不良:患者体重在 1 个月内下降大于 5%,或者 BMI 指数小于 $18.5kg/m^2$,又或者患者最近一周内食物摄入量下降 75%~100%。

慢性胰腺炎患者入院后应当以以上诊断标准评估患者的营养水平,筛选出营养不良的慢性胰腺炎患者进行特异性治疗,如果存在腹水和水肿,则需要通过中期臂围(MAC)、三头肌皮褶厚度(TSF)来测量皮下脂肪储存以及握力检测,脂溶性维生素(A、D、E、K)、锌、镁,糖化血红蛋白(glycated haemoglobin,HbA)也应检查,此外可以通过静息状态下能量消耗等相关检测辅助测量慢性胰腺炎患者的营养状态,慢性胰腺炎患者的静息能量消耗与正常人相比,常有增高 >30%,其原因尚不明确,目前认为可能与慢性持续性腹痛,糖尿病、胃肠动力学的紊乱相关。

胰腺外分泌功能检查:分为直接外分泌功能试验和间接外分泌功能试验,包括胰泌素试验、Lundh 试验、血 / 尿苯丙酸 - 酪氨酸 - 对氨基苯甲酸(BT—PABA)试验、粪便弹力蛋白酶 I 测定及 $^{13}C$- 三酰甘油呼吸试验等。灵敏度和特异性较低,仅在胰腺功能严重受损时才有阳性结果,临床应用和诊断价值有限,不常规开展。继发于慢性胰腺炎的糖尿病现归类为ⅢC 型,胰腺内分泌功能检查诊断标准为糖化血红蛋白(HbA1c)t>6.5%,空腹血糖≥7mmol/L,其他指标包括血清胰岛素及 C 肽等。这些指标通常在胰腺内分泌功能损失 90% 以上时才出现变化,灵敏度低。以上对于慢性胰腺炎患者营养学的评估方法虽已较为完善,但是并未广泛应用于临床,与其检测项目繁多,检测费用高昂相关。

## 二、慢性胰腺炎患者的营养支持治疗

胰腺外分泌功能减退导致了患者的营养不良,这时单靠增加饮食的摄入量并不能收到良好的效果,相反增加消化系统的负担,甚至有可能引起胰腺炎急性发作,另外慢性胰腺炎患者也伴有内分泌功能减退,糖耐量异常,这也对患者的膳食摄入提出了一定限制。

针对慢性胰腺炎患者营养不良的治疗,目前主要是以添加脂肪酶为主的复合消化酶制剂辅助消化、吸收各种营养元素,减轻胰腺功能减退而带来的消化能力下降。针对内分泌功能不全的情况,控制血糖,避免因膳食摄入引起血糖波动。同时改善患者腹痛等伴随症状,提高生活质量,延缓疾病的进程,保护胰腺的功能。

### (一)去除病因

如胆源性要去除胆道疾病因素,酒精性则需要戒酒等。

### (二)营养方式

70%~80% 的慢性胰腺炎患者可通过合理的口服饮食达到营养支持的目的,另有 20%~30% 的患者则需要肠外或肠内营养支持。当患者不能进食(如胰头增大、腹痛剧烈和胰腺假性囊肿引起幽门十二指肠狭窄)、辅助药物治疗仍出现进行性体重减轻、合并胰瘘等并发症时可考虑肠内营养支持。肠内营养制剂以易消化的短肽类、低脂肪制剂为佳,但此类制剂往往口味较差,不适合口服,适宜经肠喂养。肠内营养的途径一般通过置入屈氏韧带以远的营养管,以避免对胰腺刺激。常用的方法有盲置、X 线下辅助放置和内镜下辅助放置（PEGJ），相对肠内营养而言，肠外营养在慢性胰腺炎患者中较少应用，一般仅限于胃肠道功能障碍、临床症状加重期间需要禁食和无法建立肠内喂养途径的患者，并且肠外营养支持多采用间断供给的方式。

无论何种营养支持方式治疗期间都应重视血糖的监测，一般首选二甲双胍控制血糖，必要时加用促胰岛素分泌药物。对于症状性高血糖、口服降糖药物疗效不佳者选择胰岛素治疗。慢性胰腺炎合并糖尿病患者对胰岛素敏感，需特别注意预防低血糖发作。

### （三）胰酶补充

足量、规律服用胰酶制剂，其服用量需根据每个患者胰腺外分泌功能不同情况来决定，如单独使用酶类不能明显改善消化不良症状，可能是由于胃酸对脂肪酶的破坏，此时可改用含保护膜的酶类或应用 $H_2$ 受体阻滞剂（参见本书第 50 章）。

### （四）热量的补充

慢性胰腺炎患者饮食中热量供应可比 Harris-Benedict 公式估算值高出 15%~30%，一般为 126~146kJ/（kg·d）。

### （五）蛋白质的补充

胰腺蛋白酶分泌的减退导致患者蛋白质吸收障碍，故蛋白质的补充宜以易于吸收且受胰腺分泌影响较小的水解蛋白质为主。1.0~1.5g/（kg·d）的蛋白质饮食通常可以满足慢性胰腺炎患者的生理需要，具有较好的耐受性。

### （六）脂肪的补充

胰腺脂肪酶的缺乏同样限制了慢性胰腺炎患者的脂肪吸收，从而也引起脂溶性维生素缺乏。合理的补充、吸收脂肪可以改善患者的营养状态，和增加相关脂溶性维生素的吸收。目前的观念为脂肪补充占全部能量的 30%~40%。发生腹泻症状时脂肪摄入控制在 0.7~1.0g/（kg·d），以后可逐渐增加供应量直至腹泻再次出现，慢性胰腺炎患者对植物脂肪的耐受性一般好于动物脂肪。如果常规饮食治疗后脂肪泻仍不能控制、体重得不到增加，则可使用富含中链三酰甘油（MCT）的饮食。MCT 作为脂质的一种，易于吸收，其可直接通过小肠进入门静脉，即使在没有脂肪酶和胆汁盐的情况下仍可吸收，对胰腺依赖性较小，因此以中链三酰甘油可以作为慢性胰腺炎患者脂质的重要来源，但需要注意的是 MCT 易引起肠痉挛、恶心、腹泻等症状，使用时应根据机体的耐受情况逐渐增加。

### （七）维生素和微量元素的补充

要注意补充多种脂溶性维生素和维生素 B 族，维生素 C，以及多种微量元素如锌、铁、铜等微量元素。

### （八）纤维素的补充

慢性胰腺炎患者不推荐高纤维素饮食，因为纤维素在肠道内可以不同程度的抑制消化酶的活性，延缓食物的消化吸收过程，可能加重慢性胰腺炎营养不良的状况。

抗氧化营养素（维生素 A、C、E 和蛋氨酸）的补充对于慢性胰腺炎患者具有保护胰腺功能，延缓病程进展的功能。

慢性胰腺炎患者大多伴随有不同程度的慢性腹痛症状，腹痛的原因以及相关治疗一直受到关注，止痛治疗往往非常重要，一旦疼痛缓解，患者营养摄入常随之增加。慢性胆道系统疾病是导致慢性胰腺炎疼痛的主要原因；胰管内高压及胰腺实质内高压是引起慢性胰腺炎疼痛的另一主要原因；炎症物质刺激胰周神经也能引起疼痛感受反应。通过内镜下的胰管支架植入，内引流、超声内镜下胰周神经阻滞以及外科的去神经术、胰管减压术、病损切除术都可以在一定程度上缓解腹痛症状。在膳食结构中，脂肪同样也可能强烈的刺激胰腺分泌而导致腹痛。故而应减少膳食中脂肪的含量，在相关试验中，在保证患者营养的前提下给予受试的伴有腹痛的慢性胰腺炎患者低脂肪饮食 10 周（低于 20g/d，其余能量均用中链脂肪酸等替代补充）。10 周后患者的疼痛评分均下降了 70%，证明了该方法对于减轻慢性胰腺炎所致慢性腹痛的有效性。同时也有相关研究在给患者服用组合抗氧化剂的过程中，发现了患者的腹疼症状得到了一定程度的减轻，故相关研究认为抗氧化剂的应用不但能保护胰腺的功能，也能够缓解患者慢性腹痛的症状。

## 第二节  胰腺疾病手术患者营养支持治疗

胰腺手术是腹部外科领域的高危手术,尽管随着外科技术的发展,手术死亡率已经大幅下降,但仍伴有较高的并发症发生率。胰腺疾病手术治疗愈后及转归在以往过于强调外科操作。随着临床实践研究进展和对疾病病情认识程度的加深,营养支持治疗已经成为影响胰腺手术患者预后转归的极为重要的因素。胰腺疾病患者术前胰腺外分泌功能不全及内分泌功能不全导致消化吸收不良及血糖失衡;胰腺恶性肿瘤患者肿瘤高代谢状态及肿瘤代谢相关因子引起的食欲减退;胆道梗阻导致消化功能减退以及上消化道梗阻导致患者进食不足等原因使患者极易出现营养不良甚至恶病质,影响手术时机的选择、增加术后并发症发生的风险;胰腺切除术后消化道解剖结构及生理功能的改变;胰腺内、外分泌功能不全的加重以及术后并发症,如胰瘘、胃排空障碍、腹腔感染及出血等导致的额外消耗导致术后短期内营养状态持续下降,给患者生存质量及生存时间带来巨大负面影响。为了确实地改善胰腺手术患者临床预后,必须优化围手术期营养支持。

### 一、胰腺手术患者营养支持的时机和方式

首先,在术前要对患者进行营养风险的评估,营养风险筛查量表(NRS-2002)、患者自评主观全面评定量表(patient-generated subjective global assessment,PG-SGA)被证实可作为评估营养不良患者预后的独立预测指标。所以术前根据筛查结果,结合营养学指标、炎症指标、体能耐量等由专业的多学科综合治疗协作组(multi-disciplinary treat-ment,MDT)和营养师完成患者营养状态综合评估。其中 NRS-2002 评分 >5;血浆白蛋白 <30g/L;体重指数(BMI)<18.5 或 >40;体重下降 >10%,或 1 个月内下降 >5% 或 3 个月内下降 >7.5% 这几类被认为是高风险人群。在高风险人群中,加强营养支持可以明显改善预后,减少并发症的发生及缩短住院时间。此外,在新辅助化疗的患者中,部分交界可切除胰腺癌患者可通过术前营养支持增加体能耐量,以期转化成功实现根治性切除。

胰腺切除术后,患者早期不能进食、能量供给不足、消耗过多导致营养状态下降。临床常用实验室指标如血清白蛋白、前白蛋白、转铁蛋白等来反映患者营养状态。但这些指标受到应激状态、外伤、感染、器官功能衰竭等因素的影响,不能客观、及时、有效地反映患者营养状态,仅能反映机体对手术的代谢应激程度,一些营养评估工具则显得更为有效。NRS-2002 评估需要较长的时间,故不适用于术后实时监测。PG-SGA 可作为术后长期监测患者营养状态的工具,有文献报道其评分的变化与患者的生存预后相关。

胰腺术前营养支持方式,目前采用“逐级递进式”策略,即依据患者能量摄取情况、疾病进展情况,按照经口进食 - 口服营养补充剂(oral nutritional supplement,ONS)- 肠内营养支持(enteral nutrition,EN)- 肠外营养支持(parenteral nutrition,PN)递进。当目前能量给予方式不足以支持患者能量消耗时,则考虑营养支持升级。对存在严重营养不良的患者,应考虑推迟手术,辅助肠外营养达到短期内改善营养状况的目的。

胰腺术后特别是在胰十二指肠切除术(pancreaticoduodenectomy,PD)后,营养支持的策略仍存在较多争议。有报道,PD 术后早期给予肠内营养,增加了胰瘘发生率,加重了胰瘘分级(B/C 级胰瘘)。而全胃肠外营养(total parenteral nutrition,TPN)组可以摄入更多能量,且恢复经口进食时间更早。还有报道认为无证据证实 PD 术后,早期经口进食、鼻空肠营养管、胃空肠营养管、空肠造口、TPN 这些营养方式中哪一项更有优势,但经口进食比较符合生理习惯,这一点也支持当前加速康复外科(enhanced recovery after surgery,ERAS)中关于术后早期经口进食。

胰腺术后一旦发生严重胰瘘、胃排空障碍等并发症时,全胃肠外营养就显示出极其重要的地位,如吻合口水肿而无合并其他并发症的胃排空障碍,肠外营养多在数天内停止使用。而伴有腹腔感染时胃排空障碍多表现为腹腔积液、胃停止蠕动,则需要长期全胃肠外营养支持。

## 二、胰腺术后外分泌功能不全

胰腺切除术后部分患者可发生胰腺外分泌功能不全（pancreatic exocrine insuficiency, PEI）。在不同胰腺切除术后，发生率依次为全胰切除术（total pancreatectomy, TP）100%。PD 术后 64%~100%，远端胰腺切除术（distal pancreatectomy, DP）后 0~42%，术后 EPI 的诊断尚无明确标准，临床上常常通过临床表现来诊断患者是否患有 EPI。而部分无特异性临床表现的 EPI 患者则需要来辅助诊断。目前，检验 EPI 实验室指标如粪脂肪排泄（fecal fat excretion, FFE）测定、脂肪吸收系数（coeficient of fat absorption, CFA），但因其操作流程烦琐，并不易常规开展。人弹性蛋白酶 -1（human elastase-1, FE1）虽易于检测，但对轻中度 EPI 诊断敏感性较差。而 $^{13}$ 碳 - 标记混合三酰甘油（$^{13}$C-labelled mixed triglyceride, $^{13}$C-MTG）呼气试验还需更多研究去证实其有效性。

在 EPI 治疗方面，临床上应用口服胰酶替代治疗，主要是指脂肪酶的补给。目前补充外源性胰酶剂量尚无相关规范化治疗指南颁布。两项国外随机对照研究总结认为，主餐给予脂肪酶 72 000~75 000U、辅餐给予 36 000~50 000U 可有效帮助脂肪消化。但国外饮食结构与我国饮食结构存在差异，饮食中脂肪比例较高，所以国内 EPI 人群口服胰酶替代治疗方案具体应用剂量仍需要根据我国饮食结构来确定。

## 三、胰腺手术营养支持的成分

在能量供给方面，胰腺癌患者总能量消耗相比其他肿瘤较高，能量供给应达到每日实际消耗的 1.25~1.50 倍。此外，还应给予蛋白质 1.2~2.0g/（kg·d），以及必需维生素及微量元素。有研究认为，n-3 多不饱和脂肪酸（n-3 polyunsaturated fatty acid, n-3 PUFA）可减少炎性介质生成、缩短住院时间、降低术后并发症的发生，新辅助治疗期间，给予 n-3 PUFA 可增加机体对药物敏感度，北美外科营养峰会专家共识推荐在术前 5~7 天给予 n-3 PUFA、精氨酸等 500~1 000ml/d，以降低术后并发症的发生率。

临床使用的肠内营养乳剂分多种型号，根据患者实际病情使用。如安素，维生素及矿物质含量足，胆固醇含量低。针对糖尿病或潜在糖尿病患者，可选择益力佳 SR，口感较好，含改良麦芽糊精，在肠道吸收缓慢，有助于维持血糖平稳。肠内营养混悬剂（TPF-D）（伊力佳）含左旋肉碱、牛磺酸、肌醇、膳食纤维及单不饱和脂肪酸，有助于改善血糖、血脂代谢，保护心肌功能。瑞代肠内营养乳剂（TPF-D），其碳水化合物配方为 70% 缓释淀粉和 30% 果糖（升糖指数最低），适用于糖尿病者；瑞能肠内营养乳剂（TPF-T），含 ω-3 脂肪酸以及维生素 A、维生素 C 和维生素 E 等，适用于免疫功能低下者如肿瘤患者使用；上述两种制剂均含膳食纤维，有助于胃肠道功能的保护和维持。

## 四、胰腺术后营养支持与快速康复外科

ERAS 的核心理念在于减轻应激反应，促进患者康复。ERAS 是一个涉及术前、术中、术后的系统工程。术前患者依从性、营养状态、术前准备、麻醉方式、液体控制、手术操作、术后镇痛、能量供给、引流管护理等环节都影响 ERAS 的有效实施。欧洲肠外肠内营养学会（ESPEN）指南推荐对于所有上消化道肿瘤患者，应依据 ERAS 理念进行术后管理，加快患者康复。欧洲 ERAS 委员会建议，PD 术后患者应早期经口进食，且不应限制进食种类，于术后 3~4 天依据患者耐受能力，逐渐增加进食量。术后 EN 及 PN 的应用，须根据具体的病情而定，不推荐在术后常规应用。但 ERAS 在临床中的实践多依据国外指南，其在胰腺外科领域的建议尚缺乏高级别循证医学证据支持，指导价值尚不明确。

## 五、胰腺相关疾病内镜操作后营养支持

随着内镜技术的发展特别是 ERCP 的开展及应用，胰腺疾病的诊断与治疗已经发生了划时代的变革。超声内镜下的胰腺穿刺活检、胆胰管梗阻时内镜下胆胰管支架的植入、胰腺假性囊肿的穿刺内引流等操作已经广泛在临床上应用。内镜技术不但可以直接取材或通过间接影像来提高胰腺癌及其他胰腺疾病的诊断率，而且治疗性内镜在一定程度上已取代了很多外科手术操作，成为胰腺疾病治疗中不可缺少的技术。

　　胰腺疾病内镜操作后营养支持,原则上首先要与原发胰腺疾病如慢性胰腺炎、胰腺癌等的营养需求一致,其次无论是诊断性还是治疗性的内镜操作比外科手术操作对于消化道结构的干扰较少,操作时间短,因此在内镜操作之后,经过短暂观察后(主要排除内镜操作可能带来的并发症)即可以予以恢复经口营养支持,患者基本也可以耐受这样的营养支持方式,在一定程度上,胰腺疾病的治疗性内镜相比外科手术,可以实现微创和快速康复的理念。

　　胰腺疾病内镜操作也有一定的并发症发生率,诊断性 ERCP 并发症主要为急性胰腺炎。其次为化脓性胆管炎。长期胰管内支架引流患者可发生支架阻塞、移位、胰管破裂及假性囊肿形成等并发症,超声内镜下胰腺穿刺可发生出血、穿孔或急性胰腺炎等并发症,绝大多数并发症患者可经内镜治疗及内科保守治疗得以痊愈。仅极少数患者需外科手术治疗,但一旦出现并发症,则需要停止经口饮食,参考不同的并发症采取相应的营养支持如 EN 或者 PN,因患者合并有炎症、感染等高代谢因素存在,摄入热量也需相应增加。

(刘安安)

# 参 考 文 献

1. Elham Afghani, Amitasha Sinha, Vikesh K, et al. An Overview of the Diagnosis and Management of Nutrition in Chronic Pancreatitis. Nutrition in Clinical Practice, 2014, 10:1077-1090.

2. Girish BN, Vaidyanathan K, Rao AN, et al. Chronic pancreatitis is associated with hyperhomocysteinemia and derangements in transsulfuration and transmethylation pathways. Pancreas, 2010, 39:11-16.

3. Rajesh G, Girish BN, Vaidynathan K, et al. Folate deficiency in chronic pancreatitis. JOP, 2010, 11:409-410.

4. Braganza JM, Odom N, McCloy RF, et al. Homocysteine and chronic pancreatitis. Pancreas, 2010, 39:1303-1304.

5. Singh S, Choudhuri G, Kumar R, et al. Association of 5, 10-methylenetetrahydrofolate reductase C677T polymorphism in susceptibility to tropical chronic pancreatitis in north Indian population. Cell Mol Biol (Noisy-le-grand), 2012, 58:122-127.

6. Girish BN, Rajesh G, Vaidyanathan K, et al. Zinc status in chronic pancreatitis and its relation with exocrine and endocrine insufficiency. JOP, 2009, 10:651-656.

7. McClain CJ. The pancreas and zinc homeostasis. J Lab Clin Med, 1990, 116:275-276.

8. Henrik Hojgaard Rasmussen, Oivind Irtun, Søren Schou Olesen, et al. Nutrition in chronic pancreatitis. World J Gastroenterol, 2013, 19:7267-7275.

9. Armbrecht U. Chronic pancreatitis: weight loss and poor physical performance-experience from a specialized rehabilitation centre. Rehabilitation (Stuttg), 2001, 40:332-336.

10. Sinéad Duggan, Maria O'Sullivan, Sinéad Feehan, et al. Nutrition Treatment of Deficiency and Malnutrition in Chronic Pancreatitis: A Review. Nutrition in Clinical Practice, 2010, 25:362-370.

11. Löhr JM. United European Gastroenterology evidence-based guidelines for the diagnosis and therapy of chronic pancreatitis (HaPanEU). United European Gastroenterol J, 2017, 5(2):153-199.

12. 中华医学会外科学分会胰腺外科学组. 慢性胰腺炎诊治指南(2014), 中华外科杂志, 2015, 4(53):241-246.

13. Elham Afghani, Amitasha Sinha, Vikesh K, et al. An Overview of the Diagnosis and Management of Nutrition in Chronic Pancreatitis. Nutrition in Clinical Practice, 2014, 10:1077-1090.

14. Henrik Hojgaard Rasmussen, Oivind Irtun, Soren Schou Olesen, et al. Nutrition in chronic pancreatitis. World J Gastroenterol, 2013, 19:7267-7275.

15. Sinead N, Niamh D, Smyth BSc. The Prevalence of Malnutrition and Fat-Soluble Vitamin Deficiencies in Chronic Pancreatitis. Nutrition in Clinical Practice, 2014, 29:348-354.

16. Spannagel AW, Green GM, Guan D. Purification and characterization of a luminal cholecystokinin-releasing factor from rat intestinal secretion. Proc Natl Acad Sci, 1996, 93:4415-4420.

17. Go VLW, Hoffman AF, Summerskill WHJ. Pancreozymin bioassay in man based on pancreatic enzyme secretion: potency of specific amino acids and other digestive products. J Clin Invest, 1970, 49:1558-1564.

18. Liddle RA, Goldfine ID, William JA. Bioassay of plasma cholecystokinin in rats: effects of food, trypsin inhibitor, and alcohol. Gastroenterology, 1984, 87:542-549.

19. Malagelada J-R, Go VLW, Summerskill WHJ. Different gastric, pancreatic and biliary responses to solid-liquid or homogenized meals. Dig Dis Sci, 1979, 24: 101-110.

20. Uden S, Acheson DW, Reeves J. Antioxidants, enzyme induction, and chronic pancreatitis: a reappraisal following studies in patients on anticonvulsants. Eur J Clin Nutr, 1988, 42: 561-569.

21. Rose P, Fraine E, Hunt LP. Dietary antioxidants and chronic pancreatitis. Hum Nutr Clin Nutr, 1986, 40: 151-164.

22. Shea JC, Hopper IK, Blanco PG, et al Advances in Nutritional Management of ChronicPancreatitis. Current Gastroenterology Reports, 2000, 2: 323-326.

23. Gilliland TM, Villafane-Ferriol N, Shah KP, et al. Nutritional and metabolic derangements in pancreatic cancer and pancreatic resection. Nutrients, 2017, 9 (3): 243.

24. Kondrup J, Allison SP, Ella M, et al. ESPEN guidelines for nutrition screening 2002. Clin Nutr, 2003, 22 (4): 415-421.

25. Fearon K, Strasser F, Anker SD, et al. Definition and classification of cancer cachexia: an international consensus. Lancet Oncol, 2011, 12 (5): 489-495.

26. McClave SA, Kozar R, Martindale RG, et al. Summary points and consensus recommendations from the North American Surgical Nutrition Summit. J Parenter Enteral Nutr, 2013, 37 (5suppl): 99.

27. Vashi P, Popiel B, Lammersfeld C, et al. Outcomes of systematic nutritional assessment and medical nutrition therapy in pancreatic cancer. Pancreas, 2015, 44 (5): 750-755.

28. Perinel J, Mariette C, Dousset B, et al. Early enteral versus total parenteral nutrition in patients undergoing pancreaticoduodenectomy: a randomized muliticenter controlled trial (Nutri-DPC). Ann Surg, 2016, 264 (5): 731-737.

29. Gerritsen A, Molenaar IQ, Besselink MG. Systematic review of five feeding routes after pancreatoduodenectomy. Brit J Surg, 2013, 100 (5): 589-598.

30. Sabater L, Ausania F, Bakker OJ, et al. Evidence-based guidelines for the management of exocrine pancreatic insufficiency after pancreatic surgery. Ann Surg, 2016, 264 (6): 949-958.

31. Vujasinovic M, Valente R, Del Chiaro M, et al. Pancreatic exocrine insufficiency in pancreatic cancer. Nutrients, 2017, 9 (3): 183.

32. Whitcomb DC, Lehman GA, Vasileva G, et al. Pancrelipase delayed release capsules (CREON) for exocrine pancreatic insufficiency due to chronic pancreatitis or pancreatic surgery: A double-blind randomized trial. Am J Gastroenterol, 2010, 105 (10): 2276-2286.

33. Seiler CM, Izbicki J, Varga-Szabo L, et al. Randomised clinical trial: a 1-week, double—blind, placebo-controlled study of pancreatin 25000 Ph. Eur. minimicrospheres (Creon 25000 MMS) for pancreatic exocrine insufficiency after pancreatic surgery, with a 1-year open-label extension. Aliment Pharmacol Ther, 2013, 37 (7): 691-702.

34. 吴国豪. 胰腺癌病人围手术期营养支持. 中国实用外科杂志, 2004, 24 (5): 264-266.

35. Arends J, Bachmann P, Baracos V, et al. ESPEN guidelines on nutrition in cancer patients. Clin Nutr, 2017, 36 (1): 11-48.

36. de Aguiar Pastore Silva J, Emilia de Souza Fabre M, Waitzberg DL. Omega-3 supplements for patients in chemotherapy and/or radiotherapy: A systematic review. Clin Nutr, 2015, 34 (3): 359-366.

37. Lassen K, Coolsen MM, Slim K, et al. Guidelines for perioperative care for pancreaticoduodenectomy: Enhanced Recovery After Surgery (ERAS) Society recommendations. Clin Nutr, 2012, 31 (6): 817-830.

# 第66章

# 胰管结石的外科分型及处理

【摘要】胰管结石是慢性胰腺炎晚期并发症之一,发病率不高,但严重影响患者的生活质量。胰管结石的确切成因尚不明,诊断主要依靠影像学检查。出现胰管结石表明患者已经进入了慢性胰腺炎进展期的中后阶段,具有外科手术干预的明确指征。目前胰管结石外科治疗的手术方法众多,手术方法的选择主要是根据胰腺的解剖形态改变,包括胰管结石、胰管狭窄、炎性包块的部位,以及胰管扩张的直径。为简化手术方法的选择,规范胰管结石的外科治疗,我们在国内率先提出了胰管结石的外科分型,并依据外科分型提出了选择手术方法的建议。

(另与本章有关的内容,可参见2012年版《慢性胰腺炎:理论与实践》第九章 胰腺钙化暨胰管结石形成机制、第五十四章慢性胰腺炎外科治疗。)

胰管结石(pancreatic duct stone,PDS)又称为胰腺结石、胰石症,是慢性胰腺炎的并发症之一,临床较为少见,但近些年随着诊疗技术的提高,对PDS的逐渐重视及慢性胰腺炎(chronic pancreatitis,CP)发病率的增高,PDS的发病率亦呈逐年上升趋势。虽然PDS的发病率不高,但会严重影响患者的生活质量,如顽固性上腹痛反复发作、腹泻、消化不良及体质量减轻,加重慢性胰腺炎,甚至诱发胰腺癌。由于PDS缺乏特异性临床症状,且易与胆囊结石、胰腺癌及胃和十二指肠相关疾病相混淆,所以诊断困难。PDS结石取出后由慢性炎症和结石导致的胰腺组织的继发病理改变不能逆转,临床往往经历慢性胰腺炎 -PDS-胰腺癌"三部曲"的发展。PDS一经确诊应及早进行治疗,但目前国内外对PDS治疗方式的选择仍存在争议。

## 一、流行病学资料

胰管结石是一种较为罕见的胰腺良性疾病,在正常人群中发病率≤1%。患者以男性居多,男女比例为2.46∶1。该疾病常可引起严重后果,如腹痛反复发作,进行性胰腺功能损伤,甚至诱发胰腺癌等。国内报道胰管结石患者中合并胰腺癌发生率可达到16%~31%。单独报道胰管结石发病率的资料很少,有报道慢性胰腺炎出现胰管结石的概率高达50%,因此,我们可以从慢性胰腺炎的发病率推测胰管结石的发病率。丹麦一个前瞻性研究报告指出,每10万人口新增慢性胰腺炎病例8.2个,其发病率达到27.4/10万人口;据美国的资料,1999年慢性胰腺炎的住院人数达到27 000人;德国住院患者统计,在总住院人数中,慢性胰腺炎患者占0.3~0.5%,据欧美3 340例慢性胰腺炎的综合统计,男性患者占60%~95%,多为35~40岁发病;日本1905—1961年56年间,慢性胰腺炎患者的病例报告仅有43例,而1976—1986年的病例报告增至4 719例,1994年全日本流行病学调查发现慢性胰腺炎的发病率为5.4/10万人口,40~50岁为发病高峰,男女之比为2.8∶1。在非洲、印度等蛋白营养不良地区,男女发病率无明显差别,大部分患者为儿童及青少年。我国临床资料中慢性胰腺炎的报道很少。近年来,随着人民生活水平的提高与饮食结构、生活方式的改变,慢性胰腺炎的发病率呈上升趋势。其原因可能是嗜酒人数增加以及诊断技术的提高。

## 二、胰管结石的成因

胰管结石的成分主要由碳酸钙和一些多糖构成,核心由非常细的纤维网格组成。结石切面通常含有单个或者多个空腔,空腔里面充填着蛋白栓。除了钙以外,胰管结石尚含有:钠、钾、铜、锌、镁、铬、钡、铝、硅、钛、磷、锰、铁、钴、镍和氯等。结石的内部主要是由铁、镍和铬构成网样纤维状结构,结石外部主要的化学成分为钙。胰管结石的形成机制复杂,已有许多临床和实验研究提出了一些胰管结石形成机制的假说,归纳起来有以下几点。

### (一)胰管梗阻

在动物实验中,通过结扎胰管可以导致胰管结石的发生,且与人类的 PDS 理化性质及形成部位相同。自身免疫性胰腺炎(autoimmune pancreatitis,AIP)患者后期可出现 Wirsung 管节段性、弥散性不规则狭窄,并由此导致胰头部肿块与胰管结石。由此推测 PDS 的形成可能与狭窄甚至梗阻的胰管中胰液引流不畅,胰管内高压造成胰腺腺泡和小导管破裂,胰腺分泌功能不全有关。

### (二)胰石蛋白

1983 年法国学者对胰管结石及体外条件下胰液的分析中发现胰石蛋白(pancreatic stone protein,PSP),并推断其与 PDS 的形成关系密切。实验发现,在胰腺间质中 PSP 能抑制碳酸钙晶体成核,而在体外试验中,N 端信号肽被切断的 PSP 即 PSP-S,能抑制 PDS 生长。推测 PSP 与胆道内蛋白栓形成有关。长期嗜酒导致胰腺外分泌液中碳酸氢盐和水分减少,而蛋白质和钙的浓度增加。这一变化导致胰腺外分泌液黏滞性增加,因此可能导致胰管内蛋白栓子形成。为防止胰管内蛋白栓子形成,胰腺组织会分泌 PSP。而慢性胰腺炎患者存在胰液引流不畅胰管高压、胰腺实质钙化、腺泡萎缩,小导管周围炎症浸润并发展至纤维化,PSP 受上述影响分泌减少,在胰液中比例下降,胰液中碳酸钙稳定性下降,依附于蛋白网架核心形成结石。

### (三)骨桥蛋白

骨桥蛋白(osteopontin,OPN)已被证实与结石的形成关系密切,该蛋白含有一条 Arg-Gly-Asp 的氨基酸序列,对羟基磷灰石有高亲和力。在钙化病灶中表达明显升高。在胰腺组织内 OPN 主要表达于胰腺导管内的上皮细胞。正常胰腺组织中不存在的 OPN,在 CP 组织中发现 OPN 的 mRNA,而正常的胰腺组织内却没有找到,慢性钙化性胰腺炎和自身免疫性胰腺炎中也发现了 OPN 的高表达。根据这些证据推测,OPN 能与蛋白栓结合并加速钙盐的沉积,促进 PDS 的形成。

### (四)乳铁蛋白

乳铁蛋白(lactoferrin,LF)属转铁蛋白家族成员,是哺乳动物体内一种重要的非血红素铁结合糖蛋白。在 CP 患者胰液中 LF 含量呈上升趋势。LF 能够生成嗜酸性蛋白如清蛋白并与其结合形成蛋白质复合物在胰管中沉积,成为 PDS 核心的基础。在体内炎症反应器官中,LF 含量明显增高。这表明 LF 可能与反复炎性反应有关,并且参与 PDS 核心形成的早期。

### (五)胰蛋白酶原

胰蛋白酶原(trypsinogen)为胰蛋白酶的前体,它可以通过自我催化实现胰蛋白酶、糜蛋白酶和磷脂酶等活化。CP 患者的分支胰管中有大量酶原激活甚至沉积。CP 核心的酶联反应存在胰蛋白酶免疫反应性,同时 CP 患者胰液的黏度系数、胰蛋白酶活性、LF 和总蛋白含量均增高,而高蛋白的胰液是蛋白栓形成的基础。长期饮酒的 CP 患者,胰腺腺泡对胆囊收缩素的刺激的敏感性增加,胰液内胰酶蛋白原和钙离子浓度不断增加,蛋白栓更易形成。在 PDS 形成的早期,胰液分泌的增多、胰管内大量胰蛋白酶原的激活以及浓聚与胰腺结石的形成密切相关。

### (六)糖蛋白 -2

糖蛋白 -2(glycoprotein-2,GP-2)是构成酶原颗粒膜的重要成分,在酶原颗粒的胞吐作用中提供能量,促进胰腺腺泡的内吞作用。研究发现 GP-2 为非钙化性胰腺炎胰腺导管内栓子的一部分,并推断在胰腺导管栓子形成的过程中发挥作用。碳酸氢根可促进 GP-2 的解聚和释放,而在 CP 患者胰液里碳酸氢根分泌减少,所以 GP-2 在 CP 患者胰液中更易聚集,为 PDS 的核心栓子提供条件。

除了上述机制外,胰腺的氧化应激反应使硝基蛋白和羟基蛋白的功能缺陷,一定条件下可能导致慢性钙化性胰腺炎。

### 三、胰管结石的诊断

目前对胰管结石的病因尚不清楚,多数学者认为主要与酗酒、胰管梗阻、遗传、慢性胰腺炎、肠道寄生虫等相关,其中与慢性胰腺炎的关系最为紧密,研究表明,90% 以上的慢性胰腺炎患者发展到一定阶段会出现胰管结石或者胰腺钙化。胰管结石的形成和发展与慢性胰腺炎互为因果,易形成恶性循环,最终导致胰腺内外分泌功能障碍。胰管结石的临床症状与慢性胰腺炎相似,多表现为反复发作的上腹部顽固性疼痛、糖尿病、脂肪泻、阻塞性黄疸,体格检查可发现腹部包块,腹部触诊可引发上腹部或脐周疼痛。因缺乏结石所致的特异性症状、体征,易与胃和十二指肠和胆系疾病相混淆。

胰管结石的实验室诊断并无特异性,因此临床上胰管结石的确诊主要依靠影像学检查。术前准确判断胰管结石的位置、数量及大小,有助于制订合理的治疗方式,提高结石清除率。

#### (一)腹部 X 线检查

腹部平片会发现胰腺的钙化灶或胰管结石,能提供胰管结石存在的重要证据,腹部平片作为一种简单、方便的检查方法,对于胰管结石的诊断有重要价值。

#### (二)超声

1. 经腹超声　超声检查可以提供胰腺实质的清晰图像,同时也可以显示胰管系统的改变。超声检查的优点是无创性以及经济性,可作为首选的检查手段。

2. 内镜超声　内镜超声(endoscopic ultrasonography,EUS)将内镜与高频超声相结合,能克服胃肠道气体干扰,清晰显示胰腺实质和胰腺导管。超声内镜已经成为诊断胰管结石的重要工具。内镜超声下细针穿刺活检(endoscopic ultrasound-guided fine needle aspiration,EUS-FNA)还可对胰腺组织和肿块进行细针穿刺的组织学检查,可以对肿块型慢性胰腺炎与胰腺恶性肿瘤进行鉴别诊断。另外,EUS 可辅助收集胆汁用于成分分析、胰腺功能测试,还可以进行腹腔神经丛阻滞用于止痛治疗。

3. 磁共振成像　磁共振成像(magnetic resonance imaging,MRI)具有良好的软组织分辨率,可以清楚显示胰腺正常解剖结构和病理改变,对早期 CP 及胰腺功能的评价优于 CT 检查。

磁共振胰胆管造影术(magnetic resonance cholangiopancreatography,MRCP):MRCP 是一种非介入性胰胆管成像技术,可以获得类似 ERCP 和经皮肝穿胆道造影(percutaneous transhepatic cholangiography,PTC)类似的胰胆管图像。优点是无创伤性、无 X 线照射、不需造影剂。

4. 计算机断层扫描　计算机断层扫描(computed tomography,CT)的优势在于能更好地显示胰腺,并与周围器官区分开来,特别对于肥胖或肠气干扰而经腹部超声检查存在局限性时更是如此。目前,CT 已成为诊断胰管结石最常用影像学检查方法,尤其是需要进行外科治疗的胰管结石患者。

5. 内镜下逆行胰胆管造影术　内镜下逆行胰胆管造影术(endoscopic retrograde cholangiopancretography,ERCP)对胰胆管病变较敏感,曾被认为是诊断慢性胰腺炎的"金标准"。ERCP 引导下的细胞刷检可对肿块进行细胞学检查,对鉴别诊断同样具有帮助。ERCP 还可用于治疗,如 ERCP 联合体外冲击波碎石进行胰管取石。但 ERCP 的术后并发症、费用高、操作复杂等问题在一定程度上限制了 ERCP 应用。

总结目前常用的诊断胰管结石的影像学检查,超声检查简便无创,常作为首选,但对早期病例确诊率较低。内镜超声能经过胃壁和十二指肠壁清楚地观察胰腺实质及胰管,并可行超声引导下的胰腺穿刺,对于术前怀疑胰腺恶变的患者具有优越性。CT 及 MRI 诊断价值相似,均可以显示胰腺实质的增大或萎缩、胰管的形态及结石分布。ERCP 虽然可以证实胰管结石的部位、大小、数目,但属于有创检查,可引起重症胰腺炎、十二指肠穿孔等并发症,严重者可导致患者死亡,现基本被 MRCP 取代,仅在诊断困难或者需要治疗操作时选用。

## 四、胰管结石的治疗

### （一）保守治疗

诊断胰管结石的患者多属于慢性胰腺炎的中晚期,保守治疗主要是缓解患者疼痛,改善内外分泌不足,但是不能去除原发病灶,无法达到根治效果。

外分泌功能不全的表现是脂肪泻,治疗主要是给予含脂肪酶的胰酶制剂的替代治疗。建议进餐时服用,正餐给予(2~4)万 U 脂肪酶的胰酶,辅餐给予(1~2)万 U 脂肪酶的胰酶,如果疗效不明显的,胰酶剂量应增加一倍或两倍,如果效果依然不明显,应联合应用抑酸剂。足量的替代治疗可减轻胰腺外分泌的负担,有利于阻止疾病发展。

### （二）内镜治疗

随着内镜技术的引进及内镜的微创、高效、并发症少等优点,内镜取石在治疗 PDS 中已得到广泛应用,并取得较好疗效。内镜取石一般适应于位于胰头部主胰管较小的结石(直径小于 10mm)。对于结石较多且伴有多处狭窄或结石位于分支胰管的患者,一般不建议进行内镜治疗。欧美国家对于胰管结石的治疗倾向于内镜治疗,而我国更倾向于手术治疗。

1. ERCP 治疗胰管结石　ERCP 治疗的方法包括胰管括约肌切开、狭窄扩张及支架置入、气囊或网篮取石等手段,可有效解除梗阻,实现胰液通畅引流。ERCP 治疗胰管梗阻的操作成功率可达 80%,治疗后疼痛缓解率达到 50%~80%,但 ERCP 治疗后有可能出现出血、重症胰腺炎等严重并发症,应严格把握 ERCP 治疗适应证,对患者进行适当的筛选。对于靠近胰头部的结石或是狭窄病变,内镜治疗的成功率高、疗效好,ERCP 应作为首选治疗方式;而对于远离胰头部的结石或狭窄、多发的结石或狭窄,内镜治疗技术难度大、安全性也降低,需慎行 ERCP。

2. 体外振波碎石(ESWL)联合 ERCP 治疗胰管结石　单纯 ERCP 取石对于体积较大的结石和复杂结石(结石嵌顿、胰管狭窄等),取石往往不能成功。ESWL 具有创伤小、疗效佳、医疗花费低,大大提高了内镜微创治疗胰管结石的成功率,欧洲消化内镜(USGE)建议对于体积较大的胰管结石和内镜取石失败的胰管结石,首选方案为 ESWL 联合内镜或单纯 ESWL 治疗。ESWL 治疗后,结石可以碎裂为直径≤3mm 的数个细小结石,通过自发性排石或后续 ERCP 治疗可实现清除结石并解除胰管梗阻的目标。

3. 其他内镜下胰管结石治疗　有研究利于腔内机械碎石治疗胰管结石,报道其对胰管结石的碎石成功率可达 47%~83%。但是,胰管腔内机械碎石术需要专门的子母镜系统以实现胰胆管直视下操作,而且对操作者的技术要求较高。目前,腔内机械碎石治疗胰管结石仅作为 ESWL 碎石失败后的备选方法之一。

### （三）外科治疗

多数发现胰管结石的患者属于慢性胰腺炎的中晚期,患者的主要症状是顽固性腹痛。临床研究证明,外科治疗相对于其他的治疗手段,仍然是最有效的方法。

1. 选择外科治疗的时机　慢性胰腺炎分为临床前期、进展期、并发症期和终末期。理论上讲,于初始阶段如能进行有效的外科干预,对改变疾病进程最为有利,然而实际操作上却存在很大的难度,因为疾病进展期的早期胰腺的解剖形态改变轻微,术者和患者难以下决心手术治疗,而且难以选择一种恰当的手术术式。多采取内科性对症保守治疗。当胰腺解剖形态出现明显的改变,如炎性包块或主胰管扩张,应积极采用外科治疗。出现胰管结石表明患者已经进入了疾病进展期的中后阶段,具有外科手术干预的明确指征。而如果患者疼痛频率及严重程度明显降低,胰腺内、外分泌功能出现明显异常,临床出现脂肪泻、体重减轻和糖尿病,提示患者已经进入终末期,此时外科治疗已没有价值,仅能行内科对症保守治疗。

2. 手术治疗的方法　慢性胰腺炎并发胰管结石的手术适应证包括临床症状,以及胰腺的病理改变:①顽固性腹痛;②胰管结石、胰管狭窄伴胰管梗阻;③其他并发疾病,包括:十二指肠梗阻、胆道梗阻、胰腺囊肿、胰源性门静脉高压以及胰性腹水。

手术方法的选择主要是根据胰腺的解剖形态改变,包括胰管结石、胰管狭窄、炎性包块的部位,以及胰管扩张的直径。目前手术方法众多,可以归为两种方法,一是对梗阻的导管系统行减压引流,即引流术;二是切除重要的病灶,即切除术。对胰腺实质以萎缩为主、主胰管结石伴主胰管扩张的慢性胰腺炎,常采用引流术如胰管纵行切开减压、取石、胰肠侧侧吻合术(longitudinal pancreaticojejunostomy, LPJ),而对于伴有胰腺炎性包块或结石存在于分支胰管而不易取出者,常采用胰腺部分切除术以取出结石和解除导管梗阻。

(1)胰管空肠吻合术:可以降低胰管压力、缓解疼痛和减缓胰腺实质萎缩及纤维化进程。优点是操作简单、并发症少,当主胰管节段性扩张或主胰管扩张程度较小,术中难以寻找主胰管时,可借助术中超声和细针穿刺来寻找和定位主胰管。主胰管切开的长度需确保狭窄段都能去除以及保证尽量取净结石。

(2)十二指肠乳突成形术或胰腺钩突切除术联合胰管空肠吻合术:对于位于胰头主胰管的结石,可以尝试通过切开的胰腺颈部和体部主胰管取石,同时可以切开十二指肠,寻找十二指肠乳头和壶腹部开口,十二指肠乳头和胰腺主胰管纵行切口两个方向进行探查和取石,尽量取净结石,保持胰管畅通。如果胰头的结石主要位于钩突,可以通过切除钩突的办法去除分支胰管的结石。

(3)保留十二指肠的胰头切除术(duodenum-preserving pancreatic head resection, DPPHR):此术式适用于胰头部结石并发胰头炎性增生性包块。DPPHR及其衍变术式切除了胰头部含多发胰管结石的组织和/或炎性增大的胰头,保留了对消化和糖代谢起关键作用的十二指肠、胰体尾、胃和肝外胆道。与传统胰十二指肠切除术相比,DPPHR的优点在于保留了十二指肠、胆道及壶腹的正常解剖结构,术后患者有较高的生活质量。

(4)DPPHR联合LPJ:如果胰头结石、胰头炎性包块同时伴有胰腺体尾部主胰管狭窄和结石,可以在切除胰头的同时切开胰腺体尾部的主胰管,纠正胰腺体尾部主胰管的狭窄和取石。

(5)胰腺体尾部切除术:胰腺结石主要集中于胰腺体尾部的小胰管内,并伴有严重的炎性病变,可以行胰体尾或胰尾切除术,此术式常需要同时切除脾脏,这也是解决伴有胰源性门静脉高压症的主要治疗方法。对于无胰源性门静脉高压症的患者,近年多采用保留脾脏的胰体尾切除术。

(6)胰十二指肠切除术:如果高度怀疑胰头包块为恶性,或在慢性胰腺炎基础上发生的胰头癌获得病理组织学证实,应采取胰十二指肠切除术,以获得胰头癌的根治性切除。

(7)全胰切除术:全胰多发结石并伴有顽固性疼痛,不能通过LPJ或局部切除达到去除结石、解除胰管梗阻,临床症状难以彻底改善。在有胰岛移植条件的医院,可以考虑实施全胰切除术以缓解疼痛,并实施自身胰岛移植来维持基本的内分泌功能。

综上所述,应根据每个患者的疾病进展阶段选择恰当的时机进行外科治疗,根据解剖形态改变选择手术方法。只有这样,外科治疗才能达到理想的治疗效果。

## 五、胰管结石的分型与治疗方法的选择

胰管结石是慢性胰腺炎常见并发症之一,虽然其发生率并不高但常引起较严重的后果,如腹痛反复发作,进行性胰腺功能损害,加重慢性胰腺炎甚至诱发胰腺癌等。由于近年来影像学诊断技术的进展,其发现率有所提高。对胰管结石的诊断治疗已逐渐引起重视。但目前国内外对胰管结石尚没有明确的分型,其治疗也存在较大的随意性,因而影响疗效。我们曾经对西安地区胰管结石患者病例结合文献进行了回顾性分析,旨在对胰管结石的分型及相应的处理对策提出建议。

内科保守治疗组:本组患者经镇痛、抑酸、应用生长抑素、预防抗感染和低脂肪饮食等内科保守治疗症状明显缓解,出院。该组患者的结石主要为单发,胰管无扩张,结石一般<0.5cm。结石主要位于胰体及胰尾处。

### (一)内镜治疗组

本组患者经ERCP检查发现胰头部主胰管结石,行Oddi括约肌切开取石后症状消失,痊愈出院。

### (二)手术治疗组

本组患者接受手术治疗。

对于患者腹痛较为严重且反复发作,结石主要位于胰头部伴有明显的胰管狭窄或梗阻,胰头纤维化并增大变硬,归纳为Ⅰ型胰管结石。经胰头十二指肠切除(Whipple手术),术后恢复良好,症状消失。

对于患者结石主要位于胰体部并伴有明显的主胰管扩张,直径0.8~2.5cm并伴有间断性狭窄,将该

类结石归纳为 Ⅱ 型胰管结石。此类患者给予胰体胰管全长或部分切开取石,胰管 - 空肠 Roux-en-Y 吻合(Puestow 和改良 Puestow 手术)治疗。

对于患者结石主要位于胰尾主胰管,由于长期炎症造成胰尾纤维化并与周围脏器粘连,将该类结石归为 Ⅲ 型胰管结石。经采用胰尾部加脾切除手术治疗后痊愈。

对于患者结石广泛分布于胰头、体、尾主胰管伴主胰管开口处梗阻,将该类结石归纳为 Ⅳ 型胰管结石。其中 1 例患者行 Puestow-Gillesby 手术治疗痊愈。另 1 例胰管扩张不严重,术中结石经 B 超定位后,横断胰腺颈部,从该处胰管断端探查远、近端主胰管,取出数枚 0.2~0.5cm 白色质硬结石,胰腺断端与空肠 Roux-en-Y 吻合重建。胰腺两断端分别与空肠 Y 臂行胰管 - 空肠黏膜吻合即空肠 - 胰腺断端端侧吻合和端端吻合,T 形管短臂经空肠分别置入远、近胰管外引流。患者术后恢复良好,症状消失,术后 3 个月经 T 管造影双侧胰管引流通畅无结石残留。

### (三) 胰管结石的分型及在治疗中的意义

胰管结石的治疗手段包括内科保守治疗,内镜介入治疗和外科手术治疗等方法。内科保守治疗主要采用的是对症治疗,不能取得根治效果。由于患者本人和经济条件等因素限制在经济不发达地区仍有部分患者采用内科保守治疗。综合国内外文献可以看出对胰管结石的治疗欧美等发达国家普遍提倡内镜介入治疗,如内镜胰管切开取石(ES),体外震波碎石(ESWL),ESWL 加 ES 等方法。近年来的观察发现 ES 和 ESWL 等介入手段并不是对所有患者有效。对于结石位于胰尾部胰管、胰管多发结石、结石直径 >1.2 cm 和病史 >8 年的患者治疗成功率较低。同时长期随访发现 ESWL 和 ES 治疗患者有一定的结石复发和症状复发率。结合本组及国内文献资料可以看出,外科手术治疗在我国现有条件下仍是胰管结石治疗的主要手段之一。外科手术较内科介入治疗更容易达到胰管结石治疗的目的即:完全清除结石,解除胰管狭窄和通畅胰管引流。虽然胰管结石治疗原则较为明确,但由于发病率较低且治疗方法和手术方式较多,造成其治疗中存在很大的随意性。

结合本组资料及文献报道,我们认为对胰管结石有必要进行分型,根据不同分型采取相应的治疗手段。这样可以降低胰管结石治疗中的随意性,有助于提高治疗效果。我们建议根据结石发生部位和治疗方法的不同将胰管结石分为 4 型:

Ⅰ 型:结石主要位于胰头部主胰管。其处理主要采用内镜取石和 ESWL,介入治疗失败或可疑胰头恶性肿瘤患者可行保留十二指肠的胰头局部切除或胰头十二指肠切除(Whipple 手术)。

Ⅱ 型:结石主要位于胰体部主胰管。其处理主要采用胰管切开取石胰管空肠吻合(Puestow-Gillesby 手术)和 ESWL 加 ES。

Ⅲ 型:结石主要位于胰尾部。处理主要采用胰尾部加脾切除或保留脾脏的胰尾部切除。

Ⅳ 型:结石广泛分布于头、体和尾部主胰管。处理主要采用 Puestow-Gillesby 手术和胰颈部离断,胰管探查取石加胰管两断端空肠 Roux-en-Y 吻合手术。有条件的单位可行全胰切除加胰岛细胞移植。

对于身体条件较差的老年患者、Ⅰ 型和部分 Ⅱ 型结石、单发结石和病史较短的患者应首选介入治疗。对于 Ⅲ、Ⅳ 型结石、多发结石和结石直径 >1.2cm、可疑胰腺恶性肿瘤的患者应首选外科手术治疗。具体到引流术和切除术的选择可以考虑如下原则:伴有明确狭窄的扩张胰管区需要行引流术,注意要引流所有淤积区域;无主胰管扩张的局部钙化炎症改变,包括炎性包块或者可以恶变的肿瘤样病变需要行切除术,此情况多出现在胰头部。

胰管结石以及慢性胰腺炎的治疗目前仍然主要由内科医师负责。然而,日益增多的文献报道提示,慢性胰腺炎早期手术干预能够阻止疾病的进一步恶化。对一些患者甚至可能改善胰腺的内、外分泌功能。由于疾病的长期性和在慢性胰腺炎过程中产生的有关并发症,大约一半患者需要接受手术治疗。因此,外科医生在慢性胰腺炎的早期就应参与治疗计划的制订,因为手术治疗可能会给患者带来较大的帮助。另外一方面由于内镜及相关介入治疗的复杂性,目前在我国还难以大面积开展胰管结石的内镜治疗以及介入治疗。还有由于我国幅员辽阔、各个基层卫生单位水平不平均,慢性胰腺炎患者内科治疗难以获得长期的有针对性的随访指导,导致患者内科治疗的依从性较差。这就为普通外科医生尤其是胰腺外科医生提供了机遇与挑战。然而胰管结石的外科手术方法众多,医疗卫生单位外科发展的不均衡导致了胰管结石的外科治疗难以达到的理想效果。在这种情况下,我们提出了胰管结石的外科分型,目的就是希望能规范化胰管结石的外科治疗方法的选择,为进一步分析胰管结石外科治疗方法提供基础。经过 10 几年的临床实践,我们认为我们提出的胰管结石的外科分型方法简便,指导性强,对规范胰管结石外科治疗方法的选择有重要意义,值得进一步推广。

（何　勇）

## 参 考 文 献

1. Rösch T,Daniel S,Scholz M,et al. Endoscopic treatment of chronic pancreatitis:a multicenter study of 1000 patients with long-term follow-up. Endoscopy,2002,34:765-771.

2. Bhasin DK,Singh G,Rana SS,et al. Clinical profile of idiopathic chronic pancreatitis in North India. Clin Gastroenterol Hepatol,2009,7:594-599.

3. Pitchumoni CS,Viswanathan KV,Gee Varghese PJ,et al. Ultrastructure and elemental composition of human pancreatic calculi. Pancreas,1987,2:152-158.

4. Jin CX,Naruse S,Kitagawa M,et al. Pancreatic stone protein of pancreatic calculi in chronic calcified pancreatitis in man. JOP,2002,3:54-61.

5. Siddiqi AJ,Miller F. Chronic pancreatitis:ultrasound,computed tomography,and magnetic resonance imaging features. Semin Ultrasound CT MR,2007,28:384-394.

6. Stevens T,Lopez R,Adler DG,et al. Multicenter comparison of the interobserver agreement of standard EUS scoring and Rosemont classification scoring for diagnosis of chronic pancreatitis. Gastrointestinal Endoscopy,2010,71:519-526.

7. Calvo MM,Bujanda L,Calderon A,et al. Comparison between magnetic resonance cholangiopancreatography and ERCP for evaluation of the pancreatic duct. Am J Gastroenterol,2002,97:347-353.

8. Lehman GA. Role of ERCP and other endoscopic modalities in chronic pancreatitis. Gastrointest Endosc,2002,56(6 Suppl):S237-S240.

9. Dumonceau JM,Delhaye M,Tringali A,et al. Endoscopic treatment of chronic pancreatitis:European Society of Gastrointestinal Endoscopy(ESGE)Clinical Guideline. Endoscopy,2012,44:784-800.

10. Farnbacher MJ,Schoen C,Rabenstein T,et al. Pancreatic duct stones in chronic pancreatitis:criteria for treatment intensity and success. Gastrointest Endosc,2002,56:501-506.

11. Delhaye M,Arvanitakis M,Bali M,et al. Endoscopic therapy for chronic pancreatitis. Scand J Surg,2005,94:143-153.

12. Tandan M,Reddy DN. Extracorporeal shock wave lithotripsy for pancreatic and large common bile duct stones. World J Gastroenterol,2011,17:4365-4371.

13. Li BR,Liao Z,Du TT,et al. Risk factors for complications of pancreatic extracorporeal shock wave lithotripsy. Endoscopy,2014,46:1092-1100.

14. Attwell AR,Brauer BC,Chen YK,et al. Endoscopic retrograde cholangiopancreatography with per oral pancreatoscopy for calcific chronic pancreatitis using endoscope and catheter-based pancreatoscopes:a 10-year single-center experience. Pancreas,2014,43:268-274.

15. Cahen DL,Gouma DJ,Nio Y,et al. Endoscopic versus surgical drainage of the pancreatic duct in chronic pancreatitis. N Engl J Med,2007,356:676-684.

16. Rutter K,Ferlitsch A,Sautner T,et al. Hospitalization,frequency of interventions,and quality of life after endoscopic,surgical,or conservative treatment in patients with chronic pancreatitis. World J Surg,2010,34:2642-2647.

17. Cahen DL,Gouma DJ,Laramée P,et al. Long-term outcomes of endoscopic vs surgical drainage of the pancreatic duct in patients with chronic pancreatitis. Gastroenterology,2011,141:1690-1695.

18. Tandan M,Nageshwar Reddy D. Endotherapy in chronic pancreatitis. World J Gastroenterol,2013,19:6156-6164.

19. 陈勇,何勇,赵建,等.胰管结石的外科分型及处理对策.中华外科杂志,2004,42(7):417-420.

# 第67章

# 胰腺全切及胰岛移植术后脆性糖尿病的治疗

【摘要】脆性糖尿病是足以影响患者生活质量和生命质量的代谢不稳定状态。严重的血糖控制不良和反复频繁发作的高血糖、酮症酸中毒和低血糖是脆性糖尿病的主要特征。胰腺全切术后发生脆性糖尿病原因的复杂性决定其治疗的复杂性。治疗需要包括患者、外科手术和内分泌糖尿病专家、糖尿病专职护士、营养师、糖尿病健康教育者、疾病保健医师和心理学家 / 精神病医生以及患者家人和朋友共同参与。制订个体化的血糖控制目标,从患者的生活方式、营养摄入、药物使用和治疗策略以及酮症酸中毒、低血糖等危急重症的识别和处理等多个方面持续进行血糖管理以改善血糖控制、减少并发症的发生,继而提高患者的生活质量。

(另与本章有关的内容,可参见 2012 年版《慢性胰腺炎:理论与实践》第五十一章 慢性胰腺炎内分泌功能不全的治疗。)

## 一、脆性糖尿病的特点和诊断

脆性糖尿病又称不稳定糖尿病,是指血糖极不稳定,忽高忽低难以控制。早在 20 世纪 30 年代,美国芝加哥的内科医师 Woodyatt 就曾提及脆性糖尿病的概念,即不能用医生的错误和患者的不当行为所解释的过度血糖波动。脆性糖尿病的特征是血糖变动的不可预测性、意外的低血糖、反复发生的高血糖以致发生糖尿病酮症酸中毒。尽管在临床上比较容易识别这些患者,但是到目前为止仍然缺乏普遍公认的脆性糖尿病的诊断标准。《实用内分泌学》第 2 版中曾提出了比较严格的标准,即在连续数月保持进食量、运动量及胰岛素用量恒定和注射方式不变的情况下,如果患者仍同时出现以下情况即可诊断为脆性糖尿病:

1. 反复测定每日早上空腹血糖日差变动在 5.55mmol/L 以上。
2. 每日间尿糖排出在 30g 以上范围内波动者。
3. 不能预期的低血糖发作。
4. 频繁地出现尿酮体阳性。
5. 日内血糖变动幅度达 11.1mmol/L 以上,且无明确诱因(须除外 Somogyi 效应及黎明现象)。

该诊断标准是将脆性糖尿病作为 1 型糖尿病(以往称作胰岛素依赖型糖尿病)的一种类型,是否具有普遍适用性有待商榷。国外有学者提出脆性糖尿病的三种表现形式,包括:持续反复的高血糖和酮症酸中毒(占所有脆性糖尿病的 59%),反复发作的低血糖(占 17%)以及混合型(占 24%)。

脆性糖尿病的发生率大约为 0.3%,主要见于 1 型糖尿病以及胰岛功能接近衰竭的 2 型糖尿病患者,通常是由于胰岛功能完全衰竭导致体内缺乏生理性的胰岛素分泌调节,使得血糖极易受到进食、情绪改变、药物等外界因素的影响，出现血糖忽高忽低、大幅波动的现象，严重者可导致酮症酸中毒或低血糖昏迷。由于频繁发生严重并发症，常常导致患者多次住院治疗而影响其生活质量。胰腺全切手术后的内分泌功能紊乱可以导致广泛的、快速的、不可预知和难以解释的血糖浓度波动。这些波动可以发生在胰岛素注射、运动和饮食量不变的情况下。约 20% 的脆性糖尿病患者发生蛋白尿并导致 30% 的糖尿病肾病和 10% 的终末期肾衰竭。脆性糖尿病的视网膜病变和激光治疗发生率达到 60%，显著高于 1 型糖尿病患者的 25%，视力损伤发生率也高于非脆性糖尿病患者（20% vs 10%）。疼痛和自主神经病变的发生率增加 5 倍。反复发生的高血糖和低血糖还会造成患者的情绪和心理障碍，表现为恐惧、焦虑，甚至自杀倾向。因此脆性糖尿病患者有着较高的心理疾患的患病率。

胰腺全切术后糖尿病的发病率从 25%~45% 不等，其中大约有 25% 的患者可发生难以控制的阶段性高低血糖波动，严重者可导致频繁发作的高血糖酮症酸中毒或低血糖昏迷。在梅奥诊所的一项研究中，79% 的胰腺全切术后患者出现低血糖发作，41% 经历严重低血糖，4% 发生酮症酸中毒。由全胰切除术引起的脆性糖尿病是患者术后再入院和死亡的重要原因。胰腺全切术后可预期由于胰源性糖尿病并发症导致的医院再入院率高达 16%，相关死亡率从 0~8% 不等。

胰腺全切术后胰腺 β 细胞缺乏导致胰岛素绝对不足，肝糖原的分解和糖异生增强，葡萄糖进入细胞的功能受阻，胰多肽分泌减少等胃肠道激素分泌紊乱，手术应激以及术后过量的营养物质补充是出现高血糖的主要机制。另一方面，手术后胃肠道功能的延迟恢复，抑胃肽分泌减少、胰高糖素样肽 -1 分泌增多导致的胃肠道蠕动加快，胰腺细胞缺失导致的胰高糖素绝对缺乏，外源性胰岛素过量输入，胰岛素敏感性增加（外周胰岛素受体的表达增加和胰岛素的血浆清除率的提高）等内源性和医源性因素又可以导致低血糖的发生。

血糖的大幅度波动主要发生在围手术期及胃肠功能尚未恢复阶段。围手术期以高血糖为主，即使应用极大剂量胰岛素的情况下也难以降低血糖，严重者可出现糖尿病酮症酸中毒。手术应激期及脱离肠道外营养以后则以发生低血糖为主，通常发生于凌晨、术后禁食或进食量减少时、肠内外营养输注结束后。有研究显示，72% 的患者在术后 1 年内平均每月发生 14 次低血糖。然而长期随访（术后 2 年以上），血糖控制良好的比例会上升，低血糖频率也有降低。

脆性糖尿病患者可能需要多次或延长的住院时间，从而干扰其日常生活，造成家庭和医疗系统的精神和经济负担。在美国，脆性糖尿病患者的医疗费用估计为每年 1 500 美元，而非胰源性糖尿病患者每年的医疗费用为 564 美元。

脆性糖尿病患者血糖波动情况的评估对于后续治疗极为重要。传统的毛细血管自我血糖监测（self monitoring of blood glucose，SMBG）可以测定患者三餐前后及睡前的血糖。对于胰岛素注射次数较少或使用非胰岛素治疗的患者来说，SMBG 可以在一定程度上反映患者餐前和餐后血糖的变动情况，但是并不能全面、完整地反映全天血糖的波动，特别是脆性糖尿病需要多次胰岛素注射治疗，且存在大幅度的血糖波动。连续动态血糖监测系统（continuous glucose monitoring system，CGMS）是通过葡萄糖感应器监测皮下组织间液的葡萄糖浓度，间接反映血糖水平的监测技术。CGMS 可提供连续、全面、可靠的全天血糖信息，了解血糖波动的趋势，发现不易被传统检测方法所探测的隐匿性高血糖和低血糖（图 67-0-1）。动态血糖监测主要的临床参数包括 24 小时平均血糖值（mean blood glucose，MBG）、血糖水平标准差（standard deviation blood glucose，SDBG）、日内平均血糖波动幅度（mean amplitude of glycemic excursions，MAGE）、日间血糖平均绝对差（mean of daily differences，MODD）、最大血糖波动幅度（largest amplitude of glycemic excursion，LAGE）等。国内多中心研究推荐 MBG<6.6mmol/L，MAGE<3.9mmol/L，SDBG<1.4mmol/L 作为动态血糖正常参考标准。对于脆性糖尿病患者，CGMS 可以直观、量化地反映其全天的血糖波动情况，尤其是餐后高血糖和夜间无症状性低血糖，帮助确定有针对性的治疗调整，以避免低血糖和高血糖的漂移，从而改善代谢控制。CGMS 还可以作为预测即将发生的葡萄糖漂移的工具，从而提供高血糖和 / 或低血糖的报警信号，警告患者采取预防性措施。此外，CGMS 可以作为一种用于糖尿病教育的可视化手段，提高脆性糖尿病患者的治疗依从性。

## 二、脆性糖尿病的治疗

脆性糖尿病的治疗基于患者教育,通过医生、健康提供者和患者的共同参与以达到良好的血糖控制。首先要制订个体化的血糖控制目标,其次通过患者教育提高患者对疾病的认识,尽可能明确导致血糖波动的原因,建立良好的生活习惯,根据患者的需求采用合理的胰岛素治疗方案,对于少数治疗反应不佳的患者可考虑胰腺或胰岛移植治疗以达到更好的治疗效果。

胰腺全切除术后脆性糖尿病的血糖控制以尽量减少血糖的波动为目标,以减少和避免低血糖发作为首要关注的问题,在考虑患者安全和生活质量的前提下设定个体化的治疗目标。目前对于胰腺全切除术后脆性糖尿病患者尚无统一的血糖控制建议目标,我国成人住院患者高血糖管理目标专家共识对于胃肠外营养或胃肠营养患者建议可适用于胰腺手术后近期恢复阶段的患者,即采用较为宽松的血糖控制目标,空腹血糖或餐前血糖 8~10mmol/L,餐后 2 小时血糖或不能进食时任意时点的血糖水平 8~12mmol/L,最高血糖甚至可以放宽至 13.9mmol/L。中国成人 2 型糖尿病糖化血红蛋白控制目标的专家共识对不同人群的血糖控制制定了分层管理的目标,对于术后远期病情稳定的患者则可以参考此方案(表 67-0-1),根据不同的病情状态以糖化血红蛋白作为血糖控制的目标。任何时点的血糖以不低于 4.4mmol/L 为宜。

表 67-0-1　中国成人 2 型糖尿病糖化血红蛋白目标值建议

| 糖化血红蛋白水平 | 适用人群 |
| --- | --- |
| <6.0% | 新诊断、年轻、无并发症及伴发疾病,降糖治疗无低血糖和体重增加等不良反应;无需降糖药物干预者;糖尿病合并妊娠;妊娠期发现的糖尿病 |
| <6.5% | <65 岁无糖尿病并发症和严重伴发疾病;糖尿病计划妊娠 |
| <7.0% | <65 岁口服降糖药物不能达标合用或改用胰岛素治疗;≥65 岁,无低血糖风险,脏器功能良好,预期生成期 >15 年;胰岛素治疗的糖尿病计划妊娠 |
| ≤7.5% | 已有心血管疾病(CVD)或 CVD 极高危 |
| <8.0% | ≥65 岁,预期生存期 5~15 年 |
| <9.0% | ≥65 岁或恶性肿瘤预期生存期 <5 年;低血糖高危人群;执行治疗方案困难者如精神或智力或视力障碍等;医疗等条件太差 |

注:达标的前提是安全可行;HBA1C 较高者应防止高血糖症状,急性代谢紊乱和感染

## 三、患者教育和生活方式

胰腺全切术后脆性糖尿病的血糖管理必须以患者教育为基础,需要告知患者导致血糖波动的病理基础和饮食、运动、药物、情绪变动等众多可能影响血糖的因素,提高患者对疾病的认知和诊治的依从性,注重营养摄入与降糖药物之间的调控,加强血糖监测。定期专科医生随访指导是改善患者血糖控制水平的重要措施。外科医生、内分泌科医生、糖尿病专职护士、营养师、糖尿病教育者等需要密切合作确保患者获得足够的疾病教育,以促进患者的行为改变。

同时需要评估者自我管理的能力,根据患者的日常习惯,充分考虑患者的意愿,与患者和家属一起共同制订合适的饮食、运动和治疗计划,确定患者个体化的血糖控制目标。

患者教育的形式多种多样,包括宣传手册、书籍、多媒体平台、教育课程、小组讨论、患者的同伴教育等。患者教育不应该只是提供信息,而是要努力帮助患者利用好所学的知识和建立良好的生活行为方式。

患者应当了解血糖自我管理的知识,掌握胰岛素注射技术和胰岛素剂量调整的基本原则和方法,以及预防和紧急处理低血糖的方法。患者的家庭成员也是糖尿病教育的重要组成部分,家庭成员的配合、支持和监督可以改善患者血糖控制,及时发现患者的低血糖现象并给予正确的应对措施。

## 四、营养摄入

术后营养液的输入是导致血糖波动的原因之一。营养液的输入过程不能过快或过慢,需要保持输入

过程的稳定均匀以避免血糖的高低波动。改用肠内营养时,从低浓度、低速、小剂量开始,以便使肠道适应高渗营养液,视患者的耐受情况逐渐增加输注的速度和量。改为经口饮食时应当从一日多次的流质饮食逐步过渡到定时定量的普通饮食。饮食和运动的变化会加重血糖的波动,应指导患者根据饮食的量、种类,运动的量、强度、持续时间调整胰岛素的用量。

由于胰腺全切术后患者胰岛素的分泌功能基本完全丧失,食物的摄入对血糖的影响非常明显,因此可以采用少食多餐的方法,减少饮食对血糖的影响。同时,可以结合 CGMS 考察饮食摄入对血糖的影响,作出适当的调整。

### 五、高血糖的控制

胰岛素治疗是控制脆性糖尿病患者高血糖的主要治疗方式。尽管正常成人胰腺每天约分泌 40U 的胰岛素,但是胰腺全切除术后患者通常处于内源性胰岛素完全丧失状态,同时体内胰高糖素也处于缺乏状态,因此患者对于外源胰岛素较为敏感,每日胰岛素用量通常在 18~32U 之间。国外 Jethwa 等报道胰腺全切术后糖尿病患者胰岛素起始治疗的中位值为 34U,血糖控制理想状态时每天胰岛素用量的中位值是46U。在梅奥诊所,胰腺全切术后患者每日平均胰岛素用量为 32U。

脆性糖尿病的胰岛素治疗方案推荐采用一日多次胰岛素注射(multiple daily insulin injection,MDII)或持续皮下胰岛素输注(continuous subcutaneous insulin infusion,CSII)。一日多次胰岛素注射多采用三餐前短效或速效胰岛素、睡前长效胰岛素注射方案,如没有长效胰岛素,可用中效胰岛素一天 1 次或 2 次作为替代方案。表 67-0-2 列出了目前临床常用的皮下注射胰岛素种类、作用起效时间和持续时间,可以作为胰岛素选择的参考。

预混胰岛素因固定比例的胰岛素剂型配比难以按照患者快速波动的血糖水平进行剂量的调整,更容易引起高血糖和低血糖的发生,因此并不适合脆性糖尿病患者使用。

胰岛素泵作为持续皮下胰岛素输入装置是由电池驱动的螺旋马达推动小型注射器按设定的速率持续推注胰岛素(一般使用速效胰岛素),并可在进餐前一次性追加餐前较大剂量的胰岛素以控制进餐后的血糖升高,以接近生理性胰岛素分泌的方式持续皮下输注胰岛素,因此具有良好的血糖控制效果。研究显示,胰岛素泵比一日多次胰岛素注射改善糖化血红蛋白的效果更明显。

表 67-0-2 脆性糖尿病常用皮下注射胰岛素起效时间、达峰时间和持续作用时间

| 胰岛素种类 | 起效时间 | 达峰时间 | 持续时间 | 注意事项 |
|---|---|---|---|---|
| **速效** | | | | |
| 门冬胰岛素 | 10~20min | 60~180min | 3~5h | 可餐前 15min、餐中或餐后立即注射;夜间低血糖发生风险低;吸收不受注射部位影响,可以在任何部位注射给药 |
| 赖脯胰岛素 | 15~20min | 30~60min | 4~5h | |
| 谷赖胰岛素 | 10~20min | 30~90min | 3~5h | |
| **短效** | | | | |
| 重组人胰岛素 | 15~30min | 1.5~3.5h | 7~8h | 餐前 30~45min 注射;起效慢、持续时间较长,有延后的低血糖风险;注射首选腹部,有利于降低餐后血糖 |
| 生物合成人胰岛素 | 15~30min | 1.5~3.5h | 7~8h | |
| **中效** | | | | |
| 精蛋白锌重组人胰岛素 | 2~4h | 4~12h | 10~20h | 吸收曲线变异较大,低血糖风险较高;尽量选择睡前注射以降低夜间低血糖发生风险;选择大腿外侧或腹部注射可避免快速吸收引起的低血糖 |
| 精蛋白生物合成人胰岛素 | 2~4h | 4~12h | 10~20h | |
| **长效** | | | | |
| 甘精胰岛素 | 2~4h | — | 20~24h | 吸收曲线重复性良好,每日注射 1~2 次 |
| 地特胰岛素 | 3~8h | 6~8h | 20~24h | |

胰腺全切术后早期及胃肠功能尚未恢复阶段以控制高血糖为主,可考虑长效胰岛素(甘精胰岛素或地特胰岛素)皮下注射的方法或使用仅给予基础剂量的胰岛素泵治疗,以提供控制血糖所需的基础胰岛素。以长效胰岛素作为基础制剂的胰岛素治疗方案可避免外源胰岛素血浓度的高低变动,从而显著减少血糖波动,改善患者的血糖控制。脱离肠外营养恢复正常三餐进食后可采用小剂量四次强化胰岛素皮下注射的降糖治疗方式(三餐前短效或速效胰岛素,睡前长效胰岛素,每日总剂量约为正常人所需一半以下)或采用基础加餐前大剂量的胰岛素泵治疗方案。这些方案可以在补充人体所需基础胰岛素的基础上,通过餐前注射短效或速效胰岛素的方法以控制餐后血糖水平。

以胰岛素泵为代表的 CSII 是基础胰岛素替代治疗的"金标准",具有独特的模拟胰腺内源性胰岛素分泌的连续输注能力。CSII 不仅可以保证每小时 0.05~0.1 单位胰岛素的低速率输入,低血糖的发生率显著低于 MDII,还可以改善夜间的血糖控制,减少"黎明现象"。由于胰岛素泵治疗能更好地发挥胰岛素的降糖作用,每日胰岛素的用量和低血糖的发作次数减少,由此患者对严重低血糖的恐惧减少,生活方式更加灵活和自由,患者更容易参与社会和身体活动,从而改善了患者的生活质量。然而,胰岛素泵 / 持续皮下胰岛素输注(CSII)治疗脆性糖尿病的资料多数来自 1 型糖尿病的治疗经验,在胰腺全切术后脆性糖尿病患者中的获益仍需要有更多的临床研究资料。

闭环胰岛素泵(人工胰岛)由皮下胰岛素注射泵、实时连续血糖监测、计算控制程序等组成,可根据血糖情况,通过各种不同的计算控制程序智能调整胰岛素泵速。这种装置能更好地模拟人体胰腺的作用过程,可更好地控制脆性糖尿病的血糖水平,改善患者的生活质量,从而更容易被患者接受。

## 六、低血糖的处理

低血糖是胰腺全切术后脆性糖尿病的临床表现形式之一。其症状包括:饥饿感、出冷汗、心跳加快、焦虑不安、头昏眼花,严重者可出现行为和个性改变、意识模糊甚至昏迷。接受药物治疗的糖尿病患者血糖低于 3.9mmol/L 即属低血糖范畴。早期识别和尽早纠正低血糖,避免严重的低血糖后果是胰腺全切术后脆性糖尿病的重要治疗内容之一。

轻度有感知的低血糖可以通过补充 15~20g 快速起效的糖类食品得到迅速的纠正。这些糖类食品包括糖块、甜点、饼干、果汁、含糖饮料等。15 分钟后复测血糖,如低血糖症状未得到有效缓解或血糖水平仍低于 3.9mmol/L,可以再次补充速效糖类食品。对于严重的意识不清的低血糖患者,可立即给予静脉注射 50% 的葡萄糖 60~100ml 进行补充,血糖上升不明显或数分钟后仍未清醒者可重复注射,随后给予 10% 葡萄糖液维持滴注 24~48 小时以上直至患者能进食。必要时可皮下或肌内注射胰高糖素 1mg 进行治疗。

## 七、治疗进展

胰腺移植治疗糖尿病的历史超过 50 年。尽管胰腺移植目前只适用于成年患者,且通常需要联合肾移植,胰肾联合移植可显著提高移植物的存活率。脆性 1 型糖尿病患者单独肾移植的移植物 5 年存活率为 10%,而胰肾联合移植的 10 年存活率为 59%。胰岛移植是 β 细胞的替代疗法,胰岛移植较胰岛素强化治疗组有更好的血糖控制水平,且微血管并发症的发生更缓慢。尽管胰岛移植是低血糖反复发作、血糖不稳定的 1 型糖尿病的治疗选择之一,但是对于部分胰腺手术后脆性糖尿病经胰岛素强化治疗后血糖水平仍无法控制在理想范围时,可考虑胰腺移植或胰岛移植。移植后每日胰岛素所需剂量、糖化血红蛋白水平、低血糖发作次数和平均血糖水平均比胰岛素泵治疗改善更明显。由 9 个医疗中心进行的国际临床试验显示胰岛移植后 58% 的患者在移植后脱离胰岛素治疗。移植后 4 年内低血糖事件的发生率也有所改善。

国外已开始对部分患者进行临床试验阶段的自体胰岛细胞移植,主要应用于慢性胰腺炎及严重胰腺手术并发症患者、广泛远端胰腺切除、残存胰腺有高危因素(如胰瘘)者。但禁用于多中心胰腺肿瘤、弥漫性胰腺实质性疾病、恶性胰腺肿瘤残留病灶、多发内分泌肿瘤等。

近期的研究表明,胰岛移植是一种相对无创的胰腺移植的替代方法,用以恢复内源性胰岛素的分泌,该方法可以使低血糖患者的低血糖事件显著减少,同时减少血糖波动,改善血糖控制。对于胰腺切除术后脆性糖尿病患者采用自体胰岛细胞移植的治疗方法还可能改善患者健康相关的生活质量。经常发生无意识低血糖(血糖低于 3.0mmol/L 时仍无感知)和 / 或血糖代谢不稳定(一年以内出现 2 次以上需要他人救助的严重低血糖或酮症酸中毒)患者,可以考虑胰岛细胞移植。其他需要考虑的因素包括:患者年龄在 65 岁以下,无精神疾患,肾功能正常,无妊娠计划等。国外的研究报道胰岛细胞移植可以提升患者的满意度,使将近 60% 脆性糖尿病患者的心理问题得到改善。胰岛细胞移植的主要缺陷在于避免移植排斥反应需要长期维持免疫抑制剂的治疗以及随着时间的推移胰岛功能丧失而可能需要重新开始胰岛素治疗

(关于本章内容详情,可参见 2012 年版《慢性胰腺炎:理论与实践》第五十五章 胰腺全切除与胰腺移植)。

(林寰东)

## 参 考 文 献

1. Tattersall R. Course of brittle diabetes:12 year follow up. BMJ,1991,302(6787):1240-1243.

2. Tattersall RB. Brittle diabetes revisited:the Third Arnold Bloom Memorial Lecture. Diabet Med,1997,14(2):99-110.

3. 刘新民. 实用内分泌学. 第 2 版. 北京:人民军医出版社,1997:356.

4. Voulgari C. "Brittleness" in diabetes:easier spoken than broken. Diabetes Technol Ther,2012,14(9):835-848.

5. Pickup JC. Management of severely brittle diabetes by continuous subcutaneous and intramuscular insulin infusions:evidence for a defect in subcutaneous insulin absorption. Br Med J(Clin Res Ed),1981,282(6261):347-350.

6. Cartwright A. The outcome of brittle type 1 diabetes-a 20 year study. QJM,2011,104(7):575-579.

7. Gill GV,Lucas S,Kent LA. Prevalence and characteristics of brittle diabetes in Britain. QJM,1996,89(11):839-843.

8. Parsaik AK. Metabolic and target organ outcomes after total pancreatectomy:Mayo Clinic experience and meta-analysis of the literature. Clin Endocrinol(Oxf),2010,73(6):723-731.

9. Müller MW. Is there still a role for total pancreatectomy? Ann Surg,2007,246(6):966-974;discussion 974-975.

10. 周迎,赵维纲. 全胰腺切除术后患者血糖特点、并发症及治疗的研究进展. 中国医学科学院学报,2016,(6):726-730.

11. Maker AV. Perioperative management of endocrine insufficiency after total pancreatectomy for neoplasia. Langenbecks Arch Surg,2017,402(6):873-883.

12. 中华医学会糖尿病学分会. 中国血糖监测临床应用指南(2015 年版). 中华糖尿病杂志,2015(10):603-613.

13. Zhou J. Reference values for continuous glucose monitoring in Chinese subjects. Diabetes Care,2009,32(7):1188-1193.

14. Zhou J. Establishment of normal reference ranges for glycemic variability in Chinese subjects using continuous glucose monitoring. Med Sci Monit,2011,17(1):CR9-CR13.

15. Xing D. Optimal sampling intervals to assess long-term glycemic control using continuous glucose monitoring. Diabetes Technol Ther,2011,13(3):351-358.

16. Hirsch IB. Clinical application of emerging sensor technologies in diabetes management:consensus guidelines for continuous glucose monitoring(CGM). Diabetes Technol Ther,2008,10(4):232-244;quiz 245-246.

17. 中华医学会内分泌学分会. 中国成人住院患者高血糖管理目标专家共识. 中华内分泌代谢杂志,2013,(3):189-195.

18. 中华医学会内分泌学分会. 中国成人 2 型糖尿病 HbA1C 控制目标的专家共识. 中华内分泌代谢杂志,2011,(5):371-374.

19. 中华医学会糖尿病学分会. 中国 2 型糖尿病防治指南(2017 年版). 中华糖尿病杂志,2018,(1):4-67.

20. Jethwa P. Diabetic control after total pancreatectomy. Dig Liver Dis,2006,38(6):415-419.

21. Billings BJ. Quality-of-life after total pancreatectomy:is it really that bad on long-term follow-up? J Gastrointest Surg,2005,9(8):1059-1066;discussion 1066-1077.

22. Bergenstal RM. Sensor-augmented pump therapy for A1C reduction(STAR 3)study:results from the 6-month continuation phase. Diabetes Care,2011,34(11):2403-2405.

23. Bolli GB,Andreoli AM,Lucidi P. Optimizing the replacement of basal insulin in type 1 diabetes mellitus:no longer an elusive goal in the post-NPH era. Diabetes Technol Ther,2011,13(1):S43-S52.

24. 刘占兵. 胰腺手术患者的围手术期血糖控制. 中华临床营养杂志,2011,(3):167-170.

25. Pickup J, Keen H. Continuous subcutaneous insulin infusion at 25 years: evidence base for the expanding use of insulin pump therapy in type 1 diabetes. Diabetes Care, 2002, 25(3): 593-598.

26. Moser EG, Morris AA, Garg SK. Emerging diabetes therapies and technologies. Diabetes Res Clin Pract, 2012, 97(1): 16-26.

27. Thompson DM. Reduced progression of diabetic microvascular complications with islet cell transplantation compared with intensive medical therapy. Transplantation, 2011, 91(3): 373-378.

28. Vantyghem MC. Intraperitoneal insulin infusion versus islet transplantation: comparative study in patients with type 1 diabetes. Transplantation, 2009, 87(1): 66-71.

29. Shapiro AM. International trial of the Edmonton protocol for islet transplantation. N Engl J Med, 2006, 355(13): 1318-1330.

30. Ryan EA. Assessment of the severity of hypoglycemia and glycemic lability in type 1 diabetic subjects undergoing islet transplantation. Diabetes, 2004, 53(4): 955-962.

31. Ryan EA. Five-year follow-up after clinical islet transplantation. Diabetes, 2005, 54(7): 2060-2069.

32. Fazlalizadeh R. Total pancreatectomy and islet autotransplantation: A decade nationwide analysis. World J Transplant, 2016, 6(1): 233-238.

33. Chinnakotla S. Long-term outcomes of total pancreatectomy and islet auto transplantation for hereditary/genetic pancreatitis. J Am Coll Surg, 2014, 218(4): 530-543.

34. Bellin MD. Total pancreatectomy with islet autotransplantation: summary of an NIDDK worksho Ann Surg, 2015, 261(1): 21-29.

35. Vantyghem MC. Primary graft function, metabolic control, and graft survival after islet transplantation. Diabetes Care, 2009, 32(8): 1473-1478.

36. Matsumoto S. Islet cell transplantation for Type 1 diabetes. J Diabetes, 2010, 2(1): 16-22.

37. Gross CR, C Limwattananon, BJ Matthees. Quality of life after pancreas transplantation: a review. Clin Transplant, 1998, 12(4): 351-361.

38. Benhamou PY. Quality of life after islet transplantation: data from the GRAGIL 1 and 2 trials. Diabet Med, 2009, 26(6): 617-621.

39. Klein D. A functional CD40 receptor is expressed in pancreatic beta cells. Diabetologia, 2005, 48(2): 268-276.

# 第**68**章

# 慢性胰腺炎及胰腺外科手术治疗后的快速康复

【摘要】胰腺外科中的胰十二指肠切除术是普通外科操作最复杂、技术要求最高、并发症最多的手术,不但要求医师有精湛的手术技术,同时对护士在患者围手术期的病情观察和护理方面也提出很高要求。加速康复理念的成功实施是包括外科、麻醉、营养、护理的多学科团队共同努力的结果,缺一不可。其在外科中的应用已被证实可行、有效,但 ERAS 在胰腺外科领域的探索尚处于起步阶段。通过借鉴加速康复策略在胃肠外科领域的成功经验,其主要措施也逐步在胰腺手术中应用。

快通道外科(fasttrack surgery,FTS)也称为加速康复外科(enhanced recovery after surgery,ERAS),是指采用一系列有循证医学证据的围手术期优化措施,以阻断或减轻机体的应激反应,促进患者术后快速康复。通过对围手术期医疗及护理工作进行规范化的统筹,以最小的生理心理干扰完成外科手术治疗,从而加速患者的术后康复。

然而胰腺外科手术由于其手术操作较为复杂,技术要求高,并发症多的特点,加速康复措施在胰腺外科领域的应用进度相对缓慢。然而通过借鉴加速康复策略在胃肠外科领域的成功经验,其主要措施也正逐步在胰腺手术中加以应用。

## 一、加速康复外科的历史

自 20 世纪 70 年代以来,美国外科医生们从促进患者快速康复的角度出发,积极采取一系列应激干预措施,降低了围手术期应激反应程度,减少了限制性治疗措施,促进了术后心肺胃肠等重要器官功能的恢复,从而明显缩短了术后康复期,实现了早日出院和医疗费用的降低,而术后并发症发生率并没有明显增加。欧美国家采取的促进择期手术患者康复的综合措施是一种多模式康复方案(multimodal rehabilitation program),自 1990 年代初兴起,至 1990 年代末逐步成熟。

2001 年,丹麦外科医生 Wilmore 和 Kehlet 提出了快速康复外科理念,并逐渐发展起来了多学科合作模式,指在术前、术中及术后应用各种已有循证医学证据的方法,以减少或降低手术患者的生理、心理创伤应激及并发症,使者获得快速康复而采取的一系列优化措施。这些综合措施包括七项,衡量其效果的指标主要是术后住院日、术后并发症发生率、住院费用及 30 天内的再入院率等(图 68-0-1,表 68-0-1)。

快速康复外科理念最初由美国 Krohn 医生及其同事于 1990 年率先在心脏外科冠脉搭桥手术患者中应用,后来得到同国 Engelman 等同行的推广。随着加速康复外科理论的成熟,该理念与理论后来被逐步推广应用于骨科、泌尿外科、妇科及普通外科,普通外科手术中以结肠切除和疝修补手术研究应用最多(图 68-0-2)。

表 68-0-1 快速康复外科理念的完成需要的综合措施保障

| | |
|---|---|
| 1 | 术前不采取严格禁食及肠道准备,术前 2 小时可进糖水 |
| 2 | 最优化的麻醉和术后镇痛技术,尽量少用阿片类镇痛药 |
| 3 | 外科微创技术 |
| 4 | 不常规放置鼻胃管、引流管或其他导管 |
| 5 | 控制性输液 |
| 6 | 针对应激反应的药物调理 |
| 7 | 鼓励术后早期下床活动、早期经口进食或肠内营养 |

## 二、加速康复理念在普通外科中的应用现状

传统的胃肠道手术围手术期措施包括术前肠道准备(如服用泻药、灌肠)、留置胃管直至肛门排气、长期留置的胃管、引流管和导尿管、过量输液、术后 7~10 天拆线等不仅为外科医生所长期使用,而且通常将术后疼痛、胃扩张、肠麻痹、肺部感染、疲劳等也归于术后正常反应或常见的并发症。而恰恰是手术前后禁食所致的饥饿状态、过量补液、疼痛及鼻胃管、引流管对活动的限制和饮食的影响均可成为应激因素,从而引起术后疲劳与不适,延缓患者康复(图 68-0-3)。

1995 年,Steen Moiniche 报道了 17 例结肠手术患者术后采取平衡镇痛、早期口服饮食及鼓励活动等措施,患者平均年龄为 69 岁,术后平均住院日为 5 天;腹腔镜辅助的结肠切除结合相同的加速康复策略,则术后住院日可达 2~3 天。2000 年,Linda Basse 发表的一项前瞻性研究成果表明,对 60 例平均年龄 70 岁的开腹结肠手术患者采用加速康复策略,术后 2 天出院者 32 例,术后 3 天出院者 13 例,术后 4 天出院者 7 例,总平均住院日为 3 天;2006 年,Jakobsen 发表的一项关于开腹结肠切除术的前瞻性对照非随机临床研究表明,加速康复组的术后住院日较传统治疗组也明显缩短(平均 3.4 天 vs 7.5 天)。以上临床研究表明,采用加速康复理念治疗一些外科疾病不仅能降低治疗费用,而且可以显著缩短住院天数,即使在对高龄患者进行一些难度较大的手术操作,其疗效也能和国内腹腔镜胆囊切除术的效果相媲美。

国际上,加速康复理念率先被系统化应用是由欧洲加速康复外科小组于 2009 年在直肠癌患者人群中完成,基于大量 meta 分析、随机对照研究以及系统评价研究的结论,提出了优化围手术期措施的 20 条建议,其中包括术前适当的护理宣教、简化肠道准备、口服碳水化合物、术中麻醉加用持续性硬膜外麻醉,同时以双极电刀、超声刀等外科能量平台取代单极电刀等传统手术工具,并尽量采用微创手术,术后早期拔除胃管及引流管,早期进食并鼓励患者下床活动等(图 68-0-4)。

## 三、加速康复理念在胰腺外科领域的探索

胰腺外科中的胰十二指肠切除术是普通外科操作最复杂,技术要求最高,并发症最多的手术,不但要求医师有精湛的手术技术,同时对护士在围手术期对患者的病情观察和护理方面也提出很高要求,因此加速康复措施在胰腺外科领域的应用相对缓慢。然而通过借鉴加速康复策略在胃肠外科领域的成功经验,其主要措施也逐步在胰腺手术中加以应用。

### (一)术前准备

加速康复理念提倡给予患者更充分的术前准备,包括充分的术前宣教、良好的营养支持、舒适的胃肠道准备、更少的术前应激等。术前加强对患者的交流和宣教可有效减轻其紧张、恐惧、焦虑情绪以及给机体带来的应激反应,详细告知其病情及围手术期可能采取的治疗措施,使其更好地配合医护人员完成各项工作。

机械性肠道准备也会引发机体的应激反应,引起低血糖,脱水或电解质紊乱等(老年患者尤甚),几项 meta 分析均认为择期手术前的肠道准备没有益处,甚至有增加吻合口瘘的风险。

为避免术中误吸,传统认为术前禁食一般至少在 12 小时,但研究发现这种措施并无科学依据。ERAS 主张的术前禁食标准为:麻醉开始前的 2 小时仍可进清亮液体,麻醉开始前 6 小时可进固体饮食。

这样既有利于减轻患者术前的饥饿、口渴、焦虑,也能明显减轻术后胰岛素抵抗,避免术后发生高血糖并能促进合成代谢,更可以从术后营养支持中获益。

传统观点认为,常规留置鼻胃管可以缓解腹胀,降低吻合口张力和减少吻合口瘘的发生。最新研究表明,吻合口瘘的发生率主要受吻合口张力和血供、缝合技术以及患者营养状况等因素影响,而胃管只起到使胃空虚、防止误吸的作用,不能有效降低肠道压力、防止吻合口瘘。一项有关择期开腹手术后常规放置鼻胃管的 Meta 分析的结论指出,留置鼻胃管可能会减轻腹胀和呕吐,但不减少切口感染、切口裂开的概率,反而会使发热、肺不张、肺炎的发生率增加,因此不支持择期的开腹手术后常规放置鼻胃管。然而 Bert Dumphy 认为术后用不用鼻胃管减压需要部分外科医生的判断。David Sprong 认为既要避免常规放置鼻胃管,又要避免常规不放置鼻胃管。

### (二)术中处理

术中应用目标导向性输液,避免过多输液和输血而引起的外周组织水肿和心功能不全,减少液体在第三间隙的过度积聚,减轻组织水肿,既能明显加快患者术后胃肠功能恢复,又能在一定程度上减少吻合口漏的发生。

术中低温可使伤口感染发生率上升 2~3 倍,亦可使失血量和心律失常等发生率明显上升,还可以引起患者凝血功能的异常。术中采用保温措施可以减少术后应激反应,有利于减轻机体的分解代谢、促进患者康复。

手术切除范围过大,手术时间过长会加重手术对患者的创伤,同时抑制免疫功能,增加术后感染、肿瘤转移复发可能。因此手术方案的选择时应尽量采用微创的腹腔镜或达芬奇机器人辅助手术,减少手术创伤。无论开腹或是腔镜下手术,均应追求精准操作,通过应用超声刀、双极电凝等解剖器械以及 prolene 缝线、切割吻合器等吻合器械,减少手术创伤,缩短手术时间。

### (三)术后治疗

充分镇痛是患者术后加速康复的保证,采用硬膜外止痛技术、静脉自控镇痛泵和非甾体止痛药物等多模式镇痛被证实效果良好,能促进胃肠道功能恢复,促使患者早日离床活动。

传统认为,一般在术后 4~5 天肛门排气后方可进食,早期进食可能会出现呕吐。而采用加速康复策略的患者可在术后麻醉清醒后即进食营养液体直至达到正常饮食水平而并不增加相关并发症,这得益于加速康复治疗模式中的其他措施发挥了协同作用,如持续硬膜外麻醉与非阿片类镇痛药物的应用(尽量避免使用阿片类药物)有利于胃肠功能的恢复。早期进食,有利于肠黏膜屏障功能的恢复,减少细菌移位,避免内源性感染,且不增加吻合口瘘等并发症的发生率。术后早期肠内营养可以降低分解代谢,缓解术后恶心、呕吐及肠麻痹。

早期下床活动能有效预防下肢深静脉血栓形成以及肺不张,促进肠蠕动恢复,减少肺部感染的发生,改善全身血液循环,促进切口愈合。丹麦的一项随机对照研究显示,采用加速康复策略治疗的择期开腹结肠切除术患者术后第一天的平均离床活动时间为 10 个小时,术后第二天后平均为 14 小时。一般目标是手术当天离床活动 2 小时,此后每天至少离床活动 6 小时直至出院。胰腺手术由于创伤较大,建议手术当天在病床上活动,术后第一天起鼓励患者离床活动。

留置尿管除了增加患者术后肺部感染、尿路感染的概率外,还会影响早期下床活动,研究发现,导尿管应在术后 24 小时内即拔除。

在腹腔引流管方面,一项多中心随机对照研究结果显示,择期结肠切除术后常规放置腹腔引流既不能降低吻合口瘘的概率,也不减轻吻合口瘘的严重程度,反而可能会出现导管性感染等不利的影响。然而胰腺手术因发生胰瘘等严重并发症的风险较高,目前仍无法做到不常规放置腹腔引流,然而最近关于术后可能发生胰瘘的高危因素研究表明,术后第一日引流液淀粉酶 <5 000IU/L 是术后可能发生 B 级以上胰瘘的有效预测指标。因此对于这部分患者,仍可在严密观察下早期拔除腹腔引流。一旦发生腹腔积液引起的感染,应及时行 B 超或 CT 引导下腹腔穿刺引流。

### (四)指南与实践

*World Journal of Surgery* 杂志在 2013 年发布了胰十二指肠切除术的 ERAS 指南。对胰十二指肠切除

术的围手术期治疗措施提出了 27 条建议,供有条件的医疗中心参考(表 68-0-2)。

表 68-0-2　胰十二指肠切除术的 ERAS 指南(WJS,2013)

| | |
|---|---|
| 1. 术前充分交流 | 15. 合理选择手术切口 |
| 2. 对严重梗阻性黄疸者行术前胆道引流 | 16. 避免术中低体温 |
| 3. 术前戒烟、戒酒 | 17. 术后血糖控制 |
| 4. 术前营养支持 | 18. 不常规放置鼻胃管 |
| 5. 围手术期肠内营养支持 | 19. 控制性输液 |
| 6. 不常规行机械性肠道准备 | 20. 术后 72 小时引流液淀粉酶 <5 000IU/L 者,早期拔除引流管 |
| 7. 术前 2 小时口服葡萄糖,术前 6 小时口服固体食物 | 21. 应用生长抑素 |
| 8. 麻醉前应用镇静药物 | 22. 术后 1~2 日拔除导尿管 |
| 9. 预防性抗凝治疗 | 23. 防止胃排空延迟 |
| 10. 备皮和预防性应用抗生素 | 24. 促进肠道动力恢复 |
| 11. 硬膜外镇痛 | 25. 加强术后营养支持 |
| 12. 静脉应用镇痛药物 | 26. 鼓励早期活动 |
| 13. 腹部切口皮下局麻药物镇痛 | 27. 密切观察随访 |
| 14. 防止术后恶心呕吐 | |

本科室自 2014 年 12 月 9 日起,参考该指南,结合临床实践经验,开始对复合条件的胰腺肿瘤手术患者采用 ERAS 策略,具体措施如下:

患者选择为初次手术,拟行胰十二指肠切除术、胰体尾切除术、胰中段切除术或姑息性手术者;术前总胆红素 <300μmol/L,血清白蛋白 >35g/L;术前无明显心、肺、肝、肾功能不全。

术前不常规行肠道准备,术前 6 小时禁食 2 小时禁水;预防性使用抗生素;术中维持体温高于 36℃;术中控制性输液,限制平衡盐溶液输注总量;手术时间 <6 小时;术中出血 <800ml;主胰管经确切处理(吻合、缝扎或吻合器);主刀医生主观判断手术满意。

术后处理:手术后予非吗啡类药物镇痛;手术当日嚼口香糖,鼓励下肢活动;术后第一天拔除胃管、导尿管,予少量饮水;早期恢复饮食,早期下床活动;术后第 1、第 2 天引流液量 <50ml,引流液 AMY<5 000U/L 者,术后第 3 天拔管;术后 5 日复查腹部 CT,CT 示腹腔无明显积液且连续 2 天引流量 <30ml,引流液 AMY<1 000U/L 者拔管。

试行至 2015 年 7 月 1 日,共开展各类胰腺肿瘤切除手术 293 例,平均术后住院天数 15.6 天,平均术后 2 天肛门排气,平均引流管留置天数 9.5 天,胰瘘发生率 25%,下肢深静脉血栓 0,急性胃扩张 0,严重肺部感染 0。与 2013—2014 年之数据对比,术后住院天数,肛门排气时间,引流管留置时间,以及深静脉血栓、严重肺部感染等并发症的发生率均有明显下降,而胰瘘的发生率无明显差异。

初步的临床研究显示,在胰腺外科领域,ERAS 执行的基础在于术者对手术满意度的自信。ERAS 能有效减少术后常规并发症的发生,明显改善术后消化道功能的恢复,有效缩短患者住院时间,然而并不能减少术后胰瘘的发生率。

加速康复理念的成功实施是一个包括医疗、麻醉、营养、护理的多学科团队共同努力的结果,缺一不可。其在外科中的应用已被证实是可行的,有效的,然而 ERAS 在胰腺外科领域的探索尚处于起步阶段,胰瘘仍然是胰腺手术患者加速康复的瓶颈。ERAS 的发展有待于外科医生传统观念的改变,从循证医学的角度出发,开展进一步的多中心,大样本,前瞻性研究,使胰腺外科的加速康复策略趋向规范化、个体化、最佳化。

(施　源　陈　皓　沈柏用)

# 参 考 文 献

1. Kehlet H, Wilmore DW. Fast-track surgery. British Journal of Surgery, 2005, 92:3-4.

2. Wilmore DW, Kehlet H. Management of patients in fast track surgery. BMJ, 2001, 322(7284):473-474.

3. Krohn BG, Kay JH, Mendez MA, et al. Rapid sustained recovery after cardiac operations. J Thorac Cardiovasc Surg, 1990, 100: 194-197.

4. Engelman RM, Rousou JA, Flack JE, et al. Fast-track recovery of the coronary bypass patient. Ann Thorac Surg, 1994, 58:1742-1746.

5. Steen Møiniche, Steffen Bulow, Peter Hesselfeldt, et al. Convalescence and hospital stay after colonic surgery with balanced analgesia, early oral feeding, and enforced mobilization. Eur J Surg, 1995, 161:283-288.

6. Linda Basse, Dorthe Hjort Jakobsen, Per Billesbølle, et al. A Clinical Pathway to Accelerate Recovery After Colonic Resection. Ann Surg, 2000, 232(1):51-57.

7. Jakobsen DH, Sonne E, Andreasen J, et al. Convalescence after colonic surgery with fast-track vs conventional care. Colorectal Disease, 2006, 8:683-687.

8. Slim K, Vicaut E, Panis Y, et al. Meta-analysis of randomized clinical trials of colorectal surgery with ot without mechanical bowel preparation. Br J Surg, 2004, 91(9):1125-1130.

9. Smith I, Kranke P, Murat I, et al. Perioperative fasting in adults and children: guidelines from the European Society of Anaesthesiology. Eur J Anaesthesiol, 2011, 28(8):556-569.

10. Cheatham ML, Chapman WC, Key SP, et al. A metaanalysis of selective versus routine nasogastric decompression after elective laparotomy. Ann Surg, 1995, 221(5):469-476, discussion 476-478.

11. 姜洪池, 王刚. 快速康复外科理念在原发性肝癌围手术期的应用. 中华外科杂志, 2010, 48(20):1521-1523.

12. 王刚, 江志伟, 周志宏, 等. 胸段硬膜外阻滞联合全麻在快速康复外科中的应用性研究. 实用临床医药杂志, 2010, 14(15):13-16.

13. Fearon K.C.H, Ljungqvist O, Von Meyenfeldt M, et al. Enhanced recovery after surgery: A consensus review of clinical care for patients undergoing colonic resection. Clinical Nutrition, 2005, 24:466-477.

14. Linda Basse, Dorthe Hjort Jakobsen, Linda Bardram, et al. Recovery After Open Versus Laparoscopic colonic resection. Ann Surg, 2005, 241:416-423.

15. Claudio Bassi, FRCS, Enrico Molinari, Giuseppe Malleo, et al. Early Versus Late Drain Removal After Standard Pancreatic Resections. Ann Surg, 2010, 252:207-214.

16. Kristoffer Lassen, Marielle ME Coolsen, Karem Slim, et al. Guidelines for perioperative care for pancreaticoduodenectomy: Enhanced Recovery After Surgery(ERAS)Society recommendations. Clinical Nutrition, 2012, 31:817-830.

# 第 **69** 章

# 胰腺及周围血管解剖变异与胰腺手术

【摘要】胰腺解剖位置深在,血管系统十分复杂,周围毗邻肝动脉、腹腔动脉干、脾动脉、肠系膜上动脉以及门静脉系统等重要血管。胰腺及其周围血管的解剖变异常见,胰腺肿瘤或长期慢性炎症亦常导致胰腺及其周围血管发生病理性改变,如果术前未能准确判断血管变异的存在,术中则可能发生血管损伤,导致术中或术后出血等并发症,严重影响手术效果。胰腺手术前应充分利用先进的影像学检查技术,准确评估胰腺及其周围血管解剖变异情况,有助于预估手术要点与难点,降低术中意外血管损伤及出血等并发症的发生率,提高胰腺外科的手术质量。本章重点介绍胰腺的正常动脉血供、静脉回流系统和常见的变异情况,以及胰腺周围重要血管系统常见的解剖变异和对胰腺手术的影响。

胰腺横跨下腔静脉和腹主动脉前方,其解剖位置在肝总动脉、脾动脉下方,背侧紧邻肠系膜上静脉、脾静脉和门静脉,胰腺颈部后方与腹腔动脉干和肠系膜上动脉关系密切,血管系统十分复杂。胰头部和胰体尾部分别由不同的动脉系统支配,胰头部由来自腹腔动脉干和肠系膜上动脉的胰十二指肠动脉前、后动脉弓供血,而胰体尾部则主要由脾动脉沿途发出的胰背动脉、胰横动脉、胰大动脉、分界动脉和胰尾动脉支配。胰腺的静脉分支模式与动脉基本一致,胰头部和胰体尾部的静脉分别回流进入肠系膜上静脉和脾静脉,最终汇入门静脉。由于胰腺位置深在,与周围血管的毗邻关系错综复杂,因此熟练掌握胰腺的血液供应分布及常见变异,以及与周围血管的解剖位置关系对胰腺外科尤为重要。与胰腺解剖关系密切的周围血管包括肝动脉及其分支、腹腔动脉干、脾动脉、肠系膜上动脉,以及门静脉系统等,这些血管常常发生解剖变异,或者由于胰腺及上腹部病变导致胰腺及其周围血管发生病理性改变,导致其与胰腺组织的解剖位置发生变化,如果术前未能准确判断血管变异的存在,术中则可能发生血管损伤,导致术中或术后出血等并发症,严重影响手术效果。本章重点介绍胰腺的正常动脉血供、静脉回流系统和常见的变异情况,以及胰腺周围重要血管系统常见的解剖变异和对胰腺手术的影响。

## 一、了解胰腺及周围血管解剖变异情况常用的检查手段

### (一)血管铸型法

在新鲜尸体中,用注射器将高分子化合物灌注到血管内,待血管中的填充剂硬化后,利用高分子化合物耐酸、耐碱的特性,用强酸或强碱将多余组织腐蚀掉,仅留下血管内填充物即铸型。优点是各血管分支之间的组织被腐蚀去除,能够从不同方位识别血管主干及其分支。缺点是难以清晰显示细小血管分支、静脉灌注难度较动脉大、需要新鲜尸体标本等。此方法适用于正常血管解剖模型的建立,由于例数所限不适于进行血管解剖变异的临床研究。

### （二）尸体解剖方法

在新鲜或甲醛防腐处理的尸体标本上直接进行大体解剖操作,观察胰腺血管的分布及变异情况。优点是最接近外科手术操作,可以直观显示术中肉眼所见的血管情况,了解各种血管变异与胰腺实质的关系及对手术操作的影响。缺点是经过浸泡、防腐处理后尸体标本的局部解剖细节可能失真,与活体上的结构并非完全一致,同时由于肉眼观察的局限性,对一些细小分支或埋藏于胰腺实质内的小血管可能无法显示。

### （三）术中直接观察

在真实手术过程中直接观察胰腺血管的分布、变异情况,尤其随着腹腔镜手术的广泛应用,这一方法越来越多的应用于血管变异情况的研究中,如观察肠系膜上静脉各属支的变异情况等。缺点是只能观察位于器官表面或邻近术中解剖部位的较大血管分支的变异情况,而对于一些细节(如胰十二指肠前、后血管弓)的显示往往欠满意。

### （四）数字减影血管造影方法

数字减影血管造影(DSA)可以直观显示胰腺周围血管情况,了解胰腺肿瘤血管情况及与大血管的关系,有助于胰腺癌的诊断并协助判断可切除性。但 DSA 为有创检查,并非胰腺疾病常规检查手段,多为因其他指征进行 DSA 检查时顺便观察胰腺血供情况,且仅能观察动脉分布情况而对静脉分支情况显示欠佳。另一方面,胰腺血供丰富,供血动脉分布复杂,如非专门进行研究,往往仅能观察其中某一部位(如肝动脉供血区域、肠系膜上动脉供血区域或脾动脉供血区域等)的血管变异情况,而且胰腺主要是由二级或三级分支动脉供血,大多口径较小在常规造影检查时不易显影,因此 DSA 未显影并不等同于无血供,易产生假阴性结果。

### （五）CT 血管造影（CTA）

CTA 利用增强 CT 技术,通过后期计算机处理,如三维血管成像等技术,能够清晰显示全身各部位的血管细节,尤其目前薄层 CT 的广泛应用,更能清晰观察并重建胰腺周围细小血管(动、静脉)的形态分布及变异情况,同时还可观察血管与周围器官的空间定位和解剖关系,是目前研究腹腔血管解剖最常用的技术手段。CTA 的缺点是由于不同器官的动脉显影时间存在差异,如果不是专门检测胰腺血供情况的上腹部增强 CT 检查可能无法清晰显示全部胰腺相关动脉,静脉系统也是如此,如果在初始扫描时未能捕捉到某些细小血管分支的图像,则可能出现"假阴性"的情况,因此 CTA 并不能完全反映真实的血管变异情况。

## 二、正常胰腺的动脉血供和静脉回流情况

### （一）正常胰腺的动脉血供

胰腺的动脉血供来源比较广泛,主要由两条动脉干,即腹腔动脉干系统和肠系膜上动脉供血。来自腹腔动脉干的胰腺供血动脉主要有胃十二指肠动脉、胰十二指肠上动脉和来自脾动脉的胰腺分支;来自肠系膜上动脉的主要有胰十二指肠下动脉。这些动脉分支间吻合丰富,构成复杂的动脉环,各动脉分支在胰腺实质内互相吻合,形成节段性交通网络。胰头部同时由腹腔动脉干和肠系膜上动脉供血,而胰体尾部则主要由腹腔动脉干发出的脾动脉供血(图 69-0-1)。

1. 胰十二指肠上动脉(上前、上后动脉)

(1) 胰十二指肠上前动脉(anterior superior pancreaticoduodenal artery,ASPDA):是胃十二指肠动脉的终末分支之一(另一支为胃网膜右动脉),起始于十二指肠球部下缘,距肝总动脉分支处 3~3.5cm,沿胰十二指肠沟的内侧越过胰头前面向右下走行,可完全位于胰头的表面,或部分埋入胰头组织内,少数可沿胰十二指肠沟走行,沿途向胰腺实质和十二指肠降部发出分支,供应胰头前上部,最终与胰十二指肠下前动脉形成胰十二指肠前动脉弓。

(2) 胰十二指肠上后动脉(posterior superior pancreaticoduodenal artery,PSPDA):约 90% 的 PSPDA 是由胃十二指肠动脉起始段 2cm 处分出,距十二指肠上缘约 0.5cm 左右,一般先位于胆总管左侧,继而绕胆总管前方,再沿其右侧下降,最后绕至胆总管后方向左下走行,沿途向胰腺实质和十二指肠降部发出分

支,供应胰头后上部,最终与胰十二指肠下后动脉形成胰十二指肠后动脉弓。

(3) 胰十二指肠中动脉:出现率为 70%,发自胃十二指肠动脉,与 ASPDA、PSPDA 分开,在此两动脉之间走向胰腺上缘,并有分支与 ASPDA、PSPDA 形成吻合。

2. 胰十二指肠下动脉(下前、下后动脉)　此动脉为肠系膜上动脉的分支,60%~70% 的人群先发出一总干,再形成前后两支,约 20% 的人与第一空肠动脉形成合干。

(1) 胰十二指肠下前动脉(anterior inferior pancreaticoduodenal artery,AIPDA):多与胰十二指肠下后动脉共干起自肠系膜上动脉,或与第一空肠动脉共干起始于肠系膜上动脉,部分人群可直接由肠系膜上动脉发出,贯穿胰腺钩突部组织在接近胰头的前表面向右前上方走行,沿途发出分支供应胰腺钩突和胰头前下部,以及十二指肠降部,最终与 ASPDA 形成胰十二指肠前动脉弓。

(2) 胰十二指肠下后动脉(posterior inferior pancreaticoduodenal artery,PIPDA):多来源于肠系膜上动脉或第一空肠动脉,与 AIPDA 共干或分别发出,沿胰腺钩突实质内向右后上方走行,始终位于胰头后面的胰腺组织内,与 PSPDA 吻合形成胰十二指肠后动脉弓,供应胰头及十二指肠背侧。

(3) 胰十二指肠前、后动脉弓:ASPDA 与 AIPDA 在胰头近表面部位吻合,形成前弓,显示率约为 65% 左右;由 PSPDA 与 PIPDA 在胰头实质内吻合,形成后弓,显示率约为 47.5% 左右。胰十二指肠前、后动脉弓发出许多胰支及十二指肠支,供应十二指肠降部和胰头及钩突部胰腺组织。

3. 脾动脉胰腺分支　脾动脉是腹腔动脉干最大分支,自胰颈上缘背侧发出后向左侧迂曲走行,沿途发出 2~10 支胰腺分支进入胰腺,包括胰背动脉、胰横动脉、胰大动脉、分界动脉和胰尾动脉。

(1) 胰背动脉(dorsal pancreatic artery,DPA):出现率约为 90%,大小差异很大,在腹主动脉附近起自脾动脉,即脾动脉的第一分支,亦可发自肝总动脉或肠系膜上动脉,甚至直接发自腹腔动脉干,分为左、右两支,右支向胰头方向走行并与胰十二指肠动脉弓形成吻合,左支即胰横动脉,在胰腺实质内与胰管平行向胰尾方向走行,沿途发出分支与其他胰腺动脉间形成吻合。胰十二指肠切除术中应尽量保留胰背动脉,以免引起胰体尾部缺血。

(2) 胰横动脉(transverse pancreatic artery,TPA):出现率约为 72.5%,通常是 1 条较大动脉,较为恒定,为 DPA 向左侧的分支,通过 DPA 右支与胃十二指肠动脉(84%)交通,或与胰十二指肠上前动脉、胰十二指肠下动脉、肠系膜上动脉形成交通,也可直接起源于胃十二指肠动脉,沿胰体及胰尾的下缘靠近背侧走行,是胰体部胰腺组织的主要供血动脉。

(3) 胰大动脉(great pancreatic artery):出现率约为 75%,由胰腺左中 1/3 交界处由脾动脉中段发出,在胰腺实质中分为左右两支与胰管平行走向,右支与胰横动脉形成交通,左支和分界动脉及胰尾动脉吻合。

(4) 分界动脉(boundary arteries):出现率约为 87%,起自脾动脉远侧段,在胰体与胰尾交界处从胰腺上缘进入胰腺,是供应胰体、尾的重要动脉,与胰尾动脉、胰大动脉和胰横动脉的分支间有广泛的吻合。

(5) 胰尾动脉(caudal pancreatic arteries,CPA):多来自脾动脉末端,有 1~3 支,与分界动脉、胰大动脉、胰横动脉间均有吻合。

**(二) 正常胰腺的静脉回流**

胰腺的静脉分支模式与动脉一致,当然其走向可有很多变异,各个静脉血管的形式不恒定(图 69-0-2)。

1. 胰十二指肠上前静脉　是胰头及十二指肠的前部重要的引流静脉。由十二指肠降段下端沿胰头向内下走行,横行于胰头的前表面,引流静脉血注入胃网膜右静脉,然后又与右半结肠来的静脉支汇合构成胃结肠干,于脾 - 门静脉汇合部下方 1.5~3.5cm 处汇入肠系膜上静脉,或直接汇入肠系膜上静脉。部分人群存在双支胰十二指肠上前静脉,小支往往于主支下方走行且直接汇入肠系膜上静脉。

2. 胰十二指肠下前静脉　与胰十二指肠上前静脉组成胰十二指肠前静脉弓,向下于十二指肠降段下端穿入胰头向内向下走行,常于钩突与十二指肠水平段之间与胰十二指肠下后静脉汇合成胰十二指肠下静脉,再汇入肠系膜上静脉或第一空肠静脉,亦可不合并而单独或与第一空肠静脉合流后汇入肠系膜上静脉。

3. 胰十二指肠上后静脉　是胰头部最大的引流静脉,主要引流胰头及十二指肠降段后部的血流,经胆总管和十二指肠降部之间上行,可走行于胆总管前方,也可经胆总管后方,少数人群甚至可有双支,分别走行于胆总管前、后方,最后行至胆总管左侧,在胰头上方或胰颈处汇入门静脉后外侧壁,汇入部位通常位于脾 - 门静脉汇合部上方 1.5~3cm 处。胰十二指肠上后静脉与胆总管关系密切,手术过程中应注意保护以免损伤造成出血。

4. 胰十二指肠下后静脉 常与胰十二指肠上后静脉组成胰十二肠后静脉弓,在胆总管胰内段下方沿十二指肠后沟向内向下走行,横行于胰头的后部,在钩突下缘附近单独或与胰十二指肠下前静脉汇合后注入肠系膜上静脉,也可与第一空肠静脉汇合后再注入肠系膜上静脉。

5. 胰十二指肠中前静脉 出现率约为 56%,经胰头部前面自右向左走行,收集胰头部前面的部分血液,可与胰十二指肠上前静脉吻合,汇入肠系膜上静脉中部。

6. 胰横静脉 伴随胰横动脉横行走行于胰体尾后面下缘,收集胰腺体尾部下缘血液,沿途与胰体、胰尾静脉及胰大静脉间形成吻合,最终汇入肠系膜上静脉。

7. 胰大静脉 伴随胰大动脉沿胰体后面下缘处走行,多汇入肠系膜上静脉或肠系膜下静脉,但也有汇入脾静脉或胃结肠静脉干的。

8. 胰颈静脉 少数情况下存在,为 1 条短而粗的静脉,由胰颈下缘汇入肠系膜上静脉或门静脉的前表面。

9. 胰体、胰尾静脉 3~13 条,收集胰体尾部血液,直接汇入脾静脉。

## 三、胰腺周围常见的血管解剖变异情况

### (一) 胰腺周围动脉的解剖变异

胰腺周围毗邻肝动脉、腹腔动脉干、脾动脉和肠系膜上动脉,这些动脉的解剖变异发生率很高,胰腺手术中如果未能及时发现这些重要血管的解剖变异,术中一旦发生损伤,常可导致严重后果。

1. 肝动脉变异 肝动脉是胰腺外科术中最常涉及的动脉之一,解剖变异最为常见,变异率为 16.7%~20%。正常肝动脉由腹腔动脉干发出(肝总动脉)后,在胰头上缘发出胃十二指肠动脉后,成为肝固有动脉并发出胃右动脉,随后于肝十二指肠韧带内走行于胆管左侧门静脉左前方,至肝门下方分为左、右肝动脉,分别支配左、右肝叶。变异的肝动脉按照血供来源可分为 2 种类型,即副 (accessory) 肝动脉和替代 (replaced) 肝动脉,前者指在正常的肝动脉血供基础上同时存在供应同一肝叶的异常来源的肝动脉;后者指对应肝叶的血供完全由异常来源的肝动脉供应,即缺乏正常来源的肝叶动脉。按照这种变异肝动脉分类标准,可将所有肝动脉血供来源分为 10 种类型:Ⅰ型,正常型,肝固有动脉分为肝左、肝右动脉;Ⅱ型,替肝左动脉,起自胃左动脉;Ⅲ型,替肝右动脉,起自肠系膜上动脉;Ⅳ型,替肝右动脉 + 替肝左动脉;Ⅴ型,副肝左动脉,起自胃左动脉;Ⅵ型,副肝右动脉,起自肠系膜上动脉;Ⅶ型,副肝右动脉 + 副肝左动脉;Ⅷ型,替肝右动脉 + 副肝左动脉或替肝左动脉 + 副肝右动脉;Ⅸ型,肝总动脉完全起自肠系膜上动脉;Ⅹ型,肝总动脉完全起自胃左动脉。此外还存在一些罕见的肝动脉变异类型,如肝总动脉直接起源于腹主动脉,以及来源于膈动脉或肾动脉的替代或副肝左、右动脉等。这些异常起源的肝动脉常伴随动脉解剖位置的变异,如肠系膜上动脉来源的替代或副肝右动脉常自胰头部实质内穿出,并走行于胆管右侧或后方;胃左动脉来源的替代或副肝左动脉则通常走行于肝胃韧带内、胃左动脉上方(图 69-0-3)。

在进行胰腺手术时,尤其是胰十二指肠切除术中,通常必须显露并离断胆管,恶性肿瘤还需骨骼化肝十二指肠韧带,因此明确肝动脉解剖变异情况十分重要,游离解剖胆总管、肝总管时必须注意勿将变异的替代或副肝右动脉与胆囊周围淋巴结一并结扎、切断。当起源自肠系膜上动脉的替代或副肝右动脉、肝总动脉经胰腺实质穿出时,在离断胰腺颈部及切除胰腺钩突部时必须十分谨慎,全程显露并保护变异肝动脉,避免发生损伤。对于起源于肠系膜上动脉的变异肝总动脉,由于其常于胰头部上缘进入肝十二指肠韧带内,有可能被误认为胃十二指肠动脉而被结扎、切断,造成严重后果,此时应注意观察正常"肝总动脉"解剖位置是否存在动脉结构,或暂时夹闭"胃十二指肠动脉",观察远端肝固有动脉是否仍存在动脉搏动,有助于减少动脉损伤。对于副右肝动脉,由于尚存在正常来源的右肝动脉,通常结扎切断后不至于影响肝脏血运;但对替代右肝动脉或者变异之肝总动脉,一旦发生损伤可能造成严重的肝脏缺血,因此必须进行血管重建。此外,还有部分患者肝左右动脉低位分开,或者肝右、肝中、肝左外叶动脉低位分开,甚至

在胃十二指肠动脉发出部位即分开,此时作肝十二指肠韧带淋巴结清扫时,极易将肝中、肝左动脉结扎、切断。

2. 腹腔动脉干变异　腹腔动脉干起源于腹主动脉,发自主动脉裂口稍下方、平第 12 胸椎下缘至第 1 腰椎体上缘,位于胰体部上方背侧,长 1.5~3cm,分出胃左动脉、肝总动脉和脾动脉。胃左动脉为其最小分支,沿胃小弯走行并发出数支食管支及胃支,支配胃近端小弯侧胃组织及食管下段。肝总动脉沿胰头上缘背侧向右前方走行,至十二指肠上部分出胃十二指肠动脉和肝固有动脉,肝固有动脉发出胃右动脉后,向上分为肝左、右动脉,胃十二指肠动脉则参与构成胰头部血管弓。脾动脉是腹腔干最粗大的分支,发出后在腹膜后沿胰腺上缘迂曲左行,沿途发出胰支、胃网膜左动脉及胃短动脉,最终分为 2~3 支入脾,脾动脉是胰腺体尾部最主要的供血动脉。这种胃左动脉、脾动脉及肝动脉共干(HGL)型,是腹腔动脉干最常见的类型,也称正常型腹腔动脉干,占全部人群的 72%~90%(图 69-0-4)。此型中三支动脉发出的顺序也存在差异,最常见类型为先发出胃左动脉,其次为三支动脉在同一水平发出,少见类型为先发出肝总动脉或脾动脉。

3. 常见的腹腔动脉干解剖变异

(1) 肝脾干(HL)型:即肝动脉和脾动脉共干,胃左动脉单独发自腹主动脉或肝总动脉,甚至与膈下动脉共干发自腹主动脉,占全部人群的 3.5%~6.3%(图 69-0-4)。

(2) 胃脾干(GL)型:即胃左动脉和脾动脉共干型,肝动脉多发自腹主动脉或肠系膜上动脉,占人群的 2%~5.5%(图 69-0-4)。

(3) 肝胃干(HG)型:即肝动脉和胃左动脉共干,脾动脉直接发自腹主动脉或肠系膜上动脉,约占人群的 1.5%(图 69-0-4)。

(4) 其他类型:肝胃脾肠系膜干(HGLM)型,即肝动脉、胃左动脉、脾动脉及肠系膜上动脉共干型(图 69-0-4);肝脾肠系膜干(HLM)型,即肝动脉、脾动脉及肠系膜上动脉共干;肝胃脾结肠干(HGLC)型,即肝动脉、胃左动脉、脾动脉及结肠中动脉共干型;肝胃脾胰干(HGLP)型,即肝动脉、胃左动脉、脾动脉和胰背动脉共干型;胃脾干加肝肠系膜干(GL+HM)型,即胃左动脉与脾动脉共干、肝动脉与肠系膜上动脉共干;肝胃脾肝左干(HGLHL)型,即肝总动脉、胃左动脉、脾动脉及副肝左动脉共干型;肝胃脾胰十二指肠干(HGLPD)型,即肝动脉、胃左动脉、脾动脉及胰十二指肠动脉共干型;肝胃干加肝脾干(LG+HL)型,即副肝左动脉和胃左动脉共干、肝总动脉与脾动脉共干。

除了上述类型外,还存在腹腔干缺如的现象,即胃左动脉、肝总动脉、脾动脉及肠系膜上动脉分别由腹主动脉发出。此外,腹腔动脉干除了分出最常见的胃左动脉、脾动脉及肝总动脉外,还可分出异常的分支动脉,如膈下动脉、结肠中动脉、胰十二指肠动脉、左肾上腺上动脉、左肾上腺中动脉、胃十二指肠动脉等。

4. 肠系膜上动脉变异情况　肠系膜上动脉是腹主动脉的一个重要分支,在腹腔干稍下方起自腹主动脉前壁,经胰头与胰体交界处后方下行,越过十二指肠水平段前面进入小肠系膜根部,向右髂窝方向走行。其主要分支包括胰十二指肠下动脉、空肠动脉、回肠动脉、回结肠动脉、右结肠动脉及中结肠动脉,少数人群的胰背动脉亦可来源于肠系膜上动脉。肠系膜上动脉的供血范围十分广泛,包括部分胰腺(主要为胰头及胰腺钩突部)、部分十二指肠、空肠、回肠及升结肠、横结肠。肠系膜上动脉在腹膜后间隙的解剖位置相对较固定,其起点位于胸 12 和腰 1 椎体之间,由腹主动脉前壁发出,低于腹腔动脉干约 1cm,位于胰腺颈体交界部后方,向前下走行进入肠系膜根部。肠系膜上动脉通常位于肠系膜上静脉左侧并与之伴行,在胰颈下缘和十二指肠水平部之间穿出下行。肠系膜上动脉主干发出后在腹膜后通常有两种走行方式,一种为自腹主动脉发出后先向前走行,在左肾静脉水平再向下转折走向足侧,约占 57%;另一种方式为自腹主动脉发出后径直向前下方斜行而无明显转折,约占 43%。绝大多数肠系膜上动脉在肠系膜上静脉的左侧伴行,但有约 15% 的患者肠系膜上动脉走行于肠系膜上静脉的右后方,此时在离断胰腺纤维板、切除胰腺钩突部时易将位置异常的肠系膜上动脉损伤甚至结扎切断,将导致严重的小肠广泛缺血坏死,此时必须立即进行损伤修复以恢复肠系膜上动脉的血液供应。

肠系膜上动脉的起源变异较少见,约 3.1% 的人群中肠系膜上动脉可与腹腔动脉干共干,即肝胃脾肠系膜干(HGLM)型腹腔动脉干。此外,最常见的变异类型为肝动脉(肝总动脉、肝左/右动脉、替代肝右动脉或副肝右动脉)起源于肠系膜上动脉(约7.2%),脾动脉源于肠系膜上动脉(0.5%)为较少见的类型。胰十二指肠下动脉通常是肠系膜上动脉的第一个分支,自其左侧发出,向右上方行走并分为前、后两个分支,即胰十二指肠下前动脉和下后动脉,两者可无共干而分别自肠系膜上动脉发出,也可分别或共同与第一空肠动脉形成共干,再向左(第一空肠动脉)、右(胰十二指肠下动脉或下前、下后动脉)发出分支。

5. 脾动脉变异　脾动脉是腹腔动脉干最大的分支,正常情况下脾动脉与肝总动脉、胃左动脉共干形成腹腔动脉干,其余起源类型均视为变异。脾动脉发出后,以多种形态沿着胰腺上缘向左走行至脾门,沿途向胰腺发出许多分支(胰背动脉、胰横动脉、胰大动脉、分界动脉和胰尾动脉),最终形成数支(1~7支)脾动脉分支进入脾脏。脾动脉的起源变异较常见,变异率为4.1%~14.0%,其中最常见者为肝动脉和脾动脉共干的 HL 型腹腔动脉干。脾动脉通常是胰体尾部的主要供血动脉。研究显示约58.3%的人群胰体尾部主要由胰背动脉作为优势供血动脉,约14.8%的人群由胰横动脉作为优势供血动脉,13.9%的人群由胰大动脉作为优势供血动脉,而11.1%的人群由胰背动脉和胰大动脉共同作为优势供血动脉。而这些优势供血动脉的起源亦存在多种变异,如胰背动脉主要起源于脾动脉起始段(52.0%)、肠系膜上动脉(24.0%)和肝总动脉(21.3%),胰大动脉主要起源于脾动脉,胰横动脉作为胰体尾部优势供血动脉时,则可由胃十二指肠动脉(68.8%)或胰十二指肠下动脉(31.2%)供血。上述胰体尾部动脉间形成广泛的交通网络,因此胰腺体尾部缺血较为罕见,同时由于脾动脉与胃短动脉之间形成交通支,即使从根部结扎脾动脉,胰腺体尾部与脾脏也不至于发生缺血坏死。然而当术中不慎结扎或损伤了腹腔动脉干导致其闭塞时,如果胰体尾部优势供血动脉为脾动脉来源,则可能发生胰体尾和脾脏的急性缺血、坏死。

**(二) 胰腺相关静脉系统的解剖变异**

与胰腺手术密切相关的静脉系统即门静脉系统,包括门静脉、肠系膜上静脉、脾静脉及其属支。一般来说,门静脉是由肠系膜上静脉和脾静脉在下腔静脉前方、胰颈后上方汇合而成,汇合部位一般位于第12胸椎到第2腰椎的椎体右缘,汇合后门静脉斜向右上方走行进入肝十二指肠韧带,在肝固有动脉和胆总管的后方上行至肝门,分为左右两支入肝。门静脉主干的解剖位置相对恒定,较少出现解剖变异,但其属支,尤其是肠系膜上静脉系统的解剖变异十分常见,胰腺手术中应引起足够重视。

1. 肠系膜上静脉及其属支的解剖变异　肠系膜上静脉是门静脉最大的属支,起自右髂窝附近的回结肠静脉,斜向左上方走行于小肠系膜根部,沿途收集来自小肠、升结肠和横结肠右半部的静脉血,依次跨过右侧输尿管、下腔静脉、十二指肠水平部、胰腺钩突部前方,至胰颈部后方与脾静脉几乎成直角汇合成门静脉。一般肠系膜上静脉位于肠系膜上动脉右侧,部分人群可位于其左侧或前方。

(1) 肠系膜上静脉:分为单支主干型(Ⅰ型)和双支主干型(Ⅱ型)。Ⅰ型具有单一静脉主干,约占人群的76%,按照第一空肠静脉走行于肠系膜上动脉的腹侧或背侧分为两个亚型。Ⅱ型不具有单一的静脉主干,而由左右两个静脉干构成,约占人群的24%,根据左主干的汇入位置分为Ⅱm 型和Ⅱp 型两个亚型:Ⅱm 型两主干同时与脾静脉汇合形成门静脉,约占16%,左主干可走行于肠系膜上动脉的腹侧或背侧;Ⅱp 型左主干先汇入脾静脉,再与右主干汇合成门静脉,约占人群的8%,此型中左主干均走行于肠系膜上动脉腹侧(图69-0-5)。胰头部的胰十二指肠静脉分支通常直接进入门静脉或肠系膜上静脉的右侧,而门静脉、肠系膜上静脉前壁常无血管汇入,但有1%~3%患者的胰颈静脉支可直接汇入门静脉或肠系膜上静脉的前方,此时在沟通胰颈与门静脉、肠系膜上静脉之间的间隙时,易将此静脉撕裂而引起出血。

(2) 第一空肠干:通常为进入肠系膜上静脉的第一条属支,引流近端空肠血流,是由一根第一空肠静脉和许多引流近端空肠循环的小分支汇合形成的静脉主干,出现率约为24%。依据其走行与肠系膜上动脉的空间关系可分为3型:Ⅰ型,第一空肠干经肠系膜上动脉背侧走行至左腹部,最常见,约占66.7%;Ⅱ型,第一空肠干横跨肠系膜上动脉背侧后,全部(Ⅱa 型)或部分(Ⅱb 型)转向右腹部,约占16.7%;Ⅲ型,第一空肠干经肠系膜上动脉的腹侧走行至左腹部,此型常与非单一主干型(Ⅱ型)肠系膜上静脉变异同时存在,约占16.7%。第一空肠干既可与肠系膜上静脉主干汇合后再与脾静脉合流,也可直接汇入门静脉主干,或于肠系膜上静脉、脾静脉汇合部位汇入共同形成门静脉。

(3) 胃结肠静脉干:又称 Henle 干,最早由德国学者 Henle 在1868年提出,主要由胃网膜右静脉和右半结肠静脉属支(包括右结肠静脉、上右结肠静脉、结肠中静脉)、胰十二指肠静脉属支(包括胰十二指肠上前静脉、胰十二指肠下前静脉)中的一条或数条汇合组成,于胰头前下方走行并常于脾 - 门静脉汇合处下方约 3cm 处汇入肠系膜上静脉总干或其右主干,出现率约为 70%,长度往往小于 2.5cm,大多开口于肠系膜上静脉右侧或右前方,少部分可开口于其前方或左前方。没有胃结肠静脉干的人群,其胰十二指肠上前静脉在胃网膜右静脉汇入肠系膜上静脉之前进入胃网膜右静脉,而上右结肠静脉则单纯汇入肠系膜上静脉。在进行胰头部手术时,多需结扎切断胃网膜右静脉和胰十二指肠上前静脉,尽量保留右半结肠静脉属支和胃结肠静脉干,认清胃结肠静脉干及其属支的解剖变异,有助于避免在游离胰头十二指肠区域时发生静脉撕裂造成出血。

2. 脾静脉　脾静脉起自脾门,在胰体尾部后方走行,经腹腔动脉干和肠系膜上动脉之间穿过,在胰颈部后方汇入门静脉,较为粗大且变异较少,沿途汇集胃网膜左静脉和数支胰腺体尾部的小静脉,部分人群胃冠状静脉和 / 或肠系膜下静脉也汇入脾静脉。脾静脉全长约 15cm 左右,大多位于脾动脉的后下方,极少数情况下可位于脾动脉上方或前方。

3. 脾系膜下静脉　肠系膜下静脉起自直肠上静脉,沿左侧腹膜后方上行,沿途汇集乙状结肠静脉和左结肠静脉,最终汇入脾静脉(60%)、肠系膜上静脉(24%)、脾 - 门静脉汇合处(10%)或第一空肠静脉(6%)。肠系膜下静脉与肠系膜上动脉的走行关系变化较大,多位于其左侧,亦可越至其头侧,或自其腹侧跨越至右侧。

4. 冠状静脉　即胃左静脉,起于胃小弯上部,沿胃小弯在肝胃韧带(小网膜)中向右下走行,最终汇入脾静脉(46%)、门静脉(40%)或脾 - 门静脉汇合处(14%)。汇入脾静脉时,冠状静脉可走行于脾动脉的腹侧或背侧、腹腔干的腹侧、肝总动脉的腹侧及背侧。汇入门静脉时,其可走行于肝总动脉的背侧或肝固有动脉的腹侧。汇入脾 - 门静脉汇合处时,冠状静脉可走行于肝总动脉背侧、腹侧及脾动脉的腹侧。

## 四、胰腺及周围血管的病理性改变与胰腺手术

除了上述先天性发育异常导致的胰腺及胰周血管的解剖变异外,胰腺或上腹部器官发生的疾病状态也可能导致胰腺及其周围血管系统发生病理性改变。导致这些病理性改变的原因很多,最常见的原因是胰腺或胰周上腹部其他脏器的肿瘤直接包绕或侵蚀血管壁、血管腔内癌栓或血栓形成、肿块压迫血管造成管腔狭窄或闭塞等,其次为慢性胰腺炎累及胰腺周围血管(主要是静脉)或炎症包块压迫导致血管管腔狭窄甚至闭塞,甚至静脉内血栓形成。长期慢性胰腺炎患者累及胰腺及胰周静脉系统时,不仅会出现明显的形态学异常,往往还会造成左侧门静脉系统(脾静脉属支)比较显著的血流动力改变,最终导致局部侧支循环通道的建立和开放,即左侧(胰源性)门静脉高压症。

### (一)肿瘤或慢性炎症对胰腺及胰周动脉的侵犯

胰腺或上腹部其他脏器的恶性肿瘤或转移性淋巴结常累及胰腺的供血动脉及胰腺周围动脉,动脉血管受累主要表现为血管的包绕、包埋或侵蚀血管壁而造成管腔狭窄。这种恶性肿瘤侵袭包绕动脉血管导致的管腔狭窄多是部分性的,但肿瘤恶性程度高时也可导致动脉管腔的完全性闭塞,常见于胰腺癌。胰腺长期慢性炎症也可由于周围组织的炎性纤维化改变造成胰腺及其周围动脉血管的受压、管腔狭窄,这种炎症导致的动脉受累造成管腔狭窄常是部分性的,不会出现管腔的完全性闭塞,通常不致对胰腺手术造成过多影响。

### (二)肿瘤或慢性炎症对胰腺及胰周静脉系统的侵犯

胰腺及胰周静脉易受上腹部恶性肿瘤或胰腺慢性炎症累及,与动脉受累一样,也可表现为被肿瘤组织包绕、包埋以及管壁受侵而导致的管腔狭窄,同时由于静脉壁更为薄弱、腔内血流速度缓慢,因此肿瘤更易于穿破管壁形成附壁生长的癌栓,进而造成静脉管腔的完全性阻塞或闭塞。胰腺长期慢性炎症亦可累及胰腺及周围静脉系统,除了炎症包块推挤造成静脉受压、管腔狭窄外,反复急性炎症或慢性炎性纤维化过程也可造成静脉壁炎症改变,导致静脉内血栓形成、管腔阻塞。理论上胰腺及胰周静脉的任何属支均可出现上述管腔的改变,但只有发生在胰周较大的静脉血管,即门静脉、脾静脉和肠系膜上静脉的管腔阻塞才会发生显著的血流动力学改变并具有临床意义。

1. 门静脉主干的阻塞　多由于肝细胞肝癌合并门静脉内血(瘤)栓或胰腺癌侵犯门静脉造成,少数

情况下可继发于慢性胰腺炎合并门静脉血栓形成。门静脉主干狭窄或完全阻塞会导致肝外门脉系统显著的血流动力学改变和广泛的侧支循环开放,临床表现为门静脉高压症及脾大、脾功能亢进等,与肝硬化失代偿期表现相似。由于慢性胰腺炎导致的门静脉主干阻塞通常为长期缓慢的过程,可能在肝门区及肝十二指肠韧带周围形成数条粗大、扭曲的侧支循环血管,即门静脉海绵样变。此时如需进行胰腺手术,往往由于迂曲粗大的侧支静脉损伤造成广泛出血、解剖困难而使手术难以进行,同时术中还需注意应避免广泛结扎、切断肝门周围的侧支血管,以免造成肝脏缺血、萎缩甚至肝功能衰竭。

2. 脾静脉阻塞　由于脾静脉与胰腺体尾部密切的解剖关系,胰腺疾病(如胰腺肿瘤、急/慢性胰腺炎等)常累及脾静脉,造成血管的包埋、压迫、癌栓或血栓形成等,进而导致脾静脉阻塞以及其属支内的压力增高和相关血管(主要为胃短血管和胃底静脉丛)的代偿扩张等情况,即胰源性门静脉高压症或左侧门静脉高压症。与肝硬化失代偿期的门静脉高压症一样,由脾静脉阻塞造成的左侧门静脉高压症也可造成上消化道大出血,但出血部位在胃底静脉丛而不是食管下段静脉丛,治疗方法是行脾脏切除术。此时如需进行胰腺手术,一般可行胰体尾联合脾脏切除术。

3. 肠系膜上静脉阻塞　病因与脾静脉阻塞一样,主要由于胰头、钩突部恶性肿瘤和急/慢性胰腺炎引起。孤立的肠系膜上静脉阻塞可以导致一些主要属支血管的增粗、扭曲,由于肠系膜上静脉系统丰富的侧支血供,一般不会出现肠缺血坏死等表现。相关的静脉属支包括:①胃结肠静脉干;②胃网膜右静脉;③胰十二指肠静脉弓;④上右结肠静脉;⑤结肠中静脉。

孤立的肠系膜上静脉阻塞一般不影响胰腺手术的进行,但如需进行胰头部手术,尤其是胰十二指肠切除术时,则需特别小心,因为此时需将胰头部静脉回流部分甚至完全切断,可能导致肠系膜上静脉系统回流完全阻断,发生急性小肠淤血、坏死。因此只有在确保能够安全进行阻塞段肠系膜上静脉切除重建的情况下方可施行此类手术,必要时可先行肠系膜上静脉-门静脉搭桥术保障静脉回流,再行胰头周围血管的解剖、离断。

## 五、总结

由于胰腺解剖位置深在,血供情况复杂,周围血管变异常见,加之胰腺手术难度大、术后并发症发生率高,因此术前充分评估胰腺及周围血管的解剖变异情况具有重要的临床意义。同时,胰腺长期慢性炎症状态可能导致病变周围血管系统发生病理变化,大大增加了手术难度,此时更需要进行充分的术前评估。胰腺外科手术前充分利用先进的影像学检查技术,准确评估胰腺及其周围血管解剖变异情况,不但可充分预估手术要点与难点,还有助于降低术中意外血管损伤及出血等并发症的发生率,提高胰腺外科的手术质量。

(田孝东)

# 参 考 文 献

1. 贾蕾,徐松,王岐本,等.胰腺血管铸型的设计与制作.解剖学研究,2011,33(1):72-73.

2. 杨爱明,陆星华,钱家鸣,等.影像学检查在胰腺癌诊断中的作用.中华消化内镜杂志,2005,22(4):251-253.

3. Song SY,Chung JW,Yin YH,et al. Celiac axis and common hepatic artery variations in 5 002 patients. Radiology,2010,255(1):278-288.

4. 宋彬,徐隽,闵鹏秋.胰腺的血管系统.中国医学计算机成像杂志,2002,8(4):217-222.

5. Longnecker DS,Gorelick F,Thompson E. Anatomy,Histology,and Fine Structure of the Pancreas//Beger HG,Warshaw AL,Hruban RH,et al. The Pancreas:An Integrated Textbook of Basic Science,Medicine,and Surgery. 3rd ed. Hoboken,NJ:John Wiley & Sons,Inc,2018.

6. 吴志贤,蔡锦全,杨熙章,等.胰体尾优势供血动脉的数字减影血管造影.解剖学报,2013,44(1):89-92.

7. 毕晓晨.胰头及十二指肠区域静脉的应用解剖学研究.浙江大学,2015.

8. Hongo N,Mori H,Matsumoto S,et al. Anatomical variations of peripancreatic veins and their intrapancreatic tributaries:multidetector-row CT scanning. Abdom Imaging,2010,35(2):143-153.

9.  Michals NA. Newer anatomy of the liver and its variant blood supply and collateral circulation. Am J Surg., 1966, 112 (3): 337-347.

10. White RD, Weir-McCall JR, Sullivan CM, et al. The celiac axis revisited: anatomic variants, pathologic features, and implications for modern endovascular management. Radiographics, 2015, 35 (3): 879-898.

11. De Martino RR. Normal and Variant Mesenteric Anatomy//Oderich GS. Mesenteric Vascular Disease: Current Therapy. Springer, 2015.

12. 何其舟, 兰永树, 唐光才, 等. 肠系膜上动脉的 MSCT 成像研究及临床意义. 中国中西医结合影像学杂志, 2013, 11 (5): 487-490.

13. Sakaguchi T, Suzuki S, Morita Y, et al. Analysis of anatomic variants mesenteric veins by 3-dimensional portography using multidetector row computed tomography. Am J Surg, 2010, 200 (1): 15-22.

14. Katz MH, Fleming JB, Pisters PW, et al. Anatomy of the superior mesenteric vein with special reference to the surgical management of first-order branch involvement at pancreaticoduodenectomy. Ann Surg, 2008, 248 (6): 1098-1102.

15. Hongo N, Mori H, Matsumoto S, et al. Anatomical variations of peripancreatic veins and their intrapancreatic tributaries: multidetector-row CT scanning. Abdom Imaging, 2010, 35 (2): 143-153.

# 第70章

# 胰腺外科手术的麻醉与管理

【摘要】胰腺外科是普通外科中技术要求最复杂,手术创伤最大和患者合并疾病最多的亚专科之一,对于麻醉科医疗的要求也高于其他亚专科。胰腺手术的麻醉学特点也相应地具有病情复杂多变,挑战多的特点。胰腺手术的麻醉管理更需要从围手术期的角度,做好精确麻醉管理,在保证患者安全的基础上更多的提供新型舒适化医疗技术,预防和降低术后并发症,促进患者手术后快速康复,从而和手术科室一起共同提高和保证手术医疗的品质。

本章就胰腺手术的疾病特点,临床麻醉管理常规和特色,以及机器人手术的创新概念和麻醉学医疗技术的应用三个方面逐一介绍。

## 第一节  胰腺手术的疾病特点

胰腺好比是腹腔器官的"司令部",位置处于中央深面,作用达到统领和指挥。其外分泌和内分泌功能对于人类机体的消化和营养,内分泌与代谢密切相关,并且位于腹膜后的胰腺组织不仅与相邻的重要脏器,如:肝脏、脾脏、肾上腺、胃肠等器官密切联系,相互影响和迁延,也同远隔的重要器官,如:心脏,肺脏,脑,脊髓等存在多重联系,相互交通,可形成多重合并与并发疾病。因此,胰腺组织的病变和手术具有"牵一发而动全身"的特点,在手术和麻醉管理上不仅要考虑胰腺及其周围的组织脏器功能,更需要了解和评价全身的重要脏器功能,做好预案,积极预防和处理相关的合并疾病和并发症。

胰腺疾病通常包括肿瘤和炎症两类,其肿瘤由于发生的位置和性质不同,对于机体的影响也不一致。

### 一、胰头部肿瘤

对于具有代表性的胰头部肿瘤,由于发病隐匿,等到发现时,多合并有严重的临床表现,如因梗阻而造成的黄疸、营养不良、肝功能损害及出凝血障碍、严重的背部疼痛等。在麻醉管理上需要整体评估,积极准备,提前干预。比如对于胰腺肿瘤合并背痛的患者,术前就应该科学合理的使用镇痛药物和镇痛技术,减轻和降低疼痛,改善患者的整体状态;对于存在严重营养不良者,术前积极纠正,胃肠外营养,提高机体的耐受能力;术前肝脏功能异常者,积极的保肝治疗,经皮胆管穿刺引流,改善胆道梗阻症状,为手术治疗创造有利条件等。

### 二、胰腺炎症

对于胰腺炎症,需要手术的患者多是急性发病,需急诊手术,在麻醉准备和评估方面预留的时间有限,也突出体现了麻醉科独特的应急医疗特点。常见的需要手术的急性出血性坏死性胰腺炎,由于此类患者因血管炎性介质大量释放,术前往往有严重休克表现,甚至是多脏器功能损伤。麻醉管理要点在于维持循环和血流动力学的稳定,力求恢复生理水平;控制和纠正低氧血症,并在动、静脉置管测压监测的基础上,积极扩容,保护重要脏器功能,早期利尿,避免加重肾脏负担。此类患者术后多在短时间内发展为急性呼吸窘迫综合征(ARDS),故拔管应慎重。以免造成不必要的拔管后再插管。术后宜送往 ICU,在监测和镇静下行人工呼吸。待病情确实稳定后,再逐步降低呼吸机条件,拔出气管插管。

### 三、具有其他消化系统疾病的共同特点

作为重要的消化器官,胰腺疾病的患者也具有其他消化系统疾病的共同特点。

#### (一) 呕吐、腹泻造成水电解质平衡失调及紊乱

胰腺疾病症状严重者存在术前的呕吐、腹泻或肠梗阻等,可导致大量水、电解质丢失,造成酸碱平衡失调及水电解质紊乱。

胰腺疾病患者由于长期的术前禁食禁饮,更容易出现全身营养状况下降和机体生理功能减退,体重快速降低,使手术和麻醉危险性加大。

#### (二) 其他合并症

1. 继发大出血　合并消化道肿瘤、溃疡,出血,或食管胃底静脉曲张,后腹膜血管破裂,可继发大出血。麻醉前应根据生命体征和实验室报告补充血容量和细胞外液。

2. 感染　如果合并消化系统的感染性疾病,尤其是胆道系统的感染将加重胰腺和肝功能损害。脓毒血症与严重的炎症反应可发展为感染性休克,尤其是老年患者,死亡率较高。

3. 胃肠蠕动异常　胰腺疾病如果合并有胃肠蠕动异常,胃排空减慢,麻醉诱导及维持易发生呕吐及误吸。

### 四、胰腺疾病的特有特点

#### (一) 血流动力学的异常及内脏牵拉反射

作为腹膜后的重要器官,胰腺疾病可能发展为或者是并存有腹水、巨大肿瘤等,在腹膜打开时会引起腹内压的突然变化,以及大量毒素吸收入血,导致血流动力学的异常改变。

腹腔脏器受交感神经和副交感神经的双重支配,腹腔脏器受到牵拉时,往往会出现一系列的内脏牵拉反射。胰腺位于腹腔深面,周围存在腹腔神经丛,该现象会更加明显,需要能够快速达到并维持适当的麻醉深度,避免过度牵拉发射。

#### (二) 邻近组织

胰腺组织周围血流丰富,血管变异较多,手术期间可能会发生大量失血,术前凝血功能调整和血液制品的准备尤为重要。

胰腺手术中急症的比例较高,再次非计划手术比例也较其他腹部手术为多,病情多样,且时间紧迫,需要在短时间内判断患者的全身情况。

#### (三) 内分泌功能

胰腺疾病由于内分泌功能受损,胰岛细胞功能降低,因此存在术前血糖升高,其中部分为糖尿病患者,术前血糖控制对于患者术后恢复,并发症的预防和治疗具有重要价值。有些因为疾病因素,也可能存在术前即便是药物治疗也有血糖控制不佳的情况。此外,也有部分胰岛细胞瘤的患者术前存在严重低血糖,需要术前严密监测血糖,并且根据测定结果给予治疗。此类患者,无论是高血糖还是低血糖,围手术期都需要强调精确的血糖监测,积极治疗,并控制在理想范围内。

#### (四) 镇痛等处理

背部疼痛是部分胰腺肿瘤疾病患者的首发症状,严重者可以形成慢性疼痛和神经病理性疼痛,患者难以忍受,术前需要仔细评估,积极治疗,通过镇痛药物和神经阻滞等方法减轻疼痛症状。

# 第二节　临床麻醉常规和特色

胰腺手术的麻醉学医疗主要分为麻醉方式,麻醉药物,麻醉监测和麻醉治疗技术等。其特色也根据外科手术的需要,以及患者的需求而有所不同。随着麻醉学科的发展,精确麻醉管理和舒适化医疗同样也是胰腺手术麻醉管理的特色。

全身麻醉,超声引导腹部外周神经阻滞,椎管内麻醉是胰腺手术常用的麻醉方式。

## 一、全身麻醉

全身麻醉是当代麻醉学的主要方法。全身麻醉不仅使患者可以安全舒适地接受手术,也有助于减少因阻滞麻醉穿刺所可能带来的并发症。

### (一)现代全身麻醉方法

1. 吸入全身麻醉　是指通过特殊的麻醉装置,将挥发性麻醉药物和/或麻醉气体通过呼吸道直接送入体内并作用于神经系统而发挥全身麻醉作用。临床常用的挥发性吸入麻醉药物是异氟醚、七氟醚和地氟醚;常用的挥发性麻醉气体是氧化亚氮。吸入全身麻醉分为麻醉诱导、维持和苏醒三个过程。吸入麻醉药在体内代谢较少,绝大部分以原形从呼吸道排出体外。吸入麻醉具有麻醉效应强(除镇静催眠效应外,还具有镇痛和肌肉松弛作用),能松弛支气管,降低组胺的气道收缩效应,诱导快速平稳,对循环干扰小,深度易被调控,降低术中知晓发生等临床优势。当代新型吸入麻醉药物地氟醚极少在体内代谢,起效和消退都快速,不增加肝肾功能负担,更适合手术时间较长的胰腺患者疾病治疗。

2. 静脉全身麻醉　是指将静脉麻醉药注入体内,通过抑制中枢神经系统,产生麻醉效应。临床常用的静脉麻醉药物是丙泊酚、依托咪酯和氯胺酮。除氯胺酮外,前两者均不具有镇痛效应,只有镇静和催眠作用。作为镇静药物的咪唑安定、以及麻醉镇痛药物的阿片类药,如芬太尼,舒芬太尼,瑞芬太尼,以及新型 α2 受体激动剂-右旋美托咪定均是静脉全身麻醉药的有效补充,弥补单纯静脉全身麻醉醉药的镇痛、肌松和抑制过度应激反应的不足。静脉全身麻醉具有诱导迅速、麻醉效果确切,患者苏醒质量高的优点,尤其是丙泊酚还具有预防恶心呕吐的作用,很适合于短小手术、门诊手术麻醉和手术室外检查麻醉。

3. 静吸复合全身麻醉　是在全身麻醉诱导和/或维持期间联合使用静脉和吸入两类全身麻醉药。适合长时间手术以及老年患者的手术麻醉,在达到并维持一定麻醉深度的同时还可减少静脉和吸入麻醉药剂量,麻醉诱导平稳,镇静、镇痛和肌肉松弛效果确切,术后苏醒质量高。在临床麻醉中,通常使用"三明治"麻醉技术,即联合使用静脉和吸入麻醉,在麻醉诱导和苏醒期间使用静脉麻醉药,麻醉维持期间主要以吸入麻醉为主。

4. 联合全身麻醉技术　是指联合使用全身麻醉和椎管内阻滞或外周神经阻滞技术。该技术结合全身麻醉满足手术要求,保证患者安全,同时神经阻滞麻醉部分减少全身麻醉药物的用量,提供有效的术后镇痛作用的优势。但是该技术同时也可能增加神经阻滞穿刺带来的并发症,并且容易在麻醉期间造成手术患者严重的低血压,椎管内穿刺和置管技术对患者的凝血功能也有特殊要求,因此联合全身麻醉技术的临床使用需要个体化,根据患者的体质和病情,以及麻醉医师对该技术掌握的熟练程度等合理使用。

### (二)全身麻醉的临床操作

全身麻醉在临床实践中分为诱导期、维持期和清醒期。全身麻醉的基本要求是患者术中无意识,术后无回忆,术中循环和内环境等生理功能指标维持稳定。

1. 麻醉诱导期　是患者从清醒状态到意识消失的过程,通过麻醉药的使用,使患者进入能够接受手术等创伤性操作的无意识状态。诱导期间由于快速和大剂量全身麻醉药物的使用,以及患者自我保护功能的降低,可能会出现缺氧、呼吸抑制、低血压、心肌缺血、过敏反应、反流误吸等不良反应,尤其是胰腺疾病等体质虚弱的手术患者,术前多存在容量不足和电解质紊乱,以及胃肠道功能失调、胃排空延迟、胃肠道梗阻、胆道梗阻等症状,因此麻醉诱导要严密监测,根据患者疾病的具体情况个体化使用药物。

2. 麻醉维持期　全身麻醉维持期需要根据患者病情和手术需要保证手术过程中患者无知晓、适度肌肉松弛、避免手术等伤害性刺激产生的过度应激反应。应维持生命体征平稳,内环境指标达到或接近正常生理数值。通过容量治疗和药物使用,使患者在诱导后能够快速进入"理想麻醉状态"。

"理想麻醉状态"是指患者于麻醉手术中应该达到的一种应激反应最小、代谢适度、全身各组织器官灌注充分的无知晓状态,包括:

(1) 麻醉镇静深度:脑电双频指数(BIS):40~50,以确保术中无知晓,术后无记忆,或 Narcotrend 分级在 E2-D1 范围(数值为 25~42)。

(2) 反应交感应激的指标:心率变异指数(HRVI):30~40,交感抑制适度。

(3) HR:50~80 次 /min,以保证心肌负荷适度,氧供耗平衡。

(4) ST 分析:< ± 0.2mV,避免交感神经系统过度兴奋导致的心肌氧供耗失衡。

(5) BP:12~15/8~11kPa,正常且有 >4kPa 的脉压。

(6) 容积脉搏图波形:反映交感神经紧张度,末梢灌注,组织器官灌注和有效循环血量。要求波形宽大、振幅高、无随机械呼吸周期出现的波动。

(7) 尿量:>100ml/h(成人)。

(8) 体温,血气分析等生理指标维持在正常范围内。

3. 麻醉苏醒期　麻醉苏醒是患者意识和自主防御反射的恢复过程,呼吸和循环功能要恢复正常或者是尽可能回到术前水平。麻醉苏醒通常是在术后恢复室内完成的,只有达到患者定向力完全恢复的条件下,才可以将其转回病房,并且需要采取一定措施来尽可能地避免术后疼痛和恶心呕吐,以及残余肌松等效应。麻醉苏醒后或者其他手术麻醉后的患者在院内转运过程中必须配有生命体征的连续自动监测设备。

深麻醉下拔管(deep anesthesia extubation)技术,是与以往所强调的当咳嗽、吞咽反射、自主呼吸恢复,潮气量正常后再拔管的传统概念不同的新型理念。深麻醉下拔管技术是建立在"三明治"麻醉技术基础之上,是舒适化麻醉的重要组成部分,也有专家称为"意识恢复前拔管"。

## 二、椎管内麻醉和超声引导的腹部外周神经阻滞

相对于全身麻醉而言,椎管内麻醉和外周神经阻滞属于局部麻醉范畴。

椎管内麻醉分为硬膜外麻醉、腰麻,前者多为使用导管的连续或间断注射阻滞,而后者多是单次注射。椎管内麻醉适合下腹部和盆腔的手术麻醉。对于胰腺手术而言,由于需要阻滞 $T_2$~$T_4$ 的神经传递,因此可能存在影响呼吸功能的不良反应。这类麻醉期间,当腹腔探查和 / 或腹腔内存在气体(腹腔镜手术)的情况下,由于 $C_5$ 神经受刺激,患者会出现上腹部钝痛,此时通常需要复合使用静脉麻醉。

适用于胰腺等腹部外科手术的躯干外周神经阻滞主要是:腹横肌平面阻滞、腹直肌后鞘阻滞、髂腹下神经和髂腹股沟神经阻滞、腰方肌阻滞、竖脊肌阻滞、椎旁阻滞等。这类躯干外周神经阻滞需要在超声引导下才能够达到标准定位和精确阻滞的效果。对于胰腺手术而言,手术区域涵盖上腹部和下腹部,可以选择 1~2 种外周神经阻滞联合使用,从而能够覆盖手术区域范围(胸 6 至腰 1)。此外,腰方肌阻滞,竖脊肌阻滞,以及椎旁阻滞等新型的外周神经阻滞方式还可以抑制内脏神经,因此对于术后内脏疼痛也具有预防作用。完善的外周神经阻滞不仅能够起到很好的术后镇痛效应,而且可以减少围手术期的阿片类药物的使用剂量,促进患者术后恢复。对于效果确切的外周神经阻滞可以采用保留导管的连续给药方式,达到更好的术后镇痛效果。

当然,对于胰腺手术而言,椎管内麻醉和外周神经阻滞均不推荐单独使用,还是建议联合全身麻醉,外周神经阻滞和 / 或椎管内麻醉主要是用于术后镇痛,降低手术应激水平,维持术中血流动力学稳定等优势,但是也需要注意外周神经阻滞和 / 或椎管内麻醉对于术中循环的干扰作用,以及可能发生的局麻药物进入血管而产生的毒性反应,穿刺损伤和相关并发症。患者需要很好的配合。

## 三、术中精确监测

监测是保证患者安全的重要手段,每一例接受麻醉和手术的患者,均应有生命体征的持续监测。对

于合并严重疾病或行复杂疑难手术,以及老年患者,还应有更进一步的监测如血流动力学和呼吸力学、血气电解质内环境指标的监测。本节简要讨论监测的几个基本概念及术中监测的主要内容。

(一) 术中分级监测的概念

1. 术中最低限度监测　包括心电(ECG)、无创血压(NIBP)、脉搏血氧饱和度($SpO_2$)。适用于接受局部麻醉或阻滞麻醉(包括椎管内麻醉)、意识清醒的患者。

2. 术中基本生命体征监测　在最低限度基础上,增加呼气末 $CO_2$ 分压或浓度($etCO_2$)和体温(T)。适用于全身麻醉下接受手术的患者。之所以要增加 $etCO_2$,是因为全身麻醉下患者意识丧失,并多处于机械呼吸的状态,机体不能依据体内 $CO_2$ 产生量自动调节通气频率和幅度。因此,必须通过 $etCO_2$ 的监测,及时调节通气量,才能避免通气不足或过度。而体温的监测对全身麻醉患者也非常重要。首先,全身麻醉下体温调节中枢抑制,无法有效地自动调节体温于正常范围。其次,术中胸腹腔脏器的显露,冷盐水冲洗,以及大量输注库血,均可使患者体温急剧下降,引起外周血管收缩、血液黏稠度增高,组织灌注不良甚至室颤等不良反应。这在老年和小儿患者中更为常见。第三,某些麻醉药和肌肉松弛药可在极少数遗传缺陷患者中引发恶性高热。因此,如无体温监测,将延误抢救时机。

3. 术中全面监测　在基本监测的基础上,视麻醉手术需要,而对人体进行的全面监测,同时还需要麻醉设备的监测。

4. 循环监测　ECG、BP(IBP、NIBP)、心输出量(CO)、肺动脉压(PAP)、肺嵌压(PCWP)、中心静脉压(CVP),以及心律失常、S-T 分析等。

5. 呼吸监测　包括 $SpO_2$、$etCO_2$、潮气量(VT)、分钟通气量(VE)、吸入和呼出氧浓度($FiO_2$、$FeO_2$)气道阻力(R)、顺应性(C)、气道压力(Paw)、动脉血气分析(ABG)等。

6. 中枢神经系统监测　脑电图(EEG)、诱发电位(EP)、颅内压(ICP)脑血流(CBF)、脑耗氧量($CMRO_2$)、局部脑氧饱和度($rScO_2$)等。

7. 内稳态监测　酸碱平衡(ABG)、水电平衡、血糖、乳酸、激素水平及尿量等。

8. 麻醉监测　吸入和呼出麻醉药浓度和 / 或 MAC 数值、麻醉深度、指脉波图形、肌肉松弛程度、应激反应程度等。

9. 麻醉机、呼吸机监测　麻醉机、呼吸机本身性能的监测及有关功能的监测如气道压过高或过低,管道漏气,供氧压力不足等。

10. 手术操作的监测　随着腔镜手术的广泛开展,麻醉科医生对于术者操作的观察会更加便利,一方面需要观察术者的临床操作,尤其是重要和关键的步骤,另外一方面是观察手术区域的病变,评估判断或预测手术的风险与难易程度。

(二) 术中基本监测项目的意义

1. ECG　在诊断心律失常、心肌缺血、心肌梗死等方面具有重要的价值,也是监测心率的主要手段。通常置于Ⅱ导联,以获得满意的 P 波和正向的 QRS 波群和 T 波,如有 S-T 分析则更好。术中应控制心率在 50~80 次 /min。对 S-T 段压低或抬高及频发室性期前收缩、室上性、室性心动过速、室颤、心搏停止等均应立即发现,立即处理。

2. NIBP　可满足大部分患者的手术需要,但应根据麻醉和手术需要,设定测量的频率(时间间隔,患者入室后应每 5 分钟测定一次。麻醉诱导期应每 1 分钟测定一次。手术开始早期及术中手术刺激较大时应每 1~3 分钟测定一次。术中稳定阶段每 5 分钟测定一次。麻醉苏醒阶段应每 1~3 分钟测定一次)。遇有大出血或全脊髓麻醉等意外时,应连续测定。NIBP无论在信息量或可靠程度上均不及有创血压监测,故对手术较大、病情复杂、特殊手术体位的患者、严重心律失常、估计麻醉手术有一定风险的患者,应行直接动脉压监测。目前临床上也越来越多的使用无创连续血流动力学监测,可以连续动态无创的了解血流动力学变化,对于临床麻醉安全具有重要价值。

3. $SpO_2$　为动脉血中氧合血红蛋白占血红蛋白总量的百分比($SaO_2$),经指脉探头测得的结果,正常值≥95%。90%~94% 称去氧饱和血症。<90% 为低氧血症。$SpO_2$ 除可反映氧合外,其指脉波形还可反映循环功能和交感神经兴奋性。

4. $etCO_2$ 分数值和波形及趋势图两部分。$etCO_2$ 数值在正常肺功能患者可反映肺泡气 $CO_2$ 浓度,较动脉血 $CO_2$ 分压($PaCO_2$)或浓度稍低($<0.53kPa$,4mmHg)。只要维持于 $5\sim6kPa$($35\sim45mmHg$),即表明通气正常。但在有肺水肿、淤血的患者,因肺内分流增加,其值可显著低于 $PaCO_2$。

5. 体温　对于无特殊要求的手术患者,中心体温应保持于 36~37℃,或中心体温不低于正常体温范围的 1~1.5℃。

6. 血气分析和血电解质测定　普外科手术患者由于疾病本身的因素,容易出现酸碱和电解质紊乱,影响机体内环境,因此在麻醉手术期间需要认真监测,及时治疗。

## 四、术后镇痛

术后有效镇痛的意义不仅在于解除患者痛苦,还有助于术后的康复。目前使用较多的是患者自控镇痛(PCA)和持续镇痛。对于接受小手术或四肢手术患者,也可使用口服镇痛药。这里重点介绍 PCA。

### (一) PCA 的概念

以往术后镇痛的常规做法是在患者醒后诉痛时,由医生开列医嘱,护士注射止痛药(多为吗啡、哌替啶)。此种做法的弊端在于反应时间长,从患者诉痛到注射药物后止痛的时间多在 20~30 分钟,以及血药浓度波动大,副作用明显。而 PCA 是在患者感到疼痛时,自己启动开关注射止痛药,其反应时间短,止痛效果确切,血药浓度波动很小,因而副作用也明显减少。

### (二) PCA 的有关术语

1. 负荷剂量(loading dose)　开始 PCA 前一次注入的镇痛药剂量,目的是迅速解除患者痛苦,并使血药浓度迅速达到有效水平。

2. PCA 剂量(PCA dose)　指患者每次感到疼痛后自己控制给药的剂量。

3. 锁定时间(lockout time)　指患者 PCA 给药后允许患者再次有效给药的间隔时间,目的是防止患者在药效尚未达到高峰时频繁给药而导致药物过量。

4. 背景输注或持续输入(basal infusion)　持续输入少量镇痛药。

5. 单位时间内最大剂量(maximum dose)　为避免药物过量而设,可设定 1 小时或 4 小时内最大剂量。

### (三) PCA 的种类

1. 静脉 PCA(PCIA)　通过静脉给药,适用于全身麻醉后患者。其优点是用药容量小,维持时间长,易于管理,不会因导管滑出而导致失败;缺点是必须维持静脉输液通路,导管易阻塞。

2. 硬膜外 PCA(PCEA)　适用于硬膜外麻醉后患者和全身麻醉与硬膜外复合麻醉的患者。其优点在于可同时使用局部麻醉药,因而吗啡类药的用量可减少,相应减少其副作用,镇痛效果可能优于 PCIA;缺点是不易管理,用药量较大,导管易滑出体外而导致失败。

3. 外周神经阻滞 PCA　适用于保留导管的超声引导下的外周神经阻滞患者。如腹横肌平面阻滞,腰方肌阻滞等,通过保留的埋植导管连续给予局部麻醉药物和 / 或小剂量的阿片类药物,不仅能够抑制手术相关的疼痛,也不影响患者的恢复和运动,降低术后并发症,促进患者术后转归。

### (四) 围手术期多模式疼痛治疗

胰腺手术患者多合并有术后严重的疼痛,部分存在术前的疼痛。这种严重的术后疼痛包括胰腺特有的大型手术切口所产生的剧烈切口痛,也包含手术操作所带来的内脏疼痛,更有胰腺疾病特色的神经受侵犯所带来的背部和躯体的疼痛。因此,胰腺手术患者的术后镇痛应该也必须扩大到围手术期疼痛治疗的层面和概念,通过多模式疼痛治疗的新型理念与技术来治疗胰腺疾病的围手术期疼痛。

多模式疼痛治疗在镇痛药物上强调阿片类药物和非阿片类药物的联合使用,针对疼痛的多种机制和病因,联合使用非甾体抗炎镇痛药,局部麻醉药物,镇静药物(如右美托咪定),从而在提供有效镇痛效应的同时,降低单纯药物的不良反应。

多模式疼痛治疗在方法学上强调药物的 PCA 模式联合外周神经阻滞技术,以及非药物的传统治疗模式,其中非药物的传统治疗模式更突出了疼痛是一种主观不愉快感受的定义,因此,可以在主观层面干预疼痛的感受。

多模式疼痛治疗在解剖学空间层面强调从脑、脊髓,以及外周等多个区域同时干预疼痛的信号传导机制,从而更大限度的抑制痛觉敏化和术后慢性疼痛的发生。

多模式疼痛治疗在时间层面要求从术前就开始积极的疼痛治疗与教育,突出围手术期的概念,提倡预先镇痛的模式,从而能够更大限度的减轻胰腺手术患者术后剧烈的疼痛。

## 第三节　达芬奇机器人胰腺手术的麻醉管理

胰腺手术麻醉相关的创新概念和技术的临床应用主要是针对外科手术种类而言,随着腔镜手术的广泛使用,达芬奇机器人手术辅助系统也开始在临床越来越多应用。外科手术向着微创和精确方向的快速发展,给麻醉管理带来了更多的挑战和机遇。

胰腺手术由于组织位置较深,手术操作难度大,因此适合达芬奇机器人手术辅助系统的操作,不仅可以降低传统手术的创伤,也使操作更加精细和准确,能够更加有效的切除病变组织,提高手术质量。作为第三代外科手术代表的达芬奇机器人辅助手术系统和第二代的腔镜手术操作系统一样,都是从微创的角度出发,通过人工气腹建立,借助进入体内的手术器械来完成传统的主要手术操作。虽然是腔镜手术,但是二氧化碳人工气腹,手术特殊体位,以及可能存在的操作失误风险,加之手术时间的延长,这些都会对患者的生理指标带来不利的影响,也给麻醉管理提出了更高的要求。上海交通大学医学院附属瑞金医院胰腺中心开展了大量机器人辅助胰腺手术,麻醉科在此类手术的麻醉管理方面也具有较多的经验和临床总结。

### (一) 机器人手术的麻醉管理

对于临床麻醉而言,机器人手术虽然是全新的手术方式,但是因为其基础源自传统的内镜微创手术,因此其麻醉管理策略与以往的腔镜手术麻醉管理相似,但也有其独特的地方。机器人手术麻醉更需要严格的术前评估和准备、精确的术中监测和管理、快速优质的恢复与转归。

1. 术前评估和准备

(1) 术前合并心、肺疾病或功能障碍的患者:由于机器人手术期间患者需要维持特殊体位(如头高脚低的过度反屈氏体位)长达数小时,加之长时间的气腹,会严重影响患者的生理功能,对于术前存在心血管系统疾患,甚至低氧的患者可能无法耐受。因此对于存在这类疾病的患者需要慎重选择,对于术前就有严重的心肺功能损伤甚至失代偿者,建议选择传统的开腹手术。

(2) 过度肥胖的患者:过度肥胖(BMI>30kg/m$^2$)一方面会影响机器人手术期间手术区域的暴露和手术操作,另一方面,其此类患者的生理功能,尤其是呼吸和循环系统在术中也容易出现失代偿状况,以及容易发生与机器人手术相关的外周神经损伤。因此,在手术选择时需要慎重。当然也有过度肥胖患者成功接受"达芬奇"机器人手术的报道。

(3) 病变范围大,侵犯其他邻近组织的患者:机器人手术起初适用于良性病变的切除。由于其操作精细、解剖结构分辨清晰,因此也开始逐渐扩展到肿瘤患者的手术治疗。但是,由于目前的机器人缺乏外科医生的触摸感,对于侵犯相邻组织的肿瘤,因为边界不清,可能会导致周围正常组织的损伤,或是切缘病变残留。这给机器人的手术操作带来不便。因此,病变范围过大,或者是肿瘤侵犯周围组织者可以考虑传统手术或者是非手术的治疗方式。

(4) 青光眼和颅脑病变的患者:$CO_2$气腹和/或头低体位会加剧眼内压及颅内压的增加,恶化青光眼及颅内病变,甚至造成围手术期的脑卒中。此类患者不适合机器人手术。此外,由于机器人手术所需要的长时间气腹和头低体位会导致视神经压迫、缺血,头面部充血,眼周组织肿胀,严重者会发生术后失明,因此对于术前存在眼科疾病的患者选择也需慎重,加强评估。

(5) 合并血栓性疾病的患者:术前存在的血栓可能会因为手术操作或者是气腹、体位的影响而脱落,严重者发生肺栓塞,危及生命。对于术前服用抗血小板药物的心脏介入治疗术后患者,需要邀请心脏科医师评估术前停抗血小板药物的风险,并在术前一周停用这类药物,或使用阿司匹林替代治疗。

(6) 解剖异常的患者:病变组织的先天解剖变异不利于术者操作,影响手术效果。对于过去接受过腹腔或者是胸腔手术的患者,可能存在组织的粘连,这也影响手术操作,因此需要通过影像学检查评价手术的难易程度。

随着手术机器人的发展,上述慎用的范围也会随之调整,手术机器人与传统的手术方式,或其他技术的联合、杂交会使得更多的患者能够受益于这类先进的手术方式。

年龄不是机器人手术的禁忌证,已经有很多高龄患者成功接受机器人手术的病例报道。

机器人手术的患者术前准备除了一般的常规内容外,还需要注意以下内容:

(1)术前一天使用低分子量肝素预防围手术期的血栓形成。皮下注射低分子量肝素能够减少术中术后的血栓形成及危害,这些内容主要针对存在血栓高危因素的患者。

(2)术前预防性服用制酸剂,降低胃酸浓度,减少术中胃液反流及其造成的不良影响。

(3)术前服用轻泄液,排空肠道的粪便和积气,从而使得术中的操作空间能够更好地显露,并且也可以降低手术误伤肠道的风险和危害。

(4)术前建立鼻胃管和导尿管,减轻胃肠张力和增加盆腔手术的空间。

2. 麻醉管理与监测

(1)麻醉方法:麻醉管理主要是采用全身麻醉的方法。可以联合使用外周神经阻滞技术,减轻术后疼痛。不论使用何种麻醉方法,都要求做到充分快速地保障患者的生命安全、麻醉镇痛效果全面、促进患者术后康复和转归。

(2)麻醉维持:全身麻醉的维持一般主张使用吸入麻醉技术,如代谢较快的地氟醚、七氟醚。这是由于吸入麻醉的特点非常适合长时间机器人手术的要求。也有持续使用背景剂量的瑞芬太尼维持基础抗伤害性感受(镇痛)的方法。静脉持续输注静脉麻醉药物也可用于麻醉维持,适合于手术时间短的患者,但是需要注意长时间手术以及在肥胖患者的体内的药物蓄积作用。

1)体动反应:机器人辅助手术要求术中患者绝对无体动反应。此外,肌肉松弛也有助于建立安静稳定的手术空间。因此,可以采用连续输注的方式使用中、短效肌肉松弛药物,保证手术期间无体动反应。大型手术、老年患者、合并疾病影响神经肌肉阻滞效果的患者,需要建立肌肉松弛深度的监测,避免肌松药物的不合理使用和术后肌松残余效应。

2)术中输液和容量治疗:机器人手术患者的术中输液目的是维持有效循环血容量和血流动力学稳定,维护重要脏器的灌注,增加组织的氧供,降低心肌氧耗。手术前的液体补充可以避免因麻醉和手术气腹、体位等因素导致的相对血容量降低对于患者循环功能的不利影响。气腹本身会导致外周血管阻力增加,下腔静脉回心血流量减少,心排量降低,而气腹撤除后,内脏的机械压力去除后血液再分布,这些都会影响血流动力学的稳定。此外,术中输液应该选择外周粗大的静脉,静脉通路妥善固定,避免术中脱落。对于机器人腹部手术而言,由于压迫和气腹的压力,术中尿量不能成为判断补液量的依据。需要结合患者血流动力学指标综合判断。

3)手术体位:机器人胰腺手术的体位多有特殊要求,反屈氏体位本身会给循环、呼吸、内分泌等多个组织脏器功能产生不利影响。一些会抑制并降低心排量,同时造成上肢的静脉压力增加,不利于血液回流,颅内压力增加,颜面部肿胀。相反,头部升高的反屈氏体位可能会影响脑组织的正常灌注,此时血压不能过低,否则会影响术后苏醒速度。下肢弯曲的截石体位也不利于下肢血液回流和灌注,甚至诱发静脉血栓的形成。此外,对于反屈氏体位或屈氏体位的患者,需要做好防护,避免发生患者术中体位移动。

4)有创监测:虽然机器人手术麻醉管理没有要求必须做桡动脉穿刺监测直接动脉压和深静脉穿刺监测中心静脉压力,但是对于合并心肺和其他系统疾病、术中可能会出现心血管循环指标剧烈波动、长时间手术等,还是需要积极建立有创监测。由于机器人装置的位置,导致麻醉医师近距离观察接触患者的空间被压缩。因此,所有的有创性监测部位要妥善固定,避免出现导管脱落的不良事件。此外,由于术中患者体位的变动,有创监测的传感器零点位置也需要相应变动,一般放置在剑突水平面的心脏位置,对于侧卧位患者,可以消除上肢位置不同导致的测量误差。

5)低血压和低氧血症:机器人手术过程中,长时间的气腹会使膈肌上移,可能会压迫内脏,降低其顺应性,抑制心脏的舒张功能,减少下肢静脉的回心血流量,导致有效血容量降低和低血压,这在术前容量不足的患者中尤为突出。此时心率可以增加,也可以不变。对于老年患者,严重的低血压会诱发心率减慢,心输出量降低,影响了心肌的灌注,心电图 ST 段波形的观察分析能够及时发现心肌缺氧。如果不及时处理会产生严重的心血管事件。此时可以通过使用血管活性药物,液体的血容量填充等方式维持循环功能的稳定。

气腹会降低功能残气量,加剧肺通气血流比例失调,严重者会出现低氧血症。此时可以通过提高吸入氧气浓度、降低气道阻力、呼气末持续正压通气,降低 $CO_2$ 气腹压力和流量等策略应对。严重者可以暂停手术,等待严重受损的循环呼吸功能纠正后再继续手术操作。如果始终不能改善者,可以改变手术方式,使用对循环呼吸功能影响较小的传统开腹手术。

外周脉搏氧饱和度监测的部位不能用于耳垂和头面部,这是因为长时间气腹和过度的头低位,会造成头面部静脉血增加,影响测量数值的准确性。

6）麻醉镇静深度:机器人手术期间严重的通气血流比例失调和单肺通气可能会影响吸入麻醉药物的吸收和排出,导致麻醉深度的波动。此外,高碳酸血症导致脑内的 $CO_2$ 浓度增加、体位变动、静脉麻醉药物的长时间持续推注所产生的药物蓄积等,这些效应都会影响麻醉镇静深度的监测。有学者认为 $CO_2$ 也是一种药物,血中过高的 $CO_2$ 浓度,即高碳酸血症会降低脑电双频指数的数值。因此,长时间的机器人手术,建议使用麻醉镇静深度监测,维持术中合理的麻醉镇静深度,避免药物的过量和蓄积,从而实现精确麻醉,降低术后并发症,保证术后的快速恢复。

7）深度肌松:深肌松是近年来腔镜手术外科涌现的一种新的理念,重点是通过深度的神经肌肉阻滞效应,达到有利的手术条件,在较低气腹压力(12cmH_2O)条件下达到有效的手术操作环境。深度肌肉松弛要求麻醉医师使用更多的肌肉松弛药物,达到强直刺激后计数(PTC)小于 2~3。这种新的理念的执行也给患者带来了额外的风险,由于肌肉松弛药物使用过量所导致的术后肌松药物残余效应会增加患者术后并发症,尤其是肺部并发症发生率,严重者甚至会威胁患者的生命安全。临床麻醉在使用深度肌肉松弛技术的同时,需要客观有效的监测肌肉松弛程度(肌松监测),同时需要监测新型的特异性肌肉松弛拮抗剂 - 舒更葡糖钠注射液,快速有效的拮抗非去极化肌肉松弛药物(罗库溴胺)的残余作用,从而在保证手术需求的同时,保证患者的安全。

8）体温监测和维护:所有的手术麻醉都存在患者体温降低的威胁,机器人手术尤其重要,其发生术中低体温的概率更高。这是由于温度较低的 $CO_2$ 持续吹入机体,以及手术时间过长所致。因此术中需要严密监测和积极维持正常的体温,使用保温毯和暖风机,将肢体覆盖完全,使用输液加温装置,避免体温丧失。

9）气管导管移位:机器人手术期间在体位改变和 / 或建立 $CO_2$ 气腹后,气管导管的位置可能会出现移动,如膈肌上移导致气管导管滑入一侧主支气管或顶触压迫穹窿,严重者甚至会出现气管损伤。其预防措施是妥善固定好气管导管,准确记录刻度,术中通过监测气道阻力、呼气末 $CO_2$ 压力波形、双肺的呼吸音听诊等手段密切观察是否发生了导管的移位,避免患者体位移动导致的气管导管位置改变。术中也需观察气管导管套囊的压力,避免压力过大对气道造成的损伤。

10）外周组织和神经损伤:机器人手术会产生或者是加重外周组织的压迫及神经损伤,这对于糖尿病等外周循环功能损伤的患者而言更为重要。长时间的特殊体位会造成或加重肩、肘、臀、膝、腘、下肢等处的软组织压迫、神经病变,甚至导致永久的运动和 / 或感觉功能的神经损伤。肢体抬高、长时间的压迫、肥胖会导致下肢的筋膜室综合征,致其缺血损伤。因此在手术期间需要严格保护,避免过度压迫、缺血损伤和神经病变。

11）血栓形成:由于机器人手术时间长,体位特殊,加之循环的剧烈波动,下肢血流不畅,可能会导致深静脉血栓的形成和 / 或脱落。对于存在先天性卵圆孔未闭的患者,血栓会播散全身,不但影响到脑功能,严重者发生肺栓塞危及生命安全。在围手术期,乃至术后 20 天内均可以发生血栓形成。预防措施包括下肢使用弹力袜或者是连续间断的机械压迫,促进下肢血液回流,加强监测,对于血栓形成的高危患者预防性使用低分子量肝素,术后早期的被动肢体活动,经食管的连续超声心动图、呼气末二氧化碳压力波形监测等都能够及时发现严重的血栓危害。

12) 空气栓塞:机器人手术期间的空气栓塞也有报道,主要是手术失误造成的血管破裂、血窦开放,气体大量进入循环系统,或者是特殊体位造成的静脉压力过低,空气进入静脉系统等。这些都需要在手术期间严密观察和积极预防。一般而言,$CO_2$ 在组织中的溶解度高,能够被快速吸收,虽然不易形成危害严重的气栓,但是大量 $CO_2$ 直接进入血管,也不利于循环和呼吸等生理功能的维护。

13) 气腹损伤:机器人辅助手术期间所使用的气腹压力多较传统腹腔镜手术的气腹压力高,虽然它可以更好的暴露手术区域,便于机械手的操作,但是,随之带来的气腹损伤是不容忽视的威胁和挑战。气腹损伤除了高碳酸血症对循环、呼吸、内分泌等功能的影响外,还表现在气腹的机械压迫对于内脏组织灌注的干扰,气腹所并发的皮下气肿、纵隔气肿、心包气肿的危害,气腹建立初期气腹针对肠腔血管的穿刺损伤。

对于长时间手术和术前存在肝、肾等重要腹腔脏器功能损伤高危因素的患者,需要关注气腹对于这些重要脏器血供的影响,尤其是肾脏的缺血性损伤。近年来,术后急性肾功能损伤越来越受到临床的重视,其主要病因是手术期间的缺血和 / 或再灌注损伤。因此,对于长时间较高压力的气腹(20mmHg),需要及时监测并早期预防可能发生的术后急性肾功能损伤。气腹并发皮下气肿的发生率非常高,尤其是长时间手术,呼气末 $CO_2$ 在半小时内超过 60mmHg 者,多数有皮下气肿发生。虽然皮下气肿时限短暂,可以吸收消除,但是皮下气肿能够并发纵隔气肿,甚至是心包积气,这些会对于患者的循环和呼吸功能产生严重的不利影响,需要仔细观察及时处理。气腹针的穿刺损伤偶有发生,和操作者的经验以及患者的低体重有关,如果损伤部位是下腔静脉或腹主动脉,则会危及患者的生命安全。

口腔黏膜、眼结膜以及角膜的损伤:长时间机器人手术可能会出现胃液的反流,加之头低体位,胃内的酸性液体会灼伤口腔黏膜、眼结膜和角膜,并且由于机器人手术的特点,患者头部可能会被手术铺巾遮蔽,因此不能够及时观察。此外,机器人的机械臂也可能会损伤患者的头面部组织。避免这类损伤的主要方法有:持续的胃肠吸引减压、口腔填塞纱条、眼睛的封闭保护等,并且要尽可能暴露头面部,及时发现可能出现的损伤。为了保障患者的手术安全,需要及时移除机器人手术设备,保证麻醉医师可以更快地接触患者的头面部,实施抢救方案。

3. 术后恢复与转归　机器人手术结束后,患者多在麻醉后苏醒室苏醒,对于长时间及大型手术患者需要进入 ICU 观察。由于机器人手术的微创特点,患者期望术后能够尽快地恢复,回归家庭和工作。麻醉管理上需要采取多模式预防,避免术后并发症的出现。其在麻醉后苏醒室的管理方面需要重视以下几个方面:

(1) 术后呼吸困难:机器人手术气腹或气胸压力高,长时间的过度头低位会加重头面部组织的水肿,气管和声门也不例外。临床发现患者拔管后再次出现呼吸困难的原因可能是气管和声门的水肿,严重者需要再次气管插管。因此,对于术后出现明显的眼周组织肿胀者,可能会合并气道水肿,声门和舌体的肿胀,此时拔管需要小心,应该在组织水肿消除,患者呼吸功能恢复正常后,方可拔除气管导管。在拔除气管导管前,需要释放导管套囊内的气体,避免加重损伤。

(2) 术后躁动和谵妄:长时间的机器人手术患者术后躁动和谵妄发生率较高,这是由于手术期间 $CO_2$ 大量溶解在组织内,其排出速度相对缓慢。此外,通过过度通气法将 $CO_2$ 快速排出体外,会相对收缩脑血管,降低脑血流量,不利于吸入麻醉药物排出体外,这些都是术后躁动和谵妄的原因。因此,术后仍然需要通过控制通气或辅助通气,将体内过多的 $CO_2$ 排出体外,避免快速过度通气导致的矫枉过正。术后疼痛,患者对胃管、导尿管或引流管的不适也是躁动的重要因素,可以通过使用镇痛镇静的药物预防和纠正。术后早期导尿管、引流管的拔除也是降低术后躁动谵妄的有效手段。对于严重躁动着,需要排除喉头、气道肿胀导致的呼吸困难,以及纵隔气肿、术中气胸导致的肺不张、甚至是心包积气等严重并发症。

(3) 术后出血:机器人手术本身不会导致大量出血,但是由于对血管走行解剖判断的失误,以及目前的机器人缺乏外科医师手指的触摸感,因此,有机械臂误伤血管造成大出血的报道,在一定的气腹压力下,小的血管可以暂时关闭,当气腹压力解除,缝合欠佳、未完全封闭的血管会再次出血,此时如果还是采用机器人腹腔镜技术做术后探查,则可能会影响出血点的寻找。有报道指出术后出血的部位来自于放置摄像头、手术机械臂等器械进入腹膜的部位,因此需要手术医师做到严密止血。

（4）术后疼痛：机器人手术因为切口小，术后疼痛较传统开腹手术轻，尤其是新型的经自然腔道手术。但是患者对微创手术的期待，以及对术后快速恢复的要求，使得其术后镇痛的要求更高。可以采用多模式镇痛的方式，联合外周区域神经阻滞技术、手术切口的局麻药物浸润等技术治疗术后疼痛。如机器人胸科和心脏手术可以采用椎旁神经阻滞，有研究认为其效果优于硬膜外术后镇痛，或者是胸膜腔注射局麻药物等。对于气腹手术，术后 $CO_2$ 没有排出完全的情况下，也会存在患者术后的肩背部疼痛，此时可以使用非甾体抗炎镇痛药物。

（薛庆生）

# 参 考 文 献

1. 薛庆生，于布为 . 机器人手术的麻醉管理 . 现代麻醉学 . 第 4 版 . 北京：人民卫生出版社 .
2. Ronald D. Miller. Miller's Anesthesia. 7th ed.Churchill Livingstone,2009.
3. Kaouk JH,Khalifeh A,Laydner H,et al. Transvaginal hybrid natural orifice transluminal surgery robotic donor nephrectomy：first clinical application. Urology,2012,80：1171-1175.
4. Foust RA,Kant AJ,Lorincz A,et al. Robotic endoscopic surgery in a porcine model of the infant neck. Journal of Robotic Surgery,2007,1：75-83.
5. Darlong V,Kunhabdulla N,Pandey R,et al. Hemodynamic changes during robotic radical prostatectomy. Saudi J Anaesth,2012,6 (3)：213-218.
6. Bonatti J,Schachner T,Bonaros N,et al. Robotically assisted totally endoscopic coronary bypass surgery. Circulation,2011,124：236-244.
7. Dhawan R,Roberts JD,Wroblewski K,et al. Multivessel beating heart robotic myocardial revascularization increase morbidity and mortality. Journal of Thoracic Cardiovascular Surgery,2012,143：1056-61.
8. Abood GJ,Can MF,Daouadi M,et al. Robotic-Assisted Minimally Invasive Central Pancreatectomy：Technique and Outcomes. Journal of Gastrointestinal Surgery,2013,17(5)：1002-1008.
9. Robotics in general surgery：personal experience in a large community hospital. Archives of Surgery,2013,138：777-784.
10. Hong JY,Kim JY,Choi YD,et al. Incidence of venous gas embolism during robotic-assisted laparoscopic radical prostatectomy is lower than that during radical retropubic prostatectomy. British Journal of Anaesthesia,2010,105：777-781.
11. Chauhan S,Sukesan S. Anesthesia for robotic cardiac surgery：an amalgam of technology and skill. Annals of Caridiac Anaesthesia,2010,13：169-175.
12. Oliveiia CM,Nguyen HT,Ferraz AR,et al. Robotic surgery in otolaryngology and head and neck surgery：a review. Minimally Invasive Surgery,2012,2012：286563.
13. Giulianotti PC,Coratti A,Angelini M,et al.Robotics in general surgery：personal experience in a large community hospital. Archives of Surgery,2013,138：777-784.
14. Chi JJ,Mandel JE,Weinstein GS,et al. Anesthetic considerations for transoral robotic surgery. Anesthesiology Clin,2010,28：411-422.
15. Chatti C,Corsia G,Yates DR,et al. Prevention of complications of general anesthesia linked with laparoscopic access and with robot-assisted radical prostatectomy. Progres en Unlogie,2011,21：829-834.
16. Marengo F,Larrain D,Babilonti L,et al. Learning experience using the double-console da vinci surgical system in gynecology：a prospective cohort study in a University hospital. Arch Gynecol Obstet,2012,285(2)：441-445.
17. Robotic Gynecologic Surgery WHEC Practice Bulltein and Clinical Management Guidelines for healthcare providers.
18. Zhan Q,Deng XX,Han B,et al. Robotic-assisted pancreatic resection：a report of 47 cases. The International Journal of Medical Robotic and Computer Assisted Surgery,2013,9(1)：44-51.
19. Steenwyk B,Lyerly Ralph. Advancements in robotic assisted thoracic surgery. Anesthesiology Clin,2012,30：699-708.
20. Steenwyk B,Lyerly Ralph. Advancements in robotic assisted thoracic surgery. Anesthesiology Clin,2012,30：699-708.
21. Bonatti Johannes. Robotically assisted totally endoscopic coronary bypass surgery. Circulation,2011,124：236-244.
22. David LJ,Liza E. Robotic-assisted cardiac surgery. International Anesthesiology Clinics,2012,50：78-89.
23. Gainsburg DM. Anesthetic concerns for robotic-assisted laparoscopic radical prostatectomy. Minerva Anestesiol,2012,78：596-604.

24. Phong SVN, Koh LKD. Anaesthesia for robotic-assisted radical prostatectomy: considerations for laparoscopy in the trendelenburg position. Anaesth Intensive Care, 2007, 35: 281-285.

25. Choi EM, Na S, Choi SH, et al. Comparison of volume-controlled and pressure-controlled ventilation in steep trendelenburg position for robot-assisted laparoscopic radical prostatectomy. Journal of Clinical Anesthesia, 2011, 23: 183-188.

# 第71章

# 慢性胰腺炎并发症：胆总管狭窄与十二指肠狭窄的诊疗

【摘要】胆总管狭窄和十二指肠梗阻是慢性胰腺炎的并发症之一。据报道,在住院的慢性胰腺炎患者中,胆总管狭窄和十二指肠梗阻的发生率分别约为6%和1.2%。需要手术治疗的慢性胰腺炎患者中,胆总管狭窄的发生率增加至35%,十二指肠梗阻的发生率增加至12%。

合并胆总管狭窄的患者,临床表现各式各样,可以从无症状,到高胆红素血症、血清碱性磷酸酶持续升高,严重的会出现黄疸、急性胆管炎等。因而关于继发于 CP 的 CBDS 治疗方案也未有统一意见,争议颇多。部分学者认为要积极治疗,以预防出现急性胆管炎以及胆管硬化等并发症,然而大部分学者认为,保守治疗为主,因为出现这两种并发症的概率很低,并且一些患者出现 AKP 或者黄疸是一过性的,可以自行消退。Frey 提出的胆道引流的指征比较受推崇,即当患者出现胆管炎、胆汁性肝硬化、狭窄进展,合并胆总管结石,或者碱性磷酸酶/胆红素升高超过一个月。首选的方式是内镜支架内引流术,其次是胆总管十二指肠吻合或胆总管空肠吻合等。

合并十二指肠梗阻的患者,十二指肠梗阻可能是因为慢性纤维化和缺血导致。主要表现为恶心、呕吐。钡剂造影可显示十二指肠的充盈缺损,内镜检查显示狭窄但黏膜光滑。保守治疗 1~2 周不能缓解梗阻是手术的指征,常见手术是胃空肠吻合术。慢性胰腺炎也会同时出现胰管、胆总管和十二指肠梗阻,这种情况可以考虑联合引流或切除术来处理。

## 第一节　继发于慢性胰腺炎的胆总管狭窄的诊疗

### 一、发生率及发病机制

胆总管狭窄(common bile duct stricture,CBDS)是慢性胰腺炎(chronic pancreatitis,CP)的常见并发症,发病率为 3%~46%,平均 6%。需要手术治疗的慢性胰腺炎患者中,胆总管狭窄的发生率约为 35%。

CBD 在进入十二指肠前穿越胰腺背侧称为胆总管胰内段,该段长度平均 3.0cm(1.5~6.0cm),常为纤维鞘包围,与胰中隔的纤维束连接,这种解剖上的关系为 CP 并发 CBDS 的主要因素,肿胀胰头的压迫或慢性炎症纤维化均可造成 CBDS。前者多为急性炎症,临床上出现 AKP 和/或胆红素一过性升高,急性期过后,胆汁淤积随胰腺水肿的减轻而消失。

据此,CP 继发 CBDS 分为三种情形:①胰腺囊肿或水肿压迫,解除外压后可恢复;②胰腺纤维化所致,难恢复；③胰腺钙化所致，不可逆。

吕云福等根据手术探查和尸体解剖发现，又将上述的三种类型进行了详细的描述：

1. Ⅰ型　外压环缩性狭窄，该型胆管是从胰实质内穿过的，胰腺炎性增大或纤维化后，环行挤压、紧缩胆管，致使管腔环形狭窄，只能通过≤3 号 Bake 扩张器和 F10 号以下导尿管，在胰腺背面触不到 Bake 扩张器的探头；

2. Ⅱ型　前壁受压性狭窄，该型胆管是在胰腺背面走行，胰腺炎性增大或纤维化后压迫与牵拉胆管的前壁，使管腔相对狭窄。因胆管后壁无胰腺组织覆盖，胆管壁弹性是好的，术中尚能逐步通过 4 号以上 Bake 扩张器，多数病例还可通过 7~11 号 Bake 扩张器和 F12 号以上导尿管。诊断Ⅱ型狭窄的依据，是在 CP 存在并且导致近侧胆管明显扩张的基础上，必须具备以下两点才能成立：

(1) 在胰腺背面能清楚地触及 Bake 扩张器的探头或翻起十二指肠能看到胰段胆管的受压状态；

(2) 胆总管末端能逐步通过 4 号以上 Bake 扩张器和 F12 号以上导尿管。

3. Ⅲ型　囊肿压迫性狭窄，位于胰头部的假性囊肿可以直接压迫胆管，造成胆管狭窄。按囊肿是否合并Ⅰ或Ⅱ型狭窄，又可将此型分为 3 个亚型：Ⅲ0 型是单纯由囊肿压迫所致的狭窄，在临床上很少见；Ⅲa 型为囊肿压迫 +Ⅰ型狭窄；Ⅲb 型为囊肿压迫 +Ⅱ型狭窄。Ⅲ型狭窄通过 B 超和 CT 检查一般都能被发现，而Ⅰ型与Ⅱ型狭窄术前诊断比较困难。依照流体力学原理，末段胆管狭窄越重，则近端胆管压力越高，胆管扩张也就越明显。如果近侧胆总管扩张直径大于 20mm，77% 为Ⅰ型狭窄；直径小于 20mm，52% 为Ⅱ型狭窄，当然还要结合病理发展过程进行动态观察，若 AKP 大于正常值最高限的 4 倍也可以辅助诊断为Ⅰ型狭窄。

## 二、临床诊断

### （一）临床表现

CBDS 常无症状。多数患者于 ERCP 检查时偶然发现，约 1/3 的患者发生与胆道梗阻有关的症状，包括持续梗阻性黄疸、肝功能生化指标异常、继发性胆汁性肝硬化、胆管炎和脓毒血症等，腹痛一般不是 CBDS 的表现。急性炎症引起的 CBDS，黄疸和肝功生化指标异常多为一过性，一般不超过 7 天，随着炎症的消退而消失。CP 引起的 CBDS 继发性胆汁性肝硬化的平均发生率为 7.3%，胆管炎见于 10% 的患者，主要由肠道细菌逆行引起，表现从亚临床症状到严重败血症不等。

### （二）实验室及影像学检查

CBDS 早期检验就可以出现碱性磷酸酶升高，Littenberg 认为，AKP 持续性升高达正常范围的 2 倍以上，是 CP 发生 CBDS 的标志，但 AKP 的高低并不能反映狭窄的严重程度。文献报道，CBDS 出现血清胆红素升高的概率在 38%~100%，但很多意味着慢行胰腺炎的急性事件，通常可自行消退。B 超、CT 和 MRI 是慢性胰腺炎合并 CBDS 的首选检查，可以显示胆总管扩张、胰头的肿大、胰腺假性囊肿以及胰腺的钙化等。

MRCP 和 ERCP 较上述检查准确性更高，可以显示胰腺段胆总管特征性的长而平滑锥形狭窄，狭窄段长度一般在 1.5cm(1.0~5.0cm)，扩张 CBD 的最大直径为 1.9cm(1.6~2.5cm)。通过 ERCP 可将 CBDS 分为五型，Ⅰ型：胰后 CBDS 长度大于等于 2cm；Ⅱ型：CBD 扩张，Oddi 括约肌狭窄，CBDS 段长度 <2cm；Ⅲ型：葫芦状狭窄；Ⅳ型：囊肿和 / 或癌症征象性狭窄；Ⅴ型：胰腺癌。以Ⅰ、Ⅱ、Ⅲ型为常见。Ⅳ型患者影像检查可表现为 CBD 突然截断或鼠尾征，极似胰腺癌，与胰腺癌鉴别困难（图 71-1-1）。

目前用于 CP 继发 CBDS 的诊断标准主要是 2005 年南京标准，CBDS 诊断至少需影像学检查提示以下表现之一：①下段狭窄伴近端扩张；②单纯胆总管扩张者最大直径需 1.5cm 以上，且排除胆石症、蛔虫症、肿瘤或憩室等。

一般认为，对一个胆总管扩张的患者，如能排除可引起胆总管末段梗阻的结石、肿瘤等疾病，又确立有 CP 存在，这种梗阻就应该考虑是由 CP 引起的。

## 三、治疗

腹痛为 CP 的主要症状和治疗的主要内容，CP 所致的 CBDS 本身并不引起腹痛（胆管炎除外），故多数

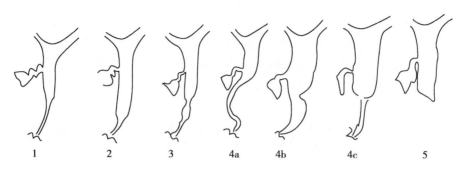

**图 71-1-1　胆总管狭窄分型**
（绘图：本书编委之一，徐玮）

CBDS 无需特别处理。Frey 等建议 CBDS 出现下列情况时再进行胆管引流术，以防胆管炎复发或继发肝硬化等长期并发症（表 71-1-1）。

**表 71-1-1　慢性胰腺炎并发胆总管狭窄时行胆管引流术指征**

| 1 | 急性胆管炎 | 5 | 影像学检查发现胆总管进行性狭窄 |
|---|---|---|---|
| 2 | 活检证实胆管硬化 | 6 | 黄疸或者血清胆红素升高持续一个月 |
| 3 | 继发胆总管结石 | 7 | 血清碱性磷酸酶升高 3 倍以上，持续一个月 * |
| 4 | 不能排除癌变 | | |

*：此点尚有争议。2014 年的一项研究指出 17 例 AKP 升高的患者，未经任何治疗，随访 3.8 年未出现任何并发症

**（一）内镜治疗**

内镜治疗不能完全从根本上解除病因，仅对胆胰管的狭窄、阻塞引起的腹痛、腹胀、消化不良等相应症状有所缓解，可改善患者的进食和精神状态，增强身体素质，改善患者的生存状态，同时具有创伤小、安全性高和疗效确切、可重复性强、术后并发症少等优点，而且如果治疗不成功，对外科手术无特殊影响，可作为 CP 合并胆总管良性狭窄治疗的首选方法。

患者常规行内镜逆行胆胰管造影术（ERCP）了解胆管、胰管情况，制订治疗方案。经内镜乳头括约肌切开术（EST），伴有胆总管结石的需先行内镜取石，再对胆总管狭窄处行扩张，然后根据患者肝功能和胆汁情况选择下列方式（图 71-1-2、71-1-3）：

（1）经内镜鼻胆管引流术（endoscopic nasobiliary drainage，ENBD）。

（2）经内镜胆道内支架放置术（endoscopic retrograde biliary drainage，ERBD）（直径 7~11.5Fr，长度 7~15cm）以跨过狭窄段。

（3）对于 CP 伴胰管狭窄者，需同时行内镜下胰管括约肌切开术（endoscopic pancreatic sphincterotomy，EPS），扩张狭窄段后放置胰管塑料支架（endoscopic retrograde pancreatic drainage，ERPD）。

（4）对于 CP 伴胰管结石者，需试取胰管结石，若结石数目大于等于 2 枚或直径≥1.0cm，可碎石或分次取石，取石间隔需放置鼻胰管引流（endoscopic nasopancreatic drainage，ENPD）。如胰管结石仍未完全取出，则放置 ERPD。

（5）对于 CP 伴胰腺假性囊肿者（考虑与胰管相通者），可放置 ERPD 经乳头引流。

**（二）手术治疗**

内镜治疗长期疗效并不令人满意，支架梗阻和移动的发生率很高。另外对于胰腺纤维化、胰头部多发钙化所致的 CBDS 患者，内镜治疗效果差，需超过 1 年时间的 ERBD 治疗才能有效扩张和重塑胆管组织，并且不足 10% 的患者可获得满意疗效。

因此对于内镜治疗失败、胆管支架阻塞引起 CBD 梗阻症状复发或 12 个月后 CBD 仍有不完全狭窄，应考虑手术治疗。手术方式主要有：胆囊十二指肠吻合术、胆囊空肠吻合术、胆总管十二指肠吻合术、胆

总管空肠吻合术。胆囊十二指肠吻合术和胆囊空肠吻合术在技术上较为简单,但是远期疗效较差,容易出现逆行性感染等并发症。胆总管十二指肠吻合保留了胆汁的自然流向,并且技术难度较胆总管空肠吻合简单,但是对于狭窄较长、合并十二指肠梗阻的患者不适合。胆总管空肠吻合的优点是无论何种类型CBDS 都可以采用,并且避免胆道污水池综合征的发生。

## 第二节　继发于慢性胰腺炎的十二指肠狭窄的诊疗

### 一、发生率及发病机制

CP 发生十二指肠梗阻的概率要比 CBDS 低,在因急、慢性胰腺炎住院的患者中,发生率大约为 1.2%(0.5%~13%),在 CP 需要手术的患者中,十二指肠梗阻的发生率约为 12%(2%~36%)。近年来,CP 发生十二指肠梗阻的概率可能更低,搜索 PubMed 可以发现,文献报道 CP 发生十二指肠梗阻主要在 20 世纪之前,并且文章并不多。进入 20 世纪后,罕有单独介绍 CP 发生十二指肠梗阻的文章,中文就更寥寥无几。

CP 发生十二指肠梗阻主要有两种类型:①急性一过性的梗阻;②持续纤维化导致的狭窄。

具体机制不明确,第一种类型可能是急性炎症导致的十二指肠水肿、胰腺假性囊肿的压迫、系膜根部水肿的压迫,这种机制导致的十二指肠梗阻往往可以自行缓解。第二种类型可能因为缺血,十二指肠通过前后胰十二指肠弓和胰腺头部共享血液供应,Bradley 和 Clements 推测慢性胰腺炎引起的小动脉狭窄和 / 或胰十二指肠血管内的血栓形成可能会导致局部缺血,引起纤维化。由于纤维化使十二指肠变窄,周围区域出现广泛的瘢痕。同时如果胰头因慢性炎症增大,十二指肠降部会进一步收到压缩。

### 二、临床诊断

#### (一)临床表现

最常见的临床表现是恶心和呕吐,特别是经过治疗后还持续恶心呕吐的 CP 患者,要高度怀疑十二指肠狭窄。这种类型呕吐在进食不久就出现,呕吐为进食物,如果狭窄在乳头以下,呕吐物还含有胆汁。胃肠减压可以引出大量的胃内容物。CP 伴发的十二指肠梗阻通常不导致腹痛,患者出现营养不良和体重下降也并不是十二指肠梗阻的特异性表现。

#### (二)影像学检查

消化道造影可以显示十二指肠梗阻。进一步的胃十二指肠镜检查可以发现,黏膜光滑的锥形袋,远端外压性阻塞,并且排除继发于消化性溃疡病或十二指肠癌的狭窄。另外还需要进一步的 CT 和超声检查,排除胰腺假性囊肿压迫导致的梗阻。

#### (三)诊断标准

CP 患者出现持续 2 周以上的恶心和呕吐,并且经过药物治疗不缓解;GI 造影或胃十二指肠镜显示十二指肠梗阻。

### 三、治疗

继发于急性胰腺炎症的十二指肠水肿导致的梗阻,通常保守治疗,比如禁食、肠外或肠内营养就可以治愈。另外对于不确定是急性炎症还是慢性炎症引起的梗阻,也建议进行一段时间的保守治疗。只有经过 3~4 周的保守治疗无效的或是既往有过反复的恶心呕吐病史的才需要考虑手术。

#### (一)常见术式

在排除需要治疗的其他慢性胰腺炎症状时,胃肠吻合术式最常见的方式,可以根据病情考虑是否加迷走神经切断术,以防止吻合口溃疡的发生。另外,胃肠吻合还有可能出现胆汁反流性胃炎等并发症,因此 Sharma H 等提出可以采用十二指肠空肠 Roux-en-Y 吻合方式,能够避免胃空肠吻合的弊端。

#### (二)假性囊肿

对于胰腺假性囊肿引起的梗阻,解除梗阻(引流术)原因就可以缓解十二指肠梗阻。

### （三）胰头压迫

如果是胰头的炎性肿块压迫或是胰腺头部钙化等导致，可能要考虑行 PD 手术。Frey、Beger 手术方式可能无法解决十二指肠梗阻。

### （四）单纯并发十二指肠狭窄

较少见，通常会合并 CBDS，可以考虑行胆总管空肠吻合、胃肠吻合术。如果同时合并胰管扩张，则还可以联合胰管空肠吻合，特别是对于合并胰管结石的患者。当然，PD 手术或者 PPPD 手术也是可以考虑的方式。

（王许安　刘颖斌　赵　航）

## 参 考 文 献

1. Costamagna G, Familiari P, Tringali A, et al. Multidisciplinary approach to benign biliary strictures. Curr Treat Options Gastroenterol, 2007, 10:90-101.

2. Kahl S, Zimmermann S, Gens I, et al. Biliary strictures are not the cause of pain in patients with chronic pancreatitis. Pancreas, 2004, 28:387-390.

3. Littenberg G, Afroudakis A, Kaplowitz N. Common bile duct stenosis from chronic pancreatitis: a clinical and pathologic spectrum. Medicine(Baltimore), 1979, 58:385-412.

4. Abdallah AA, Krige JE, Bornman PC. Biliary tract obstruction in chronic pancreatitis. HPB(Oxford), 2007, 9:421-428.

5. Schlosser W, Siech M, Gorich J, et al. Common bile duct stenosis in complicated chronic pancreatitis. Scand J Gastrointerol, 2001, 36:214-219.

6. 金钢, 王伟, 胡先贵, 等. 慢性胰腺炎所致胆总管狭窄的内镜和外科治疗. 中华消化内镜杂志, 2010, 27(5):243-247.

7. Frey C, Suzuki M, Isaji S. Treatment of chronic pancreatitis compli-cated by obstruction of the common bile duct or duodenum. World J Surg, 1990, 14:59-69.

8. Vitale GC, Reed DN, Nguyen CT, et al. Endoscopic treatment of distal bile duct stricture from chronic pancreatitis. Surg Endosc, 2000, 14(3):227-231.

9. Weckman L, Kylanpaa, Puolakkainen P, et al. Endoscopic treatment of pancreatic pseudoeysts. Surg Endosc, 2006, 20(4):603-607.

10. Farnbacher MJ, Rabenstein T, Ell C, et al. Is endoscopic drainage of common bile duct stenoses in chronic pancreatitis up-to-date? Am J Gastroenterol, 2000, 95:1466-1471.

11. Kahl S, Zimmermann S, Genz I, et al. Risk factors for failure of endoscopic stenting of biliary strictures in chronic pancreatitis: a prospective follow-up study. Am J Gastroenterol, 2003, 98:2448-2453.

12. 吕云福, 祝庆华, 赵舸, 等. 慢性胰腺炎引起胆总管末端狭窄的病理解剖类型及治疗. 中华普通外科杂志, 2000, 15(7):417-419.

13. Saluja SS, Kalayarasan R, Mishra PK, et al. Chronic pancreatitis with benign biliary obstruction: management issues. World J Surg, 2014, 38(9):2455-2459.

14. Dumonceau JM, Delhaye M, Tringali A, et al. Endoscopic treatment of chronic pancreatitis: European Society of Gastrointestinal Endoscopy(ESGE) Clinical Guideline. Endoscopy, 2012, 44(8):784-800.

15. Abdallah AA, Krige JE, Bornman PC. Biliary tract obstruction in chronic pancreatitis. HPB(Oxford), 2007, 9(6):421-428.

16. Bradley E, Clements L. Idiopathic duodenal obstruction-an unappreciated complication of pancreatitis. Ann Surg, 1981, 193:638-648.

17. Archer S, Levitt S, Drury P. Duodenal necrosis and intramural haematoma complicating acute pancreatitis. Aust N Z J Surg, 1991, 61:542-544.

18. Satake K, Umeyama K. "Idiopathic" duodenal obstruction due to chronic pancreatitis. Am. Surg, 1984, 50:534-537.

19. Sharma H, Marwah S, Singla P, et al. Roux-en-Y duodenojejunostomy for surgical management of isolated duodenal obstruction due to chronic pancreatitis. Int J Surg Case Rep, 2017, 31:209-213.

20. Slanlar S, Jain R. Benign biliary strictures related to chronic pancreatifis: balloons, stents, or surgery. Curr Treat Options Gnstroenterol, 2007, 10:369-375.

# 第 72 章

# 慢性胰腺炎并发症：胰源性脓肿、假性囊肿及
# 合并瘘口的内镜诊疗

【摘要】胰源性脓肿、假性囊肿及合并瘘口是慢性胰腺炎的常见并发症,其临床表现多样,应结合 CT、MRI 及内镜技术综合诊断。内镜下治疗因其创伤小及安全性较高,是这些并发症处理的优先选择。超声内镜引导下经消化道壁穿刺置管引流是胰源性脓肿内镜下的主要治疗方法,胰腺坏死组织的存在是影响内镜下治疗效果的重要因素,应考虑放置口径较大的支架及联合鼻脓肿管冲洗引流,可在内镜下进行坏死组织清除。胰腺假性囊肿根据胰管与囊肿是否交通,可以选择经十二指肠乳头或经消化道壁穿刺置管引流,也可两者联合应用。胰瘘的表现复杂多变,可在一般治疗的基础上,联合 ERCP、EUS 及其他多种内镜技术解除胰管狭窄或梗阻,结扎瘘管,促进胰管管壁修复,必要时应行外科治疗。

　　慢性胰腺炎是各种病因引起的一种胰腺慢性炎症性病变。慢性胰腺炎的临床表现多样,以腹痛及外分泌功能不全为多见,同时可伴有各种并发症的发生,患者亦可能以并发症症状为首诊原因。近年来,我国多项流行病学调查表明,慢性胰腺炎最常见的并发症有:胰腺假性囊肿(19.36%~26.4%)、糖尿病(21.6%~25.14%)、胆道梗阻或狭窄(13.4%~17.4%)、胰瘘(4.6%~8.1%)、脾受累(5.2%~13.6%)、上消化道出血(1.2%~1.44%)等。

　　慢性胰腺炎病程长、并发症多,应将药物、内镜、外科手术等治疗手段有机结合,为患者制订个体化医疗方案。相较于传统外科手术,内镜下手术有着创伤小、安全性高、住院时间短、经济成本低等众多优势。在符合内镜治疗适应证的前提下,应优先考虑内镜下治疗。目前,内镜技术已经被应用于慢性胰腺炎并发胰源性脓肿、假性囊肿及合并瘘口的诊断与治疗,本章将针对这方面的相关知识及进展进行阐述。

## 第一节　慢性胰腺炎并发假性囊肿的内镜诊疗

　　胰腺假性囊肿(pancreatic pseudocysts,PPC)是慢性胰腺炎的常见并发症。胰腺慢性炎症导致胰腺组织破坏、纤维组织增生,胰管梗阻和胰管内压力增加,致使胰管破裂,渗液刺激周围组织的浆膜形成纤维囊性包膜,从而发生假性囊肿。

### 一、病因及流行病学

　　临床研究提示胰腺假性囊肿在急性和慢性胰腺炎中的发生率存在较大差异,急性胰腺炎假性囊肿发生率为 10%~26%,慢性胰腺炎更为常见,为 20%~40%,但这与诊断标准及检查手段不同有关。

假性囊肿的发生率与胰腺炎的发生病因相关。酒精相关性胰腺炎最易出现假性囊肿,尤其在慢性胰腺炎患者中,总的发生率可达 56%~78%,结石相关胰腺炎发生率为 6%~36%,手术或外伤性胰腺炎为 3%~8%,高脂血症相关胰腺炎发生较少,另有部分未发现明确病因。

## 二、慢性胰腺炎并发假性囊肿的分类

基于发病时间、解剖形态和临床特征等不同,PPC 有多种分类系统。Sarles 根据急性或慢性胰腺炎病情的有无提出了最早的分类方法。1991 年,D'Edigio 和 Schein 根据假性囊肿胰管解剖结构及囊肿与胰管的交通情况等形态学特征将假性囊肿分为三种类型(表 72-1-1)。此外,还有基于胰腺坏死范围或完全基于胰管解剖结构的分类方法(表 72-1-2,图 72-1-1)。1992 年提出的 Atlanta 分类侧重于假性囊肿的形成机制(表 72-1-3),其 2012 年的修订版本将急性胰腺炎相关的局部并发症分为急性胰周液体积聚、胰腺假性囊肿、急性坏死性积聚和包裹性坏死。急性液体积聚多数情况下能够自然消退,但 5%~15% 的急性胰腺炎以及 40% 的慢性胰腺炎在发生急性液体积聚后仍会持续存在并引起炎症反应(4~8 周),最终形成由纤维或肉芽组织包裹的假性囊肿。慢性胰腺炎后形成的假性囊肿多为胰腺内囊肿,有成熟的囊壁,且常与胰管相交通。

表 72-1-1　胰腺假性囊肿的 D'Edigio 分类

| | 病因 / 继发于 | 胰管解剖 | 胰管 - 囊肿交通 |
|---|---|---|---|
| Ⅰ型 | 急性坏死性胰腺炎 | 正常 | 无 |
| Ⅱ型 | 急性或慢性胰腺炎 | 异常(无狭窄) | 有或无 |
| Ⅲ型 | 慢性胰腺炎 | 异常(狭窄) | 有 |

表 72-1-2　胰腺假性囊肿的 Nealon/Walser 分类

| | 胰管解剖 | 胰管 - 囊肿交通 | | 胰管解剖 | 胰管 - 囊肿交通 |
|---|---|---|---|---|---|
| Ⅰ型 | 正常 | 无 | Ⅴ型 | 胰管中断 | – |
| Ⅱ型 | 正常 | 有 | Ⅵ型 | 慢性胰腺炎 | 无 |
| Ⅲ型 | 胰管狭窄 | 无 | Ⅶ型 | 慢性胰腺炎 | 有 |
| Ⅳ型 | 胰管狭窄 | 有 | | | |

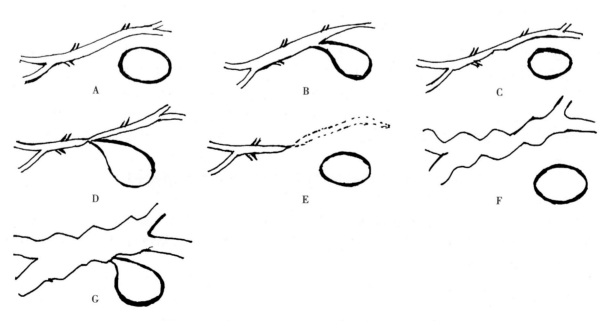

图 72-1-1　胰腺假性囊肿的 Nealon/Walser 分类模式图
A.Ⅰ型;B.Ⅱ型;C.Ⅲ型;D.Ⅳ型;E.Ⅴ型;F.Ⅵ型;G.Ⅶ型(绘图:徐玮)

表 72-1-3　胰腺假性囊肿的 Atlanta 分类(1992 年)

| | 病因 / 继发于 | 特征 |
| --- | --- | --- |
| 急性液体积聚 | 急性胰腺炎早期 | 缺乏由纤维或肉芽组织组成的囊壁 |
| 急性假性囊肿 | 急性胰腺炎或外伤 | 由肉芽或纤维组织构成囊壁,内含胰液 |
| 慢性假性囊肿 | 慢性胰腺炎 | 无急性胰腺炎发作史 |
| 胰腺脓肿 | 急性胰腺炎 | 胰周包裹性积脓,含少量或不含胰腺坏死组织 |

### 三、慢性胰腺炎并发假性囊肿的诊断

慢性胰腺炎患者出现持续的上腹痛、恶心、呕吐、体重下降和发热等症状,并在腹部检查发现肿块时,应考虑胰腺假性囊肿形成的可能。

胰腺假性囊肿的诊断主要依赖于影像学检查,包括腹部 B 超、CT、MRI、MRCP、EUS 和 ERCP 等。经腹 B 超因其简便性是评估假性囊肿最常用的诊断工具之一,灵敏度为 70%~90%。然而,诊断受操作者水平及经验影响较大,且存在成像限制,难以发现直径 <2cm 的 PPC。CT 成像中典型的 PPC 表现为胰腺内或胰周局限性圆形或类圆形水样低密度区;如囊腔内见固体组织或坏死碎片,应考虑有包裹性坏死,可作鉴别诊断。CT 诊断假性囊肿的敏感度达 90%~100%。MRI 和 MRCP 是较准确和敏感的诊断工具,能够显示胰管解剖以及评估胰管与囊肿的交通情况。ERCP 是诊断胰管破裂的"金标准",对 PPC 有一定的治疗价值,ERCP 条件下可施行经十二指肠引流,但操作具有侵袭性及潜在并发症。EUS 在成像方面的灵敏度高于 CT,并且可识别囊腔内的组织碎屑。EUS 引导下细针穿刺(EUS guided fine needle aspiration,EUS-FNA)既可抽取囊液行生化检查,也可穿刺活检,通过组织学检查明确病变的性质。

慢性胰腺炎假性囊肿与胰腺囊性肿瘤的鉴别诊断通常较为困难。囊性肿瘤常存在囊内分隔,囊壁明显钙化,MRI 或 EUS 检查可发现囊内分隔和实质成分。如果一般影像学检查不能明确诊断,可采取 EUS-FNA 抽取囊液行生化、肿瘤标志物检测和细胞学分析,必要时可对囊壁行病理学检查。

### 四、慢性胰腺炎并发假性囊肿的治疗

慢性胰腺炎引起的 PPC 囊壁较厚,由于纤维化、钙化引起胰腺导管异常,囊液多难于自发吸收,通常需干预治疗。根据 Warshaw 和 Rattner 的理论,符合以下几点应及时干预治疗以避免并发症:病程超过 6 周;明确有慢性胰腺炎;胰管异常(与囊肿有交通除外);囊壁较厚等情况下 PPC 难以自行吸收。

PPC 的治疗方法通常包括经皮穿刺置管引流、内镜下引流和外科手术。慢性胰腺炎患者的 PPC 由于囊壁较厚、囊液黏稠,很难彻底引流,故一般不采用经皮方法。外科手术引流曾是 PPC 的有效治疗手段,但因其创伤大、并发症多、死亡率高,逐渐被内镜微创引流所取代。内镜下引流创伤小、花费少、操作相关并发症发生率低、远期治愈率高,在很多医疗中心成为 PPC 的一线疗法。

内镜治疗的目的在于建立囊肿与消化道之间的通道,以引流囊液,可以通过经乳头或经消化道壁穿刺置管引流完成。成熟的囊壁是影响内镜治疗效果的重要因素,囊壁厚度在 0.3~1.0cm 之间、压迫胃壁、最小直径在 5~6cm 的假性囊肿较适合内镜下穿刺引流。内镜治疗应注意的事项包括:消化道受压明显者先行胰管造影,如胰管与囊肿交通首选经十二指肠乳头引流,反之则可选择经胃或十二指肠引流术;经消化道管壁穿刺时,囊肿与消化道壁之间的距离应 <1cm,穿刺部位应选择在囊肿膨出最明显处;囊肿一般应为单个、囊壁成熟、直径 >5cm、胰管未离断;对囊内成分行生化、肿瘤标记物和细胞学分析;应对假性动脉瘤、门静脉高压及胃静脉曲张进行评估,以减少穿刺后出血的风险。

术前对囊肿完善影像学评估可以确定病变位置、大小、与毗邻脏器关系等,有助于选择合理的治疗方式。推荐使用 EUS 或 MRI+MRCP,能够精准地判断囊液与胰管之间的关系,特别是当囊肿靠近、压迫主胰管,存在主胰管断裂,囊肿与胰管疑似存在交通,或疑似囊肿内容物阻塞胰管时。如果术前无法获得理想的影像资料,可以在引流前进行 ERCP,但应预防性使用抗生素避免囊肿发生感染。

### （一）内镜下经十二指肠乳头引流

内镜下经十二指肠乳头引流（transpapillary drainage，TPD）是指在 ERCP 下经十二指肠乳头插入支架或引流管实现囊液的引流，主要适用于囊肿直径 <6cm、囊肿与主胰管直接相通的病例，具体步骤参见图 72-1-2。此外，如存在胰管狭窄或胰瘘，支架可以扩张狭窄段或封闭瘘口。TPD 的治疗成功率为 81%~94%，其中 6%~39% 的患者在随访 4 年后需要手术治疗。TPD 失败的主要原因包括远端假性囊肿和多胰管狭窄等。然而需注意的是，多数采用 TPD 的研究其假性囊肿的定义是非标准化的，从而导致了主要结果的严重偏倚。

TPD 与经消化道壁穿刺引流（transmural endoscopic drainage，TED）相结合是当前的治疗研究趋势，然而研究报道结果存在分歧。例如，Trevino 等发现联合两法对假性囊肿的结局有显著改善，而 Yang 等则称 TPD 联合 TED 与单纯用 TED 相比，对假性囊肿的疗效没有明显差异。因此，单独采用 TED 抑或与 TPD 联合治疗 PPC 当前尚不明确。

### （二）超声内镜引导下 TED

TED 是指使用常规内镜（多为十二指肠镜）或线阵超声内镜经消化道壁穿刺囊肿而形成一个囊腔 - 胃瘘或囊腔 - 十二指肠瘘从而实现囊液的引流，需插入一个囊腔 - 消化道支架维持瘘管通畅。

传统的 TED 在定位假性囊肿的部位时，是通过在内镜下寻及胃肠腔壁明显的腔内凸起来判断。然而，当假性囊肿位于胰腺尾部、不产生明显的腔内凸起时，穿刺部位难于判断，且传统方法对穿刺路径的血管位置难于明确，从而增加穿刺出血的可能性，故操作有相当的难度和风险。事实上，42%~48% 的假性囊肿没有明显的腔内凸起，或者囊肿虽与消化道壁相邻但不贴近，使用常规内镜难以完成引流。

随着内镜设备的改进与超声技术的迅速发展，EUS 被广泛用于 TED 的引导。EUS 能够对假性囊肿进行定位，明确其与胃肠壁的位置关系，对进针途径实时监测；同时能排除胰腺假性动脉瘤，避免胃底静脉曲张出血、损伤正常胰腺实质等并发症。由此，EUS 引导穿刺引流尤其适用于无腔内凸起、囊肿 - 消化道壁有一定距离的 PPC。

EUS 引导一步法是 PPC 穿刺引流最常用的方法，在 EUS 引导下穿刺进入囊肿，随后可抽取囊液化验，可进行囊腔冲洗，然后循导丝行导管扩张和支架置入，具体步骤参见图 72-1-2。引流约 4 周后，在超声或 CT 监测下明确假性囊肿完全吸收，囊腔 - 消化道支架即可移除。据报道，EUS 引导下 PPC 穿刺引流的成功率为 81%~100%。Varadarajulu 等曾对比了 EUS 引导和常规十二指肠镜引导下的 PPC 穿刺引流治疗情况，发现所有 EUS 引导病例都成功完成穿刺引流（100%），而使用十二指肠镜的操作成功率仅 33%；所有失败病例再次改用 EUS 引导则均能实现穿刺引流。Varadarajulu 还比较了 EUS 引导穿刺引流 PPC 与外科手术（囊肿 - 胃吻合术）治疗 PPC 的临床结果，发现两种方法在治疗成功率、并发症等方面没有明显差异，但 EUS 法患者平均住院时间要比后者短得多（2.65 vs 6.5 天），治疗费用明显减少（$9 077 vs $14 815）。

目前，已有多种 EUS 引导下的 PPC 穿刺引流设备的开发报道。多种类型的消化道支架可用于胰腺假性囊肿的引流，包括"猪尾"塑料支架、覆膜自膨式金属支架（self-expandable metallic stent，SEMS）和其他新型支架（如 LAMS 等）。根据现有文献，胰腺假性囊肿内镜引流的应用规范依然是放置多个"双猪尾"塑料支架，SEMS 并非必需（图 72-1-3）。

塑料支架由于内径较小可能导致支架远期阻塞而需再介入，因此常需要串联放置多个支架。SEMS 虽然不易阻塞，但是支架移位和组织损伤是潜在不良事件。为防止移位，可在 SEMS 腔内放置"双猪尾"塑料支架（7~10F）。

Sharaiha 团队在一项回顾性队列研究中比较了金属支架和塑料支架对 230 例 PPC 患者行 EUS 引导穿刺引流的效果，其中双猪尾塑料支架 118 例，全覆膜 SEMS 112 例。结果显示，塑料支架组的完全缓解率显著低于 SEMS 组（89% vs 98%，$p=0.01$），而操作相关不良事件显著增加（31% vs 16%，$p=006$）；多因素分析发现使用"双猪尾"支架的患者发生不良事件的概率增加 2.9 倍。

AXIOS 支架是一种特殊设计用于假性囊肿引流的新型支架。AXIOS 为镍钛合金编织支架，外覆硅胶膜，两端为蘑菇头样，分别固定于胰腺假性囊肿壁及胃壁内，防止支架滑脱移位。Walter 及其同事采用 AXIOS 支架治疗了 61 例胰周积液患者（15 例胰腺假性囊肿，46 例包裹性坏死），操作成功率 98%，PPC 患者临床有效率（临床症状缓解，胰周积液体积减小至 <2cm）达 93%，包裹性坏死有效率为 81%。Shah 及其同事的研究也取得类似结果，AXIOS 支架对 33 例胰周积液患者行内镜下引流的操作成功率及临床有效率均高于 90%。另外，还有其他用于 PPC 引流的新型 SEMS 支架。尽管相关研究显示，与传统支架相比，金属支架通畅时间长，再阻塞率低，但远期移位风险依旧存在。因此，内镜医师多采用 SEMS 内嵌双猪尾支架的方式来克服支架移位。

### （三）内镜干预的并发症

内镜下引流胰腺假性囊肿的并发症主要包括即刻或迟发出血（0~9%）、即刻或迟发感染（0~8%）、后腹膜穿孔（0~5%）等。

出血主要由于经消化道壁穿刺时伤及假性动脉瘤、胃底曲张静脉或胃、十二指肠壁内的血管。EUS 引导穿刺能够使得血管结构可视化，降低出血风险。术前 CT 成像排除假性动脉瘤是必要的。此外，穿刺时垂直刺入、避免左右摆动也能够降低出血风险。操作相关感染多由于支架阻塞或 PPC 破裂引起。操作前后预防性使用抗生素可以预防或降低感染的发生。因此，施行假性囊肿引流操作后一般可给予患者使用氟喹诺酮类抗生素或广谱抗生素 3~5 天。此外，胰腺坏死会显著增加内镜引流感染和失败的风险。发生坏死时须放置鼻囊肿引流管，定时用生理盐水冲洗确保坏死物引流干净，必要时结合静脉注射抗生素。穿孔多因囊肿腔与消化道管壁之间距离较大，因此术前应在 EUS 下进行准确评估。

TPD 可能增加 ERCP 术后胰腺炎的发生风险，因此推荐高危患者术前使用吲哚美辛栓剂（100mg）。

## 第二节　慢性胰腺炎并发胰源性脓肿及合并瘘口的内镜诊疗

### 一、慢性胰腺炎并发胰源性脓肿的内镜诊疗

胰源性脓肿指胰周包裹性积脓，含或不含胰腺坏死组织，可发生于胰腺假性囊肿继发感染，也可来源于胰腺的局限性坏死液化及感染。2012 年修订的 Atlanta 分类标准称其为"包裹性坏死"（Walled-off Necrosis，WON）。WON 诊断方法类似胰腺假性囊肿，相关检查可发现病灶内有固体组织或坏死碎片的表现。

单独或联合采用经皮、经内镜、经腹腔镜的微创方法治疗 WON 已基本取代传统的开放性手术清创。超声内镜引导下 TED 是 WON 内镜下的主要治疗方法。胰腺坏死组织是影响内镜治疗效果的重要因素，因此针对 WON，应当考虑放置口径更大的支架及联合鼻脓肿引流管冲洗引流。鼻脓肿引流管应根据坏死碎片的数量以及患者耐受程度在治疗周期内连续冲洗或者每 3~4 小时冲洗一次。如果冲洗引流周期较长，可选择内镜下行胃造瘘术，将引流导管经皮及胃置入脓肿内。

WON 的引流多使用 SEMS。使用大口径的 SEMS 能够有效引流 WON 腔内的坏死物质或者脓液，具体步骤参见图 72-2-1、ER 72-2-1。表 72-2-1 是不同类别支架引流 WON 的效果比较汇总结果，可见金属支架对 WON 的引流效果显著优于塑料支架。

ER 72-2-1　胰腺脓肿"双蘑菇头"支架置入术

表 72-2-1　塑料支架与金属支架治疗 WON 的效果比较

| 作者 | 支架类别 | 结果（SEMS vs PS） |
| --- | --- | --- |
| Mukai 等 | BFMS（AXIOS；Niti-S；Hanaro）：43 <br> PS：27 | 临床成功率：97.7% vs 92.6%（p=0.31） <br> 平均操作时间（min）：28.8 vs 42.6（p<0.001） <br> 平均再干预时间（min）：34.9 vs 41.8（p<0.001） <br> 治疗费用：$6 274 vs $5 352（p=0.25） |

续表

| 作者 | 支架类别 | 结果(SEMS vs PS) |
|---|---|---|
| Bapaye 等 | NAGI:72<br>PS:61 | 临床成功率:94% vs 73.7%($p<0.05$)<br>DEN 次数:1.46 vs 2.74($p<0.05$)<br>不良事件:5.6% vs 36.1%($p<0.05$)<br>急救手术:2.7% vs 26.2%($p<0.05$)<br>住院时间(天):4.1 vs 8($p<0.05$) |
| Siddiqui 等 | WallFlex:121<br>AXIOS:86<br>PS:106 | 缓解率:WallFlex vs AXIOS vs PS 95% vs 90% vs 81%($p=0.001$)<br>治疗次数:3 vs 2.2 vs 3.6($p=0.04$) |
| Ang 等 | NAGI:18<br>PS:31 | 重复引流 34.2% vs 6.3%($p=0.032$)<br>球囊扩张行 DEN 操作的中位数:1(range:1~3) vs 0($p=0.022$) |

AXIOS stent,Boston Scientific,Natick,MA,USA;Hanaro stent,MI Tech,Seoul,Korea;NAGI™ stent,Taewoong Medical,Gyeonggi-do,South Korea;Niti-S stent,Taewoong Medical,Seoul,Korea;WallFlex stent,Boston Scientific,Natick,MA,USA.BFMS,两端膨大金属支架;DEN,直接内镜下坏死组织切除;FCSEMS,全覆膜自膨式金属支架;PS,塑料支架

　　内镜下坏死组织切除术(endoscopic necrosectomy)包括脓腔冲洗和机械清创。在脓肿开始引流时不应直接行坏死组织清除,因为这样可能会增加脓腔与消化管腔脱离的风险。一般而言,清创和坏死切除应通过一个成熟的"管道"进行,通常至少在脓肿消化道吻合术后 2~4 周后进行。

　　内镜下坏死组织切除有多种操作方式。常规地,先以球囊扩张器将脓肿消化道吻合处扩张至 12~20mm,以允许内镜进入脓腔。随后使用圈套器、ERCP 取石网篮等装置进行坏死物的切除和清理,具体步骤参见图 72-2-2、ER 72-2-2。采用大口径的 LAMS 扩张引流时一般不需要多次内镜扩张,可以简化内镜下坏死组织切除操作。Gluck 及其同事报道了一种双引流模式技术,即通过建立 CT 引导经皮冲洗/引流管置入以及经消化道壁内引流两种引流方式,从而缩短了住院时间以及减少了内镜操作次数。在随后 749.5 天内 117 例患者的长期随访数据显示该法可取得媲美外科手术的良好效果而避免了胰瘘、手术相关不良事件等。综上,通过大口径支架引流及内镜下坏死物清除,必要时联合多种治疗方法,能够较好地治疗 WON(图 72-2-2,ER 72-2-2)。

ER 72-2-2　胰腺脓肿清创术

## 二、慢性胰腺炎合并瘘口的内镜诊疗

　　慢性胰腺炎于胰管或假性囊肿破裂、胰腺活检、外科术后等情况下,可发生胰瘘。胰瘘可分为外瘘和内瘘。外瘘是指瘘口位于皮肤表面,通常是胰腺囊肿经皮穿刺引流术或胰腺手术后设置的人工引流通道。内瘘有很多表现,最常见的是假性囊肿,还有胰源性腹水、胰源性胸水、胰胆管瘘、胰肠瘘等。

### (一)发生机制

　　胰瘘发生的本质是胰管发生破裂,含有各种消化酶成分的胰液漏入胰旁、腹腔、纵隔、胸腔、消化道等,引起组织慢性炎症。多见于急、慢性胰腺炎和胰腺手术后,也偶见于 EUS 引导下胰腺假性囊肿穿刺引流术等内镜操作后。1953 年,Smith 首先报道了 2 例由慢性胰腺炎引起的胰源性腹水。慢性胰腺炎进展过程中,胰腺组织发生广泛纤维化、钙化,胰管呈串珠样改变,且为不可逆性发展,同时可伴有胰腺结石及胰腺假性囊肿的形成。当胰管发生炎性狭窄或胰管结石使胰液排出道受阻,胰管内压力增高,可能会引起胰管壁破裂,导致胰液外漏。胰液中含有多种消化酶,胰淀粉酶和胰脂肪酶以活性形式分泌,其他消化酶如胰蛋白酶、糜蛋白酶、磷脂酶、弹性蛋白酶等则以酶原形式存在。胰液漏出后,肠激酶、已激活的胰蛋白酶或其他因素激活胰蛋白酶原,然后胰蛋白酶进一步激活其他消化酶。这些消化酶的侵袭作用可引起

周围组织炎症,同时炎症反应又可以激活更多消化酶,从而相互作用引起恶性循环,侵犯重要脏器、血管、神经。

### (二) 临床表现与诊断

据文献报导,慢性胰腺炎的胰瘘发生率为 4.6%~8.1%,以假性囊肿、胰源性腹水、胸水等表现最常见。胰瘘的临床表现与胰瘘位置、胰液漏出量以及个体耐受力等因素有关。胰源性腹水患者可出现腹胀、乏力、腹痛、恶心与呕吐、便秘或腹泻等症状,后期可有发热、心动过速、食欲缺乏、消瘦、营养不良等表现。部分患者因胸腔积液而感胸闷、气促。胰胆管瘘可能反复诱发胆管炎,表现为发热、腹痛、黄疸三联征。胰十二指肠瘘可能因压迫胰头引起胰腺炎反复发作和上消化道梗阻。胰结肠瘘可能引起反复的脓毒血症。脾累及可引起门脉高压或部分性门脉高压,引起胃底静脉曲张破裂出血。胰液丢失过多可引起脱水和电解质紊乱,应警惕代谢性酸中毒的发生。

慢性胰腺炎合并胰瘘的诊断需结合以下方面:急、慢性胰腺炎病史,相应的症状与体征;血清淀粉酶升高,漏出液淀粉酶及蛋白质明显升高(后者 >300g/L);腹部超声、增强 CT、MRI、MRCP、血管成像或其他影像学检查发现胰腺假性囊肿、胰管狭窄或扩张、胰管结石、胰腺钙化、脾受累等慢性胰腺炎表现;超声引导下细针穿刺可采样囊肿内液体,行淀粉酶、CEA 检测和细胞学检查,有助于假性囊肿和囊性肿瘤的鉴别;部分病例 ERCP 可见造影剂从胰管溢出,可提示胰管破裂位置。需要注意的是,内镜医师需谨慎把握 ERCP 检查时机和造影剂注射量,以免加重患者病情。

### (三) 胰瘘的治疗

不同部位的胰瘘,其治疗方式的选择也存在差别。应在一般保守治疗的基础上,根据病情需要行内镜下或外科手术治疗。

(1) 保守治疗:禁食和要素饮食、肠外营养、质子泵抑制剂、生长抑素类制剂、抗生素等的应用。保守治疗的目的是减少胰腺外分泌,控制感染,补充营养,维持水及电解质平衡,促进漏出液吸收及瘘管闭合。据文献报道,有 70%~82% 的瘘管经过保守治疗可自发闭合,但往往需要花费数月的时间。

(2) 内镜下治疗:目前随着内镜技术的不断发展,胰腺疾病的内镜下诊疗已广泛开展。针对胰瘘可采取的内镜下治疗方法主要有:十二指肠乳头切开、胰管取石、胰管内支架置入、EUS 引导下行胰腺囊肿穿刺引流、ERCP 行鼻胰管引流等。主要目的均为解除胰管狭窄或梗阻,减少胰液漏出量,减轻胰管管壁炎症反应,促进胰管管壁修复。

胰管支架置入对胰源性胸、腹水有良好的治疗效果。胰管支架越过胰管破损处,或者经过十二指肠乳头括约肌但尚未到达胰管破损处均可发挥引流作用,总体治疗效果优于外科手术,后者有 8%~11% 死亡率及 15% 复发率。胰胆管瘘可尝试同时置入胰管和胆管支架。胰肠瘘需要内镜下缩小或结扎异常通道,而后可待其自行恢复。

内镜下治疗也存在一定风险,最主要的风险是诱发或加重胰腺炎,也包括发生如出血、穿孔、感染、胆管炎、造影剂过敏等并发症的可能。置入跨越十二乳头括约肌的胰管支架可预防术后胰腺炎的发生,或减轻其症状。

(3) 外科治疗:外科治疗仍是胰瘘治疗中的一个重要组成部分。主要适用于经保守或内镜下治疗无效的患者,以及因存在解剖结构异常、无法胰管插管或者胰管严重狭窄等问题而无法行内镜下治疗的患者。另外,含有消化酶的胰液侵犯血管形成假性动脉瘤、静脉瘘或血栓时,也需要通过外科手术治疗。根据胰瘘的不同性质,需要选择不同的外科手术方式,如胰管空肠吻合术、胰腺切除术等。如外科手术需要明确胰管破损位置,术前行 ERCP 定位,可有效提高手术成功率。

(宛新建　陈达凡)

# 参 考 文 献

1. 赖雅敏、郭涛、丁辉,等. 北京协和医院 346 例慢性胰腺炎人口学特征、病因变迁及临床特点. 协和医学杂志,2015,6(02): 89-95.

2. 王洛伟,李兆申,李淑德,等.慢性胰腺炎全国多中心流行病学调查.胰腺病学,2007,(1):1-5.

3. 刘晓红,钱家鸣,陆星华,等.慢性胰腺炎的并发症.临床消化病杂志,2002,(1):3-5.

4. Ge P S,Weizmann M,Watson R R. Pancreatic Pseudocysts:Advances in Endoscopic Management. Gastroenterol Clin North Am,2016,45(1):9-27.

5. Aghdassi A,Mayerle J,Kraft M,et al. Diagnosis and treatment of pancreatic pseudocysts in chronic pancreatitis. Pancreas,2008,36(2):105-112.

6. Sarles H,Martin M,Camatte R,et al. The separation of the pancreatites:the pseudocysts of acute pancreatitis and of chronic pancreatitis. Presse Med,1963,71:237-240.

7. D'Egidio A,Schein M. Pancreatic pseudocysts:a proposed classification and its management implications. Br J Surg,1991,78:981-984.

8. Nealon W H,Walser E. Main pancreatic ductal anatomy can direct choice of modality for treating pancreatic pseudocysts(surgery versus percutaneous drainage). Ann Surg,2002,235:751-758.

9. Bradley E L. A clinically based classification system for acute pancreatitis:summary of the international symposium on acute pancreatitis,Atlanta,Ga,September 11 through 13,1992.Arch Surg,1993,128(5):586.

10. Banks P A,Bollen T L,Dervenis C,et al. Classification of acute pancreatitis--2012:revision of the Atlanta classification and definitions by international consensus. Gut,2013,62(1):102-111.

11. Cannon J W,Callery M P,Jr V C. Diagnosis and management of pancreatic pseudocysts:what is the evidence? J Am Coll Surg,2009,209(3):385-393.

12. Dhaka N,Samanta J,Kochhar S,et al. Pancreatic fluid collections:What is the ideal imaging technique? World J Gastroenterol,2015,21(48):13403-13410.

13. Khanna A K,Tiwary S K,Puneet K. Pancreatic Pseudocyst:Therapeutic Dilemma. Int J Inflam,2012,(5):279476.

14. Carter C R,Mckay C J,Imrie C W. Percutaneous necrosectomy and sinus tract endoscopy in the management of infected pancreatic necrosis:an initial experience. Ann Surg,2000,232(2):175-180.

15. Andren-Sandberg A,Dervenis C. Pancreatic pseudocysts in the 21st century. Part Ⅱ:natural history. JOP,2004,5:64-70.

16. Warshaw A L,Rattner D W. Timing of surgical drainage for pancreatic pseudocyst. Clinical and chemical criteria. Ann Surg,1985,202(6):720.

17. Chak A. Endosonographic-guided therapy of pancreatic pseudocysts. Gastrointest Endosc,2000,52(6):S23-S27.

18. Lerch M M,Stier A,Wahnschaffe U,et al. Pancreatic Pseudocysts:Observation,Endoscopic Drainage,or Resection? Dtsch Arztebl Int,2009,106(38):614.

19. Agalianos C,Passas I,Sideris I,et al. Review of management options for pancreatic pseudocysts. Transl Gastroenterol Hepatol,2018,3:18.

20. Varadarajulu S,Noone T C,Tutuian R,et al. Predictors of outcome in pancreatic duct disruption managed by endoscopic transpapillary stent placement. Gastrointest Endosc,2005,61(4):568-575.

21. Andren-Sandberg A,Ansorge C,Eiriksson K,et al. Treatment of pancreatic pseudocysts. Scand J Surg,2005,94:165-175.

22. Trevino J M,Tamhane A,Varadarajulu S. Successful stenting in ductal disruption favorably impacts treatment outcomes in patients undergoing transmural drainage of peripancreatic fluid collections. J Gastroenterol Hepatol,2010,25(3):526-531.

23. Yang D,Amin S,Gonzalez S,et al. Transpapillary drainage has no added benefit on treatment outcomes in patients undergoing EUS-guided transmural drainage of pancreatic pseudocysts:a large multicenter study. Gastrointest Endosc,2015,83(4):720-729.

24. Andalib I,Dawod E,Kahaleh M. Modern Management of Pancreatic Fluid Collections. J Clin Gastroenterol,2017,52:1.

25. Varadarajulu S,Wilcox C M,Tamhane A,et al. Role of EUS in drainage of peripancreatic fluid collections not amenable for endoscopic transmural drainage. Gastrointest Endosc,2008,68(6):1243-1244.

26. Antillon M R,Shah R J,Stiegmann G,et al. Single-step EUS-guided transmural drainage of simple and complicated pancreatic pseudocysts. Gastrointest Endosc,2006,63(6):797.

27. Mönkemüller K E,Kahl S,Malfertheiner P. Endoscopic Therapy of Chronic Pancreatitis. Dig Dis,2004,22(3):280-291.

28. Varadarajulu S,Christein J D,Tamhane A,et al. Prospective randomized trial comparing EUS and EGD for transmural drainage of pancreatic pseudocysts(with videos). Gastrointest Endosc,2008,68(6):1102-1111.

29. Varadarajulu S,Lopes T L,Wilcox C M,et al. EUS versus surgical cyst-gastrostomy for management of pancreatic pseudocysts. Gastrointest Endosc,2008,68(4):649-655.

30. Binmoeller K F,Weilert F,Shah J N,et al. Endosonography-guided transmural drainage of pancreatic pseudocysts using an exchange-free access device:initial clinical experience. Surg Endosc,2013,27(5):1835-1839.

31. Seewald S,Thonke F,Ang T L,et al. One-step,simultaneous double-wire technique facilitates pancreatic pseudocyst and abscess drainage(with videos). Gastrointest Endosc,2006,64(5):805-808.

32. Sharaiha R Z,Defilippis E M,Kedia P,et al. Metal versus plastic for pancreatic pseudocyst drainage:clinical outcomes and success. Gastrointest Endosc,2015,82(5):822-827.

33. Binmoeller K F,Shah J. A novel lumen-apposing stent for transluminal drainage of nonadherent extraintestinal fluid collections. Endoscopy,2011,43(04):337-342.

34. Itoi T,Binmoeller K F,Shah J,et al. Clinical evaluation of a novel lumen-apposing metal stent for endosonography-guided pancreatic pseudocyst and gallbladder drainage(with videos). Gastrointest Endosc,2012,75(4):870-876.

35. Gornals J B,De l S C,Sánchez-Yague A,et al. Endosonography-guided drainage of pancreatic fluid collections with a novel lumen-apposing stent. Surg Endosc,2013,27(4):1428-1434.

36. Walter D,Will U,Sanchezyague A,et al. A novel lumen-apposing metal stent for endoscopic ultrasound-guided drainage of pancreatic fluid collections:a prospective cohort study. Endoscopy,2015,47(1):63.

37. Shah R J,Shah J N,Waxman I,et al. Safety and Efficacy of Endoscopic Ultrasound-Guided Drainage of Pancreatic Fluid Collections With Lumen-Apposing Covered Self-Expanding Metal Stents. Clin Gastroenterol Hepatol,2015,13(4):747-752.

38. Braden B,Dietrich C F. Endoscopic ultrasonography-guided endoscopic treatment of pancreatic pseudocysts and walled-off necrosis:new technical developments. World J Gastroenterol,2014,20(43):16191-16196.

39. Tang X,Gong W,Jiang B. Antibiotic prophylaxis for GI endoscopy. Gastrointest Endosc,2015,81(1):81-89.

40. Baron T H,Harewood G C,Morgan D E,et al. Outcome differences after endoscopic drainage of pancreatic necrosis,acute pancreatic pseudocysts,and chronic pancreatic pseudocysts. Gastrointest Endosc,2002,56(1):7-17.

41. Samuelson A L,Shah R J. Endoscopic management of pancreatic pseudocysts. Gastroenterol Clin North Am,2012,41(1):47-62.

42. Elmunzer B J,Scheiman J M,Lehman G A,et al. A randomized trial of rectal indomethacin to prevent post-ERCP pancreatitis. N Engl J Med,2012,366(15):1414-1422.

43. Varadarajulu S,Bang J Y,Phadnis M A,et al. Endoscopic transmural drainage of peripancreatic fluid collections:outcomes and predictors of treatment success in 211 consecutive patients. J Gastrointest Surg,2011,15(11):2080-2088.

44. Baron T H,Kozarek R A. Endotherapy for organized pancreatic necrosis:perspectives after 20 years. Clin Gastroenterol Hepatol,2012,10(11):1202-1207.

45. Mukai S,Itoi T,Moriyasu F. Interventional endoscopy for the treatment of pancreatic pseudocyst and walled-off necrosis(with videos). J Hepatobiliary Pancreat Sci,2014,21(10):75-85.

46. Ang T L,Teoh A Y. Endoscopic ultrasonography-guided drainage of pancreatic fluid collections. Dig Endosc,2017,29(4):463-471.

47. Gluck M,Ross A,Irani S,et al. Endoscopic and percutaneous drainage of symptomatic walled-off pancreatic necrosis reduces hospital stay and radiographic resources. Clin Gastroenterol Hepatol,2010,8(12):1083-1088.

48. Gluck M,Ross A,Irani S,et al. Dual modality drainage for symptomatic walled-off pancreatic necrosis reduces length of hospitalization,radiological procedures,and number of endoscopies compared to standard percutaneous drainage. J Gastrointest Surg,2012,16(2):248-256.

49. Kozarek RA. Pancreatic endoscopy. Endoscopy,2008,40:55-60.

50. Smith EB. Hemorrhagic ascites and hemothorax associated with benign pancreatic disease.AMA Arch Surg,1953,67(1):52-56.

51. Morinville VD,Husain SZ,Bai H,et al. Definitions of pediatric pancreatitis and survey of present clinical practices. J Pediatr Gastroenterol Nutr,2012,55:261-265.

52. Larsen M1,Kozarek R.Management of pancreatic ductal leaks and fistulae.J Gastroenterol Hepatol,2014,29(7):1360-1370.

53. Hobbs PM,Johnson WG,Graham DY. Management of pain in chronic pancreatitis with emphasis on exogenous pancreatic enzymes. World J Gastrointest Pharmacol Ther,2016,7(3):370-386.

54. Wolfsen HC,Kozarek RA,Ball TJ,et al. Pancreaticoenteric fistula:no longer a surgical disease Pancreaticoenteric fistula:no longer a surgical disease? J Clin Gastroenterol,1992,14:117-121.

55. Brugge WR,Lewandrowski K,Lee-Lewandrowski E,et al. Diagnosis of pancreatic cystic neoplasms:a report of the cooperative pancreatic cyst study. Gastroenterology,2004,126:1330-1336.

56. Fischer A,Benz S,Baier P,et al. Endoscopic management of pancreatic fistulas secondary to intraabdominal operation. Surg

Endosc,2004,18(4):706-708.

57. Halttunen J,Weckman L,Kemppainen E,et al. The endoscopic management of pancreatic fistulas. Surg Endosc,2005,19(4): 559-562.

58. Kozarek RA. Pancreatic duct leaks and pseudocysts//Clinical Gastrointestinal Endoscopy,2nd edn. Philadelphia:Elsevier,2011: 692-705.

59. Gomez-Cerezo J,Barbado CA,Suarez I,et al. Pancreatic ascites:study of therapeutic options by analysis of case reports and case series between the years 1975 and 2000. Am J Gastroenterol,2003,98:568-577.

60. Larsen M,Kozarek R. Management of pancreatic ductal leaks and fistulae. J Gastroenterol Hepatol,2014,29(7):1360-1370.

61. Da Cunha JE,Machado M,BaccheUa T,et al.Treatment of pancreatic ascites and pancreatic pleural effusions. Hepatogastroenterology,1995,42(5):748-751.

# 第73章

# 慢性胰腺炎暨胰腺疾病并发症：
# 胰源性腹水及胸水

【摘要】胰源性胸水及腹水作为胰腺非恶性疾病引起的渗出性积液在临床上较为少见。胰源性胸水与腹水常同时发生，临床上患者常伴有腹痛、消瘦、胸闷等表现。与其他疾病引起的胸腹水相比，有持续时间长、量多的特点。其诊断包含了定性及病因诊断两个步骤，定性诊断以胸腹水穿刺检查为主要手段，病因诊断则需要结合病史、影像学等综合判断。

本章节归纳了胰源性胸腹水的病因及发病机制，同时也总结了该疾病的常见临床表现及诊治思路，以期为临床诊断与治疗提供一点参考。

## 第一节　胰源性腹水

胰源性腹水是指非胰腺恶性疾病引起的渗出性腹水，是一种少见的疾病，约占所有腹水病例的 1%，由 Smith 在 1953 年首次报道。胰源性腹水的特点是腹水中淀粉酶水平很高，常超过 1 000IU/L，并且白蛋白水平大于 3g/dl。胰源性腹水男性较女性多见，男女比例在 3:1，发病年龄在 20~50 岁之间，在儿童中不常见，多由腹部外伤或先天性胰管梗阻导致。

### 一、病因及发病机制

#### （一）病因

胰源性腹水的病因有：①长期饮酒；②胰腺假性囊肿；③慢性胰腺炎；④胰腺外伤；⑤胰管异常；⑥胰管阻塞；⑦Oddi 括约肌狭窄等。其中尤以慢性胰腺炎及其并发症更为重要，Broe 与 Cameron 曾报道了 185 例胰源性腹水病例，发现最常见的病因为慢性胰腺炎(77.8%)，有胰腺外伤病史的患者占 8.6%，胆胰管囊性扩张、壶腹部狭窄及胰管结石病人共占 4%，另有 9.6% 的患者胰源性腹水的病因未知(图 73-1-1)。

Hotz 回顾文献提出：80% 以上的胰源性腹水患者均有 1 年以上、每日饮用酒精 80g 的病史，而 Donowitz 也报道长期饮酒在胰源性腹水的病因中居于首位。急性胰腺炎胰管瘘常被包裹形成胰腺假性囊肿，而慢性胰腺炎胰管破裂部分被包裹形成小囊肿伴瘘或完全未包裹与腹腔相通。

#### （二）发病机制

胰源性腹水的发病机制有以下两种推论：

1. 裂隙理论　1967 年，Cameron 发现胰管破裂为本病常见的病因，而之后又有报道发现胰腺假性囊肿破裂处及胰腺坏死部位均可有胰液渗入腹腔,当富含胰酶的胰腺分泌液自炎性病灶、病变胰管的裂隙或胰腺囊肿破裂处溢入腹腔,即可引起化学性渗出性腹膜炎,因此胰源性腹水的胰酶及蛋白含量均明显增高。除此之外,经过手术治疗修补裂隙后,腹水迅速消退并不再复发也证实这种推论较为确切。

2. 阻塞理论    淋巴管阻塞或门静脉分支血栓形成或阻塞。腹膜后胰十二指肠淋巴管阻塞引起乳糜性胰源性腹水,由于胰腺周围炎症,胰腺假性囊肿,胰腺纤维化或者炎症性肿大的淋巴结,压迫阻塞了乳糜池而导致淋巴管内压增高以及回流障碍,少数病例可因急性胰腺炎伴发门静脉分支血栓形成,局限性门静脉高压与低蛋白血症而引起胰源性腹水。

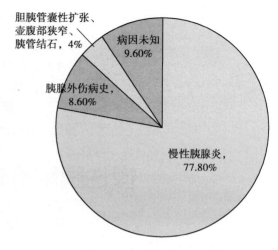

图 73-1-1    胰源性腹水的病因

## 二、临床表现及诊断

### (一)临床表现

1. 腹痛    为本病最常见的表现,持续性且无明显压痛点,或呈中度、重度上腹痛而伴恶心或呕吐,腹胀明显。尽管 15% 的患者可无明显腹痛,但有腹胀感,腹痛的原因可能与以下几点有关:①胰腺末梢神经的炎症反应;②胰管的分泌物引起内脏神经的刺激;③腹壁的神经纤维因化学刺激所致。腹胀不适的原因,可能与肠道内蛋白的腐败过程增加有关,与胺类物质的作用亦可能相关。

2. 消瘦    较为普遍,在腹水日益增长期间尤为明显,数月内体重显著减轻,大多数认为患者体重显著下降与胰腺外分泌功能不全所致的消化和吸收不良有关。据统计,消瘦者约占所有患者 80%。

3. 腹水    胰源性腹水主要特点为大量、长期、持续存在,下肢常无明显水肿。腹胀明显,腹穿引流腹水后迅速增长,对利尿剂反应差,至少有 2/3 病例存在该情况。腹水化验检查具有一定特异性,腹水蛋白含量大于 3g/dl,腹水中淀粉酶指标常超过 1 000IU/L,腹水中脂肪酶的测定值一般也高于血清脂肪酶的测定值。胰源性腹水的外观对诊断无意义,但腹水检查对确诊有决定性的作用。

### (二)诊断

胰源性腹水的诊断,首先需要明确患者的病史,有无饮酒史,反复发作的胰腺炎,慢性腹痛,腹部外伤史以及顽固性的腹水。

### (三)诊断分为定性诊断和病因诊断

1. 定性诊断    首先确定腹水的性质。

(1) 腹水蛋白含量大于 3g/dl。

(2) 腹水淀粉酶指标超过 1 000IU/L。

(3) 腹水脂肪酶高于血清值。

如果腹水淀粉酶测定值不高,脂肪酶测定有重要意义。肝肾功能检查,空腹血糖测定及血电解质检查有助于鉴别诊断。

2. 病因诊断    胰源性腹水定性诊断后需进一步检查,明确病因。

(1) X 线检查:腹部 X 线检查能够发现胰腺钙化,对胰源性腹水的诊断提供线索。而消化道造影可诊断胰腺有无钙化,也可发现胰腺肿大或压迫的征象。

(2) B 超检查:正常胰腺超声强度低于肝脏,难以直接显示,但当胰腺囊肿形成时,则 B 超检查容易检出。B 超诊断胰腺假性囊肿的准确率可高达 85%~100%。

(3) 逆行胰胆管造影(ERCP):ERCP 检查可发现假性囊肿,协助确定胰管或囊肿裂隙部位,慢性胰腺炎的病例在胰管造影中,可见胰管呈串珠状扩张或不规则扩张,晚期呈狭窄变细。ERCP 检查对于慢性胰腺炎的确诊有较高价值,确诊率可高达 90%,是较为理想的检查手段。

（4）CT检查:胰腺 CT 检查能够明确胰腺大小,囊肿位置,判断有无钙化及胰管情况,对诊断有较大价值。

（5）磁共振胰胆管造影（MRCP）:MRCP 是观察胰胆管形态最好的检查方法,对胰腺囊肿的部位大小的诊断有较大价值,同时亦能够协助确定胰管或囊肿的裂隙部位,对胰源性腹水的诊断有临床意义。

### 三、鉴别诊断

#### （一）结核性渗出性腹膜炎

由结核分枝杆菌引起的腹膜慢性、弥漫性炎症,常由腹腔内结核直接蔓延或血行播散而来,发热与盗汗较常见,患者可出现腹水,以少、中等量为多见,腹水化验可与胰源性腹水鉴别,结核菌素试验对诊断有帮助。

#### （二）缩窄性心包炎

常继发于心包炎,患者静脉压明显升高,即使利尿后静脉压仍保持较高水平,颈静脉怒张,吸气时更为明显,严重者会存在肝大,腹腔积液,下肢水肿。结合病史及腹水化验检查可予以鉴别。

#### （三）肝硬化腹水

肝硬化腹水蛋白含量常低于 2.0g/dl,血清蛋白低下且无胰腺功能不全,而胰源性腹水患者肝功能常无改变,腹水化验提示蛋白高,并且淀粉酶值和脂肪酶值较高可予以诊断。

### 四、治疗

目前由于胰源性腹水的发病率低,其治疗仍存在一定争议,仅有少量的报道探讨其治疗。胰源性腹水的治疗分为有创治疗及内科治疗。有创治疗包括外科治疗及内镜下治疗。内镜治疗的目的是通过留置经十二指肠乳头的胰管支架来降低胰管内压,而手术治疗需要根据裂隙位置决定手术方案。胰尾部的假性囊肿往往行手术切除或者行囊肿内引流术,胰管的瘘管需行 Roux-en-Y 空肠转流术。内科治疗以减少胰腺分泌为主,包括生长抑素及其类似物的运用;低脂饮食甚至完全肠外营养支持治疗。其他的治疗包括限制钠摄入;戒酒;运用多酶片及胰酶片改善消化,对症治疗包括利尿剂,疼痛的药物控制等。Munshi IA,Ohge H 等推荐对于胰源性腹水的患者先进行 3~4 周的内科治疗后,如果没有明显好转再行手术治疗。然而,对于是否先行内科治疗或有创治疗尚无定论,因为没有足够的证据提示在考虑外科治疗前先行内科保守治疗有明显获益。有学者报道发现内科治疗有效的比例较低故而并不推荐内科治疗,同时提出了有创性治疗包括手术或经十二指肠乳头支架置入术对于临床预后有积极意义,也提出了内镜下治疗对于胰源性腹水创伤小且有效率高。对于上述治疗无效或无法耐受手术患者,可行胰腺放射线治疗,以抑制胰腺分泌,对部分病例有效。

## 第二节　胰源性胸水

胰源性胸水是指慢性胰腺炎、胰腺假性囊肿、胰胸瘘等胰腺良性疾病所引起的大量、复发性、持续性的富含淀粉酶的胸水,不包括急性胰腺炎引起的一过性胸腔炎性渗出的液体积聚和胰腺恶性肿瘤胸腔转移所致的恶性胸水。胰源性胸水临床上少见,常和胰源性腹水并存,单纯的胰源性胸水更为少见。其发病年龄在 40 岁左右,男性发病率是女性的 2~3 倍。

### 一、病因和发病机制

胰源性胸水产生的机制与胰源性腹水类似,最常见于酒精引起的慢性胰腺炎,可引起胰管阻塞,胰液的潴留及漏出。根据文献报道,有 77%~80% 的胰源性胸水患者存在胰腺假性囊肿。其他引起胰源性胸水的原因还包括胰腺创伤,壶腹部狭窄,慢性胰腺炎胰管结石,新生儿解剖异常等,仍有 15% 的患者发病原因不明。

既往认为胰源性胸水的产生与淋巴管阻塞相关,近年来研究显示,胰源性胸水主要与以下因素有关:

### （一）酒精

酒精性胰腺炎由于摄入过量酒精后引起胰腺分泌亢进,高浓度的胰酶破坏胰管上皮,引起胰液中蛋白质和钙浓度上升,形成蛋白栓子阻塞胰管。同时,酒精亦可造成 Oddi 括约肌痉挛,胰管内压增高引起胰管破裂,胰液外渗。

### （二）创伤或反复发作

急性胰腺炎后形成假性囊肿及慢性胰腺炎发作时,如有外力作用或反复细菌感染、坏死,容易导致胰管和假性囊肿破裂。若胰管或者假性囊肿向后方破裂,富含胰酶的胰液将渗漏入腹膜后间隙,并向上进入纵隔,形成瘘道或者纵隔假性囊肿,并穿破一侧或者双侧纵隔造成胸水。

### （三）其他原因

1. 胰腺假性囊肿内的液体经囊壁直接向腹腔内持续渗漏,并向胸腔扩散,引起胰源性胸水。
2. 纵隔假性囊肿引起的淋巴管受压,甚至压迫胸腔乳糜管或乳糜池,引起乳糜性胸水。
3. 区域性门脉高压、低蛋白血症甚至酒精性肝硬化引起的门脉高压均可导致胰源性胸水。

## 二、临床表现及诊断

胰源性胸水的临床表现主要为慢性,进行性,复发性的大量胸水。大部分患者存在胰腺炎病史,胸水的出现与胰腺炎的发作往往有较长的间隙。胸水可发生于一侧或者双侧同时发生,尤以左侧多见。如胸水量多可出现胸闷,气促甚至胸痛的症状。纵隔假性囊肿可产生吞咽困难,如发生支气管瘘,可能出现咯血,肺脓肿等。其他临床症状包括:腹水、黄疸、消瘦、慢性酒精性肝病等。

本病的诊断主要依据病史、影像检查及 Cameron 三联征(血清淀粉酶增高、胸水淀粉酶增高及蛋白含量增加)。

### 病因诊断

1. 影像检查　X 线检查可以明确胸腔积液及其部位、程度,但缺乏特异性;B 超及 CT 可显示胸、腹水的量,指导定位穿刺,并有利于假性囊肿与胰腺肿瘤的鉴别。CT 同时能发现有无胰腺实质的萎缩,钙化,胰管扩张、结石,胰腺与周围组织的关系等,对指导手术有很大帮助。
2. 血液检查　约有 80% 的胰源性胸水患者血淀粉酶增高,另外,约 1/3 患者白细胞升高,许多患者有低蛋白血症,需完善生化检查排除肝肾疾病引起的胸水。
3. 胸水检查　胸水中淀粉酶和蛋白质测定是确诊胰源性胸水的主要依据,胸水淀粉酶常超过 1 000IU/L,并且蛋白质水平大于 3g/dl。

## 三、鉴别诊断

胰源性胸水的鉴别诊断主要包括急性胰腺炎、肺腺癌、恶性胸腔积液(转移性恶性肿瘤)、肺炎、食管穿孔、肝硬化、肾盂积水和肺结核等。一些肿瘤性胸水中淀粉酶可增高,但往往不超过 400U/L,但常可发现原发灶及其转移和压迫的症状,胸水或相关部位找到相应的恶性细胞,现鉴别较为容易。

## 四、治疗

胰源性胸水经诊断后,一般可采用内科保守治疗 2~4 周,有 40%~60% 患者可治愈。

### （一）内科治疗

以减少胰液分泌为原则,加强营养支持治疗,促进引流和胰管瘘或假性囊肿破裂口的缝闭愈合。主要措施为:

1. 禁食及胃肠减压。
2. 可行全肠外营养治疗,及时纠正水电解质紊乱。
3. 生长抑素及类似物抑制胰腺分泌。

### （二）有创治疗

1. 胸腔穿刺　大量胸水可行反复穿刺抽液或胸腔闭式引流。

2. 内镜下置入胰管支架或行鼻胰管引流术。

3. 经超声内镜腔内引流紧贴胃或十二指肠壁的胰腺假性囊肿，已成为治疗胰源性胸水的重要手段，而超声引导下的囊肿造瘘术可以与主胰管支架置入术联合治疗提高成功率。

4. 手术治疗　经系统的内科治疗后症状仍无改善的患者充分评估后可行手术治疗，往往需探查明确胰管裂隙的位置及假性囊肿的部位。

5. 放射治疗　上述治疗无效或无法耐受手术患者，可行胰腺放射线治疗，以抑制胰腺分泌。

（秦　凯　程东峰）

# 参 考 文 献

1. 全竹富，何长生，汪志明，等．营养支持在胰源性腹水治疗中的应用(附1例报告及文献总结).肠外与肠内营养，2005，(6)：355-357，360.

2. 于淑霞，王海燕，王惠吉，等．胰源性腹水的治疗方案．临床和实验医学杂志，2004，(3)：170-172.

3. 罗程，徐永成，陈惠新，等．胰源性腹水内镜诊治一例．中华消化内镜杂志，2014，(8)：471-472.

4. 王娟．胰性腹水的诊断与治疗(附一例报道).胃肠病学和肝病学杂志，2007，(5)：488-488，491.

5. A Naniwadekar，A Malhotra.Hepatobiliary and pancreatic：Pancreatic ascites.Journal of gastroenterology and hepatology，2008，(4)：669-670.

6. Selvakumar E，Vimalraj V，Rajendran S，et al.Pancreaticogastrostomy for pancreatic ascites. Hepato-gastroenterology，2007，(75)：657-660.

7. Raffaele Pezzilli，Lucio Gullo，Michele Di Stefano，et al.Treatment of Pancreatic Ascites with Somatostatin.Pancreas，1993，(1)：120-122.

8. Cameron J L，Kieffer R S，Anderson W J，et al.Internal Pancreatic Fistulas：Pancreatic Ascites and Pleural Effusions.Annals of Surgery，1976，184(5)：587-593.

9. 许昌芹，杨美兰，许洪伟．胰管支架置入治疗顽固性胰源性胸水4例．中华消化内镜杂志，2011，(8)：470-472.

10. 党彦丽，赵健，罗丁，等．内镜下鼻胰管及胰管支架治疗慢性胰源性胸水一例并文献复习．国际外科学杂志，2014，(4)：280-281.

11. 周宗正，韩继光，黄昆，等．慢性胰源性胸水治疗方法的选择．中华全科医学，2011，(8)：1327-1328.

12. Munshi IA，Haworth R，Barie PS. Resolution of refractory pancreatic ascites after continuous infusion of octreotide acetate. Int J Pancreatol，1995，17：203-206.

13. Ohge H，Yokoyama T，Kodama T，et al. Surgical approaches for pancreatic ascites：Report of three cases. Surg Today，1999，29：458-461.

14. Gislason H，Gronbech JE，Soreide O. Pancreatic ascites：Treatment by continuous somatostatin infusion. Am J Gastroenterol，1991，86：519-511.

15. Broe PJ，Cameron JL. Pancreatic ascites and pancreatic pleura effusions//Bradley EI. Complications of pancreatitis.Medical and surgical management. Philadelphia：WB Saunders，1982：245-264.

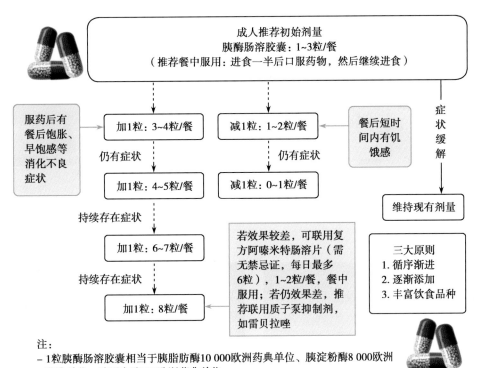

注:
- 1粒胰酶肠溶胶囊相当于胰脂肪酶10 000欧洲药典单位、胰淀粉酶8 000欧洲
  药典单位、胰蛋白酶600欧洲药典单位。
- 不可将外层胶囊剥除而单纯口服药物颗粒;但可将胶囊掰开,倒出部分药物颗粒后,再重新合盖

图 50-3-1 胰酶制剂的实用服药方法

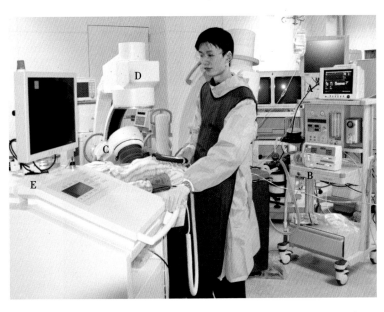

图 52-0-1 最新水囊式 ESWL 系统(德国多尼尔 Compact Delta Ⅱ,操作者:胡良皞副主任医师)
患者平卧位,配备心电监护和呼吸机(A)静脉镇静麻醉(B)冲击波水囊(C)置于患者右季肋区,通过 X 线(D)定位结石,操作者观察 X 线监视屏(E)调控相关参数进行碎石治疗

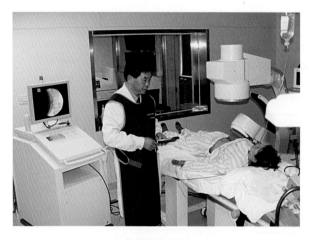

图 52-0-4 患者体外和操作者位置（操作者：李兆申院士）

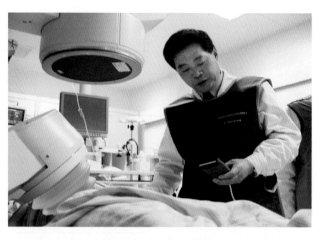

图 52-0-5 冲击波探头位置（操作者：李兆申院士）

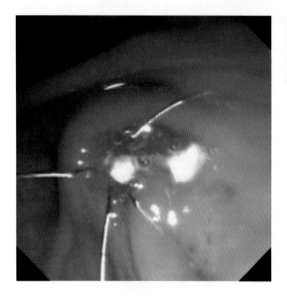

图 52-0-6 结石呈小块状

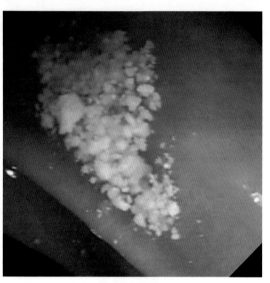

图 52-0-7 结石呈细沙状

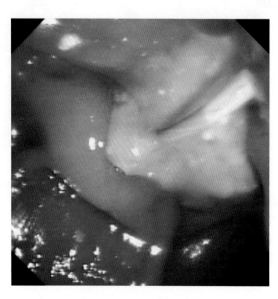

图 52-0-8 结石呈粉末状

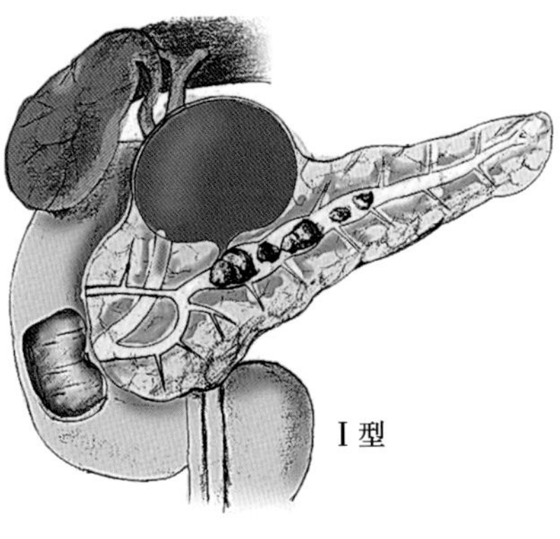

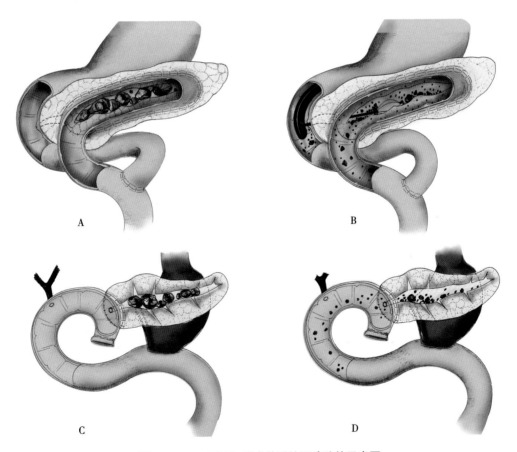

**图 52-0-9 继发于钙化性 CP 的 PPCs 类型**

类型Ⅰ:PPCs 与主胰管(MPD)的大结石直接相关,即这种交通型 PPCs 位于大结石附近,该结石阻塞了 MPD 从而直接导致
PPCs 的产生;类型Ⅱ:PPCs 与大结石间接相关,即 PPCs 与阻塞 MPD 的结石有一定距离,结石间接引起 PPCs 的产生;类型Ⅲ:
PPCs 与大结石似乎没有相关性,即非交通型 PPCs 与主胰管的结石同时共存,但两者之间也许有极小的、ERCP 无法检测出
的交通通道(模式图首发于 GIE 杂志,图片经作者同意再加工:姜琳)

**图 52-0-10 ESWL 手术前后结石清除的示意图**

结石被碎裂成直径不足 3mm 的小片段。图 A 为 ESWL 术前状态:侧式胰肠吻合术(LPJ)后主胰管出现结石复发。图 B 为
ESWL 术后状态:碎裂的结石自动通过 LPJ 术胰腺空肠吻合口(PJA)的胰管排出或由 ERCP 术中网篮出去。图 C 为 ESWL
术前状态:Whipple 术后主胰管出现结石复发。图 D 为 ESWL 术后状态:碎裂的结石自动通过 Whipple 术 PJA 的胰管排出(模
式图首发于 Pancreas 杂志,图片经作者同意再加工:姜琳)

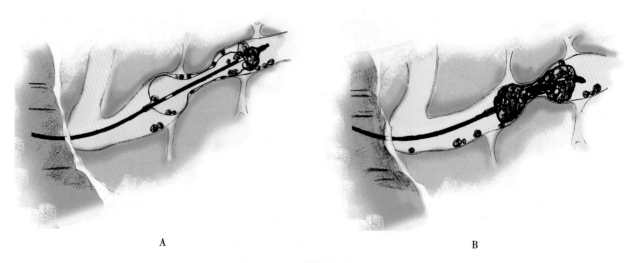

**图 52-0-16 嵌顿的球囊示意图**

A. 球囊被结石碎片所刺破,然后结石进入球囊内;B. 被嵌顿的球囊在经过一系列内镜操作后被扭曲、折叠在胰管内(模式图首发于 Endoscopy 杂志,图片经作者同意再加工:姜琳)

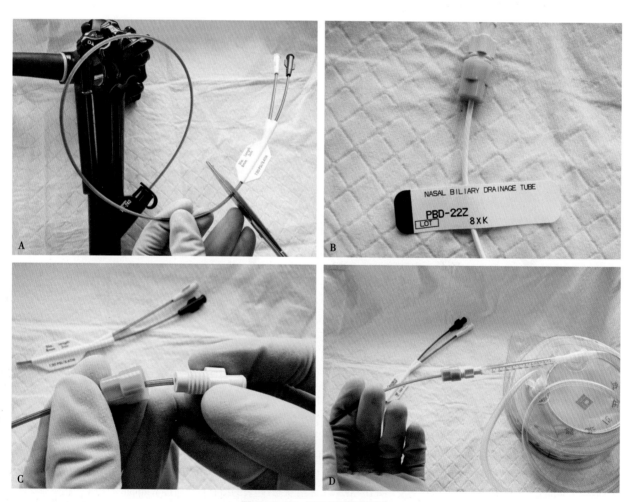

**图 52-0-17 引流装置示意图**

A. 球囊扩张器的手柄处被切断;B. 鼻胆管;C. 取出导管,连接 TuoHy-BurST 连接器作为鼻胰管;D. 鼻胰管与负压引流袋通过 1ml 注射器连接在一起

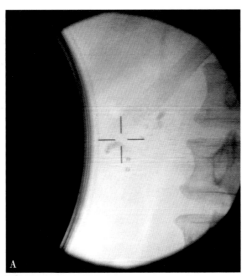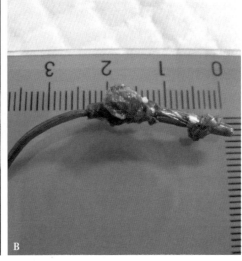

图 52-0-18 ESWL 术

A. 以球囊的两个标志物作为参照行 ESWL 术；B. 最终取出来的破碎、折叠变形的球囊扩张器。

关键词：体外震波碎石术，胰管结石

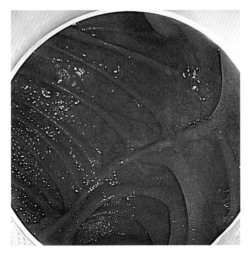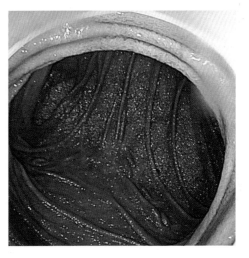

图 53-2-1 端侧吻合见 2 个肠祥 　　　　　图 53-2-2 侧侧吻合见 3 个肠祥

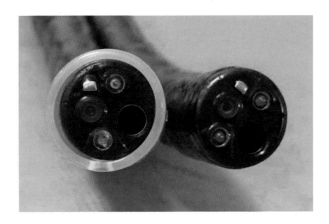

图 53-3-1 带透明帽的肠镜

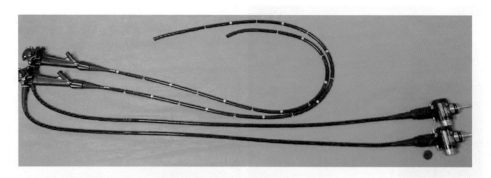

图 53-3-2　普通肠镜与加长肠镜

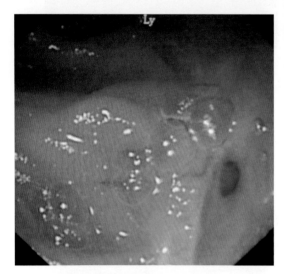

图 54-1-2　内镜下胰肠吻合口

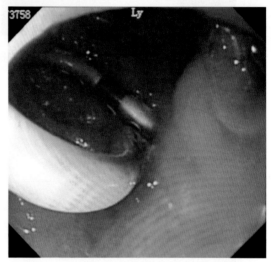

图 54-1-3　内镜下胰肠吻合口胰管支架置入

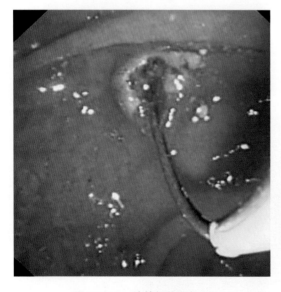

图 54-2-4　胰管括约肌切开

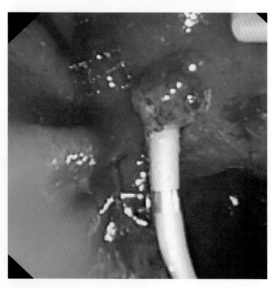

图 54-2-5　胰管支架置入

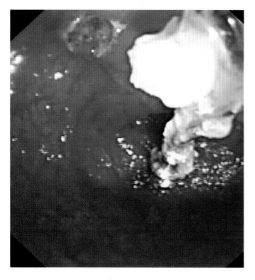

图 54-2-6 胰管取石

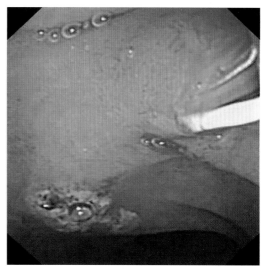

图 54-2-7 副乳头插管

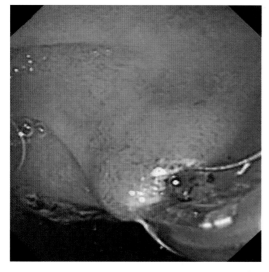

图 54-2-8 副胰管括约肌切开

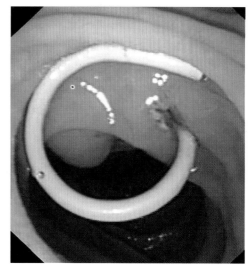

图 54-2-9 副胰管支架置入

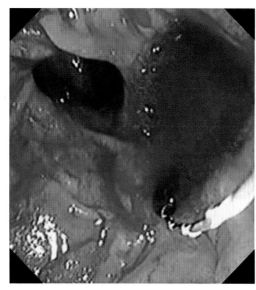

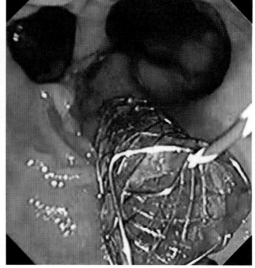

图 55-2-1 金属全覆膜支架放置后止血

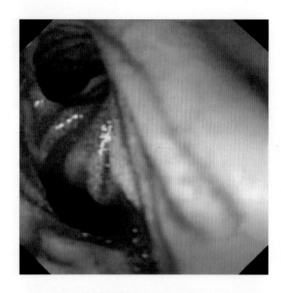

图 55-3-1　胃大部切除术进镜时引起的穿孔

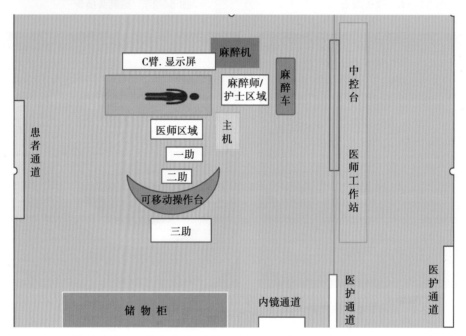

图 56-1-1　诊室布局

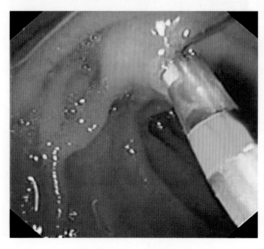

图 56-1-2　胆管插管

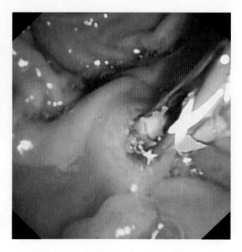

图 56-1-3　胰管留置导丝的胆管插管

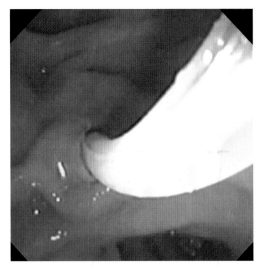

图 56-1-4 胰管插管

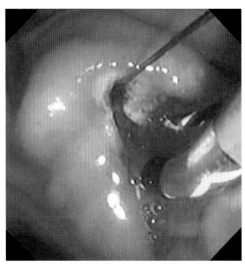

图 56-1-5 胆道括约肌切开

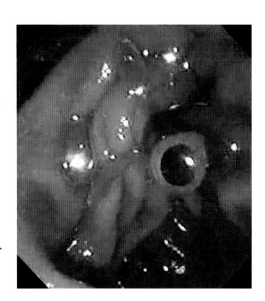

图 56-1-8 塑料支架置入

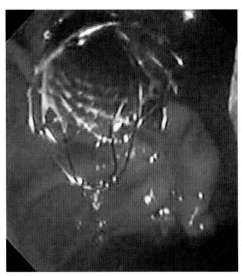

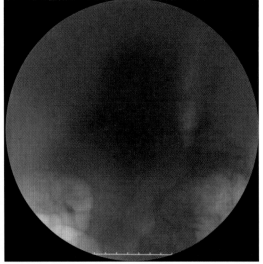

图 56-1-9 金属支架置入

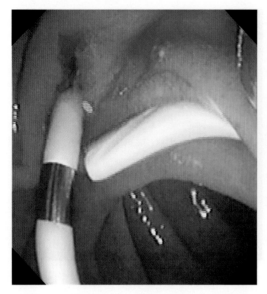

图 56-1-10 胰管支架置入

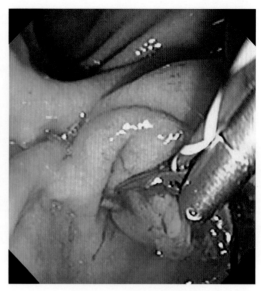

图 56-3-1 钛夹止血

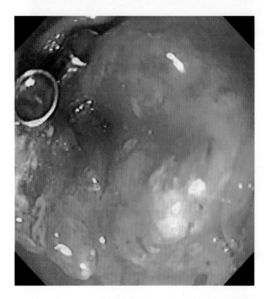

图 56-3-2 钛夹

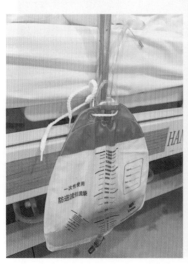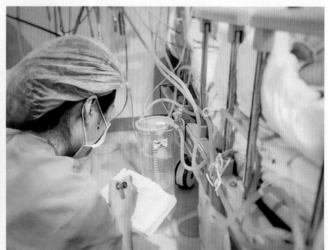

图 57-2-1 认真记录出入液量

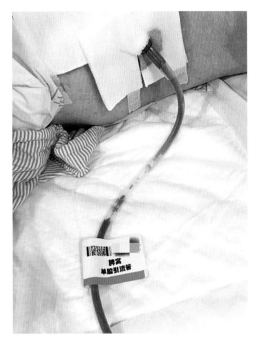

图 57-2-2　脾窝单腔引流管

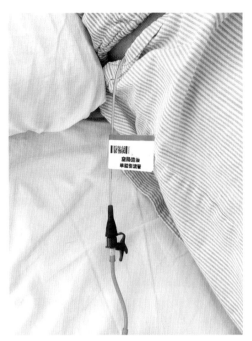

图 57-2-3　空肠造瘘单腔引流管

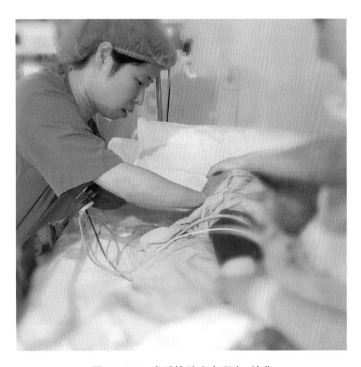

图 57-2-4　术后协助患者翻身、拍背

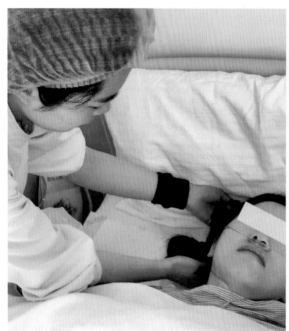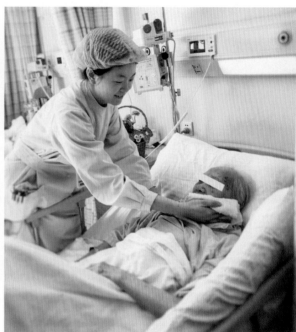

图 57-2-5　协助患者擦身、更换衣物

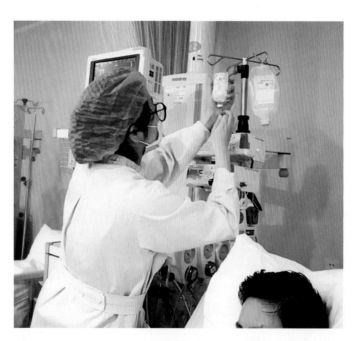

图 57-2-6　经静脉补充营养物质

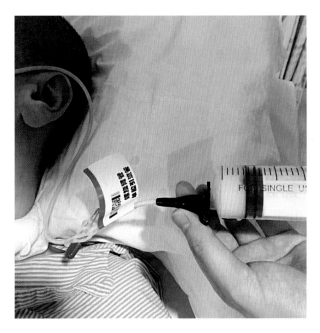

图 57-2-7　经螺旋胃管输注营养液

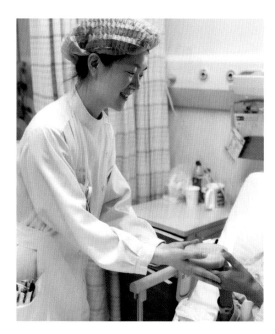

图 57-2-8　流质、半流质饮食后再逐渐过渡至正常饮食

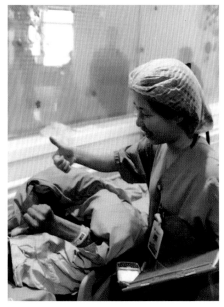

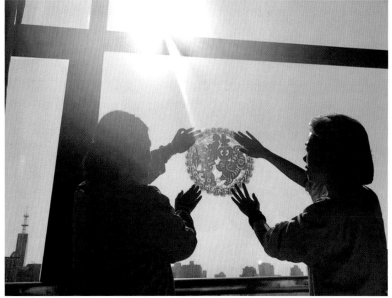

图 57-2-9　积极的沟通和心理护理对患者的康复非常有利

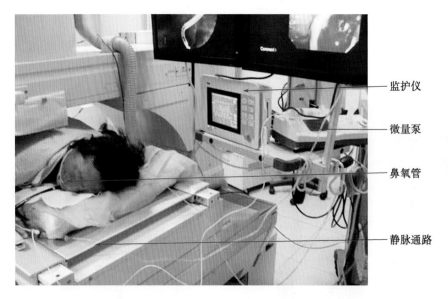

监护仪

微量泵

鼻氧管

静脉通路

图 58-0-1　东方肝胆外科医院 ERCP 麻醉

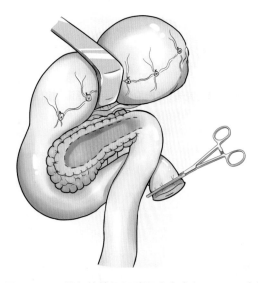

图 59-0-1　纵向胰管切开胰肠吻合术（Puestow 术）

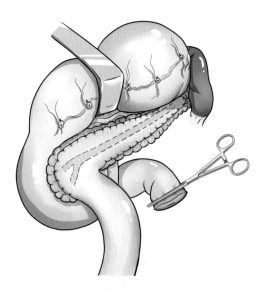

图 59-0-2　Partington 术

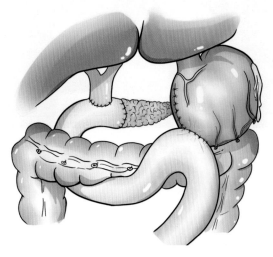

图 59-0-3　胰十二指肠切除术

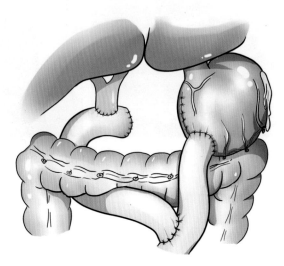

图 59-0-4　全胰切除术

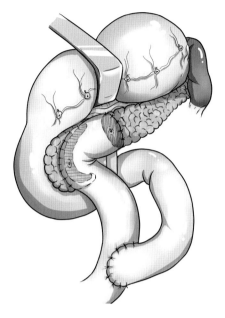

图 59-0-5　保留十二指肠的胰头切除术
（Beger 术）

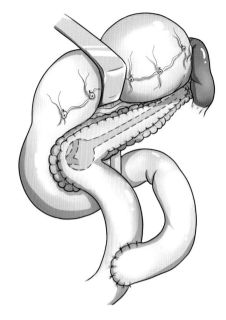

图 59-0-6　Frey 术

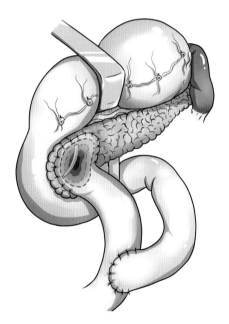

图 59-0-7　Berne 术

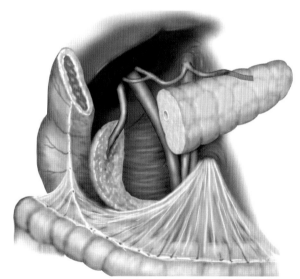

图 60-0-1　Beger 手术示意图 1

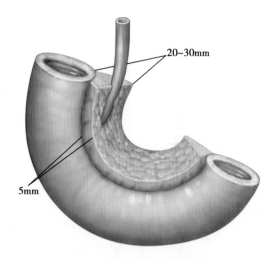

图 60-0-2　Beger 手术示意图 2

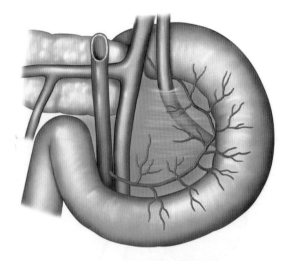

图 60-0-3　Beger 手术示意图 3

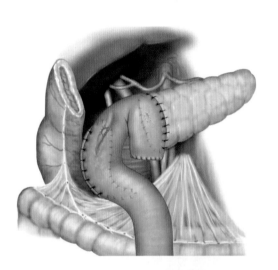

图 60-0-4　Beger 手术示意图 4

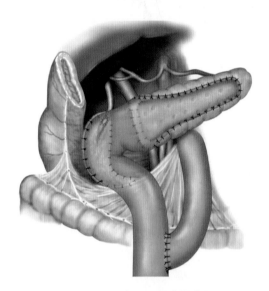

图 60-0-5　Beger 手术示意图 5

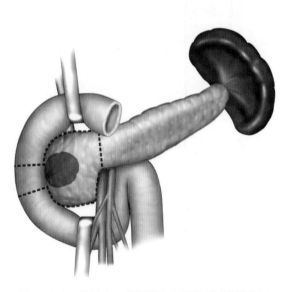

图 60-0-6　保留十二指肠胰头全切除手术示意图 1

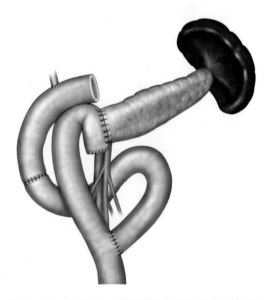

图 60-0-7　保留十二指肠胰头全切除手术示意图 2

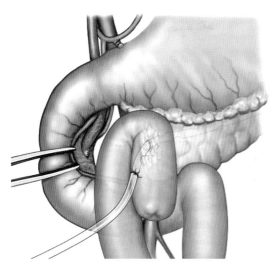

图 60-0-8 保留十二指肠、胆总管、Oddi 括约肌的
胰头整块全切除术示意图

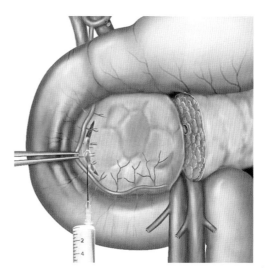

图 60-0-9 分离胰十二指肠前血管弓

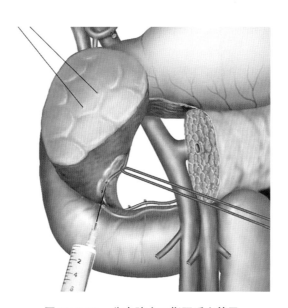

图 60-0-10 分离胰十二指肠后血管弓

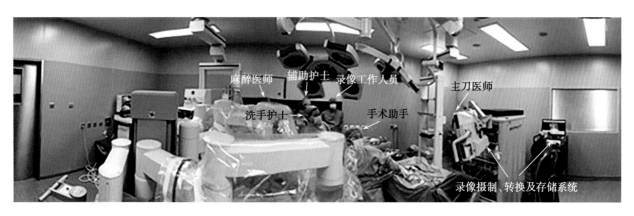

图 61-0-1 瑞金医院机器人手术全景

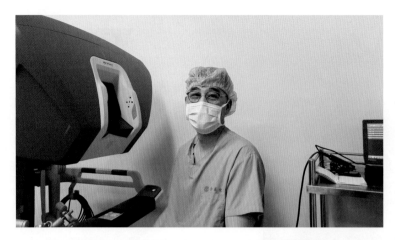

图 61-0-2　机器人手术操作台（主刀：彭承宏教授）

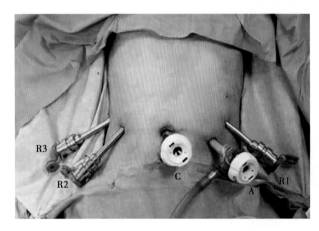

图 61-0-3　机器人胰腺手术 Trocar 位置选择

机器人胰腺手术 Trocar 位置选择：C：镜头孔；R1、R2、R3：机器人机械臂孔；A：助手孔

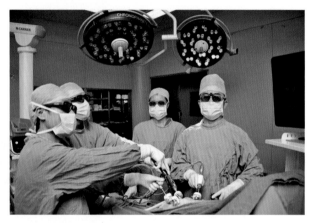

图 62-0-1　腹腔镜胰腺手术中医师基本站位

［主刀（最右侧）：秦仁义教授，向图片左侧依次为洗手护士、第二助手、第一助手］

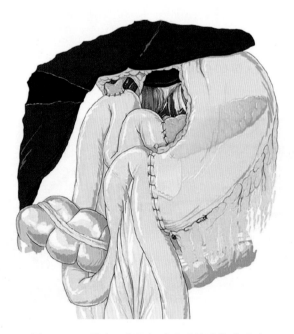

图 63-2-1　胰十二指肠切除术后的消化道重建

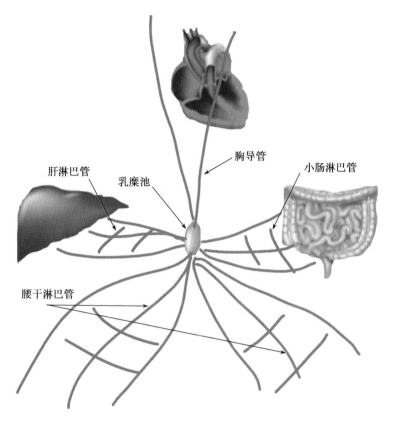

图 63-5-1 淋巴回流示意图

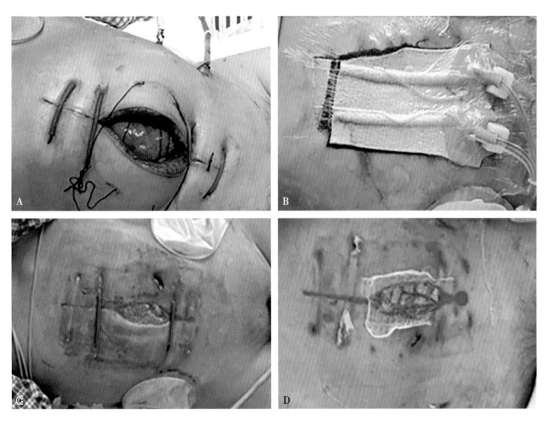

图 63-6-1 胰腺炎合并小肠瘘病例采取腹腔开放,临时性腹腔关闭策略
A.腹腔开放;B.VSD 临时关闭腹腔;C. 术后 2 周伤口肉芽增生;D. 术后 4 周行植皮术

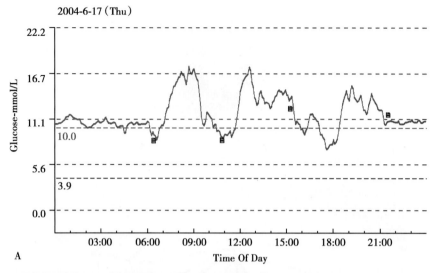

A

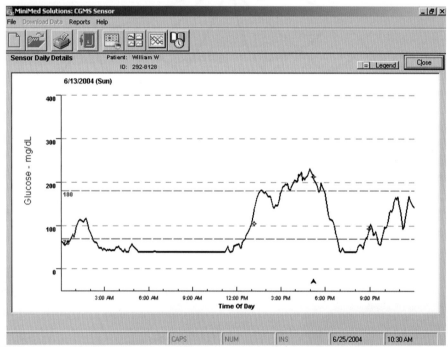

B

图 67-0-1 动态血糖监测发现的隐匿性高血糖(A)和低血糖(B)

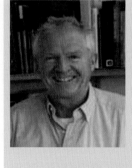

Kehlet H
丹麦外科医生

最早由丹麦哥本哈根大学 Kehlet 于1997 年提出

**概念** 为使患者获得快速康复目的,在围手术期采用一系列经循证医学证实有效的优化处理措施,以减少患者心理和生理的创伤应激反应

**获益**
1. 提高治疗效果
2. 减少术后并发症
3. 加速患者康复
4. 缩短住院时间
5. 降低医疗费用
6. 减轻社会及家庭负担

图 68-0-1 快速康复外科理念的提出与创立

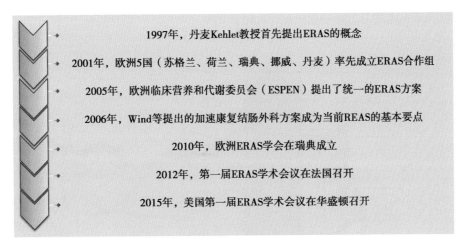

图 68-0-2　快速康复外科理念的实践与发展

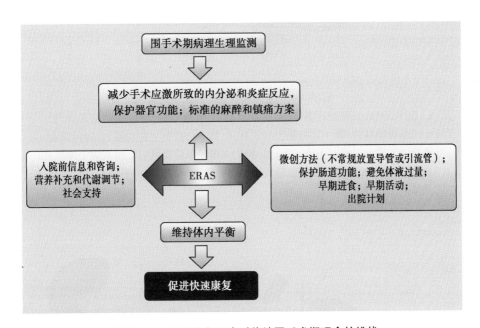

图 68-0-3　加速康复理念对传统围手术期理念的挑战

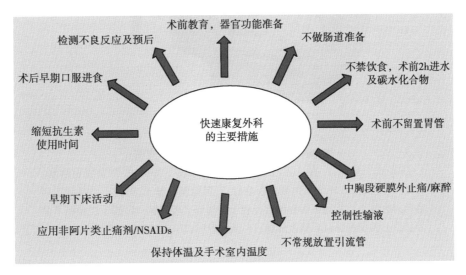

图 68-0-4　快速康复外科的主要措施

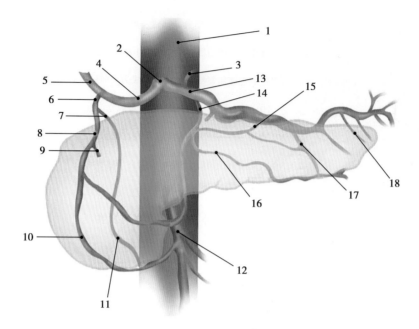

**图 69-0-1 正常胰腺的动脉血供情况**

1. 腹主动脉;2. 腹腔动脉干;3. 胃左动脉;4. 肝总动脉;5. 肝固有动脉;6. 胃十二指肠动脉;7. 胰十二指肠上后动脉;8. 胰十二指肠上前动脉;9. 胃网膜右动脉;10. 胰十二指肠下前动脉;11. 胰十二指肠下后动脉;12. 肠系膜上动脉;13. 脾动脉;14. 胰背动脉;15. 胰大动脉;16. 胰横动脉;17. 分界动脉;18. 胰尾动脉

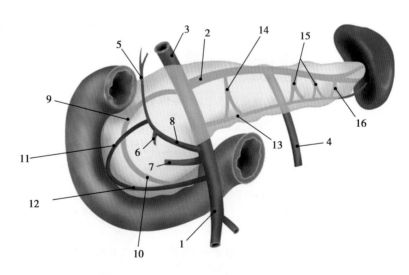

**图 69-0-2 正常胰腺的静脉回流示意图**

1. 肠系膜上静脉;2. 脾静脉;3. 门静脉;4. 肠系膜下静脉;5. 胃网膜右静脉;6. 结肠中静脉;7. 胰十二指肠中前静脉;8. 胃结肠静脉干;9. 胰十二指肠上后静脉;10. 胰十二指肠下后静脉;11. 胰十二指肠上前静脉;12. 胰十二指肠下前静脉;13. 胰横静脉;14. 胰大静脉;15. 胰体静脉;16. 胰尾静脉

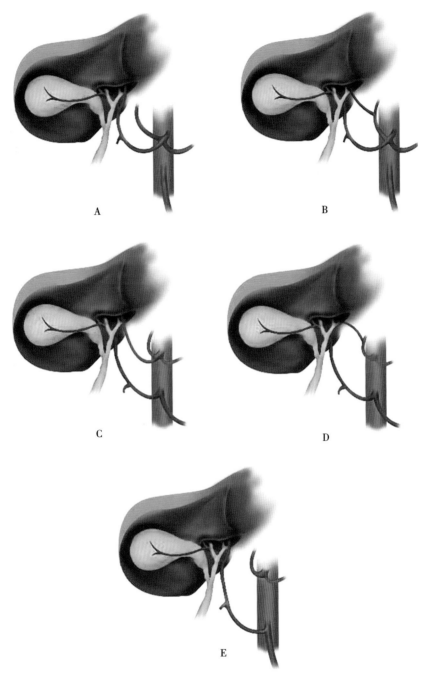

**图 69-0-3　常见的肝动脉变异类型**

A. 正常型肝动脉;B. 替肝左动脉,起自胃左动脉;C. 替肝右动脉,起自肠系膜上动脉;D. 替肝右动脉 + 替肝左动脉,分别起自肠系膜上动脉和胃左动脉;E. 肝总动脉完全起自肠系膜上动脉

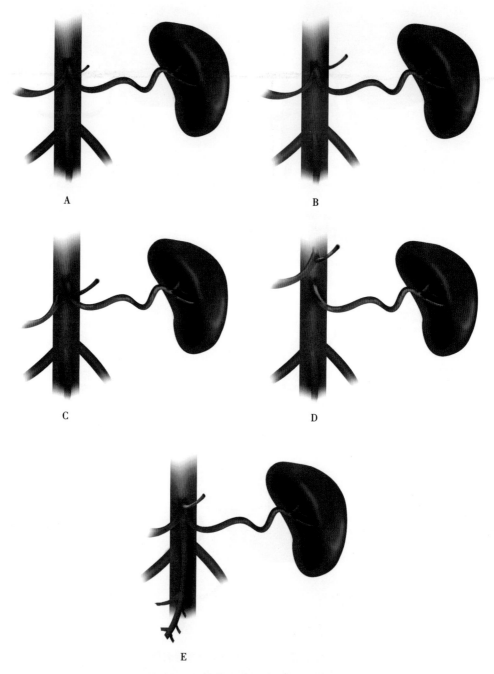

**图 69-0-4　正常腹腔动脉干及常见变异**
A. 正常型腹腔动脉干;B. 肝脾干(HL)型腹腔动脉干;C. 胃脾干(GL)型腹腔动脉干;D. 肝胃干(HG)型腹腔动脉干;E. 肝胃脾肠系膜干(HGLM)型腹腔动脉干

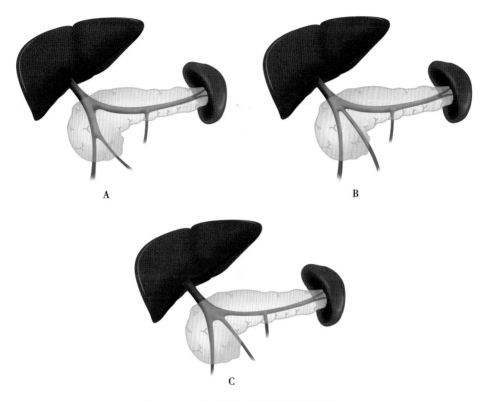

**图 69-0-5 肠系膜上静脉常见解剖变异**

A. 单支主干型(Ⅰ型)肠系膜上静脉;B. 双支主干型肠系膜上静脉,两主干同时与脾静脉汇合形成门静脉(Ⅱm 型);C. 双支主干型肠系膜上静脉,左主干先汇入脾静脉,再与右主干汇合成门静脉(Ⅱp 型)

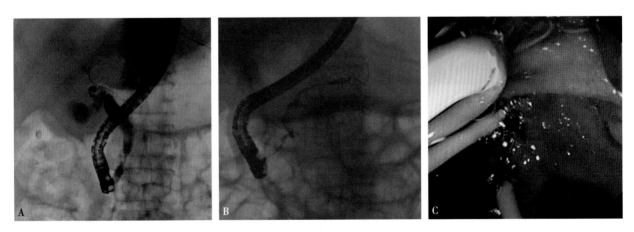

**图 71-1-2 慢性胰腺炎胰管结石伴胆总管结石的 ERCP 治疗一例**

男性,65 岁,长期饮酒 30 年余,每日饮白酒 1 斤以上,反复多次胰腺炎发作,多次住院治疗,近日觉中上腹不适,伴有巩膜黄染,尿色加深来诊。查体:神志清,营养中等,巩膜轻度黄染,心肺(−),全腹软,中上腹部压痛(+),无肌卫,无反跳痛,肝脾肋下未见,肠鸣音 4 次/min,不亢,双下肢无水肿。辅助检查:血常规(−);生化常规:Tbil 75μmol/L,Dbil 59μmol/L,Alb 30g/L,AKP 179U/L,GGT 225U/L;凝血常规:(−);肿瘤标志物:(−);免疫指标:ANA+ENA(−),IgG4(−);B 超:胰头部肿大,回声不均,胰管扩张,呈串珠样,胰管结石,考虑慢性胰腺炎。ERCP 所见:胆总管上段扩张,内径 1.5cm,内见絮状充盈缺损,胆总管下端胰腺段狭窄,胰管扩张,呈串珠状。以取石球囊清理出胆道泥沙样结石,留置 8.5Fr×8cm 塑料支架 2 根。胰管留置 5Fr×3cm 猪尾支架 1 根

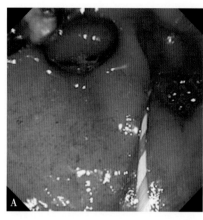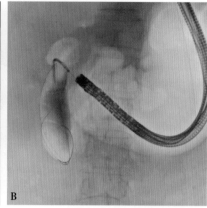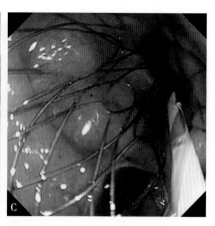

**图 71-1-3　慢性胰腺炎伴十二指肠球降交接部位狭窄内镜治疗一例**

男性,77 岁,长期饮酒 40 年余,每日饮白酒 1 斤以上,近日觉腹胀、恶心、呕吐数次,无剧烈腹痛,无肛门停止排气排便,无呕血,无黑便。既往胆囊癌术后 3 年,行多次化疗,曾行胆道支架植入术。查体:神志清,消瘦,皮肤巩膜无黄染,心肺(-),全腹软,中上腹部可以扪及包块,3.5~4.0cm,全腹无压痛,无肌卫,无反跳痛,肝脾肋下未见,肠鸣音 5 次 / 分,不亢,双下肢无水肿。辅助检查:血常规(-);生化常规:Alb 32g/L,AKP 243U/L,GGT 589U/L;凝血常规:(-);肿瘤标志物:CA199 59U/L;免疫指标:ANA+ENA(-),IgG4(-)。B 超:考虑慢性胰腺炎。胃镜所见:胃内见食物潴留,十二指肠球降交接部位狭窄,内镜无法通过,导丝引导下,行狭窄部位扩张,植入金属支架

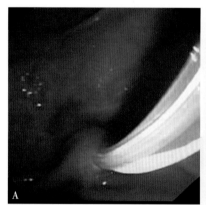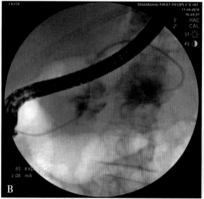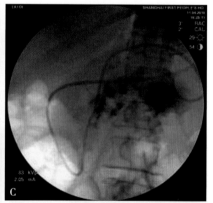

**图 72-1-2　胰腺假性囊肿鼻胰管引流术**
A. 乳头插管;B. 造影显示囊腔与胰管相通;C. 留置鼻胰管

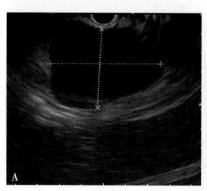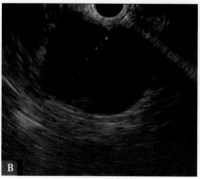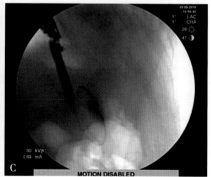

**图 72-1-3　胰腺假性囊肿"双猪尾"塑料支架置入术**
A.EUS 下发现囊肿;B.EUS 引导下 19G 穿刺针穿入囊腔;C、D. 胃壁及囊壁切开、球囊扩张;

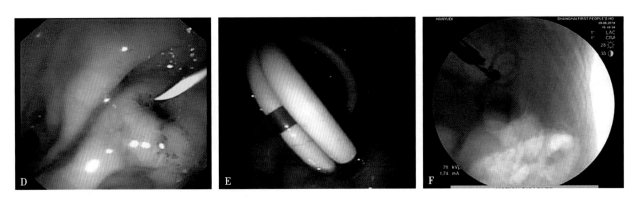

图 72-1-3(续)

E. 置入两根 10F "双猪尾" 塑料支架;F.X 线下透视支架位置良好

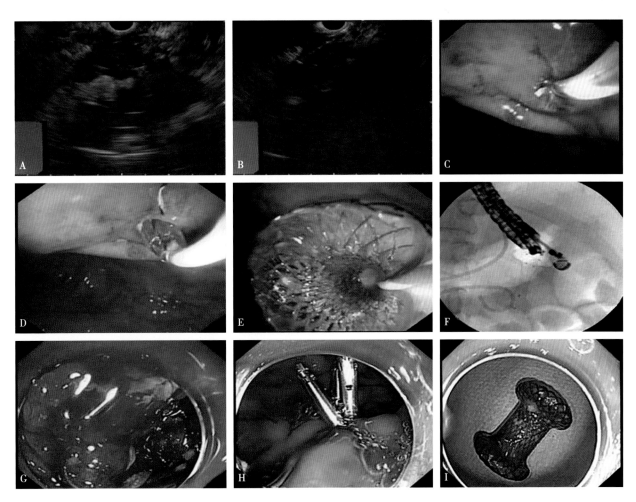

图 72-2-1 胰腺脓肿 "双蘑菇头" 支架置入术

A.EUS 下发现脓肿;B.EUS 引导下 19G 穿刺针穿入脓腔;C. 更换导丝;D. 胃壁及囊壁切开、扩张;E. 支架置入;F.X 线下确认支架位置良好;G.1 个月后复查,肉芽组织生长良好;H. 拔除支架,应用荷包缝合法封闭瘘口;I. 拔出的支架

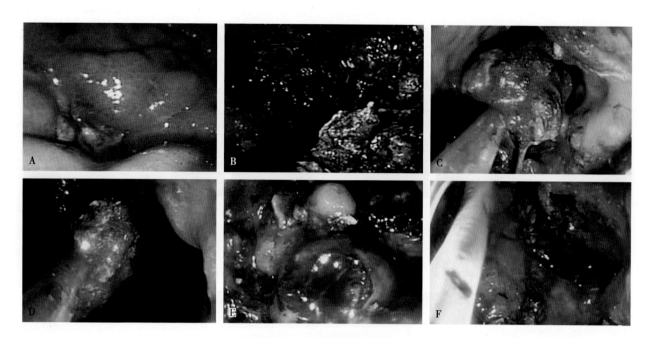

**图 72-2-2　胰腺脓肿清创术**

A. 胃壁与脓腔瘘管形成,局部瘘口扩张;B. 脓腔内情况;C、D. 脓肿内坏死物清理;E. 脓腔清理后可见脓壁的肉芽组织;F. 留置鼻脓腔管以便冲洗

# 第四篇
# 基础机制

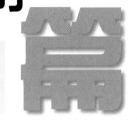

篇

第四篇

基础护理

# 第74章

# 易感基因之探究与确定:*CEL* 和 *CTRB*

【摘要】慢性胰腺炎(chronic pancreatitis,CP)遗传学研究开展了近20年,发现了多个疾病易感基因,然而,确定的易感基因只能解释不到半数的 CP 病例,且遗传因素存在较大的种族背景差异。因此,学者仍在不断探索和发现新的易感基因。2015年,Fjeld 等在 *Nature Genetics* 上报道 CP 的一个新的易感因子 *CEL-HYB*,引起广泛关注。*CEL-HYB* 是迄今为止报道的首个直接与胰腺炎相关的脂肪酶基因,其体外细胞实验表现出诱发自噬的现象。2017年,Rosendahl 等在 *Gut* 上报道了通过全基因组关联研究发现的 *CTRB1-CTRB2* 基因倒置变异可增加患 CP 的风险,体外试验发现这一效应是通过减弱保护性胰蛋白酶降解而造成的。本章就近年新发现的 CP 易感基因 *CEL* 和 *CTRB* 的功能结构、常见突变以及致病机制做一介绍,希望为研究者们探究新的 CP 遗传因素提供参考。

## 第一节 *CEL* 基因的探究与确定

### 一、CEL 蛋白的基本功能

人类羧基酯脂肪酶(carboxyl ester lipase,CEL,OMIM 114840)是一种主要在胰腺腺泡细胞以及哺乳期乳腺内表达的糖蛋白。野生型 *CEL* 基因编码的蛋白的相对分子质量为 79 000,其 N- 末端为球状核心结构域(第 1-558 位氨基酸),包含 1 个信号肽(第 1~23 位氨基酸),C- 末端为串联重复序列(TR)内向随机盘绕的 TR 结构域(TRS,第 559-745 位氨基酸)。腺泡细胞分泌的 CEL 在十二指肠内经胆盐激活,参与胆固醇和脂溶性维生素的水解和吸收。一部分酶也在细胞质中存在,与胞质内胆固醇和氧化脂蛋白发生相互作用。目前针对胰腺分泌的 CEL 是否从十二指肠转移至血中尚存争议,亦有学者认为是胞质中的 CEL 合成后从血管壁的巨噬细胞和内皮细胞分泌至血中,且已证实这两种细胞确实转录低剂量的 CEL mRNA。已有小鼠实验提示,表达人 CEL 的巨噬细胞可增加胆固醇酯的蓄积,从而促进泡沫细胞形成,导致动脉血管壁的粥样硬化。

### 二、*CEL* 基因的位置与结构

人类 *CEL* 基因位于染色体 9q34.3,总长度为 9 886bp,包括 11 个外显子和 10 个内含子区域。在 *CEL* 基因下游 11kb 的位置上存在一种随机排列的 *CEL* 假基因,即 *CELP*,其在序列上与 *CEL* 高度同源,位于染色体 9q34.2,总长度为 4 553bp,共有 5 个外显子和 4 个内含子。两种基因的主要区别在于 *CELP* 缺少 *CEL* 基因上的第 2~7 外显子,并且在其第二个外显子上存在一个终止子;除此以外,两个基因高度相似。

这些区别使得假基因不能转录并形成正常的 mRNA,从而不能表达蛋白质。*CEL* 最后一个外显子,第 11 号外显子,含一段可变的串联重复序列(variable number of tandem repeats,VNTR),重复单位为 33bp 大小。VNTR 序列在低等的脊椎动物的 *CEL* 基因中不出现(如鱼、两栖类、爬行类和鸟类等),在大多数哺乳类动物中,CEL VNTR 序列相对短(3~4 个重复),在灵长类动物中重复数量在 7~23 个之间浮动,趋于≥15 个重复,人群研究中最为常见的是 16 个重复,这可能与哺乳动物的特异性进化有关。VNTR 区在成熟蛋白中是高度 O- 糖基化的。目前的研究认为,VNTR 区高度糖基化可能参与蛋白质的正确折叠、分泌和稳定,从而保护 CEL 蛋白免受其他胰酶降解。然而,VNTR 区的重复序列的数量与 CP 是否有相关性尚无定论。

### 三、*CEL* 基因的突变类型与致病机制

2015 年,挪威学者 Fjeld 等在 *Nature Genetics* 上报道了一个新的 CP 的易感基因 *CEL-HYB*。他们发现这一杂合基因是由 *CEL* 基因和其假基因 *CELP* 之间发生非等位基因同源重组(non-allelic homologous recombination,NAHR),即发生基因融合而形成的。基因融合(gene fusion)是指两个或两个以上基因的全部或部分序列组合成一个新的杂合基因的过程。该杂合基因存在两种形式:复制型杂合基因和缺失型杂合基因,由于前者在功能预测上与假基因 *CELP* 无明显区别,且存在提前终止子,因此研究的意义不大;而后者则有可能编码一种新的 CEL-HYB 融合蛋白,进而影响羧基脂肪酶的功能(图 74-1-1)。目前的研究主要集中在缺失型 *CEL-HYB* 杂合基因的功能分析,VNTR 区域是研究热点。

无数字的红色和蓝色大格子分别表示完整的 *CEL* 和 *CELP* 基因,小格子代表各自的外显子,*CEL* 从 1-11,*CELP* 从 8′~11′。图中 A 为 CEL-CELP 基因位置;B 为复制型和缺失型杂合等位基因的结构;C 为 CEL-HYB 发生非等位基因重组。虽然早前的研究提示 CEL 的 VNTR 改变对于酶的催化活性、胆盐激活等功能属性并无重要作用,但有研究也发现 VNTR 区高度糖基化可能参与蛋白质的正确折叠、分泌和稳定,从而保护 CEL 蛋白免受其他胰酶降解。Ellmark 等最先报道了重复序列的总数与血清胆固醇属性相关。另外,Raeder 等早期报道了 1 例由 *CEL* 突变引起的胰腺内外分泌障碍综合征,VNTR 区存在 2 个单核苷酸缺失,分别位于重复序列 1 和 4 上。两个缺失突变均可导致框移突变和提前终止子的出现,从而出现新的 CEL 蛋白 C- 末端。此前,有研究报道 *CEL* 的 VNTR 区间中单个碱基缺失可引起成年起病型青少年糖尿病(maturity-onset diabetes of the young,MODY),一种常染色体显性遗传胰腺疾病,主要表现为糖尿病和胰腺外分泌功能受损,伴腺体形态学改变。*CEL* 突变相关 MODY 患者更易出现多发胰腺囊肿,以及促胰液素刺激的十二指肠液中促分裂原活化蛋白激酶上调。因此,*CEL* 基因高度多态性可能是影响 CP 危险因素的一个候选基因。

通过对欧洲 CP 患者进行 *CEL* 基因的筛查,在家族性 CP、非酒精性 CP 和酒精性 CP 患者中均发现与对照人群的存在统计学差异,其突变携带率分别为 14.1%、3.7% 和 1.8%。通过一代测序,他们发现 *CEL-HYB* 发生于 *CEL* 的第 10 个内含子以及 *CELP* 内含子 10′,从而使 *CEL* 第 11 个外显子被 *CELP* 外显子 11′ 替换,而两者 VNTR 数量存在较大差异。进一步细胞实验发现,胆盐刺激后,突变质粒表达的 CEL-HYB 蛋白仅为野生型脂肪酶活性的 40%;而人工去除全部 VNTR 区域的缩减型 CEL 质粒表达的蛋白能达到 90% 的野生型脂肪酶活性。这说明 CEL-HYB 活性的受损可能与新蛋白 C- 末端肽段有关,而与正常 VNTR 的缺失无关。该结果提示,胰酶活性增加并非该突变的致病机制。进一步研究发现,与野生型相比,CEL-HYB 表达的细胞模型中发现脂肪酶分泌受损,细胞内蛋白显著累积,细胞内自噬标志物 LC3-Ⅱ显著增高。目前已有研究报道 LC3-Ⅱ水平增加与胰腺炎自噬通量受损相关,且已经提出自噬功能障碍可能是在这种情况下的一个关键的启动事件。该研究结果,在 CP 经典致病机制的蛋白酶 - 抗蛋白酶系统之外,提出了一种新的致病机制。

由于该研究的受试者仅在德国和法国人群中,在 2016 年,长海医院团队对 799 例中国 CP 患者和 1 028 例对照人群进行了筛查,结果发现 *CEL-HYB* 杂合基因在病例组中的携带率仅为 2.4%(19/799),与对照组(20/1 028)差异不明显(*P*=0.53)。对 *CEL-HYB* 阳性患者进行一代测序,发现中国人群中全部为不同于欧洲人群的缺失等位基因类型,命名为 *CEL-HYB2*。其重组位置发生于 CEL 内含子 9/ 外显子 10 的交界区和 CELP 内含子 9′/ 外显子 10′ 的交界区(图 74-1-2)。*CEL-HYB1* 和 *CEL-HYB2* 的主要区别在于提前

终止子位置不同，从而导致 VNTR 区重复序列数量不同，前者为 3 个重复，而后者则无 VNTR 序列表达。一代测序结果进一步分析，根据 CELP 序列中的 3 个 SNP 位点，39 例中国 *CEL-HYB2* 等位基因可以分为两种亚型：*CEL-HYB2a*，rs10901232A/G 为 G 碱基，rs10901233C/T 为 T 碱基，rs671412A/G 为 G 碱基，共计 38 例；*CEL-HYB2b*，3 个 SNP 位置为另一个对应碱基，仅 1 例患者。*CEL-HYB2a* 在 459 位丙氨酸之后发生框移突变（作为第一个新的氨基酸），新的阅读框在下游 25 个氨基酸终止，即 p.(A459Rfs*25)。*CEL-HYB2b* 与前者存在微小差异，即 p.(A459Rfs*30)。该结果承接 Fjeld 的研究，在欧洲发现 1 例患者和 4 例对照受试者含类似于 *CEL-HYB2* 的突变，但未列出详细序列。该研究结果同时得到了日本和印度的证实，日本人群 CP 患者 *CEL-HYB2* 的携带率为 1.6%(4/248)，印度为 0，两个国家检测结果发现 *CEL-HYB2* 在 CP 患者和对照中均未发现统计学差异。

无义介导的 mRNA 降解(nonsense-mediated mRNA decay,NMD)，是人体内一种重要的转录后监管机制，其可有效识别含提前终止子的异常 mRNA，并对其进行迅速降解，从而能有效避免截短蛋白在体内的积累，损害机体。关于提前终止子的识别，通常由 NMD 因子 -UPFl(regulator of nonsense transcripts 1)以及其他蛋白因子，共同招募至含提前终止子的 mRNA 上，组装形成"功能复合体"，从而激活并加速 mRNA 的降解。根据 Fjeld 的研究结果，由于 *CEL-HYB1* 的提前终止子位于最后一个外显子上，其 mRNA 并未发生 NMD；*CEL-HYB2* 发生部分 NMD 现象，提前终止子位于第 10 个外显子上，该结果提示发生 NMD 的可能性与提前终止子的位置相关，当其位于最后一个外显子时，更容易发生 NMD 逃逸。

在蛋白表达水平，与 cDNA-CEL-WT 相比，cDNA-CEL-HYB1 由于末端 VNTR 来自 *CELP* 基因，比 *CEL* 上的 VNTR 更短，因此其蛋白长度也较短，而且其蛋白表达量也比野生型少。CEL 蛋白上 3 个氨基酸(S217,D343 和 H458)和 2 个必要的精氨酸(R86 和 R446)参与构成的胆盐结合位点，在野生型以及两种基因变异的蛋白上均未出现变化。进一步的研究比较 cDNA-CEL-HYB2a 和 cDNA-CEL-HYB1 蛋白表达差异，与 mRNA 结果一致，cDNA-CEL-HYB2a 的蛋白表达量明显低于 cDNA-CEL-HYB1。且前者细胞内外均有蛋白表达，大小约为 70kDa，说明其表达的蛋白分泌至细胞外；细胞内存在两种蛋白形式，可能原因是表达蛋白经过 O 糖基化修饰，VNTR 区在成熟蛋白中是高度经 O- 糖基化,O- 连接的糖基化是将糖链转移到多肽链的丝氨酸、苏氨酸或羟赖氨酸的羟基的氧原子上。相比前者，cDNA-CEL-HYB2a 仅在细胞内检测到蛋白质表达，说明 HYB2 表达蛋白大部分在细胞内，由于在外显子 10 即发生提前终止子，导致缺少 VNTR 区的表达，因此细胞内仅一种蛋白形式，无法经过修饰而分泌至细胞外，从而引起细胞内蛋白显著累积，但是其在细胞内是否造成细胞损害，或者无功能引起 CEL 蛋白功能丢失，需要进一步实验证实。Vesterhus 等在 CEL 基因敲除小鼠模型中，发现其正常生长和发育，对糖代谢影响较小，且胰腺外分泌功能正常，这进一步证实我们的结论。

总之，欧洲人群中发现的杂合等位基因 *CEL-HYB1* 使脂肪酶活性下降，分泌受损，细胞内蛋白显著累积，并诱发自噬现象，是欧洲 CP 人群的易感致病基因。而在中国人群中并未发现该类型的等位基因。*CEL-HYB1* 在德国和法国健康人群的携带率为 0.4%，至少检测出 1 个 *CEL-HYB1* 携带者的效力 >86%，甚至在最小规模的人群中。考虑到多数稀有突变(定义为最小的等位基因频率 <0.5%)是人群特异的，*CEL-HYB1* 等位基因可能是一个种族特异性的疾病危险因子。*CEL-HYB2a* 的 mRNA 转录水平明显受 NMD 影响，是否具有致病性，尚需进一步实验证实。

## 第二节　*CTRB* 基因的探究与确定

### 一、CTRB 蛋白的基本功能

人胰凝乳蛋白酶 B，又称糜蛋白酶 B(chymotrypsin B,CTRB)为胰腺腺泡细胞分泌的一种阴离子丝氨酸蛋白酶，起初以无活性的前体蛋白的形式存在，到达小肠后，被胰蛋白酶水解激活以产生功能酶。有研究报道，在胰腺分泌物和粪便中可以检测到 CTRB，类似于弹性蛋白酶 1，它们在通过肠道不被降解，因此可以在临床研究中反映胰腺功能。早前有动物实验发现，CTRB 广泛表达于肝、脑等重要器官，提示其可能具有更广泛的生理作用;同时可能介导溶酶体 - 线粒体细胞凋亡途径,但尚未在人体内得到验证。CTRB 蛋白主要有两种亚型:CTRB1 和 CTRB2。当两者同时存在于 1mM 钙离子浓度下时,人阴离子胰蛋白酶原(anionic trypsinogen,PRSS2)在 pH8.0 被自动激活,胰蛋白酶最终水平被这两种糜蛋白酶所降低,其中 CTRB2 的效应更显著。其对人阳离子胰蛋白酶原(cationic trypsinogen,PRSS1)的自激活作用与 PRSS2 类似但较不明显。相较于 CTRB1,CTRB2 对 PRSS2 有更强的保护性降解的效果。

## 二、*CTRB* 基因的位置与结构

*CTRB* 基因位于 16q23.1,该位置含有两个相反方向且高度相似的胰凝乳蛋白酶基因:*CTRB1* 和 *CTRB2*。两个基因均包含 7 个外显子,两者的核苷酸序列具有 97% 的一致性,外显子 2~6 完全相同。两基因编码的蛋白均含 263 个氨基酸。

下面介绍 *CTRB* 基因的突变类型与致病机制。

Pang 等率先描述了一个 16.6kb 的倒置,它在 *CTRB1* 和 *CTRB2* 的外显子 1 和内含子 1 之间交换启动子区域。含倒置序列的等位基因被其命名为主要等位基因(图 74-2-1)。在蛋白质水平上,倒置交换了 CTRB1 和 CTRB2 的信号肽,但分泌的成熟前体蛋白酶不变,表明倒置对蛋白质翻译和分泌没有影响。此外,Pang 等也报道了主要等位基因内的 584bp 的缺失,这导致了蛋白质水平的早期终止。虽然他们预测了发生缺失或倒置的功能性后果,但迄今尚未报告其与任何疾病有关联。

倒置断点位于虚线指示的区域内。基因组参考序列对应于次要等位基因。主要单核苷酸多态性(SNP)rs8055167 和最佳标记 SNP rs8048956 的位置分别由空白和黑色菱形符号表示。基因组距离不缩放。*CTRB1*:胰凝乳蛋白酶 B1 基因;*CTRB2*:胰凝乳蛋白酶 B2 基因;CTRB1* 和 CTRB2*:由倒置产生的杂交 *CTRB1* 和 *CTRB2* 基因;E,外显子。

Rosendahl 等通过全基因组关联研究(genome-wide association study,GWAS),发现 *CTRB1-CTRB2*(胰凝乳蛋白酶 B1 和 B2)基因倒置变异增加了患 CP 的风险,其主要标记的单核苷酸多态性(SNP)位点 rs8055167 的优势比(OR)为 1.35。此外,他们在体内外试验中得到的证据表明,倒置变异改变了 CTRB1 和 CTRB2 亚型的表达比率,即主要风险等位基因造成 CTRB1 mRNA 表达增加和 CTRB2 mRNA 表达减少,而次要等位基因则相反。最后,他们提供了体外证据表明 CTRB1 蛋白在降解阴离子胰蛋白酶原(PRSS2)方面弱于 CTRB2。综合起来,Rosendahl 及其同事认为主要的含倒置的等位基因会通过减弱对保护性胰蛋白酶降解而增加胰腺炎的风险。事实上,这一新发现进一步证实了胰蛋白酶依赖途径在 CP 病因学中的关键作用。

新发现的 *CTRB1-CTRB2* 基因倒置变异是对欧洲人群进行分析得出的。长海医院团队也对该研究结果在中国人群中进行了大样本验证,对 1 000 例特发性慢性胰腺炎(idiopathic chronic pancreatitis,ICP)人群和健康对照的 rs8055167 和 rs8048956 以及倒置序列进行了测序分析,结果均未发现显著统计学差异,其分布在中国人群中几乎都是固定的。如前文所述,在欧洲人群中被发现是 CP 风险因素的 *CEL-HYB* 杂合等位基因在中国人、日本人和印度人中并不存在。其次,据报道,罕见功能缺陷型羧肽酶 A1(carboxypeptidase A1,CPA1)突变被认为是非酒精性 CP 的易感因素,主要存在于欧洲以及日本和印度人群中,而不是中国人群。因此,欧洲和中国人群在 CP 遗传风险因素方面显然存在显著的种族差异。未来探索新基因需要从中国特有的人种资源来进行测序筛选,而不应只参照西方发现的致病基因。

总之,Rosendahl 等人通过 GWAS 将 *CTRB1-CTRB2* 确定为欧洲人群 ACP 和 NACP 的新风险位点。*CTRB1-CTRB2* 位点内的 16.6kb 倒置通过改变 CTRB1/CTRB2 的表达,影响保护性胰蛋白酶原降解,从而使 CP 的患病风险增加。由于亚欧人种遗传学差异,该风险等位基因并不影响中国 CP 人群疾病发生风险。

(唐欣颖　廖专　邹文斌)

# 参 考 文 献

1. Johansson B B,Torsvik J,Bjørkhaug L,et al. Diabetes and pancreatic exocrine dysfunction due to mutations in the carboxyl ester

lipase gene-maturity onset diabetes of the young (CEL-MODY):a protein misfolding disease. Journal of Biological Chemistry, 2011,286(40):34593-34605.

2. Lombardo D. Bile salt-dependent lipase:its pathophysiological implications. Biochimica et Biophysica Acta (BBA) - Molecular and Cell Biology of Lipids,2001,1533(1):1-28.

3. Bengtsson-Ellmark S H,Nilsson J,Orho-Melander M,et al. Association between a polymorphism in the carboxyl ester lipase gene and serum cholesterol profile.European Journal of Human Genetics,2004,12(8):627-632.

4. Bruneau N,Bendayan M D,Ghitescu L,et al. Circulating bile salt-dependent lipase originates from the pancreas via intestinal transcytosis. Gastroenterology,2003,124(2):470-480.

5. Li F,Hui D Y. Synthesis and secretion of the pancreatic-type carboxyl ester lipase by human endothelial cells.Biochemical Journal,1998,329(3):675.

6. Kodvawala A,Ghering A B,Davidson W S,et al. Carboxyl ester lipase expression in macrophages increases cholesteryl ester accumulation and promotes atherosclerosis. Journal of Biological Chemistry,2005,280(46):38592-38598.

7. Lidberg U,Nilsson J,Stromberg K,et al. Genomic organization,sequence analysis,and chromosomal localization of the human carboxyl ester lipase (CEL) gene and a CEL-like (CELL) gene. Genomics,1992,13(3):630-640.

8. Madeyski K,Lidberg U,Bjursell G,et al. Structure and organization of the human carboxyl ester lipase locus.Mammalian Genome, 1998,9(4):334-338.

9. Holmes R S,Cox L A. Comparative Structures and Evolution of Vertebrate Carboxyl Ester Lipase (CEL) Genes and Proteins with a Major Role in Reverse Cholesterol Transport. Cholesterol,2011,2011(9):781643.

10. Lindquist S,Bläckberg L,Hernell O. Human bile salt-stimulated lipase has a high frequency of size variation due to a hypervariable region in exon 11. European Journal of Biochemistry,2002,269(3):759-767.

11. Wang C S,Dashti A,Jackson K W,et al. Isolation and Characterization of Human Milk Bile Salt-Activated Lipase C-Tail Fragment. Biochemistry,1995,34(33):10639-10644.

12. Bruneau N,Nganga A,Fisher E A,et al. O-Glycosylation of C-terminal Tandem-repeated Sequences Regulates the Secretion of Rat Pancreatic Bile Salt-dependent Lipase. Journal of Biological Chemistry,1997,272(43):27353.

13. Loomes K M,Senior H E,West P M,et al. Functional protective role for mucin glycosylated repetitive domains. Febs Journal, 1999,266(1):105-111.

14. Ragvin A,Fjeld K,Weiss F U,et al. The number of tandem repeats in the carboxyl-ester lipase (CEL) gene as a risk factor in alcoholic and idiopathic chronic pancreatitis. Pancreatology,2013,13(1):29-32.

15. Fjeld K,Weiss F U,Lasher D,et al. A recombined allele of the lipase gene CEL and its pseudogene CELP confers susceptibility to chronic pancreatitis. Nature Genetics,2015,47(5):518-522.

16. Downs D,Xu Y Y,Tang J,et al. Proline-rich domain and glycosylation are not essential for the enzymic activity of bile salt-activated lipase. Kinetic studies of T-BAL,a truncated form of the enzyme,expressed in Escherichia coli. Biochemistry,1994,33 (26):7979.

17. Raeder H,Johansson S,Holm P I,et al. Mutations in the CEL VNTR cause a syndrome of diabetes and pancreatic exocrine dysfunction. Nature Genetics,2006,38(1):54-62.

18. Vesterhus M,Raeder H,Aurlien H,et al. Neurological features and enzyme therapy in patients with endocrine and exocrine pancreas dysfunction due to CEL mutations. Diabetes Care,2008,31(9):1738-1740.

19. Raeder H,Mcallister F E,Tjora E,et al. Carboxyl-ester lipase maturity-onset diabetes of the young is associated with development of pancreatic cysts and upregulated MAPK signaling in secretin-stimulated duodenal fluid. Diabetes,2014,63(1):259-269.

20. Torsvik J,Johansson S,Johansen A,et al. Mutations in the VNTR of the carboxyl-ester lipase gene (CEL) are a rare cause of monogenic diabetes. Human Genetic,2010,127(1):55.

21. Gukovskaya A S,Gukovsky I. Autophagy and pancreatitis. American Journal of Physiology Gastrointestinal & Liver Physiology, 2012,303(9):G993.

22. Zou W B,Boulling A,Masamune A,et al. No Association Between CEL-HYB Hybrid Allele and Chronic Pancreatitis in Asian Populations. Gastroenterology,2016,150(7):1558-1560.

23. Brogna S,Wen J. Nonsense-mediated mRNA decay (NMD) mechanisms. Nature Structural & Molecular Biology,2009,16(2): 107-113.

24. Hwang J,Sato H,Tang Y,et al. UPF1 Association with the Cap-Binding Protein,CBP80,Promotes Nonsense-Mediated mRNA Decay at Two Distinct Steps. Molecular Cell,2010,39(3):396.

25. Vesterhus M, Raeder H, Kurpad A J, et al. Pancreatic Function in Carboxyl-Ester Lipase Knockout Mice. Pancreatology, 2010, 10(4):467-476.

26. Tennessen J A, Bigham A W, O'Connor T D, et al. Evolution and Functional Impact of Rare Coding Variation from Deep Sequencing of Human Exomes. Science, 2012, 337(6090):64.

27. Sziegoleit A, Krause E, Klor H U, et al. Elastase 1 and chymotrypsin B in pancreatic juice and feces. Clinical Biochemistry, 1989, 22(2):85-89.

28. 赵兴宇. Chymotrypsin B 的分布广泛性及其介导溶酶体-线粒体细胞凋亡途径的研究. 中国科学院生物物理研究所, 2009.

29. Rosendahl J, Kirsten H, Hegyi E, et al. Genome-wide association study identifies inversion in the CTRB1-CTRB2 locus to modify risk for alcoholic and non-alcoholic chronic pancreatitis. Gut, 2018, 67(10):1855-1863.

30. Pang A W, Migita O, Macdonald J R, et al. Mechanisms of formation of structural variation in a fully sequenced human genome. Human Mutation, 2013, 34(2):345-354.

31. Tang X Y, Zou W B, Masson E, et al. The CTRB1-CTRB2 risk allele for chronic pancreatitis discovered in European populations does not contribute to disease risk variation in the Chinese population due to near allele fixation. Gut, 2017.

32. Wu H, Zhou D Z, Berki D, et al. No significant enrichment of rare functionally defective CPA1 variants in a large Chinese idiopathic chronic pancreatitis cohort. Human Mutation, 2017, 38(8):959-963.

# 第75章

# 已确认的易感基因:羧肽酶 A1

【摘要】人羧肽酶 A1(CPA1)酶原由胰腺合成和分泌,主要以单体形式分泌,少部分与弹性蛋白酶原 proCELA3B 或 proCELA2A 形成二元复合物进行分泌,在十二指肠先后被胰蛋白酶和糜蛋白酶 C 催化成具有活性羧肽酶 A1,不仅参与食物的消化,也参与急慢性胰腺炎及胰腺癌的发生发展过程。导致羧肽酶 A1 酶活性下降的功能损害性突变是慢性胰腺炎的一种特殊致病机制,由于蛋白错误折叠,使蛋白分泌缺陷、产生内质网应激,激活细胞死亡程序,导致细胞最终降解。

在不同的组织器官中,羧肽酶(carboxypeptidases,CPs)发挥着许多重要的功能,从食物消化到神经内分泌肽的合成,均离不开 CPs 的作用。根据催化机制不同,CPs 分为两类:丝氨酸 CPs 和金属 CPs。金属 CPs 是锌依赖性酶类,可分为两个亚家族:羧肽酶 A/B(CPA/CPB)和羧肽酶 H/E(CPH/E)。在哺乳类动物中很多组织细胞合成羧肽酶,比如肥大细胞、肝脏、肺脏、心脏、胰腺等。

## 一、人胰腺 *CPA1* 基因及蛋白功能

人类羧肽酶 A1(Human carboxypeptidases A1,*hCPA1*)(OMIM 114850)基因只有胰腺表达。

该基因位于染色体 7q32.2 上,长约 8kb,包含 10 个外显子,*CPA1* 基因编码的羧肽酶酶原是锌金属蛋白酶家族中的成员之一。羧肽酶 A1 酶原(procarboxypeptidases A1,proCPA1)是由胰腺腺泡分泌,在胰液中仅次于胰蛋白酶原的第二大蛋白组成成分,约占总蛋白的 16%,由 419 个氨基酸构成,包括 16 个氨基酸分泌信号肽和 N 端 94 个氨基酸前肽,N 端前肽形成球状结构域并通过螺旋 α3 连接于酶核心区,强烈抑制酶活性,保持酶原状态。具体结构见图 75-0-1。胰腺分泌的羧肽酶有除了 CPA1,还有 CPA2 和 CPB,它们通过水解食物蛋白肽链的羧基端发挥作用。CPA1、CPA2 主要作用于弹性蛋白酶及糜蛋白酶水解后的脂肪族、芳香族氨基酸残端,CPB 的作用靶点为胰蛋白酶水解产生的赖氨酸、精氨酸的羧基端(图 75-0-1)。

## 二、proCPA1 活化机制和分泌形式

在食物蛋白消化过程中,胰腺腺泡首先以酶原形式分泌 proCPA1。那么它如何通过酶学反应催化成有活性的 CPA1? 目前认为 proCPA1 的活化主要依靠其前肽羧基端在十二指肠先后被胰蛋白酶及糜蛋白酶 C(chymotrypsin C,CTRC)的有序分解,从而转化为具有活性的 CPA1,糜蛋白酶 C 活化率是胰蛋白酶的 10 倍。推测具体活化过程分 4 步:

### (一)第一步

胰蛋白酶介导的 proCPA1 前肽羧基端的第 109 位的丝氨酸和第 110 位的精氨酸移除,产生稳定的 92 个氨基酸长链前肽,这时前肽对酶活性仍有抑制功能,此时大概表现出 10% 的 CPA1 活性。

### （二）第二步

前肽的螺旋 α3 羧基端多个相邻的氨基酸被 CTRC 降解,前肽的抑制功能被进一步降低,此时大概增加 30% 的 CPA1 活性。需要注意的是在此过程中 CPA1 可能参与了自身消化,但是这种自身消化不是必需的,因为即使存在功能受损的 *CPA1* 基因突变,前肽仍然可以完全被胰蛋白酶和 CTRC 降解。

### （三）第三步

螺旋 α3 的 N 端的保守位置第 96 和 97 位亮氨基酸连接处被 CTRC 裂解,导致螺旋 α3 连接断裂,第 96 位亮氨酸被 CPA1 移除,此期完全解除前肽的抑制,使 CPA1 完全释放活性。

### （四）第四步

CTRC 和胰蛋白酶继续消化游离的前肽球状域至小分子肽。由此看出胰蛋白酶对 proCPA1 的前肽羧基端初始消化是必要条件,破坏螺旋 α3 的稳定性,致使其易于进一步被蛋白酶水解。一般认为人类弹性蛋白酶和除了 CTRC 的糜蛋白酶,对 proCPA1 活化作用均很低,但是有研究证实糜蛋白酶 B2(Chymotrypsin B2,CTRB2)能破坏 CPA1 的完整,使约有 30% 的 proCPA1 被活化,但是活化的速率比胰蛋白酶催化介导的速率低了一个数量级,因此认为 CTRB2 在 proCPA1 活化过程中可能不起着重要的作用。

胰腺分泌的消化酶原主要以单体形式,但是发现人类 proCPA1 能和弹性蛋白酶原 proCELA3B 或 proCELA2A 形成二元复合物。proCELA3B 相较于 proCPA1 酶原(解离常数 KD43nm),更紧密地与 proCPA2 结合(解离常数 KD18nm),而 proCELA2A 只与 proCPA1 微弱地结合(解离常数 KD152nm),proCPA1 和 proCPA2 的激活肽具有能与抑制剂紧密结合的特性,我们发现 proCELA3B 能与 proCPA1 和 proCPA2 的激活肽抑制性结合,并使激活肽的亲和力增加了 4~5 倍。这使胰蛋白酶催化介导的 CPA 起始活化率下降了 50%,而且与 proCPA 单体相比较,二元复合物降低了由胰蛋白酶初始降解后的 proCPA 继续被 CTRC 催化至完全释放 CPA 活性的速度,降低了 20%~50%。因此二元复合物增加了 proCPA1 和 proCPA2 的稳定性,阻止被胰蛋白酶和 CTRC 活化,而复合物对胰蛋白酶催化的 proCELA3B 活化没有影响。

## 三、CPA 与胰腺疾病的关系

CPA 除了参与食物蛋白消化,也参与了胰腺疾病的发生发展。人体血清/血浆中存在一定含量的 proCAP 和游离 CPA,血清 proCPA 经胰蛋白酶催化转化为游离 CPA(Free-CPA,F-CPA)。F-CPA 平均含量约 0.34μg/L,血清 proCPA 含量因检测方法不同结果相差比较大,相比较通过胰蛋白酶活化 proCPA 来检测其含量,梭菌蛋白酶 clostripain(E.C. 3.4.22.8)能特异性的作用于精氨酸残基,从而活化 proCPA,使检测更加精确,血清 proCPA 平均含量约 9.7μg/L。由于 Pro-CPA 和 CPA 是胰腺特异性产物,因此检测两者在不同胰腺疾病状态下的血液含量,可以了解它们在疾病的发生发展过程中的作用。

### （一）血清 F-CPA 和 proCPA 在胰腺炎中的表达情况

F-CPA 和 T-CPA(T-CPA=proCPA+F-CPA)在胰腺炎患者中升高,特别是急性胰腺炎中显著升高。Ozgur Kemik 等检测发现血清 proCPA、F-CPA 含量在急性胰腺炎中分别为 17.23 ± 1.93U/L、0.61 ± 0.21U/L,显著高于健康对照组 2.12 ± 0.28U/L、0.09 ± 1.65U/L,在慢性胰腺炎中两者含量分别为 4.04 ± 1.13U/L、0.21 ± 0.6U/L 较健康对照有轻度升高(差异并不显著)。这些结果提示因炎症破坏及胰管压力增加,胰腺腺泡细胞释放 proCPA 和 F-CPA 入血明显增加,当炎症持续存在转变为慢性胰腺炎时,腺泡细胞因过多破坏导致 proCPA 和 F-CPA 入血较急性期明显减少,可仍高于正常水平。因此通过检测两者血液含量可了解胰腺炎症情况(图 75-0-2)。

### （二）血清 F-CPA 和 proCPA 在胰腺癌中表达情况

慢性胰腺炎是胰腺癌的癌前疾病,CPA 与胰腺炎症有关,因此通过检测 CPA 以期早期发现胰腺癌。F-CPA 虽然在胰腺炎患者中升高,但在胰腺癌患者中并不升高。而 T-CPA 在胰腺癌患者显著升高,F-CPA/T-CPA 比值在胰腺癌患者中显著降低,可以应用 F-CPA/T-CPA 区分胰腺炎和胰腺癌患者。特别对于直径 <2cm 的胰腺癌,T-CPA 的 AUC 为 0.84,其诊断价值显著优于 CA19-9 等其他指标,截点值为 8.1U/ml,F-CPA/T-CPA 截点值为 0.022。同样在 PETER SHAMAMIAN 等研究中发现 7 例早期胰腺癌(Ⅰ期和Ⅱ期)

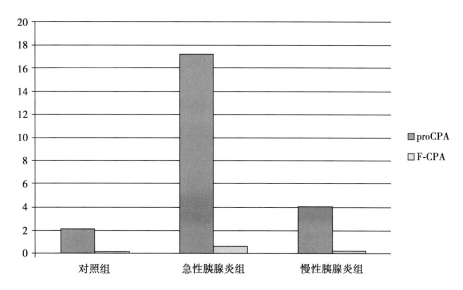

图 75-0-2　血清 proCPA 和 CPA 在健康对照组和急慢性胰腺炎中含量

患者血清 proCPA 均高于正常对照组,而血清 proCPA 低于正常对照组均是Ⅲ期和Ⅳ期胰腺癌,早期胰腺癌患者 F-CPA 两组无差别。提示通过检测血清 proCPA 和 F-CPA 可以发现早期胰腺癌。

需要注意的是,胰腺癌症发生的部位与血清 proCPA 及 F-CPA 的表达也有相关,胰头部的 T-CPA 敏感性高于胰体及胰尾部癌。PETER SHAMAMIAN 等发现胰头部导管腺癌血清 proCPA 平均含量约 8.162U/L,显著高于正常对照组的 1.428U/L。而 F-CPA 没有升高或者低于正常对照组,平均含量约 0.057U/L,血清 proCAP/F-CPA 诊断胰腺癌敏感性 91%,特异性 95%。胰腺癌特别是胰头部癌出现上述血清学改变,推测其原因:原本健康的个体当发生胰腺导管腺癌时,随着肿瘤的增大及导管的受压,越来越多的腺泡细胞受到损伤,血清 proCPA 逐渐升高,当正常有功能的腺泡细胞破坏殆尽时,proCPA 也会逐渐减少,直至低于正常检测值,此时可以观察到晚期胰腺癌伴有的胰腺内外分泌不足的症状,比如糖尿病、脂肪泻等。另外警惕在血清 proCPA 含量下降的过程中,出现假性正常的阶段。因缺乏炎症刺激、proCPA 不能被大量活化,导致 F-CPA 含量一开始保持在正常范围,当有功能的腺泡细胞逐步被破坏时,F-CPA 含量逐渐下降,F-CPA 水平下降是个晚期事件。

### 四、CPA1 基因突变与慢性胰腺炎的关系

有趣的是,胰腺炎的发生除了胰腺酶原(包括 proCPA)异常释放和激活引起自身消化的原因外,近年来发现 CPA1 基因功能受损性突变导致的酶活性及分泌下降和腺泡细胞破坏也是一个重要的原因,而 CPA2 和 CPB 基因变异与慢性胰腺炎无关。当胰蛋白酶原、糜蛋白酶 C 处理后的携带突变的 CPA1 酶活性减少至野生性 CPA1 酶活性的 20% 以下时,该突变定义为功能受损性突变,这些突变在酶分泌能力、水解活性及被胰蛋白酶和 CTRC 降解方面影响 CPA1 酶活性。

#### (一) CPA1 基因突变在慢性胰腺炎中发生情况

2013 年,Witt 等发现与健康对照人群相比,德国非酒精性慢性胰腺炎(non-alcoholic chronic pancreatitis, NACP)患者中 CPA1 功能受损性突变检出率较正常对照组的 0.1%(5/3 938)明显升高,为 3.1%(29/944), ($OR=24.9, p=1.5 \times 10^{-16}$),为了进一步证实 CPA1 突变与 NACP 的关系,在欧洲的法国、捷克、波兰重复的上述研究,发现 NACP 患者中功能受损性 CPA1 突变的检出率为 1.3%(8/600),显著高于对照人群的 0.4% (9/2 432),(OR=3.6, p=0.01)。该文作者为了证实上述结论是否受人种影响,继续研究了两个小样本亚洲人群:来自印度的研究纳入了 230 名 NACP 患者及 264 名对照人群(2.2% vs 0; p=0.02),来自日本的数据则包含了 247 名 NACP 患者及 341 名对照人群(2.0% vs 0%; p=0.013),结果显示 CPA1 功能性突变与慢性胰腺炎的发生仍显著相关。而且这些突变是慢性胰腺炎的独立危险因素,并不受酒精影响,只有 0.4%(2/465) 酒精性慢性胰腺炎发现 CPA1 功能受损性突变,也不受其他基因突变影响,如 PRSS1、SPINK1、CTRC、

*CFTR*,29 例 *CPA1* 功能受损性突变患者中只有 1 例 *CPA1*(c.1073-2A>G)合并有 *SPINK1* 突变(p.Asn34Ser)。

Witt 等将德国发病年龄 <10 岁的 NACP 患者单独分析时发现,早发性慢性胰腺炎与 *CPA1* 功能受损性突变的相关性最高(9.7%;$OR=84$,$p=4.1 \times 10^{-24}$)。来自日本的一项研究纳入了 128 名患有急性复发性胰腺炎及慢性胰腺炎的儿童,遗传学分析显示有 5 名患者携带有 *CPA1* 突变,占 3.9%。以上结果提示,*CPA1* 功能受损性突变与早发性慢性胰腺炎相关。此外,又有研究在波兰的两个遗传性慢性胰腺炎家系中发现了一个新的 *CPA1* 功能性突变 p.Ser282Pro,遗传方式为常染色体显性遗传,提示 *CPA1* 突变可导致遗传性慢性胰腺炎的发生。

目前大多数的 *CPA1* 功能受损性突变在欧洲的慢性胰腺炎患者中被检出,且根据划分标准,所有的功能性 *CPA1* 突变均可划归为罕见突变(MAF<0.5%)的范畴,提示其可能存在人种差异性。而上述提到的法国、捷克、波兰的联合研究发现,只有 1.3% 的病例存在功能受损性突变,*OR* 值仅是 3.6,显著低于德国人群的研究,如果只计算引起蛋白分泌缺失的突变(不包括 p.R27X),致病性突变 0.83%,而对照组是 0.16%,两者 *OR* 值也只有 5.1,也是显著低于德国研究,提示这些突变有地区性差异可能。

来自于中国的一项大型研究也表明 *CPA1* 功能性罕见突变与慢性胰腺炎的关系存在种族特异性。吴浩等人对 1 112 名中国汉族特发性慢性胰腺炎患者以及 1 580 名汉族对照人群进行了 *CPA1* 基因研究发现,在中国汉族人群中,无论是 *CPA1* 罕见突变[患者:20/1 112(1.8%)vs 对照:24/1 580(1.52%);$p=0.573$],还是 *CPA1* 功能受损性突变[(患者:3/1 112(0.27%)vs 对照:2/1 580(0.13%);$p=0.410$)],均与特发性慢性胰腺炎的发生无关。<10 岁的胰腺炎患者中有 61 名,但均未发现携带 *CPA1* 功能受损性突变。进一步分析如果包括临界功能受损性突变的一些变异(突变导致酶活性下降至正常的 20%~21%),携带功能受损性突变的胰腺炎病例数增加至 6 例(0.54%),但是其中仍只有 2 例(0.18%)突变导致的蛋白分泌受损(胰腺腺泡细胞 CPA1 蛋白分泌水平 <20%),类似于对照组的 0.13%。朱雨田等分析了 146 例慢性胰腺炎患者和 200 例健康人群的 CAP1 突变情况,发现病例组 4 例存在突变,而对照组未检测到突变,未进行突变功能试验,其中 1 例为已知突变,Witt 等证实该突变并未对酶活性和分泌造成显著影响,另外 2 例为同义突变,致病性可能小。同样来自中国的一项纳入了 45 例儿童慢性胰腺炎和 10 例儿童急性复发性胰腺炎的 10 个有关基因检测,未发现 *CPA1* 存在突变。由此可见中国人群 *CPA1* 突变及功能损害性突变在慢性胰腺炎的发病中所占比例比欧洲甚至比日本和印度都要低,基因的致病性突变具有种族特异性。

我们汇总了关于慢性胰腺炎中 *CPA1* 功能损害性突变发生情况的几个主要研究,见表 75-0-1。

表 75-0-1 不同人群 CPA1 功能受损性突变与慢性胰腺炎的关系

| 地区 | 疾病亚型 | 患病组(%) | 对照组(%) | *OR* | *p* 值 |
|---|---|---|---|---|---|
| 中国 | ICP | 3/1 112(0.27) | 2/1 580(0.13) | 2.13 | 0.410 |
| 德国 | NACP | 29/944(3.1) | 5/3 938(0.1) | 24.9 | $1.5 \times 10^{-1}$ |
| 法国、捷克、波兰 | NACP | 8/600(1.3) | 9/2 432(0.4) | 3.6 | 0.01 |
| 印度 | NACP | 5/230(2.2) | 0/264(0) | 未知 | 0.02 |
| 日本 | NACP | 5/247(2.0) | 0/341(0) | 未知 | 0.013 |

NACP:非酒精性慢性胰腺炎;ICP:特发性慢性胰腺炎

### (二)常见的 *CPA1* 基因变异

根据目前有关慢性胰腺炎中 *CPA1* 基因变异的文献报道,已知 *CPA1* 基因变异有 90 余个,除 1 例报道 *CPA1* 纯合突变合并 *SPINK1* 杂合突变(c.194+2:T>C),其余均为杂合突变。

已知的 *CPA1* 功能损害性突变有 33 个,发生在慢性胰腺炎患者中有 25 个,突变位点主要位于外显子区域,3 例位于内含子剪切区。突变形式主要是错义突变,2 例为移码突变(缺失和插入碱基)。突变主要位于外显子 7、8、10,突变热点有 c.751G>A、c.768 C>G、c.844 T>C、c.922T>C、c.1144 C>T。在中国汉族人群的研究中新发现 4 个功能损害性突变,但未发现热点突变(表 75-0-2)。

表 75-0-2　慢性胰腺炎患者及对照者中的 CPA1 功能损害性突变及对酶活性和分泌水平的影响

| 外显子 | 核酸改变 | 氨基酸改变 | 患者 | 对照 | CPA1 酶活性 | CPA1 分泌水平 |
|---|---|---|---|---|---|---|
| 2 | c.79C>T | p.Arg27Ter | 1 | 7 | 0 | 0 |
| 2 | c.80G>C | p.Arg27Pro | 0 | 1 | 0 | 0 |
| Intron2 | c.148-1G>A | p.Leu50_Glu127del | 0 | 1 | 0 | 0 |
| *3 | c.298G>A | p.Glu100Lys | 0 | 1 | 6% | 6% |
| 5 | c.542G>A | p.Arg181Gln | 0 | 1 | 1% | 39% |
| 6 | c.686C>T | p.Thr229Met | 0 | 1 | 0 | 0 |
| *6 | c.673G>A | p.Gly225 Ser | 2 | 0 | 4% | 12% |
| 7 | c.710G>A | p.Arg 237His | 0 | 2 | 0 | 81% |
| 7 | c.713A>T | p.Lys 238Met | 1 | 0 | 0 | 3% |
| *7 | c.719G>A | p.Arg240Gln | 0 | 1 | 0 | 4% |
| 7 | c.751G>A | p.Val251Met | 5 | 0 | 0 | 0 |
| 7 | c.758C>G | p.Pro253Arg | 1 | 0 | 0 | 0 |
| 7 | c.764G>T | p.Arg255Met | 1 | 0 | 0 | 86% |
| 7 | c.768C>G | p.Asn256Lys | 7 | 0 | 0 | 0 |
| 8 | c.809C>G | p.Pro270Arg | 1 | 0 | 9% | 14% |
| 8 | c.811T>C | p.Cys271Arg | 1 | 0 | 1% | 0 |
| 8 | c.829G>A | p. Gly277Ser | 1 | 0 | 0 | 0 |
| 8 | c.839C>A | p. Ala280Asp | 1 | 0 | 0 | 5% |
| 8 | c.844T>C | p. Ser282Pro | 5 | 1 | 0 | 5% |
| 8 | c.847G>A | p. Glu283Lys | 2 | 0 | 0 | 0 |
| *8 | c.916C>T | p.His306Tyr | 1 | 0 | 0 | 36% |
| 8 | c.922T>C | p.Tyr308His | 5 | 0 | 3% | 17% |
| 8 | c.941A>G | p.Tyr 314Cys | 1 | 0 | 0 | 23% |
| 8 | c.954_955delCA | p. Tyr318Ter | 2 | 0 | 0 | 0 |
| 8 | c.982G>A | p. Glu328Lys | 1 | 0 | 9% | 42% |
| Intron9 | c.1072+1G>T | p.Asp330fs | 0 | 1 | 0 | 0 |
| Intron9 | c.1073-2A>G | p.Tyr358fs | 4 | 0 | 0 | 0 |
| 10 | c.1079-27_1111dup60 | p.Thr368_Tyr369ins20 | 1 | 0 | 0 | 49% |
| 10 | c.1085G>A | p. Gly362 Glu | 1 | 0 | 0 | 6% |
| 10 | c.1126 T > C | p. Ser 376Pro | 2 | 0 | 0 | 7% |
| *10 | c.1138G>A | p.Glu380Lys | 1 | 0 | 0 | 55% |
| 10 | c.1144 C>T | p. Arg 382Trp | 5 | 0 | 0 | 31% |
| 10 | c.1217C>T | p.Ala406Val | 1 | 0 | 0 | 87% |

\* 为中国汉族人群的突变

## (三) CPA1 突变致病机制

　　Witt 等未发现 CPA1 对于胰蛋白酶原激活、胰蛋白酶活性以及 CTRC 介导的胰蛋白酶降解产生影响,说明 CPA1 功能性突变的致病机制可能与胰蛋白酶通路无关。该研究发现,慢性胰腺炎患者中绝大多数的 CPA1 基因损害性突变引起的酶活性降低主要由于蛋白分泌减少,而只有 1 例对照组 p.R27 X 突变引起分泌缺失,但是突变基因转录的 mRNA 可能经过无义介导的 mRNA 降解,其翻译产物也只是一些短肽,不可能引起内质网应激(endoplasmic reticulum stress,ERS)。这些提示 *CAP1* 基因功能性突变可能与蛋白错误折叠引发的 ERS 相关。仔细分析发现 17 个功能性突变中的 13 个突变,同样也在 *PRSS1* 基因突变中发现,而这些突变被证实能引起蛋白错误折叠。基于这些推测,将 p.Asn256Lys 突变导入 AR42J 大鼠腺泡细胞株后研究,发现该突变可引发内质网应激的发生(图 75-0-3)。同样在遗传性慢性胰腺炎家系中发现的 *CPA1* p.Ser282Pro 突变导入 HEK293T 细胞株,发现蛋白完全潴留在细胞内,提示该突变可引发 ERS。

  *CPA1* 功能性突变导致蛋白错误折叠,使蛋白分泌缺陷、产生 ERS,激活细胞死亡程序,导致细胞最终降解,而且 CPA 蛋白本身在胰液中占比高,因此可以表明上述致病机制可导致慢性胰腺炎的发生发展。

(朱方超 潘 杰 周代占)

# 参 考 文 献

1. Fagerberg L, Hallstrom BM, Oksvold P, et al. Analysis of the human tissue-specific expression by genome-wide integration of transcriptomics and antibody-based proteomics. Mol Cell Proteomics, 2014, 13(2):397-406.

2. Scheele G, Bartelt D, Bieger W. Characterization of human exocrine pancreatic proteins by two-dimensional isoelectric focusing/sodium dodecyl sulfate gel electrophoresis. Gastroen-terology, 1981, 80(3):461-473.

3. Vendrell J, Querol E, Aviles FX. Metallocarboxypeptidases and their protein inhibitors. Structure, function and biomedica-l properties. Biochim Biophys Acta, 2000, 1477(1-2):284-298.

4. Szmola R, Bence M, Carpentieri A, et al. Chymotrypsin C is a co-activator of human pancreatic procarboxypeptidases A1 and A2. J Biol Chem, 2011, 286(3):1819-1827.

5. Andras Szabo, Claudia Pilsak, Melinda Bence, et al. Complex Formation of Human Proelastases with Procarboxypeptidases A1 and A2. THE JOURNAL OF BIOLOGICAL CHEMISTRY, 2016, 291(34):17706-17716.

6. Ravin HA, Seligman AM. The colorimetric estimation of carboxypeptidase activity. J Biol Chem, 1951, ; 190:301-402.

7. Stewart JD, Gilvarg C. Determination of serum procarbox -ypeptidase A concentrations in healthy human adults. Clin C-him Acta, 2000, 292:107-115.

8. Shamamian P, Marcus S, Deutsch E, et al. Carboxypeptidase A activity in pancreatic cancer and acute pancreatitis. Gastroenterology, 1998, 114(4):A1425.

9. Matsugi S, Takatoshi Hamadab, Noriko Shioi, et al. Serum carboxypeptidase A activity as a biomarker for early-stage pancreatic carcinoma. Clin Chim Acta, 2007, 378:147-153.

10. Ozgur Kemik, Ahu Sarbay Kemik, Aziz Sumer, et al. Serum procarboxypeptidase A and carboxypeptidase A levels in pancreatic disease. Human and Experimental Toxicology, 2012, 31(5):447-451.

11. Shamamian P, Goldberg JD, Ye XY, et al. Evaluation of pro-carboxypeptidase A and carboxypeptidase A as serologic marks for adenocarcinoma of the pancreas. HPB(Oxford), 2006, 8(6):451-457.

12. Chen JM, Ferec C. Chronic pancreatitis:genetics and pathogenesis. Annu Rev Genomics Hum Genet, 2009, 10:63-87.

13. Eriko Nakano, Andrea Geisz, Atsushi Masamune, et al. Variants in pancreatic carboxypeptidase genes CPA2 and CPB1 are not associated with chronic pancreatitis. Am J Physiol Gastrointest Liver Physiol, 2015, 309:688-694.

14. Heiko Witt1, Sebastian Beer, Jonas Rosendahl, et al. Variants in CPA1 are strongly associated with early onset chronic pancreatitis. Nat Genet, 2013, 45(10):1216-1220.

15. Saito N, Suzuki M, Sakurai Y, et al. Genetic Analysis of Japanese Children With Acute Recurrent and Chronic Pancreatitis. J Pediatr Gastroenterol Nutr, 2016, 63(4):431-436.

16. Kujko AA, Berki DM, Oracz G, et al. A novel p.Ser282Pro CPA1 variant is associated with autosomal dominant hereditary pancreatitis. Gut, 2017, 66(9):1728-1730.

17. Manolio TA, Collins FS, Cox NJ, et al. Finding the missing heritability of complex diseases. Nature, 2009, 461(7265):747-753.

18. Tennessen JA, Bigham AW, O'Connor TD, et al. Evolution and functional impact of rare coding variation from deep sequencing of human exomes. Science, 2012, 337(6090):64-69.

19. Miklos Sahin-Toth. Genetic risk in chronic pancreatitis:the misfolding-dependent pathway. Curr Opin Gastroenterol, 2017, 33(5):

390-395.

20. Wu H, Zhou D-Z, Berki D, et al. No significant enrichment of rare functionally defective CPA1 variants in a large Chinese idiopathic chronic pancreatitis cohort. Hum Mutat, 2017, 38:959-963.

21. 朱雨田,姚伍秀,汪 洋,等. 中国汉族人群慢性胰腺炎的 *CPA1* 基因突变筛查. 世界华人消化杂志, 2016, 24(35):4677-4683.

22. Xiao Y, Yuan W, Yu B, et al. Targeted Gene Next-Generation Sequencing in Chinese Children with Chronic Pancreatitis and Acute Recurrent Pancreatitis. J Pediatr, 2017, 191:158-163.

23. Li-Na Dai, Ying-Wei Chen, Wei-Hui Yan, et al. Hereditary pancreatitis of 3 Chinese children Case report and literature review. Medicine, 2016, 95(36):e4604.

# 第 **76** 章

# 钙离子与胰腺炎

【摘要】胰腺腺泡细胞受到刺激后,能产生两种细胞内钙信号形式,生理强度的刺激主要引起局部钙信号,激发正常的酶原分泌,而不引起细胞内胰蛋白酶原的激活;超生理剂量的刺激引发全细胞钙信号,致细胞凋亡和坏死。在胰腺腺泡细胞生理性钙信号过程中,腺泡细胞内多种细胞器发挥了重要的调节作用。在胰腺炎的发生发展过程中,多种致病因素可触发腺泡细胞中钙离子浓度持续升高,这种病理性信号不会导致蛋白酶的持续分泌,却会引起线粒体损伤、ATP 损耗,继而导致胰蛋白酶原活化、空泡化,以及 NF-κB 信号通路活化后一系列炎性介质的激活。此外,钙离子与活性氧、线粒体膜电位三者的关系错综复杂,有待进一步研究。

## 第一节  胰腺腺泡细胞钙离子生物学功能

钙离子($Ca^{2+}$)是维持细胞生命活动的关键元素之一,在细胞信号转导过程中起到第二信使的作用,参与调节一系列重要细胞功能,如肌肉收缩、细胞运动、分泌功能、代谢、电兴奋、增殖、细胞分化等,同样也参与胰腺腺泡细胞生长代谢与胰酶分泌。胰腺腺泡细胞内 $Ca^{2+}$ 浓度在静息状态下维持在 150mmol/L,分泌状态下维持在 280mmol/L,随后由 $Ca^{2+}$ 通道的调控作用下,迅速恢复至静息水平。细胞内 $Ca^{2+}$ 浓度的变化,可从多个方面影响细胞生物学功能,甚至可导致细胞死亡。

### 一、胰腺腺泡细胞钙信号转导

胰腺腺泡细胞主要承担胰腺外分泌功能,在结构上具有高度极性。细胞顶极区域为分泌极,含有大量的酶原颗粒(zymogen granule,ZG)。基底膜位于细胞核附近,内质网(endoplasmic reticulum,ER)分布于细胞核周围。大部分线粒体(mitochondrion)定位于顶极的酶原颗粒区域和基底极之间。

胰腺腺泡细胞在多种刺激物的作用下分泌消化酶。其中最重要的两种刺激物分别是乙酰胆碱(acetylcholine,ACh)和胆囊收缩素(cholecystokinin,CCK)。两者作用于胰腺腺泡细胞引起的信息传递都与细胞内钙信号相关。胰腺腺泡细胞受到刺激后,能产生两种细胞内钙信号形式,分别为局部钙信号和全细胞钙信号。其中,生理强度的刺激主要引起局部钙信号,称之为"局部性钙震荡",表现为局限于细胞顶极的反复的短暂的细胞内 $Ca^{2+}$ 浓度增高。这种局限性钙震荡能够激发正常的酶原分泌,而不引起细胞内胰蛋白酶原的激活。而当细胞受到超生理剂量的刺激后,则产生全细胞钙信号,即钙信号由顶极发生并迅速传导至整个细胞,致使细胞内 $Ca^{2+}$ 浓度维持较长时间的升高状态。全细胞钙信号激活细胞内胰蛋白酶原,促进形成酶原空泡,继而导致细胞凋亡和坏死。

## 二、胰腺腺泡细胞生理性钙信号转导及调节

生理情况下,细胞内 $Ca^{2+}$ 浓度为 $0.1\mu mol/L$,而细胞外液 $Ca^{2+}$ 浓度约为 $1.0mmol/L$。当细胞膜 $Ca^{2+}$ 通道开放时,极低比例的 $Ca^{2+}$ 内流就足以引起细胞内 $Ca^{2+}$ 浓度的大幅度上升。与此同时,细胞膜上的钙泵启动,将 $Ca^{2+}$ 向细胞外排出,但是由 $Ca^{2+}$ 通道进入细胞内的 $Ca^{2+}$ 量远大于泵出的 $Ca^{2+}$ 量。在胰腺腺泡细胞生理性钙信号过程中,腺泡细胞内多种细胞器发挥了重要的调节作用,其相关机制分述于下。

### (一)内质网

内质网是参与胰腺腺泡细胞内钙信号转导的关键细胞器。内质网管腔中存贮着大量 $Ca^{2+}$,为细胞内"钙池"。内质网钙池中的 $Ca^{2+}$ 浓度通常为 $100\sim500\mu mol/L$,而胞质中 $Ca^{2+}$ 浓度仅为 $0.1\mu mol/L$,两者浓度相差 1 000~5 000 倍。除细胞外 $Ca^{2+}$ 内流外,内质网钙池释放 $Ca^{2+}$ 也是细胞内 $Ca^{2+}$ 浓度升高的重要原因。内质网膜表面分布肌浆网 / 内质网 $Ca^{2+}$-ATP 酶(Sarco/endoplasmic Reticulum $Ca^{2+}$ ATPase,SERCA),其功能与细胞膜的钙泵相似,在细胞内 $Ca^{2+}$ 浓度升高时起到回收 $Ca^{2+}$ 的作用。胰腺腺泡细胞中内质网主要位于细胞核周围(底侧膜附近),但有一部分内质网延伸到顶极区域,位于酶原颗粒周围。研究发现,在生理浓度乙酰胆碱的作用下,胰腺腺泡细胞内顶极区域的内质网大量释放 $Ca^{2+}$,而底侧膜附近内质网钙池中 $Ca^{2+}$ 浓度降低,进而证实钙信号产生过程中,底侧膜附近内质网内 $Ca^{2+}$ 通过管腔传送至顶极区域内质网。

### (二)线粒体

线粒体是细胞中制造能量的结构,是细胞进行有氧呼吸的主要场所,它是调控细胞内钙信号转导的另一个重要细胞器。线粒体不能直接控制 $Ca^{2+}$ 释放,但线粒体能将 $Ca^{2+}$ 限制在酶原颗粒区域,缓冲细胞内 $Ca^{2+}$ 浓度,从而在维持细胞内钙稳态过程中发挥重要作用。腺泡细胞中的活性线粒体主要集中在细胞顶极酶原(分泌)颗粒区域带。当细胞受到生理性刺激后,顶极区域的内质网钙池释放 $Ca^{2+}$,细胞内 $Ca^{2+}$ 浓度升高,邻近内质网的线粒体激活,$Ca^{2+}$ 向线粒体内转运而被吸收。活化的线粒体形成一个缓冲屏障,阻止 $Ca^{2+}$ 扩散到基底外侧区域,从而将钙信号局限于细胞顶极酶原颗粒区域。同时线粒体摄入 $Ca^{2+}$ 后激活钙依赖性脱氢酶,从而正常进行三羧酸循环,参与完成分泌功能。应用特异性线粒体抑制剂羰基氰间氯苯基腙(carbonyl cyanide m-chlorophenylhydrazone,CCCP)或抗霉素抑制线粒体功能后,线粒体内 $Ca^{2+}$ 摄取被严重降低或消除,继而 $Ca^{2+}$ 进入基底区域,并在整个胞质中传导,钙信号转导方式从局限性钙震荡转变为全细胞钙信号。从而进一步证实线粒体是维持生理性钙信号的关键因素之一。

### (三)酸性细胞器

在传统的细胞生物学模型中,已经证实在胰腺腺泡细胞中存在两个独立的功能性 $Ca^{2+}$ 储存库:内质网毒胡萝卜素(thapsigargin)敏感性钙池(存在于基底和颗粒区域),以及毒胡萝卜素不敏感的酸性 $Ca^{2+}$ 储存库(存在于顶端分泌颗粒区域)。酸性细胞器如酶原颗粒、高尔基复合体、核内体、溶酶体,也与细胞内钙释放相关。内质网钙池和酸性细胞器 $Ca^{2+}$ 储存库是细胞内 $Ca^{2+}$ 释放的两大来源,酸性细胞器释放的 $Ca^{2+}$ 约为内质网钙池中 $Ca^{2+}$ 总量的 15%。

### (四)钙释放相关第二信使及其受体

神经递质或激素诱导的细胞内储存 $Ca^{2+}$ 释放到细胞质中是一种重要的 $Ca^{2+}$ 信号传导机制,细胞内钙信号相关的第二信使主要有 1,4,5- 三磷酸肌醇(inositol 1,4,5-trisphosphate,IP3)、烟碱胺腺吟双核酸磷酸盐(nicotinic acid adenine dinucleotide phosphate,NAADP)和环腺苷二磷酸 - 核糖(cyclic ADP-ribose,cADPR)。IP3、NAADP 和 cADPR 三种信使都可以从两个独立的细胞内 $Ca^{2+}$ 储存库释放 $Ca^{2+}$(内质网毒胡萝卜素敏感性钙池和酸性细胞器钙池),作用机制是通过和相应受体结合调控细胞内钙信号。IP3 与 IP3 受体结合,NAADP 和 cADPR 则与兰尼碱受体(Ryanodine receptors,RyRs)不同部位结合而释放 $Ca^{2+}$。应用兰尼碱受体拮抗剂能够抑制 NAADP 引起的细胞内 $Ca^{2+}$ 释放,而 IP3 受体拮抗剂则影响 IP3 引起的 $Ca^{2+}$ 释放。IP3、NAADP 和 cADPR 的 $Ca^{2+}$ 释放效应都依赖于功能性 IP3 受体和兰尼碱受体,胰腺腺泡细胞内 IP3 受体主要定位于分泌极内质网,三种已知亚型的兰尼碱受体分布于整个基底外侧和顶端区域。IP3 受体及兰尼碱受体在细胞的分泌极密度最高,且在诱导 $Ca^{2+}$ 释放机制中起协同作用,放大 $Ca^{2+}$ 释放信号。

胆囊收缩素和乙酰胆碱在作用于胰腺腺泡细胞时,通过不同的第二信使引起细胞内 $Ca^{2+}$ 释放。胆囊收缩素在生理浓度下(1~10pmol/L),首先以浓度依赖性方式引起了 NAADP 水平的快速增加,诱导局部 $Ca^{2+}$ 释放,然后激活 cADPR 敏感的兰尼碱受体,维持腺泡细胞 $Ca^{2+}$ 峰值。生理情况下乙酰胆碱与细胞膜上 M 胆碱能受体结合,激活磷脂酶 C 分解磷脂酰肌醇二磷酸,生成 IP3,IP3 与内质网膜上 IP3 受体结合引起内质网钙库释放。而在全细胞钙信号产生过程中,胆囊收缩素激发的 $Ca^{2+}$ 释放主要通过 IP3,不依赖 NAADP 或 cADPR,乙酰胆碱则与之相反,这与局部性钙信号的产生过程有差异。

## 第二节　钙离子在胰腺炎发生和发展机制中的作用

急性胰腺炎是胰腺腺泡细胞内胰蛋白酶原激活引起细胞自溶的过程。其发生是由于胰蛋白酶原在胰腺腺体内的异常激活,激活的胰蛋白酶促使其他蛋白水解酶激活,进而对胰腺本身进行自我消化,并出现胰腺细胞炎症递质异常激活、腺泡细胞线粒体损伤和胰腺腺泡细胞的凋亡,从而引起胰腺的炎症和坏死。胰腺炎的早期病理改变主要包括:胰腺腺泡细胞内酶原激活,分泌极性丧失,细胞骨架裂解,酶原空泡形成等。在上述过程的发生中均可观察到胰腺腺泡细胞内 $Ca^{2+}$ 浓度的异常升高,胰腺腺泡细胞中胰蛋白酶原的细胞内过早激活高度依赖于细胞内储存的 $Ca^{2+}$ 释放的空间和时间分布,应用 $Ca^{2+}$ 螯合剂除去细胞内 $Ca^{2+}$ 时可明显抑制 $Ca^{2+}$ 浓度增高和胰蛋白酶原的激活,从而抑制胰腺炎的发生。

### 一、胰腺腺泡细胞中钙离子浓度持续升高的触发

乙酰胆碱和胆囊收缩素作用于胰腺腺泡细胞,通过反复刺激胞内内质网钙池和酸性细胞器 $Ca^{2+}$ 储存库释放 $Ca^{2+}$,可诱导细胞质中 $Ca^{2+}$ 浓度升高形成峰值。引发的 $Ca^{2+}$ 信号通过顶膜吐作用启动酶分泌,这个胰腺腺泡细胞活化过程是消化酶从细胞内酶原储存库分泌至细胞外的正常方式。而在病理情况下,细胞外 $Ca^{2+}$ 浓度的升高或超生理剂量的促分泌素刺激引起持续性细胞质 $Ca^{2+}$ 浓度上升,细胞 $Ca^{2+}$ 稳态的病理变化引发胰腺疾病的发生。从临床实例来看,比如内分泌失调导致的高钙血症,目前已被证明是胰腺炎发生发展的危险因素。又例如,在重大心脏手术实施体外循环后发生胰腺炎的患者,是由于暴露于超生理浓度的 $Ca^{2+}$ 而发病。在动物实验中,高钙血症降低胰腺炎发生的阈值水平或诱导出胰腺炎的形态改变。细胞质 $Ca^{2+}$ 浓度持续上升可介导细胞内胰蛋白酶原激活和顶端酶原颗粒区域中的液泡形成(酶原颗粒被空泡代替)。加入细胞膜通透性 $Ca^{2+}$ 螯合剂或在无钙培养液中孵育可防止这种病理性变化,从而进一步证实了 $Ca^{2+}$ 信号活化的关键作用。

此外,目前对于细胞内钙稳态的研究已经扩展到对胆汁酸、乙醇和低 pH 等诱导的胰腺炎模型领域。胰腺腺泡细胞在病理性浓度的胆汁酸刺激下,表现出细胞质中 $Ca^{2+}$ 浓度持续升高,产生全细胞钙信号,导致发生细胞死亡。单独的乙醇和其氧化代谢产物乙醛对 $Ca^{2+}$ 信号传导的影响很小或几乎没有影响,乙醇促进胰腺损伤和胰腺炎的胰腺腺泡细胞毒性作用是通过乙醇非氧化脂肪酸代谢物脂肪酸乙酯(fatty acid ethyl esters,FAEEs)来介导的。脂肪酸乙酯包括棕榈酸酸乙酯、油酸乙酯等,可诱导浓度依赖性的全细胞 $Ca^{2+}$ 浓度持续升高,继而导致腺泡细胞坏死,这些脂肪酸乙酯主要通过从内质网释放 $Ca^{2+}$ 而发挥作用。胰腺腺泡细胞中酶原活化的一个特征是需要低 pH。临床上观察到的急性胰腺炎的危险因素可以提供与疾病机制有关的重要线索。使胰腺暴露于急性酸负荷的条件是促进胰腺炎发生发展的重要原因。比如,线粒体能量缺陷和丙酸血症的受试者发生严重的乳酸酸中毒和急性胰腺炎。对于糖尿病酮症酸中毒患者,酸中毒的程度是患急性胰腺炎的主要危险因素。再如内镜逆行胰胆管造影术后胰腺炎[ post endoscopic retrograde cholangiopancreatography(ERCP)pancreatitis ],在 ERCP 术中用于注入胰管的造影剂是弱酸性的,在 ERCP 后胰腺炎的大鼠模型中,该造影剂引起胰腺炎,而通过将造影剂缓冲至中性的 pH,可显著缓解胰腺炎的表现。低血压引起的细胞外低 pH 显著增加了雨蛙素(cerulein)诱导的 $Ca^{2+}$ 的振幅信号,增强的振幅信号定位于腺泡细胞的基底外侧区域,导致病理性细胞内 $Ca^{2+}$ 增加、胰酶活化、腺泡细胞损伤,通过兰尼碱受体抑制剂预处理可减少 $Ca^{2+}$ 浓度的升高。

## 二、胰腺腺泡细胞质中钙离子浓度升高的影响

### (一) 分泌偶联失效

胰腺腺泡细胞产生的病理反应在急性胰腺炎的发生过程中起中心作用,腺泡内酶原激活是胰腺炎的发病机制中重要的早期事件,胰腺腺泡细胞中正常合成的消化酶原在细胞内被激活(而不是在它们被分泌后),消化胰腺自身及其周围组织。活化的酶原引起腺泡细胞损伤、坏死和腺泡细胞分泌缺陷,这是胰腺炎的特征。高钙血症和过度刺激(如雨蛙素)引起的胰腺腺泡细胞形态学改变主要有以下特征:腺泡细胞超微结构紊乱、分泌阻滞和胰酶提前活化。在过度刺激情况下,这个细胞形态学改变过程依赖于细胞外 $Ca^{2+}$ 水平,并可以通过从悬浮介质中除去 $Ca^{2+}$ 或通过细胞内 $Ca^{2+}$ 的螯合剂来阻断。

急性胰腺炎的发生是一个 $Ca^{2+}$ 依赖性过程,但正常的蛋白酶分泌也是如此。高浓度(非生理浓度)乙酰胆碱或胆囊收缩素,以及各种诱发急性胰腺炎的病理刺激,引起细胞溶质 $Ca^{2+}$ 浓度升高。这种信号不会导致蛋白酶的持续分泌,却与生理刺激相反,会导致细胞内胰蛋白酶活化。胰腺腺泡细胞分泌阻滞的确切机制尚未明确,目前认为融合孔扩张缺陷或肌动蛋白细胞骨架的结构破坏可能是其原因。异常(毒性)高浓度 $Ca^{2+}$ 引起的 ATP 损耗是另一个可能的路径。细胞溶质 $Ca^{2+}$ 的持续升高只能引起线粒体 $Ca^{2+}$ 升高的初始爆发,因此只有一个 ATP 产生的短暂期,由于 ATP 供能是腺泡细胞分泌过程所必需的,因此这是在急性胰腺炎中缺乏蛋白酶分泌的一个重要原因。

### (二) 胰蛋白酶原的活化

胰腺作为外分泌腺体,能够产生、储存、释放一组强有力消化酶原。胰蛋白酶是一种丝氨酸蛋白酶,一旦被活化,能够激活自身前体及大多数其他的胰蛋白酶。异位胰蛋白酶原活化后能启动胰酶链反应,导致胰腺细胞的自身消化。通过特异性抑制剂抑制丝氨酸蛋白酶的活性可以减少实验胰腺炎模型中的细胞损伤。胰酶的提前活化是胰腺炎腺泡损伤过程中被普遍认同的关键病理变化。在腺泡细胞内可调控 $Ca^{2+}$ 浓度的结构有内质网钙池和酸性细胞器 $Ca^{2+}$ 储存库,内质网主要位于细胞基底部,酸性细胞器主要位于细胞顶部。正常情况下随着酶原颗粒的外排,胞质内的 $Ca^{2+}$ 在细胞顶部 $Ca^{2+}$-ATP 酶的作用下不断被排出细胞外,同时细胞基底部的储存调控 $Ca^{2+}$ 通道(store-operated $Ca^{2+}$ channels)开放促进细胞外 $Ca^{2+}$ 内流,从而维持细胞内 $Ca^{2+}$ 浓度平衡。

胰蛋白酶原以及其他酶原主要储存在胰腺腺泡细胞内的酶原颗粒中,当外界刺激导致腺泡细胞内 $Ca^{2+}$ 浓度升高时,酶原颗粒通过外排方式释放各种酶原。其主要发生过程为:胆囊收缩素或乙酰胆碱与腺泡细胞膜 G 蛋白耦联受体结合,通过磷脂酶 C 通路使细胞内 IP3 和二酰基甘油(Diacylglycerol,DAG)浓度升高,IP3 和 DAG 与其在内质网钙池和酸性细胞器 $Ca^{2+}$ 储存库的 IP3 受体结合,诱发 $Ca^{2+}$ 释放,使细胞内 $Ca^{2+}$ 浓度升高。除 IP3 和 DAG 途径外,环磷酸腺苷(Cyclic Adenosine monophosphate,cAMP)和 NAADP 也可诱导胰腺腺泡细胞内 $Ca^{2+}$ 浓度升高。

胆盐和脂肪酸乙酯引起 $Ca^{2+}$ 从内质网和顶端存储的释放,钙诱导钙离子释放(calcium-induced calcium release,CICR)机制的加强又对胰酶原活化起到关键作用。胰蛋白酶原的提前激活发生在胞外分泌后的胞内结构:顶端酶原颗粒区域(此结构大而空,胰蛋白酶原与溶酶体共定位于该区域),酶原颗粒被认为是胰蛋白酶原活化位点,其中的空泡形成(酶原颗粒被空泡代替)先于胰酶原活化,空泡 ATP 酶是先决条件。

胰蛋白酶原分子中存在两个氨基酸位点:23 号赖氨酸和 122 号精氨酸(R122),容易受到其他胰蛋白酶分子的攻击,两个位点对胰蛋白酶原的活化发挥调控作用。其中,23 号赖氨酸位点裂解会导致胰蛋白酶原激活,并释放 8 氨基酸胰蛋白酶原激活肽(trypsinogen activation peptide,TAP),而 122 号精氨酸位点裂解导致胰蛋白酶失活。这两个位点对攻击的敏感性是由钙结合位点的 $Ca^{2+}$ 浓度所决定的。当细胞内处于低 $Ca^{2+}$ 浓度时(比如正常的腺泡细胞 $Ca^{2+}$ 浓度),通过显露 122 号精氨酸位点而限制胰蛋白酶原激活,促进胰蛋白酶失活;而当细胞内 $Ca^{2+}$ 浓度异常升高时(如腺泡细胞在刺激物作用下或钙信号失调),可显露 23 号赖氨酸位点,促进酶原的激活且抑制胰蛋白酶的灭活。因此,调节细胞内 $Ca^{2+}$ 浓度对预防胰蛋白酶原激活和胰腺损伤至关重要。

### （三）病理性钙信号转导

胰腺腺泡细胞受到大剂量的钙释放激动剂（如乙酰胆碱和胆囊收缩素）刺激后可触发病理性细胞内钙信号，细胞内 $Ca^{2+}$ 以全细胞性方式转导，激活胰蛋白酶原，促进顶端酶原颗粒区域空泡形成。与此类似，胆汁酸、超氧化物、乙醇非氧化脂肪酸代谢物等胰腺炎危险因素作用于体外培养的胰腺腺泡细胞，也都可以引起细胞内 $Ca^{2+}$ 浓度异常增高。全细胞性持续性细胞内 $Ca^{2+}$ 浓度异常升高依赖于细胞外 $Ca^{2+}$ 内流。胞外 $Ca^{2+}$ 通过底侧膜上的钙库操纵性 $Ca^{2+}$ 通道（store-operated $Ca^{2+}$ channals，SOC）进入细胞内，并被底侧膜附近的内质网回收摄入，以维持钙池释放。

由 $Ca^{2+}$ 储存耗竭触发的持续性 $Ca^{2+}$ 内流需要胞质中 $Ca^{2+}$ 浓度的异常升高，而抑制胞质 $Ca^{2+}$ 浓度上升可阻止胰蛋白酶原活化、空泡化和坏死等病理改变。在胰腺腺泡细胞中使用线粒体靶向荧光素酶的实验已经证明，胆汁酸和乙醇非氧化性代谢产物除了引起细胞质内 ATP 减少以外，还引起线粒体 ATP 水平的显著降低。胆汁酸牛磺石胆酸 3- 硫酸盐（TLC-S）可诱导持续的胞质 $Ca^{2+}$ 浓度升高。然而，在持续的胞质 $Ca^{2+}$ 浓度升高的情况下，对线粒体功能的刺激作用迅速丧失，从而抑制 ATP 的产生。ATP 输出的降低会改变 IP3 受体功能并抑制 ATP 驱动的 $Ca^{2+}$ 泵，从而阻止从细胞质内 $Ca^{2+}$ 的清除。在胰腺损伤条件下，正常线粒体功能对于维持钙稳态和细胞完整性有着至关重要的作用。

### （四）线粒体损伤

胰腺腺泡细胞中持续高水平的细胞质 $Ca^{2+}$ 浓度是胰腺炎期间细胞死亡的调节剂，线粒体的功能失常被认为是导致腺泡细胞死亡的重要原因。腺泡细胞内的 $Ca^{2+}$ 浓度持续升高导致线粒体去极化，降低 $Ca^{2+}$ 泵活性，加重细胞质内 $Ca^{2+}$ 超载，过早激活胰蛋白酶原，导致胰腺水肿、坏死等病理反应。

实验证明胆囊收缩素等促分泌素作用于胰腺腺泡细胞导致的线粒体去极化作用，是由胞质内的 $Ca^{2+}$ 浓度所介导，而不是由线粒体去极化而激活的其他信号传导途径，并且通过缓冲胞质钙可消除线粒体去极化。在静止细胞中，钙大部分被储存在内质网，激素和神经递质通过 IP3 等第二信使引起 $Ca^{2+}$ 从内质网释放到细胞质中。在生理条件下，$Ca^{2+}$ 浓度的变化是非常短暂的，瞬时变化介导正常生理功能，例如蛋白质和离子的分泌。然而，高浓度的乙酰胆碱或胆囊收缩素导致细胞质 $Ca^{2+}$ 浓度持续升高。在这种情况下，过量的细胞质 $Ca^{2+}$ 被线粒体吸收，导致线粒体功能障碍和细胞死亡。细胞质钙浓度越高，增加的持续时间越长，细胞死亡越可能来自坏死而不是凋亡。此外，胆汁酸、乙醇非氧化脂肪酸代谢物脂肪酸乙酯、胆石和酒精等引发胰腺炎的危险因素，都可以导致胞质 $Ca^{2+}$ 浓度的增加，继而通过线粒体功能障碍，进一步表明了 $Ca^{2+}$ 在细胞死亡应答中的关键作用。

胆囊收缩素等促分泌素通过第二信使受体钙通道释放 $Ca^{2+}$，腺泡细胞线粒体基质钙超载诱导线粒体通透性转换孔（mitochondrial permeability transition pore，MPTP）开放，这个非特异性线粒体内膜通道导致 ATP 产生所必需的线粒体膜电位损失，进而导致线粒体去极化，ATP 的生成受损，细胞死亡途径活化。

### （五）ATP 损耗

由乙酰胆碱或胆囊收缩素等促分泌素诱导胰腺腺泡细胞的 ATP 显著和快速的消耗可以通过 $Ca^{2+}$ 依赖性的线粒体 ATP 生成的上调而被有效地补偿，使得胞质总体 ATP 浓度升高。ATP 产量和细胞质 ATP 浓度的增加以补偿由 $Ca^{2+}$ 信号诱导的潜在能量损失是有用的保护机制。通过乙酰胆碱或胆囊收缩素增加 ATP 产生，有利于细胞正常进行分泌酶和电解质的生理功能。

在人类疾病和实验性胰腺炎中，腺泡细胞死于凋亡和坏死。这两种主要类型的细胞死亡在形态学和生物化学方面具有明显的差异。凋亡途径中的关键分子步骤是细胞色素 C 从线粒体中释放并激活半胱氨酸蛋白酶。细胞凋亡保留了质膜完整性，而坏死细胞释放其成分，破坏邻近细胞并促进炎症。因此，坏死性死亡对机体而言比凋亡性死亡更具危险性。线粒体在调节细胞死亡方面发挥核心作用，因为线粒体膜透化是坏死和凋亡的通用触发因素。细胞凋亡是 ATP 依赖性的，细胞可能需要 ATP 产量的增加才能成功进行细胞凋亡并去除受损细胞而不会对其邻近细胞造成进一步的损伤。目前研究证明有效的细胞凋亡可降低急性胰腺炎的严重程度。与之相反，牛磺石胆酸 3- 硫酸盐和非氧化性乙醇代谢物脂肪酸棕榈油酸（POA）和棕榈油酸乙酯（POAEE）则会降低胞质和线粒体 ATP，这可能是造成这些物质的破坏作用的主要因素。虽然 POA，POAEE 和牛磺石胆酸 3- 硫酸盐都是 $Ca^{2+}$ 释放激动剂，但研究发现线粒体和细胞质中 ATP 浓度下降的事实，提示这些物质通过 $Ca^{2+}$ 上调 ATP 产生的能力机制被这些化合物对细胞生物能量学的负面影响所掩盖。胆汁酸牛磺石胆酸 3- 硫酸盐有着显著的降低 ATP 浓度的作用。其中一个原因可能是对 ATP 的需求增加，因为除了激活 $Ca^{2+}$ 依赖性电流之外，牛磺石胆酸 3- 硫酸盐还会激活由非选择性通道进行的阳离子电流并加速 ATP 消耗。另一种可能性可能是牛磺石胆酸 3- 硫酸盐对胰腺腺泡细胞线粒体的去极化作用。这些物质不能增加胞质或线粒体 ATP 水平，ATP 的损耗则完全破坏了钙稳态的维持，使钙超载持续存在，异常的 $Ca^{2+}$ 信号通过线粒体去极化和 ATP 下降，阻碍细胞进入凋亡路径，导致腺泡细胞坏死。坏死细胞分解释放毒性代谢物到邻近细胞，然后进一步引起这些细胞的胞质中钙离子浓度持续升高，这使得这些化合物成为急性胰腺炎的特别危险的诱导剂。而补充细胞内 ATP 可阻止 $Ca^{2+}$ 持续增加诱导的腺泡细胞坏死。

### （六）核因子 -κB 信号通路活化

核因子 -κB（NF-κB）是一种促炎性核转录因子，负责介导大量参与炎症、胚胎发育、组织损伤和修复的基因的表达，这些基因在急性胰腺炎的发生发展过程中发挥着重要作用。NF-κB 在胰腺炎早期在腺泡细胞中被激活，负责介导 NF-κB 信号通路活化的是病理性 $Ca^{2+}$ 信号和蛋白激酶 C 同工型的激活，而不是依赖于胰蛋白酶原的激活。NF-κB 信号通路活化后一系列 NF-κB 下游分子被激活，如肿瘤坏死因子 -α（TNF-α），白介素 -10（IL-10），白介素 -6（IL-6），白介素 -1b（IL-1b）和诱导型一氧化氮合酶（iNOS）等，导致局部炎症，继而引发胰腺整体的损伤和广泛的全身炎症反应。基因敲除和细胞转染技术在小鼠和腺泡细胞上的应用均证实 NF-κB 活化发生在急性胰腺炎早期并且不依赖胰酶的活化。

因此当细胞内 $Ca^{2+}$ 浓度升高时不仅可以激活胰蛋白酶原，同时还可以激活 NF-κB 通路，促进炎症递质的产生。细胞内胰蛋白酶对 NF-κB 的活性没有显著影响。然而，细胞外胰蛋白酶则引起细胞损伤并显著增加 NF-κB 活性。这些研究表明，活性胰蛋白酶的定位决定了其对胰腺腺泡细胞的作用。这一新模式将提升我们对活性胰蛋白酶在胰腺炎中的作用及其相关炎症反应的理解。NF-κB 信号通路被早期激活并且主要负责在胰腺炎发展过程中发生的炎症反应。NF-κB 调节影响炎症，免疫和细胞死亡的基因靶点。

NF-κB 是胰腺炎期间炎症反应的关键组成部分。细胞外胰蛋白酶是 NF-κB 的强力诱导剂。因此，酶活性胰蛋白酶的定位可能是决定其在胰腺内的生物效应的关键。NF-κB 主要通过去磷酸化发挥生物学作用，通过进入细胞核而参与转录调控。许多不同的胰腺炎动物模型已经确定了一些因素，如胆囊收缩素、促炎细胞因子和 ROS，都激活了胰腺 NF-κB 信号通路。

NF-κB 激活在急性胰腺炎发病机制中的作用一直受到密切关注。尽管在急性胰腺炎诱导之前，在动物模型中阻断 NF-κB 激活的细胞质效应或多或少被证实，但还需要进一步的研究来检验在疾病发生后抑制 NF-κB 的激活是否有益。此外，必须进一步识别与调节 NF-κB 激活有关的信号蛋白和通路，以便评估这些分子的治疗潜力。NF-κB 信号通路中还有不少问题值得进一步深入研究，例如，在炎症相关基因中确定基因多态性，将有助于阐明胰腺炎的发病机制，了解 NF-κB 在胰腺炎等炎症性疾病中的确切作用。

### （七）氧化应激

广泛的证据表明，$Ca^{2+}$ 信号传导和活性氧（reactive oxygen species，ROS）密切相关，$Ca^{2+}$ 诱导的 ROS 产生的确切机制尚不清楚，但可能涉及呼吸复合体三维构象的改变，而 $Ca^{2+}$ 稳态的许多方面对细胞氧化还原状态敏感。ROS 可以破坏细胞成分，如蛋白质、脂质和 DNA，ROS 参与急性胰腺炎发病过程中炎症的级联反应，介导炎症细胞黏附和持续性的组织损伤。大量的研究表明 ROS 在急性胰腺炎的发生、发展过程中起着重要作用，并且与急性胰腺炎疼痛症状的产生密切相关，目前已进行以氧化应激为靶点的抗氧化治疗的基础研究。

然而，虽然氧化应激已被认为是该疾病发病机制的主要参与者，其确切作用尚不明确。近年的研究进展正在改变我们以前 ROS 作为非特异性细胞毒性剂的认知，临床研究结果表明，抗氧化剂治疗不能改善急性胰腺炎，并可能实际上加重胰腺炎病情。ROS，特别是线粒体 ROS，介导胰腺炎中的腺泡细胞凋亡。实验发现，通过阻断线粒体 ROS 产生，可抑制胆囊收缩素和牛磺石胆酸 3- 硫酸盐诱导的胰腺腺泡细胞凋亡。胰腺炎中腺泡细胞死亡的模式通过 $Ca^{2+}$、线粒体膜电位和 ROS 之间的相互作用而在线粒体水平上被调节。ROS 促进细胞凋亡而避免坏死，这可能在细胞应激中起到重要的保护作用。

在组织抗氧化剂水平低或 ROS 产生超过正常抗氧化能力范围的条件下,发生氧化应激。研究表明与急性胰腺炎过程中相关的氧化应激增加,包括由导管阻塞和牛磺胆酸盐诱导的氧化应激,得出结论 ROS 涉及介导组织损伤,但这并不是急性胰腺炎发生的触发因素。此外,通过抗氧化剂清除 ROS 不会减轻两种急性胰腺炎模型中的腺泡细胞损伤,仅观察到水肿减轻。

胞内 $Ca^{2+}$ 水平及定位的控制非常重要,$Ca^{2+}$ 内流、释放和回收摄入机制必须精准协调才能确保线粒体功能障碍不会发生。除胰腺腺泡细胞以外,对其他多种细胞类型的研究表明 $Ca^{2+}$ 稳态过程对细胞内氧化还原环境很敏感。ROS 产生和 ROS 清除系统之间的平衡支撑着细胞的正常功能。ROS 产生是胰腺腺泡细胞死亡的关键决定因素,ROS 主要是促进细胞凋亡,这种作用可以作为急性细胞应激条件下的保护机制。

此外,当考虑 ROS 在胰腺病理生理学中的作用时,应该认识到多个 ROS 靶标的存在。抑制 ROS 生成或清除 ROS 的干预措施必然会影响体内不同的系统。急性胰腺炎过程中的局部炎症可升级为涉及全身性中性粒细胞活化和浸润的全身炎症反应综合征(SIRS),后者产生 ROS 加剧了实验性胰腺炎的进展。ROS 还激活 NF-κB 信号通路,导致中性粒细胞通过趋化因子和细胞因子转录进入,中性粒细胞在呼吸爆发期间进一步释放 ROS 和活性氮。因此,氧化应激放大了急性胰腺炎病程中的初始组织损伤。

生理范围内的瞬时 $Ca^{2+}$ 信号对神经激素刺激的外分泌功能是不可或缺的。$Ca^{2+}$ 释放通道,$Ca^{2+}$ 内流机制和能量依赖性 $Ca^{2+}$ 泵对细胞氧化还原环境敏感,线粒体为主产生的 ROS 可能显著地影响 $Ca^{2+}$ 稳态。然而,急性胰腺炎的刺激物引发 $Ca^{2+}$ 浓度的全细胞内的持续性升高时,线粒体功能则受到损害。ROS 产生系统与存在于细胞中的多种抗氧化防御机制的活性之间的平衡,决定了细胞的命运。胰腺腺泡细胞中短暂性 $Ca^{2+}$ 水平升高可通过 ROS 的生成促进细胞凋亡,该过程可去除死亡细胞而不引发炎症,因而构成保护机制。相反的,持续线粒体 $Ca^{2+}$ 增加,最终导致 ATP 生成的崩溃,线粒体能量产生的抑制导致 ATP 依赖性 $Ca^{2+}$ 泵的失败。细胞坏死触发 SIRS,将中性粒细胞募集到炎症部位,导致 ROS 的进一步释放,形成恶性循环。因此,抗氧化剂的应用可以减少全身炎症,然而,抗氧化剂同时抑制胰腺中 ROS 介导的细胞凋亡,也可能通过增加坏死性细胞死亡而加剧器官损伤。近年的临床研究结果显示,抗氧化剂疗法在急性胰腺炎的治疗中无效,而且实际上可能使病情恶化。因此,ROS 不能简单地被看作是一个非特异性细胞毒性剂,ROS 与胰腺炎的关系有待进一步研究。

(侯俊良)

# 参 考 文 献

1. Osipchuk YV, Wakui M, Yule DI, et al. Cytoplasmic Ca2+ oscillations evoked by receptor stimulation, G-protein activation, internal application of inositol trisphosphate or Ca2+: simultaneous microfluorimetry and Ca2+ dependent Cl- current recording in single pancreatic acinar cells. EMBO J, 1990, 9(3): 697-704.

2. Gerasimenko OV, Gerasimenko JV, Rizzuto RR, et al. The distribution of the endoplasmic reticulum in living pancreatic acinar cells. Cell Calcium, 2002, 32(5-6): 261-268.

3. Tinel H, Cancela JM, Mogami H, et al. Active mitochondria surrounding the pancreatic acinar granule region prevent spreading of inositol trisphosphate-evoked local cytosolic Ca(2+) signals. EMBO J, 1999, 18(18): 4999-5008.

4. Johnson PR, Tepikin AV, Erdemli G. Role of mitochondria in Ca(2+) homeostasis of mouse pancreatic acinar cells. Cell Calcium, 2002, 32(2): 59-69.

5. Gerasimenko JV, Sherwood M, Tepikin AV, et al. NAADP, cADPR and IP3 all release Ca2+ from the endoplasmic reticulum and an acidic store in the secretory granule area. J Cell Sci, 2006, 119(Pt 2): 226-238.

6. Ashby MC, Craske M, Park MK, et al. Localized Ca2+ uncaging reveals polarized distribution of Ca2+-sensitive Ca2+ release sites: mechanism of unidirectional Ca2+ waves. J Cell Biol, 2002, 158(2): 283-292.

7. Yamasaki M, Thomas JM, Churchill GC, et al. Role of NAADP and cADPR in the induction and maintenance of agonist-evoked Ca2+ spiking in mouse pancreatic acinar cells. Curr Biol, 2005, 15(9): 874-878.

8. Petersen OH. Ca2+-induced pancreatic cell death: roles of the endoplasmic reticulum, zymogen granules, lysosomes and

endosomes. J Gastroenterol Hepatol,2008,3(1):S31-36.

9. Mukherjee R,Criddle DN,Gukovskaya A,et al. Mitochondrial injury in pancreatitis. Cell Calcium,2008,44(1):14-23.

10. Krüger B,Albrecht E,Lerch MM. The role of intracellular calcium signaling in premature protease activation and the onset of pancreatitis. Am J Pathol,2000,157(1):43-50.

11. Petersen OH,Tepikin AV. Polarized calcium signaling in exocrine gland cells. Annu Rev Physiol,2008,70:273-299.

12. Raraty M,Ward J,Erdemli G,et al. Calcium-dependent enzyme activation and vacuole formation in the apical granular region of pancreatic acinar cells. Proc Natl Acad Sci U S A,2000,97(24):13126-13131.

13. Gerasimenko JV,Lur G,Sherwood MW,et al. Pancreatic protease activation by alcohol metabolite depends on Ca2+ release via acid store IP3 receptors. Proc Natl Acad Sci U S A,2009,106(26):10758-10763.

14. Petersen OH,Sutton R. Ca2+ signalling and pancreatitis:effects of alcohol,bile and coffee. Trends Pharmacol Sci,2006,27(2):113-120.

15. Criddle DN,Raraty MG,Neoptolemos JP,et al. Ethanol toxicity in pancreatic acinar cells:mediation by nonoxidative fatty acid metabolites. Proc Natl Acad Sci U S A,2004,101(29):10738-10743.

16. Gorelick FS,Thrower E. The acinar cell and early pancreatitis responses. Clin Gastroenterol Hepatol,2009,7(11 Suppl):S10-14.

17. Reed AM,Husain SZ,Thrower E,et al. Low extracellular pH induces damage in the pancreatic acinar cell by enhancing calcium signaling. J Biol Chem,2011,286(3):1919-1926.

18. Saluja AK,Lerch MM,Phillips PA,et al. Why does pancreatic overstimulation cause pancreatitis? Annu Rev Physiol,2007,69:249-269.

19. Saluja AK,Bhagat L,Lee HS,et al. Secretagogue-induced digestive enzyme activation and cell injury in rat pancreatic acini. Am J Physiol,1999,276(4 Pt 1):G835-842.

20. Petersen OH,Tepikin AV,Gerasimenko JV,et al. Fatty acids,alcohol and fatty acid ethyl esters:toxic Ca2+ signal generation and pancreatitis. Cell Calcium,2009,45(6):634-642.

21. Petersen OH,Gerasimenko OV,Gerasimenko JV. Pathobiology of acute pancreatitis:focus on intracellular calcium and calmodulin. F1000 Med Rep,2011,3:15.

22. Pandol SJ,Saluja AK,Imrie CW,et al. Acute pancreatitis:bench to the bedside. Gastroenterology,2007,132(3):1127-1151.

23. Petersen OH,Gerasimenko OV,Tepikin AV,et al. Aberrant Ca(2+)signalling through acidic calcium stores in pancreatic acinar cells. Cell Calcium,2011,50(2):193-199.

24. Weiss FU,Halangk W,Lerch MM. New advances in pancreatic cell physiology and pathophysiology. Best Pract Res Clin Gastroenterol,2008,22(1):3-15.

25. Sherwood MW,Prior IA,Voronina SG,et al. Activation of trypsinogen in large endocytic vacuoles of pancreatic acinar cells. Proc Natl Acad Sci U S A,2007,104(13):5674-5679.

26. Whitcomb DC. Genetic aspects of pancreatitis. Annu Rev Med,2010,61:413-424.

27. Voronina SG,Barrow SL,Gerasimenko OV,et al. Effects of secretagogues and bile acids on mitochondrial membrane potential of pancreatic acinar cells:comparison of different modes of evaluating DeltaPsim. J Biol Chem,2004,279(26):27327-27338.

28. González A,Granados MP,Salido GM,et al. H2O2-induced changes in mitochondrial activity in isolated mouse pancreatic acinar cells. Mol Cell Biochem,2005,269(1-2):165-173.

29. Booth DM,Mukherjee R,Sutton R,et al. Calcium and reactive oxygen species in acute pancreatitis:friend or foe? Antioxid Redox Signal,2011,15(10):2683-2698.

30. Criddle DN,Gerasimenko JV,Baumgartner HK,et al. Calcium signalling and pancreatic cell death:apoptosis or necrosis? Cell Death Differ,2007,14(7):1285-1294.

31. Mukherjee R,Mareninova OA,Odinokova IV,et al. Mechanism of mitochondrial permeability transition pore induction and damage in the pancreas:inhibition prevents acute pancreatitis by protecting production of ATP. Gut,2016,65(8):1333-1346.

32. Voronina SG,Barrow SL,Simpson AW,et al. Dynamic changes in cytosolic and mitochondrial ATP levels in pancreatic acinar cells. Gastroenterology,2010,138(5):1976-1987.

33. Criddle DN,Murphy J,Fistetto G,et al. Fatty acid ethyl esters cause pancreatic calcium toxicity via inositol trisphosphate receptors and loss of ATP synthesis. Gastroenterology,2006,130(3):781-793.

34. Booth DM,Murphy JA,Mukherjee R,et al. Reactive oxygen species induced by bile acid induce apoptosis and protect against necrosis in pancreatic acinar cells. Gastroenterology,2011,140(7):2116-2125.

35. Gukovskaya AS,Gukovsky I. Which way to die:the regulation of acinar cell death in pancreatitis by mitochondria,calcium,and

reactive oxygen species. Gastroenterology,2011,140(7):1876-1880.

36. Rakonczay Z Jr,Duda E,Kaszaki J,et al. The anti-inflammatory effect of methylprednisolone occurs down-stream of nuclear factor-kappaB DNA binding in acute pancreatitis. Eur J Pharmacol,2003,19 464(2-3):217-227.

37. Dawra R,Sah RP,Dudeja V,et al. Intra-acinar trypsinogen activation mediates early stages of pancreatic injury but not inflammation in mice with acute pancreatitis. Gastroenterology,2011,141(6):2210-2217.e2.

38. Xie H,Yang M,Zhang B,et al. Protective Role of TNIP2 in Myocardial Injury Induced by Acute Pancreatitis and Its Mechanism. Med Sci Monit,2017,27(23):5650-5656.

39. Ji B,Gaiser S,Chen X,et al. Intracellular trypsin induces pancreatic acinar cell death but not NF-kappaB activation. J Biol Chem,2009,284(26):17488-17498.

40. Sah RP,Saluja A. Molecular mechanisms of pancreatic injury. Curr Opin Gastroenterol,2011,27(5):444-451.

41. Rakonczay Z Jr,Hegyi P,Takács T,et al. The role of NF-kappaB activation in the pathogenesis of acute pancreatitis. Gut,2008, 57(2):259-267.

42. Brookes PS,Yoon Y,Robotham JL,et al. Calcium,ATP,and ROS:a mitochondrial love-hate triangle. Am J Physiol Cell Physiol, 2004,287(4):C817-33.

43. Hackert T,Werner J. Antioxidant therapy in acute pancreatitis:experimental and clinical evidence. Antioxid Redox Signal, 2011,15(10):2767-2777.

44. Rau B,Poch B,Gansauge F,et al. Pathophysiologic role of oxygen free radicals in acute pancreatitis:initiating event or mediator of tissue damage? Ann Surg,2000,231:352-360.

45. Urunuela A,Sevillano S,de la Mano AM,et al. Time-course of oxygen free radical production in acinar cells during acute pancreatitis induced by pancreatic duct obstruction. Biochim Biophys Acta,2002,1588:159-164.

46. Gukovskaya AS,Vaquero E,Zaninovic V,et al. Brennan ML. Holland S. Pandol SJ. Neutrophils and NADPH oxidase mediate intrapancreatic trypsin activation in murine experimental acute pancreatitis. Gastroenterology,2002,122:974-984.

47. Schoenberg MH,Birk D,Beger HG. Oxidative stress in acute and chronic pancreatitis. Am J Clin Nutr,1995,62:1306S-1314S.

# 第77章

# 胰泌素与胰腺炎

【摘要】本章就胰泌素对胰腺外分泌功能、胃酸分泌、胃肠运动、胆汁分泌及其他一些生理学功能进行系统阐述;胰泌素的分泌及其反馈调节是一个复杂的过程,涉及胰腺外分泌的负反馈调节、胰泌素释放和作用的神经激素调节以及诸多胰泌素释放和作用的刺激因子及抑制因子,均在本章进行描述;胰泌素的病理生理状态包括高胰泌素血症及低胰泌素血症,均有相应的表现;最后本章就传统胰泌素试验及最近开展的内镜下胰泌素试验、胰泌素 MRCP 在慢性胰腺炎诊断中的应用进行比较,以及胰泌素对于慢性胰腺炎顽固性疼痛的治疗价值进行介绍。

## 第一节 胰泌素的生理学功能

目前胰泌素的生理学功能研究大多是在实验动物身上获得,而在人类中胰泌素的真正生理功能要复杂得多,由于缺乏可靠的人胰泌素受体拮抗剂,其在人体中的生理学功能及其机制尚不完全明确。

### 一、对胰腺外分泌功能的作用

在犬的研究中发现,犬进食肉食后,给予兔抗胰泌素抗体使之与犬分泌的胰泌素完全结合,犬体内胰液及碳酸氢盐的分泌受到显著抑制,说明内源性胰泌素的特异性作用是刺激犬的胰腺分泌胰液和碳酸氢盐。在豚鼠和大鼠的实验中亦观察到内源性胰泌素具有类似的作用。因此,胰泌素是促进胰液及碳酸氢盐分泌的主要胃肠激素。因缺乏特异及有效的胰泌素受体拮抗剂,目前尚缺乏在人类中的研究。

犬胰液和碳酸氢盐的分泌可被抗胰泌素抗体或胆囊收缩素受体(cholecystokinin receptor,CCK)拮抗剂丙谷胺所抑制,此外,丙谷胺还抑制大鼠中膳食脂肪引起的胰液分泌。因此,CCK 是胰液和碳酸氢盐分泌的重要且不可或缺的激素。胰泌素和 CCK 同时分泌入血液中,两种激素同时从近端小肠黏膜释放,即使是在十二指肠酸化情况下也是如此。所以胰液和碳酸氢盐的分泌是由胰泌素和 CCK 协同作用刺激的,两者在生理状态下(餐后状态,十二指肠酸化,十二指肠油酸钠输注等)不可分离。在人,犬,豚鼠和大鼠中静脉应用生理剂量胰泌素促进胰液及碳酸氢盐分泌的作用可被 CCK 加强。因此,这两种激素对于餐后胰腺分泌胰酶和碳酸氢盐的作用至关重要。CCK 对胰腺外分泌富含碳酸氢盐的液体的作用与对酶分泌的刺激活性同等重要。接近 20% 的胰液和碳酸氢盐分泌可能由非胰泌素刺激物驱动,其中可能包括乙酰胆碱,CCK,胃泌素释放肽(Gastrin releasing peptide,GRP)和垂体腺苷酸环化酶激活多肽(Pituitary adenylate cyclase activating polypeptide,PACAP)等潜在因素。

近年来,胰泌素缺陷型和胰泌素受体缺陷型小鼠模型已成功用于胰泌素对胰腺外分泌、胆管、中枢神经系统及肾脏作用的研究。Sans 等人在胰泌素受体缺陷小鼠中发现,缺陷小鼠胰液基础分泌量显著低于对照小鼠,这表明内源性胰泌素对小鼠基础胰液分泌具有显著的刺激作用。更重要的是,在同一胰泌素受体缺陷小鼠模型中,即使是静脉内大剂量(2CU/kg)给予胰泌素刺激的胰液分泌也明显少于对照小鼠,说明胰泌素是促进胰腺外分泌的主要激素。

## 二、对胃酸分泌的影响

胰泌素是一种生理性的肠抑胃肽,肠抑胃肽的概念是由 Kosaka 和 Lim 于 1930 年提出,他们发现通过十二指肠内输注脂肪乳剂可抑制犬胃酸分泌,进一步研究发现,当用它们的十二指肠黏膜提取物注射入静脉时,胃酸分泌显著减少。格林利等人在 1957 年报道了部分纯化的胰泌素对犬胃酸分泌的抑制作用,他们将这种激素命名为"肠抑胃肽"。而后许多研究证实胰泌素在犬和人类中的类似效应。然而,大多数研究者使用的是药物剂量的胰泌素。只有在获得纯的胰泌素或人工合成胰泌素并确定了生理剂量范围后,才能确定其是否属于肠抑胃肽。

在犬的研究中,胰泌素可抑制由胃泌素或五肽胃泌素刺激的胃酸分泌,当用兔抗胰泌素抗体中和后,餐后胃泌素释放和胃酸释放显著增加,因此,餐后胃泌素释放和酸分泌在一定程度上受到循环内源性胰泌素的调节。在人体中,静脉内使用生理剂量的胰泌素抑制了胃酸分泌。在大鼠的研究中发现,胰泌素的抑制机制可能是由生长抑素和前列腺素介导的。

## 三、对胃肠运动的影响

静脉给予胰泌素可抑制人和猫的食管下括约肌、胃肠道,犬的胃,人和犬的小肠及人的结肠的收缩运动,并且也抑制人类胃液的排空。但这些研究中使用的胰泌素的剂量均是药物剂量。在生理剂量范围内静脉使用,发现外源性胰泌素在有意识的犬中延迟胃液的排空。另外,用抗胰泌素抗体中和内源性胰泌素时,胃排空时间缩短。在人类中,静脉注射生理剂量的胰泌素也显示出对胃排空的抑制作用。这些证据表明,胰泌素是犬、人和大鼠胃运动的生理抑制剂。胰泌素对小肠和大肠运动的确切生理作用尚待进一步研究。

## 四、对胆汁分泌的影响

在胰泌素,胃泌素和胃泌素释放肽等几种胃肠肽或激素中,胰泌素对胆汁中水和碳酸氢盐的分泌起着关键作用,胰泌素受体在大鼠肝外胆管和啮齿动物肝内较大的胆管中均有表达。胰泌素刺激动物的胆管和小胆管、分离的猪和犬肝脏及人类中水和碳酸氢盐及氯化物的分泌,但胰泌素不影响胆汁酸分泌。还有证据表明,在胰泌素诱导胆汁分泌期间,微胆管分泌增加。但这些研究大多是使用药物剂量的不纯的胰泌素进行的。这些有关循环内源性胰泌素作用的结论须在使用生理剂量纯胰泌素的条件下验证,并且必须经胰泌素受体拮抗剂证实。

最近有关胰泌素受体缺陷型小鼠的研究表明,胰泌素可能参与大胆管细胞增殖的调节,提示胰泌素 / 胰泌素受体通路在肝内胆管细胞减少症(如原发性硬化性胆管炎或原发性胆汁性肝硬化)中可能具有病理生理意义。

## 五、胰泌素的其他生理作用

### (一) 对胃蛋白酶分泌的影响

胰泌素受体存在于豚鼠和犬单层原代培养的胃主细胞中。在人类年轻健康志愿者中,每小时 0.05CU/kg 剂量的纯化天然胰泌素显著增加血清 I 型胃蛋白酶原浓度和未受刺激的胃分泌胃蛋白酶。这些研究有力地证明了,胰泌素,无论是外源性或内源性的,均能促进胃蛋白酶分泌。由于已知胰泌素及其 mRNA 在胃黏膜中存在,所以胰泌素对胃蛋白酶原分泌可能存在旁分泌作用。

### (二) 对胃黏液和碳酸氢盐分泌的影响

胃黏液 - 碳酸氢盐屏障是预防胃酸和胃蛋白酶损伤黏膜的第一道防线。外源性胰泌素可增加人、犬和猫胃液中黏液糖蛋白的含量。10nM 的胰泌素也通过 cAMP 介导的机制刺激培养的胃上皮细胞的黏蛋白分泌。此外,发现胰泌素刺激犬胃腺细胞的胃脂肪酶和胃酸分泌。以 0.3CU/kg 速度静脉内注射胰泌素能促进犬的胃酸分泌。但是,内源性胰泌素或生理剂量外源性胰泌素刺激是否促进胃黏液和碳酸氢盐的分泌尚不十分确定。

### (三) 对布伦纳腺的分泌的影响

研究显示药理学剂量的胰泌素刺激犬布伦纳腺分泌液体和碳酸氢盐。在麻醉大鼠中,以 15ng [0.06CU/(kg·h)]的量静脉内应用纯天然猪胰泌素显著增加大鼠近端十二指肠中碳酸氢盐和蛋白质的分泌,并且降低了布伦纳腺中的过碘酸盐染色阳性黏蛋白含量。在大鼠中,每小时 50pmol/kg 的胰泌素可刺激布伦纳腺体积变大并且促进分泌表皮生长因子,这种刺激作用受到生长抑素的抑制。在麻醉的兔中,十二指肠酸化和外源性胰泌素也刺激布伦纳腺分泌。有研究认为胰泌素是布伦纳腺分泌的生理兴奋剂。有人提出,胰泌素可能在十二指肠近段黏膜的细胞保护中起重要作用,但此结论需在包括人和犬在内的其他物种中得到验证。

## 第二节　胰泌素分泌的调节机制

### 一、胰泌素的释放

研究已经明确证实,在包括人,犬,大鼠,豚鼠和猪的哺乳动物中,内源性胰泌素在餐后状态下从上段小肠黏膜释放从而血浆胰泌素水平显著升高。许多研究人员在与人具有相似的胃肠生理功能的犬中进行了广泛的研究。向十二指肠输注低至 0.05N 或 2~4mmol/h 量的盐酸(HCl)即增加胰泌素分泌。犬的上段小肠腔中胰泌素释放的 pH 阈值为 4.5。H2 受体拮抗剂对餐后胃酸分泌的抑制阻断了血浆胰泌素水平的升高并显著抑制胰腺分泌,因此,摄取混合餐后胰泌素释放的主要刺激因素是 HCl。

胰泌素也可由非酸性物质刺激释放,包括胆汁酸和胆汁盐,人、犬和大鼠脂肪消化产物,大鼠小肠中的寡肽和混合氨基酸溶液,某些抗溃疡药物如香叶基香叶基丙酮,MCI-727 和普劳诺托等,某些草药提取物,如姜黄(1-苯基-正戊醇)和甘草根的提取物。

### 二、胰泌素释放肽的发现及其重要性

在大鼠中的广泛实验揭示了胰泌素的释放是由胰泌素释放肽介导的,后者发现于大鼠小肠上部的浓酸灌注液中。浓酸灌注液中的胰泌素释放肽(Trypsin releasing peptide,SRP)是一种分子量介于 1 000~5 000 的耐热不耐蛋白酶的多肽。因此,SRP 通过刺激胰泌素的分泌在胰腺外分泌反馈调节中起重要作用。SRP 还出现在犬十二指肠 0.02N HCl 灌注后近端小肠的浓缩灌肠液中。

一个重要的发现是犬胰液也含有 SRP(p-SRPs),这种刺激物可以刺激大鼠以及犬的胰泌素释放。犬 p-SRP 能促进胰泌素释放和刺激胰腺外分泌,这种增加效应可以通过我们的抗胰泌素抗体中和而被完全消除。从犬胰液中纯化了两种 14kDa 的 p-SRPs。研究人员发现 p-SRP-1 的 N-末端序列(31 个残基)与犬胰腺磷脂酶 A2(Pancreatic phospholipase A2,PLA2)是相同的,而 p-SRP-2 与 PLA2 具有 71% 的同源性。犬 p-SRP 和猪 PLA2 都能在体外通过钙内流激活和蛋白激酶 C 刺激产胰泌素细胞(STC-1 细胞和大鼠富含 S 细胞的制备物)释放胰泌素。十二指肠的 HCl 刺激也促进 PLA2 的释放,刺激大鼠胰泌素释放和胰腺外分泌。事实上,当用抗 PLA2 抗体的血清预处理十二指肠球部时,血浆胰泌素水平和胰腺分泌的增加均被显著抑制。因此,犬的十二指肠酸灌注液和胰液中有一种 SRP 是 PLA2。

总之,HCl 促进胰泌素释放是由十二指肠黏膜分泌物和胰液中的胰蛋白酶敏感的 SRP 介导的。在十二指肠液和胰液中都发现其中一种 p-SRP 是 PLA2。进一步的研究需要:①确定 SRP 是否可以通过除十二指肠酸化外的其他方式释放到十二指肠腔中,例如胆汁,脂肪和蛋白质的消化产物和草药提取物;②提纯肽链并确定它们的氨基酸序列,最终通过肽的放射免疫测定来明确其生理意义。

### 三、胰泌素分泌的机制和胰腺外分泌的反馈调节

目前已经明确,类似CCK,胰泌素的释放是通过胰蛋白酶参与的胰腺外分泌的负反馈调节机制来控制的。在大鼠、人、猪空腹、餐后状态或肠期,十二指肠内输注胰液或蛋白酶则抑制胰泌素分泌及胰腺外分泌。通过十二指肠输注乳化油酸、脂肪消化产物(在犬中)、油酸钠(豚鼠中),或在近端空肠(人)输注酸化的混合氨基酸溶液等研究已经验证胰泌素在餐后状态或肠期的负反馈调节。在犬的研究中发现,胰液分流或十二指肠内给予胰蛋白酶未能影响CCK的血浆水平,说明胰泌素的反馈调节与CCK无关。在大鼠、犬和人类中的研究发现,在十二指肠或近端空肠给予胰液或胰蛋白酶显著抑制胰泌素释放和胰腺外分泌,而输注碳酸氢盐则无此效应。而在大鼠十二指肠内给予胰蛋白酶抑制剂,如合成的大豆胰蛋白酶抑制剂卡莫司他,则显著增加胰泌素和CCK的释放,进而显著增加胰腺外分泌,说明胰蛋白酶在胰泌素介导胰腺外分泌的反馈调节中的重要性。

### 四、胰泌素释放和作用的神经激素调节

在大鼠中,静脉使用生理剂量的胰泌素即能促进胰腺分泌胰液和碳酸氢盐,但可被辣椒素阻断迷走神经或膈下迷走神经切断术显著抑制。这些观察表明,大鼠中生理剂量的胰泌素对胰腺外分泌的作用主要是通过辣椒素敏感的迷走神经传入通路介导的。有报道,在大鼠中生理剂量的胰泌素激活迷走初级传入神经元,这一结论基于电生理和免疫组化研究,该研究显示了多极神经元中c-Fos蛋白表达的增加。此外,胰泌素受体还被发现位于迷走神经传入神经元和血脑屏障以外的后极区。除大鼠外,目前尚未确定在其他物种中胰泌素的作用是否也通过迷走神经通路介导。

已知几种神经递质或神经调质影响胰泌素的释放和作用。这些物质见于近端小肠和胰腺中的迷走神经和肾上腺素能神经元,它们能刺激或抑制胰泌素的释放和作用。这些物质除了胆碱能和肾上腺素能递质之外,还包括胃泌素释放肽(gastrin releasing peptide,GRP)和垂体腺苷酸环化酶激活多肽(pituitary adenylate cyclase activating polypeptide,PACAP),脑啡肽,生长抑素,甘丙肽,5-羟色胺和一氧化氮,它们可能是调节胰泌素和SRP释放的神经递质/神经调质的主要成员。例如,在从大鼠上消化道黏膜分离出的富含胰泌素细胞和小鼠神经内分泌细胞系STC-1中,受蛙皮素/GRP和PACAP-27刺激的胰泌素释放受到甘丙肽的抑制。

### 五、胰泌素释放和作用的刺激因子

#### (一)乙酰胆碱

在人类,犬和大鼠中,十二指肠酸化或摄食引起的胰泌素释放不受阿托品影响,表明胰泌素释放不受胆碱能神经的影响,而通过静脉注射生理剂量的外源性胰泌素或内源性胰泌素刺激的胰腺外分泌却被阿托品严重抑制,抑制率高达80%。在豚鼠中,油酸钠刺激的胰腺对碳酸氢盐和胰液的分泌被阿托品完全阻断。这些观察结果表明,胰泌素对导管细胞分泌胰液和碳酸氢盐的作用需要胆碱能神经。然而,在麻醉大鼠中,SRP释放和活性对胰泌素释放的影响不受阿托品或六甲铵影响,但高度依赖迷走神经传入感觉神经元。静脉应用5pmol/(kg·h)的生理剂量的胰泌素对胰液和碳酸氢盐分泌的刺激作用可通过辣椒素处理外周迷走神经而受到抑制,但药理剂量的胰泌素作用不依赖于迷走神经。迷走传入神经的重要性直到Bayliss和Stahling在1902年发现胰泌素才为人所注意。他们使用高浓度的盐酸(0.4%)促进胰泌素释放,并且可能使用超生理剂量的粗制胰泌素制剂来激发胰腺分泌,这超出了传入感觉神经元的影响。另外,在清醒和麻醉的大鼠中,五肽胃泌素刺激了胃酸分泌,这种作用被外源性和内源性胰泌素抑制,而这种抑制作用又被外周迷走神经辣椒素处理后而消除,但不受腹腔周围神经节辣椒素处理后影响,表明迷走传入通路而非内脏传入通路介导胰泌素的作用。此外,生理剂量胰泌素对胃运动的抑制也依赖于迷走神经传入通路,研究发现大鼠前胃中含调节胰泌素分泌的迷走神经传入通路的结合位点。这些观察结果表明大鼠中胰泌素的释放和作用是由迷走传入通路介导的。胰泌素可能触发迷走上行感觉神经,后者向迷走传出胆碱能通路发出信号,后者释放乙酰胆碱、GRP,和/或CCK-8等胰腺外分泌的刺激物。血浆中单独生理浓度的胰泌素,如5~10pM水平,即通过循环传输到胰腺导管细胞,可能作为弱刺激物驱动富

含碳酸氢盐等张液进入导管腔。人、犬、豚鼠和大鼠的胰泌素的局部作用可被 CCK 和乙酰胆碱加强。

### （二）胃泌素释放肽（GRP）

在分离的灌注猪胰腺中，动脉输注的 GRP 显著促进胰液、碳酸氢盐及蛋白的分泌。猪胰脏中的胰腺内神经含有 GRP。在完全分离的灌流大鼠胰腺中，电场刺激使门静脉内 GRP 水平显著增加。动脉内给予胃泌素释放肽促进胰泌素刺激的胰液和碳酸氢盐分泌。在麻醉猪中，静脉输注 GRP 可观察到血浆胰泌素浓度及胰液和碳酸氢盐分泌增加，但不影响十二指肠酸化所致的胰泌素释放。

在麻醉的大鼠，静脉给予 GRP 也提高血浆胰泌素水平，进而刺激胰腺分泌胰液和碳酸氢盐。当用兔抗胰泌素抗体中和循环胰泌素时，胰腺外分泌被显著抑制。膈下迷走神经切断术，外周迷走神经辣椒素处理和阿托品应用显著抑制了 GRP 刺激的胰泌素及胰液和碳酸氢盐的分泌，表明 GRP 诱导的胰泌素释放和胰腺分泌是通过迷走神经的传入和传出途径介导的。但尚不清楚内源性 GRP 在何种生理条件下释放并刺激胰泌素释放。

### （三）垂体腺苷酸环化酶激活多肽（PACAP）

这种神经肽存在两种变体，PACAP-27 和 PAC-38。垂体腺苷酸环化酶激活多肽是大鼠，家兔，猪和绵羊的胰腺外分泌的强效兴奋剂，但是在清醒的犬中，PACAP-27 和 PACAP-38 对胰液和碳酸氢盐分泌兴奋性较弱，这个结果尚待进一步证实。

在麻醉的大鼠中，静脉应用 PACAP-27 显著提高血浆胰泌素和 CCK 的水平，与此同时胰腺分泌液体、碳酸氢盐和蛋白质显著增加。抗胰泌素抗体能够极大抑制其对胰液，碳酸氢盐和蛋白质的分泌，而联合使用抗胰泌素抗体和氯谷胺（CCK 的拮抗剂）则完全消除了其分泌，表明 PACAP 对胰腺分泌的作用是通过胰泌素和 CCK 的释放介导的。由于 PACAP 是胰岛素释放的强效剂，因此 PACAP 刺激的胰腺分泌也可能涉及胰岛素的释放，后者对胰泌素和 CCK 的作用具有重要的调节作用。PACAP 在豚鼠十二指肠的肠肌层丛中表达，这些神经元的激活是否会引起胰泌素和 CCK 的释放值得进一步研究。在分离的灌洗过的大鼠胃中，PACAP-27 对五肽胃泌素刺激的胃酸分泌的抑制作用被抗胰泌素抗体降低了 33%，表明 PACAP 的作用在一定程度上由内源性胰泌素的释放介导。

### （四）5- 羟色胺（5-HT）

在麻醉的大鼠中，5-HT2 受体拮抗剂酮色林和 5-HT3 受体拮抗剂昂丹司琼以剂量依赖性的方式抑制由十二指肠酸化引起的胰泌素释放和胰液及碳酸氢盐的分泌。这一发现表明，5- 羟色胺作为旁分泌信使或神经递质通过 5-HT2 和 5-HT3 受体参与胰泌素的释放的调节，也参与十二指肠酸化过程中内源性胰泌素和外源性胰泌素应用所刺激的胰腺分泌。

### （五）一氧化氮

在清醒的大鼠中，由外源性胰泌素，十二指肠酸化或流食刺激的胰液、碳酸氢盐和蛋白质分泌被一氧化氮（NO）合酶抑制剂 N- 硝基 -L- 精氨酸以剂量依赖的方式所抑制，而这种抑制作用可被精氨酸酶的底物逆转。但在这些实验中胰泌素的释放不受 N- 硝基 -L- 精氨酸的影响。该研究表明，NO 介导胰泌素对胰腺外分泌的作用，但不影响其释放。

在大鼠中的研究证实了生理剂量的胰泌素或生理状态下的内源性胰泌素对胰腺外分泌的刺激作用是由迷走传入神经通路介导的，该通路涉及两种已知的神经肽（GRP 和 PACAP）和其他神经递质如 5- 羟色胺和 NO。此外，目前尚不明确胰腺导管细胞是否是生理状态下循环内源性胰泌素的主要靶点。在犬、豚鼠、大鼠及人类中，生理剂量的胰泌素或生理条件下的内源性胰泌素的作用是通过胰腺中的迷走传出神经节后胆碱能通路介导的，因此胰泌素作用是阿托品敏感的。另一关于辣椒素敏感的迷走传入途径对胰泌素的释放和作用的影响的机制尚不清楚。目前可以明确，胰泌素通过迷走神经反射刺激胰液和碳酸氢盐分泌，且胰腺中胰泌素的局部作用可被 CCK 和乙酰胆碱所加强。

### （六）胰岛素（胰腺内分泌 - 外分泌轴）

胰腺外分泌部通过门脉系统与胰岛紧密联系。有人提出，胰岛素以较高的浓度到达腺泡细胞以影响腺泡功能。研究显示外源性胰岛素增强 CCK 和乙酰胆碱刺激的大鼠淀粉酶分泌。在大鼠和完全分离的血管灌洗犬胰腺制剂中，内源性胰岛素对胰泌素刺激的胰腺外分泌起重要作用。在清醒的大鼠中，静脉应用高滴度,特异性的兔抗胰岛素血清抗体中和内源性胰岛素,抑制了摄食后胰腺分泌液体、碳酸氢盐和淀粉酶,且该实验中胰腺的基础分泌也受到显著抑制。类似地,静脉应用胰泌素和 CCK 刺激的胰腺分泌可被抗胰岛素血清抗体完全阻断。这一重要发现在分离的大鼠和犬的灌洗胰腺中得到验证,在该实验中动脉输注生理剂量的胰泌素和 CCK 刺激了胰腺分泌液体、碳酸氢盐和蛋白质。因此,无论是食物刺激或外源性胰泌素和 CCK,还是基础胰腺分泌,内源性胰岛素在胰腺分泌富含碳酸氢盐的液体过程中起关键作用。此外,应用抗胰岛素血清抗体后,犬胰腺制剂中生长抑素和 PP 的浓度均显著增加,类似地,大鼠胰腺制备物中的生长抑素水平也增加(仅测定了生长抑素)。同时动脉内给予胰岛素的抗血清抗体,生长抑素和 PP 逆转了胰泌素和 CCK 刺激的胰腺分泌。这些发现表明胰泌素和 CCK 对胰腺外分泌的作用需要胰岛素作为导管细胞以及腺泡细胞的局部或旁分泌激素参与。另外,胰岛素似乎是生长抑素和 PP 释放的局部调节剂,因此,胰岛素作为旁分泌或局部激素可能调节生长抑素和 PP 的局部释放以调节胰腺外分泌。胰腺导管的外分泌细胞表达胰岛素、生长抑素和 PP 受体的证据支持了这一观点。根据来自分离的大鼠和犬的灌注胰腺发现,生理剂量的胰泌素和 CCK 似乎能够刺激胰腺分泌富含碳酸氢盐的液体和蛋白质 / 酶,而不受迷走神经传入神经元和迷走神经传出节前胆碱能神经元的影响。这些研究表明,胰泌素对胰导管的作用是通过两条途径介导的,即胰腺中迷走传入感觉神经元向迷走传出节后胆碱能神经元发出信号的主要途径,及直接作用于胰腺导管细胞的次要途径,后者可被乙酰胆碱,CCK-8 和 CCK-58 增强。这两种分泌机制需要胰岛素的旁分泌或局部作用参与。

## 六、胰泌素释放和作用的抑制因子

### (一)生长抑素和蛋氨酸 - 脑啡肽

在大鼠、犬及人类中,生长抑素抑制胰泌素的释放及胰腺外分泌。蛋氨酸 - 脑啡肽同样抑制大鼠和犬体内酸诱导的胰泌素释放和胰腺外分泌。在人体中,它抑制由外源性胰泌素引起的胰腺分泌。蛋氨酸 - 脑啡肽对 SRP 释放的抑制可能是由生长抑素介导的。因此,蛋氨酸 - 脑啡肽对胰泌素释放的抑制作用可能由生长抑素的局部释放介导,而胰腺外分泌的抑制可能是由于乙酰胆碱的局部释放受到抑制所致。

### (二)胰多肽(PP)

胰多肽作为一种激素,首次分离自鸡胰腺,显著抑制犬的餐后和静脉内胰泌素和 CCK 刺激的胰腺碳酸氢盐和蛋白质分泌。当使用特异性和高滴度兔抗 PP 血清对循环 PP 进行免疫中和时,餐后胰腺分泌被显著增强。PP 对静脉内胰泌素和 CCK 刺激的胰腺分泌的抑制作用也可被抗血清抗体所逆转。

### (三)肽酪氨酸酪氨酰胺(PYY)

PYY 最初从猪肠道分离,是一种候选激素,其血浆水平在餐后升高。在清醒的大鼠中,当用特异性的兔抗 PYY 血清抗体免疫中和循环的 PYY 时,餐后胰腺分泌碳酸氢盐和蛋白质的量显著增加。生理剂量的 PYY 也能显著抑制生理剂量的外源性胰泌素和 CCK 刺激的胰腺分泌。

### (四)P 物质

在清醒的犬中,静脉注射 P 物质可以剂量依赖性的抑制胰泌素刺激的胰液和碳酸氢盐分泌,并抑制蛙皮素、进食和十二指肠酸化刺激的蛋白质分泌。P 物质的抑制作用发生在对血压没有显著影响的剂量范围内。在豚鼠、大鼠及小鼠的分离的胰管制剂中均发现类似的抑制作用。

### (五)甘丙肽

甘丙肽对胰酶分泌的抑制作用在大鼠中已得到较好的证实。在犬中,甘丙肽能抑制静脉内胰泌素,CCK 和混合膳食对胰腺碳酸氢盐及蛋白分泌的刺激。

# 第三节　胰泌素的病理生理学

## 一、高胰泌素血症

弗纳 - 莫里森(胰性霍乱)综合征患者胰液及碳酸氢盐过度分泌。在一名 27 岁的白人男性中发现严重的高胰泌素血症,血浆胰泌素浓度大于 5 000pg/ml,其胰腺中有一个非 β 细胞胰岛细胞癌伴有包括肝在内的广泛转移。他的主要症状是 6 个月内大量水样腹泻,高达 7~14L/d,低血钾,脱水和消瘦。重复的粪水分析提示碳酸氢盐的大量丢失,pH 为 8.79,钠 45mEq/L,钾 104mEq/L,氯 44mEq/L,$HCO_3^-$ 104mEq/L,渗透压 270mOsm。禁食状态下十二指肠液体的吸引显示每小时胰液体积和碳酸氢盐输出量分别为 557ml(大约 13 000ml/24h)和 54.9mg 当量(大约 1 300mEq/24h),远高于健康受试者和消化性溃疡患者的胰腺分泌量(<300ml/h)。以 1CU/kg 的剂量静脉内注射胰泌素,胰液体积和碳酸氢盐输出量的增加不超过基础值的 20%,表明静脉使用胰泌素达到药理剂量之前胰腺已将近最大分泌状态,静脉应用是为了维持后胰泌素阶段的胰液和碳酸氢盐分泌。

这种胰腺外分泌过度分泌模式类似于 Zollinger-Ellison 综合征患者的胃酸分泌过多,后者是基础酸分泌过度达到接近最大分泌状态,因此静脉内注射人工合成胃泌素或皮下注射盐酸苯唑啉(hsitalog)所致的最大酸分泌通常仅稍微高于基础酸分泌。用特异性高滴度兔抗胰泌素血清抗体进行的免疫荧光研究显示,在肝转移瘤组织中有大量荧光细胞。肿瘤组织含有 10ng/g 免疫反应性胰泌素。他的血浆 VIP 水平明显升高,血液中的胰泌素浓度在静脉注射 10μg 肾上腺素前后分别为 2.3μg/ml 和 1.8μg/ml。VIP 和 5-羟色胺都不是人体内胰腺分泌液体和碳酸氢盐的有效兴奋剂。因此,该患者血浆中高胰泌素促进胰腺过度分泌主要由水和碳酸氢盐组成的胰液,导致大量的水样腹泻和脱水。这种情况正符合"胰霍乱综合征"的表现。因此,在水痢综合征或 Verner-Morrison 综合征的诊断流程中,应同时检测血浆胰泌素水平与其他腹泻性激素(如 VIP 和 5-羟色胺)。

在 Zollinger-Ellison 综合征患者中,如果暂停几天 $H_2$ 受体阻断剂或质子泵抑制剂治疗,胰泌素的空腹血浆浓度(通常 >20pg/ml)显著高于健康人或大多数消化性溃疡患者(<10pg/ml)。一些胃酸分泌过多的消化性溃疡患者也发现胰泌素水平升高,但通常低于 20pg/ml。晚期肾衰竭的患者由于对胰泌素清除能力下降导致胰泌素水平升高。无肾大鼠的血浆胰泌素水平也升高。但这些患者或大鼠并无胰液过度分泌的表现。

## 二、低胰泌素血症

低胰泌素血症见于两种临床状况。一种是未经治疗的乳糜泻患者即便使用盐酸溶液进行十二指肠酸化或摄入混合食物时血浆胰泌素水平并不升高。据报道,成年乳糜泻患者上端小肠的黏膜炎症及萎缩导致 S 细胞群显著减少。因此,这种临床情况下的吸收不良,既包括肠吸收不良,也包括一定程度的胰腺外分泌功能不全有关的消化不良,因为胰液可将胰酶转运到肠道内,而胰液分泌的主要驱动力是胰泌素。异常黏膜可随着无麸质饮食改善,患者表现出正常的餐后胰泌素释放,并且在十二指肠酸化后血浆胰泌素浓度显著升高,伴随着碳酸氢盐分泌量的显著增加。

另一类是胃酸缺乏患者,血浆胰泌素水平偏低。当稀盐酸溶液使其十二指肠酸化时,血浆胰泌素水平显著升高。在正常人类,犬和大鼠中,由于上段小肠中的脂肪消化产物刺激胰泌素的释放,循环胰泌素的轻度增加即能发挥促胰腺液体和碳酸氢盐分泌作用,同时由膳食中脂肪和蛋白质的消化产物刺激分泌的 CCK,能加强胰泌素的作用。放射免疫分析法难以可靠的检测胃酸缺乏患者餐后瞬间变化的血浆胰泌素水平。一般来说,胰泌素水平的轻度增加协同循环 CCK 可产生足量用于消化的胰液,但胃酸缺乏患者血浆胰泌素水平即便餐后也无明显升高。要阐明这些患者的胰腺外分泌的激素调节机制尚需要进一步的研究。

# 第四节　胰泌素在胰腺炎诊疗中的临床应用

## 一、胰泌素在诊断中的应用

### (一)胰泌素试验

自 20 世纪 30 年代拉格洛夫进行了胰泌素试验(使用双腔管分别收集十二指肠液和胃液)以来,胰泌素已用于胰腺疾病的临床调查和诊断。该试验对于慢性胰腺炎的临床诊断仍然是最可靠的检查。人工合成的胰泌素试验在 2000 年初就已经用于临床。由于该测试费时费力,而且需要透视检查和专业技术知识,且患者有明显不适,故难以广泛应用于临床。最近开展了两个相对较新的使用胰泌素的测试,包括"管内胰泌素测试" 和 "内镜下胰泌素试验"。内镜下胰泌素试验似乎与使用双腔管(dreiling tube)的传统胰泌素试验(dreiling tube)在胰腺分泌碳酸氢盐方面的结果是相似的。胰泌素试验正常的十二指肠峰值碳酸氢盐浓度是≥80mEq/L,最近有报道,内镜下胰泌素试验诊断慢性胰腺炎敏感性 66%,特异性 98%,阳性预测值 94.7%,阴性预测值 85.5%,是诊断慢性胰腺炎的重要辅助检查,但需要排除麻醉剂使用及质子泵抑制剂的影响。

### (二) Zollinger-Ellison 综合征的胰泌素激惹试验

胰泌素抑制人体胃酸分泌,抑制人和犬的胃泌素释放。1973 年,Isenberg 等发现 Zollinger-Ellison 综合征患者的胃酸分泌和血清胃泌素浓度显著增加。并在许多患有该综合征的患者中得到证实。胰泌素刺激的胃泌素增加仅出现在该综合征中。因此,该试验已被认为是最具敏感性和特异性的诊断方法。在该试验中,静脉给予猪纯胰泌素的剂量是 1~2CU/kg,现在使用合成的人胰泌素,静脉使用剂量是 $0.4\mu g/kg$,注射时间超过 1 分钟。当血清胃泌素水平从基准水平增加至超过 110pg/ml 时,测试结果为阳性。如果禁食条件下血清胃泌素水平大于 1 000pg/ml,证明了空腹状态下已有胃酸分泌过多,则无需进行该项检测。部分患者胰泌素激发试验结果阴性,其血清或血浆胃泌素浓度却可能为正常水平,因此,胃酸分泌过多仍然是该综合征的主要诊断依据。

### (三) 胰泌素增强的 MRCP

胰泌素增强的 MRCP 现已用于检查慢性胰腺疾病患者,特别用于观察慢性胰腺炎患者的胰胆管系统的形态异常和胰腺外分泌功能。通过测定胰泌素刺激后 10 分钟在十二指肠中积聚的液体量来确定胰液分泌的量。由于已知静脉内给予胰泌素可抑制十二指肠和空肠的运动,因此,在检查期间,胰液从十二指肠快速排泄的量极少,十二指肠液体量的测定应比较接近胰腺分泌的量。尽管增强 MRCP 不像内镜逆行胰胆管造影(ERCP)能发现微小胰管异常,但胰泌素刺激后短时间内胰液分泌增多引起胰管扩张可提供比没有胰泌素刺激的传统 MRCP 更为完整的主胰管及分支胰管图像。胰泌素增强 MRCP 可能比 ERCP 更具优势,因为 ERCP 无法显示狭窄远端的管道,且其具有 ERCP 术后胰腺炎的风险。Sanyal 等最近报道,他们纳入 134 例患者,实验分组包括正常、可疑、早期慢性胰腺炎和确诊的慢性胰腺炎,其组间胰液分泌的体积测量值具有显著差异($p=0.000\ 3$)。随着胰腺炎严重程度的增加,胰液分泌的量逐渐变小(正常胰腺分泌平均体积为 57.3ml,而确诊慢性胰腺炎患者的胰腺分泌平均体积为 22.1ml)。因此,在正常组和确诊的慢性胰腺炎组之间以及可疑组和确诊的慢性胰腺炎组之间胰液分泌的量存在显著差异。正常和早期慢性胰腺炎组之间及早期和已确诊的慢性胰腺炎组之间也存在明显的差异。因此,各临床分组和胰泌素增强 MRCP 所测胰液分泌量之间存在显著的相关性($r=0.324,p<0.000\ 1$)。他们进一步发现 65 例患者在内镜下胰泌素测试获得的最大碳酸氢盐浓度与胰泌素增强 MRCP 的容量测量结果有显著的相关性($r=0.270,p=0.001\ 7$)。该研究结果若能在大量可比较的慢性胰腺炎患者中得到证实,那么胰泌素增强MRCP 可作为诊断早期或轻度慢性胰腺炎的方法。

## 二、胰泌素的治疗作用

有两项研究评估了胰泌素对缓解慢性胰腺炎患者 B 型疼痛,剧烈的持续性疼痛的效果。使用胰泌素治疗疼痛的基本原理是,治疗剂量的胰泌素刺激胰腺导管细胞分泌富含碳酸氢盐的液体可减少导管内黏度,从而通过冲洗导管系统中的黏性液体来降低导管内压力。因此,导管内高压得到缓解,可能改善疼痛症状。在一项安慰剂对照的研究中,20 例慢性复发性胰腺炎患者每天接受皮下注射 800CU 或 $160\mu g$ 剂量的长效猪胰泌素 7 天。由于胰泌素治疗后胰液黏度,乳铁蛋白和胰蛋白酶浓度的降低,疼痛水平较安慰剂组显著降低。最近,对 12 例慢性胰腺炎患者进行人工合成胰泌素治疗难治型 B 型疼痛的 Ⅱ 期临床试验,其中 11 例完成了研究。3 天时间里患者分别接受了 3 次静脉推注 3 种不同剂量的胰泌素(0.05~0.8mg/kg),每次持续 2 个小时。在 90 天的监测过程中,结果发现疼痛评分或阿片类药物使用方面有改善趋势,但差异无统计学意义。女性患者对于胰泌素的反应效果似乎比男性患者更明显。若该研究扩大到大量难治性疼痛的慢性胰腺炎患者将会有更多指导价值。胰泌素治疗的另一个益处可能是胰泌素具有松弛胰腺括约肌作用,因为胰泌素能抑制十二指肠的收缩活动。

(蔡振寨)

# 参 考 文 献

1. Li P,Lee KY,Chang TM,et al. Mechanism of acid-induced release of secretin in rats. Presence of a secretin-releasing peptide. J Clin Invest,1990,86:1474-1479.

2. Li P,Song Y,Lee KY,et al. Secretin-releasing factor exists in canine upper small intestine. Gastroenterology,1997,112:A457.

3. Li P,Song Y,Lee KY,et al. A secretin releasing peptide exist in dog pancreatic juice. Life Sci,2000,66:1307-1316.

4. Song Y,Li P,Lee KY,et al. Canine pancreatic juice stimulates the release of secretin and pancreatic secretion in the dog. Am J Physiol,1999,277:G731-G735.

5. Chang TM,Lee KY,Chang CH,et al. Purification of two secretin-releasing peptides structurally related to phospholipase A2 from canine pancreatic juice. Pancreas,1999,19:401-405.

6. Chang TM,Chang CH,Wagner DR,et al. Porcine pancreatic phospholipase A2 stimulates secretin release from secretin-producing cells. J Biol Chem,1999,274:10758-10764.

7. Li JP,Chang TM,Wagner D,et al. Pancreatic phospholipase A2 from the small intestine is a secretin-releasing factor in rats. Am J Physiol Gastrointest Liver Physiol,2001,281:G526-G532.

8. Kim CD,Li P,Lee KY,et al. Effect of [(Ch2NH)4,5]secretin on pancreatic exocrine secretion in guinea pigs and rats. Am J Physiol,1993,265:G805-G810.

9. Jo YH,Lee KY,Chang TM,et al. Role of cholecystokinin in pancreatic bicarbonate secretion in dogs. Pancreas,1991,6:197-201.

10. Alcón S,Rosado JA,Garcia LJ,et al. Secretin potentiates guinea pig pancreatic response to cholecystokinin by a cholinergic mechanism. Can J Physiol Pharmacol,1996,74:1342-1350.

11. Singh J,Lennard R,Salido GM,et al. Ineraction between secretin and cholecystokininoctapeptide in the exocrine rat pancreas in vivo and in vitro. Exp Physiol,1992,77:191-204.

12. Yamagata T,Urano H,Weeber EJ,et al. Impaired hippocampal synaptic function in secretin deficient mice. Neuroscience,2008,154:1417-1422.

13. Sans MD,Sabbatini ME,Ernst SA,et al. Secretin is not necessary for exocrine pancreatic development and growth in mice. Am J Physiol Gastrointest Liver Physiol,2011,301:G791-G798.

14. Glaser S,Lam IP,Franchitto A,et al. Knockout of secretin receptor reduces large cholangiocyte hyperplasia in mice with extrahepatic cholestasis induced by bile duct ligation. Hepatology,2010,52:204-214.

15. Jukkola PI,Rogers JT,Kaspar BK,et al. Secretin deficiency causes impairment in survival of neural progenitor cells in mice. Hum Mol Genet,2011,20:1000-1007.

16. Chu JY,Chung SC,Lam AK,et al. Phenotypes developed in secretin receptor-null mice indicated a role for secretin in regulating renal water reabsorption. Mol Cell Biol,2007,27:2499-2511.

17. Kosaka T,Lim RK. Demonstration of the humoral agent on fat inhibition on gastric secretion. Proc Soc Exp Biol Med,1930,27:890-891.

18. Greenlee HB,Longhi EH,Guerrero JD,et al. Inhibitory effect of pancreatic secretin on gastric secretion. Am J Physiol,1957,190:396-402.

19. Chey WY,Hitanant S,Hendrick J,et al. Effect of secretin and cholecystokinin in gastric emptying and gastric secretion in man. Gastroenterology.,1970,58:820-827.

20. Brooks AM,Grossman MI. Effect of secretin and cholecystokinin on pentagastrin-imulated gastric secretion in man. Gastroenterology.,1970,59:114-119.

21. Kim YS,Lee KY,Chey WY. Role of secretin on postprandial gastrin release in the dog:a further study. Surgery,1981,90:504-508.

22. Stollmaier W,Schwille PO. Endogenous secretin in the rat-eVIdence for a role as an enterogastrone but failure to influece serum calcium homeostasis. Exp Clin Endocrinol,1992,99:169-174.

23. You CH,Chey WY. Secretin is an enterogastrone in humans. Dig Dis Sci.,1987,32:466-471.

24. Li P,Chang TM,Chey WY. Secretin inhibits gastric acid secretion Ⅵa a vagal afferent patheay in rats. Am J Physiol,1998,275: G22-G28.

25. Shimizu K,Li P,Lee KY,et al. The mechanism of inhibitory action of secretin on gastric acid secretion in conscious rats. J Physiol,1995,488:501-508.

26. Rhee JC,Chang TM,Lee KY,et al. Mechanism of oleic acid-induced inhibition on gastric acid secretion in rats. Am J Physiol, 1991,260:G564-G570.

27. Chung I,Li P,Lee K,et al. Dual inhibitory mechanismof secretin action on acid secretion in totally isolated,vascularly perfused rat stomach. Gastroenterology,1994,107:1751-1758.

28. Jin HO,Lee KY,Chang TM,et al. Physiological role of cholecystokinin on gastric emptying and acid output in dogs. Dig Dis Sci, 1994,39:2306-2314.

29. Konturek JW,Thor P,Maczka M,et al. Role of cholecystokinin in the control of gactric emptying and secretory response to a fatty meal in normal subjects and duodenal ulcer patients. Scand J Gastroenterol,1994,29:583-590.

30. Cohen S,Lipshutz W. Hormonal regulation of human lower esophageal sphincter competence:interaction of gastrin and secretin. J Clin Invest,1971,50:449-454.

31. Behar J,Field S,Marin C. Effect of glucagon,secrein,and vasoactive intestinal polypeptide on the feline lower esophageal sphincter:mechanisms of action. Gastroenterology,1979,77:1001-1007.

32. Lorber SH,Chey WY,Levi Z. Effect of secretin on motor actiⅥty in the stomach and Heidenhain pouch of dogs. Gastroenterolog, 1965,48:866.

33. Gutiérrez JG,Chey WY,Dinoso VP. Action of cholecystokinin and secretin on the motor activity of the small intestine in man. Gastroenterology,1974,67:35-41.

34. Ramirez M,Farrar JT. The effect of secretin and cholecystokinin/pancreozymin on the intraluminal pressure of the jejunum in the unanesthetized dog. Am J Dig Dis,1970,15:545- 550.

35. Dinoso VP Jr,Meshkinpour H,Lorber SH,et al. Motor responses of the sigmoid colon and rectum to exogenous cholecystokinin and secretin. Gastroenterology,1973,65:438-444.

36. Chey WY,Kosay S,Hendricks J,et al. Effect of secretin on motor activity of stomach and Heidenhain pouch in dogs. Am J Physiol.,1969,217:848-852.

37. Valenzuela JE,Defilippi C. Inhibition of gastric emptying in humans by secretion,the octapeptide of cholecystokinin,and intraduodenal fat. Gastroenterology,1981,81:898-902.

38. Alpini G,Glaser S,Robertson W,et al. Large but not small intrahepatic bile ducts are involved in secretin-regulated ductal bile secretion. Am J Physiol,1997,272:G1064-F1074.

39. Jones RS,Grossman MI. Choleretic effects of secretin and histamine in the dog. Am J Physiol,1969,217:1401-1404.

40. Preisig RH,Cooper HL,Wheeler WO. The relationship between taurocholate secretion rate and bile production in the unanesthetized dog during cholinergic blockade and during secretin administration. J Clin Invest,1962,41:1152-1162.

41. Soloway RD,Clark ML,Powell KM,et al. Effects of secretin and bile infusions on canine bile composition and flow. Am J Physiol,1972,222:681-686.

42. Wheeler HO,Ross ED,Bradley SE. Canalicular bile production in dogs. Am J Physiol,1968,214:866-874.

43. Hardison WG,Norman JC. Effects of bile salts and secretion upon bile flow from the isolate perfused pig liver. Gastroenterology, 1967,53:412-417.

44. Pissidis AG,Bombeck CT,Merchant F,et al. Hormonal regulation of bile secretion:a study in the isolate,perfused liver. Surgery, 1969,66:1075-1084.

45. Grossman MI,Janowita HD,Ralston,et al. The effect of secretin on bile formation in man. Gastroenterology,1949,12:133-138.

46. Wattman AM,Dyck WP,Janowitz HD. Effect of secretin and acetasolamide on the volume and electrolyte composition of hepatic bile in man. Gastroenterology,1969,56:286-294.

47. Boyer JL,Bloomer JR. Canalicular bile secretion in man. Studies utilizing the biliary clearance of [ 14C ]manitol. J Clin Invest, 1974,54:773-781.

48. Barnhart JL,Combes B. Erythritol and mannitol clearances with taurocholate and secretininduced cholereses. Am J Physiol, 1978,234:E146-E156.

49. Chey WY,Konturek SJ,Schally AV,et al. Enkephalin inhibits the release and action of secretin on pancreatic secretion in dog. J Physiol,1980,298:429-436.

50. Alpini G,Lenzi R,Sarkozi L,et al. Biliary physiology in rats with bile ductular cell hyperplasia. Evidence for a secretory function of proliferated bile ductules. J Clin Invest,1988,81:569-578.

51. Gulubov MV,Hadjipetkov P,Sivrev D,et al. Endocrine cells in the humancommon bile duct in patients with obstructive jaundice. Hepatogastroenterology,2012,59:26-30.

52. Raufman JP,Sutliff VE,Kasbekar DK,et al. Pepsinogen secretion from dispersed chief cells from guinea pig stomach. Am J Physiol,1984,247:G95-G104.

53. Sanders MJ,Amirian DA,Ayalon A,et al. Regulation ofpepsinogen release from canine chief cells in primary monolayer culture. Am J Physiol,1983,245:G641-G646.

54. Walde NH,Waldum HL. The effect of secretin in physiological doses on serum group I pepsinogen (PGI) in man. Hepatogastroenterology,1981,28:322-323.

55. Waldum HL,Walde N,Burhol PG. The effect of secretin on gastric H+ and pepsin secretion and on urinary electrolyte execretion in man. Scand J Gastroenterol.,1981,16:999-1004.

56. Hogan DL,Ainsworth MA,Isenberg JI. Review article:gastroduodenal bicarbonate secretion. Aliment Pharmacol Ther,1994,8:475-488.

57. Allen A,Garner A. Progress report:mucus and bicarbonate secretion in the stomach and their possible role in mucosal protection. Gut,1980,21:249-262.

58. Andre G,Lambert R,Descos F. Stimulation of gastric mucous secretions in man by secretin. Digestion,1972,7:284-293.

59. Kowalewski K,Pachkowski T,Kolodej A. Effect of secretin on mucinous secretion by the isolated canine stomach perfused extracorporeally. Pharmacology,1979,16:78-82.

60. Kowalewski K,Tachowski T,Secord DC. Mucinous secretion from canine Heidenhain pouch after stimulation with food, pentagastrin and histamine. Eur Surg Res,1976,8:635-644.

61. Kaura R,Allen A,Hirst BH. Mucus in the gastric juice of cats during pentagastrin and secretin infusions. The viscosity in relation to glycoprotein structure and concentration. Biochem Soc Trans,1980,8:52-53.

62. Vagne M. Dose-response curve to secretin on gastric mucus secretion in conscious cats. Digestion,1974,10:402-412.

63. Vagne M,Fargier M. Effect of pentagastrin and secretin on gastric mucus secretion in conscious cats. Gastroenterology,1973, 65:757-763.

64. Vagne M,Perret G. Effect of duodenal acidification on gastric mucus and acid secretion in conscious cats. Digestion,1976,14: 332-341.

65. Vagne M,Perret G. Regulation of gastric mucus secretion. Scand J Gastroenterol Suppl,1976,42:63-74.

66. Vagne M,Roche C,Chayvialle JA,et al. Effect of somatostatin on the secretin-induced gastric secretions of pepsin and mucus in cats. Regul Pept,1982,3:183-191.

67. Tani S,Suzuki T,Kano S,et al. Mechanisms of gastric mucus secretion from cultured rat gastric epithelial cells induced by carbachol,cholecystokinin ocapeptide,secretin,and prostaglandin E2. Biol Pharm Bull,2002,25:14-18.

68. Carriere F,Raphel V,Moreau H,et al. Dog gastric lipase:stimulation of its secretion in vivo and cytolocalization in mucous pit cells. Gastroenterology,1992,102:1535-1545.

69. Dayton MT,Schlegel J. The effect of secretin on canine gastric mucosal HCO-3 production. J Surg Res,1983,35:319-324.

70. Love JW. A method for the assay of secretin using rats. Q J Exp Physiol,1957,42:279-284.

71. Stening GF,Grossman MI. Hormonal control of Brunner's gland. Gastroenterology,1969,56:1047-1052.

72. Isenberg JI,Wallin B,Johansson C,et al. Secretin,VIP,and PHI stimulate rat proximal duodenal surface epithelial bicarbonate secretion in vivo. Regul Pept,1984,8:315-320.

73. Kirkegaard P,Olsen PS,Poulsen SS,et al. Effect of secretin and glucagon on Brunner's glane secretion in the rat. Gut,1984,25: 264-268.

74. Olsen PS,Kirkegaard P,Poulsen SS,et al. Effect of secretin and somatostatin on secretion of epidermal growth factor from Brunner's glands in the rat. Dig Dis Sci,1994,39:2186-2190.

75. Lang IM,Tansy MF. Mechanism of the secretory and motor responses of the Brunner's gland region of the intestine to duodenal acidification. Pfluger Arch,1983,396:115-120.

76. Love JW. Peptic ulceration may be a hormonal deficiency disease. Med Hypotheses,2008,70:1103-1107.

77. Li P,Chang TM,Chey WY. Neuronal regulation of the release and action of secretinreleasing peptide and secretin. Am J Physiol Gastrointest Liver Physiol,1995,269:G305-G312.

78. Li Y, Owyang C. Endogenous cholecystokinin stimulates pancreatic enzyme secreion via vagal afferent pathway in rats. Gastroenterology, 1994, 107:525-631.

79. Li Y, Owyang C. Vagal afferent pathway mediates physiological action of cholecystokinin on pancreatic enzyme secretion. J Clin Invest, 1993, 92:418-424.

80. Li Y, Wu X, Yao H, et al. Secretin activates vagal primary afferent neurons in the rat:evidence from electrophysiological and immunohistochemical studies. Am J Physiol Gastrointest Liver Physiol, 2005, 289:G745-G752.

81. Yang H, Wang L, Wu SV, et al. Peripheral secretin-induced Fos expression in the rat brain is largely vagal dependent. Neuroscience, 2004, 128:131-141.

82. Chang CH, Chey WY, Erway B, et al. Modulation of secretin release by neuropeptides in secretin-producing cells. Am J Physiol, 1998, 275:G192-G202.

83. Chey WY, Kim MS, Lee KY. Influence of the vagus nerve on the release and action of secretin in dog. J Physiol, 1979, 293:435-446.

84. Jo YH, Lee YL, Lee KY, et al. Neurohormonal mechanism of pancreatic exocrine secretion stimulated by sodium oleate and L-tryptophan in dogs. Am J Physiol, 1992, 263:G12-G16.

85. Singer MV, Niebgel W, Elashoff J, et al. Does basal cholinergic activity potentiate exogenous secretin for simulation of pancreatic bicarbonate output in dogs? Digestion, 1982, 24:209-214.

86. Park HS, Lee YL, Kwon HY, et al Significant cholinergic role in secretin-stimulated exocrine secretion in isolated rat pancreas. Am J Physiol, 1998, 274:G413-G418.

87. Evans RL, Ashtont N, Elliott AC, et al. Interactions between secretin and acetylcholine in the regulation of fluid secretion by isolated rat pancreatic ducts. J Physiol, 1996, 496:265-273.

88. Li P, Chang TM, Chey WY. Secretin inhibits gastric acid secretion Ⅵa a vagal afferentpathway in rats. Am J Physiol Gastrointest Liver Physiol, 1998, 275:G22-G28.

89. Lu Y, Owyang C. Secretin at physiological doses inhibits gastricmotility via a vagal afferent pathway. Am J Physiol, 1995, 268:G1012-G1016.

90. Kwon HY, Chang TM, Lee KY, et al. Vagus nerve modulates secretin binding sites in the rat forestomach. Am J Physiol Gastrointest Liver Physiol, 1999, 276:G1052-G1058.

91. Szalmay G, Varga G, Kajiyama F, et al. Bicarbonate and fluid secretion evoked by cholecystokinin, bombesin and acetylcholine in isolated guinea-pig pancreatic ducts. J Physiol, 2001, 535:795-804.

92. Knuhtsen S, Holst JJ, Jensen SL, et al. Gastrin-releasing peptide:effect on exocrine secretion and release from isolated perfused porcine pancreas. Am J Physiol, 1985, 248:G281-G286.

93. Knuhtsen S, Holst JJ, Baldissera FG, et al. Gastrin-releasing peptide in the porcine pancreas. Gastroenterology, 1987, 92:1153-1158.

94. Park HS, Kwon HY, Lee YL, et al. Role of GRPergic neurons in secretin-evoked exocrine secretion in isolated rat pancreas. Am J Physiol Gastrointest Liver Physiol, 2000, 278:G557- G562.

95. Glad H, Svendsen P, Ainsworth MA, et al. The effect of gastrin-releasing peptide on porcinepancreatobiliary bicarbonate secretion is mediated by secretion. Scand J Gastroenterol, 1994, 29:196-202.

96. Glad H, Svendsen P, Knuhsten S, et al. Importance of gastrin-releasing peptide on acidinduced secretin release and pancreaticobiliary and duodenal bicarbonate secretion. Scand J Gastroenterol, 1996, 31:993-1000.

97. Li P, Chang TM, Coy D, et al. Gastrin-releasing peptide stimulates release of secretin in anesthetized rats. Gastroenterology, 1995, 108:A985.

98. Mungan Z, Ertan A, Hammer RA, et al. Effect of pituitary adenylate cyclase activating polypeptide on rat pancreatic exocrine secretion. Peptides, 1991, 12:559-562.

99. Rodríguez-López AM, De Dios I, García LI, et al. Dose response effects of VIP on the rabbit exocrine pancreatic secretion. Comparison with PACAP-27 actions. Rev Esp Fisiol, 1995, 51:29-36.

100. Tornoe K, Hannibal J, Fahrekrug J, et al. PACAP-(1-38) as neurotransmitter in pig pancreas:receptor activation revealed by the antagonist PACAP-(6-38). Am J Physiol, 1997, 273:G436-G446.

101. Onaga T, Okamoto K, Harada Y, et al. Pacap stimualtes pancreatic exocrine secretion via the vagal cholinergic nerves in sheep. Regul Pept, 1997, 72:147-153.

102. Ito O, Naruse S, Kitagawa M, et al. The effect of VIP/PACAP family of peptides on pancreatic blood flow and secretion in

conscious dogs. Regul Pept,1998,78:105-112.

103. Lee ST,Lee KY,Li P,et al. Pituitary adenylate cyclase-activatig peptide stimulates rat pancreatic secretion via secretin and cholecystokinin releases. Gastroenterology,1998,114:1054-1060.

104. Yada T,Sakurada M,Ihida K,et al. Pituitary adenylate cyclase activating polypeptide is an extraordinarily potent intra-pancreaticregulatorofinsulin secretion from islet bete-cells. J Biol Chem,1994,269:1290-1293.

105. Kirchgessner AL,Liu MT. Pituitary adenylate cyclase activating peptide (PACAP) in enteropancreatic innervation. Anat Rec, 2001,262:91-100.

106. Li P,Chang TM,Coy D,et al. Inhibition of gastric acid secretion in rat stomach by PACAP is mediated by secretin, somatostatin,and PGE2. Am J Physiol Gastrointest Liver Physiol,2000,278:G121-G127.

107. Li JP,Chang TM,Chey WY. Roles of 5-HT receptors in the release and action of secretin on pancreatic secretion in rats. Am J Physiol Gastrointest Liver Physiol,2001,280:G595-G602.

108. Jyotheeswaran S,Li P,Chang TM,et al. Endogenous nitric oxide mediates pancreatic exocrine secretion stimulated by secretin and cholecystokinin in rats. Pancreas,2000,20:401-407.

109. Henderson JR,Daniel PM. A comparative study of the portal vessels connecting the endocrine and exocrine pancreas,with discussion of some functional implications. Q J Exp Physiol Cogn Med Sci,1979,64:267-275.

110. Williams JA,Goldfine ID. The insulin-pancreatic acinar axis. Diabetes,1985,34:980-986.

111. Kanno T,Saito A. The potentiating influences of insulin on pancreozymin-induced hyperpo larization and amylase release in the pancreatic acinar cell. J Physiol,1976,261(3):505-521.

112. Saito A,Williams JA,Kanno T. Potentiation of cholecystokinin-induced exocrine secretion by both exogenous and endogenous insulin in isolated and perfused rat pancreas. J Clin Invest,1980,65:777-782.

113. Saito A,Williams JA,Kanno T. Potentiation by insulin of the acetylcholine-induced secretory response of the perfused rat pancreas. Biomed Res,1980,1:101-103.

114. Lee KY,Lee YL,Kim CD,et al. Mechanism of the action of insulin on pancreatic exocrine secretion in perfused rat pancreas. Am J Physiol,1994,267:G207-G212.

115. Lee KY,Krusch D,Zhou L,et al. Effect of endogenous insulin on pancreatic exocrine secretion in perfused dog pancreas. Pancreas,1995,11:190-195.

116. Park IS,Bendayan M. Characterization of the endocrine cells in the pancreatic-bile duct system of the rat. Anat Rec,1992,232: 247-256.

117. Park IS,Bendayan M. Endocrine cells in the rat pancreatic and bile duct system:alteration in diabetes. Pancreas,1994,9:566-573.

118. Shiratori K,Watanabe S,Takeuchi T. Somatostatin analog,SMS 201-995,inhibits pancreatic exocrine secretion and release of secretin and cholecystokinin in rats. Pancreas,1991,6:23-30.

119. Boden G,Sivitz MC,Owen OE,et al. Somatostatin suppress secretin and pancreatic exocrine secretion. Science,1975,190: 163-165.

120. Misumi A,Shiratori K,Lee KY,et al. Effect of SMS 201-995,a somatostatin analogue,on the exocrine pancreatic secretion and gut hormone release in dogs. Surgery,1988,103:450-455.

121. Hanssen LE,Hanssen KF,Myren J. Inhibition of secretin release and pancreatic bicarbonate secretion by somatostatin infusion in man. Scand J Gastroenterol,1977,12:391-394.

122. Li JP,Lee KY,Chang TM,et al. MEK inhibits secretin release and pancreatic secretion:roles of secretin-releasing peptide and somatostatin. Am J Physiol Gastrointest Liver Physiol,2001,280:G890-G896.

123. Chey WY,Coy DH,Konturek SJ,et al. Enkephalin inhibits the release and action of secretin on pancreatic secretion in the dog. J Physiol,1980,298:429-436.

124. Konturek SJ,Kwiecień N,Dobrzariska M,et al. Effect of enkephalin and naloxone on vagal and hormonal stimulation of pancreatic secretion in man. Scand J Gastroenterol,1983,18:679-684.

125. Jhamandas K,Pinsky C,Phillis JW. Effect of morphine and its antagonists on release ofcerebral cerebral acetylcholine. Nature, 1970,228:176-177.

126. Paton WDH. The action of morphine and related substances on contraction and acetylcholine output of coaxially stimulated guinea pig ileum. Br J Pharmac Chemother,1957,12:119-127.

127. Costa E,Fratta W,Hong JS,et al. Interactions between enkephalinergic and other neural systems//Costa E,Trabucci M. The

Endorphines. New York, NY: Raven Press, 1978: 217-226.

128. Kimmel J, Hayden LJ, Pollock G. Isolation and characterization of new pancreatic polypeptide hormone. J Biol Chem, 1975, 250: 9369-9376.

129. Shiratori K, Lee KY, Chang TM, et al. Role of pancraic polypeptide in the regulation of pancreatic exocrine secretion in dogs. Am J Physiol, 1988, 255: G535-G541.

130. Tatemoto K, Mutt V. Isolation of two novel candidate hormones using a chemical method for finding naturally occurring polypeptides. Nature, 1980, 285: 417-418.

131. Jin H, Cai L, Lee K, et al. A physiological role of peptide YY on exocrine pancreatic secretion in rats. Gastroenterology, 1993, 105: 208-215.

132. Konturek SJ, Jaworek J, Tasler J, et al. Effect of substance P and its C-terminal hexapeptide on gastric and pancreatic secretion in the dog. Am J Physiol Gastrointest Liver Physiol, 1981, 241: G71-G81.

133. Hegyi P, Gray MA, Argent BE. Sustance P inhibits bicarbonate secretion from guinea pig pancreatic ducts by modulating an anion exchanger. Am J Physiol Cell Physiol, 2003, 285: C268-C276.

134. Katoh K. Effects of substance P on fluid and amylase secretion in exocrine pancreas of rat and mouse. Res Vet Sci, 1984, 36: 147-152.

135. Herzig K-H, Brunke G, Schön I, et al. Mechanism of galanin's inhibitory action pancreatic enzyme secretion: modulation of cholinergic transmission—studies in vivo and in vivo. Gut, 1993, 34: 1616-1621.

136. Brodish RJ, Kuvshinoff BW, Fink AS, et al. Inhibition of pancreatic exocrine secretion by galanin. Pancreas, 1994, 9: 297-303.

137. Chey WY. Neurohormonal control of the exocrine pancreas. Curr Opin Gastroenterol, 1995, 11: 389-396.

138. Holst JJ. Neuronal control of pancreatic exocrine secretion. Eur J Clin Invest, 1990, 20 (suppl 1): S33-S39.

139. Singer M. Neurohormonal control of pancreatic enzyme secretion in animals//Go VLW, Dimagno EP, Gardner GD, et al. The Pancreas: Biology, Pathology, Disease. New York, NY: Raven, 1993: 425-448.

140. Schmitt MG, Soergel KG, Hensley CT, et al. Watery diarrhea associated with pancreatic islet cell cancer. Gastroenterology, 1975, 69: 206-216.

141. Shay H, Chey WY, Koide SM, et al. Mechanism of disordered physiology involved in the Zollinger-Ellison syndrome. Report of a case. Am J Dig Dis, 1962, 7: 401-419.

142. Verner JV, Morrison AB. Islet cell tumor and syndrome of refractory watery diarrhea and hypokalemia. Am J Med, 1958, 25: 374-380.

143. Bloom SR, Polak JM, Pearse AG. Vasoactive intestinal peptide and watery diarrhea syndrome. Lancet, 1973, Ⅱ: 14-16.

144. Said SI, Faloona GR. Elevated plasma and tissue levels of vasoactive intestinal polypeptide in watery diarrhea syndrome due to pancreatic, bronchogenic and other tumours. N Eng J Med., 1975, 293: 155-160.

145. Chey WY, Rhodes RA, Tai HH. Role of secretin in man//Bloom SR. Gut Hormones. Edinburgh, Scotland: Churchill Livingstone, 1998: 193-196.

146. Straus E, Yalow RS. Hypersecretinemia associated with marked basal hyperchlorhydria in man and dog. Gastroenterology, 1977, 72: 992-994.

147. Thompson JC, Lianos OL, Teichmann RK, et al. Catabolsm of gastrin and secretin. World J Surg, 1979, 3: 469-475.

148. You CH, Chey WY. Pancreatic secretion and plasma secretin concentration in anephric rats. Gastroenterology, 1984, 86: 1293.

149. Besterman HS, Bloom SR, Sarson AM, et al. Gut hormone profile in celiac disease. Lancet, 1978, 1: 785-788.

150. Kilander AF, Hanssen LE, Gilberg RE. Secretin release in coeliac disease. Plasma secretin concentration and bicarbonate output to duodenum after intraduodenal acid infusion in coeliac patients before and after treatment. Scand J Gastroenterol, 1983, 18: 765-769.

151. O'Connor FA, McLoughlin JC, Buchanan KD. Impaired immunoreactive secretin release in coeliac disease. Br Med J, 1977, 1: 811.

152. Rhodes RA, Tai HH, Chey WY. Impairment of secretin release in celiac sprue. Am J Dig Dis, 1978, 23: 833-839.

153. Ågren G, Lagerlöf H. The pancreatic secretion in man after intravenous administration of secretin. Acta Med Scand, 1936, 90: 1-29.

154. Lagerlöf H. The secretin test of pancreatic function. Quart J Med, 1939, 32: (NS8): 115-126.

155. Dreiling DA, Janowitz HD. The laboratory diagnosis of pancreatic disease, the secretin test. Am J Gastroenterol, 1957, 28: 268-279.

156. Chey WY, Shay H, Nielsen OF. Diagnosis of diseases of pancreas and biliary tract. JAMA, 1966, 198: 257-262.

157. Petersen H. The effect of pure natural secretin on the bicarbonate secretion into the duodenum in man. Scand J Gastroenterol, 1970, 5: 105-111.

158. Chowdhury RS, Forsmark CE. Review article: pancreatic function testing. Aliment Pharmacol Ther, 2003, 17: 733-750.

159. Ochi K, Harada H, Tanaka J, et al. intraductal secretin test is as useful as duodenal secretin test in assessing exogenous pancreatic function. Dig Dis Sci, 1997, 42: 492-496.

160. Stevens T, Conwell DL, Zuccaro G, et al. A prospective crossover study comparing secretinstimulated endoscopic and Dreiling tube pancreatic function testing in patients evaluated for chronic pancreatitis. Gastrointest Endosc, 2008, 67: 458-466.

161. Hansky J, Soveny C, Korman MG. Effect of secretin on serum gastrin as measured by immunoassay. Gastroenterology, 1971, 61: 62-68.

162. Isenberg JI, Walsh JH, Passaro E Jr, et al. Unusual effect of secretin on serum gastrin, serum calcium, and gastric acid secretion in a patient with suspected Zollinger-Ellison syndrome. Gastroenterology, 1972, 62: 426-431.

163. McGuigan JE, Wolfe MM. Secretin injection test in the diagnosis of gastrinoma. Gastroenterology, 1980, 79: 1324-1331.

164. Chey WY, Chang TM, Lee KY, et al. Ulcerogenic tumor syndrome of the pancreas associated with a nongastrin acid secretagogue. Ann Surg, 1989, 210: 139-149.

165. Brady CE. Secretin provocative test in the diagnosis of Zollinger Ellison syndrome. Am J Gastroenterol, 1991, 86: 129-134.

166. Chey WY, Chang TM, Park HJ, et al. Non-gastrin secreogogue in ulcerogenic tumors of the pancreas. Ann Intern Med, 1984, 101: 7-13.

167. Sloas DD, Hirschowitz BI, Chey WY. A nongastrin malignant ampullary tumor causing gastric acid and pepsin hypersecretion. A case report. J Clin Gastroenterol, 1990, 12: 573-578.

168. Song Y, Chey WY, Chang TM, et al. Mechanism of gastric acid hypersecretion in patients with islet cell tumor without hypergastrinemia: studies in rats. Gastroenterology, 1997, 113: 1129-1135.

169. Fukukura Y, Fujiyoshi F, Sasaki M, et al. Pancreatic duct morphologic evaluation with MR cholangiopancreatography after secretin stimulation. Radiology, 2002, 222: 674-680.

170. Cappeliez O, Delhaye M, Deviere J, et al. Chronic pancreatitie: evaluation of pancreatic exocrine function with MR pancreatography after secretin stimulation. Radiology, 2000, 215: 358-364.

171. Sanyal R, Stevens T, Novak E, et al. Secretin-enhanced MRCP: review of technique and application with proposal for quantification of exocrine function. AJR Am J Roentgenol, 2012, 198: 124-132.

172. Balci NC, Alkaade S, Magas L, et al. Suspected chronic pancreatitis with normal MRCP: findings on MRI in correlation with secretin MRCP. J Magn Reson Imaging, 2008, 27: 125-131.

173. Gutierrez JG, Chey WY, Dinoso VP. Actions of cholecystokinin and secretin on the motor activity of the small intestine in man. Gastroenterology, 1974, 67: 35-41.

174. Chey WY, Gutierrez J, Yoshimori M, et al. Gut hormones on gastrointestinal motor function//Chey WY, Brooks FP. Endocrinology of the Gut. Thorofare, NJ: Slack, 1974: 194-211.

175. Gutierrez JG, Chey WY, Shah AN, et al. Use of secretin in hypotonic duodenography. Radiology, 1974, 113: 563-566.

176. Horvath K, Stefanatos G, Sokolski KN, et al. Improved social and language skills after secretin administration in patients with autistic spectrum disorders. J Assoc Acad Minor Physicians, 1998, 9: 9-15.

177. William YC, Chang TM. Secretin: historical perspective and current status. Pancreas, 2014, 43(2): 162-182.

178. Alamy SS, Jarskog LF, Sheitman BB, et al. Secretin in a patient with treatment-resistant schizophrenia and prominent autistic features. Schizophr Res, 2004, 66: 183-186.

179. Sheitman BB, Knable MB, Jarskog LF, et al. Secretin for refractory schizophrenia. Schizophr Res, 2004, 66: 177-181.

180. Ammann RW, Heitz PU, Klöppel G. Course of alcoholic chronic pancreatitis: perspective clinicomorphologic long term study. Gastroenterology, 1996, 111: 224-231.

181. Tympner F, Rösch W. The treatment of chronic recurrent pancreatitis with depot secretin-a preliminary report. Hepatogastroenterology, 1986, 33: 159-162.

182. Lara LF, Takita M, Burdick JS, et al. A study of the clinical utility of a 20-minute secretin-stimulated endoscopic pancreas function test and performance according to clinical variables. Gastrointest Endosc, 2017, 86(6): 1048-1055.

# 第78章

# 组蛋白去乙酰酶抑制剂与胰腺炎

【摘要】急性和慢性胰腺炎以及胰腺癌,药物治疗效果仍然有限。基因表达的表观遗传调控参与急性和慢性胰腺炎以及胰腺癌的发生和发展。其中,组蛋白乙酰化与去乙酰化是表观遗传调控的重要过程,由组蛋白乙酰化转移酶(HAT)和去乙酰化转移酶(HDAC)共同调控。迄今为止,已经鉴定出 18 种不同的 HDACs,根据它们的结构散度,它们被分为 I、II、III、IV四类。近来临床前研究发现,HDAC 抑制剂可明显减轻急、慢性胰腺炎动物模型的炎性反应及组织细胞损伤。在胰腺癌发生、进展过程中,HDACs 在上皮间质转化、泛素 - 蛋白酶体途径和低氧诱导因子 -1 血管生成的重要过程中起重要作用。

## 一、组蛋白乙酰化和去乙酰化的定义

经典遗传学(genetics)是指由于基因序列改变(如基因突变等)所引起的基因功能的变化,从而导致表型发生可遗传的改变;而表观遗传学(epigenetics)则是指在基因的 DNA 序列没有发生改变的情况下,基因功能发生了可遗传的变化,并最终导致了表型的变化。表观遗传的调节机制包括 DNA 修饰(如 DNA 甲基化),组蛋白修饰(如甲基化、乙酰化、泛素化、SUMO 化和磷酸化等),非编码 RNA 调控,染色质重塑,核小体定位等。组蛋白乙酰化酶(histone acetyltransferase,HAT)是一类蛋白酶,对染色体的结构修饰和基因表达调控发挥着重要的作用。乙酰化过程中,组蛋白上的正电荷丢失,从而减少组蛋白的 N 端与带负电荷的磷酸基团的 DNA 的相互作用,染色质转化为松散状态。在这种状态下,DNA 之间相互容易结合,导致转录因子能够与 DNA 结合位点特异性结合,从而促进基因转录。因此,组蛋白乙酰化促进参与增殖、迁移、血管生成和分化多种途径的基因表达。由组蛋白去乙酰化酶(histone deacetylase,HDAC)进行的去乙酰作用具有相反的效果,通过组蛋白尾部去乙酰化,DNA 变得更紧密地包裹在组蛋白核心周围,使得转录因子不易与 DNA 结合,从而导致基因表达水平降低。在细胞核内,组蛋白乙酰化与去乙酰化过程处于动态平衡,并由 HAT 和 HDAC 共同调控。HAT 将乙酰辅酶 A 的乙酰基转移到组蛋白氨基末端特定的赖氨酸残基上,HDAC 使组蛋白去乙酰化,与带负电荷的 DNA 紧密结合,染色质致密卷曲,基因的转录受到抑制。赖氨酸乙酰化是一种翻译后修饰,其中乙酰基辅酶 A 的乙酰基被转移到目标赖氨酸的 ε- 氨基,从而中和该氨基酸的正电荷。组蛋白是第一个被鉴定为赖氨酸乙酰化底物的蛋白质,介导乙酰化和去乙酰化的酶分别命名为 HATs 和 HDACs。显然,除了调节染色质结构外,HATs 和 HDACs 功能更广泛。越来越多的证据表明,这种修饰控制了许多细胞过程,赖氨酸残基可以以多种方式翻译后修饰,不同修饰系统之间的串扰也会对炎症和免疫反应产生影响。

## 二、HDAC 的分类

迄今为止,已经鉴定出 18 种不同的 HDACs,根据它们的结构散度,它们被分为四组,即 I 类、II 类、III 类和 IV 类 HDACs(表 78-0-1)。它们被细分为 $Zn^{2+}$ 依赖性( I 类、II 类和 IV 类)和烟酰胺腺嘌呤二核苷酸($NAD^+$)依赖性( III 类)酶。 I 类 HDAC 由 HDACs 1,2,3 和 8 组成,它们主要定位在细胞核中,并在所有组织中广泛表达。 I 类 HDACs 的脱乙酰酶结构域位于它们的 N- 末端,并携带可变的 C 末端。 II 类 HDACs 定位于细胞核和细胞质中,又分为 IIA 和 IIB 两亚类,IIA 包括 HDAC 4,5,7,9,IIB 包括 HDAC 6 和 10。除 HDAC 6 外,II 类 HDACs 脱乙酰酶结构域位于 C 末端;而 HDAC 6 在 N- 末端和 C- 末端含有两个乙酰化酶结构域。 III 类 HDACs 是酵母沉默信息调节蛋白 2(silent information regulator 2)的同源物,由 Sirtuins(SIRT) 1~7 组成。SIRT 不同于 I 类和 II 类 HDACs,因为它们依赖于辅酶 $NAD^+$ 去乙酰化酶活性。HDAC 11 是 IV 类 HDAC 的唯一成员。

表 78-0-1 HDAC 的分类和特征

| 分类 | 成员 | 细胞定位 | $Zn^{2+}/NAD^+$ |
|---|---|---|---|
| I | HDAC 1,HDAC 2,HDAC 3,HDAC 8 | 细胞核 | $Zn^{2+}$ 依赖性蛋白酶 |
| IIa | HDAC 4,HDAC 5,HDAC 7,HDAC 9 | 细胞核 / 质 | $Zn^{2+}$ 依赖性蛋白酶 |
| IIb | HDAC 6,HDAC 10 | 细胞质 | $Zn^{2+}$ 依赖性蛋白酶 |
| III | SIRT 1~7 | 细胞核 / 质,线粒体 | $NAD^+$- 依赖性酶 |
| IV | HDAC 11 | 细胞核 / 质 | $Zn^{2+}$ 依赖性蛋白酶 |

## 三、HDACs 在胰腺炎中的研究

HDACs 参与许多慢性炎症性疾病的发生、发展,如炎症性肠病、类风湿关节炎、慢性呼吸系统疾病、过敏性疾病和动脉粥样硬化等。慢性炎症时,HDACs 直接或间接地影响抗原呈递、炎性介质的表达和抗病毒应答。中性粒细胞、单核细胞和巨噬细胞,是分泌细胞因子和炎症介质的关键炎症细胞。炎症介质包括肿瘤坏死因子 TNF-α、IL-1β、IL-6、单核细胞趋化蛋白(MCP)1 和血小板活化因子(platelet activating factor,PAF)等。在细胞水平上,胰腺星状细胞,髓系细胞,特别是巨噬细胞的活化对于慢性胰腺炎的病情发展非常重要;在分子水平上,核因子 NF-κB 在启动和促进胰腺组织纤维化和瘢痕形成对于慢性胰腺炎的发展起着重要的作用,最终导致胰腺外分泌和内分泌功能丧失。此外,免疫细胞的研究表明,T 细胞亚群在慢性胰腺炎的发病机制中起核心作用,CD4+ 和 CD8+ 中心记忆 T 细胞亚群(特别是 CCR7+)的计数增加,这也显示出增强的 IL-10 对胰腺炎的反应活性。免疫介导的 1 型糖尿病胰岛 β 细胞释放细胞毒性细胞因子,如 IL-1β 和干扰素(IFN)-γ,其机制是依赖或独立于一氧化氮(NO)诱导 β 细胞死亡。

在一些炎症性疾病中,HDACs 抑制剂的应有已有临床报道。近来临床前研究发现,HDACs 抑制剂可明显减轻急、慢性胰腺炎动物模型的炎性反应及组织细胞损伤。2007 年,Larsen 等研究发现广谱 HDAC 抑制剂伏立诺他(SAHA)或曲古抑菌素 A(trichostatin A,TSA)干预 β 细胞系 INS-1 和完整的大鼠胰岛后,降低了细胞因子介导的胰岛素分泌减少和 iNOS 水平增加,抑制 IL-1β 诱导体外培养胰岛 β 细胞凋亡作用,保护 INS-1β 细胞不受细胞因子毒性损害。且这种作用与 IL-1β 和 IFN-γ 无关。此外,Larsen 等还发现 HDAC 抑制剂可抑制 IL-1β 诱导的抑制蛋白 κBα(IκBα)的磷酸化,预防细胞因子诱导的 β 细胞凋亡和保护 β 细胞功能。进一步机制研究发现该作用与下调 NF-κB 反式激活有关。

2014 年,Hartman 等分析了广谱 HDAC 抑制剂 TSA 在重症急性胰腺炎胰蛋白酶激活、炎症和组织损伤中的作用。用牛磺胆酸诱导 C57BL/6 小鼠胰腺炎后,测定 HDAC 抑制剂 TSA 预处理对血清淀粉酶和 IL-6、巨噬细胞炎性蛋白 -2(MIP-2)、组织形态和髓过氧化物酶(MPO)活性的影响。研究发现使用 TSA 预处理,较对照组可以明显抑制胰腺组织 MPO、MIP-2 的活性,降低血浆淀粉酶及 IL-6 水平,抑制环氧合酶 2(COX-2)、MCP-1、IL-6 和 IL-1β 等 mRNA 的表达,减轻胰腺组织坏死、白细胞聚集及肺组织损伤。这些结果表明,HDAC 参与 AP 的炎症和组织损伤过程。

2015 年,Kanika 等研究了广谱 HDAC 抑制剂丁酸钠对 L- 精氨酸(ARG)诱导的 Wistar 大鼠胰腺纤维化的保护作用。在第 1、4、7、10 天由两次腹腔注射 20% L- 精氨酸(250mg/100g)建造胰腺纤维化模型。丁酸钠(800mg/(kg·d))连续给药 10 天。结果显示与对照组比较,丁酸钠治疗组的 IL-1$\beta$,一氧化氮,iNOS,3-硝基酪氨酸(3-NT)和 $\alpha$- 平滑肌肌动蛋白($\alpha$-SMA)的表达明显降低,证明丁酸钠可减轻氧化应激反应及 DNA 损伤,明显减轻组织病理损伤及纤维化。

2017 年,Bombardo 等用不同的转基因小鼠模型,分析了 HDAC 在雨蛙素诱导的急性、慢性和自身免疫性胰腺炎时的调节作用。作者发现在诱导胰腺炎后,HDAC 的表达和活性呈时间依赖性上调,且观察到Ⅰ类 HDACs 表达最高。选择性 HDAC 抑制剂 MS-255 并不能阻止初始腺泡细胞损伤,但它有效地减少在急性期和慢性期炎性细胞浸润,包括巨噬细胞和 T 细胞。而且,MS-255 治疗可减少腺泡细胞 DNA 损伤,通过抑制表皮生长因子受体信号轴,以细胞自主的方式降低腺泡分化和腺泡 - 导管上皮化生。该研究表明,Ⅰ类 HDACs 在急性胰腺炎和慢性胰腺炎的发展中具有重要的作用,阻断Ⅰ类 HDAC 亚型是改善疾病预后的一个有希望的靶标。

85%~90% 的慢性胰腺炎患者发生慢性疼痛,少数患者发生剧烈疼痛。然而,由于对慢性胰腺炎疼痛的发病机制了解不足,目前慢性胰腺炎疼痛的治疗疗效不佳。近年的证据表明,基因的表观遗传调节参与慢性疼痛。2018 年,Liao 等采用胰内注射三硝基苯磺酸建立大鼠慢性胰腺炎模型,用 von Frey 丝测量机械性痛觉,用免疫荧光染色法观察 HDAC2 和微粒体受体(MOR)的表达变化,并用鞘内注射选择性 HDAC2 抑制剂 AR42 对其作用机制进行评估。用 Western blot 法检测胸腺脊髓中 c-Jun Nterminal kinase(JNK)的表达水平,用 RT-PCR 检测 IL1-$\beta$、IL-6 和 TNF-$\alpha$ 的 mRNA 表达水平。结果表明,在慢性胰腺炎诱导过程中 HDAC2 表达上调,而脊髓背角的 MOR 活性受到明显抑制。鞘内注射 AR42 可显著减轻慢性胰腺炎诱发的机械性痛觉异常,并可恢复 MOR 活性。此外,HDAC2 促进炎性细胞因子的释放,包括 IL1-$\beta$、IL-6 和 TNF$\alpha$。这些结果提示 HDAC2 在慢性胰腺炎诱导下调节 MOR 活性的机制可能是通过促进炎性细胞因子的释放,从而激活 JNK 信号通路,本研究可能为慢性胰腺炎疼痛提供新的治疗策略。

## 四、HDACs 在胰腺癌中的研究

最近研究表明,在胰腺炎时,外分泌腺泡细胞可以分化,获得化生性导管特征,这种分化也被称为腺泡到导管上皮化生(acinar-to-ductal metaplasia,ADM),ADM 是胰腺癌的癌前病变。Wauters 等研究了 SIRT1 在小鼠和人胰腺外分泌细胞中的作用,以及莱普霉素 B(Leptomycin B)和烟酰胺对其抑制作用。Wnt/$\beta$-catenin 信号通路在胚胎腺泡细胞分化和增殖中起重要作用。Wauters 等发现,在胰腺腺泡中,SIRT1 是 Wnt/$\beta$-catenin 信号通路的调节因子,抑制 SIRT1 促进 Wnt/$\beta$- Catenin 信号转导。2013 年,Nin 等研究发现 SIRT1 定位于外分泌腺泡细胞的细胞核中,乳腺癌缺失蛋白 1(deleted in breast cancer 1,DBC1)可抑制 SIRT1 表达。在 ADM 中,SIRT1 和 DCB1 的共定位被破坏,SIRT1 转位到细胞质中,促进 SIRT1 驱动的细胞分化和在多阶段癌变过程。

在 2007,Nakagawa 等人研究了Ⅰ类 HDACs 在人胰腺癌组织中的表达,结果发现免疫反应阳性率在 HDAC1 为 85%,HDAC2 为 90%,HDAC3 为 100% 和 HDAC 8 为 90%。Lehmann 等人发现Ⅰ类 HDAC 表达与 Rela/p65 核易位增加有显著相关性。Rela/p65 是 NF-$\kappa$B 家族转录因子的成员,是胰腺癌发生的关键调控因子。胰腺癌中 Rela/p65 的高表达率与 NF-$\kappa$B 通路激活有关。胞质和核高表达 Rela/P65 者 2 年生存率分别为 41% 和 40%,高于弱表达的 22% 和 20%。NF-$\kappa$B 家族调节参与细胞存活、增殖、分化和炎症等功能的许多基因。

据报道,HDAC2 在胰腺癌治疗抵抗中起作用,因为 HDAC2 的抑制导致 BH3 蛋白 NOXA 上调。这反过来促进足叶乙苷(拓扑异构酶Ⅱ抑制剂)以及肿瘤坏死因子相关凋亡诱导配体(TRAIL)诱导的胰腺癌细胞凋亡。*Myc* 癌基因和 HDACs 均可调节基因转录和增强肿瘤细胞增殖。在胰腺癌中,*c-myc* 癌基因高表达,而周期素 $G_2$(CCNG$_2$)表达不足,CCNG$_2$ 诱导 G$_1$/S 期细胞周期阻滞,阻止细胞周期的进展。TSA 有抑制 HDAC 功能,可恢复肿瘤抑制基因对肿瘤细胞增殖的抑制功能。Marshall 等人表明,*c-myc* 和 *N-myc* 基因可上调 HDAC2 胰腺癌细胞中表达,促进细胞增殖。c-myc 和 HDAC2 抑制 CCNG2 在胰腺癌细胞表达,而 TSA 恢复 CCNG2 表达。相反,CCNG2 的转录抑制有助于 N-Myc 和 HDAC2 诱导的细胞增殖。Cai 等评估 TSA 对胰腺肿瘤细胞 HDACs 的表达、增殖,以及癌症干细胞(CSC)活性的作用,作者发现在 TSA 明显增加胰腺癌细胞株 MiaPaCa-2 和 Panc-1 凋亡,SAHA 和 TSA 抑制胰腺癌细胞 Vimentin,HDAC1,7,8 表达、上调 E-cadherin 的 mRNA 和蛋白水平,并且时间依赖性地抑制 Oct-4、Nanog 和 SOX-2 表达,抑制胰腺癌肿瘤球形成。

$P53$ 突变是胰腺癌中一种常见的遗传损伤,$P53$ 突变体已失去野生型 $P53$ 的肿瘤抑制功能而发挥肿瘤促进功能,因此,$P53$ 突变体成为重要的治疗靶点。最近,Stojanovic 等发现,HDAC1 和 HDAC2 有助于维持 $P53$ 突变体在人类和基因工程小鼠胰腺癌细胞的表达,而小分子 HDAC 抑制剂,以及 $HDAC1$ 和 $HDAC2$ 的基因敲除,降低突变体 P53 mRNA 和蛋白水平的表达。进一步研究发现,HDAC1、HDAC2 和 MYC 直接结合到 $TP53$ 基因,并且 HDAC 抑制剂治疗时可致 MYC 招募下降。该研究表明,靶向 HDAC1/HDAC2 和 MYC 的联合方法可能为胰腺癌靶向突变体 $P53$ 提供一种新的治疗策略。

Ⅰ类 HDAC 已被证明在 PDAC 中起着重要的作用。Mishra 等研究了Ⅰ类特异性 HDAC 抑制剂 4SC-202 在胰腺癌作用,研究表明,4SC-202 抑制 TGF-β 信号转导,并抑制 TGF-β 诱导的上皮间质转化(EMT)。此外,4SC-202 诱导 P21(CDKN1A)表达,并显著抑制细胞增殖。机制上,全基因组研究显示 4SC-202 诱导的含溴蛋白 4(BRD4)和 MYC 结合相关的基因富集。已证明 BRD4 在调节基因转录中发挥重要作用,BRD4 和 MYC 对于Ⅰ类 HDAC 抑制剂诱导的基因表达是必不可少的。

## 五、结语

所有已知基因中约 20% 通过 HDACs 的调节,其中约一半下调,另一半上调。表观遗传(如 HDACs)调控,参与胰腺疾病的发展和进展,HDACs 在胰腺癌中过表达,与上皮间质转化、血管生成、预后差相关。HDAC 抑制剂家族包括天然和化学合成的化合物。这些化合物的化学结构、生物活性和特异性不同。有两个 HDAC 抑制剂:vorinostat 和 romidepsin 已获得美国食品和药物管理局(FDA)批准用于治疗皮肤 T 细胞淋巴瘤。romidepsin 也被批准用于治疗外周 T 细胞淋巴瘤。目前,有 7 项临床试验探讨 HDAC 抑制剂在胰腺癌中抗肿瘤作用,特别是与标准化疗药物联合使用。靶向 HDACs 是治疗胰腺癌的一种有前途的治疗选择。

相较于 HDAC 抑制剂在肿瘤包括胰腺癌中的临床研究蓬勃发展,尚未有 HDAC 抑制剂在急慢性胰腺炎症中的临床研究的报道。鉴于急性胰腺炎的高病死率,和慢性胰腺炎的难治性,未来应加强开展 HDAC 抑制剂在急慢性胰腺炎症中的临床前及临床研究。

(贲其稳　袁耀宗)

# 参 考 文 献

1. Suarez-Alvarez B,Baragano Raneros A,Ortega F,et al. Epigenetic modulation of the immune function:a potential target for tolerance. Epigenetics,2013,8:694-702.

2. Tang F,Choy E,Tu C,et al. Therapeutic applications of histone deacetylase inhibitors in sarcoma. Cancer Treat Rev,2017,59:33-45.

3. de Ruijter AJ,van Gennip AH,Caron HN,et al. Histone deacetylases (HDACs):characterization of the classical HDAC family. Biochem J,2003,370:737-749.

4. Khan O,La Thangue NB. HDAC inhibitors in cancer biology:emerging mechanisms and clinical applications. Immunol Cell Biol,2012,90:85-94.

5. Smith BC,Hallows WC,Denu JM. Mechanisms and molecular probes of sirtuins. Chem Biol,2008,15:1002-1013.

6. Kim HJ,Bae SC. Histone deacetylase inhibitors:molecular mechanisms of action and clinical trials as anti-cancer drugs. Am J Transl Res,2011,3:166-179.

7. Ali MN,Choijookhuu N,Takagi H,et al. The HDAC Inhibitor,SAHA,Prevents Colonic Inflammation by Suppressing Pro-

inflammatory Cytokines and Chemokines in DSS-induced Colitis. Acta Histochem Cytochem,2018,51:33-40.

8. Felice C,Lewis A,Armuzzi A,et al. Review article:selective histone deacetylase isoforms as potential therapeutic targets in inflammatory bowel diseases. Aliment Pharmacol Ther,2015,41:26-38.

9. Oh BR,Suh DH,Bae D,et al. Therapeutic effect of a novel histone deacetylase 6 inhibitor,CKD-L,on collagen-induced arthritis in vivo and regulatory T cells in rheumatoid arthritis in vitro. Arthritis Res Ther,2017,19(1):154.

10. Lai T,Tian B,Cao C,et al. HDAC2 Suppresses IL17A-Mediated Airway Remodeling in Human and Experimental Modeling of COPD. Chest,2018,153:863-875.

11. Zhang HP,Wang L,Fu JJ,et al. Association between histone hyperacetylation status in memory T lymphocytes and allergen-induced eosinophilic airway inflammation. Respirology,2016,21:850-857.

12. Chistiakov DA,Orekhov AN,Bobryshev YV. Treatment of cardiovascular pathology with epigenetically active agents:Focus on natural and synthetic inhibitors of DNA methylation and histone deacetylation. Int J Cardiol,2017,227:66-82.

13. Omary MB,Lugea A,Lowe AW,et al. The pancreatic stellate cell:a star on the rise in pancreatic diseases. J Clin Invest,2007, 117:50-59.

14. Treiber M,Neuhofer P,Anetsberger E,et al. Myeloid,but not pancreatic,RelA/p65 is required for fibrosis in a mouse model of chronic pancreatitis. Gastroenterology,2011,141:1473-1485,1485 e1471-1477.

15. Schmitz-Winnenthal H,Pietsch DH,Schimmack S,et al. Chronic pancreatitis is associated with disease-specific regulatory T-cell responses. Gastroenterology,2010,138:1178-1188.

16. Larsen L,Tonnesen M,Ronn SG,et al. Inhibition of histone deacetylases prevents cytokine-induced toxicity in beta cells. Diabetologia,2007,50:779-789.

17. Hartman H,Wetterholm E,Thorlacius H,et al. Histone deacetylase regulates trypsin activation,inflammation,and tissue damage in acute pancreatitis in mice. Dig Dis Sci,2015,60:1284-1289.

18. Kanika G,Khan S,Jena G. Sodium Butyrate Ameliorates L-Arginine-Induced Pancreatitis and Associated Fibrosis in Wistar Rat:Role of Inflammation and Nitrosative Stress. J Biochem Mol Toxicol,2015,29:349-359.

19. Bombardo M,Saponara E,Malagola E,et al. Class I histone deacetylase inhibition improves pancreatitis outcome by limiting leukocyte recruitment and acinar-to-ductal metaplasia. Br J Pharmacol,2017,174:3865-3880.

20. Liao YH,Wang J,Wei YY,et al. Histone deacetylase 2 is involved in microopioid receptor suppression in the spinal dorsal horn in a rat model of chronic pancreatitis pain. Mol Med Rep,2018,17:2803-2810.

21. Perez-Mancera PA,Guerra C,Barbacid M,et al. What we have learned about pancreatic cancer from mouse models. Gastroenterology,2012,142:1079-1092.

22. Wauters E,Sanchez-Arevalo Lobo VJ,Pinho AV,et al. Sirtuin-1 regulates acinar-to-ductal metaplasia and supports cancer cell viability in pancreatic cancer. Cancer Res,2013,73:2357-2367.

23. Nin V,Escande C,Chini CC,et al. Role of deleted in breast cancer 1(DBC1)protein in SIRT1 deacetylase activation induced by protein kinase A and AMP-activated protein kinase. J Biol Chem,2013,287:23489-23501.

24. Nakagawa M,Oda Y,Eguchi T,et al. Expression profile of class I histone deacetylases in human cancer tissues. Oncol Rep, 2007,18:769-774.

25. Lehmann A,Denkert C,Budczies J,et al. High class I HDAC activity and expression are associated with RelA/p65 activation in pancreatic cancer in vitro and in vivo. BMC Cancer,2009,9:395.

26. Weichert W,Boehm M,Gekeler V,et al. High expression of RelA/p65 is associated with activation of nuclear factor-kappaB-dependent signaling in pancreatic cancer and marks a patient population with poor prognosis. Br J Cancer,2007,97:523-530.

27. van Essen D,Engist B,Natoli G,et al. Two modes of transcriptional activation at native promoters by NF-kappaB p65. PLoS Biol,2009,7:e73.

28. Fritsche P,Seidler B,Schuler S,et al. HDAC2 mediates therapeutic resistance of pancreatic cancer cells via the BH3-only protein NOXA. Gut,2009,58:1399-1409.

29. Schuler S,Fritsche P,Diersch S,et al. HDAC2 attenuates TRAIL-induced apoptosis of pancreatic cancer cells. Mol Cancer, 2010,9:80.

30. Bennin DA,Don AS,Brake T,et al. Cyclin G2 associates with protein phosphatase 2A catalytic and regulatory B'subunits in active complexes and induces nuclear aberrations and a G1/S phase cell cycle arrest. J Biol Chem,2002,277:27449-27467.

31. Marshall GM,Gherardi S,Xu N,et al. Transcriptional upregulation of histone deacetylase 2 promotes Myc-induced oncogenic effects. Oncogene,2010,29:5957-5968.

32. Cai MH, Xu XG, Yan SL, et al. Depletion of HDAC1, 7 and 8 by Histone Deacetylase Inhibition Confers Elimination of Pancreatic Cancer Stem Cells in Combination with Gemcitabine. Sci Rep, 2018, 8:1621.

33. Stojanovic N, Hassan Z, Wirth M, et al. HDAC1 and HDAC2 integrate the expression of p53 mutants in pancreatic cancer. Oncogene, 2017, 36:1804-1815.

34. Mishra VK, Wegwitz F, Kosinsky RL, et al. Histone deacetylase class-I inhibition promotes epithelial gene expression in pancreatic cancer cells in a BRD4- and MYC-dependent manner. Nucleic Acids Res, 2017, 45:6334-6349.

35. Minucci S, Pelicci PG. Histone deacetylase inhibitors and the promise of epigenetic (and more) treatments for cancer. Nat Rev Cancer, 2006, 6:38-51.

36. Marks PA, Breslow R. Dimethyl sulfoxide to vorinostat: development of this histone deacetylase inhibitor as an anticancer drug. Nat Biotechnol, 2007, 25:84-90.

# 第79章

# 转化生长因子与胰腺炎

【摘要】转化生长因子在慢性胰腺炎病程进展中起到了重要作用。其具体机制主要通过刺激胰腺星型细胞活化,导致细胞外基质的过量沉积,从而形成胰腺组织的纤维化。另外,转化生长因子还在免疫调控,肿瘤发生等病理过程中扮演重要角色。转化生长因子超家族是一组蛋白结构多样,生物学功能丰富的细胞因子,其中很多作用原理尚待探究。本章主要就目前所知的转化生长因子与胰腺炎发病的细胞学机制以及疾病进展的关系进行简要阐述。

## 一、转化生长因子概述

转化生长因子(transforming growth factor,TGF)是一类多功能的多肽细胞因子,目前常见 TGF-α 及 TGF-β 两型,两者蛋白结构及功能均不相同。TGF-α 主要由巨噬细胞产生,也见于脑细胞及角质生成细胞。其结构与表皮生长因子(epidermal growth factor,EGF)类似,并能与 EGF 受体结合,活化内源性酪氨酸激酶从而导致细胞增殖,广泛表达于各类肿瘤细胞。TGF-β 可由多种细胞产生,主要存在 TGF-β1,2,3,4 四种亚型,另外,骨形成蛋白(bone morpho-genetic proteins,BMPs)、生长分化因子(growth and differenciation facto GDF)、活化素(activins)、抑制素(inhibin)等也属于 TGF-β 超家族。目前仅见 TβR-Ⅰ,Ⅱ,Ⅲ 三种受体类型。TGF-β 是一组在创伤愈合过程中发挥关键作用的细胞因子,可通过促进细胞外基质的产生和沉积,加速肉芽组织形成。另外 TGF-β 对细胞增殖具有双向调控作用,并能刺激细胞由贴壁生长转化为非贴壁生长。多项研究证实 TGF-β 在导致胰腺细胞炎症及纤维化方面起到关键作用,本章将重点阐述。

### (一) TGF-β 的主要生物学作用

1. TGF-β 的细胞调控作用　主要体现在阻滞细胞周期,诱导细胞凋亡,以及促进细胞外基质蛋白合成三个方面。特别是促进细胞外基质蛋白合成的生物学效应,使 TGF-β 在胰腺炎病程中起到了促进胰腺组织纤维化的关键作用。

TGF-β 对细胞周期的阻滞作用主要通过诱导细胞周期素依赖性激酶(edk)抑制因子 p15,p21 和 p27 的表达来实现。p15,p21 以及 p27 活化后可抑制 edk 发挥效用,从而延缓细胞由 G 期进入 S 期,甚至使细胞完全停滞在 G 期。

TGF-β 可通过多种途径诱导细胞凋亡,目前机制研究较为清楚的是 TGF-β1 通过诱导 AML12 细胞中 p38MAPK 活化以及 ATF-2 磷酸化导致细胞凋亡。另外,TGF-β1 还可以通过诱导 bax 蛋白表达并下调 bcl-2 蛋白水平,促进细胞凋亡的发生。

TGF-β 可刺激细胞外基质(extracellular matrix ECM)主要成分,即结构蛋白,黏着蛋白,以及蛋白聚糖的合成,直接导致细胞外基质的增生。TGF-β 还可以活化 α- 平滑肌肌动蛋白(α-smooth muscle actin, α-SMA),活化的 α-SMA 可促进细胞表型转变为肌成纤维细胞(MFB),后者有合成与分泌 ECM 主要成分胶原蛋白、纤维蛋白的功能。TGF-β 可抑制蛋白水解酶以及弹性蛋白酶的活性,使其无法发挥降解细胞外基质的功能。

2. TGF-β 与肿瘤　TGF-β 与肿瘤的关系是近年来研究的热点。现有资料表明,TGF-β 信号传导通路或受体的异常,与肿瘤的发生、发展、转移和预后存在密切关系。

在多项针对各类实体瘤的研究中,均观察到了 TGF-β1 的高度表达,并在肿瘤不同时期以及不同类型的肿瘤中表现出作用的矛盾性。肿瘤早期 TGF-β 通过 Smad 通路对上皮细胞生长产生抑制,随着肿瘤进展,释放各类细胞因子,TGF-β 转而加速细胞增殖。对于上皮来源肿瘤,TGF-β 常表现为抑制,而对间叶来源肿瘤,TGF-β 则促进细胞增殖。

TGF-β 受体的表达异常,如水平降低,无功能或功能异常以及基因突变,均可导致肿瘤发生。目前研究主要多见 TβRⅡ 的表达降低和突变,常见于泌尿消化系统肿瘤。TβRⅠ 突变相对少见,但在女性生殖系统肿瘤,T 淋巴细胞瘤以及胰腺癌中均有报道。

Smad 通路是 TGF-β 发挥作用过程中的最主要信号转导途径,Smad 蛋白的基因突变和失活可抑制 TGF-β 诱导的生长抑制功能,导致肿瘤发生。例如 Smad4 在 21 世纪初曾被认为是抑癌基因,又称作 DPC4,在 40%~50% 的胰腺癌中发现有缺失和突变,临床研究发现突变阳性者预后好于阴性者。Smad 突变在结肠癌、胆囊癌中也有发现,其他类型肿瘤中少见。

3. TGF-β 的免疫抑制作用　TGF-β 对 CD4 和 CD8 的抑制作用最初是在研究 TGF-β 分泌型肿瘤抑制 CTL 的研究过程中被证实。近年研究表明 TFG-β 对 CD25 也有抑制作用,并能通过抑制细胞因子活化和聚集达到免疫抑制的作用。另外,TGF-β 可抑制转录因子 T-bet,后者控制对 Th1 和 Th2 细胞的发育和分化。

TGF-β 超家族包含多种蛋白结构以及广泛的生物学功能。除了以上三个方面,TGF-β 在胚胎发育,血管内皮增生以及细胞因子调控等方面也发挥着重要作用,由于与本章内容相关性较低,就不在此一一赘述。

### (二)转化生长因子在胰腺炎发病机制中扮演的角色

慢性胰腺炎的病理学特征包括胰腺腺泡损伤,炎性细胞聚集浸润,以及胰腺实质部分或广泛钙化或纤维化。胰腺实质组织的纤维化过程不可逆,纤维化后的组织将部分或全部丧失胰腺的内、外分泌功能。

胰腺星状细胞(pancreatic stellate cells,PSC)是一组存在于胰腺基质中,能分泌胶原蛋白、纤维结合蛋白以及层粘连蛋白等细胞外基质成分的细胞。PSC 有静止和活化两种状态。正常胰腺组织中 PSC 呈静止态,其作用参与视黄醇的存储与代谢。当胰腺组织受到刺激或损伤,在各类细胞因子的作用下 PSC 被激活,活化后的 PSC 主要有以下特征:①PSC 转变为肌成纤维细胞,可产生 α 平滑肌激动素(α smooth muscle activinactivin,α-SMA),表达并产生 Ⅰ、Ⅲ 型胶原,纤维结合蛋白及层粘连蛋白等细胞外基质;②活化后的 PSC 细胞体积显著增大,增生极度活跃;③活化 PSC 具有强大的细胞迁移能力,使其可在非炎症发生局部聚集。

胰腺组织的纤维化,与 PSC 活化导致的细胞外基质大量聚集是密切相关的。任何性质的胰腺细胞损伤,如外伤机械作用,炎症因子刺激,酒精及药物作用均可以激活 PSC。这些激活机制大致可分为机械应力及生化反应两大类。后者涉及多种细胞因子及信号传导通路,TGF、肿瘤坏死因子(tumor necrosis factor,TNF)、血小板生长因子(platelet-derived growth factor,PDGF)以及白介素(interleukin,IL)等细胞因子均在 PSC 活化及随后的胰腺纤维化中发挥了重要作用。

## 二、TGF-β 促进胰腺纤维化的机制

### 胰腺纤维化涉及的细胞信号转导通路

PSC 的激活可通过多种信号传导通路来实现。

1. 丝裂原活化蛋白激酶通路　丝裂原活化蛋白激酶(mitogen activated protein kinase,MAPK)通路是一组级联活化的丝氨酸 / 苏氨酸蛋白激酶,广泛见于多种细胞基因的表达、增殖、凋亡及细胞调控。目前在哺乳动物中存在三种亚型:细胞外信号调节蛋白激酶(extracellular regulating kinase,ERK),c-Jun 氨基末

端激酶(c-Jun N-terminal kinase，JNK)和 p38。MAPK 信号通路是 PSCs 激活的重要通路，与其作用相关的主要是 PDGF 等细胞因子，TGF 是否能通过 MAPK 通路激活 PSC 仍有待进一步研究。

2. TGF-β1/Smad 通路 TGF-β1 主要通过 Smad 通路来实现 PSC 活化，Smad 蛋白为 TGF-β1 受体激酶的作用底物。具体过程如下：TGF-β1 首先识别位于跨膜蛋白的 TGF-βⅡ型受体(TβRⅡ)并与之结合，之后通过磷酸化途径激活 TGF-βⅠ型受体(TβRⅠ)，活化后的 TβRⅠ再与之结合，形成 TβRⅡ-TGF β1-TβRⅠ三聚体复合物，活化的复合物依次磷酸化 Smad2 和 Smad3 蛋白羧基端的磷酸化位点，之后从Ⅰ型受体解离，与 Smad4 结合，最终形成 Smad 复合物。Smad 复合物形成后由胞质转移进胞核，在核内直接与靶基因启动子特定 DNA 序列结合，或与其他转录因子协同作用，调节靶基因的表达。

3. 其他通路 PSCs 活化过程中还可见其他多种信号通路，如磷脂酰肌醇 -3( PI-3)激酶信号通路和 RH O 激酶信号通路。目前认为此两种通路有助于 PSC 的细胞迁移作用，与 ECM 生成及沉淀无直接关系。

### 三、TGF-β 对胰腺纤维化进程的调控

#### (一) Smad2,Smad3 与 Smad7 的作用机制

如前所述，TGF-β/Smad 通路中包括两种 Smad 蛋白依赖途径，分别为 TGF-β/Smad2 途径和 TGF-β/Smad3 途径。这两条途径均属于通路限制型 Smad，并且均可与下游 Smad4 结合，因此两者在与 TβR 结合过程中表现为竞争性结合。然而，两者在信号传导中发挥的作用却不相同。目前研究认为，Smad3 过表达的细胞表现出旺盛的Ⅰ型胶原及纤维蛋白原增生，在细胞增殖方面作用效果不明显。Smad2 传导通路可实现细胞迁移及对 α-SMA 的调节作用，而 Smad3 主要负责调控细胞增殖及 ECM 的产生。还有研究认为 Smad3 具有神经细胞信号传导的功能，慢性胰腺炎的疼痛是由 Smad3 通路传导。需要注意的是，Smad 信号通路涉及多种蛋白，生物学功能十分复杂，具体运作机制仍待探索。

Smad 蛋白家族的另一成员 Smad7 是 TGF-β/Smad 通路中最重要的一种细胞内抑制性调控蛋白，其主要功能是拮抗 TGF-β 信号通路的传导。Smad7 主要通过两个途径抑制 Smad 通路。其一是与 Smad2、Smad3 竞争性结合 TGF-β 受体，达到阻断 Smad2、Smad3 信息传导的目的。此外，Smad7 还可以通过招募 Smad 泛素化调节因子(Smurf)，使 TGF-β 受体被 smurf 泛素化和降解，减少 Smad2、Smad3 与 TGF-β 受体的结合。Smad7 通过这两种方式阻断 TGF-β 信号传导至细胞核，阻断 PSC 的活化。在细胞核层面，Smad7 还能与 R-Smad-Smad4-DNA 复合物结合，通过负反馈减少 TGF-β 信号传导。Smad7 的大量表达可抑制 TIMP-1 的表达，促进 ECM 清除。有研究显示，一定条件下的 Smad7 高表达可以使胚胎胰岛 B 细胞发育不全，导致新生儿死亡。而在成年人中，Smad7 过表达可导致胰岛 B 细胞胰岛素分泌不足。

胰腺纤维化的发生，与 Smad3 高表达及 Smad7 低表达相关，Smad3 的表达对 PSC 激活有促进作用，而 Smad7 的表达则会抑制 TGF-β 信号传导，从而对胰腺纤维化起到一定的限制作用。目前靶向药物的研究，也多围绕在 Smad3 抑制剂及上调 Smad7 表达这两个方向进行。

#### (二) TGF-β 对 ECM 降解的抑制作用

基质金属蛋白酶(matrix metalloproteinases，MMPs)和基质金属蛋白酶抑制剂 1、2(tissue inhibitors of metalloproteinases，TIMPs-1 and-2)是一组钙离子依赖蛋白酶，在 ECM 降解过程中发挥重要作用。ECM 的沉积不仅是由于活化 PSC 大量产生胶原蛋白，修复和降解过程的失调也会造成 ECM 无法及时清除。MMPs 的功能受到一系列酶和转录因子的调控，特别是 TIMPs 作为 MMPs 的抑制剂可以直接导致 MMPs 失活。研究显示 TGF-β 可能在调节 MMPs 以及 TIMPs 的表达方面发挥了重要作用，从而促进慢性胰腺炎组织纤维化。

TGF-β 可以在胰腺组织发生损伤后，通过自分泌的方式对 PSC 产生调控作用，已经证实 PSC 表面存在 TGF-β 受体。在胰腺组织纤维化过程中，PSC 可以凭借自分泌的方式，产生Ⅰ型胶原的同时，上调 TIMP-1 的表达，并下调 MMP-2，导致 ECM 清除机制功能减弱。另一方面，MMP-2 的下调又会促进 PSC 分泌 MMP-2，其结果就是导致 MMP-2 成为了纤维化过程中的关键因素，因为在 MMP-2 表达失衡的过程中，ECM 生成 / 清除的平衡也被打破，导致 ECM 过度增生和堆积。需要指出的是，TGF-β 主要作用于 MMP-3 及 MMP-9，对 MMP-2 直接作用不明显。在胰腺纤维化的区域，TIMP-1 和 2 的表达是显著提高的，这与激

活的 PSC 区域相重合,然而目前并没有直接证据显示 PSC 可以自行分泌 TIMPs。

虽然 TGF-β 对 PSC 有一系列复杂的调控机制,但对于 PSC 的增生却呈现抑制作用。换言之,TGF-β 对慢性胰腺炎纤维化过程的贡献是通过促进 PSC 活化,增强 PSC 产生 ECM 以及抑制 ECM 清除等途径间接实现的,而不会直接导致 PSC 的细胞增殖,相反表现为生长抑制作用。

### (三) TGF-β 与胰腺腺细胞癌变

慢性胰腺炎与胰腺癌之间的关系一直是学界研究的热点问题。动物实验已经证实胰腺炎导致的胰腺腺细胞化生为导管细胞是胰腺导管腺癌发生的主要契机之一,然而在人类组织研究中尚缺乏充分证据。值得一提的是,近年来有研究证实 TGF-β1 可以通过 Smad 依赖途径有效地将人类胰腺腺细胞转化为类导管细胞,证实动物与人类腺细胞化生诱因有本质区别。另外,致癌基因 KRAS 并不能导致腺细胞增生,但能导致导管细胞的增生,提示 KRAS 的作用与促腺细胞化生的因素相关。研究还指出,敲除 Smad4 会显著减少 TGF-β1 相关的腺细胞化生,并且正常胰腺腺细胞中 Smad3 的表达量远少于炎症环境下,提示炎症环境下 TGF-β/Smad 通路的激活与腺细胞化生相关。在腺细胞化生方面,TGF-β1 可以通过非 Smad 通路,如 PI3K,ERK,JNK,以及 P3829 来实现。通过抑制 TGF-β 的活化抑制腺细胞化生,正成为胰腺癌治疗领域新的研究方向。

## 四、TGF-α

TGF-β 与组织器官纤维化的关系已经有充分的研究进行佐证,相比之下目前学界关于 TGF-α 在胰腺炎病程中所发挥的作用了解有限。有研究证实 TGF-α 可通过上调 MMP-1 实现促细胞增殖,并激活 PSC,从而诱导 α-SMA 的表达,促进胶原蛋白和细胞外基质沉淀。TGF-α 的影响力主要体现在急性炎症的早期及慢性炎症后期,在胰腺小叶腺泡细胞及聚集的炎性细胞内发挥促胶原生成以及基质沉积作用。另外,TNF-α 主要促使 PSC 生成 I 型胶原,病变的胰腺纤维组织中也多见 I 型胶原。

## 五、小结

在胰腺炎发病过程中,TGF-β 发挥的主要作用是通过 Smad 信号转导途径激活 PSC 来实现的。活化状态下的 PSC 可以产生大量胶原及纤维蛋白,而这两种物质正是 ECM 的主要成分。在促使 ECM 大量沉积的同时,TGF-β 还可以通过下调 MMP 干扰 ECM 清除机制,进一步加速 ECM 的累积。这些生物学功能在胰腺组织纤维化中起到关键作用。另外,在慢性胰腺炎疼痛及癌变方面,TGF-β 也产生了一定影响。

PSC 的激活是慢性胰腺炎病程中最关键的一步,减轻局部炎症反应,减少炎症因子刺激,来达到防止 PSC 激活的目的,另一方面通过药物作用抑制 ECM 生成和沉积,是目前两大主要的慢性胰腺炎治疗策略。此外,针对各类细胞因子的靶向治疗策略,如 TGF-β1 中和抗体( I、Ⅱ型受体拮抗剂),即丝氨酸/苏氨酸蛋白激酶抑制剂,PDGF 中和抗体等,都具有广阔的研究及应用前景。

近年来,也有学者提出通过诱导 PSC 凋亡或阻滞 PSC 细胞分化的方法来达到缓解胰腺纤维化进程。尽管目前对于 PSC 凋亡机制的研究仍在初步探索阶段,却仍被学界认为极有可能是未来相关领域的突破点。

(杨 奕)

## 参 考 文 献

1. Luetteke NC,Lee DC. Transforming growth factor alpha:expression,regulation and biological action of its integral membrane precursor. Semin. Cancer Biol,1997,1(4):265-275.

2. Tabibzadeh S,Kothapalli R,Buyuksal I.Distinct tumor specific expression of TGFB4(ebaf)*,a novel human gene of the TGF-beta superfamily. Front. Biosci,1997,2:a18-25.

3. Fujio K,Komai T,Inoue M,et al.Revisiting the regulatory roles of the TGF-β family of cyfokines.Autoimmun Rev,2016,15(9):917-922.

4. Lee UE,Friedman SL,Friedman SL.Mechanisms of hepatic fibrogenesis.Best Practice & Res Clin Gastroenterol,2011,25(2):195-206.

5. Cui Q,wang Z,Jiang D,et al.HGF inhibits TGF-β1 induced myofibroblast difkrentiationand ECM deposition via MMP-2 in Achilles tendon in rat.Eur J Appl Physiol,2011,111(7):1457-1463.

6. Kawecki M,Labus W,Klamabaryla A.A review of decellurization methods caused by an urgent need for quality control of cell-free extracellular matrix's scafflds and their role in regenerative medicine.J Biomed Mater Res B Appl Biomater,2017.

7. MEINDL-BEINKER N,MATSUZAKI K,DOOLEY S.TGF-β signaling in onset and progression of hepatocellular carcinoma. Digestive diseases,2012,(5):514-523.

8. KATSUNO Y,LAMOUILLE S,DERYNCK R.TGF-β signaling and epithelial-mesenchymal transition in cancer progression. Current Opinion in Oncology,2013,(1):76-84.

9. AUDREY L,JULIE T,MATHILDE M,et al. TGF-β Signaling in Bone Remodeling and Osteosarcoma Progression. Journal of Clinical Medicine,2016,5(11):96.

10. Hougaard S,Norgaard P,Abrahamsen N,et al. Inactivation of the transforming growth factor beta type II receptor in human small cell lung cancer cell lines.Br Jcancer,1999,79(7-8):1005.

11. HAHN SA,SCHUTTE M,HOPUE ATMS. DPC4,a candidate tumor suppressor gene at human chromosome 18q21.1. Science, 1996,271(5247):350-353.

12. GREGORY J. RIGGINS,KENNETH W. Frequency of Smad gene mutations in human cancers. Cancer research,1997,57(13): 2578.

13. Wilentz Re,Su Gh,Dai Jl. Immunohistochemistry labe ling for DPC4 mirrors genetic status in pancreatic and peripancreatic adenocarcinomas:a new marker of DPC4 inactivation. Cancer research,2000,156(1):37-43.

14. Wilentz Re,Iacobuzio-Donahue Ca,Argani P. Loss of expression of DPC4 in pancreatic intraepithelial neoplasia:evidence that DPC4 inactivation occurs late in neoplastic progression. Cancer research,2000,60(7):2002-2006.

15. XIANG X,WEIDONG W,et al. SMAD4 and its role in pancreatic cancer. Tumor Biology,2015,1(1):111-119.

16. Gorelik L,Flavell RA.Immune-mediated eradication of tumors through the blockade of transforming growth factot-beta signaling in T cells.Nat Med,2001,7(10):1118-1122.

17. Li MO,Flavell RA. TGF-beta:a master of all T cell trades. Cell,2008,134(3):392-404.

18. Patel M,Fine DR. Fibrogenesis in the pancreas after acinar cell in-jury. Scand J Surg,2005,94(2):108-111.

19. Krantz SB,Shields MA,Dangi-Garimella S,et al. MT1-MMP co-operates with Kras(G12D)to promote pancreatic fibrosis through in-creased TGF-β signaling. Mol Cancer Res,2011,9(10):1294-1304.

20. Yan X,Liao H,Cheng M,et al.Smad7 Protein Interacts with Receptor-regulated Smads(R-Smads)to Inhibit Transforming Growth Factor-13(TGF-B)/Smad Signaling.J Biol Chem,2016,291:382-392.

21. Liu L,Zhu Y,Noë M,et al.Neuronal Transforming Growth Factor beta Signaling via SMAD3 Contributes to Pain in Animal Models of Chronic Pancreatitis. Gastroenterology,2018,154(8):2252-2265.

22. Li X,Nania S,Fejzibegovic N,et al. Cerulein-induced pancreatic fibrosis is modulated by Smad7,the major negative regulator of transforming growth factor p signaling.Biochim Biophys Acta,2016,1862:1839-1846.

23. X Yan,H Liao,M Cheng,et al. Smad7 interacts with R-Smads to inhibit TGF-beta/Smad signaling. Biol Chem,2015,27(12): 4488-4499.

24. Zhang S,Fei T,Zhang L,et al. Smad7 antagonizes transforming growth factor beta signaling in the nucleus by interfering with functional Smad-DNA complex formation. Mol Cell Biol,2007,27:4488-4499.

25. Smart NG,Apelqvist AA,Gu X,et al.Conditional expression of Smad7 in pancreatic beta cells disrupts TGF-beta signaling and induces reversible diabetes mellitus. PLoS Biol,2006,4(2):e39.

26. Meng XM,Huang XR,Xiao J,et al.Disruption of Smad4 impairs TGF-β/Smad3 and Smad7 transcriptional regulation during renal inflammation and fibrosis in vivo and in vitro.Kidney Int,2012,81:266-279.

27. Shek W T,Benyon R C,Walker F M,et al. Expression of Transforming Growth Factor-β1 by Pancreatic Stellate Cells and Its Implications for Matrix Secretion and Turnover in Chronic Pancreatitis. American Journal of Pathology,2002,160(5):1787-1798.

28. Jun L,Naoki A,Chengyang L,et al. TGF-β1 promotes acinar to ductal metaplasia of human pancreatic acinar cells. Scientific Reports,2016,6(1):30904.

29. Shi G,Direnzo D,Qu C,et al. Maintenance of acinar cell organization is critical to preventing Kras-induced acinar-ductal

metaplasia. Oncogene,2013,32(15):1950-1958.

30. Tahara H,Sato K,Yamazaki Y,et al. Transforming growth factor-α activates pancreatic stellate cells and may be involved in matrix metalloproteinase-1 upregulation. Lab Invest,2013,93:720-732.

31. Xie MJ,Motoo Y,Su SB,et al.Express of tumor necrosis factor- alpha,interleukin-6 and interferon-gammer in spontaneous chronic pancreatitis in the WBN/Kob rat. Pancreas,2001,22:400-408.206.

32. Mews P,Phillips P. Pancreatic stellate cells respond to inflammatory cytokines:potential role in chronic pancreatitis. Gut,2002, 50(4):535-541.

# 第**80**章

# 内质网与慢性胰腺炎

【摘要】慢性胰腺炎(chronic pancreatitis,CP)的发病机制仍然未完全阐明。同时,内质网应激(endoplasmic reticulum stress,ERS)作为一种病理机制被认为是参与许多慢性疾病的关键因素,然而,内质网应激在慢性胰腺炎中的研究甚少。胰腺腺泡细胞内富含内质网,在胰腺炎的发病过程中似乎特别容易发生内质网功能障碍。

建立动物模型作为研究胰腺炎的一种常用的研究方法被广泛应用。无论是在慢性胰腺炎还是在急性胰腺炎中,通过建立的动物模型,都可以观察到内质网应激通过激活未折叠蛋白反应(unfolded protein response,UPR)等途径来恢复内质网稳态以减轻细胞损伤。目前,有研究表明未折叠蛋白反应组分 ATF4、CHOP、GRP78 和 XBP1 在慢性胰腺炎中持续上调。GRP78 和 ATF4 在人体慢性胰腺炎的病程中也同样存在着过度表达。此外,在胰腺损伤的早期,内质网应激亦可通过病理性钙信号通路发生。

本章将着重介绍内质网的生理作用、内质网应激的生理病理作用以及内质网应激与慢性胰腺炎的关系。

## 第一节　内质网与慢性胰腺炎概述

人们对于慢性胰腺炎的发病机制了解甚少,目前对慢性胰腺炎发病机制的研究是主要是基于急性胰腺炎研究的外推。然而,急性胰腺炎和慢性胰腺炎之间的关联还没有被很好地揭示。在过去的一百年中,病理性胰腺腺泡细胞内胰蛋白酶原激活被视作为胰腺炎发生的关键步骤。但在最近的一项研究中,实验人员使用敲除胰蛋白酶原 -7 的小鼠(T-/-),由于该种小鼠不会发生胰蛋白酶原的激活,故可以被用来研究内质网应激与慢性胰腺炎发病机制的关联。

在后文中,我们将给读者介绍内质网应激诱发慢性胰腺炎的可能的病理机制。内质网是重要的细胞器,参与细胞内蛋白质的合成与修饰加工、肽链的折叠组装及蛋白质的质量控制。在过去的二十年中,我们对内质网稳态及其生物学作用的研究逐渐深入。内质网应激可以通过激活未折叠蛋白反应(UPR)来恢复内质网稳态,但如果 UPR 持续时间过长而内质网稳态仍然无法恢复,将会导致病理性细胞功能改变,可能会引起细胞损伤甚至凋亡。在目前的研究中,内质网应激引起的病理性下游应答已经参与多种慢性疾病的发病机制。胰腺腺泡细胞是一种能够合成、储存和分泌消化酶的细胞,且富含内质网,在众多种类的人体细胞中,它具有最高的蛋白质合成速率。胰腺腺泡细胞的这种特性使其极易受内质网稳态的影响。在急性胰腺炎的研究中,研究人员通过建立动物模型,即通过体外雨蛙肽的刺激方式或者通过体内 L- 精氨酸诱导的小鼠急性胰腺炎模型,发现部分胰腺腺泡细胞内内质网应激的发生机制。然而,在慢性胰腺炎的研究中,内质网应激的诱导发生、作用机制、自然转归以及在胰腺损伤内的具体作用尚未完全探明。

在接下来的文章中,我们将从以下几个方面入手:①介绍内质网以及内质网应激的生理作用;②阐明内质网应激在慢性胰腺炎中的作用机制;③阐述内质网应激与慢性胰腺炎的研究进展。

# 第二节　内质网以及内质网应激的生理作用

## 一、内质网的生理作用

内质网是真核细胞的细胞器,是由内质网膜构成的网状管道。内质网膜中镶嵌着各种膜蛋白,内质网腔内也有各种蛋白质,故内质网的功能与蛋白质密切相关。内质网主要有以下两大功能:

1. 参与膜蛋白和分泌蛋白质的合成,同时也是新生肽链折叠、糖基化修饰、亚基组装和蛋白质质量控制的场所。蛋白质的合成场所是多聚核糖体,即一条 mRNA 上结合着许多翻译进程不同的核糖体,方向从 mRNA 的 5′端向 3′端。膜蛋白或分泌蛋白的新生肽链的 N 端是信号肽,信号肽合成后由胞质中的信号识别颗粒介导,使多聚核糖体附着在内质网膜上。信号肽通过内质网膜上的易位子进入内质网腔,并且引导后续肽链的进入。在信号肽完成功能后,内质网中的信号肽酶会将其切除。而新生肽链在内质网腔中由各种伴侣蛋白辅助进行折叠,以及通过一系列酶的催化在糖基化位点进行糖基化修饰。最终,只有正确折叠和组装的蛋白质才有生物学功能,经过分拣后,投送到高尔基体、溶酶体、细胞膜或者被分泌到细胞外。

2. 内质网是细胞内钙离子的储存库　内质网腔中 $Ca^{2+}$ 浓度是细胞质内 $Ca^{2+}$ 浓度的数十倍,两者之间极大的浓度差是信号转导途径中钙离子从内质网释放入胞质作为信使的基础。目前的研究显示,在内质网上存在有三种与 $Ca^{2+}$ 的摄入和释放相关的通道:

(1) 向细胞质内释放 $Ca^{2+}$ 的雷诺丁受体(ryanodine receptor,RyR)。

(2) 向细胞质内释放 $Ca^{2+}$ 的 1,4,5- 三磷酸肌醇受体(inositol-1,4,5-triphosphate receptor,IP3R)。

(3) 向内质网中转运 $Ca^{2+}$ 的钙泵($Ca^{2+}$-ATPase)以及肌浆网 $Ca^{2+}$ 泵(sarcoplasmic-endo-plasmic-reticulum $Ca^{2+}$-ATPase,SERCA)。

在生理条件下,内质网主要通过 RyR 以及 IP3R 将内质网腔内的 $Ca^{2+}$ 释放入细胞质,亦通过 $Ca^{2+}$ 泵将细胞质内的 $Ca^{2+}$ 转运至内质网中,此两者存在动态平衡。然而,当细胞受到内外因素的刺激时,内质网形态、功能的平衡状态受到破坏后发生分子生化的改变,蛋白质加工运输受阻,内质网内累积大量未折叠或错误折叠的蛋白质,细胞会采取相应的应答措施,缓解内质网压力,促进内质网正常功能的恢复,这一系列的过程称之为内质网应激(endoplasmic reticulum stress,ERS)。

## 二、ERS 的生理作用

ERS 是细胞对内质网蛋白累积的一种适应性应答方式,细胞会通过减少蛋白质合成,促进蛋白质降解,增加帮助蛋白质折叠的分子伴侣等方式缓解内质网压力。但如果 ERS 过强或持续时间过长,超过细胞自身的调节能力,就会使细胞的功能紊乱,引起细胞代谢紊乱,甚至引发程序性细胞凋亡等。

ERS 主要可以根据发生原因分为以下三种类型:未折叠蛋白反应(unfolded protein response,UPR)、内质网超负荷反应(ER-overload response,EOR)、固醇调节级联反应。这三条通路几乎是同时进行的,并没有时间上的前后顺序,此外在目前的研究中发现,UPR 是介导 ERS 最重要的信号机制。

UPR 主要涉及内质网膜上的三个跨膜感受蛋白:肌醇依赖酶 $1\alpha$(inositol-requiring enzyme $1\alpha$,IRE$1\alpha$)、蛋白激酶 R 样内质网激酶(protein kinase R-like ER kinase,PERK)、活化转录因子 -6(activating transcription factor 6,ATF6)(图 80-2-1)。

生理情况下,以上三种跨膜感受蛋白与分子伴侣 - 葡萄糖调节蛋白 78(GRP78/BIP)结合,在体内维持无活性状态。然而在细胞缺血、缺氧及脂质代谢紊乱的条件下,内质网腔内的未折叠或错误折叠蛋白

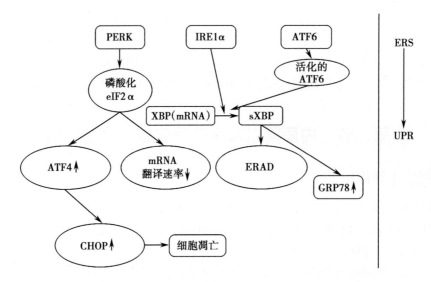

图 80-2-1　未折叠蛋白反应(UPR)涉及的内质网膜上的三个跨膜感受蛋白模式图

会大量堆积,竞争性地与 GRP78/BIP 结合,进入激活状态,使其与 PERK、ATF6、IRE1α 解离,激活 PERK-eIF2α、IRE1α-XBPl 和 ATF6 三大信号通路,并将此信号传递给下游信号通路。UPR 通过以下 3 种机制实现调节。

**(一) PERK 途径**

PERK(PER 样内质网激酶)是丝 / 苏氨酸的蛋白激酶,其催化区与真核起始因子 2(eIF2α)家族具有同源性。PERK 属于 eIF2α 激酶家族,此家族成员还有 GCN2、PKR、HRI 等。PERK 是 UPR 中控制蛋白翻译的中心。PERK 激活后,可以通过磷酸化下游真核生物转录起始因子(eIF2α),磷酸化后可以抑制翻译起始复合物中 GDP 与 GTP 的交换,广泛下调了 mRNA 翻译的速率,减缓或暂停蛋白质的合成,进而减少新合成蛋白进入内质网,降低内质网对新合成蛋白折叠需求的压力。但有一些特殊的 mRNA 却可以在此情况下优先翻译,典型的例子便是 ATF4。ATF4 是活化转录因子(ATF)家族的成员之一,是调控促生存基因的转录因子,在正常组织的生长发育中起重要作用,能够调控多种相关基因的合成,参与自噬、氧化还原反应和细胞凋亡。ATF4 可诱导的重要蛋白之一是 CHOP。CHOP 是含有 169 个氨基酸残基的蛋白质,是 CAAT/ 增强子结合蛋白(C/EBPs)的成员,是 C/EBPs 的负性抑制物。CHOP 蛋白含两个功能区,N-端转录激活区和 C- 端 DNA 结合区含 bZIP(亮氨酸拉链)序列,因此 CHOP 的功能是双重的,即 C/EBPs 的功能抑制物和其他基因的激活物。CHOP 虽然广泛表达于细胞内,但是其在生理状态下表达量很低。但在应激状态下,CHOP 呈高表达和核内聚集。CHOP 具有多能性,既介导了特异的凋亡途径,也涉及细胞生长和分化的选择性死亡。另外,PERK 还可以通过上调抗凋亡蛋白 Bcl-xl、Bcl-2 的表达水平发挥抗凋亡作用。

**(二) IRE1α 途径**

IRE1 是Ⅰ型跨膜蛋白,有 α、β 两种亚型,含丝 / 苏氨酸激酶区和核酸内切酶区。IRE1α 被激活后,进而激活核糖核酸酶,剪接编码 X-BOX 结合蛋白(XBP)mRNA,产生有活性的转录因子 sXBP,可以诱导 GRP78、C/EBP 环磷酸腺苷反应元件结合转录因子同源蛋白等的表达,调节内质网相关降解通路(ERAD),清除过多的未折叠或错误折叠蛋白,促进内质网稳态的恢复,发挥细胞保护作用。敲除 IRE1α 的小鼠在胚胎发育期即死亡,提示该蛋白有重要的生理意义。

**(三) ATF6 途径**

ERS 可以诱导未激活的 ATF6 转化为活化状态下的 ATF6,活化后的 ATF6 被转运至高尔基体,在高尔基体 S1P 和 S2P 切割作用下,生成活化型 ATF6 转入细胞核,进而诱导调节内质网相关蛋白组分、XBP-1 等编码基因转录,加快蛋白折叠和错误折叠的降解。

# 第三节　内质网应激在胰腺炎中的作用机制

轻度内质网应激(ERS)时,内质网能激活 UPR 起到保护自身胰腺腺泡细胞的作用,但是 ERS 持续时间过长超出细胞自身调节能力时,内质网将会通过诱发炎症反应、过度激活自噬,导致胰腺腺泡细胞的凋亡。Raghuwansh P. Sah 等已经证实,在慢性胰腺炎中,ERS 和 UPR 的激活存在于胰腺损伤的早期,可以导致 NF-κB 的激活并诱导胰腺腺泡细胞的死亡,提示 ERS 可能是导致慢性胰腺炎的关键性因素。除胰腺炎以外,ERS 也参与到多种疾病的发生,包括神经退行性疾病、脑卒中、糖尿病和肿瘤性疾病。

## (一) 参与炎症反应

ERS 可以通过诱导 NF-κB 的激活,参与急性和慢性胰腺炎中的转录调节,最终导致胰腺腺泡细胞的坏死。持续累积的炎症反应和坏死将导致急性或慢性胰腺炎的进一步发展。UPR 中 3 个信号通路均被证实参与到激活 NF-κB,具体机制如下:

1. PERK 通路介导半衰期较短的 IκB 合成减少,IκB/NF-κB 比值减低,游离的 NF-κB 增多。

2. IRE1 与凋亡信号调节激酶 1(ASK1)形成复合体,激活 IκB 激酶使 IκB 磷酸化,促进其降解,激活 NF-κB 转移到细胞核中,介导细胞因子和趋化因子等大量炎症递质的转录翻译。此外,IRE1a 还可通过裂解激活糖原合成激酶,参与 IL-1β、TNF-α 等炎性因子的调控。

3. ATF6 也可调节 NF-κB 信号通路,但其中具体的机制尚未明确。

## (二) 参与细胞凋亡

ERS 通过多条途径可以诱导胰腺腺泡细胞凋亡,包括 CHOP、Caspase 的活化及 IRE1/TRAF2/JNK 等途径的启动。

1. GADD153/CHOP 途径　GADD153/CHOP 是 ERS 特异的转录因子,一般情况下 GADD153/CHOP 在细胞内表达的水平很低。在 ERS 持续状态下,当 IRE1α、ATF6、PERK 通路被激活后,CHOP、ATF4 等与 ERS 相关的凋亡分子表达上调,进而促进细胞的凋亡。研究人员发现,相比对照组(健康小鼠),慢性胰腺炎组的小鼠存在 CHOP 蛋白和 ATF4 蛋白的过表达,其中 CHOP 的水平显著高于对照组。此外,慢性胰腺炎组小鼠的 CHOP mRNA 也存在一定过表达的情况,反映 CHOP 在慢性胰腺炎中转录水平亦有上调。同样地,研究员通过比较野生型以及敲除胰蛋白酶原-7 的小鼠(T-/-)的慢性胰腺炎模型,发现两组模型中 CHOP 蛋白及其 mRNA 的水平也有差异,反映激活的 CHOP 可以使磷酸化的 eIF2α 去磷酸化,引起蛋白质合成的增加,从而加重 ERS。

2. 半胱天冬酶(caspase)的激活　caspase-12 存在于内质网,也是介导 ers 凋亡的特异性分子。在非应激状态下,caspase 以酶原形式存在,ERS 可以通过诱导 caspase-12 激活,使其切割并激活 caspase-9,最终通过激活 caspase-3 等效应分子,诱导细胞的凋亡。

3. ERS 活化 JNK 途径　在胰腺炎中,如果 ERS 持续时间过长,JRE1 会被激活,与 ASK1 形成复合物,进而使 JNK 磷酸化,激活后的 JNK 转移至细胞核内与 c-Jun 氨基末端活化区域相结合,进而调节下游转录因子的表达(如 c-jun、c-fos、Sap-1),启动死亡受体途径,促进细胞凋亡。

4. 病理性 Ca$^{2+}$ 信号通路　内质网通过其表面的 IP3R 或 RyR 释放 Ca$^{2+}$ 进入细胞质的同时,线粒体内的 Ca$^{2+}$ 出现了升高,如在 Hela 细胞上人们使用神经酰胺后发现它在使得内质网释放 Ca$^{2+}$ 后,线粒体内的 Ca$^{2+}$ 超载,而后线粒体肿胀、结构裂解,进而引起细胞的凋亡。此外,钙调蛋白分解酶(calpain)是一种 Ca$^{2+}$ 依赖性的半胱氨酸蛋白酶。当 Ca$^{2+}$ 从内质网中被释放入细胞之后,会激活内质网附近的 calpain,它可以作用其底物 Bax,Bid,caspase-12 和 calcineurin 而导致细胞凋亡。Ca$^{2+}$ 从内质网中释放也会激活死亡相关蛋白激酶(DAP kinase)和其相关的 DRP-1,DRP-1 包含了钙调蛋白结合的结合阈,是调节线粒体外膜断裂的发动蛋白,它的激活最终会导致线粒体结构的破裂,从而引起细胞凋亡。

## (三) 参与细胞自噬

ERS 介导细胞自噬发生主要依赖于 UPR 和 Ca$^{2+}$ 信号,衔接 ERS 与自噬的信号通路包括 PERKelF2α、IREl-TRAF2-JNK、Ca$^{2+}$ 钙调蛋白激酶 β(CaMKKβ)-mTOR 复合体 1(mTORCl)通路等。PERK、ATF6、IRE1

的激活以及增加的 $Ca^{2+}$ 已被证实是 ERS 诱导自噬的调节者,ERS 导致的自噬都是依赖于 eIF2α 路径。目前,eIF2α 调节自噬的机制尚未明确,但有研究表明可能是 ATF4 通过诱导 Atg12 的表达参与这一过程,当未折叠或错误折叠的蛋白数量超过了蛋白酶体调节的降解系统,自噬将被触发以清除这些蛋白。ERS 诱导的自噬可以平衡内质网膨胀,清除聚集的蛋白,并且能够在持久的压力下保护细胞。

## 第四节　内质网应激与慢性胰腺炎的研究进展

慢性胰腺炎是一种常见的疾病,常指由各种致病因素导致的胰腺进行性不可逆性病理损害,常伴有不同程度的胰腺内外分泌功能障碍。胰腺腺泡细胞内含有大量内质网,主要起到参与膜蛋白和分泌蛋白质合成的功能,并且是新生肽链折叠、糖基化修饰、亚基组装和蛋白质质量控制的场所。因此,胰腺腺泡细胞易受到内质网功能的影响。现存的研究表明,ERS 存在于胰腺炎的发病过程中,在胰腺炎的早期,即可观察到胰腺腺泡细胞内的内质网发生了病理改变,主要表现为内质网结构的改变、空泡的形成以及核糖体的损失等。Harding 等研究发现,与野生型小鼠相比,PERK-/- 的小鼠胰腺腺泡细胞的内质网存在扩张、液化、腔内空泡等病理改变,随着 ERS 时间的延长和程度的加重,腺泡细胞损伤不断加重,最终可以诱发胰腺炎。该研究表明,UPR 的激活可以改善内质网对蛋白质的折叠能力,加快清除错误折叠、改善 ERS,对胰腺腺泡细胞的生存以及维持胰腺腺泡细胞的正常功能有着至关重要的意义。目前的研究还提出,在处于胚胎期发生的 ERS 可能会导致胰腺发育异常。Lee 等的研究显示,XBP-1-/- 的小鼠存在胰腺发育不良,其胰腺体积仅为对照组小鼠的 10%,并且胰腺腺泡细胞内的间质较为松散,而野生型的小鼠可以通过激活保护性 UPR 缓解甚至消除 ERS,保护胰腺腺泡细胞的生存,维持胰腺的正常发育。此外,还有学者提出胰腺发育异常可能与慢性胰腺炎有一定的关系,其中 ERS 也起到了重要的作用。

除慢性胰腺炎外,ERS 与急性胰腺炎也密切相关。BIP(immunoglobulin-binding protein)是内质网腔内的一种分子伴侣,是热休克蛋白 70(heat shock protein of 70kDa,HSP70)家族的成员,又被称为葡萄糖调节蛋白 78(glucose-regulated protein of 78kDa,GRP78),由 N 端的 ATP 酶结构域和 C 端的待折叠蛋白结合结构域组成。BIP 能结合未折叠蛋白富含疏水的氨基酸区域,利用 ATP 水解释放能量帮助蛋白质折叠,并组织未折叠蛋白聚集。现有的研究发现,各种新合成的消化酶会被运送到内质网与 BIP 结合。在 ERS 状态下,UPR 激活后,BIP 分子与 PERK、ATF6、IRE1α 解离,激活下游信号。通过 GPR78 基因敲除实验表明,在急性胰腺炎时,BIP 在胰腺腺泡细胞死亡时通过增加 X 连锁凋亡抑制蛋白(XIAP)的表达,阻止 caspase 蛋白的激活发挥抗凋亡作用。另有实验发现,当胰胆管逆行注射牛磺胆酸钠后,胰腺细胞中的 IRE1α 和 BIP 将在 3 小时内被激活。通过外源性 BIP 基因上调 BIP 蛋白水平可以显著减轻 ERS,对急性胰腺炎有明显的保护作用。

(沈子赟)

## 参 考 文 献

1. Etemad B,Whitcomb DC. Chronic pancreatitis:diagnosis,classification,and new genetic developments. Gastroenterology,2001,120,682-707.
2. Guda NM,Romagnuolo J,Freeman ML. Recurrent and relapsing pancreatitis. Curr. Gastroenterol. Rep,2011,13:140-149.
3. Yadav D,O'Connell M,Papachristou GI. Natural history following the first attack of acute pancreatitis. Am J Gastroenterol,2012,107:1096-1103.
4. Dawra R,Sah RP,Dudeja V,et al. Intra-acinar trypsinogen activation mediates early stages of pancreatic injury but not inflammation in mice with acute pancreatitis. Gastroenterology,2011,141:2210-2217. e2212.
5. Sah RP,Dudeja V,Dawra RK,et al. Caeruleininduced chronic pancreatitis does not require intra-acinar activation of trypsinogen in mice. Gastroenterology,2013,144:1076-1085.
6. Berridge MJ. The endoplasmic reticulum:a multifunctional signaling organelle. Cell Calcium,2002,32:235-249.
7. Walter P,Ron D. The unfolded protein response:from stress pathway to homeostatic regulation. Science,2011,334:1081-1086.

8. Ron D, Walter P. Signal integration in the endoplasmic reticulum unfolded protein response. Nat Rev Mol Cell Biol, 2007, 8: 519-529.

9. Rutkowski DT, Hegde RS. Regulation of basal cellular physiology by the homeostatic unfolded protein response. J Cell Biol, 2010, 189: 783-794.

10. Fonseca SG, Gromada J, Urano F. Endoplasmic reticulum stress and pancreatic beta cell death. Trends Endocrinol Metab, 2011, 22: 266-274.

11. Li B, Gao B, Ye L, et al. Hepatitis B Virus X protein (HBx) activates ATF6 and IRE1-XBP1 pathways of unfolded protein response. Virus Res, 2007, 124: 44-49.

12. Hasty AH, Harrison DG. Endoplasmic reticulum stress and hypertension: a new paradigm? J Clin Invest, 2012, 122: 3859-3861.

13. Dickhout JG, Carlisle RE, Austin RC. Interrelationship between cardiac hypertrophy, heart failure, and chronic kidney disease: endoplasmic reticulum stress as a mediator of pathogenesis. Circ Res, 2011, 108: 629-642.

14. Carrasco DR, Sukhdeo K, Protopopova M, et al. The differentiation and stress response factor XBP-1 drives multiple myeloma pathogenesis. Cancer Cell, 2007, 11: 349-360.

15. Garg AD, Kaczmarek A, Krysko O, et al. ER stress-induced inflammation: does it aid or impede disease progression? Trends Mol Med, 2012, 18: 589-598.

16. Hotamisligil GS. Endoplasmic reticulum stress and the inflammatory basis of metabolic disease. Cell, 2010, 140: 900-917.

17. Brown MK, Naidoo N. The endoplasmic reticulum stress response in aging and age-related diseases. Front Physiol, 2012, 3: 263.

18. Salminen A, Kauppinen A, Suuronen T, et al. ER stress in Alzheimer's disease: a novel neuronal trigger for inflammation and Alzheimer's pathology. J Neuroinflammation, 2009, 6 (1): 41.

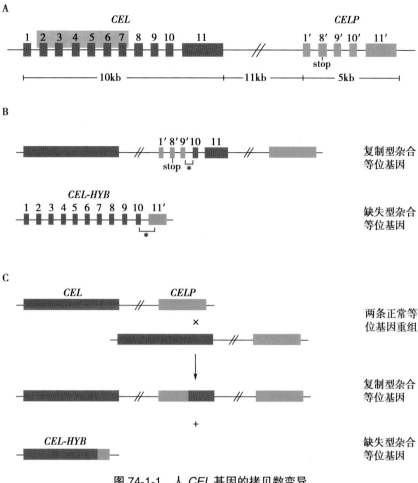

图 74-1-1 人 *CEL* 基因的拷贝数变异

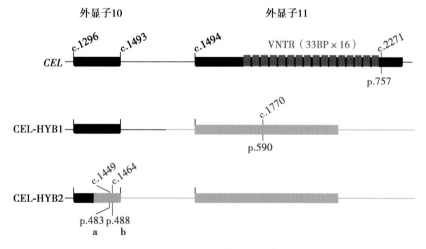

图 74-1-2 CEL-HYB 基因变异类型与结构

*CEL-HYB1*、*CEL-HYB2* 和野生型 *CEL* 基因在外显子 10、内含子 10 和外显子 11 序列上的关键性差异。根据 GenBank 登录号 AF072711.1,图示为 *CEL* 的基因结构(黑色),*CEL-HYB1* 和 *CEL-HYB2* 内的替换的 CELP 序列(绿色)的基因结构。在 *CEL* 中,外显子 11 内的可变数目串联重复用红色表示;外显子 10 的边界和外显子 11 的起点通过参考翻译起始密码子 ATG 的 A 作为 c.1 来编号;翻译终止密码子由竖直蓝色条表示,翻译终止密码子的最后编码核苷酸和氨基酸位置被标在条带的上方和下方。在 *CEL-HYB1*,*CEL-HYB2a* 和 *CEL-HYB2b* 中,推测的提前终止密码子以类似的方式指示

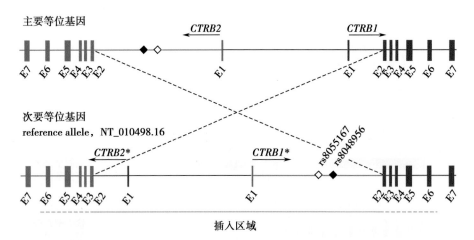

图 74-2-1 具有 16.6kb 倒置的 *CTRB1-CTRB2* 等位基因的示意图

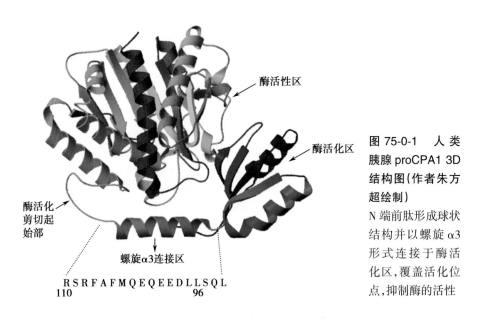

图 75-0-1 人类胰腺 proCPA1 3D 结构图(作者朱方超绘制)

N 端前肽形成球状结构并以螺旋 α3 形式连接于酶活化区,覆盖活化位点,抑制酶的活性

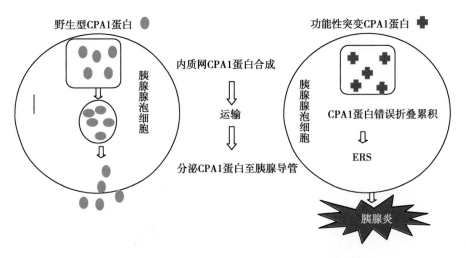

图 75-0-3 中 CPA1 功能性突变引发慢性胰腺炎的机制

野生性 CPA1 蛋白在内质网(ER)合成,后转运、分泌至胰腺腺泡外(左)。CPA1 突变导致内质网处蛋白错误折叠,错误折叠蛋白的积聚引发内质网应激,从而导致胰腺炎的发生(右)

第五篇

附　录

篇

# "亚洲超声内镜(EUS)协作组加州 - 洛杉矶大学研究和发展(RAND/UCLA)专家团队介入EUS 操作优化管理的共识指南"解读

> **指南来源**:Teoh AYB,Dhir V,Kida M,et al. Consensus guidelines on the optimal management in interventional EUS procedures:results from the Asian EUS group RAND/UCLA expert panel. Gut,2018,67(7):1209-1228.
>
> RAND:research and development,*研究和发展*
>
> UCLA:University of California–Los Angeles,*加州 - 洛杉矶大学*

## 一、关于指南的制定

过去二十年间,介入超声内镜(EUS)操作经历了巨大的发展。操作类型从胰周积液引流扩展到了肿瘤消融、胆囊引流和肠吻合。2008 年 EUS 协作组确定了五项高度优先的介入操作:腹腔神经丛神经松解术和阻滞术、胰周积液引流、肝胃吻合术、胆总管十二指肠吻合术和胰腺囊性肿瘤消融术。此后,大量出版物探讨了 EUS 引导下介入操作的各个方面,操作技术有了进步,并出现了旨在改善操作简便性和安全性的 EUS 特异性设备。为了进一步促进这些技术的安全采用,新的介入 EUS 操作技术的实践指南应运而生。

该指南的制定专家组由来自 11 个国家的外科、介入 EUS、介入放射学和肿瘤学专家组成。指南基于现有的最佳科学证据,对现有证据的进行了深入总结,2014 年 6 月至 2016 年 10 月期间,采用 RAND/UCLA 共识法(RAM),小组成员开会对每个存在问题的介入 EUS 操作临床方案进行讨论并投票。

共形成 15 条 EUS 引导下胰腺假性囊肿引流的陈述、15 条 EUS 引导下胆道引流的陈述,12 条 EUS 引导下胰管引流的陈述及 14 条 EUS 引导下腹腔神经丛消融的陈述。这些陈述强调了操作的适应证、技术要点、操作前后管理、并发症管理以及操作资格和培训。该指南的发布对临床医生操作提供了规范管理的依据(RAM 过程,请参阅原文图 1)。

## 二、关于 EUS 引导下胰腺假性囊肿引流最佳管理的共识陈述

文献发现,<6cm 的急性假性囊肿 60% 可自行消退;≥6cm 囊肿发生并发症的风险较高,往往需要干预,通常应等待 4~6 周,待囊肿壁成熟以后引流;8 周以后才进行引流可能会增加发生并发症的风险。假

性囊肿可能发生的并发症包括出血、感染、破裂、胃肠道和胆管阻塞,均需介入治疗干预。

指南建议,持续超过 4~6 周、有成熟的囊壁、≥6cm、有症状或并发症的急性假性囊肿为 EUS 引导的假性囊肿引流适应证。尤其是无并发症的假性囊肿毗邻胃或十二指肠时,首选 EUS 引导下引流。

指南建议,引流前评估流程非常重要,包括对比增强计算机断层扫描(CECT)或磁共振胰胆管造影(MRCP),有时也先用 EUS 来决定引流的最佳方法;对于复杂病例,最佳引流方式的决定需要多学科参与,包括内镜医生、介入放射科医生和外科医生,以作出最佳决断。

指南指出,胰腺假性囊肿可以通过内镜、经皮或手术的方式进行引流。EUS 引导有利于引流邻近胃或十二指肠的胰腺假性囊肿;对于解剖位置不佳的患者,可考虑膀胱空肠造口手术或经皮引流。假性囊肿通常位于胃、十二指肠后部或朝向结肠旁沟。也可能在纵隔、肝内、脾内 / 外,肾周和盆腔等非典型部位形成。因此,CECT 或 MRCP 对描绘解剖结构至关重要。MRI 在描述胰周积液中是否存在固体成分方面优于 CECT。此外,可使用 EUS 来评估内镜引流的可行性和其中血管形成的情况。

EUS 引导下假性囊肿引流使清洁系统转变为清洁 - 污染环境,感染是操作后最常见的并发症,因此该指南建议在操作前使用抗生素(大剂量的第二代 / 第三代头孢类或亚胺培南类抗生素),通常术后再使用 3~5 天。如果存在感染,在穿刺时还应抽吸囊液以指导后续治疗。

指南建议,引流过程中推荐使用透视检查;引流后,应放置 1~2 个塑料双猪尾支架以保持囊肿胃吻合口的通畅,在较大或有感染的假性囊肿中使用鼻导管;但指南不建议在临床试验之外使用金属支架进行胰腺假性囊肿引流;同时,在执行操作过程中,应有包括介入放射科医生、外科医生和麻醉师在内的多学科支持,以预防和处理并发症。需要注意的是,假性囊肿复发的风险在胰管破裂的患者中更高。

EUS 引导下假性囊肿引流是一个涉及囊肿穿刺,穿刺路径扩张和支架插入的多步骤操作。使用透视检查来监测假性囊肿内导丝盘曲的位置及支架放置至关重要。目前为止,塑料双猪尾支架因其便宜、安全、易获取性是用于假性囊肿引流的标准支架,指南不建议在临床试验之外使用金属支架进行胰腺假性囊肿引流。越来越多报道使用自膨式金属支架(SEMS)进行假性囊肿引流。金属支架可能在假性囊肿引流中可能有某些潜在优势,包括大口径支架改善引流、降低支架梗阻风险、可在内镜下直接回收、减少工具变更的次数,并可能缩短操作时间。胰液聚积的发展与胰管破裂、胰液外渗有关。主胰管破裂主要见于胰腺坏死患者。胰管破裂可分为完全性或部分性。该指南提出胰管部分破裂的患者建议置入胰管支架。鼻导管用于持续灌洗和囊腔引流,旨在预防或治疗感染。因此,该指南对于有较大或存在感染的假性囊肿患者建议使用鼻导管。

术后并发症的管理至关重要。指南指出,操作中心应有包括放射介入科医生、外科医生和麻醉师在内的多学科支持,以预防和处理并发症。EUS 引导下假性囊肿引流是一种相对安全的操作,不良事件发生率为 0~34%。大多数患者可在术后 1~2 天内出院。尽管如此,发生出血、感染或穿孔的患者中仍可能会出现严重危及生命的情况(EUS 引导下胰腺假性囊肿引流最佳管理的共识、对各种假性囊肿引流方法所产生结果进行的研究比较结果分别请参阅原文的表 2 和表 3)。

## 三、关于 EUS 引导下胆道引流(EUS-BD)最佳管理的共识陈述

EUS-BD 已成为梗阻性黄疸患者 ERCP 治疗失败后可行替代方案。与 PTBD 相比,EUS-BD 的操作时间明显较短,而不良事件发生率和生活质量评分没有差异。因此该指南推荐 EUS-BD 为 ERCP 失败患者胆道引流的可选操作。

同时,EUS-BD 可作为一种存在术后解剖改变或十二指肠狭窄而不能行 ERCP 术患者胆道引流的替代操作,在这种情况下 EUS-BD 可以从胃的部位进入胆管,是一种很好的替代方法。对于胆总管远端梗阻的患者,应用经十二指肠和经肝胆管入路的 EUS-BD。在 EUS-BD 之前,内镜医师应该有一个 EUS-BD 是用会合技术还是直接引流,或两者皆用的预案。

直接引流手术可以是经乳头(顺行支架置入)或经腔(胆总管十二指肠吻合(CDS)和肝胃造口(HGS))。对于胆总管远端阻塞的患者,两种操作均可以采用。具体选择何种操作取决于多种因素,包括专业技术、支架通畅率、不良事件风险和解剖因素,包括胆管扩张情况或放射状胆管的分布情况、十二指肠狭窄和

解剖改变。肝门部阻塞,推荐经肝入路的 EUS-BD。肝门阻塞的患者优先采用经肝途径支架置入。引流可以通过顺行支架置入或 HGS 两种方法。对疑似肝门阻塞的患者,推荐在 EUS-BD 操作前行 MRCP 或 CECT。对于胆总管远端梗阻患者,行 EUS-BD 前可先进做超声或 CECT 检查。

EUS-BD 操作与其他胆道介入操作如 ERCP 和 PTBD 类似,会在梗阻胆道系统中进行造影剂注射和操作,这会造成细菌的进入和 / 或传播,应以类似的方式预防性使用抗生素。该指南在 EUS-BD 操作前建议预防性使用抗生素。应使用涵盖胆道菌群的抗生素,如肠道革兰氏阴性菌和肠球菌(第二代头孢菌素或喹诺酮)。

19 号细针抽吸(FNA)针可允许 0.035 英寸或 0.025 英寸的导丝通过,可有效保证导线的可操作性,但在十二指肠等有角度的部位操纵可能较困难。在这些部位使用有"弹性"的镍钛诺针能改善可操作性。指南推荐应使用 0.035 英寸或 0.025 英寸带松软尖端的导丝来通过胆管。该指南推荐使用导管,气囊或囊肿切开刀进行管道扩张。不建议乳头切开刀预切来扩张管道。近来,一体式导管避免了扩张的需要,因为导管前端的烧灼器可发挥扩张和烧灼的作用。该指南指出:腔内支架置入推荐使用全部或部分覆膜金属支架。经乳头顺行置入支架时可使用无覆膜金属支架,为降低胆瘘的风险,相比于塑料支架更推荐使用金属支架。

EUS-BD 并发症管理至关重要,EUS-BD 可能会增加严重不良事件的发生,如穿孔、胆瘘和出血。故该指南建议 EUS-BD 中心应能提供外科及放射介入学的支持。

(EUS 引导下胆道引流(EUS-BD)最佳管理的共识陈述、对 EUS 引导下胆道引流(EUS-BD)、经皮经肝胆管引流及外科旁路进行比较的随机研究结果、EUS 引导胆管介入系统命名法请参阅原文表 4、表 5 及图 2)

## 四、关于 EUS 引导下胰管引流(EUS-PD)最佳管理的共识陈述

首先对于胰管阻塞患者 ERCP 失败后推荐用 EUS-PD;其次胰管阻塞并手术改变解剖结构或十二指肠狭窄而不可能行 ERCP 的患者推荐行 EUS-PD。EUS-PD 是内镜逆行胰管造影术(ERP)失败后非手术胰管引流的唯一选择。

对于引流最佳方式,指南认为 EUS-PD 可通过会合技术,胰肠胃造瘘术和顺行支架术实现。经胃途径应作为 EUS-PD 的首选途径,其次是经十二指肠或经空肠途径。经胃途径可为内镜医师在胰腺穿刺部位方面提供了最大的灵活性。对于主胰管阻塞的患者,EUS-PD 前推荐使用适当的 MRCP 或 CECT 成像。

最佳路径的确定要点如下:选择肠腔与胰管之间距离最短、无脉管系统干扰、便于扩张管道和置入设备的最佳稳定性角度。

EUS-PD 与其他内镜下胰胆管介入操作类似,可能带入和 / 或传播细菌。因此指南推荐 EUS-PD 操作前建议预防性使用抗生素。应使用涵盖胆道菌群的抗生素,如肠道革兰氏阴性菌和肠球菌(第二代头孢菌素或喹诺酮)。

使用 19 号穿刺针进行胰管穿刺后,推荐使用 0.035 英寸或 0.025 英寸带松软尖端的导丝来通过胰管和乳头。使用具有亲水性尖端 0.035 英寸和 0.025 英寸的导丝可以减少穿过坚硬结构或狭窄时发生扭结和弯曲的风险。指南推荐使用导管、扩张器、囊肿切开刀或气囊进行针道扩张。对于 EUS-PD,建议使用末端没有中间侧孔的塑料支架。直支架比猪尾支架更易被推入。EUS-PD 中金属支架的长期效果仍需进一步评估。

EUS-PD 是 EUS 引流操作中最难的类型之一。EUS-PD 的并发症管理也非常重要,不良事件包括胰腺炎、穿孔、出血、胰周假性囊肿 / 脓肿形成、腹痛、气腹、假性动脉瘤和导丝外层的剪切。中心应有先进ERCP 技术或手术进行胰管引流。

(EUS 引导下胰管引流(EUS-PD)最佳管理的共识陈述参见原文表 6)

## 五、关于 EUS 引导下腹腔神经丛消融(神经分解和神经溶解)最佳管理的共识陈述

腹腔神经丛负责传递包括胰腺、肝脏、胆囊、胃以及升结肠和横结肠在内的上腹部器官的疼痛感觉。CPN 通过将神经溶解剂注入腹腔丛来阻断传入神经到脊髓之间疼痛信号的传递。对不可切除的上腹部

肿瘤所致疼痛,特别是胰腺癌的患者,该指南推荐 EUS 引导下腹腔神经丛松解术(CPN)。由慢性胰腺炎引起疼痛的患者,EUS-CPN 的疗效相对较差,因此指南不推荐 EUS 引导下 CPN 治疗慢性胰腺炎引起的疼痛。

EUS 引导途径是在精确实时成像指导下进行的,彩色多普勒超声检查可以避免插入血管引起损伤,是腹腔神经丛消融中的最佳方式。指南推荐在 EUS-CPB 注射类固醇之前建议预防性使用抗生素。应使用涵盖肠道革兰氏阴性菌和肠球菌的抗生素(第二代头孢菌素或喹诺酮)。EUS-CPN 中乙醇的使用量通常为 10~20ml。相比之下,EUS-CGN 中通常注射 1~2ml 乙醇至神经节,直到变得高回声并且难观察到神经节。由于乙醛脱氢酶的缺乏,对酒精不耐受的患者行 EUS 引导下 CPN 时可用苯酚替代乙醇。

腹腔神经节最常见于腹腔干左侧,主动脉和左肾上腺之间,位于腹腔干和左肾动脉之间的水平。某些患者也可见于腹腔干起始处。它们通常表现为低回声结节状结构,由周围的低回声线结构相互连接。指南推荐早期在 EUS 引导细针抽吸时行 EUS-CPN。一项 EUS-CPN 通常可以由两种途径完成。经典方法又称中心技术,在腹腔干基部注射药剂。第二种方法,即双侧技术,在腹腔干两侧注射药剂。双侧途径缓解疼痛是否优于单侧仍存在争议。指南指出,相比于在腹腔干周围单次或双侧注射,推荐 EUS 引导下 CGN 缓解疼痛。

EUS-CPN 常被报道的不良事件包括短暂性腹泻(0~23.4%)、短暂性疼痛加重(0~36%)、短暂性低血压(0~33%)和醉酒症(inebriation)(0~12.5%)。在大多数情况下,这些事件很轻微,不需要特殊处理。慢性胰腺炎应避免重复注射,以防止发生严重并发症。

(EUS 引导下腹腔神经丛消融(神经松解和神经节溶解)(EUS-CPN 和 -CGN)最佳管理的共识陈述参见原文表 7)

(王 芬 吴栋文 肖士郎)

# 附录 2

# 2017 年欧洲胃肠内镜学会《经胃肠道超声内镜引导下取样技术规范指南》解读

> **指南来源**：Polkowski M, Jenssen C, Kaye P, et al. Technical aspects of endoscopic ultrasound(EUS)-guided sampling in gastroenterology：European Society of Gastrointestinal Endoscopy(ESGE)Technical Guideline-March 2017. Endoscopy, 2017, 49(10): 989-1006.

2017 年 3 月欧洲胃肠内镜学会(ESGE)发布了关于经胃肠道超声内镜(EUS)引导下取样技术规范的最新指南。在 2012 年版的基础上，该组织对 2011 年 2 月至 2017 年 3 月的文献进行检索，重点关注荟萃分析和前瞻性研究，特别是随机对照试验。该指南针对实性肿瘤和淋巴结取样时穿刺针的选择及各种取样技术，胰腺囊性病灶取样，EUS 引导下取样的安全性和标本处理等方面给出了相应的推荐建议，同时列出证据质量和推荐强度。

## 一、实性肿瘤和淋巴结的取样

1. 针的选择　近年来为了获取更多的组织标本以适用于组织病理评估，出现了许多细针活检(FNB)针。这些针的特征在于具有特殊几何形状的切割针头或针远端设计了有切割作用的侧槽。没有这些改进的传统针统称为细针抽吸(FNA)针。Olympus 的 EZ-shot2/EZ-shot 3 穿刺针尽管有侧口，但该侧口不是设计用于切割组织，这类针仍然属于 FNA 穿刺针。在 FNB 针中研究最多的是 Cook Medical 的 Pro-Core 穿刺针(反向斜切针；19G，22G 和 25G)。其他 FNB 针的研究相对较少，例如 Medtronic 的 SharkCore 穿刺针(叉形尖端针；19G，22G 和 25G)，Boston Scientific 的 Acquire 穿刺针(Franseen 型针；22G 和 25G)，以及 Cook Medical 的 20G Pro-Core 穿刺针(顺行切割侧槽)。

对于常规 EUS 引导下实性肿瘤和淋巴结取样，ESGE 推荐 25G 或 22G 针；FNA 和 FNB 针均可选用。当取样的主要目的是获得组织条标本时，建议使用 19G FNA 或 FNB 针或 22G FNB 针。

相同规格的反向斜切针和 FNA 针在恶性肿瘤的诊断准确性方面没有显著差异，也没有证据表明两种类型的针在安全性方面存在差异。多项研究提示反向斜切针比 FNA 针有一定优势，包括前者获得的组织学标本有较高质量，并且获得诊断标本所需的针数较少。然而不能确定这些优点在临床实际使用时是否仍有显著性，另外也不确定反向斜切针较高的成本是否抵消了这些优点。由于证据不足，目前还没有关于其他类型 FNB 针的具体建议。

越来越多的关注集中于从胰腺肿块、上皮下肿瘤和其他靶病变获得组织学而非细胞学标本。19G 针主要用于获得足够组织标本以作组织病理学评估。无论是在实验室或者临床研究中这些针与较细的针相比更硬,更难以操作,当内镜需要保持弯曲状态,比如在十二指肠时尤其难以操作。当用 19G 针取样在技术上不可行时,可以考虑使用 22G 反向斜切针。

2. 抽吸的运用　EUS 引导下取样常规使用 10ml 注射器抽吸负压,其他还有无负压,针芯抽吸负压,20ml 或 50ml 高负压以及湿法抽吸负压等多种选择。多项研究表明使用 10ml 抽吸负压比无抽吸提高了恶性肿瘤的诊断准确性和敏感性,而且抽吸增加的样本血液稀释似乎不影响诊断性能,因此指南推荐使用 25G 或 22G FNA 针和其他类型的针,结合 10ml 抽吸负压用于 EUS 引导下实性肿瘤和淋巴结的取样。

在将针从靶病变中拔出之前,解除针内的残余负压,可以减少胃肠道细胞的标本污染,并提高对恶性肿瘤诊断的敏感性。指南建议在针从目标病灶中拔出之前解除针中残留的负压。

3. 针芯　使用针芯可以防止针头堵塞和胃肠道细胞污染,也可以从针中容易推出标本,但这些潜在优势并没有得到证实。使用 22G FNA 针进行取样时使用或不使用针芯,获得的标本质量和标本充足性相同。另一方面,使用针芯导致穿刺针尖损伤,手术时间延长,穿刺针的顺应性降低等潜在的缺点也尚未被评估。因此指南不推荐或反对用 FNA 针进行 EUS 引导下实性肿瘤和淋巴结取样时使用针芯。FNB 无针芯操作的数据非常有限,指南建议在用 FNB 针 EUS 引导取样时使用针芯。

4. 病灶特定部分的靶向穿刺　扇形多点穿刺技术可在实性肿瘤内多个区域穿刺取样,减少诊断所需的针数,减少取样误差。该技术不产生额外的风险或成本。指南建议在对实性肿瘤和淋巴结取样时,使用扇形多点穿刺技术在整个病灶内进行取样。

谐波造影 EUS 可以区分显影的恶性肿瘤组织和不显影的坏死区,可用于引导取样过程;然而,在胰腺肿块患者的小型随机对照试验中,该技术与常规 EUS 引导下取样相比,没有改善恶性肿瘤诊断的敏感性和准确性以及标本充足性。由于证据不足,指南没有推荐谐波造影 EUS 引导取样。

5. 现场细胞学评估　在欧洲大约一半的 EUS 中心无法开展现场细胞学评估。虽然所选择的研究已经显示出现场细胞学评估的优势,包括提高诊断率,减少重复取样的需要;然而也有研究表明现场细胞学评估没有改善 EUS 引导取样的结果。穿刺次数较少并不意味着较低的不良事件发生率或较短的操作时间。现场评估没有降低 EUS 引导取样的成本,事实上可能会增加成本。因此指南推荐 EUS 引导取样时可以有现场细胞学评估,也同样推荐可以没有。

6. 没有现场评估时的穿刺次数　最近的关于胰腺肿块的前瞻性研究认为,FNA 针穿刺 3~4 次或反向斜切针穿刺 2~3 次足以获得高诊断率的标本量和高敏感性的恶性肿瘤诊断。较少的穿刺次数结果稍差。另外 FNA 超过 4 针或反向斜切针超过 3 针并没有改善或仅稍微改进了结果。针对淋巴结的穿刺分析发现,3 次 FNA 针后恶性肿瘤诊断的敏感性达到 100%。除胰腺肿块或淋巴结以外的病灶缺乏每次穿刺分析的数据。当缺乏现场细胞学评估时,指南建议用 FNA 针进行 3~4 次穿刺,或用 FNB 针进行 2~3 次穿刺。

在 EUS 引导取样期间对获得的标本进行肉眼观察,以确定标本是否适合于细胞学或组织学评估,这种观察方法尚未被标准化,据此指导穿刺次数的证据有限而且矛盾,因此没有提出相应建议。

## 二、胰腺囊性病变取样

关于 EUS 引导取样在胰腺囊性病变中作用方面的研究集中于囊液分析,而不是取样技术本身。大多数研究使用 19G 或 22G 的 FNA 针,并尝试尽可能多地单次穿刺将囊液抽尽,以使诊断结果最优化并使感染风险最小化。这种基于专家意见的方法从未得到充分的评价,其有效性仍未得到证实。较大口径的针有利于较稠厚或黏性囊液的吸入,但操作更困难。对于没有实性成分的胰腺囊性病变进行诊断取样时,指南建议用 22G 或 19G 针一次抽尽囊液。

囊液抽吸后进行囊肿壁穿刺可以获得细胞学标本或组织学标本以供进一步诊断。但由于囊肿壁穿刺的有效性和安全性不确定,指南没有建议常规实施这项操作。

对于具有实性成分的胰腺囊性病变,指南建议使用与其他实性病灶相同的取样技术对实性成分进行取样。必须注意"实性成分"定义不一致,在一些研究中可能与"囊壁结节"或"增厚的囊肿壁"重叠。

### 三、EUS 引导取样的安全性

1. 抗凝治疗的患者　抗凝治疗患者如需进行 EUS 引导取样可参考由 ESGE 和英国胃肠病学学会发布的指南。由于 EUS 引导取样为高风险操作，服用 P2Y12 受体拮抗剂或维生素 K 拮抗剂为操作禁忌。应等相应药物暂停用药后才能考虑进行穿刺。停药期间是否需要低分子量肝素桥接治疗或转换成阿司匹林治疗应权衡利弊再作决定。小剂量阿司匹林治疗的患者无需停药，可以进行 EUS 引导取样。

2. 抗生素预防　经上消化道管壁对实性病灶 EUS 引导取样导致的感染不良事件是非常罕见的。而经下消化道管壁 EUS-FNA 导致的感染不良事件的发生率约为 1%。发生率与预防性使用抗生素无关。ESGE 不推荐 EUS 引导下实性肿瘤或淋巴结取样时预防性使用抗生素。

大多数关于胰腺囊性病变的研究在取样后常规预防性使用氟喹诺酮类或 β- 内酰胺类抗生素。这种预防措施的有效性从未被证实，而是基于长期临床实践，仅有局限性的证据。考虑到没有足够的证据来反对预防性使用抗生素和一旦穿刺后发生感染的严重性，指南建议在囊性病变取样时预防性使用氟喹诺酮类或 β- 内酰胺类抗生素。

### 四、标本处理

EUS 引导取样后的标本处理没有标准化的流程，而且不同中心之间也有所不同。不同目标病变，以及是否有快速现场细胞学评估同样影响标本处理方法。为了提高诊断水平，大多数研究者在 FNA 取样后会制备和分析组织条，在 FNB 取样后制备细胞学标本。

获取含有组织的细胞块可以增加 EUS 引导取样的诊断准确性。细胞块的制备和评价是许多 EUS 中心的常规操作。从标本中分离出的组织条标本和组织碎块越来越多地被加工成甲醛溶液固定和石蜡包埋的组织学标本。这不仅是为了提高恶性肿瘤的诊断准确率，也是为了满足日益增长的开展辅助研究的需要，特别是免疫组化研究和分子检测。联合细胞学和组织学评价与单独细胞学或组织学评价相比，具有更高的敏感性或准确性。

指南建议对通过 EUS 引导取样获得的组织评估应包括组织学诊断（例如，细胞块和 / 或甲醛溶液固定和石蜡包埋的组织碎片），而不应局限于涂片细胞学诊断。

综上所述，ESGE 发表的经胃肠道 EUS 引导下取样技术规范指南就各种病灶的取样要点进行归纳总结，提出相应的建议，对临床应用有很大的指导意义。另外该指南的证据总结部分讨论了现有证据的不足，对进一步开展临床研究具有借鉴意义。

（张　尧）

# 附录 3

# 3c 型糖尿病

由胰腺外分泌功能障碍导致的糖尿病称作胰源性糖尿病,又称作 3c 型糖尿病。3c 型糖尿病是由于胰腺炎症,胰腺组织异常生长,手术切除全部或部分胰腺导致胰岛素分泌减少而引起的血糖升高同时伴随胰腺外分泌功能障碍。3c 型糖尿病并不是单独的疾病,它可由一系列胰腺外分泌疾病引起,比如:慢性胰腺炎、胰腺导管细胞癌,血色病,胰腺囊性纤维化和既往胰腺手术(附表 1)。随着人们对 3c 型糖尿病的认识,既往有很高比例的胰腺疾病的患者被误诊为 2 型或者 1 型糖尿病。因此,关于 3c 型糖尿病的流行病学,诊断标准,病理生理机制以及和慢性胰腺炎、胰腺癌的临床相关性,应该进行更加清晰的认识和理解,填补对 3c 型糖尿病认识的不足。

附表 1　3c 型糖尿病的分型(根据发病机制)

| 3c 型糖尿病的分型 | 　 |
|---|---|
| 先天性或获得性胰岛完全缺失 | – 急性重症胰腺炎 |
| 　 | – 囊性纤维化 |
| – 胰腺发育不全 | – 血色病 |
| – 胰腺切除(完全) | 癌旁的 |
| 获得性胰岛功能部分缺失 | – 胰腺导管癌 |
| – 慢性胰腺炎(包括热带胰腺炎) | 其他 |
| – 胰腺切除(部分) | – 急性胰腺炎暂时性高血糖 *(* 继发于急性胰腺炎的高血糖持续数周) |

## 一、3c 型糖尿病的流行病学

3c 型糖尿病的全球流行病学发病率未知。美国学者通过胰腺疾病(主要是慢性胰腺炎和胰腺癌)的糖尿病发病率来估算 3c 型糖尿病的发病率占所有糖尿病人群的 0.5%~1%。另一种方法是通过糖尿病队列中胰腺疾病的发病率来预估糖尿病人群中 3c 型糖尿病的发病率。一项最大的队列研究报道糖尿病队列中 3c 型糖尿病约占 9.2%(172 人 /1 868 人)。在一项 150 例糖尿病的小型队列研究中,3c 型糖尿病的发病率约为 5.4%。受一些混杂因素的影响,比如粪便弹性蛋白酶的减少是胰腺外分泌功能受损的结果还是糖尿病的继发反应,可能会使 3c 型糖尿病发病率虚高。慢性胰腺炎是 3c 型糖尿病的最常见病因。一项大样本的单中心回顾分析 3c 型糖尿病的病因,慢性胰腺炎(79%),胰腺癌(8%),血色病(7%),囊性纤维化(4%)和既往胰腺手术史(2%)。理解 3c 型糖尿病的不同病因有助于我们进行更精确的分型和选择适合患者的治疗方案。期待将来开展更多关于 3c 型糖尿病的临床研究,得到更加准确的流行病学数据。

## 二、3c 型糖尿病的诊断标准

3c 型糖尿病目前并没有普遍认同的诊断标准,从概念上讲,患者如果满足下列三个标准:①符合糖尿病的诊断标准;②有胰腺外分泌疾病;③糖尿病基本确定由胰腺外分泌疾病继发,可以考虑为 3c 型糖尿病。目前唯一发表的关于 3c 型糖尿病的诊断标准,主要标准包括:①胰腺外分泌功能不足(单克隆粪便弹性蛋白酶 -1 检测或直接试验);②确定的胰腺影像异常(超声内镜,MRI 或 CT);③缺少 1 型糖尿病的自身免疫性抗体。次要标准包括:①受损的 β- 细胞功能(包括 β- 细胞功能,c 肽,血糖);②无过多的胰岛素抵抗(胰岛素抵抗试验);③受损的肠促胰岛素分泌(胰高血糖素肽 -1,GLP-1 或者胰腺多肽);④低血清脂溶性维生素(A,D,E,K)。然而,这些诊断标准也存在一定的局限性,包括 3c 型糖尿病与长期存在的 1 型和 2 型糖尿病重叠;测定 β- 细胞功能和胰岛素抵抗的标准化检测方法的限制;缺乏 3c 型糖尿病的高质量的血糖平衡数据;缺乏决定性的诊断标志物等(附表 2)。

附表 2    3c 型糖尿病的诊断标准

| 3c 型糖尿病的诊断标准 | 次要标准 |
| --- | --- |
| 主要标准(必须符合) | – β- 细胞功能受损 |
| – 胰腺外分泌受损 | – 无过多的胰岛素抵抗 |
| – 病态的胰腺影像学 | – 缺少肠促胰岛素分泌 |
| – 缺乏 1 型糖尿病的自身抗体 | – 低血清脂溶性维生素 |

## 三、3c 型糖尿病的主要病理机制

1. 胰岛素缺乏    慢性胰腺炎发生糖尿病的关键机制是胰岛素分泌不足。在慢性胰腺炎的早期阶段,胰腺实质中的炎症微环境和高浓度的炎症因子可能影响胰腺 β- 细胞功能受损而不是直接导致 β- 细胞缺失。在慢性胰腺炎的进展过程中,胰腺外分泌组织的广泛纤维化慢慢导致胰岛组织的破坏。研究表明慢性胰腺炎继发糖尿病患者胰岛素分泌减少与胰腺组织减少和 β- 细胞肿块相关,这也是胰腺次全切除术后发生 3c 型糖尿病的主要机制。

2. 肝性胰岛素抵抗    胰腺切除,慢性胰腺炎,胰腺癌和胰腺囊性纤维化导致的 3c 型糖尿病患者存在肝性胰岛素抵抗。肝胰岛素受体的表达和功能受葡萄糖调控激素胰多肽的调节。胰多肽缺乏在各种分型 3c 糖尿病患者中普遍存在,并且慢性胰腺炎患者中应用胰多肽可以恢复胰岛素受体的功能,减轻患者肝性胰岛素抵抗。慢性胰腺炎肝性胰岛素抵抗除了与胰岛素受体活性和肝胰岛素功能相关以外,还与炎症激活肝细胞 I-κB 激酶 -β 和 NF-κB 相关,研究表明阻断 NF-κB 活化可提高肝胰岛素敏感性。

3. 外周胰岛素抵抗    慢性胰腺炎合并糖尿病的患者钳夹试验显示全身胰岛素敏感性较正常健康对照组患者和 1 型糖尿病患者降低。慢性胰腺炎存在胰岛素抵抗,常独立于其他代谢综合征的因素而单独发生。与之相反,另一项钳夹试验显示 3c 型糖尿病与 1 型糖尿病患者相比胰岛素敏感性升高。这些研究表明胰岛素抵抗可能是慢性胰腺炎继发糖尿病的影响因素。然而,仍需要深入的研究对这一现象进行验证,进一步明确胰岛素抵抗与高血糖发生的因果关系。

4. 肠促胰岛素效应减弱    肠促胰岛素效应主要受快速食物 - 诱发的胃肠道荷尔蒙信号刺激分泌,从而促进胰岛素分泌(肠胰岛素轴)。主要的肠促胰岛素激素是由小肠 K 细胞分泌的葡萄糖依赖的促胰岛素多肽(glucose-dependent insulinotropic polypeptide,GIP)和回肠 L 细胞和大肠细胞分泌的胰高血糖素样肽 -1(glucagon-like peptide,GLP-1)。慢性胰腺炎患者常常会进展至胰腺外分泌功能不全,主要的假说为胰腺外分泌功能不全致营养吸收障碍可能减弱肠胰岛素对进餐的反应,最终导致餐后胰岛素分泌减弱,血糖升高。胰酶替代治疗可以提高餐后 GIP 和 GLP-1 的分泌,在慢性胰腺炎患者中观察到预期的胰岛素增敏反应。然而,一些研究者们认为肠胰岛素效应减弱是糖尿病期的结果,并不是病因。这些有争议的结果表明需要对基线和激发的肠胰岛素分泌水平进行更为全面的检测。

5. 潜在的免疫发病机制　促炎因子包括白介素 1β,肿瘤坏死因子,干扰素 γ,已被证实参与抑制葡萄糖激发的胰岛素分泌。慢性胰腺炎患者过表达干扰素 γ 影响胰岛细胞转录因子 PDX-1 的转位,从而减少胰岛素的分泌。此外,炎症诱发表达的肾上腺髓质激素和 vanin-1,在慢性胰腺炎和胰腺癌导致的 3c 型糖尿病中可能起到改变胰岛细胞功能的重要作用。在多种体内和体外胰腺癌模型中,肾上腺素通过调节胰腺癌 β 细胞抑制胰岛素分泌。胰腺癌组织分泌的肾上腺素和周围抗肿瘤微环境,不仅促进肿瘤的侵袭同时也引起高血糖。

6. 脂肪细胞因子影响　脂肪细胞因子与糖尿病、肥胖和胰腺癌相关。一些脂肪细胞因子是胰腺癌早期诊断的潜在标志物,并且在肿瘤发展中起作用。其中,脂质运载蛋白(lipocalin 2,LCN2),也被称作中性粒细胞明胶酶相关脂质运载蛋白(neutrophil gelatinase associated lipocalin,NGAL),LCN2 在肥胖者的内脏脂肪组织和血清中升高,并调节脂肪炎症反应,从而影响葡萄糖代谢和胰岛素敏感性。

## 四、3c 型糖尿病的治疗

正确地诊断糖尿病类型非常重要,基于正确的诊断,根据不同类型糖尿病的发病机制选择正确的治疗。目前对于 3c 型糖尿病治疗,二甲双胍或胰岛素为一线治疗药物,对于特殊表现的糖尿病患者可根据个体差异进行调整。在慢性胰腺炎继发糖尿病的早期阶段(HbA1c<8%),二甲双胍单药治疗是一线治疗方案。与胰岛素相比,二甲双胍具有很多优势,比如二甲双胍可以预防胰腺癌。其他种类的降血糖药物的作用仍不明确,用于 2 型糖尿病治疗的胰岛素促泌剂格列齐特,并不适用 3c 型糖尿病。基于肠促胰岛素的治疗,注射 GLP-1 类似物或口服 DPP-4 抑制剂,由于它们可以增加急性胰腺炎或胰腺癌的风险,要避免在慢性胰腺炎中应用。噻唑烷二酮类可以增加肝脏和外周胰岛素敏感性,但是存在骨质疏松的风险。共识指南推荐在继发于慢性胰腺炎的进展期糖尿病患者应选择胰岛素治疗。现有的队列研究数据表明至少一半以上的继发糖尿病患者应用胰岛素治疗。3c 型糖尿病患者控制血糖的能力比 2 型糖尿病患者差两倍,胰岛素治疗存在低血糖风险,尤其是那些慢性胰腺炎存在外周胰岛素敏感增加的患者。与其他类型糖尿病不同的是,3c 型糖尿病患者还可以通过摄入消化酶受益。因此,基于慢性胰腺炎继发糖尿病的病理生理学机制和慢性胰腺炎及糖尿病背景下胰腺癌高风险采取个体化的有效治疗。

## 五、3c 型糖尿病的并发症

急性代谢并发症,比如低血糖和糖尿病酮症酸中毒,在 3c 型糖尿病中很少见。但是 3c 型糖尿病患者在应用胰岛素治疗后,很容易发生低血糖。在一项 36 人的慢性胰腺炎并发糖尿病的研究中,78% 的患者应用胰岛素发生过低血糖,17% 发生严重低血糖。3c 型糖尿病传统靶器官损害的并发症也较少见。在一项前瞻性的研究中,随访 54 例由慢性胰腺炎或胰腺切除术导致的 3c 型糖尿病患者,其中 31% 的患者发生糖尿病视网膜病变。另一项研究报道 3c 型糖尿病发生各种靶器官损害的比例:糖尿病视网膜病变(37%),糖尿病肾病(29%),外周动脉病变(26%)。然而,这些研究很多都是几十年前的研究,试验设计、研究背景各不相同,患者吸烟、高血压、高脂血症和肥胖同样会影响靶器官的并发症,所以这些数据需去除混杂因素的干扰。

## 六、展望

3c 型糖尿病的概念在临床仍未广泛普及,更好的理解病因、病理机制将有助于鉴别 3c 型糖尿病。慢性胰腺炎、糖尿病和胰腺癌的联合研究组织(CPDPC)成立于 2015 年,旨在综合患者的临床、流行病学和生物学特征,更深入的理解和研究慢性胰腺炎(包括反复复发的急性胰腺炎)、糖尿病和胰腺癌这三种疾病之间的关系。慢性胰腺炎尤其是伴发糖尿病的患者,发生胰腺癌的风险增高,并且增加胰腺癌的死亡率。有效的诊断标准和精确的流行病的评估,将促进未来 3c 型糖尿病的治疗干预和新发糖尿病对胰腺癌的早期诊断。

(刘 磊　周代占)

# 参 考 文 献

1. Expert Committee on the Diagnosis and Classification of Diabetes Mellitus. Report of the expert committee on the diagnosis and classification of diabetes mellitus. Diabetes Care, 2003, 26 (suppl 1): S5-S20.

2. Ewald N, Kaufmann C, Raspe A, et al. Prevalence of diabetes mellitus secondary to pancreatic diseases (type 3c). Diabetes Metab Res, Rev 2012, 28: 338-342.

3. Hart PA, Bellin MD, Andersen DK, et al. Consortium for the Study of Chronic Pancreatitis, Diabetes, and Pancreatic Cancer (CPDPC). Type 3c (pancreatogenic) diabetes mellitus secondary to chronic pancreatitis and pancreatic cancer. Lancet Gastroenterol Hepatol, 2016, (3): 226-237.

4. Vujasinovic M, Zaletel J, Tepes B, et al. Low prevalence of exocrine pancreatic insufficiency in patients with diabetes mellitus. Pancreatology, 2013, 13: 343-346.

5. Ewald N, Bretzel RG. Diabetes mellitus secondary to pancreatic diseases (type 3c) —are we neglecting an important disease? Eur J Intern Med, 2013, 24: 203-206.

6. Sasikala M, Talukdar R, Pavan kumar P, et al. β-cell dysfunction in chronic pancreatitis. Dig Dis Sci, 2012, 57: 1764-1772.

7. Schrader H, Menge BA, Schneider S, et al. Reduced pancreatic volume and β-cell area in patients with chronic pancreatitis. Gastroenterology, 2009, 136: 513-522.

8. Seymour NE, Brunicardi FC, Chaiken RL, et al. Reversal of abnormal glucose production after pancreatic resection by pancreatic polypeptide administration in man. Surgery, 1988, 104: 119-129.

9. Brunicardi FC, Chaiken RL, Ryan AS, et al. Pancreatic polypeptide administration improves abnormal glucose metabolism in patients with chronic pancreatitis. J Clin Endocrinol Metab, 1996, 81: 3566-3572.

10. Cai D, Yuan M, Frantz DF, et al. Local and systemic insulin resistance resulting from hepatic activation of IKK-β and NF-κB. Nat Med, 2005, 11: 183-190.

11. Kiechl S, Wittmann J, Giaccari A, et al. Blockade of receptor activator of nuclear factor-κB (RANKL) signaling improves hepatic insulin resistance and prevents development of diabetes mellitus. Nat Med, 2013, 19: 358-363.

12. Vlasakova Z, Bartos V, Spicak J. Diabetes mellitus in chronic pancreatitis and insulin sensitivity. Vnitr Lek, 2002, 48: 878-881.

13. Yki-Jarvinen H, Kiviluoto T, Taskinen MR. Insulin resistance is a prominent feature of patients with pancreatogenic diabetes. Metabolism, 1986, 35: 718-727.

14. Nosadini R, del Prato S, Tiengo A, et al. Insulin sensitivity, binding, and kinetics in pancreatogenic and type I diabetes. Diabetes, 1982, 31: 346-355.

15. Muggeo M, Moghetti P, Faronato PP, et al. Insulin receptors on circulating blood cells from patients with pancreatogenic diabetes: a comparison with type I diabetes and normal subjects. J Endocrinol Invest, 1987, 10: 311-319.

16. Knop FK, Vilsboll T, Larsen S, et al. Increased postprandial responses of GLP-1 and GIP in patients with chronic pancreatitis and steatorrhea following pancreatic enzyme substitution. Am J Physiol Endocrinol Metab, 2007, 292: E324-E330.

17. Andersson AK, Flodstrom M, Sandler S. Cytokine-induced inhibition of insulin release from mouse pancreatic β-cells deficient in inducible nitric oxide synthase. Biochem Biophys Res Commun, 2001, 281: 396-403.

18. Pondugala PK, Sasikala M, Guduru VR, et al. Interferon-γ decreases nuclear localization of Pdx-1 and triggers β-cell dysfunction in chronic pancreatitis. J Interferon Cytokine Res, 2015, 35: 523-529.

19. Huang H, Dong X, Kang MX, et al. Novel blood biomarkers of pancreatic cancer-associated diabetes mellitus identified by peripheral blood-based gene expression profiles. Am J Gastroenterol, 2010, 105: 1661-1669.

20. Aggarwal G, Ramachandran V, Javeed N, et al. Adrenomedullin is upregulated in patients with pancreatic cancer and causes insulin resistance in β cells and mice. Gastroenterology, 2012, 143: 1510-1517.

21. El-Mesallamy HO, Hamdy NM, Sallam AA. Effect of obesity and glycemic control on serum lipocalins and insulin-like growth factor axis in type 2 diabetic patients. Acta Diabetol, 2013, 50: 679-685.

22. Chakraborty S, Kaur S, Guha S, et al. The multifaceted roles of neutrophil gelatinase associated lipocalin (NGAL) in inflammation and cancer. Biochim Biophys Acta, 2012, 1826: 129-169.

23. Catalan V, Gomez-Ambrosi J, Rodriguez A, et al. Increased adipose tissue expression of lipocalin-2 in obesity is related to inflammation and matrix metalloproteinase-2 and metalloproteinase-9 activities in humans. J Mol Med (Berl), 2009, 87: 803-813.

24. Li D,Yeung SC,Hassan MM,et al. Antidiabetic therapies affect risk of pancreatic cancer. Gastroenterology,2009,137:482-488.

25. Wang Z,Lai ST,Xie L,et al. Metformin is associated with reduced risk of pancreatic cancer in patients with type 2 diabetes mellitus:a systematic review and meta-analysis. Diabetes Res Clin Pract,2014,106:19-26.

26. Elashoff M,Matveyenko AV,Gier B,et al. Pancreatitis,pancreatic,and thyroid cancer with glucagon-like peptide-1-based therapies. Gastroenterology,2011,141:150-156.

27. Rickels MR,Bellin M,Toledo FG,et al. Detection,evaluation and treatment of diabetes mellitus in chronic pancreatitis: recommendations from PancreasFest 2012. Pancreatology,2013,13:336-342.

28. Malka D,Hammel P,Sauvanet A,et al. Risk factors for diabetes mellitus in chronic pancreatitis. Gastroenterology,2000,119: 1324-1332.

29. Rebours V,Boutron-Ruault MC,Schnee M,et al. The natural history of hereditary pancreatitis:a national series. Gut,2009,58: 97-103.

30. Linde J,Nilsson LH,Barany FR. Diabetes and hypoglycemia in chronic pancreatitis. Scand J Gastroenterol,1977,12:369-373.

31. Tiengo A,Segato T,Briani G,et al. The presence of retinopathy in patients with secondary diabetes following pancreatectomy or chronic pancreatitis. Diabetes Care,1983,6:570-574.

32. Briani G,Riva F,Midena E,et al. Prevalence of microangiopathic complications in hyperglycemia secondary to pancreatic disease. J Diabet Complications,1988,2:50-52.

33. Ziegler O,Candiloros H,Guerci B,et al. Lower-extremity arterial disease in diabetes mellitus due to chronic pancreatitis. Diabetes Metab,1994,20:540-545.

# 中英文名词对照索引

## P

## Q

## R

## S

## Z